130 Anaesthesiologie und Intensivmedizin Anaesthesiology and Intensive Care Medicine

25 Jahre DGAI

Jahrestagung in Würzburg
12. – 14. Oktober 1978

Herausgegeben von
K. H. Weis und G. Cunitz

Mit 689 Abbildungen

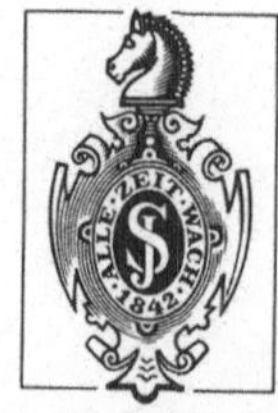

Springer-Verlag
Berlin Heidelberg New York 1980

Prof. Dr. Karl-Heinz Weis
Vorstand des Instituts für
Anästhesiologie
Universität Würzburg
Josef-Schneider-Str. 2
8700 Würzburg

Prof. Dr. Günther Cunitz
Knappschafts-Krankenhaus
In der Scharnau 23/25
4630 Bochum-Langendreer

ISBN-13: 978-3-540-10140-6 e-ISBN-13: 978-3-642-67698-7
DOI: 10.1007/978-3-642-67698-7

CIP-Kurztitelaufnahme der Deutschen Bibliothek. *Deutsche Gesellschaft für Anästhesiologie und Intensivmedizin:* 25 [Fünfundzwanzig] Jahre DGAI: Jahrestagung in Würzburg, 12.-14. Oktober 1978. – Berlin, Heidelberg, New York: Springer. Kongressbd. 1. / Hrsg.: K.H. Weis u. G. Cunitz. – 1980. (Anaesthesiologie und Intensivmedizin; 130)

NE: Weis, Karl H. [Hrsg.]

Inhaltsverzeichnis

Thema C
Intensivtherapie
(Vorsitz: P. Lawin, Münster und U. Henneberg, Berlin)

Thema D
Leber: Anästhesie und Intensivtherapie
(Vorsitz: I. Rietbrock, Würzburg und K. Wiemers, Freiburg)

Thema E
Leitungs- und Regionalanästhesie (operativ – geburtshilflich – therapeutisch)
(Vorsitz: H. Lennartz, Marburg und H. Nolte, Minden)

Thema F
Freie Themen
(Vorsitz: D. Kettler, Göttingen und J.D. Arndt, Düsseldorf

Thema G
Narkosen bei Eingriffen am Kopf
(Vorsitz: K. Hutschenreuter, Homburg/Saar und I. Podlesch, Düsseldorf)

Thema H
Lunge und Beatmung
(Vorsitz: E. Rügheimer, Erlangen und K. Falke, Düsseldorf)

Thema J
Kreislauf
(Vorsitz: J.B. Brückner, Berlin und J. Eichler, Lübeck)

Thema K
Analgetica, Sedativa, Relaxantien
(Vorsitz: E. Kolb, München und J. Eckart, Augsburg)

Thema L
Autotransfusion – Hämodilution
(Vorsitz: K. Peter, München und R. Schorer, Tübingen)

Thema M
Ergebnisse aus der Notfallmedizin
(Vorsitz: F.W. Ahnefeld, Ulm und G. Hempelmann, Giessen)

Refresher-Course
Hygienisch-bakteriologische Probleme der Anästhesie und Intensivmedizin
(Vorsitz: O. Just, Heidelberg)

Mitarbeiterverzeichnis

Ackern, K. von, Priv.-Doz. Dr., Institut für Anaesthesiologie der Universität München, Nußbaumstraße 20, 8000 München 2

Ahnefeld, F.W., Prof. Dr., Department für Anästhesiologie im Zentrum für Interdisziplinäre Medizinische Einheiten der Universität Ulm, Steinhövelstraße 9, 7900 Ulm

Alsweiler, W., Dr., Anästhesie-Abteilung am Allg. Krankenhaus Viersen, Hoserkirchweg 63, 4060 Viersen 1

Altmann, W., Prof. Dr., Pathologisches Institut der Universität Würzburg, Josef-Schneider-Straße 2, 8700 Würzburg

Arndt, J.D., Prof. Dr., Institut für Anästhesiologie der Universität Düsseldorf, Moorenstraße 5, 4000 Düsseldorf

Bauereisen, E., Prof. Dr., Physiologisches Institut der Universität Würzburg, Röntgenring, 8700 Würzburg

Baur, K.F., Dr., Institut für Anästhesiologie, Calwer Straße 7, 7400 Tübingen

Bause, Hw., Dr., Universitäts-Krankenhaus Eppendorf, Anästhesie-Abteilung, Martinistraße 52, 2000 Hamburg 20

Bause-Apel, D., Dr., Universitäts-Krankenhaus Eppendorf, Anästhesie-Abteilung, Martinistraße 52, 2000 Hamburg 20

Benzer, H., Prof. Dr., Allgemeines Krankenhaus der Stadt Wien, Abteilung für Intensivtherapie, Spitalgasse 23, A-1090 Wien

Berlin, J., Dr., Institut voor Anesthesiologie, Rijksuniversiteit Groningen, Oostersingel 59, Groningen, Holland

Blumenberg, D., Dr., Institut für Anästhesiologie der Universität Würzburg, Josef-Schneider-Straße 2, 8700 Würzburg

Bock, K.H., Dr., Department für Anästhesiologie im Zentrum für Interdisziplinäre Medizinische Einheiten der Universität Ulm, Steinhövelstraße 9, 7900 Ulm

Botzenhardt, K., Prof. Dr., Hygiene-Institut der Universität Bonn, Klinikgelände 35, 5300 Bonn 1

Brandl, M., Dr., Institut für Anästhesiologie der Universität Erlangen-Nürnberg, Maximiliansplatz, 8520 Erlangen

Brückner, J.B., Prof. Dr., Institut für Anästhesiologie der FU Berlin, Klinikum Charlottenburg, Spandauer Damm 130, 1000 Berlin 19

Brühl, P., Prof. Dr., Urologische Universitätsklinik Bonn, 5300 Bonn-Venusberg

Burchardi, H., Prof. Dr., Institut für Klinische Anästhesie der Universität Göttingen, Goßlerstraße 10, 3400 Göttingen

Buzello, W., Priv.-Doz. Dr., Institut für Anästhesiologie der Universität Freiburg, Hugstetterstraße 55, 7800 Freiburg

Caspari, R., Dr., Zentralkrankenhaus der Bundeswehr, Anästhesieabteilung, 5400 Koblenz

Csongrady, A., Dr., Institut für Anästhesiologie der Universität Erlangen-Nürnberg, Maximiliansplatz, 8520 Erlangen

Cunitz, G., Priv.-Doz. Dr., Institut für Anaesthesiologie der Universität Würzburg, Josef-Schneider-Straße 2, 8700 Würzburg

Dawarpanah, P., Dr., Anästhesie-Abteilung der Städt. Krankenanstalten Gerresheim, 4000 Düsseldorf

Dennhardt, R., Prof. Dr., Anästhesie-Zentrum der Universitäts-Kliniken, Robert-Koch-Straße 8, 3550 Marburg a.d. Lahn

Dietzel, W., Prof. Dr., Abteilung für Anästhesie und operative Intensivtherapie, Städt. Krankenhaus, Dhünnberg 60, 5090 Leverkusen

Doenicke, A., Prof. Dr., Anästhesie-Abteilung der Chirurgischen Poli-Klinik der Universität München, Pettenkoferstraße 8a, 8000 München 2

Dölp, R., Prof. Dr., Department für Anästhesiologie im Zentrum für Interdisziplinäre Medizinische Einheiten der Universität Ulm, Steinhövelstraße 9, 7900 Ulm

Draxler, V., Dr., Institut für Anästhesiologie – Experimentelle Abteilung – der Universität Wien, Spitalgasse 23, A-1090 Wien

Eberlein, H.J., Prof. Dr., Institut für Anaesthesiologie der FU Berlin, Klinikum Charlottenburg, Spandauer Damm 130, 1000 Berlin 19

Eckart, J., Prof. Dr., Anästhesie- und Intensivabteilung des Krankenhauszweckverbandes Augsburg, Honisiusstraße 1, 8900 Augsburg

Ehehalt, V., Priv.-Doz. Dr., Abteilung für Anästhesie des Kreiskrankenhauses Lich, Goethestraße 4, 6302 Lich 1

Eichler, J., Prof. Dr., Abteilung für Anästhesiologie im Klinikum der Medizinischen Hochschule, Ratzeburger Allee 160, 2400 Lübeck

Enzenbach, R., Prof. Dr., Institut für Anästhesiologie der Universität München, Klinikum Großhadern, Marchioninistraße 15, 8000 München 70

Erhardt, W., Dr., Institut für Experimentelle Chirurgie der Technischen Universität München, Ismaninger Straße 22, 8000 München 80

Eyrich, K., Prof. Dr., Institut für Anästhesiologie der Universität Würzburg, Josef-Schneider-Straße 2, 8700 Würzburg

Falke, K., Priv.-Doz. Dr., Institut für Anästhesiologie der Universität Düsseldorf, Moorenstraße 5, 4000 Düsseldorf 1

Fischer, K.J., Priv.-Doz. Dr., Abteilung für Anästhesiologie, Evangelische Diakonissenanstalt, 2800 Bremen

Fournell, A., Dr., Institut für Anästhesiologie der Universität Düsseldorf, Moorenstraße 5, 4000 Düsseldorf 1

Franke, N., Dr., Institut für Anästhesiologie der Universität München, Nußbaumstraße 20, 8000 München 2

Fritsche, P., Prof. Dr., Institut für Anästhesie, Universitäts-Kliniken, 6650 Homburg/Saar

Gaab, M., Dr., Neurochirurgische Klinik und Poliklinik der Universität Würzburg, Josef-Schneider-Straße 2, 8700 Würzburg

Garstka, Gudrun, Dr., Institut für Anästhesiologie der Universität Bonn, 5300 Bonn-Venusberg

Gebert, E., Dr., Anästhesie-Abteilung, Krankenanstalten Nürnberg, Flurstraße 17, 8500 Nürnberg

Gerbershagen, H.U., Prof. Dr., Institut für Anästhesiologie der Universität Mainz, Langenbeckstraße 1, 6500 Mainz

Götz, E., Priv.-Doz. Dr., Klinik für Anästhesiologie und operative Intensivmedizin der Universität Münster, Jungeblodtplatz 1, 4400 Münster

Götz, H., Dr., Institut für Anästhesiologie der Universität Erlangen-Nürnberg, Maximiliansplatz, 8520 Erlangen

Harke, H., Dr., Zentrale Abteilung für Anästhesie der Universität Kiel, Hospitalstraße 40, 2300 Kiel

Hartenauer, U., Dr., Klinik für Anästhesiologie und operative Intensivmedizin der Universität Münster, Jungeblodtplatz 1, 4400 Münster

Hartung, H.-J., Dr., Institut für Anästhesiologie und Reanimation der Städt. Krankenanstalten Mannheim, Theodor-Kutzer-Ufer, 6800 Mannheim

Hausdörfer, J., Priv.-Doz. Dr., Institut für Anästhesiologie der Universität Tübingen, Calwer Straße 7, 7400 Tübingen

Hausmann, B., Dr., Institut für Anästhesiologie der Universität München, Nußbaumstraße 20, 8000 München 2

Hempel, V., Priv.-Doz. Dr., Institut für Anästhesiologie der Universität Tübingen, Calwer Straße 7, 7400 Tübingen

Hempelmann, G., Prof. Dr., Abteilung für Anästhesiologie der Universitäts-Kliniken, Klinikstraße 37, 6300 Gießen

Henneberg, U., Prof. Dr., Anästhesie-Abteilung, St.-Urban-Krankenhaus, 1000 Berlin

Henschel, W.F., Prof. Dr., Allgemeine Anästhesie-Abteilung des Zentralkrankenhauses St.-Jürgen-Straße der Freien Hansestadt Bremen, 2800 Bremen

Hensel, I., Priv.-Doz. Dr., Institut für Klinische Anästhesie der Universität Göttingen, Goßlerstraße 10, 3400 Göttingen

Hess, W., Dr., Institut für Anästhesiologie der FU Berlin, Klinikum Charlottenburg, Spandauer Damm 130, 1000 Berlin 19

Heuler, R., Dr., Institut für Anästhesiologie der Universität Düsseldorf, Moorenstraße 5, 4000 Düsseldorf 1

Hirlinger, W.K., Dr., Department für Anästhesiologie im Zentrum für Interdisziplinäre Medizinische Einheiten der Universität Ulm, Steinhövelstraße 9, 7900 Ulm

Hirschauer, M., Dr., Abteilung für Anästhesiologie des Caritaskrankenhauses Bad Mergentheim, Uhlandstraße 7, 6990 Bad Mergentheim

Hoffmann, R., Dr., Sanatorium Sonnenblick, Heinrich-Heine-Straße 6, 3550 Marburg 1

Hofmann, Heidelore, Dr., Universitäts-Hautklinik, 6900 Heidelberg

Homann, Barbara, Dr., Institut für Anästhesiologie der Universität Würzburg, Josef-Schneider-Straße 2, 8700 Würzburg

Horatz, K., Prof. Dr., Universitäts-Krankenhaus Eppendorf, Anästhesie-Abteilung, Martinistraße 52, 2000 Hamburg 20

Hövener, Barbara, Dr., Institut für Anästhesiologie der FU Berlin, Klinikum Steglitz, Hindenburgdamm 30, 1000 Berlin 45

Hundelshausen, B. von, Dr., Institut für Anästhesiologie der TU München, Klinikum rechts der Isar, Ismaninger Straße 22, 8000 München 80

Ilias, W., Dr., Institut für Anästhesiologie der Universität Wien, Spitalgasse 23, A-1090 Wien

Jelen, Sabine, Dr., Institut für Anästhesiologie der TU München, Klinikum rechts der Isar, Ismaninger Straße 22, 8000 München 80

Jeretin, S., Dr. sc. Dr., Klinicne Bolnicnice Ljubljana, Centralna Anestezijsko, Reanimacijska Sluzba, Zaloska 7, 61000 Ljubljana, Jugoslavija

Jost, U., Dr., Abteilung für Anästhesiologie, Klinikum der Universität Heidelberg, Im Neuenheimer Feld 110, 6900 Heidelberg

Just, O.H., Prof. Dr., Abteilung für Anästhesiologie, Klinikum der Universität Heidelberg, Im Neuenheimer Feld 110, 6900 Heidelberg

Kalff, G., Prof. Dr., Abteilung Anästhesiologie der Medizinischen Fakultät der RWTH Aachen, Goethestraße 27-29, 5100 Aachen

Kessler, G., Dr., Universitäts-Krankenhaus Eppendorf, Anästhesie-Abteilung, Martinistraße 52, 2000 Hamburg 20

Kessler, M., Prof. Dr., Max-Planck-Institut für System-Physiologie, Rheinlanddamm 201, 4600 Dortmund 1

Kettler, D., Prof. Dr., Institut für Klinische Anästhesie der Universität Göttingen, Goßlerstraße 10, 3400 Göttingen

Kilian, J., Prof. Dr., Department für Anästhesiologie im Zentrum für Interdisziplinäre Medizinische Einheiten der Universität Ulm, Steinhövelstraße 9, 7900 Ulm

Kirchner, E., Prof. Dr., Institut für Anästhesiologie der Medizinischen Hochschule Hannover, Karl-Wiechert-Allee 9, 3000 Hannover 61

Klaue, P., Priv.-Doz. Dr., Chirurgische Klinik der Universität Würzburg, Josef-Schneider-Straße 2, 8700 Würzburg

Klose, R., Priv.-Doz. Dr., Institut für Anästhesiologie und Reanimation der Städt. Krankenanstalten, Theodor-Kutzer-Ufer, 6800 Mannheim 1

Knitza, R., Dr., Physiologisch-chemisches Institut der Universität Mainz, Saarstraße 21, 6500 Mainz

Knoche, Edith, Dr., Department für Anästhesiologie im Zentrum für Interdisziplinäre Medizinische Einheiten der Universität Ulm, Steinhövelstraße 9, 7900 Ulm

Koch, P., Dr., Anästhesie- und Intensivpflegeabteilung des Stadtkrankenhauses Cuxhaven, Altenwalder Chaussee, 2190 Cuxhaven

Kolb, E., Prof. Dr., Institut für Anästhesiologie der TU München, Klinikum rechts der Isar, Ismaninger Straße 22, 8000 München 80

Kosfeld, R., Prof. Dr., Gesamthochschule Duisburg, Physikalische Chemie, 4100 Duisburg

Kox, W., Dr., Klinik für Anästhesiologie und operative Intensivmedizin der Universität Münster, Jungeblodtplatz 1, 4400 Münster

Krier, C., Dr., Abteilung für Anästhesiologie, Klinikum der Universität Heidelberg, Im Neuenheimer Feld 110, 6900 Heidelberg

Landauer, B., Priv.-Doz. Dr., Institut für Anästhesiologie der TU München, Klinikum rechts der Isar, Ismaninger Straße 22, 8000 München 80

Lanz, E., Dr., Institut für Anästhesiologie der Universität Mainz, Langenbeckstraße 1, 6500 Mainz

Larsen, R., Dr., Institut für klinische Anästhesie der Universität Göttingen, Goßlerstraße 10, 3400 Göttingen

Lawin, P., Prof. Dr., Klinik für Anästhesiologie und operative Intensivmedizin der Universität Münster, Jungeblodtplatz 1, 4400 Münster

Lazarus, G., Dr., Institut für Anästhesiologie der Universität Würzburg, Josef-Schneider-Straße 2, 8700 Würzburg

Lennartz, H., Prof. Dr., Anästhesie-Zentrum der Universität, Robert-Koch-Straße 8, 3550 Marburg a.d. Lahn

Lenz, G., Dr., Institut für Anästhesiologie der Universität Tübingen, Calwer Straße 7, 7400 Tübingen

Liehr, H., Prof. Dr., Medizinische Universitäts-Klinik, Josef-Schneider-Straße 2, 8700 Würzburg

Link, J., Dr., Institut für Anästhesiologie der FU Berlin, Klinikum Steglitz, Hindenburgdamm 30, 1000 Berlin 45

Lips, U., Dr., Institut für Anästhesiologie der Medizinischen Hochschule Hannover, Krankenhaus Oststadt, Podbielskistraße 380, 3000 Hannover 51

Lohr, R., Dr., Abteilung Anästhesiologie der Medizinischen Fakultät der RWTH Aachen, Goethestraße 27-29, 5100 Aachen

Lotz, P., Priv.-Doz. Dr., Department für Anästhesiologie im Zentrum für Interdisziplinäre Medizinische Einheiten der Universität Ulm, Steinhövelstraße 9, 7900 Ulm

Lutz, H., Prof. Dr., Institut für Anästhesiologie und Reanimation der Städt. Krankenanstalten, Theodor-Kutzer-Ufer, 6800 Mannheim 1

Mai, C., Dr., Institut für Anästhesiologie der FU Berlin, Klinikum Steglitz, Hindenburgdamm 30, 1000 Berlin 45

Marquort, H., Dr., Zentrale Abteilung für Anästhesie der Universität Kiel, Hospitalstraße 40, 2300 Kiel

Martin, E., Priv.-Doz. Dr., Institut für Anästhesiologie der Universität München, Nußbaumstraße 20, 8000 München 2

Martinek, H., Dr., Institut für Anästhesiologie, Abteilung für Intensivtherapie, Spitalgasse 23, A-1090 Wien

Matthiessen, H. von, Dr., Institut für Anästhesiologie der Universität Düsseldorf, Moorenstraße 5, 4000 Düsseldorf 1

Mehrkens, H.-H., Dr., Department für Anästhesiologie im Zentrum für Interdisziplinäre Medizinische Einheiten der Universität Ulm, Steinhövelstraße 9, 7900 Ulm

Messner, F. von, Dr., Abteilung für Allgemeine Chirurgie der Chirurgischen Klinik der Universität Kiel, Hospitalstraße 40, 2300 Kiel 1

Mellmann, J., Dr., Institut für Anästhesiologie der Medizinischen Hochschule Hannover, Karl-Wiechert-Allee 9, 3000 Hannover 61

Meßmer, K., Prof. Dr., Chirurgische Forschung der Universität München, Nußbaumstraße 20, 8000 München 2

Milewski, P., Priv.-Doz. Dr., Department für Anästhesiologie im Zentrum für Interdisziplinäre Medizinische Einheiten der Universität Ulm, Steinhövelstraße 9, 7900 Ulm

Mosebach, K.-O., Prof. Dr., Institut für Physiologische Chemie, Abteilung für Physikalische Chemie der Universität Bonn, 5300 Bonn

Müller-Ruchholtz, E., Prof. Dr., Physiologisches Institut I der Universität Düsseldorf, Moorenstraße 5, 4000 Düsseldorf 1

Naumann, C., Dr., Klinik und Poliklinik für Hals-Nasen-Ohrenkranke der Universität Würzburg, Josef-Schneider-Straße 11, 8700 Würzburg

Niesel, H.C., Dr., Anästhesie-Abteilung des St.-Marien-Krankenhauses, Salzburger Straße 15, 6700 Ludwigshafen 15

Nolte, H., Prof. Dr., Institut für Anästhesiologie, Zweckverb. Stadt- und Kreiskrankenhaus, Portastraße 9, 4950 Minden

Osswald, P.-M., Dr., Institut für Anästhesiologie und Reanimation der Städt. Krankenanstalten Mannheim, Theodor-Kutzer-Ufer, 6800 Mannheim 1

Ott, Elisabeth, Dr., Institut für Anästhesiologie der Universität München, Nußbaumstraße 20, 8000 München 2

Otten, B., Dr., Institut für Anästhesiologie der Medizinischen Hochschule Hannover, Karl-Wiechert-Allee 9, 3000 Hannover 61

Ottermann, U., Dr., Zentrum für Anästhesie und Wiederbelebung der Universitäts-Kliniken, Theodor-Stern-Kai 7, 6000 Frankfurt/Main

Pasch, Th., Priv.-Doz. Dr., Institut für Anästhesiologie der Universität Erlangen-Nürnberg, Maximiliansplatz, 8520 Erlangen

Patschke, D., Prof. Dr., Abteilung für Anästhesiologie der Universitäts-Kliniken, Klinikstraße 37, 6300 Gießen

Pecan, M., (Frau) Dr., Klinicne Bolnisnice Ljubljana, Centralna Anestezijsko, Reanimacijska Sluzba, Zaloska 7, 61000 Ljubljana, Jugoslavija

Peter, K., Prof. Dr., Institut für Anästhesiologie der Universität München, Nußbaumstraße 20, 8000 München 2

Pfeifer, G., Dr., Institut für Anästhesiologie der Universität Bonn, 5300 Bonn-Venusberg

Pichlmayr, Ina, Prof. Dr., Institut für Anästhesiologie der Medizinischen Hochschule Hannover, Krankenhaus Oststadt, Podbielskistraße 380, 3000 Hannover 51

Piepenbrock, S., Priv.-Doz. Dr., Institut für Anästhesiologie der Medizinischen Hochschule Hannover, Karl-Wiechert-Allee 9, 3000 Hannover 61

Podlesch, Ingrid, Prof. Dr., Westdeutsche Kieferklinik, Moorenstraße 5, 4000 Düsseldorf 1

Radke, J., Dr., Institut für Klinische Anästhesie der Universität Göttingen, Goßlerstraße 10, 3400 Göttingen

Rahlf, G., Dr., Institut für Klinische Anästhesie der Universität Göttingen, Goßlerstraße 10, 3400 Göttingen

Renker, J., Dr., Kreiskrankenhaus Deggendorf, Perlasberger Straße 41, 8360 Deggendorf

Richter, E., Prof. Dr., Medizinische Universitäts-Klinik, Josef-Schneider-Straße 2, 8700 Würzburg

Rietbrock, Ingrid, Priv.-Doz. Dr., Institut für Anästhesiologie der Universität Würzburg, Josef-Schneider-Straße 2, 8700 Würzburg

Rosenberger, F., Dr., Orthopädische Klinik Lindenlohe des BRK, 8461 Schwandorf/Bay.

Rothe, K.-F., Dr., Institut für Anästhesiologie der Universität Tübingen, Calwer Straße 7, 7400 Tübingen

Rothhammer, A., Dr., Institut für Anästhesiologie der Universität Würzburg, Josef-Schneider-Straße 2, 8700 Würzburg

Rügheimer, E., Prof. Dr., Institut für Anästhesiologie der Universität Erlangen-Nürnberg, Maximiliansplatz 1, 8520 Erlangen

Sachse, D., Dr., Abteilung für Anästhesie des Kreiskrankenhauses Lich, Goethestraße 4, 6302 Lich 1

Salehi, E., Dr., Abteilung für Urologie der Medizinischen Fakultät der RWTH Aachen, Goethestraße 27-29, 5100 Aachen

Schadewaldt, H., Prof. Dr., Universität Düsseldorf – Institut für Geschichte der Medizin –, Moorenstraße 5, 4000 Düsseldorf 1

Schaps, Dagmar, Dr., Institut für Anästhesiologie der Medizinischen Hochschule Hannover, Karl-Wiechert-Allee 9, 3000 Hannover 61

Schenk, H.-D., Dr., Institut für klinische Anästhesie der Universität Göttingen, Goßlerstraße 10, 3400 Göttingen

Schlag, G., Dr., Lorenz-Böhler-Krankenhaus, Donaueschingenstraße 13, A-1200 Wien

Schlimgen, R., (Frau) Dr., Abteilung Anästhesiologie der Medizinischen Fakultät der RWTH Aachen, Goethestraße 27-29, 5100 Aachen

Schmidinger, S., Dr., Anästhesie-Abteilung des Krankenhauses, 8910 Landsberg

Schmitz, J.E., Dr., Department für Anästhesiologie im Zentrum für Interdisziplinäre Medizinische Einheiten der Universität Ulm, Steinhövelstraße 9, 7900 Ulm

Schmucker, P., Dr., Institut für Anästhesiologie der Universität München, Nußbaumstraße 20, 8000 München 2

Schmutzler, W., Prof. Dr., Abteilung für Pharmakologie der Medizinischen Fakultät der RWTH Aachen, Melatenerstraße 213, 5100 Aachen

Schneider, E., Dr., Institut für Anästhesiologie der FU Berlin, Klinikum Charlottenburg, Spandauer Damm 130, 1000 Berlin 19

Scholler, K.-L., Prof. Dr., Institut für Anästhesiologie der Universität Freiburg, Hugstetterstraße 55, 7800 Freiburg

Schöntag, Gisela, Dr., Universitäts-Krankenhaus Eppendorf, Anästhesie-Abteilung, Martinistraße 52, 2000 Hamburg 20

Schorer, R., Prof. Dr., Institut für Anästhesiologie der Universität Tübingen, Calwer Straße 7, 7400 Tübingen

Schuh, F.T., Dr., Zentrale Abteilung für Anästhesie der Universität Kiel, Hospitalstraße 40, 2300 Kiel

Schulte am Esch, J., Priv.-Doz. Dr., Institut für Anästhesiologie der Universität Bonn, 5300 Bonn-Venusberg

Schüttler, J., Dr., Institut für Anästhesiologie der Universität Bonn, 5300 Bonn-Venusberg

Schwarzhoff, W., Dr., Institut für Anästhesiologie der Universität Düsseldorf, Moorenstraße 5, 4000 Düsseldorf 1

Sefrin, P., Priv.-Doz. Dr., Institut für Anästhesiologie der Universität Würzburg, Josef-Schneider-Straße 2, 8700 Würzburg

Simon, J., Dr., Institut für Anästhesie der Universitätskliniken Homburg, 6650 Homburg/Saar

Spilker, D., Dr., Department für Anästhesiologie im Zentrum für Interdisziplinäre Medizinische Einheiten der Universität Ulm, Steinhövelstraße 9, 7900 Ulm

Spiss, C.K., Dr., Klinik für Anästhesie und Allgemeine Intensivmedizin der Universität Wien, Spitalgasse 23, A-1090 Wien

Spring, Gerlinde, Dr., Institut für Anästhesiologie der Medizinischen Hochschule Hannover, Karl-Wiechert-Allee 9, 3000 Hannover 61

Sprotte, G., Dr., Institut für Anästhesiologie der Universität Würzburg, Josef-Schneider-Straße 2, 8700 Würzburg

Stellpflug, H., Dr., Klinik für Anästhesiologie und operative Intensivmedizin der Universität Münster, Jungeblodtplatz 1, 4400 Münster

Stoeckel, H., Prof. Dr., Institut für Anästhesiologie der Universität Bonn, 5300 Bonn-Venusberg

Stoffregen, J., Prof. Dr., Anästhesie-Abteilung des St.-Marien-Hospitals, Bergstraße 56, 5800 Hagen

Stokke, T., Dr., Institut für klinische Anästhesie der Universität Göttingen, Goßlerstraße 10, 3400 Göttingen

Striebel, J.-P., Priv.-Doz. Dr., Institut für Anästhesiologie und Reanimation der Städt. Krankenanstalten Mannheim, Theodor-Kutzer-Ufer, 6800 Mannheim 1

Tarnow, H., Priv.-Doz. Dr., Institut für Anästhesiologie der FU Berlin, Klinikum Charlottenburg, Spandauer Damm 130, 1000 Berlin 19

Teichmann, J., Dr., Institut für Klinische Anästhesie der Universität Göttingen, Goßlerstraße 10, 3400 Göttingen

Tempel, G., Priv.-Doz. Dr., Institut für Anästhesiologie der TU München, Klinikum rechts der Isar, Ismaninger Straße 22, 8000 München 80

Teschemacher, H., Prof. Dr., Pharmakologisches Institut der Universität Gießen, 6300 Gießen

Tolksdorf, W., Dr., Institut für Anästhesiologie und Reanimation der Städt. Krankenanstalten Mannheim, Theodor-Kutzer-Ufer, 6800 Mannheim 1

Trentz, Omanakutty, Dr., Institut für Anästhesiologie der Medizinischen Hochschule Hannover, Karl-Wiechert-Allee 9, 3000 Hannover 61

Ungemach, J., Dr., Institut für Anästhesiologie und Reanimation der Städt. Krankenanstalten Mannheim, Theodor-Kutzer-Ufer, 6800 Mannheim 1

Unseld, H.-M., Priv.-Doz. Dr., Anästhesieabteilung des Kreiskrankenhauses Donaueschingen, Sonnenhalde 2, 7710 Donaueschingen

Vandevelde, Ch., Dr., Department für Anästhesiologie im Zentrum für Interdisziplinäre Medizinische Einheiten der Universität Ulm, Steinhövelstraße 9, 7900 Ulm

Voigt, E., Priv.-Doz. Dr., Institut für Anästhesiologie der Universität Tübingen, Calwer Straße 7, 7400 Tübingen

Volkholz, H.J., Dr., Institut für Anästhesiologie der Universität Erlangen-Nürnberg, Maximiliansplatz, 8520 Erlangen

Vollmar, A., Dr., Abteilung Anästhesiologie der Medizinischen Fakultät der RWTH Aachen, Goethestraße 27-29, 5100 Aachen

Watzek, Christine, Dr., Klinik für Anästhesie und Allgemeine Intensivmedizin der Universität Wien, Spitalgasse 23, A-1090 Wien

Wawersik, J., Prof. Dr., Zentrale Abteilung für Anästhesie der Universität Kiel, Hospitalstraße 40, 2300 Kiel 1

Weigand, H., Dr., Anästhesie-Abteilung, Dreifaltigkeitskrankenhaus, Aachener Straße 445, 5000 Köln 41

Weis, K.-H., Prof. Dr., Institut für Anästhesiologie der Universität Würzburg, Josef-Schneider-Straße 2, 8700 Würzburg

Wiedemann, K., Dr., Abteilung für Anästhesiologie, Klinikum der Universität Heidelberg, Im Neuenheimer Feld 110, 6900 Heidelberg

Wiemers, K., Prof. Dr., Institut für Anästhesiologie der Universität Freiburg, Hugstetterstraße 55, 7800 Freiburg

Zenz, M., Dr., Intitut für Anästhesiologie der Medizinischen Hochschule Hannover, Krankenhaus Oststadt, Podbielskistraße 380, 3000 Hannover 51

Zimmermann, Gertraud, Dr., Institut für Anästhesiologie der FU Berlin, Klinikum Charlottenburg, Spandauer Damm 130, 1000 Berlin 19

Zindler, M., Prof. Dr., Institut für Anästhesiologie der Universität Düsseldorf, Moorenstraße 5, 4000 Düsseldorf 1

Ansprache des Präsidenten der DGAI zum 25jährigen Gründungsjubiläum

Hochverehrte, festliche Versammlung!
Wir sind zu dieser Feierstunde hier im Kaisersaal, in Deutschlands schönstem Barockschloß, zusammengekommen, weil mit diesem Jahr 1978 die Gründung unserer wissenschaftlichen Gesellschaft sich zum 25. Male jährt.
Im Vergleich mit anderen wissenschaftlichen Gesellschaften, die auf eine Tradition von 100 und mehr Jahren zurückblicken können, nehmen sich 25 Jahre freilich bescheiden aus. Doch nach Studium und Weiterbildung zum Anästhesisten bedeuten 25 Jahre für viele die wichtigste und vielleicht beste Schaffensperiode. Das abgeschlossene erste Vierteljahrhundert bildet für uns, den am Fach unmittelbar Beteiligten, gewiß die interessanteste Zeitspanne, da wir eben nicht nur Zuschauer der Entstehung und Expansion eines Faches sind, sondern weil ein jeder in seinem Bereich, gleich ob am Krankenhaus oder an einer Universitätsklinik, durch Ideen und Taten, die Entwicklung der Anästhesiologie förderte und auch steuerte.
25 Jahre zurück, genau am 10. April 1953, hatten sich in München anläßlich des Chirurgen-Kongresses um 9 Uhr im Vortragssaal 1 des Deutschen Museums ca. 70 Ärzte und Wissenschaftler eingefunden. Sie waren dem Aufruf von Professor Bark gefolgt, dem Vorsitzenden der 7 Monate zuvor gegründeten Deutschen Arbeitsgemeinschaft für Anästhesie, um endlich eine deutsche Anästhesie-Gesellschaft zu gründen.
An jenem Vormittag unterzeichneten 42 Gründungs-Mitglieder die Satzung der „Deutschen Gesellschaft für Anästhesie". Professor Bark wurde zu ihrem ersten Präsidenten und Professor Rudolf Frey zum ersten ständigen Schriftführer gewählt. Im November des gleichen Jahres nahm der Deutsche Ärztetag die Facharztanerkennung für Anästhesie in die Berufsordnung auf. Seitdem gibt es bei uns in Deutschland Anästhesisten. Trotz unserer noch jungen Geschichte trauern wir um den 1. und um den 2. Präsidenten, Professor Dr. Bark und Priv.-Doz. Dr. Zürn, die der Tod allzu früh aus unserer Mitte riß. Voller Begeisterung wären sie heute unter uns, denn beide brachten die Sache der Anästhesie, gerade am Anfang mächtig voran.
Aus der kleinen Schar der Gründungs-Mitglieder entwickelte sich eine große Gesellschaft, die noch vor ihrem 25. Geburtstag das 2000. Mitglied aufnehmen konnte. Das Erreichte, so meine ich, können wir heute mit Befriedigung und Genugtuung in einem Festakt der Öffentlichkeit präsentieren.
So freue ich mich, als ersten der vielen unter uns weilenden Gäste, den Repräsentanten der Bayerischen Staatsregierung, Herrn Staatssekretär Albert Meyer, überaus herzlich begrüßen zu dürfen. Meine Gesellschaft ist Ihnen, Herr Staatssekretär, dankbar, daß Sie sich aus dem Höhepunkt des Landtagswahlkampfes die Zeit für diese feierliche Stunde nehmen. Ich sehe hierin nicht zuvorderst Ihre Zuversicht als Politiker, sondern vielmehr Ihre Referenz an eine medizinische Disziplin, deren Ärzten und Forschern es gelang, die Ausschaltung des Schmerzes durch eine allgemeine oder lokale Anästhesie auf eine gut fundierte, wissenschaftliche Basis zu stellen. Damit ging eine nach Jahrtausenden zählende Sehnsucht des homo sapiens in Erfüllung, die ihn gewiß vom ersten bewußten Fühlen an begleitet hatte.
Nach dem Repräsentanten der Bayerischen Staatsregierung freue ich mich, den Regierungspräsidenten von Unterfranken, Herrn Philipp Meyer, begrüßen zu dürfen. Ich möchte Ihnen, Herr Regierungspräsident, von dieser Stelle aus für Ihr Grußwort im Tagungsführer vielmals danken. Ein sehr herzlicher Willkommensgruß, verbunden mit großer Dankbarkeit, gilt dem Herrn Präsidenten unserer Alma Julia, Magnifizenz Berchem. Bereitwillig stellen Sie, Magnifizenz, nicht nur die Hörsäle der am Hubland neu erbauten Universität für die wissenschaftlichen Sitzungen zur Verfügung, sondern auch die Räume und Flächen für die unseren Kongreß stets begleitende Industrieausstellung, was gewiß als ein großes Entgegenkommen zu bewerten ist. Den Kanzler, Herrn Günter, und die weiteren hier anwesenden Mitglieder des Präsidialkollegiums unserer Universität, Herrn Prof. Lindauer und Herrn Prof. Kremling, schließe ich in die Begrüßung und den Dank ein.

Ich freue mich, den Bürgermeister der Stadt Würzburg, Herrn Hans Jürgen Weber, in unserer Mitte begrüßen zu können. Bei Ihnen, Herr Bürgermeister, und den zuständigen Herren der Stadtverwaltung, möchte ich mich für die Unterstützung bei der Vorbereitung und der Durchführung unserer „Jubiläums-Tagung" herzlich bedanken. Ich bitte Sie, meinen Dank dem Herrn Oberbürgermeister zu übermitteln. Wir alle schätzen uns glücklich, diesen besonderen Kongreß in einer alt-ehrwürdigen, durch ihre Kultur und Kunst berühmten Universitätsstadt festlich begehen zu können.

Ein echtes Anliegen ist es mir, meine Herren Fakultätskollegen, die zu diesem Festakt gekommen sind, freundschaftlich und herzlich zu begrüßen.

Bei der engen Verflechtung der Anästhesie mit den verschiedenen operativen, aber auch den nicht operativen Disziplinen, wird es geradezu verpflichtend, daß die wissenschaftlichen Diskussionen und die praktische Arbeit sich in engem und persönlich gutem Einvernehmen entfalten, so wie dies hier bei uns und an vielen Krankenhäusern seit Jahren geschieht. Deshalb wäre auch unser Herr Dekan, Spectabilis Schrappe, gerne unter uns, wie er mir versicherte. Da ihn eigene Kongreßverpflichtungen abhalten, bat er mich, Ihnen seine Grüße zu übermitteln und sein Bedauern, hier nicht anwesend sein zu können wie die Dekane der drei anderen medizinischen Fakultäten Bayerns. Ihnen, Spectabilis Spann, Spectabilis Kolb und Spectabilis Rügheimer gilt mein Extragruß.

Die Gründung unserer Gesellschaft vollzog sich in enger Verbindung mit unseren Freunden und Kollegen in Österreich und in der Schweiz. Sie waren uns voraus und konnten uns deshalb mit ihren Ratschlägen helfen. So bestanden von Anfang an über die Landesgrenzen hinaus Beziehungen, die sich zwischen den drei deutschsprachigen Gesellschaften bis zum heutigen Tage vertieften. 15 gemeinsame Kongresse, die in den drei Ländern reihum durchgeführt wurden, beweisen dies.

So werden Sie verstehen, daß ich mich sehr freue, die Präsidenten herzlich willkommen zu heißen: Frau Primaria Dr. Neubauer aus Wien und Herrn Dr. Günter aus Interlaken.

Doch fällt auch ein Schatten in unsere Runde. Der Präsident der Anästhesie-Gesellschaft der Deutschen Demokratischen Republik, Herr Professor Röse aus Magdeburg, konnte meiner Einladung nicht folgen. Wir alle bedauern dies auch deshalb, weil die Gründung unserer Gesellschaft gemeinsam mit unseren Kollegen aus der DDR erfolgte. Wir fühlen uns mit ihnen über die politische Grenze hinweg verbunden und grüßen sie herzlich.

Die uns in die Wiege gelegte Verpflichtung grenzüberschreitender Verbindungen erwies sich für die Anfangszeit unserer wissenschaftlichen Gesellschaft als lebensnotwendig. Wir mußten Kontakte finden mit englischen, skandinavischen und amerikanischen Anästhesisten. In Deutschland gab es für das Spezialgebiet Anästhesie keine Tradition wie vergleichsweise in England; dort widmeten sich Ärzte schon vor der Jahrhundertwende ausschließlich der Anästhesie. Unsere ersten Lehrmeister zogen deshalb gleich nach 1945 und vor allem in den 50er Jahren ins englisch sprechende Ausland, um dort entweder ihre ganze Ausbildung zum Anästhesisten zu erwerben oder wesentlich zu komplettieren. Hierbei wurden viele Freundschaften geknüpft, die auch auf die nachfolgende Anästhesisten-Generation übertragen wurden.

Ein sehr herzlicher Willkommensgruß gilt deshalb allen Kongreßteilnehmern, die aus 12 verschiedenen Ländern Europas und von Übersee zu uns gekommen sind. Eine außerordentliche Ehre und Freude ist es für mich, den Präsidenten der europäischen Sektion des Weltbundes der Anästhesisten und in Personalunion den Präsidenten der Europäischen Akademie für Anästhesiologie, Herrn Professor Lassner aus Paris herzlich willkommen heißen zu können. Er vertritt zugleich die französische Anästhesiegesellschaft.

Ich begrüße den Präsidenten der italienischen Anästhesiegesellschaft, Herrn Prof. Cetrullo aus Bologna und den Vertreter der finnischen Anästhesisten, Herrn Prof. Tammisto aus Helsinki. Der Präsident der amerikanischen Anästhesiegesellschaft, Prof. Moyers, übermittelte mir die Glückwünsche seiner Gesellschaft.

Nach der Gründung unserer Gesellschaft entstanden in rascher Folge an unseren Krankenhäusern landauf und landab Anästhesie-Abteilungen. Die Universität Mainz setzte 1960 mit der Berufung von Herrn Prof. Frey auf den ersten Lehrstuhl für Anästhesiologie in Deutschland ein Zeichen dafür, daß dieses neue Fach in Forschung und Lehre gleichberechtigt neben den etablierten Fächern stehen müsse.

In den Jahren danach folgten alle deutschen Universitäten dem Mainzer Beispiel. Viele der ersten Lehrstuhlinhaber kamen aus der Chirurgie und vielerorts gaben Chirurgen den Anstoß, eine Chefarztstelle für einen Anästhesisten einzurichten. 1961 verabschiedete die Deutsche Gesellschaft für Chirurgie die Empfehlung, daß an allen Universitäten Lehrstühle für Anästhesiologie eingerichtet werden sollen.
Dieses heute zu erwähnen und auch dankbar anzuerkennen, steht uns wohl an. Beide Teile wissen, daß die großen operativen Fortschritte ganz entscheidend der gemeinsamen Arbeit gleichberechtigter Partner zu verdanken sind. So möchte ich jetzt als nächsten der hier anwesenden Präsidenten Herrn Prof. Ungeheuer aus Frankfurt, Präsident der Deutschen Gesellschaft für Chirurgie, herzlich begrüßen. Ein ebenso herzliches Willkommen gilt dem Präsidenten der Deutschen Gesellschaft für Hals-Nasen-Ohren-Heilkunde, Kopf- und Halschirurgie, Herrn Prof. Pellnitz aus Berlin, dem Pastpräsidenten der Deutschen Gesellschaft für Mund-, Kiefer- und Gesichtschirurgie, Herrn Prof. Schwenzer aus Tübingen, dem Präsidenten der Deutschen Gesellschaft für Pharmakologie, Herrn Prof. Trendelenburg und dem Präsidenten der Deutschen Gesellschaft für Rechtsmedizin, Herrn Prof. Schwerd.
Ich freue mich, daß Sie alle an dieser Feierstunde teilnehmen. Die Präsidenten der wissenschaftlichen Gesellschaften für Augenheilkunde, Gynäkologie-Geburtshilfe, Neurochirurgie, Orthopädie und Urologie entbieten uns ihre Grüße und Glückwünsche mit der Versicherung enger freundschaftlich-kollegialer Verbundenheit. Der Kongreßmonat Oktober läßt keinem von ihnen die Möglichkeit, zu uns nach Würzburg zu kommen.
Die internationale Anerkennung unserer Gesellschaft brachte ihr zum Silberjubiläum die Ehre ein, im Auftrage des Weltbundes der Anästhesisten den Weltkongreß 1980 in der Bundesrepublik auszurichten. Dem bereits gewählten Präsidenten, der die Verantwortung für diese große und schwierige Aufgabe übernommen hat, Herrn Professor Rügheimer, möchte ich von dieser Stelle aus in unser aller Namen aufrichtig danken.
Es wäre ein unverzeihliches Versäumnis, würde ich nicht an unsere Ehrenmitglieder denken, die, teils hochbetagt, mit regem Interesse die Entwicklung unserer Gesellschaft verfolgen. Ich darf Sie, meine Zuhörer, grüßen von den Herrn Professoren Nissen, Derra, Hesse, Schmidt und von Sir Robert Macintosh aus Oxford.
Meinerseits grüße ich herzlich die hier anwesenden Ehrenmitglieder und korrespndierenden Mitglieder, Herrn Prof. Killian aus Freiburg, Herrn Prof. Boeré aus Sautpoort, Herrn Prof. Mayrhofer aus Wien, Herrn Prof. Norlander aus Stockholm, Herrn Prof. Rizzi aus Vicenza.
Noch viele andere anwesenden Persönlichkeiten würde ich gerne namentlich aufzählen und begrüßen. Betrachten Sie es bitte nicht als unhöflich, wenn ich darauf verzichten muß. Jedoch möchte ich eine bedeutende Gruppe von Personen in cumulo dankbar erwähnen. Ich meine hiermit Damen und Herren der Industrie, ohne deren erfolgreiche Arbeit in der pharmazeutischen Forschung und in der technischen Entwicklung von Narkosegeräten, Beatmungsmaschinen sowie elektro-technischen Apparaten unsere fachlichen Erfolge während der vergangenen 25 Jahre nicht in diesem Maße und Tempo möglich geworden wären.
Ein markanter Geburtstag gibt Anlaß, wenigstens kurz zurückzuschauen, über die Gegenwart nachzudenken, aber auch einen Blick voraus zu werfen. Unsere Gesellschaft wurde 1953, noch in der Ära der Äthernarkose gegründet, und dies ist gewiß bemerkenswert, denn Äther blieb bis zum Ende der 50er Jahre das wichtigste Inhalationsnarkotikum, das zudem noch in einer denkbar einfachen Technik, nämlich in der Tropfmethode, verabreicht wurde.
William Morton, der vor 132 Jahren, am 16. Oktober 1846, in Boston im Mass. General Hospital, die erste öffentlich erfolgreiche Äthernarkose gab, könnte gewiß tiefste Befriedigung darüber empfinden, daß seine Narkose bis über die Mitte des 20. Jahrhunderts hinaus beibehalten wurde. Es gibt bis heute kein Medikament und kein Pharmakon, das jemals mehr Menschen verabreicht worden wäre, als Äther. Ist nun daraus der Schluß zu ziehen, daß die Entwicklung der Anästhesie bis etwa 1960 stagnierte? Sicher nicht, viel eher derjenige, daß von Anbeginn mit dem Äther ein gutes Narkosemittel zur Verfügung stand. Erst zum Ende der 50er Jahre trat Halothan zu seinem raschen Siegeszug an.
Jedoch, was war seit Mortons Zeiten bis 1953 nicht alles an Entdeckungen und Erfindungen erreicht, aber auch an tiefgreifenden gesellschaftlichen Veränderungen erlebt und erfahren worden. Beispielhaft und willkürlich herausgegriffen seien unsere Möglichkeiten der Fortbewegung mit dem Auto, Flugzeug und mit ersten Raketen, die Nachrichtentechnik über Telefon, draht-

lose Telegrafie, Radio und Fernsehen. Aber auch das Dynamit wurde entwickelt. Zwei schreckliche Weltkriege lagen hinter uns mit bis dahin unbekannten politisch-sozialen Umwälzungen, und schließlich machte die Menschheit die ersten grauenvollen Erfahrungen mit der Atombombe.

Im Vergleich dazu stellen sich für die Anästhesie bedeutsame Entdeckungen und technische Neuerungen bescheiden dar. Trotzdem brachten gerade diese den grundlegenden Wandel in der Narkosetechnik und damit eine bis dahin nie erreichte Sicherheit für den Kranken. Schon 1911 wandte Franz Kuhn die endotracheale Narkose am Menschen an. Aber erst ab 1920 entwickelten die Engländer Rowbotham und Magill die endotracheale Intubation zu einer regulären Technik der Inhalationsnarkose. Eine völlig neue Ära leitete 1932 der Pharmakologe Hellmut Weese mit dem Evipan ein. Dieses erste brauchbare, intravenöse Narkosemittel fand geradezu in Windeseile Eingang in die Operationssäle aller Länder.

Die amerikanischen Anästhesisten Griffith und Johnson führten 1942 das Muskelrelaxans Tubocurarin in die Anästhesie ein, eine nicht weniger bedeutsame Leistung. Erst 400 Jahre nach der Entdeckung des Pfeilgiftes, das die südamerikanischen Indianer heute noch zur Jagd einsetzen, gelang die Herstellung einer medizinisch brauchbaren Curarelösung. Mit dem klinischen Einsatz von Curare in der Anästhesie wurde zum ersten Mal eine elementare Lebensfunktion, nämlich die Atmung, total ausgeschaltet und der kontrollierten Steuerung des Anästhesisten übertragen.

Ein entscheidender Wandel vollzog sich in der Narkoseführung: An die Stelle der Inhalation eines einzigen Anästhetikums trat nun die kombinierte Anwendung ganz unterschiedlich wirkender Pharmaka, nämlich zur Ausschaltung des Bewußtseins, der Schmerzempfindung, des Muskeltonus und zur Dämpfung des vegetativen Systems. Hierfür steht der Begriff „balanced anaesthesia".

In unserem Land fehlte es keineswegs an Versuchen, für die Anästhesie eine wissenschaftliche Basis zu errichten, um die Ergebnisse aus der Narkoseforschung zusammenzufassen und all den daran interessierten Ärzten nahezubringen. 1928 erschien hier in Würzburg das erste Heft einer neuen Zeitschrift mit der Überschrift „Der Schmerz" und dem Untertitel „Zentralorgan für Narkose und Anästhesie". Die Schriftleitung lag u.a. in den Händen von Professor Gaus, damals Direktor der Universitäts-Frauenklinik in Würzburg. Diese Zeitschrift erschien bis in die letzten Kriegsjahre hinein. Der entscheidende Schritt jedoch, die Gründung einer Gesellschaft für Anästhesiologie als eigenständiges Fachgebiet, blieb damals noch aus.

Hierfür gibt es eigentlich nur eine einzige Erklärung: Die Faszination des operativen Erfolges war hierzulande übermächtig. Jeder Fortschritt in der Narkosetechnik und Lokalanästhesie galt primär als willkommener Schritt, der neue chirurgische Möglichkeiten eröffnete. Dies war gewiß notwendig, um die Grenzen operativer Möglichkeiten ausloten zu können. Naturgemäß kann die Narkose niemals Selbstzweck sein, sie ist immer Voraussetzung für eine Operation oder für eine invasive Diagnostik.

Nur wenige erkannten, daß auf dem Gebiet der Anästhesiologie selbst zukunftsweisende Möglichkeiten verborgen lagen und eine ärztliche Spezialisierung die operative Medizin rascher voranbringen würde. Erst als die Chirurgie im weitesten Sinne die bislang für tabu gehaltenen Organe Lunge, Gehirn, Herz dem operativen Zugriff endgültig zu erschließen begann, setzte eine Wandlung ein. Die nach dem 2. Weltkrieg sich wieder knüpfenden internationalen Verbindungen beschleunigten ihrerseits diesen Prozeß. Hierbei hatte die Thoraxchirurgie gewiß eine Art Schrittmacherfunktion, denn operative Eingriffe an den Organen des Brustkorbes durchzuführen, gelang nur mit Hilfe der Intubationsnarkose und gleichzeitiger künstlicher Beatmung des Patienten.

Hinter der Faszination des chirurgischen Fortschrittes verbarg sich vielleicht aber auch eine etwas einseitig gerichtete Denkweise auf das betont operativ Machbare. Es wäre allerdings anmaßend, wenn wir Anästhesisten die Entdeckung der Pathophysiologie in der operativen Medizin für uns allein in Anspruch nehmen würden. Zweifelsfrei ist, daß unser besonderes Augenmerk sehr viel mehr der Beobachtung, Kontrolle und damit therapeutischen Einflußnahme allgemeiner vitaler Funktionen gilt. Erkenntnisse der Physiologie, der Pharmakologie und Biochemie, übertragen auf den Patienten, eröffneten uns in der Klinik bis dahin unbekannte Möglichkeiten, etwa die der kontrollierten Senkung des Blutdruckes und der Körpertemperatur und quasi als Schlüssel für die weitere Entwicklung unseres Faches, die künstliche, maschinelle Beatmung durch die schon erwähnte Anwendung von Curare.

Die künstliche Beatmung führte uns Anästhesisten direkt und erfolgreich zur Reanimation und schließlich mit dem frisch operierten Patienten aus dem Operationssaal heraus, mit dem Schwerverletzten und mit dem Schwerkranken in die Intensivtherapie hinein. Denn nicht wenige Operierte, Verletzte und Schwerkranke müssen Tage und Wochen maschinell beatmet werden. So erschloß sich uns ein neues Arbeitsgebiet, die Intensivtherapie.
Heute stellen Anästhesiologie und Intensivtherapie keineswegs Gegensätze dar. Hinter den Begriffen verbergen sich vielmehr verschiedene Blickpunkte, denn während einer Narkose und einer regionalen Anästhesie überwacht und steuert der Anästhesist mit spezifisch wirkenden Pharmaka und modernsten Geräten die Tiefe der Bewußtlosigkeit, die Effizienz der Atmung, die Funktionen von Herz und Kreislauf.
In der Intensivtherapie kontrolliert er zusätzlich Stoffwechselfunktionen, die Aufnahme von Nahrung und den Ausgleich von Verlusten an Wasser und Elektrolyten. So können heute allgemeine und regionale Anästhesie durchaus als spezifische Formen einer Intensivtherapie beschrieben werden. Die Methoden bleiben vom Prinzip her die gleichen. Sie variieren in der Anwendung von Pharmaka, im Einsatz von Geräten und am augenfälligsten in der zeitlichen Dauer. Eine Narkose zählt immer nur nach Stunden, die Intensivtherapie jedoch nach Tagen, Wochen, wenn nicht gar nach Monaten.
Mit dem Begriffspaar Anästhesiologie und Intensivmedizin schließt sich ein Kreis, der mit Mortons erster Narkose begann. Aus dem ursprünglich nur im Operationssaal arbeitenden Anästhesisten, dessen Tätigkeit zeitweise als betont narkosetechnisch bewertet wurde, entwickelte sich ein Spezialarzt, dessen Hilfe dann in Anspruch genommen wird, wenn im besonderen eine akute, elementare Lebensbedrohung von seiten der Atmung und des Kreislaufs zu behandeln ist. Ihre Beherrschung schafft die Voraussetzungen, eine notwendige Operation durchführen zu können oder einer vorangegangenen Operation durch die Intensivtherapie zum geplanten Erfolg zu verhelfen.
Prognosen zu geben über die zukünftige Entwicklung unseres Faches, bleibt ein gewagtes Unterfangen. Die Wissenschaft von der Zukunft, die Futurologie, hilft uns hier gewiß nicht weiter. Mir scheint unser Fach inhaltlich abgerundet. Wahrscheinlich werden wir uns in den kommenden Jahren vermehrt der Behandlung akuter und chronischer Schmerzen zuwenden. Ob es dazu eigener Schmerzkliniken bedarf, sei dahingestellt. Erfolge auf diesem schwierigen Gebiet lassen sich nur in interdisziplinärer Zusammenarbeit erreichen. Der Schmerz als vieldeutiges Symptom und überaus komplex in seinem subjektiven Erlebniswert kann vom Anästhesisten zwar symptomatisch behandelt, aber nicht allein analysiert werden. Hierzu bedarf es der Mithilfe aller Disziplinen, vorwiegend des Neurologen und Internisten, des Psychotherapeuten und des Neurochirurgen.
Die heute zu hoch bewertete Akupunktur wird im Rahmen einer Schmerztherapie ihren Platz finden. Sie wird jedoch bei uns generell weder die allgemeine noch die lokale Anästhesie ersetzen können. In jüngster Zeit erregte die Entdeckung von morphinartigen Substanzen im Gehirn die Fachwelt. Man spricht von Endorphinen, Enkephalinen, von körpereigenen Überträgersubstanzen, die mit der Schmerzempfindung, aber auch mit der Schmerzausschaltung zu tun haben. Noch ist nicht abzusehen, ob und welche Konsequenzen für die Anästhesie aus der Funktion der Endorphine erwachsen. Hier wäre nun tatsächlich der Phantasie freien Lauf zu lassen.
Doch möchte ich mich lieber an Konkretes halten, gerade, weil es um unsere eigene Zukunft geht: Diese wird entscheidend geprägt von der wissenschaftlichen Produktivität der Mitglieder unserer Gesellschaft. Hierin geben die vergangenen Jahre Anlaß zum Optimismus. Vor 20 Jahren konnte eine Jahrestagung selbst gemeinsam mit unseren österreichischen und schweizerischen Kollegen in einem einzigen Hörsaal einer Universität abgehalten werden. Im Programm der diesjährigen Tagung finden Sie über 200 Referate ausgedruckt, die in drei parallel geführten Sitzungen vorgetragen werden.
Mit aller Berechtigung können wir heute feststellen, daß die Anästhesiologie ihre Verankerung auch in der wissenschaftlichen Arbeit gefunden hat. Allerdings kann kein verantwortungsbewußter Hochschullehrer ohne Besorgnis der Zukunft entgegensehen.
Zum einen: Die ärztliche Approbationsordnung, ursprünglich für 4000 Medizinstudenten pro Jahr konzipiert, kann vor allem die vorgesehene und notwendige, praktische Ausbildung bis zum Staatsexamen für die heute 11 500 Studierenden nicht erbringen, da die Zahl der klinischen Ausbildungsplätze nicht mit der großen Zahl der Studenten übereinstimmt.

Zum anderen: Das neue Hochschullehrer-Gesetz nimmt dem jungen wissenschaftlich interessierten Arzt das sorglose Verweilen an einem theoretischen Universitäts-Institut, um dort das methodische Arbeiten für eigene Forschungen zu erlernen. Der Gesetzgeber beschränkt an der Universität die Assistenzzeit auf maximal 9 Jahre. Aus der verständlichen Sorge heraus, in der Klinik für die Weiterbildung zum Facharzt eine zu kurze zeitliche Reserve vor sich zu wissen, wählt er sicherheitshalber diesen Weg sofort nach dem Staatsexamen. Hier ist ein Verlust an Freiheit zu beklagen, dessen Konsequenzen zu ernster Sorge Anlaß geben.
Lassen Sie mich noch ein Problem ansprechen, das uns Anästhesisten bewegt. Unsere Öffentlichkeit gefällt sich zunehmend in der Kritik an ihren Ärzten und den Krankenhäusern. Sie beklagt insbesondere den Mangel an Humanität in der Medizin. Hier muß ich den Kritikern entgegenhalten, daß wir Anästhesisten unseren Beitrag zur Humanität leisten. Frei von Schmerz kann jegliche Operation vorgenommen werden. Jedem Schwerkranken wird in der Intensivtherapie das bewußte und quälende Erlebnis seiner Leiden erspart. Dies einmal auszusprechen, scheint mir angebracht, denn allzu sehr werden die Leistungen als selbstverständlich angenommen und, soweit sie die Intensivtherapie betreffen, geradezu verkannt. Würden wir nicht immer wieder die positiv befriedigende und auch beglückende Erfahrung mit dem einzelnen Patienten erleben, so möchte wohl manch einer von uns resignieren.
Durchaus auch unter diesem Aspekt sehe ich den Beschluß unseres Präsidiums, zur Ehre eines bedeutenden Forschers, mit dessen Namen, eine Gedächtnis-Vorlesung zu verbinden. In der Persönlichkeit von Hellmut Weese, der mit der Einführung von Evipan 1932 die intravenöse Narkose begründete, ehren wir einen Wissenschaftler, dessen Ideen in die Tat umgesetzt, Millionen von Kranken in allen Erdteilen die Wohltat einer intravenösen Narkoseeinleitung brachte, die dem natürlichen Einschlafen gleichkommt.
Weeses Ideenreichtum verdanken wir aber auch das erste Plasmaersatzmittel „Periston". Plasmaersatzmittel behaupten seitdem einen ganz entscheidenden Stellenwert in der Therapie des Kreislaufschocks.
Hellmut Weese brachte als Pharmakologe, der immer klinischen Fragestellungen gegenüber offen war, seine Verbundenheit mit uns Anästhesisten überzeugend zum Ausdruck: Er unterzeichnete die Gründungsakte unserer Gesellschaft. Ein tragischer Unglücksfall, ein Sturz im Laboratorium, riß ihn jäh im Januar 1954 aus seiner produktiven Arbeit heraus. Ich meine, wir Anästhesisten haben somit viele Gründe, dieses bedeutenden Mannes dankbar zu gedenken und ihm nachzueifern. Ich freue mich, daß ein Mitglied derjenigen medizinischen Fakultät, der Hellmut Weese angehörte, Herr Professor Schadewaldt aus Düsseldorf, heute die erste „Hellmut-Weese-Gedächtnis-Vorlesung" halten wird.
Zum Schluß möchte ich mich ausschließlich an meine Kolleginnen und Kollegen vom Fach wenden: Die Palette unserer Arbeit ist in den vergangenen 25 Jahren farbenreich geworden, für manchen Kritiker aus den eigenen Reihen schon zu bunt: Die Arbeit im Operationssaal, die Reanimation, der Einsatz in der Notfallmedizin und unser Engagement in der Intensivtherapie. Wir können und möchten keines der aufgezählten Arbeitsfelder missen, da doch ein jedes sich konsequent aus dem vorangegangenen entwickelt hat und alle sich sinnvoll ergänzen.
Im Mittelpunkt jedoch steht unsere Arbeit im Operationssaal. Ohne sie gäbe es keine Anästhesisten und keine Anästhesiologie. Schmerzausschaltung für eine notwendige Operation wird für jeden von uns die tagtägliche Herausforderung auch in den kommenden Jahrzehnten bleiben. Unsere ureigenste Verpflichtung fordert: aus der Kenntnis spezifisch wirkender Pharmaka, mit dem Einsatz modernster Technik und einem grundsoliden, pathophysiologischen Wissen immer mehr kranke Menschen durch die Fährnisse einer Operation sicher hindurch zu führen. Billroth hat die Verantwortung dieses wichtigsten Teiles unserer anästhesiologischen Tätigkeit mit einer sehr einfachen Frage deutlich gemacht, wenn er schreibt: „ . . . ist wohl ein größeres Vertrauen von Mensch zu Mensch denkbar, als daß einer sich von dem anderen durch das Einatmen eines betäubenden Giftes in schmerzlosen und bewußtlosen Zustand versetzen läßt und sich ihm so preisgibt?"
Dieses Vertrauen stets zu befriedigen, wird auch in der Zukunft der entscheidende Prüfstein unserer Arbeit bleiben!

HELLMUT WEESE – Gedächtnisvorlesung

Von Galens „Narkosis" zur modernen „Balanced anaesthesia" (Hans Schadewaldt)

Es ist mir als Medizinhistoriker der Düsseldorfer Universität eine ganz besondere Ehre, auf Wunsch Ihres Präsidenten, Herrn Professor Dr. Weis, anläßlich der 25. Wiederkehr der Gründung der „Deutschen Gesellschaft für Anaesthesiologie und Intensivmedizin" die erste „Hellmut Weese Gedächtnisvorlesung" halten zu dürfen, in Erinnerung an den Mann, der mit Fug und Recht, obwohl er von Haus aus Pharmakologe war, zu den Ihren gezählt werden darf.

Als am 28. Januar 1954, vier Tage nach seinem tragischen Tode, – er stürzte nur 50 cm über dem Boden von einer Leiter und zog sich einen schweren, wenige Tage später seinen Tod verursachenden Schädelbruch zu – in der „Frankfurter Allgemeinen Zeitung" ein Nachruf erschien, waren es zwei Bemerkungen des Chronisten Dr. Rolf Reissmann, die Weeses Lebenswerk treffend umschrieben. Der Satz lautete:

„Er gab den Kranken den Schlaf".

Damit war die Einführung des Einschlafmittels „Evipan" und des kurz darauf entwickelten intravenösen Narkosemittels „Evipan-Natrium" gemeint, das eine Revolutionierung in der Anästhesiologie bedeutete, und der andere Absatz:

„Eigentlich müßten Zehntausende an seiner Bahre trauern – Menschen, denen er während des II. Weltkrieges das Leben gerettet hat, denn er hat in jahrzehntelanger Arbeit jene Methode entwickelt, die wir heute als „Blutflüssigkeitsersatz" bezeichnen."

Damit hat der Schreiber des Nekrologs treffend die Einführung des Plasmaexpanders „Periston" als Plasmaersatz beschrieben, zu einer Zeit, als vor allem an der Ostfront Blut- und Plasmakonserven kaum zur Verfügung standen.

Die Düsseldorfer Medizinische Fakultät hat besonderen Anlaß, des Lebenswerkes von Hellmut Weese dankbar zu gedenken, denn in der schwierigen Nachkriegszeit hat der 1897 in München als Sohn des damaligen Privatdozenten für Kunstgeschichte, Dr. Arthur Weese, Geborene, neben seiner Tätigkeit als Leiter der pharmakologischen Laboratorien der Bayer Fabriken in Elberfeld, am 1. April 1946 auch noch den Lehrstuhl für Pharmakologie und die Leitung des schwerbeschädigten Pharmakologischen Instituts an der damaligen Medizinischen Akademie in Düsseldorf übernommen. Es ist nicht allgemein bekannt, daß diesen Lehrstuhl nach dem Kriege zuerst der berühmte Internist Ludwig Heilmeyer innegehabt hat. Noch kurz vor Ende des Krieges war an Heilmeyer ein Ruf auf den Düsseldorfer Lehrstuhl für Innere Medizin ergangen, der aber sogleich nach dem Kriege im Wiedergutmachungsverfahren an den 1934 aus seinem Amt verdrängten Professor Boden übertragen worden war. So blieb den städtischen Behörden, die damals für die Medizinische Akademie verantwortlich waren, nichts übrig, als Heilmeyer zum Ausgleich eben diesen Lehrstuhl für Pharmakologie anzubieten, den er aber sogleich wieder verließ, als er 1946 einen Ruf als Professor der Inneren Medizin nach Freiburg erhielt.

Weese hat sein Amt in dieser schwierigen Zeit bis zum 1. September 1950, wo er sein Amt niederlegte, um sich von nun an ausschließlich der Forschung in der von ihm geleiteten pharmakologischen Abteilung der Farbenfabriken Bayer zu widmen, ausgeübt. Aber er blieb der Medizinischen Akademie bis zu seinem tragischen Tode als Honorarprofessor verbunden. Es ist hier nicht der Ort, seine übrigen wissenschaftlichen Leistungen zu würdigen. So seine Arbeiten über die Digitalisverteilung im Organismus, das Thema seiner Habilitation im Herbst 1928 als Schüler im pharmakologischen Institut bei Walter Straub oder die Einführung des Antiepileptikum „*Prominal*" in den Arzneischatz oder die Weiterentwicklung des „Periston" zum „Periston N" zur Blut- und Gewebsentgiftung. Dem allzeit heiteren und kooperativen Gelehrten sind Zeit seines Lebens zahlreiche Ehrungen zuteil geworden:

1938 wurde er Ehrenmitglied des Internationalen Narkosekomitees.

1943 ernannte ihn die Deutsche Akademie der Naturforscher, die „Leopoldina", zu ihrem Mitglied.

1947 wurde er in den Vorstand der Deutschen Pharmakologischen Gesellschaft gewählt und 1948 und 1949 hat er in Düsseldorf als Prorektor maßgebend am Wiederaufbau seiner

Hochschule mitgewirkt. Hier sei nur daran erinnert, daß mit der Einführung des „Evipan" und des „Periston" zwei Leistungen gerade auf den Gebieten erzielt wurden, die zu den beiden Hauptaufgaben Ihrer Gesellschaft gehören, der Anästhesiologie und der Schocktherapie.

Aber diese Gedächtnisvorlesung kann, zumal ein in dieser Beziehung nicht Kompetenter zu Ihnen spricht, nicht in einer Würdigung der Leistungen von Weese bestehen, obwohl z.B. die hervorragende Übersicht „Zur Problematik der Narkose mit flüssigen Stoffen" aus der „Klinischen Wochenschrift" vom September 1937 auch eine Fundgrube für den Medizinhistoriker ist, weil dort auch sogenannte „physikalische Narkosen", wie die Galvanonarkose von Scheminsky und die Drucknarkose von Ebbecke, erwähnt wurden und anhand einer geschichtlichen Übersicht die sog. „flüssigen Narkotika", angefangen vom intravenös verabfolgten Chloralhydrat aus dem Jahre 1872, bis hin zur rektalen Avertinarkose von Eichholtz aus dem Jahre 1927 besprochen wurden, und Weese auf die entscheidenden Unterschiede der schwer oder fast unsteuerbaren Avertinarkose gegenüber der durch die Injektionsgeschwindigkeit wesentlich besser zu dosierenden intravenösen Narkose mit dem von ihm entwickelten „Evipan-Natrium" aufmerksam machte. Es soll vielmehr, eingedenk Weeses nun bereits klassisch gewordener Arbeiten, die in jeder der zahlreichen historischen Darstellungen zur Geschichte der Anästhesie und Narkose zu finden sind, ein kurzer Abriß über die vor Einführung der Allgemeinnarkose üblichen schmerzlindernden, vor allem bei Operationen angewandten Verfahren gegeben werden, und es soll auf die Vorgeschichte der Wiederbelebungstherapie mit Hilfe der Mund-zu-Mund-Beatmung eingegangen werden, weil es sich hierbei um ein hochinteressantes medizinhistorisches Phänomen handelt. Diese Methoden waren nämlich bereits mit bestem Erfolg Ende des 18. und zu Beginn des 19. Jahrhunderts angewandt worden, bevor sie infolge mißverstandener Tierversuche verlassen wurden, um erst nach dem II. Weltkrieg, sozusagen als eine Neuentdeckung, aus Amerika wieder nach Europa eingeführt zu werden. Sie standen also am Anfang der Bemühungen um die moderne Reanimation und bildeten die Grundlage für die Erweiterung der Anästhesiologie zur Intensivmedizin und die Ausbildung der modernen „balanced anaesthesia"-Verfahren, die sich erst auf der Basis umfassender neuer physiologischer, pathologischer und biochemischer Erkenntnisse über den Gasstoffwechsel des Menschen entwikkeln konnten.

Fürchten Sie also nicht, daß ich zum 100.sten Male Ihnen etwas über die allen Fachleuten längst bekannte Einführung der Inhalations- und Lokalanästhesie berichte, obwohl die tragische Tatsache nicht aus den Augen verloren werden soll, daß von den vier amerikanischen Ärzten bzw. Zahnärzten, die sich gegenseitig die Priorität der Inhalationsnarkose streitig machten, zwei durch Selbstmord endeten, einer total verarmt starb und nur ein einziger und ausgerechnet der, der mit seiner ersten wissenschaftlichen Veröffentlichung sich Zeit ließ und als letzter über seine Erfahrungen berichtete, obwohl er wohl der erste gewesen sein dürfte, der derartige Inhalationsnarkosen bewußt anwandte, ein einigermaßen normales bürgerliches Leben bis zu seinem Tode führen konnte. William Thomas Morton, der bekanntlich am heute noch in Boston gefeierten Etherday, dem 16. Oktober 1846, an den am Massachusetts-General-Hospital in Boston eine Gedenktafel erinnert, die erste öffentliche wirklich erfolgreiche Operation unter Äthernarkose, mit Hilfe einer von ihm erfundenen Glaskugel als Inhalationsgerät durchführen konnte, hatte versucht, sein Narkosegas als „Letheon" patentieren zu lassen, was mißlang, da sein Bostoner Kollege Henri Jakob Bigeloff sogleich feststellte, daß es sich um eine längst bekannte Substanz handelte. Morton hat sein ganzes Vermögen in die Propagierung seiner Entdeckung investiert, und nur eine nationale Sammlung in den USA rettete ihn in den letzten Jahren seines Lebens vor totaler Verarmung. Aber aus Verzweiflung über die vielfältigen Rückschläge nahm er sich 1868 in einem Teich im Central-Park in New York das Leben. Auch sein ehemaliger Kompagnon und späterer erbitteter Gegner Charles Jackson, ein schillernder „Hansdampf-in-allen-Gassen", Arzt, Zahnarzt, Chemiker, Geologe und Numismatiker, der nach seiner Affassung Morton überhaupt erst auf diese neue Schmerzausschaltungsmethode hingewiesen hatte, verarmte ebenfalls völlig, obwohl er zusammen mit Morton den berühmten Monthyon-Preis der Pariser „Akademie des arts et des sciences" erhalten hatte. Horace Wells, ein Zahnarzt, dessen Demonstration vor der Harvard Medical Scool in Boston mit Lachgas erfolglos geblieben war, beging 1848 ebenfalls Selbstmord, indem er sich eine Vene öffnete und gleichzeitig den von Morton benutzten Äther inhalierte. Nur der Arzt Crawford Williamson Long, der bereits am 30. März 1842 erfolgreich die Ätherinhalation bei chirurgischen Eingriffen verwandt hatte, aber über seine Ergebnisse erst 1849, also als letzter, berichtete, starb erst 1878 eines natürlichen Todes.

Aber die Anästhesiologie hatte ebenso wie die Röntgenologie noch weitere Opfer zu beklagen. Der junge Chemiedoktorand Albert Niemann, der als erster 1860 in Göttingen aus Kokablättern eine neue organische Base, den von ihm „Kokain" genannten Wirkstoff entdeckte, starb 1861 während seiner Arbeiten an einer Kokainvergiftung, da er natürlich noch nichts von der außerordentlichen Gefährlichkeit dieses Stoffes ahnen konnte. Und der berühmte amerikanische Chirurg William Stewart Halsted, der 1885 über „practical comments on the use and abuse of cocaine" berichtet hatte, wurde selber ein Opfer der von ihm eifrig propagierten Subkutaninjektion und konnte sich nur mit größter Mühe und Anstrengung wieder vom Kokainismus befreien.

Aber kehren wir nun zu den Ursprüngen der beiden wichtigsten, Ihre Disziplin umschreibenden Termini, dem der Anästhesie und Narkose zurück. Beide sind, entgegen manchen anders artigen Bekundungen in der Literatur, durchaus griechisch-antiken Ursprungs, und sie tauchen, wenn auch nur sporadisch, bereits im Corpus hippocraticum und vor allem in dem umfassenden Schrifttum des Galen aus dem 2. nachchristlichen Jahrhundert auf, hatten aber damals eine völlig andere Bedeutung, die sie bis zur Entdeckung der Inhalationsnarkose praktisch beibehielten. Beide Begriffe waren nämlich Krankheitssymptome, und so wurden sie auch in dem in der ersten Hälfte des 19. Jahrhunderts sozusagen als Vorläufer unseres Pschyrembel benutzten „Kritisch-etymologischen-medicinischen Lexikons" von Ludwig August Kraus noch in dessen 3. Auflage vom Jahre 1844 folgendermaßen umschrieben:

„Anaesthesia, die Unempfindlichkeit, die (sowohl irritable als paralytische) Torpidität . . .
Narcosis, die Betäubung, Fühllosigkeit, vor allem Trägheit der Verdauungswerkzeuge".

In der Tat taucht im Abschnitt über die sogenannte Apoplexie im Corpus hippocraticum der Satz auf:

„Nárkai kai anaisthesíai ginómenai pará to éthos apoplektikón symbesoménon semeînon" d.h., daß Gefühllosigkeit und Unempfindlichkeit, die unerwartet auftreten, anzeigen, daß eine Apoplexie unmittelbar bevorsteht.

Diesem Topos in den Koischen Prognosen kann man einen anderen im 6. Buch der hippokratischen Epidemien gegenüberstellen, wo von „koilíes nárkosis" die Rede ist, einer Schwäche des Magens also, und zwar im Zusammenhang mit allgemeiner Abmagerung. Auch in einem anderen Zusammehang mit einer Diskussion über eine Säfteverschiebung, auf die im einzelnen hier einzugehen nicht der Platz ist, wird im Corpus hippocraticum im Buch über die Winde davon geredet, daß die Patienten „anaisthetoi" seien, d.h. mit Gefühllosigkeit als pathologischem Symptom geschlagen.

Auch Galen spricht im Zusammenhang mit Erkrankungen der Meningen von „Anaisthesiae symbainousi", Erscheinungen von Gefühllosigkeit also, die auch auf eine baldige Apoplexie hindeuten können, und auch bei ihm taucht der Begriff der „koilies nárkosis" im Sinne des – ich zitiere hier die jahrhundertelang gültigen lateinischen Übersetzungen – „Ventris torpor" auf, der sich infolge einer Magenschwäche in der nichtvollständigen Kochung der Speisen erklären ließe. Daß „Nárkosis", die Erstarrung also, direkt mit dem in der Antike, so bei Scribonius Largus, Galen, Dioskorides und Paulus von Ägina, bei Migräneanfällen empfohlenen lebenden Zitterrochen, dem „Narke thalassia" zusammenhängt ist zweifelsfrei, denn der von diesem elektrischen Fisch ausgeteilte Schlag sollte ja gerade eine „Nárkosis oder torpor", eine Erstarrung oder Ohnmacht als wirksames therapeutisches Mittel hervorrufen.

Wenn also in der Antike die heutigen Begriffe, die Ihre Disziplin umschreiben oder für sie typisch sind, nicht die gleiche Bedeutung hatten, so bemühte man sich auch in jenen Zeiten natürlich dennoch, mit Hilfe von Medikamenten oder mit physikalischen Methoden schwere Schmerzen zu lindern und insbesondere den Operationsschmerz, wenn nicht auszuschalten, so doch erträglich zu gestalten.

Vor einigen Jahren ist zwischen evangelischen, katholischen und jüdischen Theologen und einem anerkannten amerikanischen Medizinprofessor ein Streit darüber entbrannt, ob man den berühmten Hinweis im 1. Buch Mose von der Erschaffung der Eva im Zusammenhang mit der ersten, allerdings von Gott angewandten Narkose eines Menschen in Verbindung bringen könne. In Genesis II, 21, heißt es nämlich nach dem Luthertext:

„Da ließ Gott der Herr einen tiefen Schlaf fallen auf den Menschen und er schlief ein, und er nahm seiner Rippen eine und schloß die Stelle zu mit Fleisch. Und Gott der Herr baute ein Weib aus der Rippe, die er von dem Menschen nahm, und brachte sie zu ihm."

Während der Mediziner annahm, daß es sich dabei um die erste Beschreibung einer durch psychische Einflüsse bedingten Anästhesie gehandelt hätte, die selbst die eingreifende Operation einer Rippenresektion Adam schmerzlos hätte überstehen lassen, wiesen die Theologen darauf hin, daß man, wie viele andere Passagen im Alten aber auch im Neuen Testament, diesen Passus nicht wörtlich, sondern im übertragenen Sinne als Schöpfungsakt verstehen müsse.

Dennoch bleibt zu bedenken, daß tatsächlich die mittelalterliche Anatomie in der Regel dem männlichen Skelett eine Rippe weniger zubilligte als dem weiblichen, weil man annahm, daß diese eine Rippe von Gott zur Erschaffung der Eva dem ersten Manne, von dem alle folgenden abstammten, entfernt worden sei. Der Streit entwickelte sich vor allem über den hebräischen Ausdruck „Tardaymaha" was wörtlich übersetzt „Ein tiefer Schlaf" bedeutete, der folgerichtig, wie an 13 weiteren Stellen im Alten Testament mit dieser Bezeichnung, keinen Schmerz mehr empfinden lasse. Das betraf etwa auch die Wirkung von größeren Mengen Alkohol, die vor allem vor der Hinrichtung dem Verurteilten verabfolgt wurden, um seine Sinne zu umnebeln und auch dieser Zustand wird mit „Tardaymaha" umschrieben. Im Tálmud ist andererseits auch davon die Rede, daß bei einem Manne, dessen Bauch eröffnet werden mußte, vorher ein Schlaftrunk verabfolgt wurde und bei einem anderen, dessen Arm auf Gerichtsurteil hin amputiert werden sollte, ebenfalls eine Droge die Schmerzempfindung herabsetzte.

Die Theologen andererseits wiesen darauf hin, daß „Thardaymaha" etwa im Buche *Hiob* auch für den Erschöpfungsschlaf nach schwerer körperlicher Arbeit gebraucht wurde und auch der jüdische Rabbi, der sich zu dieser Frage äußerte, ließ zwar erkennen, daß bei der Schilderung der Schöpfung der *Eva* zwar ein von Gott induzierter Schlafzustand bei *Adam* vorauszusetzen war, und daß auch die Trunkenheit von *Noah,* wie sie eindrücklich in der *Genesis* IX, XX und ff beschrieben wurde, auf einer klaren Kenntnis der pharmakologischen Wirkung des Alkohols beruhte, daß aber dennoch dieser Passus nicht etwa als früheste Anästhesie im medizinischen Sinne interpretiert werden dürfte.

Ohne in diesen mehr theologisch interessanten als medizinhistorisch bedeutsamen Streit einzugreifen, darf jedoch festgestellt werden, daß bei allen antiken Hochkulturen bestimmte, das Bewußtsein einschränkende, schmerzlindernde und schlaffördernde Drogen bekannt waren, wobei Hyocyamus niger, Opiumzubereitungen, Mandragora, Cannabis indica und natürlich der Wein am häufigsten empfohlen und auch nach heutiger Ansicht durchaus wirkungsvolle, wenn auch sicherlich nicht ungefährliche Medikamente gewesen waren. Andere Völkerschaften verwandten Alkohol in der Form von Reis-, Palm- oder Bananenwein mit oder ohne weitere Drogenzutaten, und die beiden berühmtesten, in diese Kategorie gehörenden Tränke der Antike, die Schmerz und Kummer vergessen lassen sollten, „Nepentes", den Helena dem nach seinem Vater suchenden Odysseussohn Telemachos reichte und „Lethe", der Trank des Vergessens im indischen Kulturraum, sind für diese Kategorie von Drogen sprichwörtlich geworden. Sie wären heute allerdings eher als Ataraktika denn als Narkotika zu bezeichnen, denn wie es in der Odyssé heißt war Nepentes geeignet:

„Den Gram zu verscheuchen und Groll und jeglicher Leiden Gedächtnis."

Die Frage, wie die Menschheit Kenntnis von diesen so wirkungsvollen aber auch gefährlichen Drogen erhalten hat, die im griechischen Sprachgebiet treffend mit der Bezeichnung „Pharmaka" belegt wurden, was gleichzeitig Heilmittel und Gift bedeutet, ist bis heute ungeklärt. Am meisten Wahrscheinlichkeit hat die sog. „Aviditätstheorie" die besagt, daß der Organismus von Mensch und Tier sich instinktiv diejenigen Mittel zuführt, derer er in einer bestimmten Situation bedarf. So wird das merkwürdige Ablecken frisch gekalkter Wände durch Schwangere mit dem Kalkmangel erklärt und das geradezu als Süchtigkeit zu bezeichnende Verlangen nach grünen Pflanzen jedweder Art beim Auftreten von Skorbut. Auf diese Weise seien auch schmerzlindernde und als Genußmittel anregende oder dämpfende Drogen entdeckt und deren Kenntnis durch Tradition an die kommenden Generationen weitergegeben worden.

Neben diesen pharmakotherapeutischen Verfahren haben sich aber offensichtlich schon sehr früh auch physikalische Methoden eingebürgert. So ist vor allem bei semitischen Völkern, die in der Regel die Beschneidung als Initationsritus oder bereits nach der Geburt vollzogen, die Kompression der Karotiden bekannt, wodurch natürlich auch eine kurzdauernde Besinnungslosigkeit ausgelöst und in dieser Phase schmerzlos die operative Entfernung des Präputiums durchgeführt werden konnte. Aber auch Inhalationsverfahren, so das bekannte bei den Skythen, die angeblich Hanfsamen auf ein offenes Feuer streuten, dieses in einem Zelt einatmeten und davon trunken wurden, oder lokalanästhetische Verfahren waren bereits in der Antike bekannt. Plenius erwähnte bereits, daß das Auflegen bestimmter Steine durch Kühlung einen lindernden Effekt auf Schmerzen ausüben würde, der noch durch Aufträufeln von Essig verstärkt werden könnte. Man nimmt heute an, daß es sich dabei um Marmorfragmente gehandelt haben dürfte, bei denen durch Aufbringen einer sauren Lösung Kohlensäure entweicht, die durchaus einen ähnlichen anästhetischen Effekt erzielen kann, wie nach Aufsprayen von Chloräthyl. Auf ganz ähnliche Weise versuchten im übrigen ausgerechnet Chirurgen aus Neapel mit Hilfe von Schneeinreibungen Schmerzlinderung zu erzielen. Der süditalienische Autor Marco Aurelio Severino hatte 1632 diese Methode bei der chirurgischen Behandlung von Abszessen empfohlen und auch angegeben, daß man sich den Schnee vom Vesuv beschaffen lassen sollte.

Über 100 Jahre später bestätigte 1775 der berühmte schottische Chirurg John Hunter diese Feststellung von der Kälteanästhesie. Er konnte nämlich den hartgefrorenen Kamm eines Hahnes abschneiden, ohne daß dieses Tier Schmerzäußerungen von sich gab, und in die chirurgische Praxis setzte diese Kenntnis wiederum der Leibarzt Kaiser Napoleons I., Jean Dominique Larrey in Rußland 1812 um, wo er Schwerverletzte auf dem Schlachtfeld bei über 20° Kälte operieren konnte, ohne daß diese Schmerzäußerungen von sich gaben. Er schloß daraus, daß eine Unterkühlung anästhetische Wirkung haben müßte.

Auch die Kompressionsanästhesie war schon jahrhundertelang vor Einführung der Inhalationsnarkosen bekannt. Sie wurde im 18. Jahrhundert z.B. durch den Engländer James Moore und durch den Franzosen Jacques Lisfranc mit Hilfe von sog. Tourniquets durchgeführt, die vor Amputation auf das proximale Extremitätenstück aufgeschraubt wurden.

Schließlich sei auch noch auf die Möglichkeit der hypnotischen Narkose hingewiesen, wie sie vor allem durch die Anwendung des sog. tierischen Magnetismus von Franz Anton Messmer zu Beginn des 19. Jahrhunderts weit verbreitet war und fast einen ähnlichen Boom erlebte wie heute die sog. Akupunkturanästhesie, über deren Wirksamkeit nicht nur unter den Fachanästhesisten, sondern auch im Wissenschaftlichen Beirat des Bundesärztekammer heftig gestritten wurde.

In den vierziger Jahren des 19. Jahrhunderts haben vor allem John Elliotson in England und James Esdaile in Indien eine große Zahl von chirurgischen Operationen mit Hilfe des sog. Messmerismus durchführen können, wobei sich allerdings zeigte, daß die Erfolge in Indien wesentlich größer waren als die in Europa oder bei europäischen Patienten. Gerade die klassischen Werke dieser beiden Autoren, die 1843 und 1846 in London erschienen, wären es wert, heute wieder sorgfältig studiert zu werden, wo sich ähnliche Probleme bezüglich der Effektivität bestimmter psychotherapeutischer Verfahren oder aber auch der Akupunktur in verschiedener Gestalt wieder ergeben.

Eine ganz wesentliche Bedeutung hatten aber im Mittelalter und bis weit in die beginnende Neuzeit hinein die sog. Schlafschwämme. Über das Alter und die Wirkungsweise dieser Spongia somnifera hat es einen langen medizinhistorischen Streit gegeben, der auch heute noch nicht ganz beigelegt ist. Drei Probleme stellten sich dabei der Forschung, zum ersten die Frage der frühesten Anwendung, die die einen Autoren bereits in die Zeit der alexandrinischen Heilkunde um 300 v.Chr. verlegen, während die anderen auf Grund der literarischen Quellen frühestens eine Verwendung seit dem 9. nachchristlichen Jahrhundert annehmen und immer wieder Hugo von Locca und dessen Sohn oder Schüler Theodoricus Borgognone um 1250 und damit eigentlich der sog. Schule von Salerno zuschrieben.

Zum anderen die Frage der Wirkungsweise durch Inhalation oder oraler Aufnahme, die heute weitgehend durch die Feststellung geklärt zu sein scheint, daß diese sog. Schlafschwämme, wie es in einer Vorschrift in der „Bündthertzney" von Heinrich von Pfolspeundt von 1460 zu lesen ist, dadurch präpariert wurden, daß man sie in den Saft verschiedener Kräuter tauchte und dann trocknen ließ. Dieser Saft bestand aus Opium, Bilsenkraut, Alraunblättern, Maulbeeren, Thatmelkraut, Schierling, Latissamen und Kellerhalskörnern. Vor Gebrauch sei der so vorbereitete Schwamm eine Stunde in warmes Wasser zu legen und dann dem zu Operierenden „Ad nares" zu applizieren. Nach der Operation sollte der Patient mit Fenchelsamen gerieben und mit Hilfe von in die Nase eingeführten Zäpfchen wieder zu Bewußtsein erweckt werden. Diese Methodik nun läßt darauf schließen, daß die Patienten erst durch Ausdrücken des befeuchteten Schwamms und oraler Aufnahme der wirkungsvollen Ingredentien in den gewünschten Zustand gebracht wurden, daß es sich hier also um eine reine Intoxikation gehandelt haben dürfte, die nicht selten zum Verlust des Lebens während oder nach der Operation führte.

Schließlich haben moderne Forscher versucht, alte Rezepte nachzuarbeiten und auf diese Weise Wirksamkeit oder Unwirksamkeit der Schlafschwämme zu beweisen. Während eine Gruppe von Pharmaziehistorikern mit Dietlinde Goltz der Auffassung ist, daß derartige Nachbearbeitungen antiker Rezepte keine einwandfreien Resultate geben, weil wir von anderen Voraussetzungen ausgehen und wohl auch andere Präparationsmethoden benutzen, sind die mehr strenger pharmakologisch ausgerichteten Pharmaziehistoriker der Ansicht, daß nur durch Ingestion und nicht etwa durch Inhalation eine Wirkung wahrscheinlich gemacht werden könnte. Es ist im übrigen interessant festzustellen, daß sich die Schlafschwamm-Narkose wegen der zahlreichen Zwischen- und Todesfälle, die sich dabei ereigneten, vom 16. Jahrhundert an nicht mehr stärker behaupten konnte und nach einer Zeit, in der allenfalls Gaben von Alkohol bei chirurgischen Eingriffen üblich waren, erst in den letzten Jahrzehnten des 18. Jahrhunderts die psychotherapeutischen Methoden des Messmerismus sich durchzusetzen begannen, bis schließlich mit der Einführung der Inhalationsnarkotika zwischen 1842 und 47 eine neue Ära der Anästhesiologie begann, die hier aber, da sie weit bekannt ist, nicht mehr behandelt werden soll.

Statt dessen darf zum Abschluß auf die interessante Geschichte der Einführung der Mund-zu-Mund-Beatmung zur Wiederbelebung, vor allem von Ertrunkenen und vom Blitz Erschlagenen, ihre Verdrängung infolge mißverstandener physiologischer Tierversuche und ihre Wiedereinführung kurz aufmerksam gemacht werden. Merkwürdigerweise sind in den Vereinigten Staaten erst ab 1946 Versuche unternommen worden, die bis dahin allgemein gültigen mechanischen Wiederbelebungsverfahren nach Schäfer, die seit Anfang des 20. Jahrhunderts als sog. klassische Methoden zur Wiederbelebung von Ertrunkenen überall angewandt wurden, und die viele von uns noch von den Rettungstafeln in den Badeanstalten bis in die fünfziger und sechziger Jahre kennen, einer kritischen Kontrolle zu unterziehen. Dabei konnten seit 1950 vor allem Archer S. Gordon und Mitarbeiter bei vergleichenden Studien an lebenswarmen Leichen und an gesunden, durch Hyperventilation apnoischen Erwachsenen sowie an narkotisierten und kurarisierten Personen erkennen, daß die passiven Beatmungsmethoden den aktiven mit induzierter Inspiration und aktiver Exspiration durch den Patienten weit unterlegen war. 1951 veröffentlichte dann die Arbeitsgruppe um Gordon ihre Ergebnisse mit dem klaren Hinweis darauf, daß die Mund-zu-Mund- oder Mund-zu-Nase-Beatmung allen anderen Verfahren weit überlegen sei und, daß sie nicht nur bei Säuglingen und Kindern, sondern bei allen entsprechenden Patienten angewandt werden sollte. Es gab zahlreiche Widersprüche aus klinischen, physiologischen und ästhetischen Gründen. Doch setzte sich schließlich die Empfehlung der Gordon'schen Arbeitsgruppe in den USA durch, und es kam 1966 im Gefolge des bekannten internationalen Symposium über „Emergency resuscitation" zu einer fast weltweiten Annahme der sog. „Atemspende" als Methode der Wahl zur Behandlung der akuten Asphyxien. Zwar hatten die amerikanischen Autoren bereits auf eine spektakuläre angebliche Mun-zu-Mund-Beatmung, wie sie in der Bibel beschrieben worden war, hingewiesen und die Erweckung des Sohnes einer Sunamitin durch den Propheten Elisa, wie sie im II. Buch der Könige, 4, 34, beschrieben wurde, erwähnt. Doch die Tatsache, daß diese Methode längst im 18. und beginnenden 19. Jahrhundert Allgemeingut der amtlichen Rettungsvorschriften war und von zahlreichen deutschsprachigen Autoren beschrieben worden ist, hatten die Amerikaner nicht erwähnt oder aber diese Arbeiten waren ihnen tatsächlich unbekannt geblieben. Die Insufflation als solche war bereits durch den Glauben der Einblasung der „Lebendigen Seele" des Menschen, wie es sich in *Genesis* II, 7, dokumentierte, begründet:

> „Und Gott der Herr machte den Menschen aus einem Erdkloß, und er blies ihm ein den lebendigen Odem in seine Nase. Und also ward der Mensch eine lebendige Seele."

Die von Elisa durchgeführte sogenannte „Biblische Reanimationsmethode" ist den meisten von Ihnen bekannt. Dennoch sollte ich noch einmal die wesentliche Stelle zitieren, in der beschrieben wird, wie der Prophet Elisa einen auf dem Felde plötzlich ohnmächtig gewordenen und kurz danach angeblich verstorbenen Knaben wieder ins Leben zurückrief.

> „Und er stieg hinauf und legte sich auf das Kind und legte seinen Mund auf des Kindes Mund und seine Augen auf dessen Augen und seine Hände auf dessen Hände und breitete sich also über ihn, daß des Kindes Leib warm ward. . . da schnaubte der Knabe siebenmal, danach tat der Knabe seine Augen auf."

Diese Deutung hat verständlicherweise manche Kritiker gefunden, die etwa die Latenzzeit zwischen dem klinischen Tod und der Wiederbelebung von mehreren Stunden zur Diskussion stellten, aber dabei das Problem der Vita minima nicht berücksichtigten.

Diese Methode der Wiederbelebung wurde in der Praxis wieder aufgenommen, nachdem um 1667 Mitglieder der Royal Society in London Tierexperimente mit einem Blasebalg vornahmen, um die Funktion der Lungen näher zu erforschen, wobei bald festgestellt wurde, daß durch künstliche Zufuhr von Luft das Leben der Versuchstiere länger erhalten werden konnte als ohne eine solche Methodik, wenn diese von der natürlichen Luftzufuhr abgeschnitten waren. Auch die dadurch ermöglichte Oxygenisierung des Blutes wurde bereits in jener Zeit erkannt und John Hunter, den wir schon einmal zitierten, hat 1776 lapidar festgestellt:

> „Most probably the restoration of breathing is all that is necessary to restore the heart's motion."

Hunters Mitteilung fiel in eine Zeit, in der sich die Ärzte und die Laienwelt besonders Gedanken über den sog. Scheintod und seine Überwindung machten. In der Aufklärungszeit spielten daher Fragen der Wiederbelebung von angeblich Scheintoten eine ganz außergewöhnliche Rolle und zu den vielfältigen Methoden, wie Reiben des Körpers, Kontrolle des Atemstoßes mit Hilfe eines Spiegels, Tabakklistiere usw. wurde auch das Lufteinblasen erstmals wohl 1773 mit Hilfe der Mund-zu-Mund-Beatmung vorgeschlagen. Bald bürgerte sich diese Methodik bei dem zunehmenden Interesse der Aufkärer an der Unfallmedizin und insbesondere an der Wiederbelebung von Ertrunkenen in allen europäischen Ländern ein. Als Beispiel für viele sei hier nur aus dem Patent des Großherzogs Karl August von Sachsen-Weimar-Eisenach aus dem Jahre 1776 zitiert:

> „Hierauf muß man Luft in den Mund blasen. Entweder mittels eines Blasebalgs oder welches besser auf die Weise, daß ein Mensch, der eine gute gesunde Lunge hat, seinen Mund auf den Mund des Ertrunkenen legt oder diesem eine Röhre in den Mund steckt und mit aller Macht warmen Odem einhauchet. Auch kann man einige Mund voll Tabaksrauch in den Mund des Ertrunkenen einblasen und dazu sich eines abgebrochenen Pfeifenstiels oder einer anderen Röhre bedienen. Bei diesem Einblasen sowohl des Odems als Tabaksrauchs aber muß ein anderer mit der Hand die Nase des Ertrunkenen zuhalten und mit der anderen über die Brust hin und herstreichen und vornehmlich vor der Herzgrub nach der Brust hinaufreiben und drucken."

Damit ist geradezu in klassischer Vollständigkeit die Methodik der Mund-zu-Mund-Beatmung mit Hilfe einer Art von Herzmassage verbunden worden, wie sie bis ins 19. Jahrhundert vielerorts üblich wurde. Diese Methode setzte sich schnell sowohl in Deutschland wie auch in England und Frankreich durch. Aber ihr erwuchsen in den ersten Jahrzehnten des 19. Jahrhunderts in der modernen physiologischen Forschung potente Gegner, denn erstmalig stellte 1800 Marie-Francois-Xavier Bichat bei physiologischen Versuchen fest, daß bei lebenden Tieren atmosphärische Luft, die unter Druck in die Lungen hineingepreßt wurde, schnell ins Blut übertrat und Schäden hervorrief und 1812 warnte sogar der Experimentalphysiologe Julien Jean Cesar Legalloes vor der Überdruckinsufflation mit ihren Gefahren durch Spannungspneumothorax, sog. Lungenapoplexie, Emphysem und Luftembolie. Eine große Zahl weiterer, vor allem französischer Physiologen bestätigte diese Befunde, ohne daß einer von ihnen daran dachte, daß die von einem Atemspender durchgeführte Luftinsufflation in keiner Weise den Bedingungen eines Blasebalgs entsprach und die Tierversuche auf unphysiologischen Veraussetzungen beruhten. Besonders Jean-Jacques-Joseph Leroy warnte ab 1826 vor den angeblichen Gefahren jeder Luftinsufflationsbeatmung. Seine Berichte wirkten alarmierend und bald wurde die Mund-zu-Mund-Beatmung aus den öffentlichen Instruktionen für Laien in Paris und London gestrichen und durch die mechanische Kompression von Thorax und Abdomen ersetzt.

1857 entwickelte Henry Robert Silvester seine bald überall akzeptierte sog. physiologische Methode der manuellen Beatmung, wobei zu deren Verbreitung noch die Furcht vor einer Infektionsgefahr durch orale Insufflation nach Entdeckung der Bakterien beitrug. Erst als nach dem II. Weltkrieg amerikanische Autoren erneut der Frage der optimalen Reanimation durch

Atemspende nachgingen, kam es zu einer Renaissance der älteren Vorstellung, die darüberhinaus zu weitgehend neuen Erkenntnissen über den Gas-Stoffwechsel und die modernen Reanimationsbedingungen führte. Es bleibt nach wie vor merkwürdig, daß auf Grund falschverstandener tierexperimenteller Befunde eine in der Praxis bereits gutbewährte Wiederbelebungsmethode verlassen wurde und erst 100 Jahre später auf Grund neuer unvoreingenommener Prüfungen wieder in den Therapieschatz eingeführt werden konnte. Dies verdanken die amerikanischen Autoren z.T. auch ihrer horrenden Unkenntnis der früheren Literatur, so daß man sich in der Tat fragen darf, ob nicht das Fehlen medizinhistorischen Wissens geradezu zum Durchbruch einer alten, neubelebten Methodik geführt haben könnte.

Der Medizinhistoriker freilich würde daraus eine andere Lehre ziehen. Er würde vielmehr postulieren, daß das Beispiel der Verdammung und Wiederbelebung der alten Mund-zu-Mund-Beatmungsmethode gerade erkennen läßt, daß man nicht ohne erhebliche Einschränkungen tierexperimentell gewonnene Befunde auf den Menschen übertragen darf. Dies ist freilich in unserem Land eine Erkenntnis, die sich erst seit der „Thalidomidkatastrophe" durchgesetzt hat. Sie gilt übrigens in ganz besonderem Maße für die Anästhesiologie und die Intensivmedizin. Und hier meine ich, besteht wiederum ein direkter Anknüpfungspunkt zu den Arbeiten von Weese, denn auch dieser große Pharmakologe, dem heute die erste „Hellmut-Weese-Gedächtnisvorlesung" gewidmet ist, hat es stets als seine vornehmste Aufgabe betrachtet, die im Laboratorium gewonnenen Ergebnisse sogleich in der klinischen Prüfung erhärten oder verwerfen zu lassen und seine besonders guten Beziehungen zur ärztlichen Praxis sind immer wieder gerühmt worden.

Im Gegensatz zu manchen Ansichten, die in der Einführung der Anästhesie eine Entfremdung zwischen Arzt und Patient durch die Ausschaltung des Bewußtseins des Kranken befürchteten, darf man heute eher feststellen, daß die Ansicht des bekannten Chirurgen K.H. Bauer zu recht besteht, daß:

> „die Morgengabe der jungen Anästhesie an die alte Alma mater chirurgiae die Humanisierung jeder Operation sei."

In diesem Sinne ist also Anästhesiologie und Intensivmedizin nicht nur eine Disziplin der medizinischen Technik, sondern sie steht in ganz besonderem Maße im Spannungsfeld der ärztlichen Deontologie und auch derjenige, der die modernste „balanced anaesthesia" mit einem besonderen Aufwand an Pharmaka und Apparaten bei einem sog. „Risikopatienten" durchführt, sollte die Feststellung des Kirchenvaters Laktanz aus dem 4. Jahrhundert beachten, daß Helfen und Heilen „summae humanitatis et magnae operationis est", „die höchste Menschlichkeit und das größte Verdienst" seien.

Literatur beim Verfasser

Thema A
Agonisten-Antagonisten in der Anästhesie (Andidote, Blocker, Analeptika)

Vorsitz: J. Wawersik, Kiel
und H. J. Eberlein, Berlin

Agonisten und Antagonisten am sympathoadrenergen System

J. Wawersik

Im Folgenden sei versucht, eine gedrängte und bewußt propädeutische Synopsis jener Medikamente zu geben, die eine stimulierende oder hemmende Wirkung an den Erfolgsorganen des sympathoadrenergen Systems entwicklen und zwar unabhängig von ihrer Zugehörigkeit zur Gruppe der Agonisten oder Antagonisten im engeren Sinn. In kaum einem anderen Sektor der medikamentösen Therapie hat sich in den letzten Jahren eine so stürmische Entwicklung vollzogen. So ist es inzwischen unmöglich, mit jedem einzelnen der zahlreichen Medikamente noch persönliche Erfahrung zu haben. Um jedoch intraoperative Nebenwirkungen und eventuelle Wechselwirkungen mit der Narkose abzuschätzen, ist es desungeachtet notwendig, den Überblick über die pharmakologischen Wirkungsprinzipien zu behalten.

Alle Präparate zielen in irgend einer Weise darauf, sympathoadrenerge Effekte zu fördern oder zu dämpfen. Damit eng verbunden ist inzwischen die Vorstellung von sogenannten Rezeptoren [Furchgott, 1972]. Hierunter sind suszeptible Strukturen von Zellen zu verstehen, die mit einem Pharmakon in physikalisch-chemische Reaktion treten. Soweit ersichtlich ist aber bislang die Aufklärung der genauen chemischen Konstitution und räumlichen Anordnung derartiger Rezeptoren noch nicht gelungen. Alle Rezeptormodelle haben deshalb nach wie vor hypothetischen Charakter.

Immerhin kann man aber davon ausgehen, daß zwischen bestimmten elektrochemisch oder molekularkinetisch aktiven sogenannten Zentren eines Rezeptors und bestimmten reaktiven Zentren des agonistischen oder antagonistischen Wirkstoffes Bindungskräfte auftreten, die sehr unterschiedlicher Natur sein können, zum Beispiel Wasserstoffbrückenbildung, van der Waal'sche Kräfte, Ionendipolbindung u.a. [Forth et al., 1977].

Für den Kliniker ist das Verständnis der molekularbiologischen Vorgänge am Rezeptor jedoch weniger wichtig als die Kenntnis der Wirkungen, die mit bestimmten Rezeptoren am adrenergen System in Verbindung stehen (Tabelle 1). Die Existenz von Alpha-, Beta$_1$- und Beta$_2$-Rezeptoren ist insoweit gesichert und in der Tat erleichtert die Differenzierung von Alpha- und Beta-mimetisch wirkenden Agonisten sowie Alpha- bzw. Beta-Rezeptoren-lytisch wirkenden Antagonisten die Übersicht über das pharmakologische Spektrum merklich. Aller-

Tabelle 1. Rezeptor-Wirkungsbeziehung am sympathoadrenergen System

Rezeptor	Wirkung
alpha	Vasokonstriktion
beta$_1$	positiv chronotrop (frequenzsteigernd) positiv bathmotrop (Erniedrigung der Reizschwelle) positiv dromotrop (Beschleunigung der Erregungsleitung) positiv inotrop (Steigerung der Kontraktilität) Mydriasis Lipolyse
beta$_2$	Erschlaffung der glatten Muskulatur (Dilatation der Gefäße und Bronchien) Erschlaffung des Uterus Senkung des Darmtonus Tonuserhöhung an Sphinkteren Glykogenolyse

dings gibt es darüberhinaus eine Fülle von Medikamenten, die zwar ähnliche klinische Effekte entfalten, dies jedoch nicht durch Wirkungen an spezifischen Rezeptoren, sondern aufgrund anderer Angriffspunkte an den Erfolgsorganen.

Um eine gewisse Systematik und Übersichtlichkeit zu erzielen, wird man sich deshalb nach wie vor auch an der chemischen Konstitution bestimmter Medikamentengruppen orientieren und im übrigen ein funktionelles Einteilungsprinzip beibehalten.

Zur Systematik der Sympathomimetika kann man festhalten, daß Phenyläthylamine (Abb. 1) prinzipiell keine Affinität zu adrenergen Rezeptoren haben, sondern nur zu den speichernden Vesikeln, wo sie zur Noradrenalinliberation führen. Alpha- und/oder Beta-Rezeptoren-Affinität entsteht erst durch Einführung phenolischer Hydroxylgruppen (Abb. 2). Dagegen führt eine Methylierung der Aminogruppen vorwiegend zu einer Verstärkung Beta-mimetischer Eigenschaften (Abb. 3).

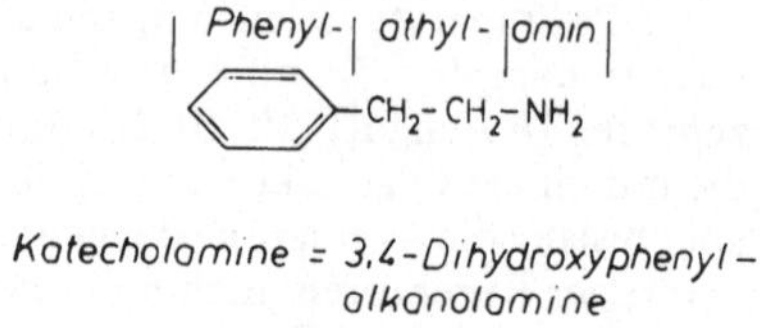

Phenyl- | äthyl- | amin

$C_6H_5-CH_2-CH_2-NH_2$

Katecholamine = 3,4-Dihydroxyphenyl-alkanolamine

Abb. 1. Konstitutionsformel von Phenyläthylamin als Ausgangsverbindung der sogenannten Katecholamine

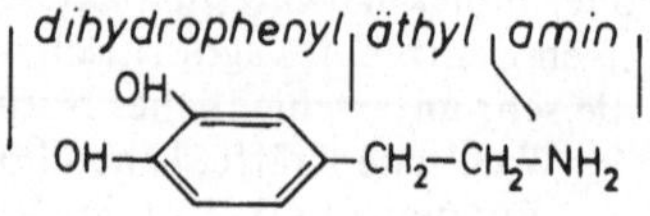

dihydrophenyl | äthyl | amin

$(OH)_2C_6H_3-CH_2-CH_2-NH_2$

Abb. 2. Konstitutionsformel von 3,4-Dihydrophenyläthylamin (Dopamin)

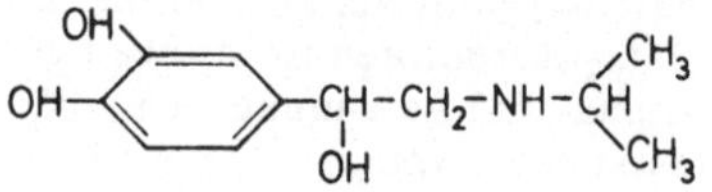

$(OH)_2C_6H_3-CH(OH)-CH_2-NH-CH(CH_3)_2$

Abb. 3. 1-(3,4-Dihydroxyphenyl)-2-isopropylaminoäthanol (Isoprenalin)

Indirekt wirkende sympathoadrenerge Mimetika leiten sich von Phenylisopropylamin ab, wie zum Beispiel die sogenannten Weckamine (Abb. 4), die sich durch besondere Wirkung am Zentralnervensystem auszeichnen, wo sie zur Noradrenalinliberation führen.

phenyl | isopropyl | amin

$C_6H_5-CH_2-CH(CH_2)-NH_2$

Amphetamin

$C_6H_5-CH_2-CH(CH_2)-HN-CH_2-CH_2-R$

Fenetyllin (Captagon[R])
(R = Theophyllin)

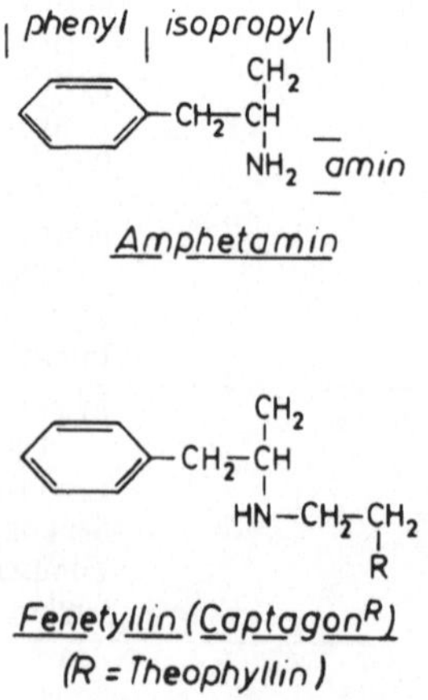

Abb. 4. Konstitutionsformel sogenannter Weckamine

Unterschiedlich verhalten sich Substanzen, bei denen Stickstoff in ein Ringsystem eingebaut ist. Besondere Bedeutung als Alpha-Rezeptoren-Mimetika haben Imidazolderivate zur äußerlichen Anwendung bei Nasenschleimhautschwellungen, zum Beispiel Xylometazolin (Abb. 5). Es fällt auf, daß eine ähnliche Konfiguration beim Theophyllin besteht, das allerdings weder

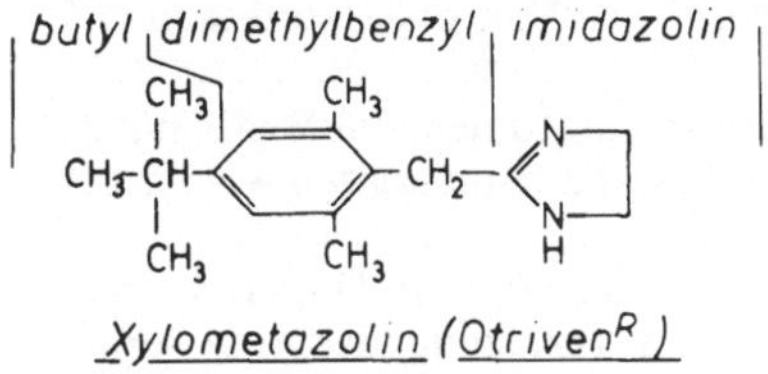

butyl | dimethylbenzyl | imidazolin

Xylometazolin (Otriven[R])

Abb. 5. Imidazolinderivat mit schleimhautabschwellender Wirkung durch Alpha-Rezeptor-Agonismus

an Alpha- noch an Beta-Rezeptoren im strengen Sinn agonistisch wirkt. Man kann Methylxanthin (Abb. 6) aber einer Stoffgruppe zurechnen, die eine indirekte Beta-sympathomimetische Wirkungskomponente besitzt, etwa durch Änderung von enzymatischen Prozessen, die zur In-

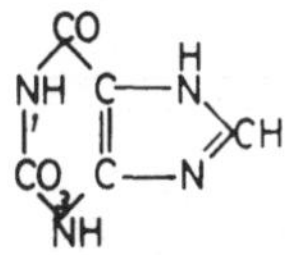

Abb. 6. Konstitutionsformel von Xanthin. – Ein Derivat von Xanthin ist Theophyllin (1,3-Dimethylxanthin)

aktivierung des freigesetzten Noradrenalins führen. Offenbar kommt es unter Theophyllin zu einer Modulation des endogenen Beta$_2$-effektiven Sympathikotonus mit Relaxation der glatten Muskulatur der Gefäße und der Bronchien sowie einer positiv inotropen, chronotropen, dromotropen und bathmotropen Wirkung am Herzen. Die Steigerung der myokardialen Kontraktilität unter Theophyllin steht wohl im Zusammenhang mit Einwirkungen auf die intrazelluläre Kalziumkonzentration [Forth et al., 1977].

Innerhalb der Gruppe der Sympathomimetika nimmt Dopamin (Abb. 2) eine Sonderstellung insofern ein, als es zwar ein Alpha- und Beta-Rezeptoren-Mimetikum ist, jedoch desungeachtet im mesenterialen und renalen Bereich eine Vasodilatation auslöst. Man schließt deshalb auf spezifische dopaminerge Rezeptoren. In der Tat wäre eine Analogie zur Situation dopaminerger Rezeptoren im Zentralnervensystem denkbar. Es sei daran erinnert, daß Dopamin als Neurotransmitter für Neurone im Zentralnervensystem eine Rolle spielt, wobei das Gleichgewicht zwischen dopaminergen und cholinergen Impulsen – so die augenblickliche Vorstellung – sowohl durch eine Verminderung von Katecholaminen im Zentralnervensystem (z.B. durch Reserpin) ebenso wie durch eine Blockierung der Dopaminwirkung an den Rezeptoren (z.B. durch Phenothiazine oder Butyrophenone) gestört werden kann.

Damit erklärt sich die zentral ausgelöste Hypotension durch Reserpin oder die Parkinson-ähnliche Symptomatik nach Butyrophenonen.

Andererseits wird eine pharmakologisch hervorgerufene Erhöhung der Katecholaminkonzentration im Zentralnervensystem für Antidepressiva, wie zum Beispiel dem Imitramin (Tofranil), diskutiert. Diese Wirkung soll, ähnlich wie beim Theophyllin, auf einer Verlangsamung von enzymatischen Prozessen beruhen, die normalerweise für die Inaktivierung von Katecholaminen sorgen.

Diese Vorstellungen bedürfen jedoch im einzelnen, soweit ersichtlich, noch weiterer experimenteller und klinischer Fundierung. Bei der überwiegenden Mehrzahl der Medikamente mit sympathomimetischer Wirkung liegt der pharmakologische Angriffspunkt jedenfalls entweder direkt postsynaptisch oder indirekt präsynaptisch, wobei entweder durch direkte Affinität zum Rezeptor der Neurotransmittereffekt nachgeahmt oder die Freisetzung des physiologischen Neurotransmitters aus den Vesikeln provoziert wird.

Aus klinischer Sicht sind zur Palette der verfügbaren Präparate (Tabelle 2) folgende Feststellungen zu treffen:

1. Die überkommenen direkt Rezeptor-agonistisch oder indirekt sympathomimetisch wirkenden Medikamente haben nach wie vor bei einem akuten vagovasalen Kreislaufversagen eine Indikation zur Überbrückung des kritischen Zeitraumes, der benötigt wird, um eine wirksame Volumensubstitution zu erreichen. Auch bei hypotensiven Zuständen infolge einer Überdosierung von Antihypertensiva oder deren Wechselwirkung mit Narkotika wird man auf Vasopressoren zurückgreifen müssen.

   Für diesen Fall wird auch die Anwendung von Angiotensin empfohlen, ein Medikament, das hier lediglich deshalb nicht aufgenommen wurde, weil es pharmakologisch wie pathophysiologisch in einen anderen Zusammenhang gehört.
2. Die wesentlichsten therapeutischen Bereicherungen der letzten Jahre sind Dopamin und Clenbuterol. Mit Dopamin steht erstmals ein Medikament zur Verfügung, das trotz Alpha- und Beta-Rezeptoren-mimetischer Effekte die Nierenfunktion nicht gefährdet. Mit Clenbuterol ist es offenbar gelungen, eine noch größere Beta$_2$-spezifische und damit broncholytische Wirksamkeit zu erzielen, womit bei der Behandlung akuter bronchospastischer Zustände die unangenehmen Beta$_1$-mimetischen Nebenwirkungen weiter in den Hintergrund treten.

Tabelle 2. Medikamente mit sympathomimetischer Wirkung

Stoffgruppe	Freiname	Warenzeichen	Wirkung
Phenyläthyl-amine	Dopamin	Dopamin	Agonist ($\alpha > \beta$)
	Adrenalin	Suprarenin	Agonist ($\beta_1 > \beta_2 < \alpha$)
	Noradrenalin	Arterenol	Agonist ($\alpha > \beta_1 > \beta_2$)
	Isoproterenol synonym mit Isoprenalin	Aludrin	Agonist ($\beta_1 = \beta_2$)
	Orciprenalin	Alupent	Agonist ($\beta_1 = \beta_2$)
	Terbutalin	Bricanyl	Agonist ($\beta_1 < \beta_2$)
	Fenoterol	Berotec	Agonist ($\beta_1 < \beta_2$)
	Salbutamol	Sultanol	Agonist ($\beta_1 < \beta_2$)
	Clenbuterol	Spiropent	Agonist ($\beta_1 \ll \beta_2$)
	Norfenefrin	Novadral	Agonist ($\alpha \gg \beta_1$)
	Etilefrin	Effortil	Agonist ($\alpha = \beta_1$)
	Synephrin	Sympatol	Noradrenalinliberation
	Pholedrin	Veritol	Noradrenalinliberation
	Phenylephrin	Visadron	Agonist (α)
Imidazolin-derivate	Xylometazolin	Otriven	Agonist (α)
	Oxymetazolin	Nasivin	Agonist (α)
	Tetryzolin	Tyzine	Agonist (α)
Phenyl-isopropyl-aminderivate	Fenetyllin	Captagon	Noradrenalin- u. Dopaminliberation im ZNS
	Ephedrin	Ephetonin	Noradrenalinliberation im Bronchialsystem

Der Gruppe der Sympathomimetika steht eine noch umfangreichere Gruppe von Medikamenten gegenüber, die an den Erfolgsorganen des sympathoadrenergen Systems im weitesten Sinne antagonistisch wirken (Tabelle 3). Der Definition folgend sind Antagonisten im engeren Sinne Substanzen mit einer spezifischen Rezeptoraffinität, im vorliegenden Zusammenhang also zu adrenergen Rezeptoren. Analog zu den Sympathomimetika kann zwischen Alpha- und Beta-Rezeptoren-Blockern unterschieden werden.

Neben den eigentlichen Antagonisten gibt es Antisympathotonika mit einem präsynaptischen Angriffspunkt, deren Wirkung auf einer Hemmung der Synthese, Speicherung oder Freisetzung des Neurotransmitters am prä- und/oder postganglionären Neuron beruht. Diese Stoffgruppe wird durch Reserpin, Guanethidin und Alpha-Methyldopa (Tabelle 3) repräsentiert.

Tabelle 3. Hemmstoffe an Erfolgsorganen des sympatho-adrenergen Systems

Wirkungsprinzip	Effekt	Präparat der Stoffgruppe
α-Rezeptorenblocker	Vasodilatation und Hypotension bei reversiblem Antagonismus	Phentolamin
	Vasodilatation und Hypotension bei irreversiblem Antagonismus	Phenoxybenzamin
partielle α-Rezeptorenblocker	Vasodilatation und/oder Vasokonstriktion	Ergotaminderivate
β-Rezeptorenblocker	negativ chronotrop, dromotrop und inotrop	Phenoxypropanolamin-derivate
indirekte Antisympathotonika. Hemmung der Synthese, Speicherung oder Freisetzung von Noradrenalin	Blutdrucksenkung durch Senkung des Sympathikotonus	Reserpin, Guanethidin α-Methyldopa
	Hemmung der Katecholaminaufnahme am Herzen, Dämpfung eines leistungsbedingten Herzfrequenz- und Blutdruckanstieges	Prenylamin
Stimulation zentraler α-Rezeptoren peripher schwach α-mimetische Wirkung	Blutdrucksenkung	Clonidin
Koronardilatatoren	Direkte Wirkung an der Gefäßmuskulatur Wirkungsmechanismus im einzelnen jedoch ungeklärt	Nitroverbindungen
Koronarmittel	Senkung des Koronarwiderstandes durch Erhöhung der extracellulären Adenosin Konzentration	Verschiedene Verbindungen von komplexer chemischer Konstitution
Vasodilatatoren	Blutdrucksenkung durch Angriff an der glatten Muskulatur der Arteriolen	Diazoxid, Dihydralazin, Nitroprussid-Natrium
Antiarrhythmika	Unterdrückung der Automatie Verlangsamung der Erregungsleitung Verlängerung der Refraktärphase in wechselndem Verhältnis	Chinidin Procainamid Phenytoin und andere Präparate
Calciumantagonisten	Indirekte Senkung des Koronarwiderstandes durch Senkung der myokardialen Wandspannung und Kontraktionsamplitude, auch antiarrhythmisch	Verapamil

Eine Sonderstellung nimmt Prenylamin (Tabelle 3) ein. Dieses Medikament soll die Katecholaminaufnahme speziell am Herzen hemmen und so einen leistungsbedingten Herzfrequenz- und Blutdruckanstieg dämpfen. Dabei sinkt die Bereitschaft zu Angina pectoris-Anfällen und die Substanz gehört deshalb therapeutisch in die Gruppe der Koronarmittel.

Auch Clonidin (Tabelle 3) nimmt eine Sonderstellung ein. Obwohl es seiner chemischen Konstitution nach – es ist ein Imidazolinderivat – eher den Alpha-Rezeptoren-Agonisten zugerechnet werden könnte und auch tatsächlich peripher eine schwache Alpha-mimetische Wirkung entwickelt, führt es über eine Stimulation zentraler Alpha-Rezeptoren zur Blutdrucksenkung. Es gehört deshalb therapeutisch in die Gruppe der Antihypertonika (Tabelle 4).

Abzugrenzen sind sodann Medikamente, die lediglich analoge Wirkungen am sympatho-adrenergen Erfolgsorgan, insbesondere am Herzen, entfalten. Es sind dies Medikamente mit dilatatorischer Wirkung an den Koronararterien (Tabelle 5) sowie die auf einem komplexen Wirkungsprinzip beruhenden Koronarmittel (Tabelle 5), sodann vasodilatatorisch wirkende Medikamente mit einem blutdrucksenkenden Effekt durch direkten Angriff an der glatten Muskulatur der Arteriolen (Tabelle 6) und schließlich Medikamente mit einer antiarrhythmischen

Wirkung am Herzen (Tabelle 7) durch Änderung der Membraneigenschaften an den Zellen des Myokards und Reizleitungssystems.

Tabelle 4. Antisympathotonika Sympatholytika Antihypertonika

Präparat und Wirkungen	Warenzeichen
Reserpin Hemmung des vesikulären Speichermechanismus. Abnahme des Noradrenalingehaltes der Vesikel	Serpasil (lmg/Amp.) Sedaraupin (0.25/lmg/Amp.) Reserpin [Adelphan Briserin Bendigon Elfanex Modenol Caprinol u.a.]
Guanethidin Depolarisationshemmung der Axonmembran an noradrenergen Neuronen. Hemmung des Noradrenalintransportes in die Vesikel. Senkung der Noradrenalinfreisetzung	Ismelin [Esimil Caprinol]
α-Methyldopa Ersatz von Noradrenalin durch falsche Transmittersubstanz. – Hemmung sympathischer Zentren und Abnahme des Sympathikotonus durch Stimulierung zentraler adrenerger α-Rezeptoren	Presinol (250 mg/Amp.) Aldometil Sembrina [Caprinol]
Clonidin Senkung des zentralen Sympathikotonus durch Stimulierung zentraler α-Rezeptoren in Medulla oblongata und Hypothalamus. – Senkung der Reizschwelle an Barorezeptoren	Catapresan (0,15 mg/Amp.)

Kombinationspräparate [ ]
Bei intravenös applizierbaren Medikamenten Angabe der Menge/Ampulle ( )

Tabelle 5. Koronarmittel

1. Stoffgruppe: Nitroverbindungen

Freiname	Warenzeichen
Nitroglycerin synonym mit Glyceryltrinitrat	Trinitrosan i.v.Dosis: 10-75 μg/min Nitrolingual
Isosorbitnitrat	Isoket i.v.Dosis: 15-100 μg/min Maykor
Pentaerythrityltetranitrat	Dilcoran Reoxyl S

2. Stoffgruppe: Präparate mit komplexer chemischer Struktur

Freiname	Warenzeichen
Dipyridamol	Persantin Persumbran
Carbochromen	Intensain
Hexobendin	Reoxyl (Reoxyl S)
Lidoflazin	Clinium
Dilazep	Cormelian

3. Prenylamin (Segontin®)

Tabelle 6. Vasodilatatoren durch direkte Wirkung an der glatten Muskulatur der Gefäße

Präparat	Warenzeichen
Natriumnitroprussid	nipruss Nipride
Dihydralazin	Nepresol (Adelphan)
Diazoxid	Proglicem Hypertonalum

Kombinationspräparat ( )

Tabelle 7. Antiarrhythmika. Antifibrillatorische und antiarrhythmische Wirkung durch Änderung der Membraneigenschaften der Muskelzelle. Die wesentlichen Effekte sind Minderung der Erregbarkeit, der Depolarisations- und Leitungsgeschwindigkeit, Verlängerung der Refraktärphase, Senkung der Kontraktionsamplitude

Präparat	Warenzeichen	Dosierung (Soforttherapie)	Indikation
Ajmalin	Gilurhythmal	25-50 mg	Supraventrikuläre Tachykardie Kammertachykardie, Extrasystolie
Aprindin	Amidonal	100-200 mg/24 Std.	Supraventrikuläre und ventrikuläre Extrasystolien und Tachykardien
Chinidin	Chinidin duriles	–	Vor- und Nachbehandlung bei Kardioversion
Diphenylhydantoin	Phenhydan	100 mg – zu wiederholen in 5 min Intervall bis 600 mg	Ventrikuläre Extrasystolie (Digitalisintoxikation)
Lidocain	Lidocain Xylocain	50-100 mg	Kammertachykardie, ventrikuläre Extrasystolie
Procainamid	Novocamid	200-500 mg	Kammertachykardie, ventrikuläre Extrasystolie
Spartein	Depasan	100-200 mg	Supraventrikuläre Tachykardie und Extrasystolie
Verapamil (Iproveratril)-	Isoptin	5 mg	Supraventrikuläre u. AV-Tachykardie

Abermals eine Sonderstellung nimmt Verapamil ein, das einerseits in die Gruppe der Koronarmittel gehört, weil es den Koronarwiderstand – wenngleich indirekt – durch eine Verringerung der myokardialen Wandspannung senkt, andererseits aufgrund antiarrhythmischer Wirkungsqualitäten der Gruppe der Antiarrhythmika (Tabelle 7) zugerechnet werden muß.

Die wenigsten dieser Medikamente werden in der anaesthesiologischen Praxis unmittelbar angewendet. Sie spielen dagegen eine große Rolle bei der internistischen Therapie kardiovasculärer Erkrankungen und erscheinen deshalb sehr oft in der Prämedikationsanamnese, wo ihre Bedeutung für die Narkoseführung abgeschätzt werden muß. Eine kursorische Synopsis auch dieser Präparate unter Einhaltung des dargelegten Einteilungsprinzips erscheint deshalb wünschenswert.

Unter den Alpha-adrenergen Antagonisten ist in erster Linie an Phentolamin und Phenoxybenzamin (Abb. 7) zu erinnern. Sie wirken durch eine hohe Rezeptorspezifität. Phentolamin ist während Narkosen beim Phäochromozytom nach wie vor unentbehrlich. Phenylbenzamin ist zur Behandlung von Blutdruckkrisen, aber auch zur präoperativen Therapie bei Phäochromozytom ein bewährtes Medikament. Die Anwendung erfolgt im Notfall durch Infusion einer Dosis von 1 mg/kg Körpergewicht in 5% Glukose über einen Zeitraum von 1 bis 2 Stunden. Gleichzeitig wird die orale Applikation in einer Dosierung von 10 mg in 8 Stunden-Intervallen empfohlen.

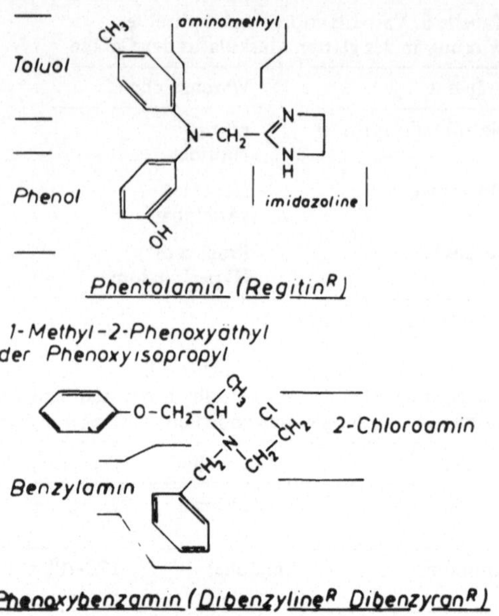

Abb. 7. Konstitutionsformel der Alpha-Rezeptoren-Blocker Phentolamin und Phenoxybenzamin

Als Komplikation kann eine Tachykardie auftreten, deretwegen Beta-Blocker zusätzlich erforderlich sein können. Man beachte aber, daß zum Beispiel Pindolol bei Patienten mit einem Phäochromozytom niemals vor einer Blockade der Alpha-Rezeptoren gegeben werden darf, denn bei blockierten Beta-Rezeptoren kann die Alpha-adrenerge Wirkung der zirkulierenden Katecholamine sonst zu einer lebensbedrohlichen Blutdruckkrise führen.

Von diesen beiden hoch Rezeptor-spezifischen Medikamenten sind Ergotaminderivate zu unterscheiden (Tabelle 8), die neben einer Alpha-Rezeptor-blockierenden Wirkung noch andere

Tabelle 8. Bezeichnung und chemische Konstitution gebräuchlicher Mutterkornalkaloide [nach Auterhoff, 1978]

Freiname	Summenformel
1. Ergotamingruppe	
Ergotamin	$C_{33}H_{35}N_5O_5$
–Ergotaminin	
Ergosin	$C_{30}H_{37}N_5O_5$
–Ergosinin	
2. Ergotoxingruppe	
Ergocristin	$C_{35}H_{39}N_5O_5$
–Ergocristinin	
Ergocryptin	$C_{32}H_{41}N_5O_5$
–Ergocryptinin	
Ergocornin	$C_{31}H_{39}N_5O_5$
–Ergocorninin	
3. Ergometringruppe	
Ergometrin	$C_{19}H_{23}N_3O_2$
–Ergometrinin	

Hydergin® = Dihydrocristin + Dihydrocryptin + Dihydrocornin
Dihydergot® = Dihydroergotamin

Eigenschaften besitzen und insgesamt eine sehr inhomogene Medikamentengruppe bilden, wobei sich einzelne Aspekte der vermuteten oder behaupteten pharmakologischen Wirkungen durchaus noch in Diskussion befinden. Primär sind Mutterkornalkaloide Substanzen mit konstriktorischer Wirkung, die man sich in der Geburtshilfe nach wie vor zunutze macht. Veränderungen am Molekül führen aber unter anderem zu antagonistischen Eigenschaften an Alpha-Rezeptoren. Es handelt sich um die Dihydroergotoxinderivate, die als Sympatholytika eingesetzt werden und die Dihydroergotaminderivate, die eine vasokonstriktorische Wirkung vor allem an den venösen Kapazitätsgefäßen entwickeln (Tabelle 9).

Tabelle 9. Derivate der Mutterkornalkaloide und ihre Wirkungen

Stoffgruppe	Warenzeichen	dominierende Wirkung
Ergotaminderivat	Gynergen	Kontraktion am Uterus
Ergometrinderivat	Methergin	Kontraktion am Uterus
Dihydroergotoxinderivat	Hydergin	Sympatholyse
Dihydroergotaminderivat	Dihydergot	Konstriktion am kapazitiven Gefäßsystem

Wirkungen

1. Vasokonstriktion an der erschlafften Gefäßmuskulatur durch direkte Wirkung an den Gefäßen
2. Blockade α-adrenerger Wirkungen durch Antagonismus an α-Rezeptoren mit vasodilatatorischem Effekt an der kontrahierten Gefäßmuskulatur
3. Erregung dopaminerger Rezeptoren im Zentralnervensystem
4. Bei bestimmten Präparaten tonisierender Effekt auf Kapazitätsgefäße
5. Serotonin-Antagonismus (Bedeutung für pulmonale Hypertension?)
6. Beeinflussung der zentralen Gefäßregulation (?)

Beta-Rezeptoren-Blocker wirken nicht nur als $Beta_1$- und/oder $Beta_2$-Antagonisten, sondern besitzen auch an anderer Stelle Angriffspunkte (Tabelle 10). Dieser Stoffgruppe ist eines der folgenden Referate gewidmet.

Tabelle 10. β-Rezeptorenblocker und ihre Wirkungsweise

Wirkungsprinzip und Effekte

1. Negativ chronotrop, dromotrop, inotrop und bronchokonstriktorisch als β_1- und β_2-Antagonisten
2. Antihypertensiv durch Verminderung der Reninabgabe mit Reduktion der Angiotensinbildung
3. Partielle Ausschaltung des Sympathotonus am Herzen
4. Unspezifische Membranwirkung mit antiarrhythmischem und kardiodepressivem (chinidinanalogem) sowie spasmolytischem Effekt

Verbreitete Präparate

Freiname	Warenzeichen
Acebutolol	Prent
Alprenolol	Aptin
Atenolol	Tenormin
Bupranolol	Betadrenol
Metoprolol	Beloc
Oxyprenolol	Trasicor
Pindolol	Visken
Propranolol	Dociton
Toliprolol	Doberol, Sinorhythmal

Die angestrebte Wirkung der sogenannten Koronarmittel (Tabelle 5) besteht darin, die Sauerstoffzufuhr ohne Erhöhung des myokardialen Sauerstoffbedarfs durch Koronarflußsteigerung zu erhöhen und zwar möglichst ohne wesentliche Änderung des systemischen Blutdrucks. Der Wirkungsangriff liegt an der glatten Muskulatur der Koronargefäße. Der Wirkungsmechanismus ist allerdings im einzelnen noch nicht geklärt.

Zu unterscheiden sind (Tabelle 5):

1. Nitroverbindungen,
2. eine Gruppe von Präparaten mit komplexer chemischer Struktur,
3. Prenylamin, das aber eine Sonderstellung einnimmt, auf die bereits hingewiesen wurde.

Bemerkenswert ist die Erkenntnis der letzten Jahre, daß Zeichen einer Myokardischämie keine Kontraindikation mehr gegen die Anwendung von Nitroverbindungen sind. Die Infusion von Nitroglycerin führt im Gegenteil bei adäquater Dosierung zu einer nachweisbaren Entlastung des Myokards.

Im übrigen wird man den Koronarmitteln vor allem bei der Prämedikationsanamnese begegnen. Wechselwirkungen mit Narkotika sind, soweit ersichtlich, bisher nicht bekannt geworden, jedoch stehen systematische Untersuchungen in dieser Richtung noch aus.

Prenylamin entwickelt komplexe Wirkungen insofern, als es einerseits kompetitiv hemmend in die Speicherung von Noradrenalin an sympathischen Nerven eingreift, andererseits den transmembranalen Kalziumeinstrom am Herzen und der glatten Muskulatur senkt, darüberhinaus auch eine unspezifische, chinidinartige Wirkung am Herzen und einen schwach sedativen Effekt am Zentralnervensystem entwickelt. Seine Einordnung in die Gruppe der Koronarmittel ist üblich, weil Prenylamin leistungsbedingte positiv chronotrope und inotrope Wirkungen am Herzen dämpft und die Relation zwischen Sauerstoffangebot und -verbrauch ökonomisiert.

Unter den Antihypertonika (Tabelle 4) findet Reserpin die breiteste Anwendung, woraus offenbar auch die besonders große Palette verfügbarer Präparate resultiert. Demgegenüber wird Guanethidin nur noch selten angewendet, weil es beträchtliche Nebenwirkungen hat, insbesonders kann es zu starken orthostatischen Beschwerden führen. Auch Methyldopa wird seltener in der Regel bei schweren progressiven Hypertonien und dann in 5er oder 6er Kombination mit anderen Präparaten angewendet. Dagegen ist Clonidin ebenso wie Reserpin ein häufig appliziertes Medikament zur Therapie einer Hypertonie und zwar in der Regel in 2er Kombination mit Beta-Blockern oder 3er Kombination mit Saluretica und Dihydralazin.

Bei allen diesen Medikamenten sind Wechselwirkungen mit der hypotensiven und kardiodepressiven Wirkung von Narkotika zu erwarten. Es ist allerdings nach wie vor ein Streitpunkt, ob eine antihypertensive Therapie präoperativ obligat abgesetzt werden muß, was bei niedrigem Blutdruck angezeigt sein kann. Die Therapie sollte aber beibehalten werden, sofern der systolische Blutdruck auch nach 24stündiger Bettruhe 150 mm Hg oder mehr beträgt.

In der Gruppe der Vasodilatatoren (Tabelle 6) ist Natriumnitroprussid hervorzuheben. Das Präparat ist zweifellos eine der größten Bereicherungen für die anästhesiologische Praxis der letzten Jahre. Die Wirkung ist zuverlässig und gut steuerbar, so daß es die bislang zur kontrollierten Hypotension verwendeten Ganglienblocker überflüssig gemacht hat.

Unter der großen Gruppe der Antiarrhythmika (Tabelle 7) sind in der anästhesiologischen Praxis Lidocain und Diphenylhydantoin für die Behandlung von Rhythmusstörungen während Narkosen unentbehrlich geworden. Auch Verapamil kann in bestimmten Fällen nützlich sein. Die Kenntnis der übrigen Präparate ist im wesentlichen dann von Interesse, wenn Patienten präoperativ damit behandelt wurden. Über Wechselwirkungen mit den negativ inotropen, dromotropen und chronotropen Effekten von Narkotika liegen bislang, soweit ersichtlich, keine systematischen Untersuchungen vor.

Zusammenfassend ergeben sich für Hemmstoffe am sympathoadrenergen System somit folgende Schlußfolgerungen über die Fortschritte der letzten Jahre:

1. Zur Durchführung einer kontrollierten Hypotension ist Natriumnitroprussid Mittel der Wahl. Die Anwendung von Ganglienblockern ist obsolet.
2. Zeichen einer Myokardischämie sind keine Kontraindikation mehr gegen die Anwendung von Nitroverbindungen. Die Infusionsbehandlung mit Nitroglycerin in diesen Fällen ist bewährtes Heilverfahren und hat aus anaesthesiologischer Sicht vor allem in der postoperativen Therapie nach Eingriffen mit dem extrakorporalen Kreislauf einen festen Platz.

3. Für die Behandlung intraoperativer Rhythmusstörungen steht eine Palette von Medikamenten mit spezifischer Wirkung zur Verfügung. Speziell der Einsatz von Beta-Rezeptoren-Blockern allein oder in Kombination mit anderen Medikamenten ermöglicht inzwischen auch intraoperativ eine gezielte Differentialtherapie.

Literatur

Auterhoff, H.: Lehrbuch der Pharmazeutischen Chemie. 9. Aufl. Stuttgart: Wissenschaftliche Verlagsgesellschaft 1978

Dipalma, J.R.: Drill's Pharmacology in Medicine. Fourth Edition. New York u.a.: McGraw-Hill 1971

Furchgott, R.F.: The Classification of Adrenoceptors (Adrenergic Receptors). Aus: Blaschko, H., Muscholl, E.: Catecholamines. Handbuch der experimentellen Pharmakologie XXXIII. (Hrsg. O. Eichler) Berlin u.a.: Springer 1972

Forth, W., Henschler, D., Rummel, W.: Allgemeine und spezielle Pharmakologie und Toxikologie. 2. Aufl. Mannheim u.a.: Bibliographisches Institut 1977

Goodman, L.S., Gilman, A.: The Pharmacological Basis of Therapeutics. Fourth Edition. London u.a.: The McMillan Company 1970

Gross, R., Schölmerich, P. (Hrsg.): Lehrbuch der Inneren Medizin. 5. Aufl. Stuttgart u.a.: Schattauer 1977

Kuemmerle, H.P., Garrett, E.R., Spitzy, K.H.: Klinische Pharmakologie und Pharmakotherapie. 3. Aufl. München u.a.: Urban & Schwarzenberg 1976

Kuschinsky, G., Lüllmann, H.: Kurzes Lehrbuch der Pharmakologie und Toxikologie. 7. Aufl. Stuttgart: Thieme 1976

Marler, E.E.J.: Pharmacological and Chemical Synonyms. Sixth Edition. Amsterdam: Excerpta Medica 1976

Moeschlin, S.: Therapie-Fibel der inneren Medizin für Klinik und Praxis. 5. Aufl. Stuttgart: Thieme 1976

Alpha- und Beta-Rezeptorenwirksame Sympathomimetika

U. Ottermann

Die Wirkung direkter Sympathomimetika ist einerseits abhängig von der Affinität zu α- und/oder β-Rezeptoren, andererseits von der Rezeptorenverteilung an den betreffenden Organen (Tabelle 1). Ausschließlich β-sympathomimetische Wirkung kommt dann zustande, wenn wie z.B. an der glatten Muskulatur der Bronchien oder am Herzen nur β-Rezeptoren vorhanden sind. An der glatten Gefäßmuskulatur sowie an der Muskulatur des graviden Uterus wirken α- und β-Sympathomimetika einander entgegengesetzt. Beide erhöhen durch Steigerung der Glykogenolyse in der Leber den Blutzucker.

Tabelle 1. α- und β-sympathomimetische Wirkungen [nach H. Grobecker et al., 1975]

Wirkorte	α-Rezeptoren	β-Rezeptoren	
glatte Muskulatur			
Gefäße (v.a. Arteriolen)	Kontraktion (überwiegend: Haut, Schleimhaut)	Erschlaffung (überwiegend: Muskulatur)	β_2
Uterus	Kontraktion	Erschlaffung	β_2
Bronchien	–	Erschlaffung	β_2
Magen-Darm-Trakt			
Längsmuskulatur	Erschlaffung	Erschlaffung	β_1
Sphinkteren	Kontraktion	Erschlaffung	
M. dilatator pupillae	Kontraktion (→ Mydriasis)	–	
Herz	–	Steigerung von Frequenz, Überleitungsgeschwindigkeit und Kontraktilität	β_1
Leber	Glykogenolyse (→ Hyperglykämie)	Glykogenolyse (→ Hyperglykämie)	
Skelettmuskulatur	–	Glykogenolyse (→ Hyperlactacidämie)	β_2
Fettgewebe	–	Lipolyse (→ Anstieg freier Fettsäuren im Blut)	β_1

Neben den natürlichen Katecholaminen Dopamin, Noradrenalin und Adrenalin sind eine Reihe weiterer direkter Sympathomimetika entwickelt worden.

Die chemische Grundstruktur nahezu aller Sympathomimetika leitet sich vom Phenyläthylamin ab, das selbst ebenso wie Tyramin und Amphetamin keine Affinität zu adrenergen Rezeptoren besitzt, wohl aber (ebenso wie diese) durch eine Verdrängungsaktion Noradrenalin aus den Vesikeln des sympathischen Terminalretikulums freisetzt, also *indirekt* sympathomimetisch wirkt.

Obwohl die chemisch-strukturellen Unterschiede direkt wirkender Katecholamine nur gering erscheinen, unterscheiden sie sich in ihrer pharmakologischen Wirkung nicht nur quantitativ, sondern auch qualitativ je nach ihrer Affinität zu α- und/oder β-Rezeptoren (Tabelle 2). Eine Methylierung der Aminogruppe des Noradrenalins führt zu Adrenalin und zu einer Verstärkung der β-sympathomimetischen Wirkungsqualität. Größere Substituenten an der Aminogruppe steigern die relative Affinität zu den β-Rezeptoren weiter, während diejenige zu den α-Rezeptoren abgeschwächt wird.

Tabelle 2. Relative Wirkung von Katecholaminen auf α- und β-Rezeptoren [nach Goldberg, L.J., 1977]

	Isoproterenol	Dobutamine	Dopamine	Epinephrine	Norepinephrine
$Beta_1$	+++	+++	++	+++	+
$Beta_2$	+++	+	0	++ → +**	0
Alpha	0	+	+ → ++*	+ → ++*	+++
Dopamine	0	0	++	0	0

* Small doses- -little or no alpha-adrenergic effect; larger doses- -alpha-adrenergic actions predominate
** Small doses- -beta-adrenergic response predominates, but alpha-adrenergic effects occur in kidney; larger doses- -alpha-adrenergic effects predominate

Die vasculären Wirkungen von Katecholaminen und damit der Effekt auf den totalen peripheren Widerstand und Afterload resultieren aus der Affinität zu α- und/oder β-Rezeptoren.

Noradrenalin wirkt über eine Erregung der α-Rezeptoren überwiegend vasokonstriktorisch. Die Zunahme des peripheren Widerstandes hat einen Anstieg des Blutdruckes zur Folge, führt aber gleichzeitig über eine Steigerung der Herzarbeit zu einem erhöhten kardialen Sauerstoffverbrauch, der bei Patienten mit eingeschränkter Coronarreserve bedenklich sein kann. Die Senkung der Herzfrequenz kommt reflektorisch zustande.

Isoprenalin und *Orciprenalin* (Aludrin® und Alupent®) sind vorwiegend β-Sympathomimetika und bewirken kardiale Stimulation bei peripherer Vasodilatation. Die Steigerung der Herzfrequenz und die damit verbundene Erhöhung des kardialen Sauerstoffverbrauches limitieren ihre Anwendungsbreite.

Während bei niedrigen Dosen von *Suprarenin* (Adrenalin®) β_2-adrenerge Vasodilatation dominieren kann, gewinnt mit steigender Dosierung die α-adrenerge Wirkung das Übergewicht und führt zu einer Zunahme des totalen peripheren Widerstandes. Adrenalin hat einen deutlichen vasokonstriktorischen Effekt auf die Niere. Bereits bei der Anwendung niedriger Dosen von Adrenalin, die noch nicht zu einer Zunahme des Gesamtwiderstandes führen, ist die Nierendurchblutung in der Regel vermindert.

Dopamin hat keinen Effekt auf vasodilatatorische β_2-adrenerge Rezeptoren. Dopamin bewirkt Vasokonstriktion durch α-adrenerge Aktivität. Von allen anderen sympathomimetischen Aminen unterscheidet sich Dopamin durch seine Wirkung auf spezielle Dopamin-Rezeptoren. Bereits bei einer Dosierung von 0.5 bis 2 μg/kg x min, die noch keine signifikante Wirkung auf Kontraktilität und Herzfrequenz besitzt, nimmt die renale Durchblutung zu. Dosen zwischen 2 und 10 μg/kg x min führen über eine Stimulierung β_1-adrenerger Rezeptoren zu einer Zunahme von kardialer Kontraktilität, Herz-Zeit-Volumen und Schlagvolumen. Die Herzfrequenz nimmt in der Regel nur geringfügig zu. In Dosen über 10 μg/kg x min steigt der arterielle Blutdruck infolge von Dopamin-Wirkung auf α-adrenerge Rezeptoren. α-adrenerge vasokonstriktorische Wirkungen zeigen sich zuerst am Gefäßbett der Skelett-Muskulatur. Die renale und mesenteriale Durchblutung bleibt zunächst begünstigt infolge Umverteilung des Blutes von der Skelett-Muskulatur bei Anstieg des Herz-Zeit-Volumens und des Blutdruckes. Schließlich können jedoch vasokonstriktorische Effekte ein solches Übergewicht erlangen, daß auch die renale und mesenteriale Durchblutung abnimmt. In diesen hohen Dosierungen steigt der Sauerstoffbedarf durch vermehrte Widerstandsarbeit stark an. Kardiale Rhythmusstörungen können sich entwickeln.

Das neue sympathomimetische Amin *Dobutamin* (Dobutrex®) wurde in dem Bestreben entwickelt, ein Katecholamin mit möglichst herzspezifischer Wirkung zur Verfügung zu stellen. Kardiale β_1-mimetische Wirkung steht im Vordergrund. Dobutamin wirkt zwar auch auf vasoaktive β_2- und α-adrenerge Rezeptoren, ist jedoch ein wesentlich schwächerer β_2-adrenerger Vasodilatator als Isoprenalin (Aludrin®) oder Orciprenalin (Alupent®) und besitzt im Vergleich zu Noradrenalin und hohen Dosen von Dopamin nur eine verschwindend geringe α-mimetische vasokonstriktorische Wirkung, die beim Menschen nur in Gegenwart von β-Blockern in Erscheinung tritt. In höheren Dosen von mehr als < 5 μg/kg x min überwiegt bei Dobutamin der β_2-Effekt und führt zu einer meßbaren Abnahme des totalen peripheren Gefäßwiderstandes. Im Vergleich zu Dopamin kann in Fällen mit schwerer Herzinsuffizienz und low-output-Syndrom die Reduktion der Vor- und Nachbelastung, die einer excessiven Steigerung des myokardialen Sauerstoffverbrauches entgegenwirkt, bei höherer Dosierung von Dobutamin vorteilhaft sein. Allerdings besitzt Dobutamin (im Gegensatz zu Dopamin) keinen spezifischen Effekt auf die Nierendurchblutung. Eine potentiell nachteilige Eigenschaft von höheren Dobutamin-Dosen ist die Tendenz einer Umverteilung des Herz-Zeit-Volumens zugunsten der Muskulatur unter relativer Benachteiligung der visceralen und Nierendurchblutung.

Dobutamin wurde durch systematische Modifizierung der chemischen Struktur des Isoproterenol-Moleküls entwickelt. Entfernung der Hydroxylgruppe in β-Stellung (Isopropyldopamin) vermindert die positiv chronotrope Wirkung und damit die Tendenz, eine unerwünschte Tachykardie zu erzeugen, und vermindert die arrhythmogene Aktivität. Der vasodilatatorische β_2-mimetische Effekt von Isoproterenol wurde abgeschwächt durch Veränderung des Substituenten an der Aminogruppe. Obwohl Dobutamin strukturell ein Dopaminderivat darstellt – beide besitzen keine β-Hydroxylgruppe – hat Dobutamin keine Affinität zu den sog. Dopaminrezeptoren, noch setzt Dobutamin (wie Dopamin in höheren Dosen) Noradrenalin aus seinen Speichern frei.

Die Wahl des am vorteilhaftesten einzusetzenden Sympathomimetikums richtet sich nach dem jeweiligen Krankheitsbild: Bei Patienten mit niedrigem Gefäßwiderstand und Niereninsuffizienz bei low-output-Syndrom empfiehlt sich Dopamin. Ist die Herz-Zeit-Volumen-Verminderung mit einer extremen Vasokonstriktion und deutlicher Erhöhung des totalen peripheren Widerstandes verbunden, erscheint Orciprenalin (Alupent®) aufgrund seiner β_2-mimetischen Wirkung vorteilhaft. Dobutamin nimmt wegen seiner schwachen Wirkung auf die peripheren Gefäße im Spektrum der zur Behandlung des low-output-Syndroms in Frage kommenden Sympathomimetika eine Mittelstellung zwischen Dopamin und Alupent ein. Dobutamin erscheint besonders geeignet, wenn bei Patienten, die einen weitgehend normalen totalen peripheren Widerstand aufweisen, eine möglichst kardioselektive Wirkung angestrebt wird.

Ein weiterer wichtiger Aspekt der α- und β-Sympathomimetika für den Anaesthesisten ist das Verhalten der Plasma-Katecholamine während Narkose.

Wir haben in Zusammenarbeit mit dem Pharmakologischen Institut der Universität Frankfurt die Konzentration von Adrenalin und Noradrenalin sowie die Aktivität der Dopamin-β-Hydroxylase im Plasma während und nach Narkose mit Methoxyflurane bei Anwendung künstlicher Oberflächen-Hypothermie zur Korrektur angeborener Herz-Vitien untersucht [Ottermann et al. 1976]. Wir verwendeten Methoxyflurane zur Narkose bei Hypothermie, da diesem Anaesthetikum eine besondere Rhythmusstabilität bei Anwesenheit erhöhter Katecholaminspiegel zugeschrieben wird [Fournell, A. et al. 1975]. Eine künstliche Hypothermie von 30°C durch Oberflächenkühlung mittels Eispackung erwies sich vor allem bei Kindern als geeignet bei der Korrektur einiger angeborener Vitien wie des Vorhofseptum-Defektes vom Sekundum-Typ und der valvulären Pulmonalstenose, da diese Temperatur eine Kreislaufunterbrechung von maximal 8 Minuten erlaubt.

An 14 Patienten im Alter von 6 bis 14 Jahren (mittleres Alter 8 Jahre) wurden als biochemische Parameter einer Aktivierung des sympathonervalen und sympatho-adrenalen Systems die Konzentrationen von Noradrenalin und Adrenalin sowie die Aktivität der Dopamin-β-Hydroxylase im zentralvenösen Blut mit radiometrischen Methoden [Passon, P.G. et al. 1973] bestimmt (Abb. 1).

Die Blutentnahmen erfolgten:

I. Unmittelbar vor Nakosebeginn (in Normothermie)
II. Während Narkose mit Methoxyflurane, aber vor Operationsbeginn bei 30°C Rectaltemperatur
III. Postoperativ in der Aufwärmphase bei 34°C Rectaltemperatur nach Absetzen von Methoxyflurane

Während der Unterkühlungsphase (30°C) steigt die Plasmaadrenalinkonzentration auf ca. 300%, die Plasmanoradrenalinkonzentration auf ca. 200% der Norm an. Postoperativ in der Wiedererwärmungsphase bei 34°C kommt es zu einem weiteren Anstieg der Adrenalinkonzentration auf ca. 800% und der Noradrenalinkonzentration auf ca. 400% der Norm. Da die Dopamin-β-Hydroxylase-Aktivität sich nicht signifikant ändert, muß angenommen werden, daß es sich überwiegend um eine sympathoadrenale und weniger um eine sympathonervale Aktivitätssteigerung handelt.

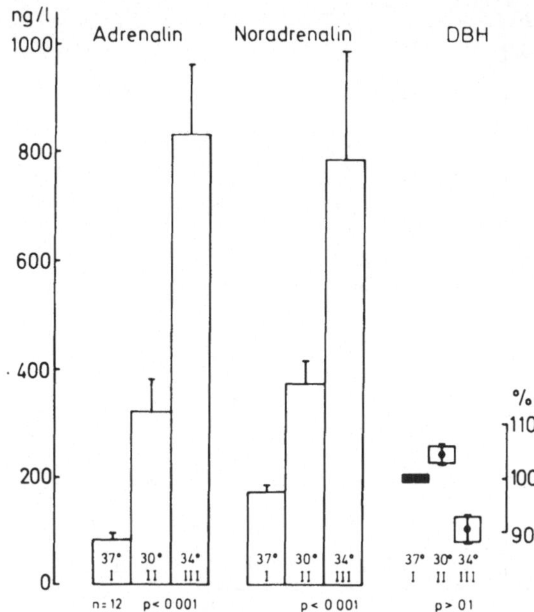

Abb. 1. Verhalten der Plasmakonzentrationen an Adrenalin und Noradrenalin sowie der Aktivität der Dopamin-β-Hydroxylase bei Oberflächenhypothermie in Methoxyflurane-Narkose

Das Verhalten der Plasmakatecholaminspiegel (maximaler Anstieg erst in der Aufwärmungsphase nach Absetzen von Methoxyflurane) weist darauf hin, daß eine Narkose mit Methoxyflurane die Hypothermie-bedingte Aktivitätssteigerung des sympathoadrenalen Systems nicht aufzuheben, wohl aber zu dämpfen vermag. Der hochgradige Anstieg der Katecholaminkonzentration in der Wiedererwärmungsphase muß im Hinblick auf die damit verbundene Erhöhung des myokardialen Sauerstoffbedarfs als potentiell gefährlich für das frischoperierte Herz angesehen werden. In einer Kontrollserie von 10 Patienten haben wir den Einfluß von Methoxyflurane in Normothermie auf die Plasma-Katecholaminkonzentration und die Dopamin-β-Hydroxylase-Aktivität während und nach Narkose untersucht. (Abb. 2): Das anaesthetische, praeoperative Stadium (II) ist durch nur geringen Anstieg von Adrenalin und Noradrenalin charakterisiert. Lediglich postoperativ (Stadium III) findet sich ein Anstieg der Noradrenalin-Konzentration auf das 2fache des Ausgangswertes.

Von großer praktischer Bedeutung ist das Verhalten der Plasmakatecholamine in Ketanest-Narkose. Eine Arbeitsgruppe unseres Institutes stellte sich in Zusammenarbeit mit dem Pharmakologischen Institut der Universität Frankfurt [Dudziak et al. 1976] die Aufgabe, durch Bestimmung der Plasma-Konzentrationen von Adrenalin und Noradrenalin sowie der Aktivität von Dopamin-β-Hydroxylase, Erkenntnisse über die ursächlichen Zusammenhänge zwischen der initialen hyperton-tachykarden Kreislaufreaktion und der Injektion von Ketamine zu gewinnen.

An 12 Patienten (9 Männer, mittleres Alter 15,9 ± 5,1 Jahre und 3 Frauen, mittleres Alter 20 ± 4 Jahre), die mit Pethidin, Promethazin und Atropin praemediziert waren (intramuskuläre Injektion von 1 mg/kg Dolantin® und Atosil® sowie 0,5 mg Atropin in einer Mischspritze 45 Minuten vor Narkose-Beginn) wurden die Plasma-Konzentrationen von Adrenalin und Noradrenalin und die Aktivität der Dopamin-β-Hydroxylase vor sowie 3 Minuten, 6 Minuten und 10 Minuten nach Injektion von 3 mg/kg Körpergewicht i.v. Ketamine untersucht. Zu dem gleichen Zeitpunkt wurde das Verhalten des Blutdruckes und der Pulsfrequenz registriert (Tabelle 3).

Annähernd gleichzeitig zum erwarteten initialen Anstieg des systolischen (+ 28%) und diastolischen (+ 17%) Blutdruckes und der Herzfrequenz (+ 28%) wurde ein Anstieg des Adrena-

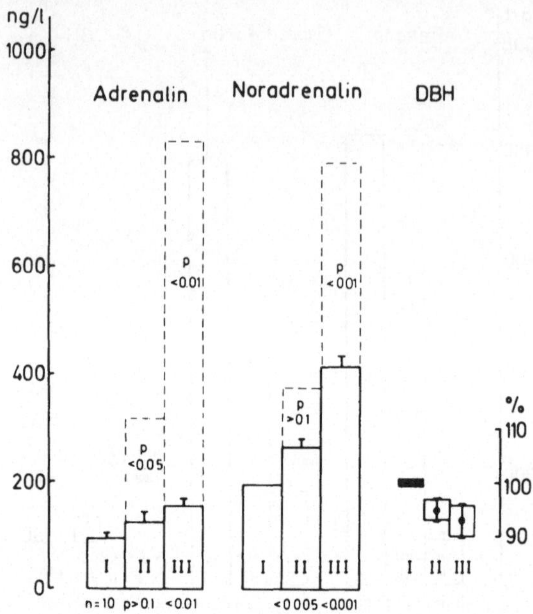

Abb. 2. Verhalten der Plasma-Konzentrationen von Adrenalin und Noradrenalin sowie der Aktivität der Dopamin-β-Hydroxylase vor (Stadium I), während (Stadium II) und nach (Stadium III) Methoxyflurane-Narkose in Normothermie

Tabelle 3. Verhalten ($\bar{x} \pm S\bar{x}$) von Blutdruck, Pulsfrequenz sowie der Plasmakonzentrationen an Adrenalin, Noradrenalin und der Dopamin-β-Hydroxylase-Aktivität vor (t = 0) sowie 3 Minuten (t 3), 6 Minuten (t 6) und 10 Minuten (t 10) nach intravenöser Injektion von 3 mg Ketamine

	t = 0	t 3	t 6	t 10
Blutdruck Syst. mm Hg	110 ± 2,5	141* ± 3,4	139* ± 3,9	130* ± 3,8
Blutdruck Diast. mm Hg	79 ± 1,3	93* ± 3,1	93* ± 3.6	91* ± 3.2
Pulsfrequenz Schläge/min.	95 / ± 3,3	122* ± 3,3	118* ± 3,3	116* ± 3,2
Adrenalin ng/l	97 ± 9	205* ± 42	271* ± 62	255* ± 38
Noradrenalin ng/l	187 ± 16	305 ± 42	415 ± 67	400 ± 81
Dopamin β- Hydroxylase in %	100%	105% ± 4%	102% ± 3	99%
Gesamtkatecholamine	274 ± 6	513 ± 249	662 ± 354	646 ± 328

* 0,005 < p > 0,001

lin-Plasmaspiegels (um 279%) sowie des Noradrenalins (um 221%) verbunden mit einer Zunahme der Aktivität der Dopamin-β-Hydroxylase festgestellt. Auf die Kausalität zwischen Erhöhung der Katecholamin-Konzentration, vor allem der Noradrenalinkonzentration im Plasma, und dem Anstieg der Herzfrequenz, weist die hochsignifikante lineare Korrelation (2p = 0,0084) zwischen beiden Parametern hin. Das gleiche gilt für die Abhängigkeit (2p = 0,0038) zwischen dem Noradrenalin-Plasmaspiegel und dem systolischen Blutdruck.

Aufgrund der erhobenen Befunde muß angenommen werden, daß die kardiovasculäre Wirkung von Ketamine am Menschen auf eine zentrale Aktivierung des sympathonervalen und des sympathoadrenalen Systems zurückzuführen ist. Eine indirekte sympathomimetische Wirkung von Ketamine ist unwahrscheinlich, da indirekt wirksame Sympathomimetika wie Ephedrin und Tyramin weder Adrenalin noch Dopamin-ß-Hydroxylase freisetzen. Die ursprünglich postulierte Hemmung des re-uptakes von nerval freigesetztem Noradrenalin an den Varikositäten des nervalen Terminalretikulums (Nedergaard, 1973), also ein sog. cocainartiger Effekt von Ketamine könnte zwar ebenfalls zu einem Anstieg der Noradrenalinkonzentration im Plasma führen, erklärt jedoch weder den Anstieg der Adrenalinkonzentration im Plasma noch die Aktivitätssteigerung der Dopamin-ß-Hydroxylase.

Zusammenfassend kann festgestellt werden, daß der Anstieg der Plasmakonzentration im Initialstadium der Ketanest-Narkose erheblich ist und einer Gesamtaktivierung des sympathischen Systems entspricht, die nach körperlicher Belastung eines gesunden Probanden am Fahrradergometer mit 200 W über 5 Minuten gefunden wird (Planz et al. 1975). Jüngste Untersuchungen über die Wirkung von Ketamine auf das Verhalten der Plasmakatecholamine in Abhängigkeit von der Art der Praemedikation (Dudziak 1978) haben gezeigt, daß vorherige Applikation von Diazepam (Valium®) die durch Ketamine hervorgerufene Aktivierung des sympathoadrenalen und sympathonervalen Systems nur geringfügig zu dämpfen, im ganzen jedoch nur unwesentlich zu beeinflussen vermag.

Die katecholamin-bedingten haemodynamischen Wirkungen von Ketamine haben eine Mehrbelastung des Herzens zur Folge, die vor allem bei Patienten mit eingeschränkter Koronarreserve die myokardiale Sauerstoffdeckung gefährden kann. In Übereinstimmung mit J. Tarnow und W. Hess (1978) halten wir daher die Ketamine-Mononarkose bei nicht-Herzgesunden für kontraindiziert, auch bei allen älteren Patienten sollte sie nicht angewendet werden.

Literatur

Delius, W., Wirtzfeld, A., Sebening, H., Mathes, P.: Hämodynamische Wirkung von Dobutamin bei Patienten mit Herzinsuffizienz. Dtsch. med. Wschr., 101, 1747 (1976)

Dudziak, R., Wnuk, A., Appel, A., Simrock, S., Grobecker, H., Palm, D.: Das Verhalten der Plasmakatecholamine während Ketamin-Narkose. Jahrestagung der DGAW in Travemünde 1976

Dudziak, R.: Die Wirkung von Ketamine auf das Verhalten der Plasmakatecholamine in Abhängigkeit von der Art der Praemedikation. Europäischer Anaesthesiekongreß 1978, Paris

Fournell, A., Haap, K., Antoni, H.: Untersuchungen über die elektrische Flimmerschwelle des isolierten Meerschweinchenherzens unter dem Einfluß von Adrenalin und halogenierten Kohlenwasserstoffen (Halothane, Enflurane, Methoxyflurane). Zentraleuropäischer Anaesthesie-Kongreß 1975, Bremen

Goldberg, L.I., Hsieh, Y.Y., Resnekov, L.: Newer Catecholamines for Treatment of Heart Failure and Shock: An Update on Dopamine and a First Look at Dobutamine Progress in Cardiovascular Diseases, Vol. XIX, No. 4 (1977)

Goldberg, L.I.: Recent Advances in the Pharmacology of Catecholamines. Intens. Care Med., 3, 233 (1977)

Grobecker, H., Hellenbrecht, D., Palm, D., Quiring, K.: Adrenalin und Noradrenalin; Sympathomimetische und sympatholytische Pharmaka. Allgemeine und spezielle Pharmakologie und Toxikologie. Herausgegeben von W. Forth, D. Henschel, W. Rummel. Bibliographisches Institut Mannheim, Wien, Zürich, 1975

Hess, W., Brückner, J.B., Schmidt, D., Schweichel, E., Tarnow, J.: Ein Vergleich der kardiovaskulären Wirkungen von Dobutamin und Dopamin. Z. Kardiol., 66, 537 (1977)

Loeb, H.S., Bredakis, J., Gunnar, R.M.: Superiority of Dobutamine over Dopamine for Augmentation of Cardiac Output in Patients with Chronic Low Output Cardiac Failure. Circulation, 55, No 2 (1977)

Nedergaard, A.: Cocaine-Like of Ketamine on vascular adrenergic neurones. Eur J Pharmacol 23 153 (1973)

Ottermann, U., Dudziak, R., Appel, E., Grobecker, H., Palm, D.: Sympathoadrenale Aktivierung während und nach künstlicher Hypothermie für Herzoperationen. Jahrestagung der DGAW in Travemünde 1976

Passon, P.G., Peuler, J.D.: A simplified essay for plasma norepinephrine and epinephrine. Analytical Biochemistry, 51, 618 (1973)

Planz, G., Gierlichs, H.W., Hawlina, A., Planz, R., Stephany, W., Rahm, K.H.: A Comparison of Catecholamine Concentrations and Dopamine-β-Hydroxylase Activities in Plasma from Normotensive Subjects and from Patients with Essential Hypertension at Rest and During Exercise. Klin. Wschr., 54, 561 (1976)

Tarnow, J., Hess, W.: Pulmonale Hypertonie und Lungenödem nach Ketamin. Anaesthesist, 27, 486 (1978)

Tuttle, R.R., Mills, J.: Development for a new Catecholamine to selectively increase cardiac contractility. Circulation Research, 36, 185 (1975)

Beeinflussung des venösen Systems des großen Kreislaufs durch Stimulation und Blockade von Alpha- und Beta-Rezeptoren

E.R. Müller-Ruchholtz

I.

Seit mehreren Jahrzehnten ist bekannt, daß adrenerge Pharmaka eine Venokonstriktion bewirken. Dieser Befund wurde erstmals im Jahre 1913 von Gunn und Chavasse [18] erhoben und ist seitdem in einer nicht mehr übersehbaren Zahl von Untersuchungen bestätigt worden [z.B. 3, 14, 32, 33, 38, 46, 49]. Allerdings gibt es einige wichtige Aspekte, die umstritten sind, so z.B. die Differenzierung von alpha- und beta-adrenergen Wirkungen auf das kapazitiv-venöse System. Nach dem Konzept von Ahlquist [1] führt eine Stimulation von Alpha-Rezeptoren zur Vasokonstriktion und eine Stimulation von Beta-Rezeptoren zur Vasodilatation. Dieses Konzept hat zwar das Verständnis der Reaktion des arteriellen Systems auf Katecholamine sehr erleichtert, aber es ist keineswegs klar, inwieweit sich dieses Konzept auch auf das kapazitiv-venöse System übertragen läßt.

Als gesichert kann die Aussage gelten, daß die Venen Alpha-Rezeptoren besitzen und daß eine Stimulation der Alpha-Rezeptoren eine Venokonstriktion bewirkt. Dies ist in vielen Untersuchungen an isolierten Venen [4, 7-9, 17, 24, 44, 45] und an Teilkreisläufen [2, 31, 44, 47, 50] nachgewiesen worden. Die Aussage trifft auch für das venöse Gesamtsystem des großen Kreislaufs zu, das allerdings bisher nur von einer einzigen Arbeitsgruppe untersucht worden ist, und zwar von Braunwald [6, 27, 40].

Sehr widersprüchlich sind dagegen die Untersuchungsergebnisse über venöse Beta-Rezeptoren. An isolierten Venen und an Teilkreisläufen wurden nach Gabe von Isoproterenol teils Konstriktionen [15, 30, 46] und teils Dilatationen [9, 25, 42] beobachtet. Einige Autoren fanden an isolierten Venen nach Gabe von niedrigen Isoproterenol-Dosen eine Dilatation, die durch Beta-Blocker unterdrückt werden konnte, und nach Gabe von hohen Isoproterenol-Dosen eine Konstriktion, die durch Alpha-Blocker verhindert werden konnte [4, 7, 8, 10, 17, 43, 44, 46]. Andrerseits wurde auch eine Konstriktion beschrieben, die durch Beta-Blocker abgeschwächt werden konnte [44].

Die hier angeführten Befunde über die venösen Beta-Rezeptoren lassen sich nicht zu einem klaren Gesamtbild zusammensetzen. Offenbar sind die Versuchsergebnisse abhängig von der Wahl der Methodik und des Präparates. Man kann, wie das von Sutter [46] ausgedrückt worden ist, die Venen nicht als ein pharmakologisch homogenes System ansehen. Man kann also von der Reaktion eines einzelnen Teilabschnittes des Venensystems weder auf die Reaktion anderer Teilabschnitte noch auf die Reaktion des integrierten Venensystems schließen. Der Summeneffekt einer Beta-Stimulation auf das venöse Gesamtsystem des großen Kreislaufs ist bisher nur von zwei Arbeitsgruppen untersucht worden, die zu einander widersprechenden Ergebnissen kamen: Kaiser et al. [27] fanden eine Konstriktion, Hagemann et al. [22, 23] dagegen eine Dilatation.

Nun ist aber gerade die Kenntnis des Summeneffektes auf das integrierte Venensystem des großen Kreislaufs wichtig, wenn man die möglichen Auswirkungen einer Stimulation oder Blockade venöser Alpha- oder Beta-Rezeptoren auf das Verhalten des Gesamtkreislaufs abschätzen möchte. Änderungen der venösen Gefäßkapazität müssen den venösen Rückstrom beeinflussen und damit das Herzzeitvolumen und den arteriellen Druck. Der qualitative Aspekt dieses Zusammenhangs ist unbestritten. Hinsichtlich des quantitativen Aspektes sind jedoch sehr unterschiedliche Auffassungen entwickelt worden. So messen z.B. Gauer [16] und Rushmer [41] venomotorischen Mechanismen nur eine geringe Bedeutung für die Regulation des Gesamtkreislaufs zu, während andere Autoren wie Wiggers [48], Guyton [20, 21], Mellander [32, 33] und Milnor [34] diese Bedeutung als sehr hoch einschätzen.

Mit den folgenden Ausführungen sei der Versuch gemacht, zu den hier angesprochenen Fragen einen Diskussionsbeitrag zu leisten, und zwar ausgehend von experimentellen Untersuchungen über den Einfluß von Alpha- und Beta-Stimulatoren und -Blockern auf das integrierte venöse Blutvolumen des großen Kreislaufs. Dieser Ansatz, die Gesamtreaktion des kapazitiv-venösen Systems zu erfassen, mag im Hinblick auf mögliche Auswirkungen auf den Gesamtkreislauf nützlich sein, wenngleich eine endgültige Lösung der diskutierten Probleme natürlich nicht erwartet werden kann.

II.

Was die Methodik anbetrifft, so wurden die Untersuchungen an Bastardhunden in Morphin-Chloralose-Urethan-Narkose durchgeführt. Nach Splenektomie wurde ein vollständiger kardiopulmonaler Bypass angelegt, so daß das Verhalten des großen Kreislaufs für sich allein untersucht werden konnte. Die Versuchsanordnung [35] ist in Abbildung 1 dargestellt. Beide Hohl-

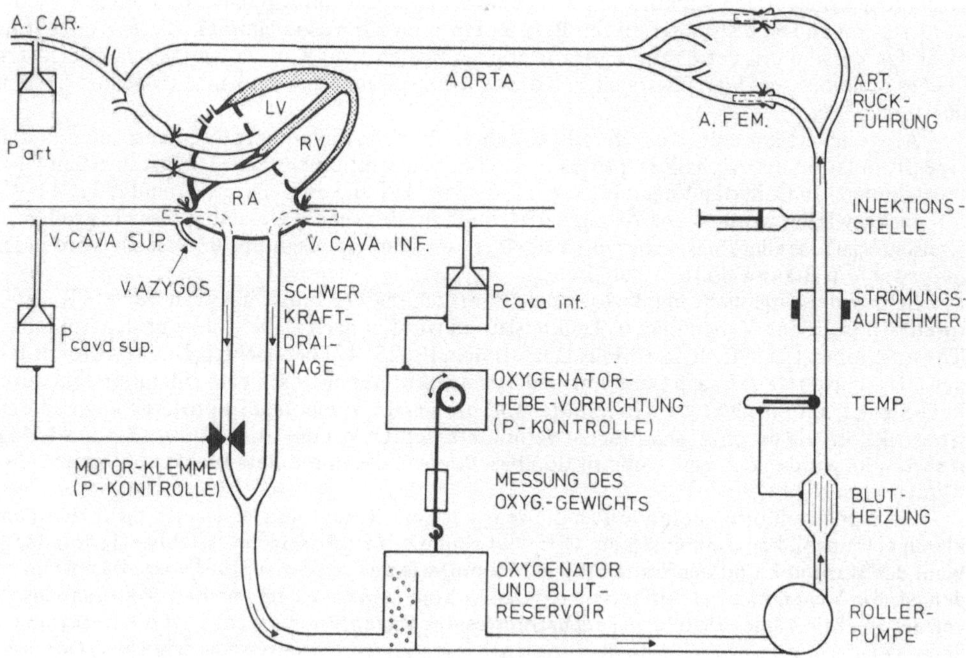

Abb. 1. Schematische Darstellung der Versuchsanordnung. Cardio-pulmonaler Bypass, automatische Kontrolle der Hohlvenen-Drucke, Messung des extrakorporalen Blutvolumens

venen wurden vom rechten Vorhof aus kanüliert. Das gesamte venöse Blut floß, der Schwerkraft folgend, in einen beheizten Gasdispersions-Oxygenator, der zugleich als Blutreservoir diente, und wurde über eine Rollerpumpe und ein Heizelement in die beiden Femoralarterien zurückgeführt. Das Herzzeitvolumen, d.h. das Fördervolumen der Pumpe, wurde dem Körpergewicht angepaßt und stets konstant gehalten. Der Druck in der intraabdominalen Vena cava inferior wurde durch einen Regelkreis, mit dem der Oxygenator gehoben und gesenkt werden konnte, konstant auf 5 mmHg eingestellt. Der Druck in der Vena cava superior wurde mit einer durch einen zusätzlichen Regelkreis betriebenen Klemme am abführenden Schlauch auf den gleichen Wert eingestellt. Damit wurde eine Beeinflussung des venösen Blutvolumens durch den zentralvenösen Druck verhindert. Außerdem war damit sichergestellt, daß die Venendrucke oberhalb des Wertes lagen, bei dem die Venen zu kollabieren beginnen [3]. Da neben dem zentralvenösen Druck auch die Gesamtdurchblutung einen starken Einfluß auf das venöse Blutvolumen hat [35], wurde auch die Gesamtdurchblutung stets konstant gehalten.

Eine Abnahme des intrakorporalen Blutvolumens konnte an einer Gewichtszunahme des Oxygenators abgelesen werden. Die in den Versuchen beobachteten Änderungen des intrakorporalen Blutvolumens beruhten überwiegend auf Änderungen des venösen Blutvolumens im großen Kreislauf; soweit sie durch gleichzeitige Änderungen des arteriellen Blutvolumens bedingt waren, wurde dies anhand der von Remington [39] angegebenen Druck-Volumen-Beziehungen des arteriellen Systems berücksichtigt.

III.

Nun zu der Wirkung einer Stimulation venöser Alpha-Rezeptoren auf das integrierte Venensystem des großen Kreislaufs [35]. Die Abbildung 2 zeigt die Originalregistrierung eines Versu-

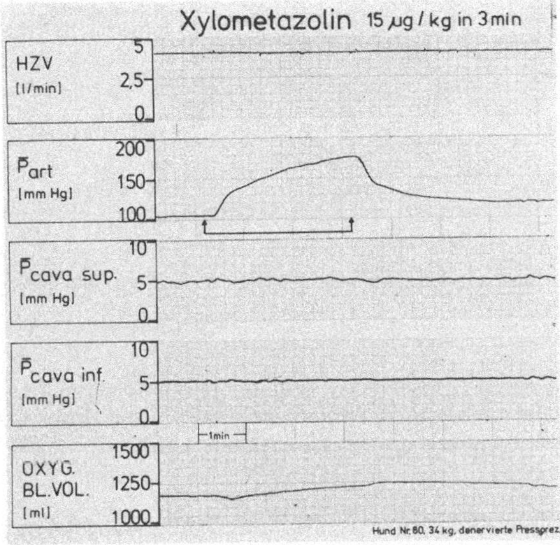

Abb. 2. Wirkung von Xylometazolin auf den arteriellen Druck und das venöse Blutvolumen. HZV = Fördervolumen der Pumpe, $\bar{P}_{art}$ = arterieller Mitteldruck, $\bar{P}_{cava\ sup.}$ und $\bar{P}_{cava\ inf.}$ = Mitteldruck in der Vena cava superior und inferior, OXYG.BL.VOL. = Blutvolumen im Oxygenator

ches, bei dem Xylometazolin, das als ein reiner Alpha-Stimulator gilt, in einer Gesamtdosis von 15 µg/kg innerhalb von 3 min infundiert wurde. In diesem Versuch waren die arteriellen Pressorezeptoren ausgeschaltet, und zwar durch beiderseitige Durchschneidung des Carotissinus-Nerven und des Vagus im Halsbereich. Das Perfusionsvolumen und die beiden Hohlvenendrucke waren konstant. Der arterielle Blutdruck stieg von 105 auf 176 mmHg. Das Blutvolumen im Oxygenator nahm um 75 ml zu. Es errechnet sich eine Abnahme des venösen Blutvolumens um 2,7 ml/kg.

Eine Übersicht über die Befunde mit Xylometazolin und mit Noradrenalin ist in Abbildung 3 dargestellt. Auf der Abszisse ist die Änderung des arteriellen Drucks aufgetragen und auf der Ordinate die Änderung des venösen Blutvolumens. Eingetragen sind die Mittelwerte aus jeweils 4-8 Einzelversuchen und ihre Standardabweichung. Xylometazolin bewirkte in Dosierungen von 10 und 20 µg/kg an Hunden mit intakten Pressorezeptoren (offene quadratische Symbole) eine Zunahme des arteriellen Drucks um rund 40 bis 60 mmHg und eine Abnahme des venösen Blutvolumens um rund 2 bis 4 ml/kg. Bei Tieren mit denervierten Pressorezeptoren (offener Kreis) waren die Ergebnisse ungefähr die gleichen. Eine Beta-Blockade mit 600 µg/kg Pindolol (halb ausgefüllter Kreis) beeinflußte die Ergebnisse nicht. Nach Alpha-Blockade mit 2500 µg/kg Phentolamin blieb Xylometazolin ohne jeden Effekt.

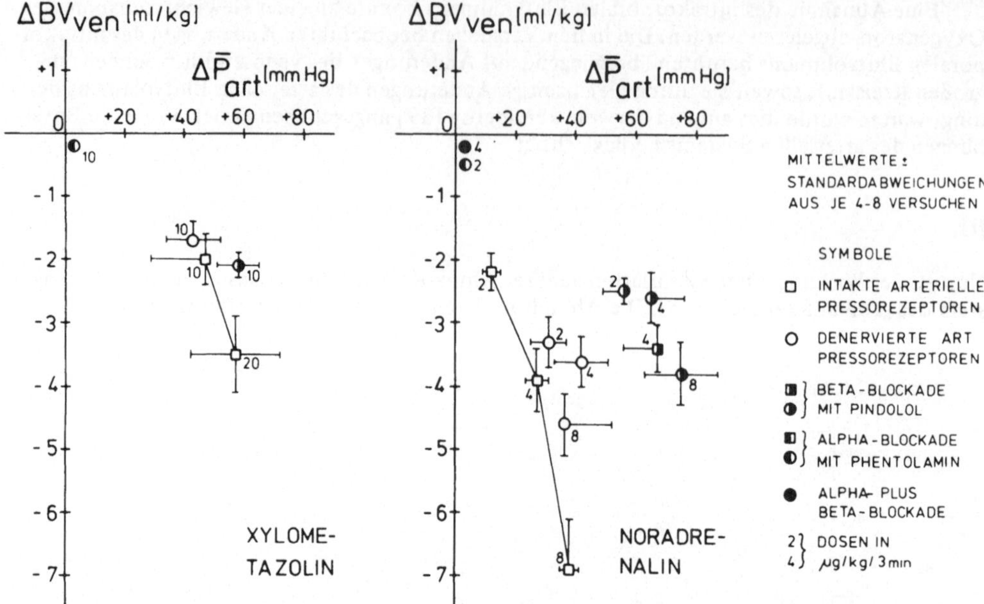

Abb. 3. Wirkung von Xylometazolin und Noradrenalin auf den arteriellen Mitteldruck (Abszisse) und das venöse Blutvolumen im großen Kreislauf (Ordinate)

Die Befunde mit Noradrenalin seien kurz gestreift. Dosen von 2, 4 und 8 µg/kg steigerten bei Tieren mit intakten Pressorezeptoren (offene quadratische Symbole) den arteriellen Druck um 10 bis 40 mmHg und senkten das venöse Blutvolumen um 2 bis 7 ml/kg. Nach Beta-Blockade waren die Drucksteigerungen erwartungsgemäß stärker ausgeprägt, und nach zusätzlicher Alpha-Blockade blieben die Noradrenalin-Wirkungen aus.

Der Effekt einer alleinigen Gabe des Alpha-Blockers Phentolamin ist in Abbildung 4 dargestellt. Phentolamin senkte den arteriellen Druck und verminderte das Blutvolumen im Oxygenator, d.h. es erhöhte das venöse Blutvolumen. In 6 Versuchen an Tieren mit denervierten Pressorezeptoren sank der arterielle Druck im Mittel um 36 mmHg, während das venöse Blutvolumen um 2,7 ml/kg zunahm. Die Wirkungen hielten für mehr als eine Stunde an. Diese Effekte lassen sich ohne weiteres als eine Blockade der über Alpha-Rezeptoren vermittelten Wirkung der endogenen Katecholamine deuten.

Die bekannte Aussage, daß eine Stimulation der venösen Alpha-Rezeptoren zur Venokonstriktion führt, läßt sich somit dahingehend erweitern, daß diese Alpha-Stimulation Volumenverschiebungen auslöst, die hier umgerechnet zwischen 5 und 17% des gesamten venösen Blutvolumens ausmachten. Dieser Effekt muß bei intaktem Kreislauf den venösen Rückstrom beträchtlich steigern und damit eine erhebliche Rolle für die Regulation des Gesamtkreislaufs spielen.

IV.

Es seien nun die Auswirkungen einer Stimulation venöser Beta-Rezeptoren dargestellt [36]. Die Abbildung 5 zeigt einen Versuch, in dem Isoproterenol in einer Gesamtdosis von 8 µg/kg innerhalb von 3 min infundiert wurde. Die arteriellen Pressorezeptoren waren denerviert. Das Fördervolumen der Pumpe und die beiden Hohlvenendrucke blieben konstant. Der arterielle Druck sank von 105 auf 45 mmHg. Die Blutmenge im Oxygenator nahm um 135 ml zu, woraus sich eine Abnahme des venösen Blutvolumens um 2,7 ml/kg ergibt. Wie im rechten Teil der Abbil-

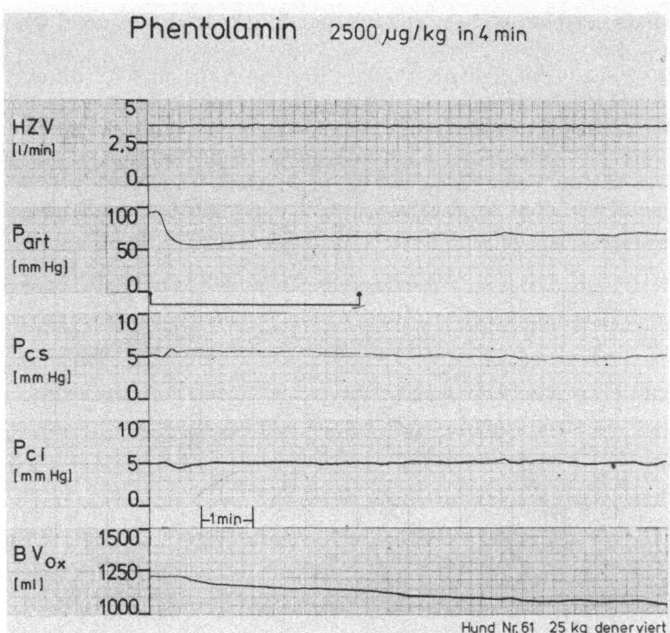

Abb. 4. Wirkung von Phentolamin auf den arteriellen Mitteldruck und das venöse Blutvolumen. HZV = Fördervolumen der Pumpe, $\bar{P}_{art}$ = arterieller Mitteldruck, P_{cs} und P_{ci} = Mitteldruck in der Vena cava superior und inferior, BV_{OX} = Blutvolumen im Oxygenator

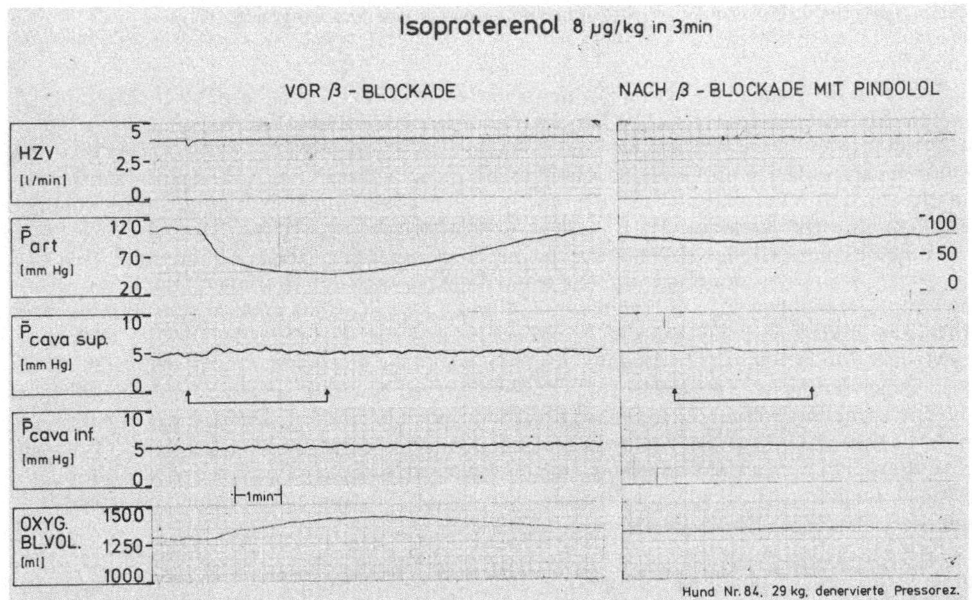

Abb. 5. Wirkung von Isoproterenol auf den arteriellen Mitteldruck und das venöse Blutvolumen. Abkürzungen wie in Abb. 2

dung abzulesen ist, waren diese Isoproterenol-Wirkungen nach Beta-Blockade mit Pindolol weitgehend aufgehoben.

Die durch Isoproterenol ausgelöste Abnahme des venösen Blutvolumens muß Ausdruck einer aktiven Venokonstriktion sein. Sie kann jedenfalls nicht eine druckpassive Folge der Verminderung des peripheren Widerstandes sein, denn dann müßte sie gleichzeitig mit der Änderung des arteriellen Drucks auftreten. Es verlaufen nämlich am hier verwendeten Präparat druckpassive Volumenänderungen, wie sie durch eine Änderung des zentralvenösen Drucks oder des Perfusionsvolumens ausgelöst werden können, zeitlich genau parallel zur auslösenden Druck- oder Flußänderung. Die Abbildung 6 zeigt den zeitlichen Verlauf der Isoproterenol-Wirkung,

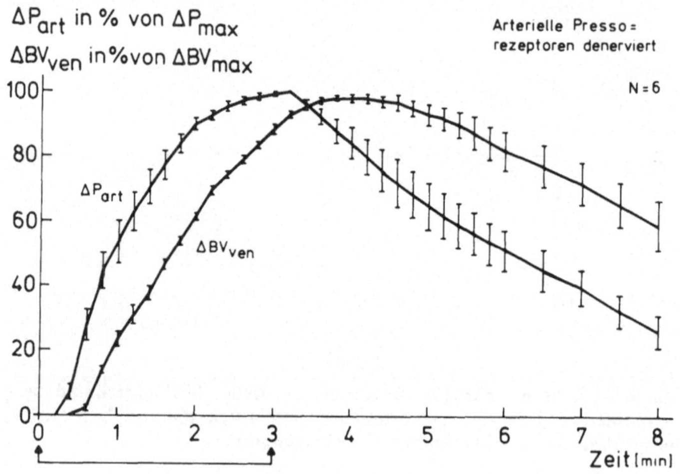

Abb. 6. Zeitlicher Verlauf der Isoproterenol-Wirkung. Die Änderung des arteriellen Drucks und des venösen Blutvolumens sind in Prozent der jeweils beobachteten maximalen Änderung ausgedrückt

und zwar für 6 Versuche an Tieren mit denervierten arteriellen Pressorezeptoren. Dargestellt sind die Änderungen des arteriellen Drucks und des venösen Blutvolumens, und zwar ausgedrückt in Prozent der jeweils beobachteten maximalen Änderung. Der venöse Effekt setzt später als der arterielle ein und erreicht sein Maximum erst während des Abklingens des arteriellen Effekts. Dieses Verhalten ist mit der Annahme einer rein druckpassiv ausgelösten Volumenverschiebung nicht vereinbar.

Eine Zusammenstellung aller Versuche mit Isoproterenol zeigt die Abbildung 7. Hier ist die Änderung des venösen Blutvolumens gegen die Änderung des arteriellen Drucks aufgetragen. Isoproterenol bewirkte in Dosen von 2, 4 und 8 μg/kg (offene quadratische Symbole) im Mittel eine Blutdrucksenkung um 15 bis 30 mmHg und eine Abnahme des venösen Blutvolumens um 2,7 bis 4,6 ml/kg. In diesen Versuchen waren die arteriellen Pressorezeptoren intakt. Nach Denervierung der Pressorezeptoren (offene Kreise) bewirkte Isoproterenol eine stärkere Blutdrucksenkung, während der venöse Effekt nur noch bei höherer Dosis, d.h. bei 8 μg/kg, nachzuweisen war. Diese Unterschiede sind mit dem Befund zu erklären, daß der Pressorezeptor-Reflex nicht nur zu einer arteriellen, sondern auch zu einer venösen Vasokonstriktion führt [37, 40]. Nach Beta-Blockade mit Pindolol (halb ausgefüllte Symbole) blieben die arterielle und die venöse Wirkung des Isoproterenols aus.

Als Ergänzung sei kurz auf einen der mit Adrenalin erhobenen Befunde eingegangen, die im rechten Teil der Abbildung 7 dargestellt sind. Adrenalin bewirkte nach Denervierung der arteriellen Pressorezeptoren (offene Kreise) in einer Dosis von 4 μg/kg eine Abnahme des venösen Blutvolumens um 4,6 ml/kg. Dieser Effekt wurde durch Beta-Blockade (halb ausgefüllter Kreis) auf 2,5 ml/kg verringert. Der noch verbleibende Effekt ließ sich durch Alpha-Blockade mit Phentolamin (ausgefüllter Kreis) unterdrücken. Somit beruht der venöse Adrenalin-Effekt auf der Addition einer alpha- und einer beta-adrenergen Venokonstriktion.

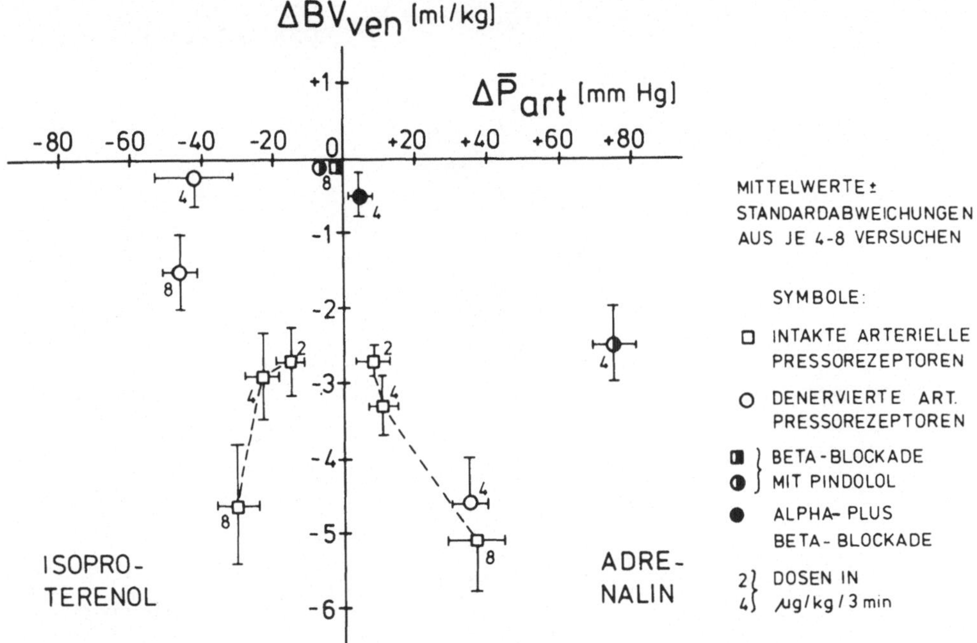

Abb. 7. Wirkung von Isoproterenol und Adrenalin auf den arteriellen Mitteldruck (Abszisse) und das venöse Blutvolumen des großen Kreislaufs (Ordinate)

Da eine Stimulation von Beta-Rezeptoren zu einer Venokonstriktion führt, ist zu erwarten, daß die alleinige Gabe eines Beta-Blockers die venokonstriktorische Wirkung der endogenen Katecholamine abschwächt und zu einer Venodilatation führt. Dic Wirkungen einer alleinigen Gabe des Beta-Blockers Pindolol sind in Abbildung 8 dargestellt. Hier wurden 600 µg/kg Pindolol innerhalb von 4 min infundiert. Der arterielle Mitteldruck sank um 5 mmHg, und das Blutvolumen im Oxygenator nahm ab, d.h. das venöse Blutvolumen im großen Kreislauf nahm erwartungsgemäß zu. Ein gleichartiges Experiment mit dem Beta-Blocker Propranolol ist in Abbildung 9 wiedergegeben. Hier wurden 400 µg/kg Propranolol innerhalb von 3 min infundiert. Der arterielle Druck stieg um 4 mmHg an, während das Blutvolumen im Oxygenator wiederum abnahm, d.h. das venöse Blutvolumen nahm ebenso wie unter Pindolol zu.

Eine Übersicht über die Versuche mit diesen beiden Beta-Blockern zeigt die Abbildung 10. Pindolol bewirkte in einer Dosis von 300-600 µg/kg im Mittel eine arterielle Drucksenkung um 9 mmHg und eine Zunahme des venösen Blutvolumens um 3,9 ml/kg. Die Beobachtungszeit betrug 10 min. Propranolol bewirkte in einer Dosis von 400-1000 µg/kg im Mittel eine Druckerhöhung um 6 mmHg und eine Zunahme des venösen Blutvolumens um 3,7 ml/kg. Die hier dargestellten Effekte der beiden Beta-Blocker lassen sich damit erklären, daß die durch Beta-Rezeptoren vermittelten Wirkungen der endogenen Katecholamine, nämlich die Dilatation der Widerstandsgefäße und die Konstriktion der Kapazitätsgefäße, blockiert werden. Bei der arteriellen Wirkung von Pindolol setzt sich allerdings die relativ starke sympathikomimetische Eigenwirkung [29] durch.

V.

Ich kehre zu den eingangs andiskutierten Fragen zurück. Das venöse Gefäßbett besitzt, ebenso wie das arterielle, Alpha- und Beta-Rezeptoren. Eine Stimulation beider Rezeptortypen führt am venösen System, anders als am arteriellen, zur Vasokonstriktion. Diese Aussage gilt für das integrierte Venensystem des großen Kreislaufs. Die Aussage läßt offen, welche regionalen Un-

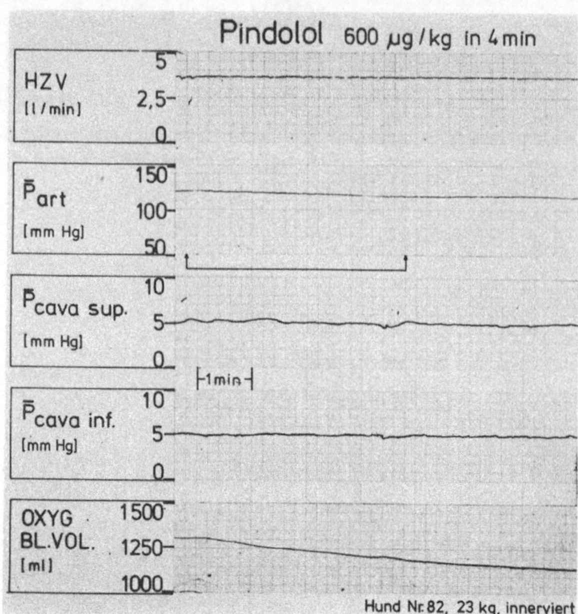

Abb. 8. Wirkung von Pindolol auf den arteriellen Mitteldruck und das venöse Blutvolumen. Abkürzungen wie in Abb. 2

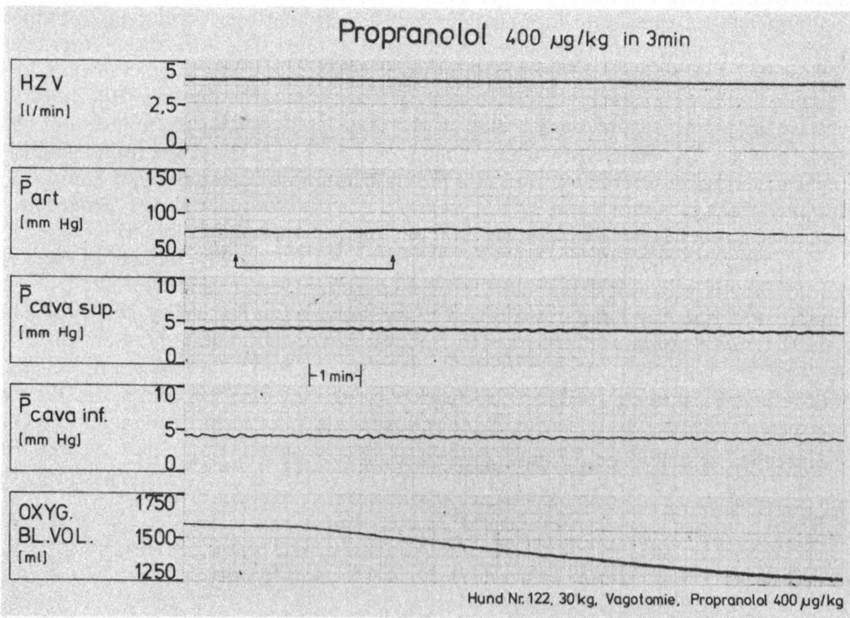

Abb. 9. Wirkung von Propranolol auf den arteriellen Mitteldruck und das venöse Blutvolumen. Abkürzungen wie in Abb. 2

	Dosis µg/kg	$\bar{P}_{art}$ mm Hg	$\Delta\bar{P}_{art}$ mm Hg	ΔBV_{ven} ml/kg	N
Pindolol	300 - 600	98 ± 6	- 9 ± 1‡	+3,9 ± 0,8‡	10
Propranolol	400 - 1000	95 ± 7	+ 6 ± 2*	+3,7 ± 1,4*	8

*$P<0{,}05$ ‡$P<0{,}005$

Abb. 10. Wirkung von Pindolol und Propranolol auf den arteriellen Druck und das venöse Blutvolumen des großen Kreislaufs. $\bar{P}_{art}$ = arterieller Mitteldruck vor Gabe der Beta-Blocker, $\Delta\bar{P}_{art}$ und ΔBV_{ven} = Änderung des arteriellen Mitteldrucks und des venösen Blutvolumens nach Gabe der Beta-Blocker (Beobachtungszeit 10 min)

terschiede bestehen, und welche zusätzlichen Effekte zu den ausgelösten Volumenverschiebungen hinzutreten können.

Die Auswirkungen einer Stimulation bzw. Blockade der venösen Alpha- und Beta-Rezeptoren auf den Gesamtkreislauf lassen sich einmal unter statischen und zum anderen unter dynamischen Gesichtspunkten betrachten, wenngleich beide Aspekte letztlich untrennbar miteinander verknüpft sind. Statisch betrachtet, ermöglicht die über adrenerge Rezeptoren ausgelöste Venokonstriktion eine Umverteilung des Blutvolumens im Gesamtkreislauf. Dies sei für das Beispiel körperlicher Arbeit im Liegen kurz erläutert, wenn auch auf diesem Feld noch Vieles unklar und umstritten ist. Hierbei besteht ein erhöhter Bedarf an Blutvolumen in der Lunge [5, 11, 12], in der arbeitenden Muskulatur [13], und, je nach Zustand der Thermoregulation, in der Haut. Hinzu kommt, daß das Gesamtblutvolumen infolge erhöhter Filtration in der Muskulatur abnimmt, und daß eine Steigerung des Herzzeitvolumens für sich allein das venöse Gefäßbett passiv erweitert [35]. Die Bereitstellung dieser regional zusätzlich benötigten Volumina wird offenbar durch adrenerge Beeinflussung des Venensystems des großen Kreislaufs gewährleistet. Hierbei wirkt es sich günstig aus, daß die Effekte einer Alpha- und Beta-Stimulation synergetisch sind.

Dynamisch betrachtet, bewirkt eine alpha- oder beta-adrenerge Venokonstriktion eine Erhöhung des venösen Rückstroms zum Herzen, eine Zunahme des Füllungsdrucks und damit eine Erhöhung des Herzzeitvolumens, die wiederum den arteriellen Druck steigert, sofern der periphere Widerstand sich nicht ändert. Über die quantitative Beziehung zwischen dem Ausmaß einer Venokonstriktion und der durch sie ausgelösten Steigerung des Herzzeitvolumens gibt es keine direkten Messungen. Man kann aber folgende Schätzungen anstellen, wenn man davon ausgeht, daß das Herz alles fördert, was ihm angeboten wird, und daß keine Gegenregulationen ins Spiel kommen. Erstens: In unserer Versuchsanordnung muß man während einer Adrenalin-Dauerinfusion das Perfusionsvolumen um 7% steigern, um eine Abnahme des venösen Blutvolumens um 1 ml/kg auszugleichen. Zweitens: Am Hund mit denervierten arteriellen Pressorezeptoren steigert eine Bluttransfusion von 1 ml/kg das Herzzeitvolumen um 6% [28]. Drittens: Aus den von Guyton [20] angegebenen venous-return-Kurven ergibt sich, daß eine Transfusion von 1 ml/kg eine Flußänderung um 5% bewirkt. Diese drei Schätzwerte liegen in der gleichen Größenordnung. Demnach würden Änderungen des venösen Blutvolumens um bis zu 5 ml/kg, wie sie in unseren Versuchen beobachtet wurden, das Herzzeitvolumen um bis zu 30% ändern können, sofern nicht gegenläufige Regulationen auftreten. Dies erscheint als wenig, wenn man bedenkt, daß das Herzzeitvolumen bei körperlicher Arbeit auf das Fünffache steigen kann. Es erscheint jedoch als viel, wenn man bedenkt, daß eine Flußsteigerung um 30% den arteriellen Mitteldruck um den gleichen Prozentsatz steigern muß, sofern sich der periphere Widerstand nicht ändert.

Aus diesen Überlegungen folgt, daß die Änderungen des Tonus und der Kapazität des venösen Systems, die durch Stimulation bzw. Blockade venöser Alpha- und Beta-Rezeptoren auslösbar sind, sich in einem quantitativ erheblichen Ausmaß am Zusammenspiel derjenigen Faktoren beteiligen können, die für die Regulation des Gesamtkreislaufs wesentlich sind.

Zum Schluß sei noch der Versuch gemacht, diese physiologischen Überlegungen in einen mehr auf die klinische Anwendung gerichteten Zusammenhang zu stellen. Gerade in der Anästhesiologie und der Intensivmedizin ergibt sich ja immer wieder die Notwendigkeit, den Kreislauf pharmakologisch zu beeinflussen. Bei der Anwendung von Katecholaminen bestimmt nicht nur die Wirkung auf das Myokard und die arteriellen Widerstandsgefäße, sondern auch das Ausmaß der Venokonstriktion die Reaktion des Gesamtkreislaufs. In diesem Zusammenhang sei erwähnt, daß nach Guyton [19] die durch eine Adrenalin-Dauerinfusion ausgelöste Steigerung des Herzzeitvolumens in erster Linie auf der Venokonstriktion und erst in zweiter Linie auf dem cardialen Antrieb beruht. Bei der Anwendung von Beta-Blockern ist nicht zuletzt auch ihre venodilatatorische Wirkung zu beachten, die für sich allein zu einer Verminderung des rechtsventrikulären Füllungsdrucks [siehe hierzu auch 26] und des venösen Rückstroms führt, wodurch das Herzzeitvolumen und damit auch der arterielle Druck sinken muß. Die hier abgeleiteten Wirkungskomponente der Beta-Blocker könnte zum Verständnis ihrer antianginösen und antihypertensiven Effekte beitragen.

Es erscheint daher als wichtig, sich mit dem Problem der adrenergen Rezeptoren im Venensystem weiter auseinanderzusetzen. Als allgemeine Schlußfolgerung ergibt sich, daß eine pharmakologische Beeinflußbarkeit des Gesamtkreislaufs nicht nur durch Einwirkung auf das Herz und die Widerstandsgefäße gegeben ist, sondern auch durch Einwirkung auf das kapazitiv-venöse System.

Literatur

1. Ahlquist, R.P.: A study of the adrenotropic receptors. Am. J. Physiol. 153, 586-600 (1948)
2. Alexander, R.S.: The influence of constrictor drugs on the distensibility of the splanchnic venous system, analyzed on the basis of an aortic model. Circ. Res. 2, 140-147 (1954)
3. Alexander, R.S.: The peripheral venous system. In: Handbook of Physiology, Section 2: Circulation, Vol. 2, 1075-1098. Washington: Am. Physiol. Soc. 1963
4. Axelsson, J., Johansson, B., Jonsson, O., Wahlström, B.: The effects of adrenergic drugs on electrical and mechanical activity of the portal vein. Bibl. Anat. 8, 16-20 (1966)
5. Braunwald, E., Kelly, E.R.: The effects of exercise on central blood volume in man. J. Clin. Invest. 39, 413 (1960)
6. Braunwald, E., Ross, J. jr., Kahler, R.L., Gaffney, T.E., Goldblatt, A., Mason, D.T.: Reflex control of the systemic venous bed. Effects on venous tone of vasoactive drugs, and of baroreceptor and chemoreceptor stimulation. Circ. Res. 12, 539-552 (1963)
7. Carruba, M., Mandelli, V., Mantegazza, P.: The effect of angiotensin II and other vasoactive drugs on isolated portal vein preparation. Arch. Int. Pharmacodyn. Ther. 201, 224-233 (1973)
8. Clement, D., Vanhoutte, P.: Effects of monoamines on the capacity of isolated veins. Arch. Int. Pharmacodyn. Ther. 166, 181-183 (1967)
9. Collier, J.G., Nachev, C., Robinson, B.F.: Effects of catecholamines and other vasoactive substances on superficial hand veins in man. Clin. Sci. 43, 455-467 (1972)
10. Coupar, I.M.: The effect of isoprenaline on adrenoceptors in human saphenous vein. Br. J. Pharmacol. 39, 465-475 (1970)
11. Donald, K.W., Bishop, J.M., Cumming, G., Wade, O.L.: The effect of exercise on the cardiac output and circulatory dynamics of normal subjects. Clin. Sci. 14, 37 (1955)
12. Fishman, A.P.: Dynamics of the pulmonary circulation. In: Handbook of Physiology, Section 2: Circulation, Vol. 2, 1667-1743. Washington: Am. Physiol. Soc. 1963
13. Folkow, B., Heymans, C., Neil, E.: Integrated aspects of cardiovascular regulation. In: Handbook of Physiology, Section 2: Circulation, Vol. 3, 1787-1824. Washington: Am. Physiol. Soc. 1965
14. Folkow, B., Neil, E.: Circulation. New York: Oxford University Press 1971
15. Gailer, K.A.J., Hornsey, P.A., Turner, P.: The relative potency of some β-adrenoceptor agonists on isolated human vein. Eur. J. Pharmacol. 16, 136-141 (1971)
16. Gauer, O.H., Thron, H.L.: Postural changes in the circulation. In: Handbook of Physiology, Section 2: Circulation, Vol. 3, 2409-2439. Washington: Am. Physiol. Soc. 1965
17. Guimaraes, S., Osswald, W.: Adrenergic receptors in the veins of the dog. Eur. J. Pharmacol. 5, 133-140 (1969)
18. Gunn, J.A., Chavasse, F.B.: The action of adrenin on veins. Proc. Roy. Soc. London, B 86, 192 (1913)
19. Guyton, A.C., Lindsey, A.W., Abernathy, B., Langston, J.B.: Mechanism of the increased venous return and cardiac output caused by epinephrine. Am. J. Physiol. 192, 126-130 (1958)

20. Guyton, A.C.: Venous return. In: Handbook of Physiology, Section 2: Circulation, Vol. 2, 1099-1133. Washington: Am. Physiol. Soc. 1963
21. Guyton, A.C., Coleman, T.G., Granger, H.J.: Circulation: overall regulation. Ann. Rev. Physiol. 34, 13-46 (1972)
22. Hagemann, K., Niehues, B., Schwanitz, V., Arnold, G., Lochner, W.: Untersuchungen zur extrakardialen Komponente der Wirkung vasoaktiver Substanzen am Gesamtkreislauf des Hundes. Res. Exp. Med. 161, 203-209 (1973)
23. Hagemann, K., Niehues, B., Manoli, S.H., Arnold, G., Lochner, W.: Über die Wirkung von Isoproterenol am Systemkreislauf des Hundes mit kardiopulmonalem Bypass. Z. Kardiol. 63, 542-549 (1974)
24. Horowitz, J.D., Mashford, M.L.: The action of adrenal steroids on the pharmacological reactivity of the isolated vein of the rabbit ear. Naunyn-Schmiedebergs Arch. Pharmakol. Exp. Path. 263, 324-331 (1969)
25. Hughes, J., Vane, J.R.: An analysis of the responses of the isolated portal vein of the rabbit to electrical stimulation and to drugs. Br. J. Pharmacol. 30, 46-66 (1967)
26. Jeschke, D., Caesar, K., Hensel, G., Schubert, J., Kaufmann, W.: Zentrale hämodynamische Parameter unter dem Einfluß des β-Sympathikolytikums Prindolol. Herz/Kreisl. 6, 263-270 (1974)
27. Kaiser, G.A., Ross, J. jr., Braunwald, E.: Alpha and beta adrenergic receptor mechanisms in the systemic venous bed. J. Pharmacol. Exp. Ther. 144, 156-162 (1964)
28. Lochner, W., Schoedel, W.: Die Bedeutung der depressorischen Kreislaufreflexe für die Steuerung des Herzzeitvolumens. Pflügers Arch. 255, 333-338 (1952)
29. Lubawski, I., Wale, J.: Studies with LB 46, a new β-receptor blocking drug. Eur. J. Pharmacol. 6, 345-348 (1969)
30. Lyons, B.L., Swaine, C.R.: Effect of adrenergic blocking agents on response of rabbit arterial and venous strips to catecholamines. Proc. Soc. Exp. Biol. Med. 133, 1422-1425 (1970)
31. Mellander, S.: Comparative effects of acetylcholine, butylnor-synephrine (Vasculat), noradrenaline, and ethyl-adrianol (Effontil) on resistance, capacitance, and precapillary sphincter vessels and capillary filtration rate in cat skeletal muscle. Angiologica 3, 77-79 (1966)
32. Mellander, S., Johansson, B.: Control of resistance, exchange, and capacitance functions in the peripheral circulation. Pharmacol. Rev. 20, 117-196 (1968)
33. Mellander, S.: Systemic circulation. Ann. Rev. Physiol. 32, 313 (1970)
34. Milnor, W.R.: The cardiovascular control system. In: V.B. Mountcastle (ed.): Medical Physiology, Vol. 2, 958-983. Saint Louis: Mosby 1974
35. Müller-Ruchholtz, E.R., Lösch, H.M., Grund, E., Lochner, W.: Effect of alpha adrenergic receptor stimulation on integrated systemic venous bed. Pflügers Arch. 370, 241-246 (1977)
36. Müller-Ruchholtz, E.R., Lösch, H.M., Grund, E., Lochner, W.: Effect of beta adrenergic receptor stimulation on integrated systemic venous bed. Pflügers Arch. 370, 247-251 (1977)
37. Müller-Ruchholtz, E.R., Grund, E., Hauer, F., Lapp, E.R.: Effect of carotid pressoreceptor stimulation on integrated systemic venous bed. Pflügers Arch., submitted 1978
38. Öberg, B.: Overall cardiovascular regulation. Ann. Rev. Physiol. 38, 537-570 (1976)
39. Remington, J.W., Hamilton, W.F.: Quantitative calculation of the time course of cardiac ejection from the pressure pulse. Am. J. Physiol. 148, 25-34 (1947)
40. Ross, J., Frahm, C.J., Braunwald, E.: Influence of carotid baroreceptors and vasoactive drugs on systemic vascular volume and venous distensibility. Circ. Res. 9, 75-82 (1961)
41. Rushmer, R.F.: Cardiovascular dynamics. Philadelphia: Saunders 1970
42. Sharpey-Schafer, E.P., Ginsburg, J.: Humoral agents and venous tone. Effects of catecholamones, 5-hydroxytryptamine, histamine, and nitrites. Lancet 1962, 1337-1340
43. Somlyo, A.V., Somlyo, A.P.: Effect of angiotensin and beta-adrenergic stimulation on venous smooth muscle. Am. Heart J. 71, 568-570 (1966)
44. Strubelt, O., Prael, E.: Pharmakologische Wirkungen auf die Kontraktionsfrequenz der isolierten Rattenpfortader. Arch. Int. Pharmacodyn. Ther. 198, 277-291 (1972)
45. Struyker Boudier, H., Smeets, G., Brouwer, G., Van Rossum, J.: Central and peripheral alpha adrenergic activity of imidazoline derivates. Life Sci. 15, 887-899 (1974)
46. Sutter, M.C.: The pharmacology of isolated veins. Br. J. Pharmacol. 24, 742-751 (1965)
47. Thron, H.L.: Das Verhalten peripherer Blutgefäße in vivo bei passiven und aktiven Weitenänderungen. Vergleichende Untersuchungen an kapazitiven und Widerstandsgefäßen. Arch. Kreislaufforsch. 52, 1-63 (1967)
48. Wiggers, C.J.: The circulation and circulatory research in perspective. In: Handbook of Physiology, Section 2: Circulation, Vol. 1, 1-10. Washington: Am. Physiol. Soc. 1962
49. Wood, J.E.: The veins. Boston: Little, Brown + Co. 1965
50. Zimmermann, B.G., Abboud, F.M., Eckstein, J.W.: Comparison of the effects of sympathomimetic amines upon venous and total vascular resistance in the foreleg of the dog. J. Pharmacol. Exp. Ther. 139, 290-295 (1963)

Therapie intraoperativer Herzrhythmusstörungen durch β-Sympatholytika

K.-J. Fischer

Trotz aller Fortschritte der Narkosetechnik spielen intraoperative Komplikationen nach wie vor eine große Rolle. Diese Komplikationen sind jedoch zu wesentlichen Teilen – und dies sei nachdrücklich betont – darauf zurückzuführen, daß wir heute in einem weit größeren Umfange als dies früher möglich war, Patienten mit erheblichen Risikofaktoren narkotisieren und operieren.

In dem gemischt-operativen Krankengut der Abteilung Anaesthesiologie der Universitätskliniken Kiel lagen bei der Hälfte der Patienten, die sich einem geplanten Eingriff unterzogen, ein oder mehrere praeoperative Risikofaktoren vor. Bei den notfallmäßigen Operationen lag die Risikobelastung sogar bei 83%!

Unter diesen Risikofaktoren spielen ganz besonders die cardialen Vorerkrankungen eine Rolle, und es gehört daher zu den wesentlichen anaesthesiologischen Aufgaben, das praeoperative cardiale Narkoserisiko zu diagnostizieren, abzuwägen und bezüglich der Komplikationsträchtigkeit einzustufen, sowie gegebenenfalls durch eine geeignete praeoperative Therapie die Ausgangssituation zu bessern. Darüber hinaus gilt es, die Narkosetechnik und die Narkoseführung mit der cardialen Leistungsreserve abzustimmen. Des weiteren besteht natürlich eine der wesentlichen anaesthesiologischen Aufgaben in der Behandlung intraoperativ auftretender cardialer und hämodynamischer Störungen (Komplikationen), die selbstverständlich trotz aller Vorsicht und aller narkosetechnischer Vorsorge eintreten können.

Zu den cardialen Risikofaktoren zählen mit den coronaren Herzerkrankungen und der Gruppe der cardialen Dysrhythmien Krankheitsbilder, bei denen die prae-, intra- und postoperative Therapie mit sogenannten β-Blockern zunehmende Bedeutung erlangt.

Im Rahmen der Differentialtherapie cardialer Störungen haben die sog. β-Blocker in den letzten Jahren auch für den Anaesthesisten zunehmende Bedeutung erlangt.

Nun ist aber – gerade im Narkoseverlauf – die β-sympatholytische Therapie nicht ganz unproblematisch, denn

1. ist die therapeutische Breite dieser antidysrhythmisch-wirksamen Pharmaka außerordentgering, und
2. dürfen die adrenergen Kreislaufreflex- und Regulationsmechanismen durch β-Sympatholytika nicht gänzlich blockiert werden.

Denn der wesentliche Anpassungsmechanismus des akut oder latent insuffizienten Herzens besteht – neben der Inanspruchnahme des Frank Starling-Mechanismus – in einer Vermehrung seiner sympathischen Aktivität.

1948 hatte Ahlquist die heute weitgehend akzeptierte Theorie vorgelegt, daß der sympathische Tonus des Organismus postganglionär durch zweierlei Rezeptorentypen, nämlich die α- und die β-Rezeptoren vermittelt wird.

Die Erregung dieser Rezeptoren geschieht nervös oder humoral durch die körpereigenen Katecholamine Adrenalin und Noradrenalin.

Lands & Mitarbeiter haben 1964 diese klassische Ahlquist'sche Einteilung dahingehend ergänzt, daß sie zwischen cardialen β_1-Rezeptoren und periphervaskulären und pulmonalen β_2-Rezeptoren differenzierten.

Wenn wir in diesem Zusammenhang von Rezeptoren sprechen, so verstehen wir darunter Molekülgruppierungen an der Zellmembran, die anatomisch nicht faßbar sind, aber über biochemische oder biophysikalische Mechanismen physiologische und pharmakologische Wirkungen vermitteln.

Die Erregung der vorwiegend in den Gefäßwänden lokalisierten α-Rezeptoren vermittelt eine Vasokonstriktion. Das Herz besitzt – vielleicht abgesehen von den großen Coronarästen – keine α-Rezeptoren, d.h. die Sympathikuswirkung wird am Herzen nur über die β-Rezeptoren, und zwar die β_1-Rezeptoren, vermittelt!

Stimulierte β_2-Rezeptoren erweitern die Arteriolen vor allem der Skeletmuskulatur und erschlaffen die glatte Muskulatur des Darms, des Uterus und der Bronchien.

Die cardialen β_1-Rezeptoren vermitteln die positiv inotropen, chronotropen, dromotropen und bathmotropen Wirkungen des Sympathikus, d.h. eine β_1-Rezeptoren-Stimulation erhöht die Kontraktionskraft, die Schlagfrequenz, die Reizleitungsgeschwindigkeit und die Neigung zur Schrittmacherautomatie des Herzens. Somit erhöht die β-Rezeptoren-Stimulation allerdings auch den myocardialen Sauerstoff- und Substratverbrauch.

Prototyp der α-adrenergen Wirkung ist das Noradrenalin, Prototyp des β-adrenergen Wirkung das Isoproterenol. Adrenalin hat dagegen α- und β-adrenerge Eigenschaften. Auffallend sind vor allem die strukturellen Ähnlichkeiten dieser sympathischen Überträgersubstanzen: ihre Isopropyl-Gruppe am Aminostickstoff der Seitenkette ist für die Affinität zum Rezeptor ausschlaggebend.

1957 wurde mit dem Dichlor-Isopropyl-Noradrenalin der erste β-Rezeptoren-Hemmstoff pharmakologisch untersucht. Es ist erkennbar, daß lediglich durch die Substitution der OH-Gruppen am Isoproterenol durch zwei Chloratome aus einem β-Stimulator ein sogenannter β-Blocker wird.

Die strukturelle Ähnlichkeit mit dem spezifisch β-rezeptoren-stimulierenden Isoproterenol ist auch für andere β-Sympatholytika wie Propranolol, Pindolol, Practolol and Atenolol nachweisbar: Auch sie besitzen die für die Rezeptor-Affinität ausschlaggebende Seitenkette und differieren lediglich im Ringgerüst.

Diese sogenannten „Blocker"-Substanzen sind im Grunde genommen nichts anderes als chemische Verbindungen, die sich auf Grund einer gewissen strukturellen Ähnlichkeit mit dem Isoproterenol sowie auf Grund einer ausreichenden Rezeptor-Affinität mit dem adrenergen Rezeptor verbinden ohne dabei jedoch die charakterische (Agonisten-) Stimulation auszulösen.

Entsprechend dem Massenwirkungsgesetz lassen sich die zugeführten Stimulatoren – aber auch die sogenannten β-Blocker – wieder vom Rezeptor verdrängen.

Es sei also festgehalten, daß es sich hier nicht um eine echte Blockade handelt! Aus diesem Grunde ist es besser, von β-Sympatholytika zu sprechen, denn diese Substanzen blockieren nicht, sondern hemmen – und zwar kompetitiv und somit reversibel – alle Effekte, die durch eine β-adrenerge Stimulation am Herzen (und natürlich auch an anderen Organen) bewirkt werden.

Unabhängig von ihrer spezifischen β-sympatholytischen Aktivität besitzen diese Pharmaka eine Reihe unspezifischer Wirkqualitäten: hierzu gehören eine lokalanaesthetische, eine unspezifisch-cardiodepressive, eine antifibrillatorische und eine zentrale Wirkung. Einige Substanzen vermögen bei der Rezeptorbesetzung sogar noch eine geringe sympathomimetische Eigenwirkung zu entfalten, die man dann als sogenannte "intrinsic activity" (ISA) eines β-Sympatholytikums bezeichnet. Die Bedeutung dieser agonistischen Wirkqualität für eine Differentialtherapie mit β-Rezeptoren-Blockern ist bislang jedoch nicht gesichert.

Trotz ihrer strukturellen Ähnlichkeit besitzen die verschiedenen Substanzen ihr spezifisches pharmakologisches Wirkprofil und somit auch ihre gezielten klinischen Indikationen.

Die therapeutische Anwendung der β-Sympatholytika in der Klinik (im Narkoseverlauf) ergibt sich aus der Ausschaltung vornehmlich der β_1-Rezeptoren. Für das Myocard bedeutet β-Sympatholyse eine Herabsetzung von Frequenz, Erregungsleitung, von Kontraktilität und damit von Sauerstoff- und Substratverbrauch. Somit führt die Therapie mit β-Adrenolytika zur pharmakologischen Entlastung des Herzmuskels. Der Effekt wird umso ausgeprägter sein, je stärker das Herz unter einem erhöhten Sympathikotonus steht.

Daraus ergibt sich andererseits, daß sich das Herz eines Patienten, der mit β-Blockern behandelt wird, u.U. nicht mehr genügend an höhere Leistungsanforderungen adaptieren kann.

Die Anwendung von β-Sympatholytika im Narkoseverlauf geht davon aus, daß ein wie auch immer gearteter β-adrenerger Antrieb wesentlicher pathogenetischer Faktor in der Entstehung und Unterhaltung der jeweiligen Störung ist. Hierbei kann dieser adrenerge Antrieb absolut erhöht, im anderen Falle aber auch normal sein, jedoch ein geschädigtes Erfolgsorgan überfordern. Die pharmakologische Hemmung des β-adrenergen Antriebs bietet sich in beiden Fällen als sinnvoller Eingriff in diese pathogenetische Kette an.

Zu den bekannten Indikationen für eine β-Sympathikolyse im Narkoseverlauf zählen auch einige Herzrhythmusstörungen, besonders aus dem tachycarden Formenkreis. Je stärker eine erhöhte Sympathikusaktivität als auslösender Faktor für Herzfrequenzsteigerungen oder

Rhythmusirregularitäten verantwortlich ist, um so eher und besser wirken β-Sympatholytika, da das sympathische Nervensystem einen entscheidenden Einfluß auf die Steuerung der Herzschlagfolge ausübt.

Bei der Therapie von Herzrhythmusstörungen kommt einmal der β-adrenolytisch-dämpfende Einfluß (im Sinne der eigentlichen Sympathikolyse) zur Geltung, zum anderen kommen die den einzelnen Substanzen mehr oder weniger eigenen unspezifischen „Membranwirkungen" zum Tragen. Nach unserem derzeitigen Wissens- und Erfahrungsstand sind zahlreiche Herzrhythmusstörungen als Indikationsgebiete für eine β-Sympathikolyse anzusehen, so z.B.

die Sinustachycardie,

die supraventrikuläre Tachycardie, insbesondere in Form der paroxysmalen Krise,

die schnelle Kammertätigkeit bei Vorhofflattern oder -flimmern und

oder die supraventrikuläre Extrasystolie.

Als relative Indikationen gelten auch die ventrikulären Extrasystolien oder Tachycardien sowie die vielfältigen, durch Glykosidintoxikation bedingte Dysrhythmien.

Als klassische Indikation zur β-Sympathikolyse gilt natürlich die Katecholamin-Überdosierung.

In neuerer Zeit scheinen sich die β-Blocker – allerdings in sehr hoher Dosierung – zunehmend auch in der Therapie hypertoner Zustandsbilder durchzusetzen. So konnte Prys-Roberts sehr eindrücklich zeigen, daß die Häufigkeit ischämischer Episoden während der Narkoseeinleitung auch bei Patienten mit fixiertem Hypertonus durch Vorbehandlung mit β-Sympatholytika auf ein Zehntel reduziert werden konnte. Häufig wird jedoch die β-adrenolytische Therapie mit anderen Antihypertensiva kombiniert.

Natürlich sind – nicht zuletzt auch im Narkoseverlauf – einige wesentliche Kontraindikationen für eine β-sympatholytische Therapie zu berücksichtigen:
Als absolute Kontraindikationen gelten auch hier die manifeste Herzinsuffizienz, obstruktiv-bronchospastische Atemwegserkrankungen und bradycarde Herzrhythmusstörungen bei höhergradigen AV-Blockierungen.

Lassen Sie mich nach dieser Einführung nun die uns Anaesthesisten ganz besonders interessierenden Problemkreise einer β-sympatholytischen Therapie im Zusammenhang mit der Anaesthesie ansprechen:

1. Die praeoperative Langzeittherapie mit β-Sympatholytika
2. Die intraoperative Akuttherapie
3. Die prae-, intra- und postoperative Dosierung von β-Sympatholytika.

Bezüglich der praeoperativen β-Blocker-Langzeittherapie stellt sich immer wieder die Frage, ob man die β-Sympatholytika bis zum Operationstermin belassen oder praeoperativ – dann aber frühzeitig – absetzen soll.

Beläßt man die β-Sympatholytika bis zum Operationstermin, so hat man zwar einen wirkungsvollen prophylaktischen Schutz gegen adrenerge Stimuli in der Narkose-Einleitungsphase wie auch im weiteren Narkoseverlauf; man läuft allerdings Gefahr, daß das manifest insuffiziente Herz in der Einleitungsphase akut dekompensiert.

Setzt man die β-Sympatholytika dagegen mindestens 2-3 Tage praeoperativ ab, so sind zwar eine Myocarddepression oder sogar ein akutes Myocardversagen in der Einleitungsphase nicht zu erwarten, auf der anderen Seite kann bei intraoperativ oder im Narkoseverlauf gesetzten adrenergen Stimuli die Coronarreserve des Patienten erschöpft werden, Rhythmusstörungen treten gehäuft auf.

Wir empfehlen daher, bei Patienten mit Coronarinsuffizienz die β-Sympatholytika praeoperativ unbedingt zu belassen. Denn wir sollten prinzipiell davon ausgehen, daß die internistisch-cardiologisch gestellte Indikation zur praeoperativen β-Sympathikolyse streng genommen auch für das Herz in der Narkose weiter besteht – ich bin fast geneigt zu sagen: dann doch wohl erst recht!

Es sei in diesem Zusammenhang daran erinnert, daß doch gerade die Mehrzahl cardialer Störungen, nicht zuletzt auch das Auftreten von Herzrhythmusstörungen im Narkoseverlauf zu einem großen Teil durch einen überhöhten adrenergen Antrieb bedingt ist. Unter den zahlreichen in Frage kommenden Ursachen seien nur die folgenden apostrophiert: die psychische Ausgangssituation des Patienten, der Operationsstreß als solcher, operative Stimuli, die Katecholaminausschüttung in der zu flachen Narkose sowie bei latenter respiratorischer bzw. metabolischer Azidose oder die Hypoxie. Nicht unerwähnt bleiben soll, daß einige Inhalationsnarkotika – insbesondere das noch immer weit verbreitete Halothan – das Myocard für Katecholamine sensibilisieren.

Miller u. Mitarbeiter veröffentlichten kürzlich im New England J. Med. eine sehr interessante prospektive Studie über die Problematik des β-Blocker-Entzugs: 50% derjenigen Patienten, bei denen Propranolol abgesetzt wurde, entwickelten innerhalb von 2 Wochen schwere coronarbedingte Zwischenfälle einschließlich ventrikulärer Tachykardie und drohendem oder sogar tödlichem Myocardinfarkt. Diese Zwischenfälle ereigneten sich gerade bei denjenigen Patienten, die von der Propranolol-Therapie am meisten profitiert hatten.

Ein Beispiel: Auf Grund des schlechten Allgmeinzustandes hatte ein 75-jähriger Patient mit einem Dickdarmileus in den letzten 10 Tagen vor der dann plötzlich notwendigen Laparotomie seine langzeitapplizierten β-Blocker nicht eingenommen. Die pectanginösen Attacken häuften sich in immer kürzeren Abständen.

Der praeoperative Rhythmusstreifen zeigte bei ausgeglichenem Serum-Kalium-Spiegel eine gefährliche tachycarde, salvenförmige ventrikuläre Dysrhythmie, die sich praeoperativ durch die intravenöse Gabe von 0,2 mg Visken® beseitigen ließ.

Es muß auf der anderen Seite grundsätzlich festgehalten werden, daß alle β-Sympatholytika negativ inotrop wirken, wie sich sehr schön am isolierten Herz zeigen läßt. Mein Freund und Kollege Marquort aus Kiel wird in seinem Referat aufzeigen, wie diese negativ inotrope Eigenwirkung der β-Sympatholytika durch Narkotika verstärkt wird.

Der Einsatz von β-Sympatholytika zur Akuttherapie im Narkoseverlauf ist nur gerechtfertigt, wenn die elektrokardiographische Diagnose gesichert und eine fortlaufende Monitor-Überwachung mit der Möglichkeit der EKG-Registrierung gewährleistet ist. Ferner müssen selbstverständlich alle Möglichkeiten zur Behandlung evtl. Zwischenfälle gegeben sein.

Prinzipiell ist die therapeutische Anwendung von β-Blockern während der Narkose nur dann erlaubt, wenn Hypoxie, Hypovolämie, Anämie, Herzinsuffizienz, Temperaturerhöhung und natürlich eine zu flache Narkose als Ursache für eine tachycarde Dysrhythmie ausgeschlossen werden können. Ausnahmen bilden hämodynamische Auswirkungen extremer Tachycardien: hier kann im Einzelfall – bei genauer Abwägung des Risikos – eine medikamentöse Therapie indiziert sein. Dabei sollte jedoch die Dosis fraktioniert, d.h. nach Wirkung appliziert werden, wobei es vollkommen ausreichend ist, zunächst nur die durch den hohen adrenergen Antrieb verursachten Frequenzspitzen zu reduzieren. Denn durch die β-Blockade wird die Anpassungs- und Leistungsbreite des Herzens in der Narkose entscheidend eingeschränkt. Stets erfordert die Therapie mit β-blockierenden Substanzen einen ausreichenden Glykosidschutz.

Wegen möglicher Interferenzen mit den negativ inotropen Eigenschaften der Anaesthetica sollte die Dosierung von β-Sympatholytika zur Senkung pathologischer Frequenzspitzen möglichst gering gehalten werden.

Zusammen mit Herrn Marquort haben wir für verschiedene β-Sympatholytika zunächst die negativ chronotrope Wirkstärke unterschiedlicher Dosierungen von β-Sympatholytika in der steady state-Phase einer Halothan-Thalamonal-Lachgas-Sauerstoff-Narkose quantifiziert.

Das Patientenkollektiv wurde hierzu in drei Gruppen unterteilt:
Gruppe A: Ausgangsherzfrequenzen über 125/min
Gruppe B: Ausgangsherzfrequenzen 100-125/min
Gruppe C: Ausgangsherzfrequenzen unter 100/min

Für Pindolol gelingt in der Narkose eine zuverlässige Frequenzreduktion durch die intravenöse Gabe von lediglich 0,1 mg. Das Ausmaß der Frequenzsenkung durch diese Dosierung von 0,1 mg Visken® entspricht für alle Frequenzgruppen der negativ chronotropen Wirkstärke von 0,2 mg bei wachen Patienten.

Für den narkotisierten wie auch für den wachen Patienten hängt der pindololbewirkte prozentuale Abfall der Herzfrequenz von der Ausgangs-Herzschlagfolge ab, d.h. der stärkste negativ chronotrope Effekt findet sich bei den höchsten Ausgangs-Herzfrequenzen.

Im folgenden wurde untersucht, inwieweit eine Verdoppelung der Visken®-Dosis in der Narkose das Ausmaß der Frequenzsenkung verstärkt.

Bei nicht-unterschiedlichen Ausgangswerten nimmt die Herzfrequenz bei intravenöser Gabe von 0,1 mg in der Gruppe A um 23%, in der Gruppe B um 15% und in der Gruppe C um 11% ab. Durch 0,2 mg wird die Herzfrequenz lediglich in der Gruppe A im Mittel etwas stärker als durch 0,1 mg gesenkt – doch lassen sich diese Unterschiede statistisch nicht sichern.

Eine primäre Verdoppelung der Visken®-Dosierung in der Narkose bringt also weder bei unterschiedlichen Ausgangsherzfrequenzen, noch zu unterschiedlichen Zeitpunkten nach der intravenösen Applikation eine sichere Verstärkung des negativ chronotropen Effektes – ein Leitsatz, der sich auch für andere von uns untersuchte β-Sympatholytika bestätigte.

Die bezüglich der Frequenzreduktion durch 0,1 mg Visken® äquipotente Atenolol-Dosis beträgt 1,25 mg Ternormin®. Auch bei diesem relativ kardio-selektiven β-Blocker bewirkt eine Nachinjektion der gleichen oder der doppelten Dosis keine wesentliche zusätzliche Frequenzsenkung.

Der wesentliche Unterschied zwischen Pindolol und Atenolol besteht in den unterschiedlichen Wirkgeschwindigkeiten beider Substanzen: Vergleicht man beispielsweise die Gruppen A mit den höchsten Ausgangs-Herzfrequenzen, so findet sich bereits 30 Sekunden nach Atenolol-Gabe eine hochsignifikante Abnahme der Herzfrequenz, wohingegen der Frequenzabfall unter Pindolol erst nach 1,5 min gesichert werden kann. Das Maximum der Frequenzsenkung wird bei beiden Substanzen nach 10 Minuten erreicht. Eine halbe Minute nach intravenöser Bolus-Gabe werden unter Atenolol bereits 45% dieses Maximaleffektes erzielt, unter Pindolol dagegen erst 17%.

Die verzögerte Wirkgeschwindigkeit von Pindolol läßt sich am ehesten auf die in pharmakologischen Untersuchungen bestätigen, starke β-sympathomimetische Eigenwirkungen (die sogenannte „intrinsic aktivity") des Pindolols erklären.

Lassen Sie mich nun im folgenden kurz auf einige klinische Narkoseverläufe im Zusammenhang mit einer β-Rezeptoren blockierenden Behandlung eingehen.

Wie bereits angemerkt, besteht die Indikation zur β-sympatholytischen Therapie auch und gerade in der früh-postoperativen Phase fort!

Nicht selten wird die Fortführung des β-sympatholytischen Schutzes postoperativ versäumt und somit der, verschiedensten adrenergen Reizen ausgesetzte Patient, gefährdet.

Wir empfehlen, die β-sympatholytische Therapie (bei gleichzeitger Fortführung der Digitalisierung) bereits am Operationstag niedrig dosiert, ab 2./3. postoperativen Tag jedoch in voller (praeoperativer) Dosis weiterzuführen.

Lassen Sie mich die Problematik der Anwendung von β-Sympatholytika im Zusammenhang mit einer Allgemein-Anaesthesie dahingehend zusammenfassen: Eine praeoperativ angesetzte β-Blocker-Langzeittherapie sollte – unter Respektierung der internistisch-kardiologischen Indikationsstellung – bis zum Operationstermin in vollem Umfange belassen werden. Nur im Einzelfall – so zum Beispiel bei manifester Herzinsuffizienz – empfiehlt sich eine praeoperative Dosis-Reduktion.

Intraoperativ erübrigt sich im allgemeinen die Fortführung der β-Blocker-Therapie. Im Einzelfall kann jedoch einmal eine Akuttherapie mit entsprechend niedriger Einzeldosis erforderlich werden. Eine derartige intraoperative β-sympatholytische Akuttherapie bedarf jedoch der vorherigen elektrokardiographischen Sicherung der zugrundeliegenden Dysrhythmie. Bei tachycarden Herzrhythmusstörungen kommt es lediglich darauf an, die pathologischen Frequenzsspitzen zu senken. Bei ventrikulär-dysrhytmischen Irregularitäten der Herzschlagfolge empfiehlt sich die Gabe von β-Sympatholytika mit sogenannter „membranstabilisierender" Wirkkomponente.

Agonisten und Antagonisten der neuromuskulären Überleitung

W. Buzello

Das Verständnis der Wirkung von Agonisten und Antagonisten der neuromuskulären Überleitung bereitet auf den ersten Blick für den klinischen Alltagsgebrauch kaum Schwierigkeiten.

Nach Maßgabe stark vereinfachter morphologischer und physiologischer Vorstellungen pflegen wir uns an ein hilfreiches und wenig kompliziertes Konzept zu halten[1]: Die neuromuskuläre Synapse besteht aus prä- und postsynaptischen Strukturen. Die ersteren gehören der motorischen Nervenendigung an und die letzteren der Muskelzelle. Die Reizung der motorischen Nerven führt zur Depolarisation der präsynaptischen Membran. Acetylcholin wird in den synaptischen Spalt entleert und an die postsynaptischen Acetylcholinrezeptoren gebunden. Es entsteht ein Endplattenpotential, das sich als Muskelaktionspotential ausbreitet. Dieses führt über intrazelluläre Mechanismen, die hier nicht im einzelnen erörtert werden sollen, zur Muskelkontraktion. In unmittelbarer Nachbarschaft der Acetylcholin-Rezeptoren befindet sich das zellständige Enzym Acetylcholinesterase, das den Agonisten augenblicklich inaktiviert und die Repolarisation der postsynaptischen Membran ermöglicht.

Man kann einerseits durch länger wirksame Agonisten, wie Succinylcholin oder Dekamethonium, eine Dauerdepolarisation herbeiführen (Depolarisationsblock), oder man kann andererseits durch Curare-Derivate die postsynaptischen Acetylcholin-Rezeptoren besetzen und so die Depolarisation der postsynaptischen Membran durch Acetylcholin (ACh) verhindern (kompetitiver Block).

Tabelle 1 faßt die wichtigsten Merkmale beider Blockformen zusammen. Mit diesem Konzept arbeiten wir, wohl wissend, daß es weitere Blockformen gibt, die darin keine befriedigende Erklärung finden. Zum anderen gibt es zahlreiche Substanzen, die zwar nicht zu den Muskelrelaxantien (MR) gezählt werden, die aber dennoch eine beachtenswerte neuromuskuläre Wirksamkeit besitzen. Auf dieses pharmakologische Umfeld um die klinische Muskelrelaxation sollen die folgenden Ausführungen besonders eingehen.

Tabelle 1. Die wichtigsten Unterscheidungskriterien zwischen kompetitivem und Depolarisationsblock

	Depolarisationsblock	kompetitiver Block
Klinisch:	initiale Muskelfaszikulationen	keine initialen Muskelfaszikulationen
Nervstimulation:		
T_4	keine Ermüdung	Ermüdung
Tetanus	keine Ermüdung, keine posttetanische Erleichterung	Ermüdung posttetanische Erleichterung
Cholinesterase-hemmer	Synergismus	Antagonismus
depol. MR	Synergismus	in kleinen Dosen Antagonismus

Abbildung 1 zeigt eine Auswahl von Substanzen, die die neuromuskuläre Übertragung auf verschiedenen Ebenen beeinflussen. Bereits der erste Schritt, der der ACh-Synthese und

[1] Ausführlichere Übersichten über Morphologie, Physiologie und Pharmakologie der neuromuskulären Synapse findet der Leser bei [2, 4, 6, 8, 9, 15, 20]

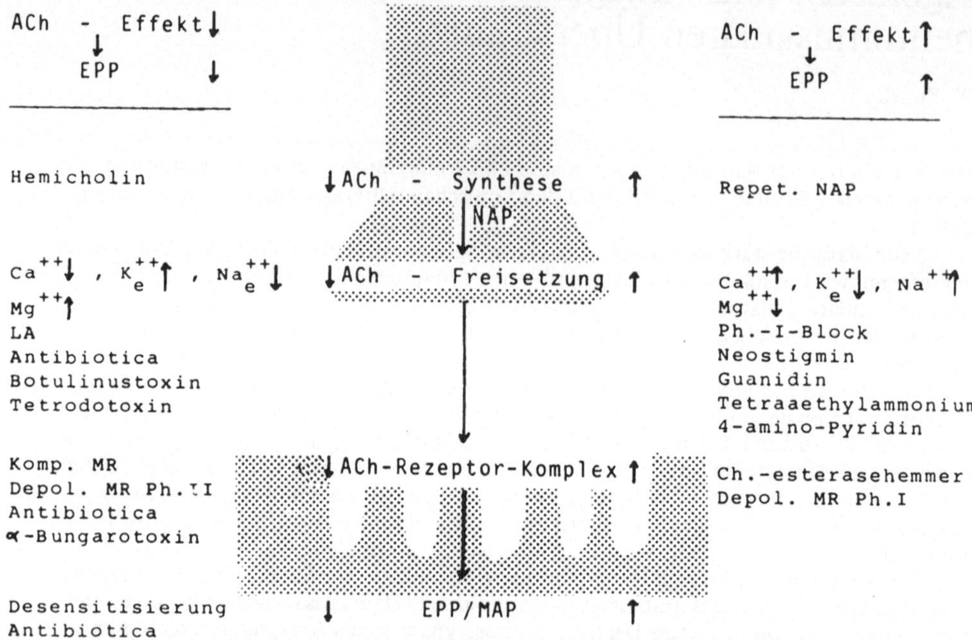

Abb. 1. Agonisten und Antagonisten der neuromuskulären Überleitung. Erläuterungen im Text S. 37-38 Abkürzungen: ACh = Acetylcholin, EPP = Endplattenpotential, NAP = Nervenaktionspotential, MAP = Muskelaktionspotential, LA = Lokalanaesthetica, MR = Muskelrelaxantien

und Bereitstellung der Speicherformen, ist vulnerabel. Hemicholin hemmt die Cholinaufnahme durch die motorische Nervenendigung und interferiert so mit der ACh-Synthese. Andererseits kurbeln repetitive Nervenaktionspotentiale (NAP) die ACh-Synthese an [19].

Eine wichtige Voraussetzung für die Beantwortung des Nervenaktionspotentials durch die Freisetzung von ACh ist eine ausreichende Konzentration extrazellulärer Calciumionen. Calciummangel beeinträchtigt die ACh-Freisetzung, und eine erhöhte Calciumfreisetzung begünstigt sie. Als Calcium-Antagonist wirkt Magnesium.

Weitere Substanzen, die über unterschiedliche Mechanismen die ACh-Freisetzung beeinträchtigen, sind praktisch alle Muskelrelaxantien (MR), Lokalanaesthetika, eine Reihe von Antibiotika wie Streptomycin und Neomycin, Tetrodotoxin (das Gift eines tropischen Fisches) sowie Botulinustoxin. Die MR blockieren wahrscheinlich auch an der Nervenendigung ACh-Rezeptoren, unter deren Kontrolle die ACh-Freisetzung steht [11]. Lokalanaesthetika und Antibiotika wirken wie Mg^{++} als Calcium-Antagonisten [3], so daß ihre Wirkung bis zu einem gewissen Grade durch Calcium antagonisierbar ist.

Begünstigt wird die ACh-Freisetzung durch depolarisierende MR, durch eine direkte Wirkung von Neostigmin sowie durch die Substanzen Guanidin, Tetraäthylammonium und 4-Aminopyridin. Die Wirkung der drei letztgenannten Substanzen verdient eine nähere Erläuterung, da vor allem 4-Aminopyridin bzw. seine Derivate in absehbarer Zeit klinische Bedeutung erlangen dürften [1]. Die drei Substanzen ermöglichen eine differenzierte Beeinflussung der Ionen-Permeabilität der prä- und postsynaptischen Membran, wobei die Wirkungen an der präsynaptischen Membran im Vordergrund zu stehen scheinen. – Die Aktionspotentiale entstehen bekanntlich durch eine plötzliche enorme Steigerung der Membranpermeabilität für Na^+- bzw. K^+-Ionen. Der Steigerung der Membran-Permeabilität liegen kurzzeitige Öffnungen der transmembranösen Ionenkanäle zugrunde. Der aufsteigende Schenkel des Aktionspotentials ist Ausdruck der sehr raschen Öffnung der Na-Kanäle, während der Verlauf des absteigenden Schenkels durch das langsamere K-System bestimmt wird. Tetrodotoxin blockiert selektiv das Na-System, so daß danach die Nervenreizung nicht mehr zur ACh-Freisetzung führt [18]. Guanidin verzögert den Schluß der Na-Kanäle mit dem Ergebnis eines überschießenden Potentials und vermehrter ACh-Freisetzung. Tetraäthylammonium und 4-Aminopyridin verzögern die Öffnung der K-Kanäle, so daß die Membran länger depolarisiert bleibt und auf diese Weise mehr ACh-freigesetzt wird [16]. 4-Aminopyridin ist auf dem Wege der vermehrten ACh-Freisetzung sowohl geeignet, kompetitive MR zu antagonisieren als auch eine gewisse Antidotwirkung gegen Botulinustoxin zu entfalten.

Der für die klinische Anaesthesiologie wichtigste Angriffsort für Agonisten und Antagonisten der neuromuskulären Übertragung sind die ACh-Rezeptoren der postsynaptischen Membran. ACh ist ihr physiologischer Agonist. Cholinesterasehemmer wie Neostigmin, Pyridostigmin, Edrophonium, Galanthamin, Organophsophate sowie das Muskelrelaxans Hexafluorenium verstärken seine Wirkung. Auch die übrigen MR haben schwache cholinesterasehemmende Eigenschaften [10].

Depolarisierende MR sind in der ersten Phase ihrer Wirkung Synergisten des ACh, während sie in der zweiten Phase eine antagonistische Wirkung entfalten (Abb. 1). Reine Antagonisten sind die Curare-Derivate im weitesten Sinne, also die nicht depolarisierenden oder kompetitiven Muskelrelaxantien. Für beide Substanzgruppen sind die postsynaptischen ACh-Rezeptoren die wichtigsten Angriffspunkte, gegenüber denen die präsynaptischen oder andere postsynaptische Wirkungen weniger bedeutend sind. Einige Antibiotika, wie Neomycin, Streptomycin, Gentamycin, Kanamycin, die Polymyxine sowie Colistin und Tetrazycline haben ebenfalls eine kompetitive Wirkung an den postsynaptischen Rezeptoren [17, 22]. Eine irreversible Bindung und Inaktivierung kann das Schlangengift α-Bungarotoxin mit den Rezeptoren eingehen, und es ist deshalb geeignet, diese experimentell zu lokalisieren. – Die Zahl der aktivierbaren postsynaptischen ACh-Rezeptoren ist – wie wir heute wissen – bei der Myasthenia gravis vermindert [6]. Die Auslösung eines Endplattenpotentials durch die Bildung eines Agonist-Rezeptor-Komplexes setzt eine bestimmte Chemosensibilität der Endplattenmembran voraus. Eine Aufhebung der Chemosensibilität ist normalerweise für sehr kurze Zeit die Folge der ACh-Wirkung. Die Verminderung der Chemosensibilität der Endplattenmembran wurde aber auch als Nebenwirkung von Gallamin und einigen Antibiotika nachgewiesen [4].

Die vorstehenden Ausführungen zu Abbildung 1 sollten verdeutlichen, daß einerseits die neuromuskuläre Übertragung an verschiedenen Stellen vulnerabel ist, und daß andererseits die meisten Agonisten und Antagonisten zwar einen Hauptangriffspunkt haben, der das klinische Bild beherrscht, jedoch auch zahlreiche andere prä- und postsynaptische Wirkungen aufweisen, die für die Antagonisierbarkeit ihrer Wirkung von Bedeutung sein können. Für die klinisch wichtigsten Substanzen ist das Spektrum der Angriffspunkte in Tabelle 2 noch einmal zusammengefaßt. Sie zeigt den einheitlichen Wirkungsschwerpunkt beider Gruppen von Muskelrelaxantien an den postsynaptischen ACh-Rezeptoren bei uneinheitlichem Wirkungsspektrum an der prä- bzw. postsynaptischen Membran sowie auf die Refraktärzeit. Die bekannte verstärkende Wirkung der Inhalationsnarkotika auf den kompetitiven Block [12, 14, 23] beruht überwiegend auf postsynaptischen Wirkungen wie der Verminderung des Ruhepotentials infolge ständig gesteigerter Ionenpermeabilität sowie auf einer Verlängerung der Refraktärzeit. Antibiotika haben substanzspezifisch verschiedene prä- und postsynaptische Angriffspunkte [17, 22], auf die hier im einzelnen nicht eingegangen werden kann.

Nachdem hiermit der Weg der neuromuskulären Überleitung und die Möglichkeiten einer pharmakologischen Manipulation aufgezeigt sind, soll auf ein Problem eingegangen werden, das nicht nur dem Kliniker, sondern auch dem Theoretiker nach wie vor Probleme bereitet. Es handelt sich um die Formen neuromuskulärer Blockade, die weder als rein depolarisierend noch als rein kompetitiv einzustufen sind. Damit stellen sich zwei Fragen:

1. Unter welchen Bedingungen kann überhaupt ein Agonist zum Antagonisten werden?
2. Wie ist es möglich, daß sich unter antagonistischer Wirkung die Merkmale des Blocks ändern?

Die Antwort auf die erste Frage liefert die Wirkungskinetik des ACh. Dieses ist deshalb ein reiner Agonist, weil es nach Bindung an den Rezeptor unmittelbar durch ACh-Esterase inaktiviert wird. Damit wird die Repolarisation der postsynaptischen Membran ermöglicht. Wird die Inaktivierung des Agonisten durch Hemmung der ACh-Esterase verhindert, so verbleibt die postsynaptische Membran depolarisiert, und es liegt ein Depolarisationsblock vor.

Tabelle 2. Angriffsorte neuromuskulär wirksamer Substanzen

	dTc	Gall	Pc	SC Deka	Inhal.-Narkotika	Anti-biotica
ZNS-Dämpfung					+	
Stabilisierung der praesynapt. Membran	+	(+)	+			+
postsynaptische ACh-Rezeptoren	+++	+++	+++	+++		+
postsynaptische Membran	++			++	+	+
neuromuskuläre Refraktärzeit	+	+	+	+	+	
Kontraktilität der Muskelfaser					+	

Dieselbe Wirkung kann mit künstlichen Analogen des ACh erzielt werden, die für die ACh-Esterase nicht angreifbar sind, z.B. Dekamethonium.

Wesentlich schwieriger ist das Verständnis der qualitativen Veränderungen des Blocks, dem bereits eine verwirrende Terminologie im Wege steht. Der Kliniker hat dabei das Phänomen im Auge, daß ein Depolarisationsblock mit der Zeit Merkmale eines kompetitiven annehmen kann (vgl. Tabelle 1). Hierfür haben sich die Termini „Dualblock", „Phase-1-Phase-2-Block" und „desensitation-Block" eingebürgert. In Wirklichkeit wurden diese Begriffe Mitte der 50er Jahre unter sehr unterschiedlichen Bedingungen von Versuchen an Nerv-Muskel-Präparaten in vitro, von Tierversuchen in vivo und von Beobachtungen am Menschen abgeleitet. Den Befunden ist der 2-Phasen-Ablauf eines Blocks gemeinsam, aber das zugrundeliegende pharmakologische Geschehen mag durchaus sehr unterschiedlich sein [24]. Heute wird für das, was wir klinisch sehen, von maßgebenden Autoren der Begriff „desensitation-Block" bevorzugt. Der Grund liegt in einer möglichen Theorie, die Vorgänge auf Rezeptorebene zu veranschaulichen [13, 21].

Entsprechend Abbildung 2 stellt man sich die Bindung eines Agonisten A, z.B. ACh, an den Rezeptor R zu dem Rezeptorkomplex A·R als eine Gleichgewichtsreaktion vor. Der primär nicht aktive oder ruhende Rezeptor wird durch die Verbindung mit ACh aktiviert. Er ist damit in der Lage, die Öffnung der synaptischen Ionenkanäle und ein Endplattenpotential (EPP) auszulösen. Gleichzeitig wird ACh durch die ACh-Esterase rasch inaktiviert, und die freiwerdenden Rezeptormoleküle kehren in ihre inaktive Konfiguration zurück.

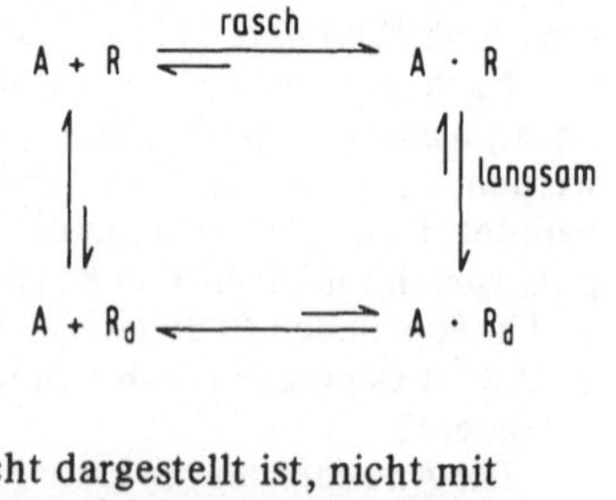

rasch
A + R ⇌ A · R
langsam
A + R_d ⇌ A · R_d

Abb. 2. Rezeptorenaktivierung und -desensitisierung. Symbole: A = Agonist, R = Rezeptor, A·R = aktivierter Agonist-Rezeptor-Komplex, R_d = desensitisierter Rezeptor. Nur der Komplex A·R vermag ein Endplattenpotential auszulösen. Weitere Erläuterungen im Text S. 39

Verbindet sich der ruhende Rezeptor, was in Abbildung 2 nicht dargestellt ist, nicht mit einem Agonisten sondern mit einem Antagonisten, z.B. Curare, so bildet sich ebenfalls ein Komplex, mit dem jedoch keine Aktivierung des Rezeptorproteins einhergeht. Die synaptischen Ionenkanäle bleiben geschlossen, und es wird kein Endplattenpotential ausgelöst. Bleibt andererseits nach Bildung des aktiven Agonist-Rezeptor-Komplexes (A·R) der Agonist längere Zeit anwesend, so z.B. wenn die ACh-Esterase inaktiviert ist, oder wenn es sich um einen nicht abbaufähigen Agonisten handelt, so bleibt Zeit für den langsameren Vorgang der Rezeptordesensitisierung: das Gleichgewicht verschiebt sich in Richtung eines Komplexes aus Agonist + desensitisiertem Rezeptor (A·Rd). Die Folge ist, daß durch weitere Freisetzung von ACh kein Endplattenpotential mehr ausgelöst werden kann.

Die Reaktion kann sich fortsetzen in Form der Dissozation des desensitisierten Komplexes zum freien Agonisten und dem desensitierten Rezeptor, der sich wiederum in die Form des ruhenden Rezeptors umformen kann.

Bis hierher hält das Modell immer noch an dem Dualismus Depolarisationsblock – kompetitiver Block, d.h. Agonist – Antagonist fest. Wir wissen heute, daß diese Grenze fließend ist. Der Mechanismus, der letztlich zum elektrischen Endplattenpotential führt, ist die bereits mehrfach genannte Öffnung der synaptischen Ionenkanäle. Sie erfolgt physiologischerweise unter kurzzeitiger ACh-Einwirkung für eine definierte Zeit von weniger als 1 ms. Die Öffnungszeit ist gleich Null im Falle der Rezeptor-Blockade durch Curare-Derivate im Sinne des inaktiven Antagonist-Rezeptor-Komplexes. Dazwischen gibt es Abstufungen unter den Agonisten: Succinylcholin ist nur imstande, die Ionenkanäle für 1/5 der Zeit wie ACh zu öffnen und Dekamethonium nur für 1/10 der Zeit. Die beiden letztgenannten Substanzen depolarisieren also die Endplattenmembran weniger effektiv als der physiologische Überträgerstoff Ach [7]. Wir erkennen dies klinisch an der unterschiedlichen Intensität initialer Muskelfaszikulationen. Die aus diesen wenigen Beispielen erkennbare substanzspezifische Öffnungszeit der Ionenkanäle macht einen gleichsam stufenlosen Übergang unter den verschiedenen Pharmaka von Agonisten zu Antagonisten verständlich. Die scharfe Trennung zwischen depolarisierenden und nicht depolarisierenden MR, die für die klinische Praxis nach wie vor hilfreich ist, ist also auf molekularer Ebene nicht mehr voll aufrecht zu erhalten. Unter dem Blickwinkel der Öffnungszeiten der Ionenkanäle müssen wir uns vielmehr vorstellen, daß in einer geeigneten Reihe analoger Substanzen mit Abnahme der agonistischen Eigenschaften die antagonistischen zunehmen. Das ist insofern kein revolutionäres Konzept, als eine ähnliche Reihung von anderen Pharmaka, z.B. den morphinartigen Analgetika, lange geläufig ist.

Es sollte versucht werden, das Thema der Agonisten und Antagonisten der neuromuskulären Überleitung von mehreren Aspekten außerhalb des täglichen klinischen Blickwinkels zu beleuchten. Zweifellos verbleiben wichtige Teilvorgänge, deren Verständnis nach wie vor schwierig ist. Es sollte aber aufgezeigt werden, in welcher Richtung die eine oder andere Erklärung gesucht wird, und warum wir bestimmte Vorgänge noch nicht verstehen.

Literatur

1. Agoston S., van Weerden T., Westra P. and Broekert A.: Effects of 4-aminopyridin in Eaton-Lambert-Syndrom Brit. J. Anaesth. 50, 338 (1978)
2. Ali H.H. and Savarese J.J.: Monitoring of neuromuscular function Anesthesiology 45, 216 (1976)
3. Blaustein M.P., Goldman D.E.: Competitive action of calcium and procaine on lobster axon J. Gen. Physiol. 49, 1043 (1966)
4. Collins V.J.: Principles of Anaesthesiology Philadelphia, Lea & Febiger 1976 pp. 531-636
5. Doenicke A. und Grote B.: Muskelrelaxantien in: Benzer H., Frey R., Hügin W. und Mayrhofer O. (Hrsg.): Lehrbuch der Anaesthesiologie, Reanimation und Intensivtherapie, Berlin, Springer 1977, pp. 207-229
6. Drachman D.B.: Myasthenia gravis New Engl. J. Med. 298, 136 und 186 (1978)
7. Dreyer F., Walther Chr. and Pepter K.: Receptors in the postsynaptic membrane of normal and denerveted frog skeletal muscle fibers: their reactions to ACh and other cholinergic agonists Pflügers Arch. 359 (Suppl.) R 71
8. Dudel J. Erregung von Nerv und Muskel in: Schmidt R.F. und Thews G. (Hrgs.) Physiologie des Menschen, Berlin, Springer 1978 pp. 7-32
9. Dudel J.: Physiologie der neuromuskulären Erregungsübertragung. Vortrag Erlanger Anaesthesie-Seminare 1977 (im Druck)
10. Foldes F.F.: Enzymes of Acetylcholine Metabolism in: Foldes FF. (Ed.): Enzymes in Anesthesiology, Springer, New York 1978 pp. 91-168
11. Galindo A.: The role of prejunctional effects in myoneural transmission, Anesthesiology 36, 598 (1972)

12. Galindo A. and Kennedy R.D.: Comparative sites of action of various anesthetic agents at the mammalian myoneural junction Br. J. Anaesth. 47, 533 (1975)
13. Ginsborg B.L. and Jenkinson D.H.: Transmission of impulses from nerve to muscle in: Zaimis E. (Ed.): Neuromuscular junction, Springer, Berlin 1976, pp. 229-364
14. Gissen J.A., Karis J.H., Nastuk W.L.: Effects of Halothane on neuromuscular transmission JAMA 197, 770 (1966)
15. Lester A.H.: The response to acethylcholine Scientific American 236, 107 (1977)
16. Lundh H. and Thesleff S.: The mode of action of 4-aminopyridine and guanidine on transmitter release from motor nerve terminals Eur. J. pharmacol. 42, 411 (1977)
17. Miller R.: Factors effecting the action of muscle relaxants in: Katz R. (Ed.) Muscle Relaxants Exc. Medica, Amsterdam 1975, pp. 163-191
18. Narahashi T.: Mechanism of action of tetrodotoxin and sacitoxin on excitable membranes Fed. Proc. 31, 1124 (1972)
19. Potter L.T. Synthesis, storage and release of 14C-acetylcholine in isolated rat diaphragm muscle J. Physiol. (Lond.) 206, 145 (1970)
20. Schmidt R.F. Erregungsübertragung von Zelle zu Zelle in: Schmidt R.F. und Thews G. (Hrsg.) Physiologie des Menschen, Berlin, Springer 1978, pp. 33-54
21. Scubon-Mulieri B. and Parsons R.L.: Desensitation onset and recovery at the potassium-depolarized frog neuromuscular junction are voltage sensitive J. Gen. Physiol 71, 285 (1978)
22. Singh Y.N., Mashall I.G. and Harvey A.C.: Some effects of the aminoglycoside antibiotic amikacin on neuromuscular and autonomic transmission Br. J. Anaesth. 50, 109 (1978)
23. Waud B.E. and Waud D.E.: The effects of diethyl ether, enflurane and isoflurane at the neuromus-kular junction Anesthesiology 42, 275 (1975)
24. Zaimis E.: The neuromuscular junction: Areas of uncertainty in: Zaimis E. (Ed.: Neuromuscular junction. Springer, Berlin 1976, pp. 1-21

H_1- und H_2-Rezeptoren - Wirksame Agonisten und Antagonisten (Pharmakotherapie der Allergie)

A. Doenicke

Die moderne Anästhesie als Kombinationsnarkose mit dem intravenös zu applizierenden Hypnotikum, den potenten Inhalationsanästhetika und den Relaxantien ist für den Patienten nicht nur angenehm, psychisch wenig belastend und schafft für den Operateur eine optimale Operationsbedingung, sondern bringt auch Gefahren.

Abgesehen von Herz-Kreislaufbelastungen treten in den letzten Jahren unerwartete Nebenwirkungen meist schon während der Einleitungsphase immer mehr in den Vordergrund.

Im folgenden wird weniger über eine Anaphylaxie (allergische bzw. anaphylaktoide Reaktion), sondern vorwiegend über eine Anaphylaktoidie, d.h. Einwirkung auf die Mastzellen mit Histaminfreisetzung, berichtet und versucht, diese mit H_1- und H_2-Rezeptorantagonisten zu beherrschen.

Die Problematik dieser Therapie wird ein Hauptdiskussionspunkt in unseren Ausführungen sein.

Die Differenzierung einer Anaphylaxie und einer Anaphylaktoidie ist jahrelang unmöglich gewesen und auch heute noch schwierig [33]. So ist es verständlich, daß in der Literatur in erster Linie nur über Unverträglichkeiten nach Anästhetika berichtet wurde, Hinweise auf Histaminfreisetzung dagegen spärlich blieben. Diese konnten auch aus methodischen Gründen bis vor wenigen Jahren nicht erfolgen. Als erste Autoren sprachen Comroe und Dripps 1946 [9] von histaminähnlicher Wirkung des Curare, Hayward und Kiester 1957 [15] von schweren allergischen Reaktionen unter Thiopental-Anästhesie, Mongar und Schild 1955 [31] vom Vergleich eines anaphylaktischen Schocks mit einer chemischen Histaminfreisetzung. Nicht nur die Schwierigkeit, die Histaminfreisetzung am Menschen chemisch zu bestimmen, sondern auch das komplexe Geschehen der Anästhesie hat den Nachweis der Histaminliberierung jahrelang erschwert. In der Prämedikation, in der Einleitungsphase und zur Aufrechterhaltung werden potente Pharmaka in kurzer Zeitfolge verabreicht. Jedes Pharmakon kann selbst Histamin freisetzen.

Inzwischen haben wir [10, 12, 13, 14, 19, 20, 23, 24, 25, 26, 27] zahlreiche Anästhetika und Plasmasubstitute auf Histaminfreisetzung (Tabelle 1) untersucht. Hieraus ergibt sich gerade für den Anästhesisten die Notwendigkeit, die Nebenwirkungen einer Histaminfreisetzung kennenzulernen und die daraus resultierende, möglichst gezielte Therapie dieser Nebenwirkungen im rechten Augenblick anzuwenden.

Um jedoch eine Therapie einleiten zu können, hat der Anästhesist die vom Histamin ausgelösten Wirkungen mit einer Summe von Symptomen zu erfassen und eventuell bei klinisch-experimentellen Untersuchungen mit Fragen an die Patienten bzw. an die Probanden zu objektivieren. So z.B. die Symptome: Stimulierung der Tränen-, Speichel- und Magensaftsekretion. Der metallische Geschmack kann bei einigen Pharmaka vorhanden sein. Flush, Rötung, Quaddeln, Erytheme, mit anderen Worten Hautreaktionen, insbesondere auch an jenen Körperregionen, die weniger gut zugänglich sind, registriert werden. Weitere Symptome wie Magen-Darmkontraktionen, ebenso erschwertes Atmen, evtl. mit einer Nasen-Racheneinengung, können auftreten. Symptome wie Bronchospasmus, Tachycardie und Hypotension sind schwerwiegend und unübersehbar. Nur durch einen derartigen sorgfältigen, ja peniblen Fragebogen sind alle möglichen Nebenwirkungen zu erfassen. Die wichtigsten klinischen Symptome anaphylaktoider und allergischer Reaktionen sind in vier Gruppen zusammengestellt (Tabelle 2) [21, 22, 29].

Wenn wir auf der einen Seite die u.a. auch mit dem Fragebogen erhobenen klinischen Symptome sorgfältig analysieren, so ist es andererseits auch erforderlich, eine kritische Wertung der Histaminkonzentration im Plasma vorzunehmen und die Kriterien einer gesicherten Histaminfreisetzung, die für die Beurteilung der Ergebnisse wichtig ist, festzulegen (Tabelle 3). Wenige Minuten nach Applikation des Pharmakons hat ein schneller Anstieg ins Plasma zu erfolgen, der maximale Spiegel sollte innerhalb von 5

Tabelle 1. Histamine Release in Man by Drugs used in Anesthesia and Surgery

Substances	Number of test persons	Dose [mg/kg i.v.]	Result of testing
Anesthetics and hypnotics:			
Propanidid	24	5-7	+
Thiopentone	15	5	+
Methohexitone	10	2,5	+
Althesin	8	0.075	+
Flunitrazepam	10	0.02	+
Etomidate	33	0.2	–
Muscle relaxants:			
Succinylcholine	8	0.7	+
Alloferin	8	0.15	+
Pancuromium	8	0.1	+
Premedication:			
Atropine	36	0.01	+
Promethazine	10	0.4	–
Dimethpyrindene	8	0.04	–
Protease inhibitors:			
Aprotinin	10	6000 E/kg	–
Plasma substitutes:			
Haemaccel	80	6 ml/kg	+
Oxypolygelatin	10	6 ml/kg	+
Dextran 60	35	6 ml/kg	+
Hydroxyethyl starch	20	6 ml/kg	+

Tabelle 2. Clinical symptoms of anaphylactoid and allergoid reactions in man

1. Skin and mucous membrane
- Erythema
- Urticaria
- Pruritus
- Conjunctivitis
- Oedema of pharynx and larynx
- Quincke's oedema
- Rhinitis

2. Gastrointestinal tract
- Epigastric fullness
- Nausea
- Vomiting
- Colics
- Straining
- Defecation

3. Heart and circulation
- Tachycardia
- Arrhythmia
- Disturbed AV conduction
- Hypotension
- Circulatory and cardiac insufficiency and arrest

4. Lungs and bronchial system
- Coughing
- Narrowness in the chest
- Bronchospasm
- Increase in bronchial resistance

min erreicht sein; dieser muß wesentlich höher sein als der Ausgangswert. Nicht nur eine, sondern mehrere Erhöhungen mit einer sog. Eliminationskurve sind zu fordern [20, 21, 26, 27, 28, 30]. Parallel zum Histaminrelease sind biologische Wirkungen wie Magensaftsekretion, evtl. Hautveränderungen, Tachycardie und Hypotension bei höheren Plasmahistaminspiegeln zu fordern [25, 26, 27].

Bei der Bestimmung der Mediatoren, die diese Reaktion beim Menschen unter klinischen Bedingungen auslösen, ist es gegenwärtig nur möglich, sie als Histaminmediator oder als Nichthistaminmediator zu unterscheiden. Andere Stoffe im Organismus (Abb. 1) [2] wie Serotonin, slow-reacting substance A [8, 32], Prostaglandine, Arginin-Esterase, eine kallikreinähnliche Substanz in menschlichen Leukozyten), eosinophil- und neutrophil-chemotaktische Faktoren der Anaphylaxie (ECF-A) [16, 39, 40], (NCF-A) [2, 39] und platelet-activating Faktor (PAF) [2, 39] komplizieren die Differenzierungen, da sie histaminähnliche Reaktionen auslösen können und damit Histaminfreisetzung vortäuschen.

Es scheint so, daß sie als sekundäre Mediatoren in der Modulation von allergischen Prozessen eine Rolle spielen [2].

Tabelle 3. Definition of histamine release in man and animals using plasma histamine assays

Criterion concerning augmented plasma histamine levels	Attributes for discrimination
1. Onset	Shortly after drug application, about 1-5 min after i.v. injection
2. Velocity of increment	Explosive. Maximum levels about 3-5 min after i.v. injection
3. Quantity	Peak level significantly higher than basal level (Before and after drug administration)
4. Frequency	More than 1 value. Optimum are 2-3 values before and 4-5 values after drug application
5. Kinetics	Bateman function. Clearance curves. Halflife time for elimination about 5-10 min
6. Biological effects	Gastric secretion, increase in heart rate and hypotention corresponding to values with respect to quantity and timecourse

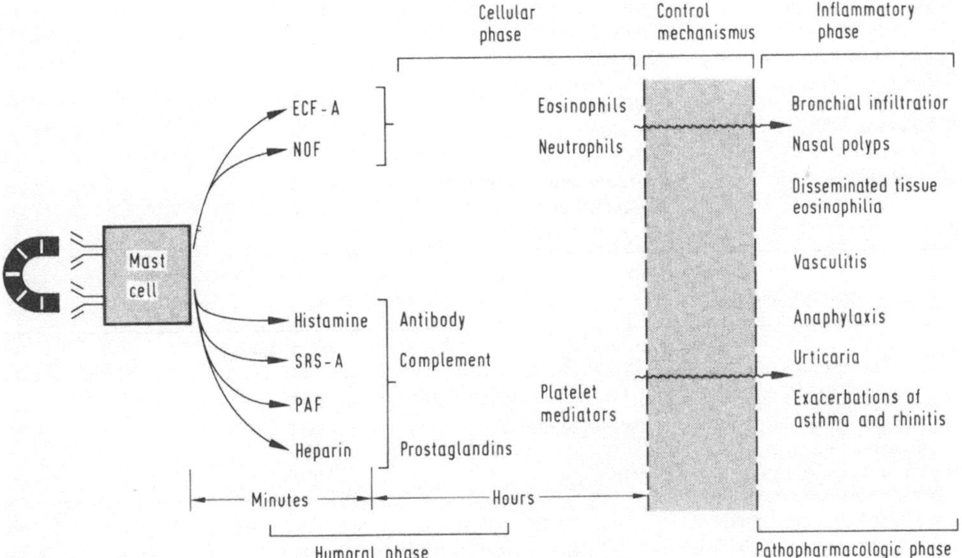

Abb. 1. Schematic representation of mast cell-dependent humoral and cellular responses. According to Austen et al. [22]

Hauptsächlich vier patho-biochemische und immunologische Mechanismen können unterschieden werden, die eine Mediatorfreisetzung ermöglichen: IgE-Beteiligung, Komplementaktivierung über den klassischen und alternativen Weg und direkte Wirkung des Pharmakons auf den Mastzellrezeptor [21].

Die Aktivität des Histamins im Körper wird durch zwei verschiedene, im Gewebe lokalisierte Rezeptoren reguliert. Ash und Schild [1] bezeichneten die gegenüber den klassischen Histaminantagonisten empfindlichen Rezeptoren an Bronchien und Ileum mit dem Symbol H_1, während die übrigen Histaminrezeptoren an Uterus, Magenschleimhaut und Herz einem anderen Rezeptortyp zugeordnet wurden. Black und Mitarbeiter konnten 1972 [5] diese Einteilung bestätigen, als es ihnen gelang, neuartige Antihistaminika mit dem Burimamid und Metiamid zu synthetisieren. Diese waren in der Lage, jene gegenüber den klassischen Antihistaminika unempfindlichen Rezeptoren zu blockieren. Sie wurden daher mit dem Symbol H_2 versehen.

Eine Übersicht über die vom Histamin ausgelösten Wirkungen an den einzelnen Organen und die Zuordnung zu den verschiedenen Histaminrezeptoren ist auf der Tabelle aufgeführt (Tabelle 4). Die vom Histamin ausgelöste Säureproduktion wird über einen H_2-, die Relaxation am Uterus, am Ileum und an den Gefäßen ebenfalls über einen H_2-Rezeptor getriggert, die Kontraktion am Ileum, an der Lunge, an den Bronchien ist eine H_1-Rezeptorwirkung. Daß jedoch die einzelnen Reaktionen an den Organen nicht einheitlich nur über einen Rezeptor erfolgen, zeigt das von uns zusammengestellt Schema (Tabelle 5). Deutlich ist zu erkennen, daß die arterielle Blutdrucksenkung überwiegend eine H_1-, aber auch zu ca. 40% eine H_2-Rezeptorwirkung ist. Ähnliche Verhältnisse liegen beim Bronchospasmus vor.

Tabelle 4. Wirkungen von Histamin an unterschiedlichen Organsystemen und ihre Zuordnung zu verschiedenen Histaminrezeptoren

Organ	Wirkung	Rezeptor
Uterus	Relaxation	H_2
Magen	Säureproduktion	H_2
Ileum	Kontraktion	H_1
	Relaxation	H_2
Lunge/Bronchien	Kontraktion	H_1
Gefäße	Relaxation	H_2
	Kontraktion	H_1
Nebenniere	Freisetzung von Catecholaminen	H_1
Mastzellen	Freisetzungshemmung von Histamin	H_2
Zentralnervensystem	Überträgerfunktionen	H_2

Tabelle 5. Histaminwirkung

Symptome	H_1 Rezeptor	H_2 Rezeptor
Magensaftsekretion	nein	100%
art. RR-Senkung	überwiegend (60%)	40%
Bronchospasmus	" (60%)	40%
Herzfrequenz (Tachyk.)	nein	100%

Die Synthese der spezifischen H_2-Antagonisten des Histaminrezeptors (Abb. 2) wie Burimamid [5], Metiamid [6] oder Cimetidin [7] hat in den letzten Jahren neue Möglichkeiten für die Untersuchung der Rolle des Histamins bei allergischen Prozessen, einschließlich entzündlicher Reaktionen, eröffnet. So steigert die Stimulation der H_1-Rezeptoren die Entzündungsreaktion, während die Stimulation der H_2-Rezeptoren diese hemmt [18]. Der Hauptangriffspunkt des Histamins bei allergischen Reaktionen ist, die glatte Muskulatur zu kontrahieren, auf die Endoepitheldrüsen und auf die Endothelzellen der Blutgefäße zu wirken. Diese Wirkungen werden von H_1-Rezeptoren übertragen und zum großen Teil durch klassische Antagonisten geschwächt [1]. Ähnliche Effekte, aber vergleichsweise schwächer als Histamin, können auch durch einige andere Imidazole [17, 3] erreicht werden. Die H_2-Rezeptoren kontrollieren die Freisetzung allergischer Mediatoren der basophilen Leukozyten im Lungengewebe und bei Prozessen immunologischer Natur.

Histamin besitzt die Fähigkeit, die Funktion von Lymphozyten zu verändern. Die Aktivität hängt ab von der Anzahl der H_2-Rezeptoren, die sich an der Oberfläche der Lymphozyten befinden [18]. Die Anzahl der Histaminrezeptoren wächst während der Lymphozytenreifung und/oder ist als ein Ergebnis der Immunisierung anzusehen. Die H_2-Rezeptoren sind weiterhin an der Hemmwirkung des Histamins über die Bildung des „migration inhibiting factors" (MIF) der T-Lymphozyten (Rocklin 1977) [36] und der Freisetzung der lysosomalen Enzyme durch Polymorphonuclea (PMN)-Leukozyten beteiligt. Somit ist Histamin

1. Burimamid

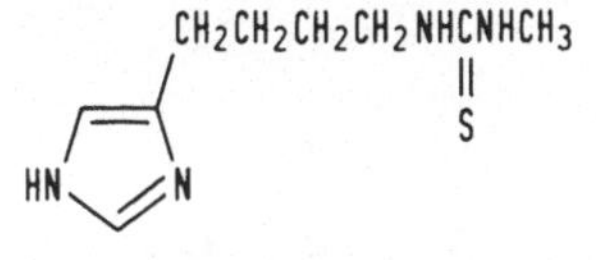

$CH_2CH_2CH_2CH_2NHCNHCH_3$ (C=S)

HN N

2. Metiamid

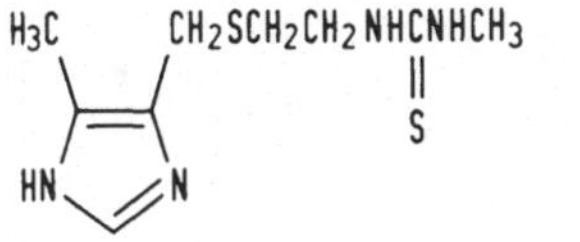

H_3C $CH_2SCH_2CH_2NHCNHCH_3$ (C=S)

HN N

3. Cimetidin

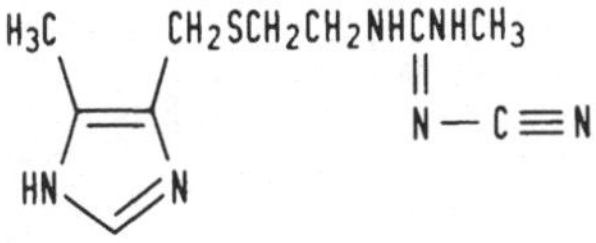

H_3C $CH_2SCH_2CH_2NHCNHCH_3$ (C=N—C≡N)

HN N

4. Histamin Monokation

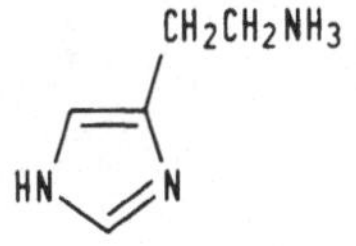

$CH_2CH_2NH_3$

HN N

Abb. 2. Chemische Struktur von Histamin-H_2-Rezeptorantagonisten

nicht nur ein hauptpathogenetischer Faktor bei allergischen Erkrankungen, sondern es spielt auch eine wichtige regulatorische Rolle bei allgemeinen Entzündungsprozessen [17].

Neben den erwähnten Wirkungen des Histamins: Kontraktion der glatten Muskulatur des Darms und der Bronchien, Stimulation der Magensaftsekretion sowie Blutdrucksenkung bestehen auch cardiale Wirkungen. Seit 1969 [25] konnten wir häufig zeigen, daß nach schweren anaphylaktoiden Reaktionen bei gleichzeitig hoher Histaminkonzentration im Plasma sowohl nach Propanidid (Abb. 3) als auch nach Expandern (Abb. 4) trotz erfolgreicher Therapie (klassische Antihistaminika, Glucocorticoide etc.) [12, 13, 26, 26, 27] die Tachycardie unbeeinflußbar blieb. Wir vermuteten daher, wie schon vorher Ash und Schild 1966 [1], die Existenz zweier Histaminrezeptoren.

Lorenz et al. (30 b) konnten Histamin im Gastro-Intestinal-Trakt, aber auch an allen anderen Geweben des Menschen nachweisen. Die Auswirkungen einer anaphylaktoiden Reaktion auf die cardialen Funktionen wurden jedoch weitgehend vernachlässigt, da man die durch Histamin verursachten cardialen Wirkungen auf eine Noradrenalin-Freisetzung zurückführte. Auch wir hielten die Frequenzsteigerungen, die bei unseren Patienten bzw. Probanden aufgetreten sind, – bei nachgewiesenen hohen Plasmahistaminwerten (s. w. Abb. 3) – lange Zeit für keine spezifischen Histaminwirkungen am Herzen, da immer mit einem klassischen Antihistaminikum prämediziert wurde.

Reinhardt [34] gebührt nun der Verdienst, cardiale Histamin-Wirkungen dargestellt und eine Differenzierung der H_1- und H_2-Rezeptoren am Herzen experimentell vorgenommen zu haben (Tabelle 6).

Einige Ergebnisse:

Histamin führt zur Zunahme der Kontraktionskraft und der Frequenz. Sie lassen sich durch β-Adrenolytika nicht aufheben. Trotz Glucocorticoiden und klassischen Antihistaminika konnte bei unseren Patienten die Frequenzsteigerung nicht gesenkt bzw. auch nach vorheriger Gabe nicht verhindert werden.

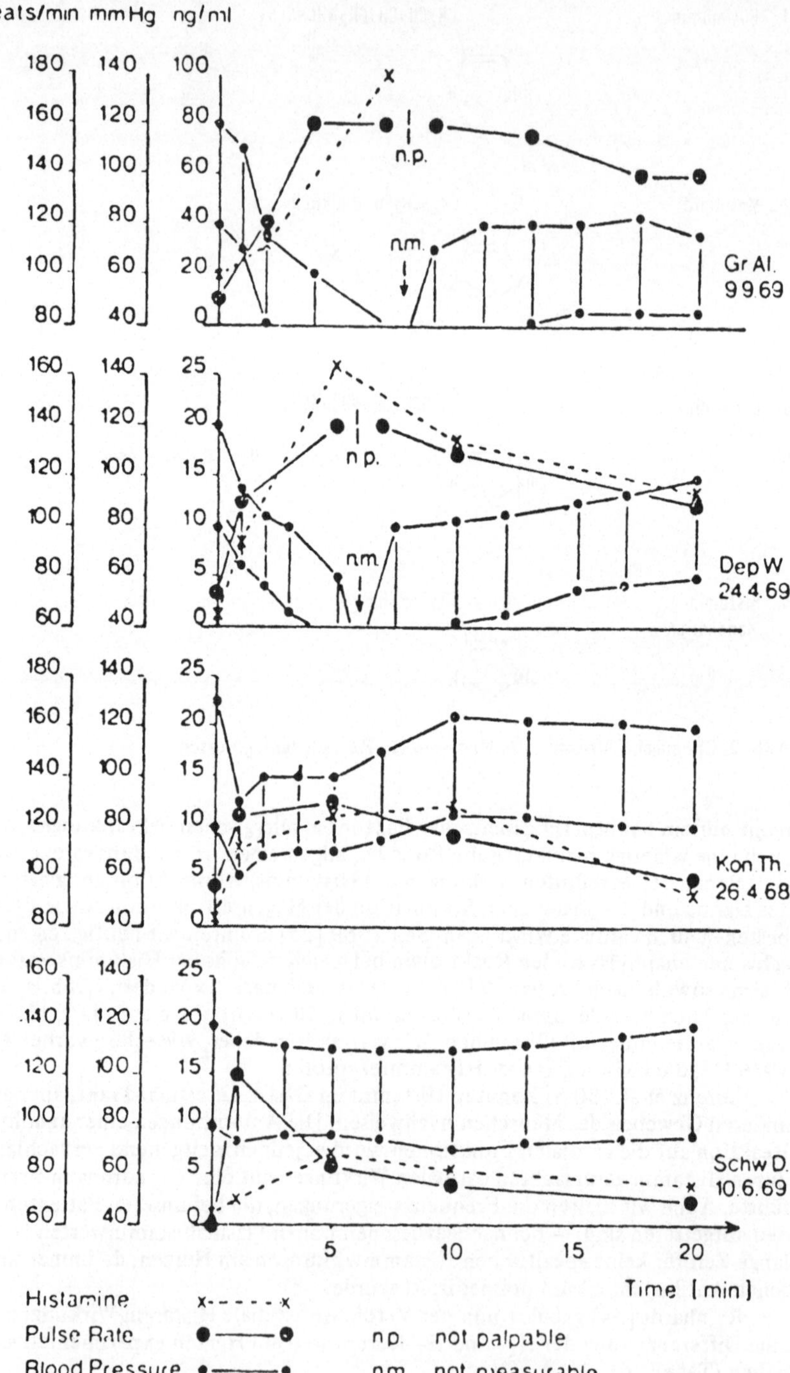

Abb. 3. Korrelation zwischen Plasmahistaminkonzentration, Pulsfrequenz und Blutdruck in vier Fällen von anaphylaktoiden und allergischen Reaktionen auf Propanidid. Werte von Einzelbestimmungen. Plasmahistamingehalt in ng/ml, Blutdruck in mmHg und Pulsfrequenz in Schläge/min

Plasma histamine concentration
Systolic and diastolic blood pressure
Pulse rate
beats/min
mm hg
ng/ml
Haemaccel
Case No 1
10. 12. 1972
Haemaccel
Case No 2
10. 12. 1972
Macrodex
Case No 3
5. 4. 1973
Bleeding Infusion
B.B.
B.I.
Time [min]

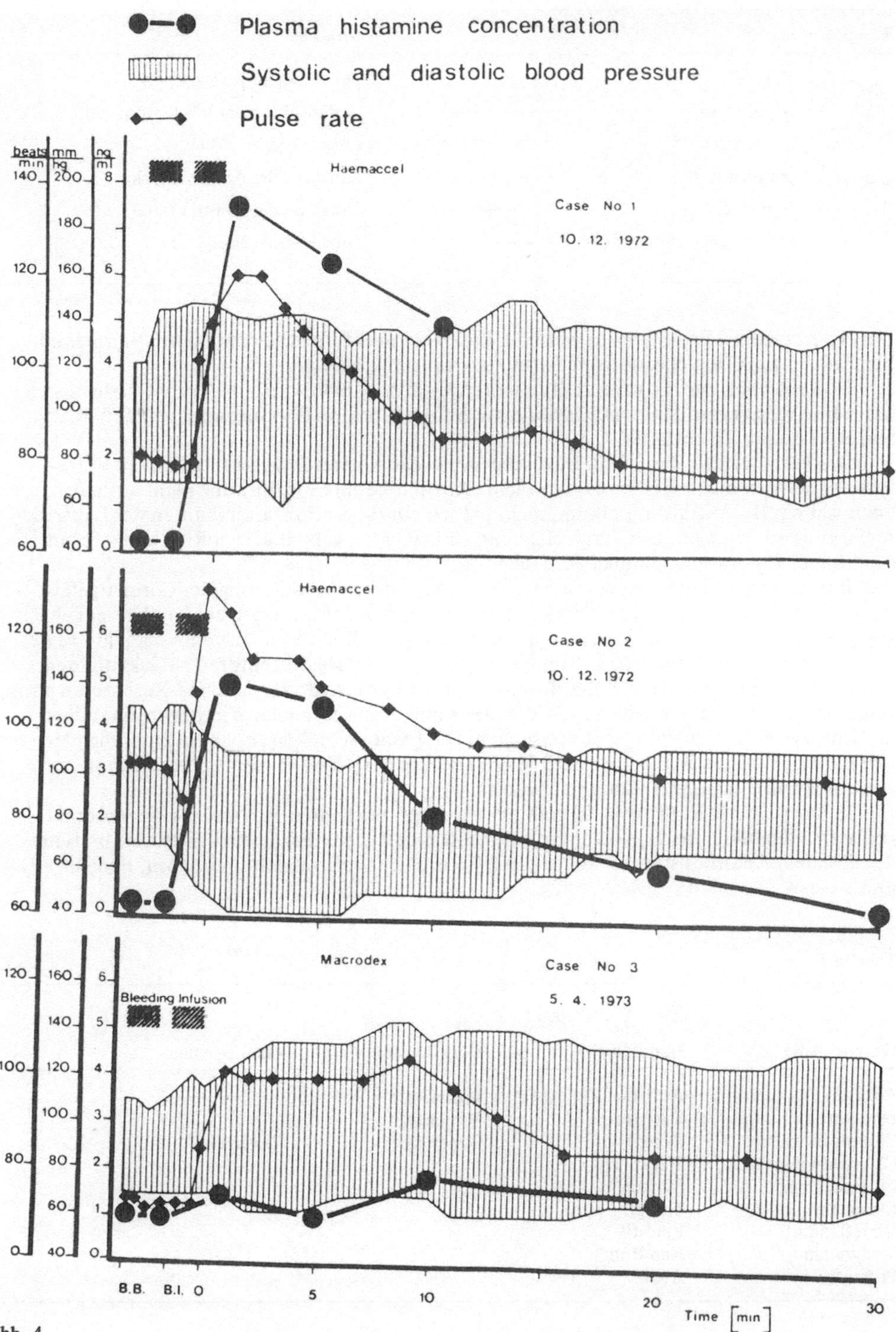

Abb. 4

Tabelle 6. Verteilungsmuster histaminerger Rezeptoren am Herzen (n. Reinhardt)

Rezeptoren			Wirkung
H 1	Vorhof	→	Zunahme der Kontraktion
H 1	AV Knoten	→	Verlängerung der Überleitungszeit
H 1, H 2	Coronargefäße	→	Erweiterung
H 2	Sinusknoten	→	Zunahme der Automatisation
H 2	Ventrikel	→	Zunahme der Kontraktilität
H 2	Erregungsleitungs-system d. Ventrikels	→	Zunahme der Frequenz

Der H_1-Antagonist Promethazin war im Gegensatz zum H_2-Antihistaminikum Burimamid nicht in der Lage, die chronotrope Histaminwirkung zu beeinflussen.

Gegensätzlich zur H_1-vermittelten inotropen Histaminwirkung am Vorhof verhielt sich das Ventrikelmyocard, an dem Histamin die positiv-inotrope Wirkung über eine Stimulation von H_2-Rezeptoren entfaltet.

Die Verlängerung der Überleitungszeit sowie das Auftreten von ventrikulären Extrasystolen werden durch Histamin verursacht. Atropin konnte die Wirkung nicht aufheben, doch war ein H_1-Antihistaminikum, nicht jedoch ein H_2-Antihistaminikum in der Lage, diese Wirkung zu hemmen. Die durch Histamin verursachten ventrikulären Rhythmusstörungen können H_2-Antihistaminika aufheben.

Reinhardt und Mitarbeiter wiesen 1976 nach, daß die Erweiterung der Coronargefäße – der Perfusionsdruck nahm unter steigenden Histaminkonzentrationen ab – mit einem gleichzeitigen Kontraktions- und Frequenzanstieg einhergeht. Die durch Histamin bedingte Erweiterung der Coronargefäße ist auf Stimulation von H_1 und H_2-Rezeptoren zurückzuführen.

Nach den Ergebnissen Reinhardts mit der Lokalisation der H_1- und H_2-Rezeptoren am isolierten Meerschweinchenherzen sollten die Kliniker die cardialen Wirkungen eines Pharmakons, das Histamin freisetzt, untersuchen. Die Frage ist zu klären, ob im klinischen Modell die aufgeführten Wirkungen nach Medikation von H_1- und H_2-Rezeptorantagonisten auch in-vivo-Bedingungen Gültigkeit behalten.

In einer Übersicht (Tabelle 7) sind die allgemein bekannten H_1- und H_2-Rezeptorantagonisten aufgeführt. Als H_2-Rezeptorantagonist ist z.Zt. nur Tagemet (Cimetidin) im Handel. Die dem Anästhesisten bekanntesten H_1-Rezeptorantagonisten sind Atosil, Fenistil und Tavegil.

Tabelle 7

H_1		H_2	
Generic name	Handelsname	Generic name	Handelsname
Antazolin	Antistin	Burimamid	–
Bamipin	Soventol	Metiamid	–
Chlorphenoxamin	Systral	Cimetidine	Tagamet
Chlorpromazin	Megaphen		
Chlorpyramin	Synpen		
Clemastin	Tavegil		
Dimethindin	Fenistil		
Mepyramin	Neo Bridal		
Promethazin	Atosil		

Die Senkung des Risikos anaphylaktoider Reaktionen nach Einleitung der Narkose wird weltweit mit der Prämedikation klassischer Antihistaminika versucht. Jeder von uns hat aber trotz Praemedikation schwerste anaphylaktoide Zwischenfälle erlebt, z.B. nach Propanidid und vorheriger Gabe von Clemastin (Tavegil®).

Daher haben wir uns folgende Fragen gestellt [22].

1. Verhindert die Kombination von H_1- und H_2-Rezeptorantagonisten anaphylaktoide Reaktionen?
2. Beeinflußt diese Behandlung eine Histaminfreisetzung?
3. Weist die Behandlung Nebenwirkungen auf?

Die erste Frage, ob die Behandlung mit H_1- und H_2-Antagonisten in der Lage ist, anaphylaktoide Reaktionen zu verhindern, haben wir an Probanden in einer Studie mit Haemaccel geprüft (Tabelle 8).

Tabelle 8

Reaktionen und	H_1- + H_2-Gruppe		NaCl-Gruppe	
Symptome	vorhanden	nicht vorhanden	vorhanden	nicht vorhanden
Anaphylaktoide Reaktionen	0	25	6	19
Allergische Gesamt	0	25	9	16
Reaktionen EQ	0	25	3	22
GU	0	25	6	19
Flush	1	24	6	19
Wärmegefühl	12	13	17	8
Metallgeschmack	2	23	5	20
Sonstige Geschmacks-angaben	15	10	14	11

In der Kontrollgruppe (ohne Prämedikation, n=25) sahen wir immerhin 9 allergische, und davon 3 sehr schwere Komplikationen, während in der Behandlungsgruppe keine anaphylaktoiden Reaktionen zu beobachten waren.

Zur zweiten Frage „Beeinflußt diese Behandlung eine Histaminfreisetzung?" wurden zuerst experimentelle Untersuchungen am Tier herangezogen [20]. Mit zwei Chargen Haemaccel, einer sog. low incidence (LTB) und einer high incidence (HTB) von Reaktionen, hat sich folgendes klinisch gezeigt (Tabelle 9): die Tiere, die die Charge mit hoher Inzidenz erhielten, reagierten fast immer mit einer deutlichen Blutdrucksenkung und bei einigen kam es zum Herzstillstand. Neben der ausgeprägten Kreislaufreaktion kam es in der Kochsalzgruppe zu einer deutlichen Histaminfreisetzung [29]. Nach Prämedikation waren die Kreislaufreaktionen unbedeutend, doch die Histaminfreisetzung deutlich vorhanden.

Damit ist die dritte Frage ebenfalls schon beantwortet: In der Behandlungsgruppe (Prämedikation mit H_1- und H_2-Rezeptoren) waren die Kreislaufreaktionen bei allen Tieren gering, doch der Anstieg des Histamins im Plasma signifikant nachweisbar.

Im Hinblick auf eine Histaminfreisetzung wurden auch ähnliche Ergebnisse von uns mit der Studie an Probanden erzielt, denn nach der Prämedikation mit H_1- und H_2-Rezeptorantagonisten (Fenistil® und Tagamet®) (Tabelle 10) kam es bei 20 Probanden zu einem Histaminanstieg und in 12 Fällen wurde sogar über 1 ng/ml Histamin freigesetzt. Nach Infusion reagierten nochmals einige Probanden mit einer erneuten Histaminfreisetzung (Tabelle 11) [21, 22, 29].

Nach diesem Ergebnis haben wir uns gefragt, wie es zu dieser Histaminfreisetzung nach Antihistaminika kommen kann. Bei der Beantwortung dieser Fragen sind die biochemischen Erkenntnisse der Arbeitsgruppe Barth et al. wertvoll, aus denen folgendes anzuführen ist [4]:

Zum allgemeinen Verständnis: die Histaminmethyltransferase spielt im Abbau des Histamins eine wichtige Rolle (Abb. 5).

Tabelle 9

Rank	0.9% NaCl				H_1- and H_2-receptor antagonist			
	Hypotension [mm Hg]		Increase in histamine [ng/ml blood]		Hypotension [mm Hg]		Increase in histamine [ng/ml blood]	
	LTB	HTB	LTB	HTB	LTB	HTB	LTB	HTB
1	0	0	0	5.3	0	0	0	0
2	0	30	0	10.1	0	0	0	1.2
3	0	35	0	21.3	0	0	0	2.9
4	0	60	0	37.5	0	0	0	8.4
5	0	110	0	42.5	0	0	0	19.6
6	0	120	0	55.2	0	0	0	22.7
7	0	140	0	69.4	0	0	0	48.7
8	0	150	0	72.0	0	30	0.7	52.2
9	0	170	0	107.5	0	30	1.1	62.2
10	0	–	0	–	–	40	–	91.3
11	40	–	1.9	–	–	50	–	113.7
Median	0	110	0	42.5	0	0	0	22.7
(1st – 3rd)	(0-0)	(30-150)	(0-0)	(10.1-72.0)	(0-0)	(0-30)	(0-0.7)	(2.9-62.2)

Tabelle 10. Increase in plasma histamine levels following injection of an H_1- and H_2-receptor antagonist in man

Treatment	Incidence of histamine release < 1 ng/ml (A)	> 1 ng/ml (B)
Saline (I)	4/22*	2/22
H_1 + H_2 (II)	20/25	12/25

* 3 samples lost.
H_1 = dimethpyrindene, H_2 = cimetidine
χ^2 A I/II = 15.34; $p < 0.001$
χ^2 B I/II = 8.64; $p < 0.005$

Tabelle 11. Increase in plasma histamine levels following infusion of Haemaccel and premedication by H_1- and H_2-receptor antagonists

Treatment	Incidence of histamine release < 1 ng/ml (A)	> 1 ng/ml (B)
Saline (I)	11/25	6/25
H_1 + H_2 (II)	21/25	7/25

H_1 = dimethpyrindene, H_2 = cimetidine,
χ^2 A I/II = 7.04; $p < 0.01$

Der Einfluß von histaminliberierenden Pharmaka auf die Histidindecarboxylase ist unbekannt. Doch eine Veränderung der Aktivität dieses Enzyms ist nicht zu erwarten, da nach Schayer [37, 38] „durch Histidindecarboxylase induziertes Histamin nur intrinsic, d.h. innerhalb der Endothelzelle wirkt, in der es gebildet wird".

Die Veränderungen der Histaminmethyltransferase-Aktivität durch Histamin H_1-Rezeptorantagonisten ist in der Abbildung 6 dargestellt. Niedrige Konzentrationen der H_1-Rezeptorantagonisten aktivieren, wie auch Haemaccel, die Histaminmethyltransferase, wäh-

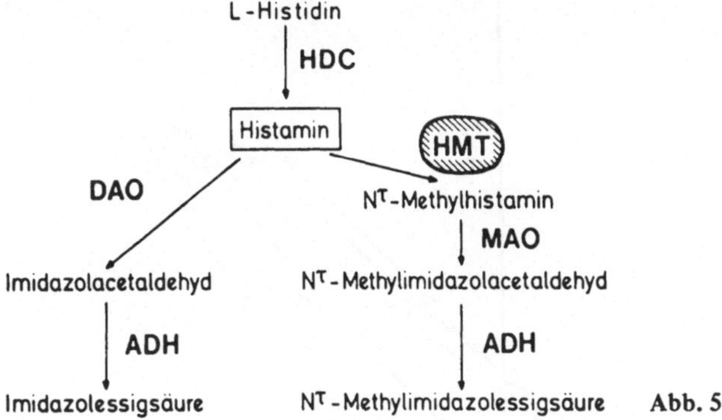

Abb. 5

rend hohe Konzentrationen dieser Stoffe das Enzym hemmen. Das gleiche gilt auch für den H_2-Rezeptorantagonisten Cimetidin (Abbildung 7), welcher die Histaminmethyltransferase ebenfalls in hoher Konzentration hemmt. In niedrigerer Konzentration wird das Enzym aktiviert, d.h. unter Gabe dieser Pharmaka wird das Histamin schneller abgebaut. Dieser aktivierende Mechanismus ist jedoch nur bei hohen Histaminkonzentrationen, wie sie im Gewebe zu finden sind, von Bedeutung. Bei niedrigen Histaminkonzentrationen, die im Plasma vorkommen, hemmen die H_2-Rezeptorantagonisten die Histaminmethyltransferase; das gleiche gilt für alle H_1-Rezeptorantagonisten. Aus den Untersuchungen von Barth et al. [4] können wir entnehmen (Tabelle 12): Bei niedrigen Histaminkonzentrationen hat der Histaminliberator Haemaccel keinen Einfluß auf die Abbaugeschwindigkeit des Histamins. Bei hohen Histaminkonzentrationen beschleunigt es diesen Abbau.

Tabelle 12. Einfluß von Plasmasubstituten und Histaminrezeptorantagonisten auf den Histaminabbau durch Methylierung

Pharmaka	Histaminkonzentration	
	niedrig (z.B. Plasma)	hoch (z.B. Gewebe)
Gelatine, vernetzt durch Harnstoff (Haemaccel®)	ohne Einfluß	beschleunigter Abbau
Histamin H_1- und H_2-Rezeptorantagonisten	verzögerter Abbau	beschleunigter Abbau

H_1- und H_2-Rezeptorantagonisten hingegen beschleunigen bei hohen Histaminkonzentrationen den Abbau des Histamins durch Steigerung der Histaminmethyltransferaseaktivität. Bei niedrigen Histaminkonzentrationen, wie sie im Plasma vorkommen, hemmen sie jedoch diesen Abbau.

Kommen wir zurück zu unseren Ergebnissen an Probanden, so können folgende Punkte als mögliche Erklärung der Histaminfreisetzung nach Antihistaminika herangezogen werden:

1. Die Histaminfreisetzung wird aus den Mastzellen durch Antihistaminika erleichtert.
2. Die Histaminmethyltransferasekativität wird bei niedrigen Histaminkonzentrationen, wie sie im Plasma vorkommen, gehemmt, so daß der Abbau des Histamins verzögert wird.
3. Die Rezeptoren werden besetzt, eine Bindung des Histamins an die Rezeptoren und somit eine Inaktivierung werden verhindert.

percentage of enzyme activity
[%]
200
150
100
50
0
activation
inhibition
10^{-6}
10^{-5}
10^{-4}
10^{-3}
[M]
m-bromo-tripelennamine
clemastine fumarate
chlorphenoxamine
dimethpyrindene
histapyrrodine
tolpropamine

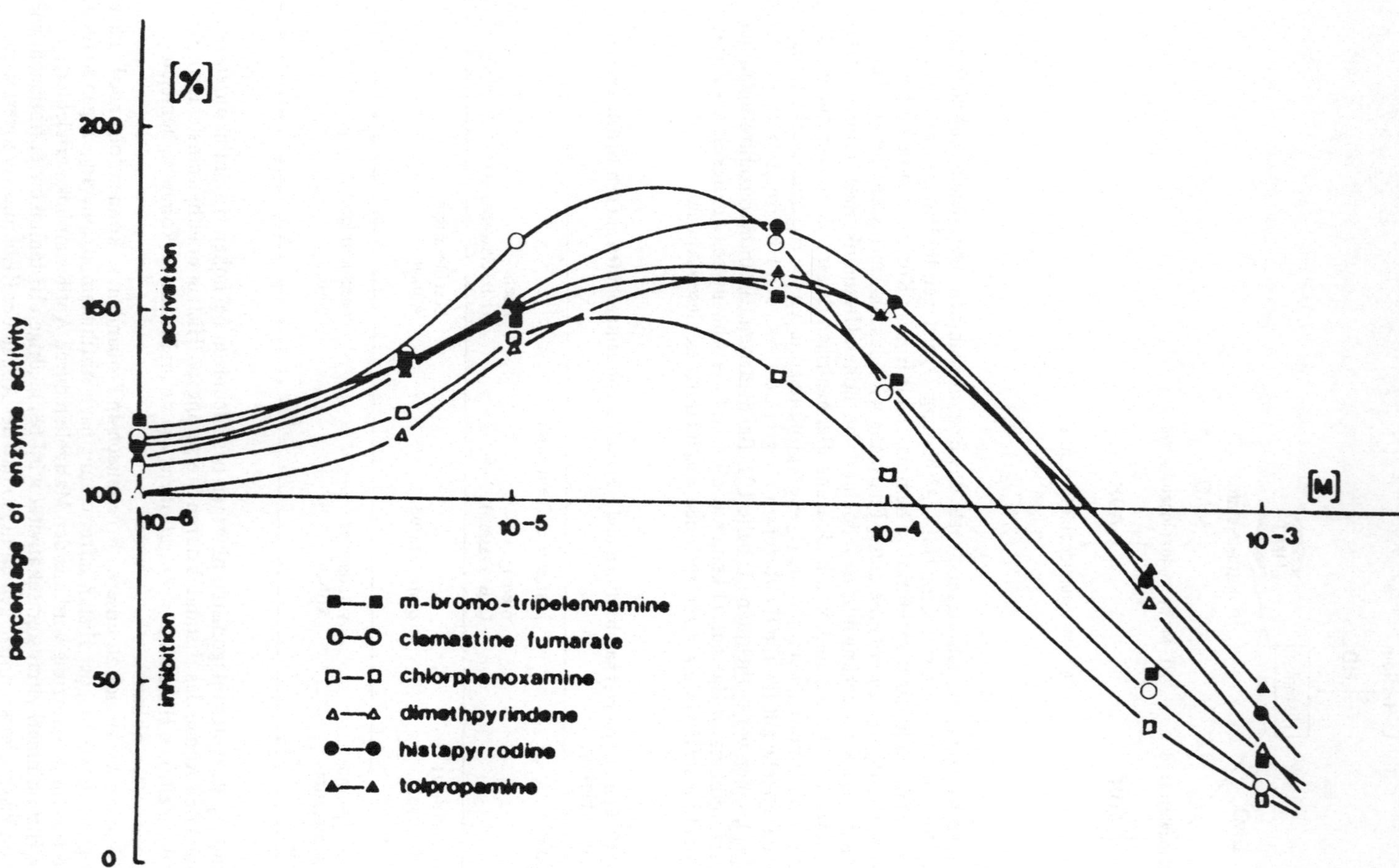

Abb. 6

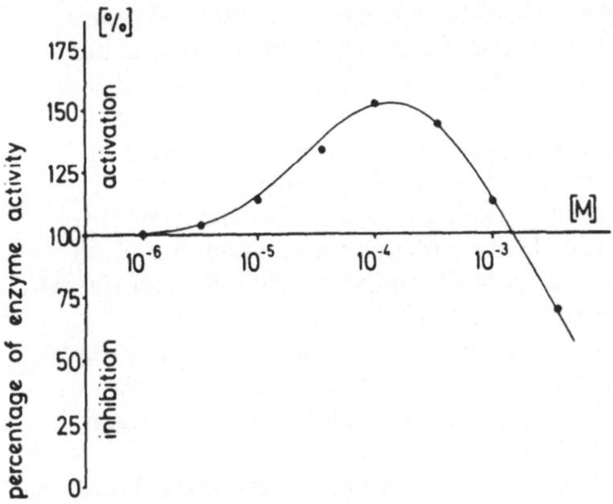

Abb. 7. Inhibition and activation of histamine methyltransferase of cimetidine

Die Erkenntnisse sind graphisch dargestellt (Abbildung 8). Die Methyltransferase wird in erster Linie durch den H_2-Rezeptorantagonisten geblockt. Beide Antihistaminika besetzen selbstverständlich die Rezeptoren, um die Histaminwirkung zu verhindern. Hierdurch ist der Spiegel erhöht. Weiterhin weiß man, daß durch den H_2-Rezeptorantagonisten (Cimetidin) eine Freisetzung von Histamin aus den Mastzellen erfolgen kann.

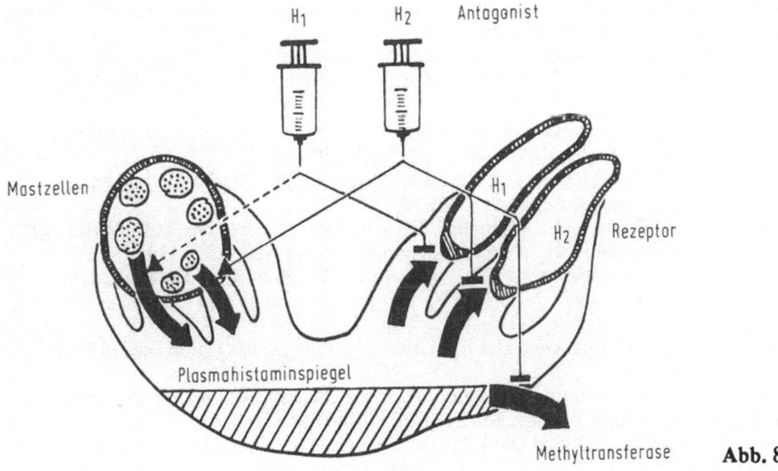

Abb. 8

Die entscheidende Frage, ob nämlich die Kombination von H_1- und H_2-Rezeptorantagonisten anaphylaktoide Reaktionen verhindert, ist aufgrund unserer kontrollierten prospektiven Untersuchung als positiv zu beantworten, denn die 25 Probanden nach Kochsalzapplikation zeigten 9 Reaktionen nach der anschließenden Haemaccel-Infusion, während nach der Prämedikation und anschließendem Haemaccel keine anaphylaktoiden Symptome aufgetreten sind.

Mit der Kombination eines H_1- und H_2-Rezeptorantagonisten dürfte es jetzt auch möglich sein, bei gut Histamin-liberierenden Pharmaka (z.B. Propanidid, Althesin) die Kreislaufveränderungen zu differenzieren, wie wir es 1973 schon versucht haben [11]. Das heißt: Sind die nach Propanidid oder Althesin beobachteten schweren Herzkreislaufkomplikationen direkte Wirkungen des Pharmakons auf das Herz, indirekte über das freigesetzte Histamin oder drittens eine Kombination derselben. Erste tastende Versuche an Probanden haben noch keine eindeutigen Ergebnisse ergeben, wohl war die Tachycardie und die Blutdrucksenkung nach Prämedikation mit H_1- und H_2-Rezeptorantagonisten (Fenistil und Tagamet) unter der zweiten Propanididnarkose weniger stark ausgeprägt, doch müssen höhere Fallzahlen in Kombination mit Histaminbestimmungen diese Fragen endgültig klären.

Vergessen wir nicht, daß die H_1- und H_2-Rezeptorantagonisten in beachtlicher Dosierung appliziert werden müssen, um die H_1- und H_2-Rezeptoren zu blockieren und die Histaminmethyltransferase zu aktivieren. Andererseits besitzen diese hohen Konzentrationen auch Nebenwirkungen, so daß sie weitere Probleme aufwerfen.

Am Anfang einer neuen Antihistaminika-Aera stehend, sollten wir nicht in den Fehler verfallen, die Erwartungen schon jetzt zu hoch zu stellen. Wir können nur hoffen, daß die Entwicklung der H_1- und H_2-Rezeptorantagonisten und der Anästhetika in ihrer Eigenschaft kein Histamin mehr freisetzen, weitere Fortschritte macht.

In der Anästhesiologie führte das Problem Histaminfreisetzung in den letzten Jahren zu einer kritischen Einstellung der Anästhesisten. Diese Nebenwirkungen konnten im Hinblick auf Erkennen, Verhüten und Behandeln und durch entsprechende Auswahl von Anästhesiemethoden wesentlich gesenkt werden. Man kann daher heute sagen: Die Diskussion über die Histaminfreisetzung hat uns in der Anästhesiologie zu neuen Erkenntnissen geführt.

Literatur

1. Ash, A.S.F., Schild, H.O.: Receptors mediating some action of histamine. Br. J. Pharmac. Chemother. 27, 427 (1966)
2. Austen, F.F., Wassermann, S.I., Goetzl, E.J.: Hast cell-dervied mediatiors: structural and functional diversity and regulation of expression. In: Johansson, Strandberg and Uvnäs Molecular and biological aspects of the acute allergic reaction. p. 293. (Plenum Publishing, New York 1976)
3. Barth, H., Lorenz, W.: Structural requirements of imidazole compounds to be inhibitors or activators of histamine methyltransferase: Investigation of histamine analoques an H_2-Receptor antagonist Agents Actions 8, 359 (1978)
4. Barth, H., Lorenz, W., Kusche, J.: Einwirkung von Plasmasubstituten und H_1 - u. H_2-Rezeptorantagonisten auf die Enzyme des Histaminstoffwechsels. Vortrag Berlin 1977
5. Baclk, J.W., Duncan, W.A.M., Durant, C.J., Ganellin, C.R., Parsons, E.M.: Definition and antagonism of histamine H_2-receptors. Nature, Lond. 236, 385 (1972)
6. Black, J.W., Duncan, W.A.M., Emmett, J.C., Ganellin, C.R., Hasselbo, T., Parsons, M.E., Wallic, J.H.: Metiamidc – an orally active histamine H_2-receptor antagonist Agents Actions 3, 133 (1973)
7. Brimblecombe, R.W., Duncan, W.A.M., Duraut, G.J., Gancllin, C.R., Barsons, M.E., Black, J.W.: The pharmacology of cimetidine – a new histamine H_2-recptor antagonist. Br. J. Pharmacol. 53, 435 (1975)
8. Brocklehurst, W.E.: The release of histamine and formation of a slow reacting substance (SRS-a) during anaphylactic shock. J. Physiol., Lond. 151, 416 (1960)
9. Comroe, J.H., Dripps, R.D.: The histamine like action of curare and tubocurarine injecte intracutaneously and intra-arterially in man. Anesthesiology 7, 26- (1946)
10. Doenicke, A., Grote, B., Lorenz, W.: Blood and blood substitutes. Br. J. Anaesth. 49, 681 (1977)
11. Doenicke, A., Kugler, J., Kalmar, L., Bezecny, H., Laub, M., Schmidinger, K., Slawik, B.: Klinisch-experimentelle Untersuchungen mit Propanidid. Anaesthesist 22, 255 (1973)
12. Doenicke, A., Lorenz, W.: Histaminfreisetzung und anaphylaktoide Reaktionen bei i.v. Narkosen. Anaesthesist 19, 413 (1970)
13. Doenicke, A., Lorenz, W.: Nachweis einer Histaminfreisetzung bei hypotensiven Reaktionen nach Propanidid und ihre Prophylaxe und Therapie mit Corticosteroiden. Anaesthesiologie und Wiederbelebung 74, 189 (1973)
14. Doenicke, A., Lorenz, W., Beigl, R., Bezecny, H., Uhlig, G., Praetorius, B., Mann, G.: Histamine release after i.v. application of short-acting hypnotics. A comparison of Etomidate, Althesin CT 134 and Propanidid. Brit. J. Anaesth. 45, 1097 (1973)
15. Hayward, J.R., Kiester, G.L.: Severe allgergic reactions during thiopental sodium anaesthesia. Journal of Oral Surgery, 15, 61 (1957)
16. Kay, A.B., Stechschulte, D.J., Austen, K.F.: An eosinophil leukocyte chemotactic factor of anaphylaxis. J. exp. Med. 133, 602 (1971)

17. Kazimierczak, W., Diamant, B.: Mechanisms of histamine release in anaphylactic and anaphylact reactions. Prog. Allergy 24, 295 (1978)
18. Lichtenstein, L.M.: The interdependence of allergic and inflammatory processes. In: Johanssen, Strandberg and Uvnäs. Molecular and biological aspects of the acute allergic reaction. p. 233 (Plenum Publishing, New York 1976)
19. Lorenz, W., Doenicke, A.: Biochemie und Pharmakologie der Histaminfreisetzung durch i.v. Narkosemittel und Muskelrelaxantien. Anaesthesiologie und Wiederbelebung 74, 179)1973)
20. Lorenz, W., Doenicke, A.: Histamine release in chemical conditions. Mount Sinai J. Med. 45, 357 (1978)
21. Lorenz, W. Doenicke, A.: Mechanisms of active substance release. In: Adverse response to intravenous agents. Sheffield, UK. Symposium Abstracts p. 32 (1978)
22. Lorenz, W., Doenicke, A., Dittmann, J., Jug, P., Schwarz, B.: Anaphylaktoide Reaktionen nach Applikationen von Blutersatzmitteln beim Menschen. Anaesthesist 26, 644 (1977)
23. Lorenz, W., Doenicke, A., Feifel, G., Messmer, K., Meyer, R., Bennesch, L., Barth, H., Kusche, J., Hutzel, M., Werle, E.: Histamine release in man by Propanidid (Epontol®), Gelatine (Haemaccel®), Histalog, Pentagastrin and Insulin. Naunyn-Schmiedeberg s Arch. Pharmak. 266, 396 (1970)
24. Lorenz, W., Doenicke, A., Freund, M., Schmal, A., Dormann, P., Praetorius, B., Schürk-Bulich, M.: Plasmahistaminspiegel beim Menschen nach rascher Infusion von Hydroxyätelstärke. Anaesthesist 24, 228 (1975)
25. Lorenz, W., Doenicke, A., Halbach, S., Krumey, J., Werle, E.: Histaminfreisetzung und Magensaftsekretion bei Narkosen mit Propanidid (Epontol). Klin. Wschr. 47, 154 (1969)
26. Lorenz, W., Doenicke, A., Messmer, K., Reimann, H.J., Thermann, M., Lahn, W., Beer, J. Schmal, A., Dormann, P., Regenfuß, P., Hamelman, H.: Histamine release in human subjects by modified Gelatine (Haemaccel) and dextran: An explanation for anaphylactoid reactions observed under clinical conditions. Brit. J. Anaesth. 48, 151 (1976)
27. Lorenz, W., Doenicke, A., Meyer, R., Reimann, H.J., Kusche, J., Barth, H., Geising, H., Hutzel, M., Weissenbacher, B.: Pharmacological and clinical consequences. Brit. J. Anaesth. 44, 355 (1972)
28. Lorenz, W., Doenicke, A., Meyer, R., Reimann, H.J., Kusche, J., Barth, H., Gesing, H., Hutzel, M., Weissenbacher, B.: An improved method for the determination of histamine in man: Its application in studies with propanidid and thiopentone. Europ. J. Pharmocol. 19, 180 (1972)
29. Lorenz, W., Doenicke, A., Reimann, H.J., Schmal, A., Schwarz, B., Dormann, P.: Anaphylactoid reactions and histamine release by plasma substitutes: A rondomized controlled trial in human subjects and in dogs. Agents Actions 8, 397 (1978)
30.a Lorenz, W., Reimann, H.J., Barth, H., Kusche, J., Meyer, R., Doenicke, A., Hutzel, M.: A sensitive and specific method for the determination of histamine in human whole blood and plasma. Hoppe-Seyler:s Zeitschrift für physiolog. Chemie, 359 911 (1972)
30.b Lorenz, W., Matejka, E., Schmal, A., Seidel, W., Reimann, H.J., Uhlig, R., Mann, G.: A phylogenetic study on the occurrence and distribution of histamine in the gastro-intestinal tract and other tissues of man and various animals. Comp. gen. Pharmac., 4, 299 (1973)
31. Mongar, J.L., Schild, H.O.: Inhibition of histamine release in anaphylaxis
32. Orange, R.P., Murphy, R.C., Karnovsky, M.L., Austen, K.F.: The physico-chemical characteristics and purification of slow-reacting substance of anaphylaxis. J. Immun. 110, 760 (1973)
33. Raab, W.: Pathomechanismen der unerwünschten Reaktionen bei Gabe von Plasmaersatzmitteln. In: Klin. Anaesth. Intensivther. 9, 36. Springer-Verlag, Berlin, Heidelberg, New York (1975)
34. Reinhardt, D.: Herzwirkungen von Histamin. Differenzierung unterschiedlicher Rezeptoren, Physiologie und Biochemie des Wirkmechanismus. Anaesthesist (im Druck)
35. Reinhard, D., Wiemann, H.M., Schürmann, H.J.: Effects of the H_1-antagonist promethazine and the H_2-antagonist burimamide or chronotropic, inotropic and coronary vascular responses to histamine in isolated perfused guinea-pig hearts. Agents Actions 6, 683 (1976)
36. Rocklin, R.E.: Modulation of cellular immune response in vitro and in vivo by histamine. J. clin. Invest. (1977)
37. Schayer, R.W.: The metabolism of histamine in various species. Brit. J. Pharmacol. 11, 472 (1956)
38. Schayer, R.W.: Enzymatic formation of histamine from histidine. In: Histamine and Anti-histaminics. Handbook of exp. Pharmacology. Vo. 18/1, p. 688. Springer-Verlag, Berlin-Heidelberg-New York 1966
39. Soter, N.A., Austen, K.F.: The divensity of mast cell derived mediators: Implications for acute, subacute and chronic cutaneous inflammatory disorders. J. invest. Derm. 67, 313 (1976)
40. Wassermann, S.J., Goetzl, E.J., Austen, K.F.: Immunologic release of preformed eosinophil chemotactic factor of anaphylaxis (ECF-A) from isolated mast cells. Fed. Proc. Fed. Am. Socs exp. Biol. 32, 819 (1973)

Experimentelle Untersuchungsergebnisse über das Verhalten der Myokardfunktion bei kombinierter Anwendung von Halothan und Beta-Sympatholytika

H. Marquort und D. Friedrich

Infolge Ausweitung des Indikationsspektrums von Beta-Sympatholytika sowohl prä- als auch insbesondere intraoperativ wird auch der Anaesthesist in zunehmendem Umfang mit den hieraus resultierenden kardiologischen Problemen konfrontiert. Die durch Gabe von Beta-Blockern verursachte Einschränkung der kardialen Leistungsbreite muß bei der Wahl des Narkoseverfahrens sowie der Narkoseführung Berücksichtigung finden.

Neben der spezifischen Beta-Rezeptoren-blockierenden Wirksamkeit, die einen unter Umständen lebensnotwendigen sympathischen Antrieb für das Herz bedrohlich zu reduzieren vermag, sind die unterschiedlich stark ausgeprägten unspezifischen, kardiodepressiv wirkenden Wirkqualitäten in Rechnung zu stellen. Wir untersuchten daher am Herz-Lungen-Präparat der Katze,

1. inwieweit sich die direkten Myokardwirkungen verschiedener Beta-Sympatholytika differenzieren lassen und
2. in welchem Ausmaß die Kontraktionsdynamik des durch Halothan beeinträchtigten Herzens durch eine zusätzliche Beta-Sympathikolyse vermehrt eingeschränkt wirkt.

Die verschiedenen Beta-Sympatholytika lassen sich

1. auf Grund der verschiedenen Rezeptoraffinität
2. auf Grund der sympathomimetischen Eigenwirkung bei der Besetzung des Rezeptors (sogenannte intrinsic activity) und
3. auf Grund der zusätzlichen unspezifischen Membranwirkung

klassifizieren (Tabelle 1).

Tabelle 1. Einteilung der β-Rezeptorenblocker

Nicht kardioselektiv		kardioselektiv	
ohne ISA	mit ISA	ohne ISA	mit ISA
Propranolol[a]	Pindolol	Atenolol	Acebutolol[a]

[a] mit Membranwirkung

Wir untersuchten außer dem klassischen Beta-Blocker Propranolol das Pindolol, das Atenolol und das Acebutolol (Abb. 1). Initial bestimmten wir mittels kumulativer Dosis-Wirkungsbeziehungen die direkte chronotrope und inotrope Eigenwirkung der genannten Substanzen. So bewirkt zum Beispiel eine kumulative Erhöhung der Propranolol-Konzentration (Abszisse) eine konzentrationsabhängige Senkung der spontanen Herzfrequenz (Ordinate). Einen ähnlichen Verlauf zeigt die Konzentrations-Wirkungskurve zur Ermittlung des direkt negativ inotropen Beta-Blocker-Effektes.

Bei der Gegenüberstellung der inotropen Dosis-Wirkungsbeziehungen der untersuchten Beta-Blocker zeigen Pindolol, Atenolol sowie Acebutolol qualitativ den gleichen Effekt wie Propranolol (Abb. 2). Die jeweils oberen Kurven demonstrieren die konzentrationsabhängige, negativ inotrope Eigenwirkung dieser Substanzen. Ein quantitativer Unterschied besteht jedoch insofern, als der abfallende Schenkel der Dosis-Wirkungskurven in unterschiedlichen Konzentrationsbereichen liegt. So ist eine 25%ige Abnahme der myokardialen Kontraktionskraft bei 1.020 μg Pindolol/100 ml BV, bei 1.350 μg Propranolol/100 ml BV, bei 3.700 μg Atenolol/100 ml BV bzw. bei 5.900 μg Acebutolol pro 100 ml BV zu beobachten.

Darüberhinaus läßt sich an Hand dieser Untersuchungen die sympathomimetische Eigenwirkung von Pindolol sowie von Acebutolol nachweisen. Im niedrigeren Konzentrationsbe-

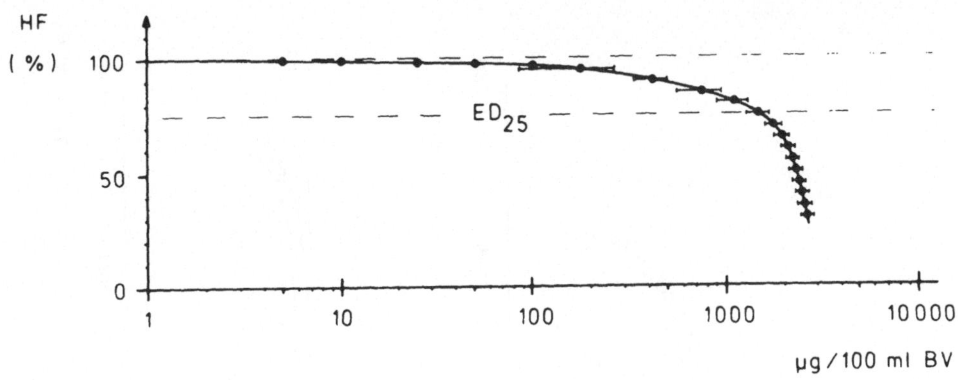

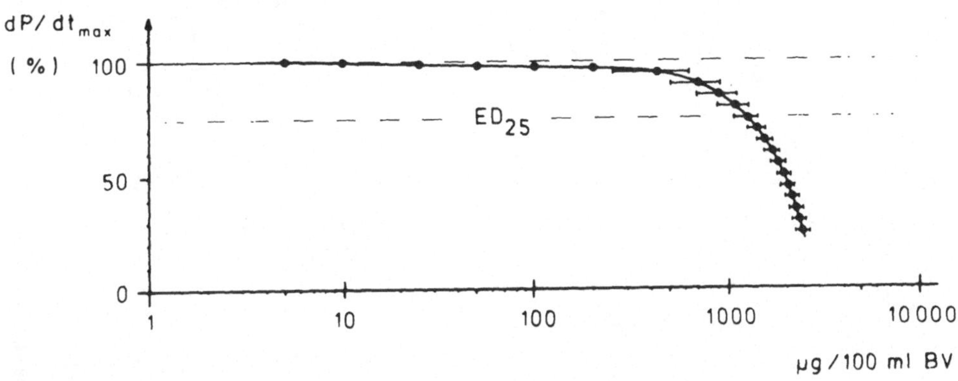

Abb. 1. Dosis-Wirkungs (Herzfrequenz und Inotropie)-Beziehung von Propranolol

reich wird durch die kumulative Zugabe von Pindolol und Acebutolol ein Kontraktionskraft-Zugewinn registriert. Er ist durch die initiale Rezeptorbesetzung zu erklären. In mittleren und höheren Konzentrationsbereichen überwiegen dann zunehmend die kardiodepressiven Effekte, so daß auch für diese Substanzen ein dosisabhängiger Kontraktionskraft-Verlust zu beobachten ist.

Werden die entsprechenden Dosis-Wirkungsbeziehungen bei einer gleichzeitigen Halothan-Basis-Narkose von 0,5 Vol. % Halothan untersucht, so sind die Dosis-Wirkungskurven gegenüber den Ausgangsbeziehungen im Sinne eines gesteigerten Kontraktionskraft-Verlustes nach links und unten verschoben. Dieser zusätzliche Kontraktionskraft-Verlust ist zwanglos durch die negativ inotrope Eigenwirkung des Halothans zu erklären. Bei 0,5 Vol. % Halothan ist bei der gegebenen Präparation im Mittel eine dP/dt_{max}-Reduktion um ca. 10% nachweisbar. Um eben diesen Betrag sind in den hier dargestellten Abbildungen die inotropen Dosis-Wirkungsbeziehungen verschoben.

Um diesen Halothan-bedingten, zusätzlichen Inotropie-Verlust zu umgehen, ist es daher erforderlich, die Beta-Blocker-Konzentration entsprechend zu reduzieren. Wir haben dies für das Niveau einer 15%igen Kontraktilitätssenkung – der sogenannten inotropen ED_{15} – untersucht. Demzufolge müßte in der von uns durchgeführten Halothan-Basis-Narkose die Dosis für Propranolol um 42%, für Atenolol um 65%, für Acebutolol um 33% und für Pindolol nur um 16% reduziert werden.

Zur exakten Quantifizierung der Einschränkung der kardialen Leistungsbreite durch die direkte Einwirkung der Beta-Blocker bzw. ihrer Kombination mit Halothan bedarf es definierter, klinisch relevanter hämodynamischer Belastungsuntersuchungen. Von Bedeutung ist hier vor allem das Verhalten des Myokards bei unterschiedlichen linksventrikulären Nach-

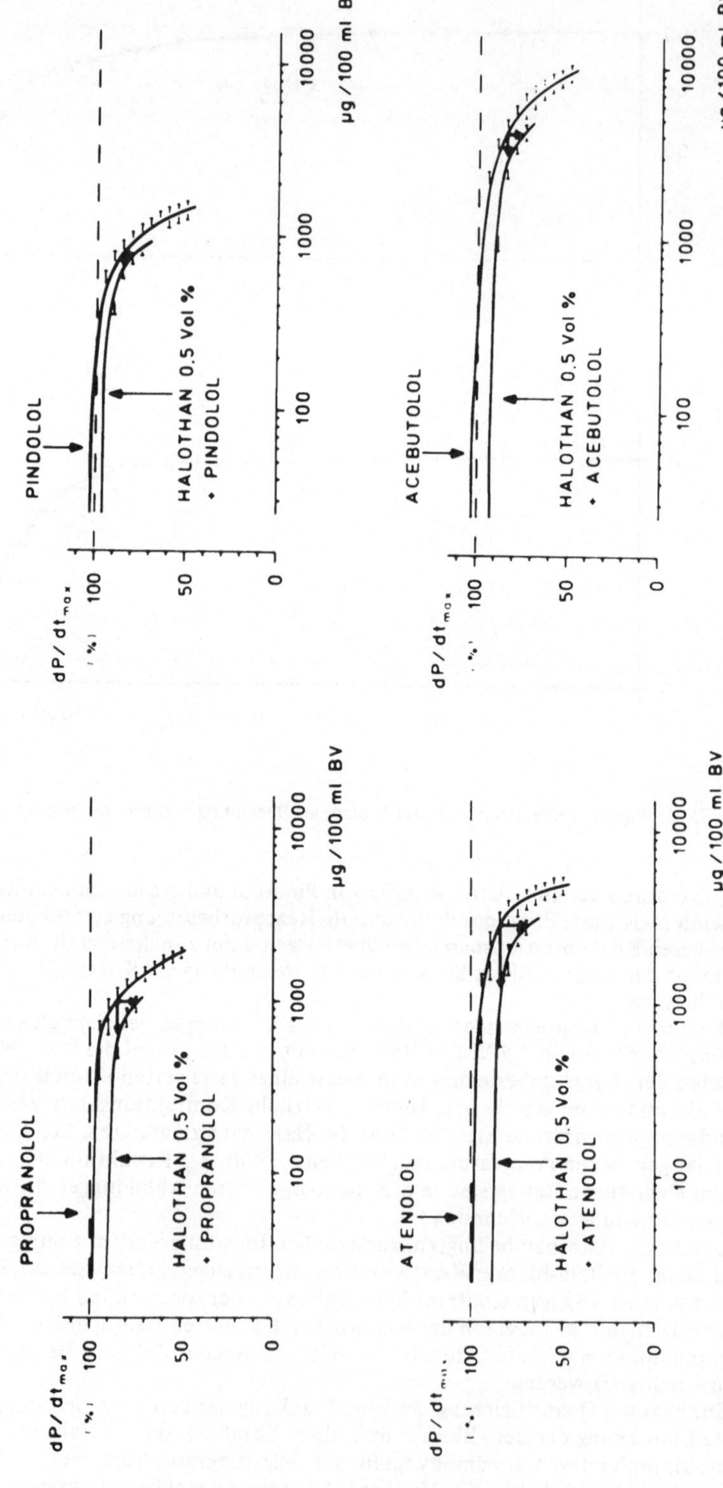

Abb. 2. Dosis-Wirkungs-Beziehung verschiedener β-Blocker mit oder ohne Halothanzugabe

last-Änderungen. Wir führten diese Untersuchungen mit der inotropen ED_{15} der jeweiligen Beta-Blocker durch (Abb. 3).

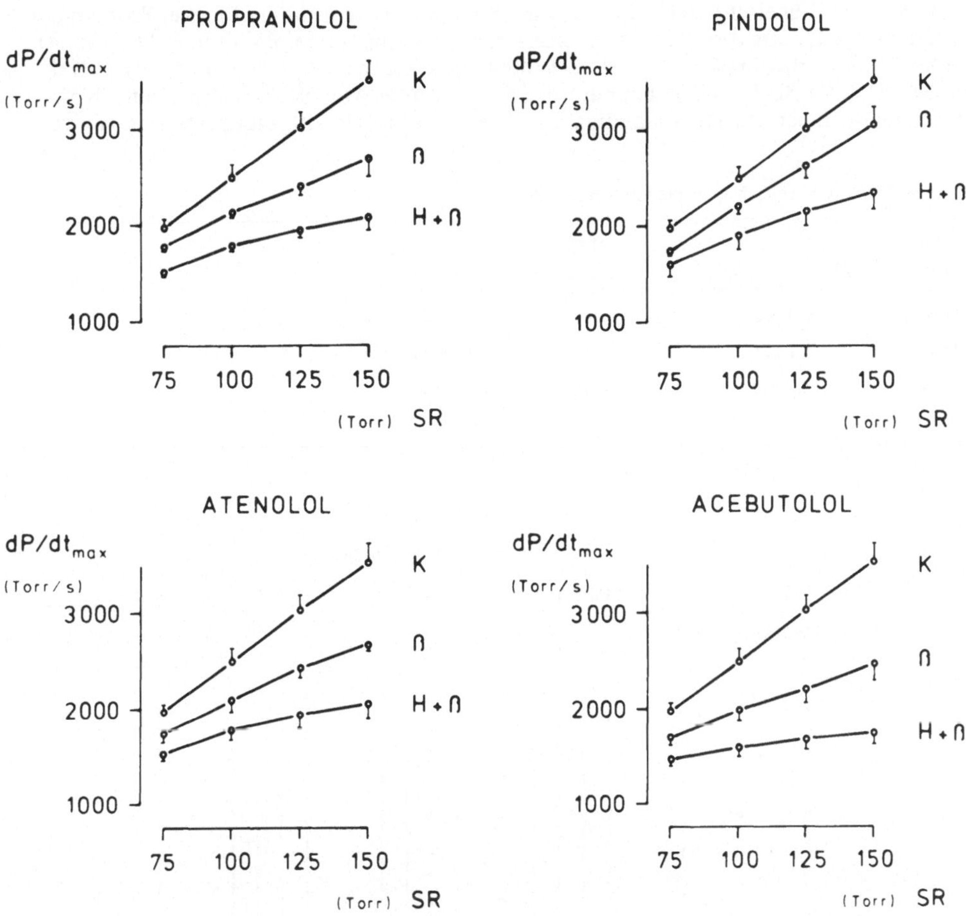

Abb. 3. Verhalten der Inotropie unter schrittweiser experimenteller Steigerung des Afterload (Abszisse) bei Kontrollen (K), unter Gabe von β-Blocker (β), oder Verabreichung von Halothan und β-Blockern

Eine gezielte Afterload-Änderung durch schrittweise Steigerung des aortalen Windkesseldruckes von 75 auf insgesamt 150 Torr (Abszisse) bewirkt in der Kontrollgruppe einen dP/dt_{max}–Anstieg um insgesamt 1.500 Torr/s. Auch das unter dem Einfluß der ED_{15} der untersuchten Beta-Sympatholytika stehende Herz kann seine Kontraktionskraft bei dieser Nachlast-Steigerung erhöhen. Der Kontraktionskraft-Zugewinn liegt jedoch in jedem Falle unterhalb der Kontrollwerte. So beträgt er bei Gabe von Acebutolol sogar nur noch 750 Torr/s, das sind nur noch 50% des Kontrollwertes.

Die gleichzeitige Applikation von Halothan führt zu einer zusätzlichen, erheblichen Einschränkung der druckadaptiven myokardialen Anpassungsbreite. Während unter Pindolol die Windkesseldruck-Steigerung immerhin noch einen dP/dt_{max}–Zugewinn von 725 Torr/s ermöglichte, ist unter Acebutolol keine relevante Anpassung mehr möglich. Der Kontraktionskraft-Zugewinn beträgt hier nur noch 325 Torr/s.

Bei den bis zu diesem Punkt vorgetragenen Ergebnissen hat die spezifische Beta-blokkierende Wirksamkeit der untersuchten Substanzen noch keine Berücksichtigung gefunden.

Die mittlere initiale therapeutische intravenöse Dosis für den nicht-narkotisierten erwachsenen Patienten beträgt für Propranolol 1,0 mg, für Pindolol 0,4 mg, für Atenolol 2,5 mg und für Acebutolol 12,5 mg. Hieraus leitet sich die Dosis-Relation der Tabelle 2 ab.

Postuliert man nun, daß der Beta-Sympatholytika-induzierte Abfall der Kontraktionskraft nicht 10% überschreiten sollte, so wird bei dem klassischen Beta-Blocker Propranolol eine derartige Kontraktionskraft-Minderung durch 835 μg/100 ml BV verursacht (Abb. 4). Unter Berücksichtigung der klinisch relevanten äquieffektiven Potenz nimmt die Kontraktionskraft unter Pindolol dagegen nur um 2,5% ab. Unter Atenolol findet sich eine dem Propranolol entsprechende Minderung. Für Acebutolol ist eine Blutkonzentration von ca.

Tabelle 2. Dosis Vergleich verschiedener β-Blocker

Klinische Dosis (Erw. – 75 kg)		Dosisrelation	
Propranolol	1,0 mg		
Pindolol	0,4 mg	Propranolol: Pindolol	= 1: 0,4
Atenolol	2,5 mg	Propranolol: Atenolol	= 1: 2,5
Acebutolol	12,5 mg	Propranolol: Acebutolol	= 1: 12,5

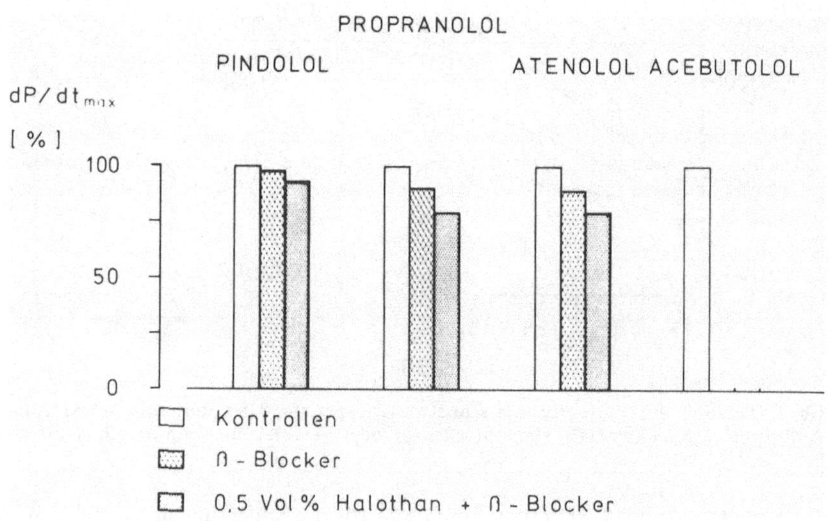

Abb. 4. Der Einfluß klinisch äquieffektiver Dosen verschiedener β-Blocker auf die Kontraktilität des Herzens

10,5 mg/100 ml BV zu kalkulieren. Diese liegt jedoch bereits weit außerhalb der inotropen Konzentrationswirkungskurve.

Unter dem gleichzeitigen Einfluß der definierten Halothannarkose ist unter Propranolol eine Abnahme von dP/dt_{max} um 21% zu beobachten. Ein entsprechender Kontraktionskraft-Verlust findet sich auch unter Atenolol. Während Acebutolol wie zuvor weit außerhalb der Konzentrationswirkungskurve liegt, wird die maximale linksventrikuläre Druckanstiegsgeschwindigkeit unter der Kombination von Halothan und Pindolol um ca. 7% reduziert.

Präoperative β-Blocker - Therapie?

E. Ott

Immer häufiger müssen Patienten anästhesiert werden, die mit betablockierenden Substanzen behandelt werden. Hierbei ergeben sich einige wichtige Probleme: Soll oder muß die Therapie bis zum Operationstag weitergeführt werden, welche Risiken sind zu erwarten?

Von verschiedenen Arbeitsgruppen wird empfohlen, β-Blocker 2 bis 14 Tage vor Operation abzusetzen, um Interaktionen mit *zur Anästhesie verwendeten Medikamenten* zu vermeiden, letztlich um schwere Myokarddepressionen zu mindern (Tabelle 1). Andererseits warnen andere Autoren vor einem abrupten Entzug der Betablocker, da Arrhythmien und andere Komplikationen gehäuft beobachtet werden: sie empfehlen deshalb eine langsame Reduzierung der Dosis.

Tabelle 1. Präoperative Betablockade

Viljoen 1972	2 Wochen vor Op absetzen
Prys Robert 1973	fortgesetzte Th: 4% Komplik. abgesetzte Th: 38% Komplik.
Kaplan 1975	24-48 Std. vor Op absetzen
Miller 1975	fortgesetzte Th. bis zur Op, jedoch reduzieren

Die Dauerbehandlung mit β-Blockern verfolgt als Ziel sowohl eine *Prävention* eines Herzinfarkts bei Patienten mit Angina pectoris als auch eine *Limitierung* des nekrotischen Bezirks bei bereits eingetretenem Infarkt durch eine Senkung des myokardialen Sauerstoffverbrauchs (Tabelle 2).

Tabelle 2. Ziel der β-Blockade

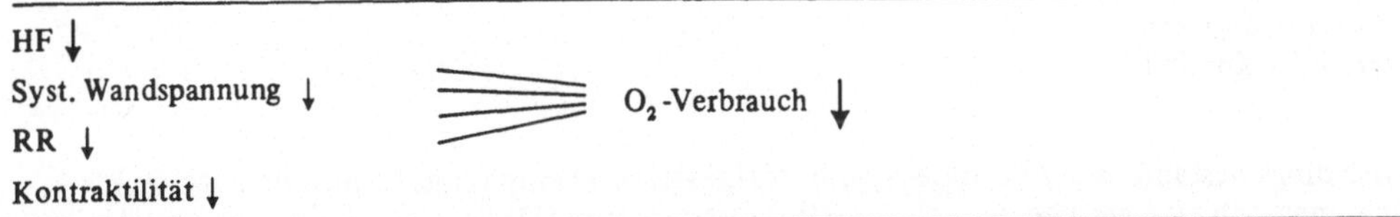

Während einer Anästhesie könnte bei diesen Patienten eine erhöhte Freisetzung von Katecholaminen den Sauerstoffverbrauch des Herzens unerträglich steigern. Eine Blockade der β-Rezeptoren führt zu einer *Reduktion* von Herzfrequenz, systolischer Wandspannung und Kontraktilität.

Andererseits jedoch addieren sich der kardio-depressive Effekt des Anästhetikums mit dem β-Rezeptor-blockierende Medikament, die Herzkraft wird in verstärktem Maße geschwächt.

Es wurde deshalb in einer randomisierten Studie geprüft, welche Folgen die Interaktionen von β-Blockern mit Allgemeinanaesthetika haben und welche Komplikationen bei Absetzen bzw. Fortführen einer Dauertherapie bis hin zur Operation auftreten können (Tabelle 3).

Diese Untersuchungen wurden am Texas Heart Institute in Houston durchgeführt.

Tabelle 3. Die 3 untersuchten Pat. Kollektive

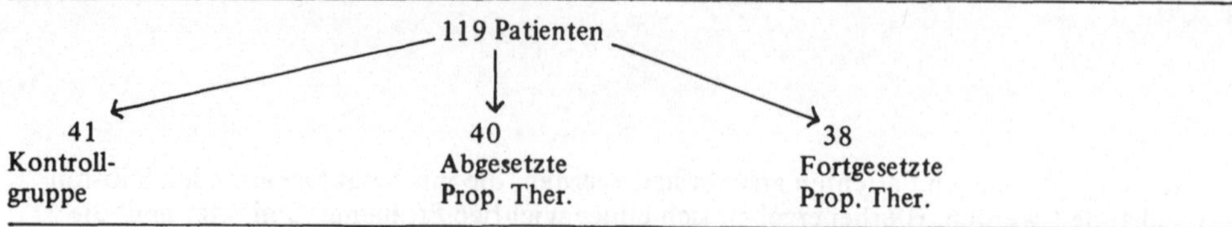

119 Patienten, die sich einer coronaren Bypass-Operation unterziehen mußten, wurden in 3 Gruppen eingeteilt:

78 Patienten standen unter Dauertherapie mit Propranolol, bei 38 Patienten wurde die Therapie bis 12 Stunden vor Operationsbeginn fortgesetzt = *Gruppe A*,

bei 40 Patienten wurde die Propranolol-Therapie *24-72h vor* Operation abgesetzt oder reduziert = *Gruppe B*;

weitere 41 Patienten, die nie β-Blocker erhalten hatten, dienten als Kontrolle = *Gruppe C*.

Die 3 Gruppen (Tabelle 4) waren homogen bezüglich Alter, Geschlecht, präoperativen Kreislaufverhältnissen (Blutdruck, Herzfrequenz), und der Anzahl hypertensiven Krisen in der Anamnese, sowie der Anzahl der stenotischen Gefäße oder Dauer von extrakorporalem Kreislauf und Operation.

Tabelle 4. Anamnese

	Kontrolle	abgesetzt	fortgesetzt
Alter	54,6 (39-73)	55 (40-73)	56,2 (40-71)
♂	80%	90%	82%
Hypertension	29%	43%	39%
Infarkt-anamnese	40%	33%	58% [a]
Besteh. Angina	28%	45%	58% [b]
Prop. Dosis	–	140 mg/die (40-320)	120 mg/die (40-480)

[a] $P<.05$ vs. abgesetzt
[b] $P<.05$ vs. Kontrolle

Allerdings bestand in der Gruppe A (d.h. fortgesetzte Therapie bis 12 Stunden vor Op), anamnestisch eine geringe, jedoch statistisch signifikante Häufung von Infarkten und Angina pectoris Zuständen in Ruhe.

Die mittlere Propranolol-Dosis in Gruppe A betrug 120 mg/Tag, in der Gruppe B, (d.h. Therapie 24-72 Stunden vor Op-Beginn abgesetzt) – 140 mg/Tag.

Während des präoperativen Krankenhausaufenthaltes (Tabelle 5) verstärkte sich bei 15 Patienten = 38% der Gruppe B die *Intensität* und Häufigkeit der Angina pectoris *hochsignifikant* gegenüber der Gruppe A und Kontrollgruppe C.

3 Patienten, das sind 8% dieser Gruppe B, entwickelten ventrikuläre Arrhythmien, wovon 1 Patient ins Kammerflimmern kam.

Sowohl in Gruppe A als auch in der Kontrollgruppe traten keinerlei Arrhythmien auf, lediglich bei jeweils einem Patienten dieser Gruppe verstärkte sich die bestehende Angina pectoris.

Alle Patienten erhielten die gleiche Prämedikation aus Valium, Morphin und Scopolamin und die gleiche Narkose mit Thiopental, Morphin, Pancuronium und Lachgas:Sauerstoff. Zur Kontrolle der auftretenden Hypertension nach Intubation und Sternotomie wurde bei etwa der Hälfte der Patienten aller 3 Gruppen zusätzlich Halothan verwendet.

Tabelle 5. Präoperativer Krankenhausverlauf

	Kontrolle	abgesetzt	fortgesetzt
Blutdruck	131/79	127/82	125/79
Herzfrequenz	78	75	73
Neue Arrhythmien	–	8%	–
Angina pectoris	2%	38% [a]	3% [b]

[a]P<.005 vs. Kontrolle
[b]P<.005 vs. abgesetzt

Tabelle 6. Intraoperative Komplikationen

	Kontrolle	abgesetzt	fortgesetzt
Vorhof-arrhyth.	5%	3%	–
Ventr. Arrhyth.	7%	20%	3% [a]
ST-Veränderg.	24%	43%	13% [a]
Bradykardie (50)	5%	8%	–
Hypotension (80%)	20%	20%	18%
Intraop. Komplik.	37%	58%	21% [b]

[a]P<.05 vs. abgesetzt
[b]P<.001 vs. abgesetzt

Die Tabelle 6 zeigt die intraoperativen Komplikationen: In Gruppe B wurden in der Zeit bis zum extrakorporalen Kreislauf bei 20% ventrikuläre Arrhythmien beobachtet und bei 43% kam es zu S-T-Senkungen als Zeichen einer Myokard-Ischämie.

In der Gruppe *A* dagegen beobachteten wir signifikant *weniger* Komplikationen, nämlich 3% ventrikuläre Arrhythmien bzw. 13% S-T-Senkungen.

Bei 58% der Gruppe B trat mindestens eine der hier aufgeführten Komplikationen bis zum Beginn des extrakorporalen Kreislaufs auf, im Gegensatz zu 21% der Gruppe A.

Der Tension Time Index war in der fortgesetzten Gruppe A nach trachealer Intubation signifikant niedriger als in den beiden anderen Gruppen, dies läßt sich auf die adrenerge β-Blockade des Propranolols zurückführen.

Das Abgehen vom extrakorporalen Kreislauf gelang bei allen Patienten ohne ernstere Komplikationen, die vereinzelten Dosen von Betaststimulantien oder Anlegen von externen Schrittmachern unterschieden sich nicht in den einzelnen Gruppen (Tabelle 7). Kein Patient benötigte über längere Zeit Infusionen von herztonisierenden Medikamenten oder gar eine intraaortale Ballonpumpe.

Tabelle 7. Intraoperative Medikamente

	Kontrolle	abgesetzt	fortgesetzt
vor bypass			
Propran.	13%	11%	7%
Lidocain	–	2%	–
Beta-Stim.	–	–	–
nach bypass			
Propran.	–	1%	–
Beta-Stim.	3%	9%	6%
Pacemaker	–	4%	–

In den ersten 48 Stunden postoperativ (Tabelle 8) bestand wiederum kein signifikanter Unterschied zwischen den einzelnen Gruppen.

Tabelle 8. Postoperativ (48 Std.)

	Kontrolle	abgesetzt	fortgesetzt
Beta-Stim.	n.s.	n.s.	n.s.
Digitalis	n.s.	n.s.	n.s.
Infarkt	n.s.	n.s.	n.s.
Propran.	n.s.	n.s.	n.s.

Jeweils 3 Patienten – sowohl in der Gruppe A, wie auch in der Gruppe B erlitten postoperativ einen Re-infarkt, wovon 2 in der erstgenannten und 1 in der letztgenannten Gruppe starb.

Alle Patienten der Kontrollgruppe überlebten. Aus diesen Daten wollen wir schließen, daß

1. ein präoperatives Absetzen oder Reduzieren der Betablocker-Therapie häufiger zu Komplikationen führen kann;
2. keine nachteiligen Interaktionen von Betablockern und Allgemeinanästhetika festgestellt werden konnten – im Gegenteil, das Auftreten von intraoperativen Arrhythmien und Ischämien war *signifikant* geringer.
3. In der postoperativen Phase wurden myokardiale Depressionen nicht gehäuft beobachtet. Auch Morbidität und Mortalität waren signifikant nicht unterschiedlich.

In Übereinstimmung mit zahlreichen anderen Arbeitsgruppen empfehlen wir deshalb bei Patienten, die unter β-Blocker-Therapie stehen, das Medikament in voller Dosierung bis zum Operationstag weiterzugeben.

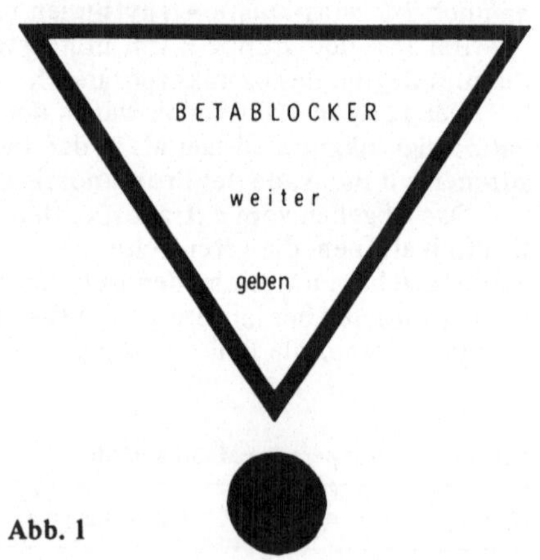

Abb. 1

Der Einfluß von Naloxon auf die Wirkung von Flunitrazepam

J.E. Schmitz, W. Dick und P. Lotz

Flunitrazepam (ROHYPNOL®) ist ein neuartiges Sedativum aus der Benzodiazepinreihe, das aufgrund seiner ausgeprägten hypnotischen, anxiolytischen und amnestischen Eigenschaften in zunehmendem Maße für Prämedikation, Narkose und in der Intensivmedizin Verwendung findet.

Neben diesen erwünschten Wirkungen zeigt Flunitrazepam allerdings schon bei niedriger Dosierung von 0,5 bzw. 1,0 mg i.v., wie wir in Übereinstimmung mit anderen Autoren nachweisen konnten, deutliche atemdepressorische Nebenwirkungen.

Während des „Rohypnol-Workshops" Anfang dieses Jahres in Ulm wurde in diesem Zusammenhang die Frage erörtert, ob dieser unerwünschte Nebeneffekt beeinflußbar sei. Obwohl es zur Zeit sicherlich aus pharmakologischer Sicht keine Antagonisierungsmöglichkeit für diese Substanzen gibt, schienen der Opiatantagonist Naloxon sowie Physostigmin nach klinischen Beobachtungen die Wirkungen von Flunitrazepam zu reduzieren. Da Naloxon offensichtlich seinen antagonistischen Effekt – nach Literaturangaben auch unspezifisch bei nicht morphinartigen Anästhetika entfaltet, ist es daher von Interesse, ob diese Substanz eventuell auch einen Einfluß auf die atemdepressive Wirkung von Flunitrazepam ausübt. Naloxon selbst hat nachgewiesenermaßen keinen stimulierenden Einfluß auf die Atmungsregulation.

Methode

Die vorliegenden Untersuchungen wurden an einem Kollektiv von 7 freiwilligen gesunden Probanden durchgeführt. Die Versuche erfolgten in einem ruhigen, angenehm temperierten Raum im Liegen nach einer 12stündigen Nahrungskarenz. Im Anschluß an eine kurze Ruheperiode zur Adaption an die Versuchsapparatur, atmeten die Probanden Raumluft bzw. ein Inspirationsgemisch aus Preßluft, Sauerstoff und 5 Vol% CO_2 über ein Zweiwegventil ein.

Diese Vorperiode wurde über 20 min bis zum sicheren Erreichen eines steady state aufrechterhalten. Danach wurde den Probanden – über eine vor Versuchsbeginn in der Kubitalvene angelegten Verweilkanüle – unabhängig vom Körpergewicht, unbemerkt 0.5 bis 1.0 mg Flunitrazepam gleichmäßig über 1 min appliziert. Nach einer Pause von einer weiteren Minute wurden dann 0.4 bzw. 0.8 mg Naloxon über einen Zeitraum von 30 sek. injiziert.

Die anschließende Untersuchungsphase betrug 20 min. Dabei wurden in 5-minütigen, nahtlos ineinander übergehenden Intervallen, kontinuierlich Atemfrequenz, Atemzugvolumen, Atemminutenvolumen und alveoläre Ventilation bestimmt. Die Gaswechselmessungen wurden in einem halboffenen System nach der Douglas-Sack-Methode durchgeführt. Die Konzentrationsbestimmungen für O_2 und CO_2 erfolgten über ein Respirationsmassenspektrometer C Typ MGA 1100; Fa. Perkin-Elmer).

Die so gewonnenen Meßergebnisse wurden nach gängigen statistischen Methoden ausgewertet und mit den bei gleicher Versuchsanordnung und gleichen Probanden erhobenen Befunden, bei alleiniger Gabe von 0.5 bzw. 1.0 mg Flunitrazepam, verglichen.

Ergebnisse

In allen folgenden Abbildungen sind jeweils die Versuchsergebnisse, bei denen die Probanden nur Flunitrazepam erhielten, denen gegenübergestellt, bei denen die Versuchsperson sowohl Flunitrazepam als auch Naloxon erhielten.

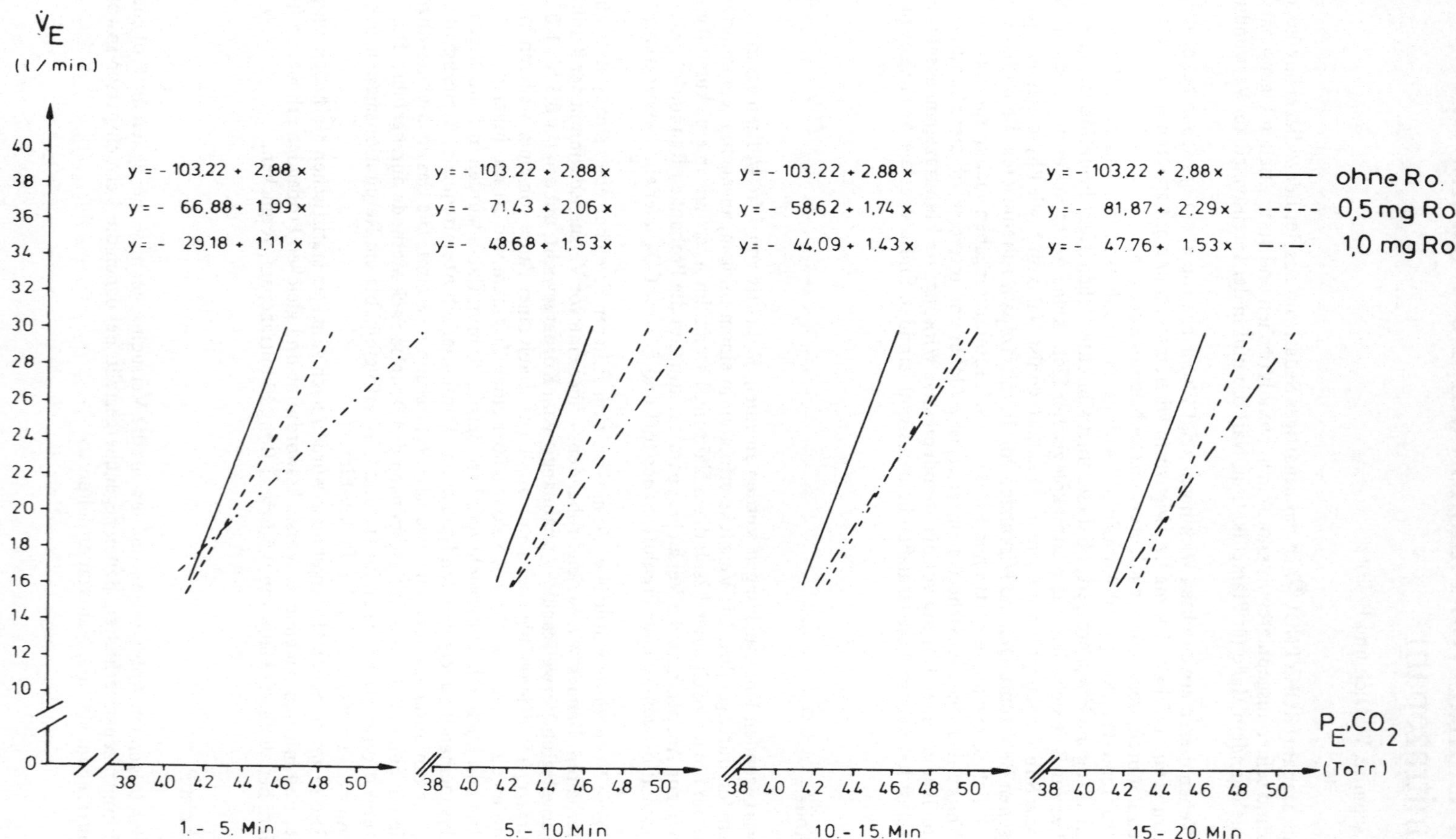

Abb. 1. Verhalten der Atemerregbarkeitskurven bei Gabe von 0.5 und 1.0 mg Flunitrazepam i.v.

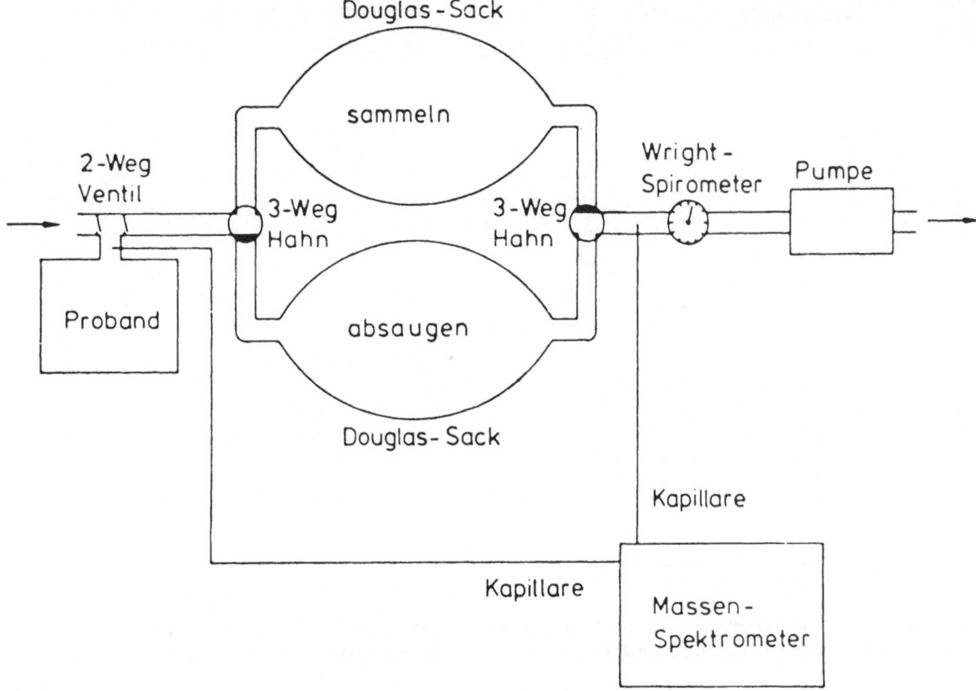

Abb. 2. Versuchsanordnung

Die Abb. 3 zeigt das Verhalten von Atemminutenvolumen und endexspiratorischem CO_2-Partialdruck unter „Raumluftatmung". Bei Gegenüberstellung der beiden Gruppen zeigt sich lediglich in der zweiten Meßperiode ein signifikant höheres Atemminutenvolumen bei den gleichzeitig mit Naloxon behandelten Versuchspersonen. Im Gegensatz zu den Untersuchungen, in denen die Probanden nur 0.5 mg Flunitrazepam erhielten, war das Atemminutenvolumen bei Hinzufügung von Naloxon in keiner Phase der Meßperiode signifikant gegenüber dem Ausgangswert erniedrigt.

Bei Vergleich der endexspiratorischen CO_2-Partialdrucke ergaben sich zwischen den beiden Gruppen keine wesentlichen Unterschiede.

In der Abbildung 4 sind unter den gleichen Versuchsbedingungen Atemfrequenz, Atemzugvolumen und alveoläre Ventilation einander gegenübergestellt. Deutliche Unterschiede zwischen der Gruppe mit und ohne zusätzliche Naloxongabe zeigen sich nur bei der Atemfrequenz, wobei die Probanden, die Flunitrazepam und Naloxon erhielten, einen signifikanten Anstieg gegenüber der Gruppe ohne Naloxon aufweisen.

Um auch geringe Unterschiede zwischen den beiden Versuchsreihen evtl. deutlicher hervorzuheben, haben wir die Dosierungen von Flunitrazepam und Naloxon verdoppelt sowie als standardisierten Atemreiz 5 Vol% CO_2 zum Inspirationsgemisch hinzugefügt.

Abbildung 5 zeigt das Verhalten von Atemminutenvolumen und endexspiratorischem CO_2-Partialdruck unter diesen veränderten Versuchsbedingungen.

In Übereinstimmung mit den Ergebnissen bei „Raumluftatmung" und niedriger Dosierung ergibt sich auch hier bei der gleichzeitigen Gabe von Flunitrazepam und Naloxon keine signifikante Senkung des Atemminutenvolumens gegenüber dem Ausgangswert.

Ebensowenig ergeben sich im Bereich des endexspiratorischen CO_2-Partialdruckes zwischen den beiden untersuchten Gruppen signifikante Unterschiede.

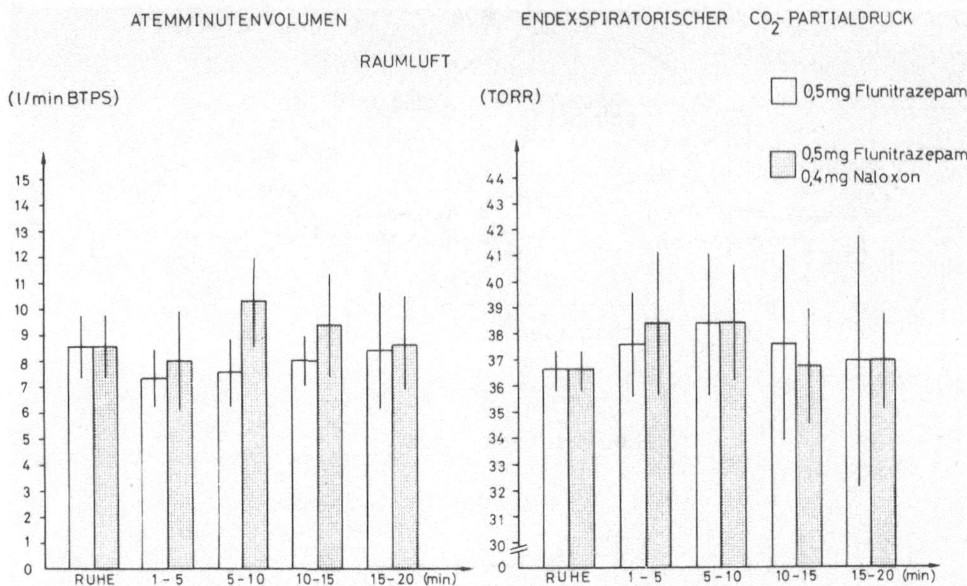

Abb. 3. Verhalten von Atemminutenvolumen und endexspiratorischem CO_2-Partialdruck unter Raumluftatmung bei Gabe von 0.5 mg Flunitrazepam bzw. 0.5 mg Flunitrazepam und 0.4 mg Naloxon i.v.

Im Vergleich mit der Versuchsanordnung unter „Raumluftatmung" und „halber Dosierung" treten die Veränderungen gegenüber den Ausgangswerten wesentlich deutlicher hervor. In beiden Gruppen kommt es zu einer erheblichen Steigerung der Atemfrequenz, die in der Untersuchungsreihe mit zusätzlicher Naloxon-Applikation noch ausgeprägter ist als in der Gruppe mit alleiniger Flunitrazepamgabe. Bei Betrachtung des Atemzugvolumens ergeben sich ebenso wie bei der alveolären Ventilation in beiden Gruppen signifikante Verminderungen gegenüber den Ausgangswerten. Die Unterschiede zwischen den beiden Versuchsansätzen sind dabei in allen Untersuchungsphasen nur geringfügig.

Diskussion

Wenn man die Ergebnisse der Versuchsserie, in der die Probanden nur Flunitrazepam erhielten mit den Untersuchungen vergleicht, bei denen die Versuchspersonen sowohl Flunitrazepam als auch Naloxon bekamen, so lassen sich außer im Atemfrequenzverhalten und zum Teil im Bereich des Atemminutenvolumens, keine signifikanten Unterschiede feststellen.

Die klinische Erfahrung, daß Naloxon die atemdepressorische Wirkung von Flunitrazepam (Rohypnol®) reduziert, beruht offensichtlich in der Beobachtung einer Atemfrequenzsteigerung und einem gegenüber dem Ausgangswert weitgehend unverändertem Atemminutenvolumen. Da jedoch endexspiratorischer CO_2-Partialdruck sowie insbesondere Atemzugvolumen und alveoläre Ventilation keine wesentlichen Unterschiede zwischen der Gruppe, die sowohl Flunitrazepam als auch Naloxon und der Gruppe, die nur Flunitrazepam erhielt, zeigten, erscheint uns die Gabe von Naloxon zur Antagonisierung des atemdepressorischen Effektes von Flunitrazepam nicht gerechtfertigt. Wir sind der Meinung, daß Naloxon nach wie vor nur zur gezielten Antagonisierung von opiatbedingten Atemstörungen Verwendung finden sollte, da ein Effekt auf die Wirkung von Flunitrazepam weder pharmakologisch erklärbar, noch im klinischen Experiment sicher nachweisbar ist.

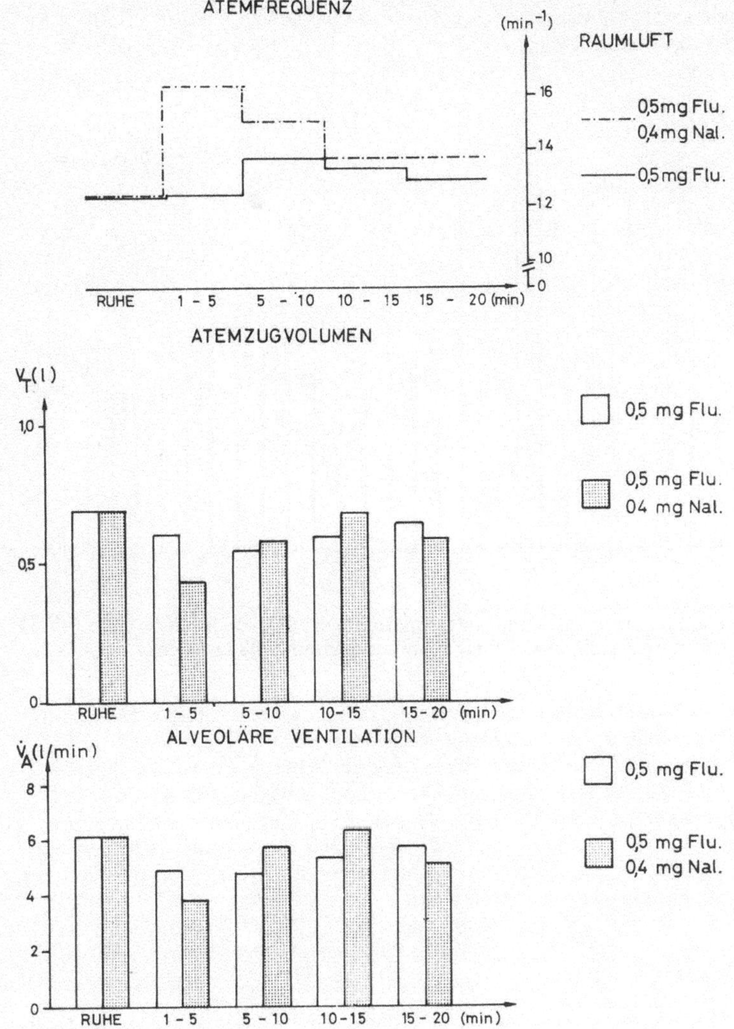

Abb. 4. Verhalten von Atemfrequenz, Atemzugvolumen und alveolärer Ventilation unter „Raumluft-atmung" bei Gabe von 0.5 mg Flunitrazepam bzw. 0.5 mg Flunitrazepam und 0.4 mg Naloxon i.v.

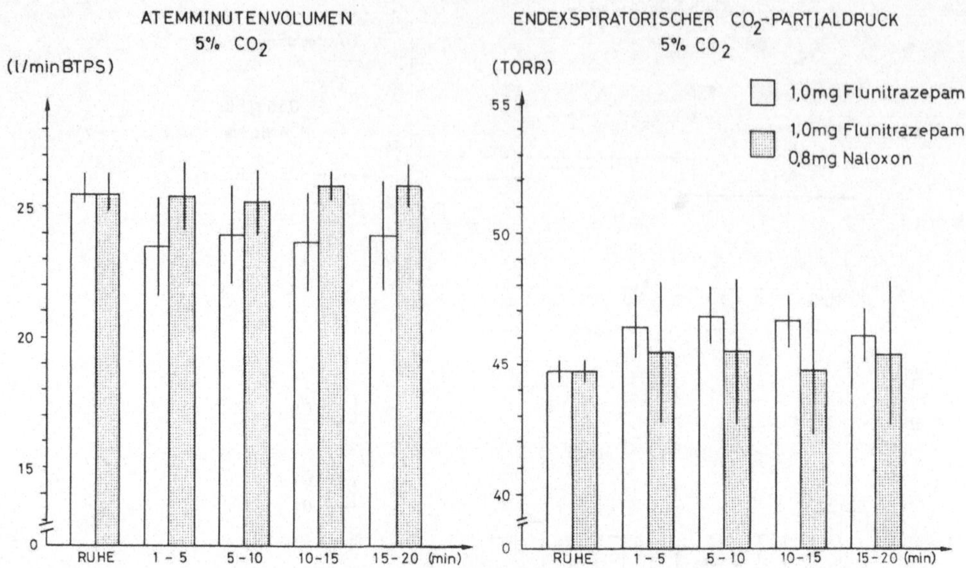

Abb. 5. Verhalten von Atemminutenvolumen und endexspiratorischem CO_2-Partialdruck unter 5 Vol% CO_2 bei Gabe von 1.0 mg Flunitrazepam, bzw. 1.0 mg Flunitrazepam und 0.8 mg Naloxon i.v.

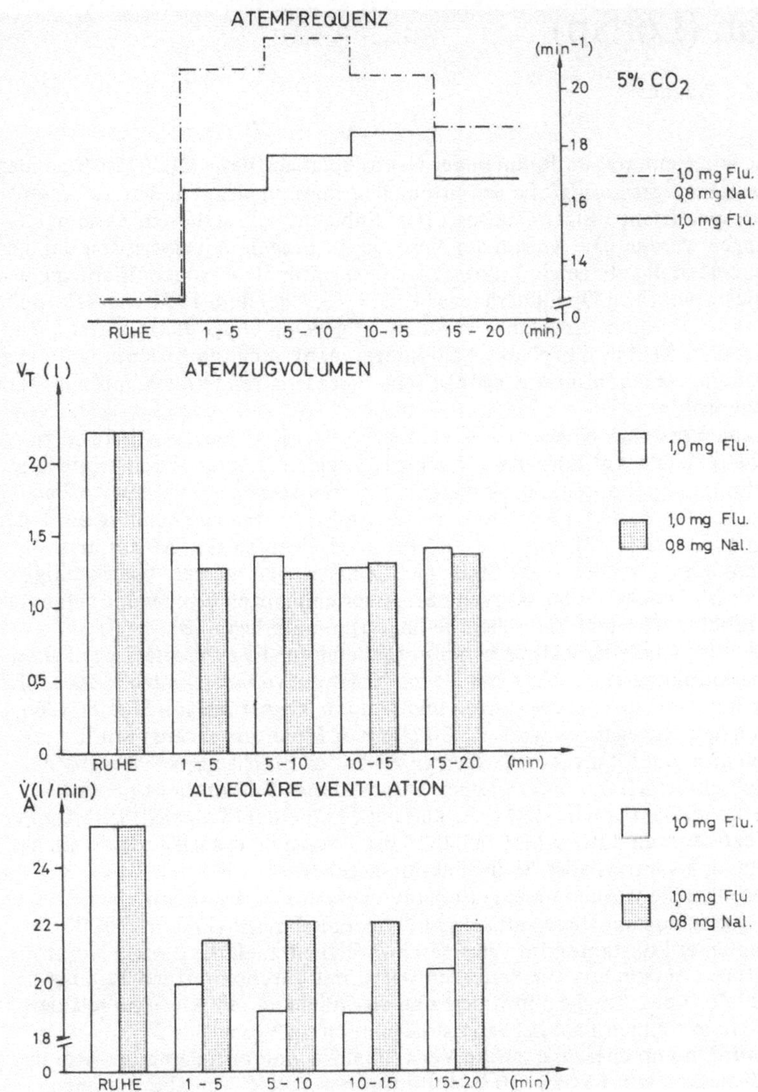

Abb. 6. Verhalten von Atemfrequenz, Atemzugvolumen und alveolärer Ventilation unter 5 Vol% CO_2 bei Gabe von 1.0 mg Flunitrazepam bzw. 1.0 mg Flunitrazepam und 0.4 mg Naloxon i.v.

Fentanylspiegel im Serum vor und nach Levallorphan (Lorfan)

U. Henneberg und St. Wagner

Seit der Einführung von Fentanyl im Rahmen der Neuroleptanaesthesie (NLA) ist besonders der postoperativen Atemdepression große Bedeutung beigemessen worden. Auf die wesentlichen Vorteile bzw. spezifischen Eigenschaften dieser Substanz soll in diesem Zusammenhang nicht eingegangen werden. Die Anzahl der Veröffentlichungen in jüngster Zeit dagegen reflektiert wohl am besten das steigende Interesse an einer optimalen Antagonisierung eines evtl. bestehenden postoperativen Opiatüberhangs [1, 2, 3, 4]. Nachdem 1951 das Nalorphin (N-allylnormorphin) in die Klinik eingeführt worden war, gewann einige Jahre später ein anderer Morphinantagonist, das Levallorphan (N-allylmorphinan), mehr an Bedeutung. In letzter Zeit kam ein weiterer Antagonist ohne agonistische Eigenschaften in die Klinik: das Naloxon (N-allylnoroxymorphin).

Ende 1977 erschien erstmals eine Arbeit über eine Entwicklung eines Antiserums zu Fentanyl [5]. Der betreffende Antikörper war hochspezifisch auf Fentanyl und zeigte keine Crossreaction mit dessen Metaboliten. Somit waren die Voraussetzungen für den Aufbau eines Radio-Immun-Assays (RIA) für Fentanyl und dessen Blutspiegelbestimmung bis in den Picogrammbereich geschaffen [6, 7]. Auf weitere Vorteile, Eigenschaften, Ablauf und Funktion des Fentanylassays soll an dieser Stelle nicht eingegangen werden. Gleichzeitig waren damit erstmals Blutspiegelverlaufskurven nach einer einmaligen Gabe von Fentanyl gezeigt worden, die jedoch noch nicht klinischen Bedingungen unterlagen [8].

Bei der vorliegenden Studie handelt es sich durchgehend um 16 gynäkologische Patientinnen ohne Nebenerkrankungen im Alter von 34 bis 72 Jahren (durchschnittlich 50,3 J.). Sie alle unterlagen den üblichen Op-Vorbereitungen und wurden, abgesehen von Sonderfällen, auf die später noch näher eingegangen wird, ca. 30 Min. vor Einleitungsbeginn mit 0.5 mg Atropin, 50 mg Dolantin und 50 mg Atosil praemediziert. Zur Einleitung selbst wurden nach Gabe von durchschnittlich 6,6 mg (zwischen 5 und 10 mg) Dihydrobenz-peridol (DHBP), 65 mg Methohexital (Brevimytal) oder 260 mg Thiopental (Trapanal) langsam i.v. injiziert. Anschließend wurden durchschnittlich 0,35 mg Fentanyl, abhängig von Gewicht bzw. Allgemeinzustand, als intravenöse Bolusinjektion gegeben.

Über eine Verweilkanüle wurde nun eine Fentanyldauertropfinfusion mit einer Konzentration von 2 mg/l angeschlossen. Diese Infusion lief über eine Pumpe (IV Pump 5000 Valleylab), die außer einer konstanten Infusionsgeschwindigkeit auch die direkte Kontrolle der infundierten Menge ermöglichte. Die Patienten waren mit durchschnittlich 77,8 mg Succinylcholin (Pantalox) endotracheal intubiert und anschließend mit Alloferin relaxiert. Die Beatmung erfolgte mit einem Lachgas-Sauerstoffgemisch im Verhältnis 2:1.

Intraoperativ wurden nun über eine zweite Verweilkanüle am kontralateralen Arm in regelmäßigen Zeitabständen von 15 bzw. 30 Min. Blutproben von je 7 ml abgenommen. Nach deren Gerinnung wurden sie zentrifugiert, das abpipettierte Serum für mindestens 12 Std. eingefroren und anschließend mittels des Fentanyl-RIA's, der uns freundlicherweise von der Fa. Janssen, Düsseldorf, zur Verfügung gestellt wurde, ausgewertet. Dies geschah anhand von Eichkurven, die aus in dem Kit enthaltenen Standardmengen für jeden Versuch erneut erstellt wurden. Ebenso wurde mit den Proben verfahren, die nach Abstellen der Fentanylinfusion bzw. postoperativ in verschiedenen Zeitabständen (10, 20, 30 Min. etc.) abgenommen worden waren.

Die so ermittelten Fentanylblutspiegel sind an einem Beispiel graphisch dargestellt (Abb. 1).

Nach der Bolusinjektion von 0.3 bis 0,4 mg Fentanyl steigt der Serumspiegel mit großer Wahrscheinlichkeit auf Werte über 20 ng/ml an. Dieser rasche Anstieg war in unseren Messungen nicht erfaßbar. Die weitere Infusionsapplikation von Fentanyl bringt eine gewisse Plateaubildung um 16-17 ng/l, was mit der Infusionsmethode angestrebt wird. Nach Beendigung der Infusion fallen sämtliche Fentanylspiegel zunächst sehr rasch und dann langsamer

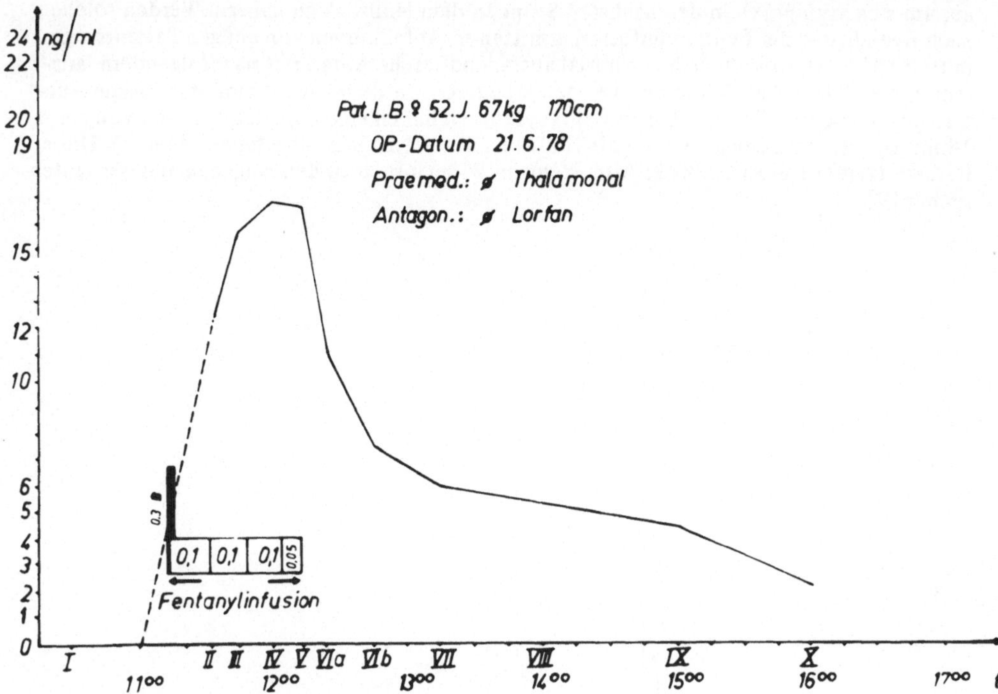

Abb. 1. Fentanylspiegel während Neuroleptanaesthesie

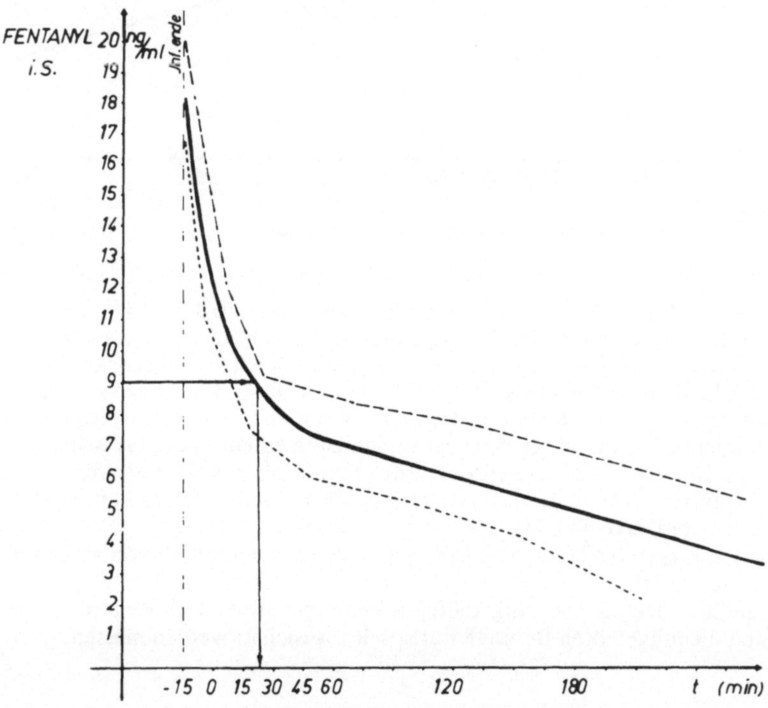

Abb. 2. Fentanylabfall im Serum nach Neuroleptanaesthesie ohne Lorfangabe

ab, um sich asymptisch in den nächsten Stunden dem Nullwert zu nähern. Werden solche nach Beendigung der Fentanylinfusion ermittelten Abfallkurven von einigen Patienten gemittelt (Abb. 2), so stellt sich der initial auffallend rasche Abfall mit nachfolgendem langsamen Abfall dar. Auf Grund der wenigen Meßdaten wurde noch auf eine statistische Auswertung verzichtet. Die erhobenen Fentanylkurven haben einen mittleren Gipfel von ca. 18 ng. Dieser Serumspiegel ist um die Hälfte nach etwa 20 Min. abgefallen (Abb. 3). Diese Halbwertzeit von etwa 20 bis 25 Min. steht im Widerspruch zu den Angaben anderer Untersucher [9].

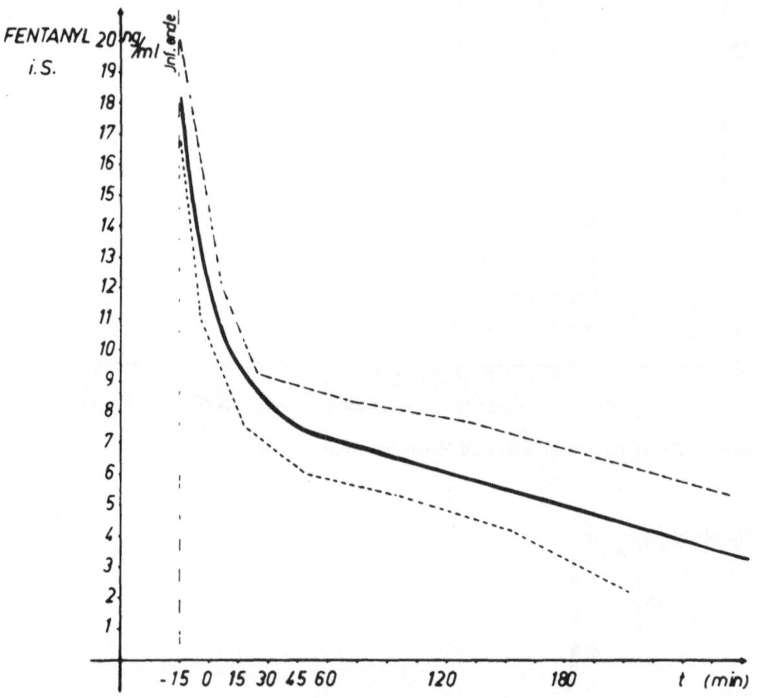

Abb. 3. Fentanylabfall im Serum nach Neuroleptanaesthesie ohne Lorfangabe

Drei Patienten erhielten 15 Min. nach Beendigung der Fentanylinfusion 0,5 mg bzw. 1 mg Levallorphan (Lorfan). Drei verschiedene Reaktionsformen lassen sich aus unseren Befunden ableiten: Liegt der Fentanylspiegel im Augenblick der Lorfangabe hoch, so ändert sich am Verlauf der abfallenden Fentanylkurve wenig (obere Kurve der Abb. 4). Liegt dagegen der Fentanylspiegel im Augenblick der Lorfanapplikation niedrig (unter 10 ng/ml), so steigt erneut der Fentanylspiegel im Serum um ca. 5 ng/ml an, um dann erneut in der typischen Form abzufallen (untere Kurve Abb. 4). Bei mittleren Konzentrationen erfährt die abfallende Fentanylkonzentration einen nur geringen Anstieg durch Verdrängung des Fentanyls aus den Rezeptoren (mittlere Kurve Abb. 4).

Die wenigen bisher vorliegenden Meßergebnisse nach Applikation von Naloxon verhalten sich in der Grundtendenz ähnlich.

Es ist selbstverständlich, daß die hier mitgeteilten ersten Ergebnisse durch weitere Untersuchungen erhärtet und die mitgeteilten Befunde statistisch abgesichert werden müssen.

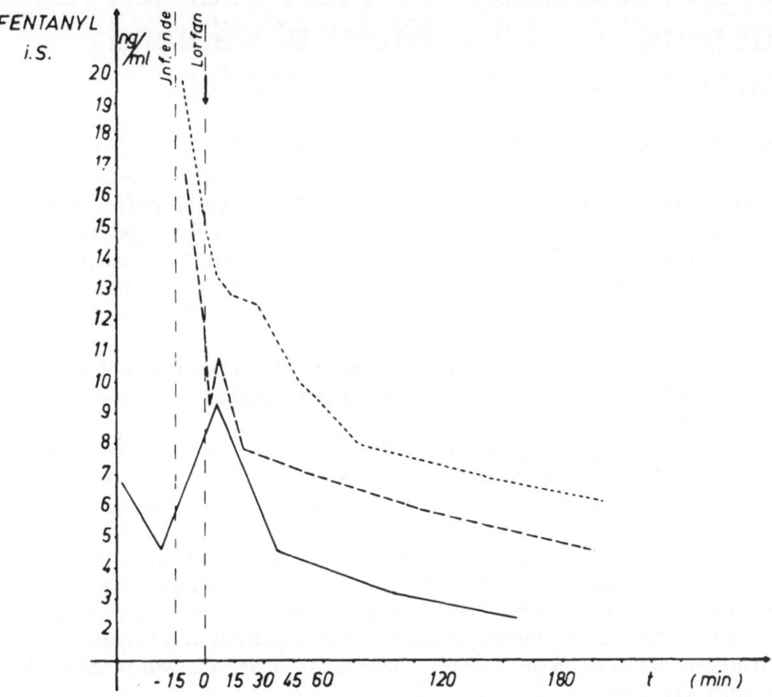

Abb. 4. Fentanylkonzentration nach Lorfan bei unterschiedlichen Fentanylspiegeln

Literatur

1. Dick, W., P. Milewski, E. Knoche, E. Traub: Zur klinischen Anwendung von Naloxon nach Kurznarkosen mit Opiatanalgetika. Anaesthesist 27, 272 (1978)
2. Gattiker, R., W. Dimai, J. Berlin, G. Hossli: Aufhebung der Atemdämpfung durch Naloxone nach hochdosierter Fentanyl-Anaesthesie in der Gefäßchirurgie. Anaesthesist 27, 267 (1978)
3. Hug, P., J. Kugler, W. Zimmermann, M. Laub, A. Doenicke: Die Wirkung von Naloxon und Levallorphan nach Fentanyl auf Blutgase, EEG und psychodiagnostische Tests. Anaesthesist 27, 280 (1978)
4. Schaer, H., K. Baasch, F. Reist: Die Atemdepression nach Fentanyl und ihre Antagonisierung mit Naloxone. Anaesthesist 27, 259 (1978)
5. Michiels, M., R. Hendriks. J. Heykants: A sensitive Radioimmunoassay for Fentanyl. Europ. J. Clin. Pharmcol. 12, 153 (1977)
6. Henderson, G.L. et al.: Antibodies to Fentanyl. J. Pharmacol. exp. Ther. 192, 489 (1975)
7. Adam, W., P. Pfannenstiel: Radioimmunoassays, ihr Wert in der klinischen Anwendung. Med. Welt B27/Heft 37 1976
8. Schleimer, R. et al.: Pharmacokinetics of fentanyl as determined by radio immunoassays. Clin. Pharmacol. Ther. Vol. 23 No. 2, 188 (1978)
9. Stoeckel, H.: Zur klinischen Pharmakologie der Anästhetika und Anästhesieadjuvantien bei Niereninsuffizienz. Prak. Anaesth. Heft 2 97 (1977)

Interaktion von Medikamenten: Auswirkungen von Natriumnitroprussid auf den Kreislauf während Katecholamininfusion (klinischer Fallbericht)*

A. Fournell, K. Falke, W. Schwarzhoff, K. Böhmer und H.D. Schulte

Eine der schwerwiegendensten Komplikationen nach kardiochirurgischen Eingriffen stellt die Entwicklung eines „low cardiac output syndrom" dar. Die von uns dabei angesetzte Therapie hat neben der Steigerung des Herzzeitvolumens eine Verbesserung der peripheren Zirkulation durch Ausschaltung der Zentralisation zum Ziel. Unter diesem Gesichtspunkt scheint die kombinierte Gabe von Katecholaminen und vasodilatierenden Substanzen sinnvoll.

Darüber hinaus ergibt sich die Frage, ob die in der Literatur [1, 2] beschriebene Erhöhung des Herzzeitvolumens durch Vasodilatoren auch bei gleichzeitiger Katecholamininfusion beobachtet werden kann.

Wir berichten über eine 37jährige Patientin, die nach Pericardresektion wegen Pericarditis constrictiva einen schwersten kardiogenen Schock entwickelte. Wir therapierten die Patientin mit Dopamin 14 μg/kg Kg x min, Epinephrin 0,145 μg/kg Kg x min und Natriumnitroprussid 0,58 μg/kg Kg x min. In drei Untersuchungsperioden an zwei aufeinanderfolgenden Tagen wurden das EKG, der arterielle Druck in der A. radialis, die Drucke im rechten Vorhof und in der A. pulmonalis, das Herzzeitvolumen durch Thermodilution sowie der Sauerstoffgehalt im arteriellen und gemischt venösen Blut gemessen. In der ersten und dritten Untersuchungsperiode erhielt die Patientin die angegebene Dosierung von Dopamin/ Epinephrin und Natriumnitroprussid, in der zweiten Untersuchungsperiode wurde lediglich Dopamin und Epinephrin gegeben.

Ergebnisse

Die Ergebnisse des ersten Meßtages zeigt Abbildung 1. Bei annähernd konstanten Füllungsdrücken des rechten Herzens von 16 bis 18 mm Hg beträgt der Herzindex unter Natriumnitroprussid 1,538 bzw. 1,791 l/min x m^2, ohne Nitroprussid 1,424 l/min x m^2. Dies ist bedingt durch einen Anstieg des Schlagvolumens unter Nitroprussid auf 12,8 bzw. 14,3 ml/m^2 gegenüber 11,9 ml/m^2 ohne Nitroprussid. Der mittlere arterielle Druck ändert sich in den einzelnen Untersuchungsphasen nicht, während der Pulmonalarteriendruck wahrscheinlich durch den Anstieg des Herzvolumens ebenfalls ansteigt. Die Verbesserung der Kreislaufsituation bei gleichzeitiger Gabe von Katecholaminen und Natriumnitroprussid ist darüber hinaus gekennzeichnet durch einen Abfall der arteriovenösen Sauerstoffgehaltsdifferenz, diese beträgt mit Nitroprussid 10,75 bzw. 9,85 ml O_2/100ml gegenüber 13,4 ml O_2/100 ml ohne Nitroprussid.

Am zweiten Meßtag führt die Gabe von Natriumnitroprussid ebenfalls zu einem Anstieg des Herzindex, wir registrierten mit Nitroprussid 1,987 bzw. 1,722 l/min x m^2 gegenüber 1,588 l/min x m^2 bei der alleinigen Gabe von Dopamin und Epinephrin. Dieser Effekt ist jedoch bei dem gegenüber dem Vortag deutlich erniedrigten rechtsventrikulärem Füllungsdruck (14 mm Hg) bedingt durch einen starken Anstieg der Herzfrequenz auf 135 bzw. 187 x min^{-1} gegenüber 86 min^{-1} ohne Nitroprussid. Der mittlere Pulmonalarteriendruck steigt entsprechend den Veränderungen des Herzzeitvolumens an, die arteriovenöse Sauerstoffgehaltsdifferenz bleibt unverändert.

Unsere Meßdaten zeigen, daß Natriumnitroprussid in der Lage ist, bei gleichzeitiger Gabe von Katecholaminen das Herzzeitvolumen zu erhöhen. Der Wirkungsmechanismus ist jedoch zumindest in dem vorliegenden Fall abhängig vom rechtsventrikulärem Füllungsdruck. Bei hohem Füllungsdruck von 17 mm Hg steigt das Herzzeitvolumen durch Erhöhung

* Mit dankenswerter Unterstützung des SFB 30 Kartiologie Düsseldorf

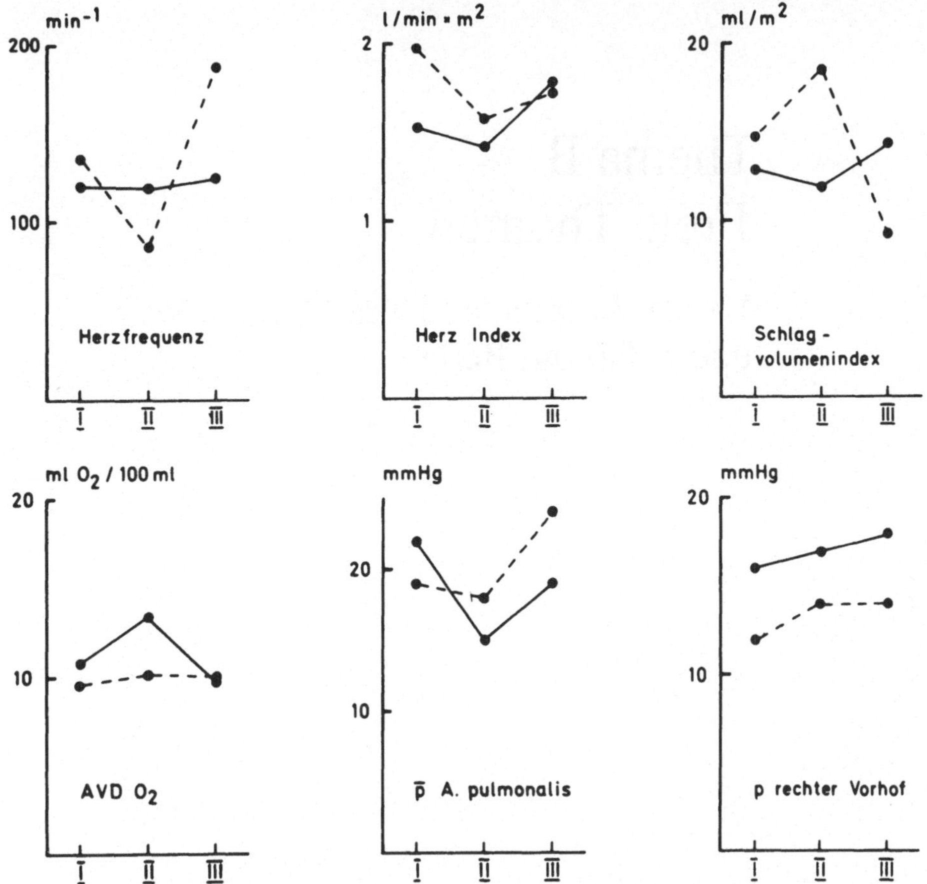

Abb. 1. Verhalten von Herzfrequenz, Herzindex, Schlagvolumenindex, arteriovenöser Sauererstoffgehaltsdifferenz ($AVDO_2$), sowie Druck im rechten Vorhof und in der A. pulmonalis in den einzelnen Untersuchungsperioden des ersten (durchgezogene Linien) und zweiten (gestrichtelte Linien) Meßtages

des Schlagvolumens, bei niedrigem Füllungsdruck von 12 mm Hg kommt es zwar auch zu einem Anstieg des Herzindex, dieser ist jedoch lediglich durch eine höhere Herzfrequenz bei geringerem Schlagvolumen bedingt. Insgesamt ist hämodynamisch die Steigerung des Herzzeitvolumens über das Schlagvolumen günstiger als über die Frequenz, dies ergibt sich in dem vorliegenden Fall auch aus der Tatsache, daß die arteriovenöse Sauerstoffgehaltsdifferenz nur bei erhöhtem Schlagvolumen abfällt, während sie bei der frequenzbedingten Erhöhung des Herzzeitvolumens konstant bleibt. Aus dem Gesagten ergibt sich für die Klinik, daß die gleichzeitige Gabe von Katecholaminen und Natriumnitroprussid ein gangbarer Weg für die Behandlung des „low cardiac output syndrom" ist, wobei jedoch streng auf eine adaequate Volumengabe geachtet werden muß.

Literatur

1. Franciosa, J.B., Guiha, N.M., Lima, C.J., Cohn, J.N.: Improved left ventricular function during nitroprusside infusion in acute myocardial infarction. Lancet 1,650 (1972)
2. Chatterjee, K., Parmley, W.W., Ganz, W., Forrester, J., Walinsky, P., Crexells, C., Swann, H.J.C.: Hemodynamic and metabolic responses to vasodilator therapy in acute myocardial infarction Circulation 48, 1183 (1973)

Thema B
Freie Themen

Vorsitz: M. Zindler, Düsseldorf
und J. Tarnow, Berlin

NLA für große Bauchoperationen?

E. Kirchner

Bisher gab es wenige, dafür durchwegs positive Berichte über die Anwendung der NLA[1] bei Operationen im Abdomen. Eingriffe am Magen, am Oesophagus, an den Gallenwegen und beim Ileus sind besprochen; Nachteile wurden nicht erwähnt. Auf die geringfügige Beeinflussung der Darmmotorik wurde hingewiesen. Nach Laparotomien steht der Darm erst nach 24 Stunden still, später also, als nach anderen Medikamenten-Kombinationen.

Inzwischen werden auch für Operationen im Bauchraum Modifikationen und Ergänzungen der Standart-NLA-Technik verwendet, offenbar um die Schwachstellen der NLA zu überbrücken.

Welches sind die wichtigsten Schwachstellen der NLA?

- Während des Einschlafens können Angst und Hilflosigkeit quälend empfunden werden. Diese Eindrücke können noch nach Jahren in schrecklicher Erinnerung sein.
- Die Intubation kann miterlebt werden.
- Bei relativer und absoluter Hypovolämie drohen Blutdruckabfälle. Dabei sind Einleitungsgeschwindigkeit und Volumenbestand für das Ausmaß verantwortlich (Versuchter Ausweg: NLA-Tropf!). Todesfälle sind bekanntgeworden.
- Bradycardien unter 50/min sind so häufig, daß Atropin in vielen Abteilungen routinemäßig bereitgestellt wird.
- Eine „Dosierung nach Wirkung" – Basisforderung für die Verabfolgung von Narkotika – ist weder für Dehydrobenzperidol (DHBP) noch für Fentanyl (FE) möglich!
  Empfohlene DHBP Dosen liegen zwischen 7.5 und 30 mg für 3-4 std.

Die FE-Initialdosis soll zwischen 0.3 und 1.5 mg liegen. Bei übererregten Patienten soll mit anderen Medikamenten kombiniert werden. Alte Menschen brauchen nicht grundsätzlich geringere Dosen als jüngere. NLA-Resistenzen sind bekannt.

- Ein Aufwachen während der Operation ist nicht selten. Der knetbare, wachsgetränkte Wattepfropf wird noch immer als Antidot gegen die „Mithör-NLA" gebraucht, damit die erbaulichen Reden der Operateure nicht so eindeutig gehört werden können.
- Erleichtert wird das Aufwachen während der Operation dadurch, daß es *keine faßbaren klinischen Zeichen* gibt – das Feuchtwerden der Bulbi und die vermehrte Gefäßinjektion der Skleren ausgenommen – die eine Nachinjektion von FE oder DHBP zwingend erforderlich machten.
  Pulsanstieg, Druckanstieg, Schwitzen sind als Kriterien zur Mithörvermeidung – weil zu spät auftretend – nicht brauchbar.
- Postoperativ müssen NLA-Fälle länger und intensiver überwacht werden, als Patienten nach Inhalationsnarkosen oder der „balanced anaesthesia" ohne DHBP und FE.
  Daß Antidote zur Verfügung stehen ändert nichts am zusätzlichen Überwachungsaufwand!

Im Folgenden seien einige Beispiele für intraoperative Kreislaufreaktionen aufgezeigt, die sich bei Oberbauchoperationen unter NLA ergeben, die mit einem „Einschlaf-Medikament" komplettiert worden waren.

Abbildung 1a. Bei einer 69jährigen können 15mg DHBP und 0.7mg FE nicht verhindern, daß der Blutdruck durch Zug an der Leberpforte ansteigt. Erst weitere 0.5mg FE bringen den RR auf günstige Werte zurück. Unerklärlicherweise ändert sich die Pulsfrequenz nicht (kein Schrittmacher!).

Abbildung 1b. 15 min nach Operationsbeginn gegeben, verhindern 0.5mg nicht und auch nicht zusätzliche 15mg DHBP einen Blutdruckanstieg, der durch die Exploration im Ober-

---

[1] Neuroleptanaesthesie: DHBP + Fentanyl + Muskelrelaxans + Lachgas + Sauerstoff + kontrollierte Atmung

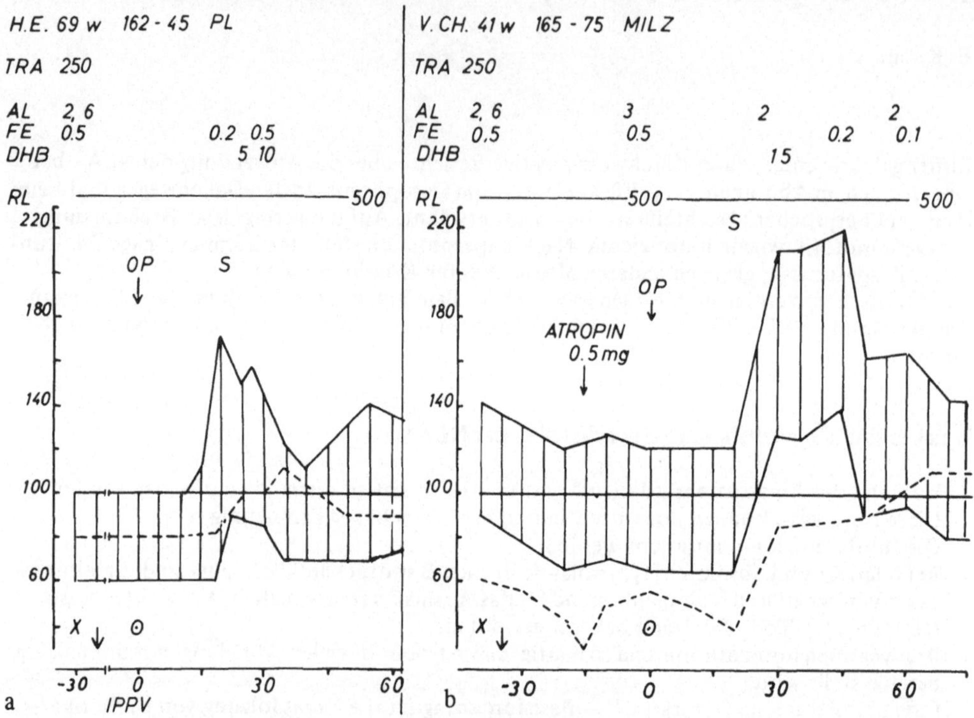

Abb. 1. H.E.: DHBP verhindert Druckanstieg durch Zug an der Leberpforte nicht. 0.5 FE senkt den Druck. V.CH.: FE und DHBP verhindern Druckanstieg nicht, erst 0.2 FE wirken auf Druck, Puls bleibt hoch (s. Text)

bauch ausgelöst wurde. Erst weitere 0.2mg FE beeinflussen den RR, jedoch nur für ca. 20 min. Dann muß ein neuerlicher Druckanstieg mit 0.1mg FE abgefangen werden. Mit erhöhter Pulsfrequenz schwitzte die 41jährige 56kg-Patientin still und warm vor sich hin. Gibt es eine „vegetative Blockade durch DHBP und FE"?

Abbildung 2a. 18mg Hypnomidate, 0.5mg FE und 15mg DHBP ließen den Patienten den Hautschnitt reaktionslos tolerieren. Zum Zeitpunkt der Exploration im Oberbauch schnellte die Pulsfrequenz plötzlich auf 140/min. Reichlich FE und eine 2. Dosis DHBP lassen die Frequenz nur langsam sinken. Dabei ist unklar, ob die Medikamente oder das Einstellen der Exploration für das Absinken der Pulsfrequenz verantwortlich waren.

Abbildung 2b. Bei dieser 54jährigen veranlaßte ein verzögerter Operationsbeginn die Nachinjektion von 0.3mg FE. Der Hautschnitt löste einen Druckanstieg aus, der durch 0.2mg FE kompensiert werden konnte. Die Exploration im Oberbauch, längerer Zug an der Leberpforte, bewirkte eine starke Erhöhung der Pulsfrequenz. Beachtenswert ist, daß sich die Pulsfrequenz allein durch das Nachlassen des Zuges an den Eingeweiden normalisierte! Macht die NLA eine „vegetative Dämpfung"?

Abbildung 3a. Diesen 73jährigen Patienten wähnten wir nach 1mg FE und 15mg DHBP operationsbereit. Wir hatten uns getäuscht! 10 min nach Operationsbeginn, beginnend mit einem kurzen Zug am Duodenum, kam es zu einem gleichsinnigen Puls- und Druckanstieg. 0.2 + 0.5 mg FE vermochten den Pulsanstieg nicht zu normalisieren.

Abbildung 3b. Bei diesem 27jährigen „irritablen Ulcusträger" erlebten wir einen eindrucksvollen „Zähmungseffekt" durch 2.0 ml Thalamonal. Der Pat. kam (äußerlich) ruhig zur Operation. Nur die hohe Pulsfrequenz verriet, daß es mit einer „Dämpfung" nicht weit her sein konnte.

Nach 350 Trapanal und 0.5mg FE schlief der Patient fest, die Pulskurve zeigt fallende Tendenz. 25mg DHBP und weitere 0.5mg FE beseitigten auch das Schwitzen. Mit Beginn der

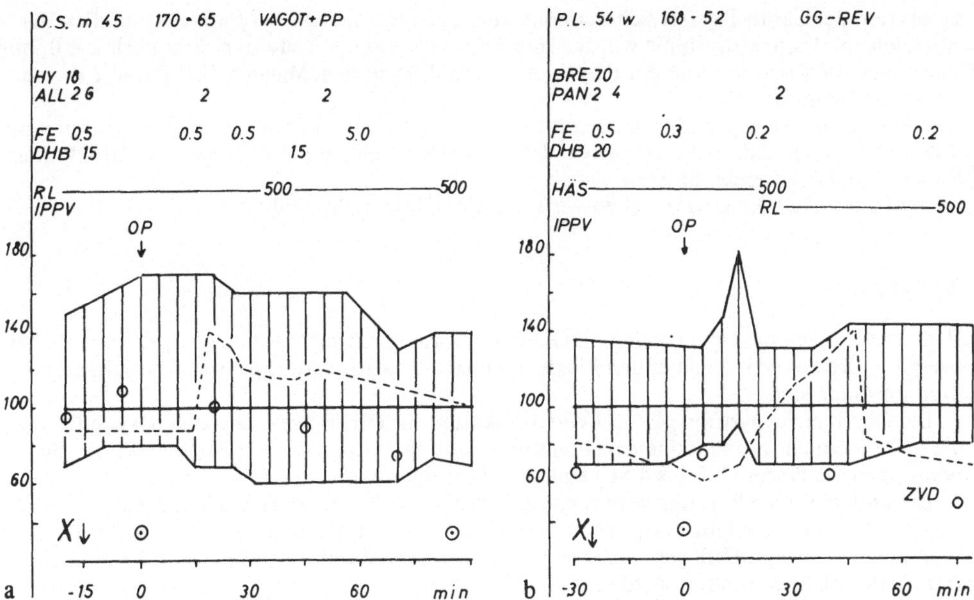

Abb. 2. O.S.: Hautschnitt wird toleriert, Exploration im Oberbauch läßt Puls hochschnellen. 1.5 FE vermögen den Puls nicht zu korrigieren.
P.L.: Hautschnitt löst Druckanstieg aus. Zug an der Leberpforte treibt Puls hoch. Normalisierung schließlich ohne Medikamente bei Beendigung der Exploration (s. Text)

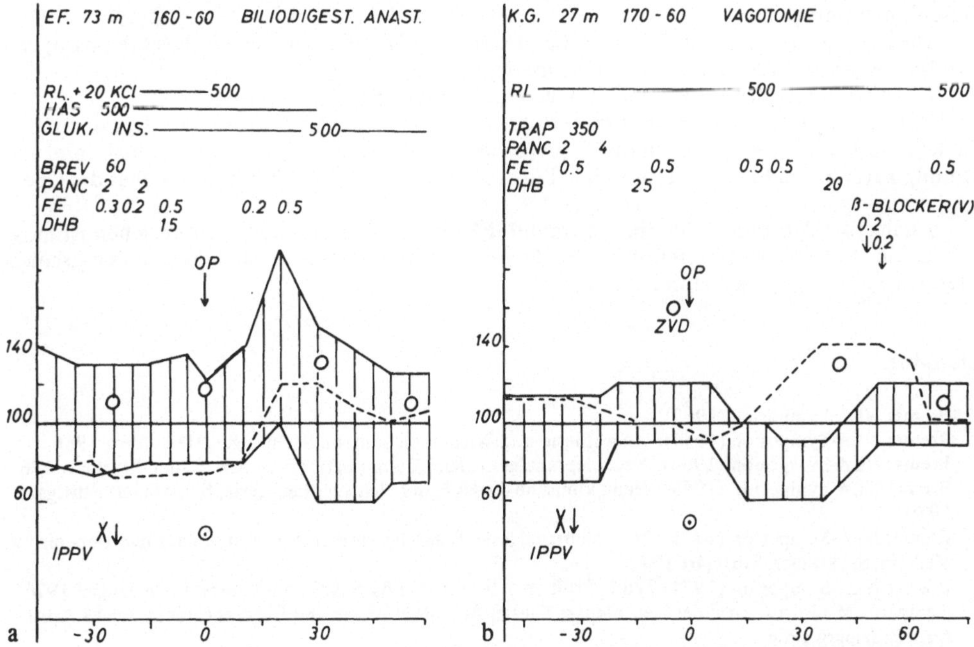

Abb. 3. E.F.: Hohe FE-Dosis bei altem Patienten. Dennoch gleichsinniger Druck- und Pulsanstieg durch Zug an den Oberbauch-Eingeweiden.
K.G.: Hautschnitt wurde toleriert, gute Analgesie. Zug am Magen läßt Drucksenkung und Tachykardie entstehen, aus welcher eine Tachyarrhythmie wird: schlechte oder keine „vegetative Blockade". Hohe FE- und DHBP-Dosen geben keinen merkbaren Schutz gegen Irritationen im Oberbauch

Exploration der Cardia begann sich dennoch eine Tachycardie von 140/min auszubilden, die schließlich zur Tachyarrhythmie wurde. 1mg FE brachte keine Änderung. Erst nach 2 x 0,2mg Visken sank die Frequenz und der Rhythmus normalisierte sich. Machen DHBP und FE eine „vegetative Dämpfung"?

Wenngleich viele Operationen auch ohne störende Puls- und Druckanstiege verlaufen muß festgestellt werden, daß Irritationen des Plexus solaris durch „übliche" Dosen von DHBP oder FE nicht blockiert werden können.

Bei Unterbauch-Eingriffen haben wir solche Verläufe nicht beobachtet.

Folgerungen

DHBP und FE sind bei Operationen im Oberbauch wenig hilfreich, weil sie in „gebräuchlicher Dosierung" Reizfolgen, die über den Plexus (coeliacus) solaris vermittelt werden nicht zu blokkieren imstande sind.

Bei Oberbaucheingriffen gibt es keine Indikation für DHBP, weil eine zuverlässige Dosierung nicht möglich ist und keine Anhaltspunkte für den Zeitpunkt einer Nachinjektion (für Operationen die länger als 3 bis 4 Std andauern) gegeben sind.

Die antiemetische Wirkung wird nicht gebraucht, die Patienten sind alle mit einer Magensonde versehen. Zudem gibt es Hinweise darauf, daß zur Vermeidung von Erbrechen für 0.5mg FE mindestens 15mg DHBP gebraucht werden. Erbrechen durch Darmverschluß kann auch durch DHBP nicht verhindert werden.

Eine alpha-Blockade durch DHBP ist nur bei erhöhtem Sympathikus-Tonus an einem Blutdruckabfall merkbar. Die alpha-Blockade scheint nur etwa 10 min anzuhalten. Die Anwendung von DHBP übertrifft andere Medikamente bei dieser speziellen Indikation nicht und erfordert zudem hohen finanziellen Aufwand.

Auch für das FE gibt es keine „Dosierung nach Wirkung". Eine Dämpfung des Zuges an Organen, deren nervale Anbindung an den Plexus solaris gegeben ist, ist durch „gebräuchliche Dosen" nicht möglich.

Durch einen Verzicht auf FE in großen Dosen und DHBP gewinnen wir bessere postoperative Bedingungen für die Patienten nach Oberbauchoperationen.

Es ist nicht erkennbar, daß die NLA eine „vegetative Blockade" macht.

Barbiturate dagegen, Inhalationsnarkotika in geringer Dosierung, Atosil oder Psyquilzusatz, die Kombination mit Relaxantien und Lachgas in höchstzulässiger Dosierung ergeben unter Beatmung zuverlässige Ergebnisse: normale Pulsfrequenz und normalen Blutdruck über die Operation hinweg.

Analgetika (Morphin, Pethidin, Piritramid, FE) in die Kombination einzubeziehen ist möglich. Es sind nur geringe Dosen notwendig. Postoperative Probleme – ich denke an den „schleichenden Tod" – gibt es dadurch nicht.

Literatur

1. Bremer NLA-Symposion (1963)
2. Bremer NLA-Symposion (1964): Anaesthesie und Wiederbelebung Bd 9, Springer, Heidelberg 1966
3. Bremer NLA-Symposion (1966): Neuroleptanalgesie. Klinik und Fortschritte, Schattauer, Stuttgart 1967
4. Bremer NLA-Symposion (1969): Neue klinische Aspekte der Neuroleptanalgesie, Schattauer, Stuttgart 1970
5. Bremer NLA-Symposion (1971): Neuroleptanalgesie. Spezielle Probleme. Einsatz in der nicht-operativen Medizin, Schattauer, Stuttgart 1972
6. Bremer NLA-Symposion (1974) Teil I: Probleme der intravenösen Anästhesie, Straube, Erlangen 1976

- Gemperle, M.: Fortschritte der Neuroleptanalgesie, Anaesthesiologie und Wiederbelebung Bd 18, Springer, Heidelberg 1966
- Etschenberg, E.: Anaesthesie mit Droperidol und Fentanyl, Cantor, Aulendorf 1973
- Rügheimer, E. und D. Heitmann: Die Neuroleptanalgesie. Bilanz einer Methode. Thieme, Stuttgart 1975

Serum-Cortisol-Spiegel vor, während und nach Operationen in kombinierter Elektroakupunktur-Analgesie, NLA und Enflurane-Narkosen

H. Stellpflug und E. Nieschlag

Die therapeutische Akupunktur ist Jahrtausende alt, die Erzielung einer Analgesie bei Operationen durch Akupunktur-Verfahren jedoch erst 20 Jahre. Die Anwendung der Elektroakupunktur ist in jüngster Zeit aufgekommen und hat bisher keine so große Ausbreitung erfahren wie andere Narkose-Methoden. Seit 1 1/2 Jahren wird von uns regelmäßig die Elektroakupunktur-Analgesie bei Operationen in der Gynäkologie angewandt. Angesichts der stets zu beobachtenden klinischen Sicherheit dieser Methode der Schmerzausschaltung gilt der Frage nach den zugrunde liegenden Mechanismen und der objektivierbaren Vergleichbarkeit mit anderen Narkose-Verfahren ein besonderes Interesse. In der vorliegenden Untersuchung wurde der während Elektroakupunktur-Analgesie entstehende Operationsstreß über den Cortisolgehalt des Serums erfaßt und mit der Situation während einer konventionellen Inhalations-Narkose sowie der Neurolept-Analgesie verglichen.

Die Untersuchungen wurden an 3 Gruppen von Patientinnen mit nahezu gleicher Altersverteilung während abdominaler oder vaginaler Operation durchgeführt (Tabellen 1, 2 und 3). Jede Patientin war mit 0,5 mg Atropin, 50 mg Dolantin und 25 mg Atosil 40 min. vor Opera-

Tabelle 1. Operationsart, Operationszeit und Alter der Patienten, die in NLA operiert wurden (n = 10)

Name	Alter	Operation	Operationszeit (min)	Fentanyl (mg)	DHBP (mg)
C.P.	39 J	vag. Hysterektomie, vord. u. hint. Scheidenplastik	65	0,5	7,5
G.L.	63 J	abdom. Hysterektomie Adnektomie	100	0,8	10,0
M.W.	36 J	vag. Hysterektomie, vord. u. hint. Scheidenplastik	60	0,8	10,0
G.R.	44 J	vag. Hysterektomie, vord. u. hint. Scheidenplastik	135	0,35	5,0
C.K.	35 J	abdom. Hysterektomie,	125	1,0	12,5
B.M.	31 J	Wertheim-Meigs	190	0,5	7,5
K.G.	58 J	abdom. Hysterektomie, Adnektomie	80	0,6	7,5
A.G.	70 J	vag. Hysterektomie, vord. u. hint. Scheidenplastik	80	0,5	7,5
H.V.	41 J	Probelaparotomie	30	0,3	5,0
A.M.	45 J	abdom. Hysterektomie	65	0,5	7,5
Durchschnitt	46,2 J		93 min	0,58 mg	8,0 mg

Tabelle 2. Operationsart, Operationszeit und Alter der Patienten, die in kombinierter Elektro-Akupunktur-Analgesie operiert wurden (n = 16)

H.G.	Wertheim	140 min	45 J.
J.M.	vag. Hysterektomie vord. u. hint. Scheidenplastik	80 min	45 J.
J.H.	vag. Hysterektomie vord. u. hint. Scheidenplastik	130 min	58 J.
R.L.	vag. Hysterektomie vord. u. hint. Scheidenplastik	85 min	40 J.
H.B.	vag. Hysterektomie vord. u. hint. Scheidenplastik	155 min	44 J.
R.B.	vag. Hysterektomie vord. u. hint. Scheidenplastik	95 min	37 J.
A.D.	abdom. Hysterektomie	155 min	39 J.
M.J.	vag. Hysterektomie vord. u. hint. Scheidenplastik	50 min	25 J.
E.S.	abdom. Hysterektomie	80 min	61 J.
B.H.	Wertheim-Meigs	195 min	57 J.
M.L.	abdom. Hysterektomie	50 min	37 J.
E.M.	Vulvektomie	120 min	73 J.
S.A.	abdom. Hysterektomie	135 min	46 J.
H.M.	Wertheim-Meigs	185 min	65 J.
J.S.	abdom. Hysterektomie Adnektomie	125 min	53 J.
A.W.	vag. Hysterektomie vord. u. hint. Scheidenplastik	65 min	44 J.
	Durchschnitt	115,3 min	48,1 J

Tabelle 3. Operationsart, Operationszeit und Alter der Patienten, die in Enflurane-Narkose operiert wurden (n = 10)

P.H.	abdom. Hysterektomie	65 min	42 J.
H.J.	vag. Hysterektomie vord. u. hint. Scheidenplastik	180 min	31 J.
E.C.	abdom. Hysterektomie Appendektomie	165 min	48 J.
H.G.	abdom. Hysterektomie	135 min	45 J.
D.H.	abdom. Hysterektomie	120 min	47 J.
H.M.	vag. Hysterektomie vord. u. hint. Scheidenplastik	100 min	47 J.
B.G.	abdom. Hysterektomie	85 min	36 J.
F.G.	abdom. Hysterektomie vag. vord. u. hint. Scheidenplastik	120 min	45 J.
P.C.	vag. Hysterektomie vord. u. hint. Scheidenplastik	65 min	39 J.
L.G.	abdom. Hysterektomie Adnektomie bds.	100 min	63 J.
	Durchschnitt	113,5 min	44,3 J.

tionsbeginn prämediziert worden. Nach Einleitung der Narkose mit Hexobarbital, Relaxierung initial mit Succinylcholin und später mit Pancuroniumbromid und Intubation wurden die Patienten mit Lachgas/Sauerstoff im Verhältnis 3:2 und Enflurane-Zumischung in steigender Konzentration bis durchschnittlich 1,5 Vol% als Erhaltungsdosis beatmet. Bei einem Kollektiv wurde die Narkose so bis zum Ende der Operation mit diesem Narkotikum weitergeführt. Bei der zweiten Patientengruppe wurden nach gleicher Einleitung mittels Widerstandsmessung bilateral je 3 Ohrpunkte aufgesucht und dort 1/2 Zoll-Nadeln appliziert. Es handelt sich um die Punkte 55, die Region 100, 101 und 103 sowie den Punkt 29. Insgesamt wurden somit 6 Nadeln plaziert, über die mit einer Frequenz von 15 Hz und einer Intensität von 7 mA stimuliert wurde. Nach 20 min. der Stimulation wurde die Enflurane-Zufuhr beendet. Die Neurolept-Analgesie wurde mit 0,5 mg Fentanyl, 5 mg DHB und durchschnittlich 40 mg Methohexital eingeleitet. (Die Repetition von Fentanyl und DHB richtete sich nach dem klinischen Bild.) Die Blutentnahmen zur Cortisol-Bestimmung erfolgten am Tage vor der Operation, am OP-Tage vor der Prämedikation, vor Einleitung, bei OP-Beginn und dann in 30-minütigen Abständen bis 3 1/2 Std. nach Operationsende. Der Cortisol-Spiegel im Serum zeigt einen physiologischen Tages- und Nachtrhythmus (Abb. 1). Entsprechend zeigt die erste Cortisol-Bestimmung am

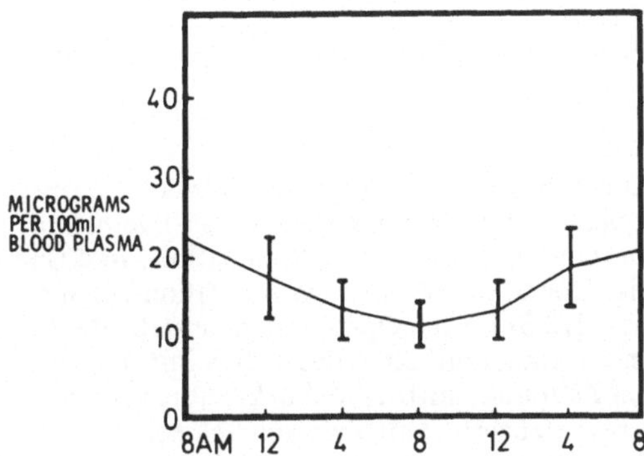

Abb. 1. Tages- und Nacht-Rhythmus der Cortisolfreisetzung

Nachmittag des Vortages den niedrigsten Spiegel. Die zweite Untersuchung vor der Prämedikation fand morgens statt, zu einer Zeit, in der physiologisch die höchste Konzentration zu messen ist, die sich bei den Untersuchungen wiederspiegelt.

Es ist bekannt, daß bei psychischem Streß, z.B. dem Warten auf eine Narkose oder Operation, der Cortisol-Spiegel ansteigt. Unter diesem Gesichtspunkt ist auch der weitere Anstieg vor Operationsbeginn zu sehen, der durch die angegebene Prämedikation offensichtlich nicht zu verhindern ist. Der Einfluß von halogenierten Kohlenwasserstoffen auf die Katecholamin-Freisetzung wird unterschiedlich angegeben. Bei Anwendung von Enflurane wird eine Erhöhung des Cortisol-Gehaltes im Serum auf etwa die 2-fache Höhe des Ausgangswertes beschrieben. Stoffwechseluntersuchungen während Akupunktur-Analgesie in der Herzchirurgie weisen auf einen Anstieg des Sympathicotonus hin. Die Katecholamin-Konzentrationen während Operationen in NLA werden als erhöht angegeben.

Auf der Abb. 2 ist zu sehen, daß es intraoperativ zu einem kontinuierlichen Anstieg bis auf 346 ng/ml zum Operationsende bei der Elektroakupunktur und auf 228 ng/ml bei Verwendung von Enflurane bzw. 202 ng/ml bei NLA kommt. Der steilste Anstieg ist in der ersten halben Std. nach Operationsbeginn unter Elektroakupunktur zu registrieren und ist – bei ausreichender Narkosetiefe – unter dem Einfluß einer kombinierten Anwendung von Enflurane und Akupunktur zu sehen. Bei fehlender Enflurane-Zufuhr und Weiterführung der Elektroakupunktur sind die Anstiege an den darauf folgenden Bestimmungszeiten nicht so deutlich. Die Cortisol-Werte liegen bei der Elektroakupunktur jedoch insgesamt höher als bei den Enfluranenarkosen und bei der NLA am niedrigsten. Der Konzentrationsunterschied bei Enflurane-Narkose und NLA im Vergleich zur Elektroakupunktur beträgt zu Operationsende 140 ng/ml und ist statistisch signifikant. Im allgemeinen besteht eine gleichsinnige Korrelation zwischen Katecholamin-

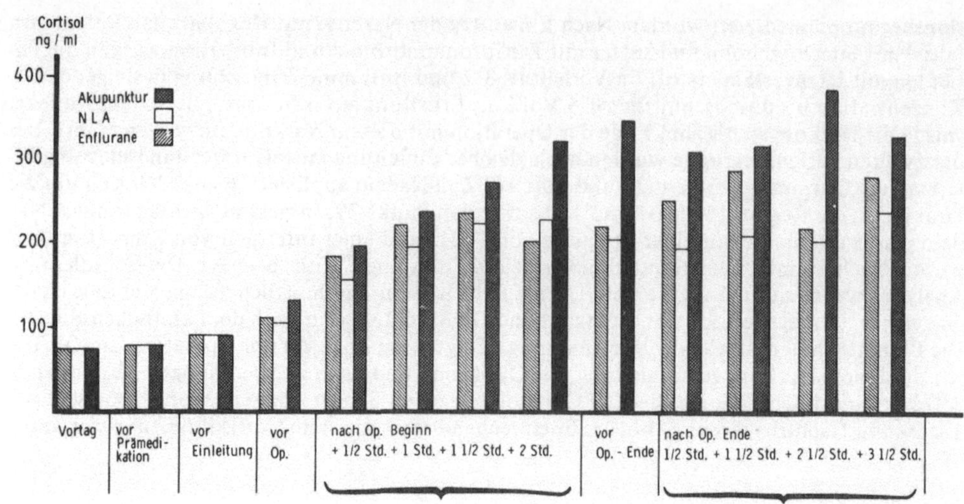

Abb. 2. Cortisolspiegel vor, während und nach Operationen in NLA, kombinierter Elektro-Akupunktur-Analgesie und Enflurane-Narkosen

Konzentration im Serum und arteriellem Blutdruck. Es ist daher auffallend, daß sich die gesteigerte sympathicotone Reaktion bei den Elektroakupunktur-Narkosen am Kreislaufverhalten nicht wiederspiegelt. Puls und Blutdruck waren während der gesamten Stimulations- und Operationsdauer auffallend konstant. Nach Ende der Operation und Elektrostimulation kommt es zu einer Reduzierung des Cortisol-Gehaltes, erst 2 1/2 Std. nach Operationsende steigt der Cortisol-Spiegel erneut an. Dieser Anstieg geht klinisch einher mit einer deutlichen Zunahme der Schmerzempfindung, die in der Regel zu diesem Zeitpunkt auftritt und bekanntlich zur vermehrten Cortisol-Ausschüttung führt (Über dieses verzögerte Auftreten von Schmerzempfindungen nach Operationen in Elektroakupunktur-Analgesie wird auch in der Literatur berichtet.). Die Gabe von Analgetika zu diesem Zeitpunkt führt zu einer erneuten Reduzierung des Cortisol-Spiegels. Nach Ende der Operation in Enflurane-Narkose stieg der Cortisol-Gehalt im Serum weiter an, er erreichte nach 3 1/2 Std. jedoch nicht den Spiegel, der nach Akupunktur-Narkosen erreicht wurde. Nach Beendigung der NLA hingegen blieb der Cortisol-Spiegel in dem gleichen Zeitraum nahezu konstant.

Die Parallelität der vermehrten Cortisol-Freisetzung mit der Operationsdauer deutet bei fehlenden Anzeichen für eine unzureichende Analgesie und bei stets zu beobachtender Stabilität der Kreislaufparameter bei Elektroakupunktur-Analgesie auf eine kontinuierliche Erhöhung des Sympathicotonus (auf eine erhöhte adreno-corticale Reaktion), auf eine gesteigerte Streßsituation hin und unterscheidet dieses Narkose-Verfahren deutlich von Operationen in Enflurane-Narkosen und Neurolept-Analgesie.

Dynamische Messungen der Elektrolyt- und Glucosekonzentrationen im strömenden Blut während der Narkose

R. Dennhardt und J.G. Schindler

Kontinuierliche Messungen der verschiedensten Parameter im strömenden Blut sind vielfach durch methodische Probleme beeinträchtigt. Andererseits ist eine fortlaufende Gewinnung von Meßgrößen einmal wegen der geringen zeitlichen Verzögerung zwischen diagnostischer Meßwerterstellung und den therapeutischen Konsequenzen sinnvoll. So ist nur auf dieser Grundlage eine gesteuerte Therapie möglich. Nicht zuletzt lassen sich physiologische Regulationsvorgänge und deren pathologische Modifikationen nur durch kontinuierliche, d.h. dynamische Messungen zufriedenstellend erfassen.

Zur kontinuierlichen Registrierung von Calcium, Kalium und Natrium werden ionenselektive Disk-Elektroden verwendet (Schindler et al., 1977). Dies sind elektrochemische Halbzellen, bei denen eine acrylglasummantelte Platindraht-Stirnfläche als metallischer Festkontakt zur Membranpotentialableitung vom ionenselektiven Kunststoff dient (Schindler, 1977).

Zur Bestimmung von K^+ wird das Träger-Antibiotikum Valinomycin, von Ca^{++} und Na^+ synthetische elektrisch neutrale Carrier (Simon et al., 1976), die in PVC inkorporiert sind, verwendet. Die für die Bestimmung der monovalenten Ionen verwendeten Elektroden weisen eine Steilheit von im Mittel 57 mV pro Aktivitätsdekade auf, während sie für Ca^{++} 28,5 mV beträgt.

Tabelle 1. Zusammenstellung der Selektivitätskonstanten für Kalium, Calzium und Natrium

pK-Disk-Elektrode: $K_{K\text{-}K} = 1{,}0$
$K_{K\text{-}H} = 2{,}3 \times 10^{-3}$; $K_{K\text{-}Na} = 1{,}5 \times 10^{-4}$; $K_{K\text{-}NH_4} = 1{,}28 \times 10^{-2}$;
$K_{K\text{-}Mg} = 9{,}8 \times 10^{-5}$; $K_{K\text{-}Ca} = 8{,}0 \times 10^{-5}$

pCa-Disk-Elektrode: $K_{Ca\text{-}Ca} = 1{,}0$
$K_{Ca\text{-}H} = < 10^{-6}$; $K_{Ca\text{-}Na} = 2{,}2 \times 10^{-4}$; $K_{Ca\text{-}K} = 5{,}0 \times 10^{-4}$;
$K_{Ca\text{-}NH_4} = < 10^{-6}$; $K_{Ca\text{-}Mg} = 5{,}1 \times 10^{-4}$

pNa-Disk-Elektrode: $K_{Na\text{-}Na} = 1{,}0$
$K_{Na\text{-}H} = 5{,}62$; $K_{Na\text{-}K} = 3{,}16 \times 10^{-1}$; $K_{Na\text{-}NH_4} = 2{,}00 \times 10^{-1}$;
$K_{Na\text{-}Mg} = 3{,}16 \times 10^{-4}$; $K_{Na\text{-}Ca} = 3{,}98 \times 10^{-3}$

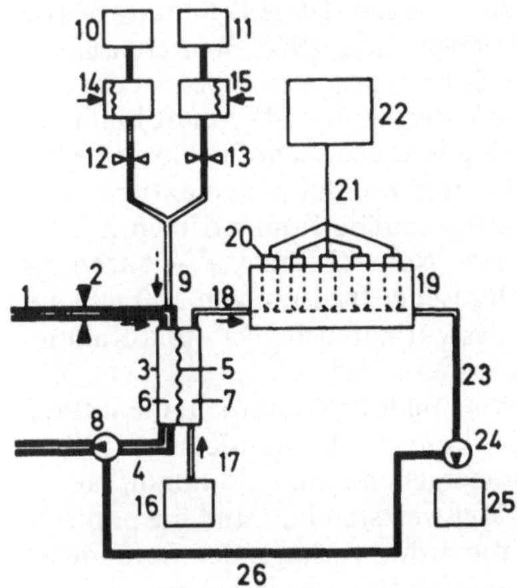

Abb. 1. Schematische Darstellung des Analysesystems im extrakorporalen Kreislauf mit Dialysator, Eichsystem und elektrochemischem Durchflußanalysator. Weitere Erläuterungen im Text

Die Selektivitätsverhältnisse sind aus Tabelle 1 abzulesen; sie stellen ein Maß für die Diskriminierung der Störionen dar.

In Abb. 1 ist schematisch der experimentelle Aufbau für die kontinuierliche Messung von Natrium, Kalium und Calcium dargestellt. Ein wesentliches Charakteristikum des Systems besteht darin, daß der Blutkreislauf von der Analysenstrecke durch eine semipermeable Dialysemembran getrennt wird. Dadurch wird erreicht, daß die Funktion der Sensoren durch Gerinnungsprobleme nicht beeinträchtigt wird. Außerdem braucht durch dieses Vorgehen die unklare Toxikologie der verschiedenen Membranbestandteile der Disk-Elektroden nicht abgeklärt zu werden. Die Grundsätze der Sterilität sind nur auf der Blutseite anzuwenden, so daß das gleiche Meßsystem bei verschiedenen Patienten verwendbar ist.

Unter Verwendung eines den Sensoren vorgeschalteten Oxigenatorschlauchsystems auf der Dialyseseite wird der pO_2 der Zwischenträgerlösung konstant gehalten, so daß keine O_2-abhängigen Potentialverschiebungen am Pt-Festkontakt eintreten können. Über ein doppellumiges Kathetersystem wird dem Patienten mittels einer Rollerpumpe kontinuierlich Blut entnommen, das an der Entnahmestelle heparinisiert wird. Dieses Blutvolumen fließt durch einen Schlauch an einer Sperre vorbei, die während eines zwischengeschalteten Eichvorgangs im Wechsel mit den Absperrvorrichtungen des Eichsystems über ein Relais betätigt wird. Das Blut gelangt dann in eine Dialysekammer; die Blutseite ist durch eine Dialysemembran mit Steril-Filtrationseigenschaften von der Analyseseite getrennt. Über [4] wird das Blut entweder nach Antagonisierung mit Protaminchlorid dem Patienten wieder zugeführt oder aber verworfen. Für eine Reinfundierung müssen alle Teile auf der Blutseite [1 bis 17] steril gehalten werden.

Die Dialyseseite wird über eine Zuleitung aus einem Vorratsgefäß mit der Dialyseflüssigkeit beschickt; dies erfolgt über die [24]-Pumpe, die mit [8] mechanisch gekoppelt ist. Der Abfluß von der Dialysekammer ist gleichbedeutend mit dem Zufluß zum Analysensystem mit den Sensoren. [21] stellt die Verbindung zum Meßwertverarbeitungs- und Registrierungssystem dar.

In der gegenwärtigen Ausbaustufe sind in diesem Meßsystem ionenselektive Disk-Elektroden für Na^+, K^+ und Ca^{++} integriert.

Gleichzeitig bestimmen wir Glukose kontinuierlich, und zwar als Sauerstoff-sensitive enzymatische Differenzmessung mittels zweier Pt-Elektroden mit leckstromsicher verschweißter PTFE-Membran. Die Zumischung der Reaktionsflüssigkeit (GOD) erfolgt zwischen den beiden Sauerstoffelektroden. Die erste pO_2-Elektrode ist der Detektor zum Nachweis der pO_2-Konstanz der Meßflüssigkeit nach Durchlaufen des Oxigenatorschlauchsystems, so daß mit der zweiten O_2-Elektrode fortlaufend elektrochemisch-enzymatisch Glukose gemessen werden kann.

Auf Abbildung 2 ist das Verhalten der Calzium-, Natrium- und Kalium-Konzentration während einer Narkoseeinleitung dargestellt. Für das bei diesem Versuch verwandte Meßsystem betragen die Einstellzeiten unter Einbeziehung eines sehr großen Totraums für die Elektrolyte ca. 45 sec. Die Kalium-Konzentration fällt nach der intravenösen Applikation von 400 mg Thiopental um 0,3 mmol/l ab; nach Gabe von 100 mg Succinylcholinchlorid steigt K^+ auf 4,75 mmol/l an, um sich dann allmählich wieder zur Norm hin zu bewegen. Diese Erhöhung des Serum-Kaliums in der Einleitungsphase der Narkose ist beschrieben (List, 1967; Winter et al., 1973). Ca^{++} erhöht sich während der Einleitung geringfügig. Sehr deutlich zu sehen ist die zum Kalium gegenläufige Bewegung des Natriums. Ausgehend von Werten um 145 mmol/l fällt Natrium auf ca. 140 mmol/l ab. Dies ist verständlich: Die durch das Succinylcholinchlorid bedingte Depolarisation führt zu einer Verschiebung von intrazellulärem Kalium in den extrazellulären Raum: parallel dazu erhöht sich der Na^+-Influx in das intrazelluläre Kompartiment.

In Abbildung 3a und b sind die kontinuierlichen Glukose-, Na^+-, K^+- und Ca^{++}-Konzentrationsmessungen von 3 Patienten (Kalium: 4 Patienten) nach rascher Infusion von 500 ml einer 10%igen Glukose-Lösung zusammengestellt. Auch hier fällt das Verhalten der Na^+- und Kalium-Konzentration auf; Calcium hingegen verändert sich nicht.

Die Empfindlichkeit des Meßsystems wird besonders in Abbildung 4 deutlich; die intravenöse Gabe von 15 mg Dehydrobenzperidol führt zu einer Senkung der Kalium-Konzentration um 0,35–0,5 mmol/l; auch das ionisierte Calcium sinkt vorübergehend um 0,35 mmol/l ab.

Die angeführten Beispiele demonstrieren die sehr gute Meßwertstabilität und die praktische Anwendbarkeit der Konzeption. Weiterhin vermögen die bisher vorliegenden Befunde anzudeuten, welche grundsätzliche Bedeutung derartige dynamische Messungen haben.

Die weitere Entwicklung sieht vor, Messungen im Vollblut zu realisieren und die Ansprechzeiten des gesamten Meßsystems zu verbessern; die verwendeten Disk-Elektroden bieten dabei mit Einstellzeiten von 15 sec beste Voraussetzungen.

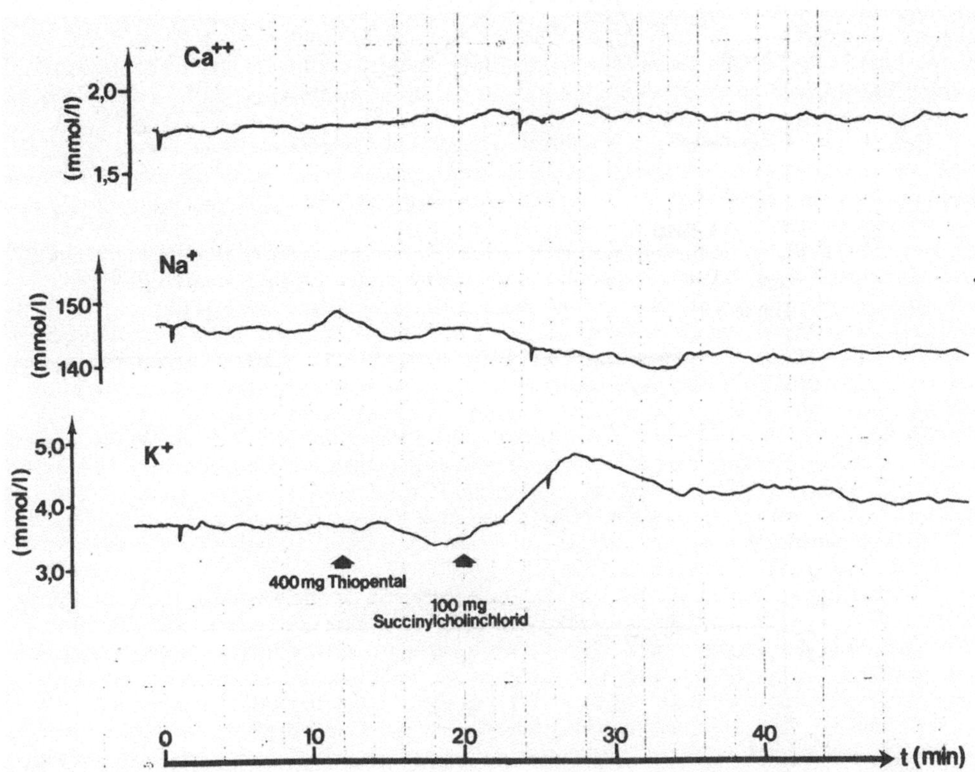

Abb. 2. Kontinuierliche Messungen von Na^+, K^+ und Ca^{++} während der Einleitungsphase einer Narkose

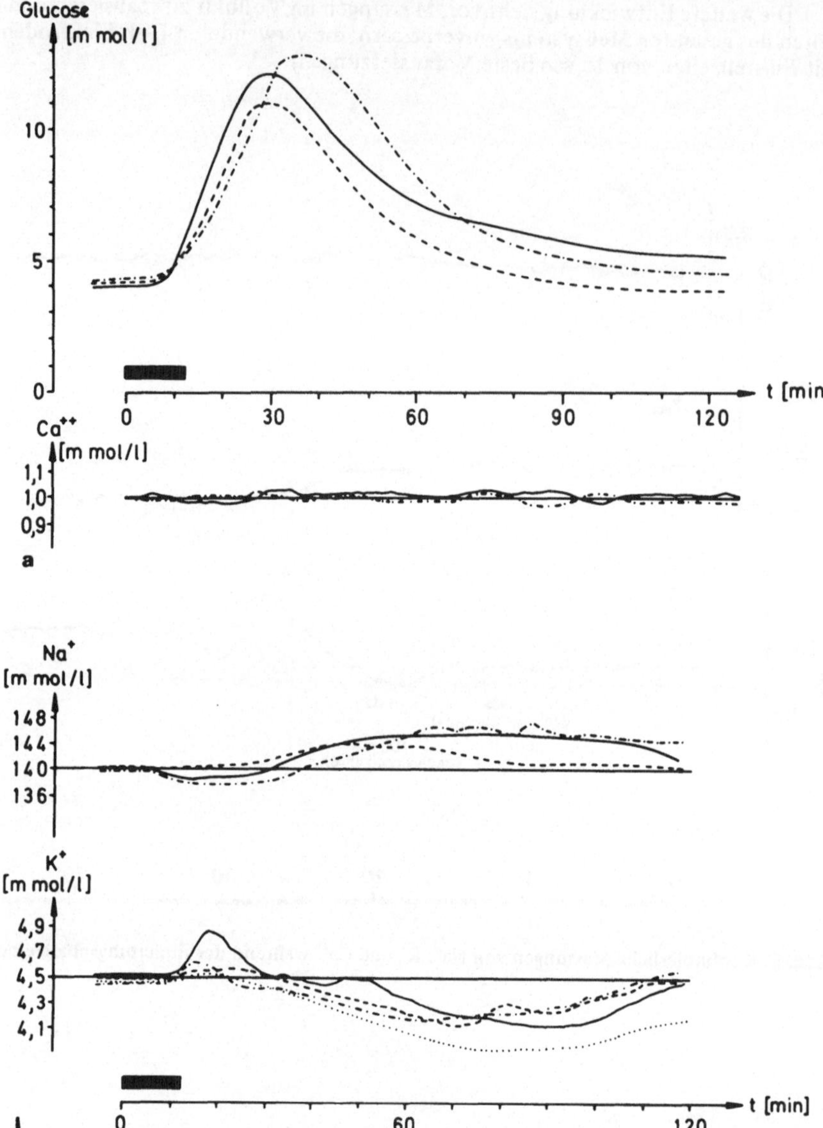

Abb. 3a, b. Kontinuierliche Registrierung der Glukose-, Na^{+}-, K^{+}- und Ca^{++}-Konzentrationen bei Infusion einer 10%igen Glukose-Lösung. Synoptische Darstellung von 3 bzw. 4 Versuchen

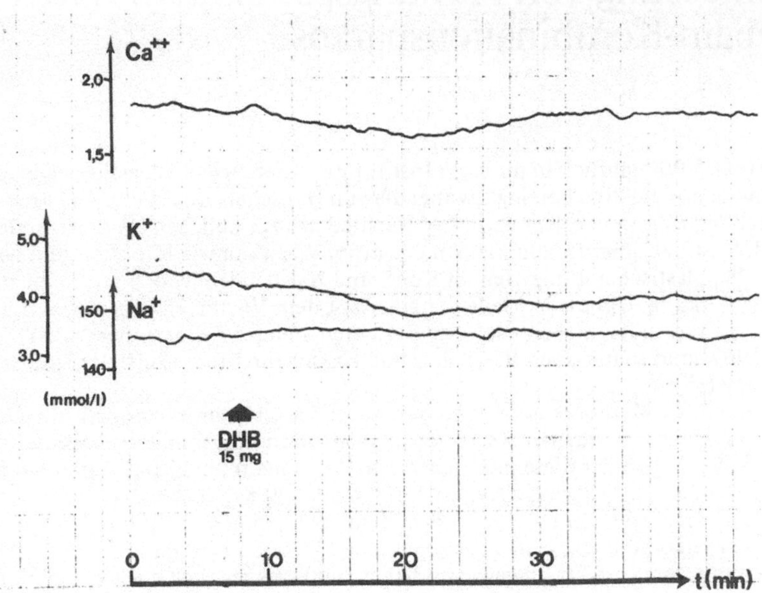

Abb. 4. Verhalten der Na^+-, K^+- und Ca^{++}-Konzentrationen bei Gabe von 15 mg DHB

Literatur

1. List, F.W.: Serum potassium changes during induction of anaesthesia. Brit. J. Anaesth. 39, 480 (1967)
2. Winter, Ch., L. Fodor, J. Eschner und F.W. Ahnefeld: Succinylcholinbedingte Änderungen des Mineralhaushaltes. Anästhesist 22, 227-231 (1973)
3. Schindler J.G.: Multimeßsystem für die elektrochemische Analyse strömender Flüssigkeiten und Gase. Biomed. Techn. 22, 235-244 (1977)
4. Amman, D., R. Bissig, Z. Cimerman, M. Fiedler, M. Güggi, W.E. Mort, M. Oehme, H. Osswald, E. Pretzch, W. Simon: Synthetic Neutral carriers for lations. In: Ion and Enzyme Electrodes in Biology and Medicine. Ed.: Kessler, M., Clark, L.C., Lübbers, D.W., Silver, J.A., Simon, W. Urban u. Schwarzenberg, München, Berlin, Wien (1976), 22
5. Schindler, J.G., R. Dennhardt, W. Simon: Kontinuierliche ionenselektive und elektrochemisch-enzymatische Direktmessung am Menschen. Hämolyse von Na^+, K^+, Ca^{++} und β-D-Glukose. Chimia 31, 404, (1977)

Die Beeinflussung von Atmungsparametern durch die Diazepam-Kombinationsnarkose

P. Fritsche

Von den 14.000 bis 15.000 jährlich in unserem Institut durchgeführten Anaesthesien ist die Neuroleptanaesthesie mit ca. 20% beteiligt, wobei die von Henschel aufgestellte Faustregel für die Indikationsstellung zugrunde gelegt wird. Ein Nachteil des zur üblichen NLA-Methode gehörigen Droperidols ist bei Eingriffen in kleinen Operationsbezirken wie Mittelohr und Nasennebenhöhlen und bei plastischen Eingriffen im Kopf- und Halsbereich jedoch seine alpharezeptorenblockierende Wirkung. Um die Vorteile der NLA mit dem Vorteil einer geringen Blutung im Operationsfeld zu verbinden, haben nach den Berichten anderer Autoren Beerhalter, Seifen und Beerhalter (1967) und später auch Beerhalter und Hutschenreuter (1969) das Droperidol durch Diazepam ersetzt.

Ab 1970 haben wir die Methodik noch etwas verändert. Sie ist in unserem Institut zu einem Standardverfahren ausgebaut worden und wird von uns als Valium-Kombinationsnarkose, VKN, bezeichnet. Inzwischen haben wir diese modifizierte NLA bei mehr als 12.000 Patienten mit gutem Erfolg angewendet, jährlich nun bei etwa 1.400 bis 1.500 Kranken.

Neben anderen Vorteilen möchte ich vor allem den einer geringen Beeinflussung des cardiovasculären Systems hervorheben, worauf Bergmann und Necek 1976, Randell et al. 1963 und Mörsdorf 1973 aus unserem Institut hingewiesen haben, und was kürzlich auch von Hempelmann et al. (1978) ausführlich bewiesen worden ist.

Mit Atemdepressionen muß man allerdings bei alten, atherosklerotischen Kranken, in Einzelfällen auch in jüngeren Lebensabschnitten oder bei zu schneller intravenöser Applikation rechnen. Nach Podlesch (1972) ändern sich bei intramuskulärer Verabreichung Sauerstoff- und Kohlensäurepartialdruck nicht im Sinne einer Atemdepression, dagegen haben Catchlove und Kafer (1971) Depressionen des Atemzentrums, wenn auch mit individuellem Unterschied, schon bei einer intravenösen Gabe von 0,11 mg/kg beobachtet.

Für unsere Methodik ist dieser Gesichtspunkt zunächst von geringerer Bedeutung, da alle Patienten während der Anaesthesie kontrolliert beatmet werden.

Die klinischen Erfahrungen, daß die mit der Diazepam-Kombinationsnarkose anaesthesierten Patienten postoperativ für 30 bis 40 min im Aufwachraum verbleiben und dort von Anaesthesiepflegern überwacht und zuweilen zu tiefen Atemzügen aufgefordert werden müssen, sollte nun anhand von einigen einfachen Atmungsparametern überprüft werden.

Die erste Serie umfaßte 92 Patienten, die wir zusammen mit B. Schmidt vitalographisch untersucht haben, indem die 15 und 30 min nach der Extubation gemessenen Werte für die forcierte Vitalkapazität (FVC) und die Einsekundenkapazität (FEV_1) mit den Werten am Vortage und kurz vor der Narkoseeinleitung verglichen wurden (Tabelle 1). Die Messungen ergaben,

Tabelle 1. Prä- und postoperative vitalographische Mittelwerte bei Diazepam-Kombinationsnarkosen an 92 Patienten. Meßwerte 1 Tag vor Op = 100%

Zeitpunkt	$FEV_{1.0}$	FVC
5 min vor Anästhesiebeginn	100%	99%
15 min nach Extubation	74%	75%
30 min nach Extubation	83%	81%

daß die Diazepam-Prämedikationsdosis von 0,3 mg/kg KG zu fast keiner Beeinflussung der beiden Meßgrößen geführt hatte. 15 Minuten nach der Extubation war jedoch ein deutlicher hypoventilativer Effekt nachweisbar, der sich jedoch in der nächsten Viertelstunde erheblich besserte.

In einer zweiten, auch noch andauernden Serie, haben wir statt eines Keilbalgspirometers, des Vitalographen, einen Staudruck-Atemstrommesser in Form des Spirotron der Fa. Dräger in der gleichen Weise eingesetzt (Abb. 1) und zusätzlich 30 min nach Extubation nach kapillärer Abnahme die Blutgaswerte bestimmt, ein zweites mal jeweils nach 5-minütiger, auf wiederholte Aufforderung vertiefter Spontanatmung.

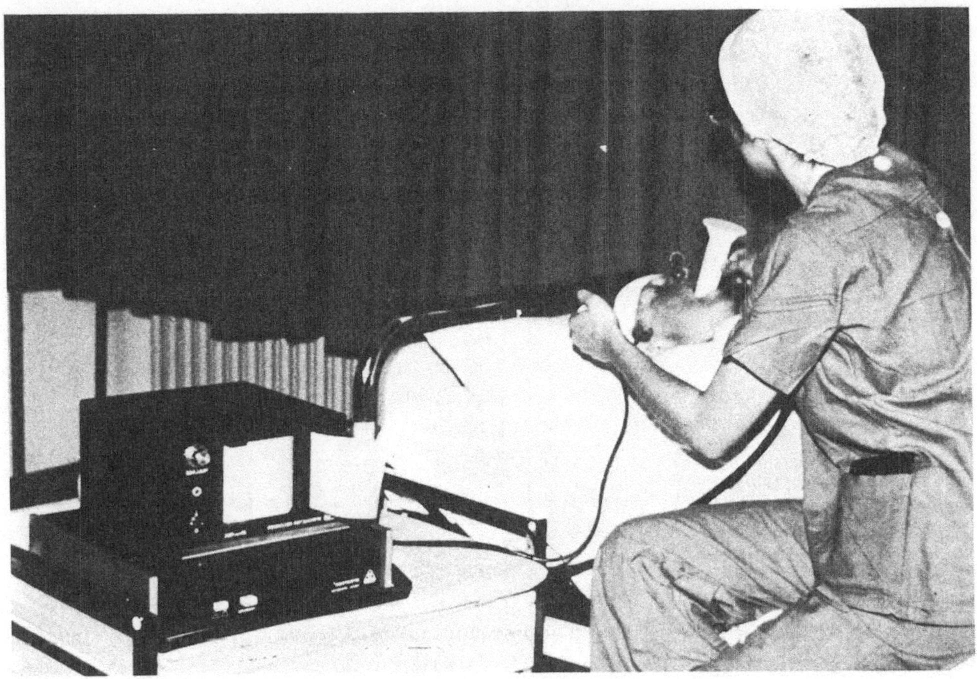

Abb. 1. Messung von Atmungsparametern mit dem Spirotron im Aufwachraum

Da aufgrund der angegebenen Indikationsstellung die Diazepam-Kombinationsnarkose vorwiegend bei in der HNO-Klinik operierten Patienten angewandt wird, ist auch diese Untersuchungsserie bei solchen und zwar unausgewählten Kranken durchgeführt worden.

Bei bis jetzt 70 erfaßten Patienten (32 ♂, 38 ♀) im Alter von 8 bis 72 Jahren mit einem Durchschnitt von 32 Jahren und einer durchschnittlichen Anästhesiedauer von 137 min ergab der Vergleich der Einsekundenkapazität vom Vortage mit dem nach der Prämedikation (0,3 mg/kg Diazepam) keine signifikanten Veränderungen, mit dem 30 min nach Extubation gemessenen sogar eine Steigerung um 2,74%, was auf die intensive Zusprache zu tiefen Atmzügen (Tabelle 2) zurückzuführen ist.

Tabelle 2. Vergleich der forcierten 1 sec-Kapazität vom Vortage mit der 30 min nach der Extubation

Spirotron-Messungen bei Diazepam-Kombinationsnarkosen (n = 70)
Anästhesie-Dauer $\bar{x}$ = 136,9 min
Differenz % FEV_1-Vortag – % FEV_1 30 min post extub.
∅ Steigerung 2,74%

Der Vergleich der Blutgaswerte (Abb. 2), zweiter Wert jeweils nach 5-minütiger vertiefter Spontanatmung, zeigt, daß sich die Zahl der Patienten mit außerhalb der Norm liegenden Werten von pH und pO_2 deutlich vermindert hat.

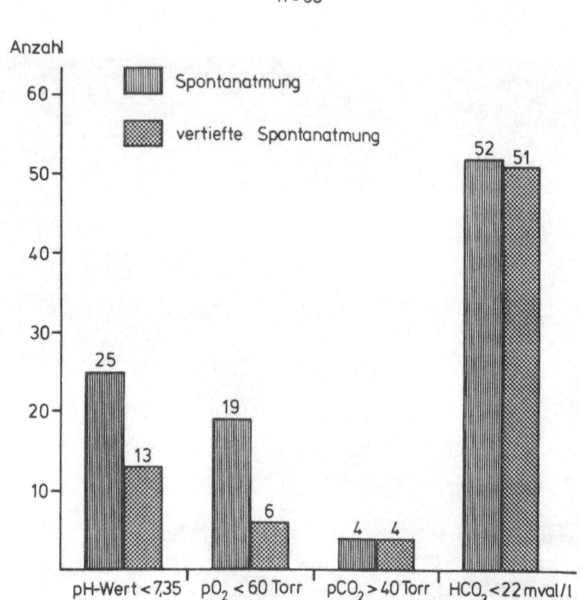

Abb. 2. Im Aufwachraum gemessene Blutgaswerte nach Diazepam-Kombinationsnarkose

Die Mittelwerte von pH und pO_2 waren gestiegen, die vom pCO_2 und Bikarbonat gefallen (Tabelle 3).

Tabelle 3. Änderungen der im Aufwachraum gemessenen Blutgaswerte durch vertiefte Spontanatmung (n = 53)

pH	:	$\bar{x} = 0{,}038$		↑
pO_2	:	$\bar{x} = 9{,}09$	Torr	↑
pCO_2	:	$\bar{x} = 2{,}3$	Torr	↓
HCO_3	:	$\bar{x} = 0{,}18$	mval/l	↓

Wir meinen, aus diesen einfachen und infolge der umfangreichen klinischen Verpflichtungen in unserem Institut noch nicht abgeschlossenen Untersuchungen schließen zu dürfen, daß die Gefahren einer Atemdepression in der postoperativen Phase nach Diazepam-Kombinationsnarkosen durch das bei uns bereits klinisch bewährte Vorgehen mit Überwachung der Patienten für 30 bis 40 min und wiederholter Aufforderung zu tiefen Atemzügen wesentlich vermindert werden können, und daß unter diesen, allerdings wichtigen Kautelen die Methodik weiterhin empfohlen werden kann, zumal wir unter der großen Zahl solcher anästhesierten Patienten nur vier im Aufwachraum für 10 min reintubieren und beatmen mußten, nach dem Verbringen auf die Pflegestationen nur einen Patienten, der allerdings von einem mit der Methodik wenig vertrauten, an sich erfahrenen Kollegen die dreifache Diazepam-Dosis erhalten hatte.

Literatur

1. Akert, K., Hummel, P.: Anatomie und Physiologie des limbischen Systems. Wiss. Dienst Roche, Basel 1963
2. Barth, L.: Decurarisation nach verschiedenen nicht-depolarisierten Muskelrelaxantien, gemessen an der Tetanusreiz-Antwort im Bereich des N. ulnaris. Zentraleuropäischer Anaesthesie-Kongreß 10.-12.9.1975 in Bremen (im Druck)
3. Beerhalter, H., Seifen, A., Beerhalter, E.: Methoden der Neuroleptanalgesie (NLA) in der Hals-Nasen-Ohren-Heilkunde unter spezieller Berücksichtigung der Valium-Kombinationsnarkose. Anaesthesist 18, 361 (1969)
4. Bergmann, H.: Indikationen und Kontraindikationen zur Neuroleptanalgesie. Wien. med. Wschr. 117, 673 (1967)
5. Bergmann, H., Necek, S.T.: Spezielle Probleme der Anaesthesie-Einleitung bei Risikopatienten. 6. Bremer Neuroleptanalgesie-Symposium 24.-26.5.1976. Kongreßbericht
6. Catchlove, R.F.H., Kafer, E.R.: The effects of diazepam on the ventilatory response to carbon dioxide and on steady-state gas exchange. Anesthesiology 34, 9 (1971)
7. Catchlove, R.F.H., Kafer, E.R.: The effects of diazepam on respiration in patients with obstructive pulmonary disease. Anesthesiology 34, 14 (1971)
8. Dundee, J.W., Keilty, S.R.: Diazepam. Internat. Anaesth. Clinics 7, 91 (1969)
9. Feldman, S.A., Crawley, B.E.: Interaction of diazepam with the musclerelaxant drugs. Brit. med. J. 2, 5705, 336 (1970)
10. Frey, P.: Anästhesie bei respiratorischen Notfällen. Anästh. Inform. 14, 110 (1973)
11. Fritsche, P.: Anaesthesiologische Probleme der Stenosen der Luftwege. Arch. klin.-exp. Ohren-, Nasen- und Kehlkopfheilk. 199, 378 (1971)
12. Fritsche, P.: Die Valium-Kombinationsnarkose im Kindesalter. Anästh. Inform. 17, 173 (1976)
13. Fritsche, P.: Neuroleptanalgesie ohne Droperidol. Arbeitstagung Neuroleptanalgesie und Etomidate. 15./16.5.1976 in Berlin, Hrsg. v. J.B. Brückner (im Druck)
14. Gattiker, R.: Anästhesie in der Herzchirurgie. Aktuelle Probleme in der Chirurgie: 13 Huber, Bern, Stuttgart und Wien 1971
15. Hempelmann, G., Seitz, W., Piepenbrock, S.: Diazepam (Valium). Ein Beitrag zu Hämodynamik, myokardialem Sauerstoffverbrauch und Gefäßeffekt. Anaesthesist 27, 357 (1978)
16. Hüttemann, U., Kunkel, G., Käferstein, R.: Der Einfluß von Diazepam und Chlordiazepoxyd auf die Atmung des gesunden und emphysemkranken Menschen. Pharmakologia Clinica 1, 139 (1969)
17. Hutschenreuter, K., Beerhalter, H.: Klinische Erfahrungen mit der Valium-Kombinationsnarkose. In; Neue klinische Aspekte der Neuroleptanalgesie. IV. Internat. NLA-Symposium. Hrsg. v. W. Henschel. Schattauer, Stuttgart-New York 1970
18. Laepple, O., Rothlin, M.: Kreislaufverhältnisse während der Narkoseeinleitung mit Diazepam und Thiopental vor Herzoperationen. Anaesthesist 19, 23 (1970)
19. Lawin, P.: Methodische Varianten der Neuroleptanalgesie. In: Die Neuroleptanalgesie. Bilanz einer Methode. NLA-Workshop. Bad Reichenhall Januar 1974. Hrsg. v. E. Rügheimer und D. Heitmann. Thieme, Stuttgart 1975
20. Lichtenauer, J.: Lungenfunktionsprüfung am Krankenbett. Anästh. Inform. 16, 323 (1975)
21. Lutz, H.: Diazepam zur Operationsvorbereitung. Anaesthesist 15, 42 (1966)
22. McClish, A.: Diazepam as an intravenous induction agent for general anaesthesia. Canad. Anaesth. Soc. J. 13, 562 (1966)
23. Mörsdorf, O.: Physikalische Kreislaufmessungen über den Einfluß von Diazepam. Inaug. Diss. Med. Fak. Univ. d. Saarl. Saarbrücken 1973
24. Podlesch, I.: Der Einfluß der Narkose auf die Atmung. anästh. prax. 7, 13 (1972)
25. Randall, L.O., Schallek, W., Scheckel, C., Banziger, R., Boris, A., Moe, R.A., Bagdon, R.E., Schwartz, M.A., Zbinden, G.: Zur Pharmakologie von Valium, einem neuen Psychopharmakon der Benzodiazepinreihe. Schweiz. med. Wschr. 22, 794 (1963)
26. Schaefer, P., Meyer-Erkelenz, J.D., Hein, Chr., Effert, S.: Vergleich von fünf methodisch-unterschiedlichen Spirometrie-Geräten. Atemwegs- u. Lungenkrankh. 4, 205 (1978)
27. Stovner, J., Endresen, R.: Diazepam as an induction agent. Anaesthesist 18, 242 (1968)
28. Vernhiet, J., Renou, A.M., Orgogozo, J.M., Constant, P., Caille, J.M.: Effects of a diazepam-fentanyl mixture on cerebral blood flow and oxygen consumption in man. Brit. J. Anaesth. 50, 165 (1978)
29. Wolff, A. von: Änderungen der Lungenfunktion unter Narkose und ihre Kompensationsmöglichkeiten. Anästh. Inform. 16, 128 (1975)

Vitamin A und Pneumonie

D. Blumenberg, B. Homann und R. Beisse

Die antiinfektiöse und Epithelschutzwirkung des Vitamin A kann als gesichert angesehen werden.

Wie einerseits ein Mangel an Vitamin A die Entstehung bestimmter Krankheiten – wie Nachtblindheit und Veränderungen der Haut und der Schleimhäute – fördert [1], so gibt es andererseits Hinweise dafür, daß bestimmte Erkrankungen den Serumspiegel von Vitamin A beeinflussen [2]. Wir untersuchten, welchen Einfluß eine Pneumonie auf den Vitamin A-Spiegel hat.

Methodik

33 parenteral ernährte Patienten mit einem Durchschnittsalter von 52 Jahren (23 Männer, 10 Frauen) konnten untersucht werden. Es wurden täglich bestimmt: Vitamin A, Carotin, Retinol-binding-Protein, Präalbumin und Albumin. 208 Proben konnten untersucht werden. Die Diagnose „Pneumonie" wurde klinisch, röntgenologisch und blutgasanalytisch gesichert.

Folgende Untergruppen wurden gebildet:

Gruppe I	6 Patienten nach Operation	ohne Pneumonie
Gruppe II	4 Patienten nach Polytrauma	ohne Pneumonie
Gruppe III	11 Patienten nach Operation	mit Pneumonie
Gruppe IV	5 Patienten nach Polytrauma	mit Pneumonie
Gruppe V	7 Patienten mit Pneumonie	mit verschiedenen Primärerkrankungen
Gruppe VI	Normalwerte	

Die quantitative Bestimmung von Retinol-binding-Protein, Präalbumin und Albumin wurde nach dem Prinzip der radialen Immundiffusion nach Mancini, Carbonara und Heremans [3] unter Verwendung von Partigen-Platten der Fa. Behring durchgeführt. Carotin und Vitamin A bestimmten wir nach der Methode von Neeld und Pearson [4].

Statistisch wurde die Untersuchung unter Verwendung des t-Testes, der einfachen Varianzanalyse, der Methode der linearen Kontraste nach Scheffè und der Berechnung des Korrelationskoeffizienten abgesichert.

Ergebnisse

Mittels des t-Testes konnten signifikante Veränderungen der fünf untersuchten Parameter vom Ausgangswert auf die darauffolgenden Werte innerhalb der Gruppen ausgeschlossen werden. Somit lag keine Zeitabhängigkeit der einzelnen Parameter vor. Deshalb konnten alle Werte eines Parameters innerhalb einer Gruppe zu einem neuen Mittelwert zusammengefaßt werden.

Präalbumin (Abb. 1)

Es fand sich zwischen den Gruppen I-V kein signifikanter Unterschied. Insgesamt waren alle Werte erniedrigt. Nur die Präalbuminwerte der Gruppen III und V waren gegenüber dem Normalwert signifikant erniedrigt.

Albumin (Abb. 1)

Die Albuminspiegel waren in allen Gruppen ebenfalls erniedrigt. Mit Ausnahme der Gruppe II waren alle Werte gegenüber dem Normalwert signifikant erniedrigt. Es fanden sich aber keine signifikanten Unterschiede zwischen den fünf Gruppen.

Retinol-Binding-Protein (Abb. 1)

Der Spiegel der Gruppe III war gegenüber dem der Gruppen I und V und dem Normalwert signifikant erhöht. Die übrigen Gruppenwerte waren unauffällig.

Carotin (Abb. 2)

Die Absolutwerte waren gegenüber der Norm in allen Gruppen erhöht. Mit Ausnahme des Wertes der Gruppe III war diese Erhöhung signifikant. In der Gruppe II lag er am höchsten, in der Gruppe III am niedrigsten, dieser Unterschied war ebenfalls signifikant.

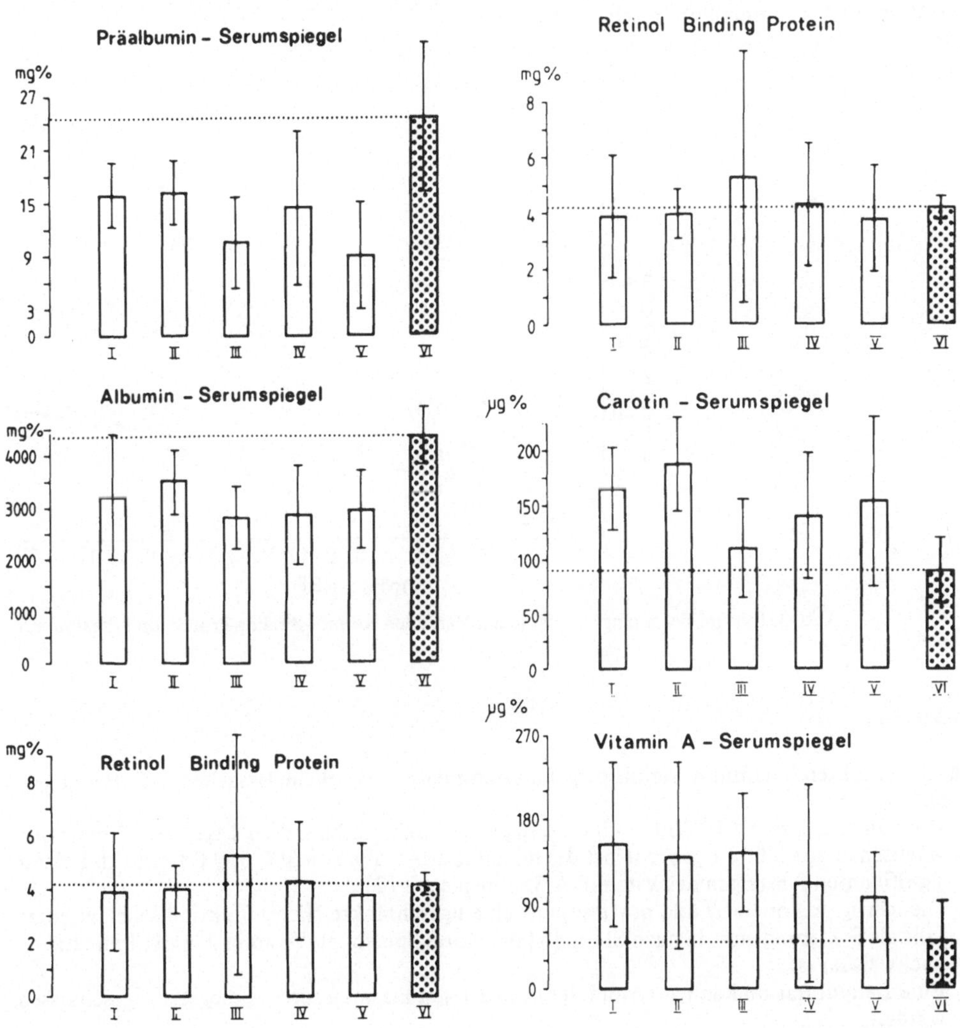

Abb. 1. Serumspiegel von Präalbumin, Albumin und Retinol-Binding-Protein in den Gruppen I-VI

Abb. 2. Serumspiegel von Retinol-Binding-Protein, Carotin und Vitamin A in den Gruppen I-VI

Vitamin A (Abb. 2)

Die einzelnen Gruppenwerte waren gegenüber dem Normalwert alle signifikant erhöht. In der Gruppe V war diese Erhöhung am wenigsten ausgeprägt, so daß sich ein signifikanter Unterschied zu den Gruppen I und III ergab.

Um zu sehen, inwieweit eine Pneumonie die Ergebnisse beeinflußte, wurden die Ergebnisse der Patienten mit Pneumonie denen der Patienten ohne Pneumonie gegenübergestellt. Für alle fünf untersuchten Parameter fand sich dabei kein signifikanter Unterschied.

Eine lineare Beziehung ergab sich zwischen den folgenden Variablen:

1. Vitamin A und seinem Trägerprotein im Serum Retinol-binding-Protein (Abb. 3) r = + 0,38
2. Retinol-binding-Protein und Präalbumin (Abb. 4) r = + 0,55
3. Vitamin A und Albumin (Abb. 5) r = – 0,20

Der Nachweis einer linearen Beziehung zwischen den Variablen Vitamin A und Carotin sowie Vitamin A und Präalbumin gelang nicht.

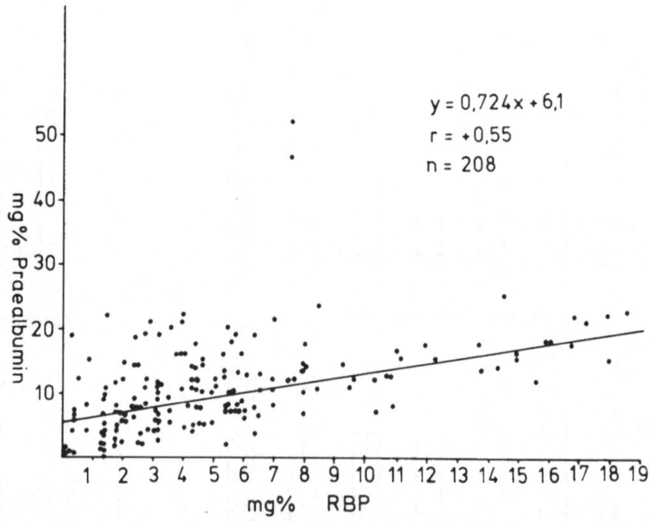

Abb. 3. Lineare Beziehung zwischen den Variablen Retinol-Binding-Protein und Präalbumin

Diskussion

Für die erhöhten Vitamin A Serumspiegel müssen mehrere mögliche Ursachen in Betracht gezogen werden:

1. Die Substitution mit 10 000 E Vitamin A pro die lag zwar über dem Tagesbedarf eines Erwachsenen mit 5 000 E, aber selbst die hochdosierte Gabe von 300 000 E führte zu keinem signifikanten Ansteigen des Vitamin A Serumspiegels [2].
2. Die häufig postoperativ und posttraumatisch eingeschränkte Nierenfunktion scheidet ebenfalls als Erklärung aus, da nach Stepp [5] bei Normalpersonen Vitamin A im Urin nicht nachweisbar ist.
3. Eine Dehydratation kann aufgrund des erniedrigten Plasma-Protein-Spiegels ausgeschlossen werden.
4. Die Pneumonie als alleinige Ursache scheidet aufgrund der von uns gefundenen fehlenden signifikanten Unterschiede gegenüber Patienten ohne Pneumonie ebenfalls aus.
5. Als mögliche Ursache kann eine veränderte Reaktionslage des Organismus unter Streßeinwirkung diskutiert werden: Unter Streßeinwirkung kommt es zu einer erhöhten Katecholaminausschüttung und zu einer vermehrten TSH-unabhängigen Thyroxinabgabe [6]. Adre-

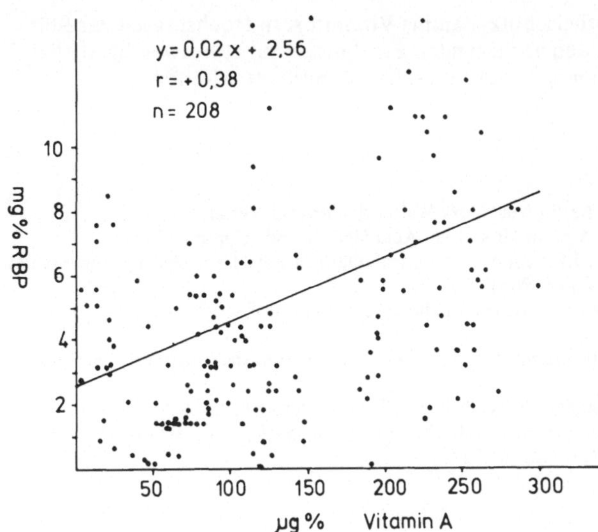

Abb. 4. Lineare Beziehung zwischen den Variablen Vitamin A und Retinol-Binding-Protein

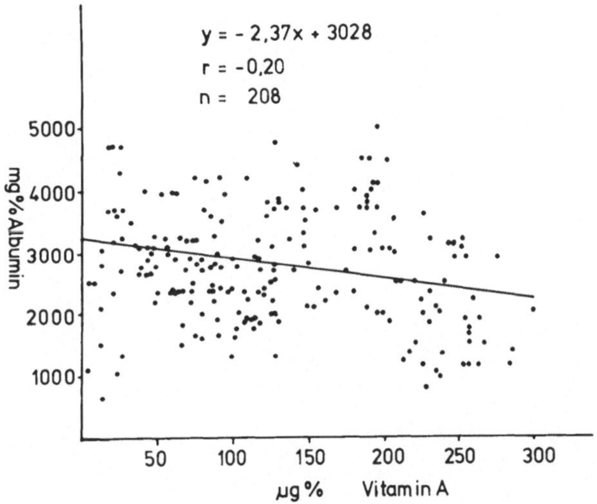

Abb. 5. Negative lineare Beziehung zwischen den Variablen Vitamin A und Albumin

nalin und Thyroxin mobilisieren nach Stepp [5] die Vitamin A Reserven in der Leber, was zu einem Anstieg des Serumspiegels führt.

Der Einfluß von Streß auf den Proteinhaushalt ist bekannt [7]. Die katabole Stoffwechselsituation zeigt sich zuerst an Funktionsproteinen mit kurzer Halbwertszeit wie z.B. Retinol-binding-Protein und Präalbumin, wie die erniedrigten Serumspiegel in Abildung 1 zeigten.

Aber auch die Albuminkonzentration wird durch die Stoffwechsellage vermindert.

Die unterschiedliche Beeinflussung des Vitamin A Serumspiegels und der Albuminkonzentration durch die Streßeinwirkung zeigt sich in der negativen linearen Korrelation zwischen diesen beiden Parametern (Abb. 5).

Es handelt sich um ein multifaktorielles Geschehen, das die Herstellung eines spezifischen Bezuges zwischen einer bestehenden Pneumonie und der Ausprägung eines der gemessenen Parameter nicht zuläßt.

Eine therapeutische Gabe des Epithelschutzvitamins Vitamin A in Höchstdosen zur Stärkung der Infektabwehr erscheint nach den vorliegenden Ergebnissen nicht notwendig, da bei Pneumonien die Serumspiegel von Vitamin A ohnehin schon signifikant erhöht sind.

Literatur

1. Buddecke, E.: Grundriß der Biochemie. Berlin-New York Walter de Gruyter Verlag (1974)
2. Lindquist, T.: Studien über das Vitamin A beim Menschen. Acta Med. Scand. Uppsala (1938)
3. Mancini, G., Carbonara, A.D., Heremans, J.F.: Immunochemical quantitation of antigens by single radial immunodiffusion. Immunochemistry 2, 235 (1965)
4. Neeld, J.B., Pearson, W.N.: Macro- and micromethods for the determination of serum vitamin A. J. Nutr. 79, 454 (1963)
5. Stepp, W., Kühnau, J., Schroeder, H.: Die Vitamine und ihre klinische Bedeutung. Stuttgart, Ferdinand Enke Verlag (1957)
6. Siegenthaler, W.: Klinische Pathophysiologie. Stuttgart, Georg Thieme Verlag (1976)
7. Kult, J.: Die Infusionstherapie aus allgemeiner internistischer Sicht und spezieller Einsatz von essentiellen Aminosäuren. Chirurgie aktuell 3, 67, Erlangen (1978)

Blutgasanalytik - Neue Methoden der Befunddarstellung

E. Voigt und R. Schorer

Eine schnelle Erfassung von Daten des Säure-Basen-Haushaltes und der Blutgase ist im Rahmen der Herzchirurgie und der Intensivmedizin unbedingt erforderlich. Probenentnahme, Messung, Auswertung der Meßergebnisse und feed-back der gewonnenen Daten bedingen einen Zeitaufwand, welcher durch den Einsatz einer entsprechenden Datenverarbeitung erheblich verkürzt werden kann bei gleichzeitig höherer Genauigkeit und größerer Analysenkapazität.

Der zentrale Meßplatz in unserem Blutgaslabor besteht aus einem Analysator vom Typ GAS-CHECK-AVL 937, eingestellt auf eine Meßtemperatur von 310, 15K, einem elektronischen Tischrechner mit Magnetbandspeicher vom Typ HP 9825 A, zwei Datenübertragungsleitungen mit entsprechenden Interfaces und externen Druckern im Operationssaal und auf der Intensivstation, sowie einem parallel geschlossenen Vierfarben-X-Y-Plotter zur graphischen Darstellung der Befunde (Abb. 1).

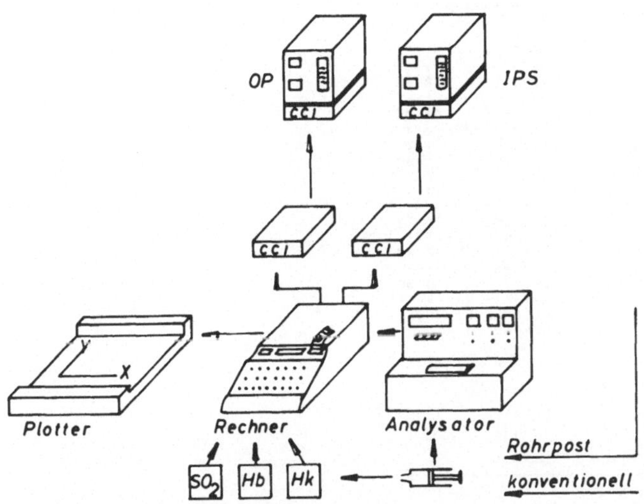

Abb. 1. Zentraler Meßplatz im Blutgaslabor mit GAS CHECK AVL 937, Tischrechner HP 9825 A, Vierfarben-X-Y-Plotter HP 9872 A, zwei Datenfernleitungen mit je einem Satz „Common Carrier Interfaces" und externen Druckern HP 5150 A

Der Antransport der Blutproben aus dem OP-Bereich erfolgt mittels Rohrpost, von der Intensivstation und anderen Stellen des Hauses auf konventionellem Wege. Parallel zur Bestimmung des Hämatokrits, des Hämoglobingehaltes sowie der Sauerstoffsättigung, wenn gesondert erforderlich, geschieht die Beschickung des Blutgasanalysators. Während der Einstellzeit der Meßelektroden werden über die alphanumerische Tastatur in den Rechner die Patienten-Daten wie Name, Geb. Datum und Uhrzeit, sowie Hb, Hk und aktuelle Patiententemperatur eingegeben. Zur Zeit noch „off-line" erfolgt anschließend die Eingabe der gemessenen Werte für PO_2, PCO_2 und pH.

Nach erfolgter Eingabe aller Daten läuft das Rechenprogramm entsprechend dem Blockdiagramm in Tabelle 1 ab, und alle gemessenen und abgeleiteten Daten werden auf einem Streifenausdruck mit einer Geschwindigkeit von 190 Zeilen/Minute ausgedruckt. Die hierzu benötigte Zeit beträgt etwa 3 sec.

Tabelle 1. Blockdiagramm des Routineprogrammes und Originaldruck mit Patientendaten, Meßwerten, berechneten Werten und der Rechnerdiagnose

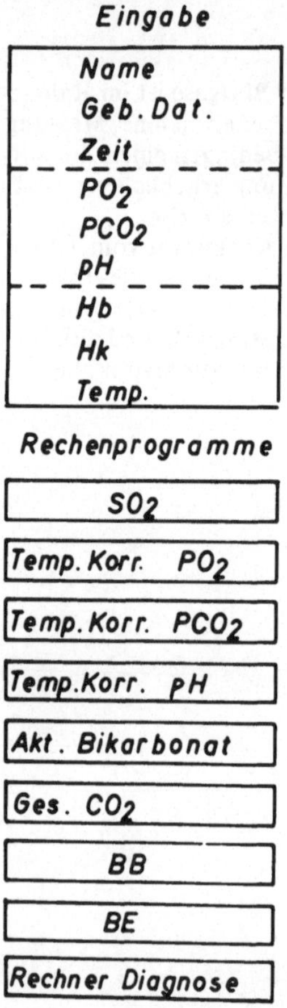

Eingabe

Eingabe
Name Geb. Dat. Zeit
PO_2 PCO_2 pH
Hb Hk Temp.

Rechenprogramme

Rechenprogramme
SO_2
Temp. Korr. PO_2
Temp. Korr. PCO_2
Temp. Korr. pH
Akt. Bikarbonat
Ges. CO_2
BB
BE
Rechner Diagnose

```
****************
Name :
0000000
---------------
Geb.Dat.:
0000000
---------------
Zeit :
0000000
================

Messwerte:

PO2[mmHg]  100.00
PCO2[mmHg]  40.00
pH          7.400
T[Grad]     37.00
Hb[g%]      12.00
Hk[%]       36.00

================
Berechnete Werte

SO2%     :  97.56
---------------
kor.PO2  : 100.00
---------------
kor.PCO2:   40.00
---------------
kor.pH   :  7.400
---------------

Akt.Bic  :  24.49
---------------
Ges.CO2  :  25.72
---------------
BB:         47.90
---------------
BE:          0.36
****************
RECHNER-DIAGNOSE
NORMAL
```

Nach Überprüfung der Daten wird mit einem einfachen „Continue"-Befehl die Fernübermittlung in den OP-Bereich oder die Intensivstation eingeleitet. Für diese Übertragung werden etwa 6 sec benötigt.

Die Algorithmen für das Rechenprogramm sind im Detail bei Thomas, jr. zusammengestellt. Für die Berechnung der Sauerstoffsättigung, wenn sie nicht direkt gemessen wird, kommt die modifizierte Kelman'sche Gleichung der Standard Dissoziationskurve nach Severinghaus zur Anwendung, welche im unteren und mittleren Bereich maximal 0,7% von der Standard-Kurve abweicht. Die Berechnungen beziehen sich auf einen normalen 2,3-Diphosphoglycerat-Gehalt. Verschiebungen der Bindungskurve aufgrund eines veränderten 2,3-Diphosphoglycerat-Gehaltes werden somit nicht erfaßt.

Eine Temperaturkorrektur der Meßwerte auf die aktuelle Patiententemperatur ist unbedingt erforderlich, da im Rahmen der Herzchirurgie Hypothermien bis 29°C (302, 15K) und in der Intensivtherapie Hyperthermien bis 41°C (314, 15K) zu beobachten sind. Daraus ergeben sich erhebliche Abweichungen der gemessenen von den aktuellen Werten (Tabelle 2).

Da die Bewertung der rein numerischen Daten dem weniger Geübten häufiger Schwierigkeiten bereitet, wird als Orientierungshilfe am Ende des Programmes eine Rechnerdiagnose der aktuellen Störung im Säure-Basen-Gleichgewicht abgedruckt.

Der Rechner liefert aus den Entscheidungskriterien der nicht respiratorischen H^+-Konzentration, der aktuellen H^+-Konzentration und dem aktuellen PCO_2 nach den Angaben von SUERO 12 Diagnosen der aktuellen Störung.

Tabelle 2. Temperatureinfluß bei abweichender Patiententemperatur von der Meßtemperatur 37°C (310, 15K)

		35°	37°	39°
PO_2	(mmHg)	80,64	90,00	101,98
PCO_2	(mmHg)	28,68	31,30	34,16
pH		7,482	7,452	7,422
Akt. Bik.	(mmol/l)	21,82	21,70	21,56
Ges. CO_2	(mmol/l)	22,72	22,60	22,58
BE	(mmol/l)	–1,02	–1,02	–1,02

Diese stellen allerdings nur ein grobes Raster dar, wobei fließende Übergänge natürlich nicht mit erfaßt werden können, und die Beurteilung nur aus dem klinischen Gesamtbefund zu ziehen ist.

Neben diesem bisher beschriebenen Programm für die Routineanalyse mit Streifenausdruck der Befunde besteht die Möglichkeit, Teile dieses Programmes oder auch spezielle Fragestellungen mit einem Vierfarben-Plotter graphisch darzustellen.

Zur Beschreibung von Gasaustauschbedingungen in der Lunge eignet sich das RAHN-FENN-02-CO2-Diagramm in diesem Zusammenhang besonders.

Ausgehend vom gemischt-venösen Punkt bei bekanntem inspiratorischen Punkt schneiden sich die Blut- und Gas-RQ-Linien in einem Punkt, mit nur einem PO_2 und nur einem PCO_2, dem „idealen alveolären" Punkt. Wegen des unterschiedlichen Verlaufes der O_2 und CO_2-Bindungskurven läßt sich dieser Punkt nicht durch eine algebraische Gleichung finden, sondern muß entweder nomographisch, oder wie hier, mit einem Iterationsverfahren bestimmt werden (Abb. 2). Der Verlauf dieser Kurve ist abhängig vom Inspirationspunkt, vom gemischt-venösen Punkt, von der Patiententemperatur und dem Hb-Gehalt, und muß deshalb für die jeweils aktuellen Bedingungen neu konstruiert werden.

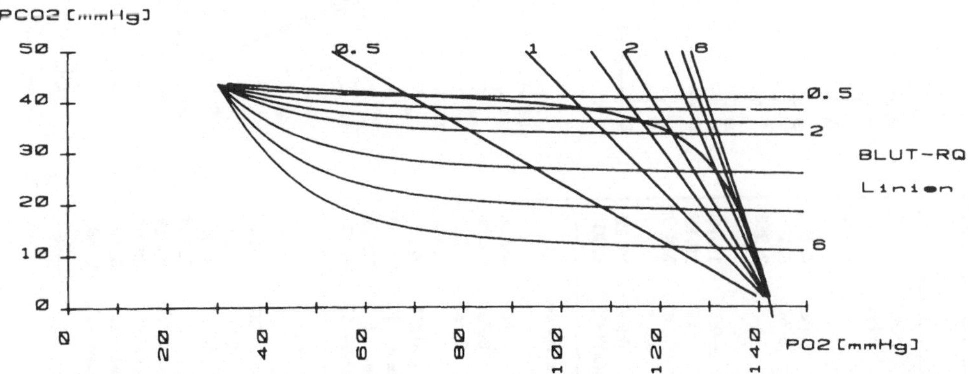

Abb. 2. Berechnung der VA/Q-Linie im Rahn-Fenn'schen O_2-CO_2-Diagramm. Ausgehend vom venösen und inspiratorischen Punkt schneiden sich die Blut- und Gas-RQ-Linien in einem Punkt, dem „idealen alveolären" Punkt. Die Verbindung der idealen alveolären Punkte von einem RQ von Null bis Unendlich stellt die VA/Q-Linie dar

Eine umfassende Darstellung des Gasaustausches und des Säure-Basen-Gleichgewichtes läßt sich somit auf dem Vierfarbenplotter in kurzer Zeit entsprechend der Abbildung 3 bewerkstelligen.

Die simultan abgenommenen arteriellen und venösen Blutgasanalysen sowie die gleichzeitige endexspiratorische CO_2-Konzentration sind neben Hb, Hk, dem Barometerdruck und der Patiententemperatur die Eingangsparameter für die weiteren Berechnungen.

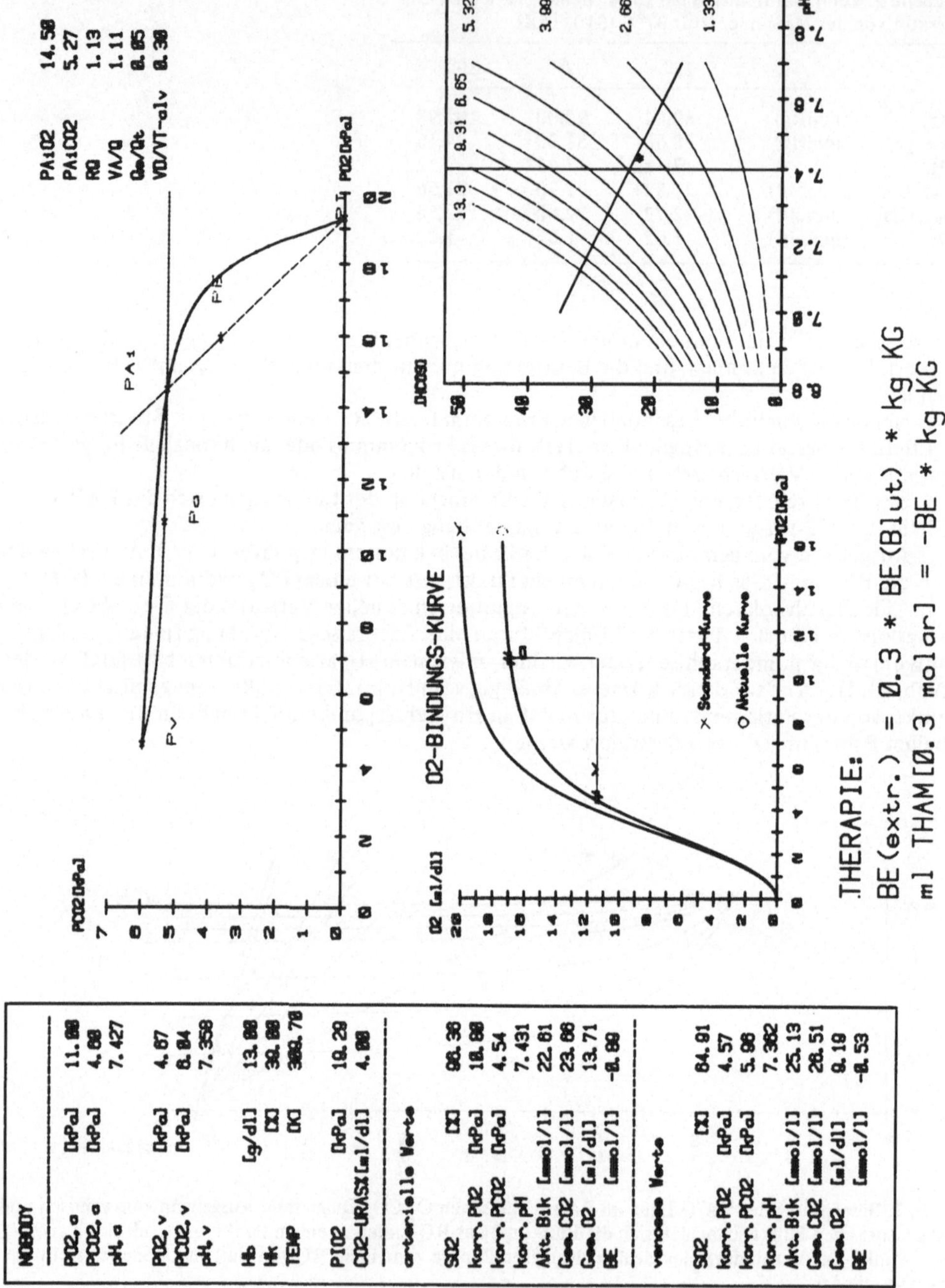

Abb. 3. Gesamtplotterausdruck mit arterio-venöser Blutgasanalyse, dem O_2-CO_2-Diagramm mit eingezeichneter Blut- und Gas-RQ-Linie, den markierten venösen (Pv), arteriellen (Pa), ideal alveolären (PAi), endexspiratorischen (PE), inspiratorischen (PI) Punkten, dem globalen Ventilations/Perfusions-Verhältnis $\dot{V}A/\dot{Q}$, der venösen Beimischung ($\dot{Q}s/\dot{Q}t$), der alveolären Totraumventilation $\dot{V}D/\dot{V}T$-alv., der Standard (in schwarz) und der aktuellen (in rot) Sauerstoff-Bindungskurve sowie das pH/HCO_3-Nomgramm mit eingezeichnetem Meßpunkt

Analog zum vorher beschriebenen Programm wird der arterielle und venöse Säuren-Basen-Status ausgedruckt.

Aus den gespeicherten Werten wird nun die VA/Q-Linie des RAHN-FENN'schen O_2-CO_2-Diagramms berechnet, und die aktuelle Blut- und Gas-RQ-Linie eingezeichnet, in deren Schnittpunkt ja der „ideale alveoläre" Punkt (PAi) liegt, sowie der arterielle (Pa), venöse (Pv) und endexspiratorische (PE) Punkt markiert.

Das Verhältnis von alveolär-arteriellem zum alveolär-venösen O_2-Gehalt dient als Maß für die vorliegende venöse Beimischung ($\dot{Q}s/\dot{Q}t$), das Verhältnis von alveolär-endexspiratorischer zu alveolär-inspiratorischer CO_2-Konzentration als Maß für die alveoläre Totraumventilation (VD/VT_{alv}). Diese Parameter werden rechts neben dem gezeichneten Nomogramm aufgelistet.

Veränderungen der venösen Beimischung ($\dot{Q}s/\dot{Q}t$) und der Totraumventilation ($\dot{V}D/\dot{V}Talv$) unter Beatmungstherapie lassen sich somit einfach darstellen und beurteilen. Um etwaige Rechts- oder Linksverschiebungen der Sauerstoffbindungskurve als Folge von pH-, PCO_2- und Temperatureinfluß mit einem Blick zu erfassen, wird die Standardbindungskurve, bezogen auf pH :7,4 PCO_2 :40 mmHg (5,3 kPa) und 37°C (310, 15K) in schwarz, und die aktuelle Bindungskurve in rot ausgedruckt.

Eingezeichnet werden zudem der arterielle (a) und der venöse (v) Punkt, sodaß die arteriovenöse Sauerstoffdifferenz und damit ein Anhalt für die venöse Ausschöpfung sofort erfaßt werden können.

Abweichungen im Säure-Basen-Gleichgewicht und die Richtung der Kompensationsvorgänge lassen sich im Säure-Basen-Nomogramm nach Heisler-Schorer sinnvoll darstellen. Das bis dato auf unseren Befundbögen ausgedruckte Nomogramm wurde daher in den Plotterausdruck übernommen und der Meßpunkt aus pH und PCO_2 mit einem roten Punkt markiert, sodaß die entsprechenden therapeutischen Schritte sofort abgelesen werden können.

Der gesamte Zeitaufwand für die Erstellung dieser graphischen Darstellung beträgt etwa 8 Minuten. Werden die Koordinaten und die Beschriftung vorweggenommen, ein Vorgehen, welches sich durch das sowieso notwendige Splitting des Rechenprogrammes aus Kapazitätsgründen ergibt, dann kann der Zeitaufwand auf vier Minuten reduziert werden.

Literatur

Heisler, N., Schorer, R.: Eine graphische Darstellungsweise des Säure-Basen-Haushaltes zur quantitativen Therapie seiner Störungen. Anaesthesist 19, 93, (1970)

Kelman, G.R.: Digital computer subroutine for the conversion of oxygen tension into saturation. J. Appl. Physiol. 21, 1375, (1966)

Rahn, H.: A concept of mean alveolar air and the ventilation blood flow relationship during pulmonary gas exchange. Am. J. Physiol. 158, 21, (1949)

Suero, J.T.: Computer interpretation of acid-base-data. Clin. Biochem. 3, 151, (1970)

Thomas, jr., L.J.: Algorithms for selected blood acid-base and blood gas calculations. J. Appl. Physiol. 33, 154, (1972)

Voigt, E.: Enlarged acid-base and blood gas calculations by electronical data computing in the blood gas laboratory. Med. Progr. Technol. 5, 179, (1978)

Weitere Literatur beim Verfasser

Vergleichende Untersuchungen der Engström-Respiratoren unter Berücksichtigung der Ventilationsverteilung am Lungenmodell

R. Lohr und R. Schlimgen

Für den ER 200 wies P. Herzog nach, daß bei Verteilungsstörungen ein im Respirator verfügbares kompressibles Volumen (Respiratortotraum) zu einer völlig gleichmäßigen Verteilung des Atemvolumens am Ende der Inspiration führt. Ingelstedt und Mitarbeiter führten 1972 an, daß ein großer Respiratortotraum zu groben Fehlern in der Verabreichung des Atemvolumens führen kann, ganz besonders bei sehr kleinem Atemvolumen.

Des weiteren versuchten Schlimgen und Mitarbeiter 1975 und 1976 aufzuzeigen, daß durch Hinzuschalten eines größeren kompressiblen Respiratorvolumens die Fehlverteilung abnahm und dadurch der Anteil des Gases, der pro Atemzug von der nicht stenosierten in die stenosierte Alveole pendelt, geringer wird.

Nachdem vermehrt elektronische Respiratoren zum Einsatz kommen, war es Zweck unserer Untersuchungsreihe am Lungenmodell, zu prüfen, inwieweit die unterschiedlichen kompressiblen Volumina der drei Engström-Respiratoren ER 300, ER 200 und ECS 2000 Einfluß nehmen auf simulierte Verteilungsstörungen am Lungenmodell. Als Meßanordnung (Abb. 1) verwendeten wir eine Weiterentwicklung des von Behr, Engström und Norlander 1962 beschriebenen Analyzers. Wir benutzten einen zentralen und 2 periphere Pneumotachographen sowie 2 Druckaufnehmer. Die Strömungs- und Druckwerte wurden einem Analogrechner zugeleitet, der Atemvolumen, Compliance, Arbeit und Leistung errechnete und digital anzeigte. Auf einem direkt angeschlossenen 8-Kanal-Schreiber wurden sämtliche Parameter registriert. Zur Simulierung der Verteilungsstörung wurde in einem „Hauptbronchus" eine Stenose von 4 mm Durch-

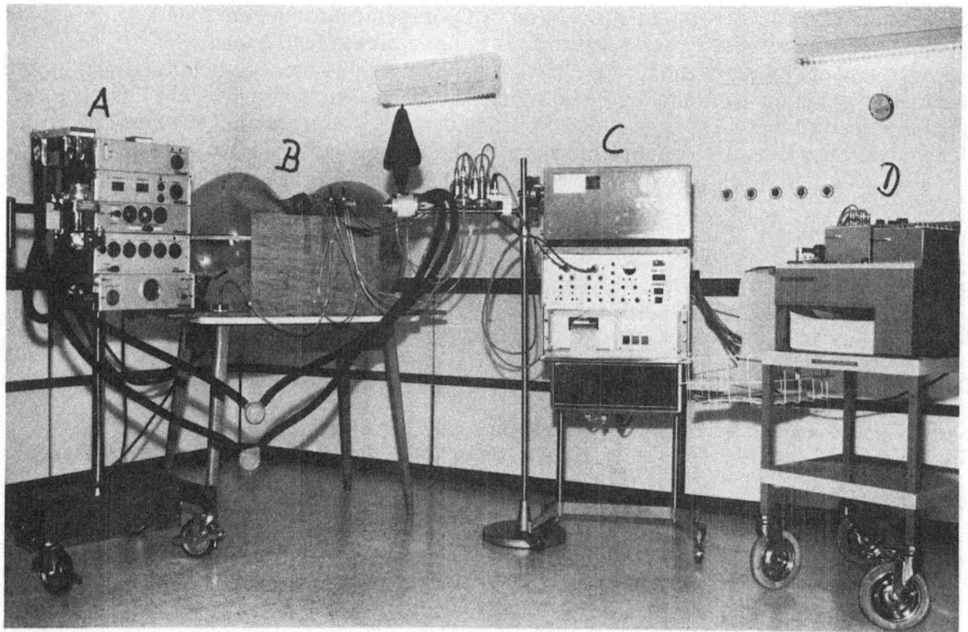

Abb. 1. Versuchsanordnung: A Respirator, B Lungenmodell, C Ventilationsanalyser, D Direktschreiber

messer angebracht. Es wurden stets die zentralen Werte und die der nicht stenosierten Seite registriert unter der Annahme einer gleichmäßigen Verteilung bei nicht stenosierten Hauptbronchi.

Als Lungenmodell verwendeten wir das klassische 2-Flaschenmodell mit einer Compliance von je 25 ml/cmH_2O. Zum Eichen der Flußmeßköpfe nahmen wir einen Pneumotachokalibrator nach Herzog und Norlander.

Wir hielten das Atemzugvolumen mit 500 ml konstant, die Frequenz betrug 20/min, bei allen drei Respiratoren wählten wir die gleichen maximalen Flußwerte, um andere Ursachen als die unterschiedlichen kompressiblen Volumina für evtl. Änderungen der Fehlverteilung auszuschließen.

Ergebnisse und Diskussion

Abbildung 2 zeigt die Kurvendiagramme der drei Respiratoren am stenosierten Lungenmodell bei einem maximalen Flow von 1500 ml/sec. Auf der linken Seite des Kalibratogramm mit dem zentralen und einem peripheren Druck, dem zentralen und einem peripheren Fluß sowie dem Volumen.

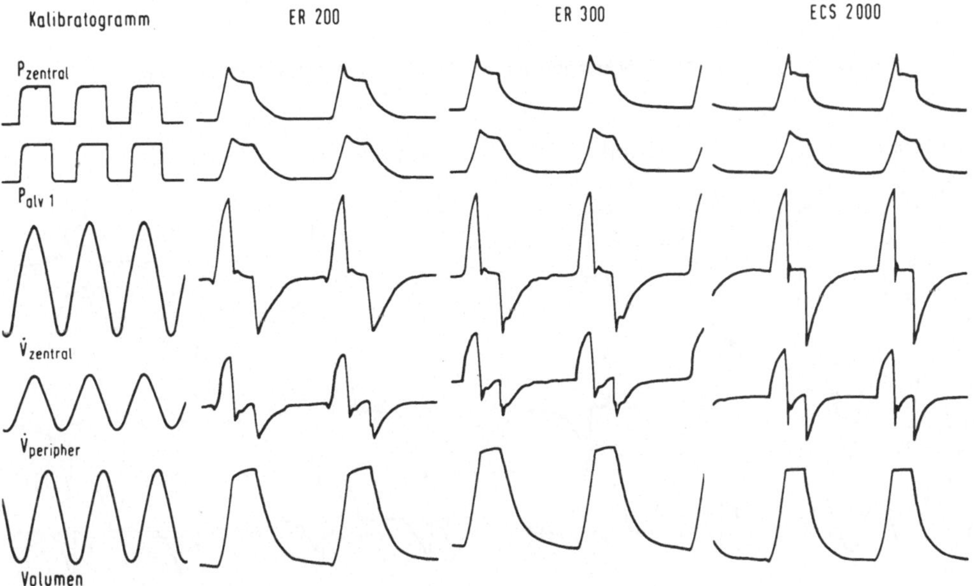

Abb. 2. „Pendelluft" bei $\dot{V}_{max}$ = 1500 am stenosierten Lungenmodell (Stenose Ø 4 mm)

Als Charakteristikum für die sogenannte Pendelluft strömt beim peripheren Fluß aus der nicht stenosierten Alveole Gas während der Plateauzeit zurück, auf dem Diagramm erscheint es als negativer Fluß. Dieses für eine Fehlverteilung typische Verhalten tritt bei allen Respiratoren auf und der Betrag ist beim ECS 2000 im Vergleich deutlich höher, was in Abbildung 3 bei den digitalen Ergebnissen gut zu sehen ist.

Da wir gleiche Bedingungen bei allen Respiratoren hatten, folgern wir daraus, daß diese Veränderungen bedingt sind durch die unterschiedlichen kompressiblen Volumina der Respiratoren. Deshalb vergrößerten wir beim ECS 2000 das kompressible Volumen von 1-5 l durch Hinzuschalten einer Bülau-Flasche in den Inspirationsschenkel. Abbildung 4 zeigt die Kurvenbilder des ECS 2000 im Originalzustand sowie nach Erhöhung des kompressiblen Volumens um 5 l und 3 l. Sie zeigen hier vor allem die Verringerung der „Pendelluft" nach Erhöhung des kompressiblen Volumensum 5 l. Die digitalen Werte aus dieser Versuchsreihe (Tabelle 1) geben

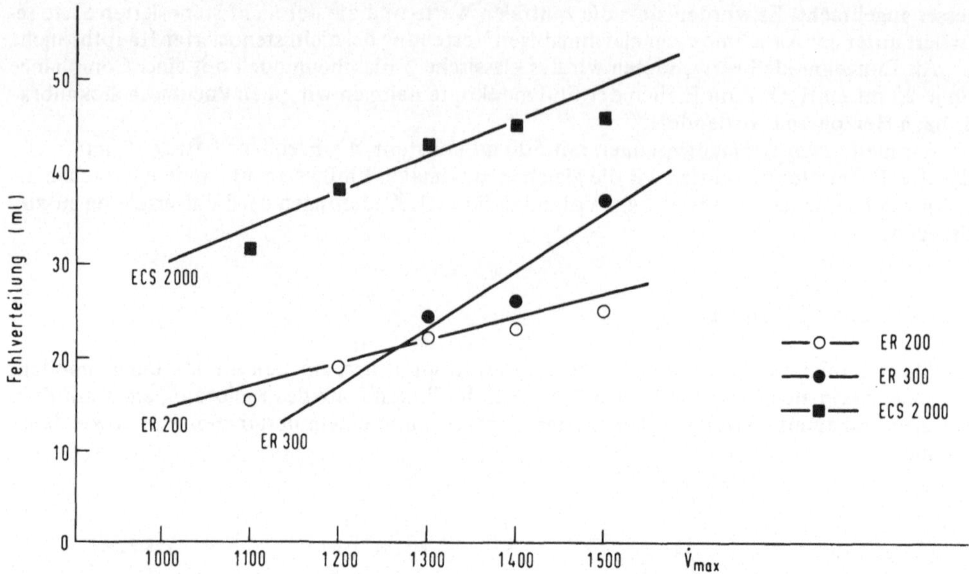

Abb. 3. Fehlverteilung (ml) in Abhängigkeit von der inspiratorischen Atemgasströmung ($\dot{V}_{max}$)

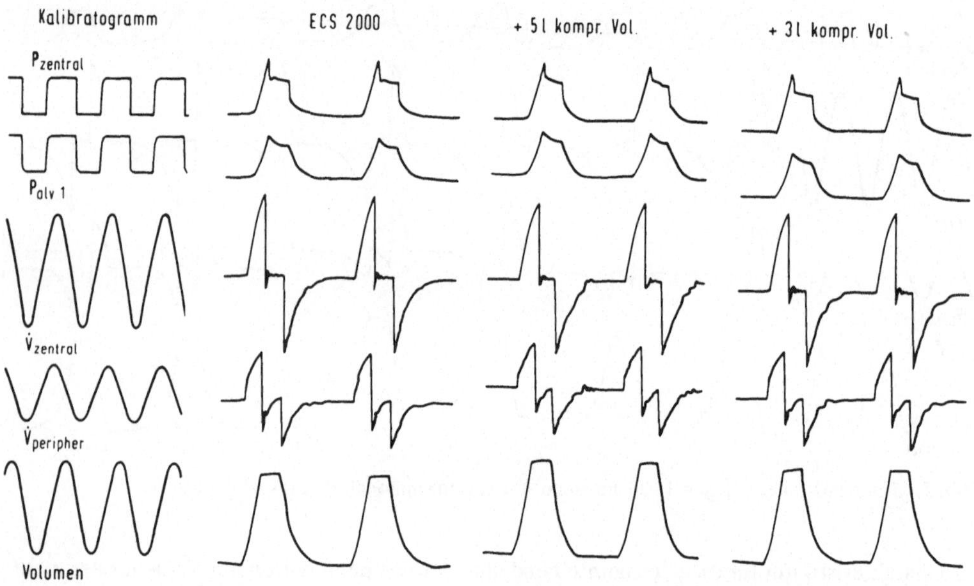

Abb. 4. „Pendelluft" in Abhängigkeit vom kompressiblen Volumen bei $\dot{V}_{max}$ 1500 ml am stenosierten Lungenmodell (Stenose ∅ 4 mm)

eine Bestätigung des Einflusses des kompressiblen Respiratorvolumens auf die Fehlverteilung bei Verteilungsstörungen, wobei gleichfalls die in den Versuchen gewählten unterschiedlichen maximalen Flußwerte Einfluß auf die Höhe der Fehlverteilung nehmen, was bei den anderen beiden Engström-Respiratoren ebenfalls zum Ausdruck kommt.

Tabelle 1. Fehlverteilung in Abhängigkeit vom kompressiblen Volumen am stenosierten Lungenmodell (ECS 2000)

$\dot{V}_{max}$ →	1500 ml	1400 ml	1300 ml	1200 ml	1100 ml	
kompressibles Volumen ↓	ml	ml	ml	ml	ml	Fehlverteilung
original	45,7	44,92	43,0	37,9	32,2	
+ 1 l	43,28	36,21	30,76	29,05	27,85	
+ 2 l	41,25	35,96	30,80	28,75	26,90	
+ 3 l	33,2	32,9	28,06	27,34	23,87	
+ 4 l	29,60	24,2	22,30	20,80	20,20	
+ 5 l	26,41	21,82	17,40	16,80	16,10	

Zusammenfassung

Der Einfluß des kompressiblen Volumens bei Verteilungsstörungen wurde mit den drei Engström-Respiratoren ER 200, ER 300 und ECS 2000 am Lungenmodell geprüft. Dabei variierten wir die Flowwerte gleichsinnig bei allen Respiratoren. Es ließ sich feststellen, daß sowohl ein höheres kompressibles Volumen als auch ein niedrigerer Flow die Fehlverteilung verminderte, wobei der ECS 2000 mit zusätzlicher Vergrößerung des kompressiblen Volumens von 1-5 l die Werte des ER 200 nicht ganz erreichte.

Literatur

1. Baum, M., Benzer, H., Lempert, J., Mayrhofer, O., Tölle, W.: Respiratorbeatmung bei intrapulmonaler Luftverteilungsstörung. Z. prakt. Anaesth. 6 (1969) 325-328
2. Kalff, G.: Physiologische und pathophysiologische Grundlagen der Respiratorbeatmung, Anforderungen an einen Respirator, Beatmungsparameter. In: Kalff, G. und P. Herzog, Engström-Respirator, Anaesthesiologie und Wiederbelebung Bd. 82 (1974) 1-12, Springer Verlag
3. Engström, C.G., Norlander, O.P.: A new method for analysis of respiratory work by measurements of the actual power as a function of gas flow, pressure and time. Acta. anaesth. Scand. 6 (1962) 49-55
4. Behr, K., Engström, C.G., Norlander, O.P.: Respiratoranalyzer for assessment of respiratory power and work. Acta. Anaesth. Scand. Suppl. 23 (1966) 175-179
5. Herzog, P.: Die Beatmung mit dem Engström-Respirator unter spezieller Berücksichtigung pathologischer Lungenveränderungen. In: Kalff, G. und P. Herzog, Engström-Respirator. Anaesth. u. Wiederbelebung 82 (1974) 21-35
6. Schlimgen, R., Daub, D., Lohr, R., Kalff, G.: Der Einfluß des kompressiblen Respiratorvolumens auf Verteilungsstörungen bei unterschiedlichen Zeitkonstanten. Zentraleurop. Anaesthesiekongreß Bremen 1975
7. Schlimgen, R., Lohr, R., Kalff, G.: Der Einfluß verschiedener Funktionsprinzipien von Respiratoren auf die Gasverteilung bei Resistance- und Complianceveränderungen – eine Studie am Lungenmodell –

Einfluß und Rückwirkungen transfusionsbedingter Mikroembolisationen auf den pulmonalen Gasstoffwechsel

H. Harke und S. Fürst-Denzer

Nach Bluttransfusionen besteht zweifellos immer die Gefahr einer intravasalen Aggregateinschwemmung [1, 3, 4, 11]. Die zunehmende Aggregatbildung im Konservenblut, eine direkte Folge gesteigerter Alterungs- und Gerinnungsvorgänge, läßt sich mit dem Siebungsdruckmeßverfahren nach Swank unmittelbar analysieren [14]. Bereits wenige Tage nach Herstellung einer Blutkonserve sind die Meßwerte auffällig erhöht und erreichen am 20. Tag einen Siebungsdruck von im Mittel mehr als 500 mm Hg [6] (Abb. 1). Auf Grund dieser evidenten Steigerung der

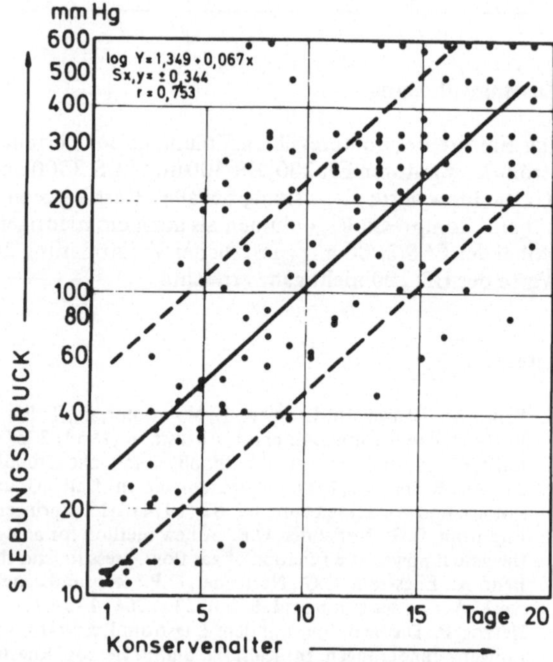

Abb. 1. Siebungsdruckmeßverfahren nach Swank [14]. Anstieg des Siebungsdruckes mit zunehmender Lagerung als Ausdruck gesteigerter Aggregatbildung. Die Kurven sind: Regressionskurve und Grenzen der Standardabweichung (Sx, y)

Aggregatbildung droht demnach, vor allem bei Transfusion alter Blutkonserven, eine praktisch unvermeidbare Mikroembolisation der terminalen Lungenstrombahn [5, 7, 8, 11]. Es stellt sich daher die Frage, welche klinische Erwartungswahrscheinlichkeit transfusionsbedingte Gasstoffwechselstörungen im postoperativen Verlauf tatsächlich haben [10, 12, 13, 16].

Methodik

I. Krankengut

Bei 10 konsekutiven Patienten, denen im Verlauf von Operationen mehr als 15 Blutkonserven transfundiert werden mußten, wurden im postoperativen Verlauf die Änderungen des Gasstoffwechsels kontinuierlich analysiert (Tabelle 1). 70% der transfundierten Blutkonserven waren nicht älter als 10 Tage. Alle Konserven wurden durch Standardfilter mit 170 μ Porenweite transfundiert.

Tabelle 1. Darstellung des operativen Krankengutes

Patienten	Alter (J)	Traumatische Blutung	Gefäßblutung	Magen-Darm-Blutung	Schock-Index > 1			Transfusionsvolumen (l)
					0	< 5	> 5 (Std.)	
1. K., W.	26	•			•			5,5
2. M., F.	17	•				•		16,5
3. B., B.	25	•				•		4,5
4. R., H.	65		•		•			8,0
5. K., G.	39		•		•			5,5
6. R., K.	39		•		•			3,5
7. B., M.	65		•				•	44,5
8. T., O.	37			•	•			3,5
9. E., G.	57			•		•		4,5
10. Z., K.	68			•		•		11,0

II. Haemodynamische Untersuchungen

Zur Druckmessung im rechten Herzen und im Lungenkreislauf wurde ein Swan-Ganz-Ballonkatheter benutzt und von einer Armvene oder der Vena jugularis interna in das Herz eingeschwemmt [15]. Der Katheter wurde maximal 5 Tage in Wedgeposition belassen. Die Druckmessung erfolgte mit einem Statham P 23 db Druckaufnehmer. 5 cm unterhalb des Xyphoids lag der Nullreferenzpunkt. Das Herzminutenvolumen wurde nach der Thermodillutionsmethode bestimmt (Cardiac Output Computer, Modell KM-274. Hersteller: Lexington Instruments).

III. Labordiagnotische Untersuchungsmethoden

1. PaO_2: Die Analyse des arteriellen Sauerstoffpartialdruckes wurde mit dem Blood-gasanalyser 413 (Instrumentation Laboratories) durchgeführt.
2. Intrapulmonales Shuntvolumen: Der physiologische Kurzschluß wurde unter reiner Sauerstoffbeatmung bestimmt [2]. Die Blutproben wurden der Arteria radialis und mittels Einschwemmkatheter der Arteria pulmonalis entnommen. Der Sauerstoffgehalt des arteriellen (CaO_2) und des venösen (CvO_2) Mischblutes wurde mit dem Lex O_2 Con (Lexington Instruments Corperation) bestimmt. Zur Ermittlung des endkapillären Sauerstoffgehaltes (CcO_2) wurde venöses Mischblut im Kugeltonometer (Eschweiler) bei 37°C 15 Minuten äquilibriert und anschließend der Sauerstoffgehalt analysiert. Die Berechnung des Kurzschlusses ($\dot{Q}s$) erfolgte nach der Gleichung

$$\frac{\dot{Q}s}{\dot{Q}} = \frac{CaO_2 - CcO_2}{CvO_2 - CcO_2}$$

3. Totraumventilation: Die Berechnung der Totraumventilation erfolgte nach der Gleichung

$$V_D = \frac{(PaCo_2 - PECO_2) \cdot VE}{PaCO_2}$$

Die Meßwerte und Rechengrößen wurden wie folgt ermittelt:

$PaCO_2$: arterieller Kohlendioxydpartialdruck

Bestimmung mit dem Bloodgasanalyser 413 (Instrumentation Laboratories).

$PECO_2$: Berechnung des Kohlendioxydpartialdruckes in der Exspirationsluft nach der Gleichung:

$$PECO_2 = FECO_2 \cdot (B - 47)$$

Messung des CO_2-Gehaltes in der Exspirationsluft ($FECO_2$) mit dem Capnograph MK II (Godart-Statham)

VE: Bestimmung des Exspirationsvolumens mit dem Wright-Respirometer

Kasuistik

Die klinische Problematik transfusionsbedingter Gasstoffwechselstörungen sei am Beispiel einer 65jährigen Patientin demonstriert, bei der auf Grund eines gefäßchirurgischen Eingriffes in der intra- und postoperativen Blutungsphase insgesamt mehr als 90 Blutkonserven transfundiert werden mußten (Abb. 2). Bereits in der initialen Phase, nach Transfusion von 30 Blutkonserven, war der Shunt auf mehr als 50% und die Totraumventilation auf mehr als 670 ml gesteigert. Dementsprechend war der arterielle Sauerstoffpartialdruck auf weniger als 70 mm Hg abgesenkt (Abb. 2). Ausmaß und Umfang dieser schweren initialen Veränderungen blieben auch im weiteren postoperativen Verlauf praktisch unverändert bestehen: Während der gesamten Beobachtungsphase wurde ein mittlerer pulmonaler Widerstand von 300 dyn scm^{-5} bestimmt. Klinisch bestand als Folge einer massiven Mikroembolisation der terminalen Lungenstrombahn eine globale respiratorische Insuffizienz, an deren Folgen die Patientin verstarb.

Ergebnisse und Diskussion

Im Ergebnis der Untersuchungen ist zunächst herauszustellen, daß offensichtlich als Folge einer partiellen mikroembolischen Verlegung der Lungenstrombahn eine Steigerung des pulmonalen Widerstandes nachweisbar wird (Abb. 3). So sind die Meßwerte unmittelbar nach Transfusionsende auf im Mittel mehr als 180 dyn scm^{-5} erhöht. Im weiteren Verlauf der Beobachtung erfolgt bei praktisch konstantem Herzzeitvolumen eine signifikante Absenkung des pulmonalen Widerstandes (Abb. 3). Eine Reaktion, die sich sehr wahrscheinlich durch eine Elimination eingeschwemmter Mikroaggregate erklären läßt.

Dieser Tatbestand wird auch durch vergleichbare Änderungen der Totraumventilation bestätigt: Unmittelbar postoperativ ist der Anteil der Totraumventilation auf im Mittel 190 ml erhöht. Im weiteren Verlauf der Beobachtung zeigt auch diese Meßgröße eine Normalisierung der Meßwerte im Mittel auf 150 ml (Abb. 4). Dieses Verhalten bestätigt die Annahme einer spontanen Remission transfusionsbedingter pulmonaler Mikroembolisationen.

Wenngleich auf Grund dieser Befunde eine Normalisierung der pulmonalen Perfusion anzunehmen ist, so bleibt nach wie vor ungeklärt, inwieweit diese, wenn auch nur partielle Unterbrechung der Kapillarperfusion, Störungen des Gasstoffwechsels induziert.

Dieser Sachverhalt wurde durch konsekutive Messungen des arteriellen Sauerstoffpartialdruckes (PaO_2) analysiert. Unmittelbar postoperativ sind die Meßwerte bei reiner Sauerstoffbeatmung im Mittel auf 280 mm Hg erniedrigt (Abb. 5) und liegen damit, der Definition von Horovitz [9] folgend, in einem kritischen Insuffizienzbereich. Mit zunehmender Dauer der Beobachtung kommt es zu einem Anstieg des arteriellen Sauerstoffpartialdruckes, jedoch verbleiben die Meßwerte an der Grenze der respiratorischen Insuffizienz (Abb. 5).

Diese klinische Problematik wird auch im postoperativen Verlauf durch Änderungen der interpulmonalen Shuntfraktion belegt: Während unmittelbar postoperativ der Anteil des Shuntvolumens auf 10% erhöht ist, kommt es im weiteren Verlauf der Beobachtung zu einer Steigerung der Meßwerte auf im Mittel 20% (Abb. 6). Zu erwähnen ist, daß 50% der Patienten während des Beobachtungszeitraumes mit positiv endexspiratorischem Druck ventiliert wurden.

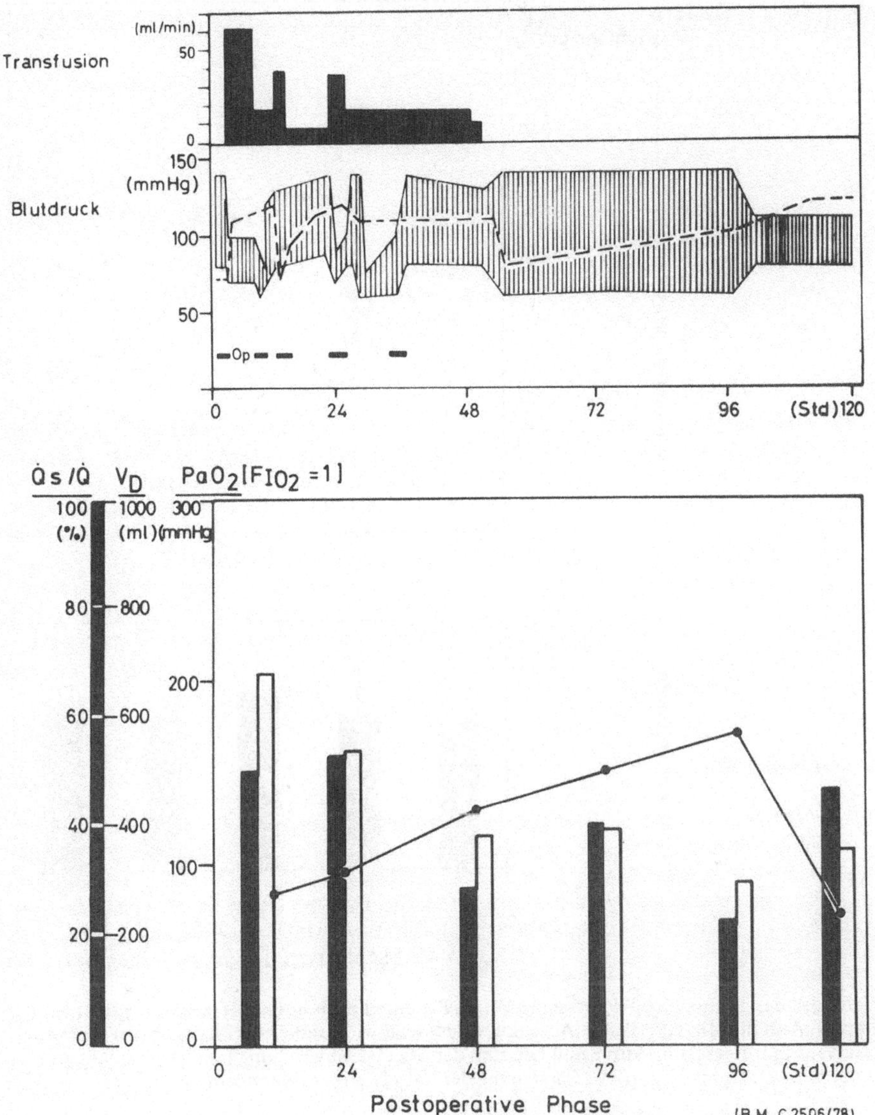

Abb. 2. B., M. (C 2506/78) Änderungen des Gasstoffwechsels bei einer 65jährigen Patientin, der im Verlauf eines gefäßchirurgischen Eingriffes mehr als 90 Blutkonserven transfundiert werden mußten

Wenngleich in tierexperimentellen Untersuchungen Störungen des pulmonalen Gasstoffwechsels nach Austauschtransfusionen nicht erhärtet werden konnten [10, 13, 16], muß auf Grund dieser klinischen Befunde eine klinisch relevante Beeinträchtigung der Ventilation und Perfusion nach Austauschtransfusionen angenommen werden. Dabei bleibt ungeklärt, ob Ausmaß und Umfang dieser Reaktionen durch eine mechanische Verlegung oder durch die Einschwemmung bestimmter vasoaktiver, aggregatspezifischer Transmittersubstanzen ausgelöst werden.

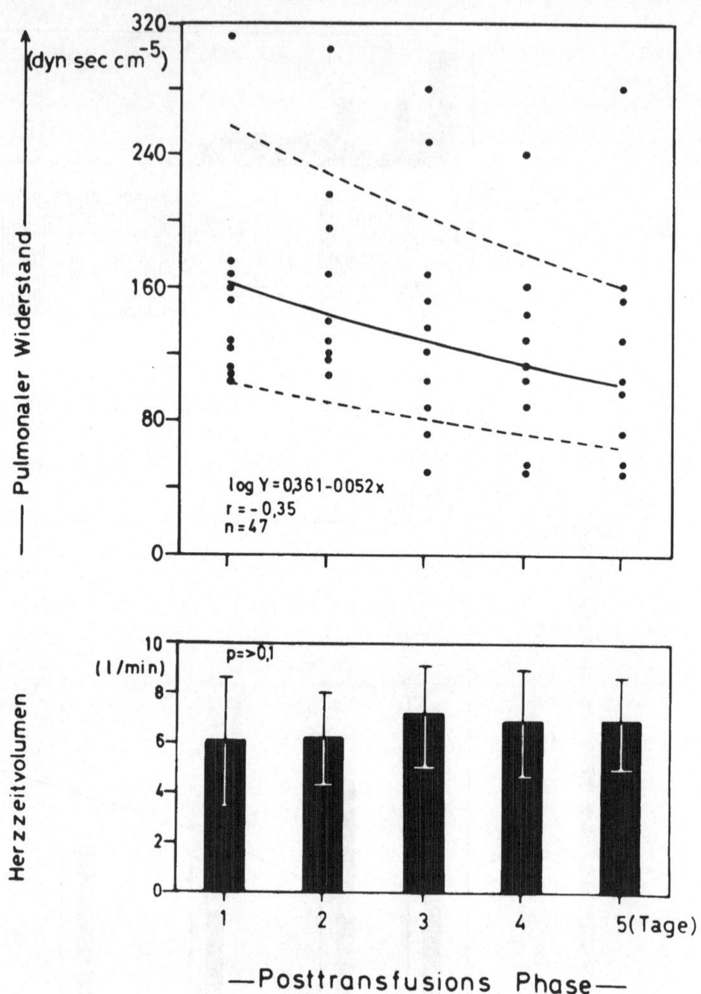

Abb. 3. Änderungen des pulmonalen Widerstandes bei 10 Patienten nach initialer Transfusion von mehr als 15 Blutkonserven. Auffällig die signifikante Absenkung des Gefäßwiderstandes bei konstantem Herzzeitvolumen. Die Kurven sind: Regressionskurve und Grenzen der Standardabweichung (Sx, y). Normalisierung der Urwerte durch Logarithmierung. HZV: Darstellung der Mittelwerte mit Standardabweichung

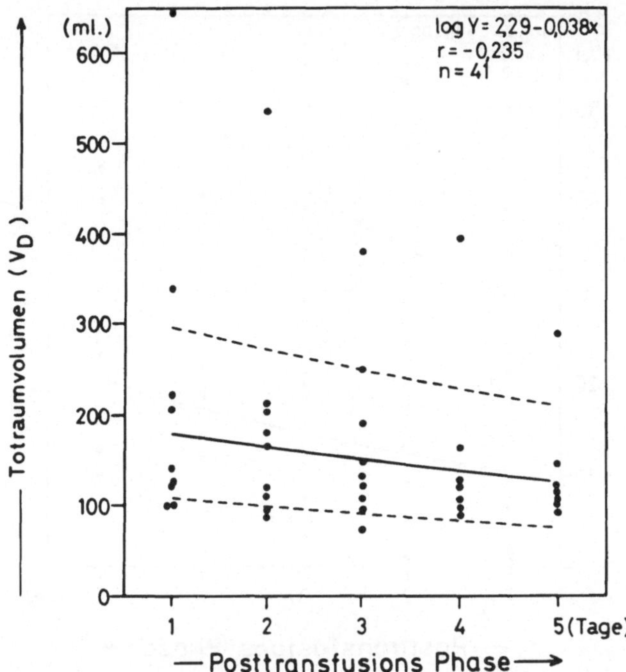

Abb. 4. Änderungen der Totraumventilation bei 10 Patienten nach initialer Transfusion von mehr als 15 Blutkonserven. Normalisierung der Urwerte durch Logarithmierung. Die Kurven sind: Regressionskurve und Grenzen der Standardabweichung (Sx, y)

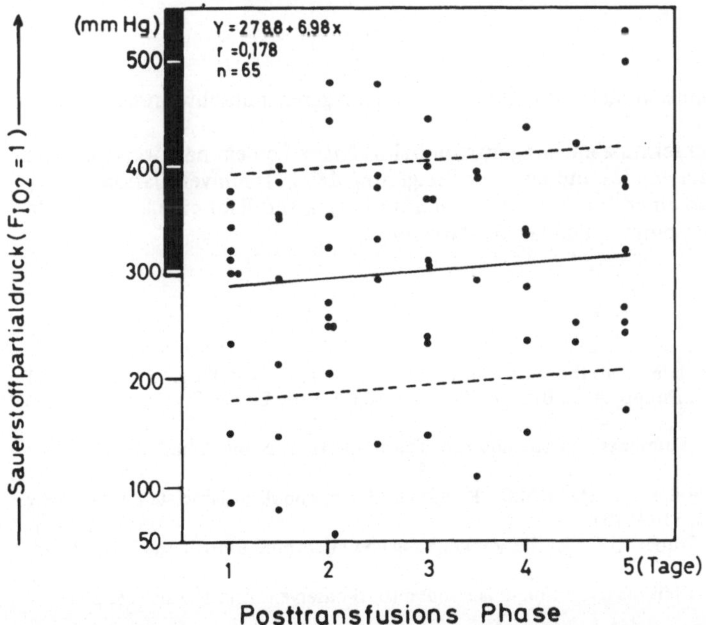

Abb. 5. Änderungen des arteriellen Sauerstoffpartialdruckes bei 10 Patienten nach initialer Transfusion von mehr als 15 Blutkonserven. Bestimmung der Meßwerte nach 20minütiger Sauerstoffbeatmung. Die Kurven sind: Regressionskurve und Grenzen der Standardabweichung (Sx, y)

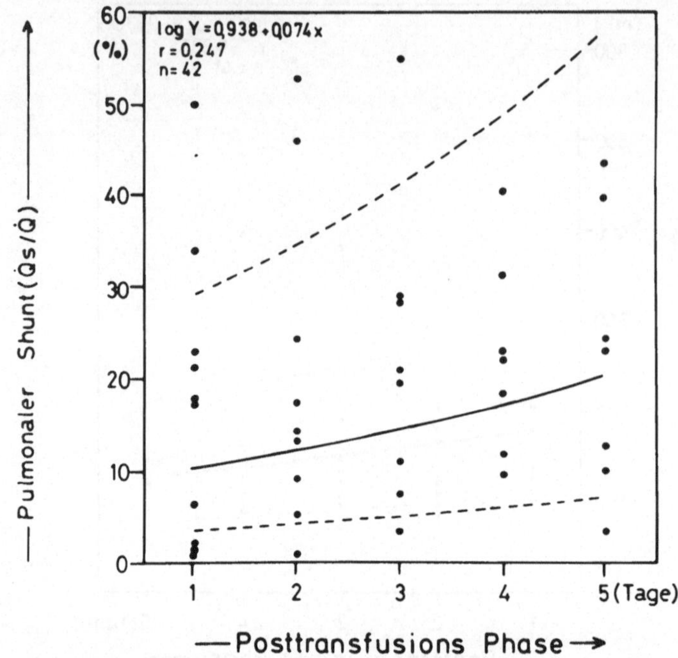

Abb. 6. Änderungen des intrapulmonalen Shuntvolumens bei 10 Patienten nach initialer Transfusion von mehr als 15 Blutkonserven. Normalisierung der Urwerte durch Logarithmierung. Die Kurven sind: Regressionskurve und Grenzen der Standardabweichung (Sx, y)

Schlußfolgerungen

1. Nach Bluttransfusionen muß immer mit einer intravasalen Aggregateinschwemmung gerechnet werden.
2. Die Mikroembolisation der terminalen Lungenstrombahn führt zu einem nachweisbaren Anstieg des pulmonalen Widerstandes und zu einer Steigerung der Totraumventilation.
3. Während diese Reaktionen einer Spontanremission unterliegen, verbleibt eine klinisch relevante Beeinträchtigung des pulmonalen Gasstoffwechsels.

Literatur

1. Collins, J.A.: Problems associated with the massive transfusion of stored blood. Surg. 75, 274 (1974)
2. Comroe, J.H., Forster, R.E., Dubois, A.B., Briscoe, W.A., Carlsen, E.: Die Lunge. Stuttgart-New York: F.K. Schattauer 1968
3. Connell, R.S., Swank, R.L.: Pulmonary microembolism after blood transfusion. Ann. Surg. 177, 40 (1973)
4. Dawidson, I., Barett, J.A., Miller, E., Litwin, M.S.: Pulmonary Microembolism associated with massive transfusion. Ann. Surg. 181, 51 (1975)
5. Hagmann, W., Voigtlin, J., Gruber, U.F.: Ist die Verwendung von Micropore Blutfiltern indiziert. Anaesthesist 26, 39 (1977)
6. Harke, H.: Beeinflussung der Mikroaggregation in lagernden Blutkonserven. Anaesthesist 25, 374 (1976)
7. Harke, H.: Prevention of microaggregation in stored blood. Film in Wissenschaft und Technik. E. Stock. Bielefeld (1975)
8. Hissen, W., Swank, R.L.: Screen filtration pressure and pulmonary hypertension. Am. J. Physiol. 209, 715 (1965)

9. Horovitz, J.H., Carrico, C.J., Shires, J.T.: Pulmonary response to major injury. Arch. Surg. 108, 349 (1974)
10. Marshall, B.E., Soma, L.R., Harp, J.R., Neufeld, G.R., Wurzel, H.A., Dodd, D.C.: Pulmonary Function after Exchange Transfusion of Stored Blood in Dogs. Ann. Surg. 179, 46 (1974)
11. Mc.Namara, J.J., Burran, E.L., Larson, E., Omiya, G., Suchiro, G., Yamase, H.: Effect of Debris in Stored Blood on Pulmonary Microvasculature. Ann. Thorac. Surg. 14, 2, 133 (1972)
12. Reul, J.G., Greenberg, S.D., Lefrak, E.A., McCollum, W.B., Beall, A.C., Jordan, G.L.: Prevention of post-traumatic pulmonary insufficiency. Chest, 66, 4 (1974)
13. Soma, L.R., Neufeld, G.R., Dodd, D.C., Marshall, B.E.: Pulmonary Function in Hemorrhagic Shock: The Effect of Pancreatic ligation an Blood Filtration. Ann. Surg. 179, 395 (1974)
14. Swank, R.L.: Alteration of blood on storage: measurement of adhesiveness of aging platelets and leukocytes and their removal by filtration. New Engl. J. Med. 265, 728 (1961)
15. Swan, H., J., C., Ganz, W.: Use of Valloon Flotation Catheters in Critically ill Patients. Surgical Clinics of North America 55, 501 (1975)
16. Tobey, R.E., Kopriva, C.J., Homer, L.D., Solis, R.T., Dickson, L.G., Herman, C.M.: Pulmonary Gas Exchange Following Hemorrhagic Shock and Massive Blood Transfusion in die Baboon. Ann. Surg. 179, 316 (1974)

Der Dräger UV 1 - eine klinische und funktionelle Analyse seiner Anwendungsmöglichkeiten

J. Kilian, D. Spilker, P. Lotz und M. Fricke

Bessere Kenntnisse der Pathophysiologie respiratorischer Störungen und deren Beeinflussung durch eine Respiratorbehandlung haben deutlich gemacht, daß der Effekt dieser Therapie sowohl von der Funktionsweise des Beatmungsgerätes und dem angewandten Beatmungsmuster als auch vom Zustand des pulmonalen und kardiovaskulären Systems des Patienten abhängig ist. Ein Ziel der Entwicklung neuer Respiratoren ist es daher, aufgrund möglichst vieler variabler Einstellungen das jeweils optimale Beatmungsmuster für den jeweiligen Zustand des Patienten sicherstellen zu können.

Bei dem vom Drägerwerk neu entwickelten Beatmungsgerät UV 1 handelt es sich nach der Klassifikation von Baum und Mitarbeitern um ein zeit-zeit-gesteuertes Gerät nach dem Balgprinzip mit Primär-Sekundär-System, das exspiratorisch dosierend arbeitet. Es dient zur Langzeitbeatmung von Erwachsenen und Kindern, wobei sowohl eine kontrollierte als auch assistierende Beatmung möglich ist.

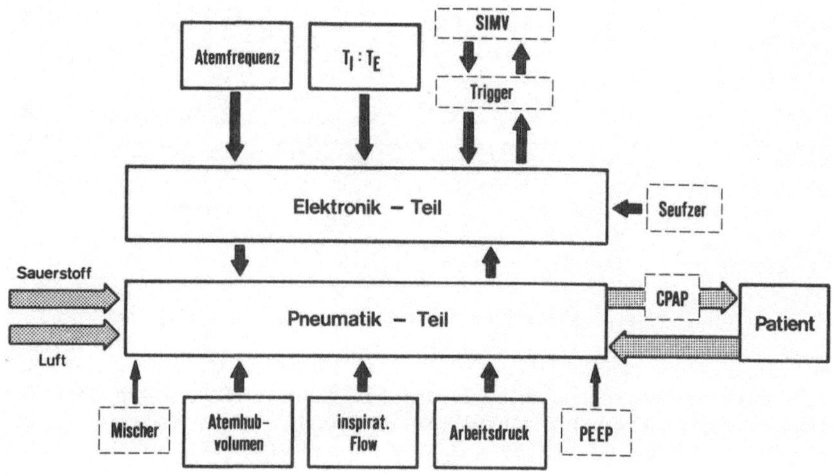

Abb. 1. Blockschema des Dräger UV 1

Der Antrieb erfolgt pneumatisch, die Steuerung elektronisch. In den Grundeinstellungen sind als variable Parameter mechanisch das Atemzugvolumen und der inspiratorische Flow einstellbar, elektronisch die Frequenz und das Inspirations-Exspirations-Verhältnis. Aus diesen eingestellten Parametern ergibt sich der inspiratorische Druck, dessen Höhe limitiert werden kann durch Begrenzung des Arbeitsdruckes im Primärsystem. Im Gerät eingebaut ist außerdem ein Sauerstoff-Luft-Mischgerät, das eine stufenlose Regulierung der inspiratorischen Sauerstoffkonzentration zwischen 21 und 100% ermöglicht. Die Anwendung eines positiv endexspiratorischen Druckes ist in Bereichen zwischen 0 und 20 mbar möglich. Die in der Dauerbeatmung empfohlene intermittierende Seufzeratmung wird alle drei Minuten durch eine einstellbare Erhöhung des endexspiratorischen Druckes – einstellbar zwischen 0 und 35 mbar – über zwei Atemhübe erreicht. Eine assistierte Beatmung wird ermöglicht durch einen Triggermechanismus, wobei die Inspirationszeit variabel gewählt werden kann. Schließlich sei noch auf die Möglichkeit der Anwendung eines kontinuierlich positiven Atemwegsdruckes hingewiesen, der in Verbindung mit einer synchronisierten IMV eine optimale Entwöhnung nach einer Dauerbeatmung ermöglicht.

Die Einstellung von Grenzwerten für die untere und obere Drucküberschreitung gewährleistet eine Diskonnekt- und Stenoseüberwachung. Erreicht der Beatmungsdruck den eingestellten Stenosegrenzwert, schaltet das Gerät druckgesteuert auf Exspiration um.

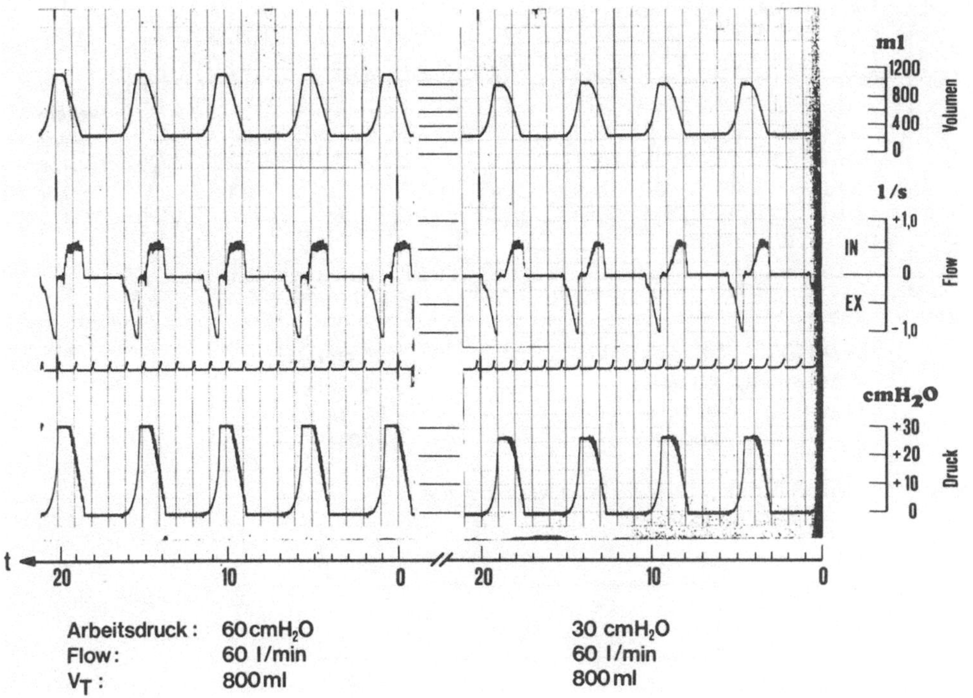

Abb. 2. Volumen-, Flow- und Druckkurven bei unterschiedlichen Druck- und Floweinstellungen

Der Inspirationsflow kann durch Änderung des Arbeitsdruckes und der Inspirationsfloweinstellung kontinuierlich von konstantem Flow über akzelierenden bis zu einem dezelerierenden Flow variiert werden. In Abbildung 3 ist das Flowverhalten bei normalem und niedrigem Arbeitsdruck, normalem inspiratorischem Flow und normaler pulmonaler Compliance und Resistance dargestellt. Aus der Abbildung geht hervor, daß mit einer Reduktion des Arbeitsdruckes bis nahe an den Beatmungsdruck ein dezelerierendes Flowmuster in der Inspiration erreicht werden kann. Sinn dieser Einstellung ist eine gleichmäßigere Verteilung der Ventilation bei Belüftungsinhomogenitäten der Lunge.

Die im Gerät eingebaute Möglichkeit einer SIMV (synchronized intermittent mandatory ventilation) ist in der Abbildung 4 anhand einer Druckregistrierung bei einem Patienten in der Entwöhnungsphase grafisch dargestellt. Die knapp ausreichende Spontanatmung wurde hier durch intermittierend applizierte Beatmungsvolumina unterstützt. Die Atemfrequenz des Patienten lag bei ca. 15/min., die vorgegebene IMV-Frequenz bei 3/min. Zusätzlich war ein CPAP-Wert von 8 mbar eingestellt. Die in dem Gerät eingebaute Synchronisation der IMV-Frequenz mit der Spontanatmungsfrequenz des Patienten ermöglicht, daß mit Hilfe des Triggers der maschinelle Atemhub des Beatmungsgerätes erst dann ausgelöst wird, wenn der Patient einatmet.

In Abhängigkeit von der Triggerschwelle schaltet das Gerät verzögert oder sehr rasch auf die assistierte Beatmung um. Die Synchronisationsphase des UV 1 wird jeweils 4 Sekunden vor Eintritt der maschinellen Beatmung automatisch eingeschaltet, das Gerät „wartet" dann auf den nächsten spontanen Atmzug des Patienten. Erfolgt dieser nicht innerhalb der nächsten 4 Sekunden, so wird ein maschineller Atemhub ausgelöst. Aus der Abbildung geht hervor, daß

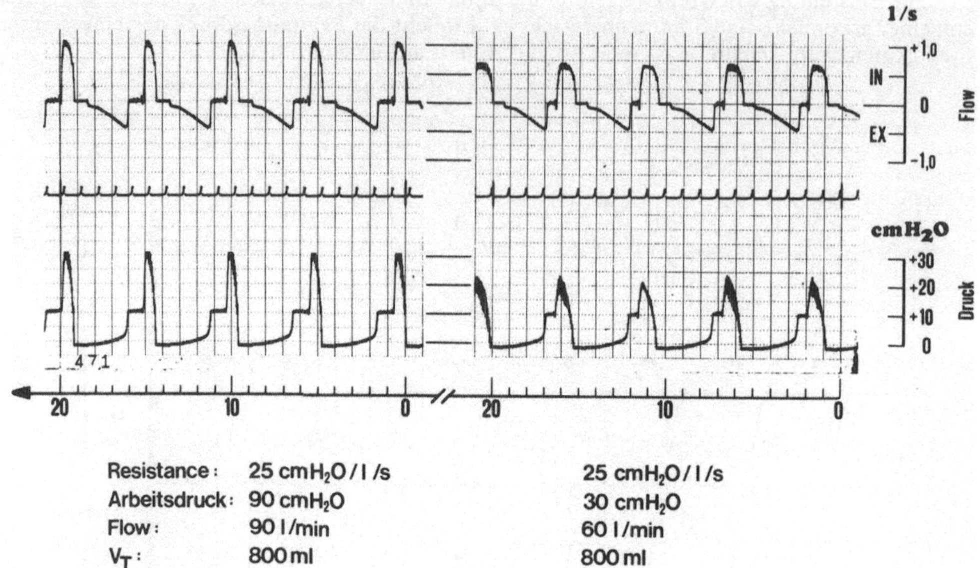

Abb. 3. Akzelerierender Flow bei hoher Atemwegsresistance

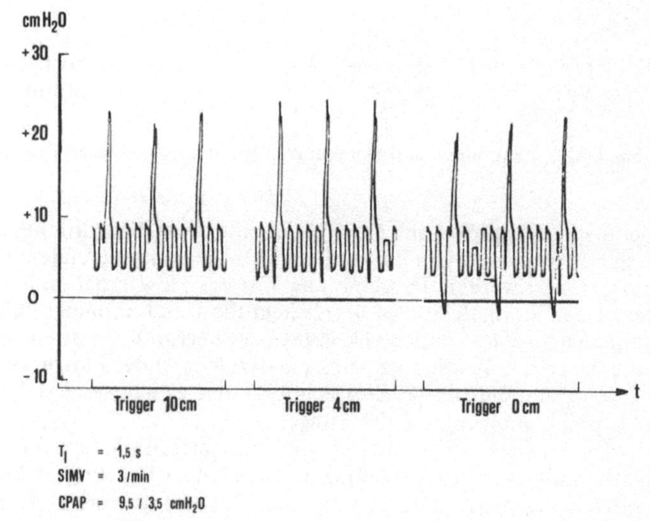

Abb. 4. Synchronisierte IMV-Beatmung

mit dem UV 1 sowohl ein kontinuierlich positiver Atemwegsdruck erzielt werden kann (wobei die Druckschwankungen noch relativ hoch liegen), als auch die gewünschte Synchronisation des maschinellen Atemhubs gewährleistet ist. Durch Verringerung der IMV-Frequenz und Reduktion des positiven Atemwegsdruckes kann der Patient stufenweise auf eine normale Spontanatmung umgestellt werden, ohne daß das Beatmungsgerät oder -system gewechselt werden muß.

Die vielseitigen Einstellmöglichkeiten und die großen Leistungsreserven des Gerätes ermöglichten in bisher allen Fällen eine Adaptation des Gerätes an die jeweilige pulmonale Situation des Patienten.

Das Gerät erfordert aufgrund seiner variablen Grundeinstellungen mehr denn je die Beschäftigung mit atemmechanischen Grundlagen und den möglichen pathologischen Veränderungen. Besonders hervorzuheben ist, daß mit einem Gerät die Einstellung sämtlicher Beatmungsmuster, aber auch SIMV und kontinuierlich positive Atemwegsdrucke bei definierter Sauerstoffkonzentration möglich sind.

Über die Veränderung des Inhalationsnarkotikums Halothane durch geheizte Wasserdampfbefeuchter

R. Kosfeld, M. Heß, R. Schlimgen und G. Kalff

Die Befeuchtung der Atemgase ist grundsätzlich auch bei Narkosebeatmung anzustreben. Dies besonders dann, wenn mit einem hohen Frischgasanteil beatmet wird [1, 2].

In einem nach dem Tauchsiederprinzip arbeitenden Atemgasbefeuchter besteht die Gefahr, daß Bestandteile der Beatmungsatmosphäre mit heißen Metallteilen der Apparatur in Kontakt kommen. Dieser Zustand kann mit der am Geräteausgang angebrachten Temperaturkontrolle nicht erfaßt werden, da lediglich die Temperatur des befeuchteten Beatmungsgases am Geräteausgang gemessen wird.

Pyrolytische Reaktionen und katalytisch begünstigte Reaktionen einzelner Komponenten der Atmosphäre untereinander und das Entstehen sehr reaktiver Zwischenprodukte sind bei dieser apparativen Anordnung nicht ausgeschlossen.

Je nach Charakter der entstehenden Verbindungen kann diese Reaktion bereits bei kurzzeitiger Applikation nicht unwesentliche Folgen haben.

Der Ablauf solcher Reaktionen wurde gaschromatographisch (GC) sowie mit einer Gaschromatograph-Massenspektrometer-Kopplung (GC-MS) untersucht.

Experimente

Die Versuche wurden mit einem handelsüblichen Gerät durchgeführt (Abb. 1), das für Zusatzversuche modifiziert wurde (Abb. 2).

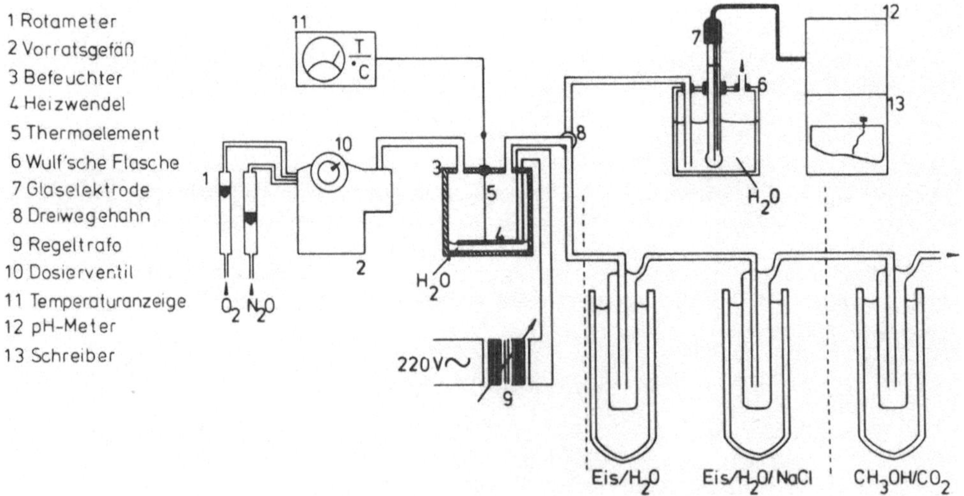

Abb. 1. Schematische Darstellung des Versuchsaufbaus mit dem Originalbefeuchterkessel

Die Temperatur der Heizspirale bzw. des Messingheizblockes konnte extern über einen Regeltrafo eingestellt und über ein Thermoelemet kontrolliert werden.

Die in Abbildung 2 abgebildete Abwandlung des Originalgerätes ersetzte lediglich den in Abbildung 1 dargestellten Befeuchter 3. Alle anderen Details blieben unverändert.

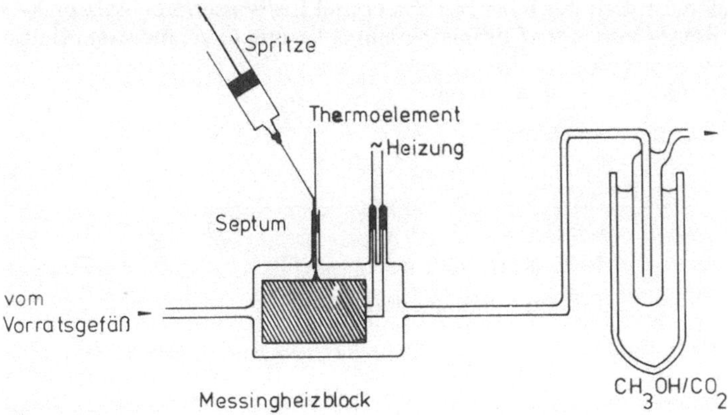

Abb. 2. Modifizierte Versuchsanordnung. Der Befeuchterkessel wurde durch eine Glasröhre mit heizbarem Messingblock ersetzt

Über ein Septum konnten definierte Mengen Wasser ins System gegeben werden.

Allgemeine Versuchsbedingungen

Gasvolumenströme: $v_{O_2} = 2\ l\ min^{-1}$
$v_{N_2O} = 0{,}4\ l\ min^{-1}$
Halothane-Gehalt: 4%
Temperatur der Heizspirale
bzw. des Blocks: 200°C
Versuchsdauer: ca. 1 h

In den unterschiedlich temperierten Fallen wurden die Reaktionsprodukte abgefangen. Die Temperaturen waren so gewählt, daß O_2 und N_2O noch nicht kondensierten.

1. Fall: Eis / Wasser: T = 0°C
2. Fall: Eis / Wasser / Kochsalz: T ~ –9°C
3. Fall: Methanol / Trockeneis: T ~ –70°C

In den GS Analysen wurde ein Flammenionisationsdetektor (FID) verwendet, der kein O_2-, N_2O- und H_2O-Signal lieferte. Das Wasser wurde ebenfalls im Totalionenstrom des GS-MS nicht registriert.

Die Gaschromatogramme wurden mit Temperaturprogrammierung der Säule gefahren. Übliche Werte waren 80°C-120°C mit einer Aufheizgeschwindigkeit 4°C min^{-1}.
Injektortemperatur: 200°C
Detektortemperatur: 200°C

Durch einen Blindversuch wurde nachgewiesen, daß reines Halothane nur einen peak im Chromatogramm erzeugt.

Im GS wurden im wesentlichen zwei verschiedene gepackte Säulen verwendet:
Carbowachs – zur Trennung polarer Verbindungen
Siliconöl – zur Trennung halogenierter Verbindungen

In der GS-MS fand eine mit Siliconöl belegte Kapillarsäule Anwendung.

Ergebnisse

GC-Analysen

Die in den verschieden temperierten Fallen aufgefangenen Kondensate wurden an mehreren chromatographischen Säulen untersucht.

Zunächst zeigte sich, daß der Inhalt der Falle Eis/Wasser und Eis/Wasser/Kochsalz praktisch identisch war. Der intensivste Peak aller Chromatogramme konnte unverändertem Halothane F_3C-CH Cl Br zugeordnet werden.

Abbildung 3 zeigt typische Beispiele der Analysen.

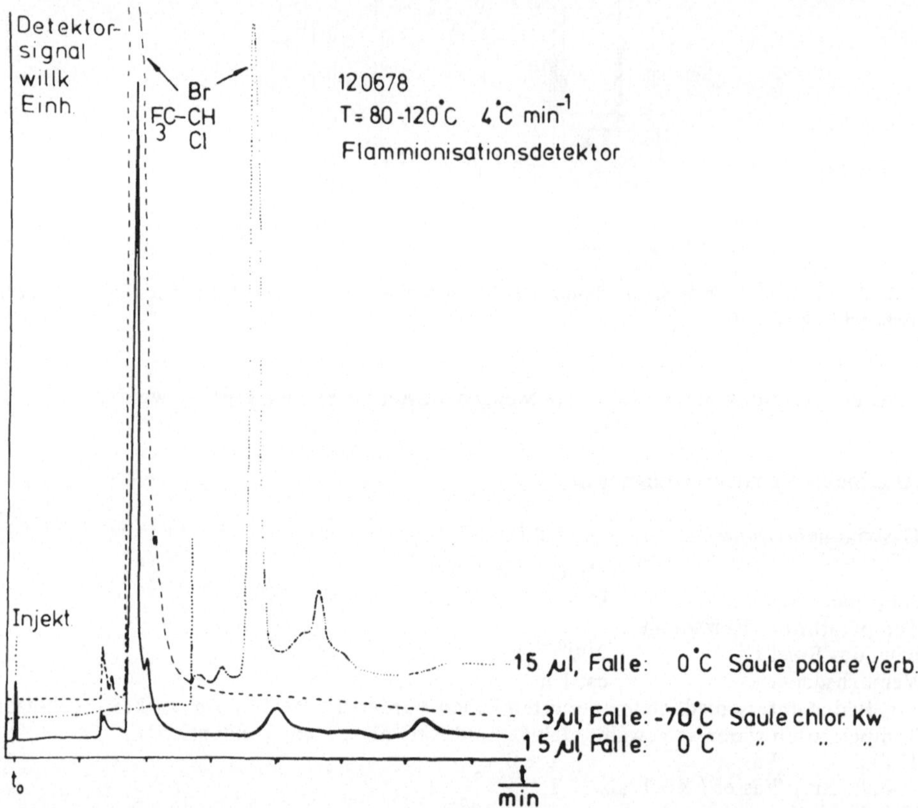

Abb. 3. GC-Analyse der Kondensate. Detektion über Flammionisation

Die zeitliche Aufeinanderfolge der Signale, die auf der mit Carbowachs belegten Säule getrennt werden, wird von der mit Siliconöl belegten Säule invertiert.

Es treten mindestens fünf Komponenten zusätzlich zum Halothane auf. Zwei sind stärker, drei schwächer polar als Halothane.

Die Konzentration der Verbindungen ist in der organischen Phase der kältesten Falle am größten.

GC-MS-Analysen

Zur näheren Charakterisierung der im GC gefundenen Verbindungen wurde eine GC-MS-Kopplung durchgeführt, mit deren Hilfe die molare Masse des Molekülions festgelegt werden sollte. Im Laufe der Untersuchungen stellt sich jedoch heraus, daß die präzise Angabe der Masse des Molekülions nur mit größerer Substanzmenge und einer hochauflösenden massenspektroskopischen Untersuchung möglich ist.

Entsprechende Arbeiten sind inzwischen in Angriff genommen worden.

Abbildung 4 zeigt die Analyse eines Versuchs mit dem Original-Befeuchter. Massenspektren (MS) konnten von den peaks 1, 3 und 5 des Chromatogramms erhalten werden. Registriert

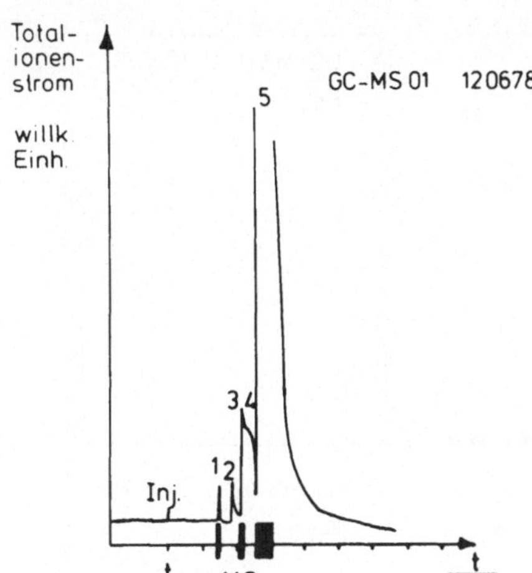

Abb. 4. GC-MS 01, Detektion über den Totalionenstrom. Versuch im Originalbefeuchterkessel. Kondensation bei $-70°C$

wurde von Beginn des peaks bis zum Maximum. Die Probe wurde bei $-70°C$ abgefangen. Eine Diskussion der Massenspektren erfolgt im Abschnitt „Massenspektren".

Abbildung 5 zeigt die Analyse eines Versuchs in der nach Abb. 2 modifizierten Apparatur, in der die Umsetzung am Messingblock erfolgte. MS wurden von den peaks 1, 2 und 3 erhalten. Die Probe wurde bei $-70°C$ abgefangen.

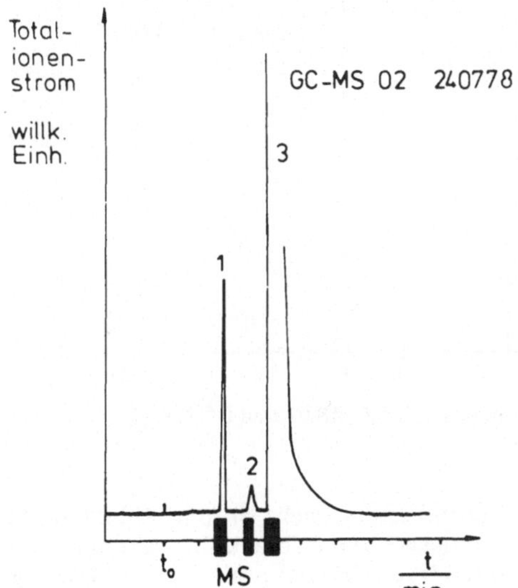

Abb. 5. GC-MS 02, Detektion über den Totalionenstrom. Versuch am Messingblock. Kondensation bei $-70°C$

Massenspektren

Die beiden intensivsten peaks der GC-MS, peak 5 in Abbildung 4 und peak 3 in Abbildung 5, konnten einwandfrei als Halothane mit dem Molekülion 196 bestimmt werden mit der Masse des Molekülions $m^+ = 196$.

Das entsprechende MS ist in Abbildung 6 oben dargestellt.

Peak 1 in Abbildung 4 und in Abbildung 5 ist CO_2. Im GC-MS der Abb. 4 ist das Signal durch die übliche Leckrate des Spektrometers erklärbar, in Abbildung 5 jedoch ist das Signal unverhältnismäßig stark. Hier liegt der Verdacht nahe, die Quelle des CO_2 in der Decarboxylierung einer Säure zu suchen. Dies wird auch durch die Beobachtung gestützt, daß bei der Um-

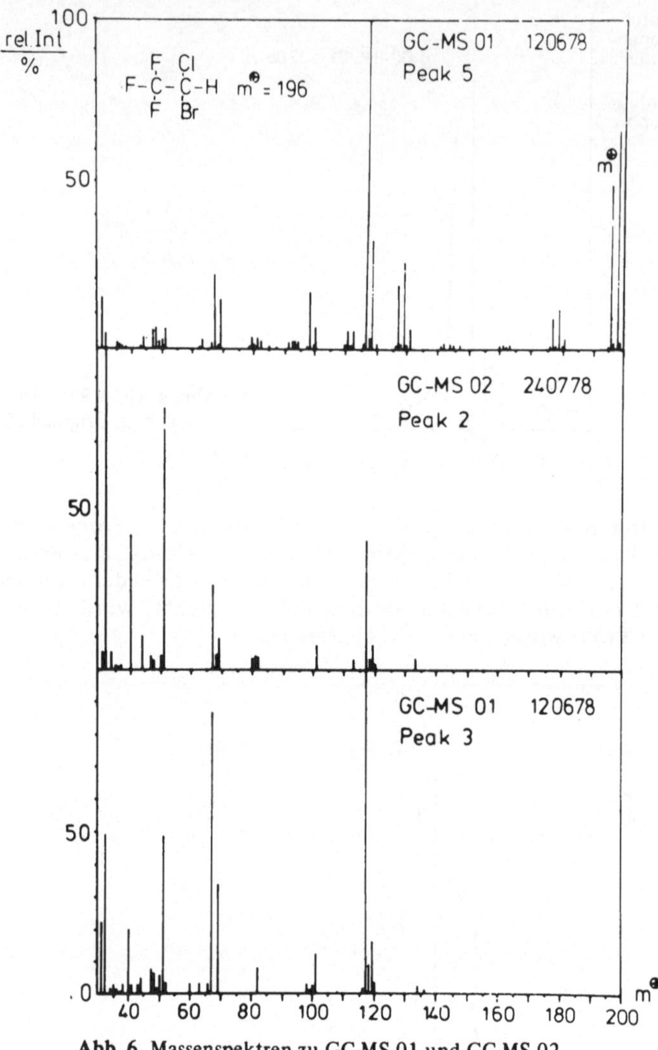

Abb. 6. Massenspektren zu GC-MS 01 und GC-MS 02

setzung am Messingblock bei Zuschaltung der Wulf'schen Flasche (siehe Nr. 6 in Abbildung 1) mit zunehmender Versuchsdauer der pH-Wert der wässrigen Lösung absank. Die Absinkgeschwindigkeit war temperaturabhängig. In Abb. 6 unten ist das MS des peaks 3 aus Abbildung 4 abgebildet. Das Molekülion kann noch nicht genau festgelegt werden, liegt aber vermutlich bei der Massezahl 136.

Es scheinen weder Cl noch Br im Molekül vorhanden zu sein, da die entsprechenden Isotopenmuster und Bruckstücke nicht nachweisbar sind.

Die F_3C-Gruppe, Massezahl 69, ist jedoch noch im Molekül vorhanden. Die auftretenden Massedifferenzen legen zudem das Vorhandensein einer OH-Funktion oder Carbonylgruppe nahe.

Genauere Aussagen sind – wie bereits bemerkt – jedoch erst nach Aufnahme eines hochaufgelösten MS mit größerer Menge an reiner Substanz möglich.

In Abbildung 6 mitte ist das MS des peaks 2 aus Abbildung 5 abgebildet.

Es handelt sich um eine deutlich von peak 3 Abbildung 4 verschiedene Verbindung mit einer ebenfalls wesentlich geringeren höchsten Massezahl als 196. Das Molekülion liegt nach bisherigen Ergebnissen bei der Massezahl 133. Isotopenmuster von Cl und Br sind nicht nachweisbar. Die F_3C-Gruppe der Massezahl 69 ist im Molekül vorhanden.

Eine exakte Bestimmung des Molekülions ist in diesem Fall desgleichen unerläßlich. Wenn die Massezahl 133 das Molekülion repräsentiert, dann bedeutet dies, daß eine ungerade Anzahl von Stickstoffatomen im Molekül vorhanden ist [3]. Dann müßte eine Reaktion mit dem in der Beatmungsatmosphäre vorhandenen N_2O erfolgt sein.

Detaillierte Aussagen über die bei den bisher untersuchten Prozessen entstehenden Verbindungen sind mit dem vorliegenden Material noch nicht möglich, ebenso können noch keine quantitativen Angaben gemacht werden.

Abschließend kann gesagt werden: Bei Kontakt eines Halothane-haltigen Atemgasgemisches mit heißen Metalloberflächen laufen eine Reihe katalytischer Reaktionen sehr komplexer Natur ab, die zu mindestens fünf verschiedenen Produkten führen.

Über die entstehenden Verbindungen ist derzeit nur wenig bekannt. Quantitative Angaben können aufgrund bisher vorliegender Ergebnisse nicht endgültig gemacht werden.

Grundsätzlich muß jedoch damit gerechnet werden, daß teilweise Verbindungen entstehen, die für den Organismus in irgendeiner Form bei kürzer oder länger andauernder Einwirkung nicht unbedenklich erscheinen.

Literatur

1. Boys, J.E., Hawells, T.H.: Br. J. Anaesth. 44 (1972) 879-86
2. Weeks, D.B.: NY State J. Med. 75 (1975) 1216-8
3. Benz, W.: Massenspektrometrie organischer Verbindungen. Methoden der Analyse in der Chemie, Band 8, Akad. Verlagsgesellschaft Ffm (1969) S. 223

Vergleichende transcutane pO_2-Messungen nach abdominalen Operationen in Elektroakupunktur-Analgesie, NLA und Enflurane-Narkose

H. Stellpflug

Bei der wachsenden Integration der kombinierten Elektroakupunktur-Analgesie in das Spektrum der Anästhesie-Methoden stellt sich ständig der Vergleich mit den konventionellen Anästhesie-Verfahren. Hier sollen die Auswirkungen der kombinierten Elektroakupunktur-Analgesie, der Enflurane-Narkose und der Neurolept-Analgesie auf Hypoxien infolge postoperativer, postanästhesiologischer Atemdepression verglichen werden.

Die Untersuchungen wurden nach abdominalen gynäkologischen Operationen an 3 Gruppen von je 10 Patientinnen durchgeführt. Jede Patientin war mit 0,5 mg Atropin, 50 mg Dolantin und 25 mg Atosil 40 min. vor Operationsbeginn prämediziert. Nach Einleitung der Narkose mit Hexobarbital, Relaxierung initial mit Succinylcholin und später mit Pancuroniumbromid und Intubation wurden die Patientinnen mit Lachgas/Sauerstoff im Verhältnis 3:2 sowie Enflurane-Zumischung in steigender Konzentration bis durchschnittlich 1,5 Vol% als Erhaltungsdosis beatmet. Bei dem einen Kollektiv wurde die Narkose so bis zum Ende der Operation fortgeführt. Bei dem zweiten Kollektiv wurden nach gleicher Einleitung mittels Widerstandsmessungen bilateral je 3 Ohrpunkte aufgesucht und an diesen Punkten 1/2 Zoll-Nadeln plaziert. Es waren dies die Ohrpunkte 55, die Region 100, 101 und 103 sowie der Punkt 29. Insgesamt wurden 6 Nadeln plaziert und über diese Nadeln Einzelstromimpulse mit einer Frequenz von 15 Hz und einer Intensität von 7 mA appliziert. Nach 20 min. der Stimulation wurde die Enflurane-Zufuhr abgestellt. Die Neurolept-Analgesie wurde mit 0,5 mg Fentanyl, 5 mg DHB und durchschnittlich 40 mg Methohexital eingeleitet. Die Repetition von Fentanyl und DHB richtet sich nach dem klinischen Bild.

Um das Ausmaß einer Atemdepression zu erfassen, wurde der Sauerstoff-Partial-Druck sowohl arteriell als auch mittels der von Huch und Lübbers entwickelten transcutanen Meßmethode untersucht. Am Tage vor der Operation wurde während einer mindestens 1/2 stündigen Messung am wachen Patienten unter Ruhebedingungen der Ausgangswert bestimmt. Die weitere Messung erfolgte direkt postoperativ im Aufwachraum am extubierten, mindestens 7 ml/kg KG atmenden Patienten über einen mindestens 3-stündigen Zeitraum. Den Patienten aller Gruppen wurde begleitend aus einer intraarteriellen Verweilkanüle Blut zur Gasanalyse entnommen und die Korrelation zwischen arteriell und transcutan gemessenem Wert bestimmt. Mit der kontinuierlichen pO_2-Registrierung wurde der Minimalwert, die Erholungszeit und der Endwert bestimmt, an dem der O_2-Partialdruck einen über mindestens 1 Std. konstantbleibenden Wert annahm. Das Alter, die Operationsart und Narkosedauer sind auf den nächsten Bildern dargestellt; danach beträgt das Durchschnittsalter der Patienten, die in kombinierter Elektroakupunktur (Tabelle 1) operiert wurden, 45 Jahre und die durchschnittliche Narkosedauer 140

Tabelle 1. Operation, Narkosedauer und Alter der Patienten, die in kombinierter Elektro-Akupunktur-Analgesie operiert wurden (n = 10)

Alter	Operation	Narkosedauer (min)
38	abd. Hyst.	125
34	Lap. Tubostomie	125
42	abd. Hyst.	110
44	Wertheim-Meigs	150
57	Wertheim-Meigs	205
37	Wertheim-Meigs	195
27	Wertheim-Meigs	135
62	Meigs	125
54	abd. Hyst. u. Ovarekt. bds	145
51	abd. Hyst. u. Ovarekt.	85
44,6 J.		140 min

min., während die Enflurane-Narkosen (Tabelle 2) durchschnittlich 110 min. dauerten und das Durchschnittsalter 38 Jahre betrug. Die Neurolept-Analgesie (Tabelle 3) dauerte mit 181 min.

Tabelle 2. Operation, Narkosedauer und Alter der Patienten, die in Enflurane-Narkosen operiert wurden (n = 10)

Alter	Operation	Narkosedauer (min)
26	abdo. Hyst.	125
42	abdo. Hyst.	80
43	abdo. Hyst.	145
27	Myomabtragung	65
47	abdo. Hyst.	140
44	abdo. Hyst.	145
43	abdo. Hyst.	95
29	Lap., Blutprobe	55
31	abdo. Hyst.	115
43	abdo. Hyst.	140
37,5 J.		110 min

Tabelle 3. Operation, Narkosedauer und Alter der Patienten, die in NLA operiert wurden (n = 10)

Alter	Operation	Narkosedauer (min)
30	abdo. Hyst.	75
32	Lap. Adhäsiolyse	105
33	Sterilitäts-Lap. Tubenplastik	175
56	Wertheim, Blasenteilresekt.	370
61	Wertheim-Meigs	220
63	abdo. Hyst. u. Adnekt.	140
64	Wertheim-Meigs	230
65	abdo. Hyst. u. Adnekt.	185
36	Re-Re-Re-Lap. Cysten-Exstrip.	195
22	abdo. Hyst. u. Adnekt.	115
46,2 J.		181 min

am längsten, auch war das Durchschnittsalter dieser Gruppe mit 46 Jahren am höchsten. Die Korrelation zwischen transcutanem pO_2 und arteriellem pO_2 betrug bei einer Elektrodenkerntemperatur von 43°C 0,82, wobei die transcutanen Meßwerte unter den arteriell gewonnenen liegen. Die gemessene Unterschätzung des arteriellen pO_2 durch den transcutanen pO_2 liegt durchschnittlich bei 14,5%, wie auch von anderen Autoren beobachtet. Die Ansichten über die Beeinflussung des postoperativen pO_2-Abfalles durch Art und Dauer der Narkose, Art der Operation, Blutverlust, Alter und Gewicht der Patienten, sind zum Teil widersprüchlich. Bei dem höheren Durchschnittsalter der Patienten, die in Elektroakupunktur-Analgesie operiert wurden, ist der postoperative pO_2-Abfall mit 9,7 Torr bzw. 13,7% deutlich niedriger als nach Enflurane-Narkose mit 12 Torr bzw. 16%; nach den längsten Operationen in Neurolept-Analgesie betrug der pO_2-Abfall 12,8 Torr bzw. 18.4% im Vergleich mit dem tags zuvor gemessenen Ausgangswert (Abb. 1). Die Patienten mit dem geringeren postoperativen pO_2-Abfall nach kombinierter Elektroakupunktur-Analgesie wiesen auch die kürzeste Erholungszeit auf (Abb. 2). Nach Operationen in dieser Narkoseart waren 63 min. später pO_2-Werte erreicht, die den präoperativen Ausgangswerten entsprachen. Nach den kürzeren Enflurane-Narkosen vergingen 106 min. bis zum Erreichen des Ausgangswertes und nach den Operationen in Neurolept-Analgesie war der Ausgangswert nach 123 min. erreicht. Diese Befunde gehen einher mit dem klinischen Bild,

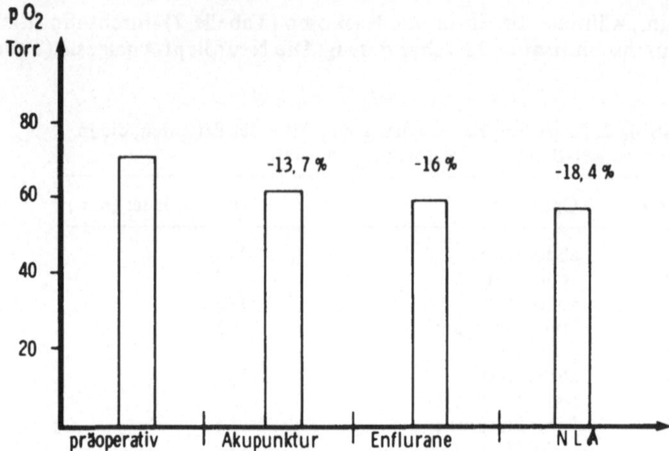

Abb. 1. Postoperativer Abfall des transcutan gemessenen pO_2 in Abhängigkeit von der Narkoseart

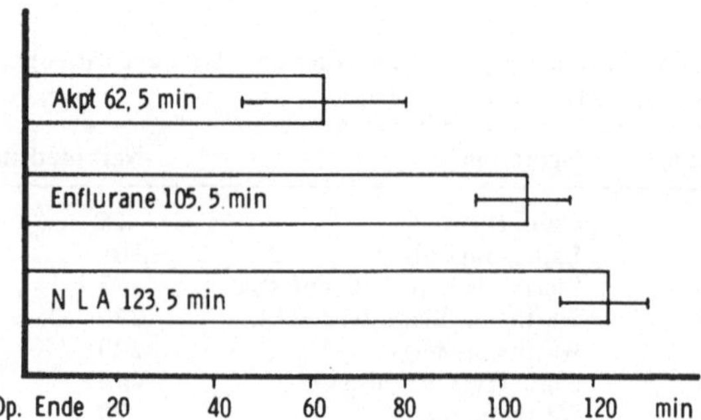

Abb. 2. Abhängigkeit der postoperativen Erholungszeit von der Narkoseart

nach dem die Patienten nach Elektroakupunktur-Analgesie im Aufwachraum völlig wach, kooperativ und vollkommen orientiert waren, während diese Eigenschaften nach Enflurane-Narkose langsamer auftraten. Wie Untersuchungen anderer Autoren über die postoperative Narkosemittelausscheidung zeigen, können erhöhte Konzentrationen über 12 bis 24 Std. festgestellt werden. In diesem Zeitraum kann das Narkotikum selbst nachwirken oder die Wirkung von anderen verabreichten Analgetika oder Hypnotika verstärken. Zu vergleichbaren Beeinträchtigungen kann es nach Elektroakupunktur nicht kommen, nicht zuletzt wegen der intraoperativen Einsparung von Narkotika und der längeren postoperativen Analgesie, die die Gabe von Analgetika und Sedativa vorübergehend ausschließt. Die bekannte Atemdepression nach Fentanyl in Abhängigkeit von Dosierung und Abbau mit großen individuellen Schwankungen, die Beeinflussung der Atemmechanik durch DHB und die bekannte potenzierende Wirkung von Analgetika und Sedativa durch DHB lassen die längste Erholungszeit nach Operationen in Neurolept-Analgesie erklären.

Der postoperative arterielle pO_2-Abfall bleibt trotz längerer Operationszeiten bei den Patienten, die in kombinierter Elektroakupunktur-Analgesie operiert wurden, geringer und die Erholungszeit bis zum Erreichen des Ausgangswertes kürzer als bei den Patienten, die in Enflurane-Narkose und Neurolept-Analgesie operiert wurden. Hiernach stellt die kombinierte Elektroakupunktur ein Anästhesie-Verfahren dar, welches sich unter dem Gesichtspunkt des Ausmaßes der postoperativen Atemdepression deutlich von anderen Narkose-Verfahren unterscheidet.

Die Infusionsnarkose mit Fortral (R) *

J. Stoffregen

1962 habe ich mit der Entwicklung der Infusionsnarkose begonnen, weil auch Fluothan unerwünschte und gelegentlich fatale Nebenwirkungen hatte.

Bis dahin hatten wir in Göttingen ungefähr 60.000 Patienten mit Fluothan narkotisiert, darunter seit Sommer 1960 auch alle Operationen mit dem extrakorporalen Kreislauf. Gerade bei diesem Krankengut belastete die negativ-inotrope Komponente in der unmittelbaren Post-Bypass-Phase deutlich die Wiedererholung des Herzens.

Da sich Äther für diese Aufgabe kaum eignete, schien die einzig denkbare Alternative die NLA zu sein. Aber in der bis dahin praktizierten, von Mundeleer und De Castro inaugurierten Form der fraktionierten Injektion war sie, kaum steuerbar, bei Kindern überhaupt nicht anzuwenden und zwang überdies, und besonders während der Lachgas-freien Bypass-Phase, zu relativer Überdosierung, die selbst bei Erwachsenen den erhofften Vorteil wieder in Frage stellte.

Den Ausweg sah ich in dem Versuch, Dehydrobenzperidol (DHB) und Fentanyl (FE über eine Trägerlösung zu infundieren, wobei die Narkosetiefe über die Tropfgeschwindigkeit gesteuert werden konnte.

Nach anfänglichem Experimentieren mit der Kombination und Konzentration beider Substanzen haben wir diese Technik in den folgenden Jahren zu dem Standardverfahren entwickelt, das wir seit einem Jahrzehnt unverändert anwenden: 12,5 mg DHB und 1 mg FE in 500 ml erfordern beim Erwachsenen eine mittlere Erhaltungsdosis von durchschnittlich 55 Tropfen pro Minute ($\frac{\text{kg x 2}}{3}$ + 10%).

Durch Änderung der Tropfgeschwindigkeit läßt sich die Narkosetiefe innerhalb „weniger Atemzüge" steuern, d.h. vor allem verflachen und erlaubt, die Narkose zu jedem Zeitpunkt innerhalb von etwa 120 Sekunden genausogut zu beenden wie etwa eine Fluothan- oder Ethran-Narkose, wenn nicht besser. Die extrem niedrige Dosierung von durchschnittlich 2,5 mg DHB und 0,2 mg FE pro Stunde macht keine negative Inotropie, ist für die Leber atoxisch und garantiert eine komplikationslose und relativ rasche postnarkotische Erholung.

Im Februar 1977 erfuhr ich aus Werbeprospekten, daß Seidat anstelle von Fentanyl zu Narkosezwecken fraktioniert Fortral (Pentazocin) intravenös applizierte. Da dieses Verfahren – von der sonst verwendeten Technik ganz abgesehen – meinen Vorstellungen über eine brauchbare intravenöse Narkose im Prinzip zuwiderlief, fühlte ich mich zu dem Versuch veranlaßt, Fortral zu infundieren.

Nach der bei uns üblichen Narkoseeinleitung injizierte ich den ersten Patienten 60 mg Fortral langsam i.v. und begann dann mit der Infusion von 360 mg Fortral in 500 ml mit der maximalen Geschwindigkeit der zählenden Infusionspumpe von 99 Tropfen pro Minute.

Aber das Resultat war unbefriedigend. Schon nach zehn Minuten stieg der Blutdruck bis auf das Doppelte des Ausgangswertes, im EKG kam es erst vereinzelt, dann serienweise zu supraventrikulären und ventrikulären Extrasystolen, und die Patienten schwitzten. Da wir im übrigen unser Narkoseverfahren nicht verändert hatten – die Patienten wurden wie auch sonst mit 79% N_2O mit dem Takaoka-Respirator beatmet – lag die Annahme nahe, daß die Narkose, im engeren Sinne die Analgesie, zu flach sei.

Aber die Nachinjektion von 30 oder 60 mg Fortral verschlimmerte die Symptome nur und bewies, daß es sich um Fortral-spezifische unerwünschte Nebenwirkungen handeln mußte. Außerdem hat mindestens jeder dritte Patient postnarkotisch erbrochen, zum Teil wiederholt in den ersten 24 Stunden bis zur ausgeprägten postnarkotischen Hyperemesis.

Infolgedessen habe ich mich bemüht, die Fortral-Dosierung bei den nächsten 500 Narkosen schrittweise zu verkleinern: Auf die anfängliche i.v.-Injektion von Fortral wurde verzichtet, die Konzentration auf 300 mg pro 500 ml verringert und ebenso systematisch die Infusionsge-

* Pentazocin

schwindigkeit verlangsamt. Schließlich erwies sich – unter sonst konstant gehaltenen Bedingungen – als niedrigst mögliche Fortral-Dosierung beim Erwachsenen folgendes Verfahren:

Bis zu der Gesamtmenge von 100 Tropfen beträgt die Infusionsgeschwindigkeit 99 Tropfen pro Minute, bis zu 200 Tropfen 80, bis zu 300 Tropfen 60 und danach 40 Tropfen pro Minute. Wird diese minimal mögliche Tropfgeschwindigkeit zur Konstanthaltung einer ausreichenden Narkosetiefe auch nur um vier Tropfen pro Minute (10%) verringert, wird der Patient unmittelbar darauf zu „wach", fängt an sich zu bewegen, erfordert eine Nachinjektion von Pancuronium und zwingt dazu, die Tropfgeschwindigkeit wieder auf diesen Erhaltungswert zu erhöhen.

Der beschriebene Einleitungsvorgang dauert vier Minuten und benötigt nur 9 mg Fortral. Anschließend müssen mit 40 Tropfen pro Minute insgesamt 72 mg pro Stunde infundiert werden.

Eine Kumulation ist auch bei mehrstündigen Narkosen nicht festzustellen; das entspricht dem aus pharmakologischen Studien bekannten Ceiling-Effekt.

Aber trotz der maximal erniedrigten Fortral-Dosierung stieg der Blutdruck noch immer bei jedem dritten Patienten um etwa 50%, auch vereinzelte Extrasystolen oder gar Tachyarrhythmien ließen sich bei etwa jedem fünften Patienten nicht vermeiden.

Bei 200 Patienten haben wir versucht, die Fortral-bedingte Hypertension durch 0,3 bis 0,6 mg Hydergin intravenös zu beseitigen, was bei der Hälfte der Patienten etwa 10 Minuten später zum erwünschten Erfolg geführt hat. Aber die vereinzelte Extrasystolie blieb.

Die umfangreiche pharmakologische Literatur über Fortral und unsere klinische Erfahrung bei den ersten 1.000 Infusionsnarkosen legte den Verdacht nahe, daß es sich bei diesen unerwünschten Nebenwirkungen um typische Symptome einer substanzspezifischen alpha-Rezeptorenstimulierung handeln mußte.

Deshalb habe ich bei den letzten 345 Narkosen der Infusionslösung 12,5 mg DHB zugesetzt und damit die gleiche Menge, die wir seit 14 Jahren bei der NLA-Infusionsnarkose verwenden.

Mit diesem alpha-Rezeptorenblocker ist es gelungen, die unerwünschten Nebenwirkungen aus der Fortral-Infusionsnarkose weitgehend herauszufiltern, so daß sie im großen und ganzen zu einer durchaus diskutablen Variante der „balanced anesthesia" geworden ist.

Insgesamt habe ich 1.345 Patienten mit der Fortral-Infusion narkotisiert. Wie auch sonst verwenden wir dabei folgendes Narkoseverfahren: Mit oder ohne Prämedikation – und am besten ohne Atropin – wird die Narkose über eine Viggo-Kanüle mit der Schußinjektion von 4 mg Pancuronium, 80 bis 100 mg Brevimytal und 25 bis 50 mg Succinylcholin begonnen, der Patient intubiert und mit 79% Lachgas aus einem mechanischen Mischer mit dem Takaoka-Respirator leicht hyperventilatorisch beatmet. Gleichzeitig beginnt die Fortral-DHB-Infusion in der beschriebenen Weise, wobei wir Infusionsmaschinen mit digitaler Tropfenzählung verwenden (z.B. Diginfusa). Bei jüngeren Patienten wird die Infusionsgeschwindigkeit entsprechend verkleinert. Obwohl theoretisch Fortral durch Narcanti zu neutralisieren ist, haben wir diese Technik bisher nicht benötigt.

Die durchschnittliche Operationsdauer betrug 72 Minuten, der älteste Patient war 86 Jahre alt und der jüngste vier Jahre. Die längste Narkose hat 6 1/2 Stunden gedauert. Der 23jährige Patient hat dafür insgesamt 13.060 Tropfen oder 653 ml benötigt entsprechend 392 mg Fortral. Umgerechnet waren das 60 mg pro Narkosestunde.

Nachdem sich der DHB-Zusatz zur Fortral-Infusionslösung bewährt hatte, haben wir bei den letzten 245 Patienten den postoperativen Verlauf noch einmal sorgfältig kontrolliert:

233 Patienten (95%) waren mit der Narkose „zufrieden", und nur 12 Patienten (5%) empfanden die Narkose als „nicht besonders gut".

211 Patienten (86%) haben nicht erbrochen, 24 Patienten (9%) mehrmals und 10 Patienten (4%) einmal, dann meist unmittelbar nach Beendigung der Narkose. Andererseits haben 19 von den 245 Patienten bei vorhergehenden, anderen Narkosetechniken erbrochen und nach Fortral nicht.

Verglichen mit der NLA-Infusionsnarkose, mit der meine Mitarbeiter und ich mehr als 250.000 Narkosen übersehen dürften, hat die Fortral-DHB-Infusionsnarkose den Vorteil, daß in bis dahin nicht gekanntem Maß die Patienten auch nach langdauernden Narkosen unmittelbar nach Beendigung der Lachgaszufuhr wieder wach sind und kooperieren.

Trotz DHB-Zusatz sind 15% der Patienten übrig geblieben, bei denen der Blutdruck etwa zwischen der 15. und 20. Minute um 30 bis 40 Torr systolisch ansteigt, und ungefähr ein gleicher Prozentsatz, bei dem es zu vereinzelten und jetzt nicht mehr dramatischen Extrasystolen kommt.

Insgesamt haben unsere Bemühungen aber doch gezeigt, daß es sich beim Fortral keineswegs um eine so harmlose analgetische Substanz handelt, daß sie bedenkenlos generell zur Schmerzbekämpfung empfohlen werden könnte und insbesondere nicht für die Behandlung stenokardischer Beschwerden oder beim frischen Herzinfarkt.

Es aktiviert, daran kann nach unseren Untersuchungen kein Zweifel bestehen, die sympathikomimetischen alpha-Rezeptoren. Das spielt bei gesunden Patienten, vor allem wenn sie jünger sind, keine nennenswerte Rolle. Aber mit zunehmendem Alter oder bei adrenergischer Ausgangssituation führt Fortral zu den beschriebenen Symptomen, die gelegentlich in Form tachyarrhythmischer hypertoner Blutdruckkrisen bedrohliche Ausmaße annehmen können.

Diese Tendenz wird durch die Gabe von Atropin stimuliert (z.B. mit der Prämedikation), aber auch, und besonders ausgesprochen, wenn ein Patient in schlechtem Allgemeinzustand bei der Narkoseeinleitung 10 mg Depot-Novadral intramuskulär erhält. Nach unseren Erfahrungen ist Depot-Novadral oder jedes andere vasokonstriktorische Katecholamin bei der Fortral-Narkose – gleichgültig ob fraktioniert oder infundiert – ausgesprochen kontraindiziert. Diese unerwünschte Eigenschaft von Fortral bedeutet in bestimmten Situationen – etwa bei einem massiven intraoperativen Blutverlust, der durch Transfusionen und Infusionen nicht hinreichend abgefangen werden kann und der Kreislaufstützung durch solche Medikamente bedarf – ein nicht ungefährliches Handikap.

In praxi engt das die Indikationsbreite für Fortral deutlich ein. Damit unterscheidet es sich z.B. von Fentanyl, aber auch von dem neuen Analgetikum Tramal (R) der Firma Grünenthal, das ich inzwischen für 160 Infusionsnarkosen verwendet habe, und das trotz der deutlich schwächeren analgetischen Wirksamkeit das Herz-Kreislauf-Regulationssystem unbeeinflußt läßt. Soweit die relativ geringe Zahl der Tramal-Infusionsnarkosen diese Aussage zuläßt, möchte ich sagen, daß Tramal bei der „balanced anesthesia" dem Fortral überlegen ist.

Eine gefährliche Situation in der Urologie: Adduktorenspasmus bei transurethraler Elektroresekretion von Blasentumoren

J. Renker und P. Carl

Die Spinalanästhesie hat sich als ein für den Kranken wenig belastendes Anästhesieverfahren bei der transurethralen Prostataresektion vielerorts bestens bewährt und ist eine Routinemethode geworden. Bei Patienten mit Blasenkarzinomen muß im Hinblick auf das hohe Durchschnittsalter ebenfalls eine möglichst schonende Anästhesie angestrebt werden.

Die alleinige Spinalanästhesie ist hier jedoch gefahrvoll, wenn die Tumoren in den lateralen Bereichen der Blasenwand lokalisiert sind und diese miterfaßt haben. Die unvermeidbare thermische Reizung des der seitlichen Blasenwand benachbarten Nervus obturatorius führt dann nicht selten zu einem Spasmus der Adduktorenmuskulatur. Die Folge ist ein ungewollt tiefer Schnitt und gelegentlich eine Blasenperforation. Eine vielerorts versuchte Reduzierung des Schneidestroms und eine sehr vorsichtige Gewebsresektion bei wenig ausgefahrener Schlinge und geringerer Blasenfüllung können die durch die Obturatoriusstimulation verursachte plötzliche Oberschenkelbewegung nicht völlig ausschalten. Auch die wiederholte kurzzeitige Stromstimulation des Nervus obturatorius mit der Absicht, diesen zu ermüden und die Reizantwort auszulöschen, stellt keine zuverlässige und auch keine praktikable Vorsorge dar.

Zur sicheren Vermeidung einer Obturatoriusstimulation hat es deshalb bisher nur die Methode einer Vollnarkose mit vollständiger Relaxierung des Patienten gegeben. Seit Dezember 1977 kombinieren wir die Spinalanästhesie mit einer peripheren Blockade des Nervus obturatorius und haben so ebenfalls den Adduktorenspasmus sicher ausgeschlossen.

Der Nervus obturatorius entspringt als gemischter Spinalnerv aus den Rückenmarksegmenten L2 bis L4. Er tritt aus dem Plexus lumbalis als einziger Nerv am medialen Rand des Muskulus psoas hervor und verläuft an der Seitenwand des kleinen Beckens kaudalwärts. Bei gefüllter Blase ist er der seitigen Blasenwand unmittelbar benachbart. Nach Durchtritt durch den Kanal des Obturatorius versorgt er die Adduktorenmuskulatur des Oberschenkels.

Durch eine Spinalanästhesie wird die Reizleitung am Eintritt der sensiblen Hinterhörner des Rückenmarks unterbrochen. Darüberhinaus findet sich als Nebeneffekt eine Unterbrechung der motorischen Bahnen im Bereich des Austritts aus den Vorderhörnern und eine Unterbrechung der autonomen sympathischen Reizleitung aus den Seitenhörnern. Eine direkte thermische, chemische oder mechanische Reizung der peripheren Nerven ist damit jedoch nicht ausgeschlossen. Um den durch thermische Obturatoriusreizung verursachten Adduktorenspasmus zu verhüten, ist es notwendig, entweder eine Relaxierung durch Muskelrelaxantien, wie bereits erwähnt, vorzunehmen, oder aber die Reizübertragung zwischen der seitlichen Blasenwand und dem Erfolgsorgan zu unterbrechen.

Um dem Patienten die in hohem Alter oft schonendere Spinalanästhesie angedeihen zu lassen und trotzdem den Adduktorenspasmus zu vermeiden, haben wir seit nunmehr 10 Monaten bei allen Patienten mit Blasentumoren, die zur transurethralen Elektroresektion anstanden, die Nervi obturatorii bds. an ihrer Austrittsstelle aus dem Kanalis obturatorius mit jeweils 25 mg Bupivacain blockiert.

Die Einstichstelle liegt über dem leicht zu palbierenden Tuberkulum pubicum. Von hier aus tastet man sich mit der Nadelspitze lateralwärts über das Os pubis vor und erreicht dann in 3 bis 5 cm Tiefe den Kanalis obturatorius. Die lateral vom Nerven gelegene Arteria obturatoria wird hierbei nicht getroffen.

Der Zeitaufwand beträgt bei einiger Übung für die bds. Blockade maximal 2 bis 3 Minuten. Bei sachgemäßem Vorgehen ist das Verfahren für den Patienten nahezu beschwerdefrei. Völlig schmerzfrei ließe sich die Blockade durchführen, wenn sie erst nach der Spinalanästhesie vorgenommen würde. Es bestände jedoch dann keine Möglichkeit, den Erfolg der Blockade zu überprüfen: Bei richtigem Vorgehen kann der Patient nach etwa 5 Minuten das blockierte Bein nicht mehr adduzieren und über das andere Bein schlagen.

In den letzten 10 Monaten haben wir dieses Verfahren bei 37 transurethralen Resektionen von Blasenkarzinomen angewandt. Es handelte sich um 34 männliche und 3 weibliche Patienten im Alter zwischen 40 und 82 Jahren.

Das Durchschnittsalter betrug 68,2 Jahre. Bei den Eingriffen wurden durchschnittlich 16 Gramm Gewebe reseziert, bei 2 Patienten mit ausgedehnten Tumoren auch im Bereich der lateralen Blasenwand wurden 60 bzw. 69 Gramm reseziert.

In allen Fällen konnte der gefürchtete Adduktorenspasmus völlig ausgeschaltet werden. Durch die Kombination der Spinalanästhesie mit der peripheren Obturatoriusblockade wurden keinerlei intra- oder postoperative Komplikationen verursacht. Das Anästhesieverfahren beansprucht keinen nennenswerten zeitlichen Mehraufwand und ist technisch einfach durchzuführen.

Aufgrund dieser eben geschilderten Ergebnisse ist die Kombination der peripheren Obturatoriusblockade mit der Spinalanästhesie bei transurethraler Elektroresektion von Blasentumoren in unserer Klinik zum Standardverfahren geworden.

Beeinflussung der Pharmakokinetik von Bupivacain durch Halothan, Valium und Ketanest

R. Hoffmann, R. Dennhardt und M. Fricke

Gleichzeitig verabreichte Substanzen können sich im Organismus in der Resorption, der Plasmaproteinbindung, am Ort der Wirkung, im Metabolismus und in der Ausscheidung gegenseitig beeinflussen (Davie 1977). Daraus resultiert eine Zu- oder Abnahme der Substanz im Plasma und entsprechend eine Verstärkung oder Verminderung der pharmakologischen und toxikologischen Wirkungen. Im klinischen Alltag werden bei Regionalanästhesien in erster Linie Tranquilizer wie Diazepam zur intraoperativen Sedierung und Krampfprophylaxe und Ketanest oder Halothan zur Vervollständigung einer unzureichenden Leitungsanästhesie gleichzeitig mit Lokalanästhetika verabreicht.

Wir haben in dieser Untersuchung die Konzentrationen von Bupivacain in verschiedenen Gefäßprovinzen an mit Valium, Ketanest oder Halothan narkotisierten Ratten bestimmt und sie früheren Befunden an nicht betäubten Ratten gegenübergestellt (Dennhardt et al. 1978).

Methode

Weiße, weibliche Wistar-Ratten mit einem Gewicht von 250 bis 300 g wurden laparatomiert und Verweilkatheter in Aorta, V. portae und Duodenum implantiert. Postoperativ wurden die Tiere zur Erholung wenigstens 48 Stunden einzeln in Käfigen gehalten. Zehn nicht narkotisierten Tieren (Gruppe I) wurde 20 mg/kg KG Bupivacain über die Duodenalsonde verabreicht. In der Gruppe II bekamen jeweils vier Tiere 2 mg/kg KG Valium bzw. 20 mg/kg KG Ketanest in die V. portae injiziert. Acht Ratten wurden mit 1 Vol% Halothan in Luft bis zum Erreichen eines stady state betäubt. Danach erhielten sie ebenfalls 20 mg/kg KG Bupivacain über die Duodenalsonde. 2,5,15,30,60,90 und 120 Minuten nach Injektionsende wurden Blutproben aus Aorta und V. portae entnommen. Bupivacain wurde extrahiert und gaschromatographisch analysiert.

Ergebnisse

Der Konzentrationsverlauf für Bupivacain in der Pfortader (Abb. 1) zeigt bei allen narkotisierten Tieren einen steileren Anstieg, einen größeren Maximalwert und einen rascheren Abfall als bei den nicht betäubten Tieren. Besonders unter Ketanest ist bereits nach zwei Minuten der Maximalwert erreicht und nach 15 Minuten ist die Konzentration schon auf die Hälfte gesunken. Da der Abfall der Blutspiegel bei den Kontrolltieren langsamer verläuft, kommt es zwischen der 20. und 30. Minute zu einem Überschneiden der Kurven. Die im Untersuchungszeitraum resorbierten Mengen sind den Flächen unter den Kurven proportional. Sie sind in allen Gruppen etwa gleich.

In der Aorta sind die Unterschiede im Konzentrationsverlauf deutlicher (Abb. 2). Unter Ketanest kommt es zu einem steileren Anstieg mit höherem Maximalwert als bei den Kontrolltieren, während unter Halothan und Valium der Anstieg langsamer und der Maximalwert kleiner ist. Aus der halblogarithmischen Darstellung dieser Werte (Abb. 3), bei der der linear abfallende Schenkel die reine Elimination repräsentiert, lassen sich die Eliminationshalbwertszeit $t_{50\%}$ und die Eliminationskonstante k bestimmen (Tabelle 1). Die Eliminationskonstante ist unter Valium mit 2,21, unter Halothan mit 2,55 und unter Ketanest mit 2,59 gegenüber den Kontrolltieren mit 1,50 deutlich erhöht (47,44%, 70% und 72,66%). Die Eliminationshalbwertszeit $t_{50\%}$ ist entsprechend von 0,462 h bei den Kontrolltieren auf 0,314 h unter Valium, 0,272 h unter Halothan und 0,267 h unter Ketanest verkürzt (32%, 41% und 42%).

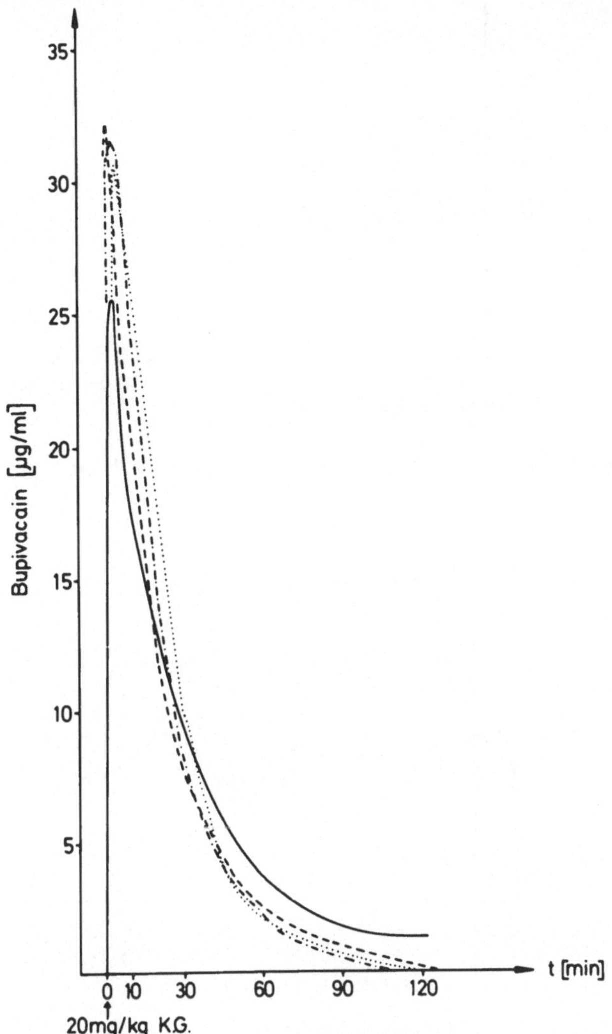

Abb. 1. Konzentrationsverlauf von Bupivacain in V. portae nach enteraler Gabe von 20 mg/kg KG. —— Kontrollgruppe; – – – Ketamin-vorbehandelte Gruppe; . – . – . Halothan-vorbehandelte Gruppe; . . . . . Diazepam-vorbehandelte Gruppe

Diskussion

Unter den gewählten Versuchsbedingungen ist die Konzentration von Bupivacain in der V. portae eine Funktion der enteralen Resorption. Eine Beeinflussung der Resorption wäre durch Wirkungen der Narkotika auf den Transport durch Membranen oder durch Änderungen der Durchblutung im Splanchnikusgebiet möglich. Bupivacain selbst senkt den Gefäßwiderstand im Splanchnikusgebiet und die Leberdurchblutung nimmt zu (Wiklund 1977). Bei der wachen Ratte wäre eine Änderung der Durchblutung durch Katecholaminausschüttung denkbar.

Auch die Ketanestwirkungen auf Kreislauf und Durchblutung gehen mit einer Freisetzung von Katecholaminen und biogenen Aminen einher (Baraka et al. 1973, Peter et al. 1972, Dudziak 1978). Halothan hemmt dosisabhängig den Membrantransport (Andersen et al. 1973) und vermindert die Durchblutung im Splanchnikusgebiet (Cooperman 1972). Zumindest unter Ha-

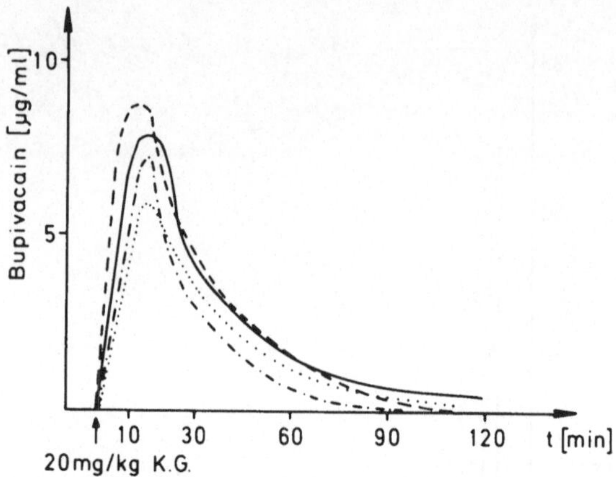

Abb. 2. Konzentrationsverlauf von Bupivacain in der Aorta. Weitere Erläuterungen siehe Abbildung 1

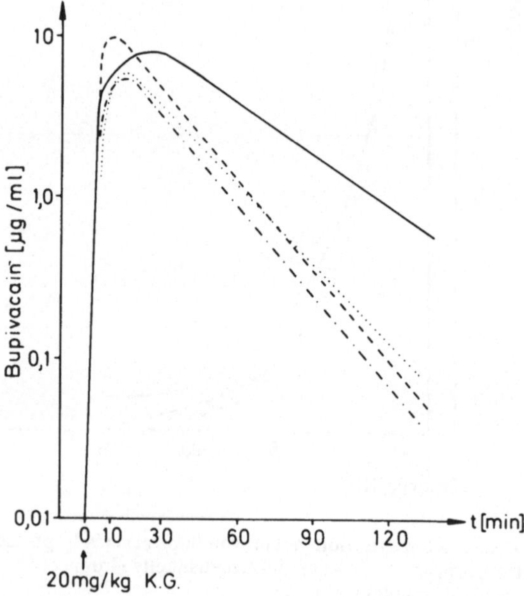

Abb. 3. Halblogarithmische Darstellung der Bupivacain-Konzentration in der Aorta. Weitere Erläuterungen in Abbildung 1 und im Text

Tabelle 1. Zusammenstellung der Eliminationskonstanten und Eliminationshalbwertzeiten bei Kontrollen sowie mit Diazepam-, Halothan- und Ketamin-vorbehandelten Tieren

vorbehandelt mit	Eliminationskonstante (K_2)	Eliminationshalbwertzeit ($t_{50\%}$)
Kontrollen	1,50	0,462 h
Valium (20 mg/kg KG)	2,21	0,314 h
Halothan (1 Vol%)	2,55	0,272 h
Ketanest (40 mg/kg KG)	2,59	0,267 h

lothan wäre also eine verlangsamte Resorption zu erwarten. Die Konzentration von Bupivacain in der Pfortader steigt aber bei allen narkotisierten Tieren steiler an und weist höhere Maximalwerte auf als bei den nicht betäubten Tieren.

Allerdings gibt es keine Signifikanz der Werte.

Die Auswertung der halblogarithmisch dargestellten Bupivacain Konzentrationen in der Aorta ergibt eine deutlich beschleunigte Elimination bei allen narkotisierten Tieren (Tabelle 1). Als Erklärung dafür kommen Veränderungen in der Plasmaproteinbindung, im Metabolismus und in der Ausscheidung in Betracht. Eine Verminderung der Plasmaproteinbindung würde eine schnellere Elimination bewirken, da nur der ungebundene Anteil von Substanzen die Blutbahn verlassen kann. Bupivacain wird zu 95,6% an Plasmaeiweiß gebunden (Covino et al. 1976). Eine Verminderung der Plasmaproteinbindung wurde bei gleichzeitiger Verabreichung von Pethidin und Diphenylhydantoin (Ghonheim 1974) oder Lidocain als zweites Lokalanästhetikum (Tucker et al. 1970) beschrieben. Da Valium zu 96% gebunden wird, für Ketanest fehlen leider verläßliche Zahlen, wäre dies eine mögliche Erklärung.

Als Lokalanästhetikum vom Säureamid-Typ wird Bupivacain vorwiegend in der Leber metabolisiert (Tucker et al. 1975) und nur zu einem geringen Anteil, etwa 6%, (Reynolds 1971) unverändert renal ausgeschieden. Auch Halothan wird zu einem Teil im endoplasmatischen Retikulum der Leber abgebaut (Stier 1964, Remmer 1972). Dabei kann der Stoffwechsel anderer Pharmaka durch Verdrängung von der Bindungsstelle am Cytochrom P 450 gehemmt werden (Typ I Barbiturate nach Brown 1971/Hempel 1975). So wurden an Ratten unter Halothan höhere Blutspiegel von Diazepam gefunden (Kanto et al. 1973) und auch die Halbwertszeiten für Ketamine und Pethidin sind verlängert (Steffey et al. 1977/White et al. 1975).

Neben hemmenden sind aber auch stimulierende Einflüsse von Halothan auf Enzymsysteme und Metabolismus für Substanzen vom Anilin-Typ beschrieben (Typ II Brown 1971)! Die Struktur des Anilins findet sich im Bupivacain-Molekül in Form des Xylidinringes. Eine Oxydation an diesem Ringsystem stellt einen üblichen Schritt im Metabolismus von Bupivacain dar. Für Halothan kann demnach eine Stimulierung des Bupivacain Metabolismus angenommen werden.

Die Liste der Substanzen, die den Metabolismus anderer stimulieren können (Tabelle 2 nach Berman), enthält aber auch Tranquilizer wie Chlordiazepine, so daß auch für Valium ein solcher Einfluß diskutiert werden muß. Ketanest scheint in dieser Beziehung noch nicht untersucht worden zu sein.

Tabelle 2. Medikamente, die den Stoffwechsel anderer Pharmaka stimulieren (nach M.L. Berman)

Neuroleptika – Neuroplegica Phenothiazine	Inhalationsanaesthetika Methoxyfluran Halothan Trichloräthylen
Hypnotika – Sedativa Barbiturate	Analgetika, Antiphlogistika Aminopyrin Phenylbutazon Cortisol
Tranquilizer Meprobamat Chlordiazepine	
Antimykotika Griseofulvin	Antidiabetika Tolbutamid

Zusammenfassend steigt zwar die Bupivacain-Konzentration in der Pfortader bei allen narkotisierten Tieren etwas schneller an und erreicht höhere Maximalwerte als bei den Kontrolltieren, ein signifikanter Unterschied läßt sich aber nicht feststellen. Die Elimination dagegen verläuft bei allen betäubten Tieren signifikant schneller. Als Erklärung dafür sind unter Ketanest und Valium eine Verminderung der Plasmaproteinbindung und unter Halothan und vielleicht auch unter Valium eine Steigerung des Metabolismus von Bupivacain zu diskutieren.

Literatur

Andersen, N.B., Amaranath, L.: Anesthetic effects on transport across membranes. Anesthesiology 39, 126 (1973)

Baraka, A., Harrison, T., Kachachi, T.: Catecholamine levels after Ketamine anesthesia in man. Anesth. Analg. Cleveland 52, 198 (1973)

Berman, M.L.: Significance of encyme induction to clinical anesthesia. In: Cohen, P.J.: Metabolic aspects of anesthesia, Vol 11/1, F.A. Davis Company, Philadelphia

Brown, R.B.: The diphasic action of Halothane on the oxidative metabolism of drugs by the liver. Anesthesiology 35, 241 (1971)

Cooperman, L.H.: Effects of anesthetics on the splanchnic circulation. Br. J. Anaesth. 44, 967 (1972)

Covino, B.C., Vassalo, H.G.: Local anesthetics: Mechanisms of action and clinical use. Grune & Stratton, New York, San Francisco, London (1976)

Davie, I.T.: Specefic drug interactions in anaesthesia. Anaesthesia 32, 1000 (1977)

Dennhardt, R., Fricke, M., Stöckert, G.: Tierexperimentelle Untersuchung zu Metabolismus und Verteilung von Bupivacain. Anästhesist im Druck (1978)

Dudziak, R.: Freisetzung von Katecholaminen nach Ketanest. V. Europäischer Kongreß für Anästhesiologie, Paris (1978)

Ghonheim, M.M., Pandya, H.: Plasma protein binding of Bupivacain and its interaction with other drugs in man. Brit. J. Anaesth. 46, 435 (1974)

Hempel, V., Kügelen, C.v., Remmer, H.: Der Einfluß flüchtiger Narkosemittel auf den Fremdstoffabbau in der Leber. Anaesthesist 24, 400 (1975)

Kanto, J., Piklajamäki, K.: Interactions of Diazepam und Halothane in rats. Ann. Chir. Gynaekol. Fenn. 62, 247 (1973)

Peter, K., Weidinger, H., Klose, R.: Der Wirkmechanismus von Ketanest – Untersuchungen zur Frage der Sympathikusaktivierung und die Wirkung auf die a-Rezeptoren. Jahrestagung der DGAI, Hamburg (1972)

Remmer, H.: Induction of drug metabolizing system in the liver. Eur. J. Clin. Pharmacol. 5, 116 (1975)

Reynolds, F.: Metabolism and excretion of Bupivacain in man: A comparison with Mepivacain. Brit. J. Anaesth. 43, 33 (1971)

Steffey, E.P., Mattucci, R., Howland, D., Asling, J.H., Eisele, J.H.: Meperidine – Halothane interaction in dogs. Canad. Anaesth. Soc. J. 24, 459 (1977)

Stier, A.: Trifluoroacetic acid as a metabolite of Halothane. Biochem. Pharmacol. 13, 544 (1964)

Tucker, G.T., Boyes, R.N., Bridenbough, P.O., Moore, D.C.: Binding of Anilide-type local anesthetics in human plasma. Anesthesiology 33, 304 (1970)

Tucker, G.T., Mather, L.E.: Pharmacokinetics of local anaesthetic agents. Brit. J. Anaesth. 47, 213 (1975)

White, P.F., Johnston, R.R., Pudwill, C.R.: Interaction of Ketamine and Halothane in rats. Anesthesiology 42, 179 (1975)

Wiklund, L.: Human hepatic blood flow and its relation to systemic circulation during intravenous infusion of Bupivacaine or Etidocaine. Acta anaesth. scand. 21, 189 (1977)

Einfluß einer stromafreien Hämoglobinlösung (Biotest) auf die cerebrale Hämodynamik und den Hirnstoffwechsel

J. Radke, J. Teichmann, H.-D. Schenk, H. Sonntag, R. Larsen und L. Drobnik

Stromafreie Hämoglobinlösung ist bereits von verschiedenen Arbeitsgruppen hinsichtlich ihrer Auswirkungen auf die allgemeine Hämodynamik und insbesondere auf ihre renalen Effekte untersucht worden. In dieser Arbeit werden im Tierexperiment der Einfluß der stromafreien Hämoglobinlösung auf die cerebrale Hämodynamik, den Hirnstoffwechsel und Veränderungen im Liquor untersucht.

Die Tabelle 1 zeigt die Zusammensetzung der weiterentwickelten stromafreien Hämoglobinlösung.

Tabelle 1. Zusammensetzung der stromafreien Hämoglobin-Lösung

Komponente	Einheit	Litergehalt Hb/Hb PP 78 02 23
Gesamt-Hämoglobin	g/l	62
(rel. %Met Hb		14)
Glukose	g/l	21
Natrium	mval/l	137
Kalium	mval/l	4,5
Calcium	mval/l	3,0
Magnesium	mval/l	2
Chlorid	mval/l	113
Bicarbonat	mval/l	30
pH-Wert		7,5

Die Untersuchungen wurden an 8 narkotisierten und normoventilierten Hunden durchgeführt. Das mittlere Gewicht betrug 33 kg. Nach Splenektomie wurde jeweils ein standardisierter Blutverlust erzeugt, wobei der Hämatokrit auf 50% des Ausgangswertes gesenkt wurde. Der Blutverlust wurde isovolämisch durch die stromafreie Hämoglobinlösung ersetzt, ohne daß es zu einer ausgeprägten Schocksymptomatik kam. Das Austauschvolumen betrug in der Regel 1.000 bis 1.500 ml; d.h. 35 bis 40 ml/kg KG.

Da in einem anderen Vortrag unserer Arbeitsgruppe (Teichmann) auf die allgemeine und koronare Hämodynamik eingegangen wird, sollen hier nur die hirnspezifischen Parameter dargestellt werden. Ihre Messung und Berechnung erfolgte mit der üblichen Methodik. Die Hirndurchblutung wurde mit der Argon-Fremdgasmethode gemessen, einem Verfahren, das auf dem gaschromatographischen Nachweis von Argon beruht.

Abbildung 1 zeigt von oben nach unten die graphische Darstellung des cerebralen Perfusionsdrucks (CPP), der Hirndurchblutung (CBF), des cerebralen Gefäßwiderstandes (CVR) sowie des arteriellen pCO_2 unter dem Einfluß der stromafreien Hämoglobinlösung. Nach Messung der Ausgangswerte wurden 1/2, 2 und 4 Stunden nach dem isovolämischen Austausch von Blut gegen stromafreie Hämoglobinlösung die Meßwerte ermittelt. Der cerebrale Perfusionsdruck als Differenz aus mittlerem arteriellen Druck und Liquordruck erfuhr im Bereich der Autoregulation einen geringen Anstieg von 107 auf 116 mm Hg; wobei der Liquordruck konstant blieb. Dahingegen stieg bei der vierstündigen Verlaufsbeobachtung die Hirndurchblutung von 42 auf 54 ml/min · 100 g deutlich an. Korrigiert man die Werte auf einen pCO_2 von 40 mm Hg, so ist der Anstieg geringfügig größer. Entsprechend ist eine Abnahme des cerebralen Gefäßwiderstandes zu errechnen. In diesem isovolämischen Austausch von Blut gegen stromafreie Hämoglobinlösung scheint aber der Anstieg der Hirndurchblutung eher auf einer Verminderung der Blutviskosität zurückzuführen zu sein, als etwa auf die Erhöhung des cerebralen Perfusionsdruckes oder möglichem Mehrbedarf an Sauerstoff.

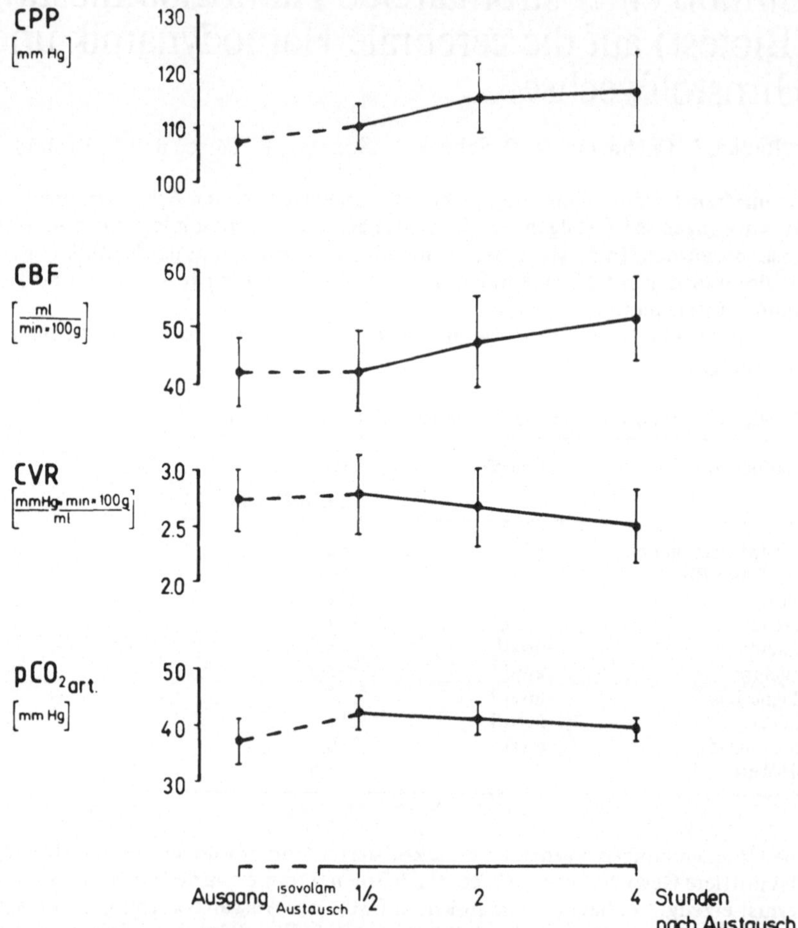

Abb. 1. Der Einfluß einer stromafreien Hämoglobinlösung auf cerebralen Perfusionsdruck (CPP), Hirndurchblutung (CBF), cerebralen Widerstand (CVR) und pCO_2 im Tierexperiment

In Abbildung 2 sind dargestellt: die arteriellen und venösen Sauerstoffgehalte und als schwarze Balken die arterio-venöse Sauerstoffdifferenz ($AVDO_2$); weiterhin der Sauerstoffverbrauch ($CMRO_2$) und der hirnvenöse pO_2. Nach dem Austausch kommt es zu einem Abfall der arteriellen und venösen O_2-Gehalte. Dabei nimmt jedoch die $AVDO_2$ von 6,4 auf 5,7 Vol.% nach 4 Stunden nur geringfügig ab. Es ist zu diskutieren, ob dies eine Folge der Viskositätsverminderung, eine Kompensation der verminderten O_2-Kapazität oder ein Ausdruck der erhöhten O_2-Affinität des Blut-stromafreien Hämoglobingemisches darstellt. Demgegenüber bleibt der Sauerstoffverbrauch konstant. Der hirnvenöse pO_2 fällt zwar von 39 auf schließlich 29 mm Hg ab. Dennoch kann gesagt werden, daß die Sauerstoffversorgung des Gehirns über die gesamte Versuchsdauer von insgesamt 4 Stunden gewährleistet war.

Abbildung 3 zeigt die ermittelten Veränderungen von Glukose- und Lactatwerten des Gehirns. Hauptsächlicher Energielieferant für das Gehirn ist die Glukose. Es wirkt sich deshalb in diesem Fall günstig aus, daß die stromafreie Hämoglobinlösung mit 2,1% einen hohen Anteil an Glukose hat. Deutlich wird dies an der über 50%igen Steigerung der arteriellen und venösen Glukosekonzentration direkt nach dem isovolämischen Austausch von Blut gegen die stromafreie Hämoglobinlösung. Im weiteren Verlauf sinken zwar die Glukosekonzentrationen wieder ab, die AVD-Glukose jedoch bleibt weitgehend unverändert. Es wird nicht mehr Glukose ver-

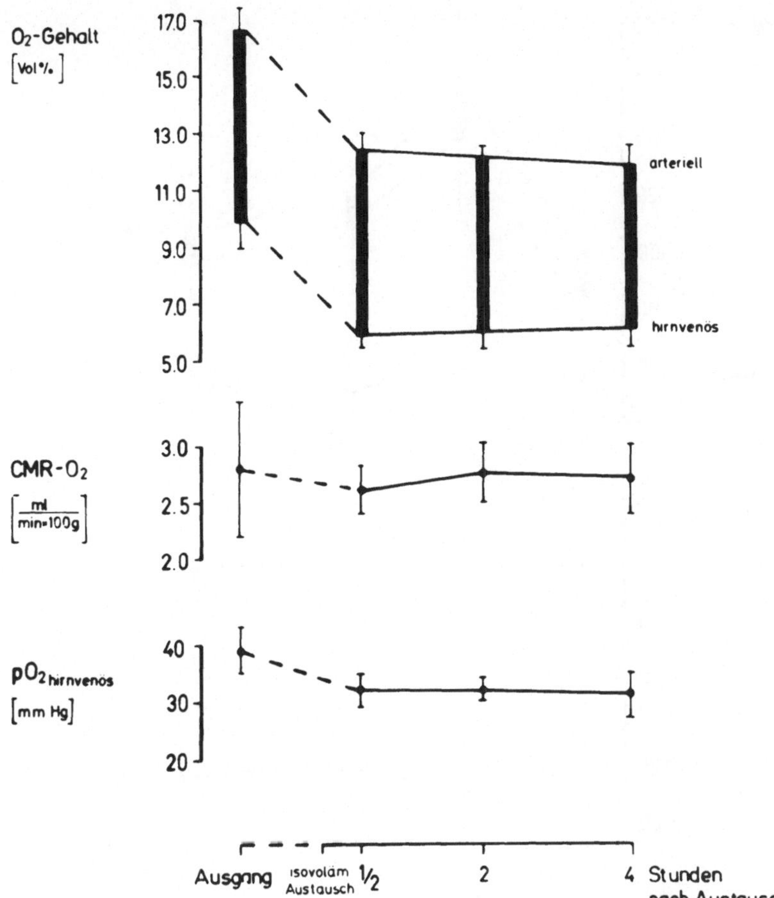

Abb. 2. Entsprechend Abb. 1 für den arteriellen und hirnvenösen O_2-Gehalt, cerebralen O_2-Verbrauch ($CMR-O_2$) und pO_2 hirnvenös

braucht. Aufgrund der erhöhten Hirndurchblutung scheint sogar der Glukoseverbrauch leicht abzusinken. Die Meßwerte für den Lactatumsatz liegen im Normbereich. Wenn man bedenkt, daß die ermittelten Abweichungen durchaus im Meßfehlerbereich der enzymatischen Methode liegen, so kann sicher gesagt werden, daß es zu keiner Lactatproduktion gekommen ist, die auf einen Sauerstoffmangel schließen ließe.

Veränderungen im Liquor konnten während der gesamten Versuchsdauer nicht nachgewiesen werden. Der Säure-Basen-Haushalt des Liquors war im Normbereich; ein eventueller Hb-Gehalt war nicht meßbar. Ein Anstieg des Liquordrucks als Zeichen einer oedematösen Schwellung des Hirngewebes wurde nicht beobachtet.

Es wurde versucht, die Veränderungen der cerebralen Hämodynamik und des Hirnstoffwechsels unter isovolämischem Austausch von Blut gegen stromafreie Hämoglobinlösung darzustellen. In einem Zeitraum von bis zu 4 Stunden nach der Infusion von stromafreier Hämoglobinlösung war eine ausreichende Sauerstoffversorgung des Gehirns ohne übermäßige Steigerung der Hirndurchblutung möglich. Zusammenfassend läßt sich sagen, daß gegen den kurzzeitigen Einsatz der stromafreien Hämoglobinlösung als Blutersatzmittel hinsichtlich der Beeinflussung hirnspezifischer Parameter keine speziellen Bedenken geltend gemacht werden können.

An einigen allgemeinen, bereits bekannten Einwänden müßte jedoch noch gearbeitet werden, wie z.B. dem Metabolismus der Substanz.

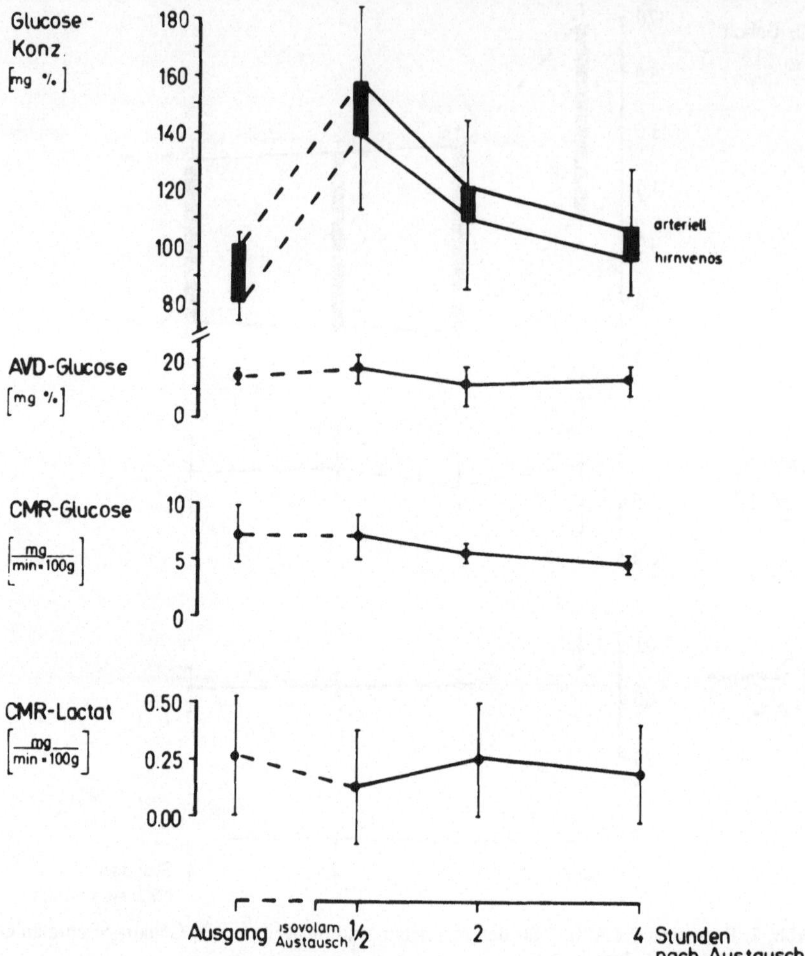

Abb. 3. Entsprechend Abb. 1 für die arterielle und hirnvenöse Glukose-Konzentration, die AV-Differenz, den cerebralen Glukose-Verbrauch und den Lactatumsatz

Untersuchung der Lipidperoxidation bei Halothan- und Enfluran-Inhalation am Labortier in vivo mit Hilfe der Äthanbildung

V. Hempel und U. Köster

Unter Lipidperoxidation versteht man die chemische Veränderung von Lipiden mit mehrfach ungesättigten Fettsäuren durch den Einfluß aggressiver Sauerstoffspezies oder radikalischer Gruppen. Die Reaktion kann autokatalytisch fortschreiten. Wegen ihrer radikalischen Zwischenprodukte bei der Biotransformation gelten halogenierte Kohlenwasserstoffe als Auslöser der Lipidperoxidation in der Leber. So wird die Leberschädigung durch CCl_4 erklärt. Ob und in welchem Umfang Halothan, ebenfalls ein halogenierter Kohlenwasserstoff, eine Lipidperoxidation auslösen kann, war bisher umstritten. Dies lag daran, daß die Lipidperoxidation bisher nur in Gewebshomogenaten und -fraktionen gemessen werden konnte, was viele Artefakte implizierte und stets die Tötung des Versuchstiers erforderte [2]. Seit 1974 [4] steht nun in Form der Messung flüchtiger Produkte der Lipidperoxidation in der Ausatemluft ein Verfahren zur Untersuchung der Lipidperoxidation zur Verfügung, das auch in vivo anwendbar ist.

Wir haben uns der gaschromatographischen Äthanmessung bedient, um die Wirkung von Halothan und Enfluran auf die genannte Reaktion zu testen.

Material und Methoden

Männliche Wistar-Ratten im Gewicht von 300-350 g wurden in Exsiccatoren (Abb. 1) 4 Stunden lang mit einer vorher ausgetesteten Menge Halothan und Enfluran in einer Atmosphäre

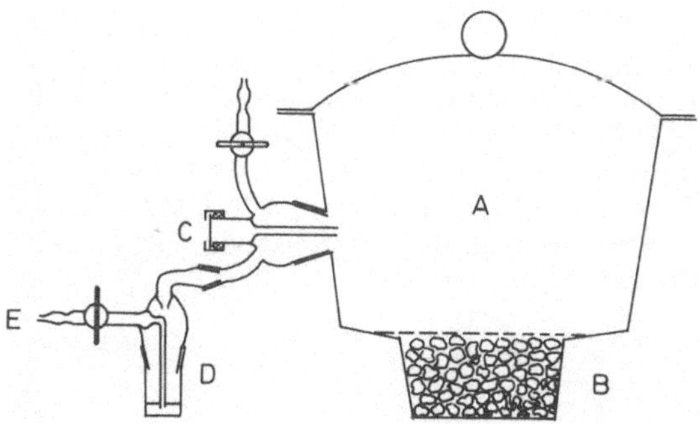

Abb. 1. Exsiccator zur geschlossenen Inkubation von Ratten zur Messung der Äthanproduktion. Volumen 800 ml. A: Gasraum, gefüllt mit O_2 reinst und 0,16 ml Halothan (flüssig eingebracht, verdampft) bzw. 0,24 ml Enfluran; B: Atemkalk zur CO_2-Absorption; C: Septum (Teflon-beschichtet) zur Gasprobenentnahme; D: Wasserschloß; E: Anschluß für Sauerstoff-Reservoir

von 100% Sauerstoff (reinst) inkubiert. Das gebildete CO_2 wurde mit Atemkalk absorbiert. Die Narkosemittelkonzentration in den Exsiccatoren wurden gaschromatographisch gemessen. Die Konzentrationsabfälle in den Exsiccatoren sind erklärbar durch die Einstellung eines Gleichgewichtes zwischen Ratte und Gasphase. Initial fanden sich in der Gasphase 4% Halothan bzw. 6% Enfluran. Dennoch zeigten während der Exposition die Hälfte der Versuchstiere Reaktionen auf Schmerzreize, so daß sowohl die Halothan- wie auch die Enflurankonzentration mit ca. 1,0 MAC angenommen werden können.

Ergebnisse (s. Abb. 2)

Zum Vergleich sei die Äthanproduktion bei Exposition von Wistar-Ratten nach oraler Gabe von $CBrCl_3$, CCl_4 (beides bekannte Auslöser der Lipidperoxidation) und bei Inhalation von Trichloräthylen und Vinylchlorid (Initialkonzentrationen in der Gasphase angegeben) während vier Stunden unter identischen Versuchsbedingungen in der Tabelle 1 angegeben:

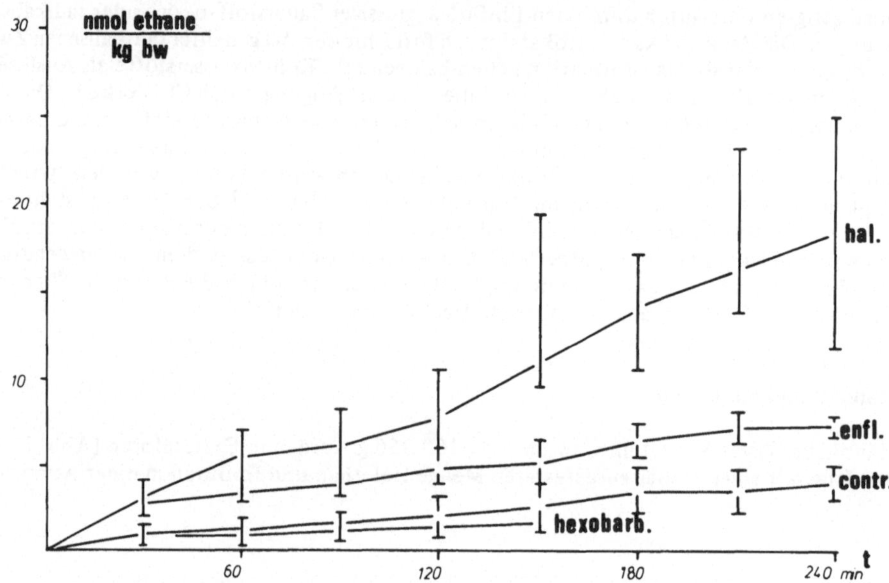

Abb. 2. Äthanproduktion bei Ratten unter Halothan-(hal) und Enfluran-(enf) -Exposition sowie bei Kontrolltieren und solchen mit 250 mg/kg Hexobarbital i.p. ± Standardabweichung. Der Hexobarbitalversuch wurde nach 2 1/2 Stunden beendet, weil wegen der raschen Biotransformation eine länger anhaltende Wirkung nicht erwartet werden konnte

Tabelle 1

	Dosis	Äthan	n
$CBrCl_3$	0,1 g/kg	18 nmol/kg	7
CCl_4	1 g/kg	37 nmol/kg	7
Trichloräthylen	2,5%	6 nmol/kg	4
Halothan	4 %	17 nmol/kg	7
Enfluran	6 %	6 nmol/kg	4
Kontrollen		3 nmol/kg	7

Diskussion

Die Ergebnisse zeigen, daß Halothan in narkoseüblichen Konzentrationen bei Wistar-Ratten eine Lipidperoxidation auslösen kann, während Enfluran nur einen geringen Anstieg der hier als Parameter verwendeten Äthanproduktion verursacht. Während B.R. Brown [1] durch Messung der Dienkonjugation in Lipidextrakten aus Rattenlebern ebenfalls eine Steigerung der Lipidperoxidation durch Halothan fand, konnte eine japanische Arbeitsgruppe bei der Untersuchung von Leberhomogenaten von halothanexponierten Ratten auf Malonyldialdehygehalt, einem anderen Parameter der Lipidperoxidation, keinen Hinweis auf eine durch die Halothan-Biotransformation ausgelöste Lipidperoxidation gewinnen [5]. Da unsere Meßmethode erstmals in-vivo-Werte zu dieser Frage präsentiert, während beide zitierte Untersuchungen sich auf Messungen an entnommenem Lebergewebe stützen, kann die Frage nach der Möglichkeit einer durch Halothan ausgelösten Lipidperoxidation für die Ratte als im Sinne Browns und unserer Resultate entschieden gelten. Entsprechend der niedrigeren Biotransformationsrate ist dagegen eine durch Enfluran ausgelöste Lipidperoxidation zu vernachlässigen.

Völlig unklar ist bisher noch, wie groß die Kapazität des Körpers zur Reparatur solcher molekularer Läsionen, wie sie durch die Äthanproduktion angezeigt werden (das Äthan stammt wahrscheinlich aus Arachidonsäure- und Linolensäure-Molekülen), veranschlagt werden kann, und ob beim Menschen mit seinem im Vergleich zur Ratte geringeren Fremdstoffabbau der Anfall radikalischer Halothanabbau-Zwischenprodukte ebenfalls ausreicht, eine meßbare Lipidperoxidation zu verursachen.

Literatur

1. Brown, B.R. jr.: Hepatic microsomal lipoperoxidation and inhalation anesthetics. Anesthesiology 36, 458-465 (1972)
2. Plaa, G.L., Witschi, H.: Chemicals, drugs, and lipid peroxidation. Ann. Rev. Pharmacol. Toxicol. 16, 125-141 (1976)
3. Reynolds, E.S., Moslen, M.T.: Liver injury following halothane anesthesia in phenobarbital pretreated rats. Biochem. Pharmacol. 23, 189-195 (1974)
4. Riely, C.A., Cohen, G., Liebermann, M.: Ethane evolution: A new index of lipid peroxidation. Science 183, 208-210 (1974)
5. Yoshitake, J., Adachi, H., Sameshima, T.: Effects of chloroform, diethyl ether and fluothane anaesthesia on lipid peroxidation in rat liver. Jap. J. Anaesth. 21, 728-764 (1972)

Thema C
Intensivtherapie

Vorsitz: P. Lawin, Münster
und U. Henneberg, Berlin

Versuch einer prognostischen Evaluation von Intensivtherapiepatienten

R. Klose, H. Lutz, M. Jaminet und H.W. Rudolph

Wir alle sind Zeugen einer sich stetig ausweitenden Intensivmedizin. Zunehmender apparativer, personeller, finanzieller und auch ideeller Einsatz erwecken gelegentlich den Eindruck, daß der Expansion keine Grenzen gesetzt sind. Nicht ohne Grund werden in der letzten Zeit zunehmend Studien über die Aufwand-Nutzen-Relation intensivtherapeutischer Maßnahmen durchgeführt, die durchaus Grenzen erkennen lassen [3, 5, 6, 15]. Auch die Diskussion um eine Lebenserhaltung um jeden Preis, um ein menschenwürdiges Sterben und um die Einstellung einer Therapie läßt unter den Ärzten nicht nach [2, 4, 13, 16, 17, 18]. Zweifelsohne scheint in der Intensivmedizin technisch immer mehr machbar, doch es stellt sich die Frage, ob wir alles dürfen, was wir auch können. 1972 hat Lawin [14] in seiner Eröffnungsansprache zur Jahrestagung der Deutschen Gesellschaft für Anästhesie und Intensivmedizin auf die Verpflichtung des Arztes hingewiesen, zu prüfen, „ob ärztliches Handeln auch noch sinnvoll und verantwortungsvoll ist, wenn bedingungslos und bedenkenlos alle therapeutischen Möglichkeiten immer bis zum Eintritt des Todes eingesezt werden". Entscheidungshilfen für den Abbruch intensivtherapeutischer Maßnahmen finden sich leider nur in allgemeinen, wenig konkreten Formulierungen. So sollen Fälle einem würdigen Tod überlassen werden, wenn sie nach Meinung der Ärzte als hoffnungslos erkannt werden [5, 13, 16]. Andererseits fehlt es in den letzten Jahren nicht an Bemühungen, objektive prognostische Indizes für kritisch Kranke zu erarbeiten. Die gemachten Aussagen beschränken sich aber nicht nur auf spezielle Krankheitsgruppen (z.B. Schock, Peritonitis, Pankreatitis, Herzinfarkt), sondern es wird der gesamte Krankheitsverlauf während der Intensivbehandlung in die prognostische Beurteilung mit einbezogen [1, 6, 7. 8, 9, 10, 20, 21, 22, 23, 24, 26, 27]. Die vielfach vorhandenen Hemmungen, eine einmal begonnene Therapie – hier speziell die Intensivtherapie – zu reduzieren oder gar abzubrechen einerseits und die nichtindizierten Verlegungen aus anderen Krankenhäusern andererseits haben uns bewogen, zu prüfen, ob nicht bereits vor der Einleitung der Intensivtherapie eine Entscheidung bzw. Auswahl auf dem Boden prognostischer Überlegungen möglich ist. Auch wenn die Medizin sicherlich nicht die Wissenschaft der harten Daten ist, so sollte man sich bemühen, derartig schwerwiegende Entscheidungen nicht nur von subjektiven Eindrücken abhängig zu machen. Immerhin wird die Beurteilung des Schweregrades einer Erkrankung weitgehend von Erfahrung und Blickwinkel des Beobachters geprägt. So wurde in einer Untersuchung festgestellt, daß 47% der Intensivpatienten verstarben, obgleich mit ihrem Überleben gerechnet wurde [25]. Auch Rodman u. Mitarb. (1978) konnten nachweisen, daß die primäre Beurteilung sowohl durch erfahrene Ärzte als auch durch erfahrenes Pflegepersonal über die Prognose eines Intensivpatienten anhand des einfachen klinischen Eindruckes völlig unbrauchbar ist [19].

Da unser Ziel war, eine Entscheidung bereits außerhalb der Intensiveinheit zu fällen, mußten die Informationen leicht und ohne wesentlichen diagnostischen Aufwand zu gewinnen sein. Als Informationsquelle dienten:

1. die Anamnese,
2. das aktuelle Ereignis und
3. einfache Meßwerte.

Anamnese und persönliche Daten – insbesondere das Lebensalter – sind für eine prognostische Beurteilung ungeeignet. So sind bei mehr als 60% der Patienten wegen der Akutaufnahme zu Beginn der Intensivtherapie keine konkreten Angaben über Vor- oder Begleiterkrankungen zu erhalten. Das Lebenalter wird oft als limitierender Faktor angesehen und beeinflußt dann die Entscheidung. Es korreliert aber nur wenig mit dem Ausgang (Abb. 1). Die Letalität bei den über 60jährigen liegt um nur 10% höher als die bei wesentlich jüngeren Patienten. Zu gleichen Ergebnissen kamen wir bereits in einer früheren Studie [12].

Die aktuellen Ereignisse, die zur Aufnahme auf der Intensiveinheit Anlaß gaben, lassen sich in unserem heterogenen Patientengut für die prognostische Bewertung nicht heranzie-

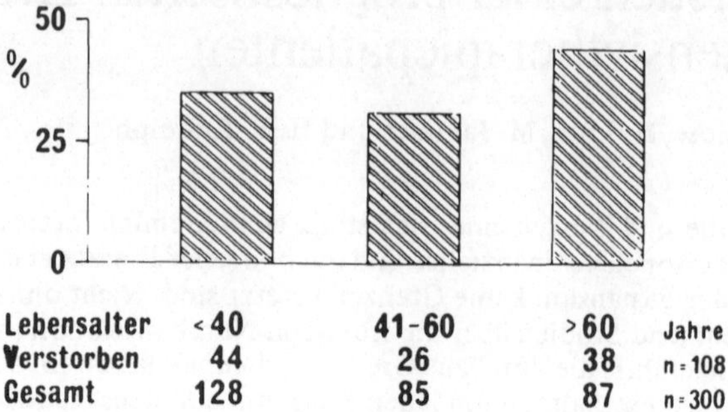

Abb. 1. Lebensalter und Letalität während der Intensivbehandlung

hen. Sieht man von den Schädel-Hirn- und Polytraumata ab, dann ist zum Aufnahmezeitpunkt bei 79% der Patienten zunächst nur ein Organsystem in der Funktion bedroht oder gestört, bei 17% sind zwei und bei nur 4% mehr als zwei Systeme betroffen, so daß eine erfolgsversprechende Behandlung im allgemeinen zunächst berechtigt erscheint. Die letztendlich zum Tode führenden multiplen Organversagen entwickeln sich also erst während tage- und wochenlanger Intensivtherapie. Aufgrund unserer Untersuchungen lassen sie sich ebenso wenig vorhersagen wie schwerwiegende Komplikationen durch aggressive Therapiemaßnahmen, dies gilt insbesondere für die Sepsis und das renale Versagen. Am ehesten läßt der Erstbefund wohl beim Schädel-Hirn-Trauma eine vorsichtige Prognose zu (Abb. 2). Bei 139 Verunfallten ergaben sich mit zunehmender Bewußtseinsstörung ansteigende Letalitätsraten, wobei mehrfache Begleitverletzungen in den Gruppen 2 und 3 in gleichem Maße vorkommen.

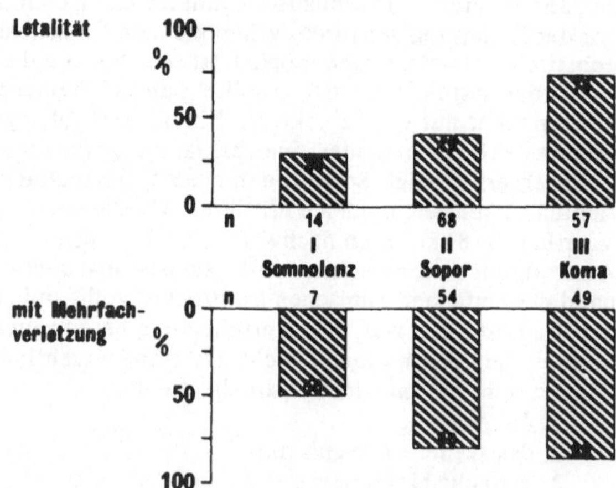

Abb. 2. Letalität bei Schädelhirnverletzungen mit unterschiedlichen Bewußtseinsgraden zum Zeitpunkt der Aufnahme

Bei der Aufnahme bedurften 88% der später Verstorbenen und 80% der Überlebenden einer maschinellen Beatmung. Nach 24 Std besitzen das Merkmal „Beatmung" zwar 92% der Verstorbenen und 74% der Überlebenden, doch läßt sich dieser Unterschied nicht als prognostisches Kriterium heranziehen.

Eine Hilfestellung bei der prognostischen Beurteilung erwarteten wir uns von exakten Meßwerten des Kreislaufs, der Blutgase und der Blutchemie. Immerhin fanden sich bei 18

Parametern unterschiedlichster Wertigkeit in zwei Kollektiven zu je 30 Patienten (Tabelle 1) bei den Überlebenden 30% bzw. 25% nicht normale Werte und bei den später Verstorbenen 42 bzw. 44% pathologische Werte. Oder anders ausgedrückt: Von 381 nicht normalen Werten bei der Aufnahme entfielen 44% auf Überlebende und 60% auf später Verstorbene. Nach 24 Stunden Intensivtherapie entfielen von 371 pathologischen Werten 36% auf Überlebende und 64% auf Verstorbene.

Tabelle 1. Häufigkeit von normalen und pathologischen Werten zum Zeitpunkt der Aufnahme (A) und 24 Std. später bei überlebenden und später verstorbenen Patienten

Gepoolte Werte		Fehlende Werte	Normale Werte	Patholog. Werte
Überlebende n = 30	A	107	279	154 (30%)
	24 h	80	327	133 (25%)
Verstorbene n = 30	A	70	243	227 (42%)
	24 h	39	265	238 (44%)

Die Aufschlüsselung der Meßwerte von 300 Patienten unmittelbar nach Aufnahme und 24 Std später (Tabelle 2) konnte jedoch nur bei wenigen Parametern einen Unterschied zwischen Überlebenden und später Verstorbenen sichern: So bei der Herzfrequenz, dem Harnstoff, dem Quick, der Compliance und der $AaDO_2$. Cullen u. Mitarb. (1977) fanden bei ihren Patienten Unterschiede in der Thrombozytenzahl, des BUN, des Kreatinins und des Base Excess. Doch selbst unter der Voraussetzung, daß noch weitere Parameter in ihren Mittelwerten signifikante Differenzen aufweisen, eine Legitimation als Prädiktor kommt ihnen dabei noch nicht zu, insgesamt ist das Fehlen an eindeutigen Unterschieden zwischen Überlebenden und Verstorbenen festzustellen. Eine zuverlässige Prognose für einen bestimmten Patienten kann nur gemacht werden, wenn dieser ein Merkmal besitzt, das beständig mit einem definierten Ausgang verbunden ist. Die Reduktion der totalen Lungen-Thorax-Compliance auf weniger als 30 ml pro cm H_2O scheint nach unseren Erfahrungen ein solches Kriterium zu sein, doch ist dieser Parameter nicht vor Einleiten der Intensivtherapie, d.h. der Beatmung, zu gewinnen.

Aus unseren bisherigen Analysen lassen sich einige Schlußfolgerungen ziehen: Lebensalter und mögliche Begleiterkrankungen scheinen einen geringeren Einfluß auf den Ausgang zu haben als allgemein angenommen wird. Eine hinreichend zuverlässige Prognose aufgrund der Funktionsstörung eines einzelnen Organs ist nicht möglich. Eine Ausnahme bildet allenfalls das Schädel-Hirn-Trauma, wie es auch das Glasgow-Schema [11] belegt, doch auch hier ist eine mehrtägige Observation zugrunde gelegt. Einfache Parameter des Herz-Kreislauf-Systems, des Säurebasenhaushaltes und der Blutchemie sind zwar bei Verstorbenen häufiger verändert, lassen sich aber auch rasch und effektiv korrigieren, so daß auch von ihnen keine Hilfe für die prognostische Beurteilung zu erwarten ist. Wesentliche für eine Prognose verwertbare Informationen lassen sich nicht durch ein einmaliges „Abchecken" des Patienten vor Einleiten der Intensivtherapie gewinnen. Somit fehlen auch eindeutige Aufnahmekriterien. Erst die Verlaufsbeobachtung über einen nicht festlegbaren Zeitraum bei Ausschöpfung aller vorhandenen diagnostischen und therapeutischen Möglichkeiten scheint eine Beurteilung des Krankheitsausmaßes und des möglichen Ausganges zu gestatten. So lange prognoseorientierte Kriterien für oder gegen die Einleitung intensivtherapeutischer Maßnahmen fehlen, so lange sind wir gehalten, trotz der immer deutlicher werdenden Grenzen zunächst mit einer Intensivbehandlung zu beginnen.

Tabelle 2. Parameter des Kreislaufs, der Blutgase und der Blutchemie von überlebenden und später verstorbenen Patienten zum Zeitpunkt der Aufnahme (obere Werte) und nach 24 Std (untere Werte)

Parameter	Überlebt	Verstorben	Parameter	Überlebt	Verstorben
RR(SYST)	136 ± 9	130 ± 7	Harnstoff	63 ± 6,2	95 ± 9,3[a]
	150 ± 5	137 ± 5		63 ± 8,4	101 ± 7,8
Puls	95 ± 5	98 ± 7	Kreatinin	1,05 ± 0,3	1,15 ± 0,5
	94 ± 6	111 ± 6		1,01 ± 0,4	1,2 ± 0,05
Schock-Index	0,71 ± 0,24	0,78 ± 0,08	Natrium	138 ± 7	139 ± 13
	0,67 ± 0,06	0,96 ± 0,07		138 ± 4	138 ± 8
Z V D	8,5 ± 2,3	8,9 ± 1,8	Kalium	3,6 ± 0,5	3,7 ± 0,1
	8,9 ± 3,4	8,2 ± 3,6		3,6 ± 0,3	3,8 ± 0,3
pH	7,38 ± 0,14	7,35 ± 0,11	Glucose	181 ± 22	233 ± 31
	7,40 ± 0,11	7,36 ± 0,17		160 ± 11	197 ± 19
pCO_2	35 ± 3	38 ± 3	SGOT	6,2 ± 0,8	6,0 ± 1,2
	32 ± 3	40 ± 5		5,6 ± 1,9	5,8 ± 2,1
BE	1,6 ± 1,1	4,2 ± 1,4	HGB	9,8 ± 1,4	8,5 ± 1,3
	0,1 ± 0,9	0,1 ± 0,7		10,1 ± 2,4	8,3 ± 1,2
$AaDO_2$	237 ± 27	401 ± 40	Quick	74 ± 4,9	62 ± 4,5
	325 ± 53	365 ± 30		83 ± 5,0	65 ± 5,4[a]
Compliance	57 ± 6,6	50 ± 4,2	Thrombozyten	192.000 ± 55.000	153.000 ± 16.000
	56 ± 3,5	38 ± 4,6[a]		195.000 ± 47.000	118.000 ± 17.000

[a] $p<0,05$

Literatur

1. Anderson, C.T., Contribution of arterial blood lactate measurement to the care of critically ill patients. Am. J. Clin. Pathology 68, 63 (1977)
2. Beecher, H.K.: Ethical problems created by the hopeless unconscious patient. New Engl. J. Med. 278, 1425 (1968)
3. Civetta, J.M.: The inverse relationship between cost and survival. J. Surg. Research 14, 265 (1973)
4. Cohen, C.B.: Ethical problems of intensive care. Anesthesiol. 47, 217 (1977)
5. Cullen, D.J.: Survival, hospitalization charges and follow-up results in critically ill patients. N. Engl. J. Med. 294, 982 (1976)
6. Cullen, D.J.: Results and costs of intensive care. Anesthesiol. 47, 203 (1977)
7. Cullen, D.J.: Indicators of intensive care in critically ill patients. Crit. Care Med. 5, 173 (1977)
8. Eerola, M.: The fate of elderly patients treated in the surgical intensive care unit. Ann. Chirurg. Gynaecol. Fenniae 64, 275 (1975)
9. Geertz, J.: Studies on pulmonary function in patients during respirator treatment diagnostic and prognostic evaluations. Acta anaesth. scand. 20, 343 (1976)
10. Jacobs, M.L.: Acute pancreatitis; analysis of factors influencing survival. Ann. Surg. 185, 43 (1977)
11. Jennett, B.: Producting outcome in individual patients after severe head injury. Lancet 1, 1031 (1976)
12. Klose, R.: Spätergebnisse nach Intensivtherapie – eine Studie zur Erfassung der Spätschicksale von Intensivtherapiepatienten. Kongreßbericht DGAW 1972 Hamburg, P. Lawin, U. Morr-Strathmann (Hrsg.) S. 190, Springer: Berlin, Heidelberg, New York 1974
13. Kronschwitz, H.: Die Grenzen der ärztlichen Hilfeleistung in der Intensivmedizin. diagnostik und intensivtherapie 10, 109 (1977)
14. Lawin, P.: Eröffnungsansprache Jahrestagung der Deutschen Gesellschaft für Anästhesie und Wiederbelebung Hamburg 1972, P. Lawin, U. Morr-Strathmann (Hrsg.) S. 1. Springer: Berlin, Heidelberg, New York
15. Morgan, A.: Dollar and human costs of intensive care. J. Surg. Research 14, 441 (1973)
16. Phillips, G.D.: Life support systems in intensive care: a review of history, ethics, cost, benefit and rational use. Anaesth. Intens. Care 5, 251 (1977)
17. Rabkin, M.T.: Orders not to resuscitate. New Engl. J. Med. 295, 364 (1976)
18. Report of the Clinical Care Commtittee of the Mass. General Hospital: Optimum Care for hopelessly ill patients. New Engl. J. Med. 295, 362 (1976)
19. Rodman, G.H.; How accurate is clinical judgement? Abstract. Crit. Care Med. 6, 127 (1978)
20. Shoemaker, W.C.: Physiologic patterns in surviving and nonsurviving shock patients. Arch. Surg. 106, 630 (1973)

21. Shoemaker, W.C.: Prediction of outcome and severity of illness by analysis of the frequency-distributions of cardiorespiratory variables. Crit. Care Med. 5, 82 (1977)
22. Siegel, J.H.: Cardiorespiratory interactions as determinants of survival and the need for respiratory support in human shock states. J. Trauma 13, 602 (1973)
23. Silverman, D.G.: The therapeutic intervention scoring system. Crit. care Med. 3, 222 (1975)
24. Snyder, J.: Equivalency of illness in intensive care. Abstract. Crit. Care Med. 6, 125 (1978)
25. Spagnolo, S.V.: Medical intensive care unit: mortality rate experience in large teaching hospital. NY State J. Med. 73, 754 (1973)
26. Tammisto, J.: Intensivtherapie im hohen Alter? Anästh. Inform. 8, 391 (1976)
27. Thimme, W.: Die Prognose von Patienten mit Lungenödem. Lebensversicherungs-Medizin 29, 133 (1977)

Intensivtherapie bei schwerer Eklampsie

P. Dawarpanah, H. Greeven, G. Veltmann und G. Röhner

Je nach dem Schweregrad der Eklampsie kann eine erfolgreiche Therapie nur unter intensivmedizinischen Gesichtspunkten erreicht werden. Da bei diesem schweren Krankheitsbild mehrere Organgebiete mit vitaler Funktion beteiligt sind, insbesondere Kreislauf, Hirn, Niere, Leber, Lunge, sollte die Behandlung in enger Zusammenarbeit der einzelnen Fachgebiete durchgeführt werden.

Eigene Beobachtung

Bei der 37 Jahre alten III.-Para von pyknischem Habitus waren keine wesentlichen Erkrankungen in der Familienanamnese bekannt. Die früheren Schwangerschaften sowie die Geburten der ersten beiden Kinder verliefen komplikationslos. Die dritte Schwangerschaft, deren Geburtstermin für den 2.8.77 errechnet wurde, verlief mit Ausnahme von psychischen und beruflichen Belastungen bis zum 9. Schwangerschaftsmonat unauffällig.

Bei der stationären Aufnahme am 25.7.77 befand sich die Patientin in einem erheblich reduzierten Allgemeinzustand. Die wiederholt gemessenen Blutdruckwerte schwankten um 190/100 mm Hg. Im Bereich der Unterschenkel und Füße fanden sich Oedeme. Die laborchemische Untersuchung zeigte eine ausgeprägte Proteinurie.

Am 28.7. morgens trat eine akute Anurie auf, die auch unter Volumenzufuhr und der Gabe von 250 mg Furosemid nicht behoben werden konnte. Darauf entschloß man sich zur Entbindung durch Sectio caesarea. Es wurde ein reifes, gesundes Kind geboren.

Der nochmalige Versuch, postoperativ die weiterhin bestehende Anurie medikamentös mit hochdosierten Furosemid-Gaben und Mannit zu durchbrechen, mißlang ebenfalls. Daraufhin wurde Dopamin in einer Dosierung von 2 μg/kg/min infundiert, worunter die Urinausscheidung langsam wieder einsetzte (Abb. 1).

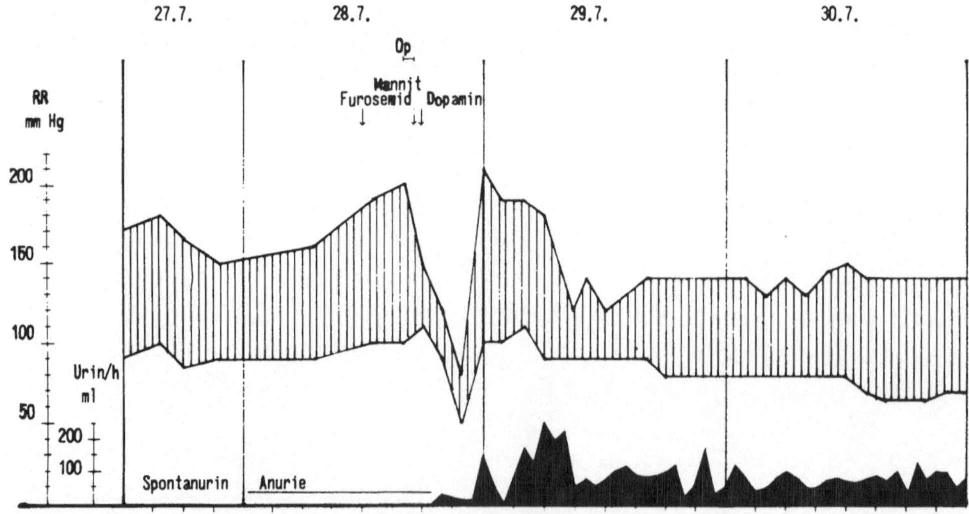

Abb. 1. Blutdruck und Stundenurin vom 27.7.-30.7.

Der unmittelbare, postoperative Verlauf wurde kompliziert durch insgesamt 9 generalisierte, tonisch-klonische, tetraplegische Krampfanfälle, die zuletzt mit einem Diazepam-Dauertropf (50 mg/die) über 3 Tage behandelt wurden.

Am 4. postoperativen Tag trat eine massive Gastrointestinalblutung auf, die unter den Zeichen einer Verbrauchskoagulopathie mit entsprechendem Faktorenmangel und Thrombozytopenie bis 20.000 auf eine erosive Gastritis zurückzuführen war. Durch die Therapie mit Blutkonserven, Heparin, Frischplasma, Faktor XIII und Tagamet konnte die Blutung gestoppt werden (Abb. 2).

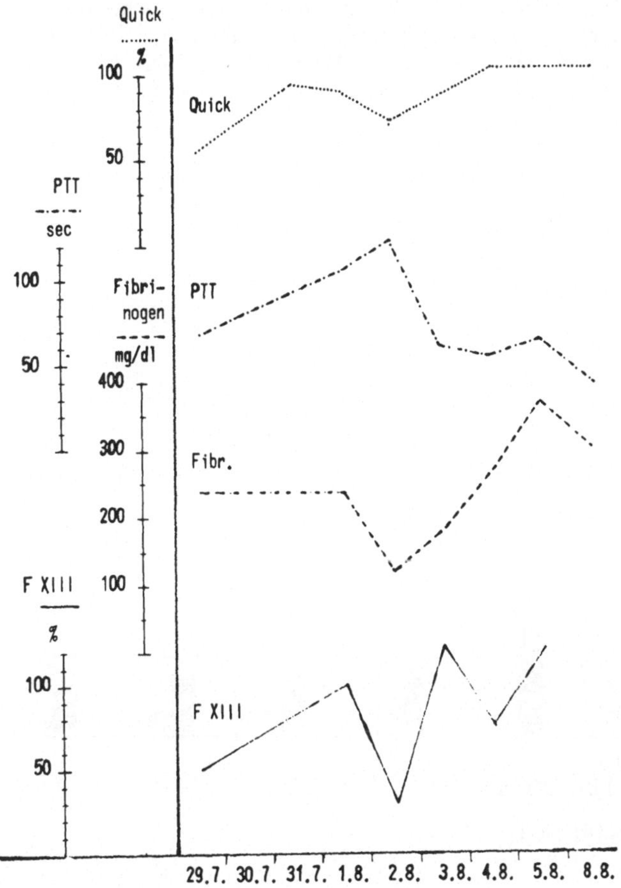

Abb. 2. Darstellung der Gerinnungsphysiologie

Nach Beherrschen dieser Komplikationen (Anurie, Magenblutung) besserte sich der Zustand, so daß die Patientin am 10. postoperativen Tag auf eine Normalstation verlegt werden konnte.

Diskussion

Die Ätiologie der Schwangerschaftstoxikosen ist bis heute noch nicht geklärt. Diskutiert wird eine utero-plazentare Minderdurchblutung, die bei einer Hyperplasie des Uterus durch eine Insuffizienz des uterinen Gefäßgebietes und durch eine Überdehnung der Uteruswand auftreten können. Pathophysiologisch sind vor allem generalisierte Gefäßspasmen von Bedeutung; dabei scheinen die Arteriolen und Kapillaren mehr als die Venolen betroffen zu sein [1, 4].

Als Folge der Gefäßspasmen resultieren eine arterielle Hypertonie und eine schwere Beeinträchtigung des Kreislaufes im Sinne einer Zentralisation mit Störungen der Mikrozirkulation [7]. Oedembildung, Proteinurie und Hypertonie kennzeichnen das Kranheitsbild der EPH-Gestose, deren schwerste Form die mit tonisch-klonischen Krämpfen einhergehende Eklampsie ist.

Die gestörte Nierenfunktion gilt als wichtigster Faktor unter den sekundären pathologischen Veränderungen wie der Plazentaschädigung, der disseminierten intravasalen Gerinnung, der glomerulären Endotheliose, der vermehrten Wasser- und Natriumspeicherung mit erhöhter Ansprechbarkeit der Gefäße und der Schädigung des Leberparenchyms [5, 8, 9, 10, 11]. Als Ausdruck des Leberzellschadens sind erhöhte Aktivitäten der LDH, GOT und GPT zu beobachten, wobei in unserem Fall die Erhöhung der LDH und GOT am ausgeprägtesten waren (Abb. 3).

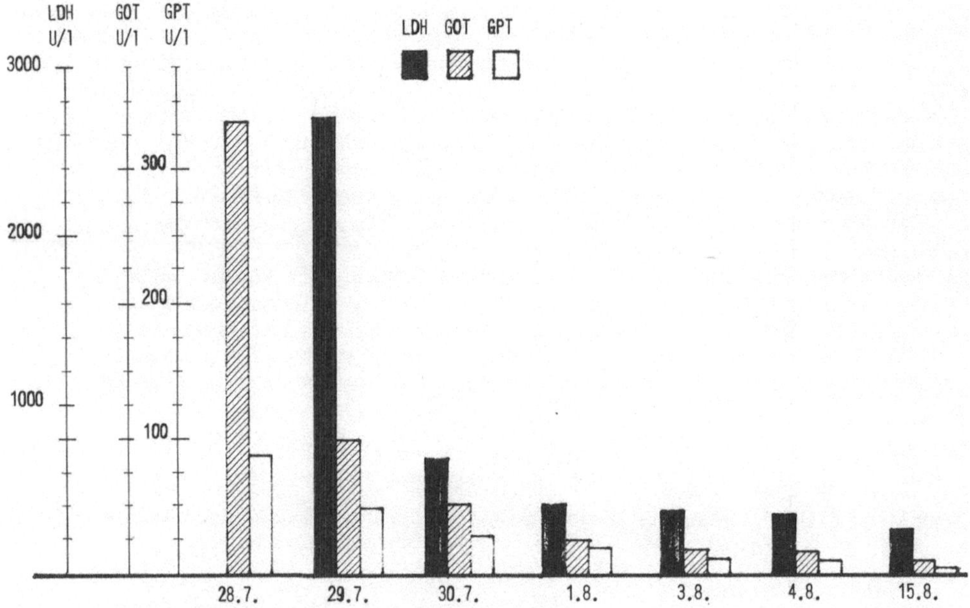

Abb. 3. Verlauf der Serumspiegel von LDH, GOT und GPT

Abb. 3. Verlauf der Serumspiegel von LDH, GOT und GPT

Therapie

Die schwere Eklampsie ist aufgrund der komplexen Störung vitaler Funktionen umgehend intensivmedizinischer Behandlung zuzuführen, da von den Sofortmaßnahmen die mütterliche und kindliche Prognose bestimmt wird. Der erste Schritt gilt der Unterdrückung des eklamptischen Anfalls durch sedierende und antikonvulsiv wirkende Pharmaka. Gleichzeitig hat die Soforttherapie eine Senkung des Blutdruckes einzuleiten.

Neben der Unterbrechung der Krämpfe und der Blutdrucksenkung erfordert die drohende respiratorische Insuffizienz eine frühzeitige endotracheale Intubation, die eine optimale Bronchialtoilette ermöglicht und damit weiteren Komplikationen von Seiten der Lunge vorbeugt. Da in unserem Fall die klinischen und blutgasanalytischen Befunde noch befriedigend waren und vor allen Dingen nicht auf eine alveoläre Hypoventilation hindeuteten, sahen wir von einer Intubation ab (Tabelle 1).

Tabelle 1. Verlauf der Blutgasanalysen

	10.00 29.7.	15.00[a]	1.8.	2.8.
pO_2	80,5	85,5	78,5	88,0
pH	7,33	7,47	7,43	7,52
pCO_2	34,5	32,0	30,0	27,0
Bk	18,5	24,0	22,0	25,0
BE	-7,0	±0	-3,0	+1,0

[a] nach 200 mVal $NaHCO_3$

Zur Ausscheidung der Oedeme hat sich das Furosemid nach einer eventuell notwendigen Volumensubstitution bewährt. Bei fehlendem Erfolg ist eine Osmotherapie eventuell in der Kombination mit Furosemid nach erfolgtem Ausgleich der metabolischen Azidose anzustreben.

Unter diesen Maßnahmen war in dem von uns beobachteten Fall ein Wiedereinsetzen der Diurese nicht zu erzielen. Unter der pathophysiologischen Vorstellung einer Vasokonstriktion der Nierengefäße und der dadurch bedingten Mangeldurchblutung der Niere setzten wir Dopamin ein, worunter nach ungefähr 60 min die Harnausscheidung wieder in Gang kam.

Den positiven Effekt unter Dopamin erklären wir durch die Vasodilatation der renalen Gefäße, womit diese Substanz der Vasokonstriktion in der eklamptischen Phase direkt entgegenwirken würde. Ein Therapieerfolg ist allerdings nur dann zu erwarten, wenn sich das Nierenparenchym noch in einer reversiblen Schädigungsphase befindet.

Die übrigen therapeutischen Maßnahmen richten sich nach den auftretenden Komplikationen.

Wir haben zeigen können, daß die Therapie des eklamptischen Anfalles, wie auch Lawin und Telschow schon ausführten, unbedingt zum Aufgabenbereich der Intensivstationen gehört [9]. Wenn auch nach Kucher und Steinbereithner die Eklampsie zwar weniger als 1% des Intensivkollektivs ausmacht, erfordert sie jedoch einen großen personellen, diagnostischen und therapeutischen Aufwand, um einen entsprechenden Erfolg zu erzielen [8].

Literatur

1. Bonica, J.J., David, C., Figge, C.: Toxemia In: Bonica, J.J. (Hrsg.) Principles and Practice of Obstrectric Analgesia and Anaesthesia. p. 1127-1147 Davis Comp.: Philadelphia 1972
2. Busse, O., Bielefeld, K.: Zur Frage der aktiven oder konservativen Therapie der Eklampsie. (1962) Geburtsh. u. Frauenheilk. 22, 1368
3. Friedberg, V., Hochuli, E.: Schwangerschaftstoxikosen. In: (Hrsg.) Gynäkologie und Geburtshilfe. O. Kaiser u.a., Bd. II, S. 450-508, Thieme: Stuttgart 1967
4. Hochuli, E.: Die Spätgestose. Gynäkologie 3, 89 (1970)
5. Kyank, H., Neumayer, E., During, R.: Kritische Übersicht über die Theorien der EPH-Gestose. Zbl. Gynäk. 98, 1089-1102, 1976
6. Kyank, H., Schubert, E., Gyoenyossey, A.: Auswertung der Eklampsie-Sammelstatistik aus 72 deutschen Frauenkliniken. Geburtsh. u. Frauenheilk. 23, 961 (1963)
7. Kontokollias, J.S., Kunze, R., Möhlenhof, O.: Intensivtherapie der schweren manifesten Eklampsie. Anaesthesist 23, 354-358 (1974)
8. Kucher, R., Steinbereithner, K.: Eklampsie. In: Intensivstation, Intensivpflege, Intensivtherapie, (Hrsg.) R. Kucher, K. Steinbereithner, S. 485-488. Thieme: Stuttgart 1972
9. Lawin, P., Telschow, K.: Beatmungs- und Infusionsprobleme bei der Behandlung der schweren Eklampsie. Z. prakt. Anästh. Wiederbeleb. 1, 165-174 (1966)
10. Lawin, P., Telchow, M.: Eklampsie. In: Lawin, P. (Hrsg.) Praxis der Intensivbehandlung, 3. Aufl., S. 391-397. Thieme: Stuttgart 1975
11. Meesen, H.: Klinisch-pathologisch-anatomisches Kolloquium. Dtsch. med. Wschr. 96, 1191 (1961)

Das Schädelhirntrauma beim Kind - Ergebnisse der Intensivpflege

C. Mai, H.-J. Kleist, J. Link und V. Pickerodt

Die Behandlungsergebnisse bei Patienten mit schweren Schädel-Hirn-Traumen haben sich, wie Langfitt [5] vor kurzem berichtet hat, trotz der Einführung neuer intensivtherapeutischer Behandlungsmethoden in den letzten 20 Jahren nicht wesentlich gebessert. Voraussetzung für den Vergleich von Patientenkollektiven im Hinblick auf Schweregrad und Behandlungsergebnisse ist die Einführung von Kriterien, die eine Klassifikation zulassen, bei der subjektive Eindrücke des Untersuchers weitgehend ausgeschlossen werden. 1974 schlugen Teasdale u. Jennett [6] ein System der klinischen Untersuchung der Bewußtseinslage vor (Tabelle 1), das als „Glasgow coma scale" heute von vielen neurochirurgischen Zentren als Klassifikationsschema angewandt wird. In ihm wird mit Hilfe einer 14 Punkte-Scala die Comatiefe des Patienten evaluiert auf Grund der Fähigkeit des Patienten, die Augen zu öffnen und seiner verbalen und motorischen Reaktionen, wobei notwendige neurologische Zusatzuntersuchungen wie Beurteilung der Pupillengröße und -reaktion, Vorhandensein von Paresen oder der Oculovestibularreflex nicht berücksichtigt werden.

Tabelle 1. Glasgow „coma" scale

	Punkte
Augen öffnen:	
spontan	4
bei Anrede	3
bei Schmerz	2
Ø	1
Sprache:	
orientiert	5
verwirrt	4
unangemessen	3
unverständlich	2
Ø	1
Bewegung:	
folgt Aufforderung	5
gezielte Schmerzabwehr	4
Beugung bei Schmerzreiz	3
Streckung bei Schmerzreiz	2
Ø	1

Aus derselben Arbeitsgruppe [4] kam 1975 der Vorschlag (Tabelle 2), das Behandlungsergebnis in einer 5-Punkte-Skala zu klassifizieren, die als „Glasgow outcome scale" bekannt wurde. Anfang 1978 legten Bruce u. Mitarb. [2] aus Philadelphia die Behandlungsergebnisse bei 53 Kindern vor, die die Kriterien eines schweren Schädelhirntraumas erfüllten, d.h. länger als 6 Std bewußtlos waren und unfähig, Aufforderungen nachzukommen, verständliche Worte zu äußern oder die Augen zu öffnen.

Die außerordentlich guten Behandlungsergebnisse dieser Gruppe führten uns dazu, die Ergebnisse der Therapie auf unserer Intensivstation bei 63 Kindern unter 15 Jahren, die in den Jahren von 1974 bis 1977 wegen eines Schädel-Hirn-Traumas aufgenommen wurden, zu untersuchen.

Tabelle 2. Glasgow "outcome" scale

1. Kein neurologisches Defizit
2. Leichte Behinderung
3. Pflegebedürftig auf Dauer
4. „Apallisch"
5. Tot

Altersverteilung und Schweregrad der Verletzung ergeben sich aus der Abb. 1, wobei das mittlere Alter mit 6,9 bei allen Patienten und 7,2 bei den schweren Schädelhirntraumen dem der Philadelphia-Gruppe (7,2) entspricht. Insgesamt waren 39 männliche und 24 weibliche Kinder betroffen. Eine Aufschlüsselung des Schweregrades nach der Coma Scale ergibt für den Untersuchungszeitraum 1974-1977 keine Veränderung des Krankengutes, da der mittlere Schweregrad auf der 14-Punkte-Skala in allen Jahren zwischen 9 und 10,6 sich bewegt.

17 der 63 Patienten (27%) mußten wegen intrakranieller Raumforderung trepaniert werden (Philadelphia: 23%).

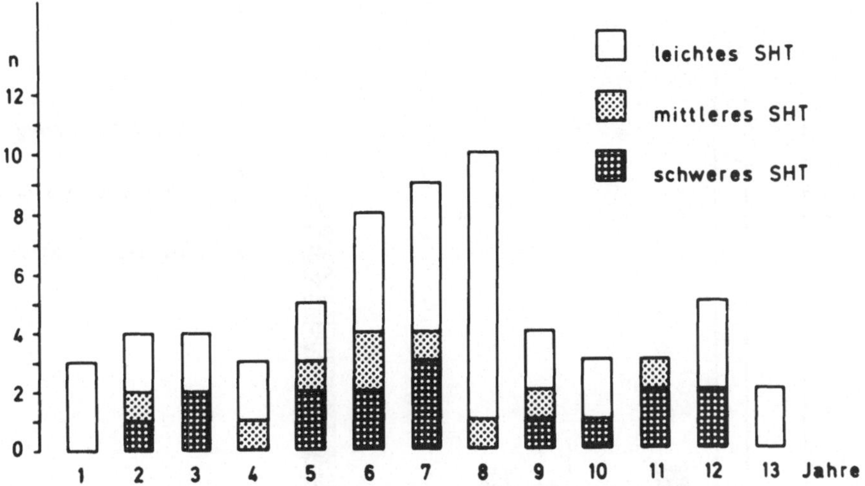

Abb. 1. Altersverteilung und Schweregrade der Schädelhirnverletzungen

Die Grundzüge der besonderen Therapie des Schädel-Hirn-Traumas sind in der Abb. 2 dargestellt, aus der sich ergibt, daß 21 Patienten maschinell hyperventiliert wurden, 21 Patienten Steroide und 22 Patienten hyperosmolare Substanzen erhielten, wobei Dexamethason häufiger als Prednisolon und Mannit häufiger als Sorbit eingesetzt wurde. Über die Hälfte der Patienten wurde weder künstlich beatmet, noch erhielt sie Steroide oder Osmotherapie.

Zusätzlich zu dieser Therapie wurden 23 Patienten parenteral ernährt und 9 über eine Magensonde (mittlere Dauer: 3 bzw. 6,2 Tage). 17 Kinder erhielten auf der Intensivstation Bluttransfusionen und 27 einen zentralvenösen Katheter.

Die Abhängigkeit der Beatmung vom Schweregrad des Traumas ergibt sich aus der Abb. 3, die zeigt, daß die Mehrzahl der Patienten mit leichterem Trauma nicht künstlich beatmet, die Mehrzahl der Patienten mit schwerem Trauma maschinell hyperventiliert wurde. 93% der beatmeten Kinder waren nasal intubiert über eine mittlere Dauer von 4,5 Tagen, 2 Patienten (7%) waren für einen Tag oral intubiert. Eine Tracheotomie wurde entsprechend unserer Bevorzugung der nasalen Langzeitintubation bei keinem Patienten notwendig. Typische, von vielen Neurochirurgen gefürchtete Komplikationen der künstlichen Beatmung

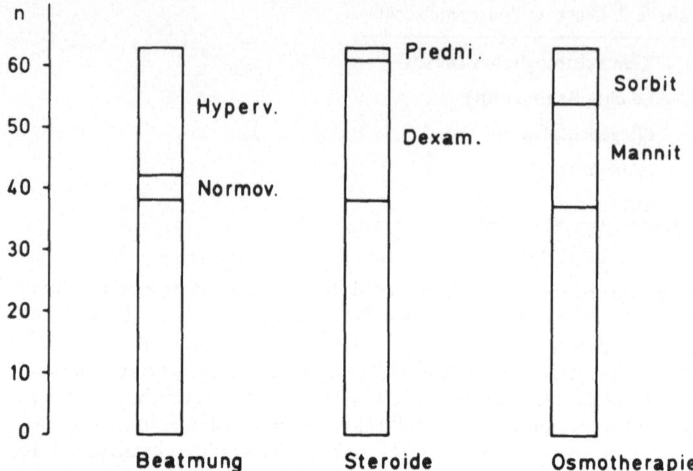

Abb. 2. Grundzüge der Therapie

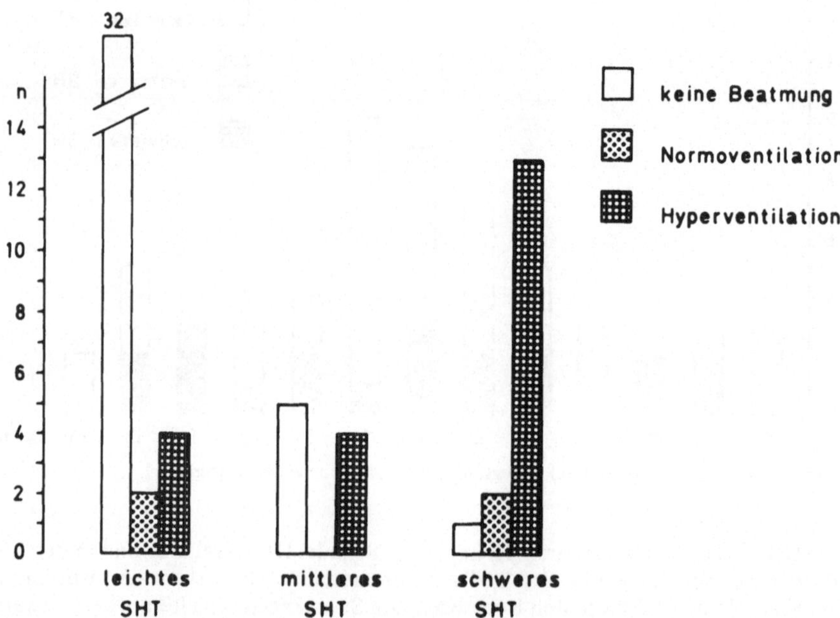

Abb. 3. Beziehungen zwischen Schweregrad der Schädelhirnverletzung und Beatmung

wie Pneumothorax oder Trachealstenose konnten bei keinem Patienten festgestellt werden. Lediglich zweimal wurde eine Pneumonie diagnostiziert, eine Häufigkeit, die unter der durchschnittlichen Pneumoniefrequenz auf Intensivstationen liegt.

Wenn die Kinder anaesthesiert werden mußten, wurde in 45,8% eine Halothannarkose durchgeführt und in 41,7% eine Neuroleptanalgesie, wobei bis 1975 Halothan und seit 1976 sowohl für diagnostische als auch für therapeutische Eingriffe die Neuroleptanalgesie bevorzugt wurde. Bei 3 Patienten war wegen der Comatiefe lediglich Lachgas als Anaestheticum notwendig.

Bei Betrachtung des Behandlungsergebnisses (Abb. 4) im Verhältnis zur Comatiefe zeigte sich, daß 8 Patienten, das sind 12,7% des Gesamtkollektivs, verstarben und unter Einbeziehung der outcome-Klasse 3 und 4 zehn Patienten oder 15,9% aller Patienten ein unbefriedigendes Behandlungsergebnis hatten. In der Gruppe mit einem schlechten Aufnahmebefund, d.h. Patienten mit 7 oder weniger Punkten auf der coma-scale betrug die Letalität 33,3%, und unter Berücksichtigung der beiden Patienten in der outcome-Klasse 3 und 4, d.h. pflegebedürftig auf Dauer oder „apallisch", war das Behandlungsergebnis in 41,7% der Fälle schlecht. Diese Zahlen entsprechen relativ genau den für Erwachsene mit schwerem Schädel-Hirn-Trauma von Becker u. Mitarb. [1]. Aus der Darstellung ergibt sich weiterhin, daß selbst Patienten mit nur 4 oder 5 Punkten auf der coma-scale noch gute Behandlungsergebnisse erzielen können und lediglich die drei Kinder, die nur als Grad 3 der coma-scale einklassifiziert wurden, alle verstarben. Außerdem ist der Aufstellung zu entnehmen, daß alle Patienten mit mehr als 7 Punkten geheilt oder nur leicht behindert entlassen werden konnten. Setzt man die Form der Beatmung zum Behandlungsergebnis in Beziehung (Abb. 5), so zeigt sich, daß zwar 7 von 21 hyperventilierten Kindern verstarben (33,3%), daß aber die von mehreren Autoren befürchtete Häufung von schwerbehinderten Patienten als Ergebnis der Hyperventilationstherapie sich aus unseren Zahlen nicht belegen läßt. Auffällig ist dabei, daß das einzige Kind, das unter der Diagnose eines „apallischen Syndroms" verlegt wurde, nicht beatmet worden war.

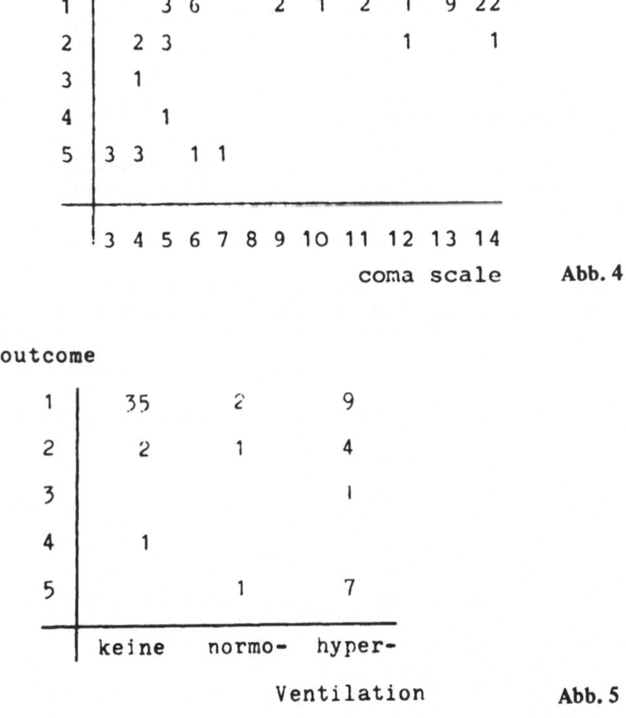

Abb. 4

Abb. 5

Einen Einfluß von Art und Dosierung der Steroidtherapie auf das Behandlungsergebnis konnten wir bei der relativ geringen Anzahl von Patienten mit schlechtem Behandlungsergebnis ebensowenig statistisch sichern wie einen Einfluß der Osmotherapie. Insofern können wir mit den hier vorgelegten Zahlen die Ergebnisse von Gobiet [3] nicht bestätigen.

Im Vergleich zu der Studie von Bruce u. Mitarb. [2], die 53 Kinder mit schweren Schädel-Hirn-Traumen untersuchten, erhebt sich die Frage, wie die deutlich unterschiedliche Letalität, 6% gegenüber 47% in unserem Kollektiv erklärt werden kann. Auch die Anzahl schwerbehinderter Kinder ist in der oben zitierten Arbeit geringer als bei unserem Kollektiv. Unterschiedlich scheinen die Kollektive insofern zu sein, als bei uns 41,2% und in Philadelphia nur 23% der Patienten mit schwerem Schädel-Hirn-Trauma wegen eines intrakraniellen raumfordernden Prozesses trepaniert werden mußten. Der wesentliche Grund für die besseren Behandlungsergebnisse scheint uns aber im diagnostischen und therapeutischen Management der Patienten zu liegen und daraus leiten sich unsere Forderungen für eine Verbesserung der Intensivtherapie ab:

1. Fast alle Patienten (92,5%) wurden in Philadelphia direkt nach der Aufnahme im Computertomographen zum Ausschluß einer Raumforderung diagnostiziert.
2. Alle Patienten waren intubiert und wurden maschinell bis zu einem arteriellen PCO_2 von 25-30 mm Hg hyperventiliert.
3. Bei 83% der Patienten mit 3 oder 4 Punkten auf der coma-scale wurde der intrakranielle Druck kontinuierlich gemessen.
4. Aktive Maßnahmen wie Mannit, Hypothermie und intravenöse Barbituratgaben (Pentobarbital) wurden ergriffen, um erhöhte intrakranielle Drucke auf Werte um oder unter 20 mm Hg zu senken.

Objektivierung des Aufnahme- und Entlassungsbefundes in Verbindung mit aktiver und z.T. eingreifender Diagnostik und Therapie scheinen uns der einzige Weg zu einer Verbesserung des Behandlungsergebnisses bei Patienten mit schweren Schädel-Hirn-Traumen zu sein.

Literatur

1. Becker, D.B.: The outcome from severe head injury with early diagnosis and intensive management. J. Neurosurg. 47, 491-502 (1977)
2. Bruce, D.A.: Outcome following severe head injuries in children. J. Neurosurg. 48, 679-688 (1978)
3. Gobiet, W.: Treatment of acute cerebral edema with high dose of dexamethasone. In: Intracranial Pressure III, S. 231-235. Springer: Berlin, Heidelberg, New York 1976
4. Jennett, B., Bond, M.: Assesment of outcome after severe brain damage. A practical scale. Lancet I, 480-484 (1975)
5. Langfitt, T.W.: Measuring the outcome from head injuries. J. Neurosurg. 48, 673-678 (1978)
6. Teasdale, G., Jennett, B.: Assesment of coma and impaired consciousness. A practical scale. Lancet II, 81-84 (1974)

Erfahrungen mit der prolongierten, nasalen Intubation auf einer operativen Intensivpflegestation

Barbara Hövener

In den letzten Jahren hat die endotracheale, nasale Langzeit-Intubation zur Beatmung von Patienten auf Intensivpflegestationen gegenüber der Tracheotomie allgemein zugenommen (Racenberg-Nielsen, Hawkins).

Unter Langzeit-Intubation versteht die Mehrzahl der Autoren, wie Blanc, Schultz-Coulon, Racenberg, Schneeweis, Venzner, eine Intubation, die länger als 24 Std dauert. Die Angaben über die Limitierung der nasalen Intubation sind sehr unterschiedlich.

Auf der Tabelle 1 sehen Sie, daß die Vorstellungen der verschiedenen Autoren über maximale Intubationszeiten stark differieren: Von so frühzeitig wie möglich tracheotomieren bis zur Belassung eines nasalen Tubus über mehrere Wochen (Karimi-Nejad u. Klose und Mitarbeiter). Häufig wird bei der Intubationsdauer zwischen Kindern bzw. Säuglingen und Erwachsenen unterschieden, wobei sich meistens für eine längere Intubation bei Säuglingen und Kleinkindern ausgesprochen wird. Nach Helms liegt der Grund hierfür in der um das 2-3fache erhöhten Morbidität und Mortalität bei tracheotomierten Kindern. Komplikationsangaben bei Langzeit-Intubationen und Tracheotomien sind breit gestreut und wegen oft unterschiedlicher Voraussetzungen schlecht miteinander vergleichbar. Die Mehrzahl der Autoren gibt bei der Langzeit-Intubation eine Komplikationshäufigkeit bezüglich bleibender Schäden von unter 10% an. Hingegen liegen die Komplikationsangaben bei der Tracheotomie zwischen 0 und 66%. Die Mortalität liegt bei der Langzeit-Intubation zwischen 0 und 0,5%, bei der Tracheotomie bei 2-3%.

Durch das seit einigen Jahren eingeführte neue Tubusmaterial aus PVC und Silicon und die Niederdruckmanschetten für die Blockung sind Komplikationen, besonders im Bereich der Blockung, zurückgegangen (Ching et al.; Cooper et al.; Friman u. Klainer et al., u.a.).

Unsere bisherigen Erfahrungen bei einzelnen, 3-4 Wochen dauernden nasalen Intubationen (darüber haben wir früher berichtet) zeigten gute Ergebnisse. Inwieweit diese positiven Resultate bei allen langzeitbeatmeten Patienten unserer Intensivstation zutreffen, soll diese erste Studie aus dem Jahre 1975 ermitteln.

Auf der operativen Intensivstation des Klinikum Steglitz in Berlin wurden 1975 850 Patienten betreut, von denen 137 auf der Intensivstation und 37 später starben. 36% aller Patienten war intubiert. 258 hatten einen nasalen, 37 einen oralen Tubus und 12 kamen mit einem Tracheostoma auf die Station. Von den tracheotomierten Patienten hatten 9 eine primäre und 3 eine sekundäre Tracheotomie. Diese 3 kamen bereits mit einem Tracheostoma aus anderen Häusern zu uns zur Aufnahme.

Auf unserer Intensivstation wird die nasale Langzeit-Intubation propagiert, was zur Folge hat, daß nur in 2,7%, das sind 23 Patienten, eine sekundäre Tracheotomie durchgeführt wurde. Die Indikation zur Tracheotomie war bei 20 Patienten eine zu erwartende, längere Beatmungsdauer und in den 3 übrigen die Veränderungen an Larynx und/oder Trachea. Die sekundären Tracheotomien fanden überwiegend zwischen dem zehnten und zwanzigsten Intubationstag statt. Bei einer länger andauernden nasalen Intubation arbeiten wir mit den HNO-Ärzten zusammen und kontrollieren nach ca. 14 Tagen direkt Larynx und Trachea. Je nach Befund entscheiden wir, ob eine weitere nasale Intubation zu rechtfertigen ist. Von diesem Zeitpunkt wird wöchentlich eine Laryngo-Tracheoscopie durchgeführt.

Die Abbildung 2 zeigt die Altersverteilung der intubierten Patienten, gegliedert in männlich, weiblich und der jeweils aus diesen Gruppen Verstorbenen. Entsprechend der Altersstruktur der Westberliner Bevölkerung ist der Anteil der Frauen in den höheren Altersklassen größer.

Wir haben 205 Patienten nachuntersucht, die länger als 24 Stunden nasal oder tracheal intubiert waren (Abbildung 1). Ein oraler Tubus wird bei uns nicht länger als 24 Std belassen. Von diesen 205 Patienten verstarben 98 auf unserer Intensivstation und später weitere 34, das sind zusammen 64%. An 58 der 73 Überlebenden wurden 1977 Fragebogen verschickt,

Tabelle 1. Maximale empfohlene Intubationsdauer

Autor (Jahr)	Zeit	Bemerkungen
Bryce et al (1968)	so frühzeitig wie möglich tracheotomieren	
Tonkin u. Harrison (1966)	2 Tage	
Denecke (1971)	2 Tage	
Gandt et al (1974)	2 Tage	
Helms (1976)	2 Tage	bei Erwachsenen, bei Kindern mehrere Wochen
Lindholm (1969)	1-2-3 Tage	bei Erwachsenen
	7 Tage	bei Kindern
Rügheimer (1974)	2-3 Tage	bei Erwachsenen
	7 Tage	bei Kindern
Hedden u. Mitarb. (1969)	3 Tage	
Bushnell (1973)	3 Tage	
Safar (1973)	3 Tage	
Timmis (1973)	3 Tage	
Grabow (1977)	3-4 Tage	
Ayres u. Mitarb. (1974)	4 Tage	
Sykes u. Mitarb. (1976)	4 Tage	
Plath (1972)	4-5 Tage	
Wolff (1975)	4-5 Tage	
Messingschlager (1970)	5 Tage	
Jenicek (1973)	5 Tage	
Ferlic (1974)	5 Tage	
Kup (1974)	6 Tage	nur bei Säuglingen u. Kleinkindern (danach sorgfältige laryngoskopische Kontrolle). Bei Erwachsenen keine Alternative.
Deane (1970)	6-7 Tage	
Abbott (1968)	7 Tage	bei Kindern
Horatz u. Schumann (1967)	7 Tage	
Aass (1975)	7 Tage	
Mantel u. Mitarb. (1970)	8 Tage	(dann Entscheidung durch laryngoskopische Kontrolle, ob eine Tracheotomie notwendig ist oder der Tubus belassen werden kann).
Pontopidan et al (1972)	8 Tage	
Hawkins (1978)	4-7 Tage	bei Erwachsenen, bei Neugeborenen mehrere Wochen (längste Zeiten waren 90, 105 u. 112 Tage)
El Naggar et al (1976)	11 Tage	
Mc. Donald et al (1965)	14 Tage	bei Kindern
Rees u. Mitarb. (1966)	21 Tage	
Battersby et al (1977)	2-3 Wochen	bei Kindern (danach Kontrolle)
Karimi-Nejad u. Mitarb. (1973)	mehrere Tage bis zu mehreren Wochen	
Klose u. Mitarb. (1978)	ein nasaler Tubus kann über jedes bisher gesetzte Limit belassen werden, wenn einige Voraussetzungen erfüllt sind: 1. Beachtung der Kontraindikationen 2. optimale Pflege u. Überwachung 3. Kontrolle von Nasennebenhöhlen, Ohren, Augen, Nasenrachenraum und Kehlkopf.	

da 15 nicht erreichbar waren. 48, das sind 83%, schickten den Fragebogen beantwortet zurück. Diejenigen Patienten, die Beschwerden angaben, die auf eventuelle Spätschäden durch die Intubation schließen ließen, wurden Anfang 1978 in die HNO-Poliklinik gebeten.

Die Abbildung 3 zeigt die Intubationszeiten derjenigen, die länger als 24 Std nasal intubiert waren. Hieraus ist ersichtlich, daß die Mehrzahl ca. 1 Woche intubiert war. Die längste nasale Intubationszeit betrug 1975 bei einem überlebenden Patienten 27 und bei einem verstorbenen 33 Tage. Ca. 50% der 1977 Angeschriebenen hatten noch auf die Grundkrankheit

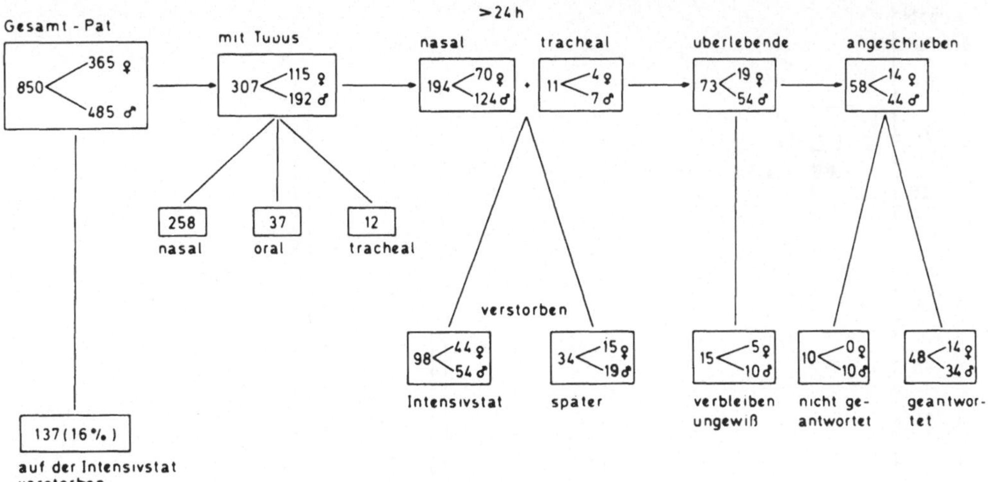

Abb. 1. Übersicht der Patienten der Intensivstation 1975

Tabelle 2. Zeitpunkt der sekundären Tracheotomie nach:

<10 Tage:	4 Pat.
10-20 Tage:	8 Pat.
21-30 Tage:	10 Pat.
>30 Tage:	1 Pat.
gesamt:	23 Pat. (17 davon verstorben)

bezogene Beschwerden. Hinsichtlich der Fragen wie z.B. Stimmveränderung, Luftnot, Heiserkeit, Nasenatmungsbehinderung etc. nach eventuellen Intubationsschäden waren 17 Patienten beschwerdefrei. Hierunter befanden sich immerhin drei, die zwischen 20 und 30 Tagen nasal intubiert und einer, der zusätzlich 20 Tage tracheotomiert war. Intubationsbedingte Beschwerden gaben 10 Patienten an, davon die Mehrzahl Heiserkeit, die von 3 Tagen bis zu 6 Monaten anhielt. Von den 21 Patienten, die mehrheitlich Luftnot als noch bestehende Beschwerden angaben, und die ihrerseits als Intubationsschaden gedeutet werden konnte, kamen 10 zur Nachuntersuchung. Diese ergab, daß diese Luftnot kardialen oder pulmonalen Ursachen entsprang.

In der Tabelle 3 sehen Sie die Zusammenstellung der Beschwerden und Befunde der Patienten, die zu der HNO ärztlichen Untersuchung gekommen waren. Nur ein Befund ergab einen Zusammenhang mit der Intubation, und zwar war dies eine Synechie zwischen dem Septum und der Muschel auf der Seite, wo der nasale Tubus gelegen hatte. Der HNO-Arzt beurteilte diesen Schaden als leichte Veränderung ohne Behinderung. Dieser Patient war nur zwei Tage nasal intubiert.

Im Gegensatz zu den geringen Befunden bei den Überlebenden stehen die Schäden, die in der Pathologie gefunden wurden. 47 Sektionsprotokolle von Langzeit-Intubierten oder tracheotomierten Patienten lagen vor. Darunter 6 Fälle mit einer sekundären und zwei mit einer primären Tracheotomie. Routinehistologische Untersuchungen des Larynx und/oder der Trachea wurden nicht durchgeführt. Die Tabelle 4 zeigt die pathologischen Befunde an Larynx und Trachea in ihrer Häufigkeit. 8mal wurde kein pathologischer Befund erhoben, bei diesen betrug die Intubationszeit bis zu 8 Tagen. Von den 10 Patienten mit freiliegenden Knorpelspangen waren einer 2 Tage, drei eine Woche, vier etwa 14 Tage und zwei etwa vier Wochen intubiert. Hieraus ist ersichtlich, daß kein direkter Zusammenhang zwischen der Schwere des Schadens und der Länge der Intubationsdauer hergestellt werden kann. Auffällig ist, daß 60%

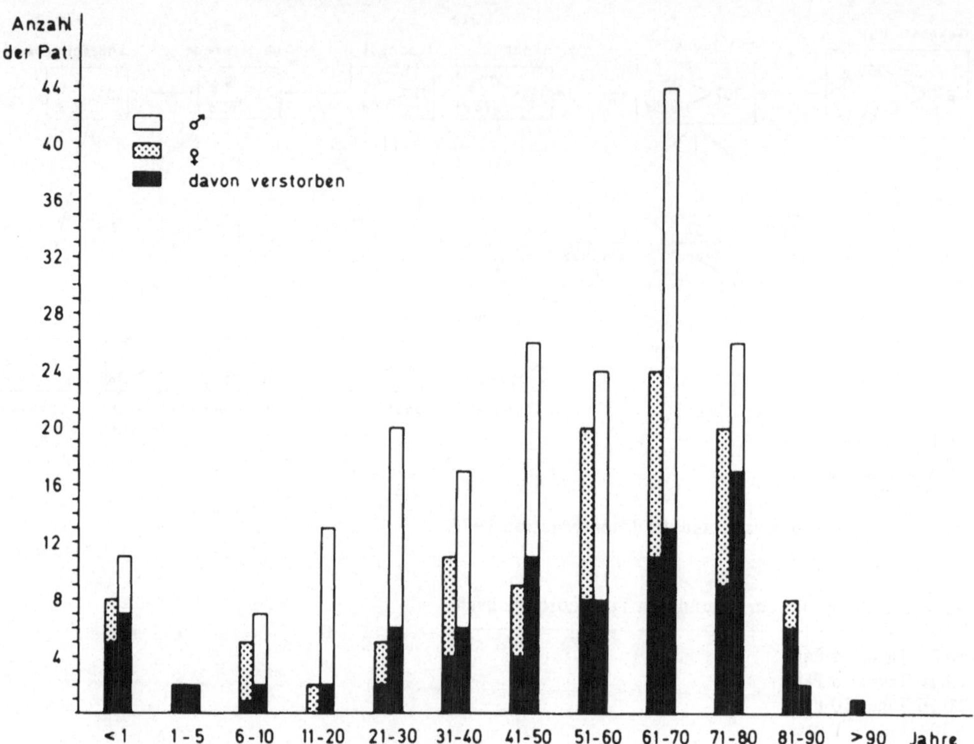

Abb. 2. Altersverteilung der intubierten Patienten

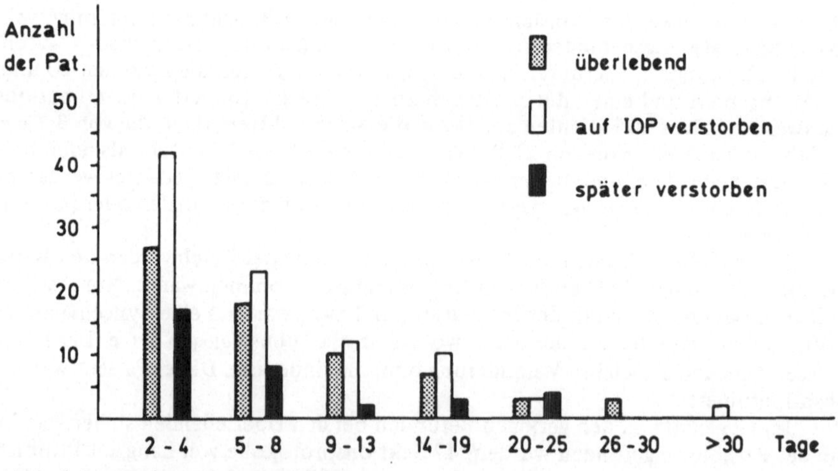

Abb. 3. Intubationszeiten über 24 Std

dieser Patienten einen Tubus mit einer Hochdruckmanschette hatten, während bei der Gesamtzahl der 1975 langzeitbeatmeten Patienten in nur 20% eine Hochdruckmanschette zur Anwendung kam.

Bei den bisherigen Nachuntersuchungen der überlebenden Patienten des Jahres 1975 können wir zusammenfassend feststellen, daß keine ernsthaften bleibenden Komplikationen – insbe-

Tabelle 3

Pat.	I.Nr.	Intubationszeit	Beschwerden	Befund (HNO)
H.G. ♂	07 16 01 211	5 Tage nasal	Heiserkeit	kein Anhalt für Intubationsschaden
E.N. ♂	06 28 04 591	11 Tage 1975 und 7 Tage 1976	Heiserkeit, Husten, Luftnot	Luftnot cardial bedingt, kein Anhalt für Intubationsschaden
W.W. ♂	34 12 09 931	prim. Tracheot. 36 Tage	Verschlucken beim Essen	Trachea unauffällig
C.H. ♂	44 01 03 111	11 Tage nasal 39 Tage trach.	Husten, Luftnot beim Treppensteigen	Nasenatmungsbehinderung re. (Tubus nur links), Larynx diffus gerötet, sonst o.B.
H.K. ♂	15 31 10 461	6 Tage nasal	Luftnot, Husten	Verdichtungen beider vorderer Stb.-Drittel (Raucher!)
U.E. ♂	14 31 05 161	4 Tage nasal	Luftnot beim Treppensteigen	cardial bedingt, Larynx u. Trachea unauffällig
B.S. ♂	13 05 05 711	9 Tage nasal	Kurzatmigkeit	cardiale Belastungsdyspnoe, Larynx u. Trachea unauffällig
H.M. ♂	13 03 01 541	5 Tage nasal	Luftnot beim Treppensteigen	cardial bedingt, sonst unauffällig
H.Th. ♂	31 21 02 861	2 Tage nasal	Nasenatmungsbehinderung	Synechie Septum rechte Muschel, mittlere Septumdeviation nach rechts.
M.K. ♂	29 27 05 441	8 Tage	Luftnot	cardiale Belastungsdyspnoe, Larynx u. Trachea unauffällig

Tabelle 4

Pathologische Befunde	Nas.Intub.	+ Sek.Trach.	Prim.Trach.	Gesamt
Kein patholog. Befund	8 x			8 x
Einfache Laryngitis	2 x	1 x	1 x	4 x
Einfache Tracheitis	7 x	1 x	1 x	9 x
Nekrotis. Laryngitis	5 x			5 x
Nekrotis. Tracheitis	14 x	4 x	1 x	19 x
Larynxoedem	3 x	1 x		4 x
Ulcera – Larynx	2 x			2 x
Ulcera – Trachea	1 x	1 x		2 x
Freiliegender Knorpel	8 x	1 x	1 x	10 x
Schleimhautnekr. Larynx	5 x	4 x		9 x
" – subglottisch	5 x			5 x
" – Trachea	4 x		1 x	5 x

sondere keine Stenosen – durch die Langzeit-Intubation aufgetreten sind. Verantwortlich für die relativ vielen ausgedehnten pathologischen Befunde scheint uns die Schwere des Grundleidens zu sein und die Unfähigkeit des Organismus, sich davon zu erholen.

Mit unseren z.Z. vorliegenden Ergebnissen und Erfahrungen möchten wir uns der Meinung von Racenberg und Fritsche anschließen, daß die Langzeit-Intubation und die Tracheotomie zwar keine konkurrierenden Maßnahmen sind, aber in der Mehrheit der Fälle auf eine Tracheotomie zu Gunsten der Langzeit-Intubation verzichtet werden kann; denn das Risiko einer Tracheotomie liegt nach McGovern und Lemburg u.a. immer noch höher als das einer endotrachealen Intubation.

Literatur

1. Aas, A.S.: Complications to tracheostomy and longterm intubation. Acta Anaesth. Scand. 19, 127 (1975)
2. Abbott, T.R.: Complications of prolonged nasotracheal intubation in children. Brit. J. Anaesth. 40, 347 (1968)
3. Ayres, ST., Giannelli, ST., Mueller, H.S.: Care of the critically ill. 2nd ed. Appleton-Century-Crofts: New York 1974
4. Battersby, E.F., Hatch, D.J., Toweg, R.M.: The effects of prolonged naso-endotracheal intubation in children. Anaesthesia 32, 154 (1977)
5. Blanc, V.F., Tremblay, N.A.G.: The complications of tracheal intubation: A new classification with a review of the literature. Anesth. Analg. 53, 202 (1974)
6. Bushnell, S.S.: Respiratory intensive care nursing. Little Brown: Boston 1973
7. Ching, N.P., Ayres, St.M., Spina, R.C., Nealon, T.F. Jr.: Endotracheal damage during continuous ventilatory support. Ann. Surg. 179, 123 (1974)
8. Cooper, J.D., Grillo, H.C.: Experimental production and prevent of injury due to cuffed tracheal tubes. Surg. Gynecol. Obstet. 129, 1235 (1969)
9. Deane, R.S., Mills, E.L.: Prolonged nasotracheal intubation in adults: A successor and adjunct to tracheostomy. Anesth. Analg. 49, 89 (1970)
10. Denecke, H.J.: Fehler und Gefahren bei der Tracheotomie. Arch. klin. exp. Ohr-, Nas. u. Kehlk.-Heilk. 199, 393 (1971)
11. El-Naggar, M., Sadagopan, S., Levine, H., Collins, J.: Factors influencing choise between tracheostomy and prolonged translaryngeal intubation in acute respiratory failure. A prospective study. Anesth. Analg. 55, 195 (1975)
12. Ferlic, R.M.: Tracheostomy or endotracheal intubation. Ann. Otol. 83, 739 (1974)
13. Friman, L., Hedenstierna, G., Schildt, B.: Stenosis following tracheostomy. A Auantitative study of long term results. Anaesthesia 31, 479 (1976)
14. Fritsche, P.: Tracheotomie oder Langzeitintubation? H.N.O. 21, 297 (1973)
15. Gandt, J.B. de, Hennebert, D.: Urgence respiratoire chez le jeune enfant. Trachéotomie ou intubation? Acta Otorhinolaryngol. Belg. 28, 980 (1974)
16. Grabow, L.: Zur Frage der Tracheotomie oder Langzeitintubation. Prakt. Anästh. 4, 315 (1977)
17. Hawkins, D.B.: Hyaline membrane disease of the neonate prolonged intubation in management Effects of the Larynx. Laryngoscope 88, 201 (1978)
18. Hedden, M., Ersoz, C.J., Safar, P.: Tracheooesophageal fistulas following prolonged artifical ventilation via cuffed tracheostomy tubes. Anesthesiology 31, 281 (1969)
19. Helms, U.: Indikationen zur prolongierten Intubation und Tracheotomie. Prakt. Anästh. 11, 249 (1976)
20. Horatz, K., Schumann, J.: Die prolongierte Intubation. In: Just-Stöckel (Hrsg.) Die Ateminsuffizienz und ihre klinische Behandlung. Thieme: Stuttgart 1967
21. Jenicek, J.A., Danner, Ch., Allen, Ch.: Continuous cuff inflation during longterm intubation and ventilation: Evaluation of technic. Anesth. Analg. 52, 252 (1973)
22. Karimi-Nejad, A., Frowein, R.A.: Atemstörungen im akuten Stadium der Hirnschädigung und ihre Behandlung. Zentralbl. Neurochir. 34, 1 (1973)
23. Klainer, A.S., Turndorf, H., Wu, W.H., Meawal, H., Allender, Ph.: Surface alterations due to endotracheal intubation. Am. J. Med. 58, 674 (1975)
24. Klose, R., König, W., Dreisz, J., Lutz, H.: Allgemeine Aspekte zur Wahl von Langzeitintubation und Tracheotomie. Prakt. Anästh. 13, 249 (1978)
25. Kup, W.: Erfahrungen mit der Beurteilung und Behandlung reanimationsbedingter Kehlkopf- und Trachealstenosen. Mschr. Ohr. Hk. (Wien) 108, 445 (1974)
26. Lemburg, P., Müntefering, H., Stemmann, E.A.: Pathologisch-anatomische Befunde am Larynx nach Langzeitintubation bei Kindern. Mschr. Kinderheilk. 119, 375 (1971)
27. Lindholm, C.E.: Prolonged endotracheal intubation. Acta Anaesth. Scand. 33, 1 (1969)
28. Mantel, K., Westhues, G.: Tracheotomie oder Langzeit-Intubation bei der akuten Ateminsuffizienz? Langenbecks Arch. Chir. 327, 906 (1970)
29. McDonald, I.H., Stocks, J.G.: Prolonged nasotracheal intubation. A review of its development in a pediatric Hospital. Brit. J. Anaesth. 37, 161 (1965)
30. McGovern, F.H., Fitz-Hugh, G.S., Edgemon, L.J.: The hazard of endotracheal intubation. Ann. Otol. 80, 556 (1971)
31. Nielsen, B.L.: Changes in the upper respiratory tract after prolonged naso-tracheal intubation. ORL 34, 210 (1972)
32. Plath, P., Marcus, Ch.: Diagnostische und therapeutische Technik: Zur Frage: Tracheotomie oder Dauerintubation? H.N.O. 20, 29 (1972)

33. Pontoppidan, H., Geffin, B., Lowenstein, E.: Acute respiratory failure in the adult. Little Brown: Boston (1972)
34. Racenberg, E., Fritsche, P.: Langzeitintubation. Prakt. Anaesth. 12, 499 (1977)
35. Rees, G.J., Owen-Thomas, J.B.: A technique of pulmonary ventilation with a nasotracheal tube. Brit. J. Anaesth. 38, 901 (1966)
36. Rügheimer, E.: Die prolongierte Intubation und Tracheotomie. Anästh. Inform. 8, 280 (1974)
37. Safar, P.: Severe multiple trauma; life support in head-chest injury. Abstracts, the 7th Annual Symposium on Critical Care Medicine, Pittsburgh 1973
38. Schneeweiß, H.: Die prolongierte Intubation im Kindesalter aus der Sicht des HNO-Arztes. Mschr. Ohr Hk. Wien 105, 373 (1971)
39. Schultz-Coulon, H.J. : Langzeitintubation oder Tracheotomie bei Kindern. H.N.O. 24, 283 (1976)
40. Sykes, M.K., McNicol, M.W., Campbell, E.J.M.: Respiratory failure. 2. Aufl. Blackwell: Oxford 1976
41. Timmis, H.: Tracheostomy: An over-view of implications, management and morbidity. Advance Surg. 7, 199 (1973)
42. Tonkin, J.P., Harrison, G.A.: The effect on the larynx of prolonged endotracheal intubation. Med. J. Aust. 2, 581 (1966)
43. Venzmer, J., Wiedersberg, H., Pawlowski, P.: Komplikationen am Kehlkopf nach Intubationsbehandlung im Neugeborenenalter. Mschr. Kinderheilk. 125, 649 (1977)
44. Wolff; G.: Die künstliche Beatmung auf Intensivstationen. Kliniktaschenbücher. Springer: Berlin, Heidelberg, New York 1975

Tracheotomie und Intubation - Konkurrenz oder Alternative?

C. Naumann und W. Kley

Tracheotomie und Intubation blicken auf eine lange Geschichte zurück. So stammt die erste Beschreibung eines Luftröhrenschnittes aus dem 2. Jahrh. n.Chr., und Hippokrates praktizierte schon die Rachenintubation mit einer geraden Hirtenflöte. Mit der Erweiterung der therapeutischen Maßnahmen, besonders seit der Einführung der Intensivbehandlung in den sechziger Jahren, stehen alle klinischen Disziplinen immer häufiger vor der Notwendigkeit, freie Atemwege zu sichern [3]. Dazu bieten sich heute die Tracheotomie und die Langzeitintubation an.

Die klassische Indikation zur Tracheotomie war früher eine Stenose der oberen Luftwege. Heute werden nur noch 20% der Patienten wegen einer mechanischen Obstruktion von Kehlkopf und Luftröhre tracheotomiert [4]. Etwa 80% der Tracheotomien werden bei Patienten zur Intensivbehandlung durchgeführt. Hierbei sollte eine Intubationszeit von 10 Tagen bei Kindern und einer Woche bei Erwachsenen nicht überschritten werden.

Die Tracheotomie bewirkt:

1. Eine Verminderung des anatomischen Totraumes und damit eine Vergrößerung der alveolären Ventilation,
2. aufgrund des verkleinerten Atemwiderstandes eine Herabsetzung der Atemarbeit,
3. die Möglichkeit zur häufigen direkten und gezielten Bronchialtoilette,
4. die Verhütung von Aspiration und damit von Infekten der tiefen Luftwege bei Bewußtlosen und
5. die sofortige Anschlußmöglichkeit zur maschinellen Beatmung [5].

Zu den mechanischen Obstruktionen der oberen Luftwege gehören Traumen des Pharynx und Larynx. Bei schweren Gesichtsverletzungen ermöglicht erst die Tracheotomie die nötigen chirurgisch-rekontruktiven Maßnahmen. Akute entzündliche Krankheiten des Mundbodens und Halses wie Phlegmonen, Abszesse und Ödeme stellen eine unbedingte Indikation zur Tracheotomie dar. Bei Tumoren des Schlundes und Kehlkopfes bedeutet die Tracheotomie oft eine Präventiv- oder Palliativmaßnahme. Die Indikation dieser Gruppe stellt der HNO-Arzt, die Operation sollte ihm vorbehalten bleiben, da er mit den spezifischen Problemen des Eingriffs vertraut ist.

Die Indikationsstellung zur Tracheotomie bei Intensivbehandlungsfällen wird dagegen meist dem Anästhesisten überlassen. Er verfügt über klinisch-pharmakologische wie auch internistische Kenntnisse und ist darüberhinaus für die Betreuung der Intensivbehandlungsstation zuständig. Zu dieser Gruppe zählen schwere Schädel-Hirn-Verletzungen und intrakranielle Tumoren, Intoxikationen, dekompensierte internistische Krankheiten und neurologische Krankheitsbilder mit bulbärer Symptomatik, Tetanus, Lähmungen sowie schwere Narkosezwischenfälle.

Die Tracheotomie wäre eine ideale Methode, brächte sie nicht eine Reihe von Komplikationen mit sich. Blutungen aus Schilddrüsengefäßen, Pneumothorax, Verletzungen des N.recurrens sogar plötzliche Todesfälle (in 2%) sind beschrieben [6]. Spätkomplikationen sind meist kanülenbedingt und lassen sich durch Auswahl einer geeigneten Kanüle oft vermeiden. Trotzdem treten in 2% der Fälle subglottische Stenosen auf, die den Operateur vor schwierige Probleme stellen. So ist mit dem Ausbau der Anästhesie, Reanimation und Intensivtherapie die endotracheale Intubation in zunehmendem Maße zu einer Alternative zur Tracheotomie geworden. Ihre Indikationen sind ähnlich, die Intubation bietet eine Reihe von Vorteilen:

1. Bei entsprechender Routine läßt sich die Intubation schneller und einfacher durchführen, ein operativer Eingriff wird damit vermieden.
2. Die Extubation ist im Vergleich zum Dekanülement, das besonders bei Kindern große Probleme machen kann, wesentlich leichter.

Die Nachteile sind in einer größeren Gefahr der Verlegung des Tubus, in erschwerter Bronchialtoilette und der Schwierigkeit bei Umintubation im Gegensatz zum Kanülenwechsel zu sehen. Nicht zu übersehen sind die Spätkomplikationen nach Langzeitintubation besonders bei geblocktem Tubus. Es sind dies Ulcerationen der Nasenschleimhaut, Sinusitiden als Folge der Abflußstörung in der Nase, Granulationen im Kehlkopf-Bereich mit nachfolgender Synechiebildung und subglottische Stenosen. Diese treten besonders in Höhe des Ringknorpels auf, da hier die Wand in keiner Richtung dem Druck des Tubus oder der Manschette ausweichen kann. Ödembildung, Ulcerationen mit narbiger Abheilung unter Ausbildung einer ringförmigen Stenose sind die Folgen [2].

Beispiel 1: Seltener Fall einer Perforation: Bei der 56jährigen Patientin bestand nach 14-tägiger Intubation wegen eines thyreotoxischen Komas eine tracheo-oesophageale Fistel (Abb. 1a). Der operative Verschluß wurde zur Schonung des Operationsgebietes bewußt ohne Tracheotomie durchgeführt. Die Patientin wurde am Tage darauf extubiert, mußte aber zwei Tage später zur besseren Bronchialtoilette erneut intubiert werden. Auch jetzt wurde wieder bewußt auf eine Tracheotomie verzichtet. Sechs Tage nach der Operation konnte die Patientin bei ausreichend guter Spontanatmung extubiert werden. Das Röntgenbild zeigt die Kontrastmittel-Passage 10 Tage nach der Operation (Abb. 1b). Wegen einer inzwischen aufgetretenen Stimmbandlähmung mußte die Patientin 3 Monate später doch tracheotomiert werden. Wie befürchtet kam es wenig später zu einem Rezidiv der Fistel (Abb. 2), das eine zweite Operation notwendig machte.

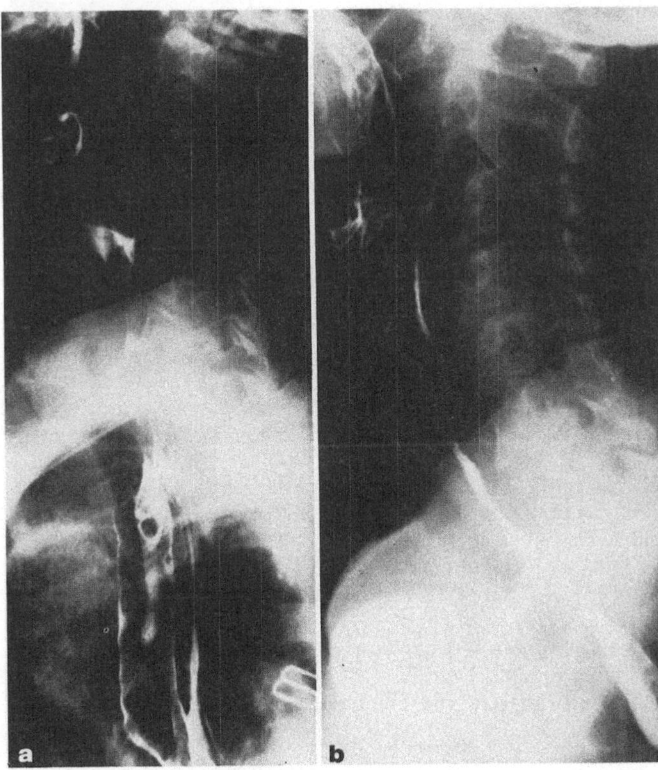

Abb. 1. a Oesophago – tracheale Fistel nach Langzeitintubation. Kontrastmittelübertritt in die Trachea.
b Glatte Kontrastmittelpassage nach Verschluß der Fistel

Beispiel 2: Bei einem 5jährigen Mädchen traten 14 Tage nach einem Fahrradunfall mit Commotio Krampfanfälle auf. Das Kind wurde intubiert, eine Extubation war nicht möglich, endoskopisch ließen sich als Ursache hierfür subglottische Granulationen nachweisen, die abgetragen wurden. Wegen erneuten Stridors wurde 6 Wochen nach dem Unfall nochmals endoskopiert. Inzwischen hatte sich eine Ringknorpelstenose mit einem Innendurchmesser unter

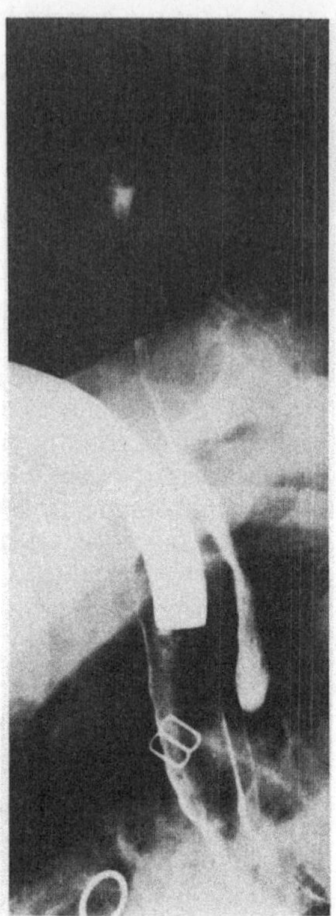

Abb. 2. Nach Tracheotomie und Versorgung mit Silberkanüle erneuter Kontrastmittelübertritt in die Trachea

3 mm ausgebildet (Abb. 3). Nach Absprache mit dem Anästhesisten wurde vorerst nicht tracheotomiert. Der Stridor nahm weiter zu, nach einer erneuten Endoskopie entschlossen wir uns zur erweiterten Tracheotomie, dem Anlegen einer sog. offenen Rinne mit Spaltung des Ringknorpels. Vier Monate später wurde die Trachealrinne verschlossen, das Kind blieb unter Sedierung 4 Tage lang intubiert, um einen langsamen Übergang zur normalen Atmung zu erzielen und die gefürchtete psychisch bedingte Atemnot nach kindlichem Dekanülement zu vermeiden.

Diese beiden Beispiele sollen belegen, daß für uns Tracheotomie und Intubation keine konkurrierenden Maßnahmen sind sondern Alternativen, die in gemeinsamer Absprache teilweise sogar kombiniert angewendet werden können [1].

Das Gesagte läßt sich in drei Punkten zusammenfassen:

1. Die sogenannte Nottracheotomie sollte durch die endotracheale Intubation ersetzt werden, die dann ein sauberes Operieren in Ruhe ermöglicht.
2. Ist mit einer Intubationszeit von mehreren Wochen zu rechnen, so ist eine frühzeitige primäre Tracheotomie anzustreben, um den Patienten nicht durch eine sekundäre Tracheotomie mit den Komplikationen von Intubation und Tracheotomie gleichzeitig zu belasten. Die Komplikationsrate der Tracheotomie wächst beim Operieren im infizierten Gebiet erheblich an.
3. Alle übrigen Fälle mit Verlegung der Luftwege, Ateminsuffizienz und Aspirationsgefahr sollten zunächst intubiert werden. Doch sollte spätestens nach 1 Woche zumindest die Frage nach der Tracheotomie gestellt werden.

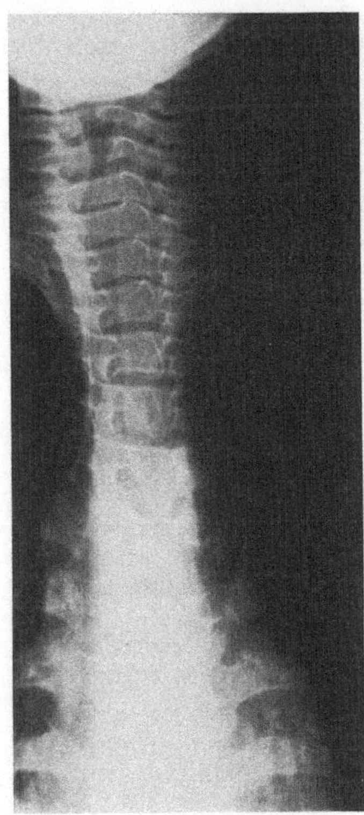

Abb. 3. Subglottische Trachealstenose im Ringknorpelbereich nach Langzeitintubation

Literatur

1. Fritsche, P.: Tracheotomie oder Langzeitintubation? HNO 21, 297-299 (1973)
2. Kornmesser, H.J.: Zur Entstehung von Trachealstenosen. Z. Laryng. Rhinol. 49, 594-602 (1970)
3. Meyer, R.: Tracheotomie in Berendes, Link, Zöllner HNO-Heilkunde in Praxis + Klinik Bd. 2. Thieme: Stuttgart 1977
4. Naumann, W.H., Ibe, K., Münzel, M., Schmid-Stein, L.: Komplikationen der Tracheotomie bei unterschiedlichen Erkrankungen. Z. Laryng. Rhinol. 49, 154-167 (1970)
5. Rügheimer, E.: Neue Gesichtspunkte zur Tracheotomie Z. Prakt. Anästhesie und Wiederbelebung. 5, 277-288 (1966)
6. Saternus, K.S.: Tödliche Komplikationen nach Tracheotomie. HNO 20, 274-278 (1972)

Die Bedeutung der Septikämie im Rahmen der operativen Intensivtherapie

D. Spilker, J. Kilian und M. Fricke

Infektiöse und septische Komplikationen stehen weit an der Spitze der Todesursachen auf unserer Intensivstation. Zur Überwachung des hygienischen Standards und vor allem als Voraussetzung für eine effektive Antibiotikatherapie ist ein engmaschiges, bakteriologisches Monitoring unabdingbar. Im Rahmen dieser bakteriologischen Diagnostik, bei der Trachealsekret, Urin, Wundsekrete, Kathetereintrittsstellen usw. regelmäßig dreimal wöchentlich untersucht werden, nehmen wir bei dem geringsten Verdacht auf eine Bakteriämie Blutkulturen ab. So wurden in dem einjährigen Untersuchungszeitraum, über den wir hier berichten, insgesamt knapp 1600 Blutkulturen untersucht.

Ergebnisse

In dem Zeitraum vom 01.08.1977 bis zum 31.07.1978 wurden auf unserer Intensivstation 425 Patienten behandelt. Bei 145 von ihnen, das entspricht 34% der Patienten, wurde mindestens einmal eine Bakteriämie durch eine positive Blutkultur nachgewiesen. Insgesamt waren in diesem Zeitraum 225 Blutkulturen positiv.

Aus Tabelle 1 sind die Erreger sowie die Häufigkeit ihres Nachweises zu ersehen. Dabei fällt auf, daß das Spektrum der Erreger außerordentlich vielfältig ist und keineswegs von den gramnegativen Hospitalkeimen dominiert wird.

Tabelle 1. Erregerspektrum bei 145 Patienten mit nachgewiesener Bakteriämie

Erreger	Pos . BK N	Pat. N
Staph. Aur.	40	28
Staph. Epid.	15	10
Strept. Pyog., Virid.	16	12
Strept. Faec.	7	6
Microkokken	2	2
Dipl. Pneum.	6	5
Peptostreptokokken	2	1
Peptokokken	6	3
Pseudom. Aer.	10	7
Herellea	1	1
Mima Polym.	3	2
E. Coli	40	25
Kleb./Enterob.-Gr.	35	17
Serratia Marc.	4	2
Proteus	8	5
Hämophilus Infl.	6	4
Bacteroides	8	5
Corynebact.	4	4
Propionibact.	4	2
Clostridium Perf.	1	1
Candida	7	3
	225	145

Wir haben versucht, aufgrund der klinischen und bakteriologischen Befunde den wahrscheinlichen Ausgangspunkt der Bakteriämie festzulegen. Wir haben dabei zwischen Respirationstrakt, Niere und ableitenden Harnwegen sowie chirurgischen Infektionen als möglichem Ausgangspunkt unterschieden. Konnte eine nachgewiesene Bakteriämie nicht mit hinreichender Sicherheit einem dieser drei möglichen Infektionsquellen zugeordnet werden, so wurden sie in einer vierten Gruppe mit unbekanntem Ausgangspunkt zusammengefaßt.

Tabelle 2 zeigt das Spektrum der Erreger von Bakteriämien, die vom Respirationstrakt ausgingen. Hier stehen Staphylokokken und Keime der Klebsiella/Enterobactergruppe an der Spitze.

Tabelle 2. Erregerspektrum bei wahrscheinlich vom Respirationstrakt ausgehenden Bakteriämien

Erreger	Pos. BK N	Pat. N
Staph. Aureus	20	15
Staph. Epid.	2	1
Strept. Pyog., Virid.	4	3
Dipl. Pneum.	6	5
Pseudom. Aer.	5	4
Herellea	1	1
Mima Polym.	2	1
E. Coli	4	3
Kleb./Enterob.-Gr.	24	11
Serratia Marc.	4	2
Hämophilus Infl.	5	3
Candida	7	3
	84	52

Tabelle 3. Erregerspektrum bei wahrscheinlich von chirurgischen Infektionen ausgehenden Bakteriämien

Erreger	Pos. BK N	Pat. N
Staph. Aur.	12	8
Strept. Pyog., Virid.	7	4
Strept. Faec.	4	3
E. Coli	25	12
Kleb./Enterob.-Gr.	5	3
Proteus	5	3
Bacteroides	6	3
Clostridium Perf.	1	1
	65	37

Liegt eine chirurgische Infektion der Bakteriämie zugrunde (Tabelle 3), so sind E. coli und Staphylokokken erwartungsgemäß die am häufigsten isolierten Keime.

In unserem Krankengut spielen zahlenmäßig Bakteriämien, die von Infektionen der Niere und ableitenden Harnwegen ausgehen (Tabelle 4), im Vergleich zu den anderen Gruppen, keine wesentliche Rolle.

Überraschend war, daß wir bei 50 Patienten, das sind in mehr als 1/3 der Fälle, nicht in der Lage waren, einen Ausgangspunkt für die Bakteriämie mit einiger Wahrscheinlichkeit anzunehmen. Die Verteilung der Keime in dieser Gruppe zeigt ein sehr buntes Bild (Tabelle 5). Im Zusammenhang mit weiteren klinischen Daten und mit bakteriologischen Befunden, die bei einer Untersuchung zur Kontamination des Infusionssystems erhoben wurden, können unter diesen 50 Patienten zwei Gruppen unterschieden werden.

Tabelle 4. Erregerspektrum bei wahrscheinlich von Infektionen der Niere und/oder ableitenden Harnwegen ausgehenden Bakteriämien

Erreger	Pos. BK N	Pat. N
Strept. Faec.	1	1
Pseudom. Aer.	1	1
E. Coli	2	2
Kleb./Enterob.-Gr.	3	1
Proteus	1	1
	8	6

Tabelle 5. Erregerspektrum bei Bakteriämien mit unbekanntem Ausgangspunkt

Erreger	Pos. BK N	Pat. N
Staph. Aur.	8	5
Staph. Epid.	13	9
Strept. Pyog., Virid.	5	5
Strept. Faec.	2	2
Microkokken	2	2
Peptostreptokokken	2	1
Peptokokken	6	3
Pseudom. Aer.	4	2
Mima Polym.	1	1
E. Coli	9	8
Kleb./Enterob.-Gr.	3	2
Proteus	2	1
Hämophilus Infl.	1	1
Bacteroides	2	2
Corynebact.	4	4
Propionibact.	4	2
	68	50

Es befanden sich darunter einmal sieben Patienten, die alle im Rahmen eines schweren Traumas oder eines operativen Eingriffes einen großen Blutverlust mit Massentransfusionen erlitten hatten. Alle befanden sich auch nach der operativen Versorgung in einem anhaltenden, über Stunden währenden protrahierten Schockzustand. Bei allen kam es nach zum Teil deutlich hypothermen Phasen rasch innerhalb der nächsten 24-36 Std zu hohen Temperaturanstiegen. Zu diesem Zeitpunkt wurden bei ihnen positive Blutkulturen gefunden, zum Teil mit mehreren Keimen. Bei den Erregern handelte es sich um Staphylokokken, Streptokokken und E. coli, in einem Fall um Hämophilus influenzae und in einem anderen um Bacteroides frag.. Es sind dies alles Keime, die zur normalen Haut-, Schleimhaut- und Darmflora des Menschen gehören. Wir glauben, daß bei diesen schweren protrahierten Schockzuständen dieser Patienten Schleimhäute, insbesondere im Bereich des Rachenraumes und im Darmtrakt, geschädigt und für Bakterien permeabel wurden.

Des weiteren befinden sich in dieser Gruppe der Bakteriämien mit unbekanntem Ausgangspunkt Keime, die als apathogen gelten. Dazu gehören Staph. epidermidis, Peptokokken, Corynebakterien sowie Propionibakterien. Normalerweise gelten Blutkulturen, in denen diese Keime wachsen, als sekundär verunreinigt. Im Rahmen einer Untersuchung zur Kontamination von Infusionssystemen, die im gleichen Zeitraum durchgeführt wurde, gewinnen diese Befunde aber an Bedeutung. Tabelle 6 zeigt das Erregerspektrum der aus Infusionssystemen isolierten Keime. Hier zeigt sich, daß Staph. epidermidis und Propionibakterien weit an der Spitze liegen. Diese Keime sind Bestandteile der normalen Keimflora des Menschen. Sie wurden am häufigsten an der Anschlußstelle des Infusionssystems an den Cava-Katheter gefunden.

Tabelle 6. Erregerspektrum bei Kontamination von Infusionssystemen

Erreger	Häufigkeit
Staph. Aur.	2
Staph. Epid.	28
Staph. Saprophyt.	1
Strept. Faec.	2
Anhämolyt. Strept.	1
Micrococcus Sp.	4
Peptostreptococcus Sp.	1
Peptococcus Sp.	2
Pseudomonas Sp.	2
Serratia Marc.	1
B. Prot. Mir.	1
B. Prot. Rettg.	1
Propionibact. Sp.	18
Corynebact. Sp.	1
Aerobe Sporenbildner	2

Da die Patienten in der Regel zum Zeitpunkt der positiven Blutkulturen klinisch die Zeichen einer schweren Infektion hatten, meinen wir, daß auch apathogen geltende Keime, wenn sie bei immun geschwächten Patienten über das Infusionssystem direkt in den Kreislauf gelangen, eine krankmachende Bedeutung haben. Bei Intensivpatienten sollte man den Nachweis dieser Keime im Blut nicht leichtfertig als sekundäre Kontamination abtun. Sie sind in jedem Fall ein Indikator für den hygienischen Standard, mit dem eine Infusionstherapie gehandhabt wird.

Metabolische Veränderungen im Rahmen der totalen parenteralen Ernährung im Kindesalter

P.-M. Osswald, J.-P. Striebel, P. Schwarz und C. Waag

Die Infusionstherapie ist auch im Bereich der Kinderchirurgie ein wesentlicher Bestandteil der postoperativen therapeutischen Konzepte. Ist ein orales Nahrungsregime vorübergehend nicht möglich, muß die parenterale Ernährung als Notbehelf eine ausreichende Nährstoffzufuhr sichern. Gerade der wachsende Organismus ist auf eine höhere Eiweiß- und Energiezufuhr angewiesen als der des Erwachsenen. Der unterschiedliche Bedarf an Energie, Aminosäuren, Flüssigkeit und Elektrolyten ist dabei besonders zu berücksichtigen, wobei die altersabhängige Bedarfsänderung einiger Elektrolyte nicht proportional zur Bedarfsänderung an Flüssigkeit, Aminosäuren und Energie verläuft (Berger; Dominick; Dudrick; Fomon; Shenkin; Shmerling).

Die Tabelle 1 zeigt, daß einerseits die Bedarfsgrößen pro kg KG für Natrium, Kalium und Chlorid konform mit den Bedarfsgrößen für Flüssigkeit, Energie und Aminosäuren auf ca 50% der Bedarfswerte für Säuglinge abfallen und daß sich andererseits im gleichen Altersbereich die Bedarfswerte pro kg KG für Magnesium im Mittel auf ca 33% bzw. für Calcium und Phosphor auf weniger als 20% verändern.

Tabelle 1. Änderung des täglichen Bedarfs an Flüssigkeit, Energie, Aminosäuren und Mineralien pro kg KG in Abhängigkeit vom Alter[a]

	Säuglinge (1)	1-6 J. (2)	10-12 J. (3)	(3):(1)
ml	130	90	65	50%
KJ	500	330	250	50%
AS (g)	3	1,7	1,6	53%
Na^{+} (mmol)	3	1,5	1,4	47%
K^{+} (mmol)	2,8	1,4	1,4	50%
Cl^{-} (mmol)	2,8	1,5	1,5	54%
Mg^{++} (mmol)	0,24	0,18	0,08	33%
Ca^{++} (mmol)	1,8	1,0	0,35	19%
P (mmol)	1,7	0,8	0,3	18%

[a] Mittelwerte aus Daten von Berger, Dominick, Dudrick, Shenkin/Wretlind, Shmerling, Wille

Um eine gute Anpassung der einzelnen Zufuhr von Flüssigkeit, Aminosäuren, Kalorien und speziellen Elektrolyten an den vom Alter des Kindes abhängigen, unterschiedlich großen Einzelbedarf zu ermöglichen, erscheint uns deshalb eine Monolösung nicht ausreichend.

Wir sind der Meinung, daß nur eine Kombination verschiedener Lösungen eine optimale Versorgung des Organismus mit Substraten ermöglichen kann. Die bestehende, oben aufgezeigte Disproportionierung im Elektrolytbedarf läßt es als sinnvoll erscheinen, daß man hinsichtlich der Zufuhr verschieden konzipierter Lösungen beim Alter von etwa 1 Jahr einen Grenzpunkt setzt.

Ziel der Untersuchung ist es, ein solches Ernährungsprogramm für Kinder im Rahmen einer postoperativen totalen parenteralen Ernährung hinsichtlich seiner Auswirkungen und Verwertung unter der veränderten Stoffwechsellage zu untersuchen.

Patienten und Methode

Zur Beobachtung gelangten 10 Kinder während totaler parenteraler Ernährung nach Laparotomie aufgrund eines Polytraumas oder nach Peritonitis. Das mittlere Alter der Patienten lag bei 9,9 Jahren, das Gewicht bei 36.7 kg.

Als Infusionslösung verwendeten wir eine spezielle Glucose-Elektrolytlösung (kalorische Elektrolytlösung PÄD. II Salvia, Boehringer-Mannheim) und eine 8%ige L-kristalline, an den pädiatrischen Bedarf an Aminosäuren adaptierte Aminosäurenlösung ohne Kohlenhydrat (Salviamin Päd, Boehringer Mannheim). Mit der Infusion der Lösungen wurde unmittelbar postoperativ begonnen. Um eine exakte und kontinuierliche Zufuhr der Infusionslösungen gewährleisten zu können, wurde die Einfuhr über Infusomaten gesteuert. Entsprechend waren pro Kind Tandeminfusionen der Aminosäurenlösung und der kalorischen Lösung notwendig. Es wurde ausschließlich über einen peripher gelegten Venenkatheter infundiert.

Die infundierten Mengen betrugen für die Aminosäurenlösung 20 ml/kg KG und Tag und für die kalorische Elektrolytlösung 40 ml/kg KG und Tag, insgesamt also 60 ml/kg KG und Tag. Hieraus resultierte eine Zufuhr an Einzelkomponenten entsprechend Tabelle 2.

Tabelle 2. Komplette parenterale Ernährung in der Pädiatrie (für Kinder ab ca 1 Jahr) (Zufuhr pro kg KG und Tag, mit Zusatz von Cystein)

Präparat	Vol. ml	KCal	AS g	Glucose g	Na^+ mVal	K^+ mVal	Ca^{++} mVal	Mg^{++} mVal	CL^- mVal	Malat$^-$ mVal	P mMol	P mg
Salviamin Päd.			1,6	-	0,53	1,09	-	0,24	0,66	-	-	-
Cystein-Trocken-substanz 1 000 mg Salvia[a]	20	6,5	0,04	-	-	-	-	-	-	-	-	-
Kal. Elektrolyt-lösung Päd. 2 Salvia	40	57,5	-	14	1,65	0,37	1,35	0,2	0,97	0,64	0,95	29,4
Gesamt-Zufuhr/kg u. Tag	60	64,0	1,64	14	2,18	1,46	1,35	0,44	1,63	0,64	0,95	29,4

[a]Cystein-Trockensubstanz 1 000 mg Salvia mit 20 ml der Lösungsmittelampulle auflösen und in 1 Flasche Salviamin Päd (500 ml) vor der Infusion zuspritzen

Die Entnahme von Blutproben erfolgte jeweils morgens um 9.00 Uhr, vom 2. bis 5. postoperativen Tag. Ein Spätwert wurde in der Rekonvaleszenz am 15. Tag abgenommen.

Die Urinparameter wurden im Sammelurin bestimmt.

Für alle Parameter wurden die Mediane berechnet und mit dem WILCOXON-Test (Irrtumswahrscheinlichkeit $p \leq 0.05$) die Veränderungen der Laborparameter in Abhängigkeit von der Zeit gegenüber den Werten am 2. postoperativen Tag statistisch untersucht. In den Abbildungen sind die zusätzlich berechneten Mittelwerte und deren Standardabweichungen dargestellt.

Ergebnisse und Diskussion (Abb. 1-3)

Die Diskussion über die Verwendung verschiedener Kohlenhydrate als Kalorienträger in der parenteralen Ernährung für Säuglinge und Kleinkinder ist nicht abgeschlossen, da gerade die relative Insulinunabhängigkeit und die antiketogene Wirkung von Fructose und Xylit im sogenannten Postagressionssyndrom als vorteilhaft erscheinen (Bässler; Förster; Lang; Wiedemann).

Im pädiatrischen Infusionsregime bevorzugten wir Glucose als Kalorienträger, da der Säugling und das Kleinkind einen speziellen und relativ großen Bedarf an Glucose zeigt und nicht zuletzt, um die Möglichkeit einer Fructoseintoleranz zu vermeiden, die eine unmittelbare Lebensgefahr bedeuten kann (Shmerling). Außerdem kann die Zufuhr von Fructose bei der Labilität des kindlichen Säurebasenhaushaltes die Gefahr einer Lactatazidose wesentlich verstärken (Thomas).

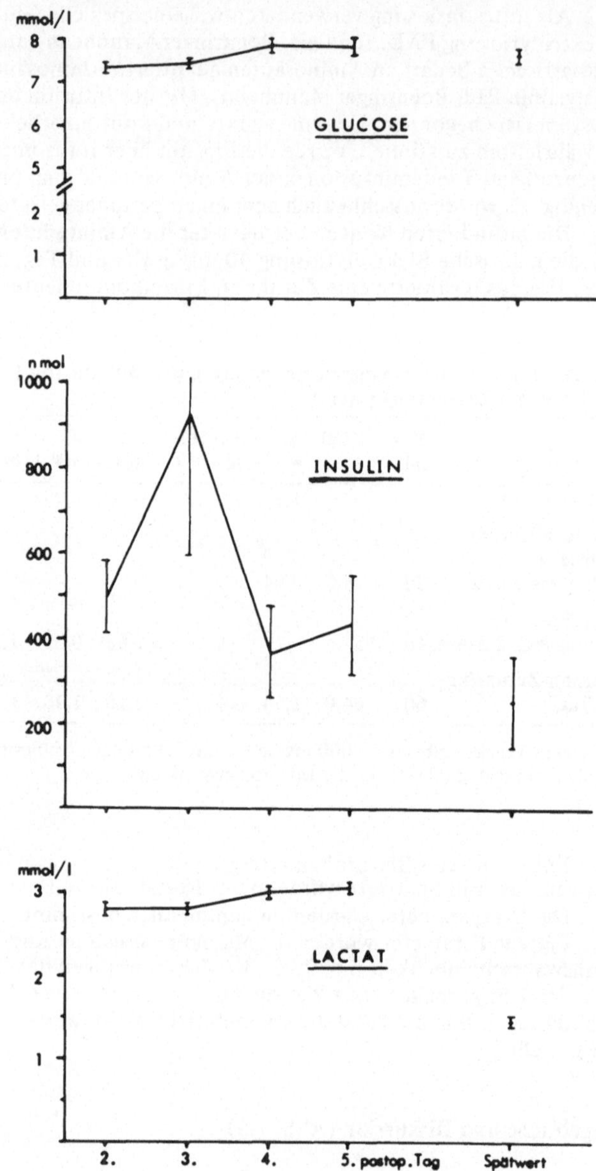

Abb. 1. Das Verhalten des Blutzucker- und Insulinspiegels in der postoperativen Phase einschließlich zugehöriger Lactatwerte

Es ist bekannt, daß als Zeichen der Umstellung des Endokriniums durch den operativen Eingriff, mit einer peripheren Glucoseverwertungsstörung bei gleichzeitig verminderter Insulinempfindlichkeit (Reinauer) zu rechnen ist. Deshalb waren in unserer Untersuchung auch gegenüber der Norm mehr oder weniger erhöhte Glucosespiegel zu beobachten. Ausgehend von einem Blutglucosespiegel am 2. postoperativen Tag von 7.05 mmol/l zeigte sich ein kontinuierlicher Abfall der Blutglucosekonzentration bis zum 5. postoperativen Tag auf 6,27 mmol/l. Die gemessenen Glucosespiegel waren gegenüber dem 2. postoperativen Tag statistisch nicht signifikant erniedrigt.

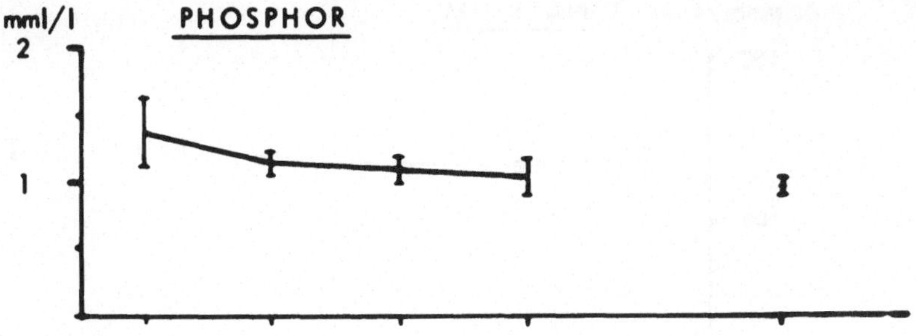

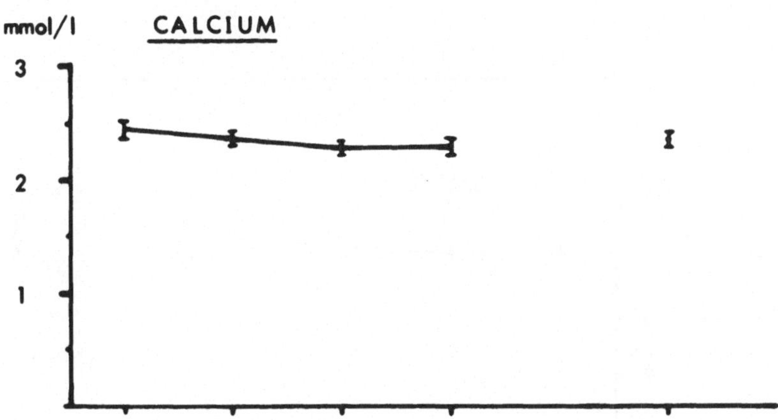

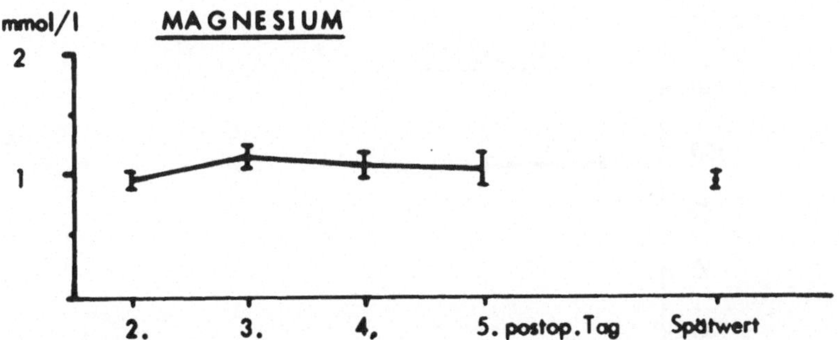

Abb. 2. Postoperativer Verlauf der Calcium-, Phosphor- und Magnesiumspiegel

Berücksichtigt man, daß wir pro kg KG und Tag die beachtliche Menge von 14 g Glucose zuführten, weisen die von uns am 2. postoperativen Tag gemessenen Blutzuckerwerte von 7.05 mmol/l bzw. 6.27 mmol/l am 5. postoperativen auf eine sehr zufriedenstellende Glucoseverwertung hin. Dies konnte insbesondere durch die Berechnung des mittleren Glucoseverlustes im Urin belegt werden. Die Gesamtverluste betrugen lediglich 0,2% der Zufuhr.

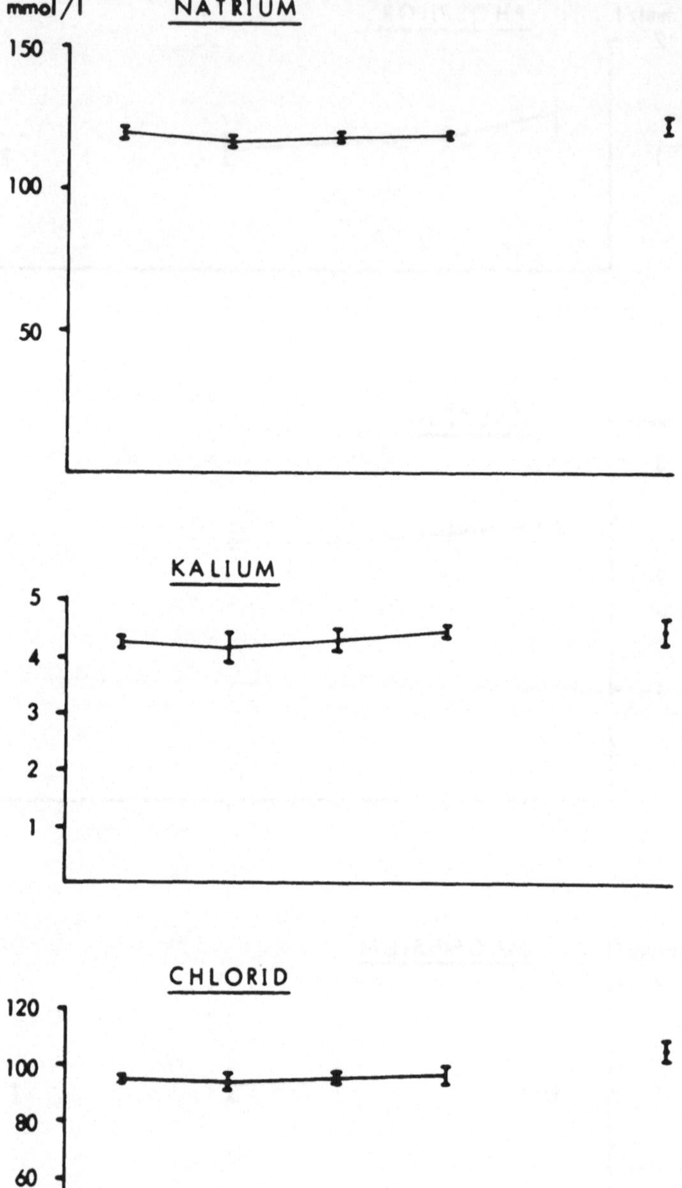

Abb. 3. Das Verhalten der Serumelektrolytwerte (Natrium, Kalium, Chlorid) in der postoperativen Phase

Die Insulinspiegel im Serum lagen bei den erhöhten Blutzuckerspiegeln ebenfalls höher. Der Medianwert für Insulin lag am 2. postoperativen Tag bei 608 nmol/l (84 uE/ml) und stieg am 3. postoperativen Tag auf 695 nmol/l (96 uE/ml) an, um dann an den beiden nächsten postoperativen Tagen bis zum 5. postoperativen Tag auf 362 nmol/l (50 uE/ml) wieder abzufallen.

Der Anstieg der Blutglucosekonzentration und die Erhöhung der Insulinsekretion sind Folge des postoperativen Stoffwechsels, der durch eine Stimulation des sympathikoadrenergen Systems mit Ausschüttung von Adrenalin und Noradrenalin, der Steigerung der Corticoid-Synthese (Cunitz; Gordon) und der vermehrten Sekretion des somatotropen Hormons (Floyd; Yalow) gekennzeichnet ist. Bis zum 5. postoperativen Tag geht die Insulinsekretion als Zeichen eines sich normalisierenden Stoffwechsels zurück.

Mit der von uns gewählten Zufuhrrate von 0,58 g Glucose/kg KG und Std läßt sich eine Bedarfsgröße erreichen, die mit der Zufuhr von Polyolen wegen der bekannten Zufuhrbeschränkungen nicht erreicht werden könnte. Damit wird die in der Literatur angegebene mittlere Dosierung von 0,5 bis 1 g Glucose/kg KG und Std (Shmerling) nicht überschritten.

Während der parenteralen Ernährung kommt es gerade im Kindesalter zu häufig auftretenden Hypophosphatämien (Berg; Betro; Sheldon; Wille). Fügt man den Infusionslösungen Phosphat zu, werden regelmäßig signifikante Senkungen der Calciumkonzentration im Blut beobachtet (Berg). Eine gleichzeitige Applikation von Calcium und Phosphat war wegen des Risikos der Ausfällung des Calciumphosphat nur bei einem außergewöhnlich niedrigen ph-Wert möglich. Das bedeutet eine sehr schlechte Verträglichkeit.

Wir führten Calcium und Phosphat in unseren Lösungen in organischer Bindung als Calcium-Glycero-Phosphat zu (Bässler, Fekl). Während der kontinuierlichen Zufuhr unserer Lösungen war keine statistisch signifikante Änderung des Serumphosphorspiegels zu erkennen. Trotz gleichzeitig ansteigender Phosphatausscheidung im Urin und sicherlich bestehender Verluste durch Blutung und Sekret (Löhnlein) konnten wir einen leichten Anstieg des Serumphosphorspiegels vom 2. bis 5. postoperativen Tag feststellen. Die gleichzeitig gemessenen Serumspiegel für Calcium und Magnesium bleiben ebenfalls während der gesamten postoperativen Phase im Normbereich, relevante Änderungen traten nicht auf.

Der postoperative Abfall des Lactats spiegelte die Einschränkung einer überschießenden Glykogenolyse in der Leber und vor allem in der Muskulatur durch eine ausreichende Kohlenhydratzufuhr wieder.

Die postoperative Stickstoffbilanz blieb zwar am 5. postoperativen Tag noch negativ, im Hinblick auf die erfolgte Operation und die kurze Ernährungsphase von 5 Tagen können allerdings die gewonnenen Ergebnisse als sehr günstig bezeichnet werden.

Gerade in der veränderten Stoffwechsellage unter Operationsbedingungen ist der Abfall des Lactats unter dem Einfluß der Infusion bei nahezu ausgeglichener Stickstoffbilanz wohl als Zeichen genügender Deckung des Energiebedarfs zu bewerten. Der gleichzeitige Abfall der Harnsäurekonzentration vom 2. bis 5. postoperativen Tag wies auf eine ausreichende Zufuhr von Aminosäuren hin (Berg; Haslbeck).

Schlußfolgerungen

Das von uns gewählte Infusionsregime erlaubte eine Dosierung der einzelnen Substrate nach dem vom Alter des Kindes abhängigen unterschiedlich großen Einzelbedarf ohne klinisch relevante Nebenwirkungen.

Die beobachteten Veränderungen der Stoffwechselparameter weisen auf eine bedarfsgerechte Kohlenhydrat- und Aminosäurenzufuhr bei dem untersuchten Patientenkollektiv in der postoperativen Phase hin. Der altersabhängigen Bedarfsänderung einiger Elektrolyte wurde das von uns gewählte Infusionsregime voll gerecht.

Eine parenterale Ernährung im Rahmen der Kinderchirurgie mit den heute verfügbaren technischen Mitteln und den vorgestellten Lösungen ist eine gute Voraussetzung für die Wahrung eines nahezu ungestörten Fließgleichgewichts im Stoffwechsel bei unseren kleinen Patienten, die sich mehr als nur einer leichten Operation unterziehen mußten.

Literatur

1. Bässler, K.H., Toussaint, W., Stein, G.: Xylit-Verwertung bei Frühgeborenen, Säuglingen, Kindern und Erwachsenen. Klin. Wschr. 4, 212 (1966)
2. Bässler, K.H., Hassinger, W.: Die Eignung von DL-Glycerin-3-Phosphat zur parenteralen Substitution von anorganischem Phosphat. Infusionstherapie 3, 138 (1976)
3. Berg, G., Matzkies, F., Held, H., Fekl, W.: Wirkungen einer Kohlenhydrat-Kombinationslösung auf den Stoffwechsel bei gleichzeitiger Applikation von Aminosäuren. Z. Ernährungswiss. 14, 64 (1975)
4. Berg, G., Matzkies, F.: Stoffwechselwirkungen einer Kohlenhydrat-Kombinationslösung bei parenteraler Ernährung. Dt. med. Wschr. 101, 369 (1976)
5. Berg, G., Matzkies, F., Waldherr, A., Fekl, W.: Untersuchungen zur Dosierung von Kalzium und Phosphat bei parenteraler Ernährung. Infusionstherapie 5, 69 (1978)
6. Berger, H., Frisch, H., Kofler, J., Resch, R.: Komplette parenterale Ernährung im Kindesalter. Infusionstherapie 4, 1 (1977)
7. Betro, M.G., Pain, R.W.: Hypophosphataemia and hyperphosphataemia in a hospital population. Brit. med. J. XXIX, 273 (1972)
8. Cunitz, G., Plötz, J., Michel, R.: Untersuchungen über den Einfluß der Narkose auf das Hypophysenvorderlappen-Nebennierenrinden-System anhand von Ascorbinsäurebestimmungen. Anästhesist 23, 520 (1974)
9. Dominick, H. Chr.: Grundlagen des Wasser-, Elektrolyt- und Säurebasenhaushaltes. In: Ahnefeld, F.W., Bergmann, H., Burri, C., Dick, W., Halmagyi, M., Rügheimer, E. (Hrsg.): Grundlagen der Ernährungsbehandlung im Kindesalter. Springer: Berlin, Heidelberg, New York 1978
10. Dudrick, S.J., Copeland, E.M., McFayden, B.V., jr.: Hyperalimentation in infants. Z. Ernährungswiss. 15, 9 (1976)
11. Fekl, W., Mader, H.: Infusionslösungen mit Salzen des Glycerophosphats. Dtsch. Patentamt Nr. Nr. 250 2735 (5.8.1976)
12. Floyd, I.C., Fajans, S.S., Pek, S., Thiffault, S.A., Knopf, R.F., Conn, J.W., Arbor, A.: Synergistic effect of essential amino acids and glycose upon insulin secretion in man. Diabetes 19, 109 (1970)
13. Förster, H., Hoffmann, H., Hoos, J.: Stoffwechselwirkungen verschiedener Kohlenhydrate und deren Bedeutung für die Infusionstherapie. Z. Ernährungswiss. 15, 28 (1973)
14. Fomon, S.J.: Infant Nutrition. Saunders: Philadelphia 1967
15. Gordon, N.H., Scott, D.B., Robb, J.W.: Modification of Plasma Corticosteroid Concentrations during and after Surgery by Epidural blockade. Brit. Med. J. 581 (1973)
16. Haslbeck, M., Bachmann, W.: Maltose in der Infusionstherapie bei Diabetikern. Grundlagen und neue Aspekte der parenteralen- und Sondenernährung. – Symposium Homburg/Saar 1972
17. Jaminet, M., Gauer, B., Klose, R., Lutz, H., Osswald, P., Waag, C.: Metabolische Störungen bei Kindern in der prä-, intra- und postoperativen Phase. Vortrag, Zentraleurop. Anästhesie-Kongress, Genf 1977
18. Lang, K.: Xylit, Stoffwechsel und klinische Verwertung. Klin. Wschr. 5, 233 (1971)
19. Löhnlein, D.: Beobachtungen zur Hypophosphatämie während der postoperativen Infusionstherapie. Infusionstherapie 3, 312 (1976)
20. Reinauer, H.: Über den Abbau von infundierter Maltose beim Menschen. Infusionstherapie 13 (1978)
21. Ross, H., Johnston, D.A., Welbron, T.A., Wright, A.D.: Effect of abdominal operation on glucose tolerance and serum levels of insulin, growth Hormon and Hydrocortinone. Lancet 10, 563 (1966)
22. Sheldon, G.F., Grzyb, S.: Phosphate depletion and sepletion. Relation to parenteral nutrition and oxygen transport. Ann. Surg. 182, 683 (1975)
23. Shenkin, A., Wretlind, A.: Die vollständige parenterale Ernährung mit Aminosäuren, Glucose, Vitaminen und Mineralien unter Einbeziehung von Fetten. Infusionstherapie 4, 217 (1977)
24. Shmerling, D., Dangel, P.: Praktische Erfahrungen mit vollständiger, langfristiger parenteraler Ernährung in der Pädiatrie. Grundlagen und Praxis der parenteralen Ernährung, Symposium Homburg/Saar 1972.
25. Shmerling, D.H.: Total parenteral alimentation in childhood – General Conditions. Infusionstherapie 2, 45 (1975)
26. Stremmel, W.: Zur Pathogenese der Kohlenhydratstoffwechselstörung nach operativen Eingriffen. Infusionstherapie 4, 294 (1973/74)
27. Stremmel, W.: Der Einfluß von α-Rezeptorenblockern auf die glucosestimulierte Insulinsekretion während Narkose und Operation. Infusionstherapie 4, 307 (1973/74)
28. Striebel, J.-P.: Parenterale Ernährung im Kindesalter. Probleme bei langfristiger parenteraler Ernährung. Prakt. Anästh. 11, 139 (1976)
29. Thomas, D.W., Ginigaw, J.E., Edwards, J.B. ,Edwards, R.G.: Lactic acidosis and somotic diuretic produced by xylitos infusion. Med. J. Aust. 1, 1246 (1972)

30. Wiedemann, K.: Parenterale Ernährung in der operativen Medizin im Kleinkindesalter. Prakt. Anästh. 11, 128 (1976)
31. Wille, L.: Dosierungs- und Anwendungsrichtlinien für die Nährstofftherapie bei nicht-chirurgischen Erkrankungen. Grundlagen der Ernährungsbehandlung im Kindesalter. Springer: Berlin, Heidelberg, New York
32. Yalow, R.S., Varsano-Aharow, N., Echemendia, E., Berson, S.A.: HGH and ACTH secretery responses to stress. Horm. and Metab. Res. 1, 3 (1969)

Aminosäurenhomöostase während totaler parenteraler Ernährung nach abdominellen Eingriffen im Kindesalter

J.P. Striebel, P. Osswald, R. Rohowsky und C. Waag

Die Infusionstherapie ist auch im Bereich der Kinderchirurgie ein wesentlicher Bestandteil des postoperativen therapeutischen Konzeptes. Ist ein orales Nahrungsregime vorübergehend nicht möglich, muß die parenterale Ernährung als Notbehelf eine ausreichende Nährstoffzufuhr sichern. Der unterschiedliche Bedarf an Flüssigkeit, Energie und Aminosäuren ist dabei besonders zu berücksichtigen. In der Relation zur Wachstumsdynamik ist bei Kindern im Vergleich zum Erwachsenen der tägliche Energie- und Proteinbedarf gesteigert. In Zahlen ausgedrückt, benötigen Frühgeborene/kg KG u. Tag 544-586 kJ (130-140 Kcal) und 2,5 g Protein. Für Säuglinge werden pro kg KG u. Tag 335-461 kJ (80-110 Kcal) und ebenfalls 2,5 g Protein veranschlagt. In der Altersgruppe 1-3 Jahre liegen die Zahlen bei 335-377 kJ (80-90 Kcal) und 2,0 g Protein, für 4-6 Jahre bei 314-335 kJ (75-80 Kcal) und 1,5-2,0 g Protein. 7- bis 9-jährige Kinder benötigen 272-314 kJ (65-75 Kcal) und 1,5-2,0 g Protein. Bis zum Erwachsenenalter verringert sich der Gesamtbedarf an Protein/kg KG um etwa den Faktor 4-5, ebenso nimmt auch der Anteil an essentiellen Aminosäuren bis zum Erwachsenenalter um den Faktor 10 ab.

Aus den Regressionsanalysen von Hegstedt kann man schließen, daß ein für das Wachstum optimales Protein ein anderes Aminosäurenmuster haben muß, als ein Protein, welches zur Erhaltung des Proteinbestandes bestimmt ist. Je größer der Anteil des Baustoffwechsels, desto verschiedener der Aminosäurenbedarf.

Unmittelbar postpartal über die Neugeborenenperiode bis hin zur Säuglingsperiode, sind die Anforderungen zur Deckung des Energie- und Proteinbedarfes außerordentlich hoch. Aus zahlreichen Untersuchungen verschiedener Arbeitsgruppen liegen Angaben über den Bedarf innerhalb des ersten Lebensjahres mit besonderer Berücksichtigung der Früh- und Neugeborenenperiode vor. Relativ wenige Untersuchungen liegen über das Stoffwechselverhalten unter parenteraler Ernährung während der Kleinkindperiode und der Schulkindphase vor. Ziel der Untersuchung war es, für die Kleinkindperiode und die Schulkindphase ein Ernährungsprogramm der Pädiatrie im Rahmen einer postoperativen totalen parenteralen Ernährung hinsichtlich seiner Auswirkungen auf den Flüssigkeits-, Kohlehydrat- und Eiweißhaushalt zu untersuchen.

Im Rahmen dieses Beitrags werden gemessene Parameter des Proteinhaushaltes mitgeteilt und bezüglich der metabolischen Veränderungen im Wasser-, Elektrolyt- und Energiehaushalt auf die Untersuchung von Osswald u. Mitarb. „Metabolische Veränderungen im Rahmen der totalen parenteralen Ernährung im Kindesalter" (1978) verwiesen.

Methodik

Die Untersuchung wurde an 10 Kindern während totaler parenteraler Ernährung nach Laparotomie, aufgrund eines Polytraumas, oder bei Peritonitis vorgenommen. Das mittlere Alter der Patienten lag bei 9,98 ± 2,7 Jahren, das Gewicht bei 36,71 ± 11,83 kg.

Das Infusionsschema verwendete im Tandem-Tropf gleichzeitig 2 Lösungen, um eine differenzierte Zufuhr von Energie und Aminosäuren im Rahmen des Infusionsregimes zu ermöglichen. An Flüssigkeit wurden zusammen 60 ml/kg KG und Tag (20 ml[1] Aminosäurelösung + 40 ml[2] kalorische Elektrolytlösung) verabreicht. Die Energiezufuhr erfolgte mit einer 35%igen Glucoselösung, die zusammen mit einer pädiatrischen 8%igen Aminosäurenlösung

[1] Salviamin päd

[2] Kalorische Elektrolytlösung päd II Salvia

nebst Wasser und Elektrolyten über einen zentralen Venenkatheter zeitgesteuert infundiert wurde. Der Aminosäurenlösung wurde Cystein-Trockensubstanz (1000 mg/500 ml Aminosäurenlösung) zugesetzt, was einer Zufuhrrate von 40 mg/kg KG und Tag entsprach. Dieser Cysteinzusatz wurde bei der Hälfte des untersuchten Patientengutes zugesetzt, die andere Hälfte erhielt eine cystein-cystinfreie Aminosäurenlösung. Unter den Parametern zur Beurteilung der Ernährungsform wurden bestimmt:

1. Stickstoffbilanz (Stickstoffausscheidung im Urin)
2. Proteinstatus (Gesamtprotein, Transferrin, C3-Komplement, IgA, IgG, IgM).
3. Freie Plasmaaminosäuren

Alle Parameter wurden vom 2. bis 5. postoperativen Tag täglich um die gleiche Zeit unter standardisierten Bedingungen abgenommen, sowie ein Spätwert in der Rekonvaleszenz etwa am 15. postoperativen Tag ermittelt. Eine Übersicht über die Einzelheiten des kompletten parenteralen Ernährungsprogramms enthält Tabelle 1.

Tabelle 1. Infusionsregime und Zusammensetzung der pädiatrischen Aminosäurenlösung

Präparat	Vol. ml	KCal	AS g	Glucose g	Na^+ mVal	K^+ mVal	Ca^{++} mVal	Mg^{++} mVal	CL^- mVal	$Malat^-$ mVal	P mMol	P mg
Salviamin Päd.			1,6	-	0,53	1,09	-	0,24	0,66	-	-	-
Cystein-Trocken-substanz 1 000 mg Salvia*	20	6,5	0,04	-	-	-	-	-	-	-	-	-
Kal. Elektrolyt-lösung Päd 2 Salvia	40	57,5	-	14	1,65	0,37	1,35	0,2	0,97	0,64	0,95	29,4
Gesamt-Zufuhr/kg u. Tag	60	64,0	1,64	14	2,18	1,46	1,35	0,44	1,63	0,64	0,95	29,4

L-Isoleucin	5,80 g/l
L-Valin	5,00 g/l
L-Leucin	8,00 g/l
L-Lysin (Base)	5,00 g/l
L-Methionin	2,60 g/l
L-Phenylalanin	3,60 g/l
L-Threonin	3,40 g/l
L-Tryptophan	1,00 g/l
L-Arginin	5,50 g/l
L-Histidin	2,50 g/l
L-Alanin	5,50 g/l
L-Prolin	7,30 g/l
L-Tyrosin	0,60 g/l
L-Serin	5,60 g/l
L-Glycin	4,20 g/l
L-Ornithin-Aspartat	2,40 g/l
L-Glutaminsäure	10,00 g/l
L-Asparaginsäure	2,00 g/l
	(Salviamin Päd)

Die Darstellung der freien Plasmaaminosäuren erfolgte als $\overline{X} \pm SD$ vom 2. bis 5. postoperativen Tag. Der eingezeichnete mittlere Normbereich ($\overline{X} \pm 2S$) entstammt einem Kollektiv von 134 stoffwechselgesunden Erwachsenen beiderlei Geschlechts und kann auch für die untersuchte Altersgruppe zugrunde gelegt werden, wie retrospektiv aus den Spätwerten zu ersehen ist. Ein Vergleich mit den Zahlenangaben der Arbeitsgruppe Armstrong u. Stave, die sich auf Plasmaaminosäurespiegel nüchterner Kinder im Alter von 6 bis 18 Jahren beziehen, zeigt nur geringfügige Abweichungen. Die Stickstoffbilanz und die tägliche Urinmenge erfolgte als $\overline{X} \pm SEM$.

Ergebnisse und Diskussion

Die Höhe der Aminosäurenzufuhr wird in der Literatur unterschiedlich beurteilt. Die verwandte Menge von 1,6 g Aminosäuren/kg KG und Tag entspricht den Empfehlungen von Berger, Wretlind und Hövener und folgt damit den für den enteralen Bedarf erarbeiteten Werten verschiedener pädiatrischer Arbeitsgruppen. Die kalorische Zufuhr mit 239 kJ (57 Kcal) aus Glucose bzw. die Gesamtzufuhr von 268 kJ (64 Kcal) lag an der unteren Grenze für die untersuchte Altersgruppe. Die Zusammensetzung der Aminosäurenlösung orientiert sich an den Besonderheiten des Kindesalters. Zu den 8 klassischen essentiellen Aminosäuren rechnen dann zusätzlich Arginin, Histidin, Tyrosin, Cystin, ferner Prolin, Glutamin- und Asparaginsäure zur Verbesserung der Stickstoffbilanz. Im Rahmen der Kleinkind- und Schulkindperiode besteht qualitativ ein weitgehend identischer Bedarf. Unter den nicht essentiellen Aminosäuren hängt die Synthese direkt von der Verfügbarkeit der Bezugsaminosäure ab. Tyrosin benötigt Phenylalanin als Ausgangsprodukt, Cystein das Methionin, Arginin das Ornithin, Prolin das Glutamat und Glycin, Serin oder Threonin. Ungeeignete Proportionierungen in Aminosäurengemischen führen zu Imbalanzen, Toxizitäten und schlechten Stickstoffbilanzen, oder verursachen bei Imbalanzen bestimmter Aminosäuren eine Hemmung der Proteinsynthese innerhalb wichtiger Gehirnstrukturen, führen zu schweren Schädigungen des zentralen Nervensystems und behindern die normale geistige Entwicklung des Kindes.

Plasmaaminosäurenmessungen müssen unter dem besonderen Gesichtspunkt gesehen werden, daß Aminosäuren im Blut in verschiedenen Richtungen zwischen unterschiedlichen Geweben transportiert und ausgetauscht werden. Diese Vorgänge dienen besonders dem Transport von Ammoniak in Form von Aminogruppen, der energetischen Homöostase und der Proteinsynthese.

1. Verzweigtkettige Aminosäuren

Alle verzweigtkettigen Aminosäuren bleiben während der gesamten Infusionsperiode und auch während der Spätwerte im Normbereich. Ein hoher stoffwechselbedingter Anstieg der verzweigtkettigen Aminosäuren, wie er zur Inbetriebnahme des Glucosealanin-Zyklus mit gleichzeitigem Anstieg von Alanin und Glutamin beobachtet wird, liegt offensichtlich nicht vor (Abb. 1).

2. Phenylalanin, Tyrosin, Histidin

Phenylalanin überschreitet am 3. und 4. Tag kurzfristig den oberen Normbereich, während Tyrosin bei allgemein ansteigender Tendenz den Normbereich nicht verläßt. Zeichen einer verminderten Aktivität der p-Hydroxyphenylpyrovatoxidase, wie sie aus der Früh- und Neugeborenenperiode bekannt sind, mit Behinderungen im Abbauweg von Tyrosin, liegen nicht vor. Postoperative Anstiege von Phenylalanin finden sich unabhängig von der Art der parenteralen Ernährung mit und ohne Zufuhr von Aminosäuren in mehreren Studien (Zenz u. Mitarb. 1978; Dölp u. Mitarb. 1976; Vogel u. Mitarb. 1978). Inwieweit eine Reduzierung der Phenylalaninmenge in der Infusionslösung bei diesen geringen Konzentrationsanstiegen notwendig ist, bleibt zu diskutieren (Abb. 2).

3. Glycin, Serin und Lysin

Die Mittelwerte aller drei Aminosäuren zeigen während der Infusionsperiode und auch zum Zeitpunkt des Spätwertes einen weitgehend konstanten Verlauf im Normbereich (Abb. 3).

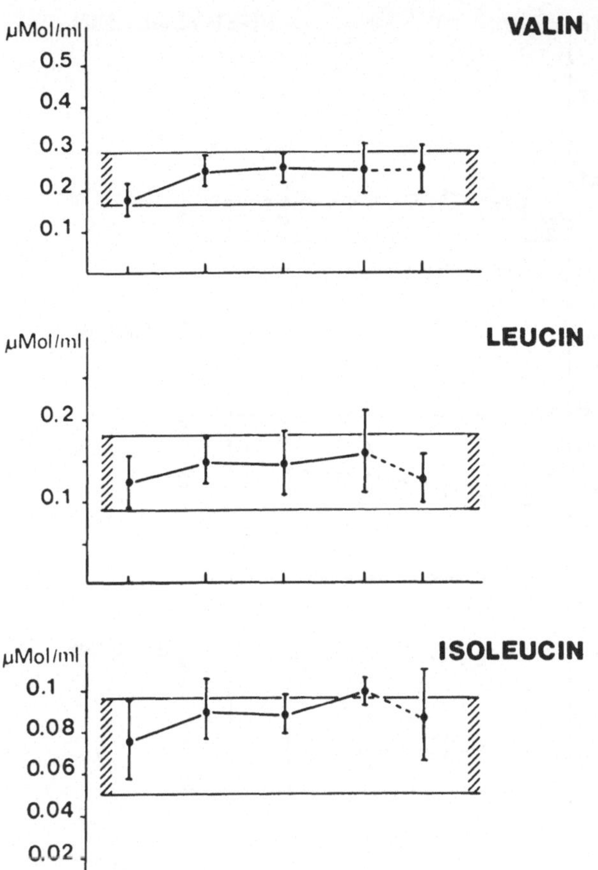

Abb. 1. Plasmaspiegel ($\bar{X}$ ± SD) der verzweigtkettigen Aminosäuren

4. Methionin, Cystin und Threonin

Die schwefelhaltige Aminosäure Methionin verläßt ihren Homöostasebereich vom 3. bis 4. Tage nach oben, ein Verhalten, das durch den höheren Methioninanteil der Lösung direkt erklärt werden könnte. Alternativ käme ähnlich wie in der Früh- und Neugeborenenphase eine Aktivitätsverminderung der Cystathionase in der Leber und im Gehirn in Frage mit konsekutiver Hypermethioninämie bei gleichzeitiger Verminderung des Cystins. Methionin ist der wichtigste Methylgruppendonator im Zellstoffwechsel. Er ist für Transmethylierungsprozesse bei Verbindungen wie Cholin, Kreatin, Adrenalin und 3-Methylhistidin, sowie für die Methylierung von Pharmaka und Makromolekülen verantwortlich. Der Abbau von Methionin setzt eine ständige Bereitstellung von Serin voraus und ermöglicht die Biosynthese der nicht essentiellen Aminosäure Cystein aus Serin und dem Schwefelatom des Methionins. Die Plasmaspiegel der Aminosäure Cystin werden durch zwei Kurven repräsentiert. Bei jeweils der Hälfte der untersuchten Patienten wurde dem Aminosäurengemisch eine Cysteintrockensubstanz zugesetzt, was einer Zufuhrrate von 40 mg Cystein/kg KG und Tag entsprach. Die cysteinfrei ernährte Gruppe zeigt Tiefstwerte unter 10 µmol/l, während die cysteinsubstituierte Gruppe signifikant zu allen Zeitpunkten höhere Plasmaspiegel aufwies. Die beiden Kurven zeigen, daß die Biosynthese der nicht essentiellen Aminosäuren Cystein aus Serin und dem Schwefelatom des Methionins trotz ausreichendem Substratangebot postoperativ nicht ausreichend

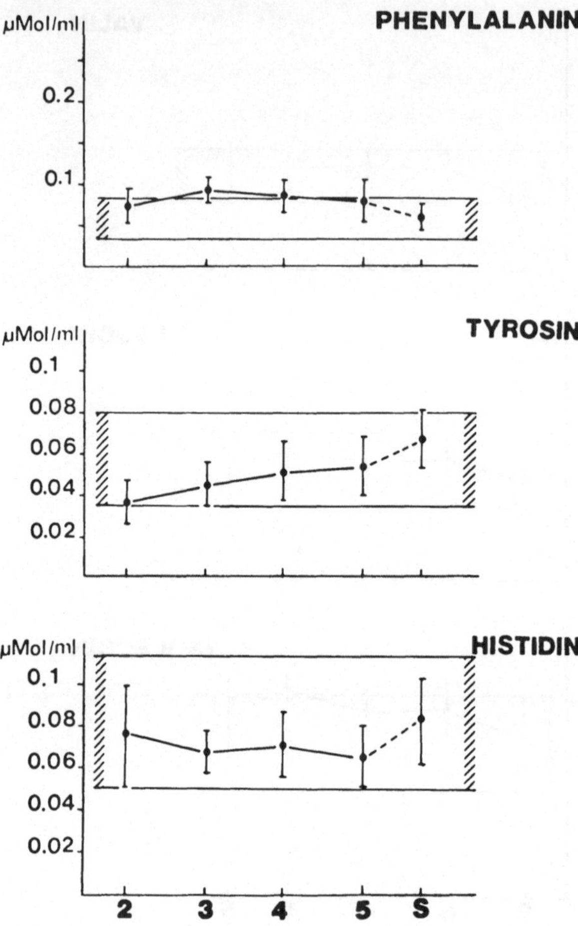

Abb. 2. Plasmaspiegel ($\bar{X}$ ± SD) von Phenylalanin, Tyrosin und Histidin

ist und eine exogene Substitution erfordert. Diese Aussage gilt auch, wenn man während der Probenlagerung Verluste an meßbarem L-Cystin in Anrechnung bringt.

Threonin, stoffwechselmäßig mit Glycin und Serin gekoppelt, verbleibt mit ansteigender Tendenz im Normbereich. Störungen im Abbauweg von Threonin lassen sich anhand der anderen Aminosäuren nicht erkennen (Abb. 4).

5. Arginin, Citrullin und Ornithin

Alle Aminosäuren des Harnstoffzyklus zeigen vom 2. bis zum 5. Tag einen leichten Anstieg, wobei sich Arginin und Ornithin entsprechend ihrer stoffwechselmäßigen Abhängigkeit synchron verhalten. Zum Zeitpunkt des Spätwertes liegen alle drei Aminosäuren im Normreich (Abb. 5).

6. Alanin, Glutaminsäure und Asparaginsäure

Alanin, die wichtigste glucogene Aminosäure, repräsentiert mit Normwerten einen relativ gleichmäßigen Nettofluß von Aminosäuren aus der Muskulatur zur Leber.

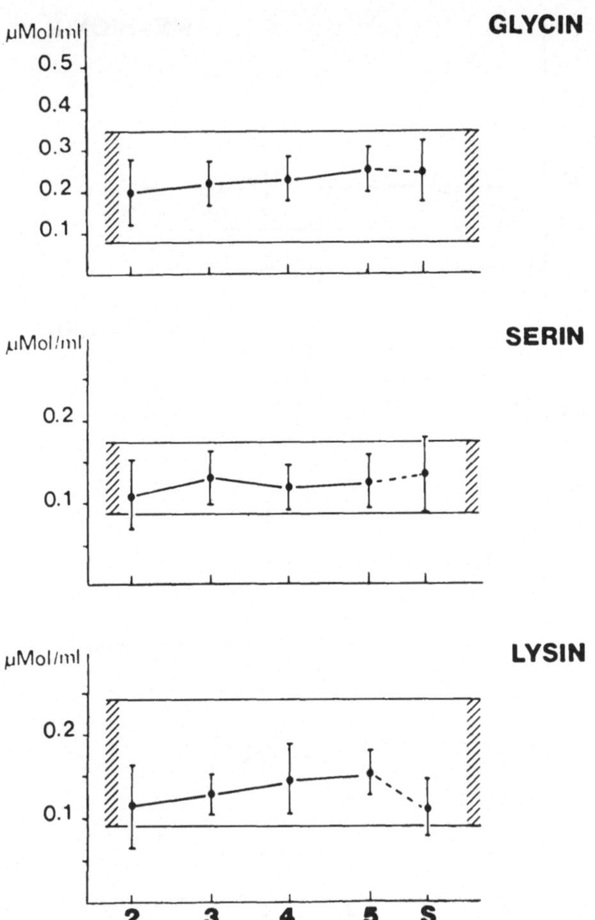

Abb. 3. Plasmaspiegel ($\overline{X} \pm SD$) von Glycin, Serin und Lysin

Glutaminsäure, eine metabolische Stufe des Des- und Transaminierungsmechanismus weist leicht erhöhte Werte im Vergleich zur Erwachsenen-Norm auf. Ähnliches gilt für Asparaginsäure, der eine Reaktionsbeteiligung sowohl an der Purinbiosynthese, der Harnstoffbildung, dem Citratzyklus als auch der allgemeinen Aminogruppenübertragung zugesprochen wird (Abb. 6).

7. Tryptophan, Glutamin und Asparagin

Die Plasmatryptophanspiegel verbleiben während der gesamten Untersuchungsperiode und auch zum Spätwert ohne größeren Schwankungen im Normbereich. Tryptophan stellt die Ausgangssubstanz für die Biosynthese von Serotonin, Melatonin und für Tryptamin dar. Störungen im Tryptophanstoffwechsel können zum Anstieg seiner Metaboliten und zur Entwicklung falscher Neurotransmitter führen.

Das Verhalten von Asparagin und Glutamin ist spiegelbildlich zu dem der beiden Säureamide. Die leicht erhöhten Spiegel für Glutaminsäure sind möglicherweise auch die Folge einer in vitro erfolgten Umsetzung von Glutamin zu Glutaminsäure. Das gleiche gilt für Asparagin zur Asparaginsäure. Betrachtet man Glutamin und Asparagin sowie ihre Säureamide gemeinsam, verbleiben die Plasmaspiegel im Normbereich (Abb. 7).

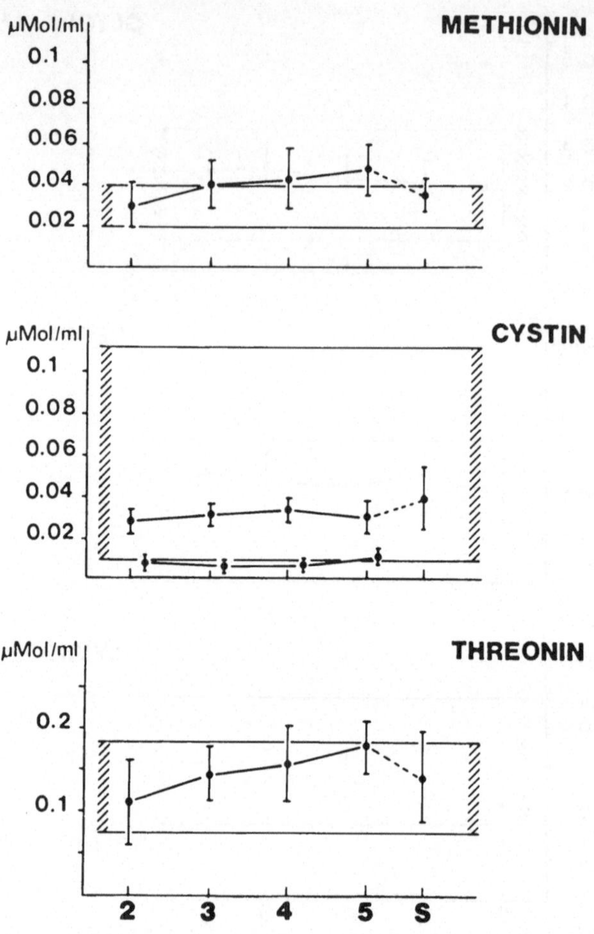

Abb. 4. Plasmaspiegel ($\bar{X} \pm SD$) von Methionin, Cystin und Threonin

8. Immunglobuline, Transferrin, C3-Komplement und Gesamtprotein

Ohne exogene Substitution verbleiben IgA, IgG und IgM während der parenteralen Ernährungsphase im Normbereich mit ansteigender Tendenz für IgG und IgM. Die Spätwerte für alle 3 Immunglobuline liegen geringfügig über dem jeweiligen Vorwert. Eine Verminderung der gemessenen Immunglobuline im Sinne einer posttraumatischen Infektionsabwehr, kann während des Untersuchungszeitraumes nicht beobachtet werden.

Transferrin, C3-Komplement zeigen ebenfalls innerhalb der gemessenen Zeitperiode ein konstantes Verhalten im oder am oberen Normbereich.

Für das Gesamtprotein zeigen sich leicht ansteigende Werte, wobei der erste Wert sehr wahrscheinlich von einer Dilution am Operationstag beeinflußt sein dürfte. Über die ganze Meßperiode incl. Spätwert ist eine langsame Anstiegstendenz zu beobachten (Abb. 8, 9).

9. Stickstoffbilanzen

Ein wesentlicher Parameter für die Beurteilung einer Ernährungsform ist neben der Registrierung eines Gewichtszuwachses, dem Proteinstatus und der freien Plasmaaminosäuren, die Stickstoffbilanz. Sie verbesserte sich unter der parenteralen Ernährung nahezu kontinuierlich, blieb aber auch am 5. postoperativen Tage noch negativ. Berücksichtigt man die nicht im

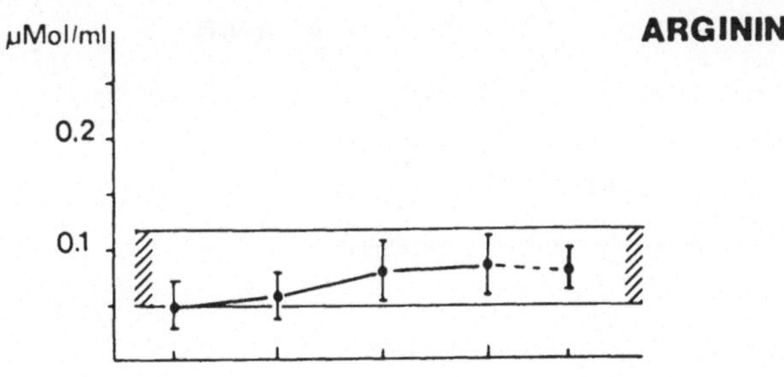

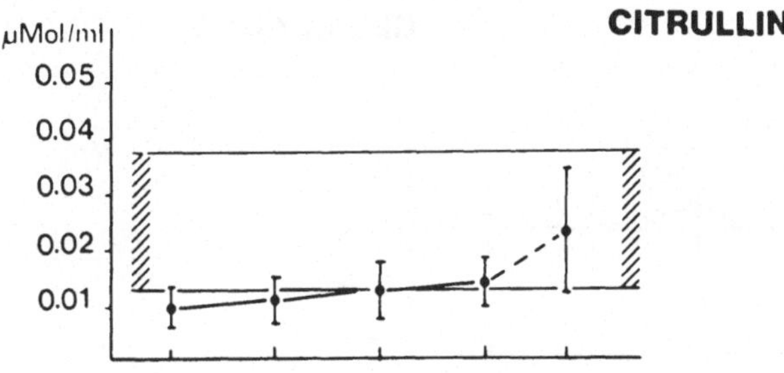

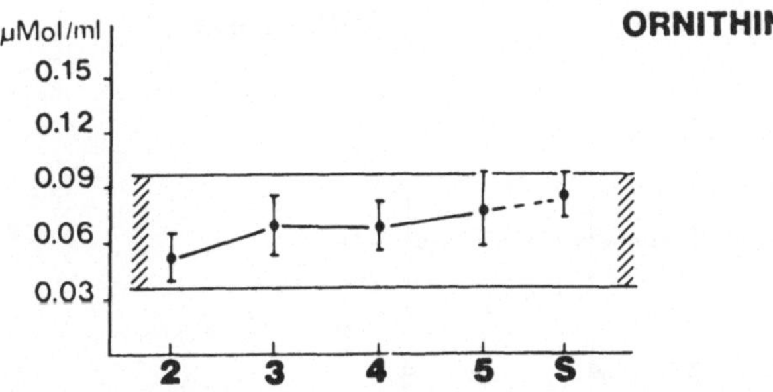

Abb. 5. Plasmaspiegel ($\overline{X} \pm SD$) der Aminosäuren des Harnstoffzyklus

24-Std-Urin erfaßten Stickstoffverluste unter besonderer Berücksichtigung der erfolgten Laparotomie, muß eine etwas größere Negativität angenommen werden (Abb. 10).

Im Hinblick auf die durchgeführte Operation, die kurze Ernährungsphase von 5 Tagen und die geringe Negativität, können die gewonnenen Ergebnisse noch als sehr günstig bezeichnet werden, zumal eine Positivierung der Bilanzen innerhalb dieses Zeitraumes kaum zu erwarten sein dürfte.

Schlußfolgerungen

Die vorliegende Untersuchung erbringt im Rahmen des Protein- und Stickstoffhaushaltes für alle gemessenen freien Plasmaaminosäuren ein weitgehendes Verbleiben im Homöostasebereich und weist keinerlei gefährliche Imbalanzen auf.

Vergleicht man die Zusammensetzung der infundierten pädiatrischen [3] Aminosäurenlösung mit den Zusammensetzungen pädiatrischer Aminosäurenlösungen, wie sie von H. Wolf und von C. Panteliadis speziell für die Neugeborenen- und Säuglingsperiode entwickelt worden sind, kann man folgendes feststellen: die in der untersuchten Lösung vermehrt zugeführten ver-

[3] Salviamin päd

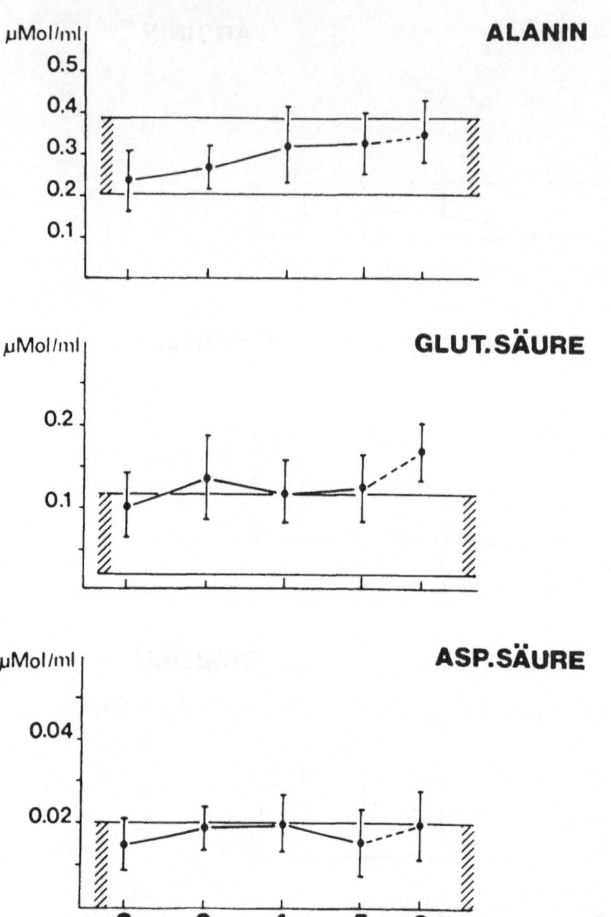

Abb. 6. Plasmaspiegel ($\overline{X}$ ± SD) von Alanin, Glutaminsäure und Asparaginsäure

zweigtkettigen Aminosäuren führen zu keinem adäquaten Anstieg im Plasma und werden von der untersuchten Altersgruppe auch bei größerer Zufuhrrate gut verwertet.

Für Methionin und Phenylalanin ist in der untersuchten Lösung (Tabelle 2, Mitte) die oberste Grenze der maximal möglichen Zufuhrrate sicher erreicht.

Für Tyrosin reicht ein Gehalt von 0,4 g/l L-Tyrosin in der Lösung aus, um die Plasmaaminosäurenhomöostase zu garantieren.

Die der Aminosäurenlösung zugesetzte Menge von 1 g Cystein/500 ml ist für die Erzielung ausreichender L-Cystinwerte im Plasma notwendig. Die im Vergleich zu den beiden anderen Autoren relativ niedrig angesetzte Zufuhr von Asparaginsäure und Glutaminsäure, beeinflußt das Homöostaseverhalten sowohl von Asparagin wie Glutamin, als auch der beiden Säureamide unwesentlich.

Unter der parenteralen Ernährungsphase bleibt der gemessene Proteinstatus weitgehend unbeeinflußt, und auch die am 5. Tage noch leichten negativen Stickstoffbilanzen entsprechen den Erwartungen. Nachteilige Nebenwirkungen dieser Form der parenteralen Ernährung konnten aufgrund von klinischen und laborchemischen Parametern nicht festgestellt werden.

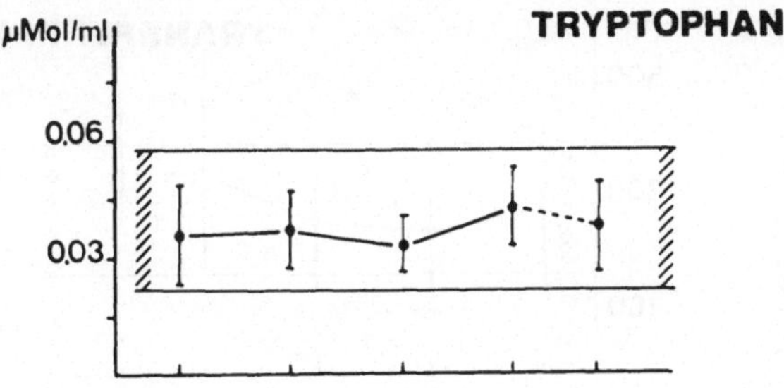

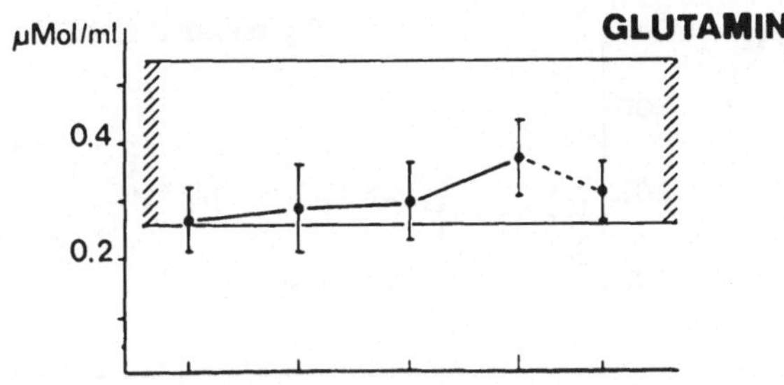

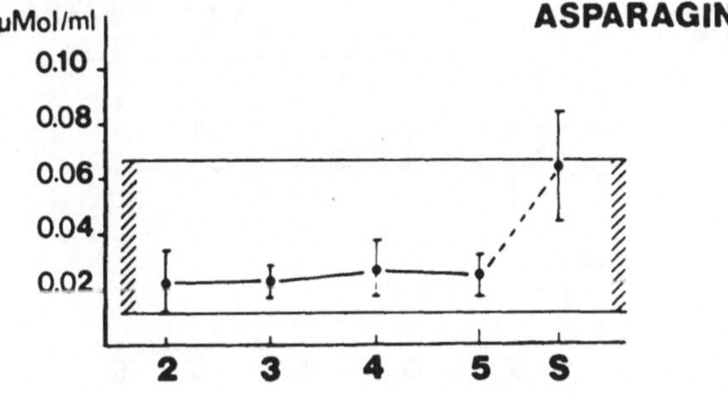

Abb. 7. Plasmaspiegel ($\overline{X} \pm SD$) von Tryptophan, Glutamin und Asparagin

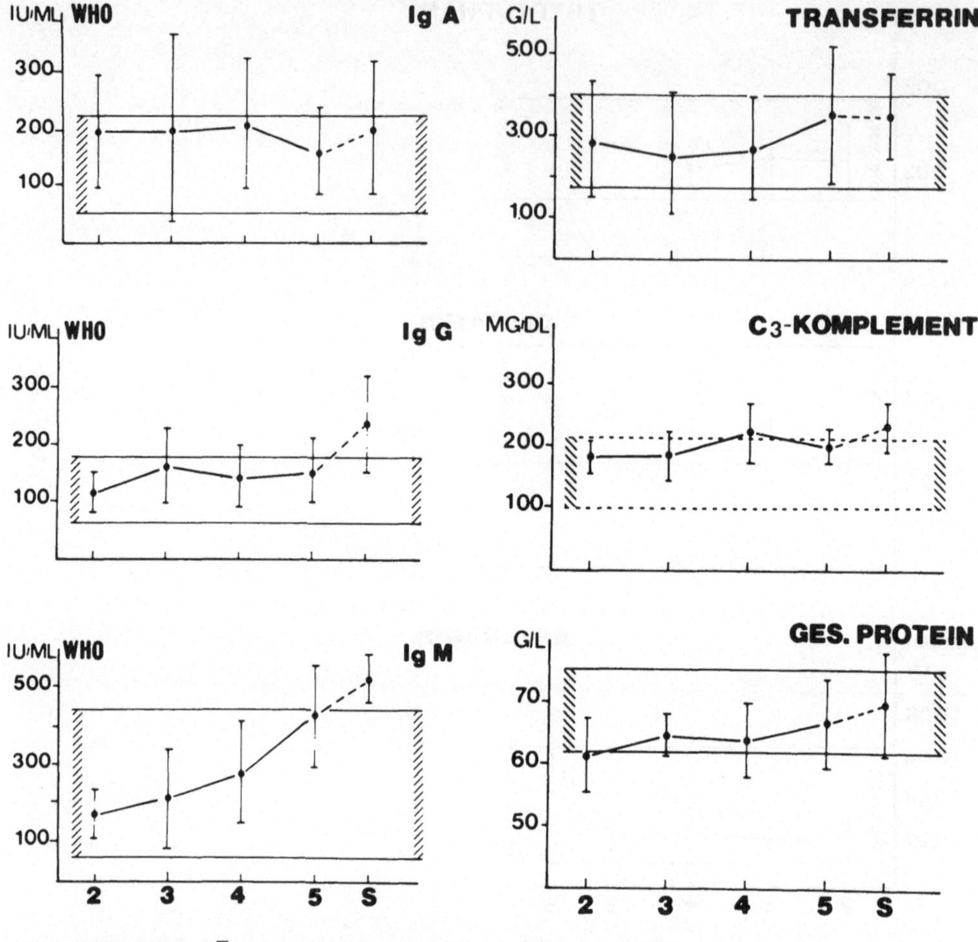

Abb. 8. Plasmaspiegel ($\overline{X} \pm SD$) der Immunglobuline

Abb. 9. Plasmaspiegel ($\overline{X} \pm SD$) von Transferrin, C3-Komplement und Gesamtprotein

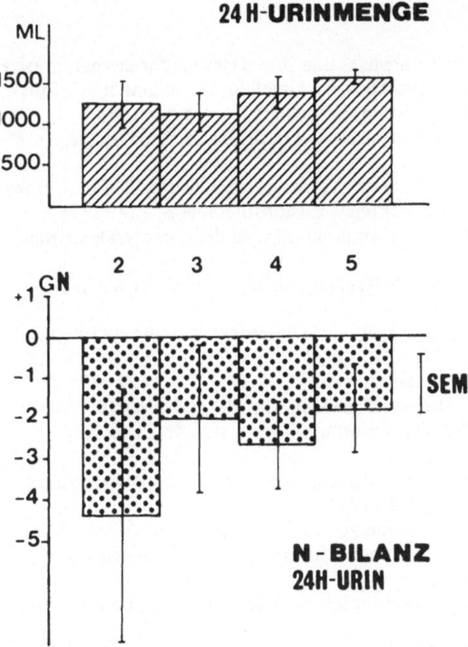

Abb. 10. 24-Std-Urinmenge und N-Bilanz aus dem 24-Stunden-Urin ($\overline{X} \pm$ SEM)

Tabelle 2. Vergleich verschiedener pädiatrischer Aminosäurenlösungen mit der Prüflösung (Mitte), wesentliche Unterschiede sind unterstrichen

L-Isoleucin	1.4	3.3	2.4
L-Valin	1.6	3.1	2.0
L-Leucin	2.5	5.0	<u>1.8</u>
L-Lysin	3.2	3.1	1.2
L-Methionin	0.8	<u>1.6</u>	0.9
L-Phenylalanin	1.9	<u>2.3</u>	1.8
L-Threonin	3.0	2.1	1.6
L-Tryptophan	0.6	0.6	0.6
L-Histidin	3.0	1.6	<u>0.7</u>
L-Prolin	2.7	4.6	4.0
L-Alanin	5.8	3.4	6.8
L-Tyrosin	<u>1.0</u>	0.4	0.4
L-Cystin/Cystein	1.0	1.0	<u>0.2</u>
L-Arginin	2.2	3.4	3.6
L-Serin	1.0	3.5	- -
L-Glycin	<u>4.9</u>	2.6	4.0
L-Ornithin-Aspartat	0.9	1.5	- -
L-Asparaginsäure	1.9	1.3	<u>4.0</u>
L-Glutaminsäure	9.8	6.3	<u>13.0</u>
5% Päd-Aminosäuren Lösungen (g/l)	H. Wolf 1977		C. Panteliadis 1975

Literatur

1. Bässler, K.H.: Stoffwechselcharakteristika der Wachstumsphase und ihre Relevanz für die parenterale Ernährung. In: Klinische Anästhesie und Intensivtherapie 16 F.W. Ahnefeld, H. Bergmann, C. Burri, W. Dick, M. Halmaggij, E. Rügheimer (Hrsg.) Springer: Berlin, Heidelberg, New York 1978
2. Berger, H., Frisch, H., Kofler, J., Resch, R.: Komplette parenterale Ernährung im Kindesalter. Infusionstherapie 4, 1 (1977
3. Bürger, U., Wolf, H., Bauer, M.: Entwicklung einer pädiatrischen Aminosäurenlösung für Frühgeborene und Neugeborene nach pharmakokinetischen Gesichtspunkten. Infusionstherapie 5, 254 (1978)
4. Dolif, D., Jürgens, P.: Die Bedeutung der nichtessentiellen Aminosäuren bei der parenteralen Ernährung. Med. u. Ernähr. 11, 67 (1970)
5. Droese, W., Stolley, H., Kersting, M.: Energie- und Nährstoffversorgung im Verlauf der Kindheit. Mschr. Kinderheilk. 126, 524 (1978)
6. Dudrick, St.J., Wilmore, D.W., Vars, H.M., Rhoads, J.E.: Long-term parenteral nutrition with growth, development and positive nitrogen balance. Surgery 64, 134 (1968)
7. Hegsted, D.M.: Variation of requirements of nutritions-amino acids. Fed. Proc. 22, 1424 (1963)
8. Henze, G., Lautner, H., Neubrand, W., Werner, E.: Stickstoffbilanzen und Plasmaaminosäuren bei Früh- und Neugeborenen mit partiell parenteraler Ernährung während der ersten drei Lebenstage. Infusionstherapie 5, 18 (1978)
9. Hövener, B., Link, J.: Parenterale Ernährung auf einer interdisziplinären operativen Intensivpflegestation (Organisation und Praxis). Infusionstherapie 3, 202 (1976)
10. Jürgens, P., Dolif, D., Panteliadis, C., Hofert, C.: Untersuchungen über den Aminosäurenbedarf Frühgeborener unter den Bedingungen der parenteralen Ernährung. Infusionstherapie (Sonderheft) 2, 33 (1973)
11. Panteliadis, C.: Parenterale Ernährung. In: (Hrsg.) V.v. Loewenich, H. Koch: Pädiatrische Intensivbehandlung. S. 119. Thieme: Stuttgart 1974
12. Panteliadis, C., Jürgens, P., Dolif, D.: Aminosäurenbedarf Früh- und Neugeborener unter den Bedingungen der parenteralen Ernährung. Infusionstherapie (Sonderheft) 2, 65 (1975)
13. Zur Vermeidung von Aminosäure-Imbalanzen bei Neugeborenen mit parenteraler Ernährung. Mschr. Kinderheilk. 123, 448 (1975)
14. Saule, H.: Plasmaaminosäurenspiegel bei Früh- und Neugeborenen nach Infusion zweier handelsüblicher Aminosäurenlösungen für die Pädiatrie. Infusionstherapie 5, 74 (1978)
15. Striebel, J.-P.: Parenterale Ernährung im Kindesalter – Probleme bei langfristiger parenteraler Ernährung. Prakt. Anästh. 11, 139 (1976)
16. Wiedemann, K.: Parenterale Ernährung in der operativen Medizin im Kindesalter. Prakt. Anästh. 11, 128 (1976)
17. Wille, L.: Parenterale Ernährung in der Pädiatrie. Akt. Ernährung 5, 179 (1977)
18. Wilmore, D.W., Dudrick, S.J.: Growth and development of an infant receiving all nutrients exclusively by vein. J. Am. med. Ass. 203, 860 (1968)
19. World Health Organization: Handbook of human nutritional requirements. Geneva: WHO Monograph. series, Nr. 61 (1974)
20. Wretlind, H.: Complete intravenous nutrition. Nutr. Metab. Suppl. 14, 1 (1972)

Der Einfluß hochdosierter parenteraler Aminosäurenzufuhr auf die postoperative Stickstoffbilanz und Harnstoffausscheidung

R. Dölp, F.W. Ahnefeld, A. Grünert und E. Schmitz

Es darf heute als gesichert gelten, daß die Unterbrechung der Nahrungszufuhr bei schwerstkranken Patienten keine Maßnahme darstellt, die positiven Einfluß auf den angestrebten Heilprozeß nimmt. Im Gegenteil kommt in einer derartigen Situation der ausreichenden und vor allem adäquaten Nahrungszufuhr eine wesentliche Bedeutung zu. Insbesondere muß der Erhaltung oder Verbesserung des Proteinbestandes vorrangig Beachtung geschenkt werden.

Seit Jahren beschäftigen wir uns mit den Möglichkeiten der parenteralen Ernährung (Dölp, 1978), wobei uns stets die Durchführbarkeit in der klinischen Routine wichtig erschien.

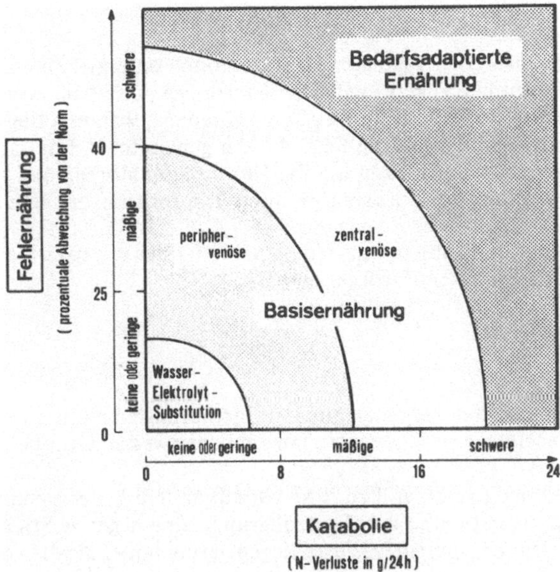

Abb. 1. Kriterien für die Auswahl der Infusionstherapie (mod. nach Blackburn, 1977)

Nach der Indikationsstellung können für die Auswahl der Infusionstherapie zwei Kriterien genannt werden:

1. Das Ausmaß der bestehenden bzw. zu erwartenden Katabolie und
2. das Abwägen der Komplikationsmöglichkeiten gegen den erwünschten Nutzen für den Patienten z.B. bei parenteraler Ernährung über zentralvenösen Katheter.

Wie in der Abbildung dargestellt (Blackburn, 1977) werden wir im postoperativen Bereich in der Mehrzahl der Fälle mit einer Basisernährung auskommen, die über periphere Venen zuführbar ist. Dieser Zugangsweg wird zum Problem, sobald Infusionslösungen mit hoher Osmolalität (800-1200 mosmol/l) zur Anwendung kommen. Wir haben uns deshalb mit der Frage beschäftigt, welches Infusionsgemisch über periphere Venen zugeführt werden kann und gleichzeitig einen möglichst hohen Nährwert darstellt (Dölp, 1978).

Nachdem Blackburn 1973 mit der Infusion einer 3%igen Aminosäurenlösung ohne jeden Energiezusatz aus unserer Sicht die erwartete ausreichende endogene Fettmobilisierung nicht sicher nachweisen konnte, und Greenberg (1976) ebenso wie Freeman (1977), Tweedle (1977) und Wolfe (1977) nach entsprechenden Untersuchungen gegenüber dem sog. „Blackburn-Konzept" Bedenken äußerten, hat die Arbeitsgruppe um Wilmore (McDougal, 1977) anhand eigener Befunde ein Modell entwickelt, das der Kombination von Aminosäuren und Kohlenhydraten bezogen auf die Verbesserung der Stickstoffbilanz den Vorzug gibt. Diese Aussage überrascht nicht und ist im Prinzip längst bekannt, neu jedoch ist, daß – zurückgehend auf über 30 Jahre alte Untersuchungen von Gamble (1947) – bereits ein 5%iger Kohlenhydratezusatz zu einer erheblichen Stickstoffbilanzverbesserung beiträgt und ein weiterer stickstoffsparender Effekt – bei gleicher Aminosäurendosierung – erst durch wesentlich höhere Kohlenhydratdosierung erreicht werden kann.

Wir haben darum eine Infusionslösung[1] mit 2,5%igem Aminosäuren- und 5%igem Kohlenhydratanteil untersucht, insbesondere im Hinblick auf die befürchtete Harnstoffbelastung infolge Utilisierung zugeführter Aminosäuren im Energiehaushalt, auf die in keiner der zitierten Arbeiten Bezug genommen worden war.

Methodik

20 stoffwechselgesunde Patientinnen, die sich einer vaginalen Hysterektomie unterziehen mußten, wurden nach Randomisierung zwei Gruppen zugeordnet. Die Kontrollgruppe I bekam eine Wasser-Elektrolytlösung[1] in einer Dosierung von 40 ml/kg KG/24 h infundiert, während die Prüfgruppe II vom Abend des Operationstages an 40 ml/kg KG/24 h der genannten Aminosäurenlösung[1] erhielt. Die Infusionsdauer erstreckte sich rund um die Uhr bis zum Morgen des vierten postoperativen Tages unter Verwendung von Infusionspumpen. Die Infusion erfolgte ausschließlich über periphere Venen.

Die statistische Evaluierung wurde je nach Problem mit dem gepaarten oder ungepaarten t-Test mit einer Irrtumswahrscheinlichkeit von $p<0{,}05$ vorgenommen.

Ergebnisse und Diskussion

Es war zu erwarten, daß bei dem experimentellen Vergleich einer aminosäurenfreien mit einer aminosäurenhaltigen Infusionslösung die günstigere Stickstoffbilanz bei der zweiten Gruppe liegen mußte.

Diese Erwartung traf, wie die Abbildung 2 zeigt, voll zu. Ehe wir auf andere Untersuchungsparameter eingehen, stellen wir fest, daß die Patienten der Kontrollgruppe eine negative Stickstoffbilanz von etwa 8 g/Tag aufwiesen. Diese Stickstoffverluste liegen gering höher als die von Heller (1974) publizierten Angaben von 6 g nach vaginaler Hysterektomie. In der Prüfgruppe infundierten wir vom Abend des Operationstages an im Mittel 10,7 g N/24 h in Form der Aminosäuren und erreichten damit eine nahezu ausgeglichene Stickstoffbilanz.

Vergleicht man die Harnstoffausscheidung mit der Gesamtstickstoffausscheidung im Urin, wird deutlich, daß die vermehrten Stickstoffverluste in der Prüfgruppe fast ausschließlich Folge einer erhöhten Utilisierung von Aminosäuren im Energiestoffwechsel darstellen. Der größere Anfall von Harnstoff im Vergleich zur Kontrollgruppe blieb entgegen unseren Erwartungen im Rahmen dessen, was wir in anderen Untersuchungsreihen (Dölp, 1978) bei parenteraler Ernährung unter einem höheren Energie-/Stickstoffverhältnis gefunden haben. Während sich in der Kontrollgruppe ein mittlerer kumulativer Stickstoffverlust von 33,2 g/Patient innerhalb des Beobachtungszeitraumes ergab, waren dies 44,9 g in der Prüfgruppe, die – wiederum im Mittel – 37,1 g N/Patient als Aminosäuren substituiert bekommen hatte.

Damit errechnet sich eine anabole Verwertung (N-Retention) der verabreichten Aminosäuren von etwa 68%, eine Größenordnung, die als außerordentlich günstig angesehen werden muß (Dölp, 1978). Die N-Retentionsrate könnte höher ausfallen bei einem Vergleich mit einer Kontrollgruppe, die ausschließlich Wasser und Elektrolyte ohne jeden Energiezusatz erhält.

---

[1] PE 900, Fa. Pfrimmer & Co., Erlangen (BRD)

[2] Tutofusin OPS, Fa. Pfrimmer & Co., Erlangen (BRD)

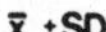

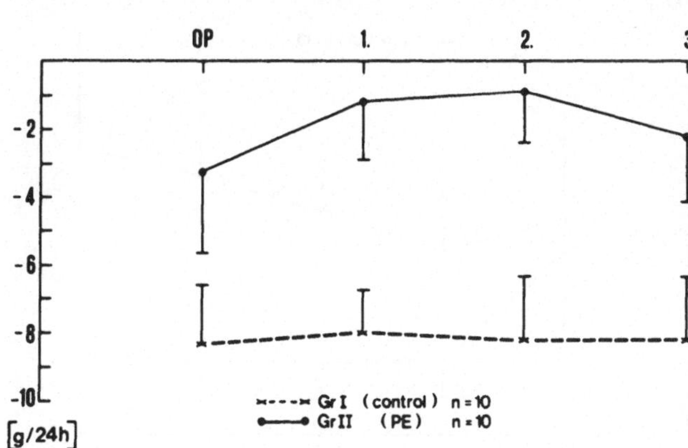

Abb. 2. Stickstoffbilanz (N-Balance)

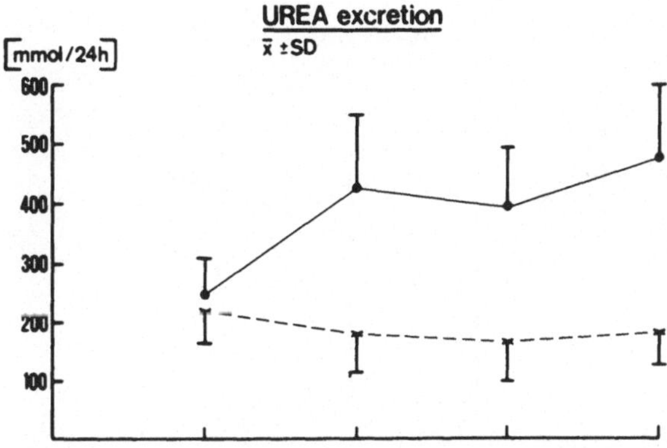

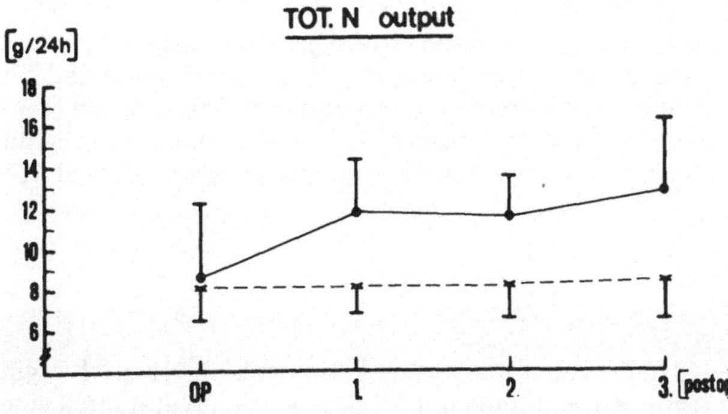

Abb. 3. Harnstoffausscheidung und Gesamtstickstoff im Urin. (Urea im Serum)

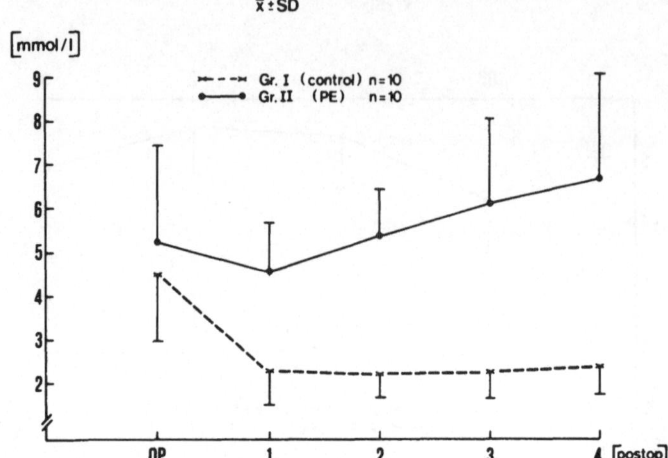

Abb. 4. Harnstoffkonzentration im Serum

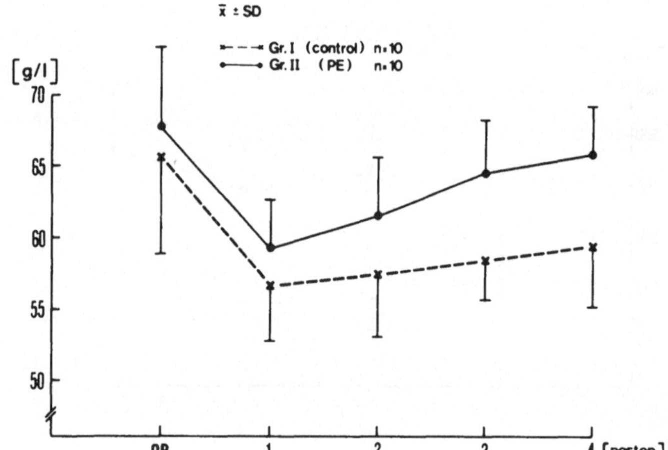

Abb. 5. Tot. Protein im Serum

Die Harnstoffkonzentration im Serum stieg in der Prüfgruppe zwar geringfügig an, verblieb aber auch unter Einbeziehung der Streubreite im Normbereich.

Es ist häufig schwierig, die Effizienz einer parenteralen Nahrungszufuhr nachzuweisen. Am günstigsten läßt sich dies mit der Erfassung kurzlebiger Proteine, wie z.B. Präalbumin und Transferrin (Kult, 1975), erreichen. Der recht grobe Parameter „Gesamteiweißkonzentration" im Serum zeigte in unserer Prüfgruppe deutliche und signifikante Unterschiede zur Kontrollgruppe, so daß sich bereits daraus die anabole Wirkung des zugeführten Infusionsgemisches ableiten läßt.

Schlußfolgerung

Zusammenfassend ist hervorzuheben, daß die von uns an einem Patientenkollektiv nach vaginaler Hysterektomie geprüfte 2,5%ige Aminosäurenlösung mit 5%igem Kohlenhydratanteil eine nahezu ausgeglichene Stickstoffbilanz bewirkte. Die erwartete hohe Harnstoffbelastung trat nicht auf, der geringe Kohlenhydratanteil reichte aus, das zu verhindern. Da die Osmolalität der Prüflösung mit etwa 600 mosmol/l mit der Osmolalität der Wasser-Elektrolytlösung praktisch übereinstimmte, ergaben sich in der peripheren Venenverträglichkeit keine Unterschiede zwischen beiden Infusionslösungen. Unter Zugrundelegung der in der ersten Abbildung angegebenen Kriterien für die Auswahl der dem Zustand des Patienten entsprechenden Infusionstherapie und der zeitlichen Zufuhrbegrenzung auf etwa fünf Tage, kann die hier vorgestellte Aminosäuren-Kohlenhydratlösung als optimierte Alternative im Rahmen einer peripher-venösen Basisernährung angesehen werden. Sie kann selbstverständlich die bedarfsadaptierte vollständige parenterale Ernährung nicht ersetzen.

Literatur

1. Blackburn, G.L., Bistrian, B.R., Maini, B.S., Schlamm, H.T., Smith, M.F.: Nutritional and metabolic assesment of the hospitalized patient. J. Par. Entw. Nutr. 1, 11-22 (1977)
2. Blackburn, G.L., Flatt, J.P., Clowes, G.H., O'Donnell, T.E.: Peripheral intravenous feeding with isotonic amino acid solutions. Am. J. Surg. 125, 447-454 (1973)
3. Dölp, R., Ahnefeld, F.W., Knoche, E., Traub, E.: Möglichkeiten und Grenzen der peripher-venösen parenteralen Ernährung. Infusionstherapie 5, 61-64 (1978)
4. Freeman, J.B., Stegink, L.D., Wittine, M.F., Danney, M.M., Thompson, R.G.: Lack of correlation between nitrogen balance and serum insulin levels during protein sparing with and without dextrose. Gastroenterology 73, 31-36 (1977)
5. Gamble, J.L.: Physiological information gained from studies on the life raft ration. Harvey Lect. 42, 247 (1947)
6. Greenberg, G.R., Marliss, E.B., Anderson, G.H., Langer, B., Spence, W., Toree, E.B., Jeejeeboy, K.N.: Protein-sparing therapy in postoperative patients. Effect of added hypocaloric glucose or lipid. New. Engl. J. Med. 294, 1411-1416 (1976)
7. Heller, L.: Aminosäurenlösungen in der parenteralen Ernährung. In: L. Heller, K. Schultis, B. Weinheimer (Hrsg.): Grundlagen und Praxis der parenteralen Ernährung, S. 56-68. Thieme: Stuttgart 1974
8. Kult, J., Treutlein, E., Dragoun, G.P., Heidland, A.: Bedeutung der postoperativen parenteralen Ernährung – gemessen an nieder- und hochmolekularen Plasmaproteinen. Infusionstherapie 2, 3-19 (1975)
9. McDougal, W.S., Wilmore, D.W.: Effect of intravenous near isomotic nutritient infusions on nitrogen balance in critically ill injured patients. Surg. Gyn. Obst. 145, 408-414 (1977)
10. Tweedle, D.E.F., Fitzpatrick, G.F., Brennan, M.F., Culebras, J.M., Wolfe, B.M., Ball, M.R., Moore, F. D.: Intravenous amino acids as the sole nutritional substrate. Ann. Surg. 186, 60-73 (1977)
11. Wolfe, B.M., Culebras, J.M., Sim, A.J.W., Ball, M.R., Moore, F.D.: Substrate interaction in intravenous feeding. Ann. Surg. 186, 518-540 (1977)

Entstehung und Verhütung bakterieller Kontamination von Infusionssystemen bei parenteraler Ernährung (Untersuchungen an Intensivbehandlungs-Patienten)

U. Hartenauer, W. Hofmann, U. Wierschem, G. Gercken und H. Winzer

Die Katheterisierung der Hohlvenen durchbricht die einer Keiminvasion gesetzten natürlichen Barrieren von Cutis, Subcutis, Bindegewebe und Gefäßwand und das in diesen Strukturen ruhende Potential an Abwehrmechanismen gegenüber eindringenden Erregern. Bei der parenteralen Ernährung über einen in die obere Hohlvene placierten Katheter steht daher – neben anderen spezifischen Gefahren – das Infektionsrisiko im Vordergrund.

Die katheterbedingte Infektion auf Grund äußerer Kontamination kann von folgenden 5 verschiedenen Quellen entspringen (Abb. 1):

- von der patienteneigenen Hautflora
- von kontaminierten Händen des medizinischen Personals
- von kontaminierten Desinfektionsmitteln (eine contradictio in adjectu)
- von einer Selbstinfektion des Katheters bzw. einer bakteriellen Besiedlung der Fibrin- oder thrombotischen Auflagerungen in seinem intravasalen Verlauf durch einen septischen Streuherd von einer anderen Stelle des Körpers
- von kontaminierter Infusionslösung.

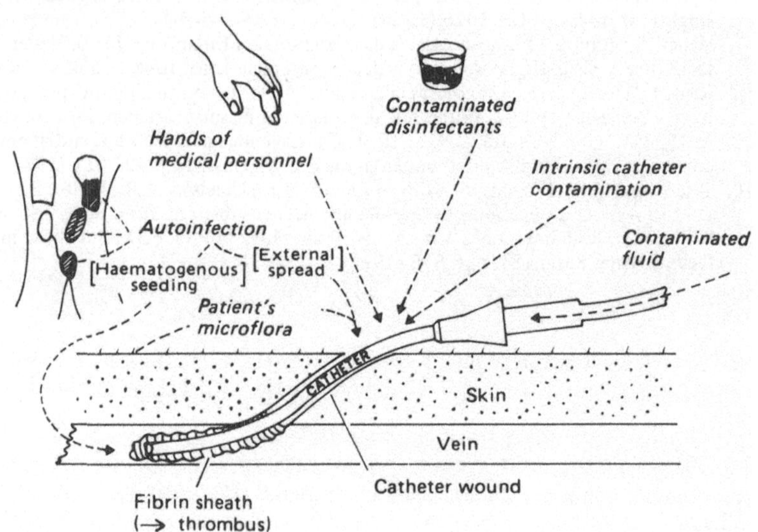

Abb. 1

Die Abbildung 2 zeigt die vielen Eintrittspforten für Keime, die Infusionslösung auf ihrem Wege zur intracutanen Verlaufsstrecke zu kontaminieren (Bild 1 und 2 entstammen einer Monographie von Phillips, Meers und D'Arcy).

An 50 parenteral ernährten Patienten auf der operativen Intensivstation wurden die möglichen Quellen einer mikrobiellen Verunreinigung des Infusionssystems untersucht. Hierbei wurden mit Hilfe von Watteträgerabstrichproben, Perfusion mit flüssigen Nährböden und Probeentnahmen von Infusionslösungen, Keimbesiedlungen im laufenden Infusionssystem analysiert. Nach

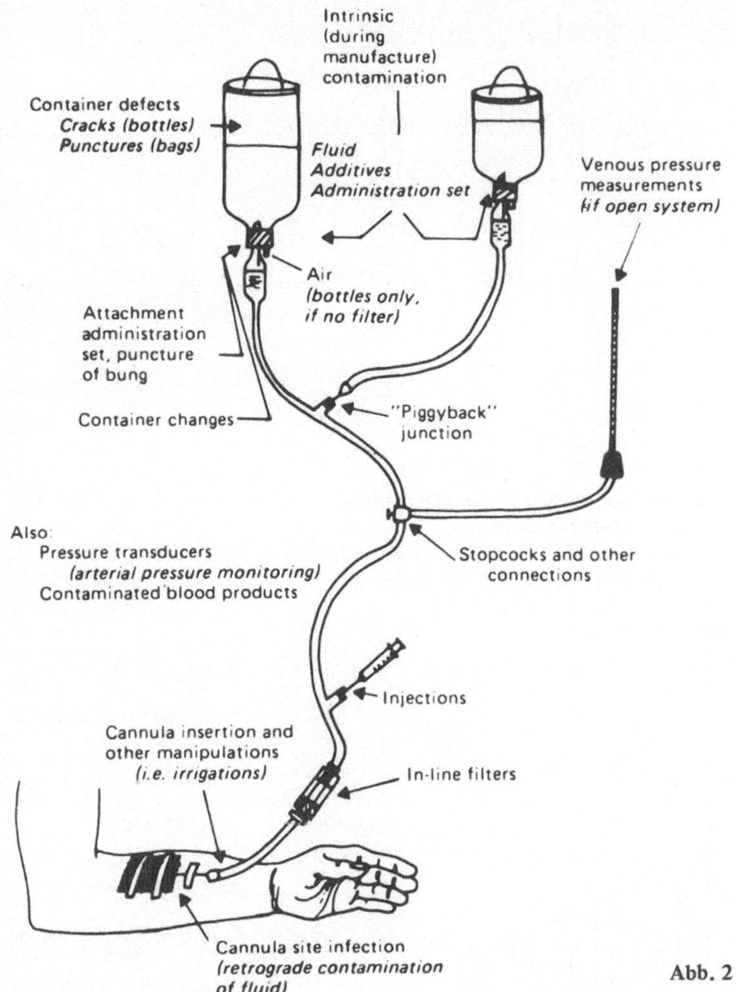

Abb. 2

Entfernung des zentralvenösen Katheters wurden definierte Kathetersegmente in Anlehnung an eine semiquantitative Methode von Maki u. Mitarb. auf bakterielle Kontamination untersucht.

Je näher die Untersuchung an der Katheterpunktionsstelle vorgenommen wurde (Abb. 3), desto stärkere bakterielle Kontamination ließ sich feststellen. Die höchsten Kontaminationsraten fanden sich am intracutanen-intravasalen Kathetersegment, am katheterseitigen 3-Wege-Hahn, an der Katheterspitze sowie an der Konnektionsstelle zum ZV-Katheter.

Die Rate der bakteriellen Besiedlung nicht nur durch die als apathogen apostrophierten Keime wie Staph.albus und Sporenbildner war hoch (Abb. 4).

27=54% aller Systeme waren bakteriell verunreinigt an irgendeiner Stelle der Schiene Infusionslösung – Infusionssystem – Katheter. Die Kontaminationsrate entlang der Strecke 3-Wege-Hahn – Katheterspitze schwankte zwischen 22 und 32%.

Staph.albus und Staph.aureus ließen sich aus allen Abnahmestellen häufig anzüchten (Abb. 5). Die aus Infusionsflasche, vom proximalen Kathetersegment und im Konnektor isolierten Enterokokken müssen wohl einer Auto- oder Kreuzinfektion durch das Personal zugeordnet werden. Bei einem Patienten war die von der Katheterspitze isolierte Klebsiellaspezies bakteriologische Bestätigung einer klinisch vermuteten gramnegativen Sepsis; zuvor war der Keim

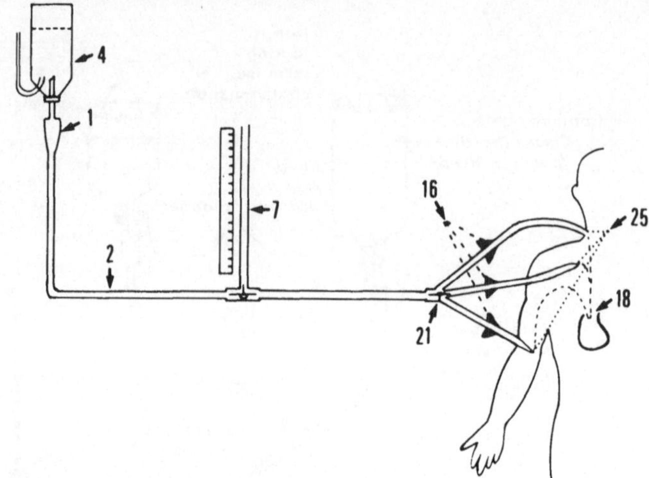

Abb. 3. Kontaminierte Stellen im Infusionssystem parenteral ernährter Patienten (n=50) der Intensivstation ohne Berücksichtigung der Mehrfachkontamination

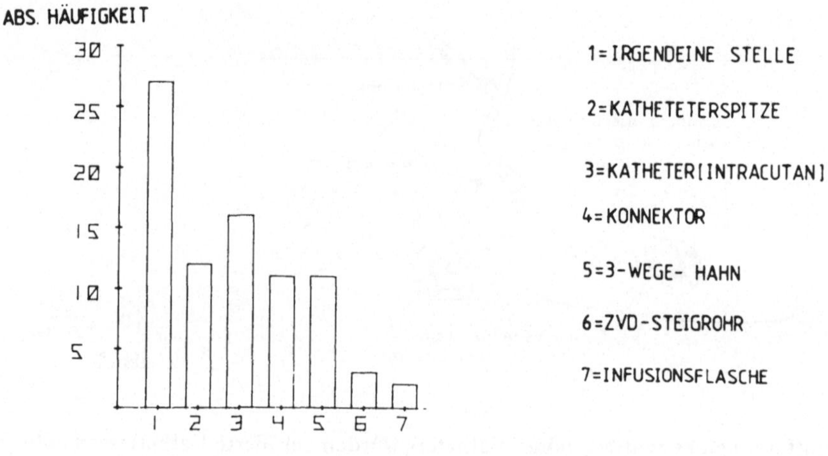

Abb. 4. ABS. Häufigkeit der bakteriellen Kontaminationen an den jeweiligen Stellen des Infusionssystemes (Staph.albus und Sporenbildner unberücksichtigt)

bereits aus dem Trachealsekret des Patienten isoliert worden. Hefen, wahrscheinlich Candida spp., der Katheterspitze waren Ausdruck einer *Kolonisation*, nicht Beweis einer Candida- Sepsis. (Grampositive Keime, hauptsächlich Staph.aureus und Staph.epidermidis, sind in ca. 50%, Pilze in ca. 45% für eine Sepsis im Zusammenhang mit einer vollständigen parenteralen Ernährung verantwortlich. Gramnegative Keime spielen eine untergeordnete Rolle, es sei denn, die Patienten kommen bereits mit einer Infektion zur Intensivtherapie.)

Von 50 gelegten Kathetern wurde die Mehrzahl 4-5 Tage belassen, 10% über 9-10 Tage (Abb. 6). Hinsichtlich der Punktionsstelle unterschied sich die mittlere Verweildauer der Katheter nur unwesentlich. V.subclavia – und V.jug.int.-Katheter wurden im Mittel 6 Tage lang liegen gelassen, V.basilica-Katheter bereits im Durchschnitt nach 5 Tagen entfernt.

Intensivstation der Klinik für Anaest. u. op. Int. d. Uni. Münster (Anzahl der Patienten n=50)	Sporenbildner (aerob)	Staph. aureus	Staph. albus	Enterokokken	Pseudomonas	Klebsiella	Enterobacter	diphtheroide Stäbchen	E. coli	Proteus	Hefen	Summe
Infusionsflasche	1			1			1		1			4
Tropfkammer	1											1
Mitte des Infusionsschlauches	1		1									2
Y-Stück des Infusionsschlauches	2											2
ZVD- Steigrohr	3	2	1				1					7
3- Wege- Hahn	1	11	5		1				2			21
Katheterkonnektor	1	5	2	2	2	1	1	1	1	1		16
Katheter (intracutan intravasal)	2	7	6	1	2	3			1	2	1	25
Katheterspitze	1	5	3	1	2	3			1	1	1	18
Summe der einzelnen Keime	13	30	18	5	7	7	3	1	6	4	2	96

Abb. 5. Kontaminierte Stellen im Infusionssystem und Art der isolierten Keime ohne Berücksichtigung der Mehrfachkontamination

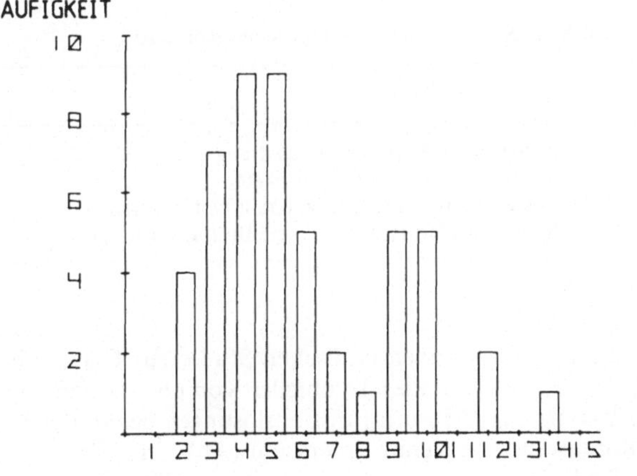

Abb. 6. ABS. Häufigkeit der ZV-Katheter bezüglich der Liegedauer in Tagen

Ein eindeutiger Unterschied in bezug auf die absolute Häufigkeit bakterieller Besiedlung des Systems, abhängig von der Punktionsstelle, fand sich nicht (Abb. 7). V.basilica-Katheter waren nicht häufiger als V.subclavia- und beide nicht häufiger als V.jug.int.-Katheter kontaminiert.

Bezogen auf die Anzahl der am jeweiligen Punktionsort gelegten Katheter (20 V.subclavia-, 19 V.basilica/cephalica-Katheter und 11 Katheter über die V.jug.int.) wies der V.jug.int.-Katheter die höchste bakterielle Kontamination in der Summe aller 3 untersuchten Stellen auf (Abb. 8).

Eine eindeutige Abhängigkeit von der Verweildauer i.S. einer Zunahme der Kontaminationsrate bei längerer Liegezeit ließ sich nicht feststellen.

Das Schicksal der bakteriellen Verunreinigung des Systems scheint sich bereits zum Zeitpunkt der Katheterapplikation durch das Maß hygienisch-prophylaktischer Maßnahmen, will sagen absolute chirurgische Asepsis, zu entscheiden. Es läßt sich durch optimale Katheterpflege wohl nur noch im Sinne einer Verhütung von Schlimmerem beeinflussen.

Bei der klinischen Beobachtung (Abb. 9) der lokalen und allgemeinen Reaktionen der untersuchten Cava-Katheter-Träger zeigten 28 = 56% der Patienten lokale Reaktionen in irgendeiner Form, wie tumor, rubor, calor und pus sowie bei V.basilica-Kathetern gelegentlich einen tastbar verhärteten Venenstrang. Diese Symptome wurden folgenden Diagnosen zugeordnet (Tabelle 1):

– Thrombophlebitis bzw. sept. Thrombophlebitis = katheterbedingte Sepsis
– Thrombose
– Phlebitis

Die Diagnose Thrombophlebitis in 18 Fällen = 36% erklärt sich durch die hohe Anzahl von V.basilica/cephalica-Kathetern von 19 = 38% bei einer relativ langen mittleren Verweildauer von über 5 Tagen.

Betrachtet man lokale Reaktionen in Abhängigkeit von der Art des gewählten zentralvenösen Zugangs (Abb. 10), finden sich gehäuft die klinischen Symptome einer sich anbahnenden oder bereits manifesten infektiösen Komplikation beim V.basilica-Katheter verglichen mit einer geringeren Quote beim V.subclavia/V.jug.int.-Katheter. Diese Darstellung zeigt aber auch die trügerische Verläßlichkeit klinischer Symptome, da sich für die bakterielle Kontamination ja kein Unterschied in Abhängigkeit vom Punktionsort ausmachen ließ, bzw. relativ gesehen der V.jug.int.-Katheter häufiger bakteriell kontaminiert war.

Tabelle 1. Infektöse Komplikationen beim Kava-Katheter und ihre klinischen Korrelate

	klinische Befunde
1. Thrombose	tastbarer, verhärteter Venenstrang
2. Phlebitis	Pus, Erythem, Lymphangitis etc.
3. Thrombophlebitis	Lokale Symptome u. allg. Krankheitszeichen
4. Katheter induzierte Sepsis	Nachweis identischer Erreger: Blut u. Katheter

Im Vorversuch zu einer noch laufenden prospektiven klinischen Studie zur Frage, ob und in welchem Umfang sogenannte Inline-Filter die Rate mikrobieller Komplikationen zu senken vermögen, wurden Mikrofilter der Porengröße 0,5μ mit Infusionslösungen bekannter Keime perfundiert und das Perfusat auf durchwanderte Keime untersucht (Abb. 11). Während für Cand.alb. und Staph.aureus sowie Klebsiella das Filter über 72 h undurchlässig blieb, konnten bewegliche Keime, wie die der Proteus-Gruppe nach 15 min, Enterobacter cloacae nach 30 min, Pseudomonas aeruginosa nach 6 Std und ein fakultativ begeißelter Keim, wie E.coli nach 6 h das Filter passieren.

Im Gegensatz zum 0,5μ- bzw. 0,45μ-Filter scheint das 0,22μ-Filter eine bessere Rückhaltefähigkeit für Keime aufzuweisen.

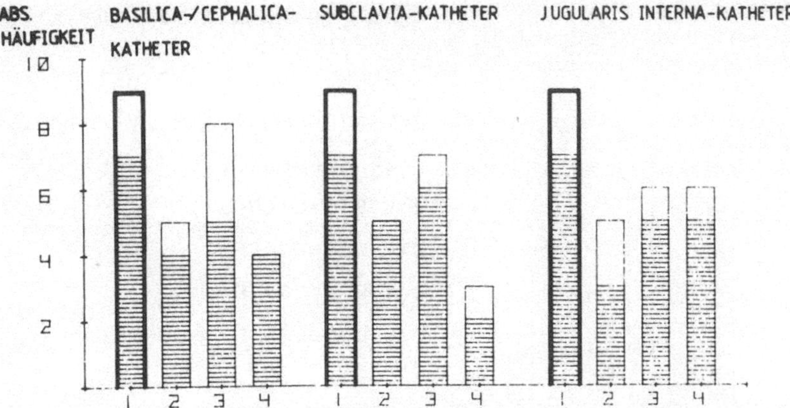

Abb. 7. ABS. Häufigkeit bakterieller Kontaminationen von Basilica-/Cephalica-Kathetern, Subclavia- und Jugularis Interna-Katheter (Katheterspitze, Katheter, Intracutan und Konnektor)

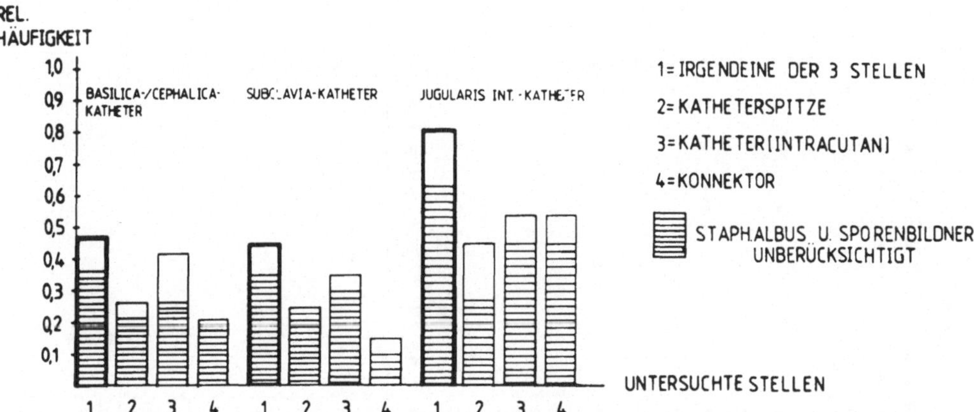

Abb. 8. Rel. Häufigkeit bakterieller Kontaminationen von Basilica-/Cephalica-Kathetern, Subclavia- und Jugularis Interna-Kathetern (Katheterspitze, Katheter, Intracutan, Konnektor)

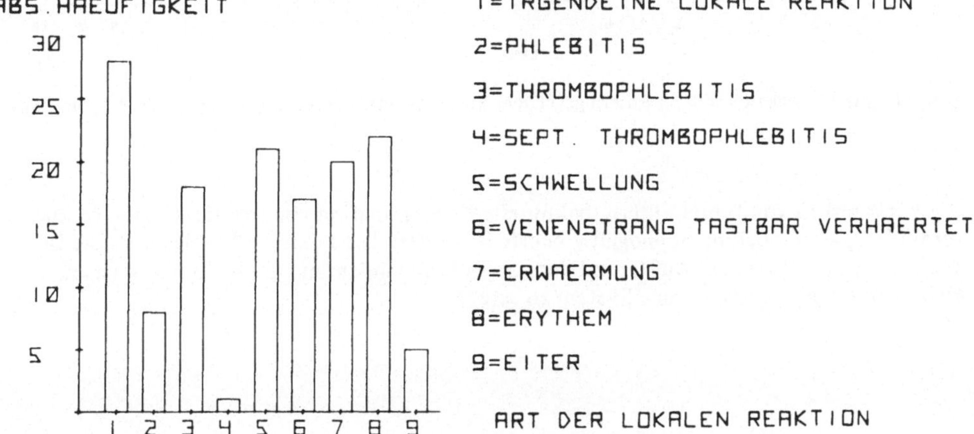

Abb. 9. ABS. Häufigkeit der verschiedenen Arten der lokalen Reaktionen

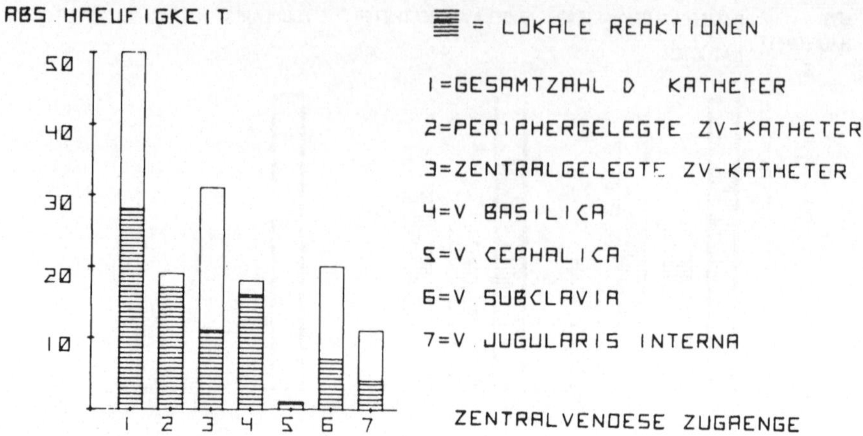

Abb. 10. ABS. Häufigkeit der lokalen Reaktionen in Abhängigkeit der zentralvenösen Zugänge

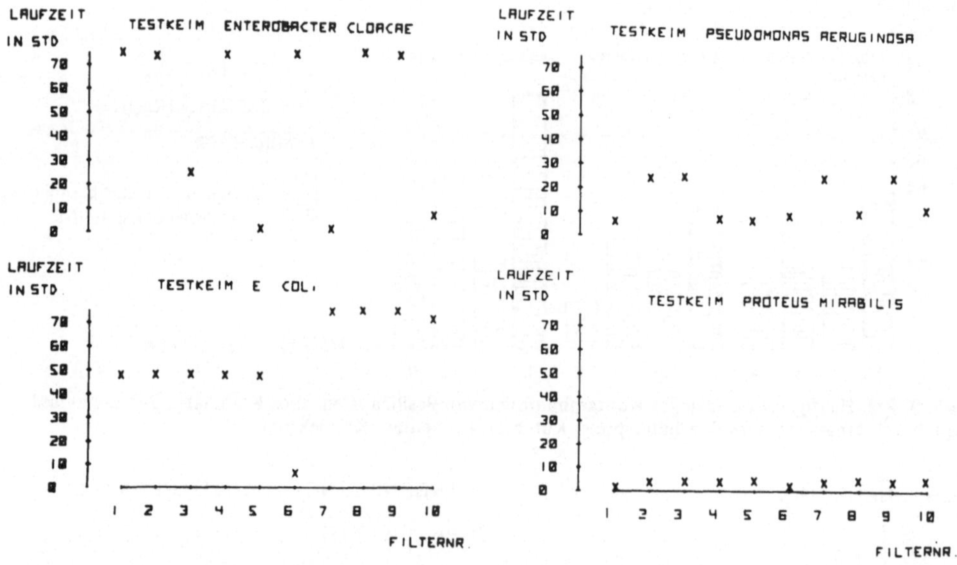

Abb. 11. Durchlässigkeit von 0,5μ Filtern gegenüber kontaminierten Infusionslösungen (>10^9 Keime/ml)

Die Wirksamkeit von Inline-Filtern, bakterielle Kontamination von Infusionssystemen zu verhindern, kann noch nicht endgültig beurteilt werden. Die klinische Vergleichsstudie ist noch nicht abgeschlossen. Auf Grund der o.a. Befunde möchten wir aber davor warnen, zu viele Hoffnungen in dieses neue System zu setzen.

Untersuchungen an intensivmedizinischen Patienten über Zusammenhänge zwischen Energieumsatz und Stoffumsatz

P. Lotz, J.E. Schmitz, R. Dölp, F.W. Ahnefeld und A. Grünert

Im Rahmen der intensivmedizinischen Behandlung von polytraumatisierten Patienten erhebt sich immer wieder die Frage nach dem optimalen parenteralen Ernährungsregime.

Die Stoffwechselsituation dieser Patienten wird mit dem Begriff des Postaggressionssyndroms umschrieben. Hierbei kommt es infolge einer erhöhten Katecholaminfreisetzung zur Steigerung der Lipolyse und dadurch sowie durch eine Reihe begleitender hormoneller Reaktionen zur Abnahme der Wirkung von Insulin und damit zu einer Störung der Glukoseverwertung im Organismus [5].

Aus dieser Situation resultieren zwei unterschiedliche Therapiekonzepte hinsichtlich der Kohlenhydratverabreichung: Auf der einen Seite steht die Gabe von Glukose und Insulin in hohen Dosen [3], auf der anderen die Gabe eines Gemisches aus Glukose und insulinunabhängig verwertbaren Kohlenhydraten [1].

Für die Zufuhr von Aminosäuren haben sich insbesondere über den Weg der Optimierung der Zusammensetzung der Gemische verbindliche Konsequenzen ergeben [2].

Um unser eigenes therapeutisches Konzept zu überprüfen, führten wir eine kombinierte Untersuchung von Parametern des Energieumsatzes und denen des Substratumsatzes an sieben polytraumatisierten, beatmeten Patienten über einen Zeitraum von jeweils sechs Tagen, beginnend mit dem Tag des Unfallereignisses, durch.

Die Patienten hatten ein Alter von 18 bis 51 Jahren (Mittelwert: 29 Jahre), ein Gewicht von 46 bis 90 kg (Mittel: 74 kg) und eine Körpergröße von 164 bis 185 cm (Mittel: 175 cm); 5 waren männlichen, 2 weiblichen Geschlechts.

Alle Patienten hatten ein Schädel-Hirn-Trauma und ein Thoraxtrauma, 3 außerdem ein Bauchtrauma; 2 wiesen zusätzlich eine Traumatisierung des Skeletts auf.

Alle Patienten wurden über die gesamte Untersuchungsdauer kontrolliert beatmet und waren soweit sediert, daß sie die Beatmung tolerierten.

6 Patienten überlebten, ein Patient verstarb am 8. Tag der Intensivbehandlung.

Die parenterale Ernährung wurde mit einem Gemisch aus Glukose, Fruktose und Xylit im Verhältnis 1 : 2 : 1 in 24%iger Lösung in einer Dosierung von 0,265 g/kg/h und mit einer 7,5%igen Aminosäurenlösung mit einem bedarfsadaptierten Pattern in einer Dosierung von 1 g/kg/d durchgeführt.

Gemessen wurden O_2-Aufnahme und respiratorischer Quotient [4], zur Charakterisierung des Energieumsatzes alle 6 Stunden und die Konzentrationen der verabreichten Substrate und ihrer Endprodukte im Serum und im Urin zur Charakterisierung des Stoffumsatzes alle 12 Std. Eine Urinsammelperiode ging über 24 Std.

Die Ergebnisse sind als Tagesmittel und Standardabweichung dargestellt. Die Normbereiche der gemessenen Parameter sind in den Abbildungen schraffiert dargestellt.

Die Konzentration von Glukose, Laktat und freiem Glycerin im Serum sind am 1. und 2. Tag gegenüber den restlichen Tagen deutlich erhöht. Sie bleiben vom 4. bis zum 6. Tag entweder weiterhin über dem Normbereich, wie die Glukose, oder an der oberen Grenze des Normbereiches, wie Laktat und freies Glycerin (s. Abb. 1).

Der Serumspiegel einer Substanz resultiert aus der Differenz zwischen deren Zufluß und Abfluß.

So muß der erhöhte Glukosespiegel, gemessen an der Höhe der Kohlenhydratzufuhr, als Verwertungsstörung für die Glukose gedeutet werden. Der erhöhte Laktatspiegel deutet auf eine erhöhte anaerobe Glykolyse und der erhöhte Spiegel des freien Glycerins auf eine erhöhte Lipolyse hin.

Die Harnstoffkonzentration im Serum steigt in den ersten zwei Tagen bis an die obere Grenze des Normbereiches, um dort zu bleiben.

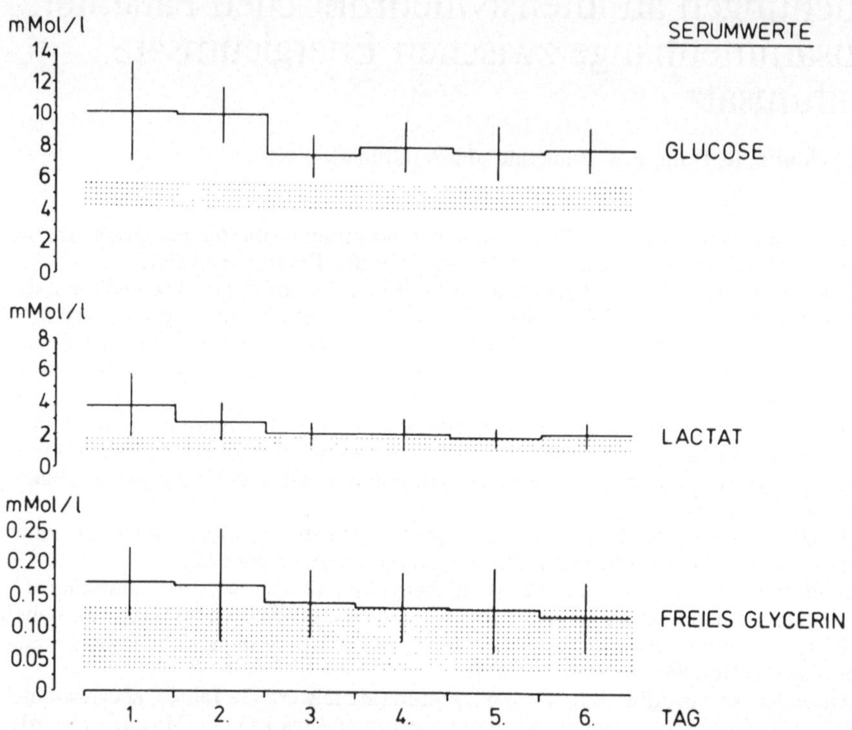

Abb. 1. Serum-Konzentrationen an Glucose, Lactat und freiem Glycerin an 7 polytraumatisierten Patienten unter definierter parenteraler Ernährung

Die Harnstoffausscheidung, die am ersten Tag noch normal ist, steigt bis zum 4. Tag auf über das Doppelte der Norm an, um auch am 5. und 6. Tag oberhalb des Normbereiches zu bleiben. Hinter dieser Harnstoffausscheidung steht ein errechneter Eiweißabbau von im Mittel täglich 150 g, mit einem Maximum von 190 g am 4. Tag (s. Abb. 2).

Die Höhe der O_2-Aufnahme liegt im Mittel fast gleichmäßig bei knapp 500 ml/min und damit auch deutlich über der Ruhe-O_2-Aufnahme eines gesunden Vergleichskollektivs.

Die Werte für den respiratorischen Quotienten liegen in den ersten Tagen unterhalb des Normbereiches und erreichten nach einem stetigen Anstieg am 5. Tag dessen untere Grenze (s. Abb. 3). Derart niedrige respiratorische Quotienten findet man nur bei gesteigerter Ketogenese und/oder gesteigerter Fettsäurenoxidation.

Vergleicht man die Gesamtenergiezufuhr und den aus O_2-Aufnahme und kalorischem O_2-Äquivalent errechneten Gesamtenergieumsatz sowie die Aminosäurenzufuhr und den aus der Harnstoffausscheidung errechneten Eiweißumsatz, so fällt auf, daß die Gesamtenergiezufuhr nur etwa 2/3 des Gesamtumsatzes deckt und daß der Eiweißumsatz durch die Aminosäurenzufuhr nur etwa zur Hälfte gedeckt wird. Energetisch gesehen wird also die Zufuhr dem Bedarf nicht gerecht. Die niedrigen RQ-Werte und die hohen Konzentrationen des freien Glycerins würden in das Bild des Hungers passen, nicht aber die gleichzeitig auf das etwa 1 1/2-fache der Norm erhöhte Glucosekonzentration im Serum (s. Abb. 4).

Es bietet sich daher als Erklärung des vorliegenden Zustandsbildes die Annahme eines Postaggressionssyndroms bei diesen Patienten an. Nach dem 2. Tag ist diese Stoffwechselstörung rückläufig.

Der Eiweißabbau hat aber zu diesem Zeitpunkt gerade erst sein Maximum erreicht. Dies dürfte einerseits auf dem Zwang zur Energiegewinnung, andererseits auf der ausgedehnten Gewebstraumatisierung beruhen.

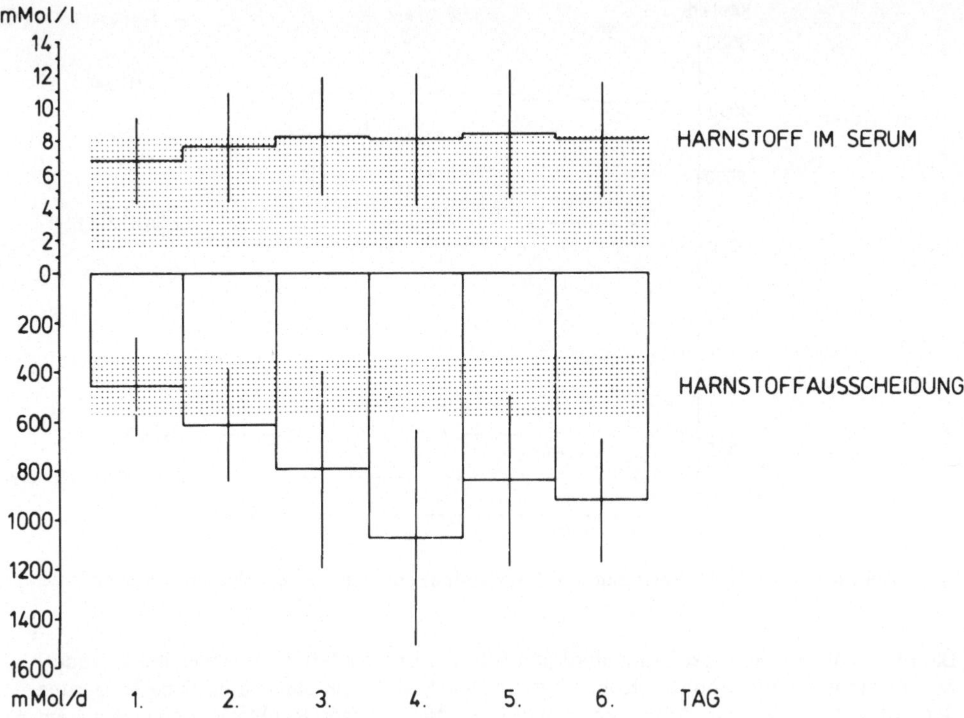

Abb. 2. Entspr. Abb. 1 für Harnstoff

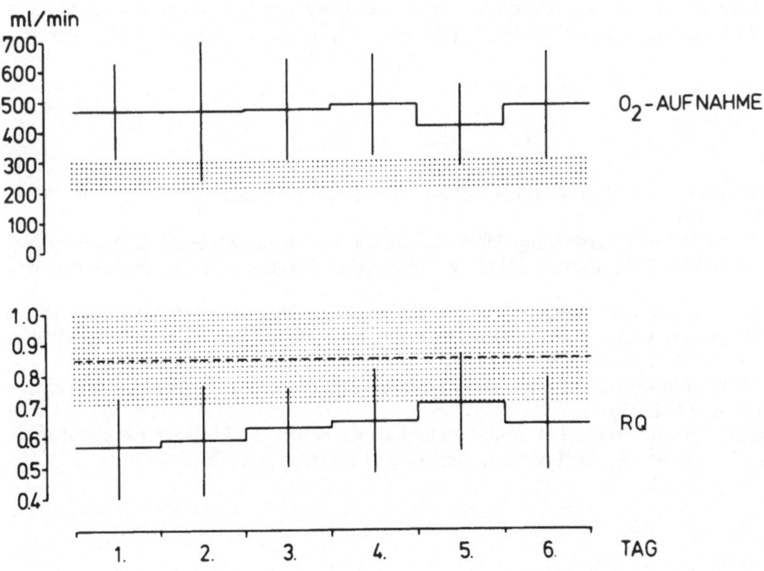

Abb. 3. O_2-Aufnahme und respiratorischer Quotient bei 7 untersuchten polytraumatisierten Patienten

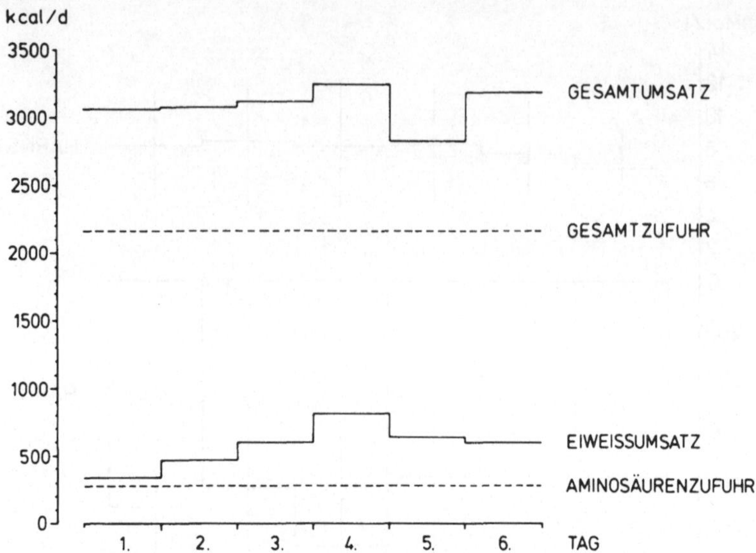

Abb. 4. Energiezufuhr, Energieumsatz, Eiweißzufuhr und -umsatz bei polytraumatisierten Patienten

Damit ist von der Seite der Kohlenhydratzufuhr ein Energiedefizit zu verzeichnen. Andererseits verbieten die erhöhten Kohlenhydratspiegel im Serum eine wesentliche Steigerung der Kohlenhydratzufuhr. Außerdem signalisieren die niedrigen RQ-Werte, daß eine wesentliche Kohlenhydratverbrennung offenbar gar nicht stattfindet.

Ob die Erhöhung der Aminosäurenzufuhr einen gangbaren Weg aus diesem Dilemma darstellt, sollen zur Zeit laufende Untersuchungen erweisen.

Im übrigen sind die Stoffwechselprobleme von schwer polytraumatisierten Patienten ausschließlich mit den Mitteln einer parenteralen Ernährung – und sei sie noch so differenziert – sicher nicht lösbar.

Literatur

1. Ahnefeld, F.W.: Die Eignung von Nicht-Glukose-Kohlenhydraten für die parenterale Ernährung. Infusionstherapie 2, 227 (1975)
2. Dolif, D., Jürgens, P.: Bedarf und Verwertung der Aminosäuren. In: Infusionstherapie II, Parenterale Ernährung. (Hrsg.) Ahnefeld, F.W., Burri, C., Dick, W., Halmagyi, M. Springer: Berlin, Heidelberg, New York 1975
3. Haider, W., Lackner, F., Tonczar, L.: Verabreichung hochprozentiger Glukose mit großen Insulindosen im Rahmen einer frühzeitigen totalen parenteralen Ernährung bei Patienten mit schockbedingtem übersteigerten Kalorienbedarf. Anaesthesist 24, 289 (1975)
4. Lotz, P., Ahnefeld, F.W.: Einsatzmöglichkeiten des Respirationsmassenspektrometers auf der Intensivstation. Anaesthesist 26, 22 (1977)
5. Schultis, K.: Postaggressionsstoffwechsel als Adaption und als Krankheit. In: Postaggressionsstoffwechsel (Hrsg.) Heberer, G., Schultis, K., Hoffmann, K. Schattauer: Stuttgart, New York 1976

Ergebnisse regelmäßiger Blutkulturen bei Intensivpatienten

D. Bause-Apel, H.W. Bause und W. Cremer

Die Sepsis stellt eines der Hauptprobleme der chirurgischen Intensivmedizin dar. Definiert wurde sie vor 53 Jahren von Schottmüller als: Erkrankung, bei der von einem Sepsisherd im Körper kontinuierlich oder schubweise Bakterien in die Blutbahn gelangen, die zur Absiedlung in verschiedenen Organen führen können [1].

Klinische Symptome sind dementsprechend intermittierendes Fieber, Schüttelfrost und metastatische Abszesse. Die Sepsis kann in schweren Verlaufsformen auch zum Bild des bakteriellen bzw. Endotoxinschocks führen, je nachdem ob gramnegative oder grampositive Keime das Krankheitsbild verursachen.

Die Diagnose der Sepsis erfolgt in der Regel durch den Erregernachweis im Blut durch Anlegen von Blutkulturen und durch weitere bakteriologische Untersuchungen von Liquor, Sputum, Eiter und Sekreten zum Nachweis des primären oder sekundär metastatischen Sepsisherdes.

Im folgenden berichten wir über die Ergebnisse von 250 Blutkulturen bei 57 Patienten einer chirurgischen Intensivstation. Dabei sind wir der Frage nachgegangen, inwieweit sich das Krankheitsbild nach Identifikation der Erreger im Blut durch die daraus resultierende gezielte Antibiotikagabe beeinflussen ließ. Ferner stellten wir uns die Frage, wie häufig ein Antibiotikawechsel nach Antibiogramm einer Blutkultur überhaupt notwendig war.

Bei unserem Krankengut handelt es sich um Patienten nach ausgedehnten operativen Eingriffen bzw. komplizierten postoperativen Verläufen und um Polytraumen (OP 72%, Trauma 28%).

Die Blutentnahmen erfolgten bei einer Rektaltemperatur von 38,5°-39°C. Als günstigster Zeitpunkt für die Entnahme wird allgemein der des Schüttelfrostes und des schnellen Fieberanstiegs angesehen. Der erste der beiden geforderten Punkte konnte oft nicht eingehalten werden, da es sich großenteils um Beatmungspatienten handelte, bei denen aufgrund der Relaxation und oder der tiefen Sedierung das Bild des Schüttelfrostes kaschiert wurde. Der schnelle Temperaturanstieg ist ebenfalls schwer im Routinebetrieb einer Intensivstation festzuhalten, da wir nicht über die Möglichkeit der Trendschreibung für die Temperatur verfügen. Des weiteren sind unsere Patienten auf der Intensivstation nur wenig bedeckt, so daß Milieueinflüsse zu einem nicht zu beurteilbaren Grad die Körpertemperatur beeinflussen.

Da somit der günstigste Zeitpunkt für die Abnahme der Blutkultur schwer zu definieren ist, haben wir uns auf die oben genannte Rektaltemperatur von 38,5°-39°C geeinigt.

Abb. 1 zeigt die Temperaturkurve eines Patienten über 48 Std. Es ist hier deutlich zu erkennen, daß es schwer sein kann, den günstigsten Zeitpunkt für die Entnahmen der Blutkultur festzulegen.

Mehr als drei Kulturen in 24 Std wurden bei keinem der Patienten abgenommen, so wie Rotter es forderte, da darüberhinaus in der Regel keine weiteren klinischen Auskünfte zu erwarten sind und um das Mikrobiologische Institut nicht zu überfordern [2].

Bei chemotherapeutisch anbehandelten Patienten bemühten wir uns zwischen Gabe des Antibiotikums und der Abnahme der Blutkultur um ein möglichst langes Zeitintervall.

Technik

Nach Desinfektion der Haut wurde das Blut über sterile Einmalbestecke direkt in liqoidhaltige Kulturmedien der Firma Bio Merioux geleitet. Es wurde stets sowohl eine aerobe wie anaerobe Kultur gleichzeitig abgenommen.

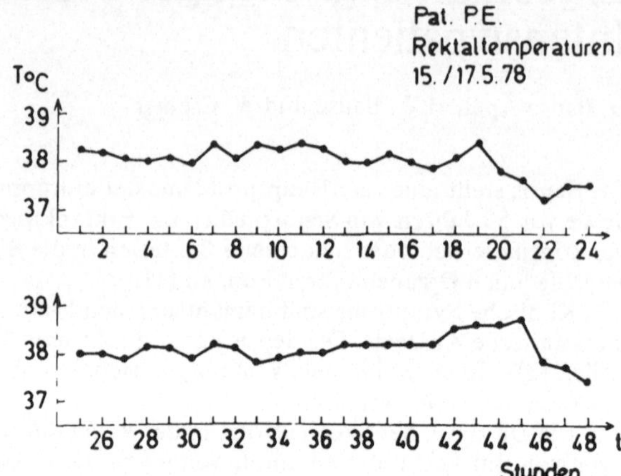

Abb. 1. Messung der Körpertemperatur über 48 Std bei einem der hier untersuchten Patienten

Tabelle 1. Wiedergabe der Ergebnisse

Blutkulturen im Zeitraum 01.12.77-31.08.78
Aufnahmen: 253
250 Blutkulturen bei 57 Patienten wurden entnommen (OP 72%, Trauma 28%)
Von 250 Blutkulturen waren 48 nicht steril (= 19,2%)
Patienten mit positiven Blutkulturen (n = 19, = 33,3%)
86% Gramnegative Keime (Koli- und Klebsiellagruppe)
14% grampositive Keime (Staphylokokken, Streptokokken)
78,9% der Patienten (n = 15) mit positiver Blutkultur verstarben an der Sepsis
Antibiotikumwechsel war notwendig bei 5 Patienten (= 26%)

Ergebnisse

Während eines Zeitraumes von 9 Monaten wurden 253 Patienten auf der Intensivstation behandelt. Bei einem Fünftel der Patienten sahen wir uns gezwungen, Blutkulturen zu entnehmen. Von 57 Patienten wurden 250 Blutkulturen angelegt. Von diesen 250 Blutkulturen waren 48 nicht steril, d.h. 19,2%.

Bezogen auf die Patientenzahl ließen sich in 33,3% Bakteriämien nachweisen.

Bei den nicht sterilen Blutkulturen wiesen 86% gramnegative Keime auf, überwiegend der Coli- und Klebsiellagruppe. Bei den 14% grampositiven Septikämien handelte es sich um Streptokokken und Staphylokokken. Hier muß hinzugefügt werden, daß auch diese Patienten später eine Superinfektion mit gramnegativen Keimen zeigten.

Einer Patientin transfundierten wir Keime der Xanthomonas-Gruppe durch eine infizierte Konserve. Dieses zunächst wie eine allergische Transfusionsreaktion erscheinende Ereignis konnte durch Blutkulturen sowohl der Patientin wie auch der Konserve verifiziert werden.

Aufgrund nicht steriler Blutkulturen in Verbindung mit der klinischen Relevanz war es in 26% der Fälle nötig, das Antibiotikum zu wechseln. Dieses Ergebnis überraschte uns selbst, denn wir hatten erwartet, daß der Antibiotikawechsel häufiger notwendig sein würde. Als mögliche Erklärung können wir anführen, daß uns im Untersuchungszeitraum neue Antibiotika der Cephalosporin- und Penicillingruppe zur Verfügung standen.

Bei 21% der Patienten gelang es uns, durch gezielte Antibiotikatherapie die Sepsis zu beherrschen.

Es verstarben jedoch 78,9% der Patienten mit positiven Blutkulturen. Sie wurden alle künstlich beatmet; die therapieresistente Ateminsuffizienz stand dabei nicht im Vordergrund.

Von diesen 15 Patienten zeigten 13 das klinische Bild der Peritonitis. Hierbei scheint es wesentlich zu sein, daß es in diesen Fällen nicht gelang, eine ausreichende chirurgische Herdsanierung durchzuführen, die bei der Peritonitis nur in der Drainage und Spülung bestehen kann.

Die hohe Mortalität von 78,9% bei gramnegativer Sepsis, trotz gezielter Antibiotikatherapie, entspricht den Berichten anderer Autoren und zeigt eine weitestgehende Unbeeinflußbarkeit dieser Infektionsarten.

Wichtig werden für uns weiterhin bleiben die Verbesserung der hygienischen Maßnahmen und die chirurgische Herdsanierung. Ebenso erachten wir es für uns notwendig, regelmäßig Blutkulturen zu entnehmen.

Literatur

1. Walter, A.M., Heilmeyer, L.: Antibiotika-Fibel. 3. Aufl., S. 822. Thieme: Stuttgart 1969
2. Rotter, M.: Mikrobiologische Diagnostik von Septikämien. Infection 5 (1977) 55-59
3. Spilker, D., Kilian, J., Ahnefeld, F.W.: Prophylaxe und Therapie bakterieller Infektionen in der Intensivtherapie. In: Prophylaxe und Therapie bakterieller Infektionen (Hrsg.) Ahnefeld, F.W., Burri, C., Dick, W., Halmagyi, M. - Klinische Anästhesiologie und Intensivtherapie, Bd. 8, S. 113-124 - Springer: Berlin, Heidelberg, New York 1975

Serumdigoxinspiegel in der operativen Intensivmedizin

N. Franke, H. van Ackern, E. Herzog, G. Hohlbach, B. Inthorn und M. Reiser

Die Herzinsuffizienz mit oder ohne kardiogenem Schock gehört in der operativen Intensivmedizin zu den häufigsten Problemen. Bei ausreichender Vorbelastung des Herzens muß in solchen Situationen die Kontraktilität des Myokards mit Hilfe positiv inotroper Substanzen gesteigert werden. Herzwirksame Glykoside bieten hier – neben den Katecholaminen – insbesondere bei tachycarden Formen der Herzinsuffizienz – eine therapeutische Möglichkeit [1].

Therapeutische Wirkungen und Nebenwirkungen der Digitalispräparate korrelieren innerhalb gewisser Grenzen mit den Serumkonzentrationen dieser Substanzen [2]. Kontrollierte Untersuchungen über den Serumdigoxinspiegel bei Intensivpatienten unter Infusionsbedingungen sind uns bisher nur wenige bekannt. Fragestellungen der vorliegenden Studie sind es:

1. Eine Korrelation von Serumdigoxinspiegel und Dosierung bei glykosidbedürftigen Intensivpatienten herzustellen.
2. Die Korrelation von Serumdigoxinspiegel und Kreatininwert unter Intensivbedingungen zu prüfen.
3. Die Pharmakokinethik von Digoxin unter diesen Bedingungen zu untersuchen.

Die klinischen Diagnosen der untersuchten 50 Patienten waren:

38 Kranke hatten sich einem großen intraabdominellen Eingriff unterzogen.

12 Patienten waren polytraumatisiert

das Durchschnittsalter betrug 57 Jahre, es schwankte zwischen 35 und 76 Jahren.

Die vergleichende Studie wurde an zwei unabhängigen Kollektiven durchgeführt:

Kollektiv 1 : 40 nierengesunde Patienten mit einem Serumkreatininwert von weniger als 1,3 mg%.

Kollektiv 2 : 10 Kranke mit mäßig eingeschränkter Nierenfunktion und einem Serumkreatininwert zwischen 1,3 mg% und 2,1 mg%. Die Prüfperiode erstreckte sich über 10 Tage.

Beide Kollektive wurden nach dem Prinzip der mittelschnellen Sättigung mit Beta-Methyl-Digoxin intravenös aufdigitalisiert, abhängig vom Serumkreatinin und der Gruppenzugehörigkeit. Patienten des Kollektivs 1 erhielten nach streng zufälliger Zuteilung entweder eine Erhaltungsdosis von 0,2 mg Beta-Methyl-Digoxin intravenös – 20 Patienten der Gruppe 2. Niereninsuffiziente Patienten des Kollektivs 2 erhielten 0,15 mg Beta-Methyl-Digoxin als Erhaltungsdosis verabreicht.

Die Blutentnahmen erfolgten morgens nüchtern, mindestens 14 Stunden nach der letzten Glykosidgabe am 4., 5., 6., 8., 9. und 10. Tag. Zur Bestimmung der biologischen Verfügbarkeit und der Clearance werden am 5. Behandlungstag mehrfache Blutentnahmen und eine Urinsammelperiode von 2 mal 12 Stunden durchgeführt. Die Bestimmung der Digoxinkonzentration im Serum erfolgte mit Hilfe eines Enzymimmunoassays (Elisa) aus den tiefgekühlten Serumproben. Nebenwirkungen, die zum Abbruch der Therapie zwangen, traten bei 7 Patienten des Kollektivs 1 und bei 2 Patienten des Kollektivs 2 auf.

In allen Fällen handelte es sich um Erregungsbildungs- oder Leitungsstörungen im Elektrokardiogramm.

5mal multifokale ventrikuläre Extrasystolen

2mal Vorhofflimmern mit hoher Blockierung und einer Ventrikelfrequenz unter 50/min.

2mal AV-Blockierung 1. oder 2. Grades.

Retrospektiv wurde bei 3 Patienten ein Serumdigoxinspiegel von mehr als 2,0 μg/ml gemessen. Wegen der Schwierigkeit, EKG-Veränderungen bei Intensivpatienten zu deuten und wegen der Möglichkeit einer individuellen Digitalisüberempfindlichkeit ist der Zusammenhang zwischen Serumdigoxinspiegel und den Rhythmusstörungen nicht in jedem Falle sicher herzustellen [3].

Der zeitliche Verlauf des Serumdigoxinspiegels bei den beiden Gruppen des Kollektivs 1 ist in Abb. 1 dargestellt. Gruppe 1 erhielt 0,2 mg Beta-Methyl-Digoxin pro Tag und Gruppe 2 erhielt 0,3 mg Beta-Methyl-Digoxin pro Tag.

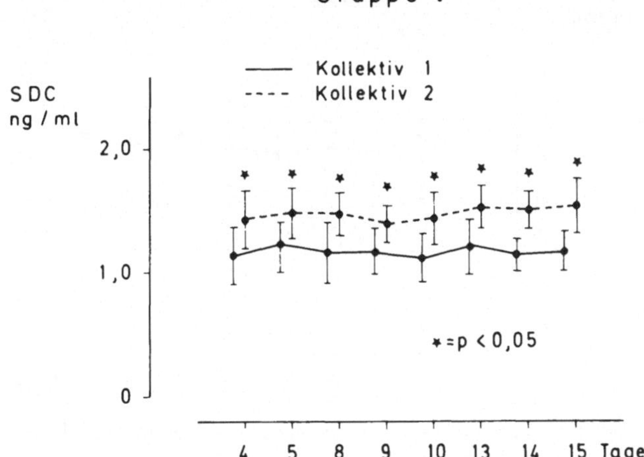

Abb. 1. Serumdigoxinkonzentration (SDC) von Intensivtherapiepatienten nach mittelschneller Digitalisierung. Kollektiv 1 erhält niedrigere Dosierung als Kollektiv 2

Die Serumdigoxinspiegel beider Kollektive unterscheiden sich trotz inter- und intraindividueller Schwankungen signifikant.

Prinzipiell ist der Serumspiegel einer Substanz proportional zur Dosierung und umgekehrt proportional zur Verteilung und zur Elimination. Die Abhängigkeit von der Dosierung ist durch die signifikanten Unterschiede zwischen Gruppe 1 und Gruppe 2 erkennbar. Die Schwankungen zwischen den Individuen innerhalb der beiden Gruppen beruhen wahrscheinlich auf unterschiedlicher Verteilung von Beta-Methyl-Digoxin in die peripheren Kompartimente. Anhaltspunkte dafür sind, daß zwischen Serumdigoxinspiegel und Alter, Gewicht und Geschlecht positive Korrelationen hergestellt worden sind [4]. Die Digoxinkonzentration in den Verteilungsräumen ist ebenso wie die Aufnahme- und Abgabegeschwindigkeit außerordentlich unterschiedlich. Zwischen den Kompartimenten findet ein dauernder Austausch statt. Digoxinspiegel sind daher prinzipiell nur im Fließgleichgewicht beurteilbar.

Die interindividuellen Unterschiede im Serumdigoxinspiegel sind möglicherweise durch unterschiedliche Größen dieser Verteilungsräume bedingt.

Die Glykosidspiegel der Patienten mit eingeschränkter Nierenfunktion ist in Abb. 2 dargestellt. Bei niedriger Dosierung sind die Serumdigoxinspiegel wegen der verzögerten Elimination im therapeutischen Bereich. Die Ausscheidung von Digoxin durch die Niere hängt von der Größe des effektiven Nierenplasmaflusses ab, der durch den Serumkreatininwert nur ungenau abzuschätzen ist [5]. Schon bei „normalem" Serumkreatinin kann sich eine Einschränkung des Nierenplasmastroms finden. Sowohl Kollektiv 1 als auch vor allem Kollektiv 2 sind daher inhomogen.

Das Verhalten des Serumdigoxinspiegels nach Einzelgabe von 0,2 bzw. 0,3 mg Beta-Methyl-Digoxin ist in Abb. 3 dargestellt. Der Serumdigoxinspiegel fällt nach Injektion exponentiell ab, bedingt durch Verteilung auf die einzelnen Kompartimente. Zwischen Gruppe 1 und Gruppe 2 gibt es signifikante Unterschiede in der Höhe des Serumdigoxinspiegels. Die Schwankungen sind auch hier groß.

Im Urin werden ca. 70% der Erhaltungsdosis innerhalb von 24 Std ausgeschieden.

Die Pharmakokinetik von Beta-Methyl-Digoxin bei Patienten mit eingeschränkter Nierenfunktion ist in Abb. 4 dargestellt. Der Abfall des Serumdigoxinspiegels ist exponentiell. Im Urin erscheinen 50% der Erhaltungsdosis. Die Halbwertzeit von Digoxin bei Patienten mit Niereninsuffizienz ist deutlich verlängert. Die restlichen 50% werden auf anderen Wegen ausgeschieden.

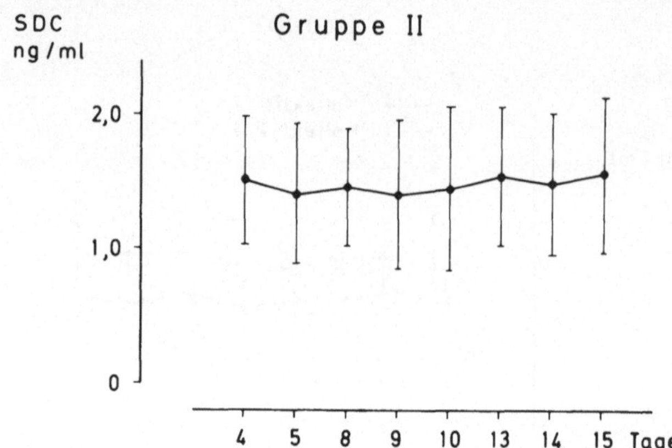

Abb. 2. Glykosidspiegel bei Patienten mit eingeschränkter Nierenfunktion

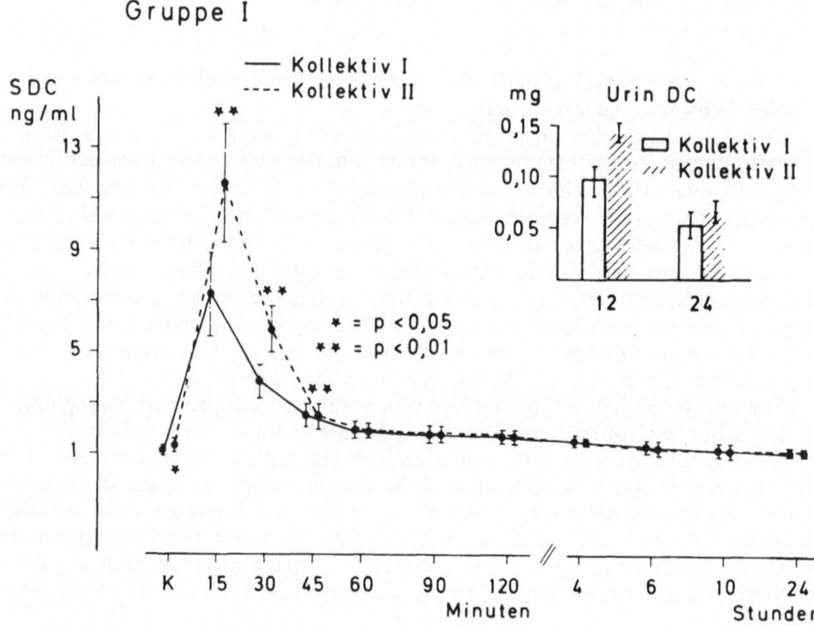

Abb. 3. Serumdigoxinspiegel und Digoxinausscheidung im Urin nach Einzelinjektionen unterschiedlicher Dosierung

Unsere Untersuchungen haben ergeben, daß die Plasmadigoxinspiegel bei Patienten einer operativen Intensivstation trotz Infusionsbedingungen in annähernd gleicher Höhe liegen wie die einer internistischen Normalpopulation. Die Pharmakokinetik, die Verteilung und Ausscheidung ist ebenfalls vergleichbar. Die Therapie mit Digoxin bei operativen Intensivpatienten kann daher nach dem allgemeinen Dosierungsschemata unter Berücksichtigung vor allem des Alters und der Nierenfunktion geschehen.

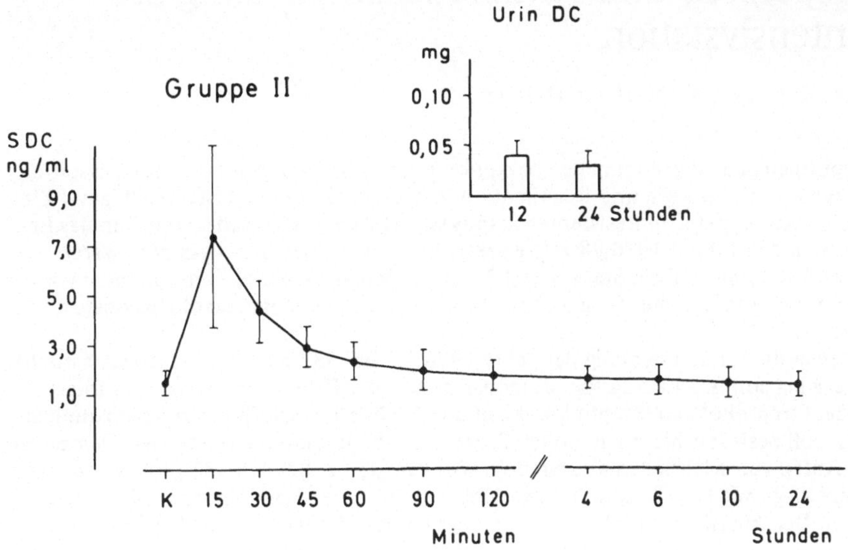

Abb. 4. Digoxinspiegel und Digoxinverluste im Urin bei Patienten mit eingeschränkter Nierenfunktion

Literatur

1. Greet, K.: Pharmakologische Grundlagen der Digitalistherapie. Med.Welt 24, 613 (1973)
2. Bertler, A., Redfors, A.: Plasmaglycoside level in relation to digoxin toxicity. Pharmacology and the future of man. Proc. 5th Int.Congr. Pharmacology, 3, 98 (1972)
3. Rommelsheim, K., Louven, B., Venzke, H.: Zur Beeinflußbarkeit akuter EKG-Veränderungen durch Beatmung mit erhöhtem Druckm. Prakt.Anaesth. 11, 229 (1976)
4. Rietbrock, N., Kuhlmann, J., Vöhringer, H.F.: Pharmakokinetik von Herzglykosiden und klinische Konsequenzen. Fortschr.Med. 95, 909 (1977)
5. Grosse-Brockhoff, F., Hengels, K.-J., Fritsch, W.P.: Serumdigoxinspiegel und Nierenfunktion. Dtsch. med. Wschr. 98, 1547 (1973)

Erregerspektren und Antibiotikaanwendung auf einer Intensivstation

J. Ungemach, K. Geiger, B. Nebel und H. Lutz

Unter den routinemäßig abgenommenen bakteriologischen Befunden auf der Intensivstation am Institut für Anästhesiologie und Reanimation in Mannheim, fiel im ersten Halbjahr 1978 ein recht hoher Anteil penicillinresistenter Staphylokokken auf. Es wurde daraufhin das Erregerspektrum in den Jahren 1970-78 retrospektiv untersucht. Bei allen Patienten waren routinemäßig bei Aufnahme auf die Station und 2 x in der Woche Abstriche entnommen worden. Nach erfolgter bakteriologischer Diagnose wurden Antibiogramme im Agardiffusionstest durchgeführt.

Abb. 1 zeigt die Keimbesiedlung der Jahre 1970-73. Bei 337 positiven Trachealabstrichen wurde Escherichia coli in 34% und Pseudomonas in 28% der Fälle nachgewiesen, es folgen Proteus, Pilze, Streptokokken, Staphylokokken und Klebsiellen. Die Trachea ist erstaunlich häufig mit E. coli besiedelt bei einem hohen Prozentsatz Pseudomonas aeruginosa. Demgegenüber ist der Anteil von Klebsiellen und Staphylokokken gering. Bei den 153 positiven Katheterurinen überwiegt mit 66% E. coli, in etwa 10% wurden Pilze, Pseudomonas und Proteus nachgewiesen. Der Anteil der Staphylokokken liegt bei 6%, der von Klebsiella pneumoniae bei 1%.

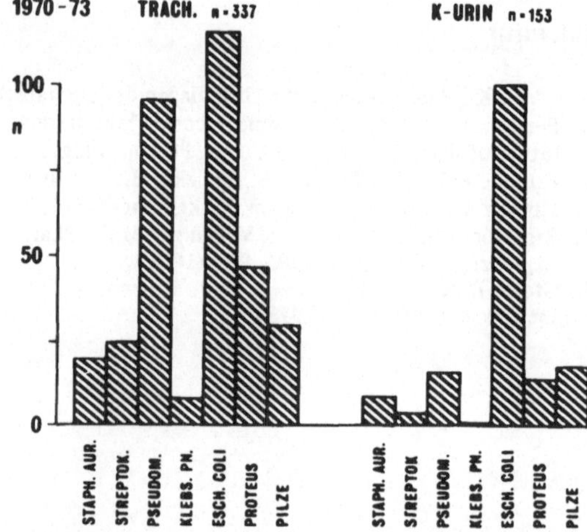

Abb. 1. Keimbefall von Intensivtherapiepatienten in den Jahren 1970-1973

Im ersten Halbjahr 78 (Abb. 2) ist Staphylokokkus aureus überraschenderweise sowohl im Katheterurin wie im Trachealabstrich der am häufigsten nachgewiesene Keim. Der Anteil der Staphylokokken beträgt im Trachealabstrich 24%, es folgen Pseudomonas mit 21%, Klebsiellen und E. coli mit je 15% und Pilze mit 10%. Im Katheterurin wird Staphylokokkus aureus in 31%, E.coli in 21%, Pilze in 19% und Klebsiellen in 10%, Pseudomonas in 7% und Proteus in 3% der Fälle nachgewiesen.

Abb. 3 zeigt von 1970-78 den geringer gewordenen Anteil von E. coli an der Kolonisation des Trachealabstrichs. Der am häufigsten nachgewiesene Keim ist Pseudomonas aeruginosa, der 1978 erfreulicherweise nur in etwa 20% der Fälle nachgewiesen wurde. Staphylokokken und Klebsiellen stiegen dagegen stetig an.

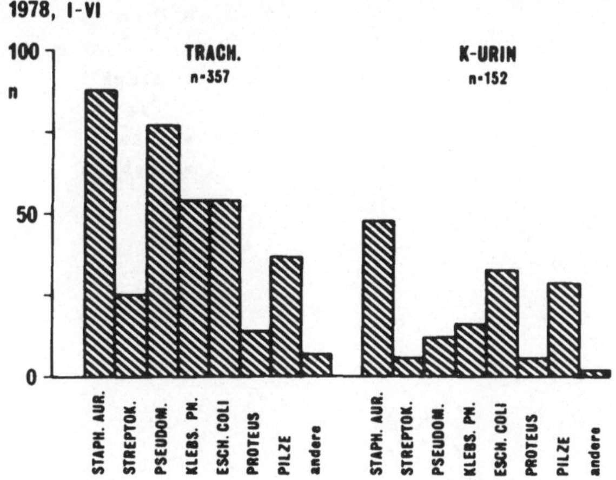

Abb. 2. Entspr. Abb. 1 für das erste Halbjahr 1978

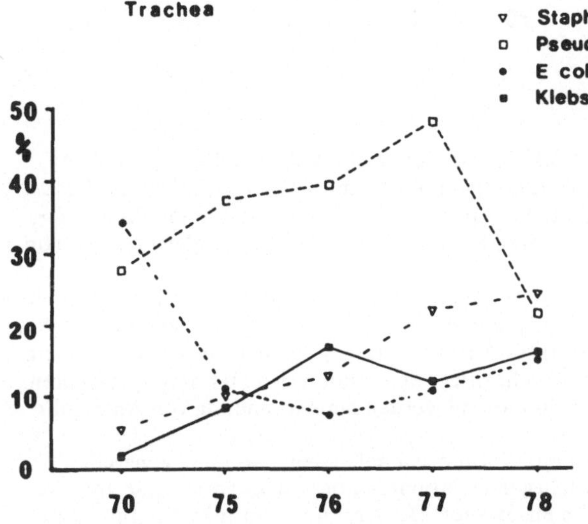

Abb. 3. Trachealbefunde von 1970-1978

Abb. 4 zeigt diesen Verlauf noch deutlicher: Der Anstieg der Staphylokokkenbesiedlung verhält sich spiegelbildlich zum Abfallen der E. coli Nachweise im Katheterurin.

Verglichen mit 75 steigt 1978 der Anteil der sterilen Proben sowohl bei K-Urin wie Trachealabstrich. Bei den Trachealabstrichen steigt der Anteil der sterilen Abnahmen an der Gesamtprobenzahl von 6% 1975 auf 17% 1977 und 27% 1978. Bei den Katheterurinen sind die Proben 1975 in 50% und 1978 in 68% steril.

Vergleicht man die Erregerspektren der Jahre 1970-73 mit 1978, so stellt man fest, daß unter den gram-negativen Keimen in den oberen Atemwegen die Besiedlung von E. coli deutlich zurückgegangen ist. Die Besiedlung mit Pseudomonas aeruginosa ist zumindest im letzten Jahr ebenfalls zurückgegangen, während die Kolonisation mit Klebsiellen im Laufe der Jahre zugenommen hat. Unter den gram-positiven Bakterien kam es im gleichen Zeitraum zu einer Zunahme der Staphylokokkensiedlung.

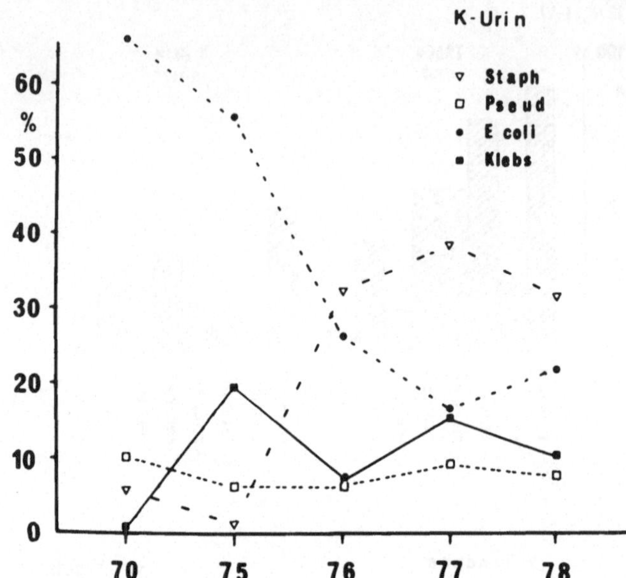

Abb. 4. K-Urin-Befunde von 1970-1978

Vergleicht man weiter die Resistenzentwicklung bei den nachgewiesenen Staphylokokken, so ist der Anteil der penicillin- und ampicillinresistenten Keime 1978 weit höher als 1975. 1975 beträgt im Trachealabstrich der Anteil der penicillinresistenten Staphylokokken 28%, 1978 52%. Der Anteil der ampicillinresistenten Staphylokokken steigt zur gleichen Zeit von 23 auf 40%.

Aus der Literatur ist bekannt, daß es unter dem Einfluß von Antibiotika zu einer Keimverschiebung der physiologischen und pathophysiologischen Flora kommt. Bei Anwendung von Penicillin G fand Smith (1948) ein verstärktes Auftreten einer gram-negativen Flora und eine Reduktion gram-positiver Bakterien bei gleichzeitiger Selektion resistenter Staphylokokken. Klebsiellen und ampicillinresistente E. coli-Stämme werden bei Anwendung von Ampicillin selektiert.

1970-73 wurden 82% der Patienten mit Antibiotika behandelt, was einer generellen Antibiotikaprophylaxe gleichkommt, da kurzliegende Patienten mitberücksichtigt sind. In etwa 60% wurde Ampicillin oder Carbenicillin angewandt. Die Antibiotikaprophylaxe führte zu einer Abnahme der gram-positiven Flora bei gleichzeitigem steigenden Anteil resistenter Staphylokokken, resistenter E. coli-Stämme und Klebsiellen.

Seit Ende 77 erhalten Patienten mit positivem Trachealabstrich systemisch Antibiotika nur dann, wenn folgende Befunde für das Vorliegen einer Infektion sprechen. Fieber, Leukozytose, bronchopneumonische Infiltrate im Röntgenbefund und erhöhte A_aDO_2 bei 100% Sauerstoff. Befindet sich auf unserer Station ein Patient, mit einer aktiven Pseudomonasinfektion oder 3 oder mehr Patienten mit einer Besiedlung der oberen Atemwege mit Pseudomonas, so erhalten alle Patienten eine Polymyxininhalation bis 3 Tage nach negativem bakteriologischen Befund.

Anhand der vorliegenden Untersuchungen glauben wir, folgende Schlußfolgerungen ziehen zu dürfen:

1. Die Antibiotikaprophylaxe führte zu einer Abnahme der gram-positiven Flora bei gleichzeitiger Selektion penicillinresistenter Staphylokokken, resistenter E. coli-Stämme und Klebsiellen.
2. Wird die Antibiotika-Therapie gezielt eingesetzt, kommt es auch zu einem Anstieg gram-positiver Keimbesiedlung. Bei der auf der Station nachgewiesenen vermehrten Staphylokokken-

kolonisation muß in den nächsten Jahren auch mit einem steigenden Anteil gram-positiver Infektionen gerechnet werden.

3. Durch die lokale Anwendung von Polymyxin ist es gelungen, die Besiedlung der oberen Atemwege mit Pseudomonas um mehr als die Hälfte zu senken und dadurch das Risiko einer Pseudomonaspneumonie mit hoher Mortalitätsrate deutlich zu senken.

Literatur

Knothe, H.: Keimwandel unter Chemotherapie. Münch. med. Wschr. 118, 17, 521 (1976)
Alexander, M.: Erregerwandel der Infektionen seit 1958. Münch. med. Wschr. 118, 17, 525 (1976)
Schassan, H.H., Pfanzelt, R.: Biostatistik pathogener Keime. In: Hygiene u. Asepsis in der Chirurgie. (Hrsg.) P. Eckert, G. Rodewald. Thieme: Stuttgart 1977
Naumann, P.: Probleminfektionen aus bakteriologischer Sicht. In: Hygiene und Asepsis in der Chirurgie. (Hrsg.) P. Eckert, G. Rodewald. Thieme: Stuttgart 1977
Richmond, M.H.: Penicillinasefeste Penicilline und Cephalosporine. Dtsch. med. Wschr. 102, 1207 (1977)
Pichler, H.: Über Antibiotikaprophylaxe bei Intensivpatienten. Wien. Klin. Wschr. 88, 3-24 (1976)

Nierenfunktion unter gleichzeitigem Einfluß von Droperidol = Dehydrobenzperidol (DHB) und Dopamin

H.-D. Schenk, J. Radke, L. Drobnik, J. Ruppert und H. Sonntag

Von einigen Autoren wird über eine Interferenz zwischen Butyrophenonen und Dopamin bezüglich der Nierendurchblutung berichtet [1]. Demgegenüber liegen unserer Arbeitsgruppe schon seit 1974 Ergebnisse vor, die auf eine eher gleichsinnige Wirkung von Droperidol und Dopamin auf die Nierendurchblutung beim Menschen hinweisen [2, 3].

Hiervon ausgehend wurde an 8 Hunden unter einer Halothan-N_2O/O_2-Basisnarkose untersucht, ob beide Pharmaka eine antagonistische Wirkung an der Niere aufweisen. Im Gegensatz zu anderen Autoren wählten wir Halothan zur Basisnarkose, da hier durch Dopamin die bekannten, spezifischen Wirkungen an der Niere zu erzeugen sind, während die Dopaminwirkungen unter anderen Narkoseformen wie z.B. bei der NLA nur stark abgeschwächt auftreten.

Die 1. Abb. zeigt: Der zentralvenöse Druck, ebenso die hier nicht aufgeführten Werte für den Säure-Basen-Status und die Blutgase wurden bei den beatmeten Tieren so ausgeglichen, daß sie den Normalwerten entsprachen.

Meßpunkt I: Ausgangsmessung unter der Basisnarkose.

Meßpunkt II: Zusätzliche Dopamingabe in einer klinisch niedrigen Dosierung von 4 μg/kg KG·min.

Meßpunkt III: Niedrige Dopamindosierung und gleichzeitige Gabe von 0,33 mg/kg KG Droperidol.

Meßpunkt IV: Steigerung der Dopamindosis auf eine klinisch hohe Dosierung von 10 μg/kg KG·min.

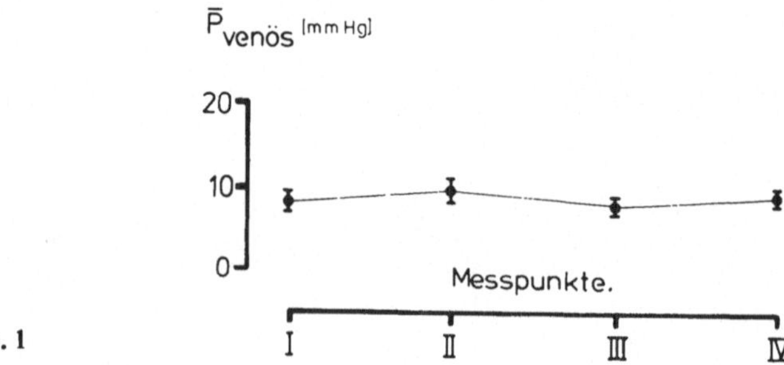

Abb. 1

Die 2. Abb. gibt wieder:

oben links: Der arterielle Mitteldruck (P̄) steigt unter der niedrigen Dopamindosis (II), fällt dann wieder nach Droperidolgabe (III) und nimmt wieder zu unter Erhöhung der Dopamindosierung auf 10 μg/kg KG·min (IV).

oben rechts: Bezüglich des peripheren Widerstandes (W) verhalten sich beide Pharmaka synergistisch: Sie senken den Widerstand, Dopamin durch Stimulierung der peripheren beta-Rezeptoren und Droperidol durch seinen wahrscheinlich alpha-blockierenden Effekt.

unten links: Bezüglich des Herzzeitvolumens (HZV) läßt sich sagen, daß hier auch ein Synergismus zu sehen ist: Das HZV verhält sich hier reziprok zum peripheren Widerstand.

unten rechts: dp/dt_{max} als Parameter für die kardiale Kontraktilität läßt sich folgendermaßen deuten: In den Versuchsstufen I nach II und III nach IV Anstieg durch dopaminbedingte beta-Stimulation, in dem Schritt von II nach III kardiale Kompensation der droperidolbedingten Gefäßdilatation.

P̄arteriell [mm Hg]

150
130
110
90
0
Messpunkte
I
II
III
IV

Wperipher [mm Hg / ml/min 100g]

0,75
0,65
0,55
0,45
0
Messpunkte
I
II
III
IV

HZV [ml / min kg]
260
220
180
140
0
(x̄±s_x̄)
Messpunkte
I
II
III
IV

dp/dt (mm Hg/sec)
9000
7000
5000
3000
1000
Messpunkte
I
II
III
IV

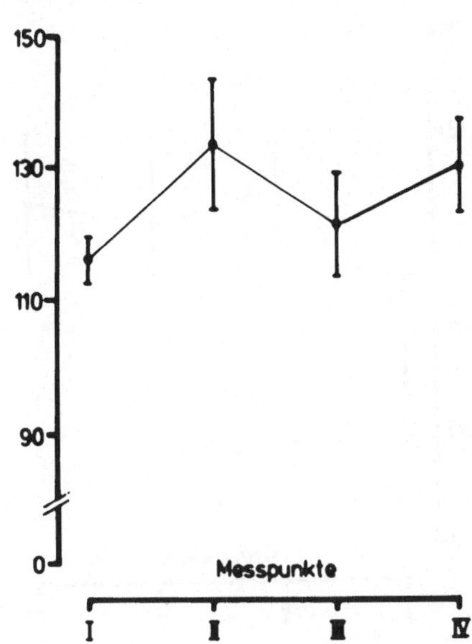

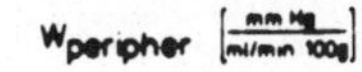

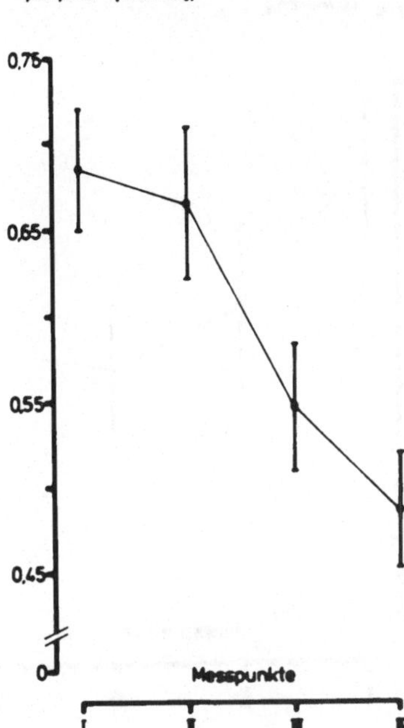

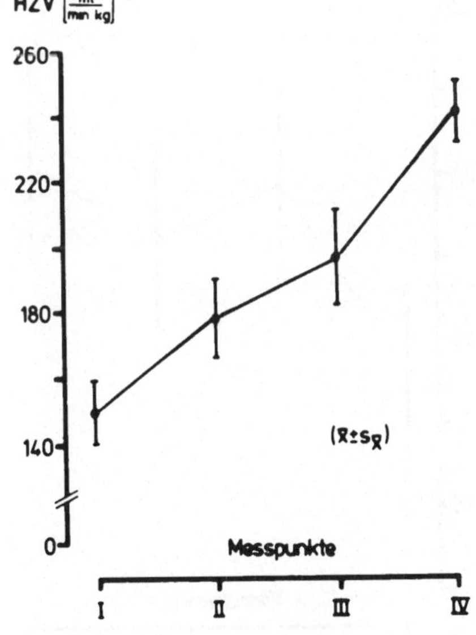

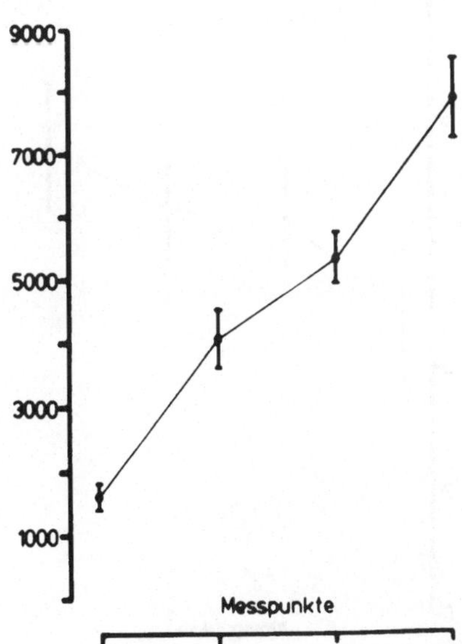

Abb. 2

W_{Niere} [mmHg / ml/min 100g]
0,50
0,40
0,30
0
Messpunkte
I
II
III
IV

GFR [ml / min·100g]
70
60
50
40
30
0
Messpunkte
I
II
III
IV

$R\dot{V}O_2$ [ml O2 / min 100g]
6
5
4
3
2
0
Messpunkte
I
II
III
IV

Urinfluss [ml / min·100g]
3,5
2,5
1,5
0,5
Messpunkte
I
II
III
IV

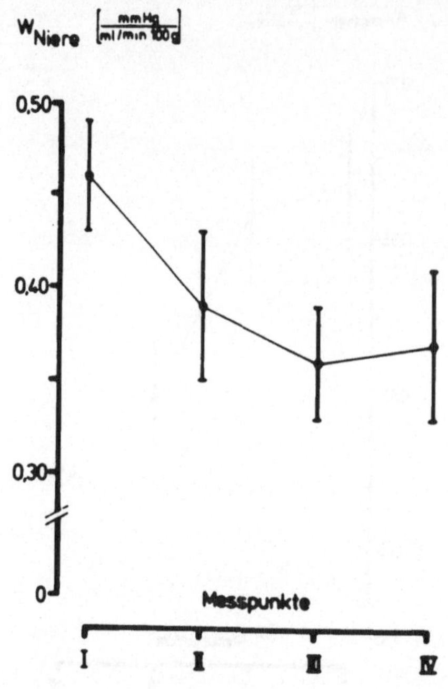

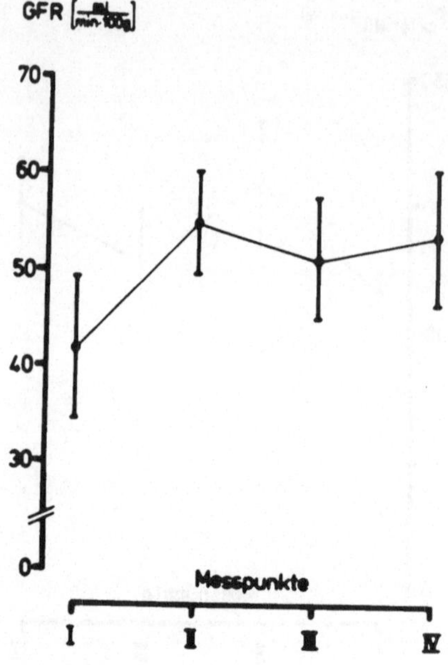

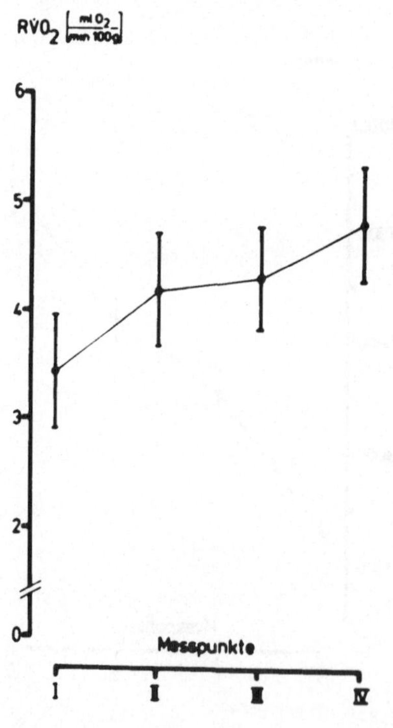

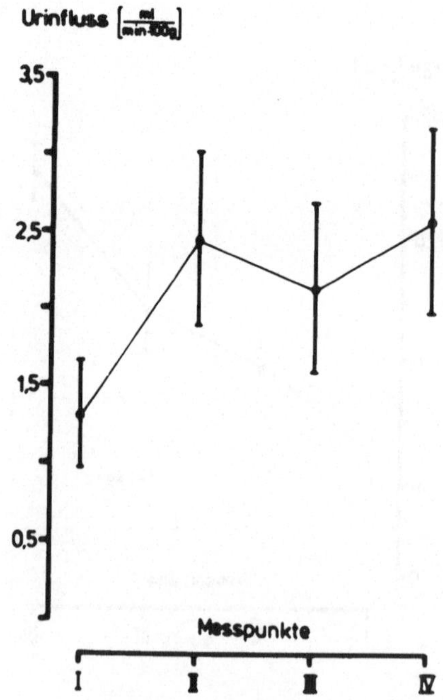

Abb. 3

Alle Befunde bezüglich der kardialen Dopaminwirkung entsprechen den aus der Literatur bekannten Ergebnissen [5-7].

Die Abb. 3 zeigt:

oben links: Der renale Gefäßwiderstand (W) wird hier in erster Linie schon durch die Dopamindosis von 4 μg/kg KG·min (Stufe I nach II) gesenkt. Droperidol hebt diesen Dopamineffekt nicht auf, sondern verstärkt ihn (III). Die hohe Dopamindosierung (IV) bewirkt keine weiteren Veränderungen. Reziprok hierzu verhält sich die hier nicht gezeigte Nierendurchblutung.

oben rechts: Die glomeruläre Filtrationsrate (GFR) und

unten rechts: der Urinfluß zeigen eine deutliche Steigerung vom Ausgangswert (I) auf die Meßwerte (II) unter der niedrigen Dopamindosis. Die zusätzliche Gabe von Droperidol (III) und die Steigerung der Dopamindosis (IV) haben keine wesentlichen Effekte mehr. (Natrium- und Kaliumausscheidung – hier nicht dargestellt – zeigen gleiches Verhalten.)

unten links: Der renale O_2-Verbrauch (RVO_2), Globalparameter für die aktiven metabolischen Prozesse an der Niere, zeigt auch hier synergistische Wirkungen von Droperidol und Dopamin an der Niere. Besonders unter Steigerung der Dopamindosierung kommt es hier zu einem Anstieg (Stufe I nach II und III nach IV).

Alle Befunde bezüglich der renalen Dopaminwirkung entsprechen den aus der Literatur bekannten Ergebnissen [8-12].

Es kann abschließend verallgemeinernd gesagt werden, daß Dopamin und Droperidol synergistisch und nicht antagonistisch auf die allgemeine und die renale Hämodynamik wirken.

Literatur

1. Yeh, B.K., Goldberg, L.I.: Attenuation of dopamine renal and mesenteric vasodilation by haloperidol: Evidence for an specific dopamine receptor. J. Pharmacol. Exp. Ther. 168, 303 (1969)
2. Neubaur, J., Strauer, B.E., Knoll, D., Schenk, H., Girndt, J., Lowitz, H.: Die Wirkung von Dopamin auf Koronardurchblutung, Inotropie des Herzens und Nierendurchblutung. Med. Welt 26, 12 (1975)
3. Schenk, H.D., Neubaur, J., Sonntag, H., Strauer, B., Regensburger, D., Donath-Wolfram, U., Knoll, D.: The effects of dehydrobenzperidol (DHB) and dopamine on the blood circulation and oxygen consumption of the human kidney: In IV European Congress of Anaesthesiology. Excerpta Medica 330, 222 (1974)
4. Birch, A.A., Boyce, W.H.: Effects of Droperidol-Dopamine interaction on Renal Blood Flow in Man. Anesthesiology 47, 70 (1977)
5. McDonald, R.H., Goldberg, L.I.: Analysis of the cardiovascular effect of dopamine in the dog. J. Pharmacol. Exp. Ther. 140, 60 (1963)
6. Meyer, B.B., McNay, J.L., Goldberg, L.I.: Effects of dopamine on renal function and hemodynamics in the dog. J. Pharmacol. Exp. Ther. 156, 186 (1967)
7. Abrahamsen, A.M., Storstein, L., Westlie, L., Storstein, O.: Effect of dopamine on hemodynamics and renal function. Acta. Med. Scand. 195, 365 (1974)
8. McDonald, R.H, Jr., Goldberg, L.I., McNay, J.L., Tuttle, E.P., Jr.: Effects of dopamine in man: Augmentation of sodium excretion, glomerular filtration rate and renal plasma flow. J. clin. Invest. 43, 1116 (1964)
9. Ramdohr, B., Biamino, G., Schröder, R.: Vergleichende Untersuchungen über die Wirkung von Dopamin und Orciprenalin am gesunden Menschen: Muskeldurchblutung, Nierendurchblutung, Nierenfunktion. Klin. Wschr. 50, 149 (1972)
10. Goldberg, L.I.: Cardiovascular and renal actions of dopamine: potential clinical applications. Pharmacol. Rev. 24, 1 (1972)
11. Johannesen, J., Mons, L., Øystein, M., Kill, F.: Dopamine-induced dissociation between renal metabolic rate and sodium reabsorption. Am. J. Physiol. 230 (4), 1126 (1976)
12. Greven, J., Klein, H.: Effects of Dopamine on Whole Kidney Function and Proximal Transtubular Volume Fluxes in the Rat. Naunyn-Schmiedeberg's Arch. Pharmacol. 296, 289 (1977)

Thema D
Leber: Anästhesie und Intensivtherapie

Vorsitz: I. Rietbrock, Würzburg
und K. Wiemers, Freiburg

Leber: Anaesthesie und Intensivtherapie

I. Rietbrock

Die Leber steht mit ihren 4 strukturell-funktionellen Systemen: dem Parenchym, dem Drainagesystem der ableitenden Gallenwege, dem System der Blutgefäße und dem retikuloendothelialen Abwehr- und Speichersystem im Mittelpunkt des Stoffwechsels der Kohlenhydrate, Fette und der Eiweiße sowie der Entgiftung endogener und exogener Substanzen. Entsprechend ist die Möglichkeit der gegenseitigen Beeinflußbarkeit von Leberzellfunktion und Anaesthetika bei lebergesunden und leberkranken Patienten sowie von Leberzellfunktion und zahlreichen Medikamenten bei Patienten auf einer Intensivstation groß. Hier ist zu beachten, daß die funktionelle und strukturelle Integrität der Leberzelle und die normale topographische Verteilung von Enzymen und Metaboliten im wesentlichen von der Blutzirkulation abhängt.

1. Leberdurchblutung und Regulationsmechanismen in Abhängigkeit von der Leberzellfunktion mit und ohne Narkose

In vivo ist die Pumpfunktion des Herzens die wichtigste Stellgröße der Leberdurchblutung. Der Summenfluß beträgt normal 1500 ml/min; das ist $^1/_4$ des Herzminutenvolumens. Davon entfallen wiederum $^1/_3$ auf die arterielle und $^2/_3$ auf die portal-venöse Zirkulation. Beide Teilkreisläufe unterliegen eigenen Regulationsmechanismen, von denen bislang nach Bauereisen und Mitarb. [1, 3] und Lutz und Mitarb. [27, 28, 29] drei bekannt sind:

1. Die homeostatische Reaktion, die extrahepatisch ausgelöst wird,
2. die porto-arteriell-nutritive Reaktion und
3. die veno-vasomotorische Reaktion, die beide vom Strombett der V.portae selbst ausgehen.

Sie garantieren unter physiologischen Bedingungen ein den metabolischen Verhältnissen angepaßtes Sauerstoffangebot an die Leber und führen einen Druckausgleich beider Gefäßsysteme auf dem Niveau der Sinusoide herbei. Hier zeigt sich, daß bei freiem Portalfluß der veno-vasomotorische Grundmechanismus zur lokalen Justierung von Druck und Stromstärke in den Sinusoiden einen Anstieg des arteriellen Leberflusses verhindert und damit die Rolle der A. hepatica als nutritives Gefäß beträchtlich einschränkt [2]. Eine systemische Hypoxämie kann diese Autoregulation nicht aufheben [23].

Demgegenüber wird eine Steigerung der Durchblutung des mesenterial-portalen Gefäßbettes extrahepatisch über Glukagon, wahrscheinlich über spezifisch mesenteriale, vaskuläre Rezeptoren, hervorgerufen [22]. Eine der metabolischen Aktivität entsprechende Sauerstoffversorgung der Leberzelle über die V. portae wird dadurch ermöglicht, daß einerseits mit dem Durchblutungsanstieg der Sauerstoffgehalt im Portalblut infolge einer herabgesetzten Sauerstoffextraktion der vorgeschalteten intestinalen Strombahn angehoben wird und andererseits die Leber in der Lage ist, den Sauerstoff des Portalblutes bis nahezu 100% auszuschöpfen [2, 4, 27, 30].

Unter bestimmten pathophysiologischen Bedingungen können diese Regulationsmechanismen eintreten und eine zelluläre Hypoxie abschwächen oder gar verhindern. So ist bekannt, daß alle Anaesthetika, sei es über eine herabgesetzte Pumpfunktion des Herzens und/oder über eine Vasokonstriktion der arteriellen Gefäße im Splanchnikusgebiet, zu einer Reduktion der Leberdurchblutung führen. Diese ist stärker ausgeprägt, als es dem Sauerstoffminderverbrauch in Narkose entspricht [11, 13, 25, 35, 43].

Eine Übersicht über die Beeinflussung der Leberdurchblutung in Relation zu dem Sauerstoffverbrauch durch die verschiedenen Anaesthetika vermittelt Tabelle 1. Bei einer auf den Ausgangswert bezogenen, prozentualen Angabe schwanken die Relationswerte zwischen 0,85 und 0,55, so daß ein Mißverhältnis zwischen beiden genannten Größen bis nahezu 50%

Tabelle 1. Beziehung zwischen der Abnahme der Leberdurchblutung und der Sauerstoffutilisation – jeweils berechnet in % der Ausgangswerte – in Abhängigkeit von der Art der Anaesthesie (nach Libonati u. Mitarb., 1973)

Anästhesie	Durchblutungsrückgang (%) / O_2-Minderverbrauch (%)	Atmung
Halothan 1.4 Vol.-%	0.85	spontan
Halothan 1.4 Vol.-%	0.82	kontrolliert
Cyclopropan 18 Vol.-%	0.79	kontrolliert
Spinal (Th_4)	0.73	spontan
N_2O-Curare 67 Vol.-%	0.59	hyperventiliert
Methoxyfluran 0.2 Vol.-%	0.55	kontrolliert

betragen kann. Kritische Werte der Sauerstoffversorgung der gesunden Leber werden aber im Normalfall nicht erreicht, da das reduzierte Sauerstoffangebot durch eine erhöhte Sauerstoffextraktion des Portalblutes ausgeglichen wird. Entsprechend werden unter der Narkose im Blut der Vv. hepaticae niedrigere Sauerstoffpartialdrucke gemessen [14, 25].

Eine Kompensation eines portalen Sauerstoffdefizits durch zusätzliche arterielle Durchblutung konnte bislang in vivo bei Mensch und Tier nur nach Verminderung oder Aufhebung des Pfortaderflusses nachgewiesen werden, z.B. bei Patienten mit Lebercirrhose und erhöhtem Shuntvolumen bzw. nach Anlegen einer portocavalen Anastomose [8, 24, 26, 36, 37, 48]. Diese Patienten, deren homeostatische Regulation über die Pfortader eingeschränkt oder aufgehoben ist, reagieren sehr empfindlich auf Narkose und Operationsstress. Eine Hypoxie der Leberzelle kann sich bei ihnen sehr schnell einstellen, da bereits bei Gesunden röntgenologisch eine Vasokonstriktion der A. hepatica unter Methoxyfluran oder Halothan nachgewiesen werden konnte [5, 25]. Um bei ihnen die bestehende Durchblutungsstörung der Leber nicht noch weiter zu aggravieren, sollte bei der Durchführung der Narkose eine negative Beeinflussung der Pumpfunktion des Herzens durch die Anaesthetika sowie eine medikamentös und/oder reaktiv bedingte Vasokonstriktion der Gefäße im Splanchnikusgebiet soweit als möglich vermieden werden.

2. Leberfunktion und Arzneimitteltherapie

2.1. Determinierende Größen der hepatischen Clearance in Abhängigkeit von den Substanzeigenschaften

Die Leber nimmt nicht nur bei der Aufrechterhaltung der Homeostase, sondern auch im Arzneimittelstoffwechsel eine zentrale Stellung ein, da sie über ein Enzymsystem verfügt, welches die biologische Umwandlung von Fremdstoffen zu katalysieren vermag. Nach Wilkinson u. Shand [52] ist die Leberclearance eines Pharmakons von der Leberdurchblutung und der Extraktionsrate im steady state abhängig (Tabelle 2).

Hierbei wird die Extraktionsrate durch die Proteinbindung, die Aufnahme der Substanz in die Erythrozyten und schließlich durch die Aktivität des arzneimittelabbauenden Enzymsystems beeinflußt [32]. Unter welchen pathophysiologischen Verhältnissen die hepatische Clearance im Einzelfall verändert wird, hängt im wesentlichen von der Substanzeigenschaft des Pharmakons ab [6]. Diffundiert die Substanz leicht in die Leberzelle, so limitiert die Leberdurchblutung die Größe der hepatischen Clearance. Ist aber die Aufnahme der Substanz in die Leber erschwert, so bestimmt die Aktivität des mikrosomalen Enzymsystems und nicht die Leberdurchblutung die Leberclearance. Bei letzteren Stoffen spielt die Plasmaproteinbindung insofern eine Rolle, als der freie Anteil für die Aufnahmefähigkeit in die Leberzelle ent-

Tabelle 2. Determinanten der hepatischen Clearance (Cl_H) eines Pharmakons (nach Wilkinson u. Shand, 1975)

$$Cl_H = Q_L \times E$$

Q_L = Leberdurchblutung

E = Extraktionsrate im "steady state"

Bindungsfähigkeit der Substanz an Plasma- und Zellbestandteile im Blut	"Intrinsinc - Clearance" (Fähigkeit eine Substanz zu metabolisieren)

scheidend ist. Dementsprechend sind Pharmaka in eiweiß-bindungsabhängige und eiweiß-bindungsunabhängige Substanzen weiter zu unterteilen. Eine Zuordnung der für den Anaesthesisten gebräuchlichen Medikamente in die 3 genannten Gruppen gibt Tabelle 3 wieder [6]. Pharmaka mit einer leberdurchblutungsabhängigen hepatischen Clearance sind Lidocain, Propranolol und nicht zuletzt Analgetika wie Dolantin, Fortral und Morphin.

Tabelle 3. Leberclearance von Pharmaka. Geschwindigkeitsbestimmende Parameter in Abhängigkeit von der Substanzeigenschaft (nach Blaschke, 1977)

Pharmakon	Extraktionsrate	%-gebunden
Von der Durchblutung abhängig		
Lignocain	0,83	45-80
Propranolol	0,60-0,80	93
Pethidin (Meperidine)	0,60-0,95	60
Pentazocin	0,80	- -
Morphin	0,50-0,75	35
Von der Enzymaktivität und der Eiweißbindung abhängig		
Warfarin	0,003	99
Tolbutamid	0,02	98
Diazepam	0,03	98
Phenytoin	0,03	90
Chlorpromazin	0,22	91-99
Clindamycin	0,23	94
Digitoxin	0,005	97
Von der Enzymaktivität, aber nicht von der Eiweißbindung abhängig		
Antipyrin	0,07	10
Hexobarbital	0,16	- -
Amylobarbital	0,03	61
Thiopental	0,28	72
Theophylin	0,09	59

Eine Abhängigkeit der hepatischen Clearance von der Enzymaktivität und der Eiweißbindung liegt bei Valium und Digitoxin vor und schließlich wird die hepatische Clearance der Barbiturate nur von der Enzymaktivität und nicht von der Eiweißbindung determiniert.

Für die Mehrzahl der Substanzen bedeutet die Biotransformation ein Entgiftungsprozess. Das gilt auch für die in der Anaesthesie verwendeten Arzneimittel. Hier nehmen die Inhalationsnarkotika insofern eine Sonderstellung ein, als primär nicht die Metabolisierung, sondern physiko-chemische Eigenschaften und die Abatmung über die Lunge den Eintritt der Narkose und die Narkosedauer festlegen. Ihnen wird aber nachgesagt, daß auch sie – wenn auch in seltenen Fällen – selbst Leberzellschädigungen auslösen können [7, 9, 10, 19, 38, 45, 47, 49, 51, 53, 54].

Neben der Anwendung flüchtiger Stoffe spielt die intravenöse Applikation lipoidlöslicher Substanzen – wie z.B. der Barbiturate – in der anaesthesiologischen Praxis eine große Rolle. Es wird allgemein angenommen, daß Patienten mit einem Leberparenchymschaden auch eine verminderte Toleranz von Arzneimitteln aufweisen. Hier sind, wie die klinische Erfahrung lehrt, große Unterschiede zu verzeichnen. Im folgenden sollen die quantitativen Zusammenhänge zwischen Verteilung und Leberclearance lipoidlöslicher Substanzen bei leberkranken Patienten besprochen werden. Sie sind für die Durchführung einer intravenösen Narkose entscheidende Parameter, die nicht zuletzt die Einleitungs- und Erhaltungsdosis mitbestimmen.

2.2. Determinierende Größen der Verteilung eines Pharmakons

Die Verteilung einer Substanz im Organismus ist von einer Vielzahl von Faktoren abhängig wie Durchblutung, Membraneigenschaften, Lipoidlöslichkeit der Substanz und ihrer Gewebsaffinität. So gelangt das Anaesthetikum nach Applikation nicht nur an seinen Wirkort, dem Gehirn, sondern es verteilt sich gleichzeitig in die gut durchbluteten Organe wie Herz, Lunge und Niere und dann in die langsam durchblutetenden Gewebe. Entsprechend nimmt die Konzentration im Plasma zunächst schnell und dann langsamer ab. Determinierende Größe ist die Pumpfunktion des Herzens. Eine ausgeprägte Herzinsuffizienz oder Kreislaufzentralisation führt bei noch ausreichender Durchblutung von Herz und Gehirn zu einer Abnahme der globalen Verteilung, so daß die Plasmaspiegel ansteigen und die Dosis reduziert werden muß [20, 31, 33, 34, 46].

Bei Erkrankungen der Leber hingegen können die Veränderungen des Verteilungsraumes und der hepatischen Clearance einer Substanz nicht vorhergesagt werden [6]. Bei gleicher Dosis werden bei den einzelnen Patienten erhöhte, unveränderte oder erniedrigte Plasmakonzentrationen gemessen. Der pharmakologische Effekt ist bei ihnen verstärkt, gleich oder sogar abgeschwächt. Daher lassen sich bei der Anwendung lipoidlöslicher Pharmaka für leberkranke Patienten keine allgemeinen Dosierungsrichtlinien erstellen.

Hierzu einige Beispiele. Zunächst für die durchblutungsabhängigen Pharmaka.

Nach Mather u. Mitarb. [31] und Thomson u. Mitarb. [46] sind bei organisch bedingter Herzinsuffizienz oder bei einer durch Halothan ausgelösten Verminderung der Pumpfunktion des Herzens die Verteilungsvolumina von Dolantin bzw. Xylocain sowohl in der frühen Phase der Verteilung, als auch im steady state vermindert und daher die Clearance bei herabgesetzter Leberperfusion eingeschränkt. Die Plasmakonzentrationen beider Pharmaka sind signifikant erhöht (Tabelle 4).

Tabelle 4. Halbwertszeit und Verteilungsvolumen im zentralen und peripheren Kompartiment sowie Clearance totalis von Pethidin und Xylocain unter Halothan und bei Patienten mit Herz- und Leberinsuffizienz (nach Mather u. Mitarb., 1975 und Thomson u. Mitarb., 1973)

Substanz		Verteilungsphase		Eliminationsphase		
		HWZ (min)	V_1 (L)	HWZ (h)	$V_{dss.}$ (L)	$Cl_{tot.}$ (ml/min)
[a]Dolantin	→ Kontrolle	7	88	3,7	276	1020
	→ mit Halothan	3	40*	3,1	185	830
[b]Xylocain	→ Kontrolle	8	37	1,8	93	700
	→ bei Herzinsuff.	7	21*	1,9	62*	443*
	→ bei Leberinsuff.	9	43	4,9*	162*	419*

[a]Meperidine (Mather et al, 1975)
[b]Lidocaine (Thomson et al, 1973)

Demgegenüber zeigen Patienten mit einer Leberinsuffizienz die gleichen Plasmakonzentrationen von Xylocain wie Lebergesunde. Hier ist bei einer Abnahme der hepatischen Clearance, ähnlich wie bei Patienten mit einer Herzinsuffizienz, das Verteilungsvolumen im steady state gleichzeitig erhöht (Tabelle 4).

Zilly und Mitarb. [18, 55] haben Untersuchungen über die unterschiedliche Beeinflussung der Verteilungsvolumina für Hexobarbital, in Abhängigkeit von der Art der Erkrankung durchgeführt. Neben einer verminderten Hexobarbital-Clearance zeigen Patienten mit einer akuten Hepatitis und Patienten mit einer kompensierten Lebercirrhose einen verkleinerten Hexobarbital-Verteilungsraum, hingegen Patienten mit einer dekompensierten Lebercirrhose, Oesophagus-Varizen und Ascites einen vergrößerten Verteilungsraum für Hexobarbital. Das bedeutet, daß gerade in der letzteren Patientengruppe der Narkotikumbedarf zur Aufrechterhaltung der Narkose infolge eines höheren Konzentrationsgefälle des Pharmakons aus dem Gehirn in das Blut und die anderen, gut durchbluteten Organe größer ist, als es der metabolischen Kapazität der Leber entspricht.

Diese Patienten können daher durch einen Narkose-Überhang in der postoperativen Phase gefährdet sein.

2.3. Adaptative Veränderungen der Leber bei Intensivpatienten

Besondere Probleme ergeben sich bei Intensivpatienten. Der Verbrauch an Medikamenten auf einer Intensivstation ist relativ hoch. Das gilt vor allem für Kranke mit einer Ateminsuffizienz unterschiedlicher Genese. Sie erhalten während der Respiratorbehandlung zahlreiche Präparate, die entweder nacheinander oder simultan appliziert werden. Wie sich Erkrankung und Pharmakon beeinflussen, ist weitgehend unbekannt. Eine Auswertung von 54 im Jahr 1976 verstorbenen Beatmungspatienten im Erwachsenenalter der anaesthesiologischen Intensivstation der Universität Würzburg zeigt, daß das Lebergewicht in der ersten Woche der intensiven Behandlung rasch zunimmt, wobei im Mittel eine Größenzunahme von fast 100% beobachtet wird (Abb. 1).

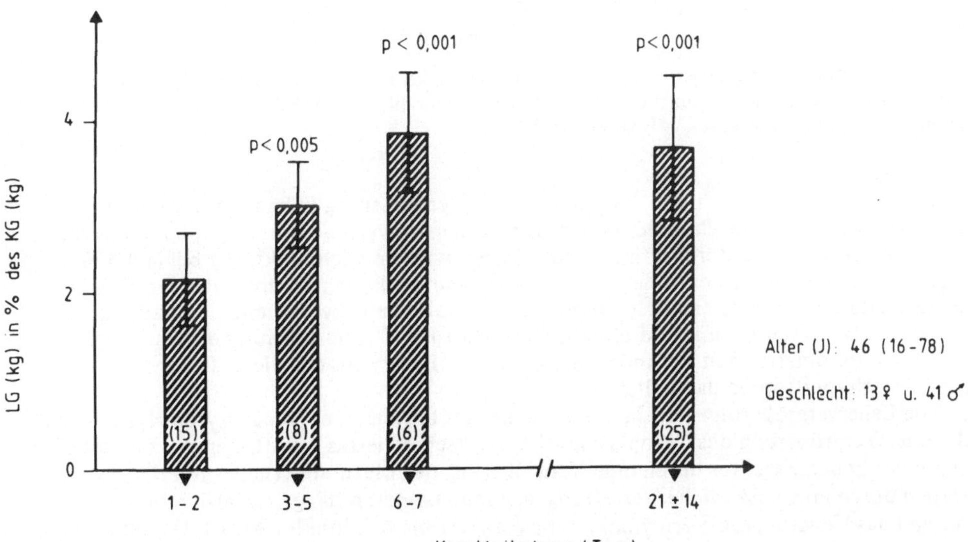

Abb. 1. Zunahme des Lebergewichts ($\bar{x} \pm S_x$) bei Intensivpatienten in Abhängigkeit von der Behandlungsdauer. Eine Untersuchung an 54 verstorbenen, erwachsenen Patienten, die auf der anaesthesiologischen Intensivstation der Universität Würzburg beatmet wurden

Bei Analyse der unter Intensivmaßnahmen gemessenen, konventionellen Leberfunktions-Proben stiegen nur die Gamma-GT-Aktivitäten im Serum in Abhängigkeit von der Behandlungszeit an (Abb. 2). Dieser Anstieg ist bei Patienten mit erhaltener Spontanatmung.und geringerem Medikamenteneinsatz kleiner, als bei Patienten unter kontrollierter Beatmung [39]. Die Bedeutung der Gamma-GT wird unterschiedlich beurteilt [12, 15, 16, 17, 21, 42, 44, 50]. Obwohl die Nieren, gefolgt von Pankreas, Leber, Milz und Dünndarm die höchsten Gamma-GT-Aktivitäten enthalten, wird eine Erhöhung der Aktivität i.S. ganz überwiegend Erkrankungen der Leber und Gallengänge zugeordnet. Die Gamma-GT ist zum Nachweis einer Leberschädigung eines der sensibelsten Indikatoren [15].

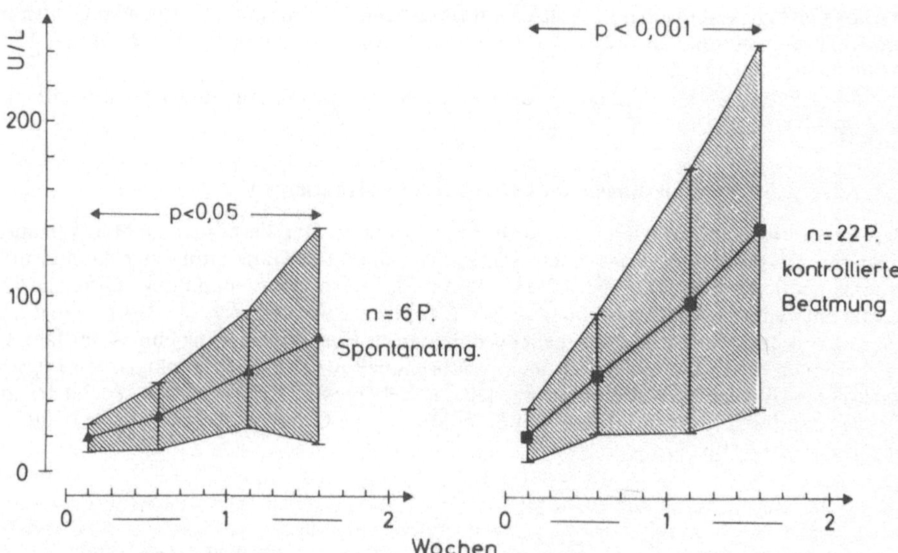

Abb. 2. γ-Glutamyltranspeptidase (γ GT; $\bar{x} \pm S_{\bar{x}}$) im Plasma bei Intensivpatienten mit Spontanatmung (linke Bildhälfte) sowie unter kontrollierter Beatmung (rechte Bildhälfte) in Abhängigkeit von der Behandlungsdauer (nach Rietbrock u. Richter, 1977)

Zur Klärung der Frage nach der Ursache der Lebervergrößerung haben wir mit Herrn Priv.-Doz. Dr. Romen am Pathologischen Institut der Universität Würzburg planimetrische Untersuchungen der Leber durchgeführt (Abb. 3). Sie wurden stichpunktartig bei je 4-5 Kontrollpersonen ohne Lebervergrößerung (1. Säule) und bei Patienten mit Lebervergrößerung, z.B. Leberstauung infolge eines Herzinfarktes (2. Säule) bzw. bei Patienten der anaesthesiologischen Intensivstation mit und ohne Leberverfettung (3. und 4. Säule) durchgeführt.

Die morphometrischen Befunde zeigen, daß der Leberzuwachs dieser Patienten eine echte Leberhypertrophie darstellt.

Die Lebervergrößerung geht im wesentlichen zu Lasten einer Hepatozyten-Hypertrophie, d.h. einer Vergrößerung des Cytoplasmavolumens (schraffiertes Areal). Ferner kann die Zunahme des Lebergewichtes durch eine Vergrößerung der Bluträume (helles Areal) und gelegentlich durch eine zusätzliche Verfettung zustande kommen (längs schraffiertes Areal), während das Hepatozyten-Kernvolumen unverändert bleibt (dunkles Areal). Detaillierte Untersuchungen stehen jedoch noch aus.

Bei Zunahme des Hepatozyten-Volumens, gleichbedeutend mit einer Vermehrung des mikrosomalen Enzymsystems, wird Hexobarbital beschleunigt eliminiert [41] (Abb. 4).

Die Untersuchungen wurden an 22 Intensivpatienten durchgeführt, denen langsam Hexobarbital in einer Dosierung von 7,32 mg/kg KG über 60 min infundiert wurde.

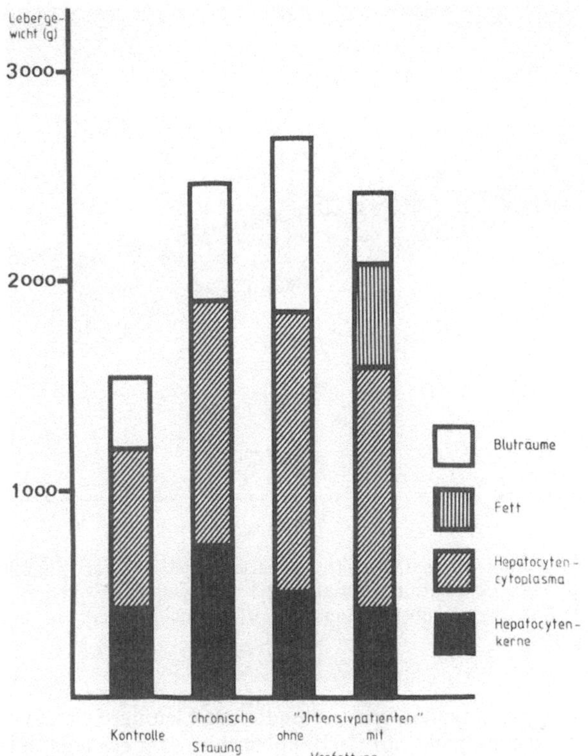

Abb. 3. Hepatozyten-Kern- und Hepatozyten-Plasma-Volumen sowie Bluträume der Leber von verstorbenen Patienten ohne Lebervergrößerung (1. Säule), Patienten mit Lebervergrößerung bei Herzinsuffizienz und chronischer Leberstauung (2. Säule) und Intensivpatienten mit und ohne Leberverfettung (3. und 4. Säule). n = 4-5 in jeder Gruppe

Sofort nach Infusionsende und bis zu 24 Std danach wurden die Plasmaspiegel verfolgt. Hier zeigt sich, daß gegenüber einem Kontrollbereich – ermittelt aus 13 gesunden Probanden – bei 10 Intensivpatienten die Plasmaspiegel sofort und bis zu 6 Stunden nach Infusionsende oberhalb des Kontrollkollektivs lagen, während bei den restlichen 12 Intensivpatienten die Hexobarbital-Plasmakonzentrationen zunächst gleich nach der Infusion im Mittel denen der Kontrollpersonen entsprachen, um dann im weiteren Verlauf sehr viel schneller abzufallen. Im Durchschnitt wurden die Teste der ersten Gruppe am Anfang und der 2. Gruppe 14 Tage nach Einleiten der Intensivtherapie durchgeführt.

Entsprechend dem kleineren Verteilungsvolumen im ersten und zweiten Kompartiment und einer Abnahme der hepatischen Clearance reagieren Patienten der ersten Gruppe sehr viel empfindlicher auf Sedativa. Demgegenüber ist bei den Intensivpatienten der zweiten Gruppe infolge der extrem beschleunigten Aussscheidung der Substanz über die Leber eine gleichmäßige Sedierung bei wiederholter Bolusapplikation des Pharmakons im Extremfall nicht zu erreichen. Wie die klinische Beobachtung lehrt, wird dann häufiger die Dosis erhöht, so daß der Patient zwischen tiefer Hypnose und Wachsein hin- und herpendelt. Es werden dann vermehrt Herzrhythmusstörungen und Kreislaufzentralisationen – wahrscheinlich Folge einer vermehrten Katecholaminsekretion – festgestellt.

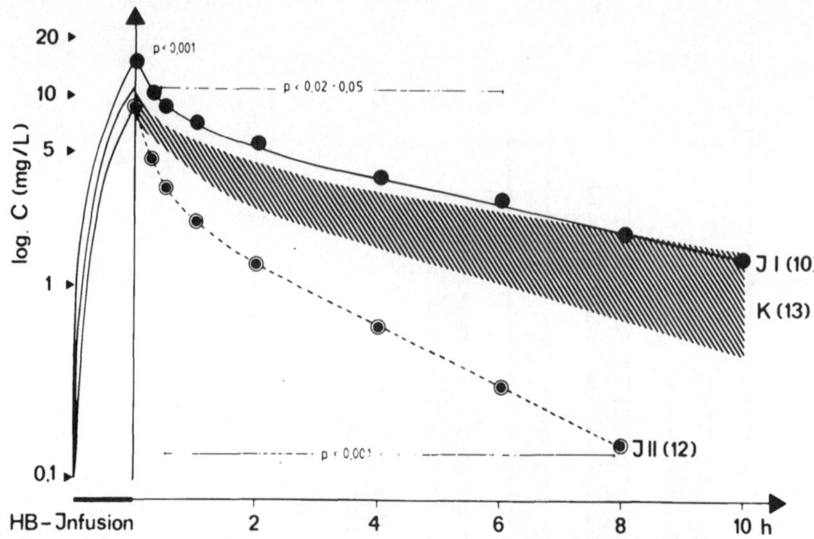

Abb. 4. Hexobarbital-Plasmakonzentrationen von Kontrollpatienten (schraffiertes Areal) und von Intensivpatienten mit verminderter (J_I) und beschleunigter Hexobarbitalclearance (J_{II}) in Abhängigkeit von der Zeit. Langsame Infusion von 7,32 mg/kg KG Hexobarbital über 60 min (nach Rietbrock u. Mitarb., in Vorbereitung).

Der im Laufe der Behandlung bei Intensivpatienten zu beobachtende, beschleunigte Arzneimittelumsatz lipoidlöslicher Substanzen konnte nicht nur für Hexobarbital, sondern auch für solche Arzneimittel nachgewiesen werden, deren Wirkung am Patienten nicht ohne weiteres verifizierbar ist, wie z.B. für Digitoxin [40]. Die Aktivierung des mikrosomalen Enzymsystems unter Intensivmaßnahmen stellt damit hinsichtlich der Arzneimitteltherapie ein großes Problem dar, wobei im Einzelfall ohne Konzentrationsmessungen die Voraussage nicht gegeben ist, ob der Patient durch den gehäuften Medikamenteneinsatz während der Intensivbehandlung induziert worden ist.

Literatur

1. Bauereisen, E.: Physiologie des Pfortaderkreislaufs. Verh. Dt. Ges. Inn. Med. 82, 142 (1976)
2. Bauereisen, E.: Neuere Erkenntnisse über die Durchblutung der Leber. Anaesthesiologische Informationen 18, 9 (1977)
3. Bauereisen, E.: Regulationsmechanismen der Leberdurchblutung. (im Druck)
4. Bauereisen, E., Lutz, J.: Durchblutung und Sauerstoffaufnahme der Leber. Zschr. Gastroent. 13, 70 (1975)
5. Benumof, J.L., Bookstein, J.J., Saidman, L.J., Harris, R.: Diminshed hepatic arterial flow during halothane administration. Anesthesiology 45, 545 (1976)
6. Blaschke, T.F.: Protein binding and kinetics of drugs in liver diseases. Clinical Pharmacokinetics 2, 32 (1977)
7. Brown, B.R., Sipes, I.G.: Biotransformation and hepatotoxicity of halothane. Biochem. Pharmacol. 26, 2091 (1977)
8. Burchell, A.R., Moreno, A.H., Panke, W.F., Nealon, T.F.: Hepatic artery flow improvement after portacaval shunt. A single hemodynamic clinical correlate. Ann. Surg. 184, 289 (1976)
9. Cohen, E.N.: Toxicity of inhalation anaesthetic agents. Br. J. Anaesth. 50, 665 (1978)
10. Cohen, E.N., Trudell, J.R., Edmunds, H.N., Watson, E.: Urinary metabolites of halothane in man. Anesthesiology 43, 392 (1975)
11. Coopermann, L.H., Warden, J.C., Price, H.L.: Splanchnic circulation during nitrous oxide anesthesia and hypocarbia in normal man. Anesthesiology 29, 254 (1968)

12. Davidson, D.C., McIntosh, W.B., Ford, B.A.: Assesment of plasma glutamyltranspeptidase activity and urinary D-glucaric acid excretion as indices of enzyme induction. Clin. Sci. Mol. Med. 47, 279 (1974)
13. Epstein, R.M., Deutsch, S., Cooperman, L.H., Clement, A.J., Price, H.L.: Splanchnic circulation during halothane anesthesia and hypercapnia in normal man. Anesthesiology 27, 654 (1966)
14. Gattiker, R., Sessler, A.D., Lundborg, R.O., Swan, H.J.C.: Herzzeitvolumen und Sauerstoffwerte (pO_2 und Sättigung) im Lebervenenblut bei Halothananaesthesie. Anaesthesist 15, 151 (1966)
15. Goldberg, D.M., Martin, J.V.: Role of γ-glutamyl-transpeptidase activity in the diagnosis of hepatobiliary disease. Digestion 12, 232 (1975)
16. Hildebrandt, H.G., Roots, I., Speck, M., Saalfrank, K., Kewitz, H.: Evalution of in vivo parameters of drug metabolizing enzyme activity in man after administration of clemastine, phenobarbital or placebo. Europ. J. clin. Pharmacol. 8, 327 (1975)
17. Ivanov, E., Krustev, L., Adjarov, D., Chernev, K., Apostolov, I., Dimitrov, P., Drenska, E., Stefanova, M., Pramatarova, V.: Studies on the mechanism of the changes in serum and liver. γ-glutamyl transpeptidase activity. Enzyme 21, 8 (1976)
18. Keller, B.: Pharmakokinetische Untersuchungen zur Beurteilung der Hexobarbital-Toleranz bei Lebergesunden vor und nach einer Behandlung mit Prednison oder Rifampicin sowie bei Patienten mit akuter Hepatitis und Lebercirrhose. Dissertation, Würzburg 1976
19. Klinge, O.: Morphologie und Ätiologie Halothan-induzierter Leberschäden. Verh. Dtsch. Ges. Pathol. 56, 548 (1972)
20. Koch-Weser, J., Klein, S.W.: Procainamide dosage schedules, plasma concentrations, and clinical effects. JAMA 215, 1454 (1971)
21. Kokot, F., Sledzinski, Z.: Die γ-Glutamyltransferase (γ-GT). Z. Klin. Chem. Klin. Biochem. 12, 374 (1974)
22. Krarup, N., Larsen, J.A.: The effects of glucagon on hepatosplanchnic hemodynamics Acta Physiol. scand. 91, 42 (1974)
23. Larsen, J.A., Krarup, N.K., Munk, A.: Liver hemodynamics and liver function in cats during graded hypoxemia. Acta Physiol. scand. 98, 257 (1976)
24. Leevy, C.M., Colakoglu, S., Ten-Hove, W., Stone, R.: Clinical estimation of portal blood flow in man. In: The liver-quantitative aspects of structure and function, G. Paumbartner, Preisig, R. (eds.) p. 107. Karger: Basel, München, Paris, London, New York, Sydney 1973
25. Libonati, M., Malsch, E., Price, H.L., Cooperman, L.H., Baum, S., Harp, J.R.: Splanchnic circulation in man during methoxyflurane anesthesia. Anesthesiology 38, 466 (1973)
26. Liehr, H., Grün, M., Thiel, H.: Hepatic blood flow and cardiac output after porta-caval anastomosis in the rat. Acta hepato-gastroenterol. 23, 31 (1976)
27. Lutz, J.: Hämodynamik und Sauerstoffversorgung der Leber. In: Experimentelle Hepatologie. (Eds.) Zelder, O., Fischer, M., Hamelmann, H., Falk, Freiburg, 1976, p. 1-14
28. Lutz, J., Peiper, U., Bauereisen, E.: Auftreten und Verhalten veno-vasomotorischer Reaktionen in der Leberstrombahn. Pflügers Archiv 299, 311 (1968)
29. Lutz, J., Bauereisen, E.: Abdominalorgane. In: Schütz, E., Bauereisen, E. (Eds): Physiologie des Kreislaufs, p. 229. Springer: Berlin, Heidelberg, New York 1971
30. Lutz, J., Henrich, H., Bauereisen, E.: Oxygen supply and uptake in the liver and the intestine. Pflügers Arch. ges. Physiol. 360, 7 (1975)
31. Mather, L.E., Tucker, G.T., Pflug, A.E., Lindop, M.J., Wilkerson, C.: Meperidine kinetics in man. Intravenous injection in surgical patients and volunteers. Clin. Pharmacol. Ther. 17, 21 (1975)
32. Nies, A.S., Shand, D.G., Wilkinson, G.R.: Altered hepatic blood flow and drug disposition. Clinical Pharmacokinetics 1, 135 (1976)
33. Prescott, L.F., Nimmo, J.: Plasma lidocaine concentrations during and after prolonged infusion in patients with myocardial infarction. In: Lidocaine Treatment of Ventricular Arrhythmias, Scott, O.B., Julian, D.G. (Eds.) p. 168 Edinburgh: EaS. Livingstone 1971
34. Price, H.L., Kovnat, P.J., Safer, J.N., Conner, E.H., Price, M.L.: Uptake of thiopental by body tissues and its relation to duration of narcosis. Clin. Pharmacol. Ther. 1, 16 (1960)
35. Price, H.L., Deutsch, S., Cooperman, L.H., Clement, A.J., Epstein, R.M.: Splanchnic circulation during cyclopropane anesthesia in normal man. Anesthesiology 26, 312 (1965)
36. Price, J.B. jr., Voorhees, A.B. jr., Britton, R.C.: Operative hemodynamic studies in portal hypertension. Significance and limitations. Arch. Surg. 95, 843 (1967)
37. Reynolds, T.B.: The role of hemodynamic measurements in porto-systemic shunt surgery. Arch. Surg. 108, 276 (1974)
38. Rietbrock, I.: Biotransformation von Inhalationsanaesthetika und ihre Bedeutung für klinische Nebenwirkungen. Anaesthesist 24, 381 (1975)
39. Rietbrock, I., Richter, E.: Veränderungen der Pharmakokinetik unter der Intensivtherapie. In: Aktuelle Probleme der Intensivbehandlung, Lawin, P., Morr-Strathmann, U. (Eds.), p. 207. INA, Bd. 12, Thieme: Stuttgart 1978

40. Rietbrock, I., Riemenschneider, J.: Varianz der Digitoxinkonzentrationen im Plasma. - Eine Analyse der bestimmenden Faktoren bei Intensivpatienten. In: Symposium über Digitoxin als Alternative in der Therapie der Herzinsuffizienz. Rietbrock, Greef, K. (Eds.) (im Druck)
41. Rietbrock, I., Richter, E., Breimer, D.D.: Hexobarbital disposition in intensive care patients. (in Vorbereitung)
42. Rosalki, S.B., Parlow, D., Rau, D.: Plasma gamma-glutamyl-transpeptidase elevation in patients receiving enzyme inducing drugs. Lancet II, 376 (1971)
43. Sancetta, S.M., Lynn, R.B., Simeone, F.A., Scott, R.W.: Studies of hemodynamic changes in humans following induction of low and high spinal anesthesia. 1. General considerations of the problem. The changes in cardiac output, brachial arterial pressure, peripheral and pulmonary oxygen contents and peripheral blood flows induced by spinal anesthesia in humans not undergoing surgery. Circulation 6, 599 (1962)
44. Schmidt, E., Schmidt, F.W.: γ-Glutamyl-Transpeptidase. Dtsch. med. Wschr. 98, 1572 (1973)
45. Sherlock, S.: Halothane hepatitis. Lancet II, 364 (1978)
46. Thomson, P.D., Melmon, K.L., Richardson, J.A., Cohn, K., Steinbrunn, W., Cudihee, R., Rowland, M.: Lidocaine pharmacokinetics in advanced heart failure, liver disease and renal failure in humans. Ann. Intern. Med. 78, 499 (1973)
47. Trowell, J., Peto, R., Smith, A.C.: Controlled trial of repeated halothane anaesthetics in patients with carcinoma of the uterine cervix treated with radium. Lancet I, 821 (1975)
48. Ulrich, B.: Leberdurchblutungsmessung mittels eines Ultraschall-Doppler-Flußmeßgerätes. Fortschr. Med. 95, 2292 (1977)
49. Walton, B.: Anaesthesia, surgery and immunology. Anaesthesia 33, 322 (1978)
50. Whitfield, J.B., Moss, D.W., Neale, G., Orme, M., Breckenridge, A.: Changes in plasma γ-glutamyl transpeptidase activity associated with alterations in drug metabolism in man. Brit. med. J. I, 316 (1973)
51. Widger, L.A., Gandolfi, A.J., Van Dyk, R.A.: Hypoxia and halothane metabolism in vivo. Anesthesiology 44, 197 (1976)
52. Wilkinson, G.R., Shand, D.G.: A physiological approach to hepatic drug clearance. Clin. Pharm. Ther. 18, 377 (1975)
53. Williams, B.D., White, N., Amlot, P.L., Slaney, J., Toseland, P.A.: Circulating immune complexes after repeated halothane anaesthesia. Br. Med. J. II, 159 (1977)
54. Wright, R., Chisholm, M., Lloyd, B., Edwards, J.C., Eade, O.E., Hawksley, M., Moles, T.M., Gardner, M.J.: Controlled prospective study of the effect on liver function of multiple exposures to halothane. Lancet I, 817 (1975)
55. Zilly, W., Breimer, D.D., Richter, E.: Hexobarbital disposition in compensated and decompensated cirrhosis of the liver. Clin. Pharmacol. Ther. 23, 525 (1978)

Regulationsmechanismen der Leberdurchblutung

E. Bauereisen

Wenn im Titel „Regulationsmechanismen" statt „Regulation" steht, so soll damit deutlich gemacht werden, daß ein einheitliches und abgeschlossenes Konzept der Regulierung der Leberdurchblutung noch nicht gegeben werden kann. Vielmehr beschränken sich unsere experimentell gesicherten Kenntnisse auf einzelne vaskuläre Mechanismen, die einerseits die Stoffwechselfunktion der Leber ermöglichen und zum anderen den spezifischen strukturellen und hämodynamischen Bedingungen der Leberzirkulation angepaßt sind. Die jeweilige metabolische Aktivität der Leber – gemessen an der O_2-Aufnahme – wird entsprechend ihrer homöostatischen Funktion extrahepatisch determiniert und erst durch die portale Durchblutung ausgelöst. Geht man davon aus, daß die Leberdurchblutung zum Ausgleich etwaiger Stoffwechsel-Ungleichgewichte vorgegeben ist, so stellt sich die Frage, wie die nutritive O_2-Versorgung der Leber gewährleistet wird und durch welche Mechanismen Druck und Stromstärke in einer Endstrombahn, der die übliche Schrankenfunktion der Austauschgefäße fehlt, justiert werden.

Um eine klarere Anschauung von den homöostatischen Regulationsmechanismen der Leberdurchblutung zu gewinnen, soll der sehr allgemeine und umfassende Begriff der metabolischen Homöostase eingeschränkt und präzisiert werden als Bereitstellung von Energieträgern für den Stoffwechsel der Körperzellen (Nutritive Homöostase). Von den Energieträgern ist wiederum die Glukose, als Substanz mit der geringsten Toleranz für Konzentrationsschwankungen, am besten untersucht. Der Bedarf des menschlichen Gehirns beträgt, unabhängig von Nahrungsaufnahme oder Fasten, von Ruhe oder körperlicher Arbeit, ständig etwa 6 g Glukose/Std. Eine Leberfunktion mit höchster Priorität ist daher die Bereitstellung von Glukose für das ZNS. Sie wird dadurch erfüllt, daß der Glukosespiegel im Extrazellulärraum über 50 mg % und unter 170 mg % unabhängig von Aufnahme und Verbrauch gehalten wird. Innerhalb dieser glukostatischen Funktion hat die Leber die Schlüsselrolle des Ziel- und Erfolgsorganes. Der eigentliche Regulator des Zuckerspiegels im Extrazellulärraum ist bekanntlich das Inselzellsystem des Pankreas, das durch die glukostatischen Hormone Glukagon und Insulin die Leberfunktion bestimmt. Über glukoseempfindliche Sensoren wird bei Anstieg des Blutzuckers die Sekretionsrate Insulin/Glukagon zugunsten des Insulins, bei Absinken zugunsten des Glukagons gesteigert. Die glukostatischen Hormone erreichen ihr Erfolgsorgan auf dem Blutweg und bestimmen sein Aktivitätsniveau.

Das Schema der Abb. 1 soll die Verhältnisse anschaulich machen. Der Extrazelluärraum (EZR = Plasma + Interstitium) stellt das Flüssigkeitsvolumen dar, dessen Glukosespiegel durch Kontrolle des Aus- und Einstromes konstant gehalten wird. Störungen des glukostatischen Gleichgewichtes treten auf: 1. Im Sinne der Hyperglykämie in der Resorptionsphase der Verdauung (Postfeeding-Phase) durch Überwiegen des Einstromes und 2. im Sinne der Hypoglykämie durch Überwiegen des Ausstromes infolge gesteigerten Verbrauches. Beide Störgrößen der Glukostase sind durchaus physiologisch, ihr Ausgleich gehört zur ständigen Regelfunktion der Leber. Bei steigendem Blutzucker nimmt die Leber infolge verstärkter Insulinwirkung Glukose aus dem EZR auf (Glykogenspeicherung, Glukosemetabolisierung) = Steigerung des Efflux. Bei sinkendem Blutzucker induziert Glukagon in der Leber vermehrte Abgabe von Glukose in den EZR (Glykogenolyse, Glukoneogenese) = Steigerung des Influx (Abb. 1).

Mit jeder hormonal bedingten Änderung der metabolischen Aktivität ändert sich gleichzeitig auch der Substratbedarf und Sauerstoffverbrauch der Leber. Es stellt sich daher die Frage, auf welche Weise die dem jeweiligen Aktivitätsniveau angemessene Substrat- und Sauerstoffversorgung erfolgt. Als naheliegend bietet sich die Arbeitshypothese an, daß die glukostatischen Inselhormone selbst die Leberdurchblutung regulieren. Für Glukagon läßt sich in der Tat eine Beziehung zwischen Durchblutungsgröße und O_2-Verbrauch der Leber experimentell sichern. Bei gesonderter Durchströmung des mesenterial-portalen Gefäßbettes und der A. hepatica kann man nach Glukagoninfusion eine deutliche Vasodilatation der A. mesenterica

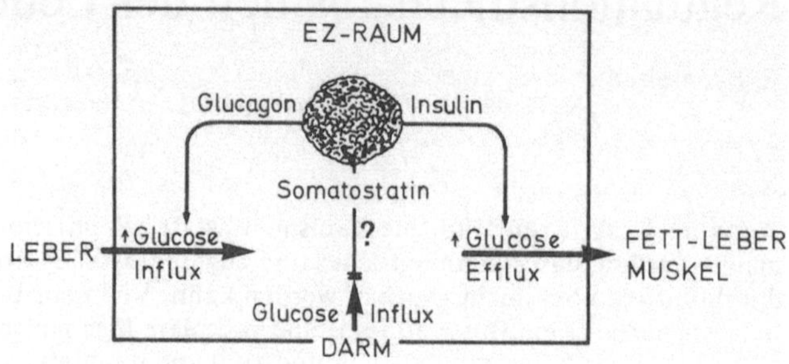

Abb. 1. Schematische Darstellung der glukostatischen Wirkung von Inselzellhormonen und Leber. EZ Raum = Extrazellulärraum (Plasma + Interstitium). Nach Unger et al. 1978

sup., d.h. Steigerung der Portaldurchblutung, dagegen keine eindeutige Wirkung auf die A. hepatica beobachten (Abb. 2). Es folgt daraus, daß bei sinkendem Blutzucker die glukostatische Funktion der Leber durch Steigerung lediglich des portalen Zuflusses ermöglicht wird. Er versorgt die gesunde Leber mit Substraten zur Glukoneogenese und mit Sauerstoff in offenbar hinreichender Menge. Das Fehlen einer arteriellen Mehrdurchblutung bei erhöhtem O_2-Bedarf der Leber (Tabelle 1) macht die genauere Betrachtung der nutritiven Funktion der V. portae notwendig. Die intestinale Austauschstrecke hat stets eine wesentlich geringere O_2-Extraktionskapazität als die nachgeschaltete Leberstrombahn, die ihrerseits den Sauerstoff des Portalblutes bis annähernd 100% ausschöpfen kann (Lutz et al. 1975; Bauereisen 1977). Im Falle einer Glukagon-bedingten mesenterialen Vasodilatation kommt es meist infolge der intestinalen Überschußdurchblutung sogar zu einer Verminderung der O_2-Aufnahme im Darmbereich. Der resultierende hohe O_2-Gehalt des Portalblutes sichert in Verbindung mit der sehr großen Extraktionsfähigkeit der Leber auch ohne arterielle Mehrdurchblutung eine ausreichende Sauerstoffversorgung der Leber (s. Tabelle 1).

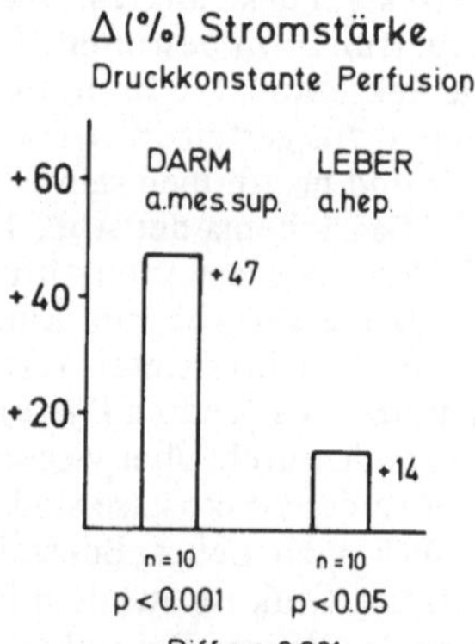

Abb. 2. Unterschiedliche prozentuale Zunahme der Durchblutung der A. mesenterica sup. und der A. hepatica nach Glukagoninfusion (1 μg/kg/min) bei Katzen (Stromstärke vor der Infusion = 100%). Nach gemeinsamen Versuchen mit J. Lutz u. H. Henrich

Für das Verständnis der Regulationsmechanismen der Leberdurchblutung ist wichtig, daß ein erhöhter O_2-Bedarf der Leber durch eine mesenterialportale Mehrdurchblutung gedeckt werden kann und meist auch gedeckt wird. Über die mögliche kompensatorisch-nutritive Funktion der A. hepatica (Bauereisen 1976, 1977) zum Ausgleich eines etwaigen portalen O_2-Defizits wird weiter unten berichtet.

Eine meßbare Beeinflussung der Leberdurchblutung durch Insulin ist bisher nicht schlüssig nachgewiesen. Das unterschiedliche hämodynamische Verhalten der beiden glukostatischen Inselhormone kann durch die von Krarup et al. (1974) postulierten glukagonspezifischen mesenterialen vaskulären Rezeptoren gedeutet werden. Auch könnten die verschiedenen

Tabelle 1. Änderung der O_2-Aufnahme und der O_2-Extraktion von Leber und Darm (Katzen) nach Glukagoninfusion i.v. 0.5 μg/kg/min

Eigenblut-Perfusion	Änderung der O_2-Aufnahme ml/min · 100 g Organgew.		Änderung der O_2-Extraktion %	
	Leber	Darm	Leber	Darm
(n = 14)	+ 0.60 ± 0.18	− 0.06 ± 0.08	+ 3.18 ± 1.28	− 0.67 ± 0.99
	$p<0.01$		$p<0.05$	

Wirkorte der Hormone bedeutungsvoll sein. Bekanntlich beschränkt sich die metabolische Glukagonwirkung auf die Leberzelle, weil nur deren Adenylzyklase für Glukagon empfindlich ist, während Insulin auch eine weitgehend extrahepatische Zuckermetabolisierung bewirkt. Anregend sind die biologisch-teleologischen Überlegungen, die Unger u. Mitarb. (1976) hinsichtlich der biologischen Wertigkeit von Glukagon und Insulin angestellt haben. Danach besitzt zwar für die Ärzte im hochzivilisierten Überfluß-Milieu die Hyperglykämie und damit das Insulin das größere Interesse, unter den natürlichen Mangelbedingungen des vorzivilisatorischen Lebens ist aber die Gefahr der Hypoglykämie ständig vorhanden und Glukagon das wichtigere lebenserhaltende Stoffwechselhormon, das die Glukoseversorgung des Gehirns sichert.

Zusammenfassend kann festgestellt werden, daß der glukostatische Regulationsmechanismus der Leberdurchblutung einen Regelvorgang mit negativer Rückkoppelung darstellt. D.h., die Sollwert-Istwert-Abweichung wird durch einen entgegengesetzt wirksamen Vorgang rückgängig gemacht. Wie weit dieser Regulationsmechanismus exemplarisch für die Homöostase anderer Stoffwechselprodukte ist, muß vorerst unentschieden bleiben. Experimentell gesichert ist er außer für Glukose für die Homöostase von Alanin und Arginin, wobei – im Unterschied zur Glukostase – eine Erhöhung des Aminosäurespiegels durch Glukagonsekretion ausgeregelt wird. Schließlich sei erwähnt, daß Katecholamine und die Aktivierung des Orthosympathikus (Aktivitätsumstellung, Alarmreaktion) die Glukagonsekretion stimulieren und damit den homöostatischen Regulationsmechanismus der Leberdurchblutung in die Regulation des Gesamtkreislauf einbeziehen. Die deutliche vasodilatatorische Glukagonwirkung auf das Widerstandsgebiet der A. mesenterica superior ist gut reproduzierbar und übertrifft den unsicheren, gleich häufig positiven oder negativen Einfluß auf die Durchblutung der A. hepatica beträchtlich (Abb. 2). Das schließt indessen nicht aus, daß die portale Durchflußsteigerung ihrerseits die arterielle Durchströmung verändert. Tatsächlich lassen sich zwei Regulationsmechanismen feststellen, die, vom portalen Strombett ausgehend, den Strömungswiderstand in der A. hepatica bestimmen. Der eine portoarterielle Regulationsmechanismus wird durch den O_2-Gehalt und das pH des Portalblutes ausgelöst, der andere ist myogen-autoregualtorischer Natur und dient der Niederdruck-Justierung in der hepatischen Endstrombahn.

Der chemische Mechanismus wird nur deutlich, wenn durch konstante Perfusion Druck oder Stromstärke in der Vena portae gleich gehalten werden, da dann eine Interferenz mit der druckreaktiven Autoregulation vermieden wird. Verminderung des O_2-Gehaltes sowie Erniedrigung des pH im Portalblut bewirken unter diesen Bedingungen eine Zunahme des arteriellen Flusses, Steigerung des portalen O_2-Gehaltes vermindert den arteriellen Zustrom. Der Mechanismus stellt eine spezifisch portoarterielle Regulierung der Leberdurchblutung dar, denn die genannten Wirkungen auf die A. hepatica können nur durch Änderungen der Zusammensetzung des Portalblutes ausgelöst werden, nicht durch entsprechende pH-Verschiebungen oder durch Hypoxie im systemischen arteriellen Blut (Gelman u. Ernst 1977). Über die Wirksamkeit des offensichtlich kompensierend nutritiven porto-arteriellen Regulationsmechanismus unter natürlichen Kreislaufbedingungen kann noch nicht endgültig entschieden werden. Bei freiem Portalfluß steigert (hochgradige) Hypoxämie nur den mesenterial-portalen Zufluß und läßt die A.hepatica unbeeinflußt (Larsen et al. 1976). Wie weit außer H-

Ionen und Sauerstoff die Konzentration anderer im Portalblut transportierter Stoffe die Leberdurchblutung beeinflußt, ist ungeklärt.

Der zweite porto-arterielle Regulationsmechanismus ist druckreaktiv und myogener Natur und fällt damit unter den allgemeinen Begriff der Autoregulation. Seine Besonderheit besteht darin, daß die Konstriktion der arteriellen Widerstandsgefäße nicht, wie bei der üblichen Autoregulation, von der arteriellen, sondern von der venösen Seite ausgelöst wird. Wir haben den Regulationsmechanismus daher Veno-Vasomotorische Reaktion genannt (Lutz et al. 1968, 1971). Schon geringe intrasinusoidale und intraportale Drucksteigerungen bewirken eine kräftige Kontraktion der arteriellen hepatischen Widerstandsgefäße und verhindern den Druckeinbruch in das Niederdrucksystem der Sinusoide. Den Sinusoidwänden fehlt bekanntlich eine Basalmembran und ihr Endothel ist so lückenhaft, daß Protein- und Wasserverlust umso sicherer vermieden werden, je niedriger der intrasinusoidale Druck ist. Die druckreaktive Veno-Vasomotorische Reaktion ist der hämodynamische Grundmechanismus zur lokalen Justierung von Druck und Stromstärke in der porösen Endstrombahn der Leber.

Die Existenz der beschriebenen drei Regulationsmechanismen (homöostatisch, porto-arteriell-nutritive und Veno-Vasomotorische Reaktion) ist experimentell gesichert. Dagegen ist ihr physiologisches Zusammenwirken noch weitgehend unklar. Lediglich über die Wechselwirkungen von glukostatischem Mechanismus und Veno-Vasomotorischer Reaktion lassen sich begründete Aussagen machen: Die Beschränkung des vasodilatatorischen Glukagoneffektes vorwiegend auf die A. mesenterica dürfte weniger auf dem Fehlen spezifischer Rezeptoren in der Leberarterie (Krarup et al. 1974) beruhen, als vielmehr auf der Interaktion der Veno-Vasomotorischen Reaktion. Die Glukagon-induzierte mesenterial-portale Mehrdurchblutung löst über die portale Drucksteigerung die reaktive Konstriktion der hepatischen arteriellen Widerstandsgefäße aus, so daß der Fluß in der A. hepatica entweder nur geringfügig ansteigt, gleich bleibt oder häufig sogar abfällt. Da die Veno-Vasomotorische Reaktion die Rolle der A. hepatica als nutritives Gefäß beträchtlich einschränkt, ist es von großem, insbesondere auch pathophysiologischem Interesse, die im einzelnen nicht gesicherten Bedingungen kennenzulernen, unter denen der porto-arterielle nutritive Regulationsmechanismus die Veno-Vasomotorische Autoregulation überspielen kann, um durch zusätzliche arterielle Durchblutung ein etwaiges portales Sauerstoffdefizit zu kompensieren. Die neuerdings von Johnson u. Intaglietta (1976) durchgeführte Trennung in metabolisch- (flow-sensitive) und druckreaktive (pressure-sensitive) Komponenten der mesenterialen Autoregulation weist möglicherweise auf einen Weg, der zur weiteren Aufklärung des Zusammenwirkens von stofflichen und myogenen Regulationsmechanismen der Leberdurchblutung führen kann.

Literatur

Bauereisen, E.: Physiologie des Pfortaderkreislaufs. Verh. Dt. Ges. Inn. Med. 82, 142-148 (1976)

Bauereisen, E.: Gefäßbett, Stoffwechselaktivität und Durchblutung der Leber. 10. Lebertagung der Sozialmediziner, Bad Mergentheim 1977 (im Druck)

Gelman, S., Ernst, E.A.: Role of pH, PCO_2 and O_2-content of portal blood in hepatic circulatory autoregulation. Am. J. Physiol. 233, E255-262 (1977)

Johnson, P.C., Intaglietta, M.: Contributions of pressure and flow sensitivity to autoregulation in mesenteric arterioles. Am. J. Physiol. 231, 1686-1698 (1976)

Johnson, P.C.: The myogenic response and the microcirculation. Microvasc. Res. 13, 1-8 (1977)

Krarup, N., Larsen, J.A.: The effects of glucagon on hepatosplanchnic hemodynamics. Acta physiol. scand. 91, 42-52 (1974)

Larsen, J.A., Krarup, N.K., Munk, A.: Liver hemodynamics and liver function in cats during graded hypoxemia. Acta Physiol. scand. 98, 257-262 (1976)

Lutz, J., Peiper, U., Bauereisen, E.: Auftreten und Verhalten veno-vasomotorischer Reaktionen in der Leberstrombahn. Pflügers Arch. ges. Physiol. 299, 311-325 (1968)

Lutz, J., Bauereisen, E.: Abdominalorgane. In: Physiologie des Kreislaufs, Bauereisen, E. (Hrsg.), S. 229-292. Springer: Berlin, Heidelberg, New York 1971

Lutz, J., Henrich, H., Bauereisen, E.: Oxygen supply and uptake in the liver and the intestine. Pflügers Arch. ges. Physiol. 360, 7-15 (1975)

Unger, R.H., Dobbs, R.E., Orci, L.: Insulin, Glukagon and Somatostatin secretion in the regulation of metabolism. Ann. Rev. Physiol. 40, 307-343 (1978)

Die Durchblutung der pathologisch veränderten Leber

H. Liehr

Aus anaesthesiologischer Sicht ist die Kenntnis um das Ausmaß einer geänderten Leberdurchblutung dann von Bedeutung, wenn Narkotika eingesetzt werden, deren Abbau nicht allein von der metabolischen Leistung der Leber abhängig ist, sondern auch vom Leberblutfluß (Richter 1978; Rietbrock 1978). Es soll daher im folgenden versucht werden, für einige der wichtigsten hepatologischen Krankheitsbilder Besonderheiten der geänderten Hämodynamik darzustellen.

Physiologische Grundlagen

Die normale Leberdurchblutung beträgt in summa 1 500 ml/min. (Bradley 1963), wobei 1 000 ml/min über die V. portae zur Leber fließen und 500 ml/min über die A. hepatica. Rappaport (1973) konnte aufzeigen, daß sich diese beiden Ströme im Lebersinus nicht vermischen, sondern ihn alternativ durchströmen. Dementsprechend sind auch die Durchflußzeiten unterschiedlich: Wolter et al. (1978) haben beim Schwein 3,6 ± 0,2 sec für die arterielle Transitzeit gefunden und 8,3 ± 0,3 sec für die portale. Diese Zahlen entsprechen in etwa denen, die Kotelanski et al. (1972) beim Menschen gemessen haben. Es ist z.Z. noch nicht untersucht, welche Bedeutung dies für die Pharmakokinetik von Arzneimitteln hat, und ob Kontaktzeiten überhaupt diesbezüglich wirksam werden. Lediglich die v. Kupffer Zellen scheinen bisher einen langsamen „Arbeitsstrom" für die Aufnahme partikulärer Substanzen zu benötigen (Wolter et al. 1978). Eine Klärung dieser Frage ist aber insofern wichtig, da das Verhältnis der Flüsse von A. hepatica und V. portae nicht konstanten biologischen Normen entspricht. Aus der Arbeitsgruppe von Bauereisen (Lutz et al. 1966; Lutz et al. 1968; Peiper et al. 1968; Lutz u. Bauereisen 1971) ist aus physiologischer Sicht näher untersucht worden, inwiefern sich Stromstärke von V. portae und A. hepatica gegenseitig beeinflussen, Arbeiten, die auf Befunden von Burton-Opitz (1911) und Schwiegk (1932) fußen, wobei die Abnahme der portal-venösen Stromstärke zu einer Zunahme der arteriellen Stromstärke führt (veno-vasomotorische Reaktion). Da ein solcher Reaktionsmechanismus bei Abnahme oder Wegfall der portalen Durchströmung einer zirrhotisch veränderten Leber wirksam werden kann, ergäbe sich somit ein wichtiger Bezug zu klinisch-pharmakologischen Problemen.

Die Stromstärken beider hepatischen Teilkreisläufe sind letztendlich abhängig vom Herzminutenvolumen (HMV). Forsyth et al. (1968) haben am nicht anaesthesierten Affen 30% Leberdurchblutung am HMV gemessen. Bei Ratten ist mit einer hepatischen HMV-Fraktion von ca. 45% zu rechnen, wobei eine artifizielle HMV-Erhöhung zu einem relativen Abfall führt, vornehmlich bedingt durch die gedrosselte arterielle Perfusion (Liehr et al. 1973). Dies besagt, daß unter pathophysiologischen Verhältnissen sich diese Bezugsgröße ändern kann (s. a. b. Ulrich 1977).

Als weiteres Maß der Leberdurchblutung gilt das Verhältnis von Gesamtleberdurchblutung zur Masse des perfundierten Organvolumens, der sog. Perfusionsindex. Speziesspezifische Konstanten sind bedeutsam. Für den Menschen kann ein Maß von 1,0 ml/min/g Leber als Richtwert angesetzt werden (Bradley 1963). Welche Bedeutung diesem Maß aus funktioneller Sicht zuzumessen ist, kann noch nicht beantwortet werden. Bircher et al. (1973) fanden hinsichtlich der Galaktoseelimination und der Transportmaxima von Bromsulphthalein ein eher inverses Verhältnis zwischen Lebervolumen und Funktion bei Leberzirrhose, während Beziehungen bestehen zwischen Blutfluß und funktionellen Leistungen. Am ehesten mag dieser Wert Bedeutung bei allein hämodynamischen Betrachtungen im Sinne einer suffizienten Blutversorgung haben (Bucher et al. 1969; Liehr und Zwirner 1973; Liehr et al. 1977 a). Bezug ist hier die Situation bei operativen Veränderungen der portalen Zirkulation.

Dieser aus physiologischer Sicht gesetzte Rahmen macht deutlich, wie komplex die

Leberdurchblutung gesehen werden muß, und wie vielfältig die unterschiedlichen Determinanten geändert sein können, wenn pathophysiologische Verhältnisse diskutiert werden sollen.

Meßmöglichkeiten der Leberdurchblutung

Bei der Wertung von Meßgrößen zur Leberdurchblutung muß gleichzeitig die Methode beurteilt werden. In Tabelle 1 ist dargestellt, welche Meßverfahren derzeit verfügbar sind und auf welchem Prinzip sie basieren. Bei nicht pathologisch veränderter Leber stimmen die methodisch unterschiedlich ermittelten Werte in den Größenordnungen der statistischen Mittel nicht überein (Tabelle 2): Mittels physikalischer Methoden ergeben sich deutlich geringere Werte, als sie aus funktioneller Sicht errechnet sind. Diese Differenzen sind im Einzelnen schwer zu interpretieren. Bedacht werden muß, daß Messungen mit Flowmeter eine Narkose zur Voraussetzung haben und der Einfluß der operativen Manipulation berücksichtigt werden muß. Exogene Einflüsse sind prinzipiell daher nicht auszuschließen. Betrachtet man allerdings die Meßdaten aus anaesthesiologischer Sicht, erscheinen die Flowmeter-Messungen der Prämisse der geführten Diskussion eher angepaßt.

Tabelle 1. Meßmöglichkeiten zur Leberdurchblutung, Prinzip und Aussagefähigkeit (s. hierzu auch Ulrich, 1977)

Technik	Prinzip	Ergebnis
BSP; ICG	„Extraktion"	Summenfluß (metabolisch effektiv)
Flow meter	Stromstärke	Teilkreisläufe (metabolische Effektivität?)
Xenon	physik. Gewebsverteilung	Summenfluß (metabolische Effektivität?)
Kolloidale Substanzen	RES-Clearance	Summenfluß (RES-Funktion!)

Tabelle 2. Meßgrößen der Leberdurchblutung bei normaler Leber (EHBF = estimated hepatic blood flow; BSP = Bromsulphthalein; IGG = Indocyaningrün)

Methode/Autor	EHBF/ml/min
BSP: Bradley et al. (1945)	1522 ± 351 (n = 91)
Tygstrup (1962)	1622 ± 363 (n = 8)
ICG: Hoffmeister (1967)	1474 ± 320 (n = 9)
Flow-meter: Schenk (1962)	1012 ± 350 (n = 8)

Leberdurchblutung bei akuter Hepatitis

Operative Eingriffe bei akuter Hepatitis sind sicherlich selten und der Untergang von zur Metabolisation von Narkotika fähigen Hepatozyten steht dann im Vordergrund der Überlegungen. Richter (1978) hat diesen Aspekt untersucht und diskutiert. Werden hämodynamische Fragen aufgeworfen, muß verwiesen werden auf Untersuchungen von Preisig et al. (1978) am Menschen. Diese Autoren fanden keine prinzipiellen Normabweichungen, gleichgültig, ob die Leberdurchblutung mittels Indocyaningrün oder hitzedenaturiertem radioaktiv markiertem Albumin gemessen wurde. Dies entspricht auch experimentellen Befunden, erhoben bei der Galaktosaminhepatitis der Ratte (Liehr et al. 1972). Die in dieser Untersuchung durchgeführte Trennung zwischen portaler und arterieller Durchblutung der Leber läßt allerdings daran denken, daß gewisse Verschiebungen zwischen portal-venöser und arteriell-hepatischer Durchblutung bestehen. Da andere Messungen zu dieser Problematik nicht verfügbar sind, muß gefolgert werden, daß bei der Hepatitis mit bedeutsamen Änderungen des Blutflusses nicht zu rechnen ist. Die Pharmakokinetik ist hier offensichtlich vorrangig von der metabolischen Restfunktion der Leber abhängig.

Leberdurchblutung bei Leberzirrhose

Bei anatomischer Destruktion der Leber, wie sie bei Leberzirrhose vorliegt, sind Änderungen der hepatischen Hämodynamik zu erwarten.

Abbildung 1 ist eine Zusammenstellung von Meßergebnissen des Summenflusses, bestimmt mittels Methoden, die eine Extraktionsfunktion der Leber für zugeführte Substanzen zur Basis haben. Der Mittelwert einer Sammelstatistik zeigt, daß mit einem Trend zur Minderperfusion zu rechnen ist (Leclerq 1976). Die Einzelwerte anderer Autoren (Bircher et al. 1973; Bucher et al. 1969; Spech und Wernze (s. Liehr et al. 1977 b)) unterstützen diesen Trend, machen aber gleichzeitig deutlich, daß auch mit Zirrhosen zu rechnen ist, die überperfundiert sind oder eine deutliche Unterperfusion zeigen, wobei weder für das eine noch für das andere Extrem Begründungen angeführt werden können. Experimentelle Daten mögen hier hilfreich sein, die besagen, daß für die Heterogenität dieser Werte das Ausmaß der anatomischen Destruktion der Leber wirksam wird mit dem konsekutiven portokavalen Kollateralkreislauf. Bei einer primär gesunden Leber hat die völlige Ableitung des portalen Blutes in die systemische Zirkulation zur Folge, daß sich der systemische Kreislauf im Sinne einer hyperdynamen Zirkulation verändert, wobei das erhöhte Herzminutenvolumen endgültige Resultante ist (Liehr et al. 1976). Parallelen zu diesen experimentellen Befunden ergaben sich auch aus klinischer Sicht: Wird versucht, mittels endoskopischer und radiologischer Methoden das Ausmaß der portokavalen Kollateralzirkulation zu bestimmen, so findet sich eine hyperdyname Zirkulation bei Leberzirrhose nur dann, wenn ausgeprägte Umgehungskreisläufe bestehen (Liehr et al. 1975). Es wird vermutet, daß hier vasoaktive Substanzen aus dem Splanchnicus wirksam werden, wie etwa Histamin, Endotoxin oder das vasoaktive Polypetit VIP (Übersicht s. b. Liehr et al. 1976 a). Primäre Änderung dürfte die Eröffnung von arterio-venösen Anastomosen in der vaskulären Peripherie sein, deren hämodynamische Bedeutung aus dem Befund hervorgeht, daß ihre Durchströmung zwischen 5 und 23% des HMV betragen kann (Martini et al. 1972). Reaktiv kommt es dann zur Erhöhung des HMV (Hegglin und Rutishauser 1962), die bis zu 150% der Norm betragen kann (Liehr et al. 1976 a). Da das HMV aber auch determiniert wird durch das Blutvolumen (Vierordt 1858) muß erwähnt werden, daß bei bestehender portaler Umgehungszirkulation das Plasmavolumen in direkter Korrelation zum hämodynamischen Ausmaß der Kollateralzirkulation um bis zu 30% zunimmt (s. b. Liehr et al. 1976 a). Der Pathomechanismus ist offen, ein Einfluß auf die Pharmakokinetik dürfte diesem Befund aber sicherlich beizumessen sein.

Das erhöhte HMV trägt dazu bei, die bei Zirrhose verringerte portale Perfusion teilweise zu kompensieren, wobei die Grenze bei einer ca. 60%-igen Abnahme der portalen Leberdurchströmung liegen dürfte (Liehr et al. 1973), andere Regulationsmechanismen tragen aber ebenfalls bei, hauptsächlich die venovasomotorische Reaktion (s. oben). Prinzipiell wäre daran zu denken, daß mit Abnahme der portalen Perfusion in einem festen Verhältnis die arterielle Stromstärke steigt. Daten von Schenk et al. (1962) und Price et al. (1967), erhoben mittels flowmeter, bestätigen diese Überlegung aber nicht (Abb. 2). Es darf spekuliert werden, daß für diese mangelnde Korrelation die unterschiedlichen Herzminutenvolumina verantwortlich sein dürften, die in den genannten Studien unberücksichtigt blieben. Experimentelle Untersuchungen an Ratten mit Leberzirrhose mögen Begründung sein (Übersichten bei Liehr et al. 1976 b; Thiel et al. 1975).

Aufgrund dieser komplexen pathophysiologischen Verhältnisse ist es daher schwer, unter allein klinischen Bedingungen vorherzusagen oder abzuschätzen, wie im Einzelfall die Leberdurchblutung bei Leberzirrhose ist, es sei denn, Meßergebnisse liegen vor. Gewisse Regeln können aber hilfreich sein:

1. Im Trend ist bei Zirrhose mit einem erniedrigten Summenfluß zu rechnen;
2. bei ausgeprägter Kollateralzirkulation wird die Leber vermehrt arteriell durchströmt;
3. das HMV und das Plasmavolumen sind in enger Korrelation zum Ausmaß des Umgehungskreislaufes erhöht. Zu diesem letzten Punkt sei erwähnt, daß in der bilanzierenden Therapie im postoperativen Verlauf von Zirrhosepatienten dieser Kreislaufumstellung Rechnung zu tragen ist, da ihr eine Kompensationsfunktion beizumessen ist. Der Zustand ist vergleichbar dem bei septischen Patienten (Siegel et al. 1974). Blutdruckabfall und abnehmende Urinvolumina erfordern daher Volumenersatz. Die deletären Folgen von Diuretika-

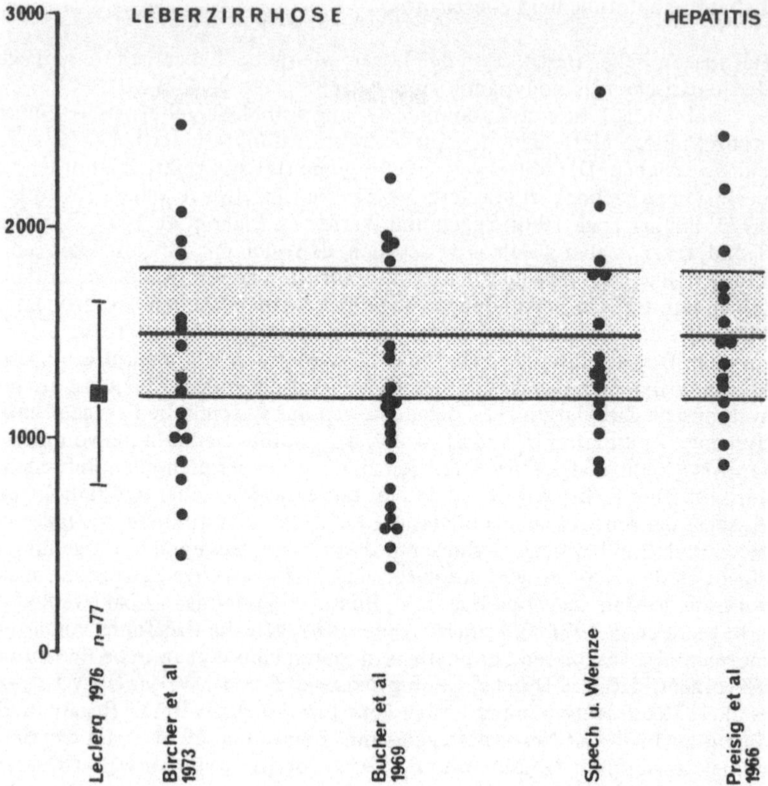

Abb. 1. Zusammenstellung von Meßgrößen zur Leberdurchblutung bei pathologisch veränderter Leber, ermittelt durch Methoden mit dem Prinzip Extraktion

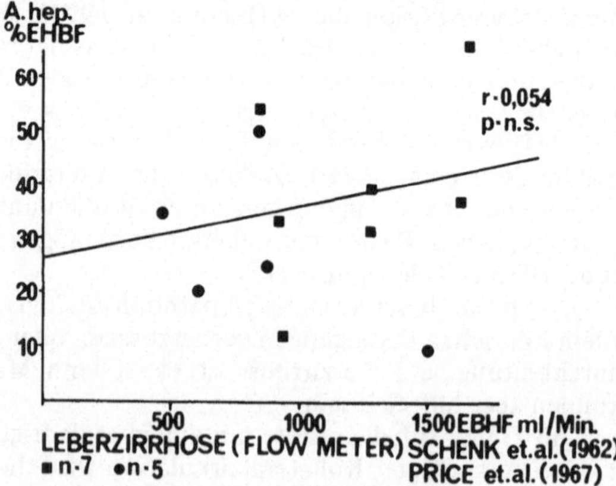

Abb. 2. Ergebnisse von Messungen der Stromstärke der A. hepatica bei Leberzirrhose in Korrelation zum hepatischen Summenfluß

gaben unter der Vorstellung die Urinausscheidung zu normalisieren, wurden an anderer Stelle dokumentiert (Liehr et al. 1976 a). Bei Bilanzierung mittels zentralem Venendruck dürften solche Fehler zu vermeiden sein.

Leberdurchblutung bei Cholestase

Operative Eingriffe bei Patienten mit Cholestase sind häufig. Befunde zur Leberhämodynamik liegen aus klinischer Sicht dagegen nicht vor. Aus experimenteller Sicht ist aber mit Änderungen zu rechnen. Ohlsson (1971) haben an Hunden nach Gallengangsligatur eine gesteigerte arterielle Leberperfusion gefunden. Grün (s. b. Liehr et al. 1977 c) hat bei intrahepatischer Cholestase durch α-Naphthylisothiocyanid (ANIT) die Leberdurchblutung bei Ratten gemessen und neben einem erhöhten HMV einen erhöhten Summenfluß gefunden bei vermehrter arterieller Perfusion. Da bei diesen Tieren sämtlich eine Endotoxinämie bestand, wird die biologische Wirksamkeit von Endotoxinen auf die systemische Zirkulation als ursächlich diskutiert (Grün 1977). Parallelen ergeben sich daher auch hier zum Kreislauf bei septischen Patienten.

Schlußbemerkungen

Es wurde versucht, die Besonderheiten der Leberhämodynamik bei pathologisch veränderter Leber aus anaesthesiologischer Sicht zu diskutieren. Wenngleich der derzeitige Stand des Wissens in dem genannten Zusammenhang noch lückenhaft ist, könnten sich aber gewisse Hilfen, insbesondere für die Einstufung der Patienten zur bilanzierenden Behandlung, ergeben. Es dürfte deutlich geworden sein, daß die komplexen Veränderungen hinsichtlich ihrer pharmakokinetischen Bedeutung noch unzureichend untersucht sind. Für Dosierung und biologische Wirkung von Narkotika werden daher mehr Fragen aufgeworfen als beantwortet.

Literatur

1. Bircher, J., Blankart, R., Halpern, A., Häcki, W., Laissne, J., Preisig, R.: Criteria for assessment of functional impairment in patients with cirrhosis of the liver. Europ. J. Clin. Invest. 3, 72-85 (1973)
2. Bradley, S.: The hepatic circulation. Handbook of Physiology, Section 2: Circulation Vol. 2, Washington 1963
3. Bucher, H., Fuchs, A.W., Tauber, J., Rösler, H., Preisig, R.: Untersuchungen zur Shunt-Indikation bei Patienten mit portaler Hypertension. Schw. Med. Wschr. 99, 229-238 (1969)
4. Burton-Opitz, R.: The vascularity of the liver. II. The influence of the portal blood flow upon the flow in the hepatic artery. Quart. J. Exp. Physiol. 4, 93-102 (1911)
5. Forsyth, R., Nies, A., Wyler, F., Neutze, J., Melmon, K.: Normal distribution of cardiac output in the unaesthesized restrained rhesus monkey. J. Appl. Physiol. 25, 736-741 (1968)
6. Grün, M: Die Bedeutung der RES-Funktion für die Pathogenese von Lebererkrankungen. Habilitationsschrift, Würzburg 1977
7. Hegglin, R., Rutishauser, W.: Kreislaufdiagnostik mit der Farbstoffverdünnungsmethode. Thieme: Stuttgart 1962
8. Hoffmeister, H.E.: Die Leberdurchblutung bei Zirrhotikern vor und nach Anastomoseoperationen. Acta Hepatosplenol. (Stuttg.) 14, 358-364 (1967)
9. Kotelanski, B., Grozmann, R., Cohn, J.N.: Circulation times in the splanchnic and hepatic beds in alcoholic liver disease. Gastroenterology 63, 102 (1972)
10. Leclercq, R.: Zur Hämodynamik der gesunden und cirrhotischen Leber – Ihre Bedeutung für die operative Behandlung der portalen Hypertension. Diss. med. Würzburg 1976
11. Liehr, H., Grün, M., Thiel, H., Krauss, H., Rost, R.: Hepatic blood flow in rats with galactosamine hepatitis. Acta Hepato-Gastroenterol. 19, 269-263 (1972)
12. Liehr, H., Grün, M., Thiel, H., Rost, R.: Hämodilution und Hyperzirkulation als Kompensationsmechanismus reduzierter portaler Leberdurchblutung bei portaler Hypertension. Ztschr. Gastroenterologie 11, 391-396 (1973)
13. Liehr, H., Zwirner, R.: Pathophysiologische Überlegungen zur porto-cavalen Shuntoperation. Dtsch. med. Wschr. 98, 1140-1143 (1973)

14, Liehr, H., Grün, M., Thiel, H.: Systemische Zirkulation bei portaler Hypertension. Ztschr. Gastroenterologie 13, 133 (1975)
15. Liehr, H., Grün, M., Thiel, H.: Systemische Zirkulation bei portaler Hypertension. Verh. Dtsch. Ges. Inn. Med. 82, 159-169 (1976 a)
16. Liehr, H., Grün, M.: Experimentelle portale Hypertension. Verh. Dtsch. Ges. Inn. Med. 82, 274-285 (1976 b)
17. Liehr, H., Winkler, R., Grün, M., Buchenau, R., Zwirner, R.: Die Bedeutung des Lebervolumens für die Frühletalität nach porto-kavaler Shuntoperation. Med. Klin. 72. 1731-1737 (1977 a)
18. Liehr, H., Grün, M., Thiel, H.: Die Durchblutung der pathologisch veränderten Leber. Anaesthesiol. Inform. pp. 11-19 (1977 b)
19. Liehr, H., Grün, M., Rasenack, U.: Experimentelle Leberschädigung – Leberregeneration. Synergismus hepatozytärer und extrahepatozytärer Einflüsse. In: Experimentelle Hepatologie. (Hrsg.) O. Zelder, M. Fischer, H. Hamelmann, Dr. Falk GmbH Freiburg, pp. 139-161 (1977 b)
20. Lutz, J.: Über veno-vasomotorische Gefäßkontraktionen im Mesenterialkreislauf der Katze. Pflügers Arch. 287, 330-344 (1966)
21. Lutz, J., Peiper, U., Bauereisen, E.: Auftreten und Verhalten venovasomotorischer Reaktionen in der Leberstrombahn. Pflügers Arch. 299, 311-325 (1968)
22. Lutz, J., Bauereisen, E.: Abdominalorgane. In: Schütz, E., Bauereisen, E. (Hrsg.): Physiologie des Kreislaufs I. Springer: Berlin, Heidelberg, New York 1971
23. Martini, G.A., Baltzer, G., Arndt, H.: Some aspects of circulatory disturbances in cirrhosis of the liver. In: Popper, H., Schaffner, F. (Hrsg.): Progress in Liver Disease. Grune and Stratton: New York 1972
24. Ohlsson, E.G.: Regional blood flow studies with labelled microsheres of different sizes in dogs with and without occlusion of the common bile duct. Europ. surg. Res. 3, 348 (1971)
25. Peiper, U., Lutz, J., Wullstein, H.K.: Über die gegenseitige Beeinflussung der Durchblutung im Bereich von V. portae und A. hepatica. Ztschr. f. Kreislaufforschung 58, 197-209 (1968)
26. Preisig, R., Rankin, J.G., Sweeting, G., Bradley, S.E.: Hepatic hemodynamics during viral hepatitis in man. Circulation 34, 188-197 (1966)
27. Price, J.B., Voorhess, A.B., Britton, R.C.: Operative hemodynamic studies in portal hypertension. Significance and limitations. Arch. Surg. 95, 843-851 (1967)
28. Rappaport, A.M.: The microcirculatory hepatic unit. Microvasc. Res. 6, 212 (1973)
29. Richter, E.: Die medikamentöse Belastbarkeit der kranken Leber. Verh. Dtsch. Ges. für Anaesthesiol. u. Intensivmed. Würzburg 1978
30. Rietbrock, J.: Leber: Anästhesie und Intensivtherapie. Verh. Dtsch. Ges. Anästhesie und Intensivmedizin, Würzburg 1978
31. Schenk, W.G., McDonald, G.C., McDonald, K., Drapanas, T.: Direct measurement of hepatic blood flow in surgical patients: With related observations on hepatic flow dynamics in experimental animals. Ann. Surg. 156, 463-471 (1962)
32. Schwiek, H.: Untersuchungen über die Leberdurchblutung und den Pfortaderkreislauf. Naunyn-Schmiedeberg's Arch. exp. Path. Pharmak. 168, 693-713 (1932)
33. Siegel, J.H., Soldwyn, R.M., Farrel, E.J., Gallin, P., Friedman, H.F.: Hyperdynamic states and the physiologic determinants of survival in patients with cirrhosis and portal hypertension. Arch. Surg. 108, 282 (1974)
34. Thiel, H.: Hämodynamische Untersuchungen zur Leberdurchblutung unter besonderer Berücksichtigung der Arteria hepatica. Habilitationsschrift Würzburg 1975
35. Tygstrup, N., Winkler, K., Mellengaard, K., Andreasen, M.: Determination of the hepatic arterial blood flow and oxygen supply in man by dumping the hepatic artery during surgery. J. Clin. Invest. 41, 447-454 (1962)
36. Ulrich, B.: Leberdurchblutungsmessung. Thieme Copythek, Thieme: Stuttgart 1977
37. Vierordt, K.: Die Erscheinungen und Gesetze der Stromgeschwindigkeit des Blutes. Frankfurt a. M. 1858
38. Wolter, J., Liehr, H., Grün, M.: On differences in hepatic clearance of endotoxins from hepatic arterial or portal blood. J. Reticuloendothel. Soc. 23, 145-152 (1978)

Die medikamentöse Belastbarkeit der pathologisch veränderten Leber

E. Richter

Während der Narkose und im Rahmen der Intensivtherapie werden Pharmaka überwiegend i. v. verabfolgt. Im Gegensatz zur oralen Applikation gelangen sie damit direkt in den großen Kreislauf. Dies bedingt, daß in der Leber keine "first pass"-Elimination stattfindet. Für lipophile Pharmaka wird daher die Elimation aus dem Organismus durch die Faktoren Leberdurchblutung und Enzymaktivität in der Leber gemeinsam bestimmt (s. Abb. 1).

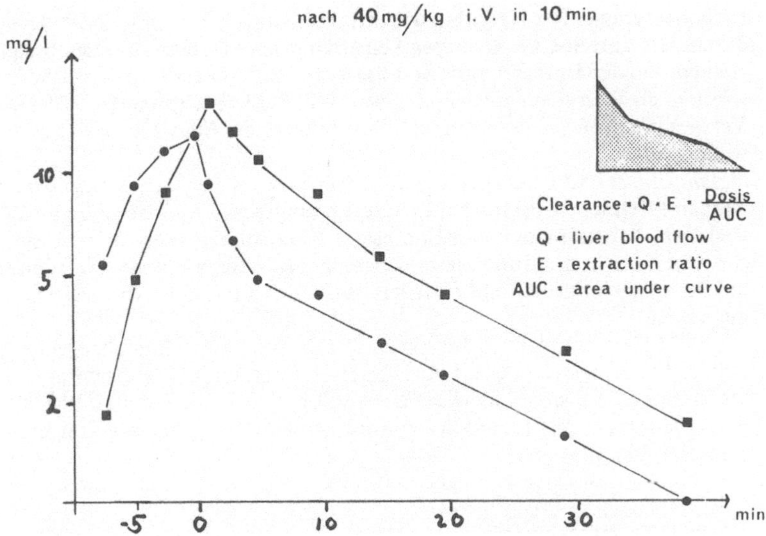

Abb. 1. Plasma Konzentrationsverlauf von Methohexital und Hydroxy-Methohexital während der intravenösen Kurznarkose bei einer Ratte

Dabei erhält die Verwendung von Substanzen den Vorzug, die rasch metabolisiert werden können (high clearance-Substanzen). Die Gesetzmäßigkeiten der Kinetik dieser Substanzen, zu denen so wichtige wie Methohexital, Lidocain, β-Blocker und Analgetika gehören, soll zunächst besprochen werden.

In Abb. 1 ist als Beispiel der Plasma-Konzentrationsverlauf von Methohexital und dem daraus entstehenden Metaboliten Hydroxymethohexital während der intravenösen Kurznarkose einer Ratte wiedergegeben. Die Clearance für dieses Kurznarkotikum ist formelmäßig gegeben durch die Größe der Leberdurchblutung Q und durch die "extraction ratio" der Leber, die im Normalfall von der Enzymaktivität in der Leber abhängig ist.

Meßtechnisch erfaßt wird die Größe der Clearance, in dem die verabfolgte Dosis durch die Fläche geteilt wird, die von der Plasma-Konzentrations-Kurve überstrichen wird.

Die Clearance für eine Substanz ist also diejenige Meßgröße, die beide Faktoren – Leberdurchblutung und Enzymaktivität – in der Leber berücksichtigt. Sie hat – wie auch die Leberdurchblutung – die Dimension Volumen/Zeiteinheit.

Heute bemüht man sich, auch die Enzymaktivität in einem Organ in dieser Dimension auszudrücken. Man verwendet dafür den Begriff "Intrinsic-Clearance". Diese wird als Volumen-Organwasser aufgefaßt, das in der Zeiteinheit durch die vorhandene Enzymaktivität von einem Pharmakon befreit wird [1, 2].

In den Untersuchungen von D. Pessayre et al. [3] und D.M. Kornhauser et al. [4] ist anschaulich dargestellt, wie die Clearance von Propranolol bei sehr hoher „Intrinsic-Clearance" der Leber durch die Leberdurchblutung nach oben begrenzt wird [3, 4]. Für dieses pharmakokinetische Verhalten hat sich der Begriff „flow limited" oder „perfusion limited" Clearance eingebürgert [5]. Im Gegensatz dazu würde die Clearance von Antipyrin durch die sehr niedrige Enzymaktivität in der Leber von der Leberdurchblutung praktisch unabhängig sein („enzyme limited hepatic clearance").

Für die Untersuchung des Arzneimittelmetabolismus am Patienten hätte die Verwendung von „low clearance" Testsubstanzen den Vorzug, ohne wesentlichen Einfluß durch eine veränderte Leberdurchblutung die Enzymaktivität in der Leber zu messen. Als Nachteil müßte dabei eine sehr lange Untersuchungsdauer in Kauf genommen werden [6, 7].

Abgesehen von der großen praktischen Bedeutung hat die Verwendung von „high clearance" Testsubstanzen für die Untersuchung des Arzneimittelmetabolismus erhebliches theoretisches Interesse. Der Nachteil, der durch die deutlich schwierigere Analytik gegeben ist, wird durch den Vorteil einer größeren Sensitivität bei kürzerer Untersuchungsdauer wieder ausgeglichen. Bei der Untersuchung von Patienten mit akuter Hepatitis und insbesondere im Tierversuch, ergaben sich deutliche Hinweise, daß durch Messen der „Clearance in vivo", auch bei Verwendung von „high clearance"-Substanzen, die Enzymaktivität in der Leber abgeschätzt werden kann.

Metabolismus und Clearance von Hexobarbital bei Lebererkrankungen: Untersuchungen zum Arzneimittelmetabolismus bei Lebererkrankungen – insbesondere also bei Patienten mit Hepatitis, Leberzirrhose oder Cholestase – haben, nachdem die theoretischen Voraussetzungen durch die Erarbeitung klarer Gesetzmäßigkeiten verbessert worden sind, überwiegend einheitliche Ergebnisse erbracht. Unsere Befunde (Tabelle 1, Abb. 2) lassen sich wie folgt zusammenfassen:

Bei Lebergesunden ist die Aktivität des Arzneimittelmetabolismus in vivo keine konstante Größe. Die gemessenen Clearancewerte schwanken für Hexobarbital in einem Bereich zwischen 2 und 5 ml/min x kg. Eine Behandlung mit induzierenden Pharmaka, wie Rifampicin, Phenobarbital oder Diphenylhydantoin, bewirkt eine prompte Steigerung der Aktivität [8, 9, 10, 11].

Tabelle 1. Pharmakokinetische Kenngröße für Hexobarbital bei Patienten mit Lebererkrankungen

	V_1 (L/kg)	V_{dss} (L/kg)	min $t_{1/2}$	Hexobarbital-Clearance $ml \cdot min^{-1} \cdot kg^{-1}$
Kontrolle (n = 21)	0,54 ± 0,15	1,25 ± 0,28	323 ± 84	3,41 ± 0,9
akute Hepatitis (n = 13)	0,43 ± 0,16	1,10 ± 0,12	490 ± 185	1,94 ± 0,85
kompensierte Leberzirrhose (n = 8)	0,29 ± 0,12	1,14 ± 0,26	509 ± 174	1,88 ± 0,70
dekompensierte Leberzirrhose (n = 22)	0,59 ± 0,37	1,57 ± 0,64	1017 ± 450	1,26 ± 0,49
intrahep. Cholestase (n = 8)	0,53 ± 0,19	1,62 ± 0,68	357 ± 151	4,08 ± 1,95
extrahepat. Cholestase (n = 9)	0,42 ± 0,19	1,38 ± 0,3	344 ± 115	3,81 ± 1,97

Diffuse hepatozelluläre Lebererkrankungen mit Zellnekrosen – z.B. Patienten mit akuter Hepatitis – haben eine Verminderung des Arzneimittelmetabolismus auf im Mittel 50% zur Folge. Jedoch kann bei unkomplizierter akuter Hepatitis der Arzneimittelmetabolismus auch normal sein [12].

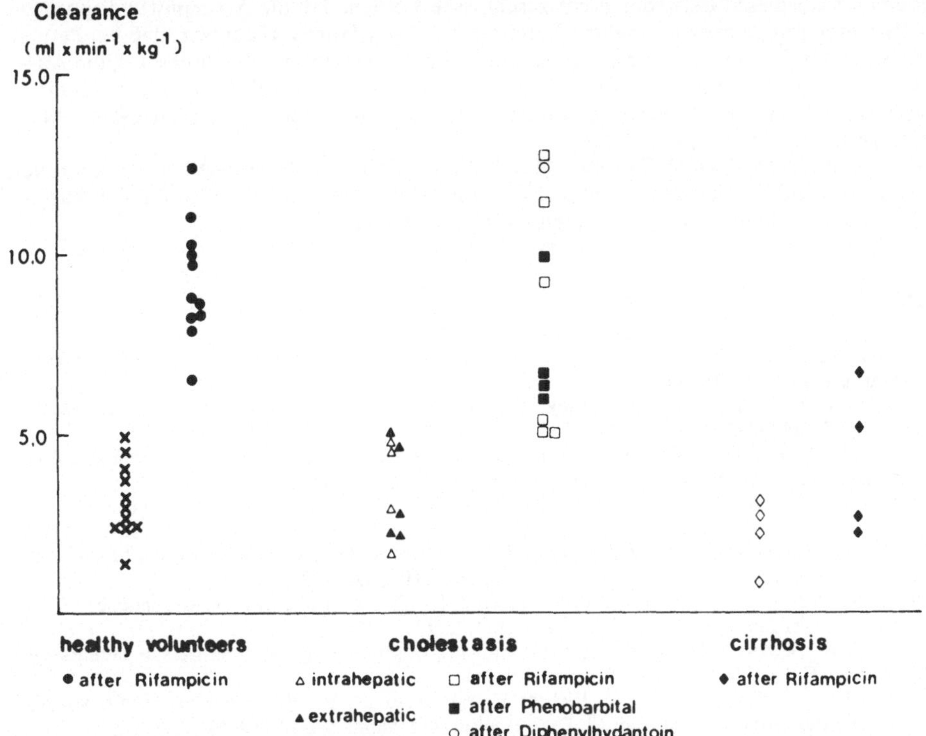

Abb. 2. Hexobarbital-Clearance bei Lebergesunden und bei Patienten mit Cholestase und Zirrhose vor und nach einer Behandlung mit induzierenden Pharmaka

Toxische Leberschäden und eine Leberzellverfettung, d.h. ohne Nekrosen und ohne Entzündungszeichen, oder soweit sie nur eine Cholestase auslösen, verändern die Aktivität des Arzneimittelmetabolismus im Mittel nicht [13]. Sind histologisch Nekrosen oder deutliche Entzündungsreaktionen nachweisbar, so wird eine Verminderung auf im Mittel 50% beobachtet. Diese Befunde sind von Sotaniemi mit Antipyrin als Testsubstanz in ausgedehnten Untersuchungen erhoben worden [14].

Bei Patienten mit gut kompensierter inaktiver Leberzirrhose ohne Oesophagusvarizen und mit fast normalen Laborwerten ist der Arzneimittelmetabolismus deutlich geringer verändert als in der Gruppe von Patienten mit dekompensierter Leberzirrhose [15, 16]. Vergleichbare Befunde sind unter Anwendung zahlreicher anderer Testsubstanzen von anderen Untersuchergruppen erhoben worden [3, 6, 7, 17, 18, 19].

In den bereits zitierten Untersuchungen mit Propranolol wurde auch eine Patientengruppe mit Leberzirrhose vergleichend untersucht. Dabei ließ sich die Verminderung der Propranolol-Clearance auf $^1/_3$ der Kontrollgruppe sowohl auf eine Verminderung der Enzymaktivität in der Leber, als auch – wie zu erwarten – auf eine zusätzliche Reduzierung der Leberdurchblutung zurückzuführen [3].

Im Lebercoma, sowohl bei Leberzirrhose als auch bei Hepatitis, können lipophile Pharmaka kaum noch eliminiert werden [12, 20, 21].

Sowohl bei intrahepatischer – also toxischer Cholestase – als auch beim mechanischen Verschlußikterus, ist die Clearance für Hexobarbital nicht vermindert [13]. Ausgedehnte Tierversuche verschiedener Gruppen haben ein ähnliches Ergebnis gebracht [22, 23]. Diese Patientengruppen reagieren auch prompt mit einem Anstieg der Hexobarbital-Clearance, wenn sie mit induzierenden Pharmaka behandelt werden (Abb. 2).

Dennoch darf aus diesen Befunden nicht geschlossen werden, daß die Arzneimitteldisposition dieser Patientengruppe ganz normal ist. Bereits seit einigen Jahren wissen wir, daß bei Patienten mit jedweder Form von Lebererkrankungen, auch bei Patienten mit Cholestase, die Ausscheidung der Metabolite im Harn irregulär ist. Es ist immer eine erheblich geringere Metabolitausscheidung bei diesen Patienten gefunden worden, als aufgrund der Clearancewerte zu erwarten gewesen wäre [12, 13, 15, 16].

Als eine mögliche Ursache für dieses Metabolitverhalten konnte bislang bei tierexperimenteller Hepatitis und bei tierexperimenteller Cholestase eine beträchtliche Störung der Ausscheidung polarer Metabolite in die Galle gefunden werden [24].

Literatur

1. Rowland, M., Benet, L.Z., Graham, G.G.: Clearance concepts in pharmacokinetics. J. Pharmacokin. Biopharm. 1, 123-136 (1973)
2. Wilkinson, G.R., Shand, D.G.: A physiological approach to hepatic drug clearance. Clin. Pharmacol. Ther. 18, 377-390 (1975)
3. Pessayre, D., Lebrec, D., Descatoire, V., Peignoux, M., Benhamou, J.P.: Mechanism for reduced drug clearance in patients with cirrhosis. Gastroenterology 74, 566-571 (1978)
4. Kornhauser, D.M., Wood, A.J.J., Vestel, R.E., Wilkinson, G.R., Brauch, R.A., Shand, D.G.: Biological determinants of propranolol disposition in man. Clin. Pharmacol. Ther. 23, 165-174 (1978)
5. Shand, D.G., Kornhauser, D.M., Wilkinson, G.R.: Effects of route of administration and blood flow on hepatic drug elimination. J. Pharmacol. Exper. Ther. 195, 424-432 (1975)
6. Andreasen, P.B., Ranek, L., Statland, B.E., Tygstrup, N.: Clearance of antipyrine-dependence of quantitative liver function. Europ. J. clin. Invest. 4, 129 (1974)
7. Branch, R.A., Herbert, C.M., Read, A.E.: Determinants of serum antipyrine half-lives in patients with liver disease. Gut 14, 569 (1973)
8. Breimer, D.D., Honhoff, C., Zilly, W., Richter, E., van Rossum, J.M.: Pharmacokinetics of hexobarbital in man after intravenous infusion. J. Pharmacokin. Biopharm. 3, 1-11 (1975)
9. Breimer, D.D., Zilly, W., Richter, E.: The influence of rifampicin on drug metabolism: Differences between hexobarbital and antipyrine. Clin. Pharmacol. Ther. 21, 470-481 (1977)
10. Zilly, W., Breimer, D.D., Richter, E.: Stimulation of drug metabolism in patients with liver cirrhosis and cholestasis after rifampicin treatment, measured by increased hexobarbital and tolbutamide clearance. Eur. J. Clin. Pharmacol. 11, 287-293 (1979)
11. Zilly, W., Breimer, D.D., Richter, E.: Pharmacokinetic interactions with rifampicin. Clinical Pharmacokinetics 2, 61-70 (1977)
12. Breimer, D.D., Zilly, W., Richter, E.: Pharmacokinetics of hexobarbital in acute hepatitis and after apparent recovery. Clin. Pharmacol. Ther. 18, 433 (1975)
13. Richter, E., Breimer, D.D., Zilly, W.: Disposition of hexobarbital in human intra- and extrahepatic cholestasis and the influence of drug metabolism inducing agents. Europ. J. Clin. Pharmacol. (Accepted for publication)
14. Sotaniemi, E.A.: Drug metabolism in toxic liver injury. 13th Meeting of the E.A.S.L. Padua 1978
15. Richter, E., Gallenkamp, H., Keller, B., Brachtel, D., Zilly, W., Breimer, D.D.: Metabolismus von Hexobarbital bei Hepatitis und Zirrhose. Z. Gastroenterol. 15, 381-388 (1977)
16. Zilly, W., Breimer, D.D., Richter, E.: Hexobarbital disposition in compensated and decompensated cirrhosis of the liver. Clin. Pharmacol. Ther. 23, 525-534 (1978)
17. Wilkinson, G.R., Schenker, S.: Effects of liver disease on drug disposition in man. Biochem. Pharmacol. 25, 2675-2681 (1976)
18. Klotz, U., Arant, G.R., Hoyumpa, A., Schenker, S., Wilkinson, G.R.: The effects of age and liver disease on the disposition and elimination of diazepam in adult man. J. clin. Invest. 55, 347 (1975)
19. Klotz, U., McHorse, T.S., Wilkinson, G.R., Schenker, S.: The effect of cirrhosis on the disposition and elimination of meperidine in man. Clin. Pharmacol. Ther. 16, 667-675 (1974)
20. Andreasen, P.B., Ranek, L.: Liver failure and drug metabolism. Scand. J. Gastroenterol. 10, 293-297 (1975)
21. Adjepon-Yamoah, K.K., Prescott, L.F.: Gross impairment of hepatic drug metabolism in a patient with chronic liver disease. Br. Med. J. 4, 387-389 (1974)
22. Brachtel, D., Gallenkamp, H., Richter, E.: Hexobarbital-Oxidation in vivo und in vitro bei Choledochusligatur und ANIT-Cholestase der Ratte. Z. Gastroenterol. 15, 378-380 (1977)
23. Drew, R., Priestly, B.G., O'Reilly, W.J.: Hexobarbital pharmacokinetics in rats after ligation of the common bile ducts. J. Pharmacol. Exp. Ther. 201, 534 (1977)
24. Richter, E., Buschmann, J., Joeres, R., Epping, J., Zilly, W.: Biliäre und renale Ausscheidung von Hexobarbital-Metaboliten bei Ratten mit beginnender Cholestase (In Vorbereitung)

Leber und Narkotika

K.L. Scholler

Leber und Narkotika stehen zueinander in einer schicksalhaften Wechselbeziehung. Das Wiedererwachen aus einer intravenösen Narkose ist zwar in der Regel nicht die Folge des Arzneimittelstoffwechsels in der Leber, sondern erfolgt aufgrund einer mehr oder weniger raschen Umverteilung des lipophilen Wirkstoffes aus dem Hirn in das Fettgewebe. Das arzneimittelmetabolisierende Potential des Leberparenchyms ist jedoch für die Inaktivierung des lipoidlöslichen Narkotikums unentbehrlich, obwohl die Metabolisierung nicht immer ohne chemische Läsion der Leberzelle verläuft. Ohne Biotransformation in der Leber würden sich lipophile Verbindungen im Organismus anreichern und zu funktionellen Störungen führen. Der Umsatz an Arzneimitteln in der Leber ist abhängig vom Angebot auf dem Blutweg und von der Aktivität bestimmter Leberenzyme.

Biotransformation und Elimination

Der erste Schritt zur Eliminierung eines lipoidlöslichen Pharmakons ist eine enzymatische Umwandlung in stärker wasserlösliche und harnfähige Verbindungen. Die dazu notwendige höhere Polarität wird durch die Einführung oder Freilegung einer hydrophilen Gruppe erreicht, die je nach der Konstitution der Verbindung in einer enzymatischen Oxygenation (Benzolkern), Reduktion (Nitrogruppe) oder Hydrolyse (Ester) bestehen kann. Nicht selten wird durch eine anschließende enzymatische Konjugation des Metaboliten mit Glukuronsäure die Wasserlöslichkeit, Harn- und Gallefähigkeit weiter verbessert. Die im Harn aufgefundenen Metabolite sind in der Regel unwirksam und gutartig. Einen Überblick über die Stoffwechselwege gibt die Tabelle 1.

Tabelle 1. Biochemische Reaktionen zur Eliminierung lipoidlöslicher Fremdstoffe (Narkotika)

	Phase I		Phase II	
Narkotika	⟶	Oxygenation Reduktion Hydrolyse	⟶	Konjugation mit Glukuronsäure, Glutathion, Sulfat, Aminosäuren

Die erste obligate Phase des Arzneimittelstoffwechsels verläuft entweder als Oxygenation oder als Reduktion oder als Hydrolyse mit der Folge, daß hydrophile oder konjugationsfähige Produkte entstehen. Eine zweite, nicht obligate Phase beinhaltet die enzymatische Konjugation des Metaboliten z.B. mit Glukuronsäure, wodurch Wasserlöslichkeit und Sekretionsfähigkeit mit der Galle weiter verbessert werden.

Die Oxygenation des Pharmakons erfolgt durch die Einfügung eines Sauerstoffatoms mit Hilfe der Monoxygenase – einem System von Enzymen, das aus einer NADPH-abhängigen Reduktase und wie man neuerdings erkannt hat, aus mehreren Cytochrom P450-Enzymen mit übergreifender Substratspezifität und differenten optischen Eigenschaften besteht. Ihnen gemeinsam ist die Aktivierung des im Zytoplasma gelösten Sauerstoffs. Da die Monoxygenase keine Unterscheidung zwischen flüchtigen und nicht flüchtigen lipoidlöslichen Stoffen treffen kann, werden auch Inhalationsnarkotika – mit Ausnahme von Stickoxydul – von der Biotransformation erfaßt.

Biotransformation und pharmakologische Wirkung

Für das Reaktionsprodukt bestehen pharmakologisch 3 Möglichkeiten: Die Metabolite können im Vergleich zur Ausgangsverbindung unwirksam sein oder verstärkt wirken oder auch chemisch reaktiv und toxisch sein.

Ein Beispiel für den zuerst genannten und am häufigsten beschrittenen Weg ist die Biotransformation von Hexobarbital (Evipan). Durch die Einführung eines Sauerstoffatoms in den Hexenring wird es narkotisch unwirksam, wasserlöslich und harnfähig. Es liegt eine echte Entgiftung vor (Abb. 1). Das durch die Monoxygenase eingeführte O-Atom erscheint im Hexobarbital am Hexenring in Metastellung.

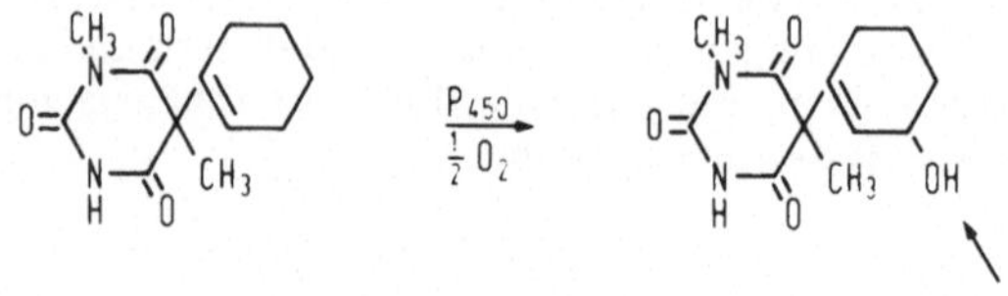

Abb. 1. Biotransformation von Hexobarbital

Durch die Metabolisierung kann in seltenen Fällen auch die spezifische Wirksamkeit gesteigert werden, dabei darf natürlich bei narkotisch wirkenden Stoffen die Lipoidlöslichkeit nicht verloren gehen. Ein Beispiel dazu ist die Biotransformation von Tilidin (Valoron), einem Analgetikum mit morphinähnlichen Eigenschaften. Durch die Oxygenation eines der beiden Methylreste am Stickstoff und anschließende Ablösung der Methoxygruppe entsteht ein 10-fach stärker wirksames Produkt, das der eigentliche Wirkstoff ist (Abb. 2).

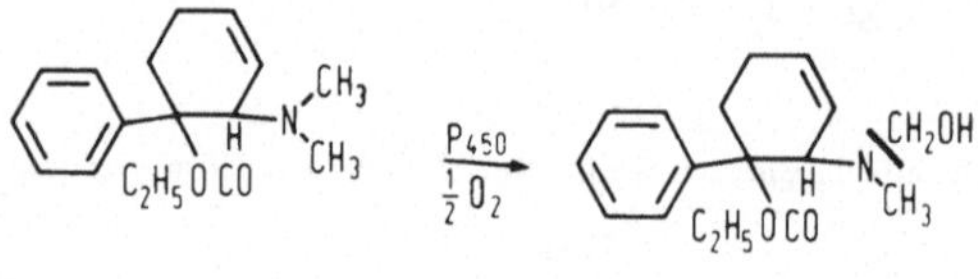

Abb. 2. Biotransformation von Tilidin

Schließlich kann der Metabolit neue Eigenschaften besitzen, die ihn zu toxischen Reaktionen befähigen. In diesem Fall spricht man von einer Giftung. Der Metabolit kann beispielsweise ein instabiles Epoxid oder ein freies Radikal sein, das spontan chemische Reaktionen mit den nächstliegenden Zellbestandteilen eingeht und an diese irreversibel gebunden wird. Allerdings ist der Weg zu einer irreversiblen Bindung durch verschiedene protektive Mechanismen erschwert. So verfügt die Leberzelle im Zytosol über ein hohes Potential an freiem Glutathion, das sich direkt oder vermittels einer der verschiedenen Glutathion-S-Transferasen mit dem reaktiven Metaboliten verbinden kann. Ein anderes Enzym mit Schutzwirkung ist die Epoxidhydrase, die – ebenso wie die Monoxygenase – im endoplasmatischen Retikulum der Leberzelle lokalisiert ist und entstehende Epoxide in nichtreaktive Diole überführt. Hochreaktive Metabolite sind jedoch unter besonderen Umständen in der Lage, diese biochemischen Barrieren zu umgehen.

Irreversible Bindung von Metaboliten

Das Auftreten von irreversibel gebundenen Metaboliten eines Arzneimittels an Makromoleküle wird mit Hilfe der radioaktiv markierten Ausgangsverbindung geprüft. Nach Ablauf der Metabolisierung werden die einzelnen Leberzellfraktionen auf ihre Radioaktivität untersucht. Als irreversibel gebunden gelten Metabolite dann, wenn das radioaktive Isotop weder durch Extraktion mit Lösungsmitteln noch durch Absorptionsverfahren noch durch schonende Hydrolyse von den organischen Zellbestandteilen getrennt werden kann.

Die irreversible Bindung von Arzneimittelmetaboliten ist häufiger als man bisher wußte, aber die Menge der gebundenen Metabolite ist in der Regel sehr gering und bleibt klinisch fast immer stumm. Erst größere Mengen besonders reaktiver Spaltprodukte, die vermutlich Kettenreaktionen auslösen, stellen das Überleben der Zelle infrage. Eine solche direkt toxische Verbindung kennen wir im Tetrachlorkohlenstoff.

Ein Beispiel für die Giftung eines Inhalationsnarkotikums ist die Epoxidbildung bei Trichloräthylen, das infolge seiner weniger günstigen Eigenschaften heute kaum mehr verwendet wird [8]. Aus dem Epoxid des Trichloräthylens werden mehrere Folgeprodukte gebildet, die z.T. harnfähig sind, z.T. sich mit Glutathion verbinden oder aber irreversibel mit Zellproteinen reagieren.

Abbildung 3 zeigt die Oxygenierung von Trichloräthylen an der energetisch günstigsten Stelle. Der erste Metabolit ist ein Epoxid und instabil. Der größere Teil davon wird zu Chloralhydrat umgelagert, wahrscheinlich unter Beteiligung einer Epoxidhydrase. Ein Teil reagiert mit SH-Gruppen des Glutathions oder geht eine irreversible Bindung mit SH-Gruppen von Zellproteinen ein.

Trichloräthylen — Epoxid — Chloralhydrat

$Cl_2C{=}CHCl \xrightarrow[\frac{1}{2}O_2]{P450} Cl_2C\overset{O}{-}CHCl \xrightarrow[H_2O]{Umlag} Cl_3C{-}CH(OH)_2$

↓

Reaktion mit Zellprotein oder Glutathion

Abb. 3. Biotransformation von Trichloräthylen

Die Biotransformation von Trichloräthylen ist ein Beispiel für eine teilweise Giftung mit chemischer Läsion von Zellbestandteilen. Die Verhältnisse bei dieser Reaktionsfolge erläutert die Tabelle 2.

Tabelle 2. Allgemeines Schema der Wechselwirkung eines irreversibel bindenden Pharmakons mit der Leberzelle

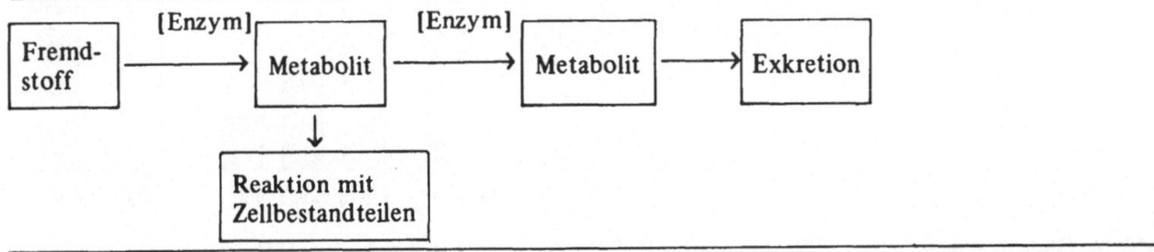

Bei der Giftung entsteht durch enzymatische Umwandlung zunächst ein instabiler reaktionsfähiger Metabolit, hier ein Epoxid mit starker Affinität zu Zellbestandteilen. Im Nahbereich des Entstehungsortes befindet sich ein weiteres Enzym, das Epoxide in nicht reaktive Diole umwandelt.

Die Geschwindigkeit dieser beiden Reaktionen sind nicht identisch und können von außen verschieden stark beeinflußt werden. Wird das erste Enzym aktiviert – etwa durch Induktion – oder das zweite Enzym gehemmt – etwa durch andere Pharmaka, so ergibt sich eine Zunahme der Toxizität. Wird umgekehrt das zweite Enzym aktiviert und das erste gehemmt, so verschwindet die toxische Wirkung. Wird andererseits der Glutathiongehalt künstlich herabgesetzt, so steigt die Toxizität an, da nun mehr Proteine in die Reaktion hineingezogen werden. Dementsprechend können die Proteine durch eine Zugabe von Glutathion geschützt werden. Diese Verhältnisse wurden besonders durch die Schule von Brodie [3] experimentell aufgeklärt.

Besonderheiten des Halothanstoffwechsels

Das Inhalationsnarkotikum Halothan, das bei der Biotransformation vorwiegend Trifluoracetat entwickelt, liefert nebenbei auch kleine Mengen irreversibel und vorwiegend an Leberproteine gebundene Metabolite. Am Halothan konnte kürzlich beobachtet werden, daß unter einem verminderten Sauerstoffangebot nicht nur mehr, sondern auch andersartige und reduzierte Metabolite entstehen, die sich stärker an Membranlipide binden [17].

Die in der Klinik beobachteten seltenen Störungen der Leberfunktion nach wiederholter Applikation von Halothan lassen sich jedoch mit einem O_2-Mangel-Mechanismus nicht befriedigend erklären. Auch die Annahme einer verstärkten Bildung von Metaboliten infolge Induktion ist nicht haltbar. So verwendete Green [5] Halothan als Narkotikum bei Eingriffen an 393 Patienten mit Krampfleiden, die unter Dauermedikation von Phenobarbital standen, das eine kräftige Enzyminduktion für den Arzneimittelstoffwechsel hervorruft. Klinisch war der postoperative Leberstatus nicht von demjenigen bei Verwendung anderer Narkotika zu unterscheiden.

Die beste, wenn auch nicht voll befriedigende Erklärung für die seltenen Leberschäden – die meist nach wiederholter Anwendung beobachtet wurden – ist immer noch die Annahme einer immunologischen Reaktion aufgrund eines Haptenmechanismus von Halothan-Metaboliten. Die geringen Mengen proteingebundener Spaltprodukte würden als Substrat für eine Antikörperbildung ausreichen, nicht jedoch für die Zerstörung größerer Teile des Leberparenchyms. Verfolgt man den Gehalt an Glutathion in der Leberzelle als Parameter der Giftwirkung, so ergibt sich sowohl bei der Einwirkung von Chloroform wie auch von Trichloräthylen eine deutliche Absenkung des Glutathiongehaltes (Abb. 4).

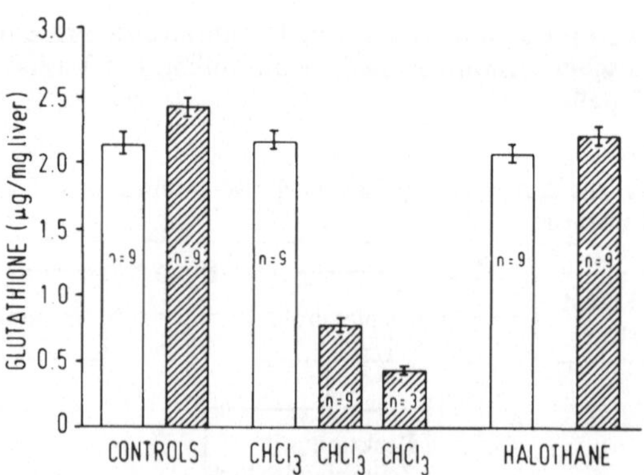

Abb. 4. Glutathiongehalt nach 2 Std Anaesthesie. Schraffiert nach Phenobarbital (Rattenleber). Brown 1974

Um die Resultate nach einer 2-stündigen Narkose bei Ratten zu verdeutlichen, waren die Tiere vorher mit Phenobarbital induziert worden. In Chloroformnarkose mit 0,5-1,0 Vol% sank der Glutathiongehalt auf 20% des Ausgangswertes ab [4]. Das gleiche Ergebnis konnte auch mit Trichloräthylen erzielt werden [1, 14]. Der konstant bleibende Glutathiongehalt bei Halothannarkose weist auf die wesentlichen Unterschiede im Reaktionsverhalten der Metabolite hin. Enfluran verhält sich in dieser Hinsicht wie Halothan [6].

Bewertung der irreversiblen Bindung von Metaboliten

Eine irreversible Bindung von Metaboliten an Makromoleküle ist für die Leberzelle nachteilhafter als eine reversible. Eine Bewertung sollte nach dem gegenwärtigen Stand unserer Kenntnisse die folgenden Gesichtspunkte berücksichtigen. Die Gesamtmenge metabolisierter Fremdstoffmoleküle ist nicht gleichzusetzen mit der Entstehung irreversibler Bindungen. In der Regel werden bei der Biotransformation mehrere Stoffwechselwege beschritten, die miteinander in Konkurrenz stehen. Die irreversible Bindung an Zellbestandteile ist nur einer dieser Wege, der von der Struktur der Ausgangsverbindung, der Aktivität protektiver Enzyme, dem Glutathiongehalt und der Sauerstoffversorgung der Zelle bestimmt wird. Eine Verweildauer von Metaboliten im Organismus auch über viele Tage ist noch kein Beweis für eine irreversible Bindung. Neben reversiblen Ionen- und Wasserstoffbrücken-Bindungen spielt für die Verweildauer ebenso der enterohepatische Kreislauf eine Rolle.

Einen weiteren beachtenswerten Aspekt zur Beurteilung irreversibler Bindungen liefern einige Hormone. Auch bei den endogen gebildeten Östrogenen und Katecholaminen kommt es beim oxydativen Abbau zu kleinen Mengen irreversibel proteingebundener Metabolite [9]. Der Säuger-Organismus ist demnach schon seit Jahrmillionen mit diesem Problem konfrontiert, ohne dadurch einen somatischen oder genetisch erkennbaren Schaden zu nehmen. Man kann daraus den Schluß ziehen, daß die Leberzelle über eine bestimmte Toleranz gegen irreversibel bindende Spaltprodukte aus endogenen und auch exogenen Quellen verfügt. Bei kurzfristig wiederholter Applikation oder Kombination von Pharmaka mit irreversibel bindenden Metaboliten ist mit einer Kumulierung zu rechnen. Die Verhältnisse sind aber schwer zu überblicken, weil gleichzeitig Reparaturvorgänge ablaufen. Die Identität, ursprüngliche Funktion und weitere Funktionsfähigkeit derjenigen Proteine und Membranlipide, die mit Metaboliten irreversibel reagieren, ist bis heute nicht bekannt. Selbst irreversibel gebundene Metabolite reichern sich im Organismus nicht an, sie werden bei Reparaturprozessen oder im Verlauf der physiologischen Regeneration von Proteinen und Membranlipiden eliminiert.

Die Frage nach strukturellen Merkmalen für Pharmaka, die zu Epoxid- oder Radikalbildung disponieren, kann allenfalls mit Hinweisen beantwortet werden. Art und Umfang der Bildung von reaktiven Metaboliten kann im einzelnen Fall theoretisch kaum vorhergesagt, sondern muß jeweils experimentell geprüft werden. Einige Hinweise gibt die Tabelle 3 mit einer Zusammenstellung von Pharmaka, deren Metabolite irreversible Bindungen mit Zellbestandteilen eingehen. Ausmaß und Wirkung sind bei den einzelnen Verbindungen unterschiedlich [9, 10, 13].

Tabelle 3. Pharmaka mit irreversibel bindenden Metaboliten [1, 9, 10, 11, 13, 17]

A. Epoxide bildende Pharmaka

1. Allylsubstituierte Barbiturate
2. Assym. halogenierte Äthylene
3. Phenazone

B. Radikale bildende Pharmaka

1. Halogenierte Kohlenwasserstoffe
2. Hydrazin-Derivate

C. Alkylierende Zytostatika

D. Chinoide bildende Pharmaka

1. Kontrazeptiva
2. Katecholamine
3. Aminophenolderivate
4. Cycloheptadien-Derivate

Neuland: Lipidperoxidation

Ein eigenartiges Phänomen, das bei einer chemischen Läsion von Zellmembranen auftritt, ist die Lipid-Peroxydation von mehrfach ungesättigten Fettsäuren, die Bestandteil von Membranlipiden sind. Die Peroxydation ungesättigter Triglyceride ist als Ranzigwerden des Butterfettes bei Kontakt mit Luftsauerstoff bekannt. In der Leberzelle reagieren radikalische Spaltprodukte mit mehrfach ungesättigten Fettsäuren der endoplasmatischen Membranen, indem sie ein H-Atom vom C-Atom abspalten. Dieser Reaktion folgt eine Umlagerung der Doppelbindung in die konjugierte Form mit meßbarer Änderung des Absorptionsspektrums. Anschließend bindet sich ein aktives Sauerstoffmolekül an die freie Valenz des Kohlenstoffatoms. Aus den peroxydierten Fettsäureresten entstehen im Stoffwechsel atypische Abbauprodukte, darunter auch Alkane wie der Kohlenwasserstoff Äthan, der über die Lunge abgeatmet wird. Der Mensch atmet schon unter Normalbedingungen als Folge einer geringfügigen spontan ablaufenden Lipidperoxidation kleine Mengen Äthan ab. Lipidperoxidation und Äthanentwicklung sind bei der Ratte besonders nach Gabe von Tetrachlorkohlenstoff um ein Vielfaches gesteigert. Auch Äthanol erhöht die Äthanentwicklung. Hempel und Köster [7] konnten kürzlich zeigen, daß unter Halothannarkose bei 9 von 24 Patienten die Äthanabatmung auf annähernd das Zweifache des Normalen (40-170%) erhöht war. Warum dies nur bei einigen Patienten geschah, bedarf noch weiterer Klärung. Unter Neuroleptanalgesie mit Stickoxydul war im Gegensatz dazu die Äthanproduktion nicht erhöht.

Möglichkeiten zur Verringerung der Leberbelastung

Aus den zahlreichen Quellen unserer Um- und Innenwelt wird die Leberzelle ständig mit kleinsten Mengen chemisch bindender Metabolite belastet. Über die Grenzen der Belastbarkeit sind gegenwärtig noch keine experimentellen Daten verfügbar. Cholestase, Membranleckagen und Enzymverluste der Leberzelle sind zwar mit einfachen Methoden zu erfassen, zeigen aber bereits weit fortgeschrittene Zellschäden an. Ein empfindlicher Parameter für chemische Läsionen von Zellbestandteilen könnte in Zukunft die exhalierte Menge von Alkanen sein. Aussichten auf eine Verringerung der Leberbelastung ergeben sich durch folgende Maßnahmen:

1. Pharmaka sollen in möglichst kleinen Mengen die gewünschte Wirkung erzielen. Geringe Substanzmengen entsprechen einer ebenso geringen Metabolitbildung. Dies ist in nahezu idealer Weise in dem Analgetikum Fentanyl verwirklicht worden. Ein nicht unwesentlicher Vorteil der Spinalanaesthesie ist ebenfalls die geringe Belastung durch Pharmaka.

2. Wünschenswert ist ein einfacher und überschaubarer Stoffwechsel von Narkotika, wie z.B. die Hydrolyse der Ester Etomidate, Propanidid und Pethidin oder der Lokalanaesthetika Novocain und Tetracain. Narkotika mit Strukturelementen, die auf eine Bildung von reaktiven Metaboliten verdächtig sind, sollten auf ihre Bindungseigenschaften mit radioaktiven Isotopen überprüft werden.

3. Bei bestimmten Intoxikationen, hochdosierter Therapie mit irreversibel bindenden Wirkstoffen oder starker Strahlenbelastung der Leber kann für die Zeit einer Überlastung die vorübergehende Zufuhr von Schutzstoffen (z.B. N-Azetylcystein) sinnvoll sein.

4. Bei Bilanzstudien über die Einfuhr und Ausscheidung von Narkotika wird ein hoher Prozentsatz wieder ausgeschiedener Verbindungen als Zeichen von Sicherheit angesehen. Nach Halothan-, Enfluran- und Methoxyfluran-Narkosen von ca. 4-stündlicher Dauer verteilen sich die ausgeschiedenen Anteile nach Studien von Sakai und Takaori [16] am Menschen zu 80-90% auf exhaliertes Narkotikum und Harnmetabolite (Tabelle 4). Unter dem unauffindbaren Anteil von 10-20% verbergen sich auch die Verluste durch Darminhalt, Schweiß und Haut sowie durch das Schlauchsystem des Narkosegerätes. Diese sind zusammen mit ca. 1% zu veranschlagen. Das Übrige verweilt im wesentlichen als reversibel gebundene Metabolite mehrere Tage im Organismus. Es kommt jedoch weniger auf den Umfang des unauffindbaren Anteils an, als auf den Rest, der davon in der Leberzelle irreversibel gebunden wird. Ein nicht wiedergefundener Anteil von 20% ohne irreversibel gebundenen Rest ist ein besserer Sicherheitsindex als eine Ausscheidung von 95%, wenn dabei 2% im Lebergewebe chemisch gebun-

den bleiben [2]. Es sollte daher von allen Inhalationsnarkotika bekannt sein, wie hoch ihre irreversible Bindungsquote in normalen wie auch in induzierten Tieren ist.

Tabelle 4. Unvollständige Eliminierung nach 6 Tagen von Halothan, Enfluran und Methoxyfluran. Mittelwerte von jeweils 5 Patienten (Methoxyfluran n = 6). Nach Sakai u. Takaori [16]

	Aufgenommen (= 100%)	Abgeatmet %	Metaboliten im Harn %	„Unauffindbares" Differenz zu 100%	g
Halothan	6,64 g	72,8	17,7	9,5	0,63
Enfluran	5,62 g	79,3	2,3	18,4	1,03
Methoxyfluran	4,18 g	34,8	46,3	18,9	0,77

Es ist jedoch nicht sinnvoll, das Fehlen jeglicher irreversibler Bindung von Metaboliten zum alleinigen Maßstab für die Auswahl von Narkotika zu erheben, da zur kritischen Beurteilung des gesamten Komplexes noch wesentlich mehr Kenntnisse nötig sind. Remmer hält aufgrund seiner großen Erfahrung eine beschränkte irreversible Bindungsrate von Metaboliten für tragbar und ungefährlich, wenn nicht besondere Verhältnisse vorliegen [15].

Der weitere Fortschritt in dieser Frage ist nicht zuletzt von der Mitarbeit des Klinikers und Pathologen abhängig. Jede unerklärbare Leberfunktionsstörung nach Anwendung von Narkotika oder Narkotika-Pharmakakombinationen sollte sorgfältig registriert, untersucht und mitgeteilt werden. Auf diese Weise kann auch der Anaesthesist einen wichtigen Beitrag zur Klärung der vor uns liegenden Probleme leisten.

Literatur

1. Allemand, , H., Pessayre, D., Descatoire, V., Degott, C., Feldman, G., Benkamou, J.P.: Mechanism for Trichloroethylene Hepatoxicity. Drug Metab. Dispos. 16, 331 (1977)
2. Ariens, E.J.: Drug design. Academic Press. New York 1971
3. Brodie, B.B.: Enzyme activation of drugs and other foreign compounds to derivates that produce tissue lesions. In: Pharmacology and the future of man. Vol. 2. Toxicological problems. Proc. 5th Int. Congr. Pharmacology, S. Karger: Basel 1973
4. Brown, B.R. Jr., Sipes, F.G., Sagalyn, A.M.: Mechanism of acute hepatic toxicity. Anesthesiology 41, 554 (1974)
5. Green, N.M.: Halothane anesthesia and hepatitis in a high-risk population. New. Engl. J. Med. 289, 304 (1973)
6. Harrison, G.G., Marsh, J.A., Bradshaw, J.J., Zietsman, I., Ivanetich, K.M.: Some aspects of the hepatic metabolism of Ethrane. S. Afr. med. J. 50, 2080 (1976)
7. Hempel, V., Köster, V.: Halothane-induced lipid peroxidation in man and rat as measured by ethrane formation in vivo. Arch. Pharmacol. Suppl. 302, Abstr. 263 (1978)
8. Henschler, D.: Mechanismen der Aktivierung chlorierter alipathischer Verbindungen. Drug Res. 27, 1819 (1977)
9. Kappus, H., Bolt, H.M., Remmer, H.: Irreversible protein binding of metabolites of Ethynylestradiol in vivo and in vitro. Steroids 23, 203 (1973)
10. Kappus, H., Remmer, H.: Irreversible protein binding of 14-C Imipramine with rat and human liver microsomes. Biochem. Pharmacol. 24, 1079 (1975)
11. Kuntzmann, R., Sermatinger, E., Jacobson, M., Levin, W.: Destruction of liver micromal hemoprotein by Secobarbital. Fed. Proc. 31, 548 (1972)
12. Kurz, H.: Allgemeine Pharmakologie. In: Allgmeine und spezielle Pharmakologie und Toxikologie. (Hrsg.) W. Forth, D. Henschler, W. Rummel, Bibliographisches Institut Mannheim, 2. Aufl. 1977
13. Mitchell, J.R., Nelson, S.D., Thorgeirsson, S.S., McMurtry, R.J., Dybing, E.: Metabolic Activation: Biochemical Basis for many druginduced liver injuries. In: Progress in liver diseases. (Ed.) H. Popper, I. Schaffner, Vol. V.p. 259. Grune and Stratton: New York 1976
14. Moslen, M.T., Reynolds, E.S., Boor, P.J., Bailey, K., Szabo, S.: Trichloroethylene – induced deactivation of Cytochrome P-450 an loss of liver glutathione in vivo. Res. Comm. Chem. Pathol. Pharmacol. 16, 109 (1977)

15. Remmer, H., Bock, K.W.: The role of the liver in drug metabolism. In: The liver and its diseases p. 34, (Ed.) F. Schaffner, Stratton Intern. New York 1974
16. Sakai, T., Takaori, M.: Biodegradation of halothane, enflurane and methoxyflurane. Br. J. Anaesth. 50, 785 (1978)
17. Wood, C.L., Gandolfi, A.J., Dyke, R.A. van: Lipid binding of a Halothane metabolite. Drug Metabol. Dispos. 4, 305 (1976)

Morphologische Leberveränderungen nach Schock und unter der Einwirkung von Pharmaka

H.-W. Altmann

Für die Anaesthesiologie und Intensivmedizin sind besonders zwei Formen von Leberschäden von Belang – einmal die Folgen allgemeiner und lokalisierter hepatischer Durchblutungsstörungen, zum anderen die Strukturveränderungen unter dem Einfluß von Pharmaka. Auf beiden Gebieten hat sie denn auch selbst Wesentliches zur Leber-Pathologie beitragen können, und zwar dadurch, daß sie auf bisher wenig beachtete oder gar unbekannte hepatische Reaktionsmöglichkeiten aufmerksam machte. Lebernekrosen nach protrahiertem Schock und Halothan-Schäden können hierfür als Beispiel dienen.

Dabei haben die Durchblutungsschäden, so viele Probleme sie auch mit sich bringen mögen, eine recht klare und einheitliche Pathogenese. Sie betreffen den Energiehaushalt der Zelle, führen zu einer mehr oder weniger schweren, rasch oder langsam einsetzenden, kurzfristigen oder lang anhaltenden energetischen Insuffizienz und beeinträchtigen den Funktions-, vor allem aber den Erhaltungsstoffwechsel der Zellen. Demgegenüber können die Reaktionen auf Pharmaka auf den verschiedensten, vielfach noch nicht erfaßten Wegen zustandekommen; auch bedeuten sie keineswegs in jedem Falle eine Beeinträchtigung der Zellfunktion und Zellgestalt. Daher rührt das ungewöhnlich breite Spektrum der Leberveränderungen, die im Laufe der Jahre als Folge pharmakologischer Einflüsse bekannt geworden sind. Es reicht von progressiven Anpassungsreaktionen der Zellen über regressive Veränderungen der verschiedensten Schweregrade bis hin zu Tumorinduktionen, ja es schließt auch Zirkulationsstörungen ein, mögen sie nun im Parenchymbereich selbst ihren Sitz haben, wie zum Beispiel bei der sog. Peliosis hepatis nach anabolen Steroiden (Bagheri u. Boyer 1974; Kuhböck et al. 1975; Naeim u. Copper 1973; Taxy 1978; Nadell u. Kosek 1977), oder die größeren zu- oder abführenden Venen betreffen, wie bei manchen Cytostatica (Altmann u. Klinge 1972; Griner et al. 1976), bei Arsen-Medikationen (Knolle et al. 1974; Morris et al. 1974), oder bei oralen Contraceptiva (Goebel u. Dölle 1972; Sterup u. Mosbech 1967; Wu et al. 1977).

Was sich in allen solchen Fällen morphologisch abspielt, oder abspielen kann, wird nur verständlich, wenn zwei Voraussetzungen ausreichend berücksichtigt werden. Erstens die Feinstruktur der Leberzelle, die ihre jeweiligen physiologischen Leistungen und Beeinträchtigungen getreulich abbildet, und zweitens die Architekturprinzipien des Organs, die ein Spiegelbild der Durchblutungsverhältnisse sind. Im letztgenannten Falle herrscht dabei auf allen Ebenen eine bemerkenswerte Diskrepanz zwischen dem morphologischen Anschein und der physiologischen Wirklichkeit. Dem gestaltlichen Bauelement des auf die Zentralvene ausgerichteten Läppchens steht die physiologische Einheit des auf die Pfortader bezogenen Azinus gegenüber (Abb. 3). Und die beiden Leberlappen sind nicht identisch mit den Durchblutungsregionen der beiden Pfortaderästen, den beiden Leberhälften, deren Grenzlinie innerhalb des rechten Leberlappens in der sogenannten Cava-Gallenblasenlinie zu suchen und bei Durchblutungsstörungen auch leicht zu finden ist (Abb. 1). Denn was die Sauerstoffzufuhr angeht, ist die Versorgungsreserve beider Leberhälften ungleich. Im extrauterinen Leben, von der Geburt an, ist sie in der linken Leberhälfte geringer, bis zur Geburt, wegen der stärkeren Beimengung kindlich-venösen Blutes zum arterialisierten Placentarblut, in der rechten (Emery 1963). Daher machen sich Versorgungsstörungen bisweilen nur in einer Leberhälfte bemerkbar – so zum Beispiel Verfettungen im Gefolge einer intrauterinen Asphyxie rechts (Abb. 1) (vgl. Gruenwald 1949; Daamen u. Schamberg 1969), Schock-bedingte Nekrosen des Erwachsenenalters links (Bywaters 1949), sei es, daß in der Gegenhälfte überhaupt keine oder nur wesentlich geringere Läsionen anzutreffen sind. Dabei verläuft die Grenzlinie der Läsionen und mithin die Grenze der portalen Versorgungsbereiche mitten durch die Läppchen hindurch – ein Teil solcher etwa 1,5-2 mm großen Läppchen ist also der rechten, ein anderer der linken Leberhälfte zugeordnet, eine kaum glaubliche Feststellung, die indessen durch die Ergebnisse experimenteller Unterbindungen eines der beiden großen Pfortaderäste vollauf bestätigt wird (Altmann 1975).

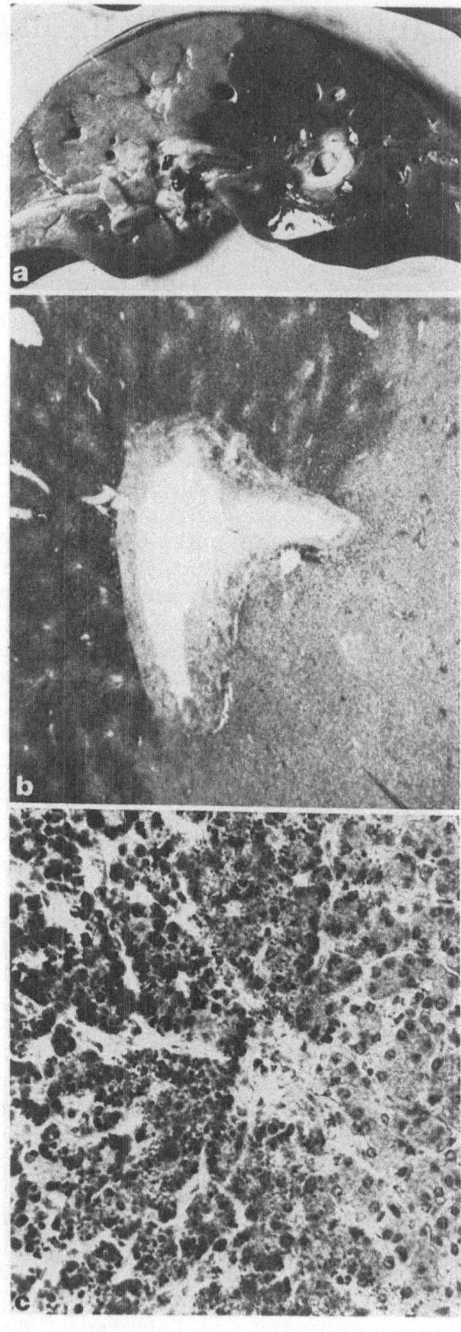

Abb. 1a-c. Die beiden Leberhälften. Scharfe Grenze zwischen verfetteter rechter und normaler linker Leberhälfte bei einem Neugeborenen nach intrauteriner Asphyxie. **a** Sie läuft mitten durch ein Läppchen. **b** und **c** Fettfärbung mit Hämatoxylin-Sudan 15 x bzw. 240 x

Solche Beobachtungen verdeutlichen in besonders klarer Weise die physiologische Heterogenität der morphologischen Bauelemente. Denn das hexagonale Leberläppchen ist, entsprechend den 6 zuführenden terminalen, venösen und arteriellen Versorgungsleitungen, in 6 verschiedene Sektoren einzuteilen, die zusammen mit ihrem jeweiligen Partner im angrenzenden Lobulus die kleinste funktionelle Gewebseinheit, eben den Azinus im Sinne von Rappaport, bilden. Ein typisches Läppchen ist also aus 6 Sektoren oder Halbazini zusammengesetzt, ein Azinus umfaßt je einen Sektor zweier benachbarter Lobuli (Abb. 2). Innerhalb eines jeden Sektors sind die Versorgungsverhältnisse unterschiedlich – am Anfang des jeweiligen Strombahnnetzes besser als an dessen Ende, wo nur noch der bislang nicht abgeschöpfte Rest von Sauerstoff und Substrat zur Verfügung steht. Daraus ergibt sich eine Einteilung der Sektoren bzw. Azini in drei Versorgungszonen (Rappaport), von denen die letzte, die 3. Zone, einen bogenförmigen Verlauf nimmt und um die Zentralvene am breitesten, an der Läppchenperipherie am schmälsten ist (vgl. Altmann 1975). Störungen der Mikrozirkulation, die zu gestaltlich faßbaren Veränderungen führen, werden sich daher zwar um die Zentralvene am ehesten und am stärksten auswirken, vielfach aber in zentrifugalen Ausläufern die Läppchenperipherie erreichen und dort auf die entsprechende Schädigungszone der 2. Azinushälfte treffen, wodurch eine morphologische Verbindungslinie von Zentralvene zu Zentralvene geschaffen ist. Dergleichen ist bei cardialen Stauungslebern, chronischen Hepatitiden und zentrifugalen Alkoholschäden, aber auch bei schwereren akuten Schocknekrosen immer wieder anzutreffen. Als Brückenbildung bezeichnet (Boyer u. Klatskin 1970), hat es in letzter Zeit, wegen des damit verbundenen Angriffs auf die Läppchenarchitektur, besondere Beachtung erfahren.

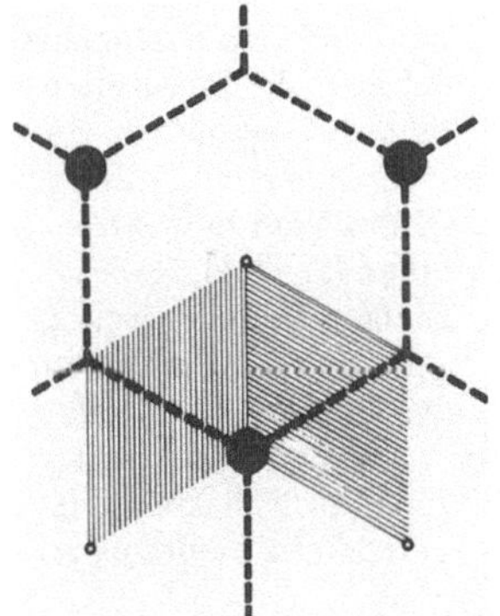

Abb. 2. Lobulus und Azinus. In dem auf die Zentralvene ausgerichteten Lobulus sind zwei der unterschiedlich versorgten Sektoren hervorgehoben. Jeder von ihnen bildet mit seinem jeweiligen Spiegelbild im angrenzenden Läppchen eine terminale, auf die zuführenden Gefäße bezogene physiologische Einheit, den Azinus

Die am Ende der terminalen Strombahn, am Ende der 3. Zone, unmittelbar um die Zentralvene gelegenen perivenösen Leberzellen sind also aus rein topographischen Gründen gegenüber Störungen der Mikrozirkulation und dem daraus resultierenden Sauerstoffmangel am empfindlichsten. Alle Schock-bedingten Schäden (Altmann 1975; Beneke 1970; Bianchi et al. 1972; Flenker u. Liehr 1978; Korb et al. 1969) haben daher hier ihr Maximum. Ja, die unkomplizierte zentrale Läppchennekrose kann geradezu als morphologische Erkennungsmarke für einen vorausgegangenen Schockzustand gewertet werden, wenigstens solange keine cardial bedingten Stauungsvorgänge – Abflußstörungen also – die sonst eindeutige Kausalkette verwirren und die Verhältnisse komplizieren.

Andererseits aber sind die perizentralen Zellen, offenbar ebenfalls in Abhängigkeit von ihrer topographischen Situation, in besonderem Maße zu bestimmten Reaktionen befähigt, die man heute als Biotransformation bezeichnet. Nicht nur, daß sie die zugeordneten fermenttragenden Strukturen, das glatte endoplasmatische Retikulum a priori reichlicher enthalten als ihre peripher gelegenen Artgenossen; unter den Bedingungen der Fermentinduktion sind vor allem sie es, die diese Verbindungen und ihre Membransysteme vermehrt produzieren, und zwar unter Umständen in solcher Menge, daß schon ihre lichtmikroskopische Struktur davon beherrscht wird und sie von derjenigen der läppchenperipheren Hepatozyten deutlich abhebt

(Abb. 8a) (Altmann u. Klinge 1972; Altmann u. Pfeifer 1978; Klinge 1976). Das zeigt sich ohne weiteres bei jeder längeren Medikation von induzierenden Drogen (Kahl 1971; Remmer et al. 1973), von Barbituraten beispielsweise, von Analgetica oder dem Tuberculostaticum Rifampicin (Niguet et al. 1977; Remmer et al. 1973). Das hat aber zur Folge, daß exogen zugeführte, an sich inerte Chemikalien, die erst während ihrer Transformation am glatten endoplasmatischen Retikulum in schädigenden Metaboliten umgewandelt, also „gegiftet" werden (vgl. Mitchell et al. 1925, 1976; Remmer 1976), ebenfalls läppchenzentrale Schäden setzen, sei es schon bei normalem Gehalt an GER und damit bereits bei der ersten Zufuhr, wofür Tetrachlorkohlenstoff ein schönes Beispiel ist, sei es erst nach erfolgter Fermentinduktion und so bedingtem erhöhtem Anfall von toxischen Metaboliten, was für Isoniazid gilt, wenn es gemeinsam mit dem induzierenden Rifampicin gegeben wird (Austerhoff et al. 1974; Miguet et al. 1977; Mitchell et al. 1975, 1976). Aber natürlich kann der läppchenzentrale Sitz einer Drogenschädigung auch darauf beruhen, daß energetisch schlechter gestellte Epithelien einem Angriff, gleich welcher Art, leichter erliegen als die besser versorgten peripheren Elemente, also die der ersten Azinus-Zone nach Rappaport. Andererseits sind die peripheren Leberepithelien anflutenden cytotoxischen Substanzen als erste ausgesetzt – daher findet sich der Schaden bei der Essigsäure-Vergiftung ebenso wie bei manchen Cytostatica, zum Beispiel Methotrexat (Altmann u. Klinge 1972; Dahl et al. 1972; Hutterer et al. 1960; Nesbit et al. 1976), vor allem in dieser Zone.

Der Lage am Beginn der terminalen Strombahn ist es auch zu danken, daß jede Speicherung eines mit dem Blutstrom zugeführten Materiales, solange nicht eine intrazelluläre Verarbeitungsstörung modifizierend ins Spiel tritt, peripher beginnt und von hier aus zentralwärts fortschreitet. Dabei können übrigens, je nach der Eigenart und dem kolloidalen Zustand der zuströmenden Substanzen, entweder die Leberzellen – zum Beispiel bei erhöhtem Eisengehalt des Blutes und bei gesteigertem Antransport von Fettsubstanzen – oder aber die Sternzellen – zum Beispiel bei Zufuhr von Periston, von Thorotrast, oder von Fremdblut – von der Ablagerung betroffen sein. Wichtiger aber ist, daß die peripher gelegenen Hepatozyten zu Zellteilungen besonders befähigt sind, was jede experimentelle Teilhepatektomie am nukleären Einbau von DNS-Vorläufern und am Auftreten von Mitosen klar erkennen läßt (vgl. Rabes 1976), was sich aber in gleicher Weise zeigt, wenn es gilt, größere Epithelausfälle nach Schockzuständen oder nach Pharmaka regenerierend auszugleichen. Bei wenigen verstreuten Einzelzellnekrosen – ein weit verbreitetes Substrat hepatotoxischer Drogenwirkungen und oft als „Drogen-Hepatitis" bezeichnet – wird allerdings nur die Mitosefähigkeit der unmittelbaren Nachbarzellen ausgenutzt – eine Fernwirkung auf das eigentliche Regenerationsblastem der peripheren Leberzellen kommt hierbei, wegen der geringen Größe des Defektes, nicht zustande.

Wegen der Fähigkeit zum regeneratorischen Zellersatz werden Schock-bedingte zentrale Läppchennekrosen (Abb. 3a), wenn der Patient am Leben erhalten werden kann, in kurzer Zeit – 3-4 Wochen – wieder voll ersetzt (Bianchi et al. 1972; Korb et al. 1969). Allenfalls bleibt eine leichte zentrale Faservermehrung zurück, die sich in der epithelfreien Phase nach Verlust der alten Zellen und vor dem Nachrücken der Ersatzzellen eingestellt hat; eine Zeitlang unterscheiden sich die neu gebildeten Leberzellen auch noch gestaltlich von ihren älteren Brüdern – sie sind kleiner und stärker basophil –, aber funktionell und in aller Regel auch morphologisch tritt eine Restitutio ad integrum ein. Das ist freilich nur möglich, weil die Sinusoide, vor allem ihre Faserstütze bei einem Untergang der Hepatozyten, weniger Sauerstoffbedürftig und von Giften weniger angegriffen, erhalten zu bleiben pflegen und somit den nachrückenden Epithelien als Leitschiene dienen können. Die Schock-bedingte zentrale Läppchennekrose ist also eine sog. „elektive Parenchymnekrose" – sie betrifft nur die Leberepithelien selbst. Damit unterscheidet sie sich prinzipiell und folgenschwer von dem totalen Infarkt, bei dem im Parenchymbereich sowohl Hepatozyten wie Sinusoide, oft einschließlich ihres Inhaltes, zugrundegehen (Abb. 3b). Früher war dergleichen bei normaler Läppchenarchitektur nur von Gefäßverschlüssen her geläufig. Bei Schockzuständen kannte man es höchstens von dem Sonderfall der Ösophagusvarizenblutung bei Lebercirrhosen, weil hier die präsinusoidale Zuflußminderung durch die umbaubedingte Durchflußstörung in ihrer Wirkung auf das Leberparenchym potenziert wird (Altmann 1975). Heute sieht man solche Schäden nach schweren Schockzuständen jedoch schon bei noch voll erhaltenem Bauplan (Seeley et al.

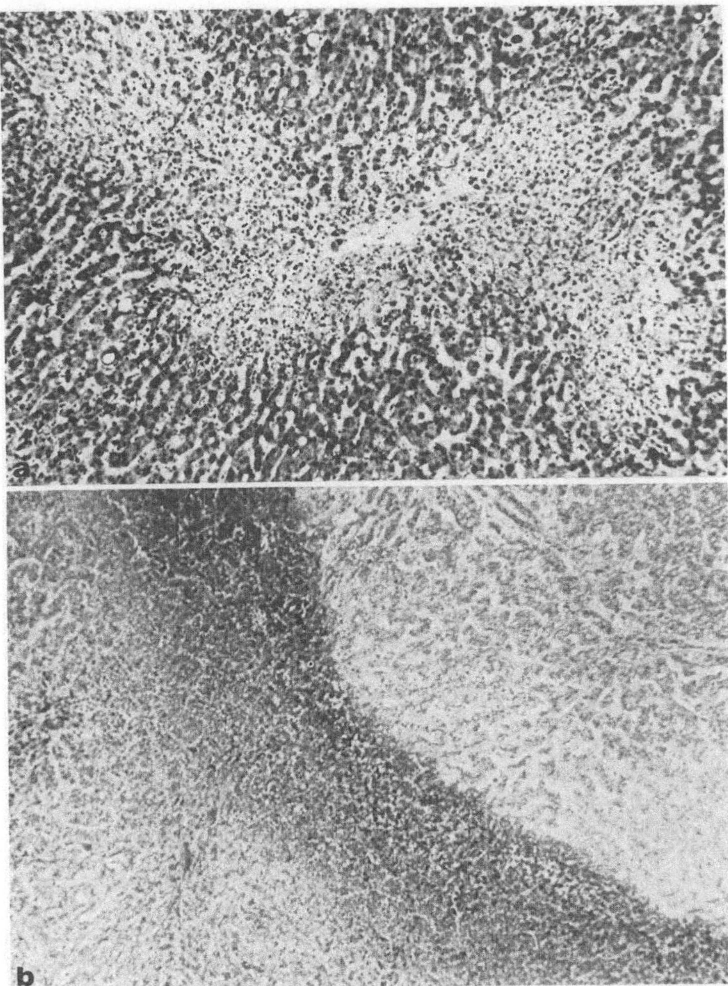

Abb. 3a, b. Schock-bedingte Lebernekrosen. **a** Zentrale Läppchennekrose (elektive Parenchymnekrose) mit abgestorbenen, daher nicht mehr färbbaren Hepatozyten bei erhaltenen Gefäßwandzellen. Kresyl violett 75 x. **b** Totale Nekrose (Infarkt) mit Untergang und daher Unfärbbarkeit aller Läppchenstrukturen. Von links her in breiter Front einwandernde abräumende Leukozyten

1972), und zwar deshalb, weil es die moderne Intensivtherapie ermöglicht hat, daß früher sogleich tödlich endende Schockzustände wenigstens noch eine Zeitlang ertragen werden. Überlebt werden derart schwere Läsionen allerdings immer noch nicht – dazu ist der für ihr Auftreten nötige Schockzustand einfach zu schwer –, im Gegensatz etwa zu mehr oder weniger ausgedehnten Nierenrindennekrosen oder Gehirninfarkten. Sie könnten auf jeden Fall nicht regeneratorisch repariert, sondern nur durch eine echte Narbenbildung, abkapselnd und organisierend, umgewandelt werden.

Daß echte Leberinfarkte im Vergleich zu entsprechenden Schäden an Hirn und Niere nur vereinzelt vorkommen, liegt sicher nicht zum wenigsten daran, daß eine häufige, ja kennzeichnende Komplikation des Schockgeschehens, das Auftreten obturierend wirkender, disseminierter intravasaler Koagulate (DIC) (Altmann 1975; Beneke 1970; Boles u. Bibighaus 1967; Harms u. Lehmann 1969; Remmele et al. 1968, 1973), welche die bisherige generelle Oligämie zu einer lokalisierten Ischämie steigern, in der Leber weit seltener ist und überdies in der Regel folgenlos bleibt.

Für die Seltenheit sorgt das lebereigene RES, das Sternzellsystem, das dem Blut die in ihm entstandenen Gerinnungskeime phagozytierend zu entziehen trachtet und dadurch, solange es nicht selbst durch die Oligämie funktionell oder gar morphologisch beeinträchtigt ist (vgl. Saba 1975, 1978; Flenker u. Liehr 1978; Heene u. Lasch 1977; Kajihara et al. 1977), ihr Anwachsen erfolgreicher verhindern kann. Für die Folgenlosigkeit sind die schwammartige Struktur der Sinusoide, die zahlreichen Anastomosen und die doppelte Blutversorgung maßgeblich. Die Verlegung einer kleinen Verbindungsstrecke innerhalb des Maschenwerkes bleibt natürlich belanglos, verglichen mit der Verstopfung einer einzigen und daher einzigartigen versorgenden Kapillare. Und beim Verschluß irgendeines kleineren zuführenden Astes kann in der Leber immer noch das zweite Gefäß einen gewissen Zufluß zur terminalen Strombahn garantieren, dort ein Überleben der Gefäßwandzellen ermöglichen und eine totale Infarzierung hintanhalten.

Dafür, daß eine Schock-bedingte Läppchennekrose morphologisch in Erscheinung tritt, sind allerdings zwei zeitliche Voraussetzungen unerläßlich. Einmal muß die energetische Insuffizienz lange genug gedauert haben, um die gefährdeten Leberzellen überhaupt zum Absterben zu bringen. Zum anderen bedarf es einer weiteren Zeitspanne, bis die abgestorbenen Zellen als solche erkennbar werden und sich der erfolgte Zelltod als Nekrose manifestiert. Weder der erste noch der zweite Zeitraum sind exakt anzugeben, weder grundsätzlich noch im Einzelfalle. Einmal spielen natürlich die Schwere und der Verlauf der Zirkulationsstörung eine Rolle, und zwar in zwei geradezu entgegengesetzten Richtungen. Auf der einen Seite tritt der Zelltod umso eher ein, je schwerer die Zirkulationsstörung ist. Auf der anderen wird die Erkennbarkeit des Gewebstodes in gleichem Maße verzögert, weil die Ausbildung der Nekrose an den Kontakt mit vorbeiströmender Blutflüssigkeit gebunden und von ihm abhängig ist. Das Ausbleiben einer typischen Gewebsnekrose beim sog. intravitalen Hirntod ist dafür ein klassisches Beispiel. Auch sind, ceteris paritus, Einzelzellnekrosen stets rascher zu erkennen, als der Tod größerer Zellverbände, da sie sich recht frühzeitig von den überlebenden Nachbarzellen absetzen. Die sogenannten chirurgischen Nekrosen, durch lokale Zirkulationsstörungen bedingte Einzelzellnekrosen, lehren, daß schon die Zeitdauer einer Cholezystektomie-Operation ausreichen kann, nicht nur das Bild des Zelltodes, sondern bereits leukozytäre Abräumreaktionen hervorzurufen. Es ist daher nur cum grano salis zu verstehen, wenn man sagt, daß ein protrahierter Schock von etwa 10 Stunden mit großer Sicherheit zum Bilde zentraler Läppchennekrosen (Beneke 1970) führt – einem Bild also, das zwar morphologisch recht eindrucksvoll ist und auch mit einer deutlichen Transaminasenerhöhung einhergeht, aber als solches für den Patienten, sofern der Kreislauf sich bald bessert, dank der großen Regenerationskraft eines erholten Leberparenchyms ohne nennenswerte Folgen bleibt.

Das Gesagte darf aber nicht zu der Meinung verleiten, rasch einsetzende und ebenso rasch tödlich endende Schockzustände seien ohne jedes lichtmikroskopische Substrat. Ganz im Gegenteil. Hierbei zeigen die Hepatozyten der Zentralregion als Folge der akut einsetzenden und steil ansteigenden energetischen Insuffizienz auffällige mit Blutflüssigkeit, oft sogar mit fädig oder kugelig ausgefälltem Fibrin angefüllte Hohlräume, sogenannte „fettfreie Vakuolen" (Abb. 4) (vgl. Altmann 1975; Boler u. Bibighaus 1960; Kew et al. 1978; Oudéa u. Oudéa 1967; Trump 1973). Sie verdanken einer energetisch bedingten Membranschwäche und einer so ermöglichten Eindellung der äußeren Zellmembran (Trump 1973) ihr Entstehen und sind deshalb experimentell nicht nur durch zelluläre Hypoxie, sondern auch durch intrasinusoidale Druckerhöhungen durch partielle Hepatektomie (z.B. Mori u. Novikoff 1977; Pfeifer u. Bannasch 1968) und durch eine Lähmung der membranstützenden Aktomyosinfibrillen mit dem Pilzgift Phalloidin (z.B. Baccino et al. 1976) hervorzurufen. Solche Vacuolen können bei Schockzuständen bereits in Sekundenschnelle entstehen. Erreicht danach die Zirkulationsstörung nicht binnen Kürze tödliche Werte, geht sie vielmehr auf ein noch gerade ertragbares Maß zurück, so werden diese zunächst fast leer erscheinenden Vakuolen allmählich zu dichten Proteintropfen umgewandelt – das Resultat eines weiteren Einstromes und einer alsbald, infolge einer vitalen Leistung, einsetzenden Eindickung. Erholt sich der Organismus, werden diese eingedrungenen, membranumgrenzten Eiweißmengen, wie man aus Tierversuchen weiß, fermentativ abgebaut, zu einem kleinen Teil aber auch über die Gallenkapillaren ausgeschieden (vgl. Altmann 1975, Lit.).

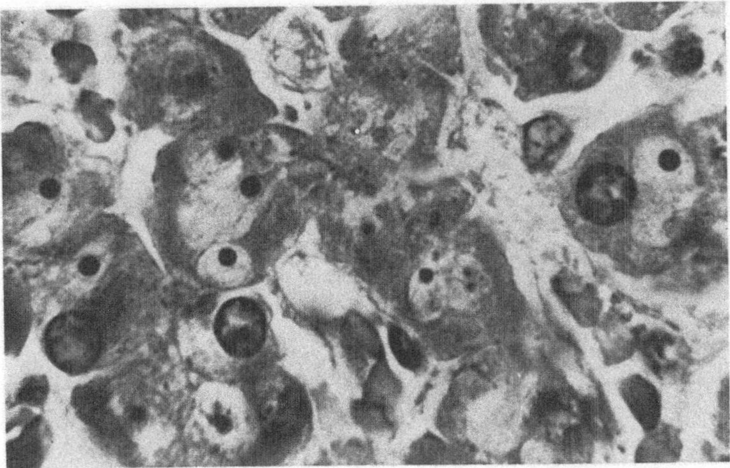

Abb. 4. Schock-bedingte hepatozelluläre „Vakuolen" (mit intravakuolären Fibrinkoazervaten). Eisenhämatoxylin 1500 x

Da bei länger dauernden Schockzuständen auch hepatozelluläre Ausscheidungsstörungen mit interzellulären Gallenthromben (z.B. Künzer et al. 1975) und – meist multivakuoläre – Verfettungen in Erscheinung treten können, ist das Spektrum morphologischer Veränderungen bei hepatischen Mangeldurchblutungen also sehr breit, und es überschneidet sich vielfältig mit dem, das bei akuten oder subakuten Drogenschäden[1] gefunden wird. Es ist daher verständlich, daß es schwer, mitunter sogar unmöglich ist, bei Leberschäden, die man im Anschluß an Schock und Intensivtherapie beobachtet, zwischen Kreislauf- und Drogen-Läsion sicher zu unterscheiden, oder den Anteil der einzelnen Komponenten an einem Kombinationsschaden auszumachen. Zwei weitere, eine klare Entscheidung oft vereitelnde Phänomene kommen hinzu. Das eine ist die Tatsache, daß alle Zellen und Histosysteme grundsätzlich nur eine begrenzte Reaktionsmöglichkeit und nur eine beschränkte Zahl von pathomorphologischen Veränderungen ihr eigen nennen. So lassen zum Beispiel subakute zentrale Läppchennekrosen oder Parenchymausfälle vielfach nicht mehr erkennen, ob sie nun Kreislauf-dynamischen Ursprunges und damit hypoxisch bedingt sind, oder auf eine Drogenwirkung zurückgehen und daher als cytotoxisch anzusprechen sind. Das andere ist der Umstand, daß viele der leberschädigenden Stoffe dies nur fakultativ, also nur bei einem meist sehr kleinen Personenkreis tun, so daß man im Einzelfalle nicht sagen kann, ob jetzt ernsthaft mit einer solchen Wirkung gerechnet werden muß oder nicht. Und dies umso weniger, als eine Vielzahl von Medikamenten hier einzureihen ist (Zusammenstellung z.B. bei Berthelot 1965; Dölle 1973; Dölle u. Martini 1978; Klatskin 1973; Zimmerman 1978) – und meist ja auch eine Vielzahl von Medikamenten gegeben worden ist. Ein Paradebeispiel für solche fakultativ hepatotoxische Wirkung ist das Halothan (Abb. 5) (z.B. Bottinger et al. 1976; Inman u. Mushin 1974; Klatskin u. Smith 1975; Klinge 1972; Sherlock 1978), während das Chloroform obligat hepatotoxisch ist und bei Mensch und Tier gleichermaßen und reproduzierbar Leberschäden setzt. Das Halothan ist auch darin paradigmatisch, daß recht differente Schädigungstypen auftreten können: Toxische Verfettungen mit Cholestasen, Gruppen – und, bisweilen selbst morphologisch, hepatitisartige Einzelzellnekrosen, akute und subakute Leberdystrophien und schließlich eindeutig allergisch entzündliche Reaktionen in den Portalfeldern (Abb. 5). Das schon dürfte deutlich machen, daß selbst bei ein und derselben Substanz mit verschiedenen pathogenetischen Mechanismen zu

[1] Neuere zusammenfassende Darstellungen (Altmann u. Klinge 1972; Berthelot 1965; Dölle u. Martini 1978; Gerok u. Sickinger 1975; Irey 1976; Klatskin 1973, 1975; Klinge 1973; Orlandi u. Jézéquel 1972; Perez et al. 1972; Popper 1973; Popper et al. 1965; Sameshima et al. 1976; Schaffner 1976; Schaffner u. Raisfeld 1969; Wannagat 1976; Zimmermann 1972, 1976, 1978)

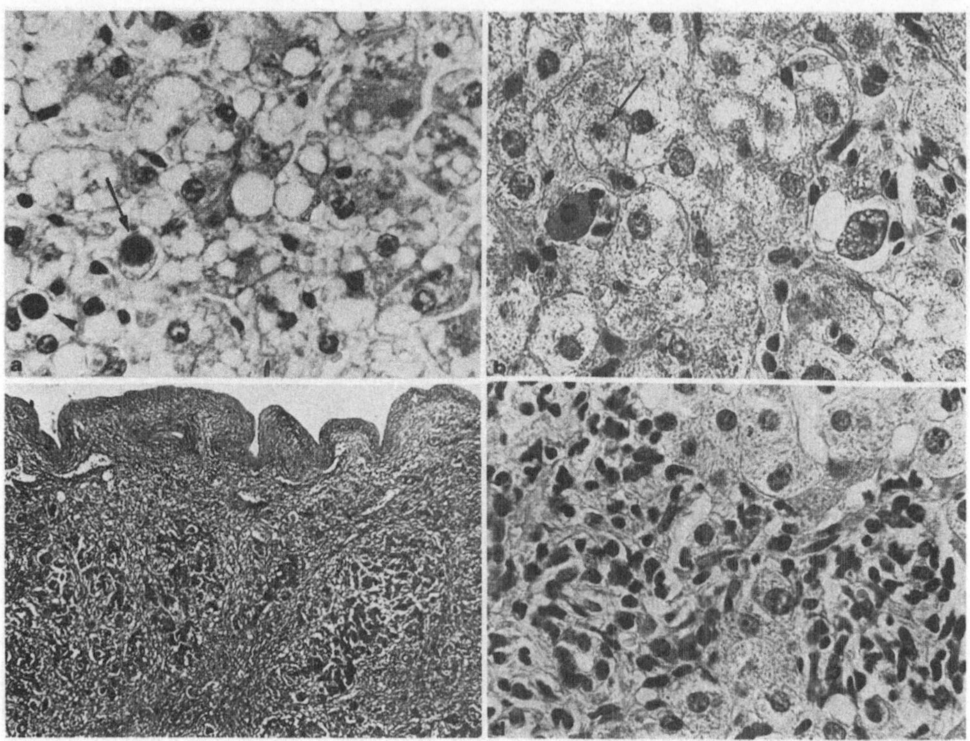

Abb. 5a-d. Halothanschäden. **a** Verfettung mit Einzelzellnekrose (Pfeil) und Gallentropfen (Pfeilspitze). HE 600 x. **b** Zwei Einzelzellnekrosen, aus dem Epithelverband gelöst, und eine (nur unvollständig abgebildete) Mitose (Pfeil). HE 600 x. **c** Subakute Leberdystrophie mit Resten von Lebergewebe im kollabierten und verdickten Fasergerüst. HE 150 x. **d** Entzündliche, an eosinophilen Leukozyten reiche Infiltrate im Portalfeld. Kongorot 600 x

rechnen ist. Erst recht gilt dies, wenn man das gesamte Spektrum der Drogenschäden in den Blick nimmt. Und so darf denn auch die bekannte Tatsache, daß Halothan eigentlich erst bei wiederholten Gaben seine fakultative Gefährlichkeit entfaltet, gewiß nicht verallgemeinert werden.

Worauf das fakultative Auftreten hepatischer Schäden bei manchen Medikamenten beruht, ist also nicht generell zu entscheiden, sondern muß für jede Substanz, im Prinzip sogar für jeden Einzelfall, neu ermittelt werden. Grundsätzlich wird man zwar sagen können, daß alle Menschen, bei denen gewisse Drogen unübliche pathologische Gewebsreaktionen hervorrufen, „anders" reagieren als die übrigen und über eine besondere, endogene Empfindlichkeit verfügen müssen – aber eine primäre immunologische Grundlage für die so sich dokumentierende „Allergie" – im einfachen Sinne des Wortes – oder „Idiosyncrasie" (Zimmerman 1968) ist damit nicht ohne weiteres zu verbinden (Altmann u. Klinge 1972; Zimmerman 1976, 1978).

Das gilt selbst dann, wenn echte hyperergische Immunreaktionen beobachtet werden, weil sie in gleicher Weise auch ohne Leberschädigung vorkommen können und selbst bei einem gemeinsamen Auftreten nicht auch als sicheres Zeichen einer gemeinsamen Pathogenese genommen werden können. Wichtiger scheint jedenfalls, gerade in Anbetracht der Unzahl von biotransformatorischen Vorgängen in dem zentralen Stoffwechselorgan des Körpers (Mitchell u. Potter 1978), an das Auftreten ungewöhnlicher oder ungewöhnlich angereicherter cytotoxischer Metaboliten zu denken. Das kann eine genetische Grundlage haben (vgl. Kalow u. Inaba 1976; Lenz et al. 1968; Vesell 1974, 1977). Die Beobachtungen über die so bedingte unterschiedliche Acetylierungsgeschwindigkeit und die sich daraus ergebenden Konsequenzen

(Knoblauch et al. 1977; Mitchell et al. 1976; Musch u. von Oldershausen 1977) liefern hierfür ein gutes Beispiel, ebenso die geographische Häufung von cholestatischen Reaktionen nach oralen Ovulationshemmern (Abb. 6a) (Cullberg et al. 1965; Reyes et al. 1978) und ihr Zusammenhang mit dem gelegentlich familiär auftretenden konstitutionellen Schwangerschaftsikterus (Dalén u. Westerholm 1974; Drill 1974; Haemmerli 1966; Perez u. Gorodisch 1974).

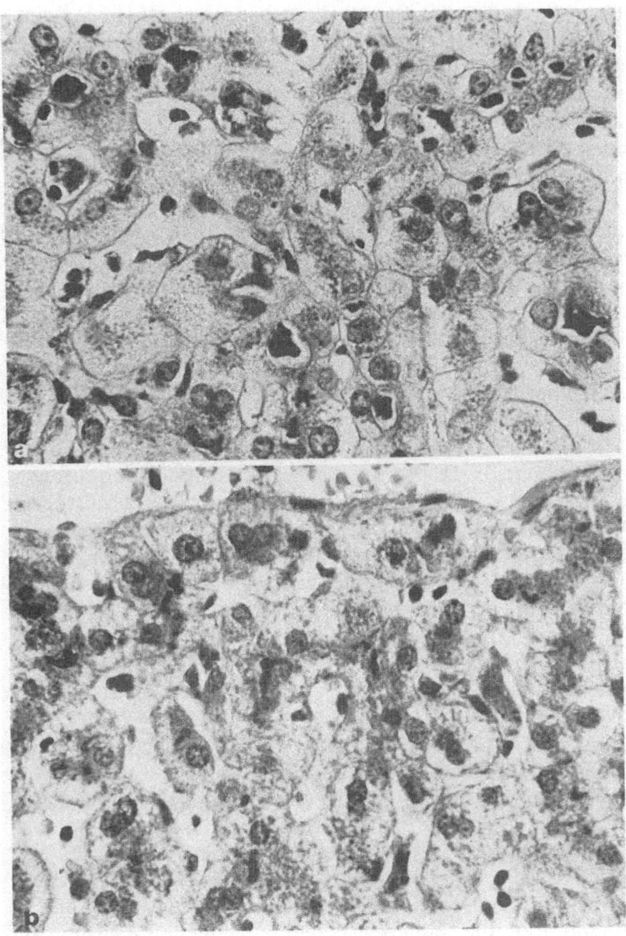

Abb. 6a, b. Drogenbedingte cholestatische Hepatose mit dunklen Gallenzylindern in den erweiterten Gallenkapillaren. **a** bei Ovulationshemmern. Kresylviolett 600 x. **b** bei Thiazid. Kernechtrot 600 x

Doch kann für derartige Besonderheiten auch eine temporär veränderte Reaktionslage des Organismus verantwortlich sein (vgl. Kahl 1971), bedingt etwa durch eine heute weit verbreitete und nicht immer kontrollierbare medikamentöse „Vorbehandlung" – so durch Barbiturate und Analgetica – oder durch gleichzeitige Zufuhr anderer Pharmaka, wofür noch einmal auf das Zusammenwirken von Rifampicin als Fermentinduktor (Bolt 1974, 1975; Jézéquel 1977; Jézéquel et al. 1975; Miguet et al. 1977; Pessayre et al. 1978; Remmer et al. 1976) und Isoniazid als Metabolitenlieferant (Mitchell et al. 1975, 1976) hingewiesen sei. Schließlich ist mitunter auch der Einfluß anderswo lokalisierter Funktionsänderungen bedeutungsvoll – so zum Beispiel der einer renalen Ausscheidungsstörung für die morphologisch sehr kennzeichnende Leberverfettung nach Tetracyclinen, weil nur in solchen Fällen die für eine cytotoxische

Wirkung nötige Konzentration der schädigenden Stoffe erreicht wird (Combes et al. 1972; Schenker et al. 1976). Der fakultative Charakter der cytotoxischen Wirkung ist hier also im Grunde ein Problem der Dosis. Und das gilt in ähnlicher Weise, wie therapeutische Hochdosierungen oder Vergiftungsfälle gezeigt haben, selbst für so viel verwandte Medikamente wie Paracetamol (Forrest et al. 1974; Groarke et al. 1977; Laradarios et al. 1977; Lesna et al. 1976; Mitchell et al. 1973; Olsson 1978; Stegers et al. 1976) oder Acetosalicylsäure (O'Gorman u. Koff 1977; Seaman et al. 1974; Tolman et al. 1978). Auch bei der cholestatischen Reaktion auf orale Contraceptiva (Adlercreutz u. Tenhunen 1970; von Oldershausen et al. 1965; Perez 1975; Schaffner u. Kniffen 1963) ist eine gewisse Dosisabhängigkeit nicht zu übersehen; und hier ist überdies festgestellt, daß die große Mehrzahl der Frauen mit leichten subklinischen Ausscheidungsstörungen reagiert, so daß im Grunde nur das Ausmaß der Reaktion, nicht aber die Reaktion als solche als fakultativ und nicht voraussehbar zu bezeichnen ist. Die Grenze zwischen obligat und fakultativ leberschädigender Substanzen ist also nicht scharf gezogen – beide Bereiche sind vielmehr durch ein nicht unerhebliches Übergangsfeld miteinander verbunden (vgl. Zimmerman 1968).

Die morphologischen Reaktionen stimmen denn auch, wenigstens soweit es sich um akute und subakute Läsionen handelt, weitgehend überein. Nur sind Verfettungen (Abb 7a) und – weit seltener – abnorme Glykogenanreicherungen anscheinend auf obligat cytotoxische Substanzen beschränkt, so daß man umgekehrt bei derartigen morphologischen Bildern auf ein Lebergift in klassischem Sinne schließen kann. Dazu gehören zum Beispiel einige hochwirksame Cytostatica wie Purinetol oder Methotrexat, die ihre cytotoxische Wirkung in der Regel auch noch durch das Vorkommen einzelner Nekrosen unterstreichen. Stehen derartige Zelluntergänge, was weit häufiger ist, ganz im Vordergrund, spricht man von (cytotoxisch-) nekrotisierenden Hepatosen (Abb. 7b-d) oder – mehr wegen der klinischen als der morphologischen Ähnlichkeit – von einer Drogenhepatitis. Das ist die eine große Gruppe der akuten und subakuten Drogenschäden, die zweite ist klinisch wie morphologisch durch das Vorherrschen einer intralobulären Gallenstauung gekennzeichnet, weshalb man von intralobulärer Cholestase, von cholestatischer Hepatose, oder ganz einfach von einem Drogenikterus zu sprechen pflegt (Abb. 6). Auch hier gibt es ein großes Zwischenreich mit schwankenden Grenzen, das man durch Begriffe wie „Mischform", „nekrotisierend-cholestatische Hepatose" oder gar, allerdings sehr mißverständlich, „cholestatische Hepatitis" (z.B. Sween 1977) zu etikettieren trachtet. Dabei können fakultativ hepatotoxische Substanzen bald die eine, bald die andere Reaktion nach sich ziehen – ein neuerlicher Hinweis darauf, daß der jeweils einrastende Mechanismus nicht stets der gleiche sein muß.

Natürlich kann der Ausdruck „cholestatische Hepatose" nicht bedeuten, daß Zellnekrosen gänzlich fehlen – das ist schon deshalb undenkbar, weil jede längerwährende Retention der Galle, genauer der Gallensäuren, zu Zellnekrosen führt – sie treten nur vergleichsweise zurück und beweisen damit, daß der Angriffspunkt in diesem Falle ausschließlich oder vornehmlich den Exkretionsweg und den Exkretionsapparat betrifft, genauer sogar, da ja konjugiertes Bilirubin ausgeschieden und mitsamt den Gallensäuren in Blut und Gewebe übertritt, dessen Endstrecke, die nach den Konjugationsvorgängen im glatten endoplasmatischen Retikulum anzusetzen ist. In ihr haben die vorerwähnten, die Gallenkanälchen umgebenden Aktomyosinfibrillen sicher eine sehr wesentliche Aufgabe. Jedenfalls führen Lähmungen dieser Strukturen mit Cytochalasin im Tierexperiment zu einer echten Cholestase im canaliculären System, weil die begleitende schlaffe Kanälchendilatation einen Weitertransport der ausgeschiedenen Galle verhindert (Phillips et al. 1975, 1976). Wir haben Anhaltspunkte, daß solch ein Mechanismus auch bei manchen cholestatisch wirkenden Drogen von Wichtigkeit ist, während es sich in anderen Fällen wohl eher um eine Beeinträchtigung der Gallensäurensynthesen und -ausscheidungsmodalitäten handelt (vgl. Popper et al. 1976; Wheeler 1975).

Die Liste der fakultativ cholestatisch wirkenden Drogen ist lang. Sie enthält Antiarrhythmica, unter denen in letzter Zeit besonders Ajmalin beachtet worden ist (z.B. Heening et al. 1975; Pantlen 1976; Sameshima et al. 1976), Antiepileptica, Psychopharmaka, darunter vor allem Chlorpromazin (vgl. Hruban et al. 1978; Ishak u. Irey 1972), Diuretica, Tuberculo- und Thyreostatica sowie die C^{17} substituierten anabolen Steroide und Ovulationshemmer (Abb. 6a) (Adlercreutz u. Tenhunen 1970; von Oldershausen et al. 1965; Perez u. Gorodisch 1974). Gelegentlich kommt es vor, daß, entgegen allen sonstigen Gepflogenheiten, sich der Ikterus nach

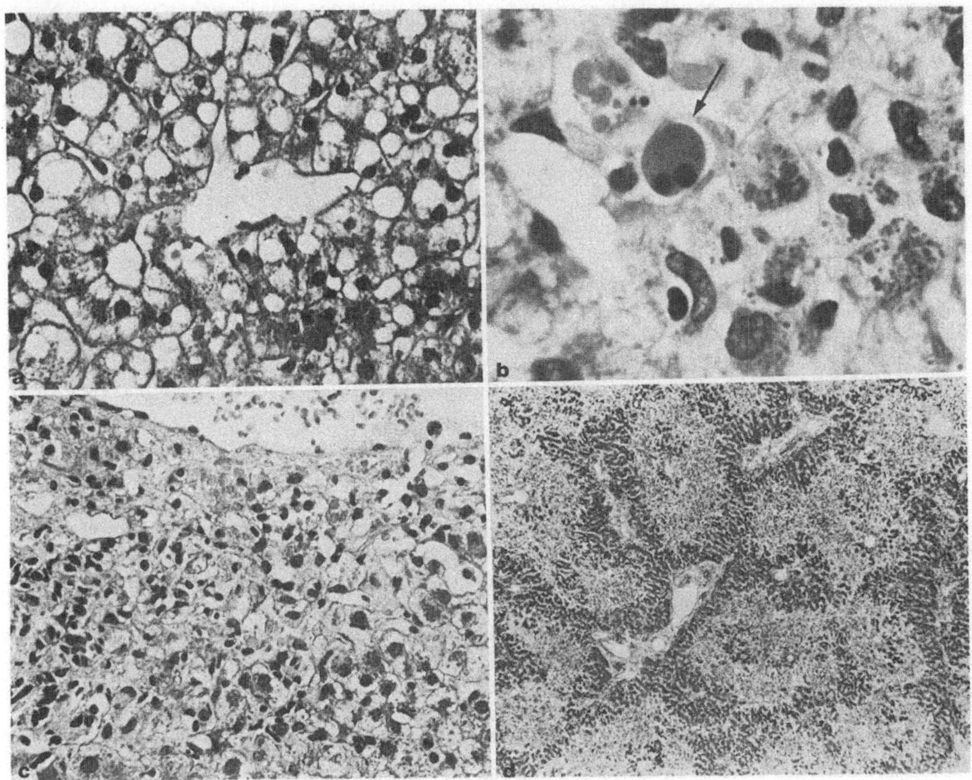

Abb. 7a-d. Drogenbedingte cytotoxische Hepatosen. **a** Läppchenzentrale Verfettung, nach Ajmalin. HE 375 x. **b** Homogene Einzelzellnekrose (Pfeil) und vermehrte pigmentführende Sternzellen (als Folge früherer Epitheluntergänge), nach Sulfonamid. Ziel-Neelsen. 1500 x. **c** subakuter läppchenzentraler Epithelverlust, nach Tuberculostatica. HE 375 x. **d** Akute,massive, nur eine schmale periphere (dunkel hervortretende) Läppchenzone verschonende Epitehlnekrose, nach Hydantoinderivat. HE 75 x

Absetzen des schuldigen Medikaments nicht binnen Kürze löst, sondern über Wochen, ja Monate, erhalten bleibt, was natürlich zu gewissen morphologischen Folgen – Zunahme der cholestatisch bedingten Nekrosen und Faservermehrung – führt (Ishak u. Irey 1972; Meyers et al. 1957; Read et al. 1961). Die Ursache dafür ist unklar – eine feste Blockade langlebiger Makromoleküle durch das Pharmakon ist jedoch eine ansprechende Hypothese.

Nekrotisierende Hepatosen treten als Einzelzellnekrosen (Abb. 7b) – als Gruppennekrosen, vornehmlich zentral gelegen (Abb. 7c), und als subtotale Läppchennekrosen (Abb. 7d) in Erscheinung –, und zwar in abnehmender Häufigkeit. Die letztgenannten akuten Leberdystrophien – fulminante Hepatitiden in der Sprache der anglo-amerikanischen Literatur – sind besonders von Methyldopa (Hoyumpa u. Connel 1973; Maddrey u. Boitnott 1973, 1975; Rehman et al. 1973; Rodman et al. 1976; Schweitzer u. Peters 1974; Uppala u. Steinheber 1977), von Isoniazid (Black et al. 1975; Maddrey u. Boitnott 1973) und von Hydantoin-Derivaten bekannt. Häufiger sind freilich auch bei ihnen Einzel- oder Gruppennekrosen. Grundsätzlich wird man wohl sagen können: Alle Pharmaka, die in seltenen Einzelfällen eine akute Lebernekrose hervorrufen können, ziehen bei einer weit größeren Zahl von Personen geringere, unter Umständen kaum merkbare Schäden nach sich; geringfügige hepatozelluläre Schäden mit einzelnen Epithelnekrosen sind dabei gewiß häufiger, als gemeinhin angenommen wird. Zentrale Gruppennekrosen werden vor allem, neben Methyldopa, von kombinierten Tuberculostatica hervorgerufen (Abb. 7c), bei denen sie, manchmal auf einen Schlag, meist aber durch Summation mehrerer Einzelzellnekrosen zustandekommen und mitunter – bei längerem

Fortwirken wegen einer gleichzeitigen Regenerationshemmung – zu läppchenzentralen Narbenbildungen führen können.

Damit ist die Frage aufgeworfen nach den Folgen einer langfristigen hepatotoxischen Drogenwirkung, die bis in das Gebiet der chronischen Hepatitis, ja der Cirrhosen, reicht, an dieser Stelle jedoch nicht weiter verfolgt werden soll (Dölle u. Martini 1978; Henning 1978; Klatskin 1978; Maddrey u. Boitnott 1977). Ebenso muß es genügen, auf die vasculären Läsionen, Phlebitiden und Blutraumbildung (Peliosis hepatis) mit einem Worte hinzuweisen und auch die Möglichkeit einer Tumorinduktion (Bolte u. Remmer 1978; Klatskin 1977) – Lebercarcinome nach androgenen Anabolika und Leberadenome nach oralen Contraceptiva – nur noch einmal eben anzudeuten. Dagegen sollte doch wohl noch betont werden, daß keineswegs alle erkennbaren Drogenreaktionen a priori regressiven Charakter tragen. Das gilt vor allem für die früher schon erwähnte Hypertrophie des glatten endoplasmatischen Retikulums (Abb. 8a), die als drogenbedingte Form der „agranulo-reticulären Hypertrophie" (Altmann u. Klinge 1973) von demjenigen Typ, der auf einer Anreicherung von Hb-S-Antigen beruht, strikt zu trennen ist und in der Regel schon lichtmikroskopisch auch gut getrennt werden kann (Altmann u. Pfeifer 1978; Klinge 1976; Thomsen et al. 1975). Sie führt nicht nur zu einer Vergrößerung der einzelnen Leberzellen, dank der gestaltbestimmenden Zunahme der glatten Membransysteme, die übrigens ein für diese Form der Induktion charakteristisches Aussehen annehmen (Altmann u. Pfeifer 1978; Jézéquel 1976; Orlandi et al. 1975), sie zieht sogar durch Summation der Einzelwerte eine Gewichts- und Größenzunahme des ganzen Organes nach sich. Sicher liegt darin die Ursache für manche anders nicht erklärbare „wahre Leberhypertrophie", denn die dazu nötigen Voraussetzungen sind bei dem großen Tablettenverbrauch der heutigen Zeit häufig gegeben. Freilich ist auch solch ein Zustand vielfach nicht ohne eine regressive Beimischung. Zwar handelt es sich zunächst um eine strukturelle Anpassung an eine vermehrt geforderte „biotransformatorische" Leistung, aber die Grenzen zwischen einer kompensierten Belastung und einer Überlastung sind fließend. Das zeigt sich mitunter recht deutlich, und zwar entweder unmittelbar an verstreuten Einzelzellnekrosen und ihren Spuren, in Gestalt kleiner Sternzellknötchen etwa oder Sternzellpigmentierungen (Abb. 7b), oder, indirekt, in dem vermehrten Vorkommen ungewöhnlich großer (polyploider) Leberkerne (Altmann u. Klinge 1972). Denn sie sind ein Zeichen dafür, daß der normale Zellverschleiß zugenommen hat und die Rate des physiologischen Zellersatzes deshalb gesteigert worden sind, weil die Lebenszeit der Einzelzelle eben wegen ihrer funktionellen Überlastung verkürzt worden ist. Handelt es sich bei den einschlägigen Drogen gar um Phenazetin- oder Pyrazolonhaltige Präparate –, so wird das Bild der agranulo-reticulären Hypertrophie nicht nur durch gelegentliche Einzelzellnekrosen oder häufigere Großkerne kompliziert, sondern sehr eindrucksvoll und, unter Umständen schon makroskopisch an einer tiefen Braunfärbung erkennbar, durch eine extreme Lipofuszinablagerung (Abrahams et al. 1964; Altmann u. Klinge 1972; Klinge 1973). Dabei sind nicht nur die Zahl, sondern auch die Größe der einzelnen Pigmentkörperchen und die Breite der peri-zentralen pigmentierten Zone auffällig (Abb. 8b). Das geht darauf zurück, daß die genannten Pharmaka eine Peroxydation ungesättigter Lipoide der glatten Membransysteme herbeiführen, eine Polymerisierung ihrer Lipoide bedingen, den spurlosen Abbau verhindern und nur noch den Weg in das Pigmentgranulum offen lassen, das seinerseits zwar noch verändert, aber nicht mehr aufgelöst werden kann (Studer et al. 1965, 1969). Es ist daher verständlich, daß man junge, große, erst wenig gefärbte, fast tropfenartige Schollen (Abb. 8b) und alte, kleinere, farbintensive Körner voneinander unterscheiden und damit auf kurzfristige und langfristige, noch aktuelle oder bereits abgeschlossene Phasen des überhöhten Analgetica-Gebrauches schließen kann.

Es soll nun freilich nicht behauptet werden, daß solch eine Analyse und solche Schlußfolgerungen ärztlich sonderlich belangvoll seien – aber sie sind doch vielleicht in zweifacher Hinsicht von Interesse. Erstens machen sie augenfällig, wie groß die Zahl derer ist, die ihr normales hepatisches Zellbild durch Pharmaka bereits verändert haben. Sie liegt sicher weit über derjenigen der chronischen Hepatitiden und nicht sehr weit unter derjenigen der Alkoholbedingten Alterationen. Und zweitens vermögen sie vielleicht zu belegen, daß subtile Morphologie in einer Synopsis makroskopischer, licht- und elektronenmikroskopischer Befunde noch immer das ihre zu dem Verständnis krankhafter Vorgänge und pathobiologischer Reaktionen beizutragen vermag.

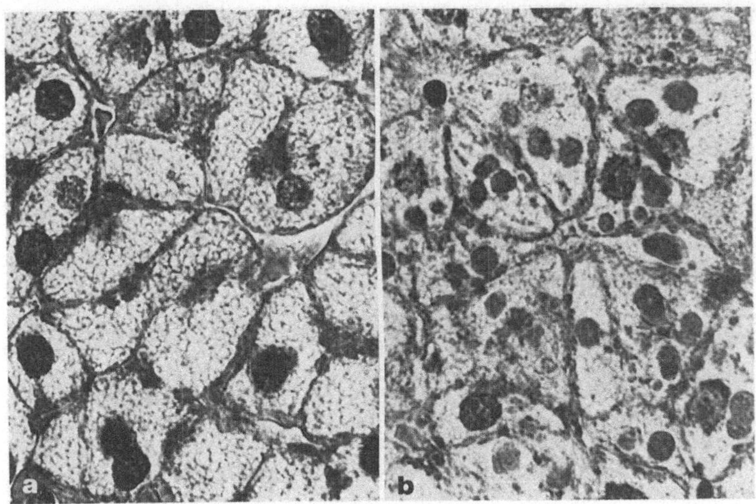

Abb. 8a, b. Drogenbedingte Hypertrophie des glatten endoplasmatischen Retikulum. **a** Charakteristische feinwabige Beschaffenheit des Cytoplasmas mit kräftigen Zellgrenzen. Ladewig 600 x. **b** Mit jungen, auffallend groben Pigmentschollen (unreifes Lipofuscin). HE 600 x

Literatur

Abrahams, C., Wheatley, A., Rubenstein, A.H., Stables, D.: Hepatocellular lipofuscin after excessive ingestion of analgetics. Lancet 1964/II, 621-622

Adlercreutz, H., Tenhunen, R.: Some aspects of the interaction between natural and synthetic female sex hormones and the liver. Amer. J. Med. 49, 630-648 (1970)

Altmann, H.-W.: Durchblutungsstörungen des Lebergewebes. Formen und Folgen in morphologischer Sicht. Z. Gastroenterol. 13, (Sonderh.) 77-103 (1975)

Altmann, H.-W.: Kreislaufstörungen und Drogenwirkungen als Ursache morphologischer Leberveränderungen. Anaesthesiologische Informationen 1977, 30-35

Altmann, H.-W., Klinge, O.: Drogen-Hepatopathie. Morphologische Reaktionen menschlichen Lebergewebes auf Pharmaka (Referat). Verh. Dtsch. Ges. Path. 56, 194-215 (1972)

Altmann, H.-W., Pfeifer, U.: Pathomorphologische Grundreaktionen menschlichen Leberparenchyms. In: Klinische Hepatologie (Ed.) H.-A. Kühn und H. Wernze Thieme: Stuttgart 1978

Austerhoff, A., Kindler, U., Knop, P., Knieriem, H.-J.: Lebertoxizität einer Rifampicin-Kombinationstherapie. Dtsch. med. Wschr. 99, 1182-1188 (1974)

Baccino, F.M., Cantino, D., Zuretti, M.F.: Studies on the hepatotoxicity of Amanita phalloides in the rat. I. Liver cell vacuolation. Exper. and molecular Path. 24, 159-175 (1976)

Bagheri, S.A., Boyer, J.L.: Peliosis hepatis associated with androgenic-anabolic steroid therapy. A severe form of hepatic injury. Ann. intern. Med. 81, 610-618 (1974)

Beneke, G.: Veränderungen der Leber im Schock. In: Leber- und Pankreasschäden durch Schock und Narkose p. 2-17 (Ed.) K. Horatz. Thieme: Stuttgart 1970

Berthelot, P., Sicot, C., Benhamou, J.P., Fauvert, R.: Les hépatites médicamenteuses. Rev. franc. Étud. clin. biol. 10, 34-39, 140-179 (1965)

Bianchi, L., Ohnacker, H., Beck, K., Zimmerli-Ning, M.: Liver damage in heatstroke and its regression. A biopsy study. Hum. Path. 3, 237-248 (1972)

Black, M., Mitchell, J.R., Zimmerman, H.J., Ishak, K.G., Epler, G.R.: Isoniazid associated hepatitis in 114 patients. Gastroenterology 69, 289-302 (1975)

Boler, R.K., Bibighaus, A.J.: Ultrastructural alterations of dog livers during endotoxin shock. Lab. Invest. 17, 537-561 (1967)

Boyer, J.L., Klatskin, G.: Pattern of necrosis in acute viral hepatitis: prognostic value of bridging (subacute hepatic necrosis). N. Engl. J. Med. 283, 1063-1071 (1970)

Combes, B., Whalley, P.J., Adams, R.H.: Tetracycline and the liver. In: Progress in liver disease (Ed.) H. Popper and F. Schaffner, p. 589-596. Grune and Stratton: New York, London 1972

Cullberg, G., Lundström, R., Stenram, U.: Jaundice during treatment with an oral contraceptive, lyndiol. Brit. med. J. 1965/I, 695-697

Daamen, C.B.F., Schaberg, A.: A hemilateral liver degeneration in perinatal death. J. Pathol. 97, 29-34 (1969)

Dahl, M.G.C., Gregory, M.M., Scheuer, P.J.: Methotrexate hepatotoxicity in psoriasis. Comparison of different dose regimens. Brit. med. J. 1972/I, 654-656

Dalén, E., Westerholm, B.: Occurrence of hepatic impairment in women jaundiced by oral contraceptives and in their mothers and sisters. Acta med. scand. 195, 459-463 (1974)

Dölle, W.: Suchlisten für potentiell leberschädigende Medikamente. In: Klinische Gastroenterologie (Ed.) L. Demling, p. 646-649. Thieme: Stuttgart 1973

Dölle W., Martini, G.A.: Leber. In: Erkrankungen durch Arzneimittel. Diagnostik, Klinik, Pathogenese, Therapie (Ed.) R. Heintz, p. 288-329. 2. überarbeitete Aufl. Thieme: Stuttgart 1978

Drill, V.A.: Pharmacology of hepatotoxic agents. Ann. N.Y. Acad. Sci. 104, 858-874 (1963)

Drill, V.A.: Benign cholestatic jaundice of pregnancy and benign cholestatic jaundice from oral contraceptives. Amer. J. Obstetrics Gynecology 119, 165-174 (1974)

Emery, J.L.: Functional asymmetry of the liver. Ann. N.Y. Acad. Sci. 111, 37-42 (1973)

Erlinger, S.: Cholestasis: pump failure, microvilli defect, or both. Lancet 1978/I, 533-534 (1978)

Flenker, H., Liehr, H.: Schockmanifestationen in Magen, Darm, Pankreas und Leber. Klinik und Pathologie. Verh. Dtsch. Ges. Path. 62 (1978)

Forrest, J.A.H., Roscoe, P., Prescott, L.F., Stevenson, I.H.: Abnormal drug metabolism after barbiturate and paracetamol overdose. Brit. Med. J. 4, 499-502 (1974)

Gerok, W., Sickinger, K.: Drugs and the liver. Arzneimittel und Leber. Schattauer: Stuttgart, New York 1975

Griner, P.F., El-Baldawi, A., Parkman, H.: Veno-occlusive disease after chemo-therapy for acute leukemia. Ann. int. Med. 85, 573 (1976)

Goebell, H., Dölle, W.: Budd-Chiari-Syndrom nach Einnahme eines Ovulationshemmers. Dtsch. med. Wschr. 97, 1701-1704 (1972)

Groarke, J.F., Averett, J.M., Hirschowitz, B.I.: Acetaminophen and hepatic necrosis. The New Engl. J. Med. 296, 233 (1977)

Gruenwald, P.: Degenerative changes in the right half of the liver resulting from intrauterine asphyxia. Amer. J. clin. Path. 19, 801-813 (1949)

Haemmerli, U.P.: Jaundice during pregnancy. With special emphasis on recurrent jaundice during pregnancy and its differential diagnosis. Springer: New York 1966

Harms, D., Lehmann, H.: Untersuchungen über die periphere Mikrothrombose in einem unausgewählten Sektionsgut. Virchows Arch. Abt. A 347, 57-68 (1969)

Heene, D.L., Lasch, G.H.: Klinische Aspekte der Mikrozirkulationsstörung unter besonderer Berücksichtigung des Schocks. Handbch. Allgemeine Path. 3/VII, 889-995. Springer: Berlin, Heidelberg, New York 1977

Henning, H.: Die Leberschädigung durch Phenolisatine. Eine klinische Studie zur hepatotoxischen Medikamentennebenwirkung. Thieme: Stuttgart 1978

Henning, H., Vogel, H.-M., Ihlenfeld, J., Buchegger, K., Lüders, C.J.: Leberschäden unter N-propyl-Ajmalin-Bitartrat (NPAB). Z. Gastroenterol. 13, 501-506 (1975)

Hoyumpa, A. jr., Connell, A.M.: Methyldopa hepatitis. Report of three cases. Digestiv. Dis. 18, 213-222 (1973)

Hruban, Z., Tavotoni, N., Reed, J.S., Boyer, J.L.: Ultrastructural changes during cholestasis induced by chlorpromazine in the isolated perfused rat liver. Virchows Arch. B. Cell Path. 26, 289-305 (1978)

Hutter, R.V.P., Shipkey, F.H., Tan, C.T.C., Murphy, M.L., Chowdhury, M.: Hepatic fibrosis in children with acute leukemia. A complication of therapy. Cancer 13, 288-307 (1960)

Inman, W.H.W., Mushin, W.W.: Brit. Med. J. 1, 5-10 (1974)

Ishak, K.G., Irey, N.S.: Hepatic injury associated with the phenothiazines. Clinicopathologic and follow-up study of 36 patients. Arch. Path. 93, 283-304 (1972)

Jézéquel, A.M.: Ultrastructural changes induced by drugs. In: The hepatobiliary system. Fundamental and pathological mechanism (Ed.) W. Taylor, p. 179-200. Plenum Press: New York, London 1976

Jézéquel, A.M., Orlandi, F., Tenconi, L.T.: Changes of the smooth endoplasmic reticulum induced by rifampicin in human and guinea-pig hepatocytes. Gut 12, 984-987 (1971)

Kahl, G.F.: Veränderungen der Abbaugeschwindigkeit von Arzneimitteln und ihre Bedeutung für die Pharmakotherapie. Klin. Wschr. 49, 384-396 (1971)

Kajihara, H., Yokero, K., Modizuki, T., Taguchi, R., Zijima, S.: Structural changes in sinusoidal cells of the dog liver in hemorrhagic shock. In: Kupffer cells and other liver sinusoidal cells. (Ed.) E. Wisse, D.L. Knook, p. 201-212. Elsevier North-Holland Biomedical Press: Amsterdam 1977

Kalow, W., Inaba, T.: Genetic factors in hepatic drug oxidation. In: Progress in liver diseases. (Ed.) H. Popper, F. Schaffner, Vol. 5, p. 246-258. Gruner and Stratton: New York, San Francisco, London 1976

Kew, M.C., Minick, O.T., Bahu, R.M., Stein, R.J., Kent, G.: Ultrastructural changes in the liver in heatstroke. Amer. J. Path. 90, 609-618 (1978)
Klatskin, G.: Drug-induced hepatic injury. In: The liver and its diseases (Ed.) F. Schaffner, S. Sherlock, C.M. Leevy, p. 163-178. Thieme: Stuttgart 1974
Klatskin, G.: Toxic and drug induced hepatitis. In: Diseases of the liver (Ed.) L. Schiff, p. 604-710, 4. edit. Lippincott: Philadelphia 1975
Klatskin, G.: Hepatic tumors: possible relationship to use of oral contraceptives. Gastroenterology 73, 386-394 (1977)
Klatskin, G., Smith, D.P.: Halothane-induced hepatitis. In: Arzneimittel und Leber (Ed.) W. Gerok, K. Sickinger. Schattauer: Stuttgart 1975
Klinge, O.: Morphologie und Ätiologie Halothan-induzierter Leberschäden. Verh. Dtsch. Ges. Path. 56, 548-554 (1972)
Klinge, O.: Cytologic and histologic aspects of toxically induced liver. Current Topics in Pathology 58, 91-116 (1973)
Klinge, O.: Agranuläres endoplasmatisches Retikulum – Die strukturelle Grundlage der Biotransformation in der Leber. In: Toxische Leberschäden. Medikamente und Leber (Ed.) L. Wannagat, p. 21-33. Thieme: Stuttgart 1976
Knoblauch, M., Cueni, B., Spycher, M., Schmid, M.: Dihydratazin-induzierte, akute Hepatitis bei IgM-Mangel. Schweiz. med. Wschr. 107, 651-656 (1977)
Knolle, J., Förster, E., Roessner, A., Themann, H., Höhn, P., Meyer zum Büschenfelde, K.-H.: Die nicht-zirrhotische portale Fibrose (hepatoportale Sklerose) nach chronischer Arsenvergiftung. Klinische und pathologisch-anatomische Befunde. Dtsch. med. Wschr. 99, 903-908 (1974)
Korb, G., Müller, R., Gedigk, P., Hellwig, K.: Über die Entstehung und Abheilung von Lebernekrosen nach einem einmaligen Schock. Virchows Arch. Abt. A Path. Anat. 348, 374-393 (1969)
Kuhböck, J., Radaszkiewicz, T., Walker, H.: Peliosis hepatis, eine Komplikation der Anabolikatherapie. Med. Klin. 70, 1602-1607 (1975)
Künzer, W., Sutor, A.H., Niederhoff, H., Künzer, W. jr.: Cholestatischer Ikterus nach disseminierter intravasaler Gerinnung („Schockleber"). Klin. Wschr. 53, 441-443 (1975)
Laradarios, D., Davis, M., Portmann, B., Williams, R.: Paracetamol-induced hepatic necrosis in the mouse-relationship between convalent binding, hepatic glutathione depletion and the protective effect of α-mercatopro-pionylglycine. Biochem. Pharmacol. 26, 31-35 (1977)
Lenz, W.: Pharmakogenetik. Einige genetisch bedingte ungewöhnliche Arzneireaktionen. Münchn. med. Wschr. 110, 1225-1233 (1968)
Lesna, M., Watson, A.J., Douglas, A.P., Hamlyn, A.N., James, O.F.W.: Evaluation of paracetamo-induced damage in liver biopsies. Acute changes and follow-up findings. Virchows Arch., Abt. A, 370, 333-344 (1976)
Maddrey, W.C., Boitnott, J.K.: Isoniazid hepatitis. Ann. intern. Med. 79, 1-12 (1973)
Maddrey, W.C., Boitnott, J.K.: Severe hepatitis from methyldopa. Gastroenterol. 68, 351-360 (1975)
Maddrey, W.C., Boitnott, J.K.: Drug-induced chronic liver disease. Gastroenterology 72, 1348-1353 (1977)
Meyers, J.D., Olson, R.E., Lewis, H., Moran, T.J.: Xanthomatous biliary cirrhosis following chlorpromazine, with observations indicating overproduction of cholesterol, hyperprothrombinemia and development of portal hypertension. Trans. Ass. Amer. Phys. 70, 243 (1957)
Miguet, J.P., Mavier, P., Soussy, C.J., Dhumeaux, D.: Induction of hepatic microsomal enzymes after brief administration of rifampicin in man. Gastroenterology 72, 924-926 (1977)
Mitchell, J.R., Jollows, D.J.: Metabolic activation of drugs to toxic substances. Gastroenterology 68, 392-410 (1975)
Mitchell, J.R., Jollow, D., Potter, W.Z., Gillette, J.R., Bradie, W.B.: Acetaminophen-induced hepatic necrosis. IV. Protective role of glutathione. J. Pharmacol. exper. Ther. 187, 211-217 (1973)
Mitchell, J.R., Nelson, S.D., Thorgeirsson, S.S., McMurtry, R.J., Dybing, E.: Metabolic activation: biochemical basis for many drug-induced liver injuries. Progress in liver diseases, Vol. 5, p. 259-279. Grune and Stratton: New York, San Francisco, London 1976
Mitchell, J.R., Potter, W.Z.: Drug metabolism in the production of liver injury. Med. clinics North America 59, 877-885 (1975)
Mitchell, J.R., Zimmerman, H.J., Ishak, K.G., Thorgeirsson, U.P., Timbrell, J.A., Snodgrass, W.R., Nelson, S.D.: Isoniazid liver injury: Clinical spectrum, pathology, and probable pathogenesis. Ann. Intern. Med. 84, 181-192 (1976)
Mori, M., Novikoff, A.B.: Induction of pinocytosis in rat hepatocytes by partial hepatectomy. J. Cell Biol. 72, 695-706 (1977)
Morris, J.S., Schmid, M., Newman, S., Scheuer, P.J., Sherlock, S.: Arsenic and noncirrhotic portal hypertension. Gastroenterol. 64, 86-94 (1974)
Musch, E., Oldershausen, H.-F. v.: Klinik und Pathogenese der „INH-Hepatitis". Therapiewoche 28, 3267-3276 (1978)

Nadell, J., Kosell, J.: Peliosis hepatis. Twelve cases associated with oral androgen therapy. Arch. Pathol. 101, 405-410 (1977)
Naeim, F., Copper, P.H., Semion, A.A.: Peliosis hepatis. Possible etiologic role of anabolic steroids. Arch. Path. 95, 284-285 (1973)
Nesbit, M., Krivit, W., Heyn, R., Sharp, H.: Acute and chronic effects of methotrexate on hepatic, pulmonary and skeletal systems. Cancer 37, 1048-1054 (1976)
O'Gorman, Th., Koff, R.S.: Salicylate hepatitis. Gastroenterology 72, 726-728 (1977)
Oldershausen, H.-G. v., Eggstein, M., Dold, U., Knörr, K.: Ikterus bei intrahepatischer Cholestase nach Gaben von antikonzeptionellen Steroiden. Dtsch. med. Wschr. 90, 1290-1294 (1965)
Olsson, R.: Increased hepatic sensitivity to paracetamol. Lancet 1978/II, 152-153
Orlandi, F., Jézéquel, A.M.: Liver and drugs. Acad. Press: London, New York 1972
Orlandi, F., Bamonti, F., Dini, M., Koch, M., Jézéquel, A.M.: Hepatic cholesterol synthesis in man: Effect of diazepam and other drugs. Europ. J. clin. Invest. 5, 139-146 (1975)
Oudéa, P., Oudéa, M.C.: Anoxic lesions of liver cells. Meth. Achievm. exper. Path. 3, 40-54 (1967)
Pantlen, H.: Intrahepatische Cholestase durch Prajmaliumbitartrat. Dtsch. med. Wschr. 101, 1855-1856 (1976)
Perez, V.: Sex hormones and the liver. In: Arzneimittel und Leber (Ed.) W. Gerok, K. Sickinger. Schattauer: Stuttgart 1975
Perez, V., Gorodisch, S.: Female sex hormones and the liver. In: The liver and its diseases (Ed.) F. Schaffner, S. Sherlock, C.M. Leevy, p. 179-190. Thieme: Stuttgart 1974
Perez, V., Schaffner, F., Popper, H.: Hepatic drug reaction. In: Progress in liver diseases, (Eds.) H. Popper, F. Schaffner. Vol. 4, p. 597. Grune and Stratton: New York, London 1972
Pessayre, D., Bentata, M., Degott, C., Nouel, O., Miguet, J.-P., Rueff, B., Benhamou, J.-P.: Isoniazid-rifampicin fulminant hepatitis. A possible consequence of the enhancement of isoniazid hepatotoxicity by enzyme induction. Gastroenterology 72, 284-289 (1977)
Pfeifer, U., Bannasch, P.: Zum Problem der „hyalinen Eiweißtropfen" im Cytoplasma der Leberzellen. Licht- und elektronenmikroskopische Untersuchungen nach $^3/_4$ Hepatectomie. Virchows Arch. Abt. B, Zellpath. 1, 365-388 (1968)
Phillips, M.J., Oda, M., Mak, E., Steiner, J.W.: Fine structure of the biliary tree. In: The hepatobiliary system. Fundamental and pathological mechanisms. (Eds.) W. Taylor, p. 245-263. Plenum Press: New York, London 1976
Phillips, M.J., Oda, M., Mak, E., Fisher, M.M., Jeejeebhoy, K.N.: Mikrofilament dysfunction as a possible cause of intrahepatic cholestasis. Gastroenterology 69, 48-58 (1975)
Popper, H.: Dug-induced liver injury. In: The liver (Eds.) E.A. Gall, F.K. Mostofi, p. 182-198, The Williams and Wilkins Comp.: Baltimore 1973
Popper, H., Greim, H., Czygan, P., Hutterer, F., Schaffner, F.: Gallensäuren und Cholestase. Z. Gastroenterol. 11, 451-456 (1973)
Popper, H., Rubin, E., Gardiol, D., Schaffner, F., Paronetto, F.: Drug-induced liver disease. A penalty for progress. Arch. int. Med. 115, 128-136 (1965)
Popper, H., Schaffner, F.: Pathophysiology of cholestasis. Hum. path. 1, 1-24 (1970)
Popper, H., Schaffner, F., Kenk, H.: Molecular pathology of cholestasis. In: The hepatobiliary system. Fundamental and pathological mechanism (Ed.) Taylor, p. 605-629. Plenum Press: New York 1976
Prescott, L.F.: Acute hepatic necrosis from Paracetamol overdosage. Internat. Symp. on Hepatotoxicity, Tel Aviv 25, 3 (1973)
Rabes, H.M.: Kinetics of hepatocellular proliferation after partial resection of the liver. Progress in liver diseases (Eds.) H. Popper, F. Schaffner, Vol. 5, p. 83-99. Grune and Stratton: New York, San Francisco and London 1976
Rappaport, A.R.: The structural and functional unit in the human liver (liver acinus). Anat. Rec. 130, 673 (1958)
Rappaport, A.M.: Acinar units and the pathophysiology of the liver. In: The liver, morphology, biochemistry, physiology I, (Ed.) Ch. Rouiller, 265-328. Academic Press: New York, London 1963
Rappaport, A.M.: The microcirculatory acinar concept of normal and hepatic structure. Beitr. Path. 157, 215-243 (1976)
Read, A.E., Harrison, C.V., Sherlock, Sh.: Chronic chlorpromazine jaundice, with particular reference to its relationship to primary biliary cirrhosis. Amer. J. Med. 31, 249-258 (1961)
Rehman, O.U., Keith, Th. A., Gall, E.A.: Methyldopa-induced submassive hepatic necrosis. J. amer. med. Assoc. 224, 1390-1392 (1973)
Remmer, H., Boll, H.M.: Primary liver cancer.
Remmele, W., Harms, D.: Zur pathologischen Anatomie des Kreislaufschocks beim Menschen. I. Mikrothrombose der peripheren Blutgefäße. Klin. Wschr. 46, 352-357 (1968)
Remmele, W., Loeper, H.: Zur pathologischen Anatomie des Kreislaufschocks beim Menschen. IV. Pathomorphologie der Schockleber. Klin. Wschr. 51, 10-24 (1973)

Remmer, H.: „Entgiftung" und „Giftung" von Arzneimitteln in der Leber. In: Toxische Leberschäden (Ed.) L. Wannagat, p. 14-20. Thieme: Stuttgart 1976
Remmer, H., Schoene, B., Fleischmann, R.A.: Induction of unspecific microsomal hydroxylase in human liver. Drug Metabol. Dis. 1, 224-230 (1973)
Reyes, H., Gonzalez, M.C., Ribalta, J., Aburto, H., Matus, C., Schramm, G., Katz, R., Medina, E.: Prevalence of intrahepatic cholestasis of pregnancy in Chile. Ann. Int. Med. 88, 487-493 (1978)
Rodman, J.S., Deutsch, D.L., Gutman, S.I.: Methyldopa hepatitis. A report of six cases in the literature. Amer. J. Med. 60, 941-948 (1976)
Saba, Th. M.: Humoral control of Kupffer cell function after injury. Bulletin of the Kupffer cell foundation 1, 11-25 (1978)
Sameshima, Y., Mizuno, T., Sasakawa, M., Shiozaki, Y., Tatsumi, K.: Drug-induced hepatic injury. A review of the Japanese articles for the past 50 years. Japanese Journal of Gastroenterology 73, 1214-1221 (1976)
Schaffner, F.: Drug-induced chronic liver disease. In: Chronic Hepatitis (Eds.) P. Gentilini, H. Popper, U. Teodori, p. 156-159. Karger: Basel, München, Paris, London, New York, Sydney 1976
Schaffner, F., Kniffen, J.C.: Electron microscopy as related to hepatotoxicity. Ann. New York Acad. Sci. 104, 847 (1963)
Schaffner, F., Raisfeld, I.H.: Drugs and the liver. A review of metabolism and adverse reactions. Arch. Intern. Med. 15, 221-251 (1969)
Schenker, S., Breen, K.J., Heimberg, M.: Pathogenesis of tetracycline-induced fatty liver. In: Drugs and the liver (Eds.) W. Gerok, K. Sickinger, p. 269-280. Schattauer: Stuttgart 1976
Schweitzer, I.L., Peters, R.L.: Acute submassive hepatic necrosis due to methyldopa. A case demonstrating possible initiation of chronic liver disease. Gastroenterology 66, 1203-1211 (1974)
Seaman, W.E., Ishak, K.G., Plotz, P.H.: Aspirin-induced hepatotoxicity in patients with systemic lupus erythematosus. Ann. Intern. Med. 80, 1-8 (1974)
Seeley, T.T., Blumenfeld, Ch.M., Ikeda, R., Knapp, W., Ruebner, B.H.: Hepatic infarction. Hum. Path. 3, 265-276 (1972)
Sherlock, Sh.: Halothane hepatitis. The Lancet 1978/II, 364-365
Siegers, C.-P., Strubelt, O., Schütt, A.: Hepatotoxicity and metabolism of paracetamol in rats and mice. Naunyn-Schmiedeberg's Arch. of Pharmacol., Suppl. to Vol. 282, (1974)
Stenger, R.J.: Liver disease. Hum. Path. 8, 603-619 (1977)
Sterup, K., Mosbech, J.: Budd-Chiari syndrome after taking oral contraceptives. Brit. med. J. IV, 660 (1967)
Studer, A., Schärer, K.: Langfristige Phenacetinbelastung am Hund mit Berücksichtigung der Leber- und Nierenpigmentierung. Schweiz. med. Wschr. 95, 933-941 (1965)
Studer, A., Schärer, K., Berendes, K., Haudenschild, Ch.: Experimentelle Vermehrung von Lipofuscin an der Ratte. Schweiz. med. Wschr. 99, 1167 (1969)
Taxy, J.B.: Peliosis: A morphologic curiosity becomes an iatrogenic problem. Hum. Path. 9, 331-340 (1978)
Thompson, R.P.H., Clark, R., Willson, R.A., Borirakchanyavat, V., Widdop, B., Goulding, R., Williams, R.: Hepatic damage from overdose of paracetamol. Gut 13, 836 (1972)
Thomsen, P., Poulsen, H., Petersen, P.: Different types of ground glass hepatocytes in human liver biopsies: morphology, occurrence and diagnostic significance. Scand. J. Gastroent. 11, 113-119 (1975)
Tolman, K.G., Peterson, P., Gray, P., Hammar, S.P.: Hepatotoxicity of salicylates in monolayer cell cultures. Gastroenterology 74, 205-208 (1978)
Trump, B.F., Croker, B.P., Mergner, W.J.: The role of energy metabolism, ion and water shifts in the pathogenesis of cell injury. In: Cell Membranes. Biological and pathological aspects (Eds.) G.W. Richter, D.G. Scarpelli, N. Kaufman, p. 84-128. The Williams and Wilkins: Baltimore 1971
Trump, B., Dees, J.H., Shelburne, J.D.: The ultrastructure of the human liver and its common patterns of reaction to injury. In: The liver (Eds.) E.A. Gall, F.K. Mostofi. Internat. Acad. Pathol. Monographs in Pathology Vol. 13, p. 80-120. The Williams and Wilkins Comp., Baltimore 1973
Uppala, A.R., Steinheber, F.U.: Fulminant hepatic failure associated with methyldopa. Amer. J. Gastroenterol. 68, 578-581 (1977)
Vesell, E.S.: Individual variations in drug response. In: Liver and drugs (Eds.) F. Orlandi, A.M. Jézéquel, p. 1-40. Academic Press: London, New York 1972
Vesell, E.S.: Pharmacogenetic factors as determinants of hepatotoxicity. In: International Symposium on Hepatotoxicity, Tel Aviv 1973 (Eds.) M. Eliakim, J. Eschar, H.J. Zimmerman, p. 40. Academic Press: New York 1974
Wannagat, L.: Toxische Leberschäden. Medikamente und Leber. Thieme: Stuttgart 1976
Wheeler, H.O.: Secretion of bile. In: Diseases of the liver (Ed.) Schiff, p. 87-110 4th Ed. Lippincott: Philadelphia 1975
Wieland, Th.: Mode of action of the cyclic peptide toxins from amanita phalloides. Hoppe-Seyler's Z. Physiol. Chem. 356, 288-289 (1975)

Wieland, Th., Schäfer, A., Govindan, V.M., Faulstich, H.: Interaction of phalloidin with actin. In: Pathogenesis and mechanisms of liver cell necrosis (Ed.) D. Keppler, p. 193-197. MTP Press: Lancaster 1975
Wolfe, J.D., Metzger, A.L., Goldstein, R.C.: Aspirin hepatitis. Ann. Int. Med. 80, 74-76 (1974)
Wu, Sh.-M., Spurny, O.M., Klotz, A.P.: Budd-Chiari Syndrome after taking oral contraceptives. A case report and review of 14 reported cases. Dig. Disease 22, 623-628 (1977)
Zimmerman, H.J.: The spectrum of hepatotoxicity. Perceptives in Biology and Medicin 12, 135-161 (1968)
Zimmerman, H.J.: Drug-induced hepatic injury. In: Hypersensitivity to drugs (Ed.) M. Samter, p. 299-365. Pergamon Press In.: New York 1972
Zimmerman, H.J.: Liver injury induced by chemicals and drugs. In: Gastroenterology (Ed.) H.L. Bockus, Vol. III, p. 299-341. W.B. Saunders Comp.: Philadelphia, London, Toronto 1976
Zimmerman, H.J.: Drug-induced liver disease. Drugs 16, 25-45 (1978)

Zur Differentialdiagnose der posttraumatischen Hyperbilirubinämie

S. Jelen, N. Kaminski und G. Tempel

Die Hyperbilirubinämie ist ein häufiger Befund bei Patienten einer operativ-traumatologischen Intensivstation.

Bei 70% einer Gruppe von 95 polytraumatisierten Patienten wurden Bilirubinwerte über 2 mg% festgestellt, während Werte über 3 mg%, die also auch klinisch sichtbar sind, bei 45 Patienten gemessen wurden. Dieser Anstieg ist vor allem auf 2 Gruppen von Faktoren zurückzuführen, nämlich auf den erhöhten Anfall von Bilirubin und auf eine verminderte hepatozelluläre Funktion (Tabelle 1). Die einzelnen Faktoren lassen sich beim polytraumatisierten Patienten selten sicher differenzieren, da bei fast allen Schock oder Hypoxie zur Aufnahme geführt haben und die meisten Patienten zusätzliche Komplikationen aufweisen.

Tabelle 1. Ursachen der posttraumatischen Hyperbilirubinämie

A. Vermehrter Anfall von Bilirubin
- a) Transfusionen
- b) Resorption von Hämatomen
- c) Hämolytische Transfusionsreaktion

B. Verminderte Hepatozelluläre Funktion
- a) Schock, Hypotension
- b) Hypoxämie
- c) Sepsis
- d) Medikamente
- e) Infektion mit Hepatitisvirus

C. Extrahepatischer Verschluß

Von unseren 45 Patienten mit einem Bilirubinanstieg über 3 mg% wurde bei 42 Patienten ein Schockzustand bei der Aufnahme oder während der Erstversorgung diagnostiziert. Alle Patienten wurden operiert und narkotisiert, wobei alle üblichen Narkoseverfahren zur Anwendung kamen.

23 dieser Patienten sind verstorben, davon hatten 18 Patienten septische Komplikationen, bei 19 Patienten entwickelte sich eine Niereninsuffizienz, 6 Patienten wurden dialysiert. Die maximalen Bilirubinwerte betrugen im Durchschnitt 13,8 mg%, wobei die Einzelwerte zwischen 3,2 mg% und 67 mg% lagen. 22 Patienten haben überlebt, dabei zeigten 6 Patienten septische Komplikationen, eine Niereninsuffizienz trat bei 8 Patienten auf, nur 1 Patient mußte dialysiert werden.

Der maximale Bilirubinwert war bei den Überlebenden mit 6,9 mg% deutlich niedriger, wobei die Einzelwerte zwischen 2,8 und 16,2 mg% lagen.

Einen ersten Gipfel zeigten die Bilirubinwerte bereits am Aufnahmetag oder am Tag danach. Der Anstieg war jedoch häufig inapparent und lag meist unter 3 mg%; nur in wenigen Fällen wurden Werte über 4 mg% gemessen, wobei vor allem das indirekte Bilirubin erhöht war.

Der hämorrhagisch-traumatische Schock führt zu einer Leberhypoxie und damit zu einer Einschränkung der Bilirubinexkretion, die energie- und damit sauerstoffabhängig ist. Bei einigen Patienten war allein eine Hypoxie der Leber Ursache dieses ersten Bilirubinanstiegs. Als Hauptursache sind jedoch Transfusionen anzusehen. Bei einer Minderperfusion der Leber ist ihre Kapazität durch diese Mehrbelastung leicht überfordert. Die Bilirubinwerte der Patienten mit Massentransfusionen lagen am 1. Tag deutlich höher als die der anderen Patienten (Abb. 1). Mit Stabilisierung der Kreislaufverhältnisse und ausreichender Oxygenierung erholt

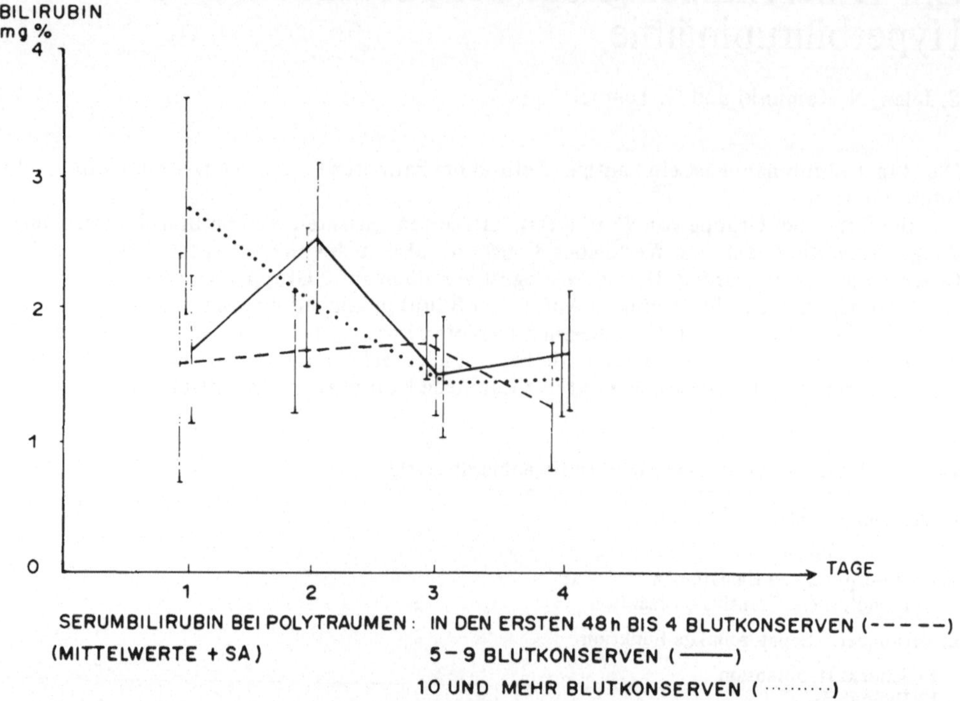

Abb. 1. Serumbilirubin bei 66 polytraumatisierten Patienten, bis 4 Blutkonserven (n = 14), 5 bis 9 Blutkonserven (n = 14), mehr als 10 Blutkonserven (n = 38) in den ersten 48 h posttraumatisch

sich die Leberfunktion in der Regel rasch. Die Bilirubinwerte am 3. Tag waren bei allen Patienten normalisiert.

Bei 19 Patienten entwickelte sich etwa vom 4. oder 5. Tag an erneut eine Hyperbilirubinämie, bei 16 Patienten trat sie erstmals auf. Die Bilirubinwerte erreichten diesen zweiten Gipfel um den 6. bis 10. Tag, in Einzelfällen auch noch am 14. Tag. Dabei betrugen die maximalen Werte im Durchschnitt 6 bis 7 mg%, wobei zu 70 bis 90% das direkte Bilirubin erhöht war.

Die leberspezifischen Enzyme zeigten das Bild einer Cholestase, die anfangs erhöhten Transaminasen waren schon fast wieder normalisiert. Vorgenommene Leberpunktionen ergaben läppchenzentral angeordnete Leberzellnekrosen sowie eine Cholestase. Es fällt auf, daß dieser eben geschilderte Verlauf der Bilirubinwerte bei den verschiedenen Patientengruppen vorhanden war.

Wie aus der Kurve der Mittelwerte zu ersehen ist, zeigten sowohl Patienten mit septischen Komplikationen, die diese überlebt haben, als auch Patienten ohne septische Komplikationen, diesen charakteristischen Bilirubingipfel in der zweiten Woche (Abb. 2).

In dieser Gruppe der Patienten ohne septische Komplikationen sind sowohl Patienten ohne große Hämatome als auch Patienten mit zum Teil ausgedehnten retroperitonealen Hämatomen enthalten, da sie einen ähnlichen Verlauf aufwiesen, wobei der Bilirubingipfel bei Patienten mit Hämatomen später aufzutreten scheint. Bei allen Patienten lag ein schwerer hämorrhagisch-traumatischer Schock vor, bei dem – wie wir wissen – durch Minderperfusion und Hypoxie läppchenzentral angeordnete Leberzellnekrosen entstehen. Es liegt daher nahe anzunehmen, daß auch der Bilirubinanstieg in der 2. Woche als Folge der primären hepatozellulären Schädigung anzusehen ist, wobei jetzt zusätzliche Faktoren wie Resorption von Hämatomen oder septische Komplikationen hinzukommen. Auch ein möglicher Einfluß von Medikamenten muß diskutiert werden, ohne daß im Einzelnen eine Differenzierung möglich ist.

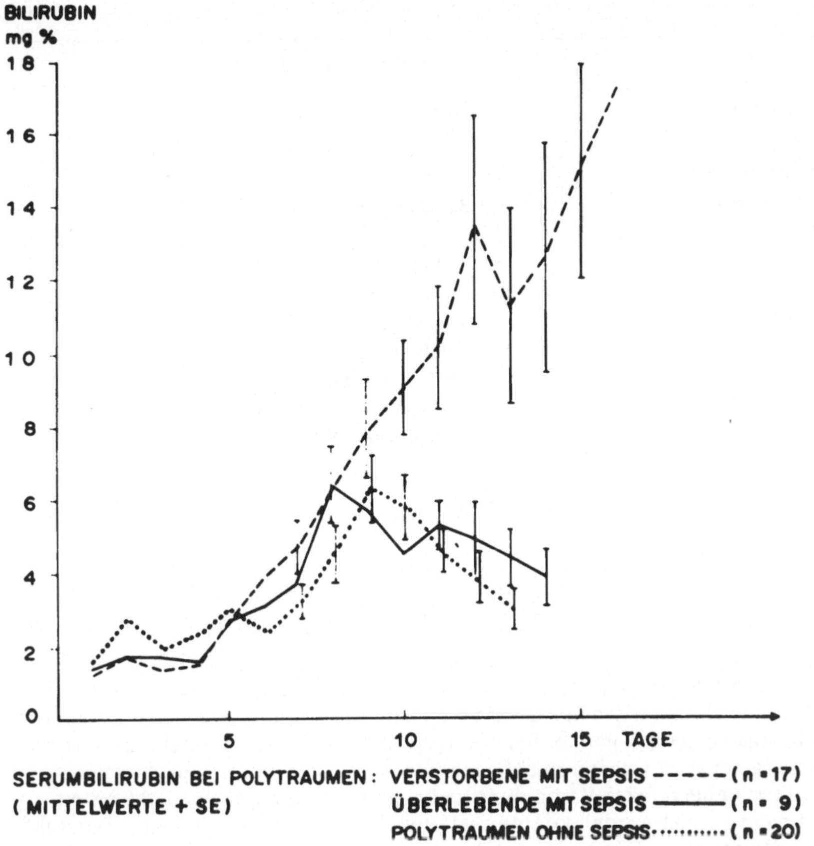

Abb. 2. Verlauf der Bilirubinwerte bei 3 Gruppen polytraumatisierter Patienten: Verstorbene Patienten mit Sepsis, Überlebende mit Sepsis und Polytrauma ohne Sepsis

Etwa vom 10. Tag an unterschieden sich die Bilirubinwerte der Patienten, die mit septischen Komplikationen verstorben sind, deutlich von den anderen Gruppen. Wie aus der Verlaufskurve zu sehen ist, stieg das Serum-Bilirubin kontinuierlich an und erreichte in mehreren Fällen Werte über 30 mg%. Bei der Sektion wurden histologisch zum Teil ausgedehnte, läppchenzentrale Leberzellnekrosen mit ausgeprägter Cholestase beschrieben.

Zum Abschluß möchte ich eine Patientin vorstellen, bei der zusätzlich zu allen eben erwähnten Faktoren noch eine weitere Ursache für den posttraumatischen Bilirubinanstieg diskutiert werden mußte und zwar die traumatische Hämobilie (Tabelle 2). Die Patientin erlitt bei einem Fenstersturz die hier aufgeführten Verletzungen und wurde im schweren hämorrhagisch-traumatischen Schock aufgenommen. Die Kreislaufverhältnisse stabilisierten sich erst nach der Relaparotomie im Laufe des 3. Tages. Es entwickelte sich ein akutes Nierenversagen, vom 4. Tag an wurden tägliche Hämodialysen durchgeführt (Abb. 3). Trotz des protrahierten Schocks und der Massentransfusion waren die Bilirubinwerte anfangs im Normbereich, die auf 200 bis 300 erhöhten Transaminasen und die stark erhöhte GLDH wurden als Folge des protrahierten Schockzustandes gedeutet (Abb. 4).

Vom 5. Tag an stieg das Bilirubin an, zunächst langsam, dann pro Tag um 10 mg% bis auf den Maximalwert von 67,1 mg%, wobei 95% als direktes Bilirubin vorgelegen haben. Das Ammoniak im Serum war auf 107 μg% erhöht, die Patientin war komatös und kreislaufinstabil, die Temperaturen waren dabei nur gering erhöht. Bakteriologische Kontrollen erbrachten keinen Hinweis auf eine septische Komplikation. Die Syntheseleistung der Leber im Hin-

Tabelle 2

Pat. A.H. 32 Jahre weibl.	Intensivbehandlung 43 Tage
Schwerer hämorrhagischer Schock	Schockbehandlung, 31 Blutkonserven
Unterarmfraktur links Olecranon- u. Ulnafraktur rechts	Gipslonguette, Osteosynthese 25. Tag
Fraktur der 10.-12. Rippe rechts Hämatothorax rechts	Bülaudrainage 1. Tag
Beckentrümmerfraktur ausgedehntes, retroperitoneales Hämatom	Probelaparotomie 1. Tag Relaparotomie 2. Tag
Offene Tibiakopffraktur links Abriß der Art. Poplitea links Unterschenkelfraktur rechts	Äußere Spanner Gefäßrekonstruktion 1. Tag Oberschenkelgips
Akute respiratorische Insuffizienz Akutes Nierenversagen Hyperbilirubinämie bei intrahepatischem Hämatom	Kontrollierte Beatmung Hämodialyse 39 x
Akute nekrotisierende Cholecystitis Leberabzesse Peritonitis Septischer Schock	Cholecystektomie 42. Tag

blick auf die Gerinnungsfaktoren war zufriedenstellend, die Transaminasen waren auf Werte um 50 E abgefallen, die cholestatischen Enzyme waren deutlich erhöht, im Vergleich zu dem exzessiven Bilirubinanstieg jedoch gering. Bei der daraufhin durchgeführten selektiven Arteriographie der Arteria hepatica wurden zwei flache intrahepatische Hämatome dargestellt. Obwohl angiographisch eine direkte Verbindung zwischen intrahepatischem Gefäßsystem und Gallenwegen nicht gezeigt werden konnte und obwohl bei der Patientin keine Blutstühle vorgelegen haben, ist eine traumatische Hämobilie als ein Teilfaktor an der Ursache dieses exzessiven Bilirubinanstiegs zumindest wahrscheinlich. Wie aus der Verlaufskurve (Abb. 4) ersichtlich ist, normalisierten sich die Bilirubinwerte rasch, der Allgemeinzustand der Patientin verbesserte sich. Vom 38. Tag an stiegen die Bilirubinwerte jedoch wieder an, am 42. Tag mußte die Patientin wegen eines akuten Abdomens erneut laparotomiert werden, wobei sich eine nekrotisierende Cholecystitis mit Abszessen im angrenzenden Lebergewebe fand, eine Komplikation, an der die Patientin zwei Tage später verstarb.

Die Leberhistologie ergab auch hier eine hochgradige Cholestase mit ausgedehnten läppchenzentralen Leberzellnekrosen.

Bei der Sektion wurde die angiographisch gestellte Diagnose von intrahepatischen Hämatomen im rechten Leberlappen bestätigt.

Zusammenfassend ist zu sagen, daß der Befund einer Hyperbilirubinämie häufig ist und daß Bilirubinwerte über 13 mg% prognostisch ungünstig sind.

Eine Differentialdiagnose ist aufgrund des Zusammenwirkens vieler Faktoren schwierig und muß anhand zusätzlicher klinischer Parameter erfolgen. Bei unseren Patienten, wie auch in anderen Untersuchungen [1, 2, 3, 4], scheint jedoch der Schockzustand Hauptursache für die Entstehung der Hyperbilirubinämie zu sein.

Addendum. Die Arteriographie wurde durchgeführt von OA Dr. Kramann, Institut für Röntgendiagnostik im Klinikum rechts der Isar.

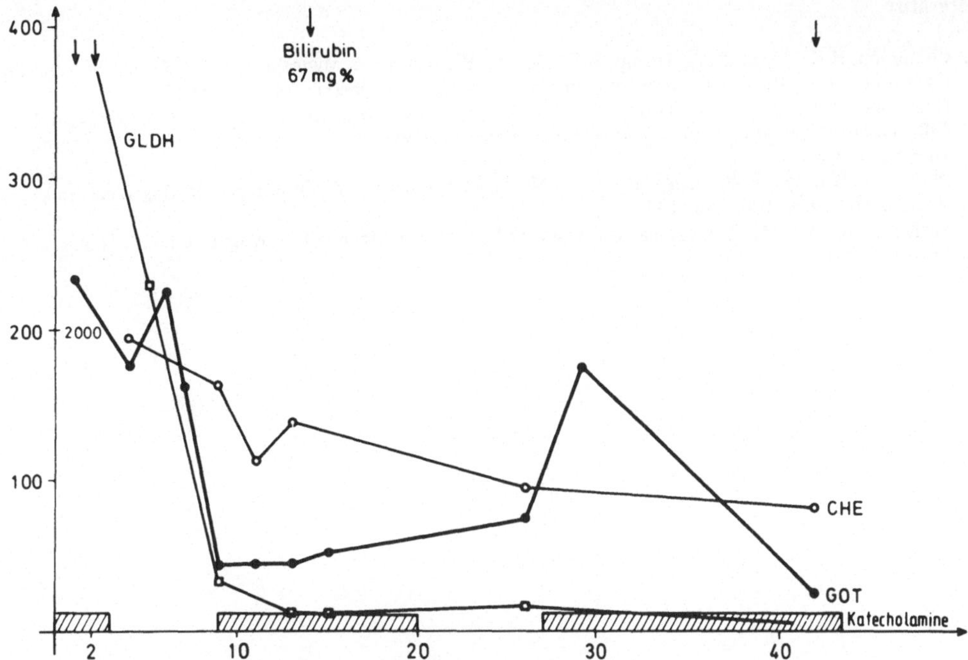

Abb. 3. Pat. A.H., 32 J., Polytrauma: Verlaufskontrolle von GOT, GLDH und Cholinesterase. (↓25. Tag Osteosynthese, ↓42. Tag Cholecystektomie)

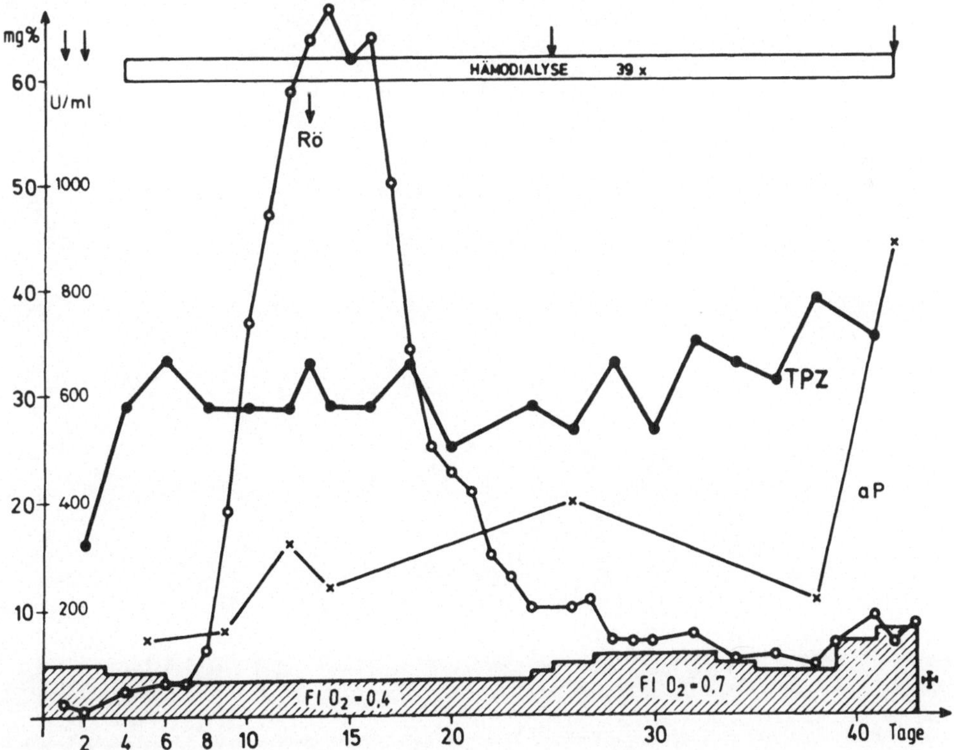

Abb. 4. Pat. A.H., Polytrauma: Verlauf von Serumbilirubin, alkalische Phosphatase und Thromboplastinzeit (↓Cholecystektomie 42. Tag)

Literatur

1. Champion, H.R., Jones, R.T., Trump, B.F., Decker, R., Wilson, S., Miginski, M., Gill, W.: A clinicopathologic study of hepatic dysfunction following shock. Surg. Gyn. Obstetr. 142, 657 (1976)
2. Champion, H.R., Jones, R.T., Trump, B.F., Decker, R., Wilson, S., Stega, M., Nolan, J., Crowley, R.A., Gill, W.: Post-traumatic hepatic dysfunction as a major etiology in post-traumatic jaundice. J. Trauma 16, 650 (1976)
3. Nunes, G., Blaisdell, F.W., Margaretten, W.: Mechanism of hepatic dysfunction following shock and trauma. Arch Surg. 100, 546 (1970)
4. Sarfeh, J., Balint, J.A.: The clinical significance of hyperbilirubinemia following trauma. J. Trauma 18, 58 (1978)

Klinisch-chemische Verlaufsbeobachtungen der Leberfunktion bei Intensivtherapiepatienten

W.K. Hirlinger, D. Spilker, A. Grünert, J. Kilian und Ch. Vandevelde

Im Mittelpunkt des Interesses bei Intensivtherapiepatienten stand bisher die Lunge, das Herz-Kreislauf-System, das Gehirn sowie die Niere. Da wir routinemäßig bei unseren Patienten der anästhesiologischen Intensivstation auch biochemische Parameter der Leberfunktion bestimmen, fiel uns wiederholt auf, daß im Verlauf der Intensivtherapie die Leber nicht ohne Mitreaktion bleibt. Wir haben in einer retrospektiven Studie bei 26 Patienten den Verlauf der „Leberwerte" näher untersucht.

Es handelte sich um Patienten, bei denen weder anamnestisch noch traumatisch oder operativ eine Leberschädigung anzunehmen war. Diese Patienten waren anfangs beatmet und wurden 12 Std nach Aufnahme parenteral mit einer 10%igen Aminosäurelösung und einer Kohlenhydratlösung aus Fruktose, Glukose und Xylit ernährt. 18 Patienten waren posttraumatisch und 8 postoperativ bei uns in Behandlung.

Folgende Parameter zogen wir heran, um die Leberfunktion näher zu analysieren. Als biochemische Parameter der Störung der Zellintegrität dienten uns die SGOT und SGPT. Wir nahmen eine Störung der Syntheseleistung an, wenn der Quickwert unter 50% lag und die Serumcholinesterase unter 3 KU/l sank. Eine Störung der Ausscheidungsfunktion lag vor bei erhöhten Werten der alkalischen Phosphatase, der γ-GT und des Bilirubins.

Bei 20 Patienten waren die SGOT und die SGPT erhöht. Es ist nicht möglich, in dieser Phase eine mäßige Erhöhung der Transaminasen auf eine Leberfunktionsstörung zurückzuführen. Auch die Traumatisierung anderer Gewebe kann zu einem Anstieg der Transaminasen führen. Lediglich bei 2 Patienten stiegen die Transaminasen auf knapp über 100 E./l im Anschluß an einen septischen Schock an. In diesen beiden Fällen dürften zentrolobuläre Leberzellnekrosen die Ursache sein.

Bei 22 der 26 untersuchten Patienten fanden wir niedrige Werte der Serumcholinesterase als Ausdruck einer Syntheseleistungsstörung.

Die Ausscheidungsfunktion gemessen an den Parametern alkalische Phosphatase, γ-GT und Bilirubin war bei 22 Patienten beeinträchtigt.

Was die Diagnose „Störung der Exkretionsfunktion" betrifft, muß ähnliches gesagt werden wie bei der Diagnose „Störung der Leberzellintegrität". Es ist denkbar, daß durch Frakturen vermehrt alkalische Phosphatase aus dem Knochen anfällt. Die γ-GT hat bei geringgradiger Erhöhung wenig Aussagekraft, da bereits bei geringen Belastungen des Organismus Veränderungen der γ-GT Aktivität gemessen werden.

Bei näherer Analyse der Patienten mit einer Ausscheidungsstörung stellten wir bei 7 Patienten einen Anstieg des Bilirubins auf über 50 μMol/l fest. 6 von diesen 7 Patienten hatten eine normale alkalische Phosphatase. Bei dieser intrahepatischen Cholestase handelte es sich um eine s.g. Bilirubinostase. Das gemessene Bilirubin lag überwiegend in konjugierter Form vor. In der Literatur wird über diese Bilirubinostase ebenfalls berichtet. Diese Autoren führen sie auf die Transfusion von älteren Blutkonserven zurück. Das durch Hämolyse vermehrt anfallende Bilirubin wird zwar in der Leber gekoppelt, jedoch ist die Ausscheidungskapazität durch Trauma und Operation vermindert. Fahrländer und Mitarb. beschreiben eine solche Bilirubinostase im Zusammenhang mit schweren bakteriellen Infekten.

Bei diesen von uns untersuchten 7 Patienten kann in einem Fall ein vermehrter Anfall von Bilirubin durch Resorption großer Hämatome diskutiert werden. Wir sind der Ansicht, daß die Bilirubinostase vor allem im Zusammenhang mit einem schweren bakteriellen Infekt zu sehen ist. Von den o.a. Patienten hatten 4 eine Peritonitis, die anderen 3 eine Sepsis, diagnostiziert aufgrund einer positiven Blutkultur oder eines septischen Schocks mit Temperaturanstieg, Tachykardie, Blutdruckabfall, Rückgang der Urinausscheidung. Bei 4 von diesen 7 Patienten fanden wir zweimal grampositive und dreimal gramnegative Keime im Blut. 5 Patienten verstarben im septischen Schock. Bei den überlebenden 3 Patienten normalisierte sich die Leberfunktion nach Beherrschung des Infektes.

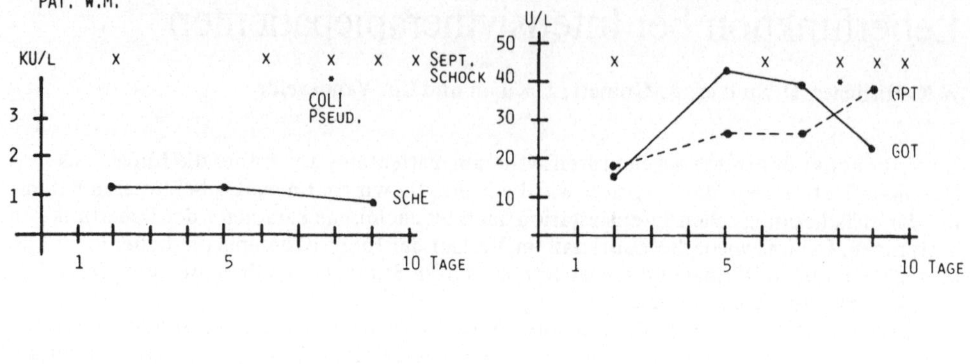

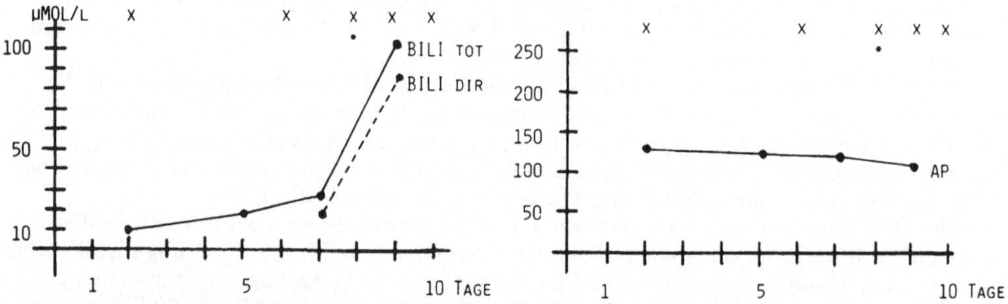

Abb. 1. Kasuistik. Cholinesterase (SCHE), Bilirubin, GPT und AP bei septischem Schock

Den Zusammenhang Bakteriämie, septischer Schock und Bilirubinostase möchte ich Ihnen anhand der Abb. 1 demonstrieren. Es handelte sich um eine 34-jährige Patientin, welche wegen einer familiären Dickdarmpolyposis mit maligner Entartung in einem auswärtigen Krankenhaus subtotal ektomiert wurde. Postoperativ kam es zu einer Nahtinsuffizienz mit Peritonitis, und es erfolgte die Verlegung am 9. postoperativen Tag auf unsere Intensivstation wegen Auftretens eines septischen Schockes mit akutem Nierenversagen. Die Serumcholinesterase war stark erniedrigt, ebenso das Gesamteiweiß und anfänglich der Quickwert. Die Transaminasen waren anfangs normal und stiegen nur mäßig an. Ebenfalls normal blieb die alkalische Phosphatase und die γ-GT. Einen Tag nach dem Nachweis von E. coli und Pseudomonas im Blut kam es zu einem starken Bilirubinanstieg auf Werte über 100 μMol/l. Das Bilirubin lag vorwiegend konjugiert vor. Die Patientin verstarb am 10. Tag nach Aufnahme auf unserer Station im septischen Schock.

Bei einer großen Anzahl der chirurgischen Intensivtherapiepatienten ist mit der Störung einer Leberteilfunktion zu rechnen. Am wenigsten gestört ist die Zellintegrität. Gleich häufig war bei den von uns untersuchten Patienten die Syntheseleistung und Ausscheidungsfunktion gestört.

Literatur beim Verfasser

Erfahrungen bei Mehrfachnarkosen unter Berücksichtigung von Halothane und Leber-Affektionen

H. Weigand und H. Dobbelstein

Das Pro und Contra um die Frage der Mehrfach-Narkosen, insbesondere mit Halothane und die möglicherweise hierdurch ausgelösten Leberschädigungen, ist zwar nicht mehr so heftig, wie noch vor einigen Jahren, aber nach wie vor aktuell. Denn bisher haben weder die Befürworter noch die Ablehnenden unanfechtbare Beweise für ihre Standpunkte erbringen können.

Lassen Sie mich kurz die derzeitige Situation skizzieren: Von der Contra-Seite wird Halothane – besonders bei mehrfacher Exposition – immer wieder angeschuldigt, auslösende Ursache für postnarkotische Leberschädigungen gewesen zu sein, wenn nicht gar zum Tode geführt zu haben [1-9].

Daher wird vielfach empfohlen, Halothane nicht mehr als einmal anzuwenden, oder die Mehrfach-Anwendung wenn eben möglich zu vermeiden. Einige schlagen vor, Halothane bei mehreren Eingriffen nur für den größeren und wichtigeren zu reservieren. Ferner wird beim Vorliegen einer noch so milden hepatischen Reaktion nach einer Narkose, die Anwendung von Halothane bei einer notwendigen, weiteren Narkose als absolute Kontra-Indikation angesehen [1, 2, 10, 11, 12-14].

Sollte man sich trotzdem dazu entschließen, Halothane wiederholt zu verwenden, wird geraten, zeitliche Abstände zwischen die einzelnen Narkosen zu legen, um das Risiko zu mindern. Die Empfehlungen reichen von „nicht innerhalb einer kurzen Zeit" [15, 16] über „nicht innerhalb von vier Wochen" [17] bis zu „nicht innerhalb von zwei bis drei Monaten" [1, 18, 19].

Dabei wird eingeräumt, daß Anhaltspunkte für ein „sicheres Zeitintervall" nicht existieren [8] und, daß Halothane nicht auch in kürzeren Zeitabständen als z.B. drei Monaten gegeben werden könne [20]. Auch die für solche Zeitintervalle gegebenenfalls wichtige Frage einer „Halothane-Sensibilisierung" ist immer wieder aufgeworfen [21, 22, 23], aber bis auf zwei gesicherte Ausnahmen [24, 25], bisher nicht eindeutig beantwortet worden [26, 27].

Der Kuriosität halber sei vermerkt, daß es auf der Contra-Seite auch zu einigen Eigentoren gekommen ist, wenn klinisch und histo-pathologisch „eine Halothane Hepatitis" bei Patienten diagnostiziert wurde, bei denen Halothane nie zur Anwendung gekommen war [28, 29].

Von der Pro-Seite ist demgegenüber immer wieder von guten Erfahrungen mit Mehrfach-Narkosen unter Anwendung von Halothane berichtet worden, besonders wenn es sich hierbei um Kinder handelte. Leber-Schäden, die eindeutig auf Halothane hätten zurückgeführt werden können, seien nicht beobachtet worden [30-46].

Wägt man die hier nur übersichtsartig angegebenen und sich zum Teil erheblich widersprechenden Meinungen gegeneinander ab, so muß man konsequenterweise fragen, wie relevant das Problem der Mehrfach-Narkosen und die Anwendung von Halothane für den im täglichen Routinebetrieb stehenden Anästhesisten überhaupt ist. Wir wurden besonders auf diese Frage aufmerksam, als wir vor vielen Jahren ein Kind zur Behandlung einer Ösophagusstenose insgesamt 46mal narkotisieren mußten. Wir haben hierüber 1976 in Hannover berichtet [46].

Aus diesem Anlaß haben wir sowohl rückwirkend als auch fortgesetzt die Mehrfach-Narkosen mit und ohne Halothane aufgezeichnet. Dabei ergab sich, daß wir in einem Zeitraum von sieben Jahren an der Universitäts-HNO-Klinik in Köln bei 12,8% aller Patienten solche durchführen mußten. In 81,8% aller Fälle wurde hierbei Halothane verwandt. Leberschäden, die möglicherweise Folge dieser mehrfachen Halothane-Exposition hätten sein können, haben wir damals klinisch nicht beobachtet.

Seit 1974 haben wir die gleiche Fragestellung an einem Allgemein-Krankenhaus untersucht. Wir sind zu folgenden Ergebnissen gekommen:

Bereits die Ausgangssituation, vor die wir bei jedem neu aufgenommenen Patienten gestellt wurden, verdeutlicht, daß viele dieser Patienten schon vorher einmal in Vollnarkose oder Regional- bzw. Lokal-Anästhesie operiert worden waren (Tabelle 1). Verständlicherweise konnte nur in den seltensten Fällen das benutzte Narkotikum ermittelt werden. Ferner zeigte sich, daß die Zahl dieser Patienten von Jahr zu Jahr zunimmt. Gewisse Dunkelziffern müssen sicher hinzugerechnet werden, da die Anamnesen trotz Anamnesebögen und anschließender eingehender Befragung bei manchen Patienten nicht völlig zu eruieren waren, insbesondere bei Sprachschwierigkeiten mit ausländischen Patienten.

Tabelle 1. Von den erstmals aufgenommenen Patienten waren vorher bereits in Vollnarkose oder Regional/Lokal-Anästhesie operiert worden:

1974	1975	1976	1977	1978 (9 Mon.)
50,7%	56,7%	56,5%	60,2%	63,3%

Die Häufigkeit der Mehrfach-Narkosen bzw. Anästhesien lag insgesamt bei 12,0% (Tabelle 2). Bei der Aufteilung nach Fächern bestand fast kein Unterschied. Dagegen lagen bei der Mehrfachanwendung von Halothane diejenigen Fächer deutlich an der Spitze, bei denen vorwiegend Allgemein-Narkosen angewendet werden.

Tabelle 2. Häufigkeit von Mehrfach-Narkosen/Anästhesien

Anzahl d. Patienten	insgesamt n = 6674	Chir./Orth./Amb. n = 2444	HNO/Augen n = 4230
davon mehrfach narkot./anästh. Patienten	12,0%	11,8%	12,2%
davon mehrfach mit Halothane	71,3%	26,6%	96,3%

Bei der Aufschlüsselung der Anzahl der durchgeführten Narkosen bzw. Anästhesien je Patient (Tabellen 3 und 4) ergab sich ebenfalls ein deutliches Überwiegen der ausschließlich mehrfach mit Halothan behandelten Patienten, gefolgt von den mehrfach in Regional-Anästhesie operierten Patienten, den ausschließlich mit anderen Narkose-Mitteln behandelten Patienten und den verschiedensten Kombinationen.

Tabelle 3

Anzahl der Nark./Anästh.	Anzahl der Patienten ausschließl. mehrfach mit Halothane behandelt	mit Halothane u. and. Narkotica[a] behandelt	mit Halothane und Region. Anästh. behandelt	mit Halothane, and. Narkot.[a] u. Region. Anästh. behand.
2x	450	30	38	-
3x	78	9 (5)[b]	11 (8)[b]	4
4x	17	2 (2)[b]	2 (2)[b]	1
5x	6	1 (1)[b]	-	-
6x	2	1 (1)[b]	-	-
Patienten insgesamt	554	43 (9)[b]	51 (10)[b]	5

[a] NLA, Methohexital, Thiopental, Propanidid, Ketamine
[b] Zahl der davon mehrfach mit Halothane behandelten Patienten

Tabelle 4

Anzahl der Nark./Anästh.	Anzahl der Patienten ausschließl. mit and. Narkotica[a] beh.	mit and. Narkotica[a] u. Region. Anästh. beh.	ausschließl. mit Region. Anästh. beh.
2x	25	35	78
3x	1	8	2
4x	-	-	1
5x	-	-	1
Patienten insgesamt	26	43	82

[a] NLA, Methohexital, Thiopental, Propanidid, Ketamine

Die Zeiträume, in welchen die Narkosen bzw. Anästhesien durchgeführt wurden (Tabelle 5), waren auch hier deutlich fachabhängig. Während im chirurgisch/orthopädischen Bereich die meisten Patienten innerhalb von sechs Monaten mehrfach behandelt worden waren, lag einer der Schwerpunkte im HNO/Augen-Bereich innerhalb einer Woche. Das erklärt sich nicht nur alleine durch die im HNO-Bereich auftretenden Nachblutungen, sondern auch durch die Mehrfach-Operationen, die in diesem Fachgebiet während *eines* stationären Aufenthaltes relativ zahlreich sind. Die Häufigkeit der Mehrfach-Expositionen innerhalb einer Woche lag z.B. in der Universitäts-HNO-Klinik, Köln mit 34,1% noch weitaus höher. Insgesamt wurden mit 65,9% die Mehrzahl aller Patienten innerhalb von sechs Monaten wiederholt einer Narkose bzw. Anästhesie unterzogen.

Tabelle 5. Zeitraum, in welchem die Narkosen/Anästhesien durchgeführt wurden

innerhalb von	24^h	1 Woche	4 Wochen	6 Monaten	12 Monaten	mehr als 12 Monaten
insgesamt	9,2%	19,4%	10,5%	26,8%	13,0%	21,3%
Chir./Orth./Amb.	0,6%	5,1%	6,5%	11,5%	6,0%	6,3%
HNO/Augen	8,6%	14,3%	4,0%	15,3%	7,0%	15,0%

Hinsichtlich der Zeitdauer der gesamten Halothane-Expositionen pro Patient waren wiederum fachgebundene Unterschiede festzustellen (Tabelle 6). Die chirurgischen bzw. orthopädischen Operationen lagen mit 115 bzw. 117 min Durchschnitts-Exposition fast doppelt so hoch wie die Operationen im HNO/Augen- oder fachübergreifenden Bereich. Die beiden ambulant behandelten Patienten sind hier nur der Vollständigkeit halber mit aufgeführt. Bitte haben sie Verständnis, wenn wir Ihnen darüber hinaus nicht auch noch die Menge verbrauchten Halothans mitteilen können, aber dies bei insgesamt 573 Patienten auszurechnen war aus zeitlichen Gründen einfach unmöglich.

Selbstverständlich haben wir schon bei der Anamnese-Erhebung und anästhesiologischen Voruntersuchung besonders auf bereits bestehende akute oder chronische Leberaffektionen geachtet. Solche konnten wir bei insgesamt 20 von 804 mehrfach narkotisierten bzw. anästhesierten Patienten herausfinden. Soweit der Rahmen unseres kleinen Krankenhauses es zuließ – wir haben insgesamt nur 150 operative Betten – haben wir bereits vor, aber auch vermehrt zwischen den einzelnen Narkosen bzw. Anästhesien, entsprechende Laboruntersuchungen durchgeführt (Tabellen 7 und 8). 19 Patienten zeigten bereits vor der ersten Narkose pathologische Werte. In diesen Fällen haben wir aus Vorsichtsgründen bei Vollnarkosen möglichst kein Halothane angewandt oder Regionalanästhesien durchgeführt.

Tabelle 6. Gesamt Halothane-Exposition/Patient bei mehrfachen Narkosen/Anästhesien

Fach	Min.	Max.	i.D.
Chirurgie n = 46	5'	296'	115'
Orthopädie n = 61	3'	468'	117'
HNO/Augen n = 510[a]	11'	267'	65'
Fach übergreifend n = 33	14'	313'	69'
Ambulanz n = 2	15'	27'	21'

[a] 1 Pat. mit extremer Exposition (1039') nicht berücksichtigt

Tabelle 7. Ergebnisse der Labor-Untersuchungen bei 63 Patienten[a] (Chirurgie, Orthopädie, Ambulanz)

		vor der Nark./Anästh.	zwischen der 1. u. 2. N./An.	2. u. 3. N./An.	3. u. 4. N./An.	nach der letzten N./An.
Zahl der unters. Pat.		43	32	11	4	3
davon hatten normale Werte		33	24 (16)[b]	7 (5)[b]	2 (1)[b]	2 (2)[b]
pathol. Werte						
Ges. Eiw.	↑	-	-	-	-	-
Ges. Bilir.	↑	4	3	1(1)[b]	-	-
beides	↑	-	-	-	-	-
SGOT	↑	-	2 (1)[b]	-	-	-
SGPT	↑	1	2	-	-	-
beides	↑	2	1	3 (3)[b]	2 (2)[b]	1
A. Phosph.	↑	4	1 (1)[b]	1 (1)[b]	-	-
alle Werte patholog.		-	-	-	-	-

[a] von insgesamt 289 mehrfach narkotisierten/anästhesierten Patienten
[b] davon mit Halothane narkotisiert

Tabelle 8. Ergebnisse der Labor-Untersuchungen bei 137 Patienten[a] (HNO, Augen)

		vor der Nark./Anästh.	zwischen der 1. u. 2. N./An.	2. u. 3. N./An.	3. u. 4. N./An.	nach der letzten N./An.
Zahl der unters. Pat.		22	108	16	6	3
davon hatten normale Werte		13	86	13	5	1
pathol. Werte						
Ges. Eiw.	↑	-	-	-	-	-
Ges. Bilir.	↑	4	2	1	-	-
beides	↑	1	-	-	-	-
SGOT	↑	3	19	-	1	-
SGPT	↑	1	1	-	-	1
beides	↑	2	1	2	1	-
A. Phosph.	↑	6	2	-	-	1
alle Werte patholog.		-	-	-	-	1[b]

[a] von insgesamt 515 mehrfach narkotisierten Patienten
[b] Transfusions-Hepatitis nachgewiesen

Auch die Laborwerte zwischen den einzelnen Narkosen lagen bei der überwiegenden Zahl der Patienten, auch wenn sie mehrfach mit Halothane behandelt worden waren, im Normbereich. Unter den Patienten mit pathologischen Werten befanden sich nicht nur mehrfach mit Halothane behandelte, sondern auch solche, bei denen andere Narkotika oder Regionalanästhesien zur Anwendung gekommen waren.

Das Ausmaß der pathologischen Laborwerte (Tabelle 9) zeigt die Reaktionen, die bei solchen Patienten auftraten, die vorher normale Werte gehabt hatten. Patienten mit vorher erkannten Lebererkrankungen und entsprechend pathologischen Werten sind hier nicht berücksichtigt.

Tabelle 9. Ausmaß der pathologischen Leberwerte (bei Patienten mit vorher normalen Werten)

	zwischen der 1. u. 2. N./An.	2. u. 3. N./An.	3. u. 4. N./An.
Ges. Eiweiß g %	-	-	-
Ges. Bilirubin mg %	1,08-1,55	1,08	-
SGOT mE/ml	18-50	18-26	18-27
SGPT mE/ml	22-38	27-32	21
A. Phosphatase (nicht optimiert)	67-81	-	-

Erkrankungen oder gar Todesfälle, zwischen den einzelnen Anästhesien oder nach der letzten Anästhesie, die auf eine Halothane-bedingte Leberschädigung hätten zurückgeführt werden können, haben wir in keinem Fall beobachtet. Ein Patient erkrankte drei Monate nach der letzten Halothan-Narkose an einer akuten Hepatitis, die einwandfrei als Transfusionshepatitis diagnostiziert wurde. Insgesamt 6 Todesfälle, der früheste 3 Tage, der späteste 17 Monate postoperativ, hatten nachweislich andere Ursachen.

Die Darstellung des Behandlungsverlaufes bei einem 17jährigen Mädchen mag jedoch verdeutlichen, wie schnell sich eine „normal erscheinende" Situation ändern kann – auch wenn diese Änderung nicht anästhesiologisch bedingt ist – und die völlige Aufmerksamkeit des Anästhesisten beansprucht (Tabelle 10):

Tabelle 10. S. Sch., ♀ 17 Jahre. Behandlungs-Verlauf

	Intervall 2 Wochen		Intervall 1 Woche		Intervall 5 Wochen		Intervall 4 Wochen	
7.7.78 Unfall Schockbehdlg. Blut-Transfus. Narkose?	↓	19.7.78 Osteosynthese in ITN (Halothane 84')	↓	25.7.78 Osteosynthese in ITN (Halothane 168')	↓	1.9.78 Narbenrevision Mobilis. Knie spin. Anästh.	↓	28.9.78 Mobilisation Knie u. Arm Trapanal i.v. u. O_2/N_2O

Labor-Unters.	1.9.	5.9.	8.9.	13.9.	20.9.	27.9.	29.9.	2.10.
SGOT	51	88	75	64	68	86	98	153
SGPT	148	212	178	170	69	74	126	182
alk. Phosph.	94						124	123
Ges. Bilir.	0,8		0,9	0,85	0,9		1,06	1,04
Ges. Eiw.	6,6	6,6					7,3	7,0
Albumin		65,6						63,2
α1		3,0						3,5
α2		8,2						7,8
β		8,4						8,9
γ		14,8						16,6
Leukozyten	6800	4800		5500		5000		5200
BSG	14/39	18/36		17/35		13/25		9/24

Diese Patientin hatte im Ausland einen Unfall mit multiplen Traumen erlitten und, es war dort eine Schockbehandlung mit Bluttransfusionen durchgeführt worden. Zwei Wochen später wurde sie uns zur Weiterbehandlung überwiesen, ohne daß wir Einzelheiten der Primärbehandlung erfahren konnten. Zwei Osteosynthesen an den Armen und Beinen in einwöchentlichem Abstand in Intubations-Narkose mit Halothane verliefen völlig problemlos. Postoperativ zeigte die Patientin keinerlei klinische Zeichen eines Leberschadens. Erst als nach 5 weiteren Wochen eine Narbenrevision und eine Mobilisation des Knies nötig wurde, haben wir vor dem Eingriff die Leberwerte kontrolliert. Es ergab sich ein nicht unbeträchtlicher Anstieg der Transaminasen, so daß wir den Eingriff in Spinal-Anästhesie durchführten. Danach sahen wir zunächst einen weiteren Anstieg, gefolgt von einem langsamen Rückgang der Transaminasen. Eine erneute Mobilisation an den oberen und unteren Extremitäten führten wir dann in einer Thiopental i.v.-Narkose durch unter Zusatz von Sauerstoff/Lachgas über eine Maske. Wiederum stiegen danach die Transaminasen und auch das Gesamt-Bilirubin an.

Selbstverständlich haben wir uns sofort mit den erstbehandelnden Kollegen im Ausland in Verbindung gesetzt und konnten vor wenigen Tagen erfahren, daß eine der Blutkonserven, die die Patientin seinerzeit bei der Schockbehandlung transfundiert bekommen hatte, von einem Spender mit erhöhten Transaminasen stammte. Es wurde mitgeteilt, daß der Spender aus der Blutspendekartei gestrichen worden sei.

Nach dieser Darstellung der anästhesiologischen Situation, die wir als typisch für ein kleines Krankenhaus ansehen möchten, sind wir der Meinung, daß die Frage, ob Mehrfach-Narkosen, auch mit wiederholten Anwendungen von Halothane, für einen Anästhesisten dort überhaupt relevant ist, eindeutig mit „ja" beantwortet werden muß.

Nicht nur bedeutete für 63% aller aufgenommenen Patienten die erste Narkose bei uns bereits eine Mehrfach-Narkose bzw. Anästhesie wenn auch z.T. in großem zeitlichen Abstand, sondern bei jedem 8. Patienten wurden wir auch mit dem Problem konfrontiert, mehrere weitere Narkosen bei uns durchführen zu müssen. Dabei war immer wieder die Entscheidung zu fällen, welche Form der Narkose bzw. Anästhesie zu wählen sei und welche Narkose- bzw. Anästhesiemittel für den Patienten die geringste Belastung darstellen würden.

Wir wissen seit langem, daß viele andere Faktoren – unabhängig von der Art der Narkose oder Anästhesie – zu einer postoperativen Leberschädigung führen können [47-51]. Darüber hinaus wird aber die Leber nicht nur durch Halothane sondern auch durch andere Narkose-Mittel belastet, wenn auch in der Regel nur leicht [52-54]. Diese Belastung ist als „Basis-Belastung der Leber", die üblicherweise zu beobachtende Reaktion als „gemäßigter Reaktionstypus" bezeichnet worden [52, 53]. Dabei sollte man immer darauf gefaßt sein, daß es – wenn auch äußerst selten – zu einer echt pathologischen oder sogar deletären Reaktion kommen kann. Leider haben wir derzeit noch keine Möglichkeiten, Patienten, die so reagieren könnten, vorher zu erkennen.

Alle uns bisher bekannten Substanzen, die wir bei Narkosen oder Anästhesien verwenden, haben ihre spezifischen Gefahren. Das mit ihrer Anwendung verbundene Risiko läßt sich nur durch Gewissenhaftigkeit und äußerste Sorgfalt für den Patienten zumutbar mindern. Aufgrund unserer Erfahrungen glauben wir, Halothane in indizierten Fällen und mit der gebotenen Vorsicht auch weiterhin bei Mehrfach-Narkosen anwenden zu können.

Literatur

1. Carney, F.M.T., Dyke, R.A. van: Halothane hepatitis. A critical review. Anesth. Analg. Curr. Res. 51, 135-160 (1972)
2. Rauen, H.M.: Halothane und Leber. Arzneimittelforschung, Editio Cantor KG 24, Beiheft (1973)
3. Davis, P., Holdsworth, C.D.: Jaundice after multiple halothane anaesthetics administered during the treatment of carcinoma of the uterus. Gut. 14, 566-568 (1973)
4. Qizilbash, A.H.: Halothane hepatitis. Canad. Med. Ass. J. 108, 171-177 (1973)
5. Inman, W.H.W., Mushin, W.W.: Jaundice after repeated exposure to halothane: an analysis of reports to the Committee on Safety of Medicines. Br. Med. J. 1, 5 (1974)
6. Trowell, J., Peto, R., Smith, A.C.: Controlled trial of repeated Halothane Anaesthetics in patients with carcinoma of the uterine cervix treated with Radium. Lancet. 1, 821-823 (1975)

7. Wright, R., Chrisholm, M., Lloyd, B., Edwards, J.C., Eade, O.E., Hawksley, M., Moles, T.M., Gardner, M.J.: Controlled prospective study of the effect on liver function of multiple exposures to Halothane. Lancet. 1, 817-820 (1975)
8. Böttiger, L.E., Dalen, E., Hallen, B.: Halothane induced liver damage: an analysis of the material reported to the Swedish adverse drug reaction committee. Acta Anaesth. Scand. 20, 40-46 (1976)
9. Walton, B.: La pertinance des signes cliniques d'hypersensibilité dans les cas d'hepatitie a l'halothane. Ann. Anesth. Franc. 17, 291-294 (1976)
10. Trey, Ch., Lipworth, L., Davidson, Ch.S.: The clinical syndrome of halothane hepatitis. Anesth. and Analg. 48, 1033-1042 (1969)
11. Löfström, J.B.: Biochemical effects of halothane. Acta Anaesth. Scand. Suppl. 49, 1-43 (1972)
12. Schöntube, E., Schöntube, M.: Halothane Syndrom. Über die Möglichkeit der Allergie durch 1, 1, 1 Trifluor 2 Brom 2 Chlorathan (Halan). Anaesthesist (Berl.). 22, 329-333 (1973)
13. Heifetz, M., Wajsbort, E., Rosenberg, B., Gurmann, G.: Komplikationen bei wiederholten langandauernden Anästhesien. Münch. med. Wschr. 117, 983-984 (1975)
14. Walton, B., Simpson, B.R., Strunin, L., Doniach, D., Perrin, J., Appleyard, A.J.: Unexplained hepatitis following halothane. Brit. Med. J. 1, 1171-1176 (1976)
15. Sharpstone, P., Medley, D.R.K., Williams, R.: Halothane-Hepatitis. A preventable disease? Brit. Med. J. 1, 448-450 (1971)
16. Paull, A., Grant, A.K.: Halothane Hepatitis. A report of five cases. Med. J. Aust. 1, 954-957 (1974)
17. Mushin, W.W., Rosen, M., Jones, E.V.: Post halothane jaundice in relation to previous administration of halothane. Brit. Med. J. 1, 18-22 (1971)
18. Lomanto, C., Howland, W.S.: Problems in diagnosing halothane hepatitis. J. Amer. Med. Ass. 214, 1257-1261 (1970)
19. Rietbrock, I.: Zur Frage der Hepatotoxizität von Halothane. Anaesth. Intensivm. 109, 25-35 (1978)
20. Bruce, D.L.: What is a "safe" interval between halothane exposures? J. Amer. Med. Ass. 221, 1140-1143 (1972)
21. Klion, F.M., Schaffner, F., Popper, H.: Hepatitis after exposure to halothane. Ann. Intern. Med. 71, 467-477 (1969)
22. Sherlock, S.: Halothane hepatitis. Gut. 12, 324-329 (1971)
23. Mathieu, A., Di Padua, D.: Tests diagnostiques d'hypersensibilité aux halogenes. Ann. Anaesth. Franc. 17, 295-298 (1976)
24. Belfrage, S., Ahlgren, I., Axelson, S.: Halothane hepatitis in an anesthetist. Lancet. 2, 1466-1467 (1966)
25. Klatzkin, G., Kimberg, D.V.: Recurrent hepatitis attributable to halothane sensitisation in an anesthetist. New England J. Med. 280, 515-522 (1969)
26. Moult, P.J.A., Sherlock, S.: Halothane related hepatitis: a clinical study of twenty-six cases. Q. J. Med. 44, 99-114 (1975)
27. Moult, P.J.A., Adjukewicz, A.B., Gaylarde, P.M., Sarkany, I., Sherlock, S., Brown, B.B.: Lymphocyte transformation in halothane-related hepatitis. Br. Med. J. 2, 69-70 (1975)
28. Gingrich, T.F., Virtue, R.W.: Postoperative liver damage: Is anesthesia involved? Surgery 57, 241-243 (1965)
29. Marx, G.F., Nagayoshi, M., Shoukas, J., Wollman, S.B.: Unsuspected infections hepatitis in surgical patients. JAMA. 205, 793-795 (1968)
30. Visser, E.R., Tarrow, A.B.: Fluothane for multiple burn dressing anesthetics. Anesth. Analg. Curr. Res. 38, 301-305 (1959)
31. Kirchner, E.: 2500 Kurznarkosen mit Halothan-Lachgas-Sauerstoff. Anaesthesist. 10, 65-69 (1961)
32. Gazzano, A.M.: Il fluothane in chirurgia ortopedica. Esperienza clinica su 2850 casi. Romagna Medica (1962), Suppl. Simposio sul Fluotano
33. Hügin, W.: Halothan – Eine Übersicht und Bewertung. Anaesthesist. 13, 306-312 (1964)
34. Bolčič, Wikerhauser, J.: Multiple halothane anaesthetics. Brit. J. Anaesth. 38, 228-230 (1966)
35. Breitfellner, G., Krenn, J., Kucher, R., Neuhold, R.: Leber und Fluothane! Experimentelle Studie zur Ultramorphologie und Pathophysiologie der tierischen und menschlichen Leber. Z. Prakt. Anästh. 3, 102-139 (1968)
36. Casson, H.: In: Clinicopath. Conference, Barnes and Wohl Hosp. and Wash. Univers., School of Med., St. Louis, Miss. Am. J. Med. 45, 589-600 (1968)
37. Gronert, G.A., Schaner, P.J., Gunther, R.C.: Multiple halothane anesthesia in the burn patient. J. Amer. Med. Ass. 205, 878-880 (1968)
38. Nowill, W.K.: Death due to acute hepatic necrosis, secondary to administration of halothane anesthesia. Anesth. Analg. Curr. Res. 49, 355-360 (1970)
39. Wedekind, L.V., Endres, G.: Die wiederholte Halothannarkose. Anästhesiol. Praxis. 5, 7-9 (1970)
40. Gesteh, T.: Repeated halothane anesthesia in war injuries. Kupat Holim Yearbook 1, 139-148 (1971)
41. Ahlgren, I.: Biochemical effects of halothane. Acta Anaesth. Scand. 49, 41 (1972)

42. Solosko, D., Frissell, M., Smith, R.B.: 111 halothane anesthesias in a pediatric patient: A case report. Anesth. Analg. Curr. Res. 51, 706-709 (1972)
43. Seebert, C.T.: Halothane anesthesia in a burn patient: Nine consecutive anesthetics in one having thirty percent second- and third-degree burns. South. Med. J. 66, 1057-1059 (1973)
44. Stober, D.: Zur Frage multipler Narkosen. Anaesthesiol. Reanim. 2, 93-97 (1977)
45. Hennes, H.H., Lapsit, H., Holke, M.: Fluothane-Anaesthesie bei Kindern (klinische Erfahrungen bei über 5000 Narkosen). Anaesth. u. Intensivmed. 109, 298-305 (1978)
46. Weigand, H., Dobbelstein, H.: 46 Intubationsnarkosen unter Anwendung von Fluothane bei einem zweijährigen Kind mit Oesophagusstenose. Anaesth. u. Intensivmed. 109, 289-297 (1978)
47. Pichlmayr, I., Pichlmayr, R.: Zur Frage der Leberschädigung durch Halothan. Anaesthesist. 13, 293-302 (1964)
48. Johnstone, M.: Leberschäden bei chirurgischen Patienten. Ein kritischer Überblick.
49. Dodson, M.E.: The proof of guilt. A study of case reports of postoperative jaundice. Brit. J. Anaesth. 44, 207-210 (1972)
50. Van Thiel, D.H., Lester, R.: Postoperative jaundice. Mechanism diagnosis and treatment. Surg. Clin. N. Amer. 55, 409-418 (1975)
51. Strohmeyer, G., Berges, W.: Der postoperative Ikterus. Internist. 17, 313-321 (1976)
52. Schlebusch, H., Garstka, G., Harnack, H.: Der Einfluß der Narkose auf das postoperative Verhalten und Eiweißfraktionen. Fortschr. Med. 95, 662 (1977)
53. Garstka, G., Schlebusch, H., Baur, H., Ruprecht, H.: Verlaufsstudie über Leberenzymmuster nach Halothannarkosen, Neuropeptanalgesien und Periduralanaesthesien. Anaesth. u. Intensivmed. 109, 215-227 (1978)
54. Dieckmann, W., Joel, W., Burkart, H.: Enzymmessungen bei verschiedenen Narkosemethoden. Anaesth. u. Intensivmed. 109, 228-231 (1978)

Letale Lebernekrose nach Neurolept-Kombinationsnarkose

H.M. Unseld und D. Schlürmann

Das akute Leberversagen kann bei leberkranken und bei lebergesunden Patienten vorkommen und ist mit einer Gesamtmortalität von 80% belastet [11]. Bei lebergesunden Personen ist ein akutes Leberversagen (ALV) glücklicherweise ein seltenes Ereignis. Ursächlich kommen in Frage: Virushepatits, Vergiftungen mit Schlafmitteln, mit Paracetamol, mit Isoniazid u.a. Medikamenten, sowie eine akute Alkoholhepatitis. Nach Narkosen wurde ein ALV nach Anwendung von halogenierten Kohlenwasserstoffverbindungen wie Halothan [1, 2, 3, 8, 11], Methoxyfluran [7] oder Fluroxene [9], sowie in Verbindung mit Enzymdefekten [6, 10] beschrieben. Experimentell konnte ein ALV nach Vorbehandlung mit Pentobarbital und anschließender Fluroxene-Anästhesie erzeugt werden [4].

Für Patienten mit den verschiedensten Lebererkrankungen gilt die Neuroleptanästhesie (NLA) als Methode der Wahl, da bisher keine Leberschäden nach NLA beobachtet wurden. Wir möchten hier über eine tödlich verlaufende, totale Lebernekrose berichten, die sich im Anschluß an eine unkomplizierte Cholezystetomie in NLA-Kombinationsnarkose bei einer bis dahin gesunden Frau entwickelte.

Kasuistik

Anamnestisch war bei der 49-jährigen, ca. 60 kg schweren und 161 cm großen Patientin außer einer Gelbsucht in der Jugend nur eine vaginale Hysterektomie in Enflurane-Kombinationsnarkose im Jahre 1976 bekannt. 13 Monate später folgte die einfache Cholezystektomie in NLA-Kombinationsnarkose. Am 3. postoperativen Tag wurde ein ALV klinisch manifest und führte am 4. postoperativen Tage zum Tode der Patientin. Die Autopsie ergab bei unauffälligem Operationssitus eine sog. „rote Dystrophie" mit gleichmäßig totaler Nekrose aller Leberzellen, Verlust der Zellkohärenz und herdförmige Einstreuung von eosinophilen Granulozyten.

Der klinische Verlauf der Erkrankung ergab keinen Aufschluß über die Ursache des ALV. Die Narkose war absolut komplikationslos gewesen. Die Tabelle 1 zeigt die angewandten Narkosemittel und Adjuvantien im Vergleich zu der gut ein Jahr zuvor durchgeführten Enfluranenarkose. In beiden Fällen war Flurazepam am Vorabend und Droperidol-Fentanyl mit Atropin zur Prämedikation verabreicht worden. Die Einleitung erfolgte, wie auch ein Jahr zuvor, mit Gallamin, Thiopental und Suxamethonium, danach Intubation und Beatmung mit 3 l Lachgas und 1,5 l Sauerstoff, wobei die Ventilation nach den endexspiratorischen CO_2-Werten (URAS-M) eingestellt wurde. Unterschiedlich war nur die Weiterführung der Narkose: 1976 war Enflurane das Hauptnarkosemittel bei Relaxation mit Pancuronium gewesen, 1977 war es Fentanyl bei Relaxation mit Alcuronium. Der Unterschied wurde bewußt gemacht, um bei der zweiten Narkose nicht wieder ein halogeniertes Anästheticum anzuwenden. Auffällig war vielleicht, daß neben 300 mg Thiopental zur Narkoseeinleitung nur noch dreimal 0,1 mg Fentanyl erforderlich waren, und die Patientin nach 1 mg Lorfan erwachte und gute Spontanatmung hatte.

Die Alloferinwirkung (8 mg) war spontan abgeklungen. Postoperativ wurde dann 1977 zur Unterdrückung des Wundschmerzes bei Rippenbogenrandschnitt rechts eine Intercostalblockade von 5 Segmenten mit je 3 ml Bupivacain 0,5% mit Adrenalin (1 : 200 000) angelegt.

Die sonstigen innerhalb der ersten 3 Tage angewandten Medikamente sind in der Tabelle 2 wieder im Vergleich mit den 1 Jahr zuvor in der postoperativen Phase benützten Mitteln zusammengestellt. Beidesmal gegeben wurden nur Pentazocin und Heparin. Alle hier aufgeführten Mitteln sind vielfach erprobt und sind nicht als lebertoxisch verdächtig. Promethazin und Metoclopramid wurden wohl erst bei den ersten Symptomen des ALV, nämlich Erbrechen und Unruhe, gegeben. Sie kommen somit als auslösendes Agens nicht in Frage.

Tabelle 1

Narkosemittel	1976	1977
Flurazepam	+	+
Fentanyl/Droperidol	+	+
Atropin	+	+
Gallamin	+	+
Suxamethonium-CL$^-$	+	+
Thiopental	+	+
N_2O/O_2	+	+
Fentanyl	+	+
Levallorphan	-	+
Alcuronium-Cl$^-$	-	+
Pancuronium-Cl	+	-
Enfluran	+	-
Bupivacain 0,5% mit Adrenalin 1 : 200 000	-	+

Tabelle 2

Sonstige Medikamente	1976	1977
Pentazocin (Fortral)	+	+
Heparin (Liquemin – 76, Calciparin – 77)	+	+
Bromhexin (Bisolvon)	-	+
Piritramid (Dipidolor)	-	+
Pethidin (Dolantin)	+	-
Metamizol (Novalgin)	+	-
Distigmin-Br (Ubretid)	+	-
Metoclopramid (Paspertin)	-	+
Promethazin (Atosil)	-	+

Der Vollständigkeit halber wurden auch die verabreichten Infusionslösungen in Tabelle 3 verglichen. Hier könnte man mehr spekulieren als ernstlich daran denken, ob in den im Jahre 1977 angewandten hochkonzentrierten Zucker- und Aminosäurelösungen lebertoxisch wirkende Zusätze, evtl. Stabilisatoren, enthalten sein könnten. An eine Fructoseunverträglichkeit bei angeborenem Phosphatase-1-6 Mangel wurde gedacht und bei manifestem ALV auf Glucosezufuhr umgestellt, ohne jedoch den letalen Ausgang verhindern zu können.

Tabelle 3

Infusionen	1976	1977
5% Fructose	+	+
2,5% Sorbit/2,5% Xylit mit Elektrolyten und mit Aminosäuren	+	+
6% Aminosäuren mit Xylit	-	+
25% Kohlenhydratlös. (F – S – X)	-	+
40% Xylit	-	+

Der postoperative Krankheitsverlauf war während der ersten 2 Tage unauffällig, erst am 3. postoperativen Tag wurde die Patientin unruhig und verwirrt, verlor das Bewußtsein und fiel in ein tiefes Koma, das wegen einsetzender Hypoventilation künstliche Beatmung erforderte. Die stärksten und für den Leberausfall charakteristischen Veränderungen fanden sich bei den Transaminasen (Tabelle 4), wobei die GOT bis 2 177, die GPT bis 3 720 units erhöht waren. Bilirubin stieg mäßig bis 6,4 mg% an, ebenso die Blutglucose, die nach Umstellung auf Glucoseinfusion mit Insulin rasch abfiel, entsprechend dem hohen Glucoseverbrauch bei ALV. Wegen gleichzeitig einsetzendem akuten Nierenversagen mit Oligurie und Kreatininanstieg bis 5,7 mg% wurde eine Hämodialyse am 4. postoperativen Tag durchgeführt und brachte einen leichten Rückgang der harnpflichtigen Substanzen. Der Säure-Basen-Status zeigte eine ausgeprägte metabolische Azidose, die trotz laufender Zufuhr von $NaHCO_3$ und auch Trispuffer nicht mehr zu korrigieren war.

Tabelle 4

Laborwerte	prä-	postoperativ		
	30.11.	2.12.	4.12.	5.12.77
Hämoglobin (g%)	13,1	13,6		11,4
Hämatokrit (%)	42	39		34
Leukozyten (mm^{-3})	3700			11800
Blutzucker (mg%)	77	186	336	90
GOT (U/l)	6			2177
GPT (U/l)	7			3720
Bilirubin (mg%)	0,8			6,4
Kreatinin (mg%)	1,4		3,8	5,7
pH_a			7,23	7,19
Base Excess (mval/l)			- 6,2	- 6,9

Die Patientin verstarb am 4. postoperativen Tag am ALV trotz des Einsatzes aller der Intensivtherapie zur Verfügung stehenden Maßnahmen wie Cortison, Dopamin, Hämodialyse und künstlicher Beatmung.

Diskussion

Die Ursache dieser akuten und totalen Nekrose aller Leberzellen konnte nicht geklärt werden. Die angewandte NLA-Kombinationsnarkose steht nun einmal in zeitlichem Zusammenhang mit dieser schweren Komplikation, kann jedoch nicht mehr dafür verantwortlich gemacht werden, als irgend eines der anderen am 1. oder 2. postoperativen Tag gegebenen Medikamente wie z.B. Bromhexin oder Pentazocin oder Piritramid oder auch Bupivacain. Alle angewandten Mittel sind nicht lebertoxisch, d.h. sie sind nicht in der Lage, dosisabhängig und reproduzierbar eine Leberschädigung zu erzeugen. Sie sind zudem seit vielen Jahren bei Millionen von Patienten benützt worden, ohne jemals eine ähnliche Reaktion ausgelöst zu haben.

Das pathologisch-histologische Bild der gleichmäßigen und vollständigen Nekrose aller Leberzellen spricht nach Ansicht des Pathologen am ehesten für eine allergische Reaktion, deren Ursache bei einem der im Rahmen von Operation und postoperativer Behandlung gegebenen Medikamente oder einem Metaboliten derselben zu suchen ist.

Nimmt man in unserem Falle eine allergische, auf einer immunologischen Grundlage ablaufende Reaktion an, so kommt von den vier verschiedenen Mechanismen der Reaktionstyp IV in Frage, der als verzögerte, durch Lymphozyten vermittelte Immunreaktion bezeichnet wird. Bei dem klassischen Ablauf führt der erste Kontakt mit dem Mittel als Antigen zu keiner Reaktion, aber zur Produktion von Antikörpern an der Zelloberfläche. Bei nachfolgendem Kontakt mit demselben Antigen findet an der Oberfläche dieser Zelle eine Antigen-Antikörperreaktion statt, wonach K-Lymphozyten diese Zelle zerstören. Diese Art der Reaktion wird für schwere Leberschäden verantwortlich gemacht und als der zur Halothanhepatitis führende Mechanismus postuliert [11].

Unterstellt man eine allergische Reaktion vom Typ IV in unserem Falle, so kommen mehrere Medikamente, die 1976 und 1977 verwandt wurden, oder einer ihrer Metabolite als mögliches Antigen und damit Ursache der späteren Lebernekrose in Frage. Vergleicht man die in der Literatur beschriebenen Fälle von totaler Lebernekrose in Zusammenhang mit einer Anästhesie, so fällt auf, daß immer ein halogeniertes Anästheticum als am ehesten verantwortlich herausgestellt wurde, daß aber alle diese Narkosen einschließlich eines Falles einer unerklärten Gelbsucht nach einer Nicht-Halothannarkose [5] mit Thiopental eingeleitet wurden, und daß die Intubation mit Suxamethonium erfolgte. Es muß nun weiteren Beobachtungen und Untersuchungen überlassen werden, ob nicht neben halogenierten Anästhetica auch Thiopental, evtl. auch Suxamethonium oder andere Mittel, für solche allergische Reaktionen vom Typ IV verantwortlich sein können.

Literatur

1. Affolter, H., Hartmann, G., Kapfhammer, V., Scheidegger, S.: Akute Massennekrose der Leber nach mehrmaliger Halothane-Narkose. Schweiz. Med. Wsch. 94, 396-400 (1964)
2. Dykes, M.H.: The National Halothane Study. Int. Anesthesiol. Clin. 8, 273-279 (1970)
3. Harrfeldt, H.P.: Akutes Leberversagen nach wiederholten Halothannarkosen. Monatsschr. Unfallheilkd. 72, 317 (1969)
4. Harrison, G.G., Smith, J.S.: Massive Lethal Hepatic Necrosis in Rats Anesthetized with Fluroxene after Microsomal Enzyme Induction. Anesthesiol. 39, 619-625 (1973)
5. Hart, S.M., Fitzgerald, P.G.: Unexplained jaundice Following Non-Halothane Anaesthesia. Brit. J. Anaesth. 47, 1321-1326 (1975)
6. Heine, W., Schill, H., Tessmann, D., Kupatz, H.: Letale Leberdystrophie bei drei Geschwistern mit hereditärer Fruktoseintoleranz nach Dauertropfinfusion mit sorbitolhaltigen Infusionslösungen. Dtsch. Gesundh. Wes. 24, 2325-2329 (1969)
7. Lischner, M.W., MacNabb, G.M., Galambos, J.T.: Fatal Hepatic Necrosis Following Surgery, Possible Relation to Methoxyflurane Anesthesia. Arch. Intern. Med. 120, 725-728 (1967)
8. Porges, P.: Akute gelbe Leberdystrophie nach wiederholter Halothan-Narkose. Anästhesiol. Inform. 18, 505-506 (1977)
9. Reynolds, E.S., Brown, B.R., Vandam, L.V.: Massive Hepatic Necrosis after Fluroxene Anesthesia – a Case of Drug Interaction? N. Engl. J. Med. 286, 530-531 (1972)
10. Schulte, M., Lenz, W.: Todesfälle durch Sorbit-Infusionen. Dtsch. Ärztebl. 31, 1947 (1977)
11. Strunin, L.: The Liver and Anaesthesia. In: W.W. Mushin (ed.) Major Problems in Anaesthesia, Vol. 3. Saunders: London 1977

Probleme der Anaesthesie und Intensivtherapie bei Lebertransplantation

V. Draxler, S. Schwarz, P. Sporn und K. Steinbereithner

Zunehmende Erfahrung auf dem Gebiet der Transplantationschirurgie sowie der Immunosupression lassen die Lebertransplantation als echte therapeutische Alternative ansonsten inkurabler Lebererkrankungen erscheinen. Allerdings ist auf Grund der zentralen Stellung der Leber im Stoffwechselgeschehen der intra- und postoperative Verlauf mit einer Fülle von pathophysiologischen Problemen behaftet. An Hand dreier Fälle im eigenen Arbeitsbereich sollen Narkoseführung und Intensivtherapie kurz umrissen werden.

Tabelle 1 zeigt das eigene Krankengut – als Spender dienten Patienten mit cerebralem Zirkulationsstillstand nach Schädel-Hirntraumen bzw. intracerebraler Massenblutung.

Tabelle 1. Krankengut

Fall 1	W.CH.	7 a ♀	Hepatitis im Coma hepaticum Mittelhirnsymptomatik (Äthiol: 7 Halothannarkosen)
Fall 2	L.H.	57 a ♂	Thorotrastleber
Fall 3	W.K.	53 a ♂	primäres Leberzellcarcinom

Tabelle 2 zeigt das prä-, intra- und postoperative Monitoring. Sämtliche Patienten wurden spätestens zum Zeitpunkt, an dem ein potentieller Organspender zur Verfügung stand, in der Intensivbehandlungsstation aufgenommen, ein V.Cava sup. Katheter, eine Kanüle in die Art. radialis sowie ein Pulmonaliskatheter gelegt und die präoperativen Blutabnahmen durchgeführt.

Tabelle 2. Prä-, intra-, postoperatives Monitoring

I. Hämodynamik	
EKG, Puls	
art. Druck	
ZVD	
Pulmonalisdruck	
Wedge pressure	
HZV (Thermodilution)	
II. Biochemie	
halbstündlich	prä- postop. 4stündl.
Serum-Elektrolyte	Leberfunktion
Glucose	Cholinesterase
Gerinnungsparameter	BUN
Blutgase	Kreatinin
	Blutbild
	Harnelektrolyte
	Blutvolumen
III. Temperatur	
IV. Diurese	

Für die Transplantation wurden jeweils 20 Frischblutkonserven bereitgestellt.

Die Entnahme des Organs erfolgte am hirntoten Spender nach mindestens 6stündiger Intensivtherapie bei guten Kreislaufverhältnissen simultan mit der Hepatektomie des Empfängers.

Narkosetechnik

Im Gegensatz zu anderen Autoren (Tabelle 3) haben wir eine modifizierte Neuroleptanalgesie unter Relaxierung mit Diallyl-Nor-Toxiferin angewandt. Der Vorteil dieses Verfahrens liegt unserer Meinung darin, daß keine Beeinträchtigung der Leberzellfunktion zu erwarten ist und die Kreislaufstabilität bei adaequater Volumensubstitution gewährleistet bleibt.

Intraoperatives Monitoring

Alle Patienten lagen auf einer Wärmematte. Neben der Körpertemperatur wurden EKG und arterieller Druck kontinuierlich, ZVD, Pulmonalisdruck, wedge-pressure und HZV in 30 bis 60 min Abständen registriert.

Die Risiken der Lebertransplantation ergeben sich aus den drei Phasen der Operation und sind in Tabelle 4 zusammen dargestellt. Um eine laufende Korrektur der zu erwartenden Kreislauf- und Stoffwechselveränderungen zu gewährleisten, wurden halbstündlich bzw. in der anhepatischen Phase alle 10 min Elektrolyte, Blutgase, Blutzucker und Gerinnungsparameter bestimmt und eventuelle Störungen laufend korrigiert. Dies erfolgte im wesentlichen durch eine z.T. prophylaktische Zufuhr von Frischblut, Kaliumbikarbonat und 10%iger Glukose. Schwerwiegende Entgleisungen konnten dadurch vermieden werden.

Tabelle 3. Narkosetechnik bei Lebertransplantation

Autor	Einleitung	Anaesthetika	Relaxantien
Aldrete 1969	Fluroxene	Fluroxene	Gallamine d-Tubocurarin
Fortner et al. 1970	Thiopental	N_2O	Gallamine
Havers u. Hillebrand 1971	Epontol	Thalamonal N_2O Halothan	Succinylcholin
Farman et al. 1971	Thiopental	N_2O	d-Tubocurarin
Schaps et al. 1978	Methohexital	N_2O Fentanyl	Pancuronium
Eigene Technik	Thiopental Dehydrobenzp. Fentanyl	N_2O Fentanyl	Alloferin

Postoperative Therapie

Postoperativ wurde das beschriebene Monitoring weiter geführt. Alle Patienten wurden assistiert beatmet, das biochemische Monitoring (Tabelle 2) wurde nun auf 4stündl. Intervalle erstreckt. Antibiotische Abschirmung und immunosupressive Therapie (Methylprednisolon und Imurek) seien nur der Vollständigkeit halber erwähnt.

Der klinische Verlauf war durch die Transplantatfunktion geprägt, die in zwei Fällen sehr gut, in einem Fall unbefriedigend war. Die Respiratorentwöhnung erfolgte innerhalb von 24 Stunden unter laufender Blutgas-Kontrolle.

Als Infusionstherapie wurden in den ersten beiden Tagen Glukose-Kochsalz-Gemische verabreicht und der möglichst frühzeitige Übergang auf orale Ernährung angestrebt.

Tabelle 4. Risiken während der einzelnen Stadien der Lebertransplantation

Stadien	Risiken
I. Hepatektomie	Hypovolämie Hypoglykämie Hypothermie HZV-Abfall-Hypotension (durch Cava-Klemmung)
II. Anhepatische Phase	Hypoglykämie Metabolische Acidose Hypothermie Gerinnungsstörung
III. Revaskularisation	Acidose Hypokaliämie

Fall 1 konnte am 9., Fall 2 am 20. postoperativen Tag auf die Normalstation verlegt werden. Fall 1 verstarb allerdings am 21. postoperativen Tag bei guter Transplantatfunktion an einer Streßulkusblutung, Fall 2 am 32. Tag an einer abszedierenden Pneunomie, Fall 3 verloren wir 24 Std nach Transplantation an einer Thrombose der Arteria hepatica.

Diskussion

Bei allen drei Transplantationen erfolgte der Blutersatz ausschließlich mit Frischblut, das nicht älter als 6 Std war und zum Teil sogar körperwarm transfundiert werden konnte.

Eine Substitution einzelner Gerinnungsfaktoren, wie sie laut Literaturangaben (Farman 1972; Schaps 1978) gefordert wird, war in unseren Fällen weder intra- noch postoperativ notwendig. Bei einer Operationsdauer von durchschnittlich 6 Std betrug der Blutersatz im Mittel 5000 ml.

Infolge penibler Bemühung um weitgehend konstante Kreislaufverhältnisse und der teils prophylaktischen Korrektur auftretender Störungen, kam es in keinem Fall zu bedrohlichen metabolischen Entgleisungen. Die benötigten Pufferdosen lagen in der Größenordnung von 20 bis 100 mval Natrium-Bikarbonat.

In der Literatur angegebene extrem hohe Puffermengen, wie etwa von Schaps et al., erst kürzlich beschrieben, dürften auf große Blutverluste während der Hepatektomie bei Zirrhotikern und längerdauernden haemorrhagischen Schockzuständen zurückzuführen sein. Unter einer intraoperativen Kalium-Bikarbonat-Zufuhr von nur 20 bis 120 mval konnte ein Absinken des Serum-Kaliums unter 3,3 mval pro Liter vermieden werden.

Die Flüssigkeitszufuhr wurde nach Ausscheidung, ZVD und Blutvolumen gesteuert. Für extrem positive Flüssigkeitsbilanzen (4.700 ml in 3 Tagen, Schaps 1978) sahen wir keinen Anlaß.

Zusammenfassend läßt sich aussagen, daß das von uns geübte Regime einen weitgehend problemlosen Ablauf von Narkose und Intensivtherapie gewährleistet, wobei neben der Gabe von Frischblut der Entnahme des Spenderorgans unter Intensivbedingungen unserer Meinung nach ein außerordentlich hoher Stellenwert zukommt.

Obwohl zahlreiche ungelöste Fragen (chirurgische Technik, Immunosupression mit Schwergewicht auf septischen Komplikationen) die Lebertransplantation nach wie vor belasten, scheint sie aus anästhesiologischer Sicht, die Beachtung patho-physiologischer Besonderheiten vorausgesetzt, ein relativ einfaches standardisiertes Vorgehen zu gestatten.

Literatur

Aldrete, A.P., Le Vine, D.S., Gingrich, T.F.: Experience in anesthesia for liver transplantation. Anesth. Analg. Curr. Res. 48, 802 (1969)

Buckley, J.J.: Anaesthesia. In: J.S. Narjarian, R.L. Simmons (Hrsg.) Transplantation. Urban u. Schwarzenberg: München 1972

Calne, R.Y., Williams, R.: Liver transplantation in man. I. Observations on technique and organisation in five cases. Br. Med. J. IV, 535 (1968)

Farman, J.V.: Anaesthesia in presence of liver disease and for hepatic transplantation. Br. J. Anaesth. 44, 946 (1972)

Pappas, G. et al.: Haemodynamic alterations caused during orthotopic liver transplantation in humans. Surg. 6, 872 (1971)

Starzl, T.E., Groth, C.G., Brettschneider, L. Penn, I., Fulginiti, V.A., Noon, J.B., Blamchard, H., Martin, A.J. jr., Porter, K.A.: Orthotopic homotransplantation of the human liver. Ann. Surg. 168, 392 (1968)

Schaps, D., Hempelman, G., Pichlmayr, R.: Zur orthotopen Lebertransplantation aus anaesthesiol. Sicht. Anaesthesist 27, 405 (1978)

Messung der Leberdurchblutung unter kontrollierter Hypotension mit Natrium-Nitroprussid

E. Voigt, N. Gabricevic und V. Hempel

Natrium-Nitroprussid hat sich als eine Substanz erwiesen, mit der, unter Beachtung der geltenden Kontraindikationen sowie Dosierungsrichtlinien, eine gezielte intraoperative kontrollierte Hypotension zur Verbesserung der Operationsbedingungen bzw. zur Verminderung eines vermehrten Blutverlustes herbeigeführt werden kann.

Neben diesen Anwendungsmöglichkeiten eigenet sich Natrium-Nitroprussid zur Coupierung bedrohlicher Blutdruckspitzen [10], wie auch zur Verminderung der afterload bei erhöhtem peripheren Widerstand im Zuge der frühen postoperativen Phase im Rahmen der Cardio-Chirurgie [7].

Während eine große Anzahl von Mitteilungen vorliegt über Rückwirkungen auf die systemische Zirkulation [2, 15, 16, 21, 25], die Gehirndurchblutung [9, 14, 20], die Nierendurchblutung und Funktion, sind Mitteilungen über die Leberdurchblutung bzw. Funktion spärlich [1].

Es erscheint in diesem Zusammenhang daher von Interesse, ob unter einer induzierten kontrollierten Hypotension, wie wir sie im Rahmen der Augenchirurgie bei schwierigen intraokularen Eingriffen zur Herabsetzung des intraokularen Druckes [8, 24], als auch in der Kiefer- und Gesichts-Chirurgie zur Verminderung stärkerer Blutungen [6] einsetzen, eine Beeinflussung auch der Leberdurchblutung eintritt.

Da die Leberdurchblutung nur mittels elektromagnetischer Flowmeter direkt, mit Hilfe des Fick'schen Prinzips und damit erforderlicher Katheterisation der Lebervene oder mit radioaktiven Methoden bestimmt werden kann [3, 12, 22, 23], wendeten wir eine Methode an, welche von Clarkson und Mitarb. [4, 5] 1976 beschrieben wurde und die im Tierversuch mit drei Referenzmethoden eine gute Korrelation erbrachte.

Nach einer Einzelinjektion eines lebergängigen Farbstoffes findet ein Ausgleich statt zwischen drei Kompartimenten, nämlich dem Blut, der Leber und der Galle in Abhängigkeit von den Konzentrationsunterschieden mit entsprechenden Proportionalitätskonstanten „a", „b" und „h".

Nach einer Einzelinjektion von Indocyaningrün fällt die Plasmakonzentration in einer doppelt-logarithmischen Weise ab, und der Gehalt der Leber an Farbstoff, der ja zunächst Null betrug, steigt bis zu einem maximalen Wert an mit einem ebenfalls nachfolgenden langsamen Abfall. Im Laufe der Zeit wird sich deshalb kein Farbstoff mehr im Blut oder der Leber, sondern nur noch in der Galle befinden.

Man kann nun zu verschiedenen Punkten der abfallenden Konzentrationskurve die einzelnen „Clearance-Werte" berechnen, wird aber mit zunehmender Zeit unterschiedliche Clearance-Raten berechnen.

Von besonderem Interesse ist daher der Zeitpunkt, an welchem der Leberfarbstoffgehalt am größten ist und die Konzentration sich nicht ändert, d.h. der Punkt, an dem der Gradient der Leberkonzentrationsänderung Null beträgt, und zwar zum Zeitpunkt „t" (Abb. 1).

An diesem Punkt „t" ist die Farbstoffaufnahme in die Leber genau so groß wie die Farbstoffabgabe an die Galle, und wir haben zu diesem Zeitpunkt eine steady-state Clearance. Aus den initialen Konzentrationen „A" und „B" und zu den zugehörigen Proportionalitätskonstanten „a", „b" und „h" sowie der verabreichten Dosis läßt sich mit einem Iterationsverfahren, auf welches hier allerdings im näheren nicht eingegangen werden kann, die Leberdurchblutung „F", d.h. der Flow direkt berechnen.

Für die Durchführung der Messung injizierten wir 20 mg Indocyaningrün über einen zentral liegenden venösen Katheter und registrierten den Konzentrationsabfall mit einem Ohraufnehmer eines Doppeloxymeters mit parallel angeschlossenem Schreiber. Im Verlauf des langsamen Konzentrationsabfalles wurde eine Blutprobe zur photometrischen Konzentrationsbestimmung entnommen, mit der der Konzentrationsverlauf geeicht werden konnte.

Nach logarithmischer Transformation der Initialkurve wurde der Flow mit einem Hewlett/Packard Tischrechner berechnet.

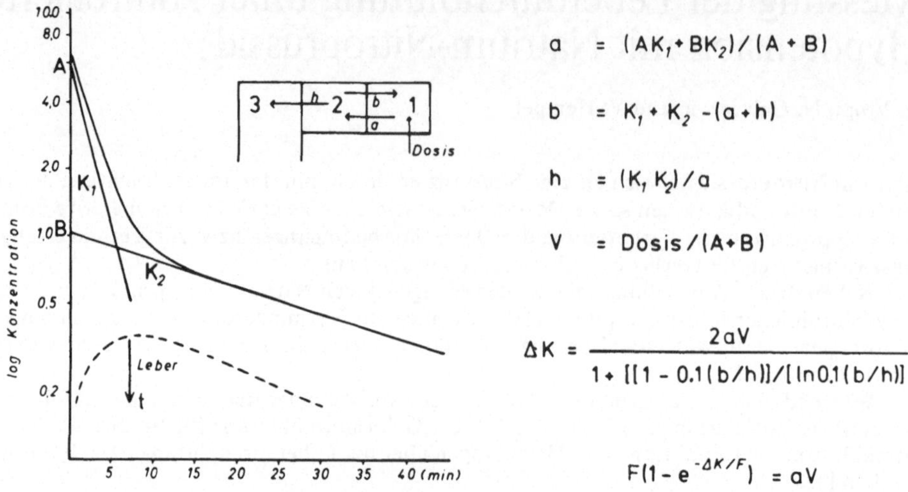

Abb. 1. Plasma- und Leberkonzentration nach einer Einzelinjektion von Cardiogreen. Aus den zwei exponentialen Komponenten mit der Steigung K_1 und K_2, ihrer Anfangskonzentration A und B, den Proportionalitätskonstanten „a", „b", „h" und der Dosis des injizierten Farbstoffes wird mit einem Iterationsverfahren die Leberdurchblutung „F" entsprechend den eingezeichneten Formeln berechnet

Bei 10 intubierten, teilweise beatmeten Patienten haben wir eine kontrollierte Hypotension über einen Zeitraum von 20 Minuten durchgeführt mit einer mittleren Natrium-Nitroprussid-Dosis von 0,25 bis 10,25 µg/Kg/min. Der arterielle systolische Blutdruck wurde mäßig von 135±19 auf 90±15 mm Hg gesenkt. Das Natrium-Nitroprussid wurde mit einer Infusionspumpe zugeführt und der arterielle Blutdruck fortlaufend blutig gemessen.

Als Ausgangswerte bestimmten wir eine Leberdurchblutung mit 1,383 ± 0,12 l/min. Unter der kontrollierten Hypotension maßen wir eine Leberdurchblutung mit 1,313±0,123 l/min, d.h. im Mittel eine Abnahme von 71 ml/min, ein Unterschied, welcher sich statistisch nicht sichern ließ.

Bei einer mäßigen kontrollierten Hypotension nimmt das Herz-Zeitvolumen bei erniedrigtem peripheren Widerstand nicht ab [11], es kann sogar bei verminderter afterload ansteigen [13]. Gleichzeitig kommt es zu einer Abnahme des zentralvenösen Druckes [24]. Abdel Salam und Mitarb. [1] haben die Inodocyaningrün-Halbwertszeit vor und während Nipruss-Anwendung untersucht und dabei keine signifikanten Unterschiede gefunden. Daraus kann geschlossen werden, daß die Funktion der Leber unter der kontrollierten Hypotension mit Nipruss nicht wesentlich beeinträchtigt wird.

Die Leber, ein Organ mit doppelter Blutversorgung, wird über die art. hepatica zu 1/3 und über die ven.portae zu 2/3 mit Blut versorgt, wobei nach Rappaport [18] der sinusoidale Flow aus einem schnellen Anteil aus der art.hepatica und einem langsamen Anteil aus der ven.portae besteht, wobei der portalen Durchblutung bei der großen O_2-Extraktionskapazität die größere Bedeutung zukommt. Aus diesem Grunde spielt die Mesenterialdurchblutung zur Leberversorgung eine entscheidende Rolle.

Unter pathologischen Bedingungen kann bei einer nur mäßig eingeschränkten Gesamtdurchblutung aber ein Großteil von der arteriellen Durchblutung übernommen werden (Übersicht bei [17]).

Da nach Rappaport die terminalen portalen Venolen keine glatte Gefäßmuskulatur enthalten und somit unter Nipruss keine Widerstandsabnahme eintritt, müßte die Leberdurchblutung bei abfallendem venösen Druck ebenfalls abnehmen.

Bei gleichbleibendem Herz-Zeitvolumen unter kontrollierter Hypotension kann der Durchblutungsanteil der Mesenterialarterien [19] am gesamten Herz-Zeitvolumen sogar ansteigen. Dieser Flowanstieg in den Mesenterialarterien kann somit trotz Dilatation der Mesenterialvenen zu einer gleichbleibenden Durchblutung im Pfortadersystem führen.

Bei vermindertem arteriellen hepatischen Gefäßwiderstand muß dementsprechend auch der Flow im arteriellen Gefäßbett ansteigen.

Unter normalen Bedingungen führt somit eine mäßige kontrollierte arterielle Hypotension mit Natrium-Nitroprussid nicht zu einer Einschränkung der Gesamt-Leberdurchblutung.

Inwieweit diese Aussage für eine pathologisch veränderte Leber mit portaler Hypertension zutrifft, müssen weitere Untersuchungen klarstellen.

Literatur

1. Abdel Salam, A.R., Drummond, G.B., Bauld, H.W., Scott, D.B.: Clearance of indocyanine green as an index of liver function during cyclopropan anaesthesia and induced hypotension. Br. J. Anaesth. 48, 231 (1976)
2. Adams, A.P.: Techniques of vascular control for deliberate hypotension during anaesthesia. Br. J. Anaesth. 47, 777 (1965)
3. Caesar, J., Shaldon, S., Chiandussi, L., Guevera, L., Sherlock, S.: The use of indocyanine green in the measurement of hepatic blood flow and as a test of hepatic function. Clin. Sci. 21, 43 (1961)
4. Clarkson, M.J., Hardy-Smith, A., Richards, T.G.: Measurement of liver blood flow by means of a single injection of bromsulphthalein without hepatic venous catheterization. Cli. Sci. and Mol. Med. 51, 141 (1976)
5. Clarkson, M.J., Richards, T.G.: Steady-state clearance of bromsulphthalein and indocyanine green measured by single injection. Res. vet. Sci. 8, 454 (1976)
6. Csongrady, A., Plugge, H., Pfänder, Ch., Bünnig, K.: Kontrollierte Hypotension in der Kiefer-, Mund- und Gesichtschirurgie mit Natriumnitroprussid. Anaesthesiol. Inform. 18, 300 (1977)
7. Gattiker, R.: Die Anwendung von Nitroprussid-Natrium in der Herz- und Gefäßchirurgie. Anaesthesiol. Inform. 19, 24 (1978)
8. Gieler, J., Baur, K.F., Eisert, St.: Kontrollierte Hypotension bei schwierigen intraokularen Eingriffen. Prakt. Anaesth. 12, 390 (1977)
9. Harp, J.R., Wollmann, H.: Central metabolic effects of hyperventilation and deliberate hypotension. Br. J. Anaesth. 45, 256 (1973)
10. Hempelmann, G., Piepenbrock, S.: Möglichkeiten der medikamentösen Vasodilatation unter besonderer Berücksichtigung von Nitroprussidnatrium. Anaesth. Inform. 19, 10 (1978)
11. Hess, W., Tarnow, J., Patschke, D., Paasian, J., Brückner, J.B.: Hämodynamik und Sauerstoffversorgung des Herzens bei kontrollierter Hypotension mit Natriumnitroprussid und Trimetaphan. Anaesthesist 25, 27 (1976)
12. Hollenberg, M., Dougherty, J.: Liver blood flow measured by porta venous and hepatic arterial routes with Kr^{85}. Am. J. Physiol. 38, 561 (1973)
13. Johnston, M.: Correspondence. Br. J. Anaesth. 47, 738 (1975)
14. Keany, N.P., McDowall, D.G., Turner, J.M., Lane, J.R., Okuda, J.: The effects of profound hypotension induced with sodium nitroprusside on cerebral blood flow and metabolism in the baboon. Br. J. Anaesth. 45, 639 (1973)
15. Kyncl, J.: Circulatory effects of sodium nitroprusside. Naunyn Schmiedeberg's Arch. Pharmakol. 269, 390 (1971)
16. Landauer, B.: Die kontrollierte Hypotension mit Natriumnitroprussid. Anaesthesist 25, 266 (1976)
17. Liehr, H., Grün, M., Thiel, H.: Die Durchblutung der pathologisch veränderten Leber. Anaesth. Inform. 18, 11 (1977)
18. Rappaport, A.M.: The microcirculatory hepatic unit. Microvasc. Res. 6, 212 (1973)
19. Roos, G., Cole, P.V.: Some cardiovascular actions of sodium nitroprusside in the dog. Br. J. Anaesth. 45, 120 (1973)
20. Strunin, L.: Organ perfusion during controlled hypotension. Br. J. Anaesth. 47, 793 (1975)
21. Styles, M., Coleman, A.J., Leary, W.P.: Some hemodynamic effects of sodium nitroprusside. Anaesthesiol. 38, 173 (1973)
22. Thiel, H.: Hämodynamische Untersuchungen zur Leberdurchblutung unter besonderer Berücksichtigung der art.hepat. Fortschr. Med. 95, 1741 (1977)
23. Ulrich, B.: Leberdurchblutungsmessung mittels eines Ultraschall-Doppler-Flußmeßgerätes. Fortschr. Med. 95, 2295 (1977)
24. Voigt, E., Diedler, J., Gieler, J., Baur, K.F.: Intraokularer Druck unter kontrollierter Hypotension mit Natrium-Nitroprussid. (Abstract) V. Europ. Kongr. Anaesth. Paris, 6. Sept. 1978
25. Wildsmith, J.A.W., Marshall, R.L., Jenkinson, J.L., MacRae, W.R., Scott, D.B.: Hemodynamic effects of sodium nitroprusside during nitrous oxide halothane anaesthesia. Br. J. Anaesth. 45, 71 (1973)

Intraoperative Beeinflussung des Gallengangdruckes

C.K. Spiss, J. Funovics, F. Lackner, F. Mühlbacher, P. Porges und F. Schulz

Die intraoperative Diagnostik ist aus der modernen Gallengangchirurgie nicht mehr wegzudenken. Die Anaesthesiemethode muß daher so gewählt werden, daß einerseits die bei der Narkose verwendeten Medikamente die hepatale Organfunktion nicht nachteilig beeinflussen, andererseits keine Tonusänderung des Sphincter Oddi zum Zeitpunkt der Messung vorhanden ist. Bisher liegen Untersuchungen der Wirkung von verschiedenen Anaesthetika auf den Gallengangdruck, beim Menschen vorwiegend postoperativ erhoben, sowie vor allem im Tierexperiment, vor. Die bisher intraoperativ durchgeführten Untersuchungen ergeben unserer Meinung nach, entweder auf Grund der verwendeten Dosis, oder der wenigen Meßzeitpunkte, keine für die klinische Praxis relevanten Ergebnisse.

Unser Ziel war es, durch intra- und -postoperative kontinuierliche Gallengangdruckmessungen die Auswirkung einer modifizierten Neurolept-Analgesie (NLA), sowie der intermittierenden positiven Druckbeatmung auf die Gallengangdruckregistrierung, zu studieren.

Material und Methodik

Die untersuchten 14 Patienten waren 12 Frauen und 2 Männer zwischen 24 und 73 Jahren, das Durchschnittsalter betrug 53 Jahre. Bei den wegen Cholecystolithiasis operierten Kranken konnte morphologisch an Choledochus und Papille kein pathologischer Befund erhoben werden. Leberfunktionswerte und Gerinnung bewegten sich im physiologischen Bereich.

Die Patienten wurden laparotomiert und der Ductus cysticus mit einem Polyvinylkatheter Charrier Nr. 9 intubiert (Abb. 1). Als Meßmethode wurde das erstmals von Tremblay (1973) beschriebene Verfahren gewählt. Die, bei einem konstanten Flow von 133 ml/h, über einen Elema-Schonander-Druckwandler gewonnenen Druckgrößen wurden kontinuierlich auf einem Mingograf registriert. Der Meßbeginn erfolgte nach der Cysticusdrainage.

Tabelle 1. Narkosemethode

Prämedikation:	Thalamonal 0,02 ml/kg/KG Atropin 0,01 mg/kg/KG
Einleitung:	Droperidol 0,1 mg/kg/KG Fentanyl 0,0015 mg/kg/KG Alloferin 2,5 mg Pentothal n.B. N_2O/O_2
Intubation:	Succinylcholin 1,5 mg/kg/KG
Erhaltung:	Fentanyl + Alloferin in Repetitionsdosen (bis zur Gallengangdruckmessung kein Fentanyl)
Beatmung:	10 ml/kg/KG AF: 13/min Philips AV_1-Respirator

Ergebnisse und Diskussion

Die Injektion von 0,1 mg Fentanyl intravenös führte zu einem reproduzierbaren Druckanstieg im Gallengangsystem (Abb. 2). Die Orginalregistrierung zeigt außerdem den Einfluß der intermittierenden positiven Druckbeatmung auf den Verlauf der Gallengangdruckregistrierung. Die Spanne der abgebildeten Druckkurve stellt den Ablauf innerhalb von 2 min dar.

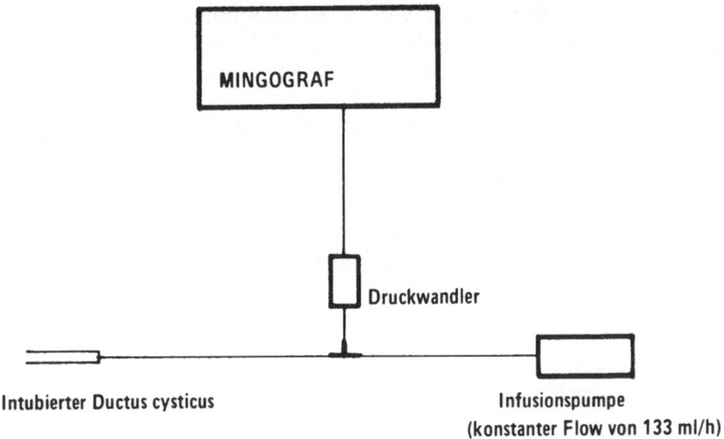

Abb. 1. Versuchsanordnung (schematisiert)

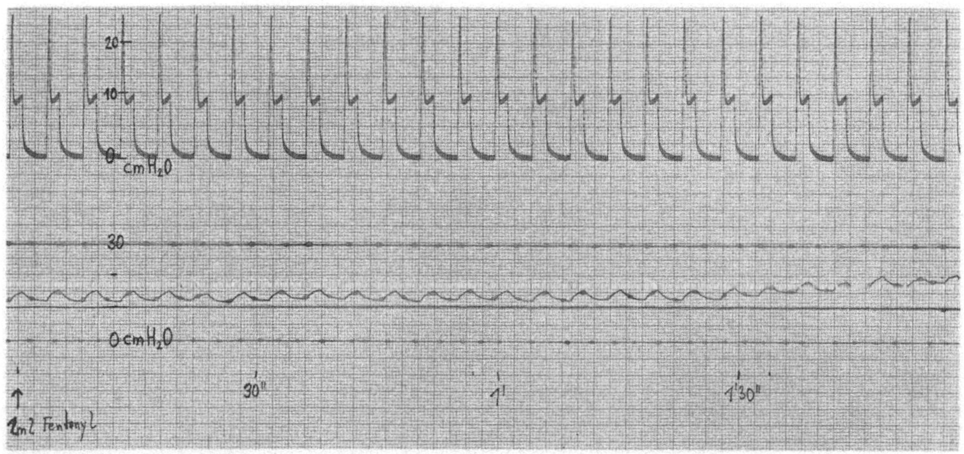

Abb. 2. Simultanregistrierung des Beatmungs- u. Gallengangdruckes nach Fentanyl 0,1 mg intraop.

Stellt man dem gemessenen Ausgangswert, welcher nach einer steady-state Periode wohl definiert war, den darauffolgenden höchsten Druckanstieg nach 0,1 mg Fentanyl gegenüber, so läßt sich eine höchst signifikante Erhöhung nachweisen (Abb. 3). Der Ausgangswert sämtlicher von uns untersuchten Patienten lag im Bereich der Norm. Gegenüber anderen Autoren war das Ausmaß der Druckanstiege wesentlich geringer, was auf eine protektive Wirkung der anderen Narkoseagentien zurückzuführen sein dürfte (Tremblay et al. 1973; Uray u. Kosa 1969; Kantor et al. 1969).

Die wichtige Frage des Zeitpunktes des max. Gallengangdruckanstieges nach Fentanylinjektion beantwortet sich aus der Abb. 4. Überraschenderweise liegen bei unseren Untersuchungen die Druckspitzen am häufigsten um die zweite Minute, wobei eine weitere Kumulation um die sechste Minute festzustellen ist.

Die Rückkehr zum Ausgangsdruck gruppiert sich etwa 10 min postinjectionem; Nachzügler benötigen hierfür bis zu 17 min (Abb. 5).

Verglichen mit anderen Autoren sind sowohl Wirkungseintritt, als auch Wirkungsdauer bei dem von uns untersuchten Kollektiv wesentlich kürzer (Tremblay et al. 1973). Es überrascht, daß nach Abzug einer normalen Kreislaufzeit von ca. 20 sec schon 1 min später eine autonome Reaktion in Form einer Tonuserhöhung des Sphincter Oddi eintritt. Die Zahl der Beobachtungen, sowie der reproduzierbare Ablauf bei unserem Patientengut, lassen eine, bei dieser Narkoseform bestehende, vegetative Ausnahmesituation vermuten. Bei den bis zu 17min anhaltenden Druckerhöhungen waren in Ausnahmefällen spasmodische Periodizitäten zu beobachten, welche noch eine weitere Abklärung benötigen.

Bei Reinjektion von 0,1 mg Fentanyl konnte beobachtet werden, daß gegenüber der Erstinjektion das Ausmaß der Druckerhöhung größer war, die dazu benötigte Zeitspanne jedoch geringer als bei der Erstinjektion (Tabelle 2). Die diesem Phänomen zweifellos zugrundeliegende Kumulation wirkte sich auf die Verkürzung des Wirkungseintrittes stärker aus, als auf die Höhe des Anstieges.

Tabelle 2. Maximaler Anstieg des Gallengangdruckes und Zeitraum bis zum Erreichen des maximalen Gallengangdruckes (nach 0,1 mg Fentanyl intraoperativ)

nach Erstinjektion			nach Reinjektion
cm H_2O	18,11 (±3,22)	p<0,05	20,10 (±4,48)
min, sec.	3'32" (±1'53")	p<0,01	1'24" (±1'11")

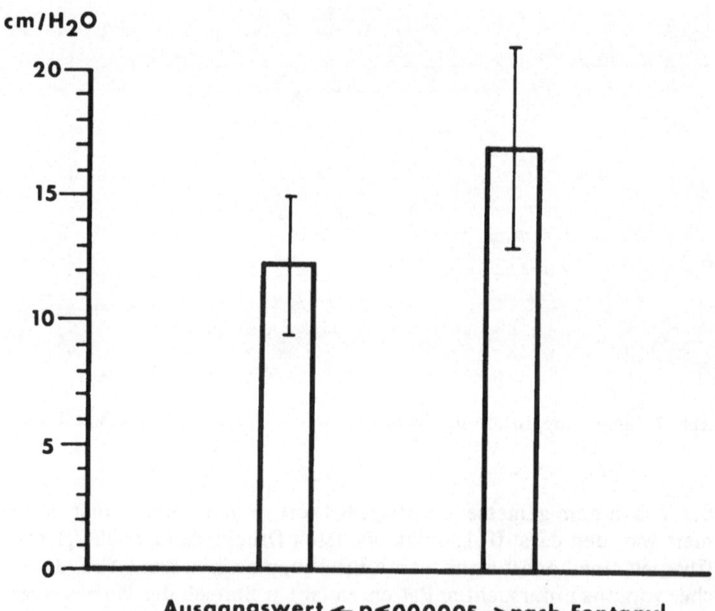

Abb. 3. Max. Anstieg des Gallengangdruckes nach Fentanyl 0,1 mg intraop. (n = 14)

Zusammenfassung

Auf Grund der erhobenen klinischen Befunde kann die modifizierte NLA für die Gallengangchirurgie mit intraoperativer Diagnostik empfohlen werden. Bei Beachtung eines Sicherheitszeitraumes von ca. 20 min nach letzter Fentanylgabe, kann eine Verfälschung des Druckwertes ausgeschlossen werden.

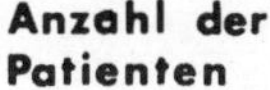

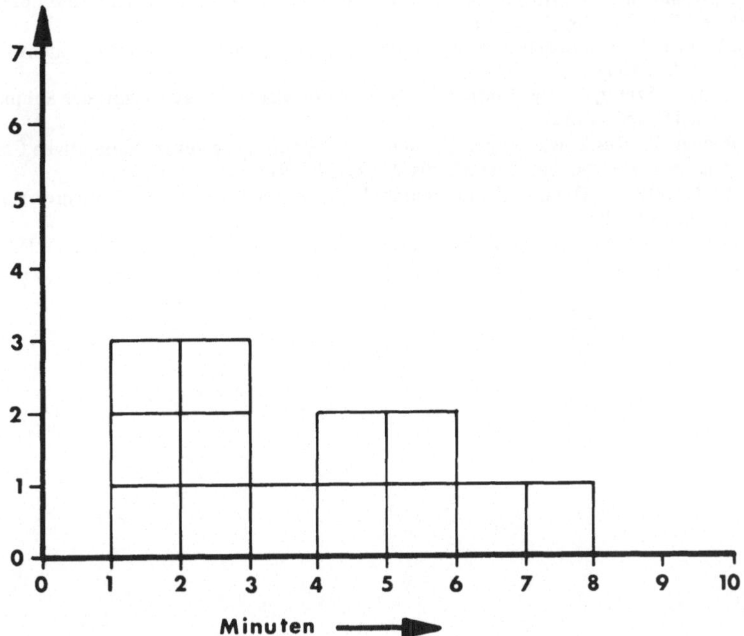

Abb. 4. Zeitpunkt der max. Gallengangdruck-Erhöhung nach Fentanylgabe 0,1 mg intraop. (n = 13)

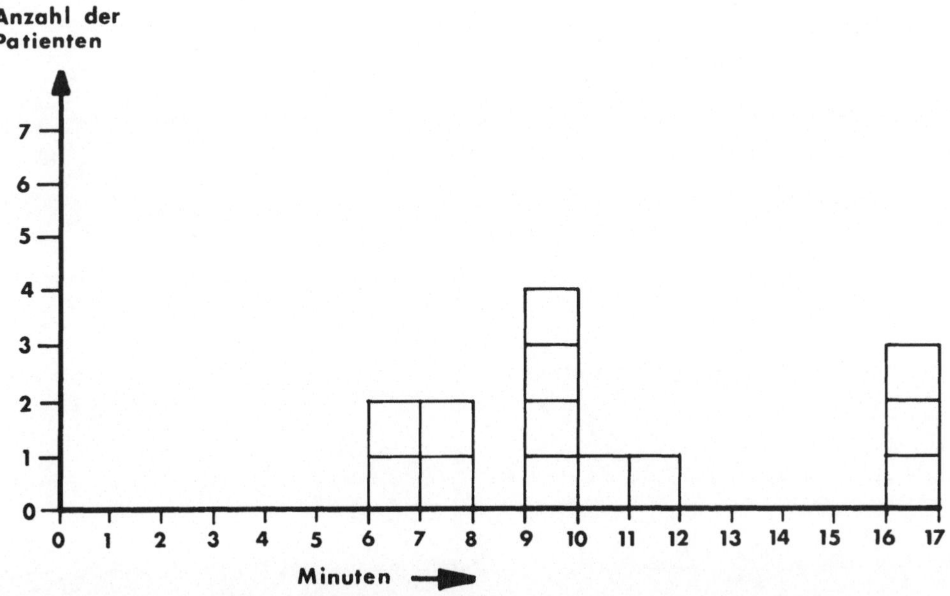

Abb. 5. Zeitpunkt der Rückkehr des Gallengangdruckes zum Ausgangswert (n = 13)

Literatur

1. Arquelles, J.E., Romo-Salas, F., Altrete, A.: Effect of different drugs on intrabiliary-tract pressure of guinea-pigs. Amer. Soc. Anesth. (New Orleans) 161 (1977)
2. Böhmig, H.J., Fritsch, A.: Die Bedeutung der Cholangiometrie für die intraoperative Gallenwegdiagnostik Chirurg. 37, 446 (1966)
3. Kantor, E., Jakab, T., Szabo, L.: Der Einfluß der Neuroleptanalgesie auf den Tonus des Sphincter-Oddi. Anaesthesist 18, 183 (1969)
4. Kroesen, G., Bodner, E., Russe, W., Troyer, E., Geir, W.: Beeinflussung der intraoperativen Cholangiometrie durch Anaesthesiemethoden. Anaesthesist 27, 21-24 (1978)
5. Tremblay, P.R., Poncelet, P., Dinh, D.K.: Le Fentanyl et la pression dans les voies biliaires. Can. Anaesth. Soc. J. 20, 747 (1973)
6. Uray, E., Kosa, L.: Wirkung der bei Neuroleptanalgesie verwendeten Medikamente auf die Druckwerte der Gallenwege. Anaesthesist 18, 74 (1969)

Thema E
Leitungs- und Regionalanästhesie (operativ – geburtshilflich – therapeutisch)

Vorsitz: H. Lennartz, Marburg
und H. Nolte, Minden

In-vitro-Untersuchungen zur Frage von Liquortrübungen durch Lokalanaesthetika

R. Dennhardt und K. von Ammon

Die Frage der Präzipitationen von Lokalanaesthetika bei der intrathekalen Anwendung ist so alt wie der klinische Gebrauch dieser Substanzen [1]. In Experimenten an Hunden konnten eindeutige morphologische Schädigungen als Folge von Procain-Präzipitationen nachgewiesen werden [4].

Für das Lokalanaesthetikum Bupivacain wurde dieser Fragenkomplex durch eine Mitteilung der Fa. Astra im Jahr 1976 aktualisiert. Es kann inzwischen eindeutig festgestellt werden, daß Bupivacain unter bestimmten physiko-chemischen Bedingungen präzipitiert; ungeklärt ist jedoch die klinische Bedeutung.

Die vorliegenden in-vitro-Experimente sollen die Voraussetzungen untersuchen, bei denen es zu Trübungsreaktionen kommt; aus den Befunden werden – soweit möglich – Rückschlüsse auf das klinische Verhalten gezogen.

Methodik

Die Untersuchungen werden in-vitro mit frischen wie auch zuvor tiefgefrorenen Liquorproben durchgeführt. Um konstante Ausgangsbedingungen zu erreichen, wird die Cerebrospinalflüssigkeit (CSF) mit 40 mm Hg CO_2 äquilibriert. Die Wasserstoffionenkonzentrationen werden mit Mikro-Einstabmeßketten der Fa. Schott und Ingold sowie einem pH-Meter der Fa. Knick gemessen. Trübungen der Proben werden photometrisch bei einer Wellenlänge von 400 nm mit einem Photometer der Fa. Zeiss (PMQ II) durchgeführt. Die Versuchstemperatur beträgt 37°C, soweit nicht anders angegeben. Vorgelegt wird jeweils 1 ml Liquor, dem dann unterschiedliche Volumina von verschiedenen Lokalanaesthetika-Zubereitungen zugegeben werden. 5 min nach Durchmischung erfolgt die Ablesung der Extinktion.

Ergebnisse

Aus Abb. 1 kann bei einem vorgegebenen pH-Wert der CSF von 7,4 das Verhalten unterschiedlicher Lokalanaesthetika-Zubereitungen ersehen werden. Bei Etidocain (E) treten Trübungsreaktionen bereits bei geringsten Konzentrationen auf. Bupivacain (B) führt, beginnend mit einer Konzentration von etwa 0,8 mg/ml, zu zunehmender Trübung, die bei 2 mg/ml eine Extinktionsminderung von 50% bewirkt. Bupivacain-Zubereitungen unter Zusatz von CO_2 bzw. Adrenalin (1 : 200.000) führen in den dargestellten Konzentrationsbereichen zu keinen Reaktionen.

Abbildung 2 zeigt das Verhalten bei pH 7,7; für Bupivacain ergibt sich gegenüber der ersten Abbildung eine Linksverschiebung im Sinne einer frühzeitigen Trübungsreaktion. Wiederum keine Änderung der Extinktion bei CO_2-Bupivacain. Außerdem ist zu ersehen, daß sich Carticain (C) unauffällig verhält.

Die Temperaturabhängigkeit von Liquortrübungen ist aus Abb. 3 abzulesen; bei niedrigeren Temperaturen treten Reaktionen erst bei deutlich alkalischerem Milieu auf. Dies weist darauf hin, daß die Ursachen für die Präzipitationen physiko-chemischer Natur sind.

In Abb. 4 sind alle experimentell ermittelten Werte unter Bupivacain-Zumischung bei jeweils identischen CSF-pH-Werten aufgetragen. Bei einem pH-Wert von 7,4 beginnt die Trübung bei etwa 0,75 mg/ml, um von 1 mg/ml an ausgeprägter zu werden.

In Abb. 5 sind die Extinktions- gegen die pH-Werte aufgetragen und die Mittelwertskurven durch die jeweiligen Punkte mit gleicher vorgegebener Bupivacain-Konzentration eingezeichnet. Die schraffierte Fläche stellt den physiologischen pH-Bereich im Liquor dar. Es sind keine Reaktionen bei CO_2-Bupivacain (B-CO_2) bzw. unter Adrenalin-Zusatz (B + Adr) bis zu

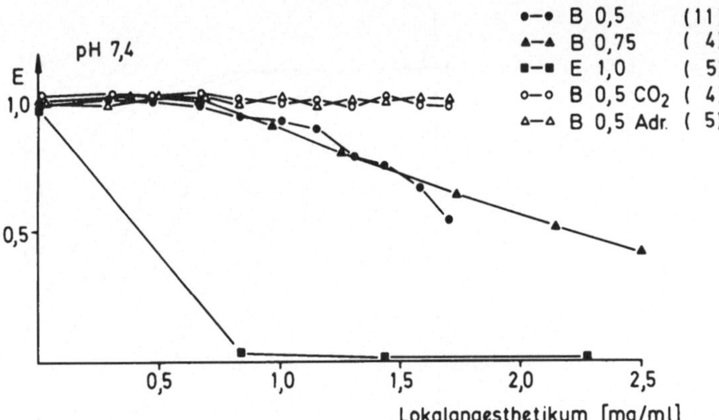

Abb. 1. Liquor-Trübungen bei Zugabe verschiedener Lokalanästhetika-Lösungen. Vorgegebener pH-Wert: 7,4. Ordinate: Extinktion, Abszisse: Lokalanästhetika-Konzentration (mg/ml)

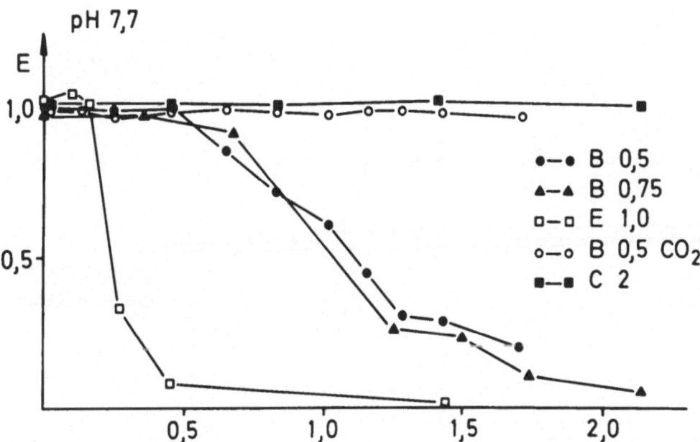

Abb. 2. Siehe Legende zu Abb. 1. Vorgegebener pH-Wert: 7,7

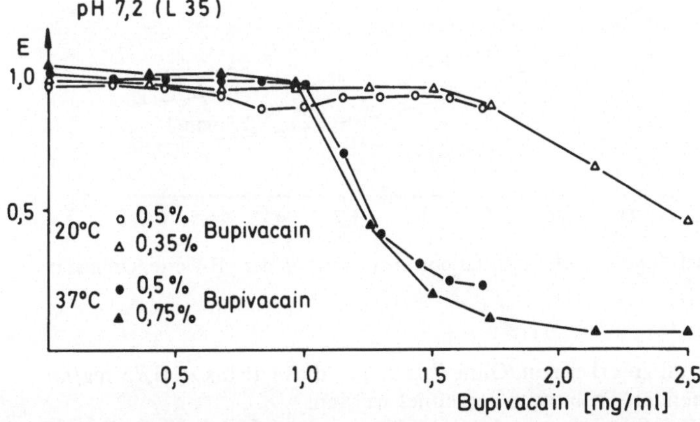

Abb. 3. Temperaturabhängigkeit der Liquor-Trübungen. Vorgegebener pH-Wert: 7,2

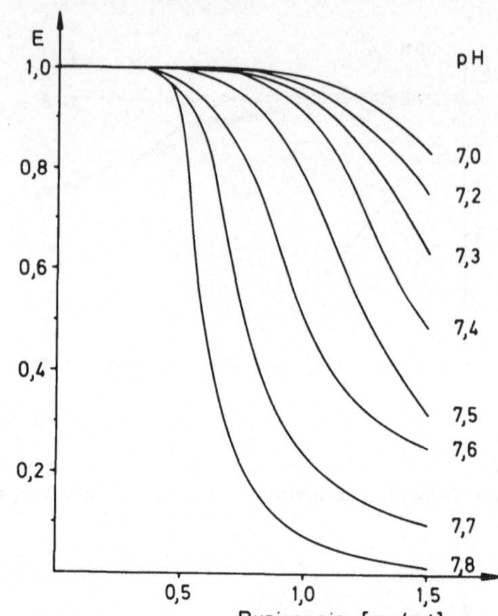

Abb. 4. Verhalten der Extinktion bei zunehmender Bupivacain-Konzentration in der CSF bei verschiedenen pH-Werten. Ordinate: Extinktion, Abszisse: Bupivacain-Konzentration (mg/ml)

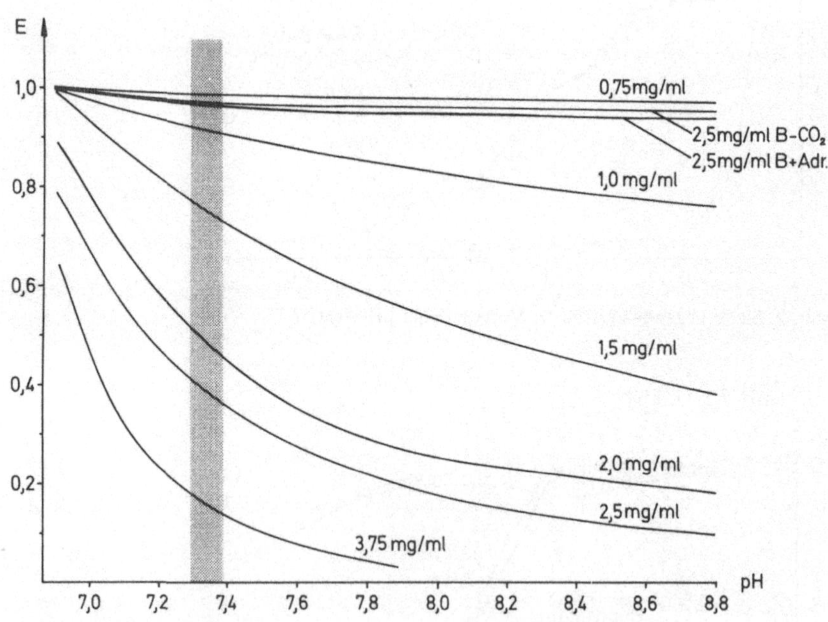

Abb. 5. Mittelwertskurven gleicher Bupivacain-Konzentrationen bei Variation der pH-Werte. Ordinate: Extinktion, Abszisse: pH-Wert

Konzentrationen von 2,5 mg/ml zu erkennen. Ohne Zusatz gilt dies nur bis zu 0,75 mg/ml, ab 1 mg/ml muß mit zunehmenden Trübungen gerechnet werden.

Ergänzend sei festgestellt, daß bei Verwendung von Mepivacain (< 15 mg/ml), Carticain (< 25 mg/ml) und Lidocain (< 5 mg/ml) keine Veränderungen festgestellt werden konnten.

Diskussion

Die vorliegenden Untersuchungen bestätigen die Aussagen von Dudziak u. Uihlein [3], daß Bupivacain von einer bestimmten Konzentration an bei physiologischem Liquor-pH-Wert zu Präzipitationen in der CSF führt. Diese Reaktionen können durch pH-Verschiebungen zum sauren Bereich vermieden werden (CO_2-Bupivacain [8b], Bupivacain + Adrenalin 1 : 200.000).

Das System der CSF besitzt keine chemische Pufferkapazität, die pH-Regulation erfolgt allein über das CO_2-HCO_3^--Puffersystem [2]. Das Löslichkeitsprodukt wird bei Konzentrationen zwischen 0,75 mg/ml und 1 mg/ml für Bupivacain erreicht. Dies entspricht auch etwa der rechnerisch ermittelten Konzentration im Liquor (0,83 mg/ml) bei Applikation von 3 ml 0,5%igem Bupivacain zur Spinalanästhesie, wenn man davon ausgeht, daß das Liquorvolumen unterhalb von Th_5 ca. 15 ml beträgt.

Welche klinische Bedeutung haben diese Ergebnisse?

Unter bestimmten Bedingungen kann es zum Überschreiten der Löslichkeitsgrenze mit anschließenden Ausfällungen kommen. Präzipitate der undissoziierten Base sind – obwohl „lipophil" – nicht membran-gängig, entfalten also keine anästhetische Wirksamkeit [6]; lokale Nervenschäden können nicht ausgeschlossen werden [8a]. Nach unseren Beobachtungen lösen sich sedimentierte Bupivacain-Präzipitate unter physiologischen Einflüssen (z.B. Erhöhung des pCO_2) nicht wieder auf. Bei einer Dosierung von 3 ml isobarer 0,5%iger Bupivacain-Lösung ist in-vivo wohl noch nicht mit Reaktionen zu rechnen [5, 7]. Hingegen ist die Wahrscheinlichkeit der Präzipitat-Bildung bei Anwendung hyperbarer Bupivacain-Lösungen wesentlich größer, da sich durch verminderten Verteilungsraum die regionale Konzentration erhöht.

Schlußfolgerungen: Bedenken sind bei der Anwendung von Bupivacain 0,5% bei Dosierungen $>$ 3 ml zu äußern, grundsätzlich bei hyperbaren Bupivacain-Lösungen. Nach den vorliegenden Untersuchungen kann die Anwendung von adrenalinhaltigen Lösungen bzw. die CO_2-Zubereitungen als sinnvolle Alternative angesehen werden.

Zuletzt eine Frage an die Hersteller von Bupivacain: Könnte nicht die Konjugat-Bildung mit einer organischen Säure (z.B. als Tartrat) das Problem lösen?

Literatur

1. Bignon, A.: Sur la proprietés anaesthésiques de la cocaine. Bulletin générale de thérapeutique, chirurgicale, obstetricale et pharmaceutique 122, 170-172 (1892)
2. Catchlove, R.F.H.: The influence of CO_2 and pH on local anaesthetic action. J. Pharmacol. Exp. Ther. 181, 298-309 (1972)
3. Dudziak, R., Uihlein, M.: Löslichkeit von Lokalanästhetika im Liquor cerebrospinalis und ihre Abhängigkeit von der Wasserstoffionenkonzentration. Regional-Anästhesie 1, 32-37 (1978)
4. Lundy, J.S., Essex, H.E., Kernohan, J.W.: Experiments with anaesthetics. IV. Lesions produced in the spinal cord of dogs by a dose of procaine hydrochloride sufficient to cause permanent and fatal paralysis. J.A.M.A. 101, 1546-1550 (1933)
5. Meyer, J., Nolte, H.: Liquorkonzentrationen von Bupivacain nach subduraler Applikation. Regional-Anästhesie 1, 38-40 (1978)
6. Nicholson, M.J., Eversole, U.H.: Neurologic complications of spinal anesthesia. J.A.M.A. 132, 697-685 (1946)
7. Okuda, T., Hara, S., Sekigawa, T.: Bupivacaine level in cerebrospinal fluid J. Nara Med. Ass. 25, 10-15 (1974)

8a. Schubert, H.J., Nolte, H., Rudolph, R.: Histotoxische Veränderungen durch Bupivacain und Etidocain nach perineuraler und subduraler Injektion.

8b. Schulte-Steinberg, O., Noisser, H., Hutzelmeyer, E., Voß, G.: Vergleichende Untersuchungen zwischen CO_2-Bupivacain und anderen Lokalanästhetika bei Epidural- und Plexusanästhesie. In: Die Pharmakologie, Toxikologie und klinische Anwendung langwirkender Lokalanästhetika – 4. Internationales Symposion über die Regionalanästhesie in Minden 1976. (Hrsg.) J. Meyer, H. Nolte. Stuttgart 1977

Telethermographische Beobachtungen bei der Ausbreitung rückenmarksnaher Leitungsanaesthesien

G. Sprotte

Die Telethermographie ermöglicht ein berührungsfreies kontinuierliches Messen von Wärmestrahlungen mit einer thermischen Auflösung von 0,1° C.

Das Monitorbild des AGA Thermovision 680 Medical vermittelt quantifizierbare Einblicke in die Sympatho-adrenerge Steuerung der Hautdurchblutung.

Die Abb. 1 zeigt im 1. Bild die Infrarotkamera, den Spiegel zur Erfassung horizontaler Flächen und den Monitor.

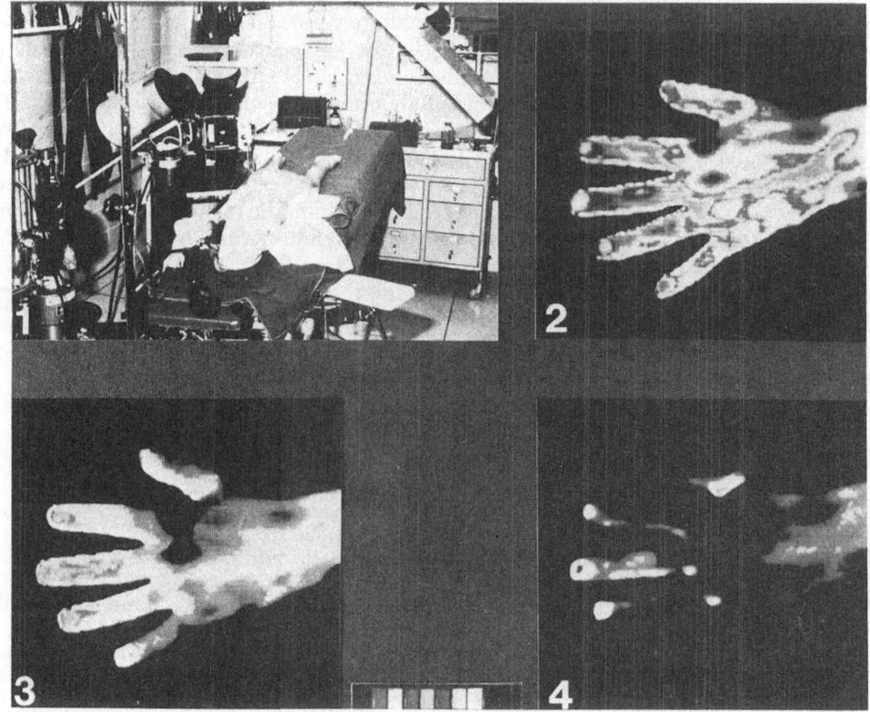

Abb. 1. *1* Telethermographie einer Sakralanaesthesie. Links über dem Kind die Thermokamera, rechts der Spiegel, der die Wärmestrahlung des horizontalen Körpers in die Kamera projeziert. Im Hintergrund, zwischen OP-Tisch und Kamera der Monitor, über den kontinuierlich das Thermogramm beobachtet werden kann. *2-4* Wärmestrahlung einer Hand vor und nach 5 Zügen aus einer Zigarette, die Isothermen unterscheiden $^1/_2$°C

Die Bilder 2-4 zeigen die Thermogramme der Hand eines Rauchers vor und nach Genuß von 5 tiefen Zügen aus einer Zigarette. Die Isothermen, d.h. Flächen gleicher Farbe, unterscheiden $^1/_2$°C, bei den später demonstrierten Thermogrammen 1°C. Die Farbskala zeigt von links nach rechts die aufsteigende Reihe der Temperaturstufen der Isothermen. Die durch Nikotineinwirkung im Thermogramm sichtbare Abnahme der Wärmestrahlung um 1-2°C ist klinisch nicht zu erkennen.

Die Telethermographie deckt einige Lücken in unserem bisherigen Verständnis vom Sympathikusblock auf.

Die Blockade sympathischer Nervenfasern bei Leitungsanaesthesie ist quantitativ ebenso unzuverlässig wie die motorische Blockade.

Die Thermogramme der 2. Abb. vermitteln einen Eindruck von den additiven Effekten einer Nachinjektion bei einer Periduralanaesthesie und einem Ulnarisblock. Beide Anaesthesien wiesen bereits nach der Erstinjektion eine sensible Blockade auf.

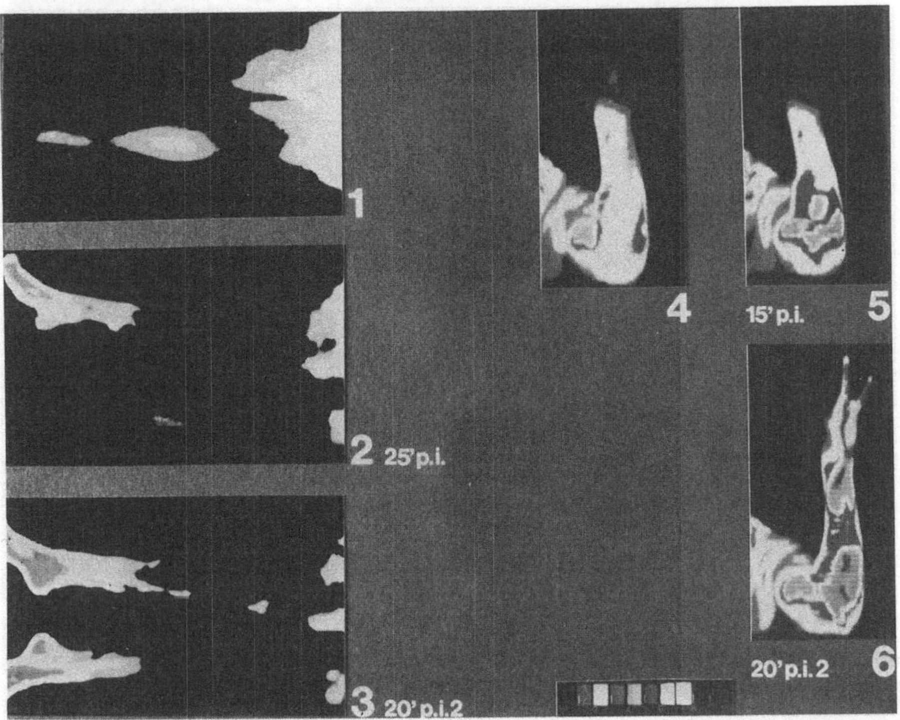

Abb. 2. *1-6* Effekte von Nachinjektionen auf die Intensität des Sympathikusblocks. *1-4* Thermogramme einer PA im Spiegelbild. In 2.3 wesentliche Intensivierung des Sympathikusblocks nach 2. Injektion (vgl. 2.2), ohne Änderung der Ausbreitung der sensibelkompletten Anaesthesie. *5* Ulnarisblock mit 1%igem Mepivacain. Komplette Anaesthesie, inkompletter Anstieg der Wärmestrahlung. *6* Nachinjektion mit 2%igem Mepivacain, kompletter Motor-Block, komplette Anaesthesie und Temperaturanstieg bis zu 7°C im gesamten Ulnarisbereich.

Wie unterschiedlich sich Sympathikusblockaden im Thermogramm darstellen, die nach den gängigen qualitativen Testmethoden als komplette Blocks protokolliert würden, zeigt die Abb. 3 mit 3 verschiedenen vegetativen Blockaden der oberen Extremität [3].

Die maximale Sympathikusblockade nach Grenzstranganaesthesie im Bild 2 rechts wird weder bei der Plexusanaesthesie im Seitenvergleich links [1] noch durch die cervicothorakale Periduralanaesthesie [3] erreicht.

Die bisherige Überschätzung der relativen Empfindlichkeit des Sympathikus auf Lokalanaesthetika-Effekte zeigt sich auch bei der Thermographie halbseitig betonter extraduraler Blockaden.

In Abb. 4 ist der thermographische Verlauf einer Periduralanaesthesie dokumentiert. 20 min nach der Injektion von 0,5%igem Bupivacain-CO_2 besteht beidseits ein sensibler Block

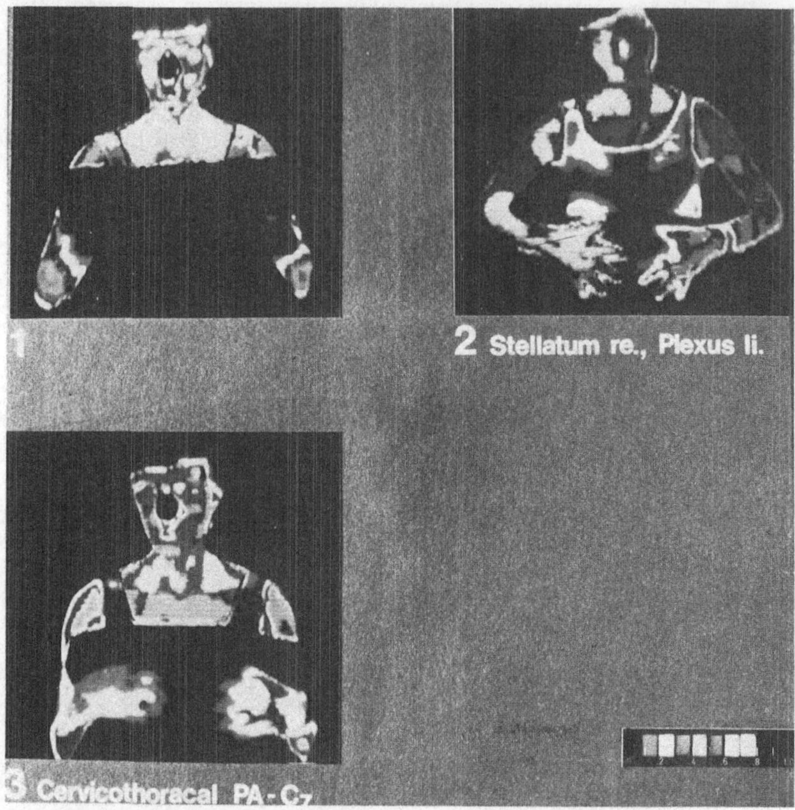

Abb. 3. *1* Telethermogramm einer Raynaud-Patientin, Temperaturdifferenz der regio supraclavicularis zu beiden Händen mehr als 7°C, bei Isothermendifferenz von 1°C. Die Hände stellen sich daher im Thermogramm nicht dar. *2* Das Telethermogramm der gleichen Patientin nach Stellatumblock rechts und Plexusblock links. Nach Stellatumblock keine Temperaturdifferenz mehr zwischen Hand und regio supraclavicularis, während nach Plexusblock noch Differenz von 3°C. *3* Telethermogramm der gleichen Patientin nach cervicothorakaler Periduralanaesthesie (0,125% Bupivacain). Temperaturdifferenz. Supraclaviculär-peripher beträgt noch 3-5°C

bis D 11. Gleichzeitig findet man rechts im Spiegelbild des Thermogramms keine Zunahme der Wärmestrahlung und keine ausgeprägte motorische Blockade. Links ist der Motorblock fast komplett, und das Thermogramm zeigt auf dieser Seite einen deutlichen Sympathikusblock.

Der zeitlich und quantitativ parallele Verlauf von Motorblock und Sympathikusblock war bei allen thermographisch untersuchten Leitungsanaesthesien wiederzufinden.

An den Thermogrammen der 4. Abb. läßt sich unschwer erkennen, daß außer dem neuralen auch ein humoraler Regelkreis in die Steuerung der Hautdurchblutung eingreift. In den 10 min, die zwischen dem 3. und 4. Thermogramm verstrichen sind, hat die Ausbreitung der Anaesthesie um 2 Segmente zugenommen und der Sympathikusblock erreichte linksseitig sein Maximum.

Die humorale, adrenerge Antwort auf die Verminderung des peripheren Widerstandes erkennt man als generelle Abnahme der Wärmestrahlung in der 20-min-Aufnahme. Sie zeigt am linken Bein mit seinem maximalen Sympathikusblock nur geringe Effekte, aber die leichte Blockade des rechten Beines wird völlig überlagert.

Welche Ausmaße solche Überlagerungen annehmen können, demonstriert die Abb. 5.

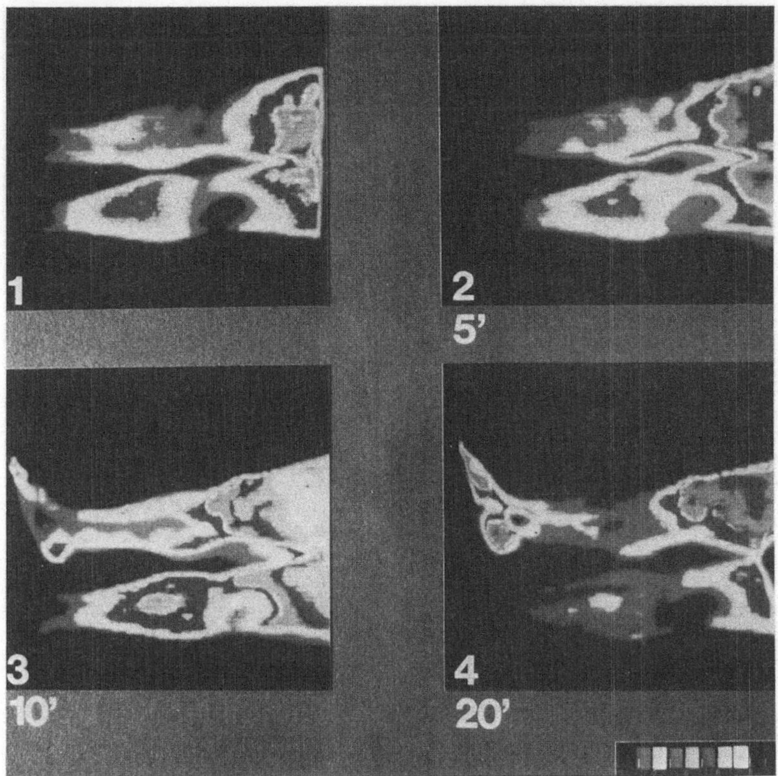

Abb. 4. *1-4* Die Entwicklung der Hauttemperatur bis 20 min nach Anlegen einer Periduralanaesthesie. Die Isothermen unterscheiden 1° C. Spiegelbild

Die im Bild 2 beginnende Zunahme der Wärmestrahlung bei einer hohen Periduralanaesthesie wird im dritten Thermogramm von der endogenen Katecholaminwirkung völlig überlagert.

Im 4. Thermogramm zeigt sich eine Verstärkung des gleichen Effektes durch die i.v.-Gabe eines Sympathikomimetikums, das den leicht gesunkenen Blutdruck wieder über den Ausgangswert anhebt. Alle Versuche, die proximalen Anaesthesiegrenzen RM-naher Leitungsanaesthesien über den Parameter „Hautdurchblutung" zu objektivieren, erscheint angesichts dieser Überlagerungseffekte fragwürdig.

Die mit Hilfe von Trickaufnahmen mit dem Television 680 mögliche optische Ausschaltung solcher Überlagerungseffekte zeigt die Abb. 6.

Die nach 20 min sensibel bis D 10 ausgetestete Sakralanaesthesie zeigt sich thermographisch nur bis D 12. Befunde anderer Autoren, die mit Hilfe von punktuellen Temperatur- und Pulswellenamplitudenmessungen erhoben wurden, wonach der Sympathikusblock bei RM-nahen Leitungsanaesthesien den sensiblen Block um mehrere Segmente überragen soll, konnten mit der Telethermographie nicht bestätigt werden.

Es erscheint auch wenig sinnvoll, die Ausbreitung eines klinisch kompletten sensiblen Blocks mit der Ausbreitung eines inkompletten Sympathikusblocks zu vergleichen.

Die von einigen Autoren beschriebene Einordnung der C-Fasern des Sympathikus in eine Gruppe besonders anaesthesieempfindlicher Nervenfasern kann seit den vergleichenden Untersuchungen von Franz u. Perry [1, 2, 3, 4, 5, 6, 7] aus dem Jahre 1974 angezweifelt werden.

Die halbquantitativen Beobachtungen mit der Telethermographie stellen auch das klinische Gewicht dieser Einordnung in Frage.

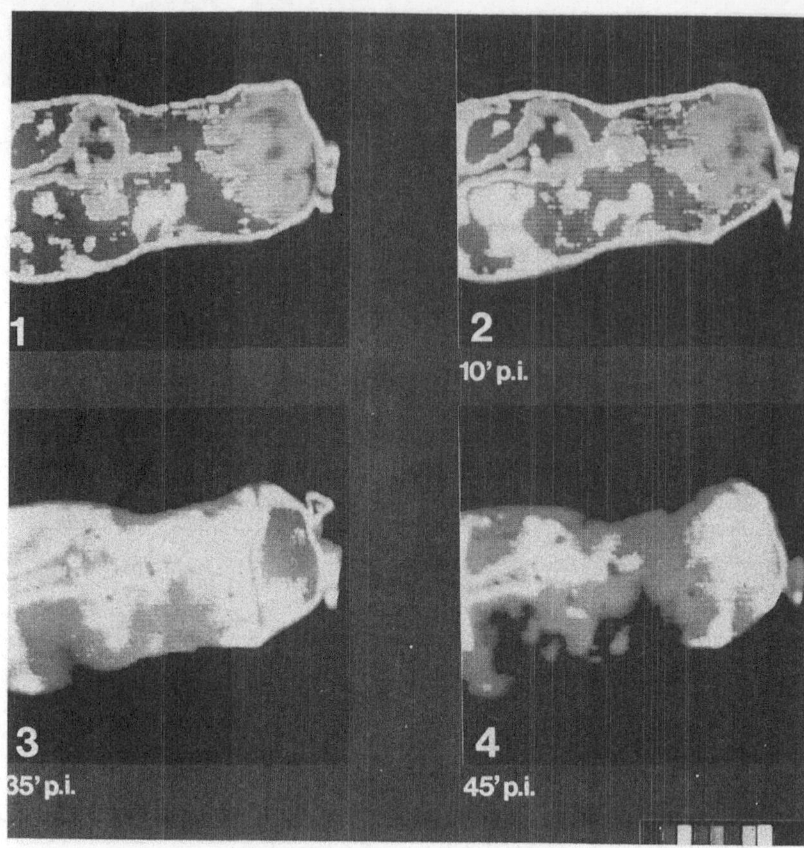

Abb. 5. *1-4* Überlagerung des Sympathikusblocks bei Periduralanaesthesie durch endogene und exogene Katecholamineinwirkung im Telethermogramm. Die Isothermen unterscheiden 1°C

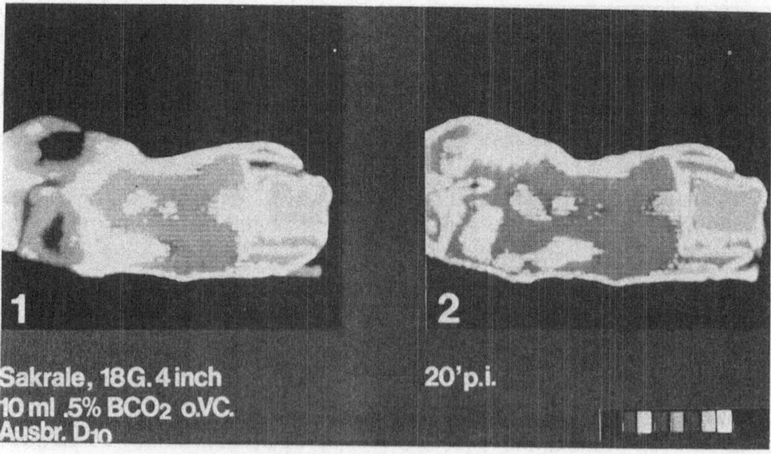

Abb. 6. *1-2* Telethermographie einer Sakralanaesthesie in Seitenlage. Links caudale, rechts craniale Rumpfregion. Ausschaltung katecholaminbedingter Effekte auf das Thermogramm durch „Fixierung" einer Isotherme zwischen den Schulterblättern

Literatur

1. Franz, D.N., Perry, R.S.: Mechanisms for differential block among single myelinated and non myelinated axons by procaine. J. Physiol. (London) 236, 193 (1974)
2. Gasser, H.S., Erlanger, J.: The role of fiber size in the establishment of a nerveblock by pressure or cocaine. Am. J. Physiol. 88, 581 (1929)
3. Harmes, R.: Differentielle Blockade (sympathisch-sensibel) bei Peridural- und Spinalanaesthesie. Diss. Joh. Gutenberg Universität Mainz, Med. Fachbereich, 1978
4. Nathan, R.W., Sear, T.A.: Susceptibility of nerve fibres to analgesics. Anaesthesia 18, 465 (1963)
5. Nathan, R.W. et al.: Some factors concerned in differential nerve block by localanaesthetics. J. Physiol. (London) 157, 565 (1961)
6. Nathan, R.W. et al.: Differential nerve block by sodium free and sodium deficient solutions. J. Physiol. (London) 164, 375 (1962)
7. Nolte, H., Meyer, J., Kopf, B., Zenz, M.: Klinische und elektrophysiologische Parameter zur Differenzierung der Wirkung von Lokalanaesthetika. Anaesthesist 23, 165 (1974)

Differenzierter Ausfall der Temperaturempfindung bei Oberflächenanaesthesie

M. Zenz [1,2]

Die einzelnen funktionell homogenen Fasergruppen des peripheren Nerven weisen gegenüber Lokalanästhetika unterschiedliche Empfindlichkeiten auf. Dies zeigt sich deutlich beim Einsetzen oder Abklingen der Nervenblockade; hier kann die Leitung in einer Fasergruppe völlig unterbrochen sein, während eine andere Fasergruppe nur wenig betroffen ist. Durch die kontinuierliche quantitative Erfassung der differenzierten Nervenblockade (Methodik bei Fruhstorfer et al. 1974) lassen sich die unterschiedlichen Wirkungsprofile verschiedener Lokalanästhetika besonders deutlich aufzeigen (Abb. 1).

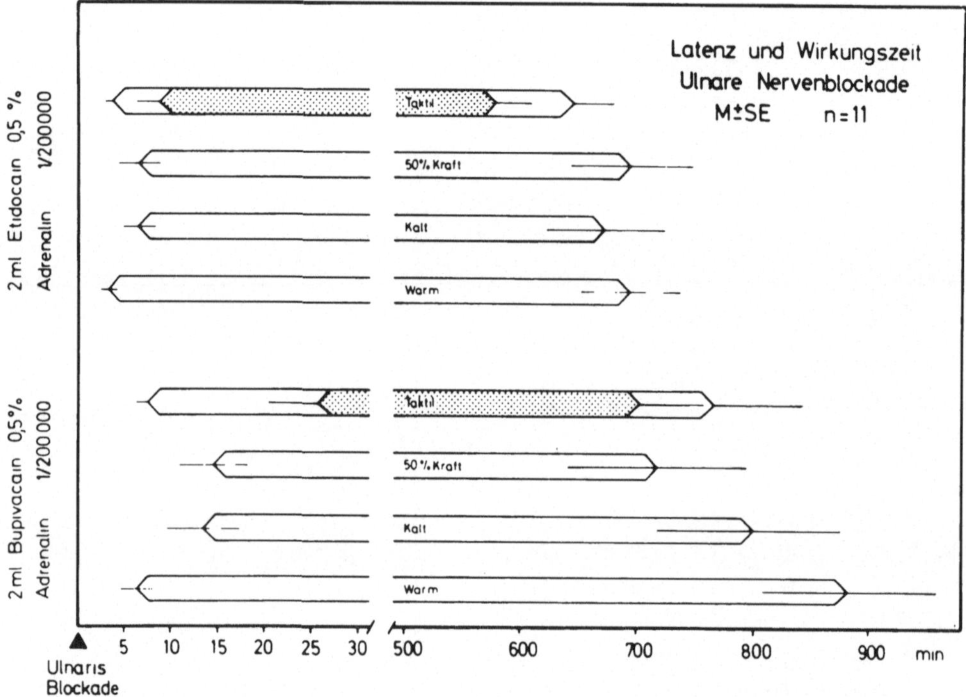

Abb. 1. Wirkungsprofile von Bupivacain und Etidocain bei der Ulnarisblockade. Im Bereich einer Säule ist die entsprechende Nervenfunktion blockiert. Beim Nadelstich (taktil) ist die Spitzempfindung im Bereich der weißen Säule blockiert; im Bereich der gepunkteten Säule wird der Stich nicht wahrgenommen. (Ergebnisse von Radtke et al. 1975 nach Fruhstorfer 1977)

Auch Oberflächenanästhesie führt zu einer differenzierten Nervenblockade. So blockierte Tetracain 2% an der Schleimhaut der Oberlippe die Warmempfindung, nicht aber Hitze-, Schmerz- und Kälteempfindung (Nolte et al. 1976). Ein interessanter Nebenbefund dieser Untersuchung war, daß ein Zusatz von Alkohol zum Anästhetikum die Hitzeschmerzschwel-

[1] Beteiligte Mitarbeiter: U. Pfaff – Vorversuche, H. Fruhstorfer und M. Zenz – Versuchsplanung und Durchführung, J. Missler – Technische Assistenz

[2] Mit Unterstützung der Deutschen Forschungsgemeinschaft (Fr. 265/5)

le zu senken schien. In der vorliegenden Untersuchung wurde deshalb das Verhalten der Warm- und Hitzeschmerzschwellen am Lippenrot nach Aufbringung von Tetracain und Alkohol bestimmt.

Methodik

15 gesunde Versuchspersonen (10 männlich, 5 weiblich; Alter 25-42 Jahre) nahmen an der Untersuchung teil. Kalt-, Warm- und Hitzeschmerzschwellen wurden mit einem thermoelektrischen Stimulator an einem 23 mm breiten Areal am Lippenrot der Oberlippe gemessen (Marstock-Methode, Fruhstorfer et al. 1976). Gleichzeitig wurde die Intensität der subjektiven Warm- und Schmerzempfindung auf einer VAS-Skala eingetragen (VAS = Visual Analog Scale; Scott and Huskisson 1976). Es wurden zuerst an der linken Oberlippe Warm- und Kaltschwellen sowie die Hitzeschmerzschwelle vor und nach Aufbringung von Alkohol 70% bestimmt. Dann wurde die rechte Oberlippe mit einer 2% Tetracain-Lösung anästhesiert, und nach etwa 5 min wurden hier die Warmschwellen vor und nach Aufbringen von Alkohol 70% gemessen.

Ergebnisse

Am Lippenrot lag die Warmschwelle im Mittel bei 34°C, die Hitzeschmerzschwelle bei 43,9°C. Aufbringen von Alkohol senkte die Hitzeschmerzschwelle signifikant auf 38,7°C. Eine typische Registrierung ist in Abb. 2 dargestellt. Anästhesie mit Tetracain führte zu einem signifikanten Ansteigen der Warmschwelle, die nach Aufbringen von Alkohol 70% etwas absank. Die Schwellenwerte sind für alle Versuchspersonen in Abb. 3 zusammengestellt.

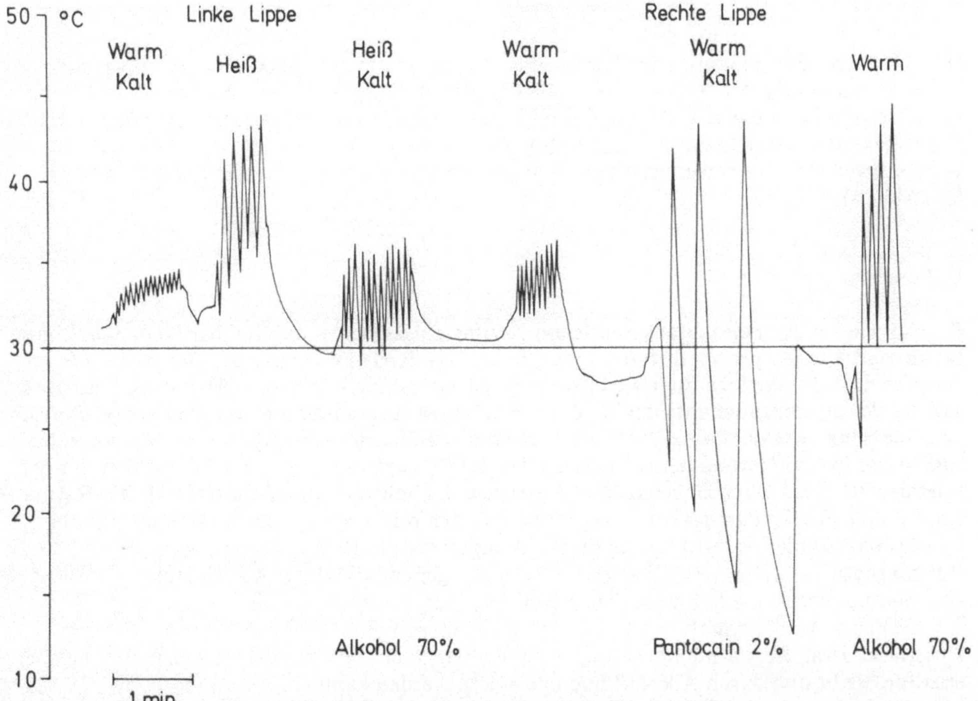

Abb. 2. Registrierung der Kalt-, Warm- und Heißschwellen am Lippenrot vor und nach Aufbringen von Alkohol 70% und Pantocain 2%. Die Umkehrpunkte geben die Schwellenwerte an. (VP 2)

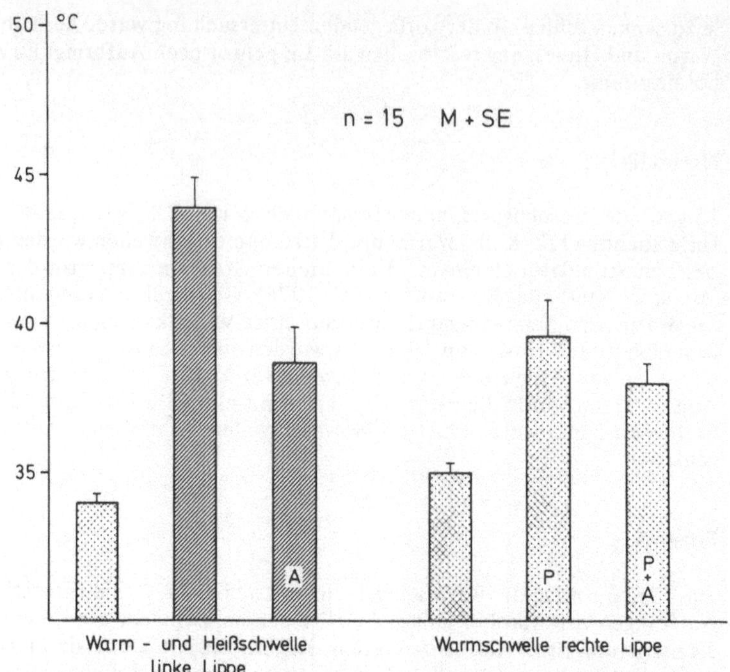

Abb. 3. Mittlere Warmschwellen (schraffiert) und Heißschwellen (gestrichelt) von 15 VPn. nach Aufbringung von Alkohol 70% (A) und Tetracain 2% (P)

Die subjektive Einschätzung der Warm- und Schmerzintensität ergab erwartungsgemäß bei der Bestimmung der Warmschwelle die geringsten Werte und hohe Werte bei der Bestimmung der Heißschwellen. Tetracain 2% führte zu einem deutlichen Anstieg der empfundenen Schwellenintensitäten, Zusatz von Alkohol 70% führte trotz einem leichten Absinken der Warmschwelle zu einem weiteren signifikanten Anstieg, insbesondere der Schmerzintensität (Abb. 4).

Diskussion

Ebenso wie bei der Leitungsanästhesie am N. ulnaris lassen sich durch Oberflächenanästhesie Warm- und Kaltrezeptoren differenzieren. Nach Lokalanästhesie stieg die Warmschwelle deutlich an, während sich die Kaltschwelle meist nur gering veränderte. Damit wird deutlich, daß die Warmrezeptoren entsprechend ihren geringen Axondurchmessern im C-Faser-Bereich empfindlicher auf chemische Blockade reagieren. Darüber hinaus sprechen die vorliegenden Ergebnisse für das Vorhandensein spezifischer Heißrezeptoren, die durch Alkohol zu sensibilisieren sind. Nach Oberflächenanästhesie stiegen die Schwellentemperaturen für die Warmempfindung deutlich an, gleichzeitig wurde aber der Warmreiz als „heiß" wahrgenommen. Es wurden also hier bei erhöhter Schwellentemperatur die Heißrezeptoren gereizt, weil die Warmrezeptoren durch die Anästhesie bereits weitgehend blockiert waren. Durch Aufbringen von Alkohol wurde die Schwelle dieser Heißrezeptoren wieder gesenkt.

Wahrscheinlich handelt es sich bei den Heißrezeptoren um A-Delta-Fasern, da nach Anästhesie zwar die Warmempfindung erheblich eingeschränkt ist, die Heißempfindung aber erhalten bleibt und durch Alkohol noch verstärkt werden kann.

Die Prüfung der Heißempfindung ermöglicht also die Beurteilung der Leitung in den Axonen der A-Delta-Nocizeptoren. Der Eintritt der Analgesie kann somit nicht nur durch einen den Patienten erschreckenden Nadelstich, sondern auch durch Temperaturreize sicher überprüft werden.

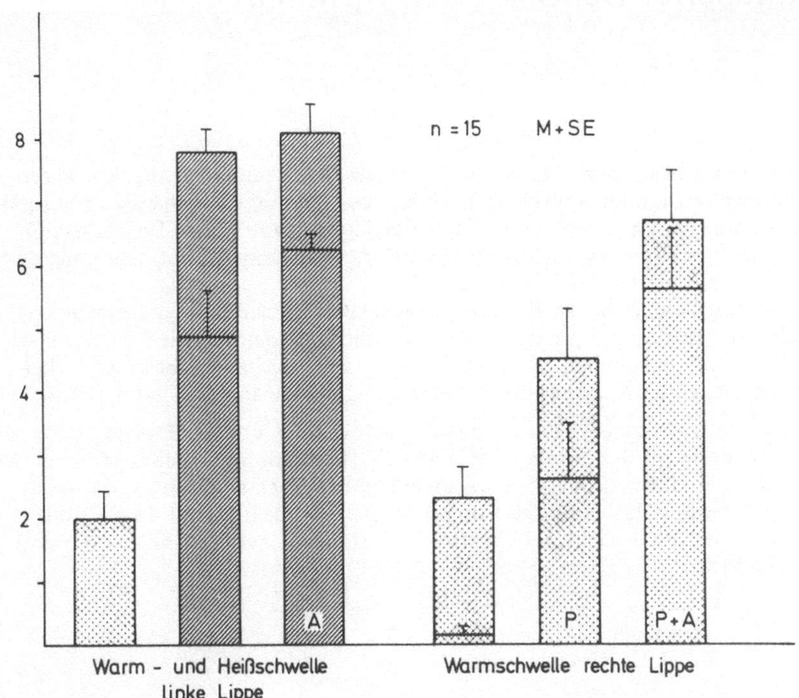

Abb. 4. Mittlere VAS-Werte für Warm (größere Säulen) und Schmerz (kleinere Säulen) bei Bestimmung der Warm- und Heißschwellen vor und nach Tetracain 2% und Alkohol 70%. Keine Warm- oder Schmerzempfindung entspricht auf der Ordinate dem Wert 0, maximale Intensität dem Wert 10

Literatur

Fruhstorfer, H.: Differenzierte Ulnarisblockade mit mittellang- und langwirkenden Lokalanästhetika (Mepivacain, Bupivacain, Etidocain). In: Die Pharmakologie, Toxikologie und klinische Anwendung langwirkender Lokalanästhetika. J. Meyer, H. Nolte (Hrsg.), S. 24-31. Thieme: Stuttgart 1977

Fruhstorfer, H., Lindblom, U., Schmidt, W.G.: Method for quantitative estimation of thermal thresholds in patients. J. Neurol. Neurosurg. Psychiat. 39, 1071-1075 (1976)

Fruhstorfer, H., Zenz, M., Nolte, H., Hensel, H.: Dissociated loss of cold and warm sensibility during regional anaesthesia. Pflügers Arch. 349, 73-82 (1974)

Nolte, H., Fruhstorfer, H., Pfaff, U., Radtke, H., Zenz, M.: Dissociation of cold, warm, and hot sensibility during ulnar nerve block and surface anesthesia. In: Advances in Pain and Therapy, Vol. 1, p. 673-678. J. Bonica, D. Albe-Fessard (Eds.). Raven Press: New York 1976

Radtke, H., Nolte, H., Fruhstorfer, H., Zenz, M.: A comparative study between etidocaine and bupivacaine in ulnar nerve block. Acta anaesth. Scand. Suppl. 60, 17-20 (1975)

Scott, J., Huskisson, E.C.: Graphic representation of pain. Pain 2, 175-184 (1976)

Anaphylaktischer Schock nach Spinalanästhesie

E. Salehi

Lebensbedrohende Komplikationen nach Spinalanästhesie treten selten auf. Bei korrekter Technik und Wahrung bestimmter Kautelen (Sterilität, Verwendung nur hyperbarer Substanzen, Nichtüberdosierung der empfohlenen Dosis, Vermeidung der zu hohen Durapunktion und richtige Lagerung der Patienten), ist bei der Spinalanästhesie eine Beeinträchtigung der vitalen Funktionen nicht zu erwarten [12, 13, 14].

Die in der Literatur beschriebenen Komplikationen (Blutdruckabfall, postspinale Kopfschmerzen, lokale Affektionen und passagere Nervenlähmungen) sind vorwiegend technisch bedingt und dürften heute bei dünnen Einmal-Spinalnadeln (22-25 gauge), besseren Lokalanästhetika und ausreichender Anästhesieerfahrungen, kaum mehr in Erscheinung treten [12].

Allergische Reaktionen, insbesondere der *anaphylaktische Schock* und das *Lungenoedem*, gehören bei Spinalanästhesie zur Seltenheit. Nach mehr als 10.000 Spinalanästhesien haben wir beide Erscheinungen zusammen zum ersten Mal an einem Patienten beobachtet. Da wir in der uns zugängigen Literatur über derartige Komplikationen nur spärliche Hinweise und nirgendwo einen detaillierten Bericht fanden, wird im folgenden über diese seltene Komplikation ausführlich berichtet.

Fallbericht

Anamnese: Bei einem 67-jährigen Patienten in gutem AZ und EZ, 1,74 m Größe, 80 kg schwer, bestand seit 1933 eine chronisch rezidivierende Emphysembronchitis. Die internistische Untersuchung in der Medizinischen Klinik der RWTH Aachen ergab ein Cor pulmonale bei chronischer Emphysembronchitis und eine ausgedehnte, beidseitige cystische Lungenveränderung mit Schrumpfung beider Oberlappen und Verziehung des Mediastinums nach links (Abb. 1), Blutdruck 180/100 mmHg, Puls 84/min, dabei regelmäßig. Im EKG Sinusrhythmus, einzelne supraventrikuläre Extrasystolen und schwere Erregungsrückbildungsstörungen links präcordial.

Blutbild, Urinstatus, Elektrolyte und Leberfunktionsprüfungen ergaben keine wesentlichen Abweichungen von der Norm. Die stationäre Aufnahme erfolgte wegen eines großen Prostataadenoms mit Zustand nach drei Harnverhaltungen.

Am 30.9.1977 wurde eine transurethrale Elektroresektion des Blasenhalsadenoms in Spinalanästhesie vorgenommen.

Die Prämedikation bestand am Vorabend des Operationstages aus 2 mg Flunitrazepam (per os) und 30 min vor Anästhesiebeginn aus 10 mg Diazepam und 0,5 mg Atropin i.v.

Die Durapunktion mit einer Einmalspinalnadel (25 gauge) erfolgte in sitzender Position zwischen L_2 und L_3. Es wurden 200 mg Lidocain (4 ml Xylocain „schwer" 5%) intradural injiziert. Die Spinalanästhesie und der 90-minütige Eingriff verliefen komplikationslos. Während des Eingriffes erhielt der Patient außer 500 ml 5%iger Lävuloselösung und 500 ml 6%iger Schiwadex kein zusätzliches Mittel. Während der gesamten Anästhesiedauer war der Kreislauf relativ konstant. Der systolische Blutdruck schwankte zwischen 160 und 130 mm Hg. Bereits am selben Tag erfolgte die orale Nahrungsaufnahme.

Der Patient wurde am 8. postoperativen Tag beschwerdefrei entlassen. Zwei Tage später wurde er erneut wegen Makrohämaturie stationär aufgenommen. Die zystoskopische Untersuchung, ohne Anästhesie, ergab venöse Blutungen aus der Prostataloge. Es wurde eine Nachresektion und Elektrokoagulation in Spinalanästhesie geplant.

Die Prämedikation erfolgte wie bei dem ersten Eingriff mit 10 mg Diazepam und 0,5 mg Atropin. Der Allgemeinzustand, Blutdruck (160/90 mmHg) und Puls (80/min) des Patienten unmittelbar vor dem Einsetzen der Spinalanästhesie zeigten keinerlei Anhaltspunkte zur Besorgnis. Nach Infusion von 250 ml 5%iger Lävuloselösung wurde die Spinalanästhesie in

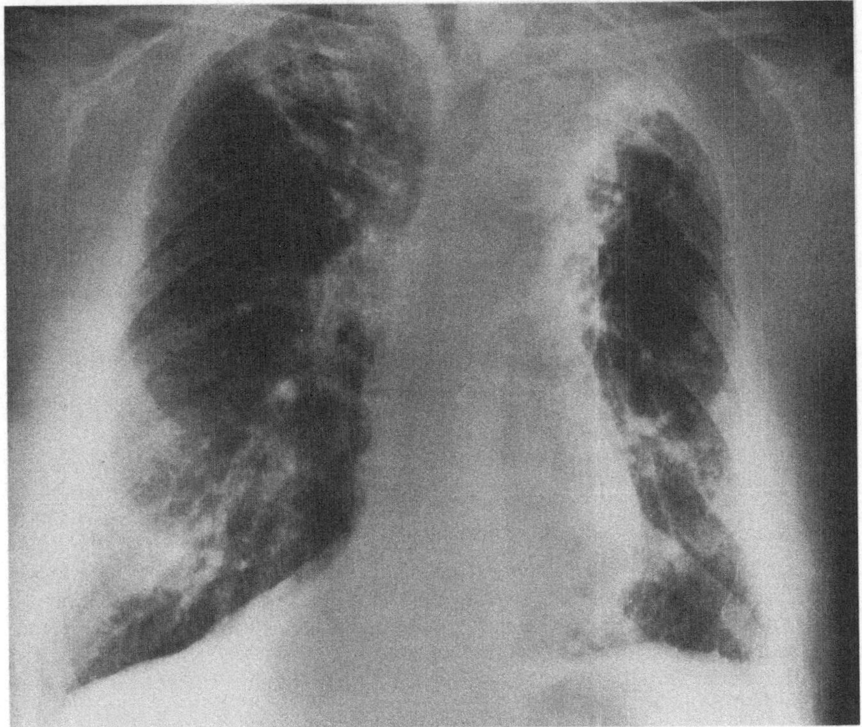

Abb. 1. Röntgen-Thoraxaufnahme bei einem 67-jährigen Patienten vor dem anaphylaktischen Schock. Ausgedehnte, beidseitige cystische Lungenveränderungen mit Schrumpfung beider Oberlappen, Verziehung des Mediastinums nach links und Emphysembronchitis

sitzender Position in der Höhe von L_3-L_4 mit 150 mg Lidocain (Xylocain „schwer" 5%) lege artis durchgeführt und der Patient in Rückenlage mit angehobenem Oberkörper gebracht.

Etwa 2 min später, während sich der Patient in einem auffallend euphorischen Zustand (Diazepamwirkung) mit dem Anästhesisten unterhielt, wurde am ganzen Körper und insbesondere am Kopf und im Gesicht eine flammende Röte sichtbar. Es trat rasch eine Schwellung im Gesicht und Halsbereich ein. Es entwickelte sich in Sekundenschnelle eine bronchospastische Dyspnoe, Laryngospasmus und Bewußtseinstrübung. Der systolische Blutdruck sank bis auf 60 mmHg und die Pulsfrequenz bis auf 20/min.

Überdosierung, intra-vasale Injektion, hohe Durapunktion und falsche Lagerung des Patienten kamen als Fehlerquelle nicht in Frage. Da der Patient 14 Tage vorher mit demselben Mittel in Spinalanästhesie operiert worden war und die Symptomatik an der Diagnose eines anaphylaktischen Schocks keine Zweifel ließ, leiteten wir folgende Sofortmaßnahmen ein:

1. Sauerstoffinhalation über eine Gesichtsmaske und nach i.v. Applikation von 0,5 mg Atropin, intratracheale Intubation und manuelle Überdruckbeatmung. Die Intubation war wegen sichtbaren Glottisoedems und Laryngospasmus erschwert, konnte jedoch ohne Zuhilfenahme von Narkotika oder Relaxantien rasch erfolgen.
2. Anschluß an Monitoring und kontinuierliche optische Registrierung von EKG, Puls und laufende, unblutige Blutdruckkontrolle.
3. Anlegen eines zentralen Venenkatheters und zweier weiterer peripherer Venenzugänge. Infusion von 500 ml Dextran (6%ige Schiwadex) binnen 20 min.
4. i.v. Applikation von verschiedenen Pharmaka (Tabelle 1).

Tabelle 1. Zeitpunkt der intravenösen Applikation von jeweiligen Pharmaka nach Auftreten des anaphylaktischen Schocks und Lungenoedems nach Spinalanästhesie mit Lidocain

Mittel	Dosis mg	Zeitpunkt der Applikation (min)
Atropin	0,5	5.
Effortil	10	7.
Alupent	0,5	10.
Tavegil	10	10.
Valium	10	10., 20., 30.
Brevimytal	100	35.
Solu-Decortin-H	1.250	40.
Lasix	40	40.
Kombetin	1/8	45.
Na-Bicarbonat 8,4%	250 ml	50.
Mannit 20%	250 ml	70.

Trotz rascher Erkennung der Situation und gezielter Therapieeinleitung verschlechterte sich der Allgemeinzustand erheblich. 50 min nach Beginn des Zwischenfalls schwankte der systolische Blutdruck immer noch zwischen 70 und 80 mmHg; die Pulsfrequenz zwischen 40-50/ min. Es entwickelte sich allmählich ein vermehrter Muskeltonus in den oberen Extremitäten und ein schweres Lungenoedem. Die Röntgen-Thorax-Aufnahmen (Abb. 2) zeigten massive Verschattungen über beiden Lungen. Die Volumensubstitution wurde eingestellt und ein Aderlaß von 500 ml Blut innerhalb von 10 min vorgenommen. Es wurde weiterhin manuell mit Überdruck beatmet und intermittierend abgesaugt. Erst nach 4 Std konnte der dramatische Zustand beherrschtwerden. Dyspnoe, Glottisoedem und massive Urtikaria verschwanden, und der Kreislauf regulierte sich zusehends.

Diskussion

Eine der häufig beobachteten, unerwünschten Nebenerscheinungen nach der Spinalanästhesie ist der Blutdruckabfall, dessen Ursache in der Blockade präganglionärer, sympathischer Nervenfasern zu suchen ist.

Während heute noch ein Kreislaufstillstand bei etwa 3.000 Allgemeinanästhesien zu befürchten ist, wird dieser bei der Spinalanästhesie erst bei 1 : 10.000 oder darüber erwartet. Komplikationen von seiten der Atmung sind nur bei hoher Spinalanästhesie, bei Gebrauch von hypo- und isobaren Substanzen oder bei vorzeitiger Flachlagerung des Patienten bei der Verwendung hyperbarer Lokalanästhetika zu befürchten.

Lebensbedrohliche Komplikationen nach Lokalanästhesie sind auf drei Ursachen zurückzuführen (Abb. 3):

1. *Toxische Reaktionen*, die durch hohen Blutspiegel hervorgerufen werden (Überdosierung, versehentliche intravasale Injektion und rasche Resorption).
2. *Idiosynkrasie und Hypersensibilität* (besondere Empfindlichkeit gegenüber Lokalanästhetika), die vorwiegend angeboren, aber auch erworben sein kann.
3. *Allergische Reaktionen*, die auf Antigen-Antikörperbildung und Histaminfreisetzung zurückzuführen sind.

Praktisch jedes Arzneimittel kann eine Immunreaktion auslösen und eine Allergie hervorrufen [8].

Die anaphylaktischen Erscheinungen besitzen hauptsächlich folgende Merkmale:

1. Erster Kontakt mit einem Antigen ohne Beschwerden und Reaktion (vorbereitender Kontakt),
2. latente Phase von unbestimmter Dauer (Tage bis Monate) und
3. akuter Schock, oft dramatisch mit letalem Ausgang im Verlaufe des zweiten Kontaktes mit dem Antigen (auslösender Kontakt).

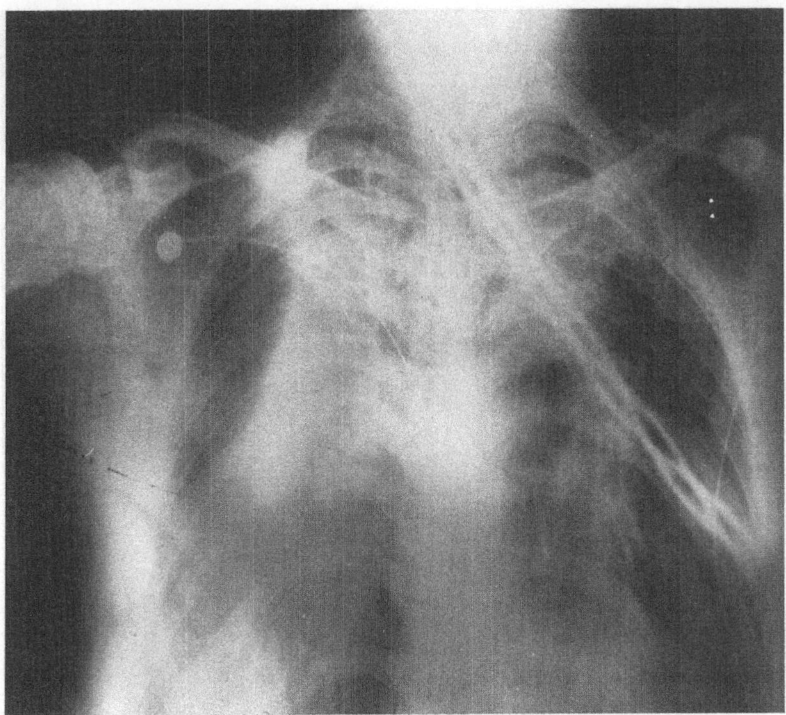

Abb. 2. Massives Lungenoedem nach anaphylaktischem Schock infolge der Spinalanästhesie mit Lidocain

Der von uns beschriebene Fall läßt keinen Zweifel offen, daß es sich dabei um einen anaphylaktischen Schock handelt. Auch das Lungenoedem beruht erstens auf der bereits vorgeschädigten Lunge und zweitens möglicherweise auf Enanthema im Tracheo-Bronchialsystem.

Auf einen intra-cutanen Test mit Lidocain zur Sicherung der Diagnose haben wir auf Anraten der Immunologen verzichtet, weil ein solcher Test möglicherweise Auslöser eines anaphylaktischen Schocks mit tödlichem Ausgang sein könnte [8] und auch gelegentlich sogar juristische Folgen haben könnte [4, 11].

Die allergischen Reaktionen zeigen keine Abhängigkeit von der Dosis des zugeführten Antigens. Sie verlaufen nach dem Alles-oder-Nichts-Gesetz [1, 2]. Demzufolge ist eine Prophylaxe gegen den anaphylaktischen Schock nicht möglich; auch ein Wechsel der Lokalanästhetika bringt keine Sicherheit. Ist eine Allergie gegen ein Lokalanästhetikum festgestellt worden, kann man nicht immer mit Sicherheit auf ein anderes Lokalanästhetikum übergehen, da es Gruppen- und Kreuzreaktionen geben kann [9, 10].

Über Todesfälle nach Lokalanästhesie, nach Überdosierung oder intravasalen Injektionen ist in den letzten 20 Jahren vereinzelt berichtet worden [6, 7]. Allergische Reaktionen nach neueren Lokalanästhetika sollen jedoch extrem selten sein [3, 5, 13, 14]. Aus eigener Erfahrung können wir berichten, daß wir in der Tat in den letzten 20 Jahren keine schweren allergischen Erscheinungen nach Lokalanästhetika beobachtet haben.

Während früher bei Lokalanästhetika mit Ester-Verbindungen (Procain, Tetracain) über allergische Reaktionen [9] und anaphylaktische Schocks mit letalem Ausgang berichtet wurde [7], sind bei Amid-Gruppen (Lidocain) in der Literatur nur spärliche Hinweise zu finden.

Vor allem bei wiederholten Regionalanästhesien ist, wenn unerwünschte Nebenerscheinungen (kardio-vaskuläre, respiratorische und gastro-intestinale Störungen) auftreten, auch an eine allergische Komponente, im Sinne der Sensibilisierung zu denken.

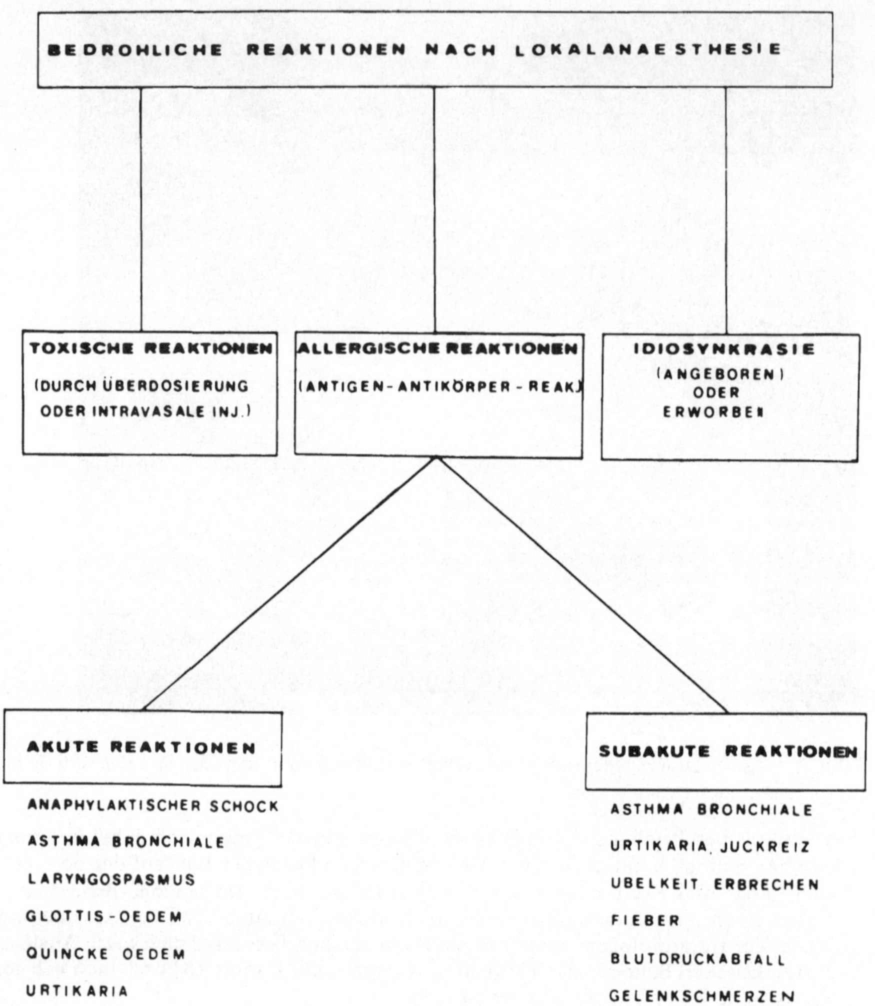

Abb. 3. Schematische Darstellung der möglichen Komplikationen nach Lokalanästhetika

Zusammenfassend möchten wir feststellen:

1. Nach jeder unerwarteten Symptomatik nach Lokalanästhesie, insbesondere nach wiederholter Applikation, sollte man an Allergie und Anaphylaxie denken. Dieser Aspekt gewinnt an Bedeutung, da gegenwärtig die Regionalanästhesie wieder besonders aktuell ist.
2. Trotz oft zitierter, gegenteiliger Ansichten, können auch die Amid-Verbindungen Allergie und Anaphylaxie hervorrufen. Praktisch ist nach jeder körperfremden Substanz eine Antikörperbildung möglich.
3. Obwohl es eine Prophylaxe nicht gibt, und auch eine Gruppen- und Kreuzreaktion eingetreten sein kann, ist es trotzdem ratsam, bei wiederholter Anwendung von Regionalanästhesien, das Lokalanästhetikum zu wechseln.

Literatur

1. Becker-Reinhardt, H.-J., Korting, G.: Anaphylaktische Reaktionen (1). Urtikaria und Quincke Ödem. DÄ 41, 2557 (1976)
2. Becker-Reinhardt, H.-J.: Anaphylaktische Reaktionen (II), Anaphylaktischer Schock. DÄ 42, 2645 (1976)
3. Eriksson, E.: Atlas der Lokalanaesthesie. Thieme: Stuttgart 1970
4. Fischer, G.: Allergie: Diagnostik und Therapie. Juristische Aspekte. 13. Fortbildungskurs der ärztlichen Arbeitsgemeinschaft für angewandte Allergologie 14. bis 16. April 1978
5. Foldes, F.F.: Toxizität und Nebenwirkungen der Lokalanästhetika. Vortrag gehalten auf dem V. europäischen Kongreß für Anästhesiologie 4.-9. September 1978
6. Havers, L.: Gefahren der Lokalanästhesie. Verhandlungen der Deutschen Gesellschaft für Chirurgie. 84. Tagung vom 29. März bis 1. April 1967. Lang. Arch. Klin. 319, 1116 (1976)
7. Hoigne, R.: Arzneimittelallergien. Huber: Bern, Stuttgart 1965
8. Krep, L., Kasemir, H.: Praxis und Theorie der Arzneimittelallergien. Kurzmonographien Sandoz 9 (1973)
9. Killian, H.: In: Lokalanästhesie und Lokalanästhetika. Thieme: Stuttgart 1973
10. Raab, W.: Klinische Biochemie des Schocks. Fischer: Stuttgart 1975
11. Rüdiger, W.: Allergie: Diagnostik und Therapie. 13. Fortbildungskurs der ärztlichen Arbeitsgemeinschaft für angewandte Allergologie 14. bis 16. April 1978
12. Salehi, E.: Der heutige Stand der Spinalanästhesie bei urologischen Eingriffen. Z. Urol. Nephrol. 71, 397 (1978)
13. Sommer, S., Stern-Sträter, C.: Allgemeine und spezielle Komplikationen der Regionalanästhesie und ihre Prophylaxe. Anästh. Prax. 12, 15 (1976)
14. Wurster, J.F.: Fehler und Gefahren bei Lokalanästhesie. DÄ 10, 694 (1974)

Intubationsnarkose oder Leitungsanästhesie beim geriatrischen Patienten? Eine randomisierte Studie

W. Tolksdorf, H. J. Peters, G. Raiss, J. P. Striebel und H. Lutz

Noch immer sind die Meinungen geteilt, wenn über die Frage Allgemeinanästhesie oder Regionalanästhesie beim geriatrischen und damit meist Risikopatienten diskutiert wird. Dies wird zum einen dadurch verständlich, als die Entwicklung neuer Pharmaka und Anästhesiemethoden die Narkose für Patienten hohen Alters schonender gemacht hat, zum andern jedoch auch dadurch, daß vergleichende Untersuchungen bislang anhand retrospektiver Studien durchgeführt wurden, die sich einer statistischen Prüfung entziehen.

Um einer Lösung dieses Problems näher zu kommen, lag es deshalb nahe, in einer prospektiven, randomisierten Studie zu untersuchen, ob einer für den geriatrischen Patienten als schonend erachteten, modifizierten Neuroleptanalgesie oder einer rückenmarksnahen Leitungsanästhesie der Vorzug zu geben ist.

Da cardiopulmonale Komplikationen die häufigsten intra- und postoperativen Todesursachen beim geriatrischen Patienten darstellen, muß ein Leistungsvergleich zweier Methoden einen Vergleich der Häufigkeit intra- und postoperativer cardiopulmonaler Kompikationen beinhalten.

In unserer Studie, die in einem Zeitraum von 9 Monaten an 78 Patienten durchgeführt wurde, die sich alle einer transurethralen Prostataresektion unterziehen mußten, kamen deshalb Kreislaufverhalten, intraoperative Kreislaufkomplikationen, die Lungenfunktion prä- und postoperativ, sowie schwere objektivierbare cardiopulmonale Komplikationen intraoperativ und im postoperativen Verlauf zur Auswertung.

Tabelle 1: Die Intubationsnarkose wurde als sog. modifizierbare Neuroleptanalgesie durchgeführt, wobei in den meisten Fällen Diazepam oder Flunitrazepam statt Dehydrobenzperidol zur Anwendung kamen. Wegen unzureichender Einschlafwirkung der beiden Benzodiazepine in der verwendeten Dosierung, mußte in einigen Fällen Thiopental (1,5–3 mg/kg KG) zusätzlich appliziert werden. Nach Gabe von Succinylcholin und Intubation beatmeten wir mit einem Lachgassauerstoffgemisch im Verhältnis 1,2 : 3–1 : 1 im halbgeschlossenen Kreissystem, die Analgesie erfolgte mit Fentanyl, die weitere Relaxation mit Diallylnortoxife-

Tabelle 1. Methoden der Allgemeinanästhesie

Alloferin (2 mg) ↓	Succinylcholin (1 mg/kg KG) ↓	Alloferin (10–20)	Pyridostigmin 5–10 mg 1/2 im Atropin 0,5 mg 1/2 iv Levallorphan 1 mg iv ↓	n
	Intubation ↓		Extubation ↓	
Diazepam (15–20 mg)			Fentanyl (0,15–0,45)	2
Diazepam (– 15 mg) + Thiopental (1,5–3 mg/kg KG)			Fentanyl (0,15–0,35 mg)	3
Flunitrazepam (0,8–1 mg)			Fentanyl (0–0,15 mg)	5
Flunitrazepam (0,6–0,8 mg) + Thiopental (1,5–3 mg/kg KG)			Fentanyl (0,1–0,5 mg)	11
Hypnomidate			Fentanyl (0,4–0,5 mg) + Droperidol (5–10 mg)	4
Thiopental (2,5–5 mg/kg KG)			Fentanyl (0,15–0,6 mg) + Droperidol (5–12,5 mg)	11

Tabelle 2. Präoperative Befunde

	Anästhesieverfahren		
	JTN n = 36	RA n = 42	Statistik
1. Anamnese (+ EKG + Rö Thorax)			
a) Herz-Kreislauf-Gefäßsyst.			
Herzinfarkt i.d.A. > 2 J	17 %	7 %	∅
Rekomp. Herzinsuff. + Rhythmusstrgn.	86 %	86 %	∅
Hypertonus	39 %	33 %	∅
Gefäßerkr.	28 %	24 %	∅
b) Bronchopulm. Vorerkr.			
vorw. obstruktiv	22 %	21 %	∅
vorw. restriktiv	67 %	57 %	∅
c) Lebererkr.	17 %	10 %	∅
d) Nierenerkr.	25 %	17 %	∅
e) Diabetes mell.	17 %	24 %	∅
f) Allergien	3 %	2 %	∅
g) Erkrgn. ZNS + Psyche	8 %	5 %	∅
2. Laborchemische Param.			
Hb:	14,0 ± 2,0	14,0 ± 1,8	∅
Hkt:	40 ± 6	41 ± 5	∅
Na	141 ± 8	143 ± 6	∅
K:	4,4 ± 0,2	4,2 ± 0,5	∅
Ges. Ew.	67 ± 6	66 ± 8	∅
3. Alter			
MW.	68,2 J	71,6 J	∅
Median	70 J	72 J.	∅

Tabelle 3. Kreislaufkomplikationen: Intraoperativ und im unmittelbar postoperativen Verlauf

Komplikationen	ITN	LA	5 % Signifikanzniveau
1. Hypotension: $p_A \downarrow > 30\,\%$	7 (19,5 %) n = 36	0 (0 %) n = 42	+
2. Therapiebedürftige Arrhythmien	0	0	∅
3. ZVD-Anstieg: p > 12 cm H_2O	7 (41 %) n = 17	3 (18 %) n = 17	+
4. Therapiebedürftige Hypotension im Aufwachraum	3 (8,3 %)	2 (4,8 %)	∅

rin. Nach Antagonisierung und Extubation, konnten alle Patienten ausreichend wach und spontan atmend in den Aufwachraum verlegt werden.

Die Spinal- bzw. Periduralanästhesie legten wir in Höhe L 3 bis L 5 an, wobei Mepivacain 4 %ig hyperbar bzw. Bupivacain 0,5 %ig als Lokalanästhetika zur Anwendung kamen.

Tabelle 2: Von 78 Patienten erhielten 36 eine Intubationsnarkose (ITN), 42 eine Spinal- bzw. Periduralanästhesie (RA). Die Zuordnung zu den Anästhesieverfahren erfolgte zufällig anhand eines zuvor festgelegten Randomisierungsplanes.

Der Altersmedian mit 70 bzw. 72 Jahren, ebenso wie die Vorerkrankungen und präoperativ gemessenen laborchemischen Parameter zeigen, daß die Untersuchung an Patienten hohen Lebensalters mit hohem Anästhesierisiko durchgeführt wurde und keine außerzufälligen Unterschiede zwischen beiden Gruppen vorhanden waren.

Die Prämedikation mit 0,5 mg Atropin im., ebenso wie die intraoperative Infusionstherapie und eingriffsspezifische Hyperfibrinolyseprophylaxe waren standardisiert.

Tabelle 3: Als intraoperative Kreislaufkomplikationen betrachteten wir Hypo- und Hypertensionen um mehr als 30 % vom Ausgangswert, Arrhythmien und Anstiege des zentralen Venendrucks über 12 cm H_2O.

Sowohl Hypotensionen als auch Venendruckanstiege dieses Ausmaßes, waren in der Allgemeinanästhesiegruppe statistisch auffällig häufiger als in der Regionalanästhesiegruppe ($p \leqslant 0{,}05$).

Hypotensionen dieses Ausmaßes können bei geriatrischen Patienten mit sklerosierten Gefäßen und evtl. vorhandenen Stenosen insbesondere der Coronar- und Hirngefäße durch Minderperfusion und resultierender Gewebsischämie deletäre Folgen haben.

Extreme intraoperative Anstiege des zentralen Venendrucks sind bei diesem Operationsverfahren durch einschwemmungsbedingte Hypervolämie verursacht und können für eine allgemeine Wertung nicht herangezogen werden.

Während in der intraoperativen Phase cardiozirkulatorische Komplikationen im Vordergrund stehen, gewinnen die respiratorischen Störungen in der postoperativen Phase an Bedeutung.

Tabelle 4: Ein Vergleich der präoperativ und am 1. postoperativen Tag spirometrisch gemessenen Ventilationsgrößen, brachte folgendes Ergebnis: Sowohl die forcierte Vitalkapazität als auch der peak flow fielen in der Allgemeinanästhesiegruppe statistisch signi-

Tabelle 4. Lungenfunktion vor und nach TUR-Prostata in Allgemein- und Regionalanästhesie

	ITN		RA		Statistik
	praeop.	1. postop. T.	praeop.	1. postop. T.	
Forcierte Vitalkapazität = FVC (l) (in % der Sollwert)	101 ± 24 Δ = – 23	78 ± 24 (n = 31)	95 ± 32 Δ = – 11	84 ± 26 (n = 31)	p ⩽ 0,01
Absolute Einsekundenkapazität = FEV 1,0 (l/sec) (in % der Sollwert)	101 ± 26 Δ = – 19	82 ± 25 (n = 31)	98 ± 30 Δ = – 11	87 ± 27 (n = 31)	∅
Relative Einsekundenkapazität = % FEV 1,0 (%) (in % der Sollwert)	73 ± 18 Δ = + 1	74 ± 20 (n = 31)	73 ± 17 Δ = – 3	70 ± 17 (n = 31)	∅
Maximaler exspiratorischer Atemstrom (Peak-flow) = PE (l/sec) (in % der Sollwert)	121 ± 46 Δ = – 28	93 ± 39 (n = 31)	101 ± 31 Δ = – 9	92 ± 31 (n = 31)	p ⩽ 0,01

Tabelle 5. Postoperative cardiopulmonale Komplikationen nach TUR-Prostata in Regionalanästhesie

Pat. 5: (75 J)	2. postop. Tag:	Lungenembolie (Lu-Szintigraphie!) deutl. verstärkter RSB			
	Vorerkrankungen:	Komp. Herzinsuff. (RSB) Altersemphysem			
	PDA u. OP-Verlauf:	Unauffällig. (Sediert mit Diazepam 5 mg)			
	Ventilation:	FVC (l):	2,5	2,3	2,2
		(%):	83	77	73
		FEV_1 (l/sec):	2,0	1,3	1,4
		(%)	100	65	70
		FEV_1 (%):	80	57	64
		PF (l/sec):	3,7	2,2	3,6
		(%):	76	45	73

fikant stärker ab als in der Regionalanästhesiegruppe. Die relative Einsekundenkapazität als Maß obstruktiver Ventilationsstörungen änderte sich nicht.

Restriktive Lungenfunktionsstörungen sind somit nach Allgemeinanästhesie ausgeprägter, ebenso wie der maximale exspiratorische Atemstrom, der als Maß für einen suffizienten Hustenstoß gesehen werden kann. Störungen dieser Art können nach unzureichender Inspiration über einen abgeschwächten Hustenstoß zur Sekretretention führen, die auf dem Boden bereits bestehender Atelektasen nun zusätzlich Obstruktionen schafft, die ihrerseits wieder die Ausbildung von Atelektasen fördern. Am Ende dieses Circulus vitiosus steht die globale respiratorische Insuffizienz.

Tabelle 5: Im postoperativen Verlauf fanden sich schwere cardiopulmonale Komplikationen nach Regionalanästhesie bei nur einem Patienten, der am 1. postoperativen Tag eine szintigraphisch nachgewiesene Lungenembolie erlitt, die er jedoch gut überstand.

Tabelle 6: Nach Allgemeinanästhesie traten diese bei 4 Patienten auf, wobei Patient 1 und Patient 2 aus cardiopulmonaler Ursache ad exitum kamen. Während beim ersten Patienten lediglich ein deutlicher Abfall der forcierten Vitalkapazität auffiel, wies Patient Nr. 2 alle Komplikationen auf, die wir nach Allgemeinanästhesie statistisch gesichert häufiger vorfanden als nach Regionalanästhesie.

Tabelle 7: Patient 3 und 4 verschlechterten sich vor allem cardial, konnten jedoch nach Hause entlassen werden. Die Ergebnisse unserer Untersuchung zeigen, daß die rückenmarksnahen Leitungsanästhesien die cardiopulmonalen Funktionen weniger beeinträchtigten, als die, von uns angewendeten Verfahren der Allgemeinanästhesie. Auch schwere Komplikationen von seiten des Kreislaufs und der Atmung waren seltener. Sie sollten deshalb beim geriatrischen Patienten immer da der Allgemeinanästhesie vorgezogen werden, wo sie ausreichende Operationsbedingungen und Toleranz gewährleisten.

Tabelle 6. Postoperative cardiopulmonale Komplikationen bei TUR-Prostata in Allgemeinästhesie

Pat. 1:	*Exitus* am 28. Tag postop. Herz-Kreislaufversagen					
(72 J)	Vorerkrankungen:	Herzinsuffizienz (Belastungsdyspnoe)				
		Hypertonus (eingestellt)				
		Prostataadenom				
	Narkoseverlauf:	unauffällig				
	Ventilation:	FVC	(l):	3,6	1,8	2,2
			(%):	116	58	71
		FEV_1	(l/sec):	2,0	1,8	1,7
			(%)	95	86	81
		FEV_1	(%)	60	100	77
		PF	(l/sec) (%):	4,7	4,2	5,0
Pat. 2:	2. postop. Tag:	Pneumonie / 3. po. T.: Sepsis / 5. po. T. ak. Nierenvers.				
	7. postop. Tag:	*Exitus* durch Linksherzversagen				
	Vorerkrankungen:	Prostatacarcinom, Interstitielle Nephritis, Coronarsklerose, Lungenemphysem				
	Narkoseverlauf:	Nach N. einleitung p_a ↓ um 58 %				
		Intraop. ZDV ↑ um 7 cm H_2O				
	Ventilation:	FVC	(l):	1,9	1,4	1,3
			(%)	70	52	48
		FEV_1	(l/sec):	1,5	1,4	1,4
			(%):	88	82	82
		FEV_1	(%)	79	100	100
		PF	(l/sec):	4,1	3,6	3,2
			(%)	87	77	68

Tabelle 7

Pat. 3: (68 J)	1. postop. Tag:	retrosternale Schmerzen: Im EKG deutl. Verschlechterung im Sinne einer Coronarinsuffizienz				
	Entlassung nach Hause					
	Vorerkrankungen:	Komp. Herzinsuff.				
	Narkoseverlauf:	unauffällig				
	Ventilation:	FVC	(1):	3,2	1,8	1,6
			(%)	107	60	53
		FEV_1	(1/sec):	1,8	1,6	1,4
			(%):	86	76	67
		FEV_1	(%):	56	89	89
		PF:	(1/sec) (%):	5,6	4,9	4,0
			(%)	112	98	80
Pat. 4: (70 J)	3. postop. Tag wegen persist. Ruhedyspnoe Verlegung in Med. Kl.					
	Diagnose:	Cor pulmonale bei chron. Lungenemphysem				
	Entlassung nach Hause					
	Vorerkrankungen:	Komp. Herzinsuff. Lungenemphysem				
	Narkoseverlauf:	Anstieg des ZVD um 8 cm auf 15 cm H_2O				
	Ventilation:	FVC	(1):	2,5	1,9	2,1
			(%)	83	63	73
		FEV_1	(1/sec):	1,3	0,6	0,6
			(%)	65	30	30
		FEV_1	(%)	51	32	34
		PF	(1/sec):	3,1	1,8	1,4
			(%):	63	37	29

Literatur beim Verfasser

Katheter-Periduralanästhesie und Intubation mit kontrollierter Beatmung beim Risikopatienten

G. Garstka, G. Hack und H. Stoeckel

In welcher Form lassen sich die Vorteile einer Katheter-Periduralanästhesie (PDA) mit den Vorteilen einer kontrollierten Ventilation für den Risikopatienten verbinden (Abb. 1)?

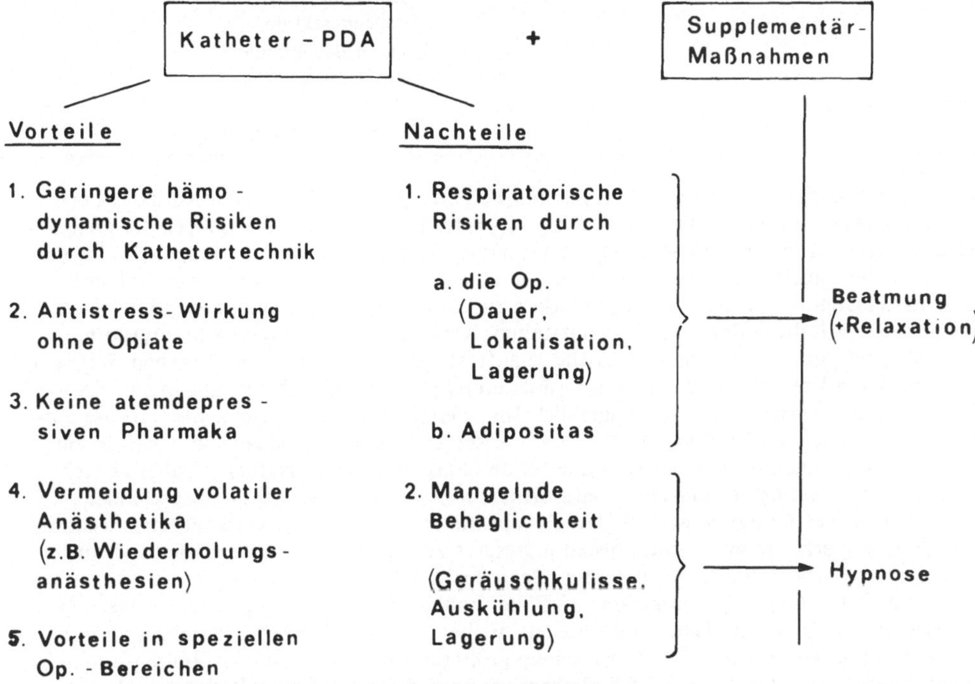

Abb. 1. Katheter-Periduralanästhesie + Supplementärmaßnahmen

Die durch die Katheter-Periduralanästhesie bewirkte Sympathikusblockade bedeutet eine teilweise oder komplette Unterdrückung der adrenergen, katabolen Antwort auf die intra- und postoperative Stress-Situation. Dieses läßt sich durch Messung endokriner und metaboler Parameter während und nach einem Eingriff in Katheter-PDA objektivieren [2, 3, 4, 6, 9, 10, 12, 17, 18, 21]. In Abhängigkeit von der segmentalen Ausbreitung der PDA werden sowohl afferente somatische und viscerale sensorische Stimuli aus dem Operationsgebiet abgeblockt, sowie efferente sympathische Impulse nicht mehr zum Erfolgsorgan weitergeleitet [6].

Eine optimale respiratorische Situation muß für den cardial vorgeschädigten Patienten gefordert werden, für den extrem Adipösen mit einer mechanisch bedingten Einschränkung der Ventilation und für den acidosegefährdeten Diabetiker. Aber auch bei dem organisch Gesunden sollen respiratorische Störungen, die durch Lagerung, Art und Dauer des Eingriffs sowie Zwerchfellhochstand bedingt sind, ausgeschaltet werden.

Um sowohl die Vorteile einer teilweisen Sympathikusblockade wie eine optimale respiratorische Situation für den Patienten nutzbar zu machen, wurde unter bestimmten Indikationsstellungen die Katheter-Periduralanästhesie kombiniert mit einer kontrollierten Ventilation mit Lachgas-Sauerstoff unter Vermeidung von volatilen Anästhetika (Tabelle 1).

Zur Technik: Alle Patienten waren mit Valium-Atropin, Thalamonal-Atropin oder Dolantin-Atosil-Atropin praemediziert. Die Reihenfolge der weiteren Maßnahmen wurde wahl-

Tabelle 1. Aufstellung über die Anwendung des kombinierten Verfahrens in den verschiedenen operativen Fachgebieten

Operative Disziplin	n	Op-Dauer $\bar{x}$	Alter $\bar{x}$	Eingriff
Gynäkologie	27	$3^h\ 20'$	54,8	Abdom. Hysterektomie + Adnexe Wertheim – Meigs
Orthopädie	10	$3^h\ 15'$	41,9	Totalendoprothese Umstellungsosteotomie Sitzbeinresektion
Urologie	9	$4^h\ 01'$	47,0	Lymphadenektomie Prostatektomie
Gefäßchirurgie	2	$3^h\ 17'$	44,5	Y-Prothese Aorto-femoraler Bypass

weise vom Anästhesisten festgelegt. Im ersten Fall erfolgte das Anlegen der Katheter-Periduralanästhesie im Zwischenwirbelraum L_2-L_3 oder L_3-L_4. Nach Überprüfen der analgetischen Zonen wurde die Narkose mit einem kurzwirkenden Hypnotikum (Trapanal) eingeleitet und unter Succinylcholinwirkung intubiert. Um einer möglichen durch Succinylcholingabe ausgelösten Bradycardie entgegenwirken zu können, sollte ein Sympathomimetikum wie Alupent, Aludrin oder Effortil bereitstehen. Atropin ist als Parasympathikolytikum nicht geeignet, um unter Periduralanästhesie auftretende Bradycardien zu beheben. Während des ganzen Op-Verlaufes wurde eine intermittierend positive Druckbeatmung mit Lachgas-Sauerstoff im Verhältnis 3 : 2 durchgeführt. Im zweiten Fall wurde primär die Narkose eingeleitet. Erst nach der Intubation – ebenfalls unter Succinylcholinrelaxation – wurde die Katheter-PDA angelegt, was zweifelsohne für den Patienten komfortabler ist, aber es nicht mehr erlaubt, die Ausbreitung der Periduralanästhesie zu überprüfen. Zur Langzeitrelaxation wurde in beiden Fällen nach Bedarf Pancuronium gegeben. Eine gelegentliche zusätzliche Sedierung erfolgte mit Valium bis zu insgesamt 20 mg i.v. Als Lokalanästhetika wurden vornehmlich Carbostesin 0,5 %, aber auch Scandicain 2 % angewandt.

Unser Patientengut von insgesamt 48 Fällen teilt sich auf die Fachgebiete Gynäkologie, Orthopädie, Urologie und Gefäßchirurgie auf, wobei es sich vorwiegend um langdauernde operative Eingriffe von über 3 Std mit einem größeren Blutverlust handelt. Indikationsstellungen in dem umfangreichsten Teilkollektiv aus dem gynäkologischen Patientengut sind in Tabelle 2 aufgeführt.

Tabelle 2. Indikationsstellungen für das kombinierte Verfahren an Hand des gynäkologischen Patientenguts

Indikation	n	Op-Dauer $\bar{x}$	Eingriff	Blutverlust $\bar{x}$	Bluttransfus. $\bar{x}$	Vorerkrankungen
Langdauernder Eingriff mit größerem Blutverlust	9	$5^h\ 35'$	Wertheim-Meigs	1852 ml	1555 ml	∅
Adipositas per magna $\bar{x}$ 101,25 kg KG, 92,5–125 kg KH	8	$2^h\ 12'$	Abdom. Hysterektomie + Adnexe T-Drainage	gering	∅	Herz-Kreislauferkrankungen, Diabetes mellitus, Verschlußikterus in der Schwangerschaft
Alterspatientin $\bar{x}$ 78,3 Jahre 71–86 Jahre	6	$1^h\ 56'$	Abdom. Hysterektomie + Adnexe	gering	∅	Herz-Kreislauferkrankungen, Zustand nach Apoplex
Organische Vorerkrankungen	4	$2^h\ 42'$	Abdom. Hysterektomie + Adnexe	gering	∅	Herz-Kreislauferkrankungen, Diabetes mellitus, Ventilationsstörungen, Zustand n. Magenresektion

Die erste Gruppe der relativ jungen Patientinnen mit einem langdauernden Eingriff und einem zu erwartenden größeren Blutverlust weist keine vorbestehenden Organerkrankungen auf. Bei der 2. Gruppe handelt es sich neben den bestehenden Organerkrankungen um eine extreme Adipositas, die ein operatives Vorgehen unter Spontanatmung nicht erlaubt hätte. Die 3. Gruppe zeichnet sich neben Organerkrankungen durch ein sehr hohes Alter aus. In der 4. Gruppe, weder durch Alter noch durch Körpergewicht prädisponiert, überwogen die Herzerkrankungen, die allein oder gleichzeitig mit einem Hypertonus, einem Diabetes oder einer Ventilationsstörung vorlagen.

Bei der ersten Gruppe ergab sich die Indikation allein aus der Art und Dauer des operativen Eingriffs. Bei den letztgenannten drei Gruppen lag die Indikationsstellung ausschließlich in den Gegebenheiten der Patientin. Op-Dauer, Traumatisierung und Blutverlust lagen in den für eine abdominale Hysterektomie plus Adnexektomie üblichen Bereichen.

Diskussion

Von den Patienten wurde auf Befragen immer eine retrograde Amnesie für den Eingriff angegeben. Möglicherweise liegt hier eine Potenzierung der – wenn auch nur geringen – hypnotischen Wirkung des Lachgases mit der zentral-sedierenden Komponente des Lokalanästhetikums vor.

Die Frage, ob operative Eingriffe in Periduralanästhesie mit einem geringeren Blutverlust einhergehen als in Vollnarkose, wird in der Literatur unterschiedlich beantwortet. Von mehreren Autoren wird übereinstimmend ausgesagt, daß bei urologischen Eingriffen (Prostatektomien) in PDA ein geringerer Blutverlust als unter Vollnarkose zu beobachten ist [1, 7, 20, 22]. Auch bei gynäkologischen vaginalen Eingriffen und geburtshilflichen Maßnahmen (Zangengeburten) wurden unter PDA geringere Blutverluste gemessen [5, 8, 15, 16]. Von

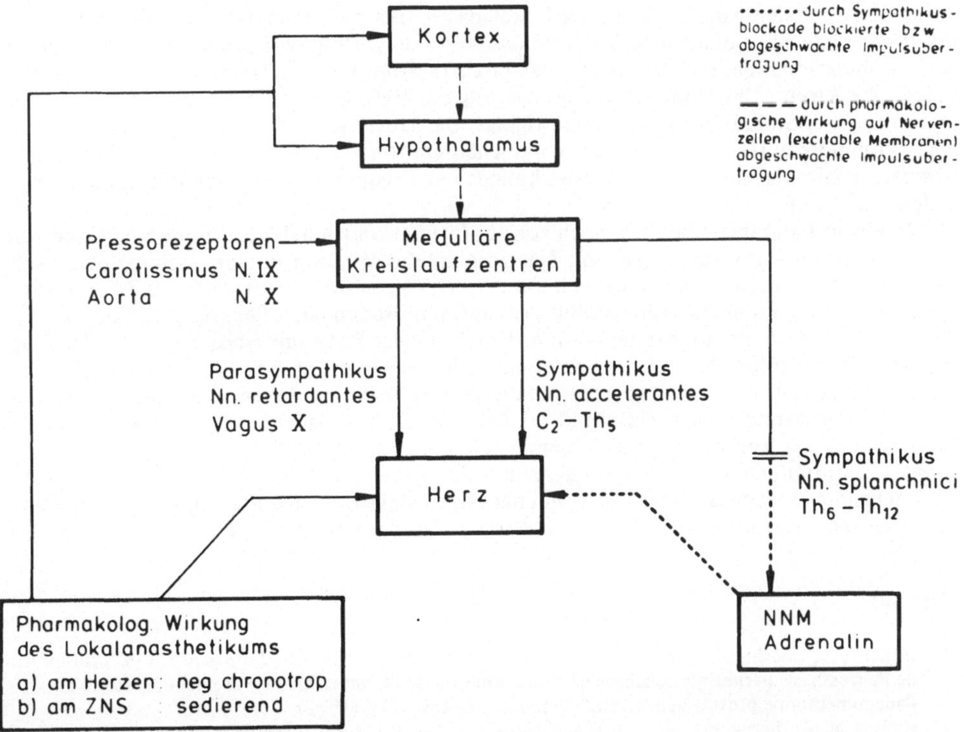

Abb. 2. Vegetative und systemische Beeinflussung der Herzautonomie unter lumbaler Periduralanästhesie (obere Grenze der sensiblen Blockade bei Th_4-Th_6), in Anlehnung an Ranke und Kleidel

Moir (1968) sowie Lind u. Hatteland (1969) wird jedoch hervorgehoben, daß der Beatmungstyp neben der Narkoseform Einfluß auf den Blutverlust habe. Beide Autoren sagen übereinstimmend, daß bei Eingriffen in Vollnarkose mit intermittierend positiver Druckbeatmung größere Blutverluste gemessen wurden als unter Vollnarkose bei erhaltener Spontanatmung. Die Erklärung liegt in den erhöhten Venendrucken bei erhöhtem intrathorakalem Druck mit Behinderung des venösen Rückflusses. Diese Tatsache mag auch eine Erklärung dafür abgeben, warum Jensen u. Stokke (1978) in einer retrospektiven Studie nicht bestätigen konnten, daß unter Periduralanästhesie plus kontrollierter Ventilation der Blutverlust bei großen abdominellen Eingriffen geringer sei als unter Vollnarkose. Die Frage des Blutverlustes ist für die Kombination von Katheter-Periduralanästhesie mit intermittierend positiver Druckbeatmung nicht eindeutig zu beantworten. Unzweifelhaft aber bringt die kontrollierte respiratorische Situation Vorteile für den Alterspatienten, für den extrem Adipösen und für langdauernde operative Eingriffe mit Ausdehnung des Op-Feldes in den Oberbauch.

Speziell in der Orthopädie sind die Alloarthroplastiken des Hüft- und Kniegelenkes Indikationen für das kombinierte Vorgehen. Beim Einzementieren der Endoprothese in den Markraum kann das entstehende Druckgefälle zum venösen Schenkel des Kreislaufs zur Einschwemmung von Restmonomeren des Palakos in den Kreislauf beitragen. Die Restmonomere entfalten eine negativ inotrope Wirkung am Herzmuskel mit erhöhtem Sauerstoffbedarf. Eine positive Druckbeatmung wirkt dieser Einschwemmung entgegen [14].

Besonders geeignet erscheint das kombinierte Vorgehen für den cardial vorgeschädigten Patienten (Abb. 2). Durch die Blockierung der Nn. splanchnici, die ihren Ursprung in den Segmenten Th_6 – Th_{12} haben, kommt es im sympathikoadrenalen Bereich nicht zur Impulsübertragung, d.h. nicht zur Freisetzung von Adrenalin aus dem Nebennierenmark [17]. Die Achse Kortex – hypothalamusmedulläre Kreislaufzentren – Sympathikus – Nebennierenmark ist blockiert, es kann keine adrenerge Stimulation des Herzens durch Katecholaminfreisetzung stattfinden. Die direkte sympathische Innervierung über die Nn. accelerantes bzw. cardiaci, die ihren Ursprung in den Segmenten C_2 – Th_5 haben, ist möglich. Da jedoch durch den zentralen Angriffspunkt der Lokalanästhetika mit sedierender Wirkung vom Kortex ausgehende emotional ausgelöste Impulse wegfallen, erfolgt auf dieser Ebene keine zusätzliche Stimulation. Schließlich entfaltet das Lokalanästhetikum am Herzmuskel eine pharmakologische Wirkung im Sinne einer Verlängerung der Refraktärzeit. Alle genannten Faktoren führen zu einer Stabilisierung der Herztätigkeit. Das Überwiegen des Vagus gewährleistet eine ökonomische Herzarbeit und das vorgeschädigte Herz ist geschützt vor unerwünschter adrenerger Stimulation mit ihren Auswirkungen auf Frequenz, heterotope Reizbildung und Sauerstoffbedarf.

In einem Fall führte die PDA noch vor der Intubation nach der fraktionierten Gabe von insgesamt 70 mg Carbostesin in einem Zeitraum von 20 Minuten zu einem schwer beherrschbaren Blutdruckabfall. Es handelte sich um eine 100 kg schwere Gravida in der 34. Schwangerschaftswoche mit einem Verschlußikterus auf dem Boden einer Pankreaserkrankung (Serumbilirubin 16 mg %), bei der – unter Erhaltung der Schwangerschaft – eine T-Drainage angelegt werden sollte. Trotz Seitenlagerung, Volumenexpansion und Effortilgabe ließ sich der Blutdruck erst mit einer Hypertensindauertropfinfusion einstellen. Die sensible Ausbreitung der PDA war zu diesem Zeitpunkt bis Th_8 erfolgt. Nach dem heutigen Erkenntnisstand kann nicht gesagt werden, ob es sich hier ausschließlich um Verteilungsstörungen mit der bekannten Empfindlichkeit der Schwangeren auf das Vena cava-Kompressionssyndrom unter PDA gehandelt hat, oder ob durch die hochgradige Cholestase eine Störung im Metabolismus des Lokalanästhetikums bedingt war, die ihrerseits zu der Kreislaufreaktion beigetragen hat.

Literatur

1. Bollack, C., Gauthier-Lavaye, P., Masson, J.-C., Doremieux, J., Kuttler, J., Mascaro, J.-M.: Influence de l'anaesthésie péridurale continue dans la réduction de l'hémorragie per- et post-operatoire de l'adenomectomie prostatique. J. urol. Nephrol. 78, 480–486 (1972)
2. Brandt, M. R., Fernandes, A., Mordhorst, R., Kehlet, H.: Epidural analgesia improves postoperative nitrogen balance. Brit. Med. J. 1, 1106–1108 (1978)

3. Brandt, M., Kehlet, H., Binder, C., Hagen, C., McNeilly, A. S.: Effect Of Epidural Analgesia On The Glycoregulatory Endocrine Response To Surgery. Clinical Endocrinology 5, 107–114 (1976)
4. Bromage, P. R., Shibata, H. R., Willoughby, H. W.: Influence Of Prolonged Epidural Blockade On Blood Sugar And Cortisol Responses To Operations Upon The Upper Part Of The Abdomen And The Thorax. Surgery, Gynecology & Obstetrics 132, 1051–1056 (1971)
5. Donald, J. R.: The Effect Of Anaesthesia, Hypotension, And Epidural Analgesia On Blood Loss In Surgery For Pelvic Floor Repair. Brit. J. Anaesth. 41, 155–166 (1969)
6. Engquist, A., Brandt, M. R., Fernandes, A., Kehlet, H.: The Blocking Effect of Epidural Analgesia on the Adrenocortical and Hyperglycemic Responses to Surgery. Acta anaesth. scand. 21, 330–335 (1977)
7. Fasth, S., Kjellgren, A., Lundström, J., Ygge, H.: General and Extradural Anesthesia in Connection with Suprapubic Prostatectomy. Scand. J. Urol. Nephrol. 6, 17–22 (1972)
8. Fisher, A., James, M. L.: Blood Loss During Major Vaginal Surgery. Brit. J. Anaesth. 40, 710 (1968)
9. Hack, G.: Zum Einfluß der Periduralanästhesie auf das Renin-Angiotensin-Aldosteron-System. Vortrag gehalten auf dem Symposium über "Neue Aspekte in der Regionalanästhesie", Düsseldorf, 3./4. Juni 1978
10. Havers, L., Kreppel, E., Hack, G.: Das Verhalten der Katecholamine bei langdauernden Eingriffen in Peridural-, Halothan-, Methoxyfluran- und Neurolept-Anaesthesie. Vortrag, gehalten auf dem 3. Europäischen Kongreß für Anästhesiologie, Prag, 31.8.–4.9.1970
11. Jensen, M., Stokke, D.: Peroperative Haemorrhage and Epidural Anaesthesia in Major Abdominal Surgery. Acta anaesth. scand. 22, 153–157 (1978)
12. Kehlet, H.: Die Modifikation der endokrinologisch-metabolischen Reaktion auf den Operationsstress durch peridurale Sympathikusblockade. Vortrag, gehalten auf dem Symposium über "Neue Aspekte in der Regionalanästhesie", Düsseldorf, 3./4. Juni 1978
13. Lind, B., Hatteland, K.: Blutverlustbestimmungen bei Prostatektomien. Anaesthesist 18, 65–68 (1969)
14. Modig, J., Malmberg, P.: Pulmonary and Circulatory Reactions During Total Hip Replacement Surgery. Acta anaesth. scand. 19, 219–237 (1975)
15. Moir, D. D.: Blood loss during major vaginal surgery. Brit. J. Anaesth. 40, 233–240 (1968)
16. Moir, D. D., Wallace, G.: Blood loss at forceps delivery. J. Obstet. Gynaec. (Brit. Cwlth) 74, 424–429 (1967)
17. Nistrup Madsen, S., Brandt, M. R., Engquist, A., Badawi, I., Kehlet, H.: Inhibition of plasma cyclic AMP, glucose and cortisol response to surgery by epidural analgesia. Br. J. Surg. 64, 669–671 (1977)
18. Nistrup Madsen, S., Fog-Møller, Christiansen, C., Vester-Andersen, T., Engquist, A.: Cyclic AMP, adrenaline and noradrenaline in plasma during surgery. Br. J. Surg. 65, 191–193 (1978)
19. Scott, D. B., Thorburn, J. T.: Editorial. Spinal Anaesthesia. Brit. J. Anaesth. 47, 421–422 (1975)
20. Thorud, T., Lund, I., Holme, I.: The Effect of Anesthesia on Intraoperative and Postoperative Bleeding during Abdominal Prostatectomies: A Comparison of Neurolept Anesthesia, Halothane Anesthesia and Epidural Anesthesia. Acta anaesth. scand. Supp. 57, 83–88 (1975)
21. Wilmore, D. W., Long, J. M., Mason, A. D., Pruitt, B. A.: Stress in surgical patients as a neurophysiologic reflex response. Surg. Gyn. Obstet. 142, 257–266 (1976)
22. Zorgniotti, A. W., Narins, D. J., Dell'Aria, S. L.: Anesthesia, Hemorrhage And Prostatectomy. J. Urol. 103, 774–777 (1970)

Schmerzbekämpfung nach retroperitonealer Lymphadenektomie mit Hilfe der kontinuierlichen Epiduralanalgesie

R. Heuler und H. Siepmann

Der postoperative Wundschmerz nach retroperitonealer Lymphadenektomie zählt zu den stärksten, die wir nach Bauchoperationen beobachten. Die Ursache ist darin zu sehen, daß bei der Präparation der paraaortalen Lymphknoten zahlreiche, mit den Fasern des autonomen Nervensystems im lockeren retroperitonealen Bindegewebe verlaufende, schmerzleitende C-Fasern durchtrennt, koaguliert und gequetscht werden. Diese dadurch bedingten heftigen subjektiven Beschwerden, die durch exzessiv hohe Dosen von Analgetika nur unzureichend eingedämmt werden konnten, veranlaßten uns zu folgender Studie.

Seit 1970 wird an der Universitätsklinik Düsseldorf die retroperitoneale Lymphadenektomie regelmäßig bei Patienten ausgeführt, die an einem malignen Hodentumor – mit Ausnahme des Seminoms und des Chorionepithelioms – erkrankt sind.

Insgesamt sind bisher 67 derartige Eingriffe vorgenommen worden.

Obwohl es sich bei der RLA um einen größeren Eingriff mit weitflächiger Gewebstraumatisierung handelt, spielen Operationskomplikationen und Letalität bei den ausnehmend jungen Patienten mit normalen Herz-Kreislauffunktionen und Lungenfunktionen eine untergeordnete Rolle.

Erfahrungsgemäß gehen die gefährlichsten postoperativen Komplikationen von den Atmungsorganen und vom Darm aus.

Ihre Entstehung scheint eng mit der Notwendigkeit einer energischen postoperativen Schmerzbekämpfung verknüpft zu sein.

Heftige postoperative Beschwerden machen den großzügigen Einsatz von Analgetika, Spasmolytika und Sedativa notwendig, weil eine unzureichende Analgesie die Atmung einschränkt (Schonatmung), wodurch wiederum auch bei jüngeren Patienten das Auftreten von Bronchopneumonien begünstigt wird.

Allerdings ist die Gabe von Opiaten wegen ihres zentral verursachenden atemdepressiven Effektes begrenzt, so daß der Schmerzzustand oft nur unzureichend beseitigt werden kann.

Aus diesen Schwierigkeiten führt offenbar die Anwendung der kontinuierlichen Epiduralanalgesie heraus, da bei diesem Verfahren Schmerzfreiheit ohne Atemdepression erreichbar ist.

In der postoperativen Schmerzphase nach Bauchoperationen verbessert die kontinuierliche Epiduralanalgesie im Gegensatz zu den zentral angreifenden Opiaten die arterielle Oxygenation. Ursache dafür ist die geringe venöse Beimischung aus der Lungenstrombahn und das durch ausgiebigere Atemexkursionen und schmerzfreies Abhusten verbesserte Ventilations-Perfusions-Verhältnis in den basalen und dorsalen Lungenabschnitten unter der Epiduralanalgesie.

Eine weitere Gefahr ergibt sich nach Lymphadenektomie aus der oft vorhandenen Darmatonie. Auch hier wirkt sich die kontinuierliche Epiduralanalgesie günstig aus: Wegen der mit diesem Verfahren einhergehenden Sympatikusblockade überwiegt die Vaguswirkung auf den Darm, was eine ausgeprägte Tonus- und Mobilitätssteigerung zur Folge hat.

Methode

Wir empfehlen in jedem Falle, die RLA mit Intubation und künstlicher Beatmung durchzuführen, da auch beim sedierten Patienten die Eventeration des Darmkonvolutes, der Zug am Mesenterium und die Präparation der paraaortalen Lymphknoten unterhalb des Zwerchfells mit Brechreiz, Singultus und motorischer Unruhe beantwortet würde. Wegen der schon bestehenden Analgesie kann die Narkose allerdings sehr flach gehalten werden.

Nach durchschnittlich 1 1/2 Std erhält der Patient über den Epiduralkatheter vom 0,5 %igen Bupivacain noch einmal 50–75 % der Initialdosis. Das gewährt eine gute Bauchdeckenentspannung und eine bis zu zwei Stunden über den Eingriff hinausreichende Analgesie.

Der Patient wacht wegen der flachen Allgemeinnarkose bei anhaltender Analgesie sehr schnell auf und kann bei guter Spontanatmung frühzeitig auf die Allgemeinstation verlegt werden.

In diesem Zusammenhang sei noch einmal auf drei wesentliche Sicherheitsvorkehrungen ausdrücklich eingegangen.

Oberstes Gebot bei der Epiduralanalgesie ist die Sterilität. Insbesondere bei der kontinuierlichen Epiduralanalgesie besteht fortlaufend die Gefahr einer Infektion über den Katheter. Deshalb wird der Katheter unter strengsten aseptischen Kautelen in den Epiduralraum eingeführt.

Die Testdosis (zum Ausschluß einer falschen subarachnoidalen Lage der Katheterspritze) wird bei uns in Düsseldorf vor jeder Bolusinjektion verabreicht. Sie hat uns bei den seit 1970 durchgeführten 5000 Epiduralanalgesien vor manch unliebsamer Überraschung geschützt.

Der Epiduralkatheter ist von einem Arzt zu entfernen und auf Vollständigkeit zu prüfen.

Postoperative Schmerzbekämpfung

Etwa 1–3 Std nach Beendigung des Eingriffes klagen die meisten Patienten erstmals über Schmerzen. Sie erhalten zu diesem Zeitpunkt 10 ml einer 0,125 %igen Bupivacain-Lösung über den Epiduralkatheter.

Diese Konzentration reicht aus, um bei erhaltener Motorik die Schmerzen zu kupieren.

Bei der von uns durchgeführten Methode wird das Anästhetikum mittels einer Perfusorspritze ständig infundiert. Man beginnt wieder mit einer 0,125 %igen Bupivacainlösung und gibt nach einer initialen Injektion von 10 ml kontinuierlich 6 ml und später 12 ml pro Stunde. Läßt sich damit keine ausreichende Analgesie mehr erzielen, so kann zusätzlich eine Einzeldosis von 8 ml 0,125 %igem Bupivacain verabreicht werden oder die Konzentration in der Perfusorspritze kann auf 0,25 % erhöht werden.

Ein mögliches Dosierungsschema ist auch in der Tabelle 1 wiedergegeben.

Tabelle 1. Dosierungsschema für die postoperative Periduralanalgesie

Testdosis: 4 ml 0,5 % Bupivacain			
nach 5 min			
1. Bolus-Injektion:	8 ml	0,125 %	Bupivacain
Motor-Spritze:	6 ml	0,125 %	Bupivacain pro Std
nach 12–14 Std			
2. Bolus-Injektion:	8 ml	0,125 %	Bupivacain
Motor-Spritze:	12 ml	0,125 %	Bupivacain pro Std
nach 12–14 Std			
3. Bolus-Injektion:	8 ml	0,25 %	Bupivacain
Motor-Spritze:	6 ml	0,25 %	Bupivacain pro Std

Ergebnisse

Unsere retrograde Studie erfaßt 24 Patienten, bei denen postoperativ ausschließlich Analgetika (insbesondere Opiate und Opiatderivate) zur Anwendung kamen, sowie 43 Patienten, bei denen die Schmerzbekämpfung mit Hilfe der Epiduralanalgesie erfolgte.

Die durchschnittliche Op-Dauer betrug 3 Std, im allgemeinen war der Krankenhausaufenthalt nach 10 Tagen abgeschlossen.

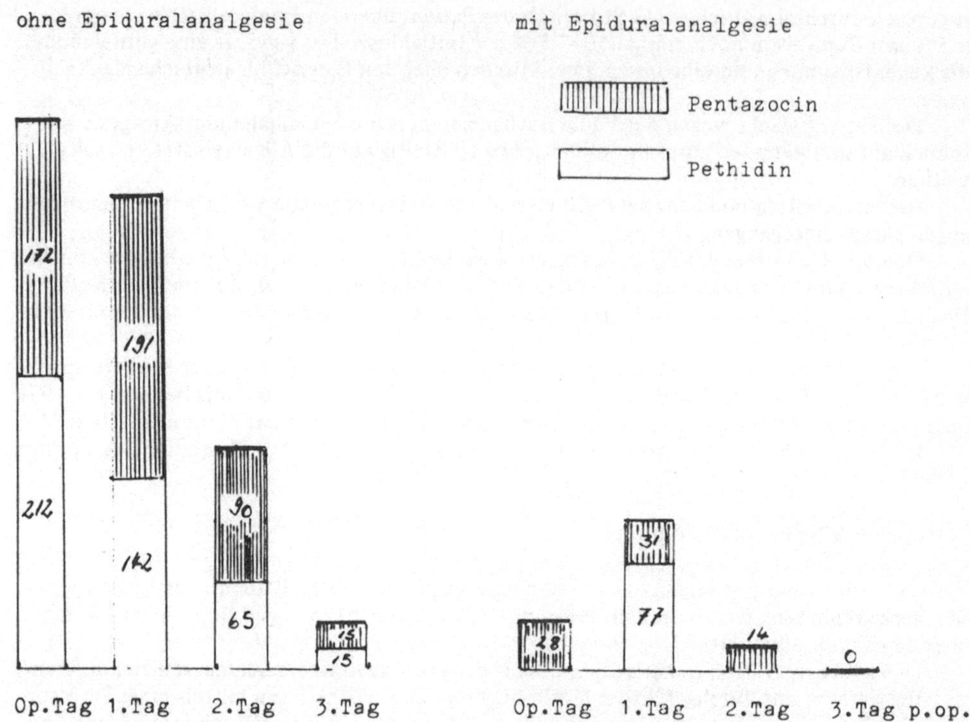

Abb. 1. Durchschnittlicher Schmerzmittelbedarf in mg pro Patient und Tag. Graphische Darstellung des durchschnittlichen täglichen Bedarfs an Pentazocin oder Pethidin pro Patient vom Operationstag bis zum 3. postoperativen Tag für das Kollektiv *ohne* (n = 24) und *mit* Epiduralanalgesie (n = 43)

Der unterschiedliche Analgetikabedarf geht für beide Gruppen aus der graphischen Darstellung (Abb. 1) hervor. Danach ist der Schmerzmittelverbrauch in der Gruppe mit Epiduralanalgesie wesentlich geringer als in der Kontrollgruppe.

Daß bei der Anwendung der Epiduralanalgesie überhaupt noch Analgetika zugeführt werden müssen, hat folgende Gründe:

Wir wählen eine bewußt niedrige Konzentration des Lokalanästhetikums, um motorische Lähmungserscheinungen zu vermeiden; die Patienten sollen frühzeitig ihre Beine bewegen und sich selbst lagern können.

Außerdem werden bei dieser niedrigen Konzentration etwaige motorische Schädigungen früher erkannt. Der Vergleich der 24 bzw. 43 Patienten umfassenden Kollektive zeigt sehr eindrucksvoll, daß in der ausschließlich mit Analgetika behandelten Gruppe postoperativ häufiger und gefährlichere Komplikationen auftraten:

Ein Patient verstarb an einer massiven Bronchopneumonie. Ein ausgeprägter Ileus machte wiederholte Darmresektionen notwendig. Bei weiteren 7 Patienten entwickelten sich trotz reichlicher Gabe von Prostigmin und Bepanthen Subileuserscheinungen. Darmgeräusche waren erst nach 24–30 Std hörbar, die erste Stuhlentleerung wurde nach 40 Std beobachtet.

Im Gegensatz dazu war bei der Anwendung der Epiduralanalgesie die Darmtätigkeit unmittelbar postoperativ deutlich vorhanden, so daß auf den Einsatz von Parasympathikomimetika völlig verzichtet werden konnte.

Die erste Defäkation erfolgte in der Regel innerhalb von 20 Std nach Beendigung des Eingriffs.

Bei 4 Patienten beobachteten wir Miktionsbeschwerden im Sinne von Entleerungsstörungen, die eine mehrmalige Harnblasenkatheterisierung notwendig machten.

Bei einem Patienten wurde bei der Punktion die Dura verletzt.

Diskussion

Die Frage, welches Verfahren zur Bekämpfung der oft unerträglichen Schmerzen nach retroperitonealer Lymphadenektomie wegen Teratokarzinom des Hodens von weniger postoperativen Komplikationen begleitet wird, veranlaßte uns zu der vorliegenden Studie.

Für die Anwendung der Epiduralanalgesie spricht der erheblich geringere Verbrauch an Analgetika während der postoperativen Phase.

Ein paralytischer Ileus, wie er bei der ausschließlichen Anwendung von Schmerzmitteln trotz gleichzeitiger Gabe von Parasympathikomimetika immer auftreten kann, fehlte in unserem mit dem Epiduralverfahren behandelten Kollektiv.

Außerdem war die Analgetika-Gruppe mit den oben erwähnten Komplikationen behaftet.

Demgegenüber verliefen die postoperativen Phasen in der Gruppe mit Epiduralanalgesie, abgesehen von Harnblasenentleerungsstörungen komplikationslos.

Literatur

1. Bartels, H., Möller, G. U.: Urologe A 13, 75 (1974)
2. Bonica, J. J.: Principles and practice of obstetric analgesia and anesthesia. F. A. Davis Comp.: Philadelphia: Vol. 1 (1967), Vol. 2, 1969
3. Bromage, P. R.: Clin. Anesth. 2/1969, 45 (1971)
4. Chott, F.: Die extradurale Anaesthesie. In: Lehrbuch der Anaesthesie und Wiederbelebung. Springer: Berlin, Heidelberg, New York 1972
5. Eriksson, E.: Atlas der Lokalanaesthesie. Thieme: Stuttgart 1970
6. Goodmann Gillmann, p 263–276. The Pharmacological Basis of Therapeutics 5th edition, Macmillan Publ. Co Inc.: New York, Toronto, London 1975
7. Hollmen, A., Saukkonene, J.: Anaesthesist 18 298 (1969)
8. Kuemmerle, H. P., Goosen, S. N.: Klinik und Therapie der Nebenwirkungen, 2. völlig überarbeitete und erweiterte Aufl., Thieme: Stuttgart 1973
9. Lee, J. A., Bryce-Smith, R.: Practical Regional Analgesia. Elsevier Publishing Company Inc.: New York 1976
10. Lübke, P., Hutschenreuther, K.: Prakt. Anaesth. Wiederbelebung 8, 345 (1973)
11. Moore, D. C.: Anesthetic technique for obstetrical anesthesia and analgesia. Ch. C. Thomas: Springfield, Ill. 1964
12. Moore, D. C.: Regional Block. Ch. C. Thomas: Springfield, Ill. 1976
13. Moore, D. C.: Complications of Regional Anesthesia. Ch. C. Thomas: Springfield, Ill. 1975
14. Shnider, S. M.: Obstetrical Anesthesia. Robert Krieger Publ. Comp. Huntingdon, New York 1973
15. Weißbach, L., Lange, C.-E., Rodermund, O.-E., Zwicker, H., Gropp, A., Pottman, W.: Urologe a 13, 80 (1974)

Der Neugeborenenzustand nach vaginaler Zwillingsentbindung mit und ohne Periduralanästhesie

H. v. Matthiessen, H. Albrecht und K. Strasser

Von der Anwendung der Periduralanästhesie bei vaginalen Mehrlingsentbindungen wurde lange Zeit abgeraten. Neben den Auswirkungen einer verlängerten Austreibungsperiode auf den Feten wurde vor allem eine Verlängerung des Zeitraums zwischen der Entwicklung des ersten und zweiten Zwillings befürchtet. Diesem Zeitraum kommt insofern eine besondere Bedeutung zu, als mit seiner Verlängerung die Plazentahaftfläche infolge der nach der Entwicklung des ersten Zwillings einsetzenden Uteruskontraktion schrumpft und der materno-fetale Austausch absinkt. Darüber hinaus behindert die zunehmende uterine Kontraktion die häufig zur Entwicklung des zweiten Zwillings notwendigen Manipulationen.

Ein weiteres Argument gegen die Anwendung der Periduralanästhesie bei vaginalen Mehrlingsgeburten war die bis vor kurzem vertretene Auffassung, daß die bei Zwillingsgeburten häufig vorkommenden Beckenendlagen eine Kontraindikation für die Periduralanästhesie darstellten. Diesem Einwand konnte erst durch Untersuchungen von Bonica, Crawford und Bowen-Simpkins sowie eigenen Ergebnissen begegnet werden, die keine Verschlechterungen des Neugeborenenzustands nach vaginaler Entbindung aus Beckenendlage unter Periduralanästhesie ergaben.

An der Universitätsfrauenklinik Düsseldorf haben wir 1974 mit der Anwendung der Periduralanästhesie bei vaginalen Mehrlingsgeburten begonnen. Unsere ersten Erfahrungen mit dieser Methode ermutigten uns zu einer Ausweitung ihrer Anwendung, so daß wir gegenwärtig gut 2/3 aller vaginalen Mehrlingsgeburten in Periduralanästhesie durchführen. Wir beginnen mit der Periduralanästhesie mit dem Auftreten regelmäßiger, kräftiger Wehen und einer Muttermundsweite von ca 4 cm bei Erstpara und etwa 2 cm bei Multipara. Über einen mittels Tuohy-Nadel in den Epiduralraum in Höhe $L_{2/3}$ oder $L_{3/4}$ plazierten Katheter injizieren wir als Lokalanästhetikum eine 0,25 %ige Bupivacain-Lösung. Die Applikation des Lokalanästhetikums über einen Katheter erlaubt eine kontinuierliche, den individuellen Bedürfnissen und der geburtshilflichen Situation angepaßte Dosierung, mit der bei erhaltener Bauchpresse und relaxierter Beckenbodenmuskulatur eine zuverlässige Schmerzausschaltung erreicht wird.

Phasen verminderter uteriner Kontraktilität treten bei diesem Applikationsmodus nur selten und auf wenige Minuten beschränkt auf.

Die kontinuierliche Überwachung der fetalen Herzfrequenz erfolgt für den ersten Zwilling über eine Kopfschwartenelektrode, für den zweiten über eine abdominelle Ableitung. Die Syntocinongabe handhaben wir restrictiv, da bei PA und Oxitocinapplikation ein häufigeres Auftreten von späten Decelerationen im CTG beschrieben wurde. Zur Vermeidung mütterlichen Hypotensionen lagern wir die Patientinnen bis zur Geburt in Seitenlage.

Um den Einfluß der PA auf den Neugeborenenzustand vaginal entbundener Zwillinge zu untersuchen, verglichen wir die 1-min-Apgarwerte, die Nabelarterien-pH-Werte und den Zustandsverlauf in den ersten 7 Lebenstagen einer Gruppe von 35 mit PA vorgenommenen Zwillingsgeburten mit den entsprechenden Werten einer Gruppe von 30 ohne PA durchgeführten Zwillingsentbindungen. Geburten, bei denen eines der Neugeborenen weniger als 1500 g wog, wurden nicht berücksichtigt.

Weil uns eine Randomisierung in dieser Studie nicht möglich war, kann ein Anspruch auf direkte Vergleichbarkeit der Ergebnisse in den beiden Gruppen nicht erhoben werden. Die Mehrzahl der ohne PA durchgeführten Zwillingsgeburten stammt aus den Jahren 1972–1974, während in den Jahren 1975–78 die Anzahl der mit PA entbundenen Zwillinge deutlich überwiegt.

Die in diesen Jahren erzielten Fortschritte in der Behandlung der Frühgeburtsbestrebungen schlagen sich nicht nur in einer durchschnittlich um 1,8 Wochen längeren Schwangerschaftsdauer der mit PA Entbundenen nieder, sondern auch in einem knapp 100 g höheren Geburtsgewicht in dieser Gruppe.

Dieser Begünstigung der mit PA entbundenen Gruppe steht der mit 57 gegenüber 37 % deutlich höhere Anteil der Erstpara in dieser Gruppe entgegen. Ebenso wird das Kollektiv der mit PA entbundenen durch die größere Anzahl komplikationsträchtiger Geburtslagen belastet.

Bei der Untersuchung der Nabelarterien-pH-Werte, der 1-min-Apgarwerte und der Neugeborenenindices kamen wir zu folgenden Ergebnissen:

Tabelle 1. pH-Mittelwerte der mit und ohne Periduralanästhesie vaginal entbundenen Zwillinge über 1500 g

	1. Zwilling	2. Zwilling
+ PA	7,25 ± 0,07	7,24 ± 0,05
∅ PA	7,26 ± 0,07	7,22 ± 0,08

Zu Tabelle 1: Sie sehen hier die pH-Mittelwerte für die mit PA geborenen mit 7,25 für den ersten und 7,24 für den zweiten Zwilling recht nah beieinander liegen. Diese Differenz wird größer bei den ohne PA geborenen Zwillingen, für die sich pH-Mittelwerte von 7,26 für den ersten und 7,22 für den zweiten Zwilling ergaben.

Deutlichere Unterschiede treten bei der Untersuchung der 1-min-Apgarwerte zutage, die der Übersichtlichkeit halber nicht in der Häufigkeitsverteilung, sondern in Mittelwerten dargestellt sind.

Tabelle 2. 1-min-Apgar-Mittelwerte der mit und ohne Periduralanästhesie vaginal entbundenen Zwillinge über 1500 g

	1. Zwilling	2. Zwilling
+ PA	8,3 ± 1,2	7,7 ± 1,6
∅ PA	7,9 ± 1,5	6,2 ± 2,3

Zu Tabelle 2: Die 1-min-Apgarmittelwerte liegen für die mit PA geborenen mit 8,3 für den ersten und 7,7 für den zweiten Zwilling recht nahe beieinander. Diese Differenz wird für die ohne PA geborenen Zwillinge auf einem etwas niedrigeren Niveau von 7,9 bzw. 6,2 deutlich größer.

Tabelle 3. Neugeborenenindex der mit und ohne Periduralanästhesie vaginal entbundenen Zwillinge

Index	I	II	III	
+ PA	18 (5)	10 (12)	0 (1)	n = 56
∅ PA	16 (11)	8 (9)	5 (9)	n = 59

Die Zahlen für die zweitgeborenen Zwillinge sind in Klammern gesetzt

Zu Tabelle 3: Im Neugeborenenindex, in den die Apgarwerte und – vergleichbar dem amerikanischen Therapeuticscore – die Reanimationsmaßnahmen eingehen, zeigen sich für die mit PA entbundenen günstigere Werte: Kinder der Gruppen I und II bedurften entweder keiner Reanimationsmaßnahme oder sie sprachen sofort und befriedigend auf eine Therapie an. Die Neugeborenen der Gruppe III hingegen mußten alle dauerhaft in die Kinderklinik verlegt werden.

Sie sehen eine deutliche Überrepräsentation der ohne PA entbundenen Zwillinge in der Gruppe III, und zwar sind in besonderem Ausmaß die Zweitgeborenen betroffen. Eine Einzelfallanalyse dieser Geburten ergab allerdings, daß für einen Teil dieser ungünstigen Bewertungen Faktoren verantwortlich waren, die nicht durch das gewählte Analgesieverfahren beeinflußt waren: So z.B. durch Dystrophie, Unreife der Neugeborenen oder fetofetale Transfusionen bei Monoplazenta. Unter Berücksichtigung dieser Umstände fällt das Ergebnis weniger ungünstig für die ohne PA entbundenen Zwillinge aus.

Die Geburtsdauer fanden wir erwartungsgemäß bei den mit PA entbundenen Zwillingen auf 5,7 gegenüber 4,0 Std ohne PA verlängert, ebenso die Austreibungsperiode mit durchschnittlich 30,5 gegenüber 17,7 min.

Verkürzt fanden wir hingegen – und das erscheint uns wesentlich – bei den mit PA entbundenen Zwillingen den Zeitraum zwischen der Entwicklung des ersten und zweiten Zwillings, der im Mittelwert 3,6 min bei den mit gegenüber 5,9 min bei den ohne PA Entwickelten betrug.

Angesichts der begrenzten Vergleichbarkeit der untersuchten Kollektive läßt sich trotz der günstigeren 1-min-Apgarwerte, Nabelarterien-pH-Werte und Neugeborenenindices der mit PA entbundenen Zwillinge sicher nicht der Schluß ziehen, daß die Anwendung der PA einen direkten positiven Einfluß auf den Neugeborenenzustand hat. Diese Frage wäre nur durch größere, randomisierte Studien zu klären.

Nachteilige Auswirkungen der PA auf den Neugeborenenzustand vaginal entbundener Zwillinge konnten wir nicht beobachten. Wesentlich erscheint uns die Verkürzung des Zeitraums zwischen der Entwicklung des ersten und zweiten Zwillings unter Anwendung der PA von 5,9 auf 3,6 min. Die Abkürzung der Phase eines verminderten materno-fetalen Austauschs nach der Entwicklung des ersten Zwillings könnte als Ursache für das geringere pH- bzw. Apgargefälle zwischen dem ersten und zweiten Zwilling, der mit PA gegenüber den ohne PA geborenen Zwillingen, gedeutet werden.

Neben dieser Verkürzung des Entwicklungszeitraumes zwischen dem ersten und zweiten Zwilling sehen wir den Vorteil der PA bei vaginalen Mehrlingsentbindungen in der Umgehung einer Allgemeinnarkose, deren Einleitung ein – besonders bei fetal distress-Zeichen – nachteiligen Zeitverlust bedeuten kann. Wir vertreten die Auffassung, daß die PA bei Mehrlingsgeburten nicht mehr als kontraindiziert anzusehen ist.

Klinische Erfahrungen mit CO_2-haltigem Bupivacain bei der kontinuierlichen Periduralanästhesie in der Geburtshilfe

E. Knoche, E. Traub und W. Dick

Die Katheterperiduralanästhesie gewinnt – als Methode der Schmerzbekämpfung über den gesamten Geburtsverlauf – auch in Deutschland zunehmend an Bedeutung.

Seit dem 1.1.1975 führen wir im Department für Anästhesiologie Katheterperiduralanästhesien im 24-Std-Service durch.

Als geeignetes Lokalanästhetikum bot sich zuerst Bupivacain-HCl ohne Adrenalin an wegen seines günstigen fetomaternalen Quotienten. Seit dem 1.5.1977 ist in unserer klinischen Praxis Bupivacain-HCl von Bupivacain-CO_2 verdrängt worden.

Über klinische Erfahrungen mit CO_2-haltigen Lokalanästhesielösungen berichtete bereits Bromage (1965). Er konnte zeigen, daß diese Lösungen eine schnellere Anschlagzeit als herkömmliche Gemische zur Folge hatten und dabei noch sensorische und motorische Blokkaden nach sich zogen, ohne daß es jedoch zu einer Verlängerung der Wirkungsdauer kam. Als weiterer Befund fiel vielmehr auf, daß die Ausbreitung über eine größere Zahl von Segmenten erfolgte. 1977 stellte Schulte-Steinberg anhand eines größeren chirurgischen Patientengutes fest, daß im Bereich großer Nervenquerschnitte, wie besonders S 1, durch CO_2-Bupivacain nach 20 min eine fast viermal so häufige Blockade erzielt werden konnte wie durch die HCl-Lösung.

Tabelle 1. Entbindungen in Katheter-PDA

	1.5.1976–30.4.1977 Kath.-PDA mit Bupivacain-HCl	ohne Kath.-PDA entbundene Pat.	1.5.1977–30.11.1977 Kath.-PDA mit Bupivacain-CO_2	ohne Kath.-PDA entbundene Pat.
Gesamtzahl	350 = 19,6 %	1.437	350 = 31,6 %	759
Deutsche	83,4 %	79,9 %	83,4 %	79,0 %
Ausländer	16,6 %	20,1 %	16,6 %	21,0 %
Primigravida	63,7 %	36,3 %	66,0 %	34,0 %
Gestationsalter	32.–43. Woche		33.–44. Woche	

In der Zeit vom 1.5.1976 bis 30.4.1977 wurden bei einer Gesamtgeburtenzahl von 1787 350 = 19,6 % der Geburten in kontinuierlicher PDA mit Bupivacain-HCl durchgeführt, während im folgenden zweiten Untersuchungszeitraum vom 1.5.1977 bis 30.11.1977 von 1109 Patientinnen 350 = 31,6 % eine kontinuierliche PDA mit Bupivacain-CO_2 erhielten (Tabelle 1). Das Patientengut in beiden Kollektiven war trotz der verschiedenen Zeiträume weitgehend identisch. Zur Durchführung einer Periduralanästhesie wurde unterschieden zwischen primärer Indikation, d.h. die Patientinnen erhielten nach Lagerung im Kreißsaal ohne vorherige Medikation und unabhängig von der Weite des Muttermundes in der Eröffnungsperiode eine Katheter-PDA, und sekundärer Indikation, wo die Geburt bereits länger in Gang war, aber aus irgendeinem Grund mit konventionellen Analgesiemethoden kein Geburtsfortschritt und keine ausreichend Analgesie erzielt werden konnte.

In der Tabelle 2 sieht man, daß trotz der verschiedenen Zeiträume die Indikationen in den beiden Gruppen weitgehend identisch waren. Bei den primären Indikationen standen 1. die Einleitung mit knapp über 50 % und 2. starke psychische Alterationen der Mütter um 10 % in beiden Gruppen im Vordergrund.

Bei den sekundären Indikationen waren ebenfalls wieder in beiden Gruppen zwei Hauptindikationen feststellbar und zwar:

1. Die zervikale Dystokie mit ungefähr 15 % in beiden Gruppen und
2. wieder die psychische Komponente um 10 %, genau dieselbe Zahl, wie bei den primären Indikationen.

Tabelle 2. Indikationen zur Durchführung der Katheter-PDA

	Primäre		Sekundäre	
	Bupivacain-HCl	Bupivacain-CO_2	Bupivacain-HCl	Bupivacain-CO_2
Einleitung	54,8 %	51,8 %	–	–
Psychisch	8,9 %	12,8 %	13,7 %	10,0 %
Dystokie	–	–	16,6 %	14,0 %
Wunsch	1,5 %	3,4 %	1,1 %	–
Sonstige	2,0 %	5,7 %	1,4 %	2,3 %

Primäre = ohne vorherige Medikation
Sekundäre = Geburt bereits in Gang

Tabelle 3. Durchführung der Katheter-PDA

	Bupivacain-HCl	Bupivacain-CO_2
Konzentration	0,25 % 0,125 %	0,25 %
	0,5 % 0,375 %	0,5 % 0,375 %
Dosierung		
Gesamtdosierung pro Patient	$\bar{x}$ = 63,0 mg	$\bar{x}$ = 63,8 mg
Intervall der Nachinjektionen	$\bar{x}$ = 79,3 min	$\bar{x}$ = 73,5 min
Effekt	A = 89,8 %	A = 96,5 %
	B = 10,2 %	B = 3,5 %
	C = –	C = –
Zusatzmedikation (Dolantin, Dolantin/Psyquil)	16,6 %	8,5 %

A = gute Analgesie
B = Zusatz von Analgetika notwendig
C = keine Wirkung

Bei beiden Patientengruppen konnte gewöhnlich mit einer Bupivacainkonzentration von 0,25 % eine zufriedenstellende Wirkung erzielt werden (Tabelle 3). Gelegentlich schien eine Erhöhung der Konzentration auf 0,375 % erforderlich. Die mittlere Gesamtdosis von Bupivacain-HCl betrug 63,0 mg/Patient mit einem durchschnittlichen Zeitintervall der Nachinjektionen von 79,0 min; die mittlere Gesamtdosis des Bupivacain-CO_2 war fast identisch mit 63,8 mg bei einem etwas kürzeren Zeitintervall der Nachinjektionen von 73,0 min.

Eine gute analgetische Wirkung (A) konnte in nahezu 90 % der Fälle in der HCl-Gruppe und sogar in 96,5 % der Fälle in der CO_2-Gruppe erreicht werden. Dementsprechend war die Wirkung (B), d.h. teilweise Analgesie mit notwendig werdender Zusatzmedikation in der HCl-Gruppe mit 10 % höher als in der CO_2-Gruppe mit 3,5 %. Versager (C) von Seiten der Bupivacainwirkung waren nicht zu verzeichnen.

Die Zusatzmedikation von Dolantin oder von Dolantin Psyquil erwies sich nur noch in 8,5 % der Fälle gegenüber 16,6 % in der HCl-Gruppe als notwendig, verordnet von den Geburtshelfern wegen der günstigen Wirkung des Dolantins auf den Muttermund bei cervikaler Dystokie.

Bei der Betrachtung der intrapartal auftretenden Komplikationen (Tabelle 4) stellt sich in beiden Gruppen besonders nach der ersten Injektion der Blutdruckabfall als klinisch relevante Größe dar. Zu leichten RR-Abfällen um 10–20 % kam es in Gruppe I in 15,0 % und

Tabelle 4. Intrapartale Komplikationen der Katheter-PDA

	Bupivacain-HCl	Bupivacain-CO_2
Blutdruckabfall		
10–20 %	15,4 %	16,3 %
20–30 %	5,4 %	4,6 %
über 30 %	2,0 %	0,3 %
Duraperforationen	2,8 %	1,4 %
Sonstige (Übelkeit, Erbrechen, Tremor)	8,9 %	10,6 %

in Gruppe II in 16,0 % der Fälle. RR-Abfälle zwischen 20 und 30 % waren in beiden Gruppen gleich.

Schwere RR-Abfälle über 30 %, wobei sicher das Cava-Kompressionssyndrom eine Rolle spielte, trotz Seitenlagerung, waren in der HCl-Gruppe mit 2 % und in der CO_2-Gruppe mit 0,3 % zu verzeichnen.

Der Vollständigkeit halber sei erwähnt, daß sich Duraperforationen in der HCl-Gruppe in 2,8 % ereigneten und in der CO_2-Gruppe in 1,4 % der Fälle – zunehmende Erfahrung des Anästhesieteams – die in aller Regel trotz adäquater Therapie zu postpartalen Kopfschmerzen führten.

Sonstige intrapartale Komplikationen wie Übelkeit, Erbrechen und Tremor waren in beiden Gruppen mit 10 % gleich.

Der Geburtshelfer ist neben der zufriedenstellenden Analgesie insbesondere an der Art der Geburtsbeendigung unter dem Einfluß einer kontinuierlichen PDA interessiert.

Tabelle 5. Art der Entbindungen

	spontan	operativ	Forceps	Vakuum	Sectio
Zeitraum 1.5.1976–30.4.1977					
ohne Kath.-PDA	75,0 %	25,0 %	31,1 %	2,2 %	66,7 %
Kath.-PDA mit Bupivacain-HCl	60,0 %	40,0 %	34,3 %	3,6 %	62,1 %
Zeitraum 1.5.1977–30.11.1977					
ohne Kath.-PDA	73,5 %	26,5 %	22,4 %	1,5 %	76,1 %
Kath.-PDA mit Bupivacain-CO_2	70,6 %	29,4 %	56,3 %	–	43,7 %

Im ersten Übersichtszeitraum (1.5.1976 bis 30.4.1977) betrug die Rate der Spontangeburten im PDA-Kollektiv 60 %, im Gegensatz zum Vergleichskollektiv mit 75 % (Tabelle 5). Dementsprechend war der Prozentsatz der operativen Entbindungen mit 40 % hoch. Betrachtet man die operativen Entbindungen in bezug auf Forceps-, Vakuum- und Sectio-Frequenz, so waren beide Kollektive weitgehend gleich. Anders sieht das Bild im zweiten Übersichtszeitraum aus (1.5.1977 bis 30.11.1977). Sowohl in der PDA-Gruppe wie in der Vergleichsgruppe war die Zahl der Spontangeburten mit rund 70 % gleich. Dieses Ergebnis ist nicht so sehr dem CO_2-Bupivacain zuzuschreiben, sondern, daß mit zunehmender Erfahrung eine optimale Dosierung zum bestmöglichen Geburtszeitpunkt verabreicht wurde.

Im Vergleichskollektiv hat sich der Prozentsatz der Sectiones erhöht bei fallender Forceps- und Vakuum-Frequenz. Die PDA-Gruppe lag günstiger. Die Sectio-Frequenz war auf rund 30 % niedriger als im Vergleichskollektiv, dafür ist aber der Prozentsatz der Forceps-Entbindungen auf über 50 % angestiegen.

Bei der Durchführung der operativen Entbindungen erwies sich das Bupivacain-CO_2 dem Bupivacain-HCl als überlegen. Bei eiligen Sectiones war es mit Bupivacain-HCl nicht möglich, eine ausreichende Anästhesie zu erreichen, so daß fast immer eine Vollnarkose notwendig wurde. Mit Bupivacain-CO_2 war es bei Zangen immer möglich, schnell eine ausreichende Analgesie zu erzielen. Sectiones konnten in 2/3 der Fälle in Lokalanästhesie weitergeführt werden. Nur auf ausdrücklichen Wunsch der Mutter bei starker psychischer Alteration und Erschöpfung wurde eine Vollnarkose angewendet.

Tabelle 6. Zustand des Neugeborenen

		Bupivacain-HCl	Bupivacain-CO_2
Apgar-Werte (1 min)	1– 4	1,7 %	–
	5– 7	8,3 %	6,6 %
	8–10	90,0 %	93,4 %
Nabelarterien-pH		$\bar{x}$ = 7,28	$\bar{x}$ = 7,29
Geburtsgewicht		$\bar{x}$ = 3,287 g	$\bar{x}$ = 3,305 g
Verlegung in die Kinderklinik		7,4 %	8,0 %

Betrachtet man abschließend die Zustandsbilder der Neugeborenen zum Zeitpunkt der Geburt (Tabelle 6), so waren etwas bessere Apgar-Werte in der CO_2-Gruppe mit 93 % lebensfrischen Kindern gegenüber 90 % in der HCl-Gruppe. Schwer asphyktische Kinder waren nur in der HCl-Gruppe mit 1,7 % zu finden.

Wertet man kritisch anhand des aufgezeigten Zahlenmaterials den Unterschied zwischen der Bupivacain-HCl und Bupivacain-CO_2-Gruppe, so muß man zugeben, daß gravierende Unterschiede nicht feststellbar waren. Dagegen ist in der klinischen Praxis die eindeutig verkürzte Anschlagzeit von Bupivacain-CO_2 als ein echter Fortschritt zu bewerten, die dem Geburtshelfer schnelle Aktionsfähigkeiten unter optimalen Bedingungen erlaubt.

Geburtshilfliche Anaesthesie 1977 – Eine Fragebogenaktion an deutschsprachigen Universitäten

E. Lanz und R. Siebler

Seit einigen Jahren hat die Anästhesie auch in der Geburtshilfe an Bedeutung gewonnen. Diese Entwicklung hat hauptsächlich an Universitätskliniken und großen Krankenhäusern stattgefunden.

Um einen Überblick über die gegenwärtige Situation zu erhalten, einen Vergleich der eigenen Tätigkeit mit der andererer Kliniken zu ziehen und um Einblicke in bestimmte Entwicklungstendenzen weiterzugeben, befragten wir die Institute für Anästhesiologie der deutschsprachigen Universitäten über ihren Stand der geburtshilflichen Anästhesie im Jahre 1977. Der Fragebogen enthielt 73 Fragen zur:

1. Klinischen Tätigkeit
2. Personellen Besetzung
3. Räumlichen und apparativen Ausstattung
4. Ausbildung
5. Wissenschaftlichen Tätigkeit

18 der 28 angeschriebenen Institute für Anästhesiologie in Deutschland, Österreich und der Schweiz beantworteten die Fragen in einer Form, die eine Auswertung zuließ, und waren mit einer Veröffentlichung einverstanden.

Die Geburtenzahlen des Jahres 1977 liegen an den 18 Kliniken zwischen 500 und 4500, an der Mehrzahl zwischen 1000 und 2500 (Abb. 1). Insgesamt erfaßt die Studie 32 030 Geburten.

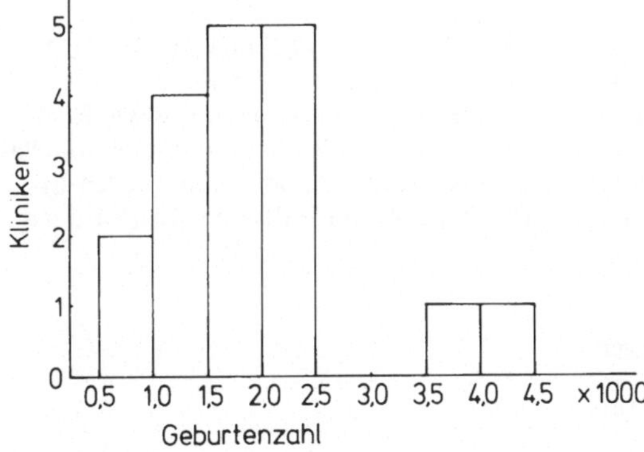

Abb. 1. Geburtenzahlen im Jahre 1977 in 18 Universitäts-Frauenkliniken

Die Anästhesieverfahren werden für die Spontangeburt sehr unterschiedlich gewählt (Tabelle 1):

Etwa die Hälfte der Patientinnen erhält keine Anästhesie. Der Pudendusblock ist die am häufigsten praktizierte Leitungsanästhesie. Es folgt die Periduralanästhesie (PDA), die an 14 der 18 Kliniken vorwiegend als Katheter-PDA durchgeführt wird. Ihr Anteil streut von Klinik zu Klinik für zwischen 0 und 75 % der Entbindungen; etwa 20 % der Geburten an den Kliniken finden bei Anwendung dieser Methode statt. Die Spinalanästhesie wird an 4 Kliniken für etwa 5 % der Entbindungen praktiziert. Der Parazervikalblock wird nur noch für 3 % der Entbindungen angewandt. Die Allgemeinanästhesie macht einen noch geringeren Anteil aus. Sakralanästhesie und Akupunktur sind für die Geburtshilfe ohne Bedeutung.

Tabelle 1. Anästhesiemethoden für die normale Spontangeburt

Methode	Institute N	von % bis % der Geburten	aller	$\bar{x}$ % Kliniken
keine Anästhesie	16	0–100		50,2
Pudendusblock	15	0– 95		25,4
PDA Kont.	14	0– 75	17,6	20,1
single shot	3	0– 25	2,5	
Spinalanästhesie	4	0– 80		5,1
Parazervikalblock	3	0– 40		2,9
Allgemeinanästhesie	7	0– 10		1,6
Sakralanästhesie	0	0		0
Akupunktur	0	0		0

Tabelle 2. Anästhesiemethoden für die geplante Sectio

Narkose (%)	Institute N	PDA (%)	Institute N	Spinal.A. (%)	Institute N
5	1	0–10	7	10	1
40– 50	2	10–20	1		
70– 80	1	20–30	1		
80– 90	1	50–60	2		
90–100	13	95	1		
	18		12		

Für die geplante Sectio wird im allgemeinen die Narkose bevorzugt (Tabelle 2). Die PDA wird für diesen Eingriff an 12 Instituten angewandt, an einem Institut zu 95 %.

Bei geburtshilflichen Komplikationen wie Forceps- und Vakuumextraktion sowie Risikoentbindungen wie spontane Zwillingsgeburt und Spontangeburt aus Beckenendlage ist die Wahl der Anästhesiemethode uneinheitlich. Für Entbindungen bei kardialen oder pulmonalen Erkrankungen, Diabetes oder Gestose wird die PDA jeweils an über der Hälfte der Institute bevorzugt (Tabelle 3).

Tabelle 3. Methoden der Wahl für Risikoentbindungen

	Methode der Wahl	Institute N
Herzerkrankung	PDA	9
	Narkose	5
	Medik. Analgesie	2
Lungenerkrankung	PDA	11
	Narkose	3
	Medik. Analgesie	2
Diabetes	PDA	8
	Narkose	4
	Medik. Analgesie	3
Gestose	PDA	8
	Medik. Analgesie	3
	Narkose	2
	Pudendus	2
	PZB	1

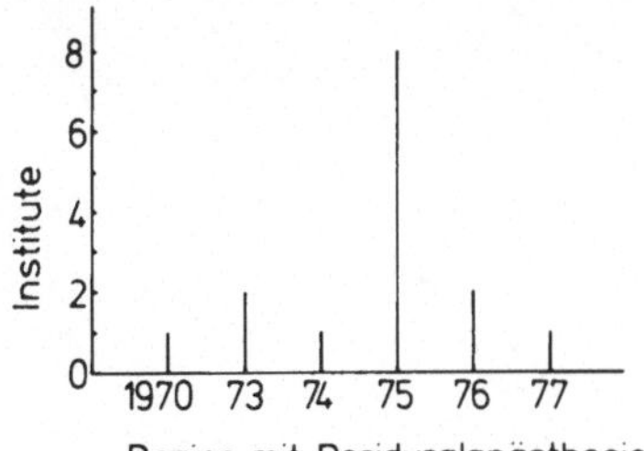

Abb. 2. Beginn der kontinuierlichen Periduralanästhesie in der Geburtshilfe in 15 Instituten

Die kontinuierliche PDA in der Geburtshilfe wurde in den Jahren nach 1970 eingeführt (Abb. 2). Allein im Jahre 1975 begannen 8 Institute mit dieser Technik.

Der Anästhesist bleibt nach Anlegen der PDA mindestens 15 min bei der Patientin, in 3 Kliniken sogar bis zur Entbindung (Tabelle 4). Die Überwachung der Patientin unter PDA und die erforderlichen Nachinjektionen erfolgen meistens durch den Anästhesisten, seltener durch den Geburtshelfer, die Hebamme oder die Anästhesiefachschwester (Tabelle 5). An einigen Kliniken besteht diesbezüglich Zusammenarbeit zwischen Anästhesist und Geburtshelfer.

Tabelle 4. Anwesenheit des Anästhesisten bei der Patientin nach Anlegen der PDA

Zeit (min)	Institute N
0–15	0
15–30	7
30–60	5
kontinuierlich bis zur Entbindung	3

Tabelle 5. Überwachung der Patientin und Nachinjektionen bei PDA

Personengruppe	Überwachung Inst. N	Nachinjektionen Inst. N
Anästhesist	14	14
Hebamme	7	2
Geburtshelfer	5	6
Anästhesiefachschwester	4	1
sowohl Anästhesist als auch Geburtshelfer	6	5

An der prä- und postpartalen Versorgung von geburtshilflichen Risikopatientinnen ist der Anästhesist insofern beteiligt, als z.B. Patientinnen mit schwerer Gestose präpartal von 3 Kliniken, postpartal von 9 Kliniken auf der anästhesiologischen Intensivstation versorgt werden (Tabelle 6).

An 11 Kliniken werden die Schwangeren über die Anästhesiemöglichkeiten zur Geburt informiert (Tabelle 7). An 7 Kliniken veranstalten die Anästhesisten Unterrichte, teilweise mit Informationsblättern und Filmen.

Tabelle 6. Ort der Patientenversorgung bei schwerer Gestose

Ort	präpartal N	postpartal N
Kreiß-Saal	9	5
geburtshilfl. Intensivstation	7	7
interne Intensivstation	2	2
anästhesiol. Intensivstation	3	9

Tabelle 7. Information für die Schwangere über Schmerzlinderung während der Geburt

Information	Institute N
Information	11
Unterricht	7
mit Informationsblättern	6
mit Film	2
Gespräch Geburtshelfer – Mutter	4
Führung zum Kreiß-Saal	13

Tabelle 8. Erste anästhesiologische Beratung bereits während der Schwangerschaft

Schwangere	Institute N
normaler Schwangerschaftsverlauf	0
Sectio geplant	5
erhöhtes Risiko	8
PDA gewünscht	5

Tabelle 9. Personelle Besetzung des Funktionsbereiches geburtshilfl. Anästhesie

Oberärzte N	Inst. N	Fachärzte N	Inst. N	Ärzte in FA-Ausb. pro Monat N	Inst. N
0	1	0	3	0	1
1	12	1	5	1	6
2	2	2	1	2	4
3	–	3	2	3	1
4	1	4	1	4	1
		5	–	5	1
		6	–	6	–
		7	–	7	–
		8	1	8	–
		9	1	9	1

Bereits während der Schwangerschaft sieht der Anästhesist die werdende Mutter mit unkompliziertem Schwangerschaftsverlauf an keiner der Kliniken (Tabelle 8). An einigen Instituten berät er in den letzten Wochen der Schwangerschaft die Patientin, die wahrscheinlich durch Sectio entbinden wird, mit einem erhöhten Risiko belastet ist oder eine PDA wünscht.

An den meisten Instituten wird der geburtshilflich-anästhesiologische Funktionsbereich von einem Oberarzt geleitet (Tabelle 9). Weitere Fachärzte der meisten Institute sind in diesem Bereich tätig. Hier sind pro Monat an über der Hälfte der Institute 1 bis 2 Ärzte in der Anästhesie-Facharztausbildung zugeteilt.

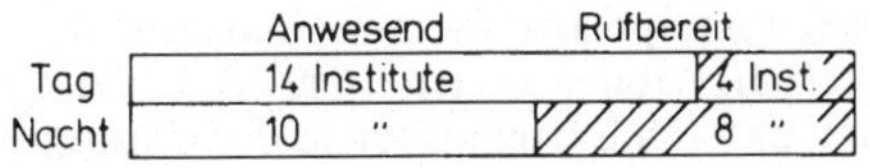

Abb. 3. Anästhesiologische Versorgung der Geburtshilfe bei Tag und Nacht in 18 Instituten

Tagsüber ist ein Anästhesist von 14 Instituten auf der geburtshilflichen Abteilung anwesend, nachts von 10 Instituten (Abb. 3). Rufbereitschaft für die geburtshilfliche Anästhesie besteht tagsüber in 4, nachts in 8 Instituten. 4 Institute haben somit für die Geburtshilfe bei Tag und Nacht nur Rufbereitschaft.

Während der anästhesiologischen Facharztausbildung verbringen Ärzte von 14 Instituten zwischen 2 und 6 Monate auf der geburtshilflichen Anästhesie.

An 16 Instituten wird über wissenschaftliche Probleme dieses Spezialgebietes klinisch, an einem auch tierexperimentell gearbeitet.

Diese Untersuchung erfaßt die geburtshilflich-anästhesiologische Tätigkeit an etwa 2/3 der Institute für Anästhesie an deutschsprachigen Universitäten. Trotz dieser Beteiligung ist die Umfrage möglicherweise nicht repräsentativ, weil die Institute, die nicht antworteten, evtl. in der geburtshilflichen Anästhesie weniger tätig sind.

Es wird deutlich, daß trotz teilweise niedriger Geburtenzahlen, Personalmangels und mannigfacher anderer anästhesiologischer Aufgaben die geburtshilfliche Anästhesie sich als ein Spezialgebiet und als Funktionsbereich der Anästesieinstitute etabliert hat. Ihr Entwicklungsstand ist auch an Universitätsinstituten noch recht uneinheitlich.

Literatur

Lanz, E., Siebler, R.: Geburtshilfliche Anästhesie 1977 – Eine Fragebogenaktion an deutschsprachigen Universitäten. Anästhesiologie und Intensivmedizin (im Druck)

Bakteriologische Studien bei Katheter-Periduralanästhesien

J. Ungemach, M. Jaminet, J.-P. Striebel und W. Tolksdorf

Kontinuierliche Periduralanästhesien werden zunehmend im operativen- und schmerztherapeutischen Bereich durchgeführt. Zu den bevorzugten Indikationen zählen Eingriffe in der Geburtshilfe, der Urologie und die Operationen an den unteren Extremitäten in der Chirurgie.

Zu den Gefahren der Periduralanästhesie gehört das Infektionsrisiko: in der Literatur wird auf strenge Beachtung der Asepsis hingewiesen, genaue Angaben über das Risiko und die Häufigkeit einer Infektion des Periduralraumes fehlen allerdings. Saady [10] und Crawford [2] berichten von je einem Fall eines epiduralen Abszeßes, der auf Grund einer hämatogenen Keimaussaat und eines Mikrohämatoms im Periduralraum entstanden sei. Bei der bakteriellen Untersuchung von Katheterspitzen fand Barreto [1] 3 von 35 Spitzen kontaminiert, während bei James [7] alle Katheterspitzen steril waren.

Als mögliche Ursache für das Eindringen von Bakterien in den Periduralraum gibt Saady [10] folgende Möglichkeiten an:

1. die Haut, durch die der Katheter gelegt wird,
2. das Lokalanästheticum oder das Periduralset, das nicht steril ist oder
3. unsteriles Arbeiten des Anästhesisten.

Die vorliegende Studie untersucht die Keimbesiedlung auf der Haut und am Periduralkatheter. Es werden Faktoren diskutiert, die die Keimbesiedlung begünstigen.

Bei insgesamt 97 Patienten mit einem mittleren Alter von 63 Jahren wurden in der Chirurgie, Orthopädie und Urologie von 4 verschiedenen Anästhesisten Katheterperiduralanästhesien durchgeführt. Die Katheter wurden im Mittel 32 Std belassen und auf Keimfreiheit überprüft.

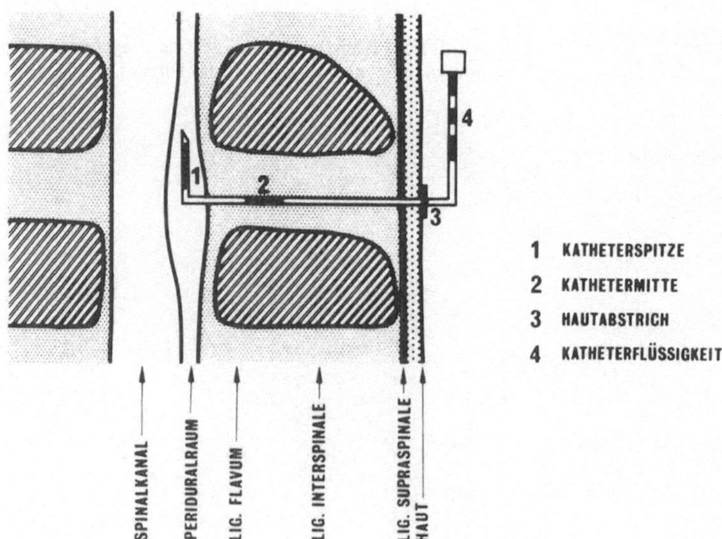

Abb. 1. Aufteilung der Periduralkatheter in bestimmte Segmente. Sie werden getrennt untersucht

Es wurden bakteriologisch untersucht (Abb. 1): 1. 1–2 cm der Katheterspitze, 2. das darauffolgende Katheterstück, das sich im Bereich des Lig. flavum befand, in der Folge als Mitte bezeichnet, 3. die Haut an der Eintrittsstelle des Katheters und 4. in einigen Fällen die Katheterflüssigkeit.

Die Proben wurden im bakteriologischen Labor bei 37 °C in einer Fleischwasser-Pepton-Bouillon 24 Std bebrütet und bei positivem Befund weiter differenziert.

Bei Legen des Periduralkatheters arbeitete der Anästhesist mit Mütze, Mundschutz und sterilen Handschuhen und verwendete ein in der Zentralsterilisation vorbereitetes Set. Die Haut wurde im Bereich der Einstichstelle 3mal mit einem alkoholischen Bromderivat desinfiziert. Die Injektionsstelle wurde mit einer Kompresse steril abgedeckt und der Katheter mit einem Pflaster am Rücken befestigt. Bei Entfernen des Katheters wurde zunächst von der Einstichstelle ein Hautabstrich abgenommen, dann die Eintrittspforte mit dem Desinfektionsmittel desinfiziert und der Katheter mit steriler Pinzette und sterilen Handschuhen gezogen.

Ergebnisse (s. Tabelle 1)

Tabelle 1. Zusammenstellung der Ergebnisse (Gesamtzahl der Kulturen 296, davon 92 positiv)

			positiv	negativ
Kulturen	der Katheterspitze	97,	25	72
	der Kathetermitte	93,	25	68
	der Haut	97,	39	58
	der Katheterflüssigkeit	12,	4	8

Liegezeit	Spitze		Mitte		Haut	
Std.	positiv	negativ	positiv	negativ	positiv	negativ
4	0	18	0	18	2	16
24	8	23	8	23	13	18
48	5	5	5	5	6	4
72 und mehr	8	7	7	6	11	4

	Spitze		Haut	
	positiv	negativ	positiv	negativ
Orthopädie	13	41	19	35
Chirurgie	3	9	4	8
Urologie	5	8	10	3

Injektionshöhe	Spitze		Haut	
	positiv	negativ	positiv	negativ
L 2/3 oder höher	3	14	4	13
L 3/4 oder tiefer	16	35	25	26

			positiv	negativ
Keine	Nachinjektion:	Spitze	7	30
1	Nachinjektion:	Spitze	5	7
2	Nachinjektionen:	Spitze	5	8
3 oder mehr	Nachinjektionen		3	8

Von den insgesamt 296 Proben waren 92 = 31 % positiv. An Keimen wurden 87mal Staphylokokkus aureus, 3mal Escherichia coli, 2mal Klebsiella pneumoniae und 2mal Streptokokken gefunden.

Von den insgesamt 97 Kulturen der Katheterspitze waren 25 = 25 % positiv, von dem darauffolgenden Katheterstück ebenfalls 25 bei 93 Proben, während von 97 Hautabstrichen 39 = 40 % positiv waren (Abb. 2). Die Katheterflüssigkeit wurde 12mal untersucht, wovon 4 Proben kontaminiert waren.

Bei einer Liegezeit von 4 Std, wenn die Katheter im Anschluß an die Operation entfernt wurden, waren fast alle Kulturen negativ, nur in 2 Fällen war die Haut kontaminiert (Abb. 3). Bereits nach 24 Std sind von jeweils 31 Katheterspitzen und – mitten 8 Proben bakteriell besiedelt entsprechend etwa 25 %, von den Hautabstrichen sind 13 positiv gleich 42 %.

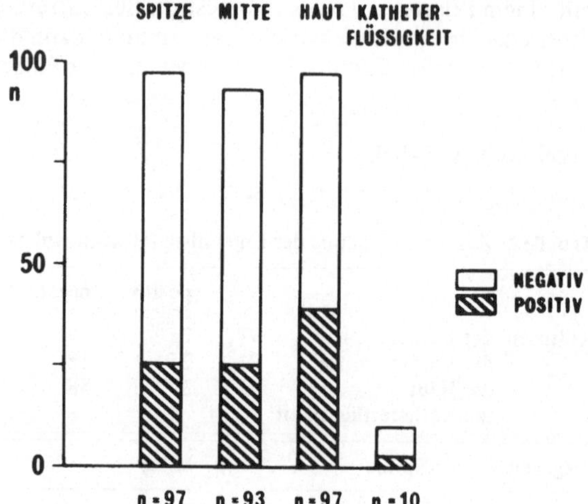

Abb. 2. Befall der einzelnen Kathetersegmente

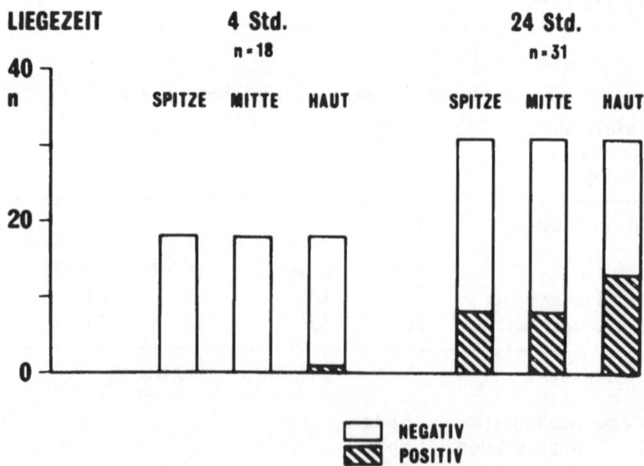

Abb. 3. Kultureller Befund in Abhängigkeit von der Liegezeit des Katheters

Werden die Katheter 48 Std belassen (Abb. 4), so sind 50 % der Befunde positiv: von jeweils 10 Kulturen von Katheterspitzen und -mitten sind 5 positiv, von der Haut sind sogar 6 Abstriche kontaminiert.

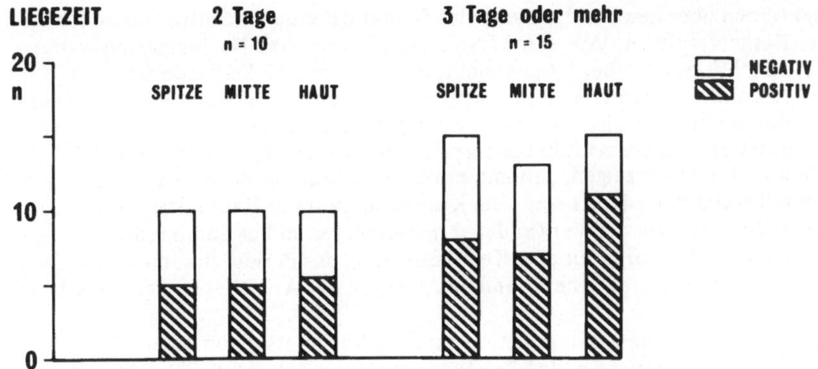

Abb. 4. Kultureller Befund in Abhängigkeit von der Liegezeit des Katheters

Bei einer Liegezeit von 3 Tagen und mehr sind von 15 Katheterspitzenkulturen 8 positiv entsprechend 53 %, von 13 Mittekulturen 7 positiv etwa 54 % und von 15 Hautabstrichen sind 11 Abstriche besiedelt, dies entspricht bereits 75 %.

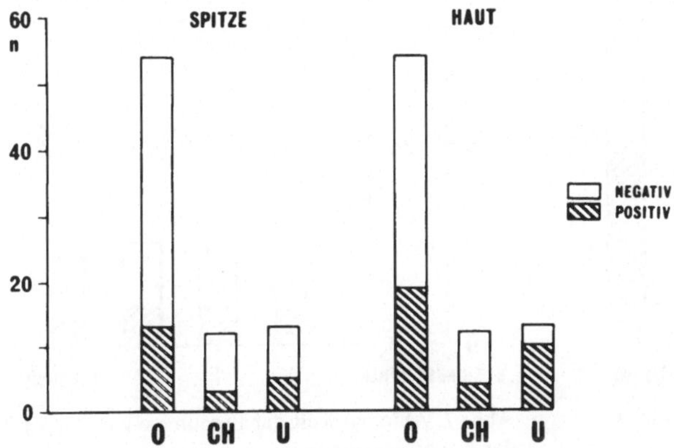

Abb. 5. Abhängigkeit der Ergebnisse von den Kliniken, in welchem die Katheter gelegt wurden. O = Orthopädie, Ch = Chirurgie, U = Urologie

Von 54 in der Orthopädie gelegten Kathetern waren 13 Spitzenkulturen positiv entsprechend etwa 25 %, in der Chirurgie waren es 3 von 12 Kulturen also auch 25 %. In der Urologie waren von 13 Kulturen 5 kontaminiert, dies entspricht etwa 38 % (Abb. 5). Die Verhältnisse an der Haut zeigten ähnliche Unterschiede zwischen den Kliniken: in der Orthopädie waren von 54 Kulturen 19 positiv = 35 %, in der Chirurgie von 12 Kulturen 4 etwa 33 % und in der Urologie waren von 13 Kulturen 10 positiv entsprechend einem Anteil von 77 %. Einschränkend muß gesagt werden, daß die Katheter in der Urologie im Mittel 50 Std recht lange belassen wurden. Die Verweildauer war in der Chirurgie mit 45,7 Std ähnlich lange, betrug in der Orthopädie aber nur 27,5 Std.

Wurden die Befunde nach der Einstichhöhe geordnet (Abb. 6), so sind die Kulturen der Periduralkatheterspitzen bei L 2/3 oder höher in 17,6 % positiv, die Hautabstriche in 23,5 % der Fälle. Wird die Anästhesie bei L 3/4 oder tiefer angelegt, so ist die Haut in 49 % und die Katheterspitze in 31 % kontaminiert.

Bei Nachinjektionen über den Periduralkatheter finden wir eine eindeutig höhere Kontaminationsrate der Katheterspitzen. Von den 37 Spitzenkulturen ohne Nachinjektion waren 7 entsprechend etwa 19 % positiv. Bei 1 Nachinjektion waren von 12 Kulturen 5 positiv gleich 42 %, bei 2 Nachinjektionen von 13 Proben 5 positiv gleich 38 % und bei 3 Nachinjektionen oder mehr waren von 11 Kulturen 3 positiv entsprechend 27 %. Eine direkte Abhängigkeit der Kontamination von der Anzahl der Injektionen ist nicht zu finden (Abb. 7).

Die vorliegenden Ergebnisse zeigen, daß immerhin in 25 % der Fälle die Katheterspitzen im Periduralraum mit Keimen besiedelt sind. Die Kontamination der Hautabstriche und des Katheters ist direkt abhängig von der Verweildauer der Katheter im Periduralraum.

Weitere begünstigende Faktoren für eine Keimbesiedlung des Periduralraumes stellen die Nachinjektionen über den Periduralkatheter und das Anlegen der Anästhesie in einem schwer sauber zu haltenden Gebiet dar.

Die mit über 50 % recht hohe Kontaminationsrate der Katheterspitzen bereits bei einer Liegezeit von 3 Tagen sollte Anlaß sein, den Periduralkatheter möglichst bald zu entfernen. Auch wenn es in keinem Fall zu einer Infektion des Periduralraumes gekommen ist, so nimmt die Gefahr der Infektion bei der nachgewiesenen höheren Besiedlungsrate, sowohl der Hauteinstichstelle wie des Katheters, mit steigender Verweildauer sicherlich zu. Patienten, mit hochfieberhaften Infekten, einer Sepsis und Patienten mit herabgesetzter Abwehrlage sollten einer kontinuierlichen Periduralanästhesie nicht unterzogen werden.

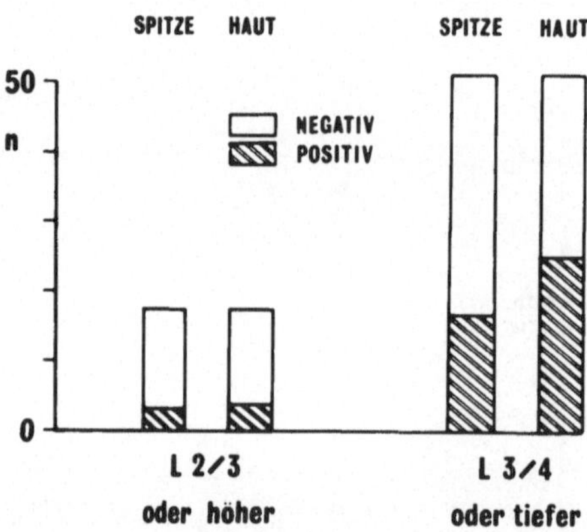

Abb. 6. Abhängigkeit der kulturellen Befunde von der Einstichstelle

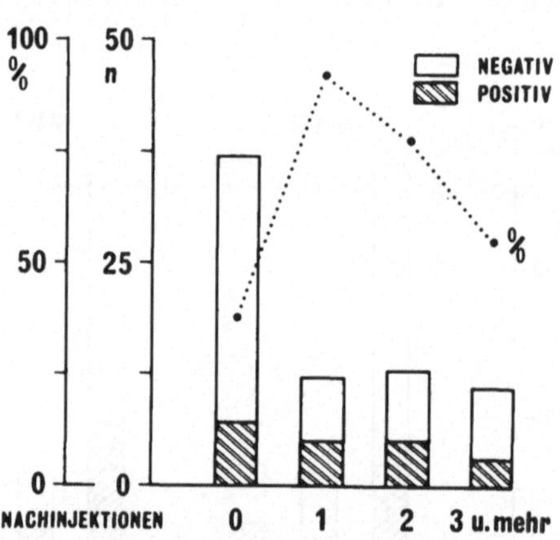

Abb. 7. Abhängigkeit der Ergebnisse von der Zahl der Nachinjektionen

Literatur

1. Barreto, R. S.: Bacteriological culture at indwelling epidural catheters. Anesthesiology 23, 643–646 (1962)
2. Crawford, J. S.: Pathology in the extradural space. Br. J. Anaesth. 47, 412–414 (1975)
3. Crul, J. F.: Technik, Indikationen u. Kontraindikationen der kontinuierlichen Periduralanästhesie. In Nolte-Meyer. Die rückenmarksnahen Anästhesien. Thieme: Stuttgart 1972
4. Edwards, Wib., Mingson, R.A.: Present status of continuous cancal analgesia in obstetrics. Bull NY Acad. Med. 19, 507–518 (1943)
5. Hanacke, P., Strasser, K., Beck, L.: Die Periduralanästhesie in der Geburtshilfe. Z. Geburtsh. Perinat 179, 153–162 (1975)
6. Hulme, A., Dott, N. M.: Spinal epidural abscess Br. Med. J. 1, 64
7. James, F. M.: Bacteriologic aspects of epidural analgesia. Anesthesia and Analgesia 55, 187–190 (1976)
8. Male, C. G., Martin, R.: Puerperal Spinal epidural abscess. Lancet 1, 608 (1973)
9. Markham, J. W., Lynge, H. W., Stahlmann, E. B. S.: The syndrome of spontanious spinal epidural hematoma, report of 3 cases. J. Neurosurg. 26, 334 (1967)
10. Saady, A.: Epidural Abscess complicating Thoracic epidural analgesia. Anesthesiology 44, 3 (1976)

Plexusanaesthesie

I. Pichlmayr

Der Prozentsatz an Leitungsanästhesien liegt z.Z. – variierend nach örtlichen Bedürfnissen – bei 15–25. Nach Erfahrungen der letzten Jahre ist dabei häufiger mit Nebenwirkungen zu rechnen als bei der Allgemeinnarkose. Andererseits sind lebensbedrohliche Komplikationen selten.

Auf dem ZAK in Genf wurden Ergebnisse von Leitungsanästhesien der oberen Extremität – mit Bevorzugung des supraclaviculären Blockes – der Med. Hochschule Hannover (MHH) aus den Jahren 1975/76 berichtet. Aufgrund von Pneumothoraxkomplikationen in 1,5 % wurde 1977 das Vorgehen zugunsten des subaxillären Blocks mit weit proximaler Anlage umgestellt. Die vergleichenden Ergebnisse wurden vorgestellt:

Material und Methodik (s. Tabelle 1)

Tabelle 1. Übersicht über Gesamtzahl der Plexusanästhesien, Aufschlüsselung nach Methode, Ausbildungskapazität und Beurteilungskriterien der Ergebnisse

Plexusanästhesien (1975/76/77):	*gesamt*	*1342*	jeweils Standard-technik
	supraclav.	551	
	subaxillär	791	
Anästhetikum:	Mepivacain 25–30 ml (1,5 %ig) Adrenalinzusatz 1 : 400 000		
Ausbildungskapazität:	24 Mitarbeiter		
Beurteilungskriterien der Ergebnisse:	1. Klin. Daten der Effektivität und der Komplikationen 2. Beurteilung des Anästhesieverfahrens durch den Patienten schriftliche Pat.-Umfrage (4 Mon. nach OP) Beantwortung 1975/76 70 % 1977 75 %		

Eine Plexusanästhesie wurden bei allen geeigneten Eingriffen an den oberen Extremitäten durchgeführt, sofern der Patient nicht – nach entsprechender Aufklärung – eine Allgemeinnarkose wünschte.

Anzahl der Leitungsanästhesien, Menge und Art des verwendeten Lokalanästhetikums, Ausbildungskapazität sowie die Beurteilungskriterien gehen aus Tabelle 1 hervor.

Die Grade der Effektivität wurden in A–C festgelegt (Tabelle 2).

Tabelle 2. Klinische Beurteilungskriterien für den Erfolg der Leitungsanästhesie

A	=	sehr gute Anästhesie
B	=	gute Anästhesie mit Zusatz von geringen Mengen an Sedativa oder Analgetika
C	=	ungenügende Anästhesie; ausreichende Schmerzausschaltung nur durch Zusatz größerer Mengen an Sedadiva oder Analgetika bzw. durch Aufpfropfung einer Allgemeinnarkose

Ergebnisse (Tabellen 3 und 4)

Tabelle 3. Übersicht über Effektivität und Komplikationen bei Plexusanästhesien (MHH 1975/76/77)

MHH 1975/76 gesamt n = 821 MHH 1977 gesamt n = 521

Jahrgang	Art der Plexus-anästh.	Erfolg A	B	C	Komplikationen Pneumoth.	Nervenläsionen	Kreislaufreaktionen RR	>30 % RR
1975/1976 n = 821	supraclaviculär n = 554 = 63,3 %	n = 503 = 92,5 %	n = 30 = 5,5 %	n = 11 = 2,0 %	n = 8 = 1,5 %	n = 3 = 0,6 %	n = 7 = 1,3 %	n = 4 = 0,7 %
	subaxillär n = 277 = 36,7 %	n = 234 = 84,5 %	n = 38 = 13,7 %	n = 5 = 1,8 %	–	–	–	–
1977 n = 521	supraclaviculär n = 7 = 1,3 %	n = 7 = 100 %	–	–	–	–	–	–
	subaxillär n = 514 = 98,7 %	n = 481 = 93,5 %	n = 27 = 5,3 %	n = 6 = 1,2 %	–	–	n = 4 = 0,8 %	n = 2 = 0,2 %

Tabelle 4. Beurteilungskriterien der Plexusanästhesie aus der Sicht des Patienten

1975/76: beantwortet von 478 Fragebögen 336 = 70 %
1977: beantwortet von 439 Fragebögen 329 = 75 %

Fragen	subjektive Aussagen: 1975/76 supracl. Pl. = 63 % subax. Pl. = 37 %			1977 supracl. Pl. = 1 % subax. Pl. = 99 %		
	ja	nein	0 Stellungnahme	ja	nein	0 Stellungnahme
1. Beruhigungsspritze vor LA erwünscht	65 %	35 %	0 %	62 %	38 %	0 %
2. Legen der LA mit Schmerzen verbunden	8 %	66 %	26 %	12 %	58 %	30 %
3. Druckgefühl am OA	5 %	94 %	1 %	82 %	18 %	0 %
4. Sonstige intraop. Beschwerden	8 %	91 %	1 %	10 %	88 %	2 %
5. Schlaf während der OP	17 %	83 %	0 %	9 %	91 %	0 %
6. Psychische Belastung durch OP bei Bewußtsein	11 %	73 %	16 %	15 %	85 %	0 %
7. Nichtoperationsbedingte Beschwerden						
1.–5. Tag postop.	8 %	91 %	1 %	12 %	88 %	0 %
z.B. Nervenreizungen	3 %			5,4 %		
sonstiges	5 %			6,6 %		
8. Wahl bei erneutem Eingriff: Lokalanästhesie	82 %	–	–	79 %	–	–
Vollnarkose	18 %			21 %		

Erfolgsquote (Tabelle 3): 1975/76 wurden bei der Mehrzahl der Patienten – in 63,3 % – speziell im Hinblick auf langes Liegen der Blutleeremanschette – supraclaviculäre Plexusanästhesien durchgeführt. Eine vollständige (Erfolg A) bzw. ausreichende (Erfolg B) Schmerzausschaltung wurde hierbei in 98 % erzielt. Dies traf mit Abweichungen zwischen Erfolg A und B auch für den subaxillären Block zu. 1977 wurde – bei praktisch ausschließlicher Durchführung der subaxillären Leitungsanästhesie – mit 93,7 % der Anteil sehr guter Erfolge erhöht.

Nebenwirkungen

Kreislaufstörungen waren bei beiden Techniken selten und unbedeutend.

In den Jahren 1975/76 traten nach supraclaviculärem Block bei drei Patienten *über sechs Monate anhaltende inkomplette motorische und/oder sensible Ausfallerscheinungen im Versorgungsgebiet des Plexus brachialis* auf, die bei einem Patienten keine vollständige Rückbildungstendenz zeigten. 1977 trat keine längerdauernde Nervenaffektion ein, nach fast ausschließlicher Durchführung des subaxillären Blocks. Beim supraclaviculären Block wurde achtmal ein *Pneumothorax*, davon zweimal ein behandlungsbedürftiger Spannungspneumothorax beobachtet. Speziell zur Vermeidung dieser schweren Komplikation wurde 1977 der supraclaviculäre Block nur noch bei strengster Indikation durchgeführt.

Ausbildung in der Technik der Plexusanästhesie

Erfolgsquote, Sicherheit der Durchführung sowie Vermeidung von passageren Nervenreizungen nehmen in unserem Material nach 15–20 Leitungsanästhesien zu. Pneumothoraxkomplikationen und langdauernde Nervenschäden ereigneten sich jedoch unabhängig vom Erfahrungsgrad des Anästhesisten.

Ergebnisse der schriftlichen Patientenumfrage (Tabelle 4)

Die Patientenumfrage, die als repräsentativ gelten kann, läßt erkennen, daß die Mehrzahl vor der Leitungsanästhesie eine Beruhigungsspritze wünscht. 8–12 % empfinden trotzdem das Legen der LA als unangenehm; beim subaxillären Block wird in einem hohen Prozentsatz (82 %) ein anhaltendes Druckgefühl durch die Blutleeremanschette angegeben; in 8–10 % traten intraoperative Beschwerden – vor allem Rückenschmerzen durch das Liegen auf dem OP-Tisch auf; unter den postoperativen Beschwerden bis zum fünften Tag wurden in 3 % beim supraclaviculären Block, in 5,4 % beim subaxillären Block Sensibilitätsstörungen angegeben. Etwa 80 % der Patienten würden bei erneuter Operation wieder eine Leitungsanästhesie wünschen.

Aus der dreijährigen Studie ergeben sich für uns *folgende Konsequenzen:*

1. Die Effektivität der supraclaviculären und subaxillären Leitungsanästhesie ist gut. Sie erlaubt die Ausbildung mehrerer bzw. vieler Mitarbeiter. Hierbei erscheint es günstig, jeweils einen Lernenden eine Serie von 50 Plexusanästhesien durchführen zu lassen.
2. Die Sicherheit betreffend, ist der subaxilläre Block dem supraclaviculären deutlich überlegen, speziell im Hinblick auf die besonders problematische Pneumothoraxgefahr, die theoretisch zwar gut behandelbar ist, in der Praxis jedoch gelegentlich dramatisch verläuft. Der Druck der Blutleeremanschette wird hierbei zwar empfunden, jedoch für gut tolerabel gehalten.
3. Das Auftreten von langanhaltenden Nervenstörungen ist – trotz Fehlen dieser Komplikation beim subaxillären Block in unserem Patientengut – bei beiden Formen der LA in gleicher Frequenz zu erwarten, wobei eine weitere Differenzierung zwischen chirurgischen und anästhesiologischen Ursachen nicht möglich ist.

Schlußfolgerung

Die großzügige Anwendung der subaxillären Leitungsanästhesie und die Ausbildung in dieser Technik erscheint in bezug auf Nebenwirkungs- und Komplikationsrate sowie im Hinblick auf die Vermeidung schwerer Allgemeinschäden richtig.

Perivasculäre axilläre Plexusblockade mit Verweilkatheter

W. Ilias, Sylvia Fitzal, N. Mutz, W. Scherzer und L. Tonczar

Die zunehmende Frequenz der Replantationsoperationen an der oberen Extremität hat es notwendig gemacht, die bisher übliche Technik für die Plexusblockade in einigen Belangen zu verändern. Wie schon von anderen Autoren und auch von uns bereits wiederholt berichtet wurde, hat sich der routinemäßige Gebrauch eines in den Perivasculärraum eingeführten Verweilkatheters als sehr vorteilhaft erwiesen. Die derzeit an unserer Klinik in Verwendung stehenden Geräte sehen Sie auf der Abbildung (Abb. 1). Ein Venenkatheter mit Ø 1,0, ein Viggon Venflon mit Ø 1,4 sowie eine leichtgängige Glasspritze.

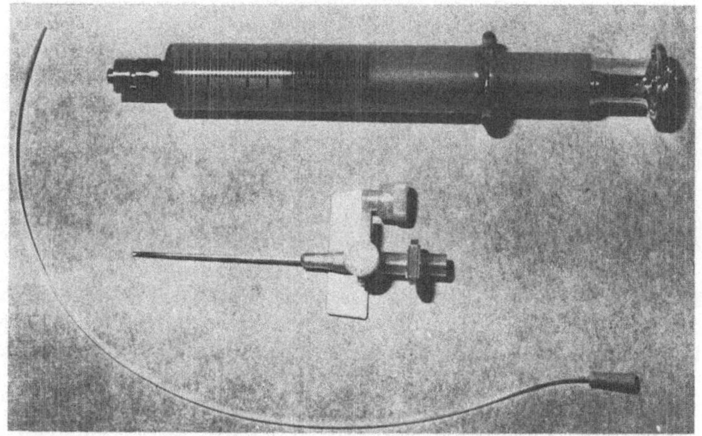

Abb. 1. Set zum Legen eines perivasculären axillären Verweilkatheters

Zur Technik

Die anatomischen Gegebenheiten des Plexus brachialis gestatten die Verwendung der "Loss of Resistance Methode". Vergleichende Druckmessungen Epiduralraum-Perivasculärraum zeigten signifikante Ähnlichkeiten der Druckkurven. Bei der Druckkurve des Perivasculärraumes achten Sie bitte auf den steilen Anstieg der Kurve bei Eintritt in die Haut bzw. subcutis, sowie auf den plötzlichen Druckabfall bei Punktion des Perivasculärraumes (Abb. 2). Die Meßkurve des Epiduralraumes zeigt einen ähnlichen Anstieg der Kurve mit spike und plötzlichem Abfall, nicht jedoch das darauf folgende anhaltende Plateau (Abb. 3). Wir bevorzugen für die Plexusblockade den axillären Zugang, wobei als Einstichort der Schnittpunkt der A.axillaris mit dem Rand des M.pectoralis major gewählt wird. Nach der oben erwähnten "Loss of Resistance Methode" wird nun der Perivasculärraum aufgesucht und der Verweilkatheter plaziert. Wenn eine Widerstandsänderung nicht deutlich genug fühlbar war, bzw. durch Injektion von kaltem Lokalanästhetikum keine eindeutigen Parästhesien ausgelöst werden konnten, kann durch Injektion von Röntgenkontrastmittel und anschließender Röntgenkontrolle sofort die Lage des Katheters verifiziert und bei Bedarf korrigiert werden.

Die Ergebnisse sehen Sie in der Tabelle 1: 78 Plexusblockaden wurden mit der beschriebenen Methode durchgeführt. Dabei gab es bei der Erstpunktion fünf Versager. Zwei davon

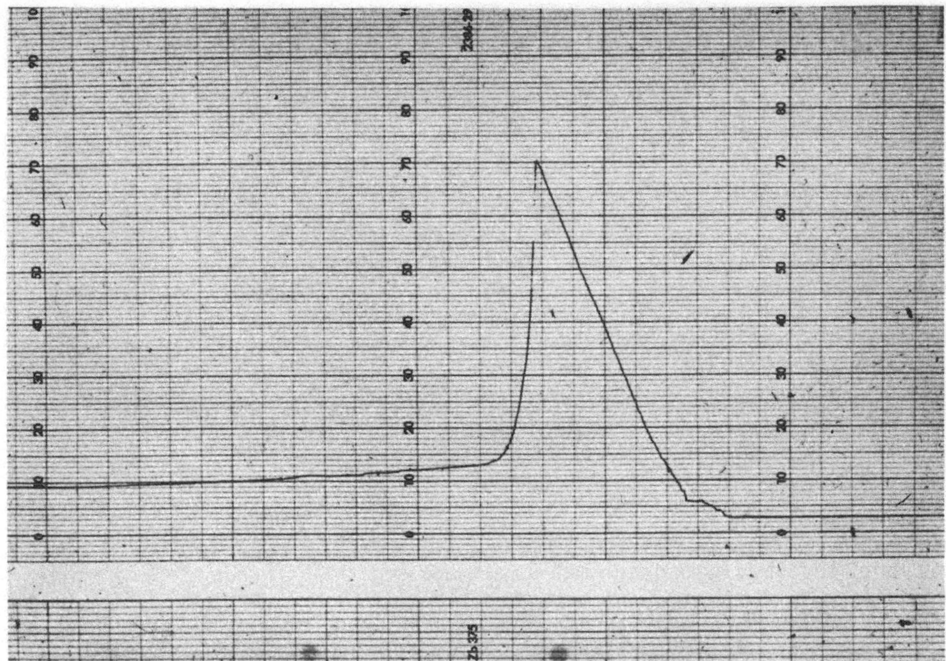

Abb. 2. Druckverlauf bei Punktion der Haut (peak) und bei Erreichen des Perivasculärraumes (loss of resistance)

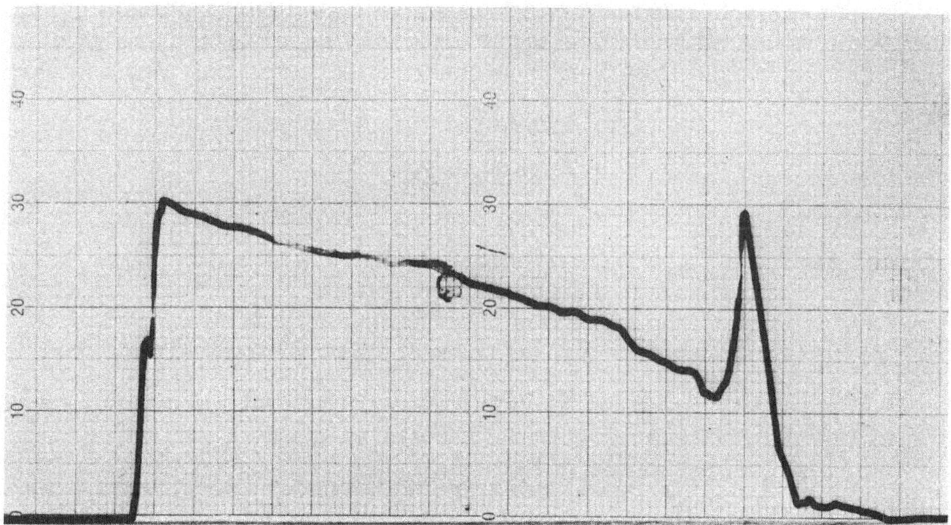

Abb. 3. Druckverlauf bei Punktion des Epiduralraumes

konnten durch Wiederholung des Vorganges korrigiert werden, zweimal wurde die A.axillaris punktiert und daher auf das Einführen eines Katheters verzichtet, einmal war ein Auffinden des Perivasculärraumes trotz mehrmaliger Punktionsversuche nicht möglich. Die Initialdosis an Lokalanästhetikum entnehmen Sie bitte der Tabelle.

Tabelle 1. Einzelheiten über die hier durchgeführten Plexusblockaden
Plexus-Axillaris-Blockade 'Loss of Resistance' Methode

Gesamtzahl	78	Männer 51	Frauen 27
Versager	5	3	2
davon korr.	2	1	1
davon punkt. d. A. axill.	2	2	–
davon nicht korrigierbar	1	–	1
Infektionen	–	–	–
sediert (Diazepam) 5 mg/h	30	9	21
davon zusätzl. Thalamonal	2	2	–

Bupivacain 0,5 % 31,4 ml ± 11,4 ml 156,9 mg ± 56,9 mg
Thalamonal (2 Fälle) 1/2 m stündl. 1 ml
Alter min 12 a max. 79 a
Bupivacain min 15 ml max. 70 ml

Zusammenfassung

Wir bevorzugen den axillären Zugang, weil er uns unter Zuhilfenahme der beschriebenen Technik als der einfachste und gefahrloseste Zugang erscheint. Die Verwendung eines Verweilkatheters ermöglicht einerseits eine individuelle Dosierung sowohl für die Einleitung als auch für die Verlängerung der Analgesie. Des weiteren gestattet der Verweilkatheter eine jederzeitige Röntgenkontrolle und beinhaltet auch die Möglichkeit einer postoperativen Schmerztherapie. Bakteriologische Kontrollen der Katheterenden nach einer Verweildauer von bis zu 50 Stunden haben durchweg negative Ergebnisse gebracht, Voraussetzung ist allerdings eine entsprechend sterile Vorgangsweise beim Setzen der Blockade, sowie eine entsprechende Pflege des Katheters, wie sie von der Epiduralanästhesie her ja hinlänglich bekannt ist. Die Anwendung der "Loss of Resistance Technik" erscheint uns als die Methode der Wahl, weil sie bei uns von Beginn an eine hohe Erfolgsquote zeigte, sowie eine direkte Irritation der Nerven bzw. eine Punktion der A.axillaris fast immer vermeidet.

Erfahrungen mit der Langzeitplexusanästhesie in der plastischen und Retransplantationschirurgie

H.-J. Hartung, R. Klose, B. Nebel und P. Schwarz

In der plastischen und Retransplantationschirurgie ergeben sich durch ungewöhnliche lange Operationszeiten sowie durch häufige Notfälle und daraus resultierender mangelnder Vorbereitung der Patienten besondere Probleme. In einer retrospektiven Studie sind wir der Frage nachgegangen, ob auch bei diesem speziellen Krankengut die Leitungsanästhesie – deren Anästhesierisiko als deutlich geringer eingeschätzt werden kann [4] – ein klinisch praktikables Verfahren ist und wo ihr Grenzen gesetzt sind.

Unsere Erfahrungen stützen sich auf 34 Langzeiteingriffe bei Finger-Handverletzungen, bei denen die Plexusanästhesie nach Kuhlenkampf durchgeführt wurde. In 15 Fällen handelte es sich um Fingerretransplantationen, in weiteren 15 um schwere Handverletzungen ohne Retransplantation, in 3 Fällen um Nerven- oder Sehnenplastiken und in einem Fall um eine komplette Unterarmretransplantation.

Das Alter der Patienten lag zwischen 12 und 67 Jahren, die Operationszeiten zwischen 5 1/2 und 19 Std. Als Lokalanästhetika wurden Bupivacain 0,5 % mit Adrenalin oder Bupivacain 0,5 % mit Adrenalin und Mepivacain 1 % im Volumenverhältnis 1 : 1 benutzt.

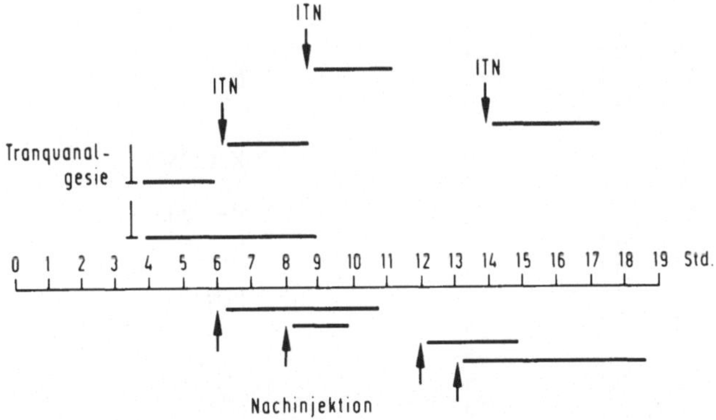

Abb. 1. Langzeitplexusanästhesie bei 34 Patienten. Eingezeichnet sind Maßnahmen, die zu dem Grundverfahren hinzukommen

Die Dosierung orientierte sich an den von Kilian [1973] angegebenen Maximaldosen. In 4 Fällen erfolgte nach 6, 8, 12 und 13 Std wegen abklingender Analgesie eine Nachinjektion der halben Initialdosis (Abb. 1).

Nicht zu beherrschende Unruhe, vornehmlich bedingt durch Rückenschmerzen zwangen in 5 Fällen zum Übergang auf ein anderes Anästhesieverfahren. Zweimal wurde nach 3 1/2 Std auf eine Tranquanalgesie übergegangen. Dreimal erfolgte der Wechsel zu einer Intubationsnarkose.

Eine Sedierung war bei 33 Patienten und die zusätzliche Gabe eines Analgetikums bei 14 Patienten nötig. Die bevorzugten Sedativa waren Diazepam in einer Dosierung von durchschnittlich 0,0013 mg/kg/KG pro Std und Benzoctamin 0,02 mg/kg/KG pro Std (Tabelle 1).

Als Analgetikum wurde Fentanyl in Einzeldosen von max. 0,1 mg appliziert. Bei einem Patienten wurde interponiert eine Maskennarkose zur Spongiosaentnahme aus dem Beckenkamm durchgeführt.

Tabelle 1. Einzelheiten über das Patientengut, zusätzliche Sedierung und Übergang zu einer Allgemeinnarkose

Alter (J)	Gewicht (kg)	Sedativum (mg) DHB	B	D	Fentanyl (mg)	Dauer des Eingriffs (h)	Besonderheiten
33	65	5		30	0,1	6	
40	85					8	ITN
23	70			25	0,3	12	
63	74	5		10	0,1	8	
20	50			20		7	
35	75			10		7	
48	81			73		15	
26	78					7	
43	82		40	40		16	NJ
35	76			10		10	
30	68			10	0,1	6	
25	82	5		10		8	
26	68			10		6	
35	42		20	15		12	NJ
56	88	35			0,35	10	NJ
35	46	5	20	20		6	
12	53		5	10		6	
67	82	10		10	0,3	6	
21	75			10		6	
21	55					9	ITN
56	78	25	20	10	0,3	14	
24	97	2,5		30	0,1	19	NJ
57	100	15			0,7	19	
40	78					6	
47	74			70		9	Ket (250)
37	92	5		75	0,7	17	
17	60			80		6	Ket (200)
32	76	11,5			0,45	8	
49	53			85	0,1	7	
12	65					18	ITN
19	90			15	0,35	8	
57	70			10		9	
59	70			30	0,15	8	
18	50					13	

DHB: Dehydrobenzperiodol
B: Benzoctamin
D: Diazepam

Bei Eingriffen im Rahmen der plastischen und insbesondere der Retransplantationschirurgie treffen mehrere Probleme zusammen, die für die Wahl des Anästhesieverfahrens nicht ohne Bedeutung sind. Zunächst handelt es sich in der Regel weder um geplante noch um aufschiebbare Eingriffe, so daß die Anästhesie an einem unvorbereiteten und oft nicht nüchternen Patienten durchgeführt werden muß. Weiterhin sind derartige Eingriffe – wie schon erwähnt – durch ungewöhnlich lange Operationszeiten charakterisiert.

So gibt Landauer (1977) an, daß bei seinen 22 Patienten nur eine einzige Operation während der normalen Dienstzeit begonnen und abgeschlossen werden konnte. Von unseren 34 Patienten mußten 32 ganz oder teilweise außerhalb der regulären Dienstzeit versorgt werden. 21 Eingriffe dauerten immerhin länger als 8 Std und 10 Eingriffe 12 und mehr Std. Daraus ergibt sich, insbesondere für kleinere Anästhesieabteilungen eine erheblich personell organisatorische Belastung und kann durch Übernahme anderer notwendiger anästhesiologischer Aufgaben zu möglichen Pflichtenkollisionen führen.

Darüber hinaus gestaltet sich die intraoperative Überwachung eines wachen, ansprechbaren und nicht beatmeten Patienten weitaus problemloser. Bei keinem unserer Patienten traten respiratorische oder cardiocirkulatorische Komplikationen auf.

Auch wenn die bei einem allgemein chirurgischen Krankengut gefundenen Zahlen nur postoperative Morbidität und Mortalität infolge zunehmender Operationszeiten nicht für die Extremitätenchirurgie Gültigkeit haben, so bietet die Langzeitnarkose sicherlich vermehrt Komplikationsmöglichkeiten und erfordert ein aufwendigeres Monitorring im weitesten Sinn.

Sieht man von den spezifischen Komplikationsmöglichkeiten durch Lokalanästhetika sowie durch die angewandte Technik ab, dann bleibt als wesentliche Schwierigkeit die Unruhe des Patienten. Dies ist vornehmlich bedingt durch die aufgezwungene weniger bequeme Rückenlage, gelegentlich auch durch Uneinsichtigkeit und Angst des Patienten. Daraus folgt, daß zur Beruhigung des Patienten mehrere Wege beschritten werden müssen. Zunächst ist ein aufklärendes Gespräch mit dem Ziel einer größtmöglichen Motivation für den Eingriff und die gewählte Anästhesie nötig.

Weiterhin ist eine sichere aufmerksame psychische Führung während der Operation unabdingbar. Für eine ruhige, angenehme Atmosphäre im Operationssaal ist zu sorgen, auf Wunsch sollte dem Patienten über Kopfhörer Musik oder Unterhaltung angeboten werden. Eine pharmakologische Sedierung kann erwünscht oder erforderlich sein.

Obgleich wir in überwiegendem Maße Diazepam zur Sedation benutzt haben, lassen sich sicherlich viele andere Pharmaka mit gleich gutem Erfolg einsetzen. Bei der Hälfte unserer Patienten waren wir darüber hinaus gezwungen, ein Analgetikum zu geben, da über unangenehme lagerungsbedingte Rückenschmerzen geklagt wurde. Bei einer optimalen Lagerung kann weitgehend auf Analgetika und Sedativa verzichtet werden, wie Mutz u. Mitarb. kürzlich gezeigt haben [3]. Insbesondere bei Verwendung des Operationsmikroskopes kann es zu Störungen des Operationsablaufes, bedingt durch die Unruhe des Patienten kommen. Wir sind jedoch der Meinung, daß derartige kritische Situationen bei einer guten Zusammenarbeit mit dem Chirurgen in den meisten Fällen für alle Beteiligten zufriedenstellend beherrscht werden können und nicht von vornherein Anlaß zur Forderung einer Allgemeinanästhesie sein dürfen.

Welchen Stellenwert aber die Unruhe des Patienten bei der Langzeitplexusanästhesie einnimmt zeigt, daß sie den einzigen Grund zum Wechsel auf ein anderes Anästhesieverfahren darstellt.

Unsere bisherigen Erfahrungen lassen den Schluß zu, daß die Langzeitplexusanästhesie deutliche Vorteile aufweist und durchaus als Alternative zu einer Intubationsnarkose gelten kann.

Notfallsituationen, vereinfachtes Monitorring und personelle organisatorische Probleme sprechen für die Wahl eines regionalen Anästhesieverfahrens.

Die einzige Schwierigkeit kann sich aus einer mit Zuspruch, Sedativum und Analgetikum nicht zu beherrschenden Unruhe ergeben, so daß in seltenen Fällen auf eine Allgemeinanästhesie übergegangen werden muß.

Literatur

1. Killian, H.: Lokalanästhesie und Lokalanästhetika. Thieme: Stuttgart 1973
2. Landauer, B.: Probleme der Langzeitnarkose, dargelegt am Beispiel der Mikrochirurgie. Anaesth. Trax. 13, 49 (1977)
3. Mutz, N., Pauser, G., Ilias, W.: Modifikationen der Lagerung bei Patienten unter Regionalanästhesie (Plexus-Axillarisblockade). Z. prakt. Anästh. 12, 419 (1977)
4. Nolte, H., Meyer, J., Wurster, J.: Morbidität und Mortalität geriatrischer Patienten unter Berücksichtigung verschiedener Anästhesietechniken. Anästhesie und Wiederbelebung, Bd. 83. Springer: Berlin, Heidelberg, New York 1974

Thema F
Freie Themen

Vorsitz: D. Kettler, Göttingen
und J. D. Arndt, Düsseldorf

Akupunkturanalgesie: Die neuen Grenzen in der Anaesthesiologie

F. Rosenberger

Die traditionelle und moderne chinesische Akupunktur gab unserer europäischen Medizin, insbesondere auch der Anästhesiologie, neue Impulse. Die von den Chinesen entdeckte und viel geübte Akupunkturanalgesie wurde an unserer Klinik zu einem für uns europäische Anästhesisten möglichen Routineverfahren modifiziert und von mir auf diese Weise bereits 1527 solche Akupunkturanalgesien durchgeführt.

Zum Verfahren der von mir entwickelten Methode der kombinierten elektrostimulierten Akupunkturanalgesie mit Sedierung:

Nach Prämedikation mit Atropin und Thalamonal entsprechend Alter und Körpergewicht erfolgt entweder eine Einleitung der Anästhesie mit ca 0,5 mg/Kg Körpergewicht Ketamine und 0,2–0,3 mg/Kg Körpergewicht Valium, oder es erfolgt eine Pharmaakupunktur mit 0,5–1.0 mg/Kg Ketamine oder 30–60 mg Fortral in die Neuen Punkte (NP) 28 beiderseits. Bei Ketamine entspricht dies der 1/20 wirksamen Dosis, mit einem Wirkungseffekt bis zu 2 Std.

Wenn erforderlich wird der Patient nun intubiert unter Relaxation und kann auch kontrolliert beatmet werden.

Nun erfolgt die elektrostimulierte Akupunkturanalgesie mit elektrostimulierter Sedierung:

1. Die regionale Akupunkturanalgesie geht über Meridiane, die über das Operationsgebiet hinwegziehen, wobei hier die Quellpunkte besonders wirksam sind, oder diese Reflexanalgesie wird einfacher über die Punkte Dreifacher Erwärmer (3 E) 8 bzw. Magen (M) 36 durchgeführt.

Am Ohr wird eine regionale Analgesie über ein Nadelpaar an die der Operationsstelle am Körper entsprechende Ohrregion und Thalamus gelegt oder eine Halbseitenanalgesie über das Ohrläppchen erreicht.

2. Um den Patienten das Miterleben der Operation zu ersparen, gingen meine Untersuchungen besonders auf die sedierenden Akupunkturpunkte, deren es viele am Körper gibt. Bei der so durchgeführten Akupunkturanalgesie plus Sedierung werden bei uns hauptsächlich die Punkte NP 28, 3 E 22 / Gallenblase (G) 3, Nadel in Richtung G 4, und G 38 (am Unterschenkel) am Körper und am Ohr der Ein- und Durchschlafpunkt, Nadel Richtung Wirbelsäule, oder die Region Cerebrum am Ohrläppchen, Nadel Richtung Thalamus oder in den Antitragus gelegt, auch die Region Brain, verwendet.

Die Elektrostimulation erfolgt bei uns ausschließlich jetzt mit dem derzeit in Europa brauchbarsten Stimulationsgerät der Firma Svesa, mit einer Frequenz von 2–200 Hz und mit einer Stromstärke von 18–45 mA, letztere ständig wechselnd und dem Patienten angepaßt.

Dieses kombinierte Verfahren reicht aus, daß unsere Patienten auch während ausgedehnter Eingriffe nur Sauerstoff alleine oder Luft atmen. Sie sind sehr gut sediert und wissen von der Operation nichts. Nach Abschalten der Elektrostimulation sind sie sofort wach und bereit aktiv in der postoperativen Phase mitzuarbeiten.

Vom Säugling bis zum Greisen führen wir in 80 % unserer Operationen dieses Anästhesieverfahren durch, wobei intern Kranke und alte Patienten, ebenso wie Schockierte und Polytraumatisierte so am besten bedient sind.

Alle bei uns durchgeführten großen Eingriffe wie Operationen an Knochen, Bändern und Gelenken, an Muskeln, Sehnen und Nerven, Hautplastiken, Rekonstruktionen an Blutgefäßen und auch Schädeltrepanationen wurden von mir so anästhesiert, auch Augenoperationen und gynäkologische Laparotomien.

Auch nach großen Eingriffen sind unsere Patienten in einem so guten Allgemeinzustand, daß wir sie fast immer auf ihr Zimmer zurückbringen und so auf eine postoperative Intensivstation verzichten können.

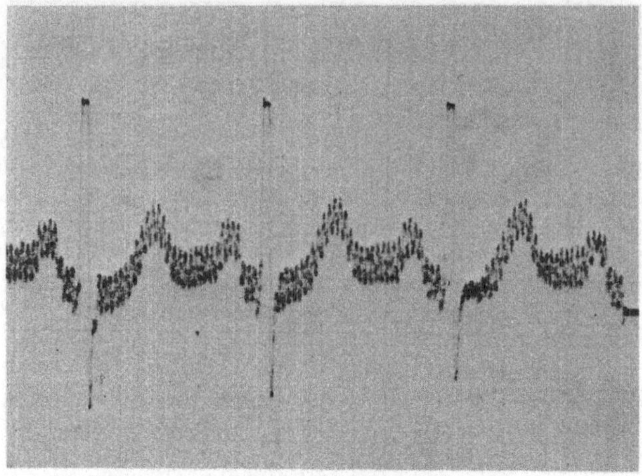

Abb. 1. Bei Halbseitenanalgesie rechts: re Schulter – li Thoraxseite

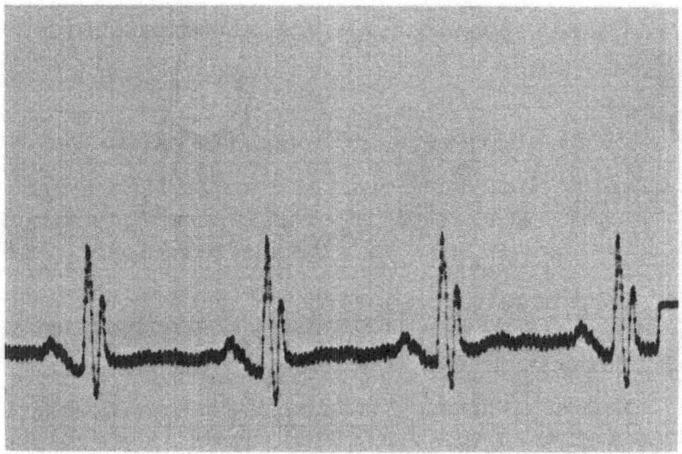

Abb. 2. Bei Halbseitenanalgesie rechts: re Schulter – li Sternalrand

Zur Wirkung der Analgesie plus Sedierung

Bei der Elektrostimulation kommt es zu einer Aufladung der Körperoberfläche mit Blockierung des normalen Erregungsablaufes. Am Monitor sehen wir beim Anschlagen der elektrostimulierten Akupunkturanalgesie, nach 3–5 min, einen Ausfall der Pulszählung wegen Wegfall der automatischen Schrittmacherunterdrückung. Es gelang mir, die von Dr. Nogier beschriebene Halbseitenanalgesie im Operations-EKG nachzuweisen. Die Störungen der EKG-Kurve bei Elektrostimulation treten nur in jenen zwei Ableitungen auf, die von der analgesierten Körperhälfte abgeleitet werden. Die dritte Ableitung bleibt störungsfrei (Abb. 1–3).

Die Aufrechterhaltung der Analgesie plus Sedierung ist abhängig einerseits von der Frequenz, welche über oder unter der Eigenschwingung der Ohrregion oder des Meridians liegen muß, andererseits von der Stromstärke, die so zu variieren ist, daß ständig eine entsprechende Aufladung der Körperoberfläche vorhanden ist.

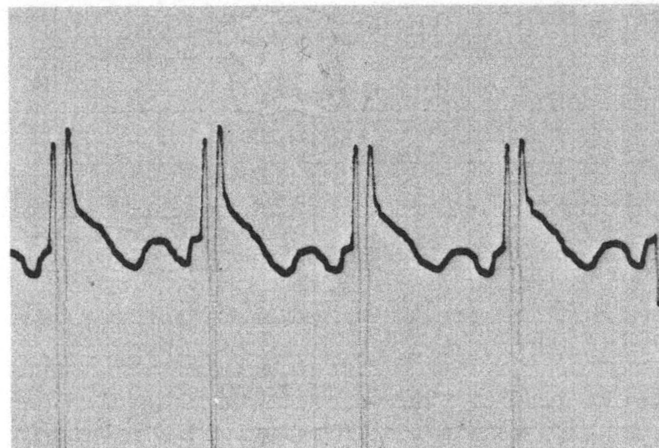

Abb. 3. Bei Halbseitenanalgesie rechts: li Sternalrand – li Thoraxseite

Die zentrale analgetische Wirkung hat Dr. Bull am besten damit erklärt, daß es zur Aktivierung unter Elektrostimulation von Cortexarealen kommen dürfte, in die kein neuer Reiz, also auch kein Schmerz eindringen und somit wahrgenommen werden kann. Erreicht wird dies soweit bisher bekannt entweder über das auriculäre Reflexzentrum im Hypothalamus, oder über Rückenmarksreflexleitungen – also eine Reflexanalgesie.

Bei Stimulierung sedierender Ohrregionen oder Körperpunkte werden nach meiner Meinung nun große Cortexregionen, bzw. der ganze Cortex aktiviert, es dringt kein neuer Reiz ein, das ergibt eine Amnesie und Analgesie, bzw. eine Sedierung bis Schlaf – kurz, eine *Anästhesie*.

Bei der Pharma-Akupunktur spielt sicher das elektrochemische Potential der Drogen eine Rolle, zur Erklärung der Sedationswirkung dürfte dies jedoch zu wenig sein. Bei uns sind z.Z. darüber Untersuchungen im Gange.

Beweisen konnten wir auch an 30 Fällen, daß Morphinantagonisten die elektrostimulierte Akupunkturanalgesie nicht aufheben können, daß es sich hierbei also um eine Cortexstimulierung handelt und nicht nur eine subcorticale Encephalinfreisetzung bewirkt wird.

Wegen des Wohlbefindens der Patienten und der Kostenreduzierung bis auf 20 % herkömmlicher Anästhesieverfahren, die Einsparung postoperativer Analgetika und Blutkonserven nicht berücksichtigt, wollen wir auf dieses ausgezeichnete Anästhesieverfahren nicht mehr verzichten. Für uns ist es ein großer Schritt vorwärts.

"Ion Trapping" als generelles Phänomen lipophiler basischer Pharmaka mit hohem pK_a-Wert

J. Schüttler, P. Lauven, J. H. Hengstmann, M. Wilms und H. Stoeckel

Eine Vielzahl von organischen Verbindungen, die als Arzneimittel Verwendung finden, können in wäßriger Lösung ionisiert und nicht ionisiert vorliegen. Diese Eigenschaft ist pharmakologisch bedeutsam, da sich ionisierte und nicht ionisierte Form in biologischen Systemen unterschiedlich verhalten.

So können die beiden Formen Membranen mit unterschiedlicher Geschwindigkeit durchwandern; die Bindung an Proteine, die Lipophilie und die Löslichkeit in Wasser kann ein unterschiedliches Ausmaß annehmen. Ebenso können hinsichtlich der biologischen Aktivität und des chemischen Reaktionsverhaltens Unterschiede auftreten (Tabelle 1).

Tabelle 1. Unterschiedliches Verhalten für Pharmaka in der ionisierten und nicht ionisierten Form

	HB^+ ⇌ ionisiert	B + nicht-ionisiert	H^+
Lipophilie	klein	groß	
Löslichkeit in Wasser	groß	klein	
Wanderungsgeschwindigkeit durch lipophile Membranen	klein	groß	
Hydrophobe „Proteinbindung"	klein	groß	
Chemisches Verhalten	sauer	basisch	

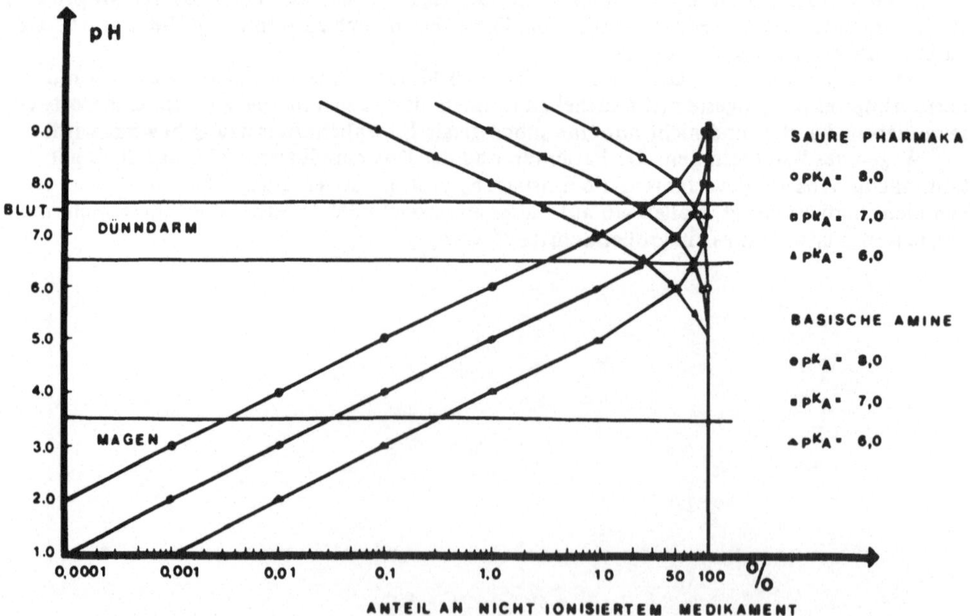

Abb. 1. Ionisationsgrad basischer Amine und saurer Pharmaka in Abhängigkeit von deren pK_a-Wert und vom pH des Milieus

Den Ionisierungsgrad für Substanzen in Abhängigkeit von deren pK_a-Wert und vom pH des Milieus zeigt Abb. 1. Für basische Amine mit hohem pK_a-Wert in saurem Milieu bei einem pH von 1,5–3 wie er beispielsweise im Magen vorliegt, ist der Anteil der lipophilen, ungeladenen Form mit 0,00001–0,3 % verschwindend gering. In einem pH-Bereich von 6,5–7,6, wie er beispielsweise im Duodenum auftritt, beträgt der Anteil der freien Base jedoch 3–75 %, also ungefähr das 1000fache. Entgegengesetzt verhalten sich schwache Säuren, wie zum Beispiel die Barbiturate. Sie liegen im Magenmilieu praktisch zu 100 % in der nicht ionisierten Form vor, während der Anteil der ungeladenen Form mit steigendem pH bei einem mittleren pK_a-Wert von 7,0 auf ca. 20 % zurückgeht.

Wegen ihrer Bedeutung in der Anästhesie, im Hinblick auf das Auftreten klinisch unerwünschter Rebound-Phänomene, interessieren uns vor allem die basischen Amine mit hohem pK_a-Wert, wobei die Opiate und Lokalanästhetika im Vordergrund stehen. Allerdings muß man auch Droperidol und Ketamin in Betracht ziehen. Dagegen besitzen Etomidate, Benzodiazepine und Propanidid wegen ihres schwachen Basencharakters wahrscheinlich nur geringe Bedeutung (Tabelle 2).

Tabelle 2. Die pK_a-Werte von einigen in der Anästhesie verwendeten basischen Amine

Opiate	pK_a	*Lokalanästhetika*	pK_a
Fentanyl	7,9	Mepivacain	7,5
Morphin	8,1		
Pethidin	8,7	Etidocain	7,8
Pentazocin	8,0		
		Carticain	7,8
Ketamin	7,2	Lidocain	7,9
Droperidol	7,4	Bupivacain	8,1
Propanidid	4,4	Tetracain	8,5
Etomidate	4,2	Cocain	8,8
Benzodiazepine		Procain	8,9
Diazepam	3,3		
Flunitrazepam	1,8		

$$BH^+ \rightleftharpoons B + H^+$$

$$pH = pK_a + \lg \frac{[B]}{[BH^+]}$$

Der Ionisationsgrad von Lokalanästhetika kann darüber hinaus eine entscheidende Rolle bei dem Auftreten der Tachyphylaxie bei kontinuierlicher Epiduralanalgesie spielen. Hierbei ist für die Wirkung und Resorption der Pharmaka einerseits der pK_a-Wert der Substanz und andererseits der lokale pH-Wert in Verbindung mit der geringen Pufferkapazität des Liquorraums und möglicherweise auch des Epiduralraums ausschlaggebend. So wurde bei wiederholten Injektionen von Lokalanästhetika mit hohem pK_a durch eine Erniedrigung des pH am Injektionsort die Aufnahme der Substanz in die Zelle vermindert und die systematische Resorption erhöht [1, 2].

In Abb. 2 sind die Auswirkungen der Ionisation an einer Lipidmembran für ein basisches Pharmakon mit dem pK_a von 7,0 veranschaulicht. Bei unterschiedlicher Protonenkonzentration auf beiden Seiten, z.B. pH = 7,4 wie im Blut und pH = 3,0 wie im Magen (linke Hälfte der Abb. 2), entstehen im Diffusionsgleichgewicht keine identischen Gesamtkonzentrationen auf beiden Seiten der Membran. Ein Gleichgewicht stellt sich nur zwischen den zur Diffusion fähigen Nicht-Ionen ein. Die Gesamtmenge ist auf der Seite der höheren Ionisation – also dem niedrigeren pH – ca. 7000mal größer als auf der Seite mit dem hohen pH-Wert.

Bei pH-Änderungen von 3,0 auf 6,5 (rechte Hälfte der Abb. 2) ändert sich der Ionisationsgrad der basischen Amine, und die Substanzmengen in den Verteilungsräumen verhalten

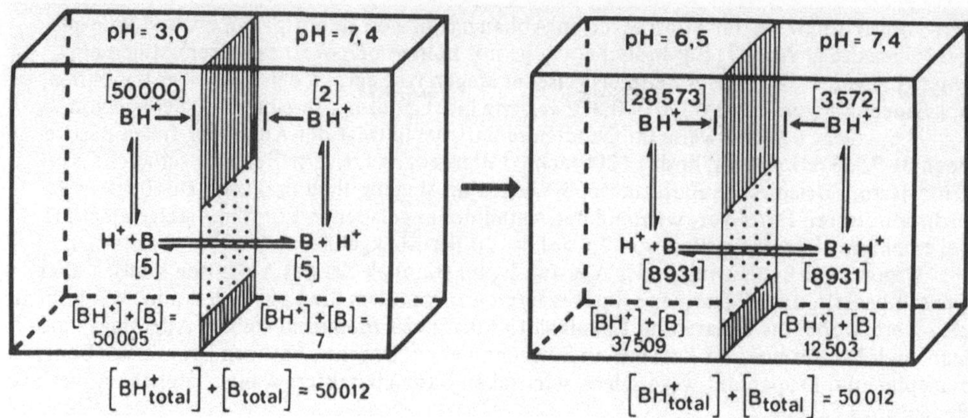

Abb. 2. Verteilungsverhalten eines basischen Amins mit pK_a = 7,0 bei unterschiedlichen pH-Werten auf beiden Seiten einer Lipidmembran

sich nicht mehr wie 7000 : 1, sondern wie 3 : 1. Der Anteil der ungeladenen diffusiblen Moleküle ist fast 2000mal größer als im anderen Beispiel.

Bei Messung von Konzentrationsverläufen im Blut nach i.v. – Applikation einiger Medikamente zeigten sich bei dem Analgetikum Fentanyl und dem Lokalanästhetikum Lidocain folgende Konzentrationsverläufe (Abb. 3): Nach initialem Abfall steigen die Blutspiegel wieder an und erreichen einen zweiten Maximalwert. Es ist möglich, die Fläche unter der Kurve dieser Konzentrationsanstiege zu berechnen und in Beziehung zur Gesamtfläche unter der Kurve zu setzen. Die Teilflächen betrugen in beiden Fällen etwa 5 % der Gesamtflächen und entsprechen damit 5 % der Gesamtdosis.

Die Konsequenzen solcher Rebound-Effekte können in Abhängigkeit von der pharmakodynamischen Wirkung der Substanz klinisch relevante unerwünschte Folgen haben [3, 4].

Es ist daher wichtig, diese "zusätzliche" Pharmakonmenge zu lokalisieren und ein exaktes pharmakokinetisches Modell zu erarbeiten. Eine Möglichkeit ist durch das Prinzip der entero-systemischen Rezirkulation gegeben, das gastrale Sekretion und enterale Reabsorption unter Berücksichtigung einer eventuell reduzierten Bioverfügbarkeit umfaßt [5].

Das pharmakokinetische Modell für die geschilderten Konzentrationsverläufe muß demnach folgendermaßen beschrieben werden (Abb. 4): Neben dem peripheren Kompartment eines offenen 2-Kompartmentmodells kann ein zusätzlicher Verteilungsraum angenommen werden, der für die Elimination des Pharmakons in der frühen Phase hoher Plasmaspiegel und großer Mengen in den Geweben von Bedeutung ist. Ein Durchtritt durch die Lipidzellmembran der Magenschleimhaut ist praktisch nur ungeladenen lipophilen Molekülen möglich, die im sauren Milieu des Magens nahezu vollständig protoniert werden und als Ionen im Magen zurückgehalten werden. Man spricht daher von "Ion-Trapping". Erst nach Pyloruspassage reagiert ein großer Teil der protonierten Base durch die pH-Änderung mit dem Milieu des Dünndarms zu der lipophilen membrangängigen Form, die dann erneut in der Blutbahn die Konzentration des Medikaments ansteigen lassen kann.

Dieses Modell weist eine Variante auf. Die gestrichelte Linie soll die Variabilität von Zeitpunkt und Ausmaß des Rebound-Effekts darstellen. Sie bedeutet eine diskontinuierliche Entleerung des Pharmakons aus dem sauren Milieu des Magens durch den Pylorus in das alkalische Milieu des Dünndarms. Der Öffnungszeitpunkt dieses glatten Muskels kann abhängig sein von der Funktion des autonomen Nervensystems ebenso wie von Medikamenten, die gegen Ende der Narkose, z.B. für die Antagonisierung der Muskelrelaxantien, verabreicht werden.

Um das hier vorgestellte Modell zu überprüfen, wurde einigen Patienten intraoperativ durch eine Magensonde Magensaft entnommen. In allen untersuchten Fällen ließen sich im Magensaft die i.v. applizierten Pharmaka Fentanyl, Lidocain, Mepivacain, Bupivacain und

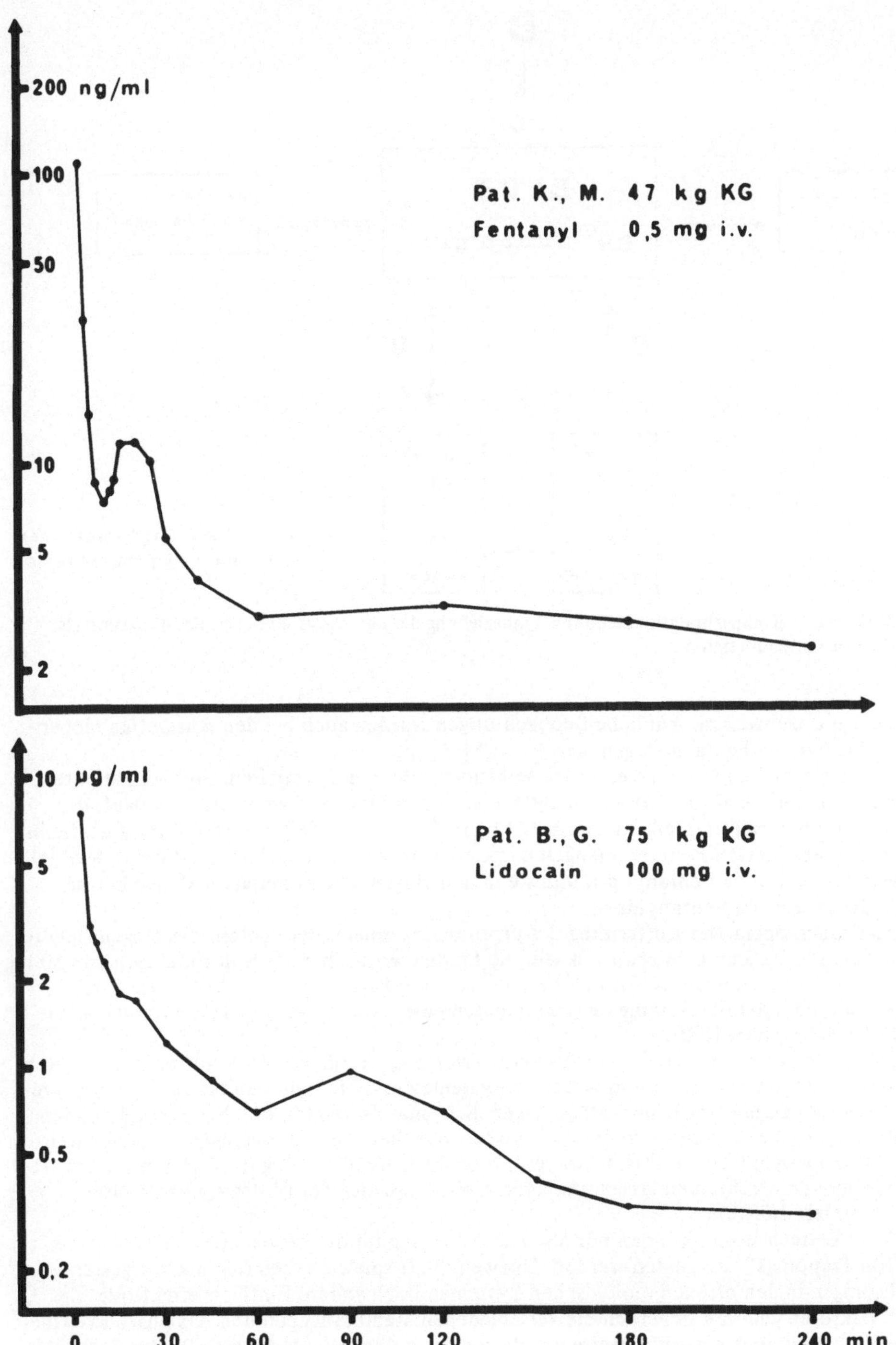

Abb. 3. Einzelbeispiele von Blutspiegelverläufen nach einer i.v. Injektion von 0,5 mg Fentanyl (obere Kurve) und 100 mg Lidocain (untere Kurve)

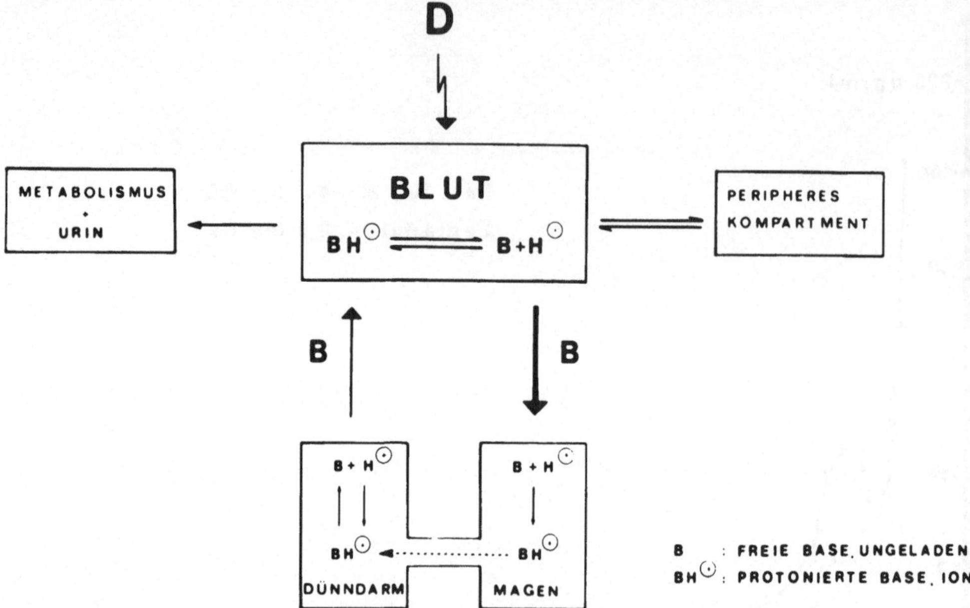

Abb. 4. Offenes 2-Kompartmentmodell unter Einbeziehung der entero-systemischen Rezirkulation als zusätzlichem Verteilungsraum

Carticain gut nachweisen. Ähnliche Beobachtungen wurden auch bei den Analgetika Meperidin, Methadon und Pentazocin gemacht [6, 7, 8].

Folglich erhielten wir nach einer i.v. Bolusinjektion von 0,5 mg Fentanyl bei Patienten, denen *kontinuierlich* Magensaft abgesaugt wurde, einen Plasmakonzentrationsverlauf, der einem 2-Kompartmentmodell entspricht (Abb. 5). Im unteren Teil der Abbildung sind die in den Magen sezernierten Fentanylmengen dargestellt. Während des schnellen Blutspiegelabfalls gelangen bis zu 400 ng Fentanyl pro Minute in den Magen. Die kumulative Menge betrug 3–4 % der injizierten Fentanyldosis.

Auch nach operativer Entfernung des protonensezernierenden Anteils des Magens müßte eine unbeeinflußte Kurve zu erwarten sein. So fanden wir nach einer Bolusinjektion von 50 mg Bupivacain bei einem nach Billroth II magenresezierten Patienten einen Abfall der Plasmakonzentrationen, der der Summe der Exponenten eines reinen 2-Kompartmentmodells entspricht (Abb. 6, obere Hälfte).

Solche Protonierungs- und Deprotonierungsvorgänge können jedoch nur bei solchen Substanzen beobachtet werden, die in wäßrigen Systemen und biologischen pH-Bereichen Säure-Basen-Reaktionen in erheblichem Maße zugänglich sind. So zeigten sich bei Etomidate, dessen pK_a von 4,24 es als schwache Base charakterisiert, bei den von uns bisher untersuchten Fällen nach i.v.-Applikation Plasmakonzentrationsverläufe, die sich gut durch ein 2-Kompartmentmodell beschreiben lassen und keinen Wiederanstieg der Blutspiegel aufweisen (Abb. 6, untere Hälfte).

Diese Betrachtungen können nur als *erste* Näherung für die beobachteten Phänomene des "Ion Trappings" verstanden werden. Unzweifelhaft spielen neben den hier vorgestellten Überlegungen in den offenen biologischen Systemen noch andere Einflüsse eine Rolle. Zu diesen Faktoren gehören sicherlich die verschiedenen Membrantypen und das pharmakokinetische Verhalten, in das beispielsweise die Verteilungsvolumina, die Protein-Bindung, die Verteilungsgeschwindigkeit und die Elimination einer Substanz eingehen (Tab. 3).

Unser Modell weist jedoch darauf hin, daß der gastro-intestinale Trakt als Depot für bestimmte Pharmaka dienen kann.

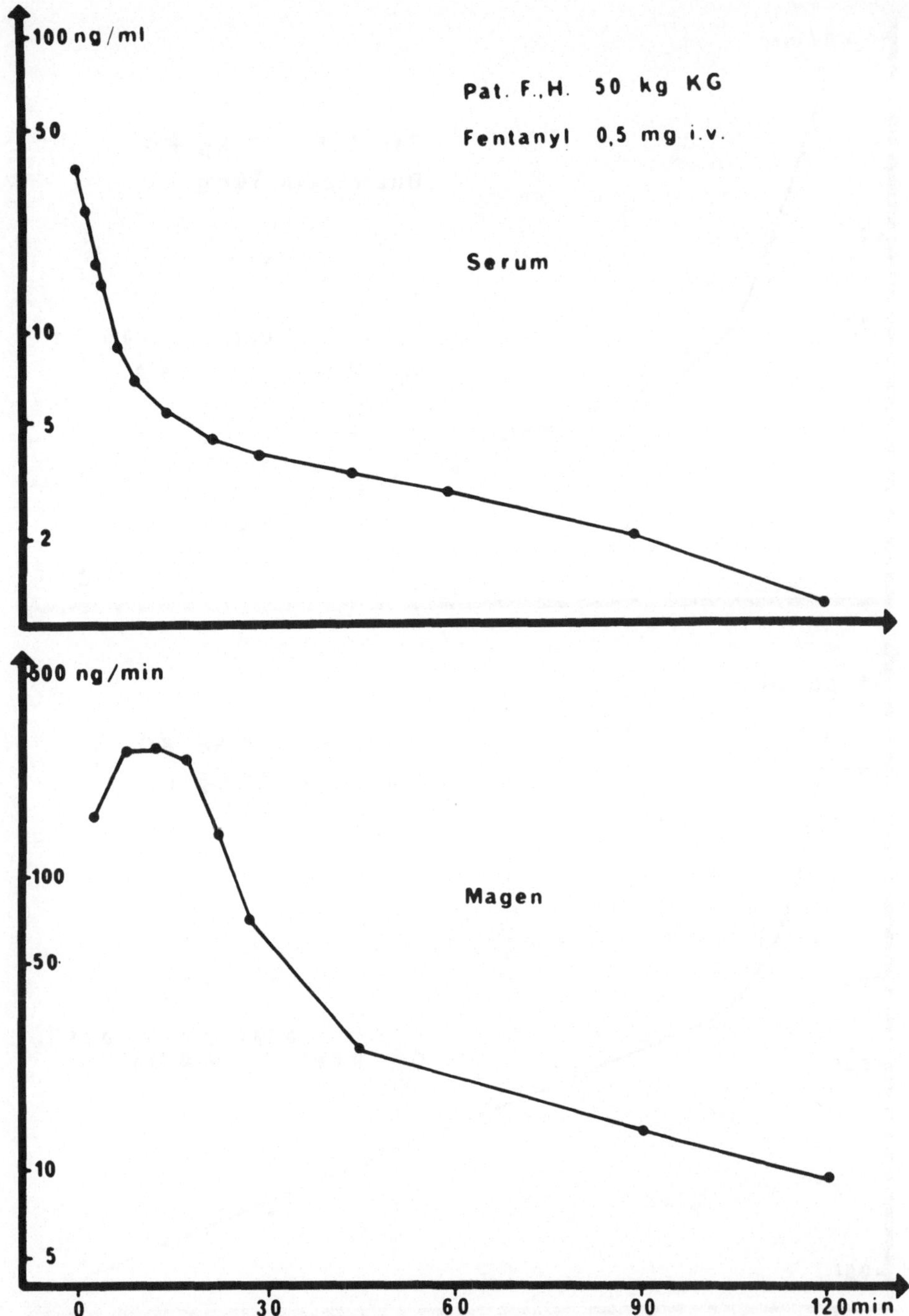

Abb. 5. Blutspiegel (obere Kurve) und Sekretionsraten in den Magen nach einer i.v. Bolusinjektion von 0,5 mg Fentanyl

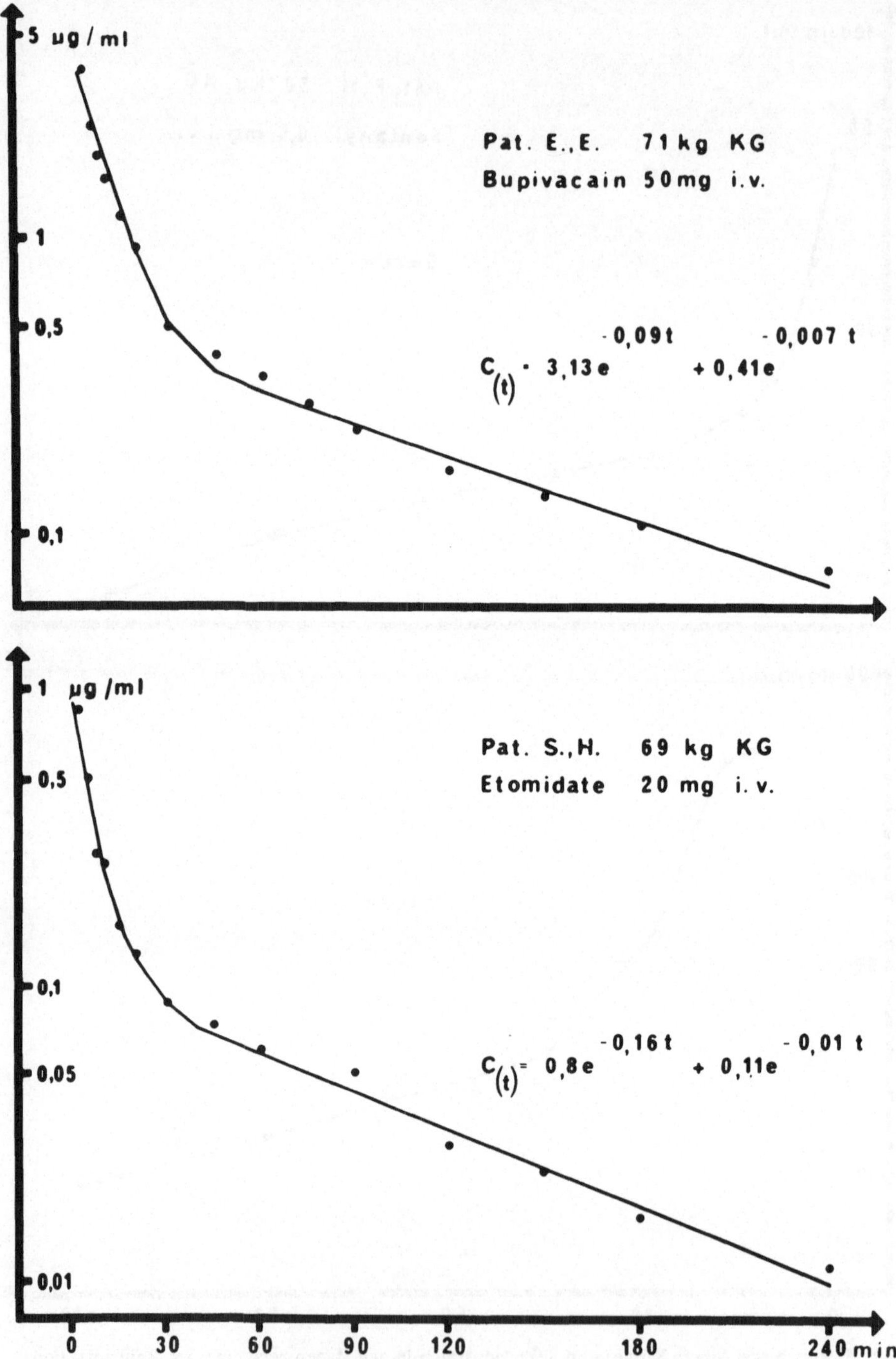

Abb. 6. Blutspiegel bei einem nach Billroth II magenresezierten Patienten nach einer i.v. Injektion von 50 mg Bupivacain (obere Kurve) und Plasmakonzentrationsverlauf bei einem Patienten nach einer i.v. Bolusinjektion von 20 mg Etomidate (untere Kurve)

Tabelle 3. Faktoren, die eine Einschränkung des von uns vorgestellten Modells bewirken können

Unterschiedliche Verteilungsvolumina
Vorkommen von Lipid-Poren-Membranen
Proteinbindung der nicht-ionisierten Basen
Langsame Verteilungskinetik ohne Steady-State
Rasche Elimination des Pharmakons

Literatur

1. Renck H, Tachyphylaxis in continuous epidural analgesia. Vortrag gehalten am 4. Juni 1978, Symposium: Neue Aspekte in der Regionalanästhesie, Düsseldorf 3. und 4. Juni 1978
2. Bromage P R, Pettigrew R T, Crowell D. E. (1969) Tachyphylaxis in epidural analgesia. I. Augmentation and decay of local anaesthesia. J Clin Pharm 9: 30
3. Becker L D, Paulson B A, Miller R D, Severinghaus J W, Eger II E J (1976) Biphasic respiratory depression of fentanyl-droperidol or fentanyl alone used to supplement nitrous oxide anaesthesia. Anesthesiology 44: 291
4. Adams A P, Pybus D A (1978) Delayed respiratory depression after use of fentanyl during anaesthesia. Br Med J 1: 278
5. Schanker L S, Tocco D J, Brodie B B, Hogben C A N (1958) Absorption of drug from the rat small intestine. J Pharmacol exp Ther 123: 81
6. Trudnowski, R J, Gessner Th (1975) Gastric sequestration of meperidine following intravenous administration. Abstracts ASA Meeting Chicago 1975, 327
7. Lynn R K, Olsen G D, Leger R M, Gordon E P, Smith R G, Gerber N (1976) The secretion of methadone and its major metabolite in the gastric juice of humans. Drug Metabolism and Disposition 4: 504
8. El-Mazati A M, Way E L (1971) The biologic disposition of pentazocine in the rat. J Pharmcol exp Ther 177: 332

Die Wirkung von CO_2 und Natriumkarbonat auf den intrazellulären Säure-Basen-Haushalt

K. R. Rothe und N. Heisler

Aus den Untersuchungen ergaben sich die folgenden Schlußfolgerungen:

1. Der intrazelluläre pH Wert kann durch die Wirkung von CO_2 oder Bikarbonat verändert werden.
2. Es bestehen unterschiedliche intrazelluläre pH Werte bei gleichem extrazellulärem pH Wert für verschiedene Organe.
3. Die Skelettmuskulatur ist gegen leichte extrazelluläre Azidosen geschützt, da sich der intrazelluläre pH Wert nicht wesentlich verändert.
4. Die hohe Pufferkapazität der Skelettmuskulatur bleibt im Plateaubereich des pHi bei leichten metabolischen Azidosen weitgehend ungenutzt. Darüber hinaus wird bei leichten respiratorischen Azidosen die Störung durch Aufnahme von Bikarbonat aus dem Extrazellulärraum verstärkt.
5. Bereits leichtere Azidosen wirken sich auf den Intrazellulärraum von Herz, Leber, Milz und Gehirn aus. Zum Schutz der lebenswichtigen Organe sollte deshalb bereits bei leichten Störungen eine Therapie eingeleitet werden.
6. Aufgrund von Messungen im Blut ist das komplexe Muster des intrazellulären Säuren-Basen Gleichgewichtes nicht zu überblicken. Die Menge der zur Korrektur des Intrazellulärraumes benötigten Puffersubstanzen kann deshalb kaum vorausberechnet werden. Häufige Bestimmungen des Säuren-Basen Status im Blut sind deshalb erforderlich, um das Zusammenwirken von intrazellulären und extrazellulären Pufferungsvorgängen zu beobachten und notwendige Korrekturen der eingeleiteten Therapie zu erfassen.

Wirkungen von Narkose und operativem Eingriff auf die Glukose-Utilisation

E. Götz, D. Paravicini und H. Wagner

Die Störung der Glukose-Utilisation durch Trauma und Streß ist ein allgemein bekanntes Phänomen, das insbesondere bei der parenteralen Ernährung mit Kohlenhydraten Bedeutung gewinnt [4]. In der vorliegenden Untersuchung wurde versucht, der Frage nachzugehen, ob durch Glukose-Infusionen, die einige Stunden vor der Narkose beginnen, dieses Phänomen beeinflußt werden kann.

Einer Gruppe von 12 Patienten wurde, 2 Stunden vor Narkose beginnend, Glukose in einer Dosierung von 0,3 g/kg/h über eine Pumpe infundiert. Bei einer zweiten Gruppe von 6 Patienten wurde die Glukose-Infusion nach Operationsende begonnen. Alle Patienten erhielten darüber hinaus keine Infusionslösungen, die Kohlenhydrate oder andere energieliefernde Substrate enthielten. In die Untersuchungsreihe wurden nur Patienten aufgenommen, die eine regelrechte Reaktion auf den klinischen Glukosebelastungstest zeigten. Es wurden männliche Patienten ausgewählt, die sich einer geplanten Operation zur Implantation einer Bifurkations-Prothese der abdominellen Aorta unterziehen mußten. Sie waren bis zu Beginn der Narkose bzw. der Glukose-Infusion mindestens 8 Std nüchtern. Die Glukose wurde über einen zentral-venösen Katheter als 40 %ige Lösung infundiert. Über eine Verweilkanüle in der A. radialis wurden in definierten Zeitabständen vor und nach Narkose- bzw. Operationsbeginn Blutproben entnommen, aus denen neben verschiedenen klinischen Analysen, wie Blutgase und Elektrolyte, Glukose- und Insulinspiegel bestimmt wurden. Der Urin wurde in 6 Std-Portionen gesammelt und auf seinen Gehalt an Glukose untersucht.

Auf der Abb. 1 sind die Ergebnisse der Glukosespiegel im Serum dargestellt. Wie zu erwarten, steigt in der Gruppe mit präoperativen Glukosegaben der Blutzuckerspiegel mit Beginn der Glukoseinfusion deutlich an und fällt dann zum Narkosebeginn wieder etwas ab. Unter Narkose und insbesondere nach Operationsbeginn steigt er dann wieder auf Werte, die im Durchschnitt bei 230 mg% mit einer Standardabweichung um 80 lagen. Die Gruppe, die keine Glukose infundiert bekam, hatte entsprechend niedrigere Werte, die im Bereich um 120 mg% lagen (Standardabweichung von durchschnittlich 35). Erst nach Beendigung der Operation und nach Beginn der Glukoseinfusion steigt in dieser Gruppe der Blutzucker deutlich an.

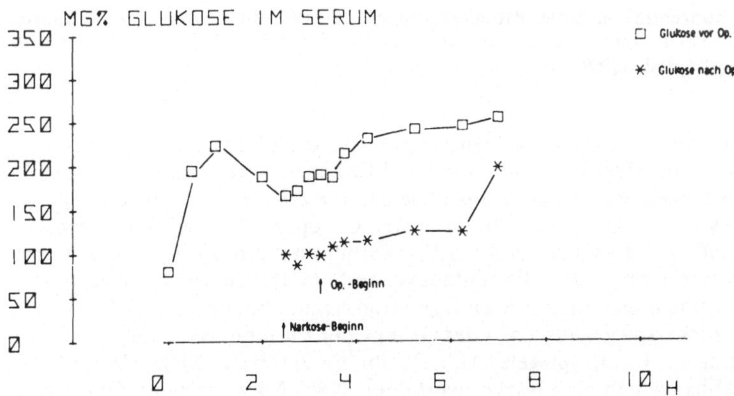

Abb. 1. Glukosegehalt im Serum zweier Patientengruppe. Beginn einer Glukoseinfusion von 0,3 g/kg/h in der einen Gruppe zum Zeitpunkt 0, in der anderen Gruppe zum Zeitpunkt 6. Std. Narkose- und Operationsbeginn sind angegeben

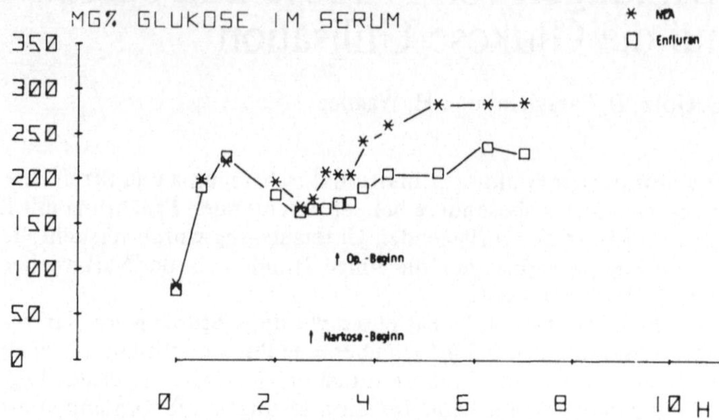

Abb. 2. Glukosekonzentration im Serum zweier Patientengruppen, die mit Enfluran bzw. mit Substanzen der Neuroleptanalgesie anästhesiert wurden. Beginn der Glukoseinfusion von 0,3 g/kg/h für beide Gruppen zum Zeitpunkt 0. Narkose- und Operationsbeginn sind angegeben

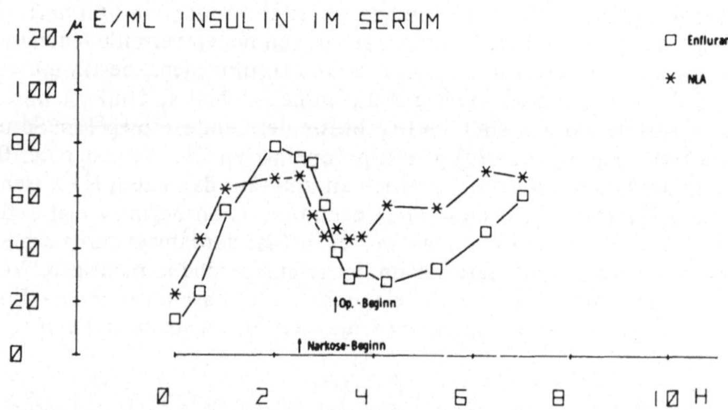

Abb. 3. Die Serum-Insulin-Konzentration zweier Patientengruppen, die mit Enfluran bzw. mit Substanzen der Neuroleptanalgesie anästhesiert wurden. Beginn der Glukoseinfusion von 0,3 g/kg/h zum Zeitpunkt 0. Narkose- und Operationsbeginn sind angegeben

Die Gruppe, die Glukose vor der Narkose erhielt, setzte sich aus 12 Patienten zusammen, von denen die Hälfte mit Barbiturat-Einleitung und Ethrane-Narkose und die andere Hälfte mit Hilfe der Substanzen der Neuroleptanalgesie anästhesiert wurden. Das unterschiedliche Verhalten des Blutzuckerspiegels dieser beiden Gruppen läßt einen spezifischen Effekt der Narkosemethode auf die Glukose-Utilisation vermuten (Abb. 2). Nach gleichsinnigem Verhalten vor Narkosebeginn steigen die Blutzuckerwerte in der Gruppe der Neuroleptanalgesie nach Narkosebeginn etwas an und nach Operationsbeginn bildet sich ein deutlich höheres Niveau der Blutzuckerspiegel aus als in der Gruppe der Enfluran-Narkose.

Auch die Bestimmung des Insulinspiegels (Abb. 3) läßt ein unterschiedliches Verhalten vermuten, offenbar in Abhängigkeit vom Narkoseverfahren. Nach Narkosebeginn fällt der Insulinspiegel in der Enfluran-Gruppe eher stärker ab als in der Neuroleptanalgesie-Gruppe. Ob es sich hier um eine Wirkung der Anästhetika oder um eine innersekretorische Reaktion auf die unterschiedlichen Blutzuckerspiegel handelt, kann jedoch nicht differenziert werden. Hemmende Wirkungen der Narkotika auf die Insulinausschüttung sind experimentell nachgewiesen [2, 3]. Sie könnten hier ebenso eine Rolle spielen.

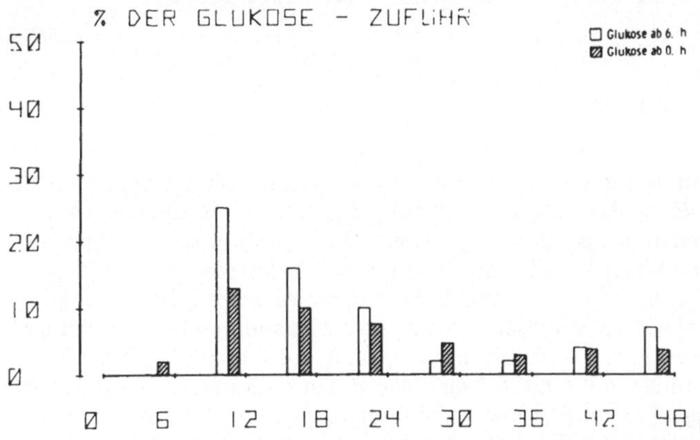

Abb. 4. Glukoseausscheidung zweier Patientengruppen über die Niere im Prozentanteil der durch kontinuierliche Infusion (0,3 g/kg/h) zugeführten Glukose. Beginn der Glukoseinfusion zum Zeitpunkt 0 bzw. zum Zeitpunkt 6. Narkose und Operation lagen im Zeitraum 0–6

Trotz des unterschiedlichen Verhaltens im Blutzuckerspiegel zeigen jedoch die Ergebnisse der Glukoseausscheidung über die Niere keine deutlichen Unterschiede zwischen den Anästhesieverfahren. Dagegen ergeben sich solche, vergleicht man die Gruppe derer, die vor Narkosebeginn Glukose erhalten hat mit den Patienten, die Glukose erst nach Narkose und Eingriff erhielten (Abb. 4). Die Glukoseverluste in den ersten 6 Std sind in der ersten Gruppe trotz der hohen Blutzuckerspiegel erstaunlich gering, sie steigen im Zeitraum von Narkose und operativem Eingriff etwas an, um im Verlauf der nächsten 36 Std wieder abzufallen. Die Patientengruppe, die nach der Operation Glukose erhielt, zeigt im Gegensatz dazu eine stärkere Glukoseausscheidung, die im Mittel bei 25 % der Zufuhrrate lag, bei einer Abweichung von 15 % (maximaler Durchschnittswert von 13 % bei einer Standardabweichung von 10).

Unsere Beobachtungen unterstützten die Vermutung, daß Infusionen energiereicher Substrate, die in ausreichendem Zeitabstand vor Narkosebeginn einsetzen, den Energiegewinn des Organismus günstig beeinflussen [1]. Eine Unterdrückung der bekannten Utilisationsstörung läßt sich damit jedoch nicht erreichen.

Literatur

1. Georgieff, M., Georgieff, E.-M., Osswald, P., Kattermann, R., Diamantopoulos, G., Schaub, P., Lutz, H.: (1978) Stoffwechselverhalten bei prä-, intra- und postoperativer totaler parenteraler Ernährung mit einer Kohlenhydratkombinations- und Aminosäurenlösung. Infusionstherapie 5: 196–201
2. Gingerich, R., Wright, P. H., Paradise, R. R.: (1974) Inhibition by Halothane of Glucose-stimulated Insulin Secretion in Isolated Pieces of Rat Pancreas. Anesthesiology 40: 449–452
3. Greene, N. M.: (1974) Insulin and Anesthesia. Anesthesiology 41: 75–79
4. Kinney, J. M.: (1977) The metabolic response to injury. In: Richards, J. R., Kinney, J. M. (eds.) Nutritional Aspects of Care in the Critically Ill. Churchill Livingstone, Edinburgh, London, New York, p. 95–133

Maltoseutilisation bei kurzfristiger parenteraler Ernährung

P.-M. Osswald, J.-P. Striebel und D. Boerner

Die Verwendung von Kohlenhydraten in der parenteralen Ernährung ist unumgänglich geworden [1, 14]. Glukose ist hierbei das Kohlenhydrat der Wahl [18], obwohl die alleinige Infusion von Glukose nicht unproblematisch ist [3, 5]. In neuerer Zeit wurde aufgrund experimenteller Studien von Young und Weser [20, 21] sowie von anderen Autoren auf die Möglichkeit des Einsatzes der Maltose in der parenteralen Ernährung hingewiesen. Die niedrige Osmolarität der Maltose im Vergleich zu Monosaccariden und die in anderen Untersuchungen nachgewiesene gute Verträglichkeit [11, 19] waren für uns Anlaß, die Verwertung einer Maltose-Glukose-Mischlösung, kombiniert mit einer 8 %igen Aminosäurenlösung, in der postoperativen Phase anhand der Blutspiegel [13] und Urinausscheidung zu messen. Die Verträglichkeit – insbesondere die Venenverträglichkeit bei peripherem Zugangsweg – sollte untersucht werden. Im einzelnen wurden folgende Fragestellungen besonders berücksichtigt:

1. Sind bei der gewählten Dosierung und Zufuhr über periphere Venen Nebenwirkungen in der postoperativen Phase zu erwarten?
2. Ist mit der zugeführten Maltose-Glukose-Mischlösung ein effizienter Umsatz in der postoperativen Phase möglich?

Patienten und Methode

12 stoffwechselgesunde Patienten, die sich einer Cholezystektomie bzw. einer Magenresektion unterziehen mußten, wurden postoperativ 3 Tage lang parenteral ernährt. Das untersuchte Kollektiv setzte sich aus 7 männlichen und 5 weiblichen Patienten zusammen, deren Alter zwischen 30 und 66 Jahren lag.

Als Infusionslösung verwendeten wir eine Glukose-Maltose-Kombinationslösung, bestehend aus 125 g Glukose und 75 g Maltose/l und Elektrolyten (Kalorische Elektrolytlösung GM 20 %, Salvia/Boehringer Mannheim) und eine 8 %ige L-kristalline Aminosäurenlösung ohne Kohlenhydrate (Aminomel L 8 oKH, Salvia/Boehringer Mannheim). Die infundierten Gesamtmengen an den postoperativen Tagen betrugen 3 l Wasser, 250 g Glukose, 150 g Maltose und 80 g L-Aminosäuren. Am Operationstag wurde die Hälfte infundiert.

Beide Lösungen wurden parallel über einen peripher venösen Zugang – ausschließlich Venen des Handrückens und des Unterarmes – infundiert. Von 22.00–6.00 Uhr erhielten die Patienten keine Infusionslösung. Bezogen auf ein mittleren Körpergewicht von 70 kg entspricht das einer Zufuhrrate von 0,36 g/kg KG und Std an Gesamtzucker und einer täglichen Energiezufuhr von ca 6.700 kJ. Die Gesamtosmolarität der parallel infundierten Lösungen betrug ca 1.070 mosmol/l.

Die Entnahme der Blutproben erfolgte präoperativ sowie jeweils morgens vor Beginn der Infusion, um 14.00 und 22.00 Uhr nach Beendigung der Infusion.

Für alle Parameter wurden die Mediane berechnet und mit dem Wilcoxon-Test (Irrtumswahrscheinlichkeit $p \leqslant 0{,}05$) die Veränderungen der Laborparameter in Abhängigkeit von der Zeit gegenüber den Ausgangswerten statistisch untersucht.

Ergebnisse und Diskussion (Abb. 1–3)

Als Zeichen der Umstellung des Endokriniums durch den operativen Eingriff mit peripherer Glukoseverwertungsstörung bei gleichzeitig verminderter Insulinempfindlichkeit [11] lagen die in diesem Zeitraum gemessenen Blutzuckerwerte deutlich über den unter Normalbedingungen gemessenen Werten. Ausgehend von einem postoperativen Blutglukosespiegel von

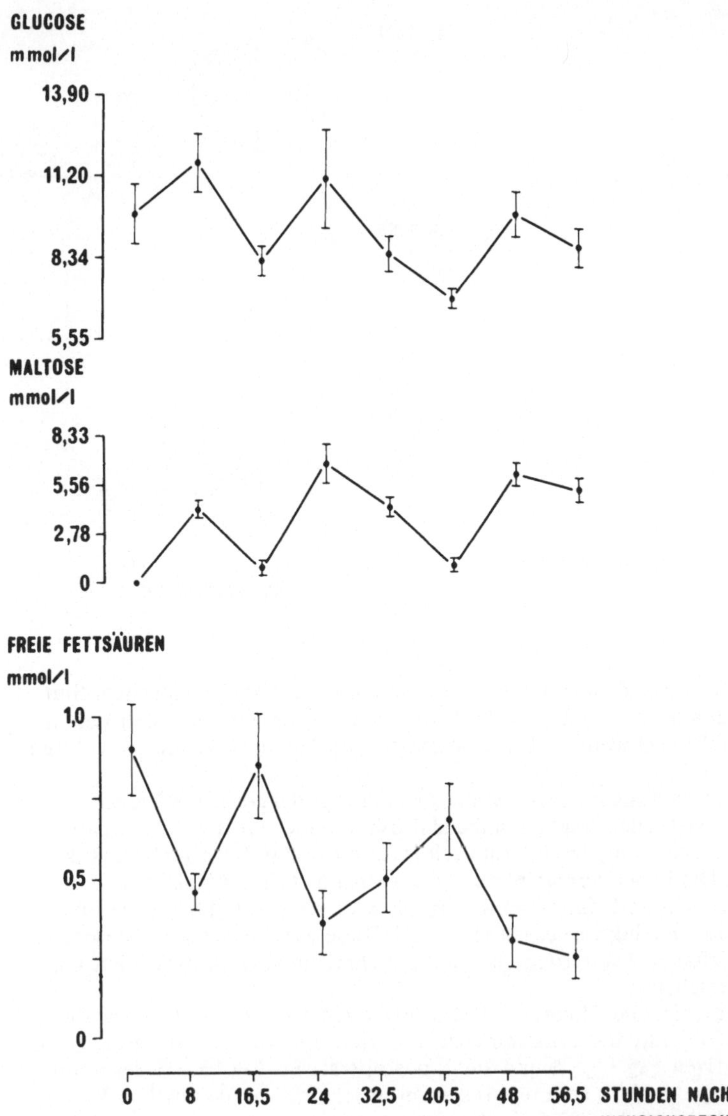

Abb. 1. Einfluß der Infusionslösung auf den Spiegel von Glukose, Maltose und freien Fettsäuren im Serum

8,4 mmol/l stieg die Glukosekonzentration am Operationstag bis zum Abend auf 10,6 mmol/l an. Am 1. und 2. postoperativen Tag war ebenfalls eine Erhöhrung der Blutglukosekonzentration von 9,4 mmol/l bzw. 10,2 mmol/l bei Infusionsmitte festzustellen. Maltoseinfusionen können bei der gewählten Dosierung kaum für einen erhöhten Blutzuckerspiegel verantwortlich gemacht werden [4, 6, 12].

Die am Operationstag und an den beiden postoperativen Tagen gemessenen Maltosespiegel schwanken in Abhängigkeit von dem diskontinuierlichen Infusionsregime in weiten Grenzen. Die Konzentration der Maltose im Blut stieg während der Infusion am 1. bzw. 2. postoperativen Tag auf 3,36 bzw. 2,83 mmol/l bei Infusionsmitte an, um dann wieder auf 2,38

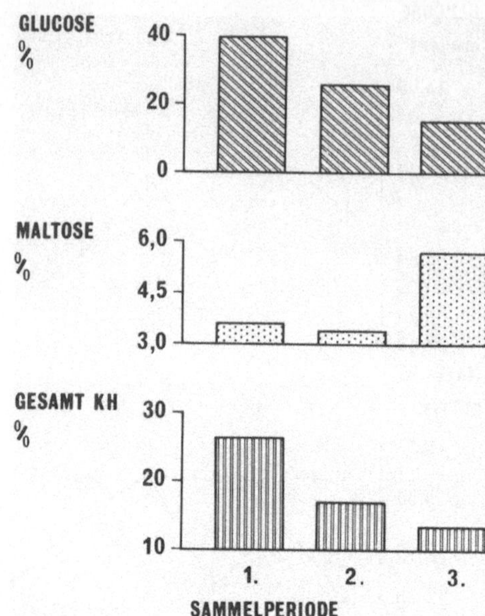

Abb. 2. Glukose und Maltose im Urin in Prozent der infundierten Mengen

bzw. 2,75 mmol/l bei Infusionsende abzufallen. Die Elimination der Maltose aus dem Blut erfolgte langsam; 8 Stunden nach Beendigung der Infusion waren immer noch Maltosekonzentrationen um 0,3 mmol/l nachweisbar. Dieses Verhalten wird auch von anderen Autoren beschrieben [4, 8].

Auch die Glukoseausscheidung im Urin (Abb. 2) war infolge der gestörten Glukoseverwertung postoperativ erhöht. Sicherlich trägt auch die Maltose in dieser Stoffwechselsituation zu der hohen Ausscheidungsrate bei, da im Urin nach Infusion von Maltose auch Glukose ausgeschieden wird [12]. Die Leber vermag nur einen begrenzten Teil der Maltose zu metabolisieren [15]. Mit zunehmender Zufuhrgeschwindigkeit wird vermehrt Maltose am Bürstensaum der Tubulusepithelien in Glukose gespalten [7, 12]. Diese wird teilweise rückresorbiert. Die Rückresorptionskapazität ist begrenzt, so daß mit zunehmendem Glukoseangebot vermehrt Glukose im Harn erscheint.

Da die im Harn ausgeschiedene Glukose teilweise aus der Maltose stammt, wurde die Verwertungsrate beider Kohlenhydrate zusammengefaßt ermittelt. Am Operationstag gingen 26, 2 %, am 1. postoperativen Tag 17,5 % und am 2. postoperativen Tag 13,5 % der infundierten Kohlenhydratmenge im Harn verloren. Insgesamt erscheint uns die mittlere Verwertung über den gesamten Zeitraum von 82,5 % etwas unbefriedigend.

Die Konzentration der freien Fettsäuren sank unmittelbar postoperativ von 0,73 mmol/l bis zum Ende der Infusion am 2. postoperativen Tag deutlich auf 0,16 mmol/l ab. Die gemessenen Werte waren in Bezug auf den Ausgangswert signifikant erniedrigt (Abb. 1).

Der signifikante Laktatabfall in der postoperativen Phase (Abb. 3) spiegelt die Einschränkung einer überschießenden Glykogenolyse in der Leber und vor allem in der Muskulatur durch eine ausreichende Kohlenhydratzufuhr wider.

Gerade in der veränderten Stoffwechsellage unter Operationsbedingungen [9, 16, 17] ist der Abfall von freien Fettsäuren und Laktat unter dem Einfluß der Infusionen wohl als ein Zeichen genügender Deckung des Energiebedarfs zu bewerten. Der gleichzeitige signifikante Abfall der Harnsäurekonzentration im Serum vom Operationstag bis zum 2. postoperativen Tag von 131 umol/l auf 89 umol/l weist auf eine ausreichende Zufuhr von Aminosäuren hin [2, 10].

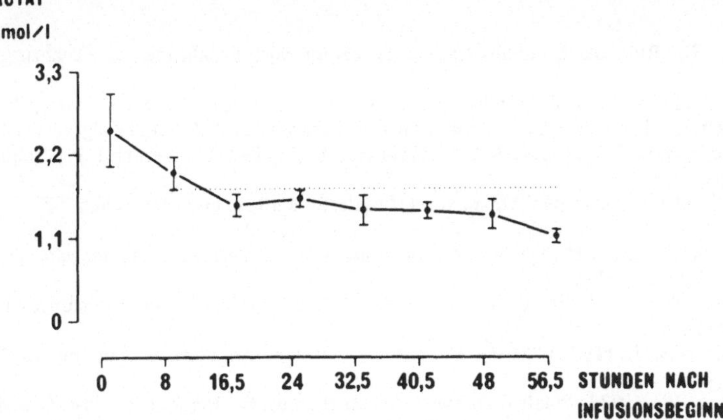

Abb. 3. Laktat im Serum während der postoperativen Beobachtungszeit

Schlußfolgerung

Das von uns gewählte Infusionsregime erlaubte eine Dosierung der einzelnen Substrate ohne klinisch relevante Nebenwirkungen. Die beobachteten Veränderungen der Stoffwechselparameter weisen auf eine bedarfsgerechte Kohlenhydrat- und Aminosäurenzufuhr bei dem untersuchten Patientenkollektiv in der postoperativen Phase hin. Allerdings ist der Stoffwechsel der Maltose noch nicht in allen Einzelheiten endgültig geklärt. Die schwer kalkulierbaren deutlichen Verluste an Gesamtkohlenhydraten im Harn sprechen für eine limitierte Fähigkeit des menschlichen Organismus, Maltose zu verwerten. Wir fanden bei einer zugeführten Kohlenhydratmenge von 0,36 g/kg KG und Std eine maximale Umsatzrate von 86,5 % am 2. postoperativen Tag.

Die von uns verwendete Kohlenhydrat-Kombinationslösung konnte zusammen mit einer 8 %igen Aminosäurenlösung ohne schwerwiegende Komplikation über periphere Venen infundiert werden. Ein Wechsel der Kanüle innerhalb der beiden postoperativen Tage war nur in Ausnahmefällen notwendig. Infolge der nächtlichen Infusionspausen kam es vereinzelt zu einem Verschluß der Kanüle. Phlebitiden oder Thrombosen sahen wir nicht (Tabelle 1).

Tabelle 1. Beurteilung der venösen Verträglichkeit

Umgebung des Infusionsortes	1. Postop. Tag 12.00	2. Postop. Tag 12.00
unauffällig	8	9
leichte Rötung	4	3
starke Rötung	–	–
spontaner Schmerz	1	2
Druckschmerz in der Vene oberhalb der Kanüle	–	–
Venenverschluß	1	3
paravenöses Extravasat oder Hämatom	–	–
Kanülenwechsel	1	3

Literatur

1. Bässler, K. H.: (1971) "Die Rolle der Kohlenhydrate in der parenteralen Ernährung." Z. Ernährungswiss. 10: 57
2. Berg, G., Matzkies, F., Held, H., Fekl, W.: (1975) "Wirkungen einer Kohlenhydrat-Kombinationslösung auf den Stoffwechsel bei gleichzeitiger Applikation von Aminosäuren." Z. Ernährungswiss. 14:
3. Dudrick, S. B. V., MacFadyen, C. T., Buren, R.C. v., Maynard, A. T.: (1972) "Parenteral Hyperalimentation." Ann. Surg. 176: 259
4. Finke, C., Reinauer, H.: (1976) "über den Abbau von infundierter Maltose beim Menschen." Z. Ernährungswiss. 15: 231
5. Förster, H., Heylbeck, M., Mehnert, H.: (1974) "Zur Bedeutung der Kohlenhydrate in der parenteralen Ernährung." Infusionstherapie 1: 199
6. Förster, H., Hoos, I., Boecker, S., Michel, B.: (1975) "Sind Maltoseinfusionen für die Infusionstherapie geeignet?" Infusionstherapie 2: 385
7. Fujii, S., Ohnda, T., Matsuda, I.: (1972) "Study on maltose. 1. Metabolism of maltose in animals." Sainhin-igahu 27: 1584
8. Halsbeck, M., Bachmann, W.: (1972) "Maltose in der Infusionstherapie bei Diabetikern." In: Grundlagen und neue Aspekte der parenteralen- und Sondenernährung. Symposium Homburg/Saar. Thieme, Stuttgart
9. Hobson, R. W., Flemig, A., Conaut, C., Mahoney, W. D.: (1971) "Postoperative serum enzyme pattern." Military Med. 136: 624
10. Peter, K., Dutz, R., Greiner, E., Kersting, K. H., Martin, E., Mast, D., Schmidt, R., Schmitz, E. R.: (1975) "Stoffwechselverhalten bei Magenpatienten während viertägiger vollständiger parenteraler Ernährung mit Aminosäuren und einer GLX-Kombinationslösung." Z. Ernährungswiss. 14: 324
11. Reinauer, H., Weber, H., Hollmann, S., Büsing, G., Petersen-Borstel, H.: (1973) "Untersuchungen zur parenteralen Verwertung von Oligosacchariden beim Menschen und der Ratte." Z. Ernährungswiss. 12: 10
12. Reinauer, H.: (1978) "Über den Abbau von infundierter Maltose beim Menschen." Infusionstherapie 13:
13. Schmidt, F. H., Heidrich, P., Dahl, K. v., Kühnle, H. F.: (1977) "Die enzymatische Bestimmung von Maltose im Blut." Klin. Wschr. 55: 965
14. Sehultis, K., Geser, S. A.: (1968) "Klinische Untersuchungen über die Anwendung von Kohlenhydraten bei Stresszuständen." Anästhesie u. Wiederbelebung 31: 30
15. Sprandel, U., Heuchenkamp, P.-U.: (1976) "Evaluation of maltose as intravenous nutrient in man." Nutr. Metab. 20: 196
16. Stremmel, W.: (1975) "Der Einfluß von α-Rezeptorenblockern auf die glucose-stimulierte Insulinsekretion während Narkose und OP." Infusionstherapie 4: 307
17. Stremmel, W.: (1973/74) "Zur Pathogenese der Kohlenhydratstoffwechselstörung nach operativen Eingriffen." Infusionstherapie 1: 294
18. Wretlind, A.: (1975) "Evaluation of carbohydrates in parenteral nutrition." Nutr. Metabol. 18: 242
19. Yoshikawa, K., Oda, T.: (1976) "Metabolism of Maltose during surgery in patients with diabetes mellitus under general anesthesia." Res. exp. Med. 137: 127
20. Young, E. A., Weser, E.: (1974) "The metabolism of Maltose after intravenous injection in normal and diabetic subjects." J. Clin. Endocr. Metab. 38: 181
21. Young, J. M., Weser, E.: (1971) "The metabolism of circulating maltose in man." J. Clin. Invest. 50: 986

Vergleichende Untersuchungen über Stoffwechsel und Plasmaaminosäuren in der frühen postoperativen Phase

M. Zenz, J. P. Striebel, P. Henkel, U. Helms und H. Weitzel

Es liegt bis jetzt eine Fülle von teilweise recht widersprüchlichen Ergebnissen über die Auswirkungen von Operation, Narkose und parenteraler Ernährung auf den postoperativen oder Postaggressionsstoffwechsel vor. Die Plasmaaminosäuren (PAS) spielen dabei eine zunehmend starke Rolle. Im deutschen Sprachraum finden aber hier eine Reihe von Autoren zum Teil völlig gegensinnige Ergebnisse [5, 6, 10, 13, 16, 19, 20 u.a.]. Dies ist wahrscheinlich in der unterschiedlichen Verteilung von Alter, Gewicht, Grunderkrankung, Operation, Narkose, Infusionsregime, Abnahmetechnik, zusätzlicher Medikation und Bezug auf unterschiedliche Normwerte begründet.

Wir wollten daher unter standardisierten Bedingungen eine Untersuchung durchführen, die es erlaubt, reproduzierbare Vergleiche zwischen verschiedenen Infusionslösungen zu ziehen. Voraussetzung dazu sind: gleiches stoffwechselgesundes Patientengut, dieselbe Narkose, dieselbe Operation, körpergewichtsbezogenes Infusionsregime und Ausschluß von Transfusionen, Narkose- und OP-Zwischenfällen, zusätzlicher Medikation und Plasmainfusionen.

Wir berichten über die Ergebnisse der ersten zwei Serien dieser Studie, in der eine Gruppe parenteral Ernährter einer Kontrollgruppe mit Elektrolyt- und Wassersubstitution gegenübergestellt wurde.

Methodik

22 stoffwechselgesunde Patientinnen (vaginale Hysterektomie mit Plastik) wurden in die Studie aufgenommen, nachdem sie sich nach Information mit dem Untersuchungsprogramm einverstanden erklärt hatten. Sie wurden in zwei Gruppen untersucht, die sich hinsichtlich Alter, Gewicht, OP-Zeit und Anästhesie-Zeit nicht unterschieden. Operation und Narkose (Neuroleptanalgesie) wurden von demselben Team durchgeführt.

Postoperativ erhielten beide Gruppen eine exakt körpergewichtsbezogene Infusionstherapie: Die Kontrollgruppe (I) eine 5 %ige KH-Elektrolytlösung, die andere Gruppe (II) eine Dreizuckerlösung und Aminosäuren nach einem "bedarfsadaptierten" Muster (TPN) (Tabelle 1).

Tabelle 1. Infusionsregime in eine Kontrollgruppe (I) und Vergleichsgruppe (II) hysterektomierter Patientinnen

		Gruppe I	Gruppe II
H_2O	[ml/kg KG]	40	40
Energie	[kJ/kg KG]	35	125
Stickstoff	[mg/kg KG]	–	160
LGX (2 : 1 : 1)	[g/kg KG]	–	7,2
XS (1 : 1)	[g/kg KG]	2	–
Na^+	[mval/kg KG]	4	4
K^+	[mval/kg KG]	~1	~4
und Ca^{++}, Mg^{++}, Cl^-, Acetat $^-$			

LGX = Laevulose, Glukose, Xylit; XS = Xylit, Sorbit

Die Versuchsanordnung sah sieben Probenzeitpunkte vor (Abb. 1); präoperativ [1], 1 Std postoperativ [2], um 8.00 h morgens nach 22 Std Infusionstherapie und 2 Std Infu-

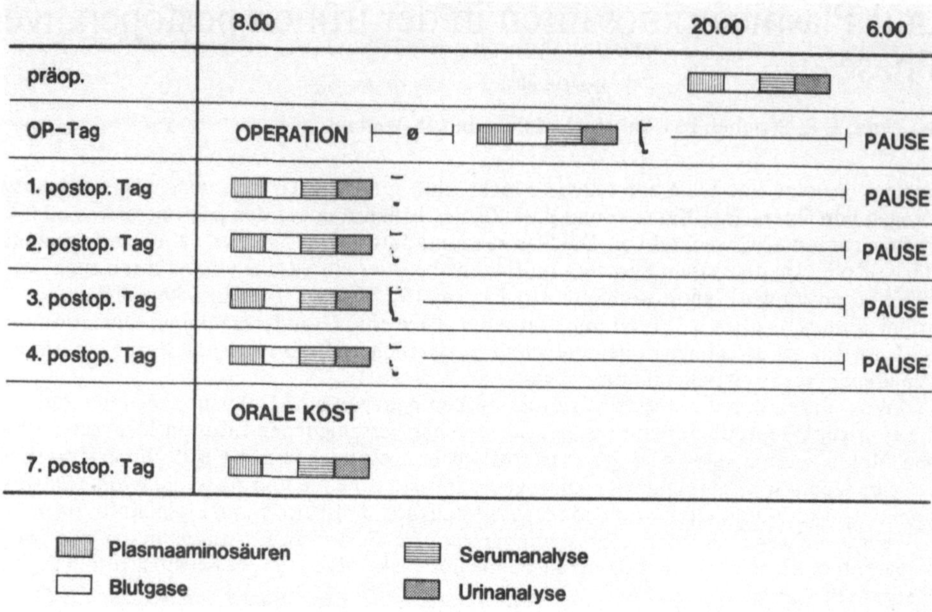

Abb. 1. Versuchsanordnung bei der Infusionsbehandlung

sionspause am 1.–4. postoperativen Tag [3.–6.] und nach zweitägiger oraler Nahrungsaufnahme am Morgen des 7. Tages [7].

Zu jedem Meßzeitpunkt wurden bestimmt: PAS (Säulenchromatographie), Blutgase, Serumanalyse mit 38 Parametern, Urinanalyse mit 17 Parametern und N-Bilanz an 4 Tagen.

Die statistische Auswertung der Ergebnisse erfolgte mit dem T-Test, F-Test und der multivariaten Varianzanalyse.

Ergebnisse

Das intra- und postoperative Kreislaufverhalten war unauffällig und zeigte keine statistischen Unterschiede zwischen beiden Gruppen.

Der Blutzucker stieg postoperativ signifikant an. Alle anderen Werte blieben unter Infusion im oberen Normbereich. Bemerkenswert, daß auch unter hochkalorischer Zuckerzufuhr ohne Insulin in Gruppe II keine Abweichungen von der Norm auftraten. Unterschiede zwischen beiden Gruppen bestehen nicht (Abb. 2).

Alle Aminosäurenwerte liegen präoperativ im Normbereich. *Citrullin* mit Abweichung nach oben und *Cystin* mit Abweichung nach unten bilden die einzigen Ausnahmen. Der Normbereich bezieht sich auf Untersuchungen von Striebel [19] an 134 Stoffwechselgesunden.

Alle Aminosäuren (AS) fallen postoperativ z.T. signifikant ab [3–7, 11, 12, 14, 20]. Einzige Ausnahmen Glutaminsäure, die signifikant innerhalb des Normbereiches ansteigt, und Asparaginsäure, die keine Veränderung zeigt.

Einige charakteristische Änderungen postoperativ: Bei den essentiellen AS zeigen die *verzweigtkettigen* in beiden Gruppen ein Absinken und Rückkehr zum Normbereich. Unter TPN sind Valin und Lysin signifikant höher (Abb. 3).

Bemerkenswert, daß im Gegensatz zu einigen anderen Autoren postoperativ zunächst keine Anstiege zu verzeichnen sind [3–6, 19, 22]. Aber bei dem stoffwechselgesunden Patientengut sind diese Befunde zu erwarten, da erhöhte Spiegel der verzweigtkettigen AS nur unter Hunger, im Schock, bei großem Trauma, bei Insulinunwirksamkeit, bei erhöhten Fettsäuren u.a.

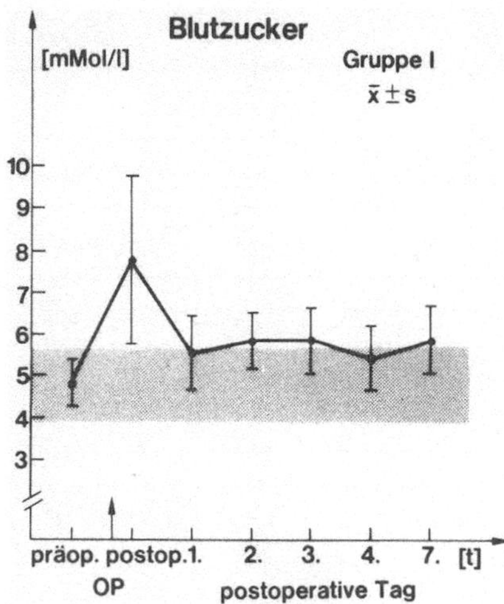

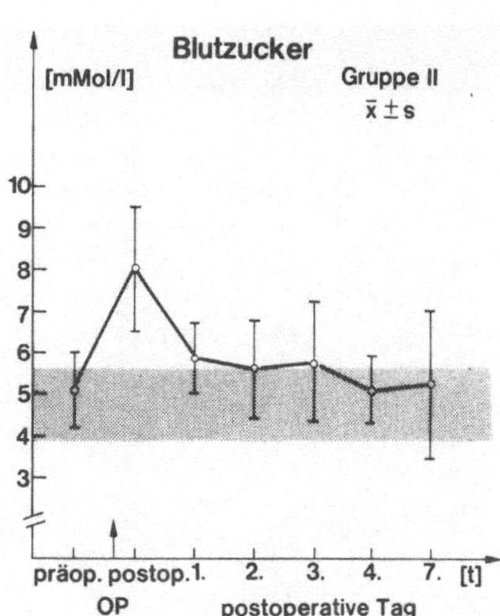

Abb. 2. Das Verhalten des Blutzuckers. Gruppe I Kontrollgruppe, Gruppe II Vergleichsgruppe

auftreten, nach Hunger aber unter Repletion unter den Ausgangswert abfallen [1, 9, 17].

Tryptophan bleibt im Normbereich. *Threonin* liegt unter TPN signifikant höher. *Phenylalanin* und *Methionin* zeigen in beiden Gruppen signifikante Anstiege [5, 6, 18, 19, 21]. Methionin ist in Gruppe II signifikant höher (Abb. 4). Aber auch unter Fasten wie bei alleiniger KH-Zufuhr steigt Methionin signifikant an, so daß man für diese AS generell erhöhte postoperative Spiegel annehmen muß [1]. Ähnliches gilt für Phenylalanin [4–6, 18].

Histidin zeigt einen geringen Abfall und Rückkehr zum Normbereich. Deutlicher ist der Abfall bei den AS des Harnstoffzyklus (Abb. 5). Hier zeigt sich bei *Arginin* und *Citrullin* ein signifikanter Effekt der TPN [4, 18, 20].

Nicht signifikant sind die Unterschiede bei *Glycin* und *Tyrosin*. Beide zeigen ein deutliches postoperatives Absinken. Tyrosin bleibt dann in der Norm, während Glycin verspätet zurückkehrt (Abb. 6). Es zeigt sich unter TPN kein Überschießen der Glycinspiegel [5, 6, 13]. Ohne Zufuhr von Glycin steigt diese AS auch wieder in die Norm, wie es von [1] für den Hungerstoffwechsel beschrieben ist. Unabhängig von der Glycinzufuhr zeigt sich *Serin* unter dem Normbereich [6]. Auch ohne AS-Substitution finden wir – wie andere – normale Tyrosinspiegel [5, 6, 20].

Alanin ist in der Gruppe mit TPN signifikant höher. Diese AS ist weitgehend KH-abhängig und erhöht sich bei verminderter Gluconeogenese signifikant [1, 8, 21].

Cystin liegt im gesamten Untersuchungszeitraum weit unter der Norm. Hier bestätigen sich Befunde von Adibi [1] und von Armstrong [2], die einen Abfall bis auf 28 % bei Lagerung von einigen Tagen bei −15 °C fanden. Deshalb sind hier die Normbereiche nicht angegeben. Auch ohne Cystinzufuhr ist aber der Spiegel in Gruppe II signifikant höher (Abb. 7).

Asparaginsäure und *Glutaminsäure* sind die einzigen AS, die keinen initialen Abfall zeigen. Im Gegenteil steigt Glutaminsäure postoperativ signifikant an [20]. Asparagin, Asparagin-Säure und Glutaminsäure sind in der Kontrollgruppe signifikant höher, Glutaminsäure verläßt hier deutlich den Normbereich, was bei der Gruppe parenteral Ernährter – auch mit Glutaminsäure-Substitution – nicht der Fall ist. Bei gesteigerter oder normaler Insulinaktivität bleibt Glutaminsäure im Normbereich, weil eine erhöhte Umsetzung zu Alanin erfolgt [15].

Glutamin ist vielleicht deshalb erniedrigt, weil der verminderte Abfall der verzweigtkettigen AS auch einen verminderten Spiegel der Transportaminosäure Glutamin bedingt (Abb. 8).

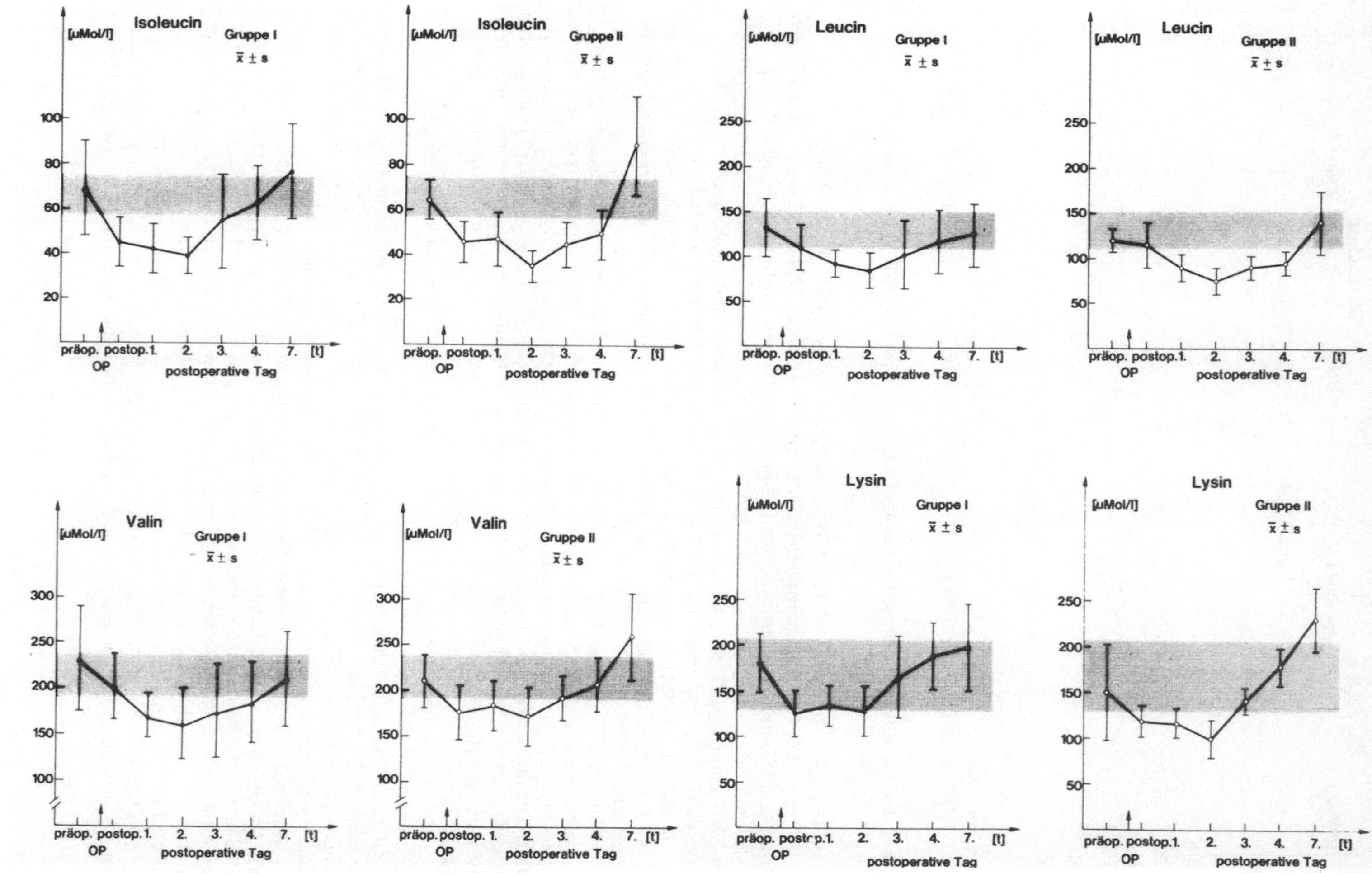

Abb. 3. Das Verhalten von Isoleucin, Leucin, Valin und Lysin

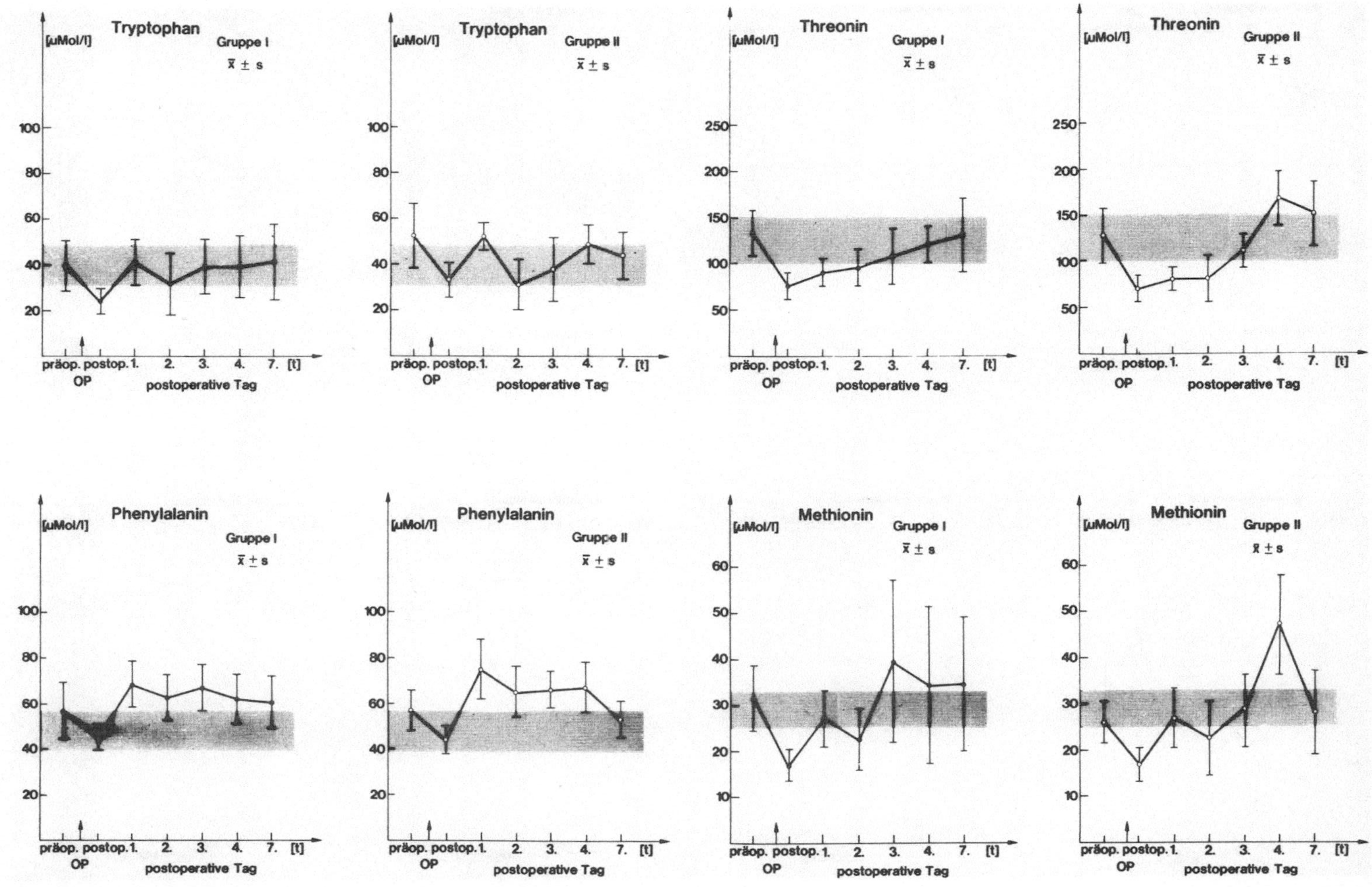

Abb. 4. Das Verhalten von Trytophan, Threonin, Phenylalanin und Methionin

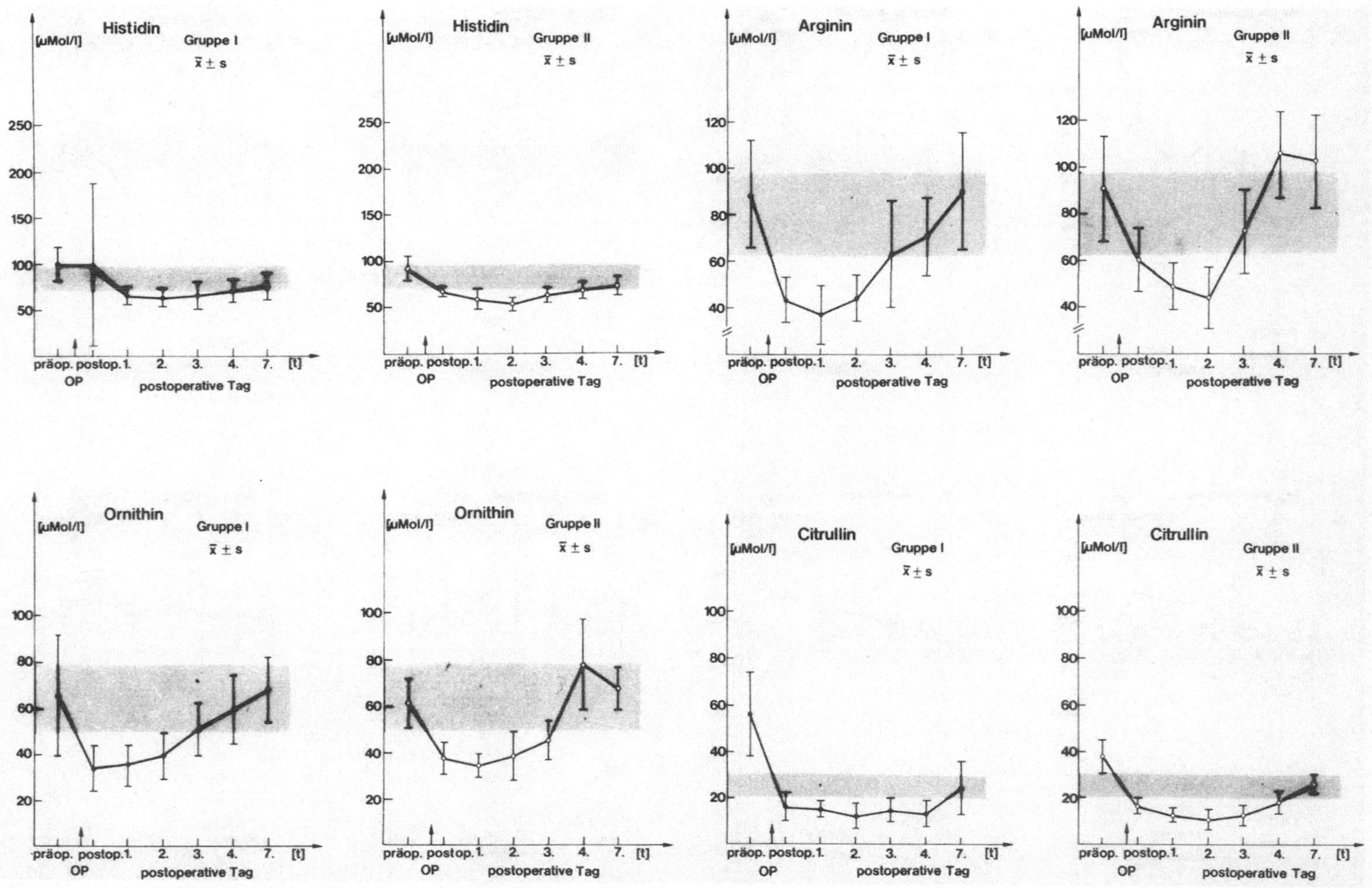

Abb. 5. Das Verhalten von Histidin, Arginin, Ornithin und Citrullin

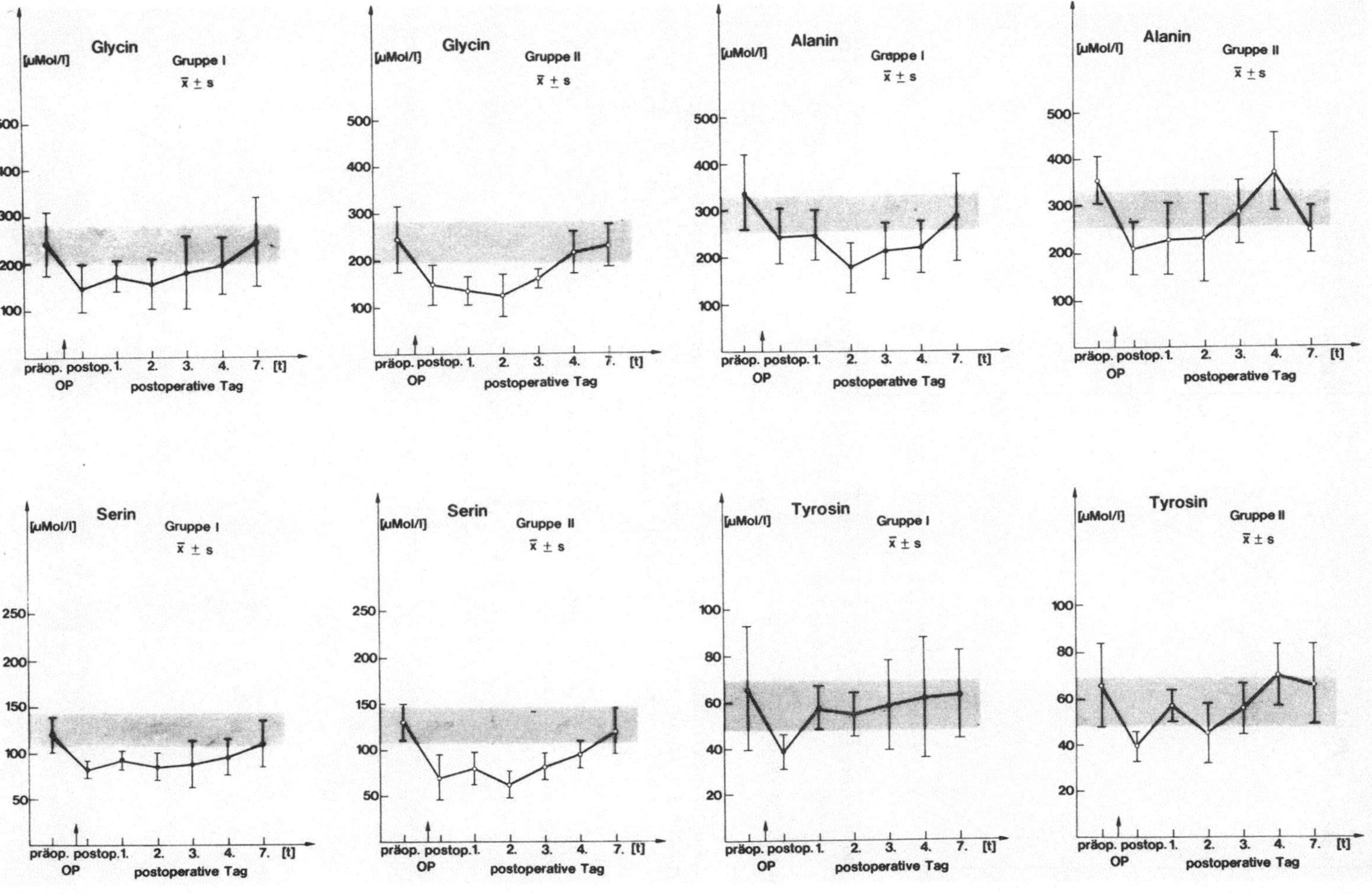

Abb. 6. Das Verhalten von Glycin, Alanin, Serin und Tyrosin

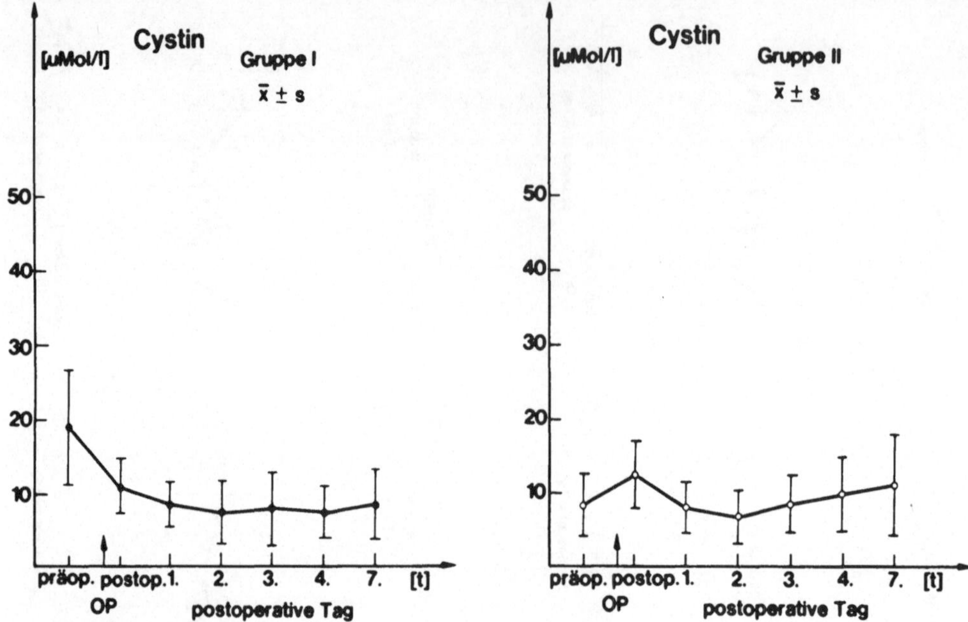

Abb. 7. Das Verhalten von Cystin

Zusammenfassend läßt sich sagen: Bei Stoffwechselgesunden zeigen sich postoperativ typische Veränderungen der PAS. Die benutzte Lösung zur TPN führt die Spiegel der meisten AS relativ schnell wieder in den Normbereich, zeigt bei 12 AS einen signifikanten Effekt gegenüber der Kontrollgruppe, und zeigt mit Ausnahme von Phenylalanin und Methionin keine überschießenden Spiegel. Hinsichtlich dieser beiden AS und der verzweigtkettigen AS erscheinen weitere Untersuchungen notwendig, um die Substitution der Stoffwechselsituation des Patienten anzupassen.

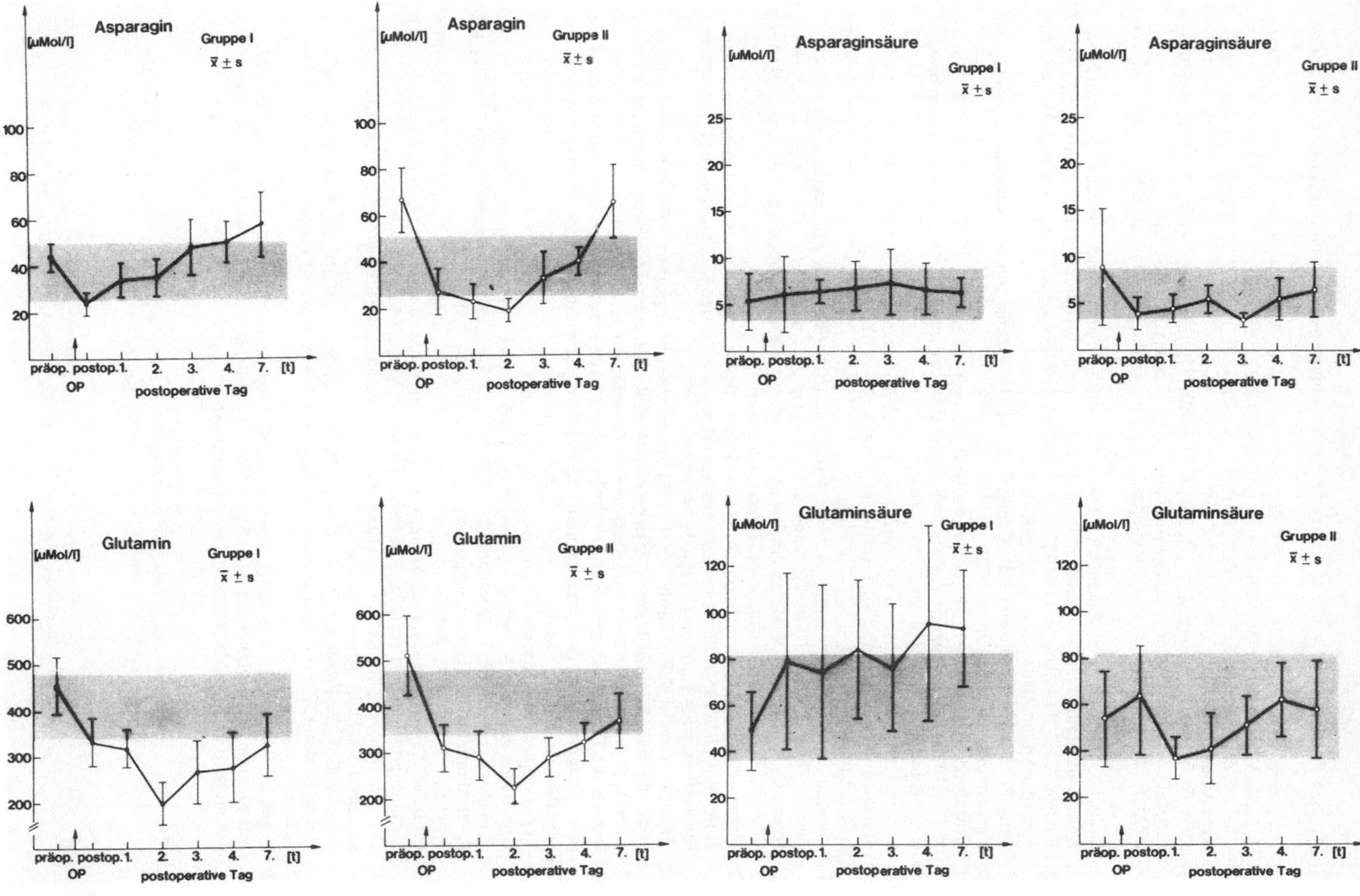

Abb. 8. Das Verhalten von Asparagin, Asparaginsäure, Glutamin und Glutaminsäure

Literatur

1. Adibi, S. A.: (1968) Influence of dietary deprivations on plasma concentration of free amino acids of man. J. Appl. Physiol. 25, 52–57
2. Armstrong, M. D., Stave, U.: (1963) A Study of Plasma Free Amino Acid Levels. I. Study of Factors Affectin Validity of Amino Acid Analyses. Metabolism 22, 549–560
3. Clifford, A. J., Getzen, L. C., Hodges, R. E., Hoover-Plow, J.: (1976) Postoperative Plasma Levels of Free Amino Acids. Acta Chir. Scand. Suppl. 466, 74–75
4. Dale, G., Young, G., Latner, A. L., Goode, A., Tweedle, D., Johnston, I. D. A.: (1977) The effect of surgical operation on venous plasma free amino acids. Surgery 81, 295–301
5. Dölp, R., Fekl, W.: (1975) Free Amino Acids in Plasma in the Post-Traumatic Period. Infusionstherapie 2, 321–324
6. Dölp, R., Ahnefeld, F. W., Schmitz, E.: (1978) Klinische Untersuchungen über die Konzentration freier Aminosäuren im Plasma und Urin im Postaggressionsstoffwechsel. Infusionstherapie 5, 241–245
7. Everson, T. C., Fritschel, M. J.: (1952) The Effect of Surgery on the Plasma Levels of the Individual Essential Amino Acids. Surgery 31, 226–232
8. Felig, Ph., Marliss, E., Ohman, J. L., Cahill, G. F.: (1970) Plasma Amino Acid Levels in Diabetic Ketoacidosis. Diabetes 19, 727–728
9. Greenberg, G. R., Marliss, E. B., Anderson, G. H., Langer, B., Spence, W., Tovee, E. B., Jeejeebhoy, K. N.: (1976) Protein-Sparing Therapy in Postoperative Patients. Effects of Added Hypocalorie Glucose or Lipid. J. of Med. 294, 1411–1416
10. Hutschenreiter, G., Neubrand, W., Marberger, M.: (1978) Parenterale Ernährung nach Harnableitungsoperation in den Dickdarm: Stickstoffbilanz, freie Aminosäuren im Plasma und Eiweißstatus. Infusionstherapie 5, 134–139
11. Jacobson, S.: (1976) Free Amino Acids in Serum und Urine Following Abdominal Surgery. In: Current Topics in Critical Care Medicine. 3rd Int. Symp., Rio de Janeiro 1974. Karger, Basel, 142–147
12. Johnston, J. D. A.: (1978) Metabolic foundations of intravenous nutrition. In: Johnston, I. D. A. (ed.) Advances in parenteral nutrition. MTP Press, Lancaster
13. Jürgens, P., Dolif, D., Fondalinski, G.: (1978) Vergleichende Ernährungsstudien mit vier L-Aminosäurelösungen bei 25 stoffwechselgesunden Erwachsenen unter den Bedingungen der totalen parenteralen Ernährung. Infusionstherapie 5, 141–154
14. Klose, R., Striebel, J. P., Schaub, P.: (1977) Postoperativer Flüssigkeits-, Elektrolyt- und Kalorienersatz mit einer Komplettlösung. Vortrag Zentraleuropäischer Anästhesie-Kongreß in Genf, 13. bis 17.9.
15. Lang, K.: (1952) Der intermediäre Stoffwechsel. Springer-Verlag, Berlin
16. Peitsch, W., Zürcher, K., Becker, H. D.: (1978) Das Verhalten der freien Aminosäuren im Serum und ihre Urinausscheidung nach ausgedehnten abdominellen Operationen. Infusionstherapie 5, 230–235
17. Schaeffer, G., Katz, N., Kluthe, R.: (1978) Zur Bedeutung der E/T-Quotienten bei parenteraler Repletion nach zehntägigem Kalorienentzug bei gesunden Probanden. In: Eckart, J. u.a. (Hrsg.) Grundlagen und neue Aspekte der parenteralen und Sondenernährung. Thieme, Stuttgart
18. Schønheyder, F., Boné, J., Skjoldborg, H.: (1974) Variations in Plasma Amino Acid Concentrations After Abdominal Surgical Procedures. Acta Chir. Scand. 140, 271–275
19. Striebel, J. P., Peter, K., Rabold, M., Schaub, P., Schmidt, R., Schmitz, E. R.: (1976) Das Verhalten der freien Plasmaaminosäuren und einiger Stoffwechselparameter während parenteraler Ernährung in der postoperativen-posttraumatischen Phase. Infusionstherapie, 3:
20. Troll, U., Schöntag, G., Keßler, G.: (1978) Serumaminosäurespiegel bei aminosäurefreier parenteraler Ernährung. Prakt. Anästh. 13, 169–174
21. Tweedle, D. E. F., Fitzpatrick, G. F., Brennan, M. F., Culebras, J. M., Wolfe, B. M., Ball, M. R., Moore, F. D.: (1977) Intravenous Amino Acids as the Sole Nutritional Substrate. Ann. Surg. 186, 60–73
22. Vogel, W., Wehmer, H., Thieme, G., Katz, N., Kluthe, R.: (1978) Stickstoff-Bilanz und Plasma-Aminosäuren bei Polytraumatisierten. In: Eckart, J. u.a. (Hrsg.) Grundlagen und neue Aspekte der parenteralen und Sondenernährung Thieme, Stuttgart

Auswirkung von Halothan und Neuroleptika auf die freien Plasmaaminosäuren

J. P. Striebel, Th. Stemmler, H. Lutz und U. Legler

Pharmaka, die in der Kombinationsnarkose und in der Neuroleptanalgesie Anwendung finden, wie Barbiturate, Halothan, Dehydrobenzperidol und Fentanyl, werden in der Leber mehr oder weniger vollständig metabolisiert und haben unterschiedlichen Einfluß auf die Leberfunktion. Durch die Vielzahl der Stoffwechselaufgaben der Leber ergeben sich eine Reihe von Möglichkeiten, die Reaktionen der Leberzelle auf bestimmte Substanzen durch Veränderungen serologischer Stoffwechselparameter nachzuweisen und zu messen. Als empfindliche Indikatoren gelten neben den Enzymen des Eiweiß-, Kohlenhydrat- und Fettstoffwechsels [13] die Cholinesteraseaktivität [7, 8] sowie die freien Aminosäuren [12]. Anda et al. [1] fanden 1977 signifikante Veränderungen verschiedener Aminosäuren im Serum von Ratten vor und nach Behandlung mit Urethan, Hexobarbital-Natrium und Pentobarbital-Natrium (Tabelle 1).

Tabelle 1. Veränderungen verschiedener Aminosäuren im Serum von Ratten 24 Std nach Applikation von Hexobarbital-Natrium, Pentobarbital-Natrium und Urethan (Anda et al. [1])

Hexobarbital-NA:	Isoleucin, Leucin, Lysin, Methionin, Phenylalanin, Tryptophan, Tyrosin, Arginin, Taurin.
Pentobarbital-NA:	Glutaminsäure, Histidin, Asparaginsäure, Lysin, Phenylalanin, Threonin, Tyrosin, Serin, Taurin, Arginin, Citrullin
Urethan:	Ornithin

Bzonyuk N. A. [1973] stellte bei Hunden fest, daß durch Inhalationsnarkotika wie Äther, Halothan und Rotilan sowie durch das Injektionsnarkotikum Thiopental-Natrium der Gehalt an freien Aminosäuren im Blut verändert wird.

Für Halothan lag aufgrund seiner Biotransformation in der Leber der Verdacht einer toxischen Leberschädigung nahe, was Anlaß zu zahlreichen Studien gab, deren Spektrum von verschiedenen metabolischen Effekten über morphologische Veränderungen bis hin zu klinischen Untersuchungsergebnissen nach Halothananwendung reicht. Eine besondere Wertung erfuhr Halothan durch die "National Halothane Study" von Bunker et al. [2], die bis heute als verbindlich angesehen werden muß. Danach zeichnet sich Halothan durch eine hohe Sicherheit in der Anwendung aus, und die nach kritischer Prüfung dem Anästhetikum zur Last gelegten Leberschädigungen sind sehr gering. Auch für Dehydrobenzperidol und Fentanyl stehen die Beweise für lebertoxische Einflüsse bis heute aus [3].

In einer Studie am Menschen bestimmten wir deshalb das Verhalten der Plasmaaminosäuren vor, während und nach Narkose mit Halothan und verglichen die Ergebnisse mit denen vor, während und nach einer Neuroleptanästhesie.

Patientengut und Methodik

Als Untersuchungsgut wurden Patienten der HNO-Klinik des Klinikums Mannheim ausgesucht, die sich einem mikrochirurgischen Eingriff im Bereich des Mittelohres unterziehen mußten. Die Auswahl eines mikrochirurgischen Krankengutes wird damit begründet, daß sanierende und rekonstruierende Mittelohroperationen im Vergleich zu allgemeinchirurgischen Eingriffen ein extrem geringes Operationstrauma besitzen und somit traumainduzierte Reaktionen innerhalb der freien Plasmaaminosäuren kaum zu erwarten sind.

Zur Untersuchung wurden nur lebengesunde Patienten im guten AZ und EZ zugelassen. Zu den Auswahlkriterien gehörten Krankenanamnese, eingehende klinische Untersuchung und serologische Befunde. Patienten mit Lebervergrößerung und pathologischen Veränderungen im Bereich des Gesamtproteins, dem gesamten Enzymspektrum, von Bilirubin, Cholesterin, Triglyzeriden, Harnstoff und Kreatinin wurden ausgeschlossen. Extreme Altersgruppen wurden durch die Begrenzung zwischen 18 und 60 Jahren eliminiert (Abb. 1). Mittels einer Randomisierung wurde jedem der 40 Patienten eines der beiden Narkoseverfahren zugeteilt. Bei beiden Kollektiven wurde standardisiert nach den Kriterien der Bestimmung freier Plas-

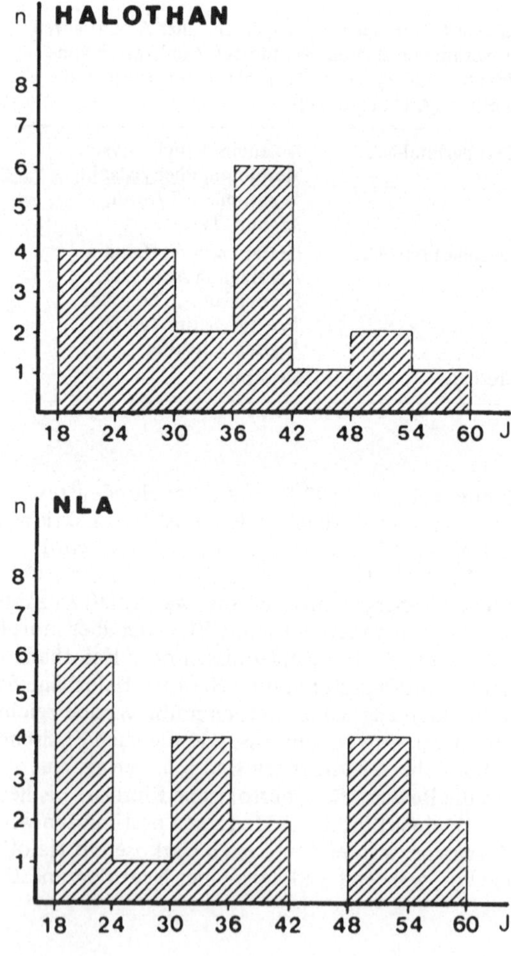

Abb. 1. Altersverteilung in beiden Patientengruppen (N: 2 x 20)

maaminosäuren pränarkotisch, eine Stunde nach Narkosebeginn und 24 Std nach Narkosebeginn Blut zur Bestimmung entnommen.

Alle Patienten bekamen einheitlich in der ersten Stunde maximal 500 ml einer Wasser-Elektrolytlösung infundiert und durften in den nächsten 24 Std maximal 800 bis 1000 ml Mineralwasser zuführen. Ansonsten unterlagen alle Patienten einer 24-stündigen postoperativen Nahrungskarenz, wobei zusätzlich eine etwa 12-stündige Nahrungskarenz dem Narkosebeginn vorausging. Die Altersverteilung in beiden Kollektiven war im Bereich der jüngeren Patienten gering unterschiedlich, das Durchschnittsalter in der Halothan-Gruppe betrug 35,3 Jahre, das der Neurolept-Gruppe 33,1 Jahre. Die durchschnittlichen Gewichte sind mit 64,4 kg im Halothan und 64,3 kg im Neuroleptkollektiv ebenfalls vergleichbar.

Die Aminosäuren wurden säulenchromatographisch mit einem Biotronik LC 6000 Aminosäurenanalysator im Lithium-Milieu bestimmt, computermäßig ausgewertet und auf Lochkarten übertragen. Pro Variable und Meßzeitpunkt wurde der Mittelwert, der Medianwert, die Standardabweichung und die Varianz bestimmt. Eine weitere statistische Verarbeitung des Zahlenmaterials war aufgrund der Eindeutigkeit der Befunde nicht notwendig.

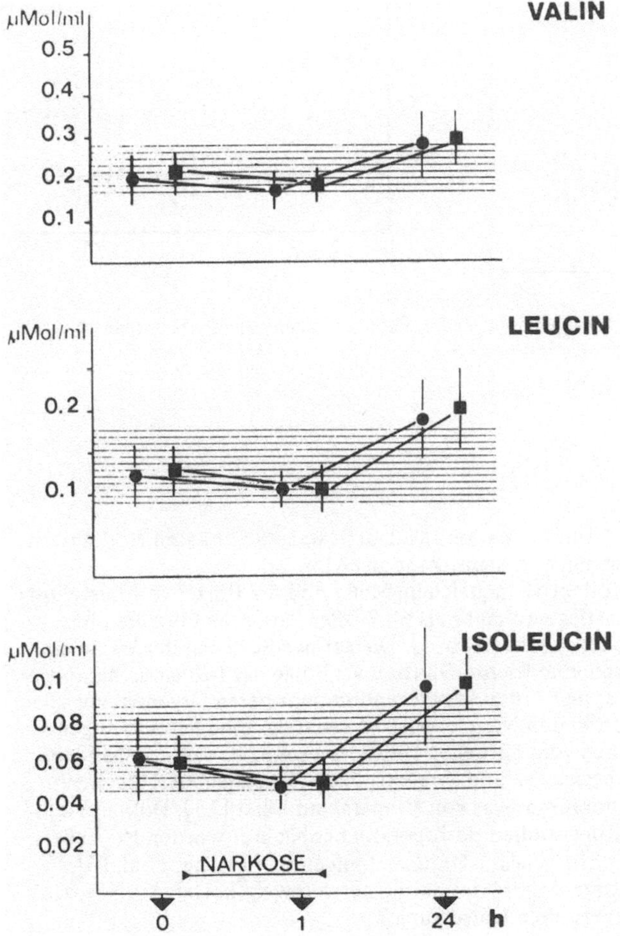

Abb. 2. Verhalten freier Plasmaaminosäuren (Valin, Leucin, Isoleucin) ($\bar{X} \pm s_X$) und Normbereiche (Halothan: ●, NLA: ■)

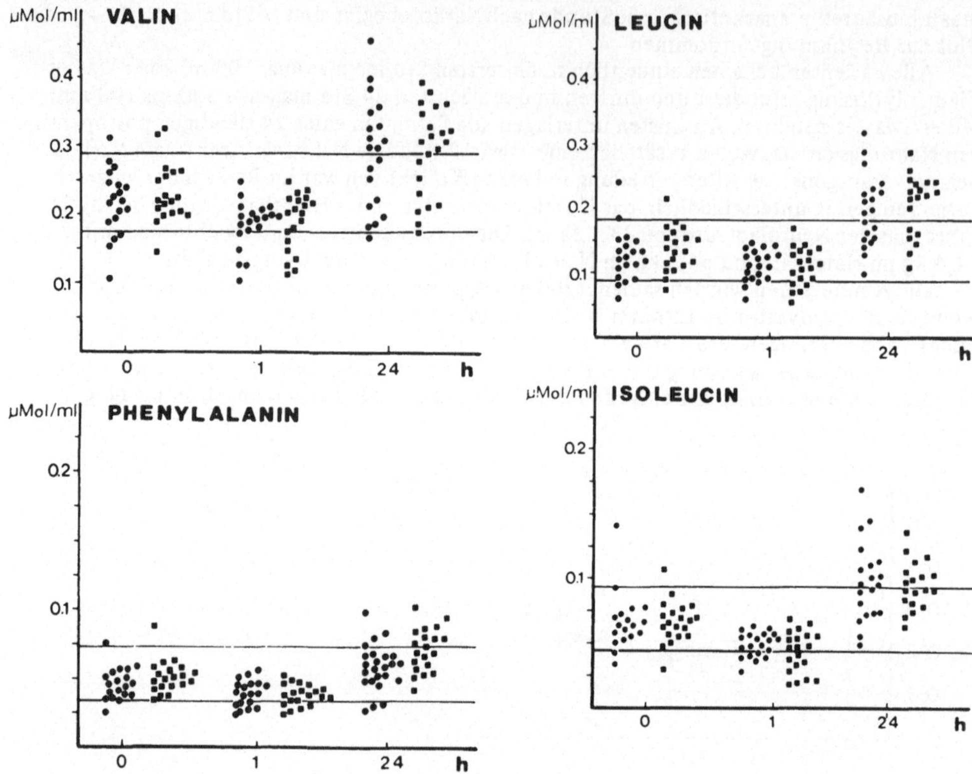

Abb. 3. Einzelwerte und Normbereiche für Leucin, Isoleucin, Valin und Phenylalanin (Halothan: ●, NLA: ■)

Ergebnisse und Diskussion

1. Valin, Leucin, Isoleucin

Die Mittelwerte der Aminosäuren Valin, Leucin und Isoleucin steigen in beiden Kollektiven nach 24 Std im Vergleich zum Ausgangswert signifikant an (Abb. 2).

Dieser Anstieg betrifft beide Kollektive in gleichem Maße und die Einzelwertdarstellung bestätigt dies deutlich bei einem Anstieg von mehr als 60 % aller Patienten über die obere Normgrenze des ± 2S-Normbereiches hinaus (Abb. 3). Die geringe Senkung der Werte eine Stunde nach Narkosebeginn ist durch eine leichte Dilution als Folge der Infusionstherapie verursacht. Aminosäuren dieser Gruppe werden vorwiegend in peripheren Organen, vor allem in der Skelettmuskulatur sowie auch in den Nieren, verstoffwechselt. Eine Freisetzung aus der Muskulatur hängt im wesentlichen vom aktuellen Insulinspiegel bzw. vom Vorhandensein antiinsulinärer Faktoren ab. Nahrungskarenz und Streßzustände führen generell zu einem Anstieg der verzweigtkettigen Aminosäuren, was von Vinnars und Fürst [15], Dölp et al. [4] und von Vogel et al. [16] in Ernährungsstudien postoperativ beobachtet worden ist. Leberschädigungen führen im Gegensatz dazu, wie aus Untersuchungen von Fischer et al. [6], Holm [9, 10] und Munro [11] hervorgeht, zur Absenkung der verzweigtkettigen Aminosäuren im Sinne einer vermehrten energetischen Umsetzung.

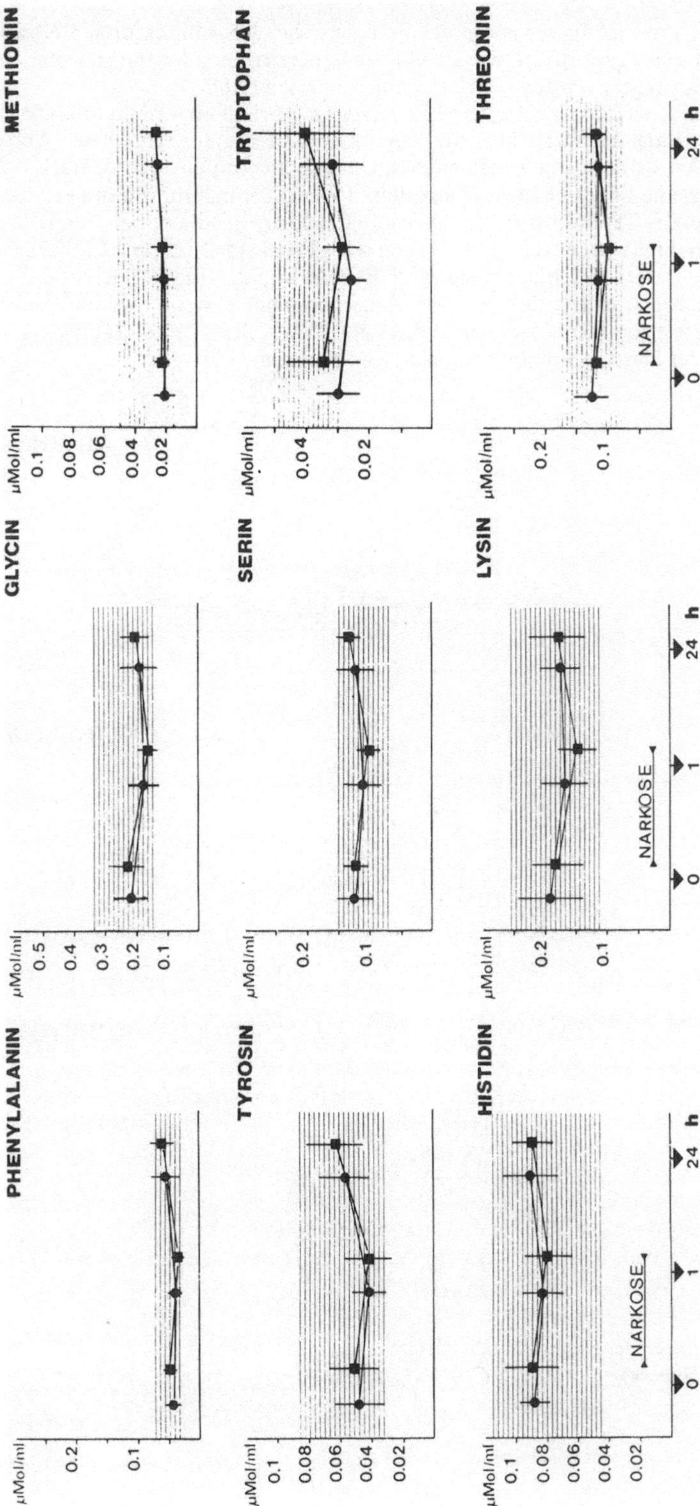

Abb. 4. Verhalten freier Plasmaaminosäuren (Phenylalanin, Tyrosin, Histidin, Glycin, Serin, Lysin, Methionin, Tryptophan, Threonin) ($\bar{X} \pm s_X$) und Normbereiche (Halothan: ●, NLA: ■)

2. Phenylalanin, Tyrosin, Histidin, Glycin, Serin, Lysin, Methionin, Tryptophan, Threonin

Typische, einer toxischen Leberschädigung entsprechende Anstiege der Aminosäuren Methionin, Phenylalanin, Tyrosin und Tryptophan, wie sie bei der Leberzirrhose, der floriden Hepatitis und im Leberkoma beobachtet werden, wurden nicht gemessen (Abb. 4).

Lediglich die Darstellung der Einzelwerte von Phenylalanin erbringt eine leicht überwiegende Tendenz in der Verteilung der Werte über den oberen ± 2S Normbereich hinaus (Abb. 3). Veränderungen dieser Art wurden von verschiedenen Untersuchergruppen postoperativ gemessen, ohne daß daraus eine Leberschädigung abzuleiten wäre. Veränderungen in der Aminosäurenkonzentration des Tryptophans, wie sie nach Strahlenbehandlung bei Tieren und auch am Menschen berichtet wurden (Hahn 1972) und wie sie Anda et al. [1] für Hexobarbital-Natrium beobachtet hat, lassen sich nicht bestätigen. Ebenso konnten die im Tierexperiment gefundenen einheitlichen Anstiege für Lysin am Menschen nicht gemessen werden, obwohl andererseits eine Korrelation zwischen dem Einsatz der Kataboliephase bei Nahrungskarrenz und dem Anstieg der Plasmaaminosäure Lysin bestehen kann [17].

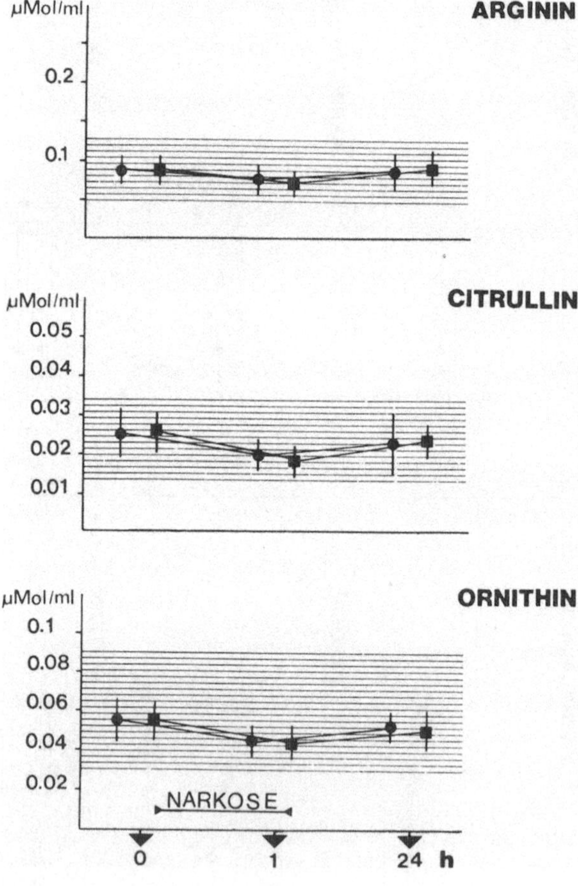

Abb. 5. Verhalten der Aminosäuren des Harnstoffzyklus (Arginin, Citrullin, Ornithin) ($\overline{X} \pm s_x$) und Normbereiche (Halothan: •, NLA: ▪)

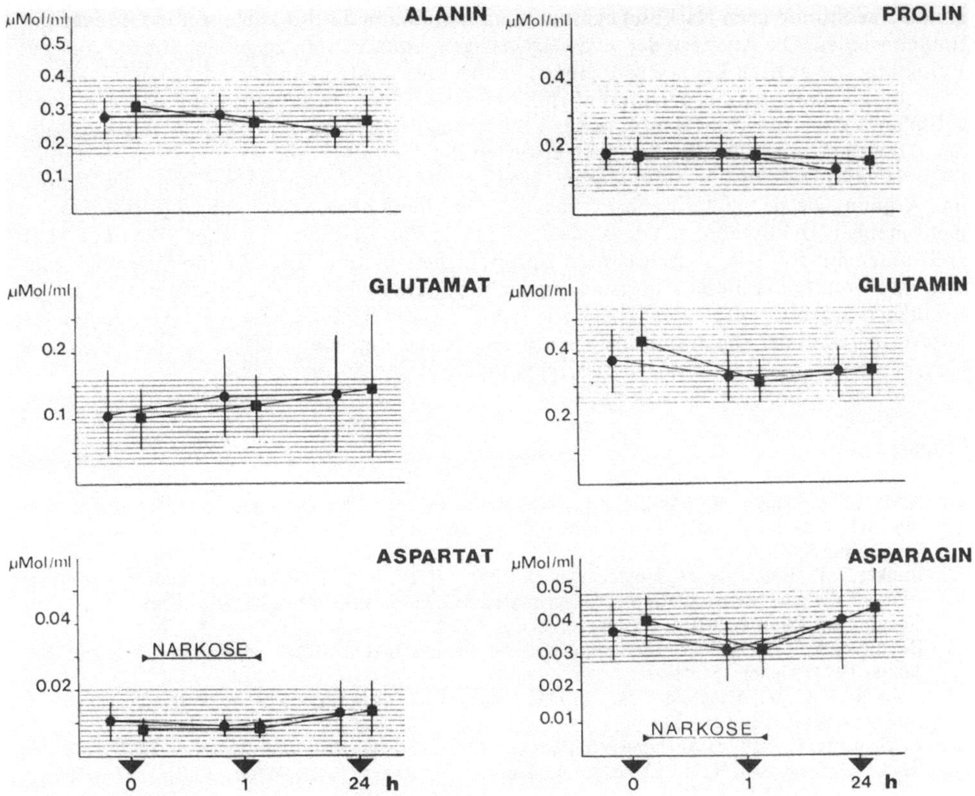

Abb. 6. Verhalten freier Plasmaaminosäuren (Alanin, Glutamat, Aspartat, Prolin, Glutamin, Asparagin) ($\overline{X} \pm s_x$) und Normbereiche (Halothan: ●, NLA: ■)

3. Arginin, Citrullin, Ornithin

Die Aminosäuren des Harnstoffzyklus Arginin, Citrullin und Ornithin, die bei tierexperimentellen Untersuchungen von Anda et al. [1] eine Verminderung im Sinne einer Aktivitätsabnahme der Harnstoffsynthese zeigten, wiesen keinerlei Veränderungen vom Ausgangswert auf (Abb. 5).

Da die Leber das einzige Organ ist, das Aminosäuren in nennenswertem Umfang zu Harnstoff abbauen kann, und das alle wichtigen Enzyme für den Aminosäurenstoffwechsel besitzt, kann bei konstanten Werten für die harnstoffzyklusspezifischen Aminosäuren eine schädigende Wirkung durch die angewandten Narkoseverfahren nicht unterstellt werden.

4. Glutamat, Aspartat, Alanin, Glutamin, Asparagin, Prolin

Auch die beiden Neurotransmitter bzw. Neuromodulatoren Glutaminsäure und Asparaginsäure sowie auch Alanin, Glutamin, Asparagin und Prolin zeigen im Plasma keine signifikanten Abweichungen vom Ausgangswert (Abb. 6).

Schlußfolgerungen

Bis auf die verzweigtkettigen Aminosäuren Valin, Leucin und Isoleucin sowie die zyklische Aminosäure Phenylalanin konnten für die anderen gemessenen 15 Aminosäuren und 2 Säureamide eine Stunde nach Narkosebeginn und nach weiteren 24 Std keine Veränderungen gefunden werden. Die Anstiege der verzweigtkettigen Aminosäuren zeigen nicht das typische Verhalten, wie es nach Leberschädigungen beobachtet werden kann, sondern weisen auf eine vermehrte Freisetzung der genannten Aminosäuren aus der Muskulatur zur katabolen, energetischen Verwertung hin. Bei typischer Schädigung des Leberparenchyms wäre ein Abfall der verzweigtkettigen Aminosäuren zu erwarten [9]. Weiterhin sind Anstiege von Methionin, Phenylalanin, Tyrosin, Threonin, Lysin, Asparaginsäure, Glutaminsäure, Glycin, Ornithin und Arginin, wie sie bei der Leberzirrhose oder im Coma hepaticum beobachtet werden, nicht meßbar. Die Ergebnisse von Anda et al. [1] an Ratten und von Pashchenko et al. [12] an Hunden mit statistisch signifikanten Unterschieden verschiedener Aminosäuren-Konzentrationen konnten in dieser Untersuchung nicht bestätigt werden. Die Interpretation der gewonnenen Ergebnisse läßt den Schluß zu, daß keines der beiden klinisch gebräuchlichen Narkoseverfahren in der angewandten Dosierung einen schädigenden Einfluß auf die Leberfunktion, gemessen an Veränderungen der freien Plasmaaminosäuren, ausübt.

Literatur

1. Anda, L. D., Liappis, N., Bantzer, P.: (1976) Verhalten der freien Aminosäuren im Serum von Ratten vor und nach Behandlung mit Urethan, Hexobarbital-Na und Pentobarbital-Na. Pharm. Inst. Univ. Bonn, I Mitt.
2. Bunker, J. P., Forest, W. H., Mosteller, F., Vandang, L. D.: (1969) The national halothane study; a study of the possible association between anaesthesia and postoperative hepatic necrosis. US Government Printing Office, Washington D.C.
3. Doenicke, A.: (1975) Die Neuroleptanalgesie bei Leberkranken. NLA-Workshop Bad Reichenhall, Januar 1974. Thieme, Stuttgart
4. Dölp, R., Fekl, W., Ahnefeld, F. W.: (1975) Free amno acids in plasma in the posttraumatic period. Infusionstherapie 2: 321–324
5. Etschenberg, E.: (1973) Anästhesie mit Droperidol und Fentanyl. Editio Cantor, S. 141
6. Fischer, J. E., Rosen, H. M., Ebeid, A. M., James, J. H., Keane, J. M., Soeters, P. B.: (1976) The effect of normalisation of plasma amino acids on hepatic encephalopathy in man. Surgery 80, 77–91
7. Gütner, T., Kreutzberg, G.: (1964) Enzymhistochemische Untersuchungen über die Beeinträchtigung der Cholinesteraseaktivität durch intraoperative Durchblutungsstörungen der Leber. 3. Lebertagung der Soz.-Med., Bad Mergentheim. Thieme, Stuttgart, S. 247
8. Holle, F., Doenicke, A.: (1961) Cholinesterase in der Chirurgie. Erg. Chir. 43, 77
9. Holm, E. (Hrsg.): (1975) Ammoniak und hepatische Enzephalopathie. Biochemie, Elektrophysiologie, Toxikologie. Fischer, Stuttgart
10. Holm, E.: (1976) Behandlungen mit Aminosäuren bei hepatischer Enzephalopathie. Fischer, Stuttgart
11. Munro, H. N.: (1970) Free amino acid pools and their role in regulation. In: Munro, H. N. (Ed.): Mammalian protein metabolism. Academic Press. London, Vol. 4
12. Pashchenko, O., Bzonyuk, M. O., Boiko, I. S.: (1970) Dynamics of free amino acid content in dog blood serum with narcosis. Ukr. Biokhim. Zh. 42, 752
13. Schellenberger, A., Doenicke, A., Gürtner, T.: (1966) Klinische und tierexperimentelle Untersuchungen zur Leberbelastung nach Neuroleptanalgesie. In: Fortschritte der NLA. Springer, Berlin, Heidelberg, New York, S. 816
14. Striebel, J. P., Lutz, H.: (1977) Parenterale Ernährung bei beeinträchtigter Leberfunktion. Prakt. Anästh. 12, 20–30
15. Vinnars, E., Fürst, P.: (1970) The nutritive effect in man of non-essential amino acids infused intravenously. III. Different ratios of essential – non-essential amino acids. Acta anaesth. scand 14: 259
16. Vogel, W., Wehmer, H., Katz, N.: (1978) N-Bilanz und Aminosäurenbestimmung bei Polytraumatisierten. In: J. Eckart, Heuckenkamp, P. N., Weinheimer, B. (Hrsg.) Grundlagen und neues Aspekte der Parenteralen und Sondenernährung. INA 13, Thieme, Stuttgart
17. Zimmermann-Telchow, H., Jekat, F.: (1965) Die Veränderungen der freien Aminosäuren im Nüchternserum und im Harn in Abhängigkeit von der Ernährung beim Menschen. III Ernährungsversuche mit Weizenbrot. Ntr. Dieta 7, 283

Mikrobiologische Befunde aus intraoperativ gewonnenem Gallensaft und ihre klinische Bedeutung

G. Schöntag, D. Grossner, M. Doehn und B. Hoffmann

Heute, rund 100 Jahre nach Einführung der Antisepsis und Asepsis in die chirurgische Therapie, stellen septische Komplikationen nach bauchchirurgischen Eingriffen noch immer ein großes Problem dar. In der vorliegenden Arbeit soll die Bedeutung der bakteriellen Besiedlung des Gallengangsystems auf den postoperativen Verlauf sowie die Wirksamkeit einer antibiotischen Abschirmung untersucht werden.

Material und Methodik

Zur Untersuchung gelangten 152 Patienten der Chirurgischen Universitätsklinik Hamburg-Eppendorf, die sich in der Zeit vom 01.07.77–31.03.78 einer Operation im Bereich des Gallen- oder Pankreassystems unterziehen mußten.

Es waren 82 Männer und 70 Frauen im Alter zwischen 20 und 76 Jahren, im Mittel bei 51,1 Jahren.

Die Patienten wurden nach der intraoperativen Diagnose in 5 Gruppen eingeteilt (Tabelle 1).

Tabelle 1. Intraoperative Diagnosen (152 Patienten)

1. Cholezystolithiasis	104
2. Choledocholithiasis	9
3. Re-Eingriffe: (2 x Choledocholithiasis 1 x Abszeß 1 x Choledochusnahtinsuffizienz)	4
4. Abflußbehinderung durch Tumorstriktur und anderes	12
5. Pankreastumor, Pankreaszyste, chronische Pankreatitis	23

Von allen Patienten wurde intraoperativ unter sterilen Kautelen eine aerobe und eine anaerobe Probe von Gallensaft bzw. Pankreassaft gewonnen und bakteriologisch untersucht. Bei positivem Befund wurde ein Antibiogramm erstellt. Von infizierten Wunden und Seromen wurden Abstriche gemacht, bei Fieber über 39°C oder Leukozytose über 10 000 eine Blutkultur entnommen. Diese postoperativen Befunde wurden mit den intraoperativen verglichen.

Ergebnisse

Die Anzahl positiver bakteriologischer Befunde zeigt Tabelle 2. Hervorzuheben ist der hohe Anteil mit 55,5 % bei Choledocholithiasis. Die Dauer des Krankenhausaufenthaltes ist bei positiven Keimbefunden länger als bei negativen.

Insgesamt wurden 41 positive Kulturen gefunden (27 %). 16 (39,0 %) postoperative Verläufe wurden durch Infektionen kompliziert. Bei 111 intraoperativ negativen Kulturen traten 8 (7,2 %) septische Verläufe auf. Der Krankenhausaufenthalt betrug bei septischen Komplikationen zwischen 8 und 45 Tagen, im Mittel 19,9 Tage, dagegen bei unkompliziertem Verlauf 5–32 Tage, im Mittel 11,1 Tage (Tabelle 3).

Tabelle 2. Intraoperative Diagnosen, Anzahl der positiven bakteriologischen Befunde und Dauer des Klinikaufenthaltes

oper. Diagnose	n	pos. Kultur n	pos. Kultur %	Klinikaufenthalt: pos. Kultur	Tage bei neg. Kultur
Cholezystolithiasis	104	22	21,2	9,6	10,4
Cholezysto-Choledocholith.	9	5	55,6	17,8	18,6
Re-Eingriffe am Choledochus	4	–	–	22,2	–
Abflußbehinderung durch Tumor	12	3	25,0	18,2	32,7
Pankreastumor u.a.	23	11	47,8	15,6	16,0
gesamt	152	41	27,0		

Tabelle 3. Anzahl postoperativer Komplikationen und Dauer des Klinikaufenthaltes

Kultur	n	Verlauf kompliziert	unkompliziert
gesamt	152	24 = 17,7 %	128 = 82,3 %
positiv	41	16 = 39,0 %	25 = 61,0 %
negativ	111	8 = 7,2 %	103 = 92,8 %
Klinikaufenthalt		19,9 Tage	11,1 Tage

Tabelle 4. Praeoperative Antibiotikagabe und Klinikaufenthaltsdauer

operative Diagnose	n gesamt	n AB +	n AB –	Kliniktage AB +	Kliniktage AB –
Cholezysto-Lithiasis	104	7	97	11,9	9,7
Cholezysto-Choledocholith.	9	4	5	21,0	16,0
Re-Eingriffe am Choledochus	4	1	3	12,0	25,7
Abflußbehinderung durch Tumor	12	7	5	24,0	18,8
Pankreastumor u.a.	23	3	20	19,0	15,3
Summe	152	22	130		

Tabelle 5. Anzahl positiver intraoperativer Kulturen mit und ohne praeoperativer Antibiotikagabe

praeoperative Antibiotikagabe	n	positive Kultur n	positive Kultur %
ja	22	8	36,4
nein	130	33	25,4
gesamt	152	41	27,0

22 Patienten wurden praeoperativ mit Antibiotika behandelt. Meist (64 %) wurden Tetracycline gegeben. Einheitliche Begründungen für die Einleitung der Antibiotikatherapie ließen sich nicht finden. Trotzdem hatten diese Patienten einen längeren Krankenhausaufenthalt als die unbehandelten (Tabelle 4).

Trotz praeoperativer Antibiotikagabe wurde bei 8 Patienten (36,4 %) intraoperativ eine Keimbesiedlung festgestellt gegenüber 33 Patienten (25,4 %) der unbehandelten Gruppe (Tabelle 5).

Tabelle 6. Komplikationsraten bei steriler und infizierter Gallenflüssigkeit

Komplikationen	AB praeoperativ n	AB praeoperativ %	keine AB praeoperativ n	keine AB praeoperativ %
sterile Galle	14	63,6	97	74,6
– Wundinfektion	1	7,2	4	4,1
– Bakteriämie	–	–	3	3,1
infizierte Galle	8	36,4	33	25,4
– Wundinfektion	3	37,5	10	30,3
– Bakteriämie	–	–	3	9,7
Komplikationen gesamt	4	18,2	20	15,4

Tabelle 7. Anzahl positiver Keimbefunde in den einzelnen Altersklassen

Jahre	positive Kulturen
bis 29	0/ 8– 0,0 %
30–39	4/ 30–13,3 %
40–49	3/ 33– 9,1 %
50–59	13/ 36–36,1 %
60–69	15/ 33–45,5 %
70–79	6/ 12–50,0 %
gesamt	41/152–27,0 %

Zahl der Patienten
Zahl der positiven Kulturen

Tabelle 8. Intraoperative Keimbefunde bei Mono- und Mischinfektionen

Keim	Anzahl	Monoinfektionen	Mischinfektionen
E. coli	24	16	8
Proteus	6	–	6
Klebsiella	5	–	5
Enterobakter	4	3	1
Serratia	2	1	1
Streptokokken	8	4	4
Staphylokokken	3	1	2
Enterokokken	1	–	1
Pseudomonas	2	1	1
Clostridium perfringens	2	–	2

Auch die postoperative Komplikationsrate lag bei der vorbehandelten Gruppe mit 18,2 % höher als bei der unbehandelten mit 15,4 % (Tabelle 6).

Positive Kulturen wurden vornehmlich bei Patienten höheren Alters gefunden, und zwar 9,9 % bei Patienten unter 50 Jahren gegenüber 40 % bei Patienten über 50 Jahren (Tabelle 7).

Die Keimarten der 41 positiven intraoperativen Kulturen zeigt Tabelle 8. Ganz überwiegend wurde E. coli gefunden. Bei 14 Patienten lagen Mischinfektionen vor. Ein typisches Muster einer Keimkombination ließ sich nicht feststellen.

Postoperativ kam es bei 24 Patienten zu septischen Komplikationen. Nur bei 4 stimmten der intraoperative bakteriologische Befund mit dem postoperativen an Wunde, Venenkatheterspitze oder Blutkultur überein. 8 Patienten wiesen intraoperativ sterile Kulturen auf (Tabelle 9). 25 Patienten mit infizierter Galle zeigten einen ungestörten postoperativen Verlauf.

Tabelle 9. Vergleich intra- und postoperativer bakteriologischer Befunde bei postop. kompliziertem Verlauf

Keime intraoperativ	Keime postoperativ	
Gallenblase	Wunddrain	Venenkatheterspitze
Serratia/Proteus	Proteus	
E. coli/Klebsiella/Clostr. perfr.	E. coli/Klebsiella/Clostr. perfr.	
E. coli	Klebsiella/E.coli/Enterokokkus	
Staphylok. aureus, Streptokokkus		Pseudomonas
Enterobakter	C.coli/Enterokokkus/Klebsiella	
Klebsiella/Proteus		Staphylokokkus albus
E.coli/Klebsiella	Enterokokkus/Streptokokkus	
E.coli	E.coli/Proteus/Serratia	
E.coli	Klebsiella	
	Serratia	
	Staphylokokkus aureus	
	Staphylokokkus albus	
	E.coli/Pseudomonas	
		Staphylokokkus albus
Proteus/E.coli/Clostridium perfr.	E.coli	
	Klebsiella	
E.coli		Streptokokkus/E.coli
		Staphylokokkus albus
		Pseudomonas
		Pseudomonas/Staphylokokkus albus
Enterobakter/E.coli	Proteus	
Pseudomonas/E.coli	Pseudomonas/E.coli/Enterobakter	
Serratia	Serratia	
E.coli	E.coli/Klebsiella	
Streptokokkus/Staphylokokkus albus	E.coli	

Tabelle 10. Antibiogramme der intraoperativen Keimbefunde

	Penic.	Ampic.	Cephal.	Cephaz.	Tetra.	Chloram.	Tobra.	Genta.	Colist.	Carben.	TMP/SMZ
E.coli/24	0	16	16	17	9	23	24	24	23	23	24
Serratia/2	0	1	1	1	1	2	2	2	1	2	1
Proteus/6	0	4	3	3	2	4	6	6	0	6	6
Klebsiella/5	0	2	4	4	3	3	5	5	5	2	4
Enterobakter/4	0	1	1	0	2	4	4	4	2	1	4
Streptokokkus/8	8	8	8	–	7	8	–	–	–	–	6
Staphylokokkus/3	2	2	3	–	3	3	–	–	–	–	2
Enterokokkus/1	0	1	–	–	1	1	–	–	–	–	1
Pseudomonas/2	0	0	0	0	0	0	2	2	2	–	0

Von allen positiven Kulturen wurden Antibiogramme erstellt (Tabelle 10). Gegen die Enterobakterien als die heute resistentesten Keime waren ausreichend nur die Aminoglykoside wirksam. Staphylokokken und Streptokokken erwiesen sich als die empfindlichsten Keime.

Diskussion

Eine der Hauptkomplikationen in der Gallenwegschirurgie ist die postoperative Infektion. Uneinigkeit herrscht darüber, ob die Keime der Gallenblase durch lokale Einschleppung infektiösen Gallensaftes die Wundinfektion verursachen [2–7, 9, 10, 12, 16, 27, 28], oder ob äußere Einflüsse die Ökologie so zu verändern in der Lage sind, daß die Ansiedlung von außen kommender Bakterien nicht abgewehrt werden kann [24].

Dennoch ist die Anzahl postoperativer Komplikationen bei infizierter Galle höher als bei steriler, wenn auch nicht jede infizierte Galle eine postoperative Wundheilungsstörung bedingt [8, 10, 11, 15, 17, 30, 40].

Wichtig ist die Beobachtung, daß bei Patienten über 50 Jahre die Keimbesiedlung der Gallenblase und damit die Gefahr postoperativer septischer Komplikationen sprunghaft zunimmt [9, 10, 18, 21, 23, 30].

Die praeoperative bakterielle Besiedlung der Gallenblase scheint besonders durch Abflußbehinderung des Gallensaftes begünstigt zu werden [10, 34]. Auch unsere Ergebnisse mit 55,5 % positiver Keimbefunde bei Choledochussteinen weisen darauf hin. Demnach sollte auch bei Patienten mit Ikterus mit einer Keimbesiedlung gerechnet werden.

Die postoperative Wundinfektion verlängert die Dauer des Krankenhausaufenthaltes erheblich, die Infektion der Gallenblase als solche ohne septische Komplikationen jedoch nicht [36, 37].

Die prophylaktische Antibiotikagabe erbrachte keine Verringerung der Klinikaufenthaltsdauer. Auch ist sie nach unseren Ergebnissen nicht geeignet, die Rate postoperativer Infektionen zu vermindern [9, 13, 17, 21, 24]. In der Gruppe der vorbehandelten Patienten traten septische Komplikationen häufiger auf als in der Gruppe der unbehandelten, und zwar bei 18,2 % gegenüber 15,4 % [24]. Ursache könnte die Tatsache sein, daß die Keime gegenüber den verabfolgten Antibiotika nur mäßig oder gar nicht sensibel waren.

Auch der Zeitpunkt der Antibiotikagabe ist wesentlich. Sie muß offenbar so frühzeitig erfolgen, daß zum Zeitpunkt der Kontamination bereits therapeutisch wirksame Antibiotikaspiegel im Gewebe vorhanden sind [1, 6, 14, 22]. Ferner ist nur ein Antibiotikum sinnvoll, das adäquate Serumspiegel aufweist. Antibiotika mit hoher Ausscheidung in die Gallenblase, wie etwa Refobacin, führen zu keiner Reduktion der Wundinfektionsraten [19, 29, 41].

Die Sensibilität der Keime ist die wichtigste Voraussetzung für den Erfolg einer antibiotischen Therapie. Es gibt heute jedoch kein Antibiotikum, das gegenüber allen gramnegativen Keimen als voll wirksam gelten kann [21–23, 26, 30, 32, 33, 35, 37, 39]. Scheint jedoch einmal ein unverzüglicher Therapiebeginn erforderlich, so sollte ein Aminoglycosid in Kombination mit einem Cephalosporin in ausreichend hoher Dosierung eingesetzt werden. Eine generelle Prophylaxe mit Aminoglycosiden kann wegen der Gefahr von Nieren- und Gehörschäden nicht empfohlen werden.

Eine relative Indikation zur praeoperativen Antibiotikagabe sehen wir in dem Zusammenkommen einer Reihe von Risikofaktoren, die auf das Vorhandensein einer infizierten Gallenblase hindeuten (Tabelle 11) [8, 15, 20, 30].

Tabelle 11. Hinweise auf eine praeoperativ infizierte Gallenblase

1. Alter über 50 Jahre
2. Gallengangsteine
3. Pankreastumoren
4. Hinweise auf intermittierende Gallengangsverschlüsse (Ikterus)
5. Schüttelfrost in der praeoperativen Anamnese

Literatur

1. Alexander, J. (1965) Prophylaxis of experimental wound infections. Surg. Gynec. Obstet. 120, 243
2. Alexander, J. W., Mc.Gloin, J. M., Altmeier, W. A. (1960) Penicillin prophylaxis in experim. wound infection. Surg. Forum 11, 299
3. Alexander, J. W., Altemeier, W. A. (1965) Penicillin prophylaxis of experim. staphylococcal wound infection. Surg. Gynec. Obstet. 120, 243
4. Bernhard, H. R. (1964) Prophylaxis of surgical infection: effect of prophylactic antimicrobial drugs on incidence of infection following potentially contaminated operations. Surg. 56: 151
5. Burke, J. F. (1975) Use of preventive antibiotics in clinical surgery. American Surgeon, Jan. 1975, p 6
6. Burke, J. F. (1961) The effective period of preventiv antibiotic action in experimental incision and dermal lesions. Surg. 50: 161
7. Burke, J. F., Miles, A. A. (1958) The sequence of vascular events in early infective inflammation. J. Path. Bact. 76: 1
8. Chetlin, S. H., Elliott, D. W. (1971) Biliary Bacteremia. Arch. Surg. 102, 303
9. Chetlin, S. H., Elliott, D. W. (1973) Preoperative antibiotics in biliary surgery. Arch. Surg. 107: 319
10. Delikaris, P. G., Michail, P. O., Klonis, G. D., Haritopoulos, N. C., Golematis, B. C., Dreiling, D. A. (1977) Biliary bacteriology based on intraoperativ bile cultures. Amer. Gastroent. 86: 51
11. Engstöm, J., Groth, C. G., Lundh, G., Lönnquist, B. ( ) Infectious complications after surgery for biliary calculus
12. Fullen, W. D., Hunt, J., Altemeier, W. A. Prophylactic antibiotics in penetrating wounds of the abdomen.
13. Gierhake, F. W. (1975) Antibiotika und ihre Indikationen in der Chirurgie. Chirurg 46: 10
14. Gierhake, F. W. (1970) Postoperative Wundheilungsstörungen. Springer Berlin, Heidelberg, New York
15. Gunn, A. A. (1973) Antibiotics in biliary surgery. Br. J. Surg. Vol: 63, 290
16. Haw, C. S., Gunn, A. A. (1973) The significance of infection in biliary disease. J. R. Coll. Surg. Edinburgh 18: 209
17. Holm, J., Edmunds, L. H., Baker, J. (1968) Life threatening complications after operations upon the biliary tree. Surg. Gynec. Obstet. 127: 241
18. Keighley, M. R. B., Baddeley, R. M., Burdon, D. W., Edwards, J. A. C., Quoraishi, A. H., Oates, G. D., Watts, G. T., Alexander-Williams, J. (1975) A controlled trial of parenteral prophylactic gentamycin therapy in biliary surgery. Br. J. Surg. 62: 275
19. Keighley, M. R. B., Drysdale, R. B., Quoraishi, A. H., Burdon, D. W., Alexander-Williams, J. (1976) Anibiotics in biliary disease: the relative importance of antibiotic concentrations in the bile and serum. Gut. 17: 495
20. Keighley, M. R. B., Flinn, R., Alexander-Williams, J. (1976) Multivariate analysis of clinical and operative findings associated with biliary sepsis. Br. J. Surg. 63: 528
21. Keighley, M. R. B., Graham, N. G. (1973) Infective cholecystitis. J. R. Coll. Surg. Edinburgh 18: 213
22. Maddocks, A. C., Hilson, G. R. F., Taylor, R. (1973) The bacteriology of the obstructed biliary tree. Ann. Roy. Coll. Surg. England 52: 316
23. Mason, R. (1968) Bacteriology and antibiotic selection in biliary tract surgery. Arch. Surg. 97: 533
24. Meares, E. M. (1975) Factors that influence surgical wound infections. Role of prophylactic antibiotic therapy. Urology, 6: 535
25. Moore, W. S. (1971) Effect of prophylactic antibiotics in preventing bacteremic infection of vascular prostheses. Surg. 69: 825
26. Pichler, H. (1976) Über Antibiotikaprophylaxe bei Intensivpatienten. Wien. klin. Wschr. 88: Suppl. 52
27. Polk, H. C. (1977) Better definition of indication for antibiotic prophylaxis in biliary tract operations. Surg. 81: 478
28. Polk, H. C., Lopez-Major, J. F. (1969) Postoperativ wound infection: a prospectiv study of determinant factors and prevention. Surg. 66: 97
29. Pulaski, E. J., Fusilio, M. H. (1955) Gall bladder bile concentrations of the major antibiotics following intravenous administration. Surg. Gynec. Obstet. 100: 571
30. Pyrtek, L., Bartus, S.(1967) An evaluation of antibiotics in biliary tract surgery. Surg. Gynec. Obstet. 125: 101
31. Ram, M. D., Gharavi, M. A. (1974) Biliary infections and the choice of antibiotics. Amer. J. 62: 134
32. Rocha, H. (1962) Postoperative wound infection: A controlled study of antibiotic prophylaxis. Arch. Surg. 85: 118
33. Schaal, K. P. (1976) Entwicklungstendenz der Antibiotikaresistenz fakultativ pathogener gramnegativer Problembakterien. Internationales Symposium: "Der septische Schock", 21/22 Mai
34. Schoenfeld, L. J. (1971) Biliary excretion of antibiotics. New. Engl. Med. 27: 1213
35. Scott, A. J., Khan, G. A. (1967) Origin of bacteria in bileduct bile. Lancet, 14: 790

36. Stone, H. H., Hooper, C. A., Kolb, L. D., Gehieber, C. F., Dawkins, E. J. (1976) Antibiotic prophylaxis in gastric, biliary and colonic surgery. Ann. Surg. 184: 443
37. Strachan, C. J. L., Black, J., Powis, S. J. A., Waterworth, T. A., Wise, R., Wilkinson, A. R., Burdon, D. W., Severin, M., Mitra, B., Norcott, H. (1977) Prophylactic use of cephazolin against wound sepsis after cholecystectomy. Brit. Med. 1: 1254
38. Twiss, J. R., Gillette, L., Berger, W. V., Aronson, A. R., Siegel, L. (1956) The role of antibiotics in infection of the biliary tract, studies in sensitivity and biliary tract excretion. Ann. Surg. 144: 1008
39. Wiedemann, B. (1976) Die Mikroökologie gramnegativer Bakterien und ihre Bedeutung für Hospitalinfektionen. Internationales Symposium "Der septische Schock", 21/22. Mai
40. Wysocki, S. (1968) Intraoperative bakteriologische Untersuchungen bei aseptischen und bedingt aseptischen Operationen. Chirurg 1: 39
41. Zasslow, J., Rosenthal, A. (1954) The excretion and concentration of terramycin in the abnormal human biliary tract. Ann. Surg. 139: 478

Antibiotikaspiegel im Pankreassaft der Ratte

H. Bause, D. Grossner und M. Doehn

Für die Ätiologie der Pankreatitis spielen Bakterien eine untergeordnete Rolle. Im Rahmen von Infektionskrankheiten kann es zu klinisch selten relevanten sogenannten Begleitpankreatitiden kommen. Gefürchtet ist die sekundäre bakterielle Infektion von Nekrosen und Sequestern nach einer akuten Pankreatitis. In ca. 3 % treten diese Abszesse auf. Als Infektionsweg wird die Keimaszension aus dem Darm oder bei Wegehindernissen an der Papille aus den Gallenwegen diskutiert. Lymphogene Ausbreitung der Keime und hämatogene Streuung kommen vor. Pankreaszysten und Pseudozysten können bei schlechten Abflußverhältnissen bakteriell superinfiziert werden. Dies gilt besonders für die diagnostische retrograde Darstellung der Pankreasgänge (ERCP). Auch bei der chronisch sklerosierenden Pankreatitis kann es aufgrund von Gangstenosen und Abflußbehinderungen zu Keimbefall kommen. Bei intraoperativen Abstrichen aus Pankreaszysten sahen wir an unserer Klinik in 27 % Kontaminationen. Der Einsatz von Antibiotika zur Therapie der akuten Pankreatitis ist strittig. Ob ein Antibiotikum in therapeutisch wirksamen Spiegeln im Gangsystem des Pankreas ausgeschieden wird, ist weitgehend unbekannt. Aus diesem Grunde haben wir an einem von uns entwickelten Modell die Ausscheidung zweier Antibiotika im Pankreassaft der Ratte überprüft.

Zum Versuch wurde Mezlocillin, ein Präparat aus der Ureidopenicillin-Reihe, und Sisomycin, ein Aminoglykosid, gewählt. Die Untersuchungen wurden in zwei Gruppen zu je 8 Wistar-Ratten mit einem mittleren Körpergewicht von 250 g durchgeführt. Zur kontinuierlichen Gewinnung des Pankreassaftes wurde in Äthernarkose der Ductus choledochus knapp unterhalb der Hepatikusgabel ligiert. Nach Punktion der Duodenalwand und Kanülierung der Papille wurde ein Katheter in das Pankreasgangsystem eingeführt, am Rücken des Tieres ausgeleitet und mit einem Auffanggefäß versorgt. 24 Std nach dem Eingriff wurde in Äthernarkose Sisomycin in einer Dosierung von 6 mg/kg KG bzw. Mezlocillin in einer Dosierung von 800 mg/kg KG intravenös injiziert. Nach Leerwertgewinnung wurde der Pankreassaft in stündlichen Portionen gesammelt. Die Bestimmung der Antibiotika-Konzentration erfolgte mikrobiologisch mit dem Lochplatten-Verfahren unter Verwendung des Testkeimes Bacillus subtilis ATCC 6633.

Abbildung 1 zeigt die gemittelten Konzentrationen von Sisomycin während der ersten Stunden nach der Injektion. Man erkennt einen steilen Anstieg innerhalb der ersten Stunde und allmählichen Abfall gegen Null in den folgenden Stunden. Die Konzentrationsmaxima nach einer Stunde lagen zwischen 3,2 und 4,6 mcg/ml, im Mittel bei 3,9 mcg/ml. Diese Konzentrationen liegen im Bereich der minimalen Hemmkonzentrationen sensibler und

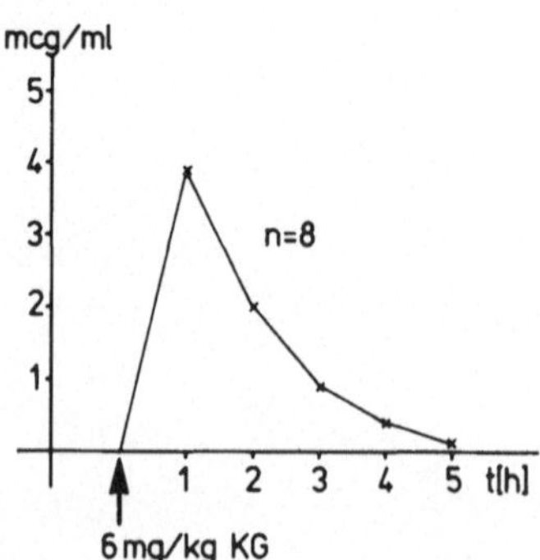

Abb. 1. Sisomycin [Extramycin] im Pankreassekret bei Ratten

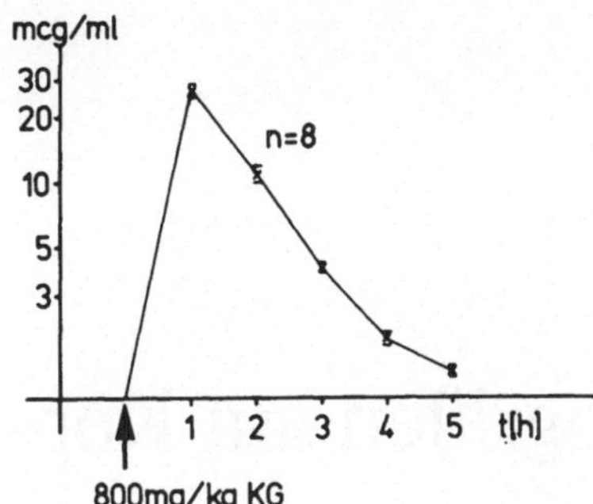

Abb. 2. Mezlocillin im Pankreassekret bei Ratten

mäßig sensibler Keime. Nach zwei Std wird noch der größte Teil der Keime, nach drei Std werden nur noch sensible Keime erfaßt. Eine Wirkung ist nach der vierten und fünften Stunde nicht mehr zu erwarten. Nach fünf Std liegen die Sisomycinspiegel bei der Hälfte der Tiere unter der untersten Nachweisgrenze von 0,04 mcg/ml.

Ähnliches gilt für die Mezlocillin-Ausscheidung (Abb. 2). Nach der ersten Stunde waren Konzentrationsmaxima zwischen 23,0 und 30,0 mcg/ml (im Mittel 26,4 mcg/ml) erreicht. Auch hier werden sensible und mäßig sensible Keime erfaßt. Nach der dritten Stunde werden nur noch hochsensible Keime geschädigt. Eine Wirkung ist nach der dritten Stunde unwahrscheinlich.

Die Ausscheidungskurven im Pankreassaft für Sisomycin und Mezlocillin entsprechen dem Kurvenverlauf, der im Serum bei Versuchstieren und Menschen im Schrifttum angegeben wird.

Entschließt man sich bei einer Pankreaserkrankung überhaupt zur Antibiotikagabe, so ist eine positive Auswirkung nur zu erwarten, wenn das Antibiotikum ausreichend hoch und in kürzeren Intervallen appliziert wird. Hier bietet sich die Dauerinfusion an.

Thema G
Narkosen bei Eingriffen am Kopf

Vorsitz: K. Hutschenreuter, Homburg/Saar
und I. Podlesch, Düsseldorf

Anaesthesie bei Eingriffen im Kopfbereich

I. Podlesch

Am Kopf des Menschen betätigen sich chirurgisch mindestens sechs medizinische Disziplinen: Hals-, Nasen-, Ohrenheilkunde, Plastische Chirurgie, Kiefer- und Gesichtschirurgie, Neurochirurgie, Ophthalmologie, zahnärztliche Chirurgie.

Für den in diesen Disziplinen tätigen Anaesthesisten ergeben sich allgemeine und spezielle Gesichtspunkte, von denen im folgenden Text einige ausführlicher behandelt werden.

1. Allgemeine Aspekte

1.1. Verlegung der oberen Luftwege

Tumoren, entzündliche Prozesse, Fremdkörper, Blutkoagel und/oder Erbrochenes können über eine Verlegung der oberen Luftwege rasch zur tödlichen Asphyxie führen. Wenn eine endotracheale Intubation oder Notbronchoskopie in diesen Fällen nicht möglich sind, stellt heute die transtracheale Ventilation die Methode der Wahl dar. Sie kann wesentlich rascher und komplikationsloser als eine sogenannte Nottracheotomie oder Koniotomie ausgeführt werden. Dabei wird eine möglichst dicklumige Kanüle transkutan in die Trachea eingeführt und mit einer Sauerstoffquelle verbunden, die zwischen 2 und 3 atü Druck freisetzt. Die Methode funktioniert nur, wenn der Atemweg nicht völlig verlegt ist. Der Atemzyklus entsteht durch rhythmische manuelle oder maschinelle Kompressionen des O_2-zuführenden Schlauches. Ist die Ausatmung nicht ausreichend, so kann das Einführen von 1 oder 2 weiteren Kanülen in die Trachea hilfreich sein. Auf Grund eigener Erfahrungen ist es möglich, mit Hilfe der transtrachealen Ventilation eine ausreichende Oxygenierung bis zu einer Stunde aufrecht zu erhalten.

1.2 Erhöhte Blutungsneigung

1.2.1 Lokale Anwendung von Vasokonstringentien

Kopf- und Halsbereich sind sehr gut vaskularisiert. In zahlreichen Fachgebieten werden deshalb routinemäßig Vaskonstringentien zur lokalen Blutstillung injiziert. Die am häufigsten benutzten Vasokonstringentien sind: Adrenalin, Noradrenalin, Felypressin und POR 8. Da halogenierte Kohlenwasserstoffe u.a. Halothan den Herzmuskel gegenüber Katecholaminen „sensibilisieren", ist die Halothannarkose häufig als Kontraindikation für die Anwendung von Adrenalin oder Noradrenalin postuliert worden. Auf Grund unserer eigenen und der Erfahrungen anderer Autoren [29] kann diese Kontraindikation nicht in dieser Form aufrecht erhalten werden. Die Kompatibilität von Adrenalin und Halothan ist im wesentlichen eine Frage der Dosierung. In flacher Halothannarkose ohne Hypoxie und Hypercarbie können bedenkenlos beim Erwachsenen 20-30 ml einer Adrenalinlösung 1 : 100000 subkutan oder submukös pro Std appliziert werden.

Auftretende Tachykardien können leicht mit β-Rezeptorenblockern wie Propranolol (Dociton) oder Pindolol (Visken) unterdrückt werden. Enfluran (Ethran) scheint die Wirkung von Katecholaminen am Myokard weniger stark zu erhöhen als Halothan und Cyclopropan [18]. Der blutungsstillende Effekt von Adrenalin in einer Verdünnung von 1 : 200 000 ist stärker als der von POR 8 [30]. POR 8 entfaltet darüber hinaus allgemeine Kreislaufwirkungen, die charakterisiert sind durch Absinken des Herzzeitvolumens, Anstieg des peripheren Gefäßwiderstandes und Abnahme der Koronardurchblutung [28, 30]. Pirotta [31] fand dagegen die blutstillende Wirkung von POR 8 und Adrenalin 1 : 50 000 am Skalp gleich effizient.

1.2.2 Kontrollierte Hypotension

Die Einführung des Nitroprussid-Natriums (NPN) in die praktische Anaesthesie hat zu einer Renaissance der kontrollierten Hypotension geführt. Bei chirurgischen Eingriffen am Kopf dient die kontrollierte Hypotension der Reduktion des intraoperativen Blutverlustes und der Schaffung eines übersichtlichen Operationsgebietes. Da eine Blutdrucksenkung mittels Halothan nur über eine toxische Beeinträchtigung der Myokardkontraktilität zustande kommt, sind zur Durchführung einer Hypotension heute im wesentlichen nur noch 2 Medikamente diskutabel:

Trimethaphan und Nitroprussid-Natrium (NPN).

Trimethaphan zählt zu den Ganglienblockern, die daneben eine schwache Wirkung auf die glatte Gefäßmuskulatur entfalten.

NPN wirkt dagegen ausschließlich auf die glatte Gefäßmuskulatur ein. Fußend auf einigen tierexperimentellen Befunden wird heute allgemein dem NPN der Vorzug gegeben. Das muß in Anbetracht der potentiellen Toxizität des NPN, der bereits einige Patienten erlegen sind [1, 9, 10, 24], verwundern.

Pro NPN-Molekül, das mit Hämoglobin reagiert, werden 4 Cyanid-Moleküle freigesetzt und ein Molekül Methämoglobin gebildet. Die Cyanid-Moleküle diffundieren aus den Erythrozyten und werden vorwiegend in der Leber mit Hilfe des Enzyms Rhodanase zu Thiocyanat umgebildet. Bei Überdosierung oder unter ungünstigen Stoffwechselkonstellationen kann es zu einer Cyanidvergiftung kommen.

In der Literatur finden sich inzwischen mehrere Todesfälle infolge Cyanidvergiftung [9, 10, 14, 24].

Vergleichende Untersuchungen am Hund haben diskrete Hinweise dafür ergeben, daß Trimethaphan im Vergleich zu NPN einen leicht negativ inotropen Effekt hat und neurologische Ausfälle nach Blutdrucksenkung mit Trimethaphan häufiger zu sein scheinen als nach Hypotension unter NPN [13, 15]. Unterschiedliche Wirkungen der beiden Substanzen wurden von Turner et al. [20] bezüglich der Wirkung auf den intrakraniellen Druck festgestellt. Unter NPN kommt es zu einem signifikanten Anstieg des Schädelinnendruckes unter Normokapnie, der erst bei weiterem Absinken des Blutdruckes unter NPN rückläufige Tendenz zeigt. Die Schädelinnendrucksteigerung nach Trimethaphan trat dagegen nur bei Patienten mit präexistenten Drucksteigerungen auf und war statistisch nicht zu sichern. Turner et al. [20] führen diese Wirkung des NPN auf eine initiale Zunahme der cerebralen Durchblutung zurück, die jedoch von anderen Autoren nicht gemessen werden konnte [11, 12, 19].

Crockart et al. [8] sowie Carter u. Atkinson [6] fanden dagegen im Tierexperiment sogar eine Abnahme der Hirndurchblutung.

Vom eigenen klinisch-praktischen Standpunkt erschien uns Trimethaphan leichter zu handhaben (geringere Tachyphylaxiequote, keine Lichtempfindlichkeit, fehlende Intoxikationsgefahr) als NPN.

Aber das mag schon ein Streit um des Kaisers Bart sein, weil mit Nitroglycerin eine weitere Substanz zur kontrollierten Hypotension zur Verfügung steht, die nach Untersuchungen von Fahmy [23] günstigere Eigenschaften haben soll. Während er bei Hypotension gleichen Ausmaßes unter NPN in 38% der Fälle Senkungen der ST-Strecke und Abflachungen oder Inversionen im EEG beobachtete, zeigten Patienten unter Nitroglycerin keinerlei EKG-Veränderungen. Auch der Blutverlust war bei vergleichbaren Operationen geringer unter Nitroglycerin.

1.3 Analgosedierung

Eine große Zahl von chirurgischen Interventionen im Kopf- und Halsbereich kann unter Lokalanaesthesie vorgenommen werden. Zur Ausschaltung von Angst und zur Aufhebung schmerzhafter Sensationen, die durch Setzen der Lokalanaesthesie und Lagerung auf dem Operationstisch zustande kommen, wurde von Brockmüller [3, 4] das Verfahren der sogenannten Analgosedierung angegeben. Die ursprüngliche Methode bestand aus der Prämediaktion mit Thalamonal (bei Erwachsenen 2 ml Thalamonal und 0,5 mg Atropin) 30-45 min vor Operationsbeginn intramuskulär. Vor Beginn der Operation wurden dann 20 mg Benzoctamin (Tacitin),

2,5-5 mg Diazepam (Valium) und 60 mg Pentazocin (Fortral) intravenös injiziert. In Übereinstimmung mit den Erfahrungen von Vontin et al. [22] haben wir später auf das Benzoctamin ohne Nachteil verzichtet. Die Sedierung und eine mäßige Analgesie halten für 2-3 Std an nach Gabe dieser Drogenkombination. Für diese Zeit besteht meist auch eine retrograde Amnesie. Die wichtigste Nebenwirkung dieser Methode besteht in einer Atemdepression, die besonders bei Patienten des 50. Lebensjahres zu einem drastischen Absinken des arteriellen Sauerstoffdruckes mit oder ohne Atemstillstand führen kann. Bei älteren Patienten sollte die Diazepam-Dosis deshalb 5 mg und die Pentazocin-Dosis 30 mg nicht überschreiten. Kommt es dennoch zur Atemdepression, so kann die Atmung durch Anrufen des Patienten angeregt werden. Von den getesteten Substanzen Doxapram (Dopram) Naloxon (Narcan) und Amiphenazol (Daptazile) hat sich nach unserer Erfahrung das Doxapram am besten zur Aufhebung der Atemdepression bewährt, weil es die Analgesie unbeeinflußt läßt. Es war uns nicht möglich, die Naloxon-Dosis so zu titrieren, daß die Atemdepression bei erhaltener Analgesie aufgehoben wurde.

Abbildung 1 enthält den arteriellen Sauerstoffdruck und die arterielle Sauerstoffsättigung aufgetragen bei 50-70 Jahre alten Patienten nach Analgosedierung mit und ohne Doxapramzusatz (1 mg/kg Körpergewicht). Ohne Doxapramzusatz kommt es 5 min nach Gabe der Drogenkombination zu einem statistisch signifikanten ($p < 0{,}001$) Abfall des arteriellen Sauerstoffdruckes, der allerdings wahrscheinlich infolge Senkung des Sauerstoffbedarfs von den Patienten komplikationslos toleriert wurde.

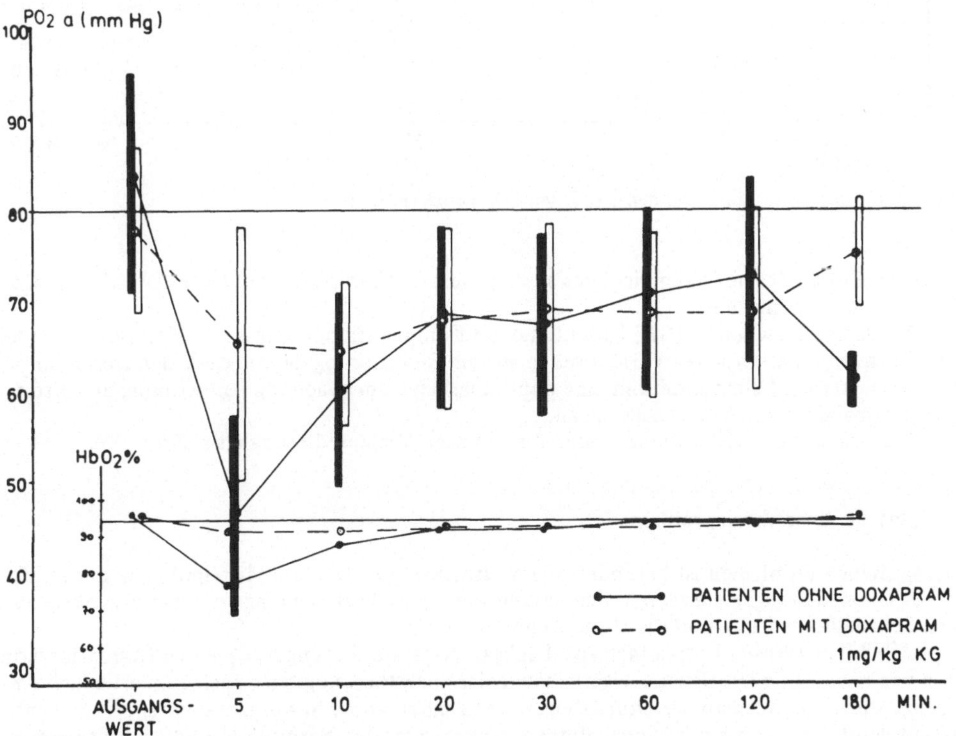

Abb. 1. Arterieller Sauerstoffdruck (pO_2) und Sauerstoffsättigung ($Hb\ O_2$) in einer Analgosedierung mit oder ohne Zugabe von Doxapram

Nach Doxapramzusatz sinkt der arterielle Sauerstoffdruck weniger ab und die Sauerstoffsättigung bleibt nahezu unverändert.

Abbildung 2 zeigt die Werte des arteriellen Kohlensäuredruckes bei der gleichen Patientengruppe. Ohne Doxapram erhöht sich der $pCO_{2\,a}$ auf Werte nahe 50 mm Hg. Das sind Werte,

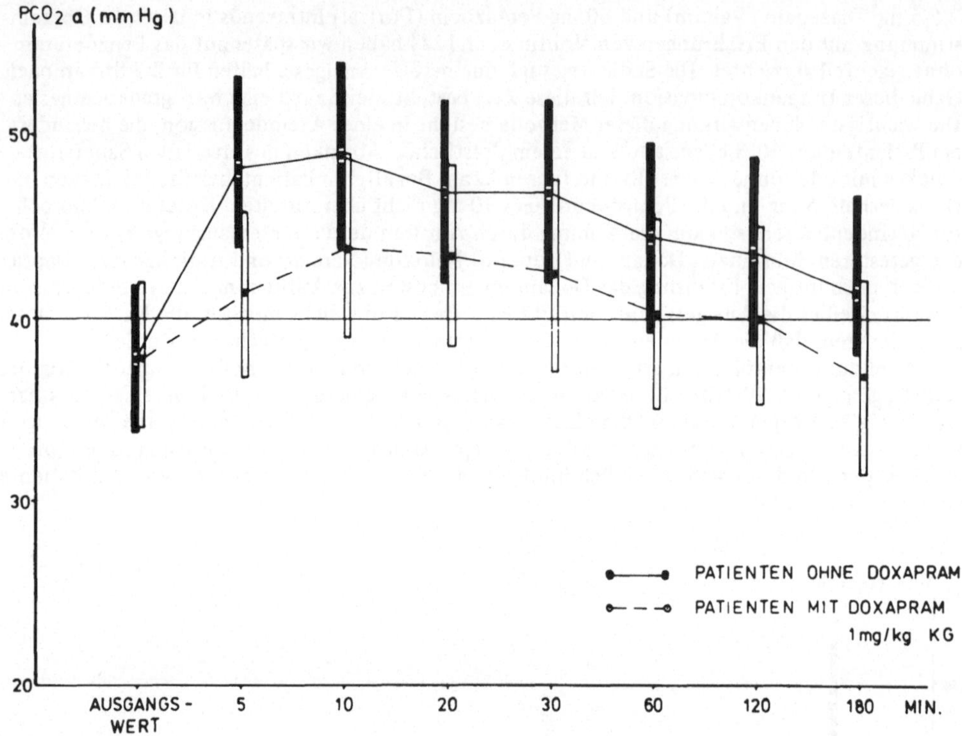

Abb. 2. Entsprechend Abb. 1 für den arteriellen CO_2-Druck (pCO_2)

wie sie während des normalen Schlafes auch gemessen werden können. Unter Doxapram fällt dieser Anstieg geringer aus.

Wir haben inzwischen 1927 Patienten ohne Komplikationen mit dieser Methode behandelt. Für den komplikationslosen Verlauf sehen wir die Reduzierung der angegebenen Dosen im fortgeschrittenen Lebensalter und eine kontinuierliche Überwachung von Atmung und Kreislauf als unabdingbare Voraussetzung an.

Blutdruck und Pulsfrequenz erwiesen sich unter Analgosedierung als stabil.

2. Spezielle Anaesthesieprobleme

An speziellen Problemen ist besonders die Neurochirurgie reich. Im Mittelpunkt wissenschaftlicher Untersuchungen standen in den letzten Jahren die Wirkung einzelner Narkosemittel auf den Schädelinnendruck und die Hirndurchblutung.

Alle Inhalationsnarkotika inclusive Lachgas, Ketamin, Laryngoskopie und Intubation können den intracraniellen Druck steigern, sodaß das anaesthesiologische Spektrum erheblich eingeengt wird. Das Ausmaß der Drucksteigerung hängt ab von den Ausgangswerten. Hyperventilation wirkt dem Anstieg des Schädelinnendruckes entgegen. Barbiturate und auch Etomidate senken den intracraniellen Druck. Über Droperidol und Fentanyl liegen unterschiedliche Ergebnisse vor. Thalamonal und Fentanyl in üblicher Dosierung zur Sedierung rufen signifikante Steigerungen des Liquordruckes hervor [16]. Während Hypokapnie ruft Fentanyl nur unbedeutende Druckänderungen hervor. Andere Autoren fanden ein Absinken des Liquordruckes unter Neuroleptanalgesie [27].

Prophylaktisch sinnvoll erscheint bei allen Patienten mit Verdacht auf intracranielle Drucksteigerung die Anwendung einer Hyperventilation zu sein.

Außer der Beeinflussung des Hirnstoffwechsels, der cerebralen Durchblutung und des Schädelinnendruckes durch Narkosemittel ist noch das Verhalten der Blut-Hirnschranke unter Narkose von Bedeutung. Erste Untersuchungen haben ergeben, daß Halothan die Blut-Hirnschranke permeabler macht als Thiopental [25].

Interessant für die Behandlung Schädel-Hirn-Verletzter dürfte die Klärung der Frage sein, ob sich die Verlängerung der Wiederbelebungszeit des Gehirns durch hohe Barbituratdosen [32] über den Rahmen der Reanimation hinaus neurochirurgisch evtl. unter Anwendung extracorporaler Zirkulation nutzen läßt.

Literatur

1. Aitken, D., West, D., Smith, F., Poznanski, W., Cowan, J., Hurtig, J., Peterson, E., Benoit, B.: Cyanide toxicity following nitroprusside induced hypotension. Canad. Anaesth. Soc. J. 24, 651-660 (1977)
2. Bradshaw, E.G.: Dysrhythmias associated with oral surgery. Anaesthesia 31, 13-17 (1976)
3. Brockmüller, K.D., Niederdellmann, H.: Die Analgosedierung in der zahnärztlichen Chirurgie. Dtsch. zahnärztl. Z. 27, 164 (1972)
4. Brockmüller, K.D., Schwenzer, N.: Ein neuer Weg zur Schmerzausschaltung bei extraoralen Abszeßeröffnungen. Dtsch. zahnärztl. Z. 28, 1004 (1973)
5. Burney, R.G., Winn, R.: Increased cerebrospinal fluid pressure during laryngoscopy and intubation for induction of anesthesia. Anesth. Analg. 54, 687-690 (1975)
6. Carter, L.P., Atkinson, J.R.: Cortical blood flow in controlled hypotension as measured by thermal diffusion. J. Neurol. Neurosurg. Psychiatr. 36, 906 (1973)
7. Cole, P.: The safe use of sodiumnitroprusside. Anaesthesia 33, 473-477 (1978)
8. Crockard, H.A., Brown, F.D., Mullen, J.F.: Effects of trimetaphan and sodium nitroprusside on cerebral blood flow in rhesus monkeys. Acta Neurochir. 35, 85- (1976)
9. Csongrady, A., Plugge, H., Pfänder, Ch., Brüning, K.: Kontrollierte Hypotension in der Kiefer-, Mund- und Gesichtschirurgie mit Natrium nitroprussid (Nipruss ®). Anaesth. Informationen 18, 300 (1977)
10. Davies, D.W., Kadar, D., Steward, D.J.: A sudden death associated with the use of sodium nitroprusside for induction of hypotension during anaesthesia. Canad. Anaesth. Soc. J. 22, 547-551 (1975)
11. Fitch, W., Ferguson, G.G., Sengupta, D., Garibi, J., Harper, A.M.: Autoregulation of cerebral blood flow during controlled hypotension in baboons. J. Neurol. Neurosurg. Psychiatr. 39, 1014 (1976)
12. Griffiths, D.P.G., Cummins, B.H., Greenbaum, R., Griffith, H.B., Staddon, G.E., Wilkins, D.G., Zorab, J.S.M.: Cerebral blood flow and metabolism during hypotension induced with sodium nitroprusside. Brit. J. Anaesth. 46, 671 (1974)
13. Hess, W., Tarnow, J., Patschke, D., Passian, J., Brückner, J.B.: Haemodynamik und Sauerstoffversorgung des Herzens bei kontrollierter Hypotension mit Natriumnitroprussid und Trimethaphan. Anaesthesist 25, 27-36 (1976)
14. Marcus, Ch., Kalff, G.: Der heutige Stand der kontrollierten Blutdrucksenkung. Anaesthesist 26, 212-219 (1977)
15. Michenfelder, J.D., Theye, R.A.: Canine systemic and cerebral effects of hypotension induced by hemorrhage, trimetaphan, halothane or nitroprusside. Anesthesiology 46, 188-195 (1977)
16. Miller, R., Tausk, H.C., Stark, D.C.C.: Effect of Innovar, Fentanyl and droperidol on the cerebrospinal fluid pressure in neurosurgical patients. Canad. Anaesth. Soc. J. 22, 502-508 (1975)
17. Podlesch, I., Klieser, H.P., Rabanus, T.: Maßnahmen zur Sedierung unkooperativer und ängstlicher Patienten in der zahnärztlichen Praxis. Dtsch. zahnärztl. Z. 29, 912-914 (1974)
18. Schuh, F.T.: Enfluran (Ethrane) – Pharmakologie und klinische Aspekte eines neuen Inhalationsnarkotikums. Anaesthesist 23, 273 (1974)
19. Stoyka, W.W., Schutz, H.: The cerebral response to sodium nitroprusside and trimetaphan controlled hypotension. Canad. Anaesth. Soc. J. 22, 275 (1975)
20. Turner, J.M. Powell, D., Gibson, R.M., McDowall, D.G.: Intracranial pressure changes in neurosurgical patients during hypotension induced with sodium nitroprusside or trimetaphan. Brit. J. Anaesth. 49, 419-425 (1977)
21. Vesey, C.J., Cole, P.V., Simpson, P.J.: Cyanide and thiocyanate concentration following sodium nitroprusside infusion in man. Brit. J. Anaesth. 48, 651-660 (1976)
22. Vontin, H., Mevissen, M., Niemczyk, H.: Indikationen und Grenzen der Analgosedierung. Anästh. Informat. 17, 632-637 (1976)
23. Fahmy, N.R.: Nitroglycerin as a hypotensive drug during general anesthesia. Anesthesiology 49, 17-20 (1978)
24. Tinker, J.H., Michenfelder, J.D.: Sodium nitroprusside: Pharmacology, toxicology and therapeutics. Anesthesiology 45, 340-354 (1976)

25. Forster, A., Horn, K.v., Marshall, L.F., Shapiro, H.M.: Anesthetic effects on blood-brain barriere function during acute arterial hypertension. Anesthesiology 49, 26-30 (1978)
26. Moss, E., Powell, D., Gibson, R.M., Mc Dowall, D.G.: Effects of fentanyl on intracranial pressure and cerebral perfusion pressure during hypocapura. Brit. J. Anaesth. 50, 779-783 (1978)
27. Fitch, W., Barker, J., Jennett, W.B.: The influence of neuroleptanalgesie drugs on cerebrospianl fluid pressure. Brit. J. Anaesth. 41, 800-806 (1969)
28. Ericson, B.F.: The effect of vasopressin on the coronary circulation in normovolemic and hypovolemic dogs. Acta chir. Scand. 138, 235-238 (1972)
29. Katz, R.L., Epstein, R.A.: The interaction of anesthetic agents and adrenergic drugs to produce cardiac arrhythmias. Anesthesiology 29, 763-784 (1968)
30. Nishioka, K., Yosa, T., Shima, T.: Evaluation of POR 8 (Ornithine[8]-vasopressin) as a local vasoconstrictor during halothane anesthesia. Anesth. Analg. 50, 769-774 (1971)
31. Pirotta, T.: POR 8 versus adrenaline as a vasoconstrictor in scalp surgery. Aust. N. Z. J. Surg. 42, 82-84 (1977)
32. Smith, A.L.: Barbiturate protection in cerebral hypoxia. Anesthesiology 47, 285-293 (1977)

Möglichkeiten und Grenzen der kontrollierten Hypotension mit Nitroprussid

B. Landauer

Für kaum ein anästhesiologisches Zusatzverfahren ist der von Swan 1973 geprägte Satz, „daß es einer lady with a past but some promise for the future" gleiche, so zutreffend wie für die kontrollierte Blutdrucksenkung.

Hierbei ist die etwas zwielichtige Vergangenheit wohl in erster Linie dem Umstand zuzuschreiben, daß das Ziel eines bluttrockenen Operationsfeldes vielfach auf physio-pharmakologisch schlecht gangbaren und daher für den Patienten gefährlichen Wegen angesteuert wurde.

So empfahlen Gardner u. Mitarb. noch 1946 zu diesem Zwecke die Entblutung mittels Arteriotomie und anschließender Retransfusion der entzogenen Blutmenge. Sie lieferte durch oligaemische Hypotonie und kompensatorische Vasokonstriktion die Wünsche des Chirurgen weitestgehend zufriedenstellende Resultate und wurde daher, wie auch ein Editorial der Zeitschrift Anesthesia Analgesia aus dem Jahre 1947 zeigt, geradezu enthusiastisch mit Vorschußlorbeeren bedacht. Dennoch blieb diesem Verfahren ein dauerhafter Erfolg verwehrt, stellte es doch nichts anderes als einen willentlich herbeigeführten Schockzustand mit all seinen heute bekannten und gefürchteten Konsequenzen für den Patienten dar.

Der von Griffith u. Gillies 1948 propagierten mehr oder minder vollständigen Sympathicusblockade mit Hilfe spinaler Techniken haftete dieser Nachteil nicht an. Trotzdem konnte sich auch diese Methode vor allem in Anbetracht ihrer Umständlichkeit sowie der schlechten Regulierbarkeit der auf diesem Wege erzielten Hypotension nicht durchsetzen.

Eine normale Halothannarkose, verbunden mit Hyperventilation und entsprechender Lagerung des Patienten, zeigt bei guter Steuerbarkeit und vertretbarer Organbelastung gleichfalls hypotensive Eigenschaften, die jedoch unseren Erfahrungen nach nicht immer sicher reproduzierbar sind.

Demgegenüber ist die tiefe Halothannarkose (Tabelle 1) in einer etwa 4-6fachen minimalen alveolären Konzentration (MAC) entsprechenden Dosierung von 3-4 Vol% stets in der Lage, den Blutdruck rasch und wirkungsvoll auf nahezu jedes gewünschte Niveau zu senken, so daß diese Methode auch in Hinblick auf ihre einfache Handhabung und ubiquitäre Verfügbarkeit auch heute noch des öfteren empfohlen wird.

Der Verabfolgung höherer Konzentrationen dieses Anästhetikums haftet jedoch trotz guter blutdrucksenkender Effizienz, leichter Steuerbarkeit sowie einfacher Technik grundsätzlich der Nachteil an, daß das Ziel der Hypotension auf dem physio-pharmakologisch nur schlecht gangbaren Weg einer myokardialen Depression angesteuert wird. So stellten in Übereinstimmung mit den klinischen Befunden Goldberg u. Mitarb. am Herzmuskelpräparat der Ratte fest, daß die Zugabe von Halothan zu einer raschen, direkt dosisabhängigen und bei Absetzen voll reversiblen Minderung des myokardialen Inotropieparameters dp/dt max. führt, die bei 2,3 Vol% ein Ausmaß von 57% erreicht.(Abb. 1).

Die kontrollierte Ganglienblockade, heute vorzugsweise mit Trimethaphan (Arfonad) durchgeführt, zeigt diesen Nachteil kaum und wird daher häufig zur Blutdrucksenkung empfohlen. Die gute blutdrucksenkende Wirkung von Arfonad ist im wesentlichen das Ergebnis einer substanzspezifischen Lähmung der, für die autonom-reaktive Integrität des Organismus weitgehend mitverantwortlichen, vegetativ-ganglionären Schaltzentren.

Aus diesem pharmakologischen Wirkprofil resultieren verständlicherweise auch einige unerwünschte Nebeneffekte, die vor allem im Rahmen einer Allgemeinnarkose besonders Gewicht erlangen: Die funktionell einer β_1-Rezeptorenblockade entsprechende Verminderung der sympathisch-kardialen Innervation führt – ähnlich wie die Halothan-Narkose – zu einer Reduktion der Herzleistung.

Darüber hinaus sind die Hemmung der adrenergen Efferenzen im Bereich der β_2-Rezeptoren mit Erhöhung der Bronchialwiderstände, die kritische Senkung des sympathoadrenal gesteuerten Blutzuckerspiegels mit Hypoglykämiegefahr sowie eine die eigentliche Hypotension noch um Stunden überdauernde Blockade des Ganglion ciliare mit einer die Beurteilung der

Tabelle 1. Synoptische Darstellung von Wirkprinzip, Dosierung und Nebeneffekten verschiedener zur kontrollierten Hypotension empfohlener Verfahren

	Halothan	Trimethaphan	Nitroprussidnatrium
Handelsname/ Präparation	Fluothane Halothan Hoechst	Arfonad 1 Ampulle = 250 mg	Nipruss 1 Ampulle = 60 mg
Applikationsform	Zusatz zum Beatmungsgas	0,1%ige Infusion	0,012-0,024%ige Infusion
Dosierung	3-4 Vol.-%	ca. 3 mg/min initial und 0,5-1,5 mg/min als Erhaltungsdosis	3-10 Gamma/kg/min
Kritische Grenzdosis	3-4 Vol.-%	1 g Gesamtdosis	15 Gamma/kg/min bzw. 1 mg/kg Gesamtdosis
Steuerbarkeit	sehr gut	gut	sehr gut
Wirkungsweise	Myocarddepression	Ganglienblockade (Vasodilatation)	direkte Vasodilatation
Hypotension	+ +	+ +	+ + +
Myokarddepression	+ + +	+	∅
Bronchokonstriktion	∅	+	∅
Histaminfreisetzung	∅	+	∅
Tachyphylaxie	(+)	+	(+)
Mydriasis	∅	+ +	∅
Narkotische Wirkung	+ + +	∅	∅
Eignung zur kontrollierten Hypotension	bedingt	gut	sehr gut

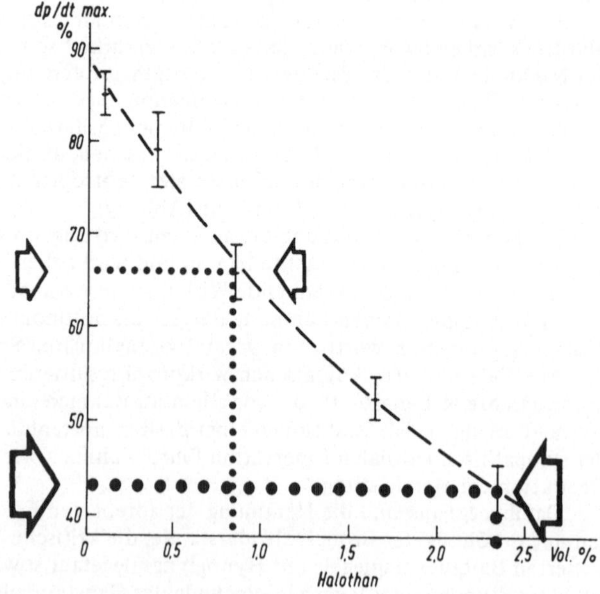

Abb. 1. Abnahme der Kontraktilität eines isolierten Herzmuskelpräparates bei Exposition gegenüber steigenden Halothankonzentrationen (nach Goldberg u. Ullrick 1967)

postoperativen zerebralen Situation deutlich erschwerenden Mydriasis bei der Verwendung von Arfonad mit ins Kalkül zu ziehen.

Demgegenüber treten die Hemmung der Intestinalmotorik und der Erregungsübertragung an der Muskelendplatte mit der Gefahr eines Ileus sowie der Potenzierung depolarisationshemmender Relaxantien an praktischer Bedeutung sicher in den Hintergrund. Letztlich verbieten die histaminliberierenden Eigenschaften von Arfonad seine Verwendung bei entsprechend gefährdeten Kranken.

Im Lichte dieser Konkurrenzverfahren basiert die klinische Brauchbarkeit von Natriumnitroprussid, einer bereits seit 1849 von Playfair strukturell wohl definierten Substanz (Abb. 2), auf drei den anästhesiologischen Bedürfnissen besonders entgegenkommenden Merkmalen: Seiner sicheren und jederzeit reproduzierbaren Blutdrucksenkung; seiner exzellenten Steuerbarkeit sowie „last noch least" seiner – wie Johnson bereits 1929 klar feststellte – selektiven, quasi rezeptorspezifischen Beeinflussung der glatten Gefäßmuskulatur, die nach den Untersuchungen von Kreye durch einen kalziumantagonistischen Effekt zustande kommen soll.

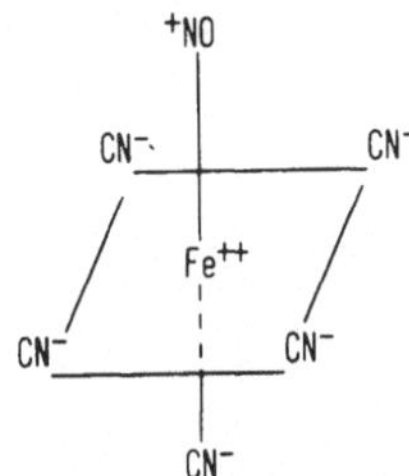

Abb. 2. Strukturformel von Natriumnitroprussid

Die in der Literatur zur kontrollierten Hypotension in klassischem Sinne angegebenen Infusionsgeschwindigkeiten der jeweils frisch zubereiteten Nitroprussidlösung liegen zwischen 3 und 13 Gamma/kg/min, von 2 von Taylor und Vesey mitgeteilten Fällen, bei denen 39,5 bzw. 44,9 Gamma/kg/min infundiert wurde, abgesehen.

Eine Altersabhängigkeit konnte dabei von Vesey statistisch nur knapp gesichert werden und war in unserem eigenen Krankengut nicht zu beobachten. Demgegenüber fanden Lawson u. Mitarb. bei einem 30 Kranke umfassenden Hypotensionskollektiv eine hochsignifikante Beziehung zwischen dem Nitroprussidbedarf auf der einen und dem Alters-Gewichts-Quotienten auf der anderen Seite.

Für Kinder halten Bennett u. Abbott eine einheitliche Dosierung von 10 Gamma/kg/min für vorteilhaft.

Nicht unerwähnt sollen in diesem Zusammenhang die Beobachtungen von Laxenaire u. Mitarb. bleiben, die eine Reduktion der Nitroprussiddosis von 11,4 auf 4 Gamma/kg/min fanden, wenn die Patienten anstatt spontan zu atmen kontrolliert ventiliert wurden (Tabelle 2).

Die vorteilhaften Kreislaufwirkungen von Nitroprussid sind auch nach eigenen Untersuchungen in erster Linie durch die dosisabhängige Verminderung des peripheren Widerstandes charakterisiert als dessen praktisches Resultat eine entsprechende Blutdrucksenkung zustande kommt. Dabei führt die Umverteilung des Intravasalvolumens im Sinne eines peripheren Poolings in den Kapazitätsgefäßen trotz initial ausgeglichener Volumenbilanz zu einem Absinken der kardialen Füllungsdrucke, was auch in einer entsprechenden Abnahme des zentralvenösen Druckes deutlich zum Ausdruck kommt.

Ein signifikanter Anstieg der Herzfrequenz kompensiert die durch die Abnahme der myokardialen Vorspannung ("preload") bedingte Verminderung des Schlagvolumens und verhilft so zu einem nahezu gleichbleibenden Herzindex. Vorteilhafterweise zeigt die Kontraktilität des Myokards, bestimmt durch den klassischen Parameter dp/dt_{max} unter Nitroprussid keinerlei Einbußen. Darüberhinaus steigt die Koronardurchblutung trotz Hypotension und Abnahme der Herzarbeit deutlich an (Abb. 3).

Tabelle 2. Dosierungsübersicht von Natriumnitroprussid. Die mit * gekennzeichneten Werte wurden aus den jeweiligen Literaturangaben unter Annahme eines durchschnittlichen Körpergewichts von 70 kg errechnet

Nitroprussiddosierung zur kontrollierten Hypotension	Autor
10,0 Gamma/kg/min (30)	Bennett 1977 (Dosierung f. Kinder)
3,5-12,0 Gamma/kg/min*	Adams 1975
0,5- 3,2 Gamma/kg/min (25)	Huse 1977
2,4- 9,5 Gamma/kg/min* (9)	Korten 1974
3,0-13,0 Gamma/kg/min (10)	Landauer 1976
0,5- 9,1 Gamma/kg/min (13)	Lawson 1976 (Alters/Gew. Relation)
1,9- 6,1 Gamma/kg/min (10)	Laxenaire 1977 (Kontrollierte Vent.)
6,4-16,4 Gamma/kg/min (15)	Laxenaire 1977 (Spontanatmung)
0,2-11,4 Gamma/kg/min* (37)	Niedermeier 1977
0,7- 8,0 Gamma/kg/min* (83)	Taylor 1970
0,8-39,5 Gamma/kg/min*	Taylor 1970
5,1-44,9 Gamma/kg/min (26)	Vesey 1976 (Altersabhängigkeit)

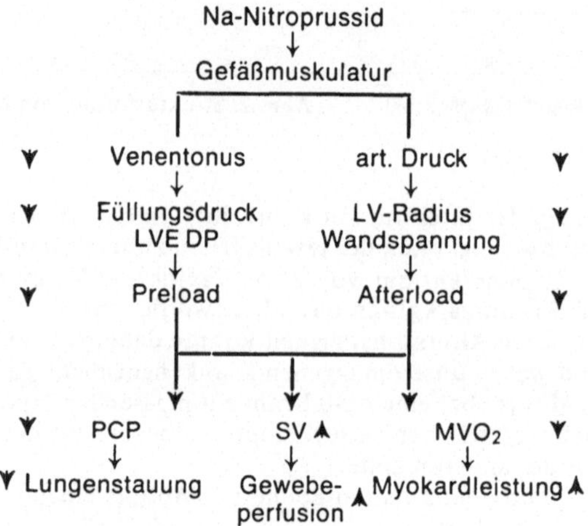

Abb. 3. Synoptische Darstellung der vorteilhaften Herz- und Gefäßwirkung von Natriumnitroprussid (aus Gattiker 1978)

Der Abbau des 5 „abschreckende" Cyanidmoleküle enthaltenden, vasoaktiven Nitroprussidkomplexes erfolgt in zwei Schritten: Zunächst kommt es relativ rasch zur Freisetzung der 5 Cyanidmoleküle, von denen eines mit dem Starter der Reaktion Cyanmethämoglobin bildet und die verbleibenden vier unter Vermittlung des Enzyms Rhodanase und in Anwesenheit von Sulfhydryldonatoren in das weit weniger toxische Thiocyanat überführt werden, das seinerseits langsam – seine Halbwertszeit beträgt etwa eine Woche – über die Niere eliminiert wird.

Bei normaler Stoffwechsellage werden nach den Angaben von Höbel stündlich etwa 1 mg Cyanid/kg Körpergewicht entgiftet, wenn keine Stoßaufnahme erfolgt. Einen quantitativen Abbau vorausgesetzt, fallen bei einer Dosis von 1 mg Nitroprussid etwa 0,45 mg Cyanid an. Substanzspezifische Komplikationen, von Johnson 1929 noch als direkte Hypotensionsfolge gedeutet – müssen heute als Konsequenz einer ungenügenden Entgiftung dieses Hauptmetaboliten des Nitroprussidkomplexes gesehen werden, wobei die toxische Wirkung des Cyanids auf dreifache Weise zustande kommt. Wesentlichster Pathomechanismus ist die Blockade der für die Zellatmung essentiellen Fermentsysteme der Cytochromoxydase, daneben kommt der Cyanmethämoglobinbildung sowie der Hemmung der erythrozytären Carboanhydrase eine nachgeordnete Bedeutung zu.

Ein den Patienten gefährdendes Ausmaß dieser Störungen ist jedoch, und das sei ausdrücklich betont, nur bei Überschreiten der empfohlenen Maximaldosen, die allerdings im Laufe der Zeit einige Korrekturen erfahren haben, zu befürchten: So berichtet Davies vom tödlichen Ausgang einer nitroprussidinduzierten Blutdrucksenkung bei einem 40 kg schweren Jungen, dem im Verlauf einer 80-minütigen Mandibulaosteotomie 400 mg entsprechend 10 mg/kg Wirkstoff infundiert wurden. Jack u. Merrifield machten unabhängig voneinander ebenfalls die betrübliche Erfahrung, daß eine jeweils mit 750 mg Nitroprussid erzwungene Blutdrucksenkung 50 min nach Hypotensionsende mit einem therapierefraktären, irreversiblen Kreislaufversagen bezahlt werden mußte.

Mac Rae berichtet bei über 1000 mit Nitroprussid komplikationslos durchgeführten Hypotensionen über eine 42 Jahre alte und 60 kg schwere Patientin, die zu einer Mittelohrrevision über 90 min hinweg 250 mg Nitroprussid erhielt und eine schwerste metabolische Azidose entwickelte, deren Korrektur 600 mval Natriumbikarbonat erforderte. Schließlich konnte Perschau eine nach 300-minütiger Hypotension zu einer Skoliosekorrektur auftretende Kreislaufinsuffizienz erfolgreich durch die Zufuhr von Natriumthiosulfat beherrschen.

In allen Fällen – und das muß betont werden – handelte es sich um klinisch gesunde Patienten, deren operatives Risiko, vielleicht mit Ausnahme der Skoliosekorrektur, als gering zu veranschlagen war. Drei der Kranken waren unter 21 Jahre alt. Stets verleitete eine ausgeprägte Resistenz bzw. Tachyphylaxie zu derart hohen Nitroprussiddosierungen (Tabelle 3).

Um derartige Komplikationen sicher zu vermeiden, werden in der Literatur zahlreiche Empfehlungen hinsichtlich noch vertretbarer Nitroprussiddosen ausgesprochen (Tabelle 4): So hält etwa im Jahre 1974 McDowall noch eine Infusionsgeschwindigkeit von umgerechnet 26,6 Gamma Wirksubstanz pro Kilogramm und Minute für zulässig, während nach neueren Untersuchungen die kritische Grenze bereits mit 10 bis 15 Gamma/kg/min angenommen wird.

Bezüglich der Gesamtmenge ist ebenfalls ein stark rückläufiger Trend zu registrieren: Halten Davies u. Merrifield 1974 noch Gesamtmengen bis 3,5 mg/kg für tolerabel, so raten bereits 3 Jahre später Aitken sowie Michenfelder, sich in Anbetracht der Sicherheit des Patienten mit einem Sechstel höchstens jedoch einem Drittel, das heißt mit 0,5 bis maximal 1,0 mg/kg zu bescheiden.

Halten wir also demnach fest, daß zur Prophylaxe der substanzspezifischen Toxität von Natriumnitroprussid heute eine maximale Infusionsgeschwindigkeit von 10 bis 15 Gamma/kg und Minute und eine Gesamtmenge von 0,5 bis 1 mg NPN bei kurzfristigen Hypotensionen keinesfalls überschritten werden sollten (Tabelle 5).

Wesentlich erscheint uns auch, daß bei den geringsten Anzeichen einer Resistenz bzw. Tachyphylaxie die Nitroprussidgabe unverzüglich abgebrochen und das gewünschte Ziel auf einem anderen Weg angesteuert wird.

Posner u. Mitarb. deuten bereits die Tachyphylaxie als systemische Hypoxiereaktion, die auf eine zunehmende Blockierung für die Zellatmung essentieller Fermentsysteme durch freigesetztes Cyanid bzw. auf die Überforderung der aktuellen Entgiftungskapazität zurückgeführt werden muß. Bestätigt wird diese Annahme durch die Beobachtungen von Johnson, der unter Nitroprussid das Bestehenbleiben hypoxischer Kreislaufreaktionen nachwies. Jüngst fanden Grayling u. Mitarb., daß freies Cyanid die vasodilatierenden Effekte von Nitroprussid aufhebt.

Als Zeichen einer cyanidinduzierten Sauerstoffutilisationsstörung muß auch das Auftreten einer metabolischen Azidose unter Natriumnitroprussid gewertet werden, so daß einer derartigen Entwicklung ebenfalls eine zur Vorsicht mahnende Signalwirkung zukommt. Sie erreicht bei korrekter Dosierung und normaler Verträglichkeit nur selten klinische Relevanz. Demgegenüber wiesen alle bisher mitgeteilten Todesfälle zum Teil ganz erhebliche pH-Erniedrigungen auf, die im Einzelfall Werte bis 6,8 erreichten.

Ebenfalls im Sinne einer verminderten zellulären Sauerstoffverwertung ist der nahezu konstant beobachtete Anstieg des gemischt-venösen Sauerstoffgehaltes mit Abnahme der arteriovenösen Sauerstoffdifferenz bei fatalen Verläufen zu interpretieren. Diese typischen Veränderungen sind bei regelmäßiger Kontrolle der Blutgase leicht erfaßbar, so daß gerade dieser

Tabelle 3. Kasuistik über die bisher in der Literatur mitgeteilten Nitroprussidkomplikationen

Autor und Jahr	Patient	Eingriff	Hypotensionsverlauf	NPN-Verbrauch	Postoperativer Verlauf
Davies 1975	14 Jahre 40 kg gesund	Mandibula- osteotomie	80-minütige Hypotension, *Tachyphylaxie* *Met. Azidose*	400 mg/40 kg/80 min = 125 Gamma/kg/min = 10 mg/kg Gesamtmenge	therapierefraktäre *Kreislaufinsuffizienz*
Jack 1974	Mittleres Alter 70 kg (?)	?	*Resistenz* gegen *NPN*	750 mg/70 kg/? min = 10,7 mg/kg Gesamtmenge	Ca. 50 min nach Hypotensions- ende therapierefraktäre *Kreislaufinsuffizienz.* *Metab. Azidose*
Mac Rae 1974	42 Jahre 60 kg gesund	Mittelohr- revision	90-minütige Hypotension, *Tachyphylaxie,* Extrasystolie, Hyperventilation	250 mg/60 kg/90 min = 46,3 Gamma/kg/min = 4,1 mg/kg Gesamtmenge	*Metabolische Azidose,* zu deren Korrektur 600 mval Natriumbikarbonat erforderlich waren
Merrifield 1974	20 Jahre 70 kg (?)	Mandibula- osteotomie	300-minütige Hypotension, *Tachyphylaxie*	750 mg/70 kg/300 min = 35,7 Gamma/kg/min = 10,7 mg/kg Gesamtmenge	Ca. 45 Minuten nach Hypotensions- ende therapierefraktäre *Kreislauf- insuffizienz. Met. Azidose,* Hyperkaliämie, Hypothermie
Perschau 1977	14 Jahre 44 kg gesund	Skoliose- korrektur n. Harrington	300-minütige Hypotension, *Tachyphylaxie*	130 mg/44 kg/300 min = 9,8 Gamma/kg/min = 2,9 mg/kg Gesamtmenge	Persistierende *Kreislaufinsuffizienz,* Lungenödem, Arrhythmie. Nach 2 Std erfolgloser Therapie Gabe von 150 mg/kg *Natriumthiosulfat* mit dramatischer Restitutio ad integrum

Tabelle 4. Empfohlene Höchstdosen von Nitroprussid, man beachte die zunehmende Zurückhaltung hinsichtlich der tolerablen Gesamtmenge

a) Infusionsgeschwindigkeit	
26,6 Gamma/kg/min*	McDowall (1974)
24,0 Gamma/kg/min*	Adams (1975)
15,0 Gamma/kg/min	Amaranath (1976)
10,0 Gamma/kg/min	Posner (1976)
10,0 Gamma/kg/min	Bennett (1977)
10,0 Gamma/kg/min	duCailar (1977)
10,0 Gamma/kg/min	Katz (1977)
b) Gesamtmenge	
3,0 mg/kg Gesamtmenge	Merrifield (1974)
3,5 mg/kg Gesamtmenge	Davies (1975)
1,5 mg/kg Gesamtmenge	Vesey (1976)
1,5 mg/kg Gesamtmenge	Michenfelder (1977)
1,0 mg/kg Gesamtmenge	Michenfelder (1977)
0,5 mg/kg Gesamtmenge	Aitken (1977)

Tabelle 5. Prophylaxe und Therapie der Nitroprussidintoleranz

1. *Strikte Beachtung der Maximaldosen*
- 10-15 Gamma/kg/min bzw.
- 0,5-1,0 mg/kg NPN-Gesamtmenge
- In jedem Fall jedoch muß das Auftreten einer Resistenz oder Tachyphylaxie das sofortige Absetzen von NPN zur Folge haben!

2. *Laborchemische Warnsignale*
- Entwicklung einer Metabolischen Azidose;
- Anstieg der gemischt-venösen Sauerstoffspannung;
- Abnahme der Arterio-venösen Sauerstoffdifferenz;

Demgegenüber sind die
- Bestimmung des aktuellen Cyanidspiegels technisch zu aufwendig und daher praktisch nur selten realisierbar und
- Kontrollen des Thiocyanatgehaltes ohne Relevanz für die Akuttoxizität von NPN.

3. *Spezielle Pharmakotherapie*
- Natriumthiosulfat (S-Hydryl), 150 mg/kg KG bzw. 4 mg/1 mg NPN, zur Beschleunigung der Cyanidklärung durch Bildung von Thiocyanat;
- Hydroxycobalamin (Aquo-Cytobion), 300 mg/kg KG bzw. 22,5 mg/mg NPN, zur Komplexierung des Cyanids als Cyanocobalamin.
- Natriumnitrit, 5 mg/kg KG, zur Methämoglobinbildung, das eine verstärkte Affinität zu Cyanid besitzt. Problematisch wegen der Reduktion der Sauerstoffbindungskapazität;
- Calzium als direkter Antagonist der NPN-Wirkung an der glatten Muskulatur der Gefäße

Untersuchung ein wesentlicher Stellenwert zur frühzeitigen Aufdeckung einer gefährlichen Nitroprussidunverträglichkeit zukommt.

Demgegenüber tritt die Bestimmung der Cyanidspiegel in Plasma, roten Blutkörperchen und Ausatemluft bezüglich ihrer Praktikabilität weit in den diagnostischen Hintergrund. Bei tagelanger Gabe sollte aber die Thiocyanatkonzentration im Serum überwacht werden.

Im Rahmen der speziellen Pharmakotherapie einer Nitroprussidunverträglichkeit kommt der für den Patienten unschädlichen Gabe von Natriumthiosulfat eine hervorragende Bedeutung zu, da sie die Cyanidklärung durch Bildung von weniger toxischem Thiocyanit beschleunigt. So konnten unter anderem Michenfelder u. Tinker beim Hund den eindrucksvollen

Nachweis erbringen, daß anderweitig kritische Nitroprussiddosen von 0,75 bzw. 1 mg/kg/Std unter dem Flankenschutz einer Thiosulfatzufuhr von 6 mg/kg/Std nur geringe, unter der kritischen Grenze von 5 Gamma/ml bleibende Serumcyanidspiegel zur Folge hatten (Abb. 4). Diese Schutzwirkung kommt auch deutlich in der Normalisierung der Sauerstoffpartialdrucke ($P_{\bar{v}}O_2$), zum Ausdruck (Abb. 5).

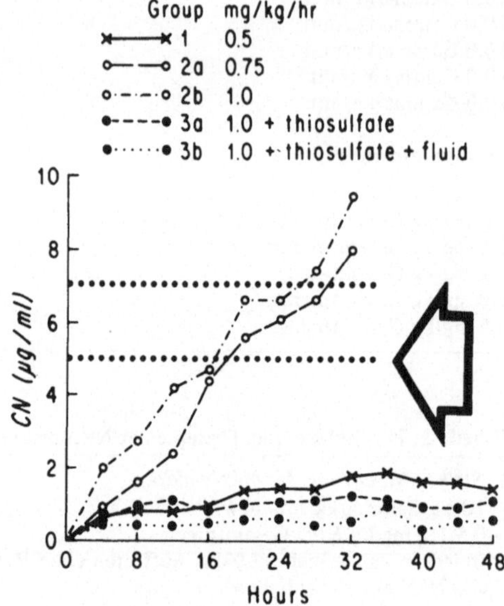

Abb. 4. Verlauf der Serumcyanidspiegel unter verschiedenen Nitroprussiddosierungen, mit und ohne Thiosulfatschutz. Werte von über 5 Gamma/ml sind dabei als toxisch, solche über 7 Gamma Cyanid pro ml Serum als tödlich anzusehen (nach Michenfelder und Tinker 1977)

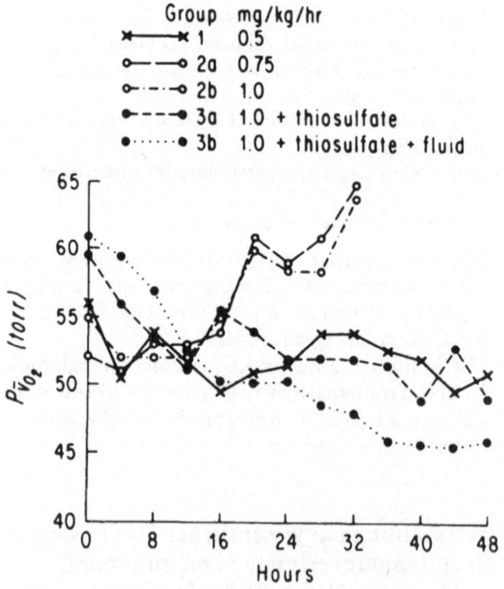

Abb. 5. Das Verhalten der gemischtvenösen Sauerstoffspannung als Maß für die periphere Sauerstoffutilisation bei variierenden Nitroprussiddosen und Thiosulfatschutz (aus Michenfelder und Tinker 1977)

Die klinische Validität eines derartigen Vorgehens konnten erst jüngst Perschau u. Mitarb. eindrucksvoll demonstrieren. Wie bereits geschildert, reagierte ein 14-jähriger Knabe nach einer mit 2,9 mg/kg induzierten Hypotension im Rahmen einer Skoliosekorrektur nach Harrington mit einer massiven therapieresistenten Kreislaufinsuffizienz, die von den Autoren erst durch Gabe von 150 mg/kg Thiosulfat entscheidend gebessert werden konnte.

Bezüglich der prophylaktisch-therapeutischen Gabe von Hydroxycobalamin zur Komplexierung freien Cyanids liegen ebenfalls vielversprechende Untersuchungen, vor allem der Arbeitsgruppe um Posner, vor. Sie konnte zeigen, daß die Gabe von Vitamin B-12 ebenfalls im Stande ist, die für die Akuttoxizität entscheidenden Cyanidspiegel signifikant zu senken.

Wichtig ist, daß eine Thiosulfatgabe nicht die zusätzliche Applikation von Hydroxycobalamin ausschließt, so daß im Gefahrenfall beide Verfahren kombiniert (zur Senkung des Cyanidspiegels) eingesetzt werden sollten.

Problematisch erscheint uns demgegenüber der Versuch die Cyanidspiegel durch Methämoglobinbildung, das eine erhöhte Cyanidaffinität besitzt, senken zu wollen, da ein derartiges Vorgehen zu kritischen Reduktion der Sauerstoffbindungskapazität führt.

Schließlich kann entsprechend dem von Kreye aufgeklärten calciumantagonistischen Wirkungsmechanismus von Nitroprussid die flankierende Gabe von Calzium zur Aufhebung der Hypotension sinnvoll sein.

Welche Rolle in diesem Zusammenhang dem jeweils verwendeten Narkoseverfahren zukommt – Behnia u. Mitarb. fanden bei mit Halothan anästhesierten Hunden nach Nitroprussidgabe signifikant niedrigere Cyanidspiegel – bedarf sicher noch eingehenderer Untersuchungen.

Selbstverständlich darf auch eine notwendige Korrektur des Elektrolyt- sowie des Blutgas-Status keinesfalls unterlassen werden, zumal gerade bei letzterem häufig extreme Abweichungen zu erwarten sind.

Außerdem muß einer kritischen Auskühlung des Patienten im Zuge der vermehrten Wärmeabstrahlung durch die periphere Vasodilation Rechnung getragen werden.

Da die klinische Halbwertszeit von Nitroprussid je nach verabfolgter Dosis zwischen 2,5 und 27,6 min liegt und der für die akute Toxizität entscheidende Plasmacyanidspiegel bereits eine Stunde nach Applikationsende auf durchschnittlich die Hälfte der direkt postinfusionell bestimmten Werte absinkt, sind – einen unauffälligen Hypotensionsverlauf vorausgesetzt – substanzspezifische Komplikationen nach diesem Zeitraum kaum mehr zu erwarten. Dennoch ist eine weitere aufmerksame Überwachung derartiger Patienten unumgänglich, da sich, entsprechend einer Studie von Enderby, über die Hälfte aller letalen Hypotensionskomplikationen in der postoperativen Phase ereigneten.

Das Indikationsspektrum zur kontrollierten Blutdrucksenkung mit Nitroprussid zeigt eine überraschend breite Fächerung die von der in diesem Rahmen nicht berücksichtigten Druckentlastung des Herzens beim Myokardinfarkt über die Hypotension zur Erzielung eines „bluttrockenen" Operationsgebietes bei neurochirurgischen, plastischen, orthopädischen, urologischen, thoraxchirurgischen und Mittelohreingriffen bis hin zur Verbesserung der Kontrastmitteldarstellung bei Renovasographien und Coupierung hypertoner Blutdruckspitzen reicht.

Bewährt hat sich dieses Vorgehen neuerdings auch bei der Chirurgie des Phäochromzytoms, dessen intraoperativ akut auftretenden Blutdruckspitzen den Patienten vielfach einer besonderen Belastung aussetzen und vom Anästhesisten ein erhebliches Maß an Geschick erfordern. Lawson u. Mitarb. setzten die kontrollierte Hypotension mit Nitroprussid vor allem zur Einsparung von Transfusionsblut bei den in der großen Chirurgie wegen ihrer ablehnenden Haltung gegenüber Fremdblut bekannten „Zeugen Jehovas" mit Erfolg ein. Dieses Vorgehen konnten den durchschnittlichen Blutverlust von 1475 auf ohne entsprechenden Ersatz von Sauerstoffträgern tolerable 475 ml verringern. Einsparungen ähnlicher Größenordnung erzielten bei einem vergleichbaren Krankengut auch Hack sowie Thompson u. Mitarb., wobei, eine korrekte Hypotensionsführung sowie sichere Blutstillung vorausgesetzt, der postoperative Blutverlust nicht größer als in der normotensiven Kontrollgruppe war (Abb. 6). Darüber hinaus schlägt eine signifikante Verkürzung der Operations- und damit auch der vor allem bei Patienten in schlechtem Zustand entscheidenden Narkosezeiten vorteilhaft zu Buche.

Eine umfassende Würdigung der Möglichkeiten der kontrollierten Blutdrucksenkung ist jedoch ohne einen kurzen Blick auf ihre Risiken sowie die ihrer Alternativen, also Normotension und Bluttransfusion, nicht möglich.

So beläuft sich nach einer Literaturübersicht von Opderbecke das Mortalitätsrisiko der normotensiven Anästhesie auf 0,01 bis 0,04%. Bei der kontrollierten Blutdrucksenkung liegt diese Gefahr, wobei neuere Daten unter Einbeziehung moderner Verfahren nicht vorliegen, mit 0,1 bis 0,85% eine ganze Zehnerpotenz höher. Daß dieses erhöhte Risiko – eine entsprechende Indikationsstellung selbstverständlich vorausgesetzt – vertretbar ist, zeigen die

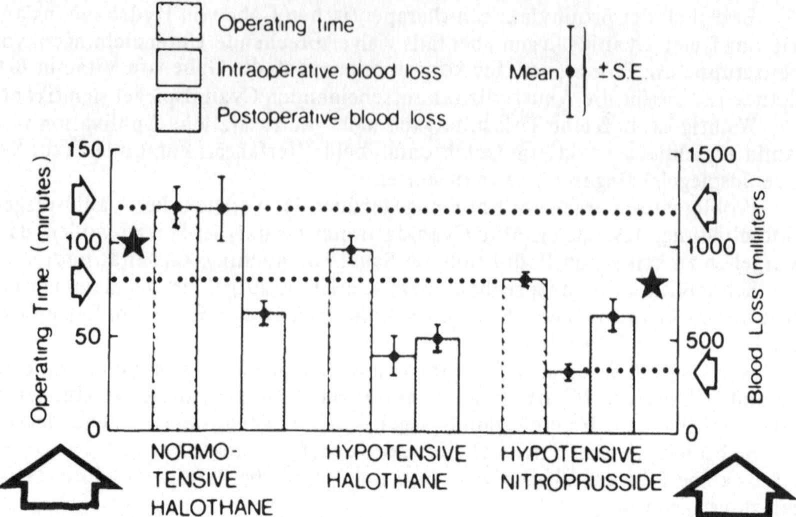

Abb. 6. Vergleichende Übersicht über Operationszeit, intra- und postoperativen Blutverlust bei orthopädischen Patienten, die in Normotension sowie in kontrollierter Hypotension mit Halothan bzw. Natriumnitroprussid operiert wurden. Man beachte, daß sich beim hypotensiven Kollektiv der postoperative Verlust nicht von der Kontrollgruppe unterscheidet (nach Thompson et al. 1978)

Morbiditäts- und Mortalitätsstatistiken einer Bluttransfusion. Demnach erkranken trotz verbesserter Spenderauswahl und bio- sowie laborchemischem Screening immer noch 2,8 bis 11% der Empfänger einer Konserve an Hepatitis, deren Verlauf für 0,1% der transfundierten Patienten tödlich endet, so daß das Risiko der Hypotension bereits durch die Einsparung von 500 ml Blut zumindest statistisch aufgewogen wird.

Nach wie vor besitzt also die bereits klassische Feststellung von Bromage, wonach „induced hypotension a powerful but dangerous tool, to be used sparingly to avoid other and greater dangers" ist, ihre volle Gültigkeit.

Literatur

1. Adams, A.P.: Techniques of vascular control for deliberate hypotension during anaesthesia. Brit. J. Anaesth. 47, 777 (1975)
2. Aitken, D., West, D., Smith, F., Poznanski, W., Cowan, J., Hurtig, J., Peterson, E., Benoit, B.: Cyanide toxicity following nitroprusside induced hypotension. Canad. Anaesth. Soc. J. 24, 651 (1977)
3. Amaranath, L., Kellermeyer, W.F.: Tachyphylaxis to sodium nitroprusside. Anaesthesiology 44, 345 (1976)
4. Alter, H.J., Holland, P.V., Morrow, A.G., Purcell, R.H., Feinstone, St.M., Moritsugu, Y.: Clinical and serological analysis of transfusionassociated hepatitis. Lancet II, 838 (1975)
5. Behnia, R., Raymon, F., Cheng, S., Sharmahd, St.: Metabolism of sodium nitroprusside in dogs awake and anesthetized with halothane. Anesthesiology 48, 260 (1978)
6. Bennett, N.R., Abbott, T.R.: The use of sodium nitroprusside in children. Anaesthesia 32, 456 (1977)
7. Davies, D.W., Griess, L., Kadar, D., Steward, D.J.: Sodium nitroprusside in children: Observations on metabolism during normal and abnormal responses. Canad. Anaesth. Soc. J. 22, 553 (1975)
8. Davies, D.W., Kadar, D., Steward, D.J., Munro, I.R.: A sudden death associated with the use of sodium nitroprusside for induction of hypotension during anaesthesia. Canad. Anaesth. Soc. J. 22, 547 (1975)
9. Dittrich, H.: Bleeding to control bleeding. Anaesth. Analg. 26, 88 (1947)
10. DuCailar, J., Mathieu-Daudé, J.C., Deschodt, J.: Etude du taux plasmatique et erythrocytaire de l'ion cyanure au cours de la perfusion de nitroprussiate de sodium. Ann. Anesth. Franc. 18, 169 (1977)
11. Enderby, G.E.H.: A Report on mortality and morbidity following 9.107 hypotensive anaesthetics. Brit. J. Anaesth. 33, 109 (1961)

12. Gardner, J.W.: The control of bleeding during operation by induced hypotension. J.A.M.A. 132, 572 (1946)
13. Gattiker, R.: Die Anwendung von Nitroprussid-Natrium in der Herz- und Gefäßchirurgie. Anaesth. Inform. 19, 24(1978)
14. Goldberg, A.H., Ullrick, W.C.: Effects of Halothane on isometric contractions of isolated heart muscle. Anesthesiology 28, 838 (1967)
15. Grady, G.F., Bennett, J.E.: Risk of posttransfusion hepatitis in the united states – a prospective cooperative study. J.A.M.A. 220, 692 (1972)
16. Grayling, G.W., Miller, E.D., Peach, M.J.: Sodium cyanide antagonism of the vasodilator action of sodium nitroprusside in the isolated rabbit aortic strip. Anesthesiology 49, 21 (1978)
17. Hack, G., Schraudebach, T., Rommelsheim, K., Freiberger, K.U., Picht, U.: Spezielle Anästhesieprobleme bei der operativen Skoliosebehandlung nach Harrington. Z. Prakt. Anästh. 11, 81 (1976)
18. Höbel, M., Kreye, V.A.W., Raitelhuber, A.: Natrium-Nitroprussid: Toxizität, Stoffwechsel und Organverteilung. Herz 1, 130 (1976)
19. Jack, R.D.: Toxicity of sodium nitroprusside. Brit. J. Anaesth. 46, 952 (1974)
20. Johnson, C.C.: The actions and toxicity of sodium nitroprusside. Arch. int. Pharmacodyn. Ther. 35, 480 (1929)
21. Katz, R.L.: Dose limits to acute nitroprusside therapy challenged. Anesthesiology 47, 395 (1977)
22. Kreye, V.A.W., Baron, G.D., Lüth, J.B., Schmidt-Gayk, H.: Mode of action of sodium nitroprusside on vascular smooth muscle. Naunyn-Schmiedebergs Arch. Pharmacol. 288, 381 (1975)
23. Larson, A.G.: Deliberate hypotension. Anesthesiology 25, 682 (1964)
24. Lawson, N.W., Thompson, D.S., Nelson, C.L., Flacke, J.W., Seifen, A.B.: A dosage nomogramm for sodium nitroprusside-induced hypotension under Anaesthesia. Anesth. Analg. 55, 574 (1976)
25. Lawson, N.W., Thompson, D.S., Nelson, C.L., Flacke, J.W., Seifen, A.B.: Sodium nitroprusside induced hypotension for supine total hip replacement. Anesth. Analg. 55, 654 (1976)
26. Laxenaire, M.C., Borgo, J., Deny, M.P., Viry-Babel, P., Wayoff, M.: Retentissement hemodynamique du nitroprussiate de sodium utilisé en hypotension controleé – importance du mode de ventilation. Ann. Anesth. Franc. 18, 161 (1977)
27. Leigh, J.M.: The history of controlled hypotension. Br. J. Anaesth. 47, 745 (1975)
28. Little, D.M.; Induced hypotension during anesthesia and surgery. Anesthesiology 16, 320 (1955)
29. McIntosh, R.: The control of bleeding for operations under general anaesthesia. Anaesthesist 11, 67 (1962)
30. Mac Rae, W.R.: Nitroprusside-induced metabolic acidosis. Anesthesiology 45, 578 (1976)
31. Mac Rae, W.R., Owen, M.: Severe metabolic acidosis following hypotension induced with sodium nitroprusside. Brit. J. Anaesth. 46, 795 (1974)
32. McDowall, D.G., Keaney, N.P., Turner, J.M., Lande, J.R., Okuda, Y.: The toxicity of sodium nitroprusside. Brit. J. Anaesth. 46, 327 (1974)
33. Merrifield, A.J., Blundell, M.D.: Toxicity of sodium nitroprusside. Br. J. Anaesth. 46, 324 (1974)
34. Michenfelder, J.D.: Cyanide release from sodium nitroprusside in the dog. Anesthesiology 46, 196 (1977)
35. Michenfelder, J.D., Tinker, J.H.: Cyanide toxicity and thiosulfate protection during chronic administration of sodium nitroprusside in the dog: Correlation with a human case. Anesthesiology 47, 448 (1977)
36. Niedermeier, B.: Die kontrollierte Hypotension bei der Operation intrakranieller Gefäßmißbildungen. Anaesth. Inform. 18, 72 (1977)
37. Opderbecke, H.W.: Risikofaktoren der Anaesthesie. Anaesth. Inform. 18, 561 (1977)
38. Perschau, R.A., Modell, J.H., Bright, R.W., Shirley, P.D.: Suspected sodium nitroprusside-induced cyanide intoxication. Anesth. Analg. 56, 533 (1977)
39. Pfeiffer, U., Erhardt, W., Landauer, B., Neumann, G., Pfeiffer, H.-G., Birk, M., Blümel, G.: Hemodynamic, cardiac and respiratory effects of reduction of arterial blood pressure by sodium nitroprusside in the anaesthetized dog, p. 998. Abstract from the 14th Congress of the Scandinavia Society of Anaesthesiologists, June 28 - July 2, 1977, Uppsala
40. Posner, M.A., Rodkey, F.L., Tobey, R.E.: Nitroprusside-induced cyanide poisoning: Antidotal effect of hydroxocobalamin. Anesthesiology 44, 330 (1976)
41. Posner, M.A., Tobey, R.E., McElroy, H.: Hydroxocobalamin therapy of cyanide intoxication in guinea pigs. Anesthesiology 44, 157 (1976)
42. Taylor, T.H., Styles, M., Lamming, A.J.: Sodium nitroprusside as a hypotensive agent in general anaesthesia. Br. J. Anaesth. 42, 859 (1970)
43. Thompson, G.E., Miller, R.D., Stevens, W.C., Murray, W.R.: Hypotensive anesthesia for total hip arthroplasty: A study of blood loss and organ function. Anesthesiology 48, 91 (1978)
44. Vesey, C.J., Cole, P.V., Simpson, P.J.: Cyanide and thiocyanate concentrations following sodium nitroprusside infusion in man. Brit. J. Anaesth. 48, 651 (1976)

Narkose und intracranieller Druck in der Neurochirurgie

G. Cunitz

Der Druck im Schädelinneren wird, anatomisch gesehen, durch das Gehirn selbst, den Liquor cerebrospinalis und das Gefäßsystem mit dem darin enthaltenen Blut bestimmt.

Die quantitativen Beziehungen sind bei einem Erwachsenen etwa: Gehirn 1400 g, Liquor 150 ml, davon die Hälfte intracraniell, die andere im Spinalkanal liegend. Cerebrales Blutvolumen 130 ml.

Nimmt einer der drei intracraniellen Bestandteile an Ausdehnung zu, so muß der Druck insgesamt ansteigen, soweit nicht ein anderer Teil oder beide restlichen an Größe verlieren. Hat ein Patient einen Hirntumor, so wird der intracranielle Druck langsam größer werden und sich ein Hirndruck erst spät bemerkbar machen. Ist die Liquorpassage im ZNS gestört, von den Hirnventrikeln über die Foramina Luschkae und Magendii in die Subarachnoidalräume, so sind auch die Druckerhöhungen keine plötzlichen. Schnelle Druckschwankungen innerhalb von Sekunden sind jedoch bei Änderungen in der cerebralen Haemodynamik zu beobachten. Eine intracranielle Drucksteigerung führt, wenn die körpereigenen Schutzmechanismen erschöpft sind, zu

1. einer generellen oder lokalen Einschränkung der Cerebraldurchblutung,
2. zu einer Kompression des Gehirns,
3. in späteren Stadien zu Einklemmungserscheinungen am Tentoriumschlitz oder Foramen magnum durch die entstandenen Druckgradienten.

Die Folge ist eine Mangelversorgung des Gehirns mit O_2 und mit notwendigen Nährstoffen, wie vor allem Glukose. Bekannt ist eine anschließende Abnahme an energiereichen Phosphaten und an Neurotransmittern, auf die hier nicht weiter eingegangen werden soll. Klinisch kann sich ein Hirndruck in Veränderung des Atemtyps, in EKG-Deformierungen und in einem Blutdruckanstieg (sog. Cushing-Reflex) manifestieren.

Der intracranielle Druck beträgt normalerweise etwa 5-15 mm Hg oder 7-20 mm H_2O. Er wird in praxi durch den Liquordruck in einem Hirnventrikel oder an der Hirnoberfläche gemessen. Der Druck im Schädelinneren kann durch eine Narkose ganz erheblich beeinflußt werden. Dies geschieht

1. durch die eingesetzten Narkosemittel selbst,
2. durch die angewandte Technik in der Narkoseführung, wozu vor allem die Beatmung zählt.

Zu diesen Punkten führten wir einige Messungen durch. Sie erfolgten an Patienten der hiesigen neurochirurgischen Klinik. In der weit überwiegenden Mehrheit der Fälle wurde der intracranielle Druck über einen Hirnventrikel-Katheter gemessen. Dies geschah im Operationssaal, unmittelbar vor einem geplanten Eingriff. In letzter Zeit führten wir auch einige Messungen an Patienten der neurochirurgischen Intensivtherapiestation durch. Ihnen war von den Neurochirurgen nach Anlegen eines Bohrloches ein Miniatur-Druckwandler der Firma Gaeltec epidural implantiert worden.

In einem folgenden Referat wird über unsere Erfahrungen mit dieser Methode berichtet.

Wenn man die heutigen Narkosemittel in Injektions- und Inhalationsnarkotika unterteilt, so gilt:
Injizierbare Narkotika senkten den intracraniellen Druck, Ausnahme ist Ketamine. Inhalationsnarkotika erhöhen ihn.

Aber die Narkosemittel unterscheiden sich untereinander in quantitativer Beziehung.

Wir verglichen an 28 Patienten die Wirkung von in etwa äquinarkotischen Dosen Thiopental (Trapanal) (3-4,5 mg/kg), Methohexital (Brevimytal) (1-1,5 mg/kg) und Etomidate (Hypnomidate) (0,15-0,30 mg/kg) (Cunitz et al. 1978).

Thiopental und Etomidate entsprachen sich in etwa. Den geringsten Effekt hatte Methohexital. Auch Althesine (Aurantex) senkte in der Dosierung von 0,07-0,1 ml/kg den intracraniellen Druck. Zu diesem Thema liegen noch Untersuchungen anderer Arbeitsgruppen vor, so von Zattoni (1972), Shapiro (1973), Turner (1973) und Schulte am Esch (1978) I.

Eine Neurolept-Analgesie hält den intracraniellen Druck konstant, wie schon von Fitch und Mitarb. 1969 beschrieben wurde, soweit ausreichend dosiert wird. Gelegentlich kommt es sogar zu einem leichten Abfall. Der steady state einer NLA wurde von uns sehr häufig zur Prüfung verschiedener Narkotika oder Beatmungstechniken benutzt.

An 12 Patienten untersuchten wir den Effekt vergleichbarer Dosen Halothan und Ethrane (1 : 1,7 u. 1,5-2,5%) (Cunitz et al. 1976). Wir sind der Überzeugung, daß Ethrane den intracraniellen Druck weniger erhöht als Halothan, weshalb dieses Mittel eher als Halothan bei einer Narkose in der Neurochirurgie oder Neuroradiologie eingesetzt werden sollte, soweit nicht überhaupt eine Neuroleptanalgesie durchgeführt wird.

Ursache für den intracraniellen Druckabfall nach einem i.v.-Narkotikum ist eine cerebrale Vasokonstriktion und Minderdurchblutung. Dadurch wird sozusagen in dem starren Schädel Platz geschaffen. Man hat allerdings gelegentlich bei der simultanen Registrierung von intracraniellem und Blutdruck den Eindruck, daß sich der schnelle periphere Blutdruckabfall nach der Injektion auch direkt nach zentral fortpflanzt, d.h. die cerebrale Vasokonstriktion hinkt etwas nach.

Demgegenüber erhöht ein Inhalations-Narkotikum den intracraniellen Druck durch eine cerebrale Vasodilatation und Mehrdurchblutung, wie von McDowall in mehreren Publikationen (z.B. 1975) beschrieben wurde.

Die Abb. 1 gibt Befunde wieder, welche an einem 37-jährigen Patienten mit einem Lindau-Tumor gewonnen wurden.

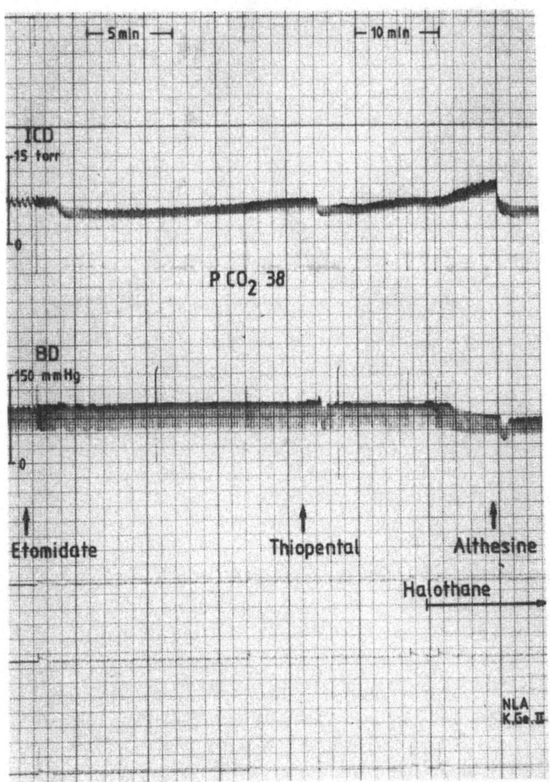

Abb. 1. Verhalten des intracraniellen Druckes (ICD) und des Blutdruckes (BD) nach Verabreichung von 3 Injektionsnarkotika sowie von Halothan in einer Neuroleptanalgesie

In einer NLA unter Relaxierung und Beatmung werden Etomidate (15 mg) und Thiopental (150 mg) injiziert. Es kommt zu einem intracraniellen Druckabfall, der sich nach einigen Minuten zurückbildet.

15 min nach der Thiopental-Injektion erhält der Patient 1% Halothan. Der intracranielle Druck steigt erwartungsgemäß an. Der Anstieg beträgt bis zu diesem Zeitpunkt 3 mm Hg. Es ist weiter zu erkennen:

Mit einer Injektion Althesine (4 ml) ist dieser Druckanstieg prompt aufzuheben. Ein gleicher Effekt ist von Thiopental bekannt. Der Blutdruck bleibt bis zur Halothan-Applikation stabil, zeigt dann jedoch – und noch mehr unter Althesine – einen deutlichen Abfall.

Halothan erhöht den intracraniellen Druck, Ethrane ebenfalls. Welche Wirkung hat hier Lachgas, welches als das Narkosemittel mit den geringsten Organ-Nebenwirkungen gilt?

Die Abb. 2 stammt aus einer Publikation von Henriksen u. Jörgensen (1973).

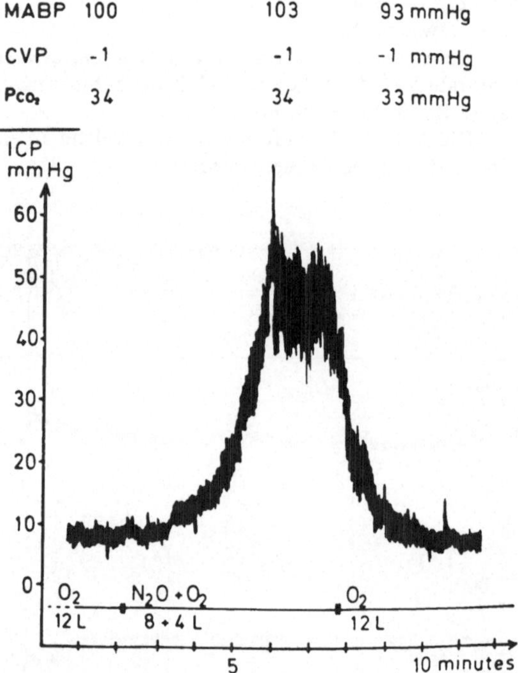

Abb. 2. Prompter Anstieg des intracraniellen Druckes nach Inhalation von N_2O über die Maske. ICP: intracranieller Druck. Aus: Henriksen u. Jörgensen, Brit. J. Anaesth. 45, 486 (1973)

Der wache Patient erhält zunächst über eine Maske O_2. Der intracranielle Druck verändert sich nicht. Wird nun Lachgas (8 l von 12 = 66%) zugesetzt, so steigt der Druck ernorm an. Er fällt prompt nach Absetzen von Lachgas wieder ab. (Der Anstieg beträgt 25 mm Hg.) Auch Schulte am Esch (1978) II registrierte i.c. Druckanstiege unter N_2O.

Bei einem drohenden oder manifesten Hirndruck muß nun Lachgas keineswegs aus dem Gemisch der Inhalationsnarkotika eliminiert werden. Der Druckanstieg fällt gering aus, falls er überhaupt bemerkbar wird, wenn zuvor ein Injektions-Narkotikum oder Dehydrobenzperidol und Fentanyl injiziert wurden oder eine Hyperventilation praktiziert wird.

Bei der Einleitung einer Kombinations-Narkose mit Beatmung sind immer intracranielle Drucksteigerungen zu erwarten. In allen unseren Untersuchungen wurden vorübergehende Druckerhöhungen, besonders ausgeprägt bei der Intubation, beobachtet. Auch von anderen

Autoren, so von Shapiro u. Mitarb. (1972), Misfeld u. Mitarb. (1974), Burney u. Winn (1975) wurden diese Druckanstiege beschrieben.

Die Abb. 3 gibt zu diesem Punkte ein Beispiel.

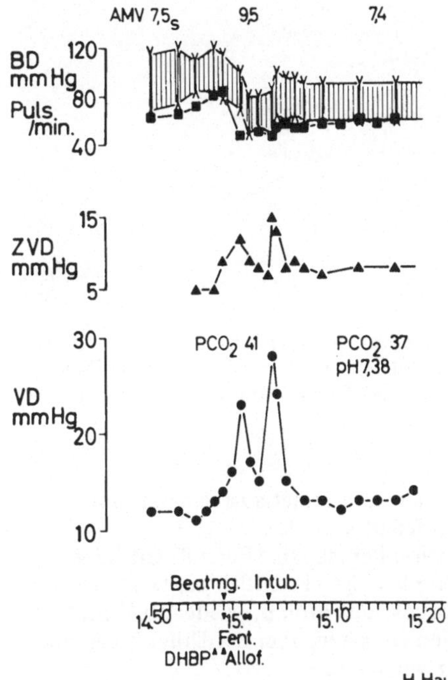

Abb. 3. Verhalten des intracraniellen Druckes (VD-Druck in einem Hirnventrikel), des zentralvenösen Druckes (ZVD), des Blutdruckes (BD) sowie der Pulsfrequenz bei der Einleitung einer Neuroleptanalgesie. AMV: Atemminutenvolumina mit Sollwert (s). Auf der Abszisse sind die einzelnen Maßnahmen zeitlich geordnet wiedergegeben

Es handelt sich um einen 50-jährigen Patienten mit einem Abbau-Hydrocephalus. Die NLA-Einleitung wird ohne zusätzliches i.v.-Narkotikum durchgeführt.

Der intracranielle Druck steigt mit Beginn der Maskenbeatmung an und erreicht sein Maximum bei der Intubation. Anschließend fällt er wieder ab.

Der intracranielle Druck verdreifacht sich in dieser Zeit, ein beachtlicher Anstieg.

Der zentralvenöse Druck zeigt gleichgerichtete Schwankungen. Der Patient ist dabei nicht ateminsuffizient, pCO_2 liegt mit 41 und 37 im Normbereich. Der Patient ist ausreichend ventiliert, zu erkennen auch an den verabreichten Atemminutenvolumina. Der Blutdruck ist zum Zeitpunkt der Intubation leicht abgefallen.

Ein solcher Druckanstieg bei der Intubation ist unabhängig von den im einzelnen verabreichten Narkosemitteln.

Als Ursachen kommen in Frage:

1. Ein venöser Rückstau durch einen gesteigerten, intrathorakalen Druck oder durch die Reklination des Kopfes.
2. Ein allgemeiner Blutdruckanstieg, der sich bei Verlust der cerebralen Autoregulation in einer stärkeren Durchblutung niederschlägt.
3. Ein CO_2-Anstieg mit ungenügender Beatmung.

Die kontrollierte Beatmung und Hyperventilation gilt seit vielen Jahren gerade auch im Hinblick auf die Senkung und Konstanthaltung des intracraniellen Druckes als ein Standardverfahren. Der arterielle CO_2-Druck wird meistens knapp unter 30 mm Hg gehalten. Eine Hyperventilation senkt den intracraniellen Druck (Lundberg u. Mitarb. 1959).

Die Abb. 4 gibt Befunde eines 12-jährigen Jungen mit einem gedeckten Schädel-Hirntrauma wieder.

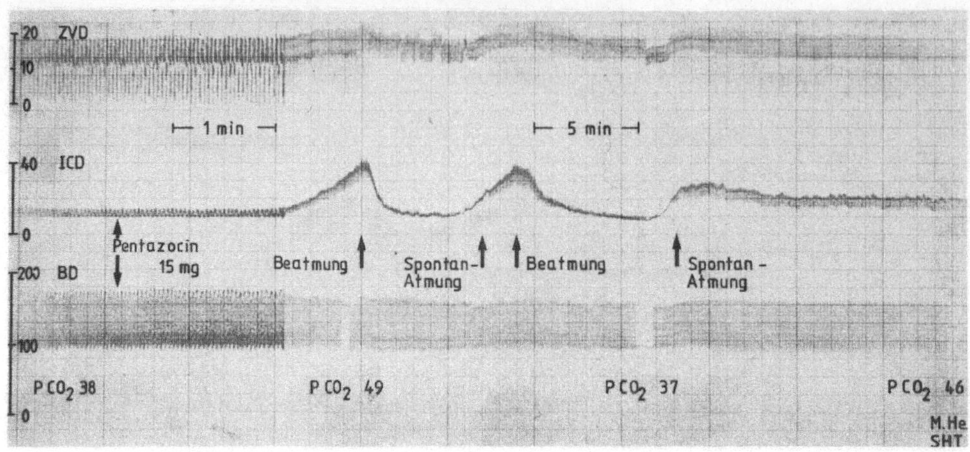

Abb. 4. Schwankungen des zentralvenösen Druckes (ZVD in mm Hg), des intracraniellen Druckes (ICD in mm Hg, gemessen über einen epidural implantierten Gaeltec Miniaturdruckwandler) sowie des Blutdruckes (BD in mm Hg) nach Injektion von Pentazocin (Fortral). Der Patient hat ein Schädel-Hirntrauma und ist bereits intubiert

Das Kind ist zu Beginn der Untersuchung bereits intubiert und atmet ausreichend spontan. Wegen einer Stammhirnläsion wurde der Junge bereits leicht sediert.

Es ist zu erkennen: 1 1/2 min nach der Injektion von Pentazozin (Fortral) tritt eine Ateminsuffizienz auf (pCO_2 49). Der intracranielle Druck steigt beachtlich an. Das Kind wird dann manuell hyperventiliert und der intracranielle Druck fällt prompt wieder ab. 5 min später wird wieder versucht, den Jungen selbständig atmen zu lassen, aber der Druck steigt als Ausdruck einer erneuten respiratorischen Insuffizienz wieder an.

Nach erneuter Beatmung fällt der intracranielle Druck wieder ab. Später stellt sich der Druck unter gerade vertretbarer Eigenatmung auf einem höheren Niveau als am Anfang der Messungen ein. Der Blutdruck zeigt keine erwähnenswerten Veränderungen.

Ursache dieser Druckerhöhung ist also die CO_2-Retention. Sie konnte durch eine Hyperventilation prompt aufgehoben werden. Dabei hat Fortral selbst keinen Einfluß auf den intracraniellen Druck, wenn der pCO_2 konstant gehalten wird. Dieses Ergebnis erzielten wir bei mehreren Prüfungen.

Zum Thema Narkoseführung gehören auch Techniken, die den mittleren Beatmungsdruck senken, wie die Positiv-Negative-Druckbeatmung oder die ihn erhöhen, wie die Beatmung mit PEEP.

Eine Beatmung mit einem Sog in der Exspirationsphase senkt den intrathorakalen und damit auch den zentralvenösen Druck. Eine Beatmung mit PEEP hat den entgegengesetzten Effekt.

Wir prüften an voll-relaxierten Patienten in einer NLA den Einfluß dieser zwei Techniken (Cunitz u. Mitarb. 1979). Dabei senkte eine Beatmung mit negativen Drucken von 5 und 10 cm H_2O den intracraniellen Druck in gleicher Weise um durchschnittlich 1 mmHg,

aber nicht bei allen Patienten. Demgegenüber erhöhte PEEP immer den intracraniellen Druck. Unter +10 cm H_2O exspiratorischem Druck betrug der Anstieg 3 mm Hg.

In der Abb. 5 wird bei einem 10-jährigen Jungen mit einem Tumor in der hinteren Schädelgrube die Wirkung dieser 2 Beatmungsformen demonstriert.

Es ist zu erkennen: unter −5 cm H_2O fällt der intracranielle Druck sofort ab. Wird der Sog auf −10 cm erhöht, erfolgt ein weiterer Abfall.

Nach Rückkehr zur normalen positiven Druckbeatmung steigt der intracranielle Druck wieder an.

Wird mit einem positiv-end-exspiratorischen Druck (+5 cm H_2O) beatmet, so erhöht sich der intracranielle Druck eindeutig. Der zentralvenöse Druck verändert sich in analoger

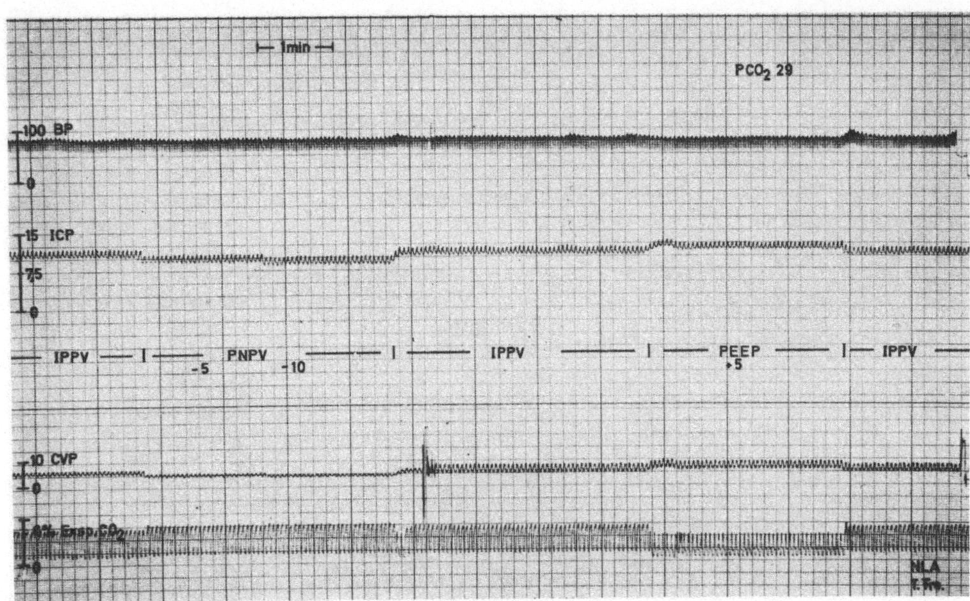

Abb. 5. Verhalten von Blutdruck (BD), des intracraniellen Druckes (ICP) sowie des zentralvenösen Druckes (CVP), alle in mm Hg, nach Applikation verschiedener Beatmungsformen im steady state einer Neuroleptanalgesie, IPPV: positive Druckbeatmung, PNPV: positiv-negative Druckbeatmung, PEEP: Beatmung mit positiv endexspiratorischem Druck

Weise: Abfall unter Beatmung mit Sog, Anstieg unter PEEP. Dabei muß korrekterweise gesagt werden: Die zentralvenösen Schwankungen gehen den intracraniellen voraus. Sie sind hier die Ursache für einen intracraniellen Druckabfall oder -anstieg.

Das Blutdruckverhalten ist nicht weiter interessant: unter PEEP kam es zu einem ganz leichten Abfall.

Diese Ergebnisse lassen den Schluß zu, daß auch noch eine positiv-negative Druckbeatmung eingesetzt werden kann, wenn es gilt, in bedrohlichen Situationen zusätzlich zu anderen Maßnahmen den Druck zu senken. Als Beispiel: der Zeitraum, bis bei einem Patienten mit einem akuten Subdural-Haematom der Schädel trepaniert ist.

Demgegenüber ist bei Anwendung von PEEP zu überlegen, ob der Vorteil einer verbesserten Ventilation – dies gilt für Intensivtherapie-Patienten – die Nachteile einer zusätzlichen intracraniellen Drucksteigerung aufwiegt.

Bei Patienten mit bereits hohen intracraniellem Druck ist hier Vorsicht geboten.

Verändert einer der intracraniellen Bestandteile seine Ausdehnung, so wird die entstehende Drucksteigerung oft nach einiger Zeit kompensiert. Sinkt der intracranielle Druck, z.B. durch eine Hyperventilation ab so kann oft schon nach Minuten der Druckabfall durch eine Liquorauffüllung im Schädelinneren ausgeglichen werden. Es tritt eine Adaption ein. Aber auch die Vasokonstriktion kann zurückgehen.

Steigt der intracranielle Druck an, so versucht der Organismus – soweit möglich – Liquor aus dem Schädelinneren in den dehnungsfähigen Spinalabschnitt zu verlagern, was innerhalb von Minuten geschehen kann. Die Hirndurchblutung wird lange Zeit vom Organismus nicht angetastet.

Sind die Kompensationsmechanismen bereits in Anspruch genommen, und ist der intracranielle Druck hoch, so führt jede Änderung der Hirndurchblutung einschließlich des venösen Abflusses, wie sie in der Narkose auftreten, auch zu starken Druckänderungen. Eine Hyperventilation oder eine Thiopentalinjektion senken den intracraniellen Druck umso mehr, je höher dieser zuvor war. Aber auch umgekehrt: Halothan erhöht den Druck besonders

		ICD
Inhalationsnarkotica	Halothan	⬆
	Enfluran	⇧
	Lachgas	⇧
Injektionsnarkotica	Thiopental	⬇
	Methohexital	⇩
	Etomidate	⬇
	Althesine	⬇
	Ketamine	⬆
Neuroleptica Analgetica Sedativa	Droperidol	(⇩)
	Fentanyl	—
	- NLA -	(⇩)
	Pentazocin	—
	Diazepam	⬇
Relaxantien	Suxamethonium	?
	Curare- Derivate	—
Narkosetechnik	Intubation	⬆
	Husten - Pressen	⬆
	Hyperventilation	⬇
	PN - Beatmung	⇩
	PEEP-Beatmung	⇧

Abb. 6. Zusammenstellung der Wirkung von verschiedenen Narkosemitteln und bestimmter Narkosetechniken auf den intracraniellen Druck (ICD). Pfeilrichtung nach oben: Anstieg, Pfeilrichtung nach unten: Abfall. Ausgezeichnete Pfeile: starker Effekt, offene Pfeile: schwacher Effekt. Querstrich: keine Wirkung

drastisch, wenn der Kompensationsmechanismus erschöpft und der Druck bereits hoch ist.

Bisher wurde immer nur vom intracraniellen Druck gesprochen. Die entscheidende Größe ist aber im Hinblick auf die O_2-Versorgung nach heutiger Anschauung der cerebrale Perfusionsdruck. Er verbindet den intracraniellen Druck mit dem Systemblutdruck. Der cerebrale Perfusionsdruck ist definiert als mittlerer Arteriendruck minus intracraniellem Druck. Das bedeutet: ist der intracranielle Druck hoch, muß auch der Systemblutdruck hoch sein, damit keine cerebrale Hypoxie auftritt. Ein hoher intracranieller und ein niedriger Arteriendruck oder beide lassen den cerebralen Perfusionsdruck abfallen.

Zu dem Thema, welches hier besprochen wird, hat sich eine Fülle von Daten und Ergebnissen angesammelt. In der Abb. 6 sind die wichtigsten Pharmagruppen und einige der besprochenen Techniken unter diesem Gesichtspunkt zusammengestellt worden. Es sei noch einmal wiederholt:

Die Inhalationsnarkotika erhöhen den intracraniellen Druck, am wenigsten N_2O und Ethrane, markiert durch offene Pfeile. Die Injektionsnarkotika senken ihn, mit Ausnahme von Ketamine. Droperidol erniedrigt, wenn überhaupt, dann nur leicht den intracraniellen Druck. Die gleiche Aussage gilt für die Neuroleptanalgesie insgesamt. Diazepam (Valium) verkleinert den Druck.

Bei den Muskelrelaxantien sind noch nicht alle Fragen endgültig beantwortet: Sie scheinen selbst den intracraniellen Druck nicht zu verändern. Ganz sicher haben sie aber sekundäre Wirkungen, z.B. wenn ein agitierter Patient ruhiggestellt wird. Anschließend fällt der zuvor erhöhte intracranielle Druck ebenso wie auch der zentralvenöse Druck ab.

Noch einmal aufgeführt ist der Druckanstieg nach einer Intubation. Eine Hyperventilation senkt das Druckniveau. Entgegengesetzt wirken positiv-negative Druckbeatmung und PEEP.

Welche praktischen Konsequenzen ergeben sich aus dem hier Besprochenen?

Injektionsnarkotika und hier besonders die Neuroleptanalgesie, genießen den Vorzug, wenn der intracranielle Druck bei einem Patienten der Neurochirurgie oder Neuroradiologie ein Problem ist. Wird ein Inhalationsnarkotikum gegeben, wie z.B. bei der Narkose eines Neugeborenen mit einer Meningomyocele oder bei kurzen Eingriffen in der Neuroradiologie, so ist Ethrane hier offenbar günstiger als Halothan, soweit nicht ein bekanntes Anfallsleiden dem Einsatz von Ethrane entgegensteht.

Die Narkoseeinleitung sollte möglichst kurz sein. Zu empfehlen ist in der Neurochirurgie eine Einleitung mit einem i.v.-Narkotikum, gefolgt von einer Injektion Fentanyl. Wenn der Blutdruck ausreichend hoch ist, kann Dehydrobenzperidol gegeben werden, dies geschieht oft erst nach der Intubation. Der Patient muß zum Zeitpunkt der Intubation gut relaxiert und nicht zu wach sein. Später wird eine mäßige Hyperventilation praktiziert. Niemals sollte einem Patienten bei drohendem oder manifestem Hirndruck im Laufe der Narkose ein Husten oder Pressen möglich sein. Eine positiv-negative Druckbeatmung bleibt Notsituationen vorbehalten.

Der intracranielle Druck ist nur einer, aber ein wichtiger Aspekt der Anaesthesie in der Neurochirurgie.

Ein niedriger intracranieller Druck ermöglicht einen ausreichenden Perfusionsdruck im Gehirn und damit eine adäquate Oxygenierung. Er erleichtert den operativen Zugang und trägt, unter den anderen Maßnahmen, zum guten Ausgang einer vorliegenden Erkrankung bei.

Literatur

1. Burney, R.G., Winn, R.: Increased cerebrospinal fluid pressure during laryngoscopy and intubation for induction of anaesthesia. Anesth. Analg. Curr. Res. 54, 687 (1975)
2. Cunitz, G., Danhauser, I., Gruß, P.: Die Wirkung von Enflurane (Ethrane[R]) im Vergleich zu Halothan auf den intracraniellen Druck. Anaesthesist 25, 323 (1976)
3. Cunitz, G., Danhauser, I., Wickbold, J.: Vergleichende Untersuchungen über den Einfluß von Etomidate, Thiopental und Methohexital auf den intracraniellen Druck des Patienten. Anaesthesist 27, 64 (1978)
4. Cunitz, G., Danhauser, I., Gruß, P.: Beeinflussung des intracraniellen Druckes bei neurochirurgischen Operationen durch Hyperventilation, positiv-negative Druckbeatmung und PEEP. Im Druck (1979)
5. Fitch, W., Barker, J., Jennett, W.B., McDowall, D.G.: The influence of neuroleptanalgesic drugs on cerebrospinal fluid pressure. Br. J. Anaesth. 41, 800 (1969)
6. Henriksen, H.T., Jörgensen, P.B.: The effect of nitrous oxide on intracranial pressure in patients with intracranial disorders. Br. J. Anaesth. 45, 486 (1973)
7. Lundberg, N., Kjällquist, A., Bien, Ch.: Reduction of increased intracranial pressure by hyperventilation. Acta Psych. Neurol. Scand. 34, Suppl. 139 (1959)
8. McDowall, D.G.: The influence of anaesthetic drugs and techniques on i.c. pressure. In: A Basis and Practice of Neuroanaesthesia. Ed. Gordon, E., Excerpta Medica, Amsterdam-Oxford-New York 1975
9. Misfeld, B.B., Jörgensen, P.B., Rishöj, M.: The effect of nitrous oxide and halothane upon the intracranial pressure in hypocapnic patients with intracranial disorders. Br. J. Anaesth. 46, 853 (1974)
10. Schulte am Esch, J., Pfeifer, G., Thiemig, I.: Der Einfluß von Etomidate und Thiopental auf den gesteigerten intracraniellen Druck. Anaesthesist 27, 71 (1978) I
11. Schulte am Esch, J., Thiemig, I., Pfeifer, G.: Interaktionen einiger Injektions- und Inhalationsanaesthetika in ihrem Einfluß auf den intrakraniellen Druck. Jahrestagung der DGAI, Würzburg 1978 II
12. Shapiro, H.M., Wyte, S.R., Harris, A.B., Galindo, A.: Acute intraoperative intracranial hypertension in neurosurgical patients. Anesthesiology 37, 399 (1972)
13. Shapiro, H.M., Galindo, A., Wyte, S.R., Harris, A.B.: Rapid intraoperative reduction of intracranial pressure with thiopentone. Br. J. Anaesth. 45, 1057 (1973)
14. Turner, J.M., Coroneos, N.J., Gibson, R.M., Powell, D., Ness, M.A., McDowall, D.G.: The effect of althesin on intracranial pressure in man. Br. J. Anaesth. 45, 168 (1973)
15. Zattoni, J., Siani, C.: Effects of some anesthetic drugs on the ventricular fluid pressure and on the systemic blood pressure both arterial and venous. In: Intracranial Pressure. Ed. Brock, M., Dietz, H., Berlin-Heidelberg-New York: Springer 1972

Einfluß mäßiger arterieller Hypotension auf Gehirndurchblutung

K. Wiedemann, F. Weinhardt, H. Berlet, J. Hamer und S. Hoyer

Die Durchblutung des Gehirns bleibt über eine weite Strecke von Änderungen des cerebralen Perfusionsdruckes konstant. Diese Autoregulation der Gehirndurchblutung im strengen Sinne bleibt bis zu einem mittleren arteriellen Blutdruck von 40-60 mmHg erhalten (Harper 1965; Häggendal u. Johansson 1965; James et al. 1969) unabhängig davon, ob der cerebrale Perfusionsdruck durch normovolämische (Kleinerman et al. 1965; Hoyer et al. 1974) oder hypovolämische Hypotension oder durch intracranielle Druckerhöhung (Kjällquist et al. 1969; Hamer et al. 1973) verändert wird. Die Verminderung des cerebralen Perfusionsdruckes ist begleitet von vermehrter cerebraler Glukoseaufnahme und gesteigerter Lactatabgabe (Hoyer et al. 1974), im Gehirngewebe wurden Lactatgehalt und Lactat-Pyruvat-Quotient erhöht gefunden (Siesjö u. Zwetnow 1970). Doch bleibt der Gehalt an energiereichen Phosphaten hierbei konstant. Aus Veränderungen im cerebralen Gehalt der Metabolite des Glukosestoffwechsels kann auf Aktivitätsänderungen von Schlüsselenzymen geschlossen werden (Lowry et al. 1964). Diese wurden für die Einleitung der zweckgerichteten Vasodilatation bei Senkung des cerebralen Perfusionsdruckes, die metabolische Komponente der Autoregulation, als bedeutsam angesehen. Da bisher nur die Verhältnisse bei gleichzeitiger cerebraler Ischämie und arterieller Hypotension (Salford et al. 1973; Eklöf u. Siesjö 1972) sowie kompletter cerebraler Ischämie durch Dekapitation (Lowry et al. 1964; Folbergrova et al. 1972) untersucht wurden, schien es angezeigt, das Verhalten der cerebralen Metabolite der Glykolyse nebst den cerebralen Umsatzraten für Sauerstoff und Kohlenhydratstoffwechsel unter den Bedingungen eines steady state mäßiger hypovolämischer Hypotension zu untersuchen.

Methodik

10 Beagle-Hunde von 9 bis 14 kg Gewicht beiderlei Geschlechts wurden verzufallt einer Kontroll- und Hypotensionsgruppe zugeteilt, mit Propionylpromazin 0,5 mg/kg KG praemediziert, mit l-Methadon 2,5 mg/kg KG anaesthesiert, intubiert und nach Relaxation mit Pancuroniumbromid 0,15 mg/kg KG mit dem Engström-Respirator im halboffenen System mit einem Gemisch von 0,4 Vol.% Halothan, Stickstoff und 30 Vol.% Sauerstoff kontrolliert beatmet (Abb. 1). Die Femoralarterien und Femoralvenen bds. wurden kanüliert, der Sinus sagittalis superior nach Entfernung der Schädelmuskulatur über ein medianes Bohrloch von 0,5 x 2 cm freigelegt, und nach Verschluß der extraduralen Zuflüsse in kaudaler Richtung kanüliert (Braunüle Viggo 1,5). Aortaler, zentralvenöser und Sinus-Druck wurden elektronisch integriert, als Mitteldrucke zusammen mit F_ECO_2 (URAS) und der Rektaltemperatur kontinuierlich aufgezeichnet. Der cerebrale Perfusionsdruck wurde als Differenz von mittlerem arteriellen und mittlerem Sinus-Druck errechnet.

Blutgasanalysen wurden mindestens alle 15 min vorgenommen, metabolische Azidosen wurden durch Bicarbonatgaben ausgeglichen. Nach einer Kontrollphase in Normotension, Normokapnie und Normoxämie von 30 min Dauer wurden die Tiere der Hypotensionsgruppe in ein Lamson-Gefäß bis zu einem mittleren arteriellen Blutdruck entblutet, der einem cerebralen Perfusionsdruck von 70 mmHg entsprach. Diese Hypotensionsphase und die Normbedingungen bei der Kontrollgruppe wurden weitere 30 min konstant gehalten. Danach wurde die globale Gehirndurchblutung nach Kety-Schmidt (1948) und Bernsmeier-Siemons (1953) unter Stickoxidulzusatz gemessen. Arterieller und sinu-venöser Gehalt an Sauerstoff, Stickoxidul und CO_2 wurde gaschromatographisch (Weinhardt et al. 1972), an Glukose, Laktat und Pyruvat enzymatisch bestimmt. Unter Beibehaltung der steady state-Bedingungen wurde das Gehirn der Tiere durch Eingießen flüssigen Stickstoffs in einen Kamin aus Kopfhaut auf das muskelfreie Schädeldach in situ während 5 min eingefroren, der Kopf nach Dekapitation in flüssigem Stickstoff aufbewahrt. Die graue Substanz der Pa-

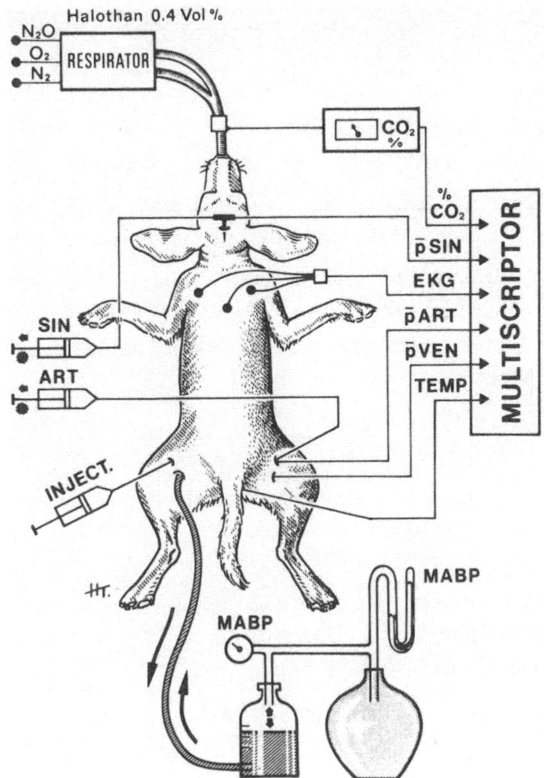

Abb. 1. Darstellung der Versuchsanordnung

rietalregionen wurde mit fluoreszenzphotometrischen Methoden auf Gehalt an Glukose und Glukosemetaboliten sowie energiereichen Phosphaten untersucht. Die Daten wurden mit dem Wilcoxon-Rest analysiert.

Ergebnisse

Die experimentellen Bedingungen zum Meßzeitpunkt zeigt Tabelle 1. Die globale Gehirndurchblutung (Tabelle 2) und die cerebrale Sauerstoffaufnahme zeigten keine signifikanten Unterschiede zwischen den Gruppen. Cerebrale Kohlensäureabgabe und cerebrale Glukoseaufnahme waren um 82% bzw. 48% gesteigert ($p = 0,05$). Die Verdopplung der Laktatabgabe bei hypotensiven Tieren gegenüber den Kontrollen ließ sich wegen großer Streuung der Einzelwerte nicht statistisch sichern. Die Verdopplung der Pyruvatabgabe bei der hypotensiven Gruppe war statistisch signifikant. Der Anstieg des respiratorischen Quotienten und die Konstanz des Prozentsatzes der zu Laktatverstoffwechselten Glukose (Laktat-Glukosequotient) wurden nicht statistisch geprüft. Der Gehalt der grauen Substanz (Tabelle 3) an Glukose war bei den hypotensiven Tieren signifikant vermehrt, außer einer signifikanten Verminderung von Fructose-1,6-Diphosphat zeigten sich keine deutlichen Unterschiede gegenüber den Kontrollen. Der Gehalt energiereicher Phosphate war in beiden Gruppen nicht wesentlich verschieden.

Tabelle 1. Versuchsbedingungen

	CPP	pH	paO_2	$paCO_2$	°C
Kontrolle	103	7,47	133	36	37,0
	± 5	± 0,06	± 7	± 1,2	± 0,3
Hypotension	70	7,52	146	35	37,0
	± 1	+ 0,03	± 7	± 1,5	± 0,4

Tabelle 2. Umsatzraten verschiedener cerebraler Meßgrößen: CBF: cerebrale Durchblutung, $CMRO_2$: O_2-Verbrauch, $CMRCO_2$: CO_2-Verbrauch, CMRGLUG: Glucose-Aufnahme, CMRLACT: Laktatabgabe, CMRPYR: Pyruvatabgabe, L/G: Lactat-Glukosequotient

		Kontrollen		Hypotension	
		M	S.A.	M	S.A.
CBF	ML/G · MIN	0,651	0,082	0,722	0,066
$CMRO_2$	μMOL/G · MIN	2,17	0,41	3,10	0,37
$CMRCO_2$	μMOL/G · MIN	2,21	0,79	4,03+	0,36
CMRGLUG	μMOL/G · MIN	0,35	0,09	0,52+	0,07
CMRLACT	μMOL/G · MIN	0,04	0,425	0,08	0,045
CMRPYR	μMOL/G · MIN	0,03	0,01	0,06+	0,02
RQ		1,02	0,17	1,30	0,06
L/G		0,09	0,07	0,08	0,04

Tabelle 3. Metabolitgehalt in der grauen Substanz: G-6-P = Glucose-6-Phosphat, F-6-P = Fructose-6-Phosphat, F-1, 6-P = Fructose-1-6-Diphosphat

		Kontrollen		Hypotension	
GLUC	μMOL/G	1,32	0,12	1,83+	0,36
G-6-P	μMOL/G	0,044	0,007	0,052	0,014
F-6-P	μMOL/G	0,019	0,006	0,014	0,006
F-1, 6-P	μMOL/G	0,082	0,011	0,059+	0,006
PYR	μMOL/G	0,0805	0,030	0,104	0,015
LACT	μMOL/G	1,43	0,29	1,05	0,28
ATP	μMOL/G	2,02	0,06	2,11	0,07
ADP	μMOL/G	0,226	0,033	0,196	0,028
AMP	μMOL/G	0,024	0,0085	0,021	0,0043

Diskussion

Das Verhalten der globalen Gehirndurchblutung und des cerebralen Sauerstoffverbrauchs bei den hypotensiven Tieren unterschied sich nicht von früheren Beobachtungen. Die signifikant erhöhte CO_2-Produktion wurde in ähnlicher Weise bei früheren Versuchen gesehen und ist auf verstärkte Beanspruchung des Bicarbonatpools (Kaasik 1970) durch erhöhte Laktatproduktion zurückzuführen. Der signifikante Anstieg des cerebralen Glukoseverbrauchs ist ebenfalls charakteristisch für die Reaktion bei mäßiger Verminderung des cerebralen Perfusionsdruckes (Hoyer et al. 1974, Wiedemann 1977) und weist – ohne Zusammenhang mit arteriellem oder venösem Blutzuckerspiegel – auf eine Umstellung des cerebralen Kohlenhydratstoffwechsels hin.

Zwar ließ sich die Verdopplung der cerebralen Laktatabgabe bei den hypotensiven Hunden nicht statistisch sichern, doch kann sie in ihrem Ausmaß ähnlich der von Siesjö und Nilsson (1971); Hamer et al. (1976) und Wiedemann (1977) beobachteten gelten, die statistisch signifikante Verdopplung der Pyruvatabgabe wurde in früheren Untersuchungen (Hoyer et al. 1974; Hamer et al. 1976) wegen zu großer Streuung der Einzelwerte nicht deutlich.

Zusammenfassend ergibt sich für die cerebralen Umsatzraten unter mäßiger Verminderung des cerebralen Perfusionsdruckes im autoregulativen Bereich eine gesteigerte CO_2-Produktion, erhöhte Glukose, Pyruvat- und – nicht signifikant – erhöhte Laktatproduktion. Für die Frage der metabolischen Regelung der Autoregulation der Gehirndurchblutung (Betz et al. 1967, Betz u. Kosak 1967) durch protonenbedingte Vasodilatation ist vor allem die beobachtete Laktatproduktionssteigerung von Bedeutung. Jedoch ist sie keinesfalls als Anzeichen globaler, cerebraler Hypoxie anzusehen, da der cerebrale Sauerstoffverbrauch konstant geblieben ist. Sie kann auch aufgrund früherer Untersuchungen als „nicht hypoxische" Laktatazidose bezeichnet werden (Hoyer et al. 1974).

Das Muster des cerebralen Gewebegehalts an Glukose und ihren Metaboliten bei der hypotensiven Gruppe unterscheidet sich deutlich von bisherigen Befunden unter mäßiger arterieller Hypotension (Wiedemann 1977; Siesjö u. Zwetnow 1970). Der signifikanten Zunahme an Glukose, der deutlichen, wenn auch nicht signifikanten Zunahme an Pyruvat und der geringen Abnahme an Laktat stehen Zunahme des Laktatgehalts, leichte Verminderung des Pyruvatgehalts und vor allem ausgesprochener Anstieg des Laktat-Pyruvat-Quotienten aus Untersuchungen der anderen Autoren gegenüber. Zwar ist die Aktivität der Laktatdehydrogenase pH-abhängig, doch erklärt der nicht signifikante Unterschied im arteriellen pH zwischen den beiden Gruppen dieses unerwartete Bild nicht. Die bisherigen Analysen von Gehirngewebe erstreckten sich auf graue und weiße Substanz zusammen, also auf Gebiete mit unterschiedlicher Qualität der Blutversorgung (Brierly et al. 1969). Die vorliegenden Ergebnisse beziehen sich jedoch ausschließlich auf graue Substanz.

Wird nach dem Verfahren von Lowry et al. (1964) (Abb. 2) aus der prozentualen Veränderung des cerebralen Substrat- und Metabolitgehaltes auf die veränderte Aktivität von Schlüsselenzymen des Kohlenhydratstoffwechsels – Hexokinase, Phosphofructokinase – geschlossen, so zeigt sich beim Vergleich zwischen den jetzt erhobenen Befunden und denjenigen aus grauer und weißer Substanz zusammen, daß die typische Notfallreaktion beginnender regionaler Ischämie mit Beschleunigung der Phosphofructokinase-Aktivität und der Lactatdehydrogenase bei ersteren fehlt. Welch et al. (1978) fanden unter cerebraler Oligämie bei der Katze ebenfalls deutliche Vermehrung von Lactat in der weißen Substanz gegenüber geringfügigen Veränderungen in grauen Schichten. Hämorrhagische Hypotension vermindert in weißer Substanz bei ohnehin um 70% geringerer Durchblutung (Pasztor et al. 1973; Reivitch 1974) gegenüber grauer Substanz die Durchblutung überproportional.

Wir glauben deshalb, daß das hier gezeigte cerebrale Metabolitmuster die Veränderungen in der Glukosekette in der grauen Substanz während mäßiger arterieller Hypotension darstellt. Hierfür spricht die deutliche Pyruvatgehaltserhöhung, die während des Beginns cerebraler Ischämie bekannt ist, jedoch bei Erschöpfung der Elektronen-Transfer-Systeme zum Mitochondrion – Glycerophosphat-Dihydroxyacetonphosphat, Malat-Oxalacetat – von einer Steigerung des Laktatgehalts abgelöst wird (Siesjö et al. 1971).

Zusammen mit dem unveränderten Gehalt an energiereichen Phosphaten in der grauen Substanz weisen unsere Befunde darauf hin, daß unter Verminderung des cerebralen Perfusionsdruckes im autoregulatorischen Bereich die Stoffwechselveränderungen in der grauen Substanz Anzeichen der Gewebsminderversorgung ausschließen, und daß die bekannten Veränderungen der cerebralen Umsatzraten zum überwiegenden Teil auf die Reaktion der weißen Substanz zurückzuführen sind, wenn sie aus der sogenannten mikroheterogenen Durchblutung (Silver 1976) erklärt werden.

Für den Anästhesisten darf daraus geschlossen werden, daß die Stoffwechselbeeinträchtigung grauer Substanz beim gefäßgesunden Patienten unter diesem Ausmaß hypovolämischer Hypotension keine cerebrale Ischämie erwarten läßt.

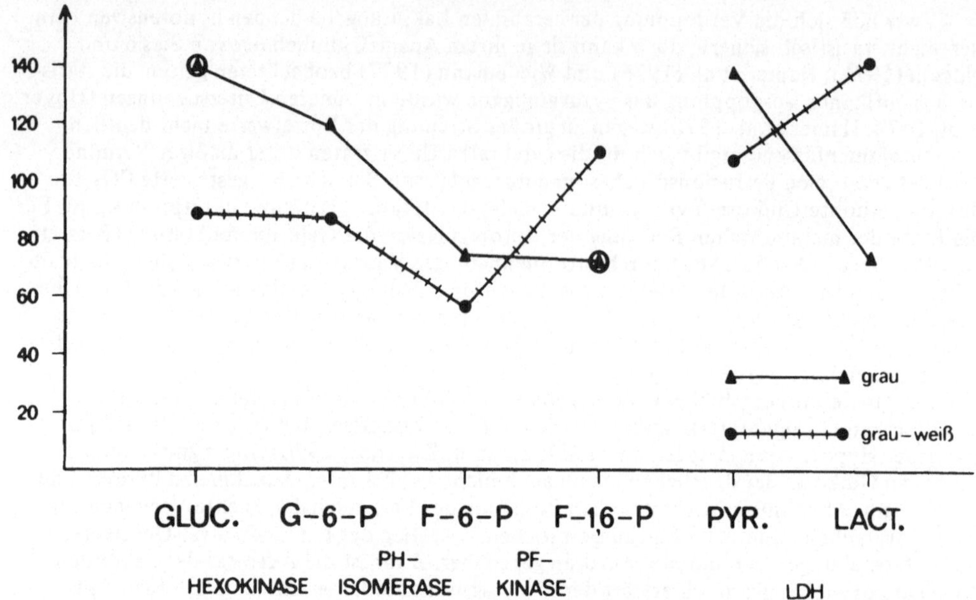

Abb. 2. Prozentuale Änderung einiger Metabolite des cerebralen KH-Stoffwechsels unter kontrollierter Hypotension. Pf-Kinase = Phosphorfruktokinase. Weitere Abkürzungen s. Tabelle 3

Literatur

1. Bernsmeier, A., Siemons, K.: Pflügers Arch. ges. Physiol. 258, 149 (1953)
2. Betz, E., Heuser, D.: J. appl. Physiol. 23, 726 (1967)
3. Betz, E., Kozak, R.: Pflügers Arch. ges. Physiol. 293, 56 (1967)
4. Brierly, J.B., Brown, A.W., Excell, B.J., Meldrum, B.S.: Brain Res. 13, 68 (1969)
5. Eklöf, B., Siesjö, B.K.: Acta physiol. scand. 86, 528 (1972)
6. Folbergrova, J., Lowry, O.H., Passonneau, J.V.: J. Neurochem. 17, 1155 (1970)
7. Häggendal, E., Johansson, B.: Acta physiol. scand. 66, 258, 27 (1965)
8. Hamer, J., Habilitationsschrift, Heidelberg 1973
9. Hamer, J., Hoyer, S., Alberti, E., Weinhardt, F.: Acta Neurochir. 33, 141 (1976)
10. Harper, A.M.: Br. J. Anaesth. 37, 225 (1965)
11. Hoyer, S., Hamer, J., Alberti, E., Stoeckel, H., Weinhardt, F.: Pflügers Arch. ges. Physiol. 351, 161 (1974)
12. James, J.M., Millar, R.A., Purves, M.J.: Circulation Res. 25, 77 (1969)
13. Kaasik, A.E., Nilsson, L., Siesjö, B.K.: Acta physiol. scand. 78, 448 (1970)
14. Kety, S.S., Schmidt, C.F.: J. clin. Invest. 27, 476 (1948)
15. Kjällquist, A., Siesjö, B.K., Zwetnow, N.N.: Acta physiol. scand. 75, 267 (1969)
16. Kleinerman, J., Sancetta, S.M., Hackel, D.B.: J. clin. Invest. 37, 284 (1958)
17. Lowry, O.H., Passonneau, J.V., Hasselberger, F.A., Schultz, D.W.: J. Biol. Chem. 239, 18 (1964)
18. Pasztor, E., Symon, L., Dorsch, N.W.C., Branston, N.M.: Stroke 4, 556 (1973)
19. Reivich, M.: Res. Publ. Ass. Nerv. Ment. Dis. 53, 125 (1974)
20. Salford, L.G., Plum, F., Siesjö, B.K.: Arch. Neurol. 29, 227 (1973)
21. Siesjö, B.K., Zwetnow, N.N.: Acta physiol. scand. 79, 114 (1970)
22. Siesjö, B.K., Nilsson, L.: Scand. J. Clin. Lab. Invest. 27, 83 (1971)
23. Siesjö, B.K., Nilsson, L., Rokeach, U., Zwetnow, N.N.: Brain Hypoxia, Brierly, J.B., B.S. Meldrum (Eds.). Heinemann, London 1971, p. 79
24. Silver, J.A.: Adv. exp. Med. Biol. 78, 299 (1976)
25. Welch, F.A., O'Connor, M.J., Marcy, V.R.: J. Neurochem. 31, 311 (1978)
26. Weinhardt, F., Quadbeck, G., Hoyer, S.: Prakt. Anästh. 6, 337 (1972)
27. Wiedemann, K.: Habilitationsschrift, Heidelberg 1977

Die kontrollierte Blutdrucksenkung – ein erfolgreiches Prinzip zur Minimierung des Blutverlustes bei Eingriffen im HNO-Bereich

A. Csongrady

Als Ergebnis der vorliegenden, 180 Fälle intraoperativer Hypotension umfassenden Studie, die innerhalb 4 Monaten in der H.N.O.-Klinik der Universität Erlangen durchgeführt wurde, haben wir einige wichtige Probleme der Durchführung in diesem Spezialgebiet ausgewertet. Das Operations- und Hypotensionsspektrum sind in Tabelle 1 zusammengestellt; die Hauptgruppen der Operationstypen waren Septorhinoplastiken, Tympanoplastiken, große Nebenhöhleneingriffe, Parotidektomien sowie Tumorexstirpationen im Larynx-, Tonsillen- und Mundbodenbereich mit ein- oder beidseitiger Neckdissection, das bevorzugte Hypotensivum war Nitroprussidnatrium.

Tabelle 1. Zusammensetzung des Operations- und Hypotensionsspektrum bei 180 kontrollierten, intraoperativen Hypotensionsfällen in der HNO-Chirurgie an der Univ. HNO-Klinik Erlangen-Nürnberg

	NNP mit	oder	Ethrane-NLA ohne Nepresol	Nitroglycerin	Nepresol allein
Septorhinoplastik	29		18	6	
Tympanoplastik	21		9	4	
Septumkorrektur	0		5	0	1
Nebenhöhleneingriffe	18		9	9	3
Plastische Chirurgie	1		4	0	
Parotidektomie	7		0	4	
Mastoidektomie	0		0	1	
Mittelgesichtsfraktur	1		0	1	
Laryngektomie mit Neckdiss.	8		0	1	
Mundbodencarcinom, Unterkieferresektion, Neckdiss,	7		0	2	
Tonsillencarcinom	5		0	0	
Transtemporale Neurektomie	0		0	0	1
Sonstiges	3		2	0	
Gesamt	100		47	28	5

Abgesehen von jenen Schwierigkeiten, die durch die notwendige apparative und personelle Mehrausstattung bedingt sind, stellt das H.N.O.-Operationsgut beträchtliche Dosisprobleme. In Abb. 1 ist die prozentuelle Verteilung der erforderlichen Natriumnitroprussid-(NNP)-Infusionsgeschwindigkeiten sowie der Hypotensionsdauer dargestellt; in je 20% der Fälle gerät man wegen der hohen NNP-Dosis bzw. der langen Blutdrucksenkung in bedenkliche Nähe der durch Merrifield [1] empfohlenen Dosisbegrenzung von 3 mg/kg NNP.

Schlüsselt man in Abb. 2 die Daten nach Operationsarten auf und berechnet für jeden Fall eine effektbezogene NNP-Dosis, d.h. jene Menge in mikrogramm/kgKG/min, die rechnerisch für eine 1%ige Drucksenkung erforderlich war, so fällt auf, daß Mittelohreingriffe und Tumoroperationen mit Neckdissection relativ wenig, hingegen Eingriffe in der frontobasalen Region, wie Septorhinoplastiken oder Nebenhöhlenausräumungen oft enorm viel Hypotensivum erforderlich machen. In diesem Bild sind für jede Gruppe auch die prozentuellen Blutdruckabfälle bzw. das Hypotensionsniveau dargestellt.

Die Bedeutung der häufigen, intraoperativen Blutdrucksteigerungen sei am Hypotensionsverlauf während Septorhinoplastiken erörtert (Abb. 3): zum Zeitpunkt der Osteotomie des Nasenbeines kommt es im Vergleich zur „knorpeligen" Vorphase in mehr als 60% der

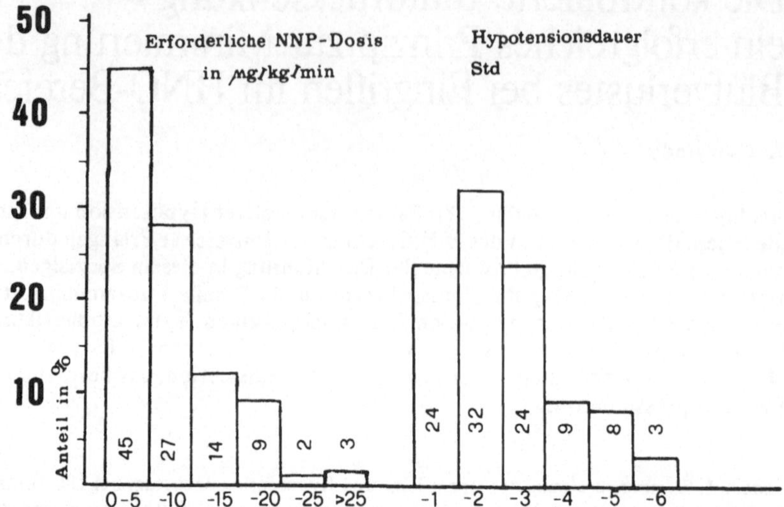

Abb. 1. Prozentuelle Aufteilung der NNP-Minutendosis (Thiosulfatschutz) bzw. der Hypotensionsdauer bei 100 NNP-Fällen

Fälle auch bei bis dahin ausreichender Narkosetiefe zum Druckanstieg um mehr als 20 Torr, was in Folge die Steigerung der NNP-Dosis um etwa 40% erfordert. Die Effizienz gleicher NNP-Dosen ist sowohl bei verschiedenen Operationsarten, als auch in differenten Phasen des Eingriffs sehr unterschiedlich.

In Abb. 4 sind die auffälligsten „neuralgischen" Punkte im H.N.O.-Bereich zusammengestellt. Außer den kreislaufdepressiven Punkten „Vagus" und „Carotissinus" begegnet man am Larynx, Cricoid, Kieferwinkel mit Facialisstamm, Mastoid und im frontobasalen Bereich blutdrucksteigernden Strukturen, die vorwiegend während der reinen NLA problematisch sind.

Auf der Suche nach Adjuvantien des N.N.P. waren der Cyanid„entgifter" Natriumthiosulfat ohne, die Alpha-Blocker D.H.B. und Phentolamin nur von flüchtigem Effekt. Vergleicht man jedoch die absoluten bzw. effektbezogenen N.N.P.-Dosen, die bei den verschiedenen Narkosetypen verwendet wurden, zeigt die Kombination von Neuroleptanalgesie mit 0,4-0,8 Vol-% Ethrane die günstigsten Ergebnisse. Durch diese Kombination können gleichzeitig sowohl Blutdruckschwankungen als auch Erinnerungen an die Operation, die infolge des hohen O_2-Anteiles bei der NLA auftreten können, unterdrückt werden (Abb. 5).

Eine weitere Möglichkeit, bei hohem N.N.P.-Bedarf oder langer Hypotensionsdauer Substanz zu sparen, besteht im Einsatz von Dihydralazin (Nepresol), (Abb. 6).

In 11 von 12 Fällen ermöglichte Dihydralazin beträchtliche N.N.P.-Dosisreduktion bei erhaltenem Hypotensionseffekt. Da jedoch Dihydralazin vermutlich über Metaboliten wirkt [2], wird der maximale additive Effekt erst nach ca. 30 min erreicht. In etwa 60% der Fälle mit Nitroglycerin-Hypotension war es erst durch Kombination mit Nepresol möglich, ausreichenden Effekt zu erzielen, jedoch nur um den Preis des partiellen Verlustes der Steuerbarkeit.

Zur Demonstration der hämostyptischen Effizienz der hypotensiven Anästhesie sei das Beispiel der Blutverluste während der großen Tumoroperationen im Vergleich zu einem „normotensiven" Kollektiv herangezogen (Abb. 7). Aufgetragen sind die postoperativen (vor-nach der Op. bzw. 1 Tag danach) Hb- und Hämatokritveränderungen, die infolge des dem Bedarf angepaßten Transfusionsregimes etwa gleich waren. Dies erforderte jedoch bei der Kontrollgruppe von 21 Patienten 62 Blutkonserven á 500 ml, hingegen in der gleich großen „Hypotensionsgruppe" nur 8.

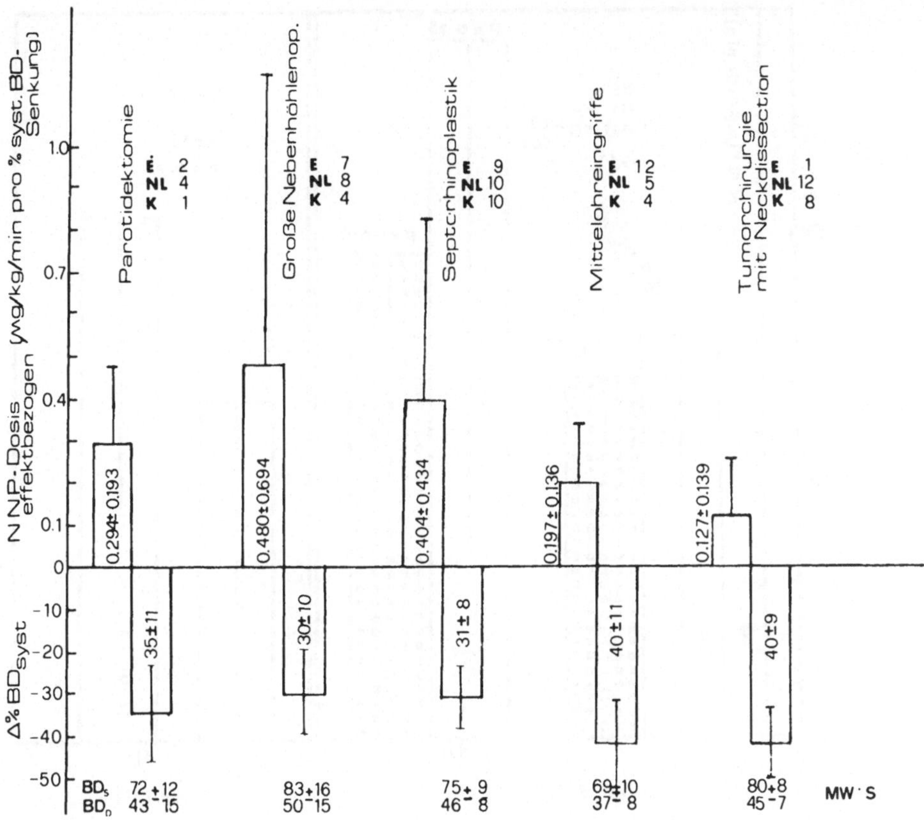

Abb. 2. Effektbezogener NNP-Verbrauch, (mcg/kg/min/1% syst. Blutdruckabfall) prozentueller syst. BD-Abfall und Hypotensionsniveau bei 5 Operationstypen (Arithm. Mittelw. ± s)

Für mikrochirurgische Eingriffe, wie Tympanoplastiken oder der Exstirpation eines Acusticusneurinoms wurden meist Blutdruckwerte zwischen 50 und 70 mm Hg benötigt, um mikroskopisch relevante Hämostase zu sichern. Unlösbar scheint das Blutungsproblem in subakut inflammiertem Areal zu sein; wie die Erfahrung zeigt, wären erst 35-45 Torr suffizient, Werte, die für eine relevante Dauer nicht empfohlen werden können.

Im Zuge des erforderlichen Ausbaus des Apparateparks für die hypotensive Anästhesie sollte invasives (blutiges) Monitoring zumindest für folgende Fälle der H.N.O.-Operationspraxis angestrebt werden:

1. Lange (über 3 Std) Hypotensionsdauer,
2. Tiefe Hypotension (unter 80 mm Hg),
3. Operationen mit größeren Blutverlusten,
4. Alte Patienten,
5. Ausbildung des Anästhesisten,

während das nicht invasive Blutdruckmonitoring mit Ultraschall- oder automatischen Meßgeräten für Korottkoffsche Töne Fällen mit mäßiger Hypotension, jungen, gesunden Patienten und unproblematischen Eingriffen und dem Geübten vorbehalten sein sollte.

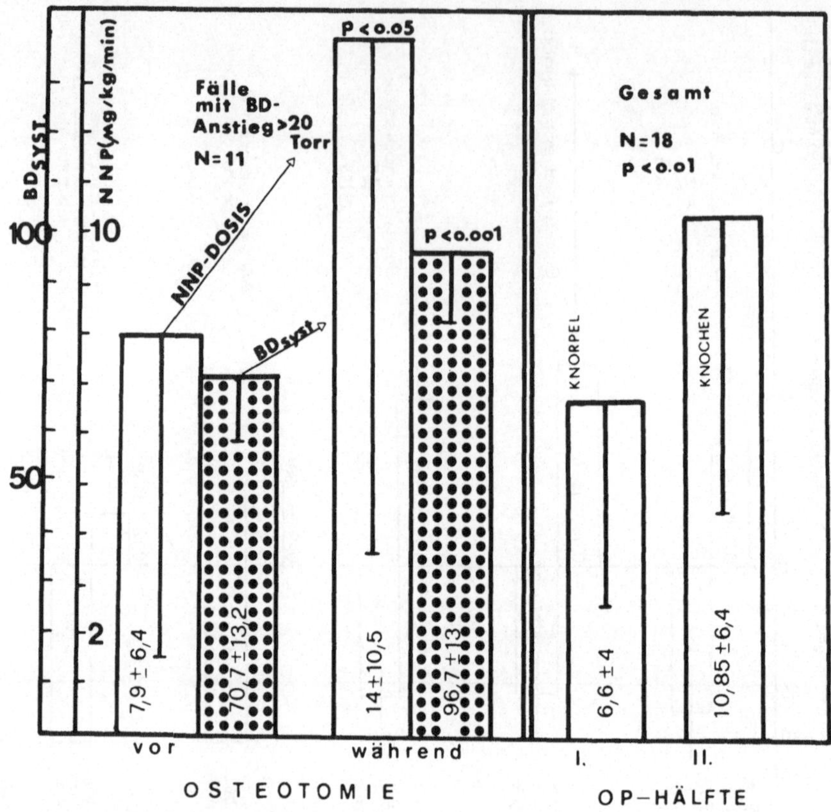

Abb. 3. *Links:* Änderung der NNP-Dosis und des syst. BD. bei Osteotomie des Nasenbeines. *Rechts:* Unterschied des NNP-Bedarfs in 2 Op-Phasen der Septorhinoplastik

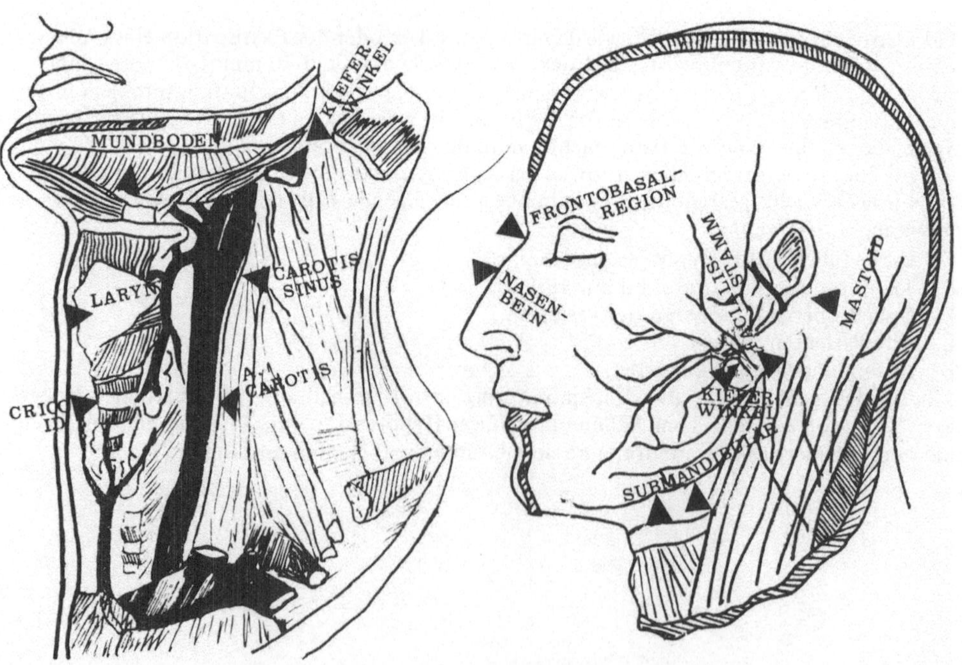

Abb. 4. Topographie der auffälligsten „kreislaufaktiven" Punkte im HNO-Operationsbereich

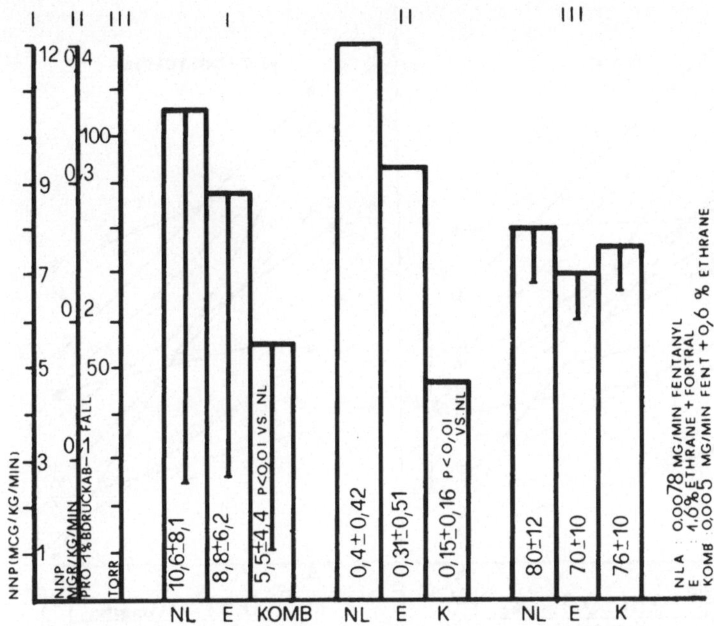

Abb. 5. Absoluter und effektbezogener NNP-Bedarf und Hypotensionsniveau bei den 3 Narkosetypen

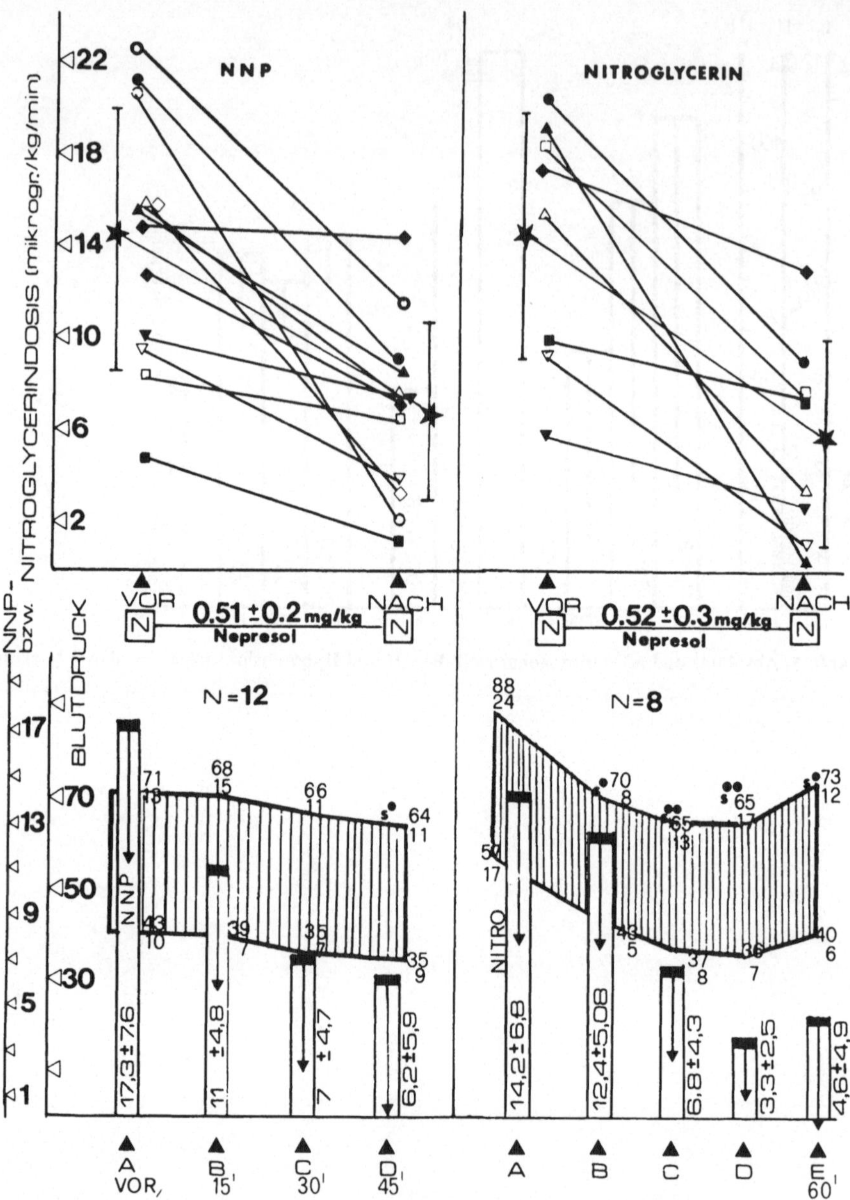

Abb. 6. Reduktion der NNP- bzw. Nitroglycerindosis durch Nepresol (*oben*). Darstellung des zeitlichen Verlaufs (*unten*). Säulen: NNP- bzw. Nitroglycerindosis (mcg/kg/min). *Gestreifte Fläche:* Blutdruck

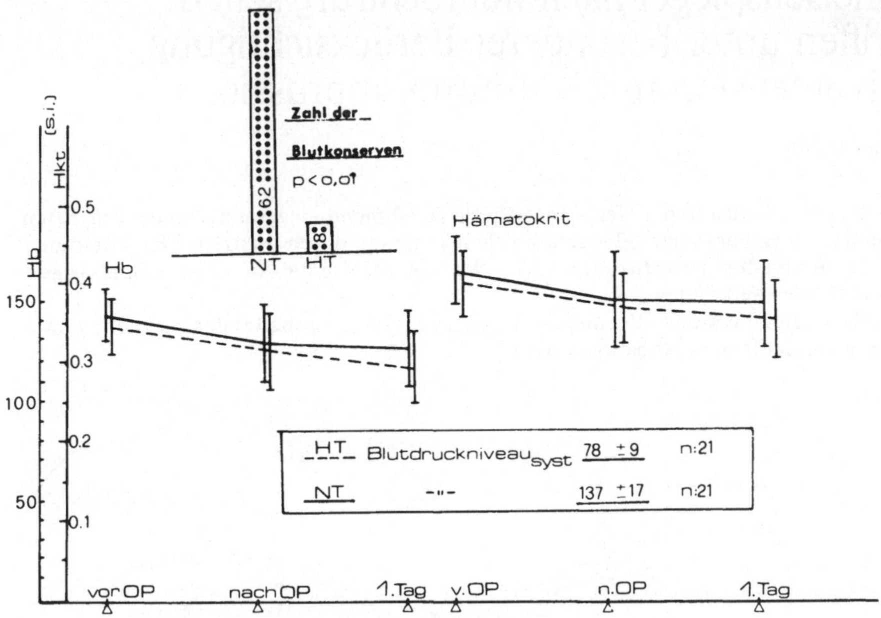

Abb. 7. Änderungen (post Op) des Hämatokrits und Hämoglobins nach großen Tumoroperationen mit Neckdissection. HT = Hypotensive Gruppe, NT = Normotensive Gruppe

Literatur

1. Merrifield, A.J., Blundell, M.D.: Toxicity of sodium nitroprusside. Brit. J. Anasth. 46, 324 (1974)
2. Nickerson, M.: Antihypertensive agents and the drug therapy of Hypertension. In: L.S. Goodman and A. Gilman: The pharmacological basis of Therapeutics. 4. Edition, The Macmillan-Company: London, Toronto. 1965, Chapter 33, p. 728 ff

Serumeisenspiegel nach neurochirurgischen Eingriffen unter besonderer Berücksichtigung der Hypotension mit Natriumnitroprussid

U. Jost und J. Pill

Natriumnitroprussid wird in der Neuroanaesthesie zunehmend eingesetzt, um bei Eingriffen an intracerebralen Aneurysmen oder gefäßreichen Tumoren durch induzierte Hypotension entweder den Blutverlust zu reduzieren oder einen Eingriff wie die Aneurysmaclippung gefahrlos durchführen zu können.

Die Abb. 1 zeigt die Molekülformel der Eisen und Cyanid enthaltenden Substanz und die im Organismus ablaufenden Abbaureaktionen.

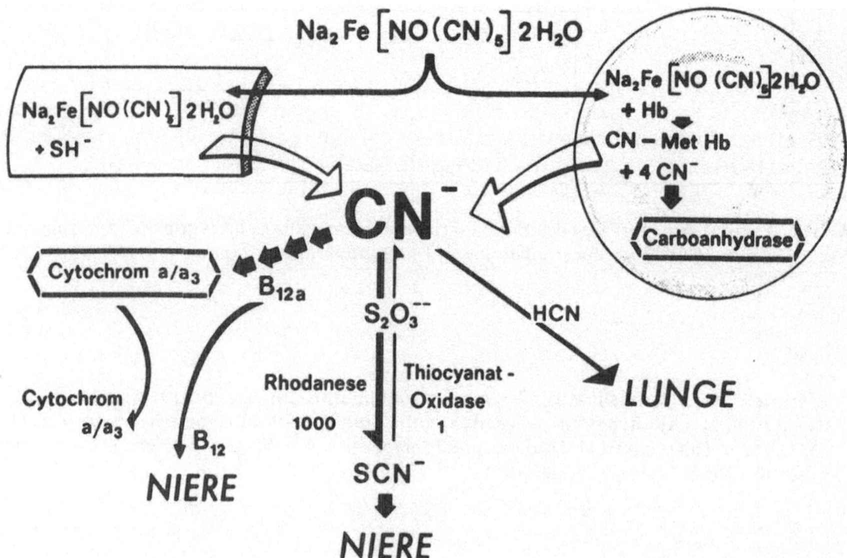

Abb. 1. Molekülformel von Natriumnitroprussid (NPN), Wege der Giftung und Entgiftung

Zur Entgiftung des die eisenhaltigen Enzyme blockierenden Cyanids werden körpereigene Schwefelreserven verwendet. Es entsteht Thiocyanat. Zur Unterstützung und Beschleunigung der Entgiftungsreaktion wird z.T. vorgeschlagen, bei der Anwendung von Natriumnitroprussid Thiosulfat zuzuführen. Gleichzeitig werden die körpereigenen Schwefelreserven geschont.

Bei gestörter renaler Exkretion des Thiocyanats kann dieses selbst toxisch wirken. Wir haben anhand von Thiocyanat und Eisenspiegelbestimmungen im Serum das Schicksal der Abbauprodukte des Natriumnitroprussids nach kontrollierter Hypotension über mehrere Tage verfolgt.

Methodik

Die Blutentnahme erfolgte zu normierten Zeitpunkten. Bei den neurochirurgischen Patienten erfolgte die Blutentnahme aus zentralvenösen Kathetern nach Verwerfen einer angemessenen Menge Aspirat. Bei den gefäßchirurgischen Patienten erfolgte die Blutentnahme unter kurzer leichter Stauung aus einer liegenden Kunststoffkanüle. Die Bestimmung des Serum-Eisenwertes aus dem abzentrifugierten Serum erfolgte nach einer handelsüblichen Methode, der Testkombination Eisen Böhringer, Mannheim, durch Photometrie eines Farbkomplexes. Die Bestimmung der Thiocyanatspiegel erfolgte nach einer von Höbel u. Mitarb. modifizierten Vorschrift von Ginsburg und Benotti. Sie beruht ebenfalls auf der Photometrie eines Farbkomplexes mit Ammoniumthiocyanat als Standard. Die Bestimmung der Eisenbindungskapazität wurde mit einer Testkombination von Böhringer, Mannheim, durchgeführt.

Ergebnisse

20 Patienten, die in Neuroleptanalgesie und kontrollierter Hypotension operiert worden waren, wurden bis zu 96 Std postoperativ untersucht. Auch bei Gaben von bis zu 2,3 mg Natriumnitroprussid/kg Körpergewicht und zusätzlich 1 g Thiosulfat konnten wir in den ersten drei postoperativen Tagen bei keinem Patienten deutliche Anstiege des Serumthiocyanatspiegels feststellen.

Die von uns gemessenen Werte waren stets kleiner als 0,25 mg/100 ml Serum. Ein wesentlich differenziertes Bild ergab sich bei der Analyse der Serum-Eisenspiegel intra- und postoperativ.

Die Abb. 2 zeigt einen solchen charakteristischen Verlauf des Serum-Eisenspiegels. Der Ausgangswert wurde nach Narkoseeinleitung vor Beginn der Hypotension gewonnen. Unter der Zufuhr von Natriumnitroprussid kam es bei den unterschiedlichen, zum Teil erniedrigten Ausgangswerten zu einem deutlichen Anstieg der Serum-Eisenkonzentration.

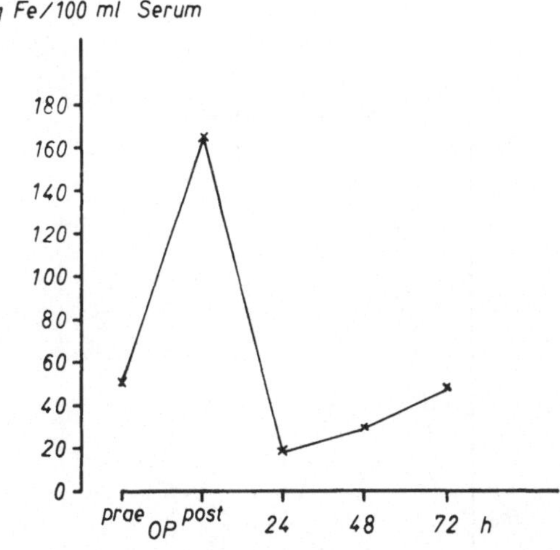

Abb. 2. Serumeisenspiegel nach einer Aneurysmaclippung in NLA mit Hypotension 1,2 mg/kg NPN. Gabe von 1 g Thiosulfat. Thiocyanat stets kleiner als 0,25 mg/100 ml

Im postoperativen Verlauf fällt der Serum-Eisenspiegel sehr stark ab und erreicht zum Teil nach 96 Std noch nicht wieder den Ausgangswert. Diesen charakteristischen Verlauf konnten wir mehr oder weniger stark ausgeprägt bei allen Patienten, die in kontrollierter Hypotension operiert worden sind, feststellen.

Er ist durch die Höhe des Blutverlustes in keinster Weise zu erklären.

Wir haben daraufhin eine Kontrollgruppe von 7 Patienten bis zu 72 Std nachuntersucht, bei denen in Neuroleptanaesthesie ohne Hypotension ein Hirntumor exstirpiert wurde.

Wie die Abb. 3 zeigt, läßt sich auch bei diesen Patienten ein sehr starker Abfall des Serumspiegels in der postoperativen Phase zeigen. Die einzelnen Verläufe sind heterogen, weisen

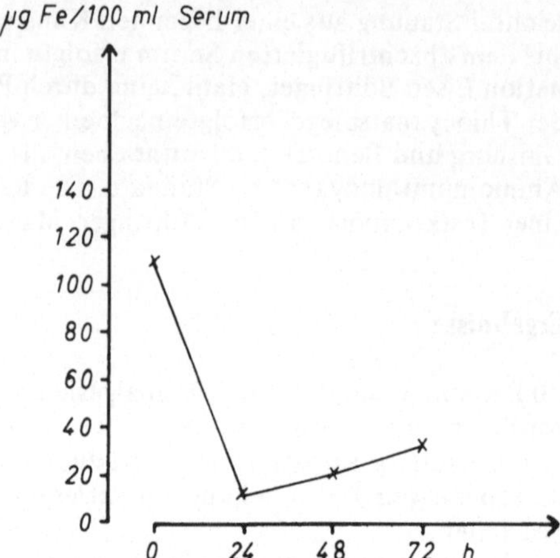

Abb. 3. Serumeisenspiegel nach einer Hirntumorexstirpation in NLA

aber die gleiche Tendenz auf. Nur in der Hälfte der Fälle war nach 72 Std postoperativ der Ausgangswert für den Serum-Eisenspiegel erreicht. Wir haben, um dieses Phänomen zu klären, Versuche am Kaninchen unternommen.

Die nicht narkotisierten Tiere waren keinem Operationstrauma unterworfen. Die Zufuhr von Natriumnitroprussid führt auch hier zu einem Anstieg der Serum-Eisenkonzentration.

Wie die Abb. 4 zeigt, kommt es am folgenden Tag zu einem milden Abfall des Serum-Eisenspiegels, der leicht durch die Hämodilution durch Blutentnahme erklärt werden kann.

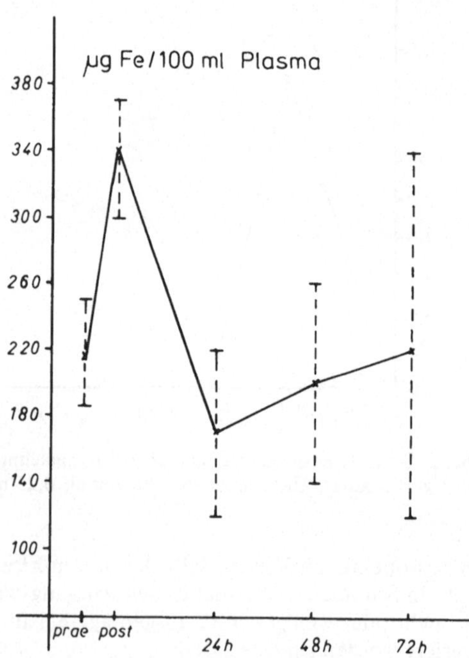

Abb. 4. Plasmaeisenspiegel beim Kaninchen nach Hypotension ohne Narkose und Operation

Am 2. und 3. Tag nach der Zufuhr werden die Ausgangswerte wieder erreicht. Die Zufuhr von Natriumnitroprussid an mehreren Tagen hintereinander führte beim Kaninchen regelmäßig zu einem Anstieg der Serum-Eisenkonzentration in der beschriebenen Größenordnung. Die

Eisenbindungskapazität bleibt dabei unbeeinflußt. Um eine Beeinflussung unserer Meßergebnisse durch die bekannte Tagesrhythmik des Serum-Eisenspiegels auszuschließen, haben wir in einer weiteren Serie bei Patienten, die in Neuroleptanaesthesie sowohl mit kontrollierter Hypotension als auch ohne Hypotension neurochirurgischen Eingriffen unterworfen waren, die Eisenspiegel wie folgt untersucht:

Es wurde zunächst ein Ausgangswert gewonnen und am Operationsende ein zweiter Wert ermittelt. Am Operationstag wurde weiterhin die Eisenbindungskapazität bestimmt. Am ersten postoperativen Tag wurden in zweistündlichen Abständen von morgens 8.00 bis abends 20.00 Uhr die Werte für Serum-Eisen bestimmt.

Dieselben Messungen wurden am 2. postoperativen Tag in vierstündlichen Abständen vorgenommen. Die Abb. 5 zeigt die Mittelwerte aus der Gruppe mit Hypotension, ebenfalls sind angegeben die Bereiche, in denen die einzelnen Werte liegen. Dabei sind die hohen und die niedrigen Ausgangswerte jeweils den Patienten zuzuordnen, die auch im postoperativen Verlauf die jeweils höchsten und niedrigsten Werte aufweisen. Der Anstieg des Serum-Eisenspiegels durch Zufuhr von Natriumnitroprussid beträgt im Mittel 50%, postoperativ fallen die Werte durchschnittlich auf 40% des Ausgangswertes ab und erreichen nach 48 Stunden postoperativ bei weitem nicht die Ausgangswerte.

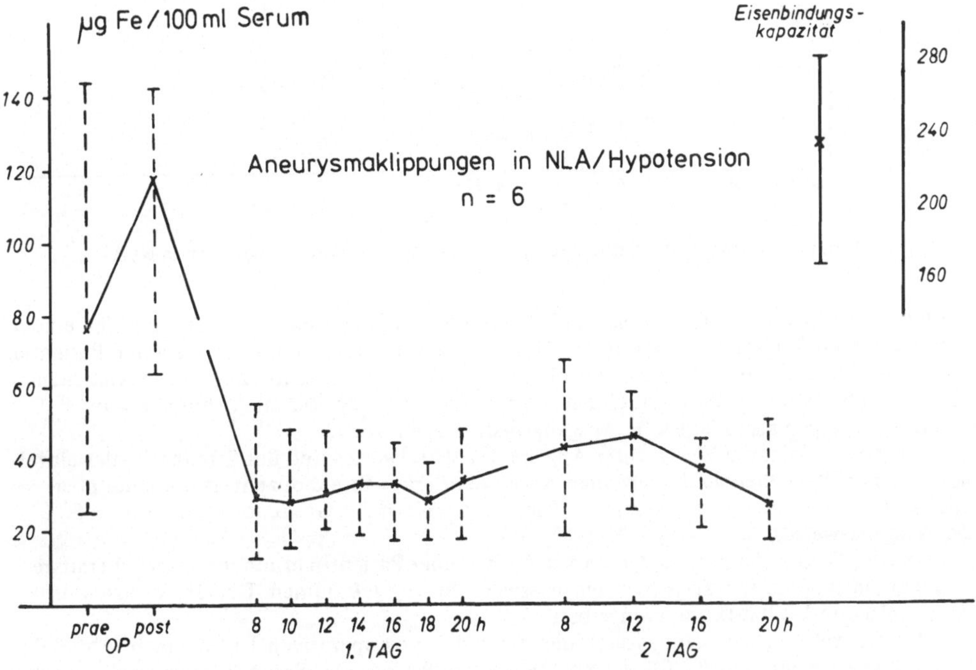

Abb. 5. Tagesprofile des Serumeisenspiegels nach Aneurysmaclippungen in NLA mit Hypotension

Wie die gleichermaßen gestaltete Abb. 6 zeigt, ist der postoperative Verlauf bei Patienten, die nicht in kontrollierter Hypotension operiert wurden, gleichsinnig; der intraoperative Anstieg des Serum-Eisenspiegels liegt in der Größenordnung von 10%. Der postoperative Abfall führt zu Durchschnittswerten von 30% des Ausgangswertes.

Da wir annehmen müssen, daß die kontrollierte Hypotension mit Natriumnitroprussid für den Verlauf der Serum-Eisenspiegel in der postoperativen Phase von untergeordneter Bedeutung ist, haben wir versucht zu klären, ob ein Zusammenhang mit dem Operationstrauma eines intracerebralen Eingriffs besteht. Der Sympathikustonus soll nach einigen Autoren den Serumeisenspiegel beeinflussen. Wir haben prä- und postoperativ, sowie gegen 8 und 20 h am

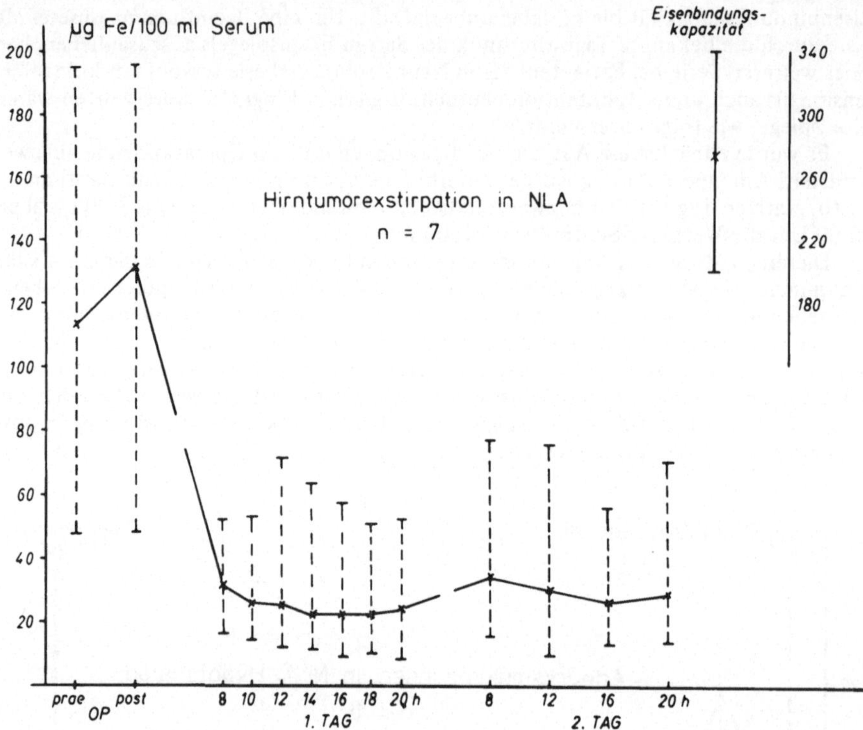

Abb. 6. Tagesprofile des Serumeisenspiegels nach Hirntumorexstirpationen in NLA

1. und 2. postoperativen Tag die Serum-Eisenspiegel bei Patienten untersucht, die sich einem femuro-poplitealen Venenbypass unterziehen mußten. Es wurde eine Gruppe von 6 Patienten erfaßt, bei denen der in Neuroleptanaesthesie durchgeführte Eingriff ca. 4 Std in Anspruch genommen hatte und es dabei zu einem Blutverlust von unter 500 ml gekommen war.

Insofern lagen also identische Ausgangsbedingungen vor.

Die Abb. 7 zeigt die Werte unter Angabe des Mittelwertes und der Streubreite der einzelnen Befunde. Wir sehen auch hier einen Abfall der Serum-Eisenkonzentration in der postoperativen Phase ohne Anzeichen einer Tagesrhythmik in der Größenordnung von 30-50% des Ausgangswertes.

Aus der Gesamtdarstellung haben wir die bei einer Patientin erhobenen Werte herausgenommen; intraoperativ war es zu einer massiven Blutung gekommen. Der Blutverlust wurde durch gelagerte Vollblutkonserven substituiert.

Wie die Abb. 8 zeigt, kam es auch hier am ersten postoperativen Tag zu einem Abfall des Serum-Eisenspiegels bis auf 20% des postoperativen Wertes. Der Serum-Eisenspiegel stieg aber am Abend des 1. postoperativen Tages auf übernormale Werte an, diese Tendenz verstärkte sich am 2. postoperativen Tag. Dieses Phänomen ist am ehesten durch den Zerfall der gelagerten Erythrozyten zu erklären. Bei den übrigen Patienten ist der Abfall des Serum-Eisenspiegels in der postoperativen Phase in keiner Weise durch eine eventuelle Hämodilution beim Blutverlust zu erklären, der Blutverlust lag im Mittel unter 500 ml.

Diskussion

Unsere Ergebnisse zeigen, daß bei uneingeschränkter Nierenfunktion die gleichzeitige Gabe von Natriumnitroprussid und Thiosulfat zu keiner Erhöhung der Serumthiocyanatspiegel führt und somit unbedenklich ist.

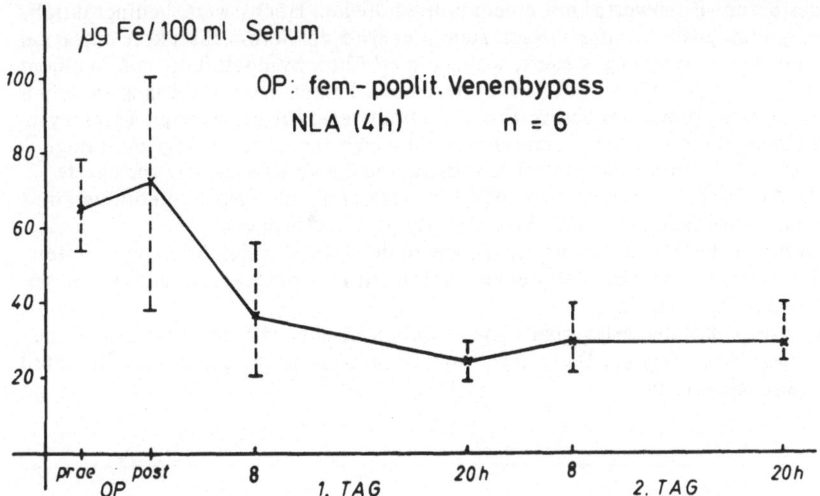

Abb. 7. Serumeisenspiegel nach femuro-poplitealen Venenbypassoperationen in NLA

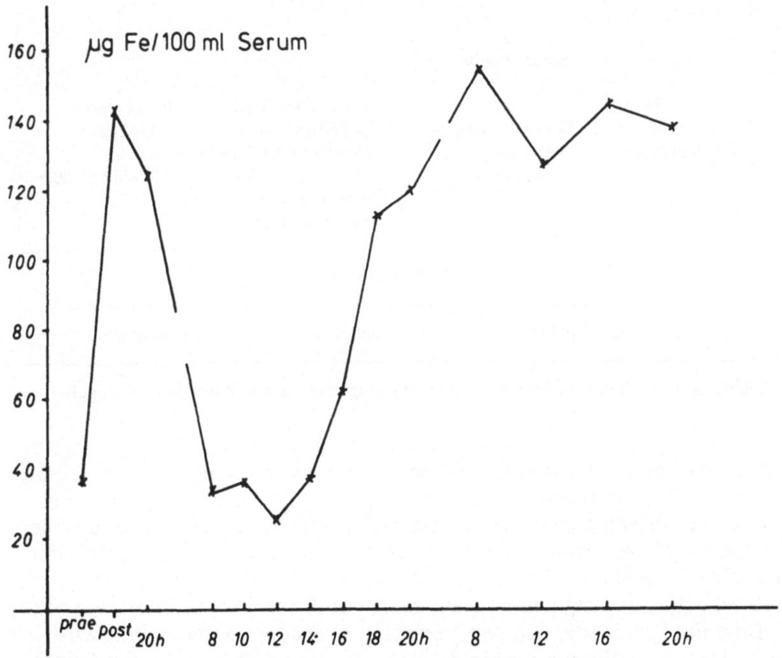

Abb. 8. Serumeisenspiegel nach 3.500 ml Blutverlust beim Versuch einer Aneurysmaclippung in NLA/ Hypotension. Massivtransfusionen, Carotisligatur

Wie wir gesehen haben, führen längerdauernde Eingriffe auch bei niedrigem Blutverlust zu einer deutlichen Senkung des Serum-Eisenspiegels. Die niedrigen Ausgangswerte bei den neurochirurgischen Patienten sind möglicherweise zu erklären durch eine Hemmung der Eisenfreisetzung aus dem retikuloendothelialen System im Gefolge von chronischen Entzündungsprozessen (Cartwright u. Wintrop). Abhängig von der Schlafintensität soll es nach Laurell zu einer

Tagesrhythmik des Serum-Eisenwertes mit einem morgendlichen Höchstwert, bedingt durch nächtlichen Hämoglobinabbau, kommen. Nach Hemmler wird die Serum-Eisenkonzentration durch das autonome Nervensystem gesteuert, wobei ein erhöhter Sympathikotonus zu einem Abfall des Serum-Eisenspiegels führen soll. Tedering konnte keinen Zusammenhang zwischen der beobachteten Tagesrhythmik des Serum-Eisens und der vegetativ gesteuerten Tagesrhythmik des Blutzuckerspiegels feststellen. Es traten sowohl gleichsinnige als auch gegensinnige Tagesschwankungen auf. Er diskutiert eine eher substratabhängige als vegetativ gesteuerte Tagesrhythmik. In diesem Sinne äußern sich auch Lipschitz et al.; als Faktoren kommen in Frage: das cyclische Nahrungsangebot und Erfordernisse der Erythropoese.

Eine Tagesrhythmik des Serum-Eisenspiegels, wie in der Literatur beschrieben, konnten wir bei unseren Untersuchungen nicht feststellen, auch nicht eine umgekehrte Kurve, wie sie bei Bettlägerigen beobachtet wurde.

Wie die Abb. 9 zeigt, können Mißverhältnisse zwischen Eisenbedarf und Eisenaufnahme den Serum-Eisenspiegel beeinflussen. Dabei macht der Serum-Eisengehalt nur einen Bruchteil des Gesamtkörpereisengehalts aus.

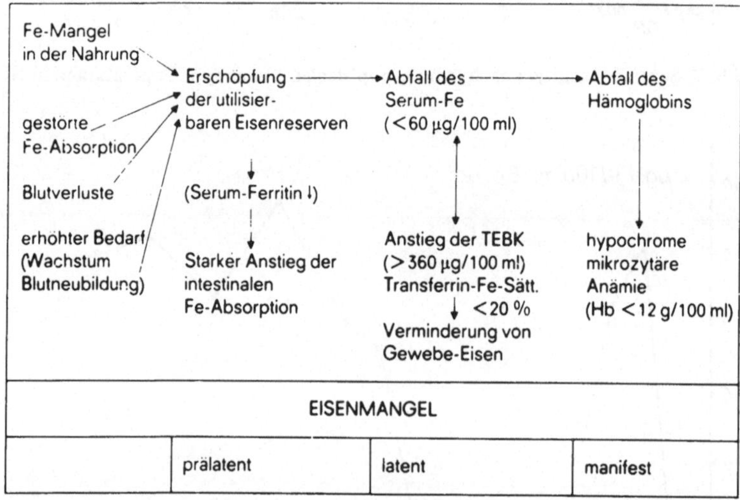

Abb. 9. Ursachen und Manifestation der einzelnen Stadien des Eisenmangels

Serum-Eisenwerte müssen darum nicht zwangsläufig einen Eisenmangel repräsentieren, können aber – wie die Abbildung zeigt – ein Indiz des Eisenmangels darstellen und Vorläufer einer Anämie sein. Somit würde ein Eisenmangel dazu führen, daß einem Patienten aufgrund seiner Anämie in der postoperativen Phase Konserven (mit all ihren Risiken) zugeführt werden, die sich durch Eisengaben ersetzen ließen.

Shenkin und Wretlind geben den täglichen Eisenbedarf von Erwachsenen Intensivpatienten mit ca. 50 µg an: Eine Forderung, die von den wenigsten Infusionsregimen erfüllt wird.

Ein extrem erniedrigter Serum-Eisenspiegel in der postoperativen Phase erfordert ferner unsere Aufmerksamkeit, da wir wissen, daß Eisenmangel zu Wundheilungsstörung führt.

Theoretisch wird ein Eisenmangel im Serum ersetzt durch erhöhten Turnover aus dem retikuloendothelialen System (A. Jercobs u. M. Worwood). Unsere Patienten durchliefen eine längere Phase mit erniedrigtem Serum-Eisenwerten. Aus den Untersuchungen von Hult et al. wissen wir, daß in der postoperativen Katabolie die Serum-Transferrinspiegel stark erniedrigt sind. Dies könnte eine Ursache für eine verminderte Abgabe aus dem RES sein.

Nach Joynson und Mitarb. führt Eisenmangel, gemessen am Serumeisenspiegel, zudem zu einer Störung der Lymphozytentransformation und zu einer gestörten Immunreaktion vom zellulären Typ, unter anderem auch wenn diese durch Candidaantigen ausgelöst wird.

Darüber hinaus führt Eisenmangel durch eine Dystrophie der Mundmukosa zu einem erhöhten Risiko der lokalen Candidainfektion.

Nach größeren Eingriffen sind die Patienten, besonders im Intensivpflegebereich, einem erhöhten Infektionsrisiko ausgesetzt, gerade auch in diesem Zusammenhang erfordert also ein niedriger Serum-Eisenwert erhöhte Aufmerksamkeit.

Literatur

1. Cartwright, G.E., Wintrobe, M.M.: The anaemia of infection. Advances in Internal Medicine 5, 165 (1952)
2. Hemmler, G.: Metabolism of Fe; diurnal fluctuations in Serum Fe. Helvet. med. acta 11, 201 (1944)
3. Höbel, M., Kreye, V.A.W., Pill, J.: Effect of Sodium Nitroprusside Alone and in Combination of with Sodium Thiosulfate on the Acid Base Balance and on Thiocyanate and Iron Plasma Levels in the Rabbit. Klin. Wschr. im Druck
4. Jacobs, A., Worwood, M.: Iron in Biochemistry and Medicine. Academic Press, London-New York 1974
5. Joynson, D.H.M., Jacobs, A., Walker, D.M., Dolby, A.F.: Defect of Cell-Mediated-Immunity in Patients with Iron Defiencency Anaemia. Lancet 18, 1058-1059 (1972)
6. Kult, J., Treutlein, E., Dragoun, G.-P., Heidland, : Bedeutung der postoperativen parenteralen Ernährung – gemessen an nieder- und hochmolekularen Plasmaproteinen. Infusionstherapie 2, 313-318 (1975)
7. Laurell, C.B.: The Diurnal Variation of the Serum Iron Concentration. Scand. J. Clin. Lab. Invest. 5, 118 (1953)
8. Lipschitz, D.A., Simon, M.O., Lynch, S.R., Dugard, J., Bothwell, T.H., Charlton, R.W.: Some Factors Affecting the Release of Iron from Reticuloendothelial Cells. Br. J. of Haematol. 21, 289-303 (1971)
9. Shenkin, A., Wretlind, A.: Allgemeine Gesichtspunkte hinsichtlich der intravenösen Ernährung von Krebspatienten. Infusionstherapie 5, 156-169 (1978)
10. Thedering, F.: Zur vegetativen Steuerung des Serumeisens. Klin. Wschr. 27, 496-501 (1949)

Kontrollierte Hypotension: Der Einfluß von Halothan, Nitroprussid-Natrium und Trimethaphan auf Hirndurchblutung, Hirndruck und Hirnmetabolismus

R. Larsen, J. Teichmann, H.-D. Schenk, J. Radke, L. Drobnik und D. Kettler

Eine pharmakologisch induzierte Blutdrucksenkung sollte idealerweise gut steuerbar sein und bei den benötigten niedrigen Blutdruckwerten zu keiner wesentlichen Beeinträchtigung der Durchblutung und Sauerstoffversorgung des Gehirns und anderer wichtiger Organe führen.

Während zahlreiche Befunde über die allgemeine Hämodynamik unter Hypotension bereits vorliegen, finden sich in der Literatur nur wenige und zudem widersprüchliche Hinweise auf das Verhalten von Hirndurchblutung, -stoffwechsel und -druck unter verschiedenen Hypotensionsformen. Aus diesem Grunde haben wir in einer tierexperimentellen Studie die Auswirkungen verschiedener pharmakologisch induzierter Hypotensionsformen auf Durchblutung, Druck und Metabolismus des Gehirns untersucht.

Material und Methode

An jeweils 5 mit Fentanyl/Halothan (0,4% inspir.) anästhesierten und maschinell normoventilierten Bastardhunden wurde eine kontrollierte Hypotension mit Nitroprussid-Natrium, Trimethaphan und Halothan auf einen arteriellen Mitteldruck von 50 mmHg durchgeführt.

Dabei wurden neben Parametern der allgemeinen Hämodynamik noch der epidurale Druck mit dem System nach Gobiet u. Schumacher, die Hirndruchblutung mit der Argon-Fremdgasmethode, der Hirnsinusdruck durch Einlegen eines Katheters in den Sinus confluens, der cerebrale Perfusionsdruck sowie Parameter des Hirnmetabolismus bestimmt.

Ergebnisse und Diskussion

Abbildung 1 zeigt auf der Abszisse vier verschiedene Zeitpunkte zu denen die Messungen durchgeführt wurden.

Etwa eine Stunde nach Erreichen eines steady state wurde bei Punkt I der Ausgangsstatus erhoben und danach der arterielle Mitteldruck auf 50 mm Hg gesenkt. Hierfür waren jeweils Dosen von 180-440 Gamma/min NPN, 62-380 Gamma/min Trimethaphan und inspiratorische Halothankonzentrationen zwischen 2,5 und 3% erforderlich. Nach stabiler Einstellung der Hypotension erfolgte bei Punkt II die zweite und nach 30 min Hypotension bei Punkt III die dritte Messung. 30 min nach Unterbrechung der Pharmaka-Zufuhr wurde bei Punkt IV eine abschließende Messung durchgeführt.

Wie im oberen Teil von Abb. 1 dargestellt, wurde der mittlere Aortendruck im Mittel durch NPN auf 54 mmHg, durch Trimethaphan auf 49 mmHg und durch Halothan auf 52 mmHg gesenkt. Bei Punkt IV waren die Ausgangswerte noch nicht wieder vollständig erreicht.

In der NPN- und Trimethaphan-Gruppe kam es zu einer erheblichen Tachykardie, während in der Halothangruppe der Frequenzanstieg nicht so stark ausgeprägt war.

Der HZV-Index verdoppelte sich nahezu während der NPN-Hypotensionsphase und blieb auch 30 Minuten nach Unterbrechung der Hypotension noch stark erhöht. In der Trimethaphan-Gruppe fiel der HZV-Index unmittelbar nach Erreichen der Hypotension zwar ab, kehrte nach 30 Minuten Hypotension zum Ausgangswert zurück und veränderte sich danach nicht mehr wesentlich. Auch in der Halothan-Gruppe kam es zu einem Abfall des HZV-Index, der während der gesamten Hypotensionsphase bestehen blieb und auch 30 Minuten nach Unterbrechung der Hypotension noch deutlich unter dem Ausgangswert lag. Der Abfall beruht auf der negativ inotropen Wirkung des Halothan; ein ähnlicher Mechanismus liegt wahrscheinlich auch bei der Trimethaphan-Wirkung zugrunde.

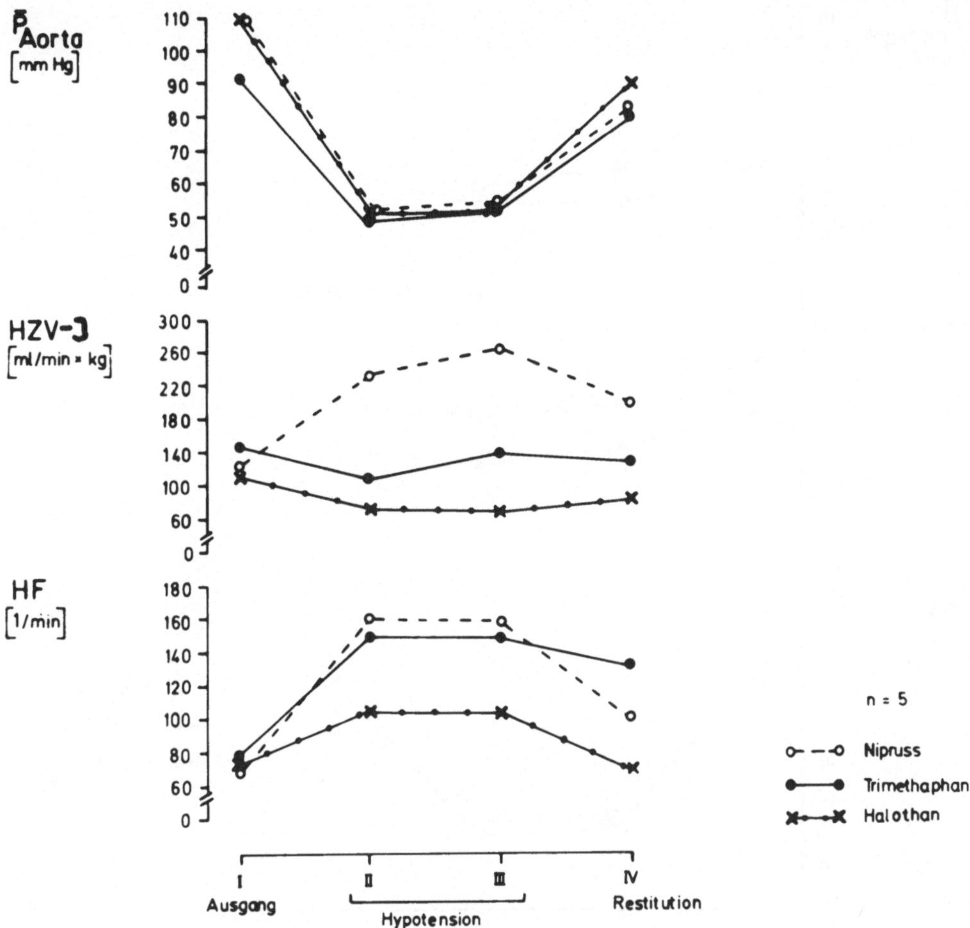

Abb. 1. Verhalten von mittlerem Aortendruck, Herzfrequenz und HZV-Index

Abbildung 2 zeigt das Verhalten von Hirnsinus-Druck, epiduralem Druck und cerebralem Perfusionsdruck. In allen drei Gruppen waren die Veränderungen des Hirnsinus-Druckes nicht sehr ausgeprägt. Der epidurale Druck stieg unter NPN von 9 mmHg auf 13,2 mmHg bei Punkt II an und nahm im Verlauf der Hypotension weiter zu. 30 Minuten nach Unterbrechen der Hypotension erreichte er ein Maximum, das 72% über dem Ausgangswert lag. Dieser Anstieg beruht auf einer Zunahme des cerebralen Blutvolumens, die – wie in der Abb. 3 zu sehen ist – durch eine Steigerung der Hirndruchblutung hervorgerufen wird. In der Trimethaphan- und Halothan-Gruppe fiel der epidurale Druck während der Hypotension leicht ab. Der cerebrale Perfusionsdruck, errechnet aus der Differenz zwischen mittlerem Aortendruck und intracraniellem Druck, wurde in der NPN-Gruppe auf 42 mmHg, in der Trimethaphan-Gruppe ebenfalls auf 42 mmHg und in der Halothangruppe auf 45 mmHg gesenkt. In keiner Gruppe wurde während der Hypotension ein Wert von 40 mmHg unterschritten. In allen drei Gruppen blieb der cerebrale Perfusionsdruck am Versuchsende noch deutlich hinter den Ausgangswerten zurück.

Die Sauerstoffaufnahme des Gehirns nahm unter NPN ab, während sie sich unter Halothan nicht wesentlich veränderte. Unter Trimethaphan nahm die Sauerstoffaufnahme zu; allerdings waren in dieser Gruppe die Ausgangswerte niedrig.

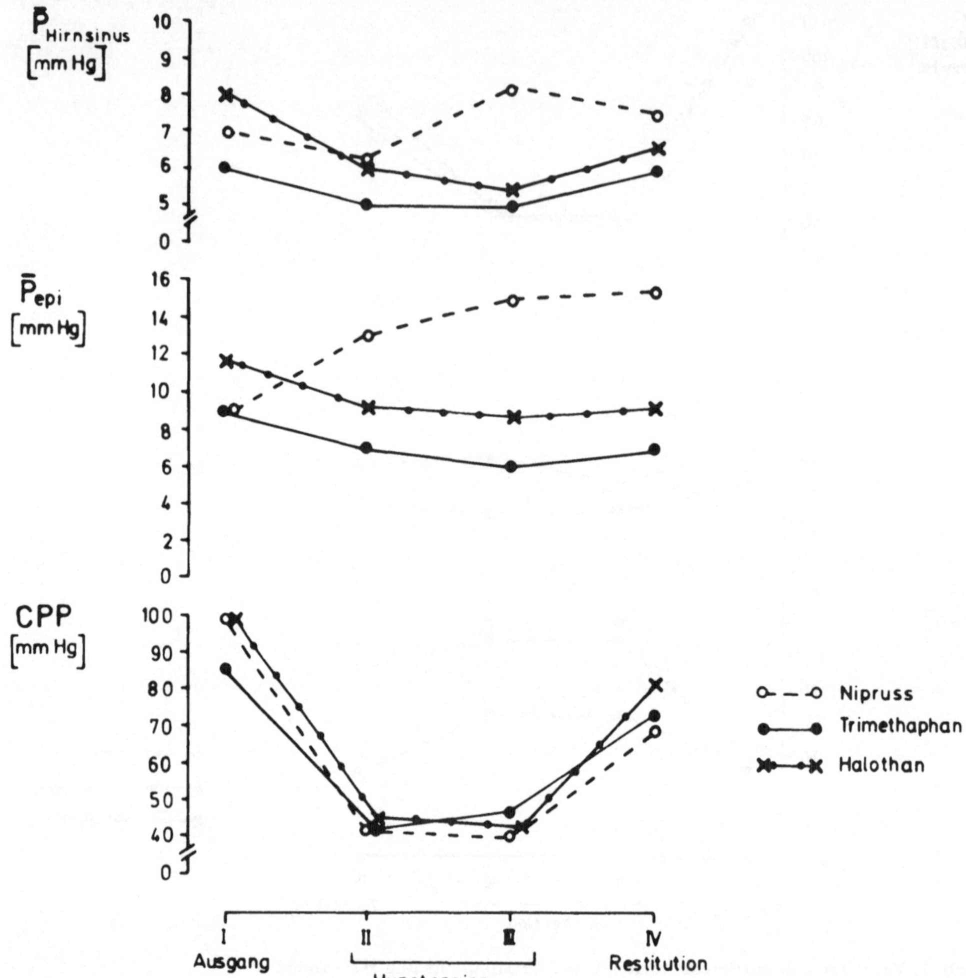

Abb. 2. Verhalten von Hirnsinusdruck, epiduralem Druck und cerebralem Perfusionsdruck

Die Hirndurchblutung nahm unter NPN um ca. 32% zu und blieb auch 30 min nach Unterbrechung der Hypotension unverändert hoch. Diese Durchblutungssteigerung ist bedingt durch die erhebliche Abnahme des cerebralen Gefäßwiderstandes und die starke Zunahme des HZV und bedeutet einen Verlust der Autoregulation der Hirngefäße, der die reine Hypotensionsphase überdauerte. Ähnliche Ergebnisse werden auch von anderen Autoren mitgeteilt [1, 2, 5].

Unter Halothan veränderte sich die Hirndurchblutung nicht, d.h. die Autoregulation blieb erhalten. Das gleiche gilt für die Trimethaphan-Hypotension; allerdings kam es in dieser Gruppe 30 Minuten nach Hypotensions-Ende zu einer Abnahme der Hirndurchblutung.

Unter NPN kam es zu einer deutlichen Abnahme der cerebralen AVD-O_2, so daß die Zunahme der Hirndurchblutung während und nach NPN-Hypotension als Luxusperfusion des Gehirns gedeutet werden kann. Unter Halothan veränderte sich die AVD-O_2 des Gehirns nur geringfügig, während sie unter Trimethaphan deutlich zunahm. Allerdings waren in dieser Gruppe die Ausgangswerte niedrig.

In Tabelle 1 und Tabelle 2 wird das Verhalten der cerebralen AVD-Lactat und AVD-Glucose gezeigt, die sich beide nicht wesentlich änderten.

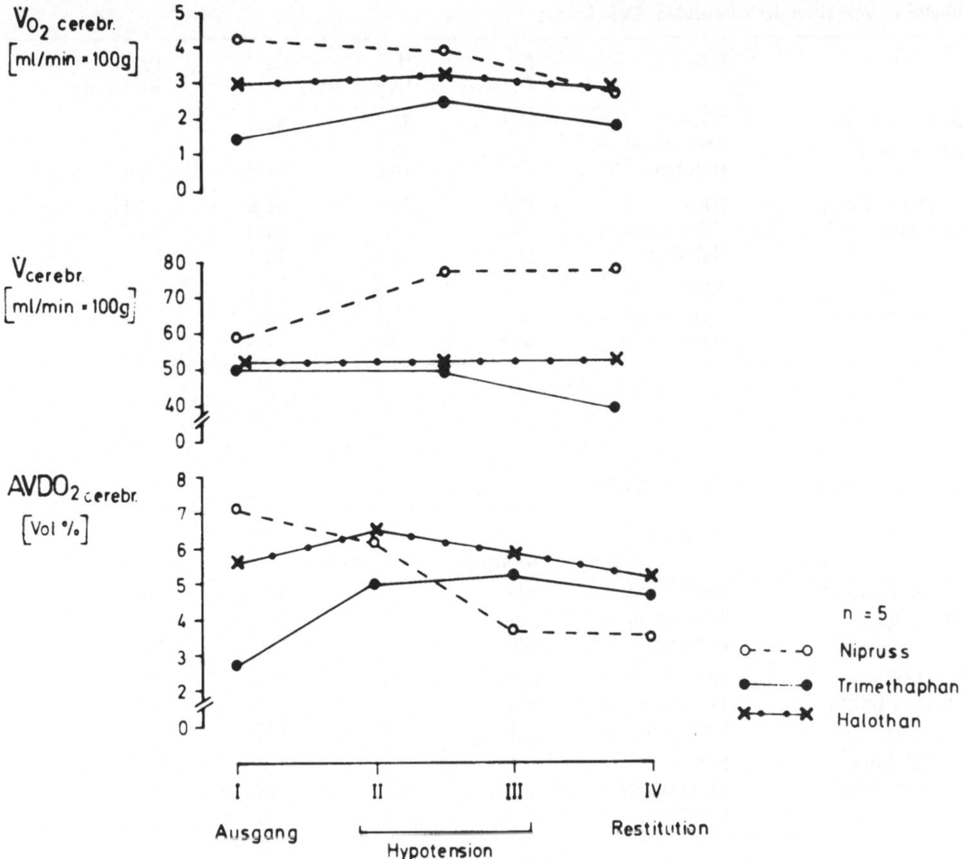

Abb. 3. Sauerstoffaufnahme des Gehirns, Hirndurchblutung und AVD-O_2

Eine Analyse der wichtigsten Befunde aus den drei Gruppen ergibt zusammengefaßt folgende Auswirkungen auf das Gehirn:

In keiner Gruppe kam es zu einem Abfall der Hirndurchblutung in den kritischen Bereich, noch zu einer Gefährdung der Sauerstoffversorgung.

Der cerebrale Perfusionsdruck fiel nicht unter 40 mmHg. Während der Halothan- und Trimethaphan-Hypotension blieb die Autoregulation der Hirngefäße erhalten. Dieser Befund steht im Gegensatz zu den Ergebnissen von Moyer et al. sowie Keany et al. [3, 4].

Unter NPN-Hypotension kam es zu einer deutlichen Zunahme der Hirndurchblutung und des Hirndrucks bei Verlust der Autoregulation, die auch 30 min nach Unterbrechung der NPN-Zufuhr bestehen blieben.

Die Zunahme des cerebralen Blutvolumens während und unmittelbar nach NPN-Zufuhr könnte das operative Vorgehen bei intracraniellen Eingriffen erschweren. Der Verlust der Autoregulation könnte bereits bei geringfügigen arteriellen Blutdruckanstiegen während der Hypotensionsphase zu stärkeren Hirndruckanstiegen führen. In der unmittelbaren postoperativen Phase könnte der Hirndruck ansteigen und passiv den Veränderungen des arteriellen Blutdruckes folgen. Die Auswirkungen dürften bei bereits vorbestehender intracranieller Drucksteigerung größer sein.

Tabelle 1. Verhalten der cerebralen AVD-Lactat

	Substanz	I Ausgang	II Hypotension	III	IV Restitution
Lactat-Konzentr. Aorta [mg%]	NPN	28,6	30,1	46,2	53,2
	Trimethaphan	23,8	26,6	33,3	35,1
	Halothan	16,8	18,6	19,2	18,4
Lactat-Konzentr. Hirnsinus [mg%]	NPN	27,5	29,8	46,6	53,1
	Trimethaphan	24,0	27,7	34,0	34,2
	Halothan	16,0	18,5	21,1	19,8
AVD-Lactat aorto-hirnvenös [mg%]	NPN	1,1	0,3	- 0,4	0,1
	Trimethaphan	- 0,2	- 1,1	- 0,7	0,9
	Halothan	0,8	0,1	- 1,9	- 1,4

Tabelle 2. Verhalten der cerebralen AVD-Glucose

	Substanz	I Ausgang	II Hypotension	III	IV Restitution
Glukose Konzentr. Aorta [mg%]	NPN	127	182	225	200
	Trimethaphan	181	168	186	159
	Halothan	106	113	110	105
Glukose-Konzentr. hirnvenös [mg%]	NPN	126	174	219	201
	Trimethaphan	174	156	167	155
	Halothan	101	103	102	96
AVD-Glukose aorto-hirnvenös [mg%]	NPN	1	8	6	- 1
	Trimethaphan	7	12	19	4
	Halothan	5	10	8	9

Literatur

1. Cottrell, J., Patel, K., Turndorf, H., Ransohoff, J.: Intracranial pressure changes induced by sodium nitroprusside in patients with intracranial mass lesions. J. Neurosurg. 48, 329-331 (1978)
2. Invakovich, A.D., Milettich, D.J., Albrecht, R.F., Zadeh, B.: Sodium nitroprusside and cerebral blood flow in the anesthetized and unanesthetized goat. Anesthesiology 44, 21-26 (1976)
3. Keany, N.P., Pickerodt, V.W., McDowall, D.G., Coroneos, N.J., Turner, J.M., Shah, Z.P.: The cerebral effects of hypotension produced by deep halothane anesthesia. Br. J. Anaesth. 44, 623 (1972)
4. Moyer, J.H., Morris, G., Polksmith, C.: Cerebral hemodynamics during controlled hypotension induced by the continuous infusion of ganglionic blocking agents (Hexamthonium, Pendiomide and Arfonad). J. Clin. Invest. 33, 1081 (1954)
5. Turner, J.M., Powell, D., Gibson, R.M., McDowall, D.G.: The effects of sodium nitroprusside on intracranial pressure and autoregulation. Proc. of the 2nd Internat. Symp. on Intracranial pressure, p. 345. Springer: Berlin, Heidelberg, New York 1975

Interaktionen einiger Injektions- und Inhalationsanaesthetika in ihrem Einfluß auf den intrakraniellen Druck

J. Schulte am Esch, G. Pfeifer und I. Thiemig

In der Situation einer drohenden oder schon vorliegenden cerebralen Ischämie z.B. bei Schädel-Hirn-Traumatisierten oder anderen Notfallsituationen im neurochirurgischen Bereich kann durch die Wahl der Anästhetika und Anästhesietechniken in unterschiedlicher Weise auf die cerebrale Durchblutung (CBF), den intracraniellen Druck (ICP) und damit auf den cerebralen Perfusionsdruck (CPP) Einfluß genommen werden [4, 7, 8, 9, 10]. Hierbei ist es nicht nur von großer Bedeutung, die Eigenwirkung der einzelnen Pharmaka unter standardisierten Untersuchungsbedingungen zu prüfen, sondern es besteht auch die Notwendigkeit, Zwischenwirkungen der unterschiedlichen Pharmakakombinationen sowie die Reihenfolge der Verabreichung in ihrer Auswirkung auf die gemessenen Parameter zu beobachten [7].

Patientengut und Methodik

Bei Patienten der neurochirurgischen Intensivstation, bei denen wegen schwerer Schädel-Hirn-Traumata eine Verlaufsmessung des epiduralen Drucks [2] durchgeführt wurde, registrierten wir den Einfluß der geprüften Injektions- und Inhalationsanästhetika bzw. deren Kombinationen auf den ICP, den arteriellen Blutdruck, die Herzfrequenz, das EKG und den Trachealdruck während 15-30 min. Aus arteriellen Blutproben wurde die Pa CO_2 am Anfang und am Ende jeder Registrierphase gemessen, der CPP errechnet sich aus der Differenz des mittleren arteriellen Blutdrucks (MAP) und des mittleren ICP.

Die nasotracheal bzw. pertracheal intubierten Patienten wurden nach Relaxation mit Pancuroniumbromid auf Pa CO_2 von ca. 30 mmHg hyperventiliert. Sämtliche Patienten waren soporös bzw. comatös, so daß auf eine Basisnarkose verzichtet werden konnte. War ein steady-state des Pa CO_2 erreicht, erhielten die Patienten Etomidate oder Thiopental intravenös oder wurden mit N_2O/O_2 im Verhältnis 2 : 1 beatmet. Darüberhinaus erhielten 8 Patienten während Beatmung mit einem N_2O/O_2-Gemisch Etomidate bzw. Thiopental i.v. injiziert. Die Ergebnisse wurden mit dem t-Test für verbundene Stichproben gesichert.

Ergebnisse

Schon nach der Relaxation fielen ICP und arterieller Blutdruck geringfügig ab, es entwickelte sich ein konstantes Niveau von ICP, arteriellem Blutdruck und Trachealdruck. Dieser konstante Trachealdruck wurde als Ausdruck des Ausschlusses beatmungsunabhängiger intrathorakaler Druckschwankungen gewertet. Die Abb. 1 gibt Wirkungen von 0,3 mg/kg Etomidate i.v. wieder; es kommt in den ersten Minuten übereinstimmend in allen Einzeluntersuchungen zu einem deutlichen Abfall des ICP und zu einer geringfügigen kurzfristigen Senkung des MAP. Nach 10 min war der ICP gegenüber dem Ausgangswert noch deutlich vermindert, während die Ausgangswerte des MAP schon nach wenigen min wieder erreicht waren. Der ICP fiel am stärksten zwischen der 3. und 5. min bis zu 25% vom Ausgangswert ab und blieb über 10 min hinaus gesenkt. Der errechnete CPP zeigte während des gesamten Beobachtungszeitraumes keine Abweichung vom Ausgangsniveau.

Wie die Abb. 2 zeigt, fiel nach Injektion von 6 mg/kg Thiopental der MAP am steilsten in der 1. min und lag nach ca. 20 min noch unter dem Ausgangsniveau, der ICP war um ca. 26% in den ersten Minuten gesenkt und blieb über die 10. min unter den Ausgangswerten. Als Folge dieses Verhaltens von Systemdruck und ICP fiel der CPP bis über die 10. min hinaus ab.

Bevor Kombinationen von Etomidate bzw. Thiopental mit Stickoxydul dargestellt werden, sollen in der Abb. 3 die Wirkungen von Stickoxydul in Sauerstoff in einer zusammen-

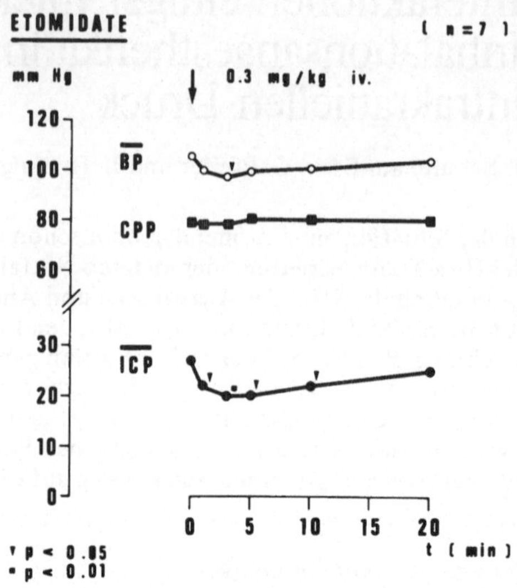

Abb. 1. Der Einfluß von Etomidate auf den mittleren arteriellen Blutdruck (BP), den mittleren intrakraniellen Druck (ICP) und den cerebralen Perfusionsdruck (CPP) bei Schädel-Hirn-Traumata

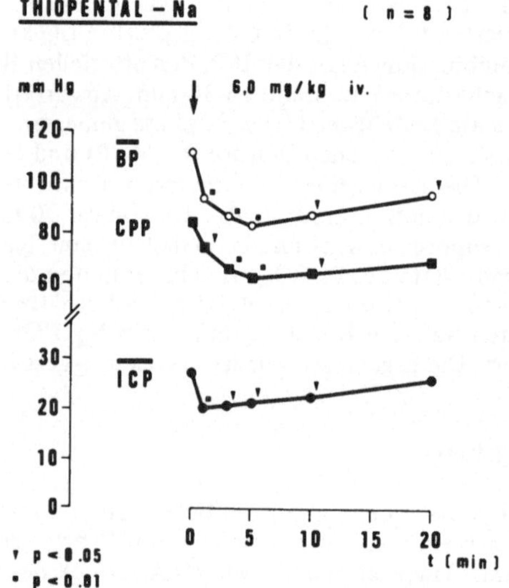

Abb. 2. Der Einfluß von Thiopental auf den mittleren arteriellen Blutdruck (BP), den mittleren intrakraniellen Druck (ICP) und den cerebralen Perfusionsdruck (CPP) bei Schädel-Hirn-Traumata

fassenden Darstellung gezeigt werden. Der ICP steigt in allen Einzelversuchen anfangs steil um 70% des Ausgangswertes bis zur 5. min, fiel unter weiterer N_2O/O_2-Gabe leicht ab und blieb dann bis zum Ende der Stickoxydulapplikation um ca. 50% über den Ausgangslagen. Der regelmäßige MAP-Abfall betrug 16%, der Abfall des errechneten CPP ca. 30% des Ausgangsdrucks. Nach Absetzen des Stickoxyduls erreichten sämtliche Parameter in wenigen min wieder den Ausgangswert.

Nachdem Einzelwirkungen von Etomidate, Thiopental und Stickoxydul auf den gesteigerten ICP dargestellt worden sind, stellt sich die Frage, ob der durch Stickoxydul hervorgerufene ICP-Anstieg unter Einwirkung von Etomidate bzw. Thiopental in ähnlichem Umfang reduziert wird, wie ein aus anderen Ursachen gesteigerter ICP. In Abb. 4 erkennt man den ICP-Anstieg nach Stickoxydul in einer Originalregistrierung. Unmittelbar nach Injektion von 0,3 mg/kg Etomidate kommt es zu einem ähnlich ausgeprägten ICP-Abfall über 10 min hinaus.

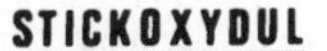

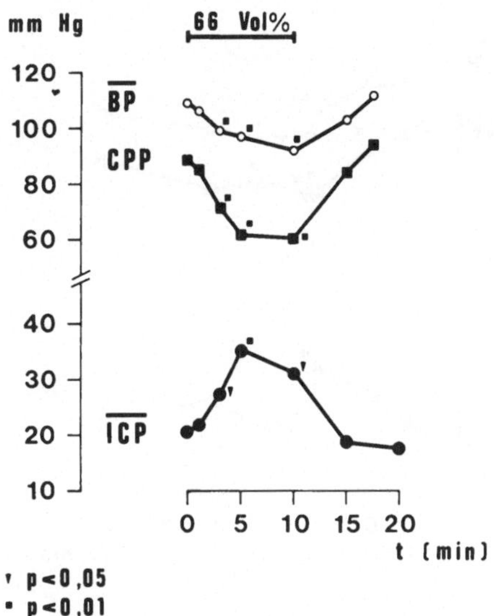

Abb. 3. Der Einfluß von N_2O/O_2 auf den mittleren arteriellen Blutdruck (BP), den mittleren intrakraniellen Druck (ICP) und den cerebralen Perfusionsdruck (CPP) bei Schädel-Hirn-Traumata

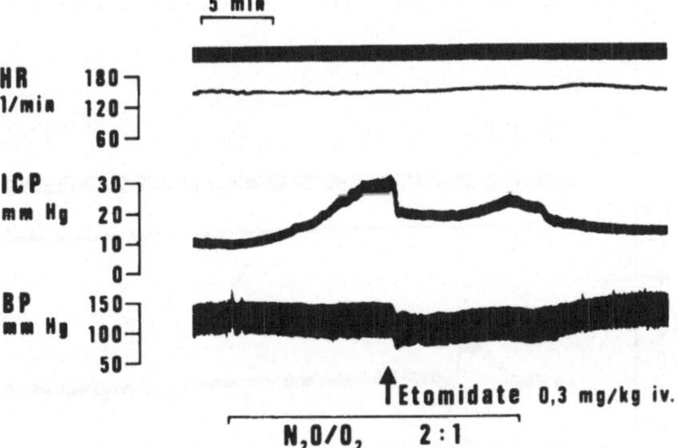

Abb. 4. Originalregistrierung von Herzfrequenz (HR), intrakraniellem Druck (ICP) und arteriellem Blutdruck (BP) bei einem Schädel-Hirn-Verletzten. Während N_2O/O_2-Beatmung wurde Etomidate injiziert

Nach Absetzen des N_2O nähert sich der ICP langsam dem Ausgangsdruck und der Blutdruck erreicht ebenfalls wieder sein Ausgangsniveau. In der Abb. 5 sind die Wirkungen von Etomidate auf die Stickoxydul bedingte ICP-Steigerung zusammenfassend dargestellt. MAP und ICP fallen über die 10. min hinaus, der ICP um 28%. Nach Absetzen des Stickoxyduls erreichen die Parameter einschließlich des CPP in wenigen Minuten wieder die Ausgangslagen. Auf der Abb. 6 ist in gleicher Weise die Wirkung von Thiopental auf die stickoxydulbedingte ICP-Steigerung in einer Originalregistrierung wiedergegeben. Es kommt auch hier zu dem typischen ICP-Abfall um ca. 25-30%, sowie zum deutlichen, anhaltenden Blutdruckabfall bis über die 20. min hinaus. In der zusammenfassenden Darstellung der Einzelwerte in der Abb. 7 werden diese Befunde für den ICP und den art. Druck bestätigt, der errechnete CPP bleibt jedoch bis zum Absetzen des Stickoxyduls um ca. 15% gesenkt und erreicht erst anschließend wieder die Ausgangslage. In allen Versuchsreihen lag die Pa CO_2 zu Beginn und am Ende der Registrierphasen bei 28-32 mmHg.

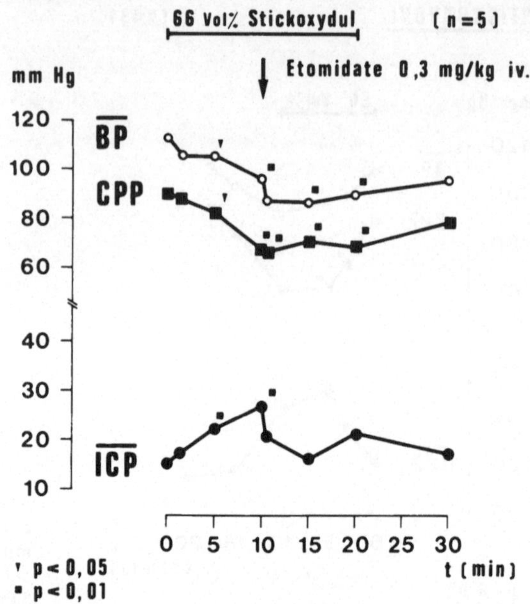

Abb. 5. Mittlerer arterieller Blutdruck (BP), cerebraler Perfusionsdruck (CPP) und mittlerer intrakranieller Druck (ICP) während und nach 20 min N_2O/O_2-Beatmung. Nach 10 min N_2O/O_2 wurde Etomidate injiziert

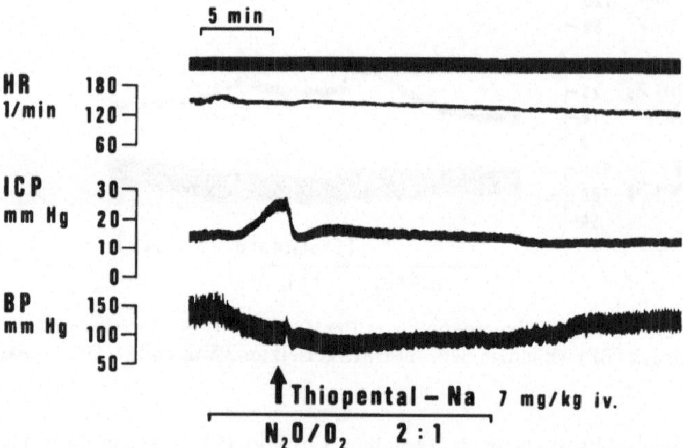

Abb. 6. Originalregistrierung von Herzfrequenz (HR), intrakraniellem Druck (ICP) und arteriellem Blutdruck (BP) bei einem Schädel-Hirn-Verletzten. Während N_2O/O_2-Beatmung wurde Thiopental injiziert

Schlußfolgerungen

Qualitative Auswirkungen von Anästhetika auf den ICP leiten sich von der Kenntnis deren einzelner Effekte auf CBF und cerebrovaskulären Widerstand ab. Volatile Anästhetika, wie Halothan und Ethrane, reduzieren den cerebrovaskulären Widerstand und steigern die CBF [5, 9, 10]. Das hat bei Patienten mit reduzierter intrakranieller Compliance offenbar eine ICP-Steigerung zur Folge, wie sie auch für das Stickoxydul gezeigt werden konnte. Andere Sub-

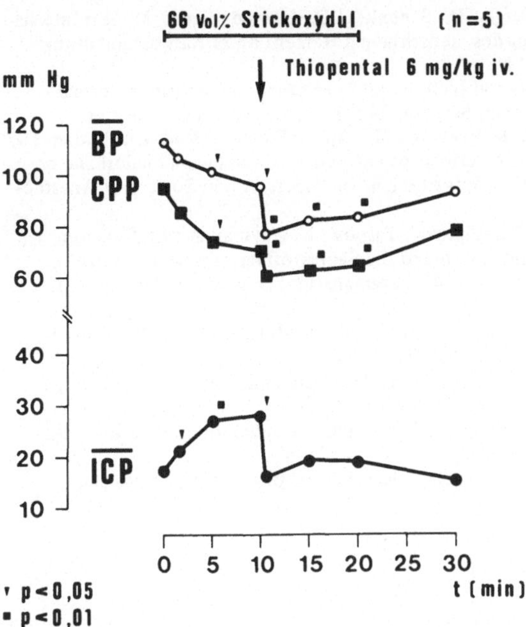

Abb. 7. Mittlerer arterieller Blutdruck (BP), cerebraler Perfusionsdruck (CPP) und mittlerer intrakranieller Druck (ICP) während und nach 20 min N_2O/O_2-Beatmung. Nach 10 min N_2O/O_2 wurde Thiopental injiziert

stanzen, wie das Thiopental, haben eine entgegengesetzte Wirkung auf die CBF und reduzieren damit den gesteigerten ICP. Eine vergleichbare Wirkung konnten wir auch beim Etomidate zeigen [8]. In der Literatur findet man nur wenige Hinweise auf Interaktionen dieser Anästhetika [7]. In unseren Untersuchungen konnte zum einen gezeigt werden, daß Stickoxydul bei eingeschränkter intrakranieller Compliance den ICP sehr ausgeprägt steigert, zum anderen, daß ICP-senkende Pharmaka, wie Thiopental und Etomidate, diese Eigenschaften nicht nur bei primär erhöhtem ICP aus anderen Ursachen ausüben, sondern auch in gleicher Weise bei ICP-Steigerungen durch Stickoxydul. Es muß angenommen werden, daß es sich bei diesen Wirkungen um Interaktionen von Pharmaka mit gegensinnigen Effekten auf den cerebrovaskulären Widerstand handelt.

Interaktionen der ICP-steigernden volatilen Anästhetika mit Hyperventilationsbeatmung oder mit Injektionsanästhetika konnten wir in orientierenden Untersuchungen beobachten.

Die Wirkungen auf den Blutdruck durch Etomidate sind klinisch ohne wesentliche Bedeutung, die Senkung des MAP nach Thiopental ist auf dessen myocardiale Depression [6] zurückzuführen. Die regelmäßige MAP-Senkung nach Stickoxydul ist möglicherweise Folge des ICP-Anstiegs. Derartige MAP-Senkungen wurden in der Anfangsphase einer ICP-Steigerung beschrieben [1].

Abschließend muß betont werden, daß auf Grund unserer Befunde eine Anwendung von Stickoxydul und volatiler Anästhetika bei drohendem ICP-Anstieg nicht gerechtfertigt erscheint.

Literatur

1. Fitch, W., McDowall, D.G.: Systemic vascular responses to increased intracranial pressure. J. Neurol. Neurosurg. Psych. 40, 833 (1977)
2. Gieles, A.C.M., Somers, G.H.I.: Miniaturdruckwandler mit einer Siliziummembrane. Philips techn. Rdsch. 33, 15 (1973)

3. Kettler, D., Sonntag, H., Donath, U., Regensburger, D., Schenk, H.D.: Hämodynamik, Myocardmechanik, Sauerstoffbedarf und Sauerstoffversorgung des menschlichen Herzens unter Narkoseeinleitung mit Etomidate. Anaesthesist 23, 116-121 (1974)
4. Michenfelder, J.D.: Effects of anesthetic agents and techniques on cerebral metabolism in normal hypoxic brain. In: Anaesthestiology Intern. Congr. Ser. No. 292. Proc. Vth World Congress of Anaesthesiol., Kyoto 1972. (Ed. Miyazuki, M., K. Iwatsuki, M. Fujita.) Excerpta Med. Amsterdam 1973
5. Murphy, F.L., Kennel, E.M., Johnstone, R.E.: The effects of enflurane, isoflurane and halothane on cerebral blood flow and metabolism in man. Abstracts of scientific Papers. Amer. Society of Anesthesiologist, Annual Meeting, pp 62 (1974)
6. Patschke, D., Brückner, J.B., Gethmann, J.W., Stoijiljkovic, Tarnow, J., Weymar, A.: Einfluß von Methohexital und Thiopental auf die Coronarperfusion und die Sauerstoffversorgung des Herzens. In: Respiration, Zirkulation, Herzchirurgie hrsgeg. von H. Bergmann und B. Blauhut, Anaesthesiol. Wiederbel. 93, 74 (1975)
7. Phirmann, J.R., Shapiro, H.M.: Modification of nitrous oxide induced intracranial hypertension by prior induction of anesthesia. Anesthesiology 46, 150 (1977)
8. Schulte am Esch, J., Pfeifer, G., Thiemig, I.: Der Einfluß von Etomidate und Thiopental auf den gesteigerten intrakraniellen Druck. Anaesthesist,27, 71-75 (1978)
9. Shapiro, H.M.: Intracranial hypertension: Therapeutic and anesthetic considerations. Anesthesiology 43, 443 (1975)
10. Smith, A.L., Wollman, H.: Cerebral blood flow and metabolism. Effects of anesthetic drugs and techniques. Anesthesiology 36, 378 (1972)

Der Einfluß einer experimentellen intracraniellen Drucksteigerung auf die Herz- und Kreislauffunktion

G. Pfeifer, S. Oehmen und D. Schwender

Seit den grundlegenden Versuchen von Cushing im Jahre 1901 [1, 2, 3, 4, 7] sind uns Atemstörungen, Blutdruckanstieg und Bradykardie als Reaktion des Organismus auf eine ausgeprägte Steigerung des intracraniellen Druckes bekannt. Unser Beitrag richtet sich auf die Bedeutung des vegetativen Nervensystems für die Übermittlung dieser Reaktionen auf die Herz- und Kreislauffunktion, inwieweit sich also hirndruckbedingte Kreislaufveränderungen dem sympathischen oder vagalen System zuordnen lassen.

Methoden

Versuchstiere waren Kaninchen und Katzen; beide Tierarten führten zu ähnlichen Ergebnissen. Da die Versuche an Katzen jedoch weitaus differenziertere Aussagen zulassen, wird hier nur über diesen Abschnitt der Versuche berichtet.

Die Versuche wurden unter maschineller Beatmung mit einem Stickoxydul-Sauerstoffgemisch von 2 : 1 durchgeführt. Nach Erreichen eines steady states im Anschluß an die Präparation wurde der intracranielle Druck über einen epidural angelegten Ballon kontinuierlich gesteigert (0,1 ml/min). Gemessen wurde der intracranielle Druck auf der Gegenseite (epiduraler Miniaturdruckwandler Typ 22807100, Fa. Philips), die präganglionäre Sympathikusaktivität und vegetative Vagusaktivität durch Ableitung der entsprechenden Halsnerven (Frequenzintegrator nach Koepchen-Heinich FA 790, Fa. Schwarzer, Elektromyograph 14 A 21, Fa. Disa) [5, 6], der mittlere arterielle Blutdruck, die Herzfrequenz und das Herzminutenvolumen (Farbstoffverdünnungsmethode, IVH 3, Fa. Schwarzer).

Ergebnisse

Die Abb. 1 stellt einen Originalversuch mit intaktem Vagussystem dar. Man sieht die Volumen-Druckbeziehung des intracraniellen Raumes, nach ca. 45 min wurde ein intracranieller Druck von ca. 400 mm Hg erreicht. Als abhängige Größen sind der mittlere arterielle Blutdruck, die Herzfrequenz sowie das Herzminutenvolumen aufgetragen. Bereits bei einem relativ niedrigen intracraniellen Druck kommt es zunächst zu einem leichten Anstieg des Blutdrucks, des Herzminutenvolumens sowie der Sympathikusaktivität bei gleichzeitigem Abfall der Herzfrequenz. Wird ein intracranieller Druck von ca. 60 mm Hg überschritten, reagiert der Organismus mit einem deutlichen Abfall der aufgetragenen Parameter. Kurz vor diesem Abfall zeigten sich die ersten Störungen der Pupillenreaktionen, die sich jedoch während des Abfalles wieder weitgehend normalisierten. Nach Unterschreitung eines offenbar kritischen cerebralen Perfusionsdruckes entwickelte sich als dritte Phase ein zunächst leichter Anstieg des Blutdruckes und des Sympathikustonus bei stärkerem Anstieg des Herzminutenvolumens. Die Bradykardie blieb bestehen. Am Ende dieser Phase begannen die Pupillenstörungen erneut und nahmen dann sehr rasch bis zur beiderseitigen Mydriasis zu. Etwa zu diesem Zeitpunkt bei einem cerebralen Perfusionsdruck von 0-10 mm Hg begann die vierte Phase der Kreislaufveränderungen mit steilem Anstieg des Blutdruckes bis zu einem Mitteldruck von 260 mm Hg und einer starken Zunahme der Sympathikusaktivität. Die Herzfrequenz reagierte ebenfalls mit einer starken Tachykardie, jedoch gegenüber dem Blutdruckanstieg leicht verzögert. Das Herzminutenvolumen fiel auf dem Höhepunkt des Blutdruckanstieges kurzfristig ab, woraus sich eine erhebliche Zunahme des totalen peripheren Widerstandes zu diesem Zeitpunkt errechnet. Nach Überschreiten eines Gipfels fielen alle Parameter in unterschiedlicher Geschwindigkeit wieder ab.

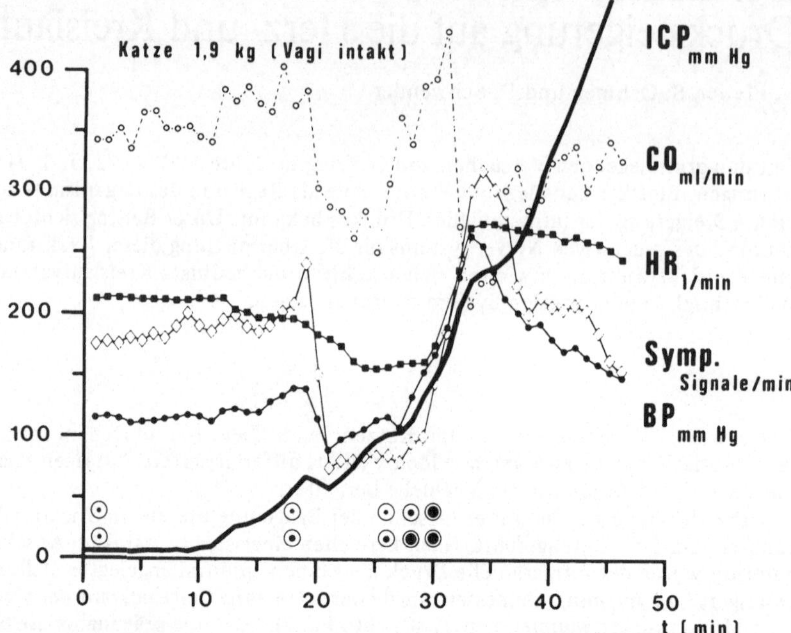

Abb. 1. Aufarbeitung der Ergebnisse eines Versuches mit kontinuierlicher Steigerung des intracraniellen Druckes bei intaktem Vagussystem. ICP = intracranieller Druck, CO = Herzminutenvolumen, HR = Herzfrequenz, Symp. = Sympathicusaktivität, BP = Blutdruck

Beginn und Ausmaß der Kreislaufveränderungen waren in den Versuchen besonders bei niedrigen Bereichen des intracraniellen Druckes sehr verschieden, die Reihenfolge jedoch konstant. Es wurde deshalb für den vorliegenden Beitrag jeweils das Maximum der Veränderungen ermittelt und dem dabei vorhandenen intracraniellen Druck zugeordnet.

Die Abb. 2 zeigt die Mittelwerte aus 12 Versuchen mit intaktem Vagussystem. Die in Abb. 1 gefundenen Kreislaufphasen stellen sich wieder dar, es ergibt sich eine gute Korrelation zwischen Sympathikusaktivität und Blutdruck. Die Pupillenstörungen bildeten sich in der Phase des Blutdruckabfalles in allen Versuchen zurück. Kurz nach dem ersten Anstieg des Blutdruckes fällt die Herzfrequenz ab. Auch die Mittelwerte ergeben ein verzögertes Ansteigen der Herzfrequenz zu Beginn der vierten Kreislaufphase.

Die Abb. 3 stellt einen Versuch mit Vagusableitung und gleichzeitiger Bivagotomie dar. Es zeigt sich zwar zu Beginn des ersten Blutdruckanstieges eine Zunahme des Vagustonus, aber auch unter Bivagotomie kommt es zur Abnahme der Herzfrequenz. In der Phase des Blutdruckabfalles fällt die Herzfrequenz bei gleichbleibendem Vagustonus weiter ab. Eine signifikante Zunahme des Vagustonus fanden wir zu Beginn der vierten Kreislaufphase.

Diskussion

Unter unseren Versuchsbedingungen ließen sich durch kontinuierliche Steigerung des intracraniellen Druckes charakteristische Kreislaufreaktionen hervorrufen. Bei der Übermittlung der Reaktionen auf den Kreislauf ist offenbar der sympathische Anteil des vegetativen Nervensystems von überwiegender Bedeutung. Ein Einfluß des vagalen Anteils scheint nur in einzelnen Phasen der Steigerung des intracraniellen Druckes auf die Herzfrequenz vorzuliegen. Die Bradykardie am Anfang des ersten Blutdruckanstieges könnte als reflektorische Reaktion des Vagus gedeutet werden. Der Versuch in Bivagotomie zeigt jedoch, daß hier noch andere Faktoren eine Rolle spielen müssen. Überraschend ist der deutliche Abfall von Blutdruck, Herzfrequenz, Herzminutenvolumen und Sympathikusaktivität kurz vor Erreichen eines

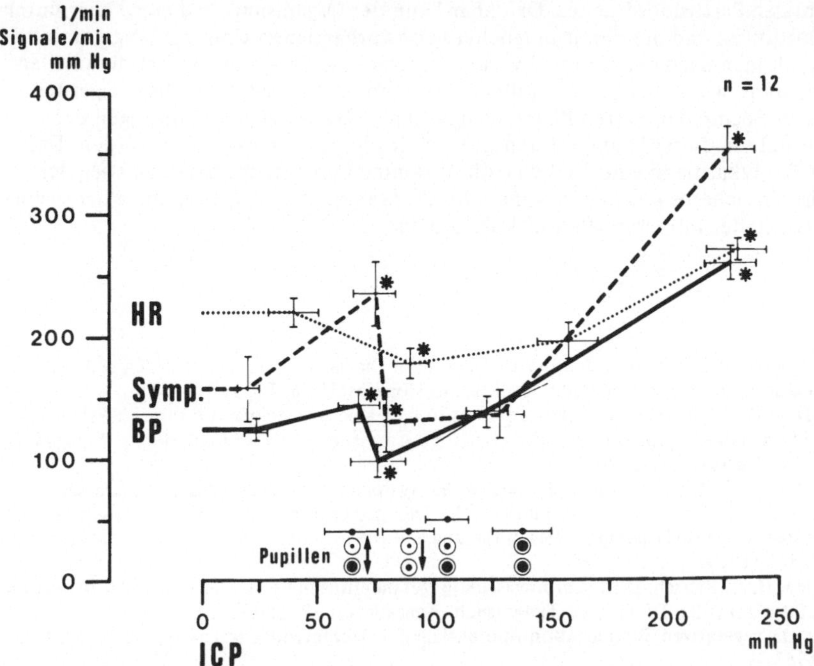

Abb. 2. Darstellung der Mittelwerte aus 12 Versuchen bei intaktem Vagussystem. +p<0,01 gegenüber dem vorhergehenden Wert. Abkürzungen s. Abb. 1

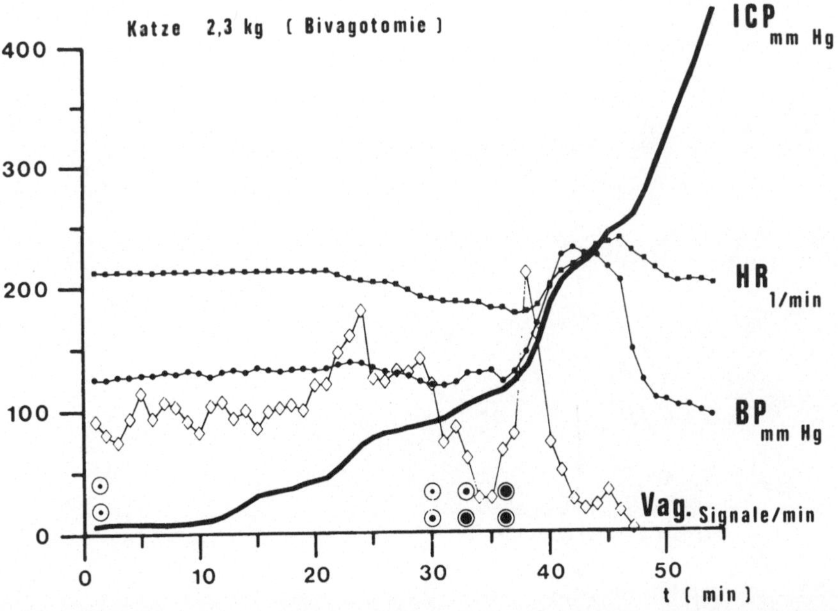

Abb. 3. Aufarbeitung der Ergebnisse eines Versuches unter Bivagotomie. Abkürzungen s. Abb. 1

kritischen cerebralen Perfusionsdruckes. Offenbar kann der Organismus in dieser Phase durch Senkung des Blutdrucks und der damit möglicherweise vorhandenen Umverteilung von intracraniellem Blutvolumen nach extracraniell vorübergehend eine Besserung der intracraniellen Situation hervorrufen, wie sich an den Pupillenreaktionen nachweisen läßt. Die Steigerung des Vagustonus zu Beginn der vierten Phase ist signifikant. Das verzögerte Ansteigen der Herzfrequenz könnte in dieser Phase auf den Einfluß des Vagus zurückgeführt werden. Der Umschlag einer Bradykardie in eine Tachykardie zusammen mit einem steilen Anstieg des Blutdrucks stellt ein sicheres Zeichen für eine schwere Stammhirnschädigung mit kurz bevorstehendem Stillstand der intracraniellen Zirkulation dar.

Literatur

1. Cushing, H.: Concerning a definite regulatory mechanism of the vascomotor center which controls blood pressure during cerebral compression. Bull. Johns Hopkins. Hosp. 12, 290 (1901)
2. Fitch, W., McDowall, G.: Systemic vascular responses to increased intracranial pressure. I.: Effects of progressive epidural balloon expansion on intracranial pressure and systemic circulation. J. Neurology, Neurosurgery, Psychiatry 40, 833 (1977)
3. Fitch, W., McDowall, G., Keaney, N.P. Pickerodt, W.A.: Systemic vascular responses to increased intracranial pressure. II.: The 'Cushing' response in the presence of intracranial space-occupying lesions: systemic and cerebral haemodynamic studies in the dog and the baboon. J. Neurology, Neurosurgery, Psychiatry 40, 843 (1977)
4. Hase, U., Reulen, H.-J., Reusch, D.R.: Cardiovasculäre Veränderungen bei der langsamen schrittweisen Erhöhung des intrakraniellen Druckes im Tierversuch. Anaesthesist 27, 36 (1978)
5. Tauberger, G.: Die vegetativen Summenaktionspotentiale des efferenten Halsvagus der Katze. Med. exp. 9, 217 (1963)
6. Tauberger, G.: Beitrag zur Deutung der respiratorischen Arrhythmie. Zeitschr. f. Kreislaufforsch. 58, 566 (1969)
7. Zidan, A.H., Girvin, J.P.: Effect on the Cushing response of different rates of expansion of a supratentorial mass. J. Neurosurg. 49, 61 (1978)

Beobachtung von Verlauf und therapeutischer Beeinflussung des intrakraniellen Druckes mit miniaturisierten gering invasiven Methoden

M. Gaab, O.E. Knoblich und G. Cunitz

Der intrakranielle Druck ist ein für das Überleben des Gehirnes ebenso wichtiger Parameter wie der arterielle Blutdruck und eine genügende Sauerstoff- und Glukoseversorgung [8, 5, 19]. Ein Anstieg des intrakraniellen Druckes in die Nähe arterieller Druckwerte für wenige Minuten führt zum ischämischen Hirntod [12]; auch geringere, überlebte Druckanstiege können bleibende Hirnfunktionsstörungen, im Extremfall ein apallisches Syndrom, zur Folge haben [1, 8, 21].

Dabei sind nicht nur am Gehirn selbst erkrankte Patienten durch derartige Druckanstiege gefährdet, sondern auch z.B. Patienten mit insuffizienter Atmung und Störungen des Herz-Kreislaufsystems in der anästhesiologischen Intensivstation. Dies beruht auf der Eigenschaft des Gehirns, auf ganz unterschiedliche Noxen uniform mit einer Schwellung zu reagieren [4, 8, 9, 13]. Das Ausmaß des Hirndruckanstieges entscheidet dabei oft den endgültigen Ausgang von Reanimations- und Beatmungsmaßnahmen ebenso wie die Prognose von Schädel-Hirn-Verletzungen, Hirntumoren und Hirninfarkten [11, 12, 17, 19, 21]. Eine systematische Überwachung des intrakraniellen Druckes gefährdeter Patienten ist somit zur Verlaufs- und Therapiekontrolle anzustreben.

Die einfache Methode der Liquordruckmessung durch Lumbalpunktion scheidet leider aus, da der dadurch bedingte spinale Druckabfall eine Hirnstammeinklemmung begünstigt [20]. Die Messung des Ventrikeldruckes nach Punktion ist infolge ihrer Hirnverletzung [2] und Infektionsgefahr [22] als Routine-Überwachungsmethode kaum zu vertreten. Subdurale Flüssigkeitsmessungen [20] sind unzuverlässig und ebenso infektionsgefährdet. Wir haben daher miniaturisierte, gering invasive Methoden zur extraduralen Drucküberwachung entwickelt und eingeführt [3, 6, 7], die die Infektionsbarriere der harten Hirnhaut nicht eröffnen und das Gehirn unberührt lassen.

Methoden

Nach neurochirurgischer Operation und bei nicht-operierten Patienten verwenden wir unterschiedliche Druckwandler.[1] Nach *Trepanation* legen wir einfach zwischen Knochen und Dura am Rande des OP-Gebietes flache Druckaufnehmer in Schlangenform (Abb. 1a, b) ein; nach Ende der Überwachung wird die flexible und zugfeste Sonde dann wie eine Drainage gezogen, ein erneuter Eingriff ist somit nicht erforderlich.

Bei zunächst *nicht operierten* Patienten implantieren wir direkt in der Intensivstation sozusagen „perkutan" einen kleinen Druckwandler in Schraubenform (Abb. 2a, b). Hierzu wird nach kleiner Stichinzision mit einem speziellen Mini-Bohrer ein 5-mm-Bohrloch angelegt. Der Abstand zwischen äußerem Bohrkranz und innerer Fräse des bei Durakontakt automatisch auskuppelnden Coaxialbohrers (Abb. 2a, b) definiert die Tiefe des 5-mm-Bohrloches unabhängig von der Knochendicke und entspricht gleichzeitig der Gewindelänge des Druckaufnehmers. Der nun mit selbstschneidendem Gewinde eingeschraubte Aufnehmer sitzt so stets „coplanar", d.h. im inneren Knocheniveau parallel zur Dura.

Bei Nullpunktdriften um 2 mmHg/Tag kann der intrakranielle Druck mehrere Wochen zuverlässig registriert werden, da jederzeit der echte Nullpunkt von außen geschlossen eingestellt und korrigiert werden kann [6, 7].

---

[1] Hergestellt von Gaeltec Ltd., Dunvegan, Schottland

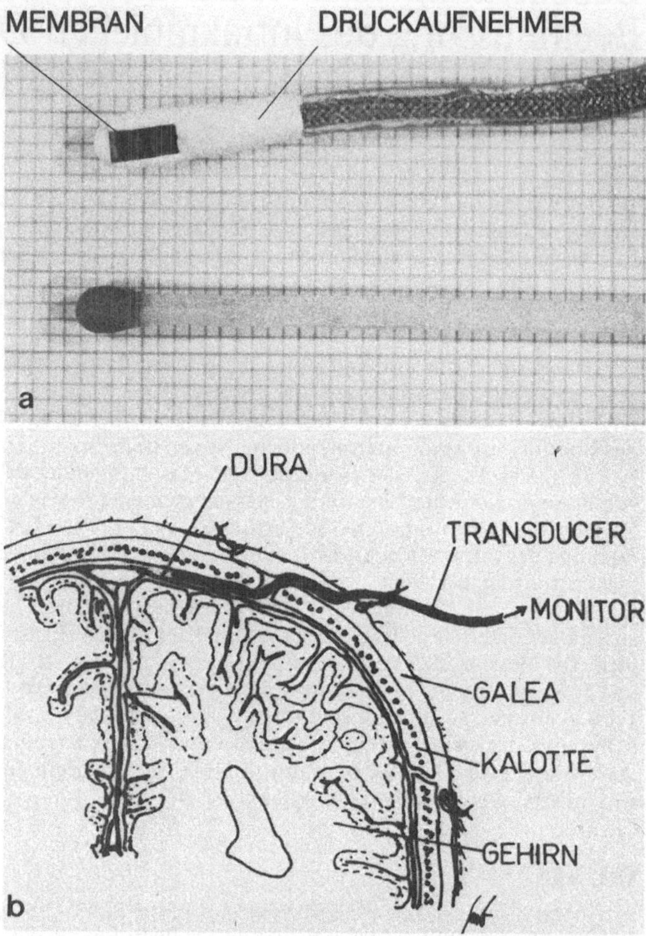

Abb. 1a, b. Drucküberwachung nach Trepanation. Ein Miniatur-Druckaufnehmer in Schlangenform wird durch ein Bohrloch oder am seitlichen Trepanationsrand zwischen Knochen und Dura eingelegt und nach Ende der Messung wie eine Drainage gezogen. **a** Streichholz zum Größenvergleich

Ergebnisse

Bei bisher 14 Patienten wurden gleichzeitig der epidurale und der Ventrikel-Liquordruck gemessen. Bei Ventrikeldruckwerten unter 50 mmHg stimmen beide Messungen bis auf wenige mmHg überein; darüber ist der „Epiduraldruck", physikalisch ja der gegen den Knochen gerichtete Kraftvektor der Dura, zunehmend höher als der Ventrikeldruck.

Dabei können nicht nur eigentliche intrakranielle Komplikationen, sondern auch Störungen der Beatmung, arterielle Druckkrisen, venöse Abflußstauung aus dem Schädel sowie einfache pflegerische Maßnahmen zu erheblichen intrakraniellen Druckanstiegen führen. So zeigt die Registrierung bei einer Tracheotomie (Abb. 3a) eine deutliche Drucksteigerung, ohne daß bei diesem Patienten eine intrakranielle Raumforderung nachweisbar gewesen wäre. Der Druckanstieg dürfte durch Halsvenenstauung und einen CO_2-Anstieg bedingt sein. Bei bereits durch ein auch nur mäßiges Hirnödem eingeschränktem intrakraniellen Reserveraum kann sogar eine einfache Extubation zu einem akuten Hirndruckanstieg führen [6], der spontan fortschreiten kann und dann behandelt werden muß.

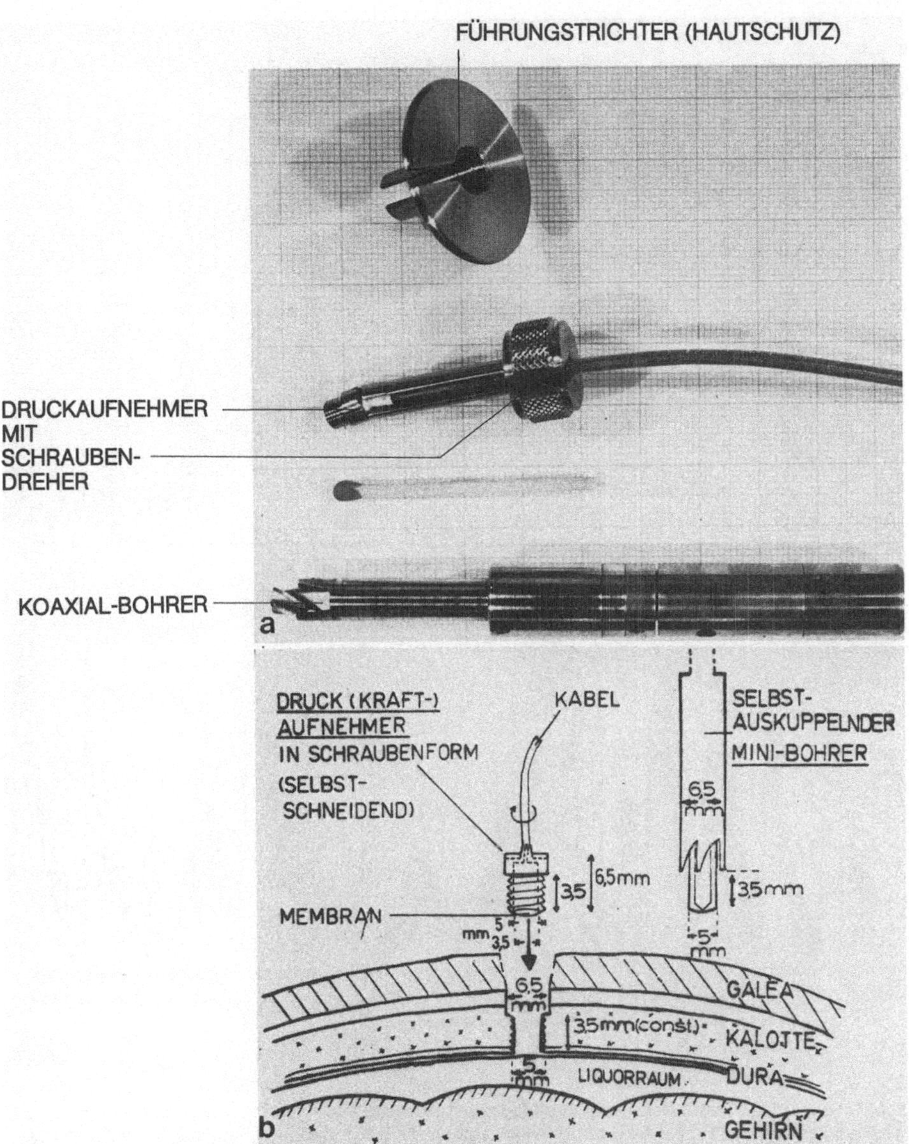

Abb. 2 a, b. „Perkutane" Druckaufnehmer-Implantation bei nicht operierten Patienten. Nach kleiner Stichinzision 5 mm-Bohrloch mit einem speziellen Minibohrer. Gewindelänge des Druckaufnehmers und durch Coaxialkonstruktion des Bohrers von der Knochendicke unabhängige Tiefe des Bohrloches sind gleich; der Aufnehmer sitzt automatisch epidural koplanar zur Dura. **a** Streichholz zum Größenvergleich

Die normalen pflegerischen Maßnahmen in der Intensivstation führen bei Patienten mit ungestörter intrakranieller Compliance nur zu kurzen, durch Pressen hervorgerufenen Druckspitzen, die keine negativen Auswirkungen auf die Hirndurchblutung haben. Bei verminderter Volumenreserve im Schädel dagegen können derartige Routine-Maßnahmen wie Absaugen, Betten zu längeren Druckwellen von erheblicher Höhe führen (Abb. 3b, Patient mit traumatischem Hirnödem). Derartige Druckanstiege, nach Lundberg [18] als sog. A- oder Plateau-Wellen definiert, führen zu einer Störung der cerebralen Durchblutung mit deutlicher EEG-Depression. Hierdurch wird das Ödem im circulus vitiosus verstärkt, schließlich kann eine

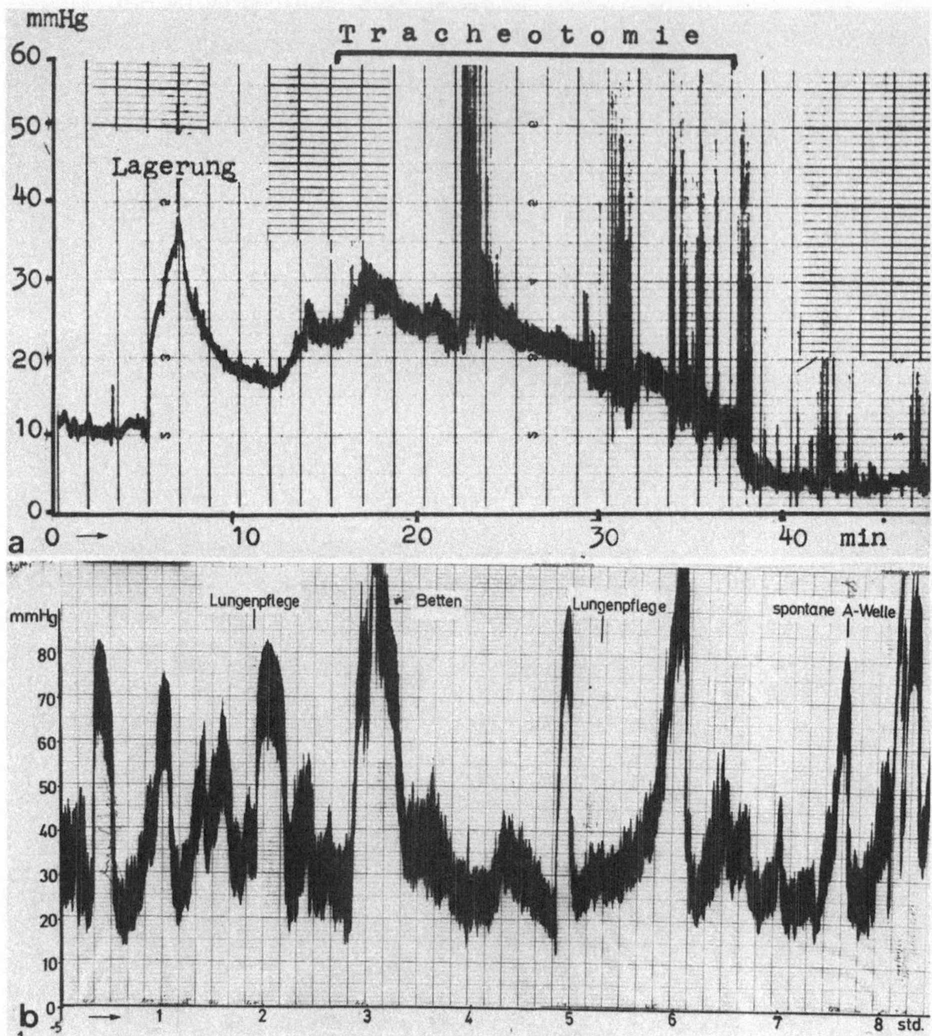

Abb. 3 a, b. Intrakranielle Drucksteigerung durch allgemeine Maßnahmen der Intensivpflege. Während Tracheotomie **a** deutlicher Druckanstieg mit danach raschem Abfall; keine intrakranielle Raumforderung. Bei Hirnödem **b** infolge verminderter intrakranieller Compliance durch pflegerische Maßnahmen deutliche, mehrere Minuten anhaltende Plateau-Wellen (jeweils mit EEG-Depression)

Wellenamplitude bestehen bleiben, mit der akuten Gefahr des irreversiblen Hirnkreislaufstillstandes.

Einen derartigen progredienten Verlauf zeigt Abb. 4 a, aus der gleichzeitig die Erkennung von Verlaufskomplikationen neurochirurgischer Patienten durch Hirndruck-Überwachung deutlich wird. Wir verwenden in unserer Intensivstation einen Punktdrucker als Trendrecorder, der gleichzeitig Atem- und Pulsfrequenz aufzeichnet. Bei diesem Patienten tritt nach vorangehenden Plateauwellen um 23 Uhr ein nicht mehr reversibler, rascher Druckanstieg auf, schließlich mit einseitiger Mydriasis. Gleichzeitig besteht eine Tachykardie, die bei Hirndruckkrisen häufiger ist als die in den Lehrbüchern beschriebene Bradykardie. Die Computertomographie (Abb. 4b) ergab hier eine blutige Kontusion des linken Temporallappens. Der Druck

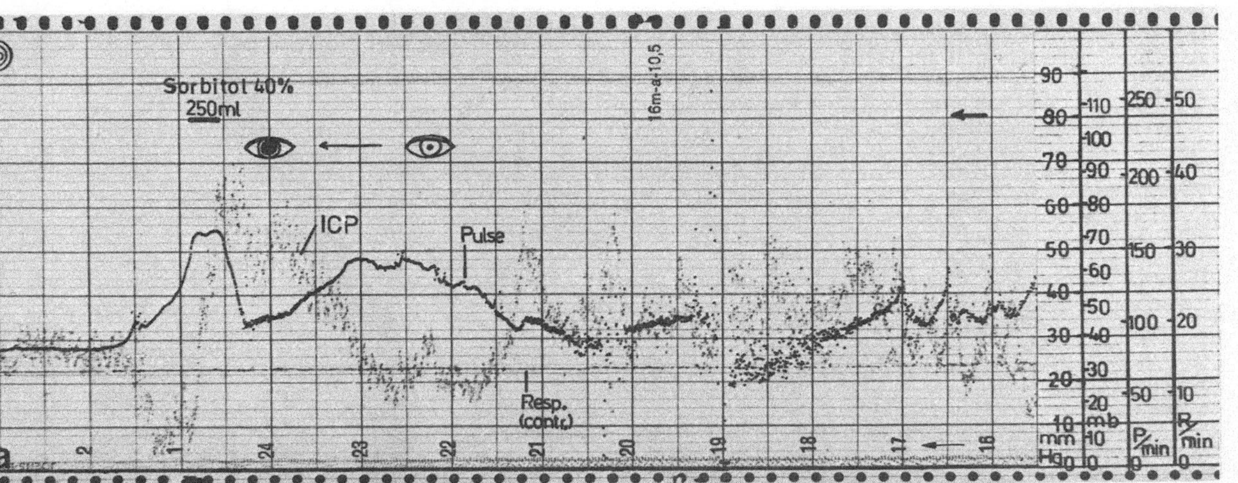

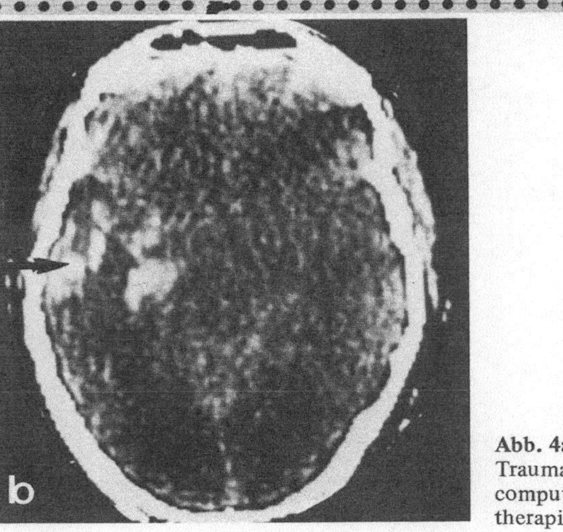

Abb. 4a, b. Nachweis raumfordernder Verlaufskomplikation und Therapiekontrolle bei Schädel-Hirn-Trauma. Nach Plateau-Wellen (ICP = intrakranieller Druck) progredienter Druckanstieg auf 70 mm Hg; computertomographisch links-temporal blutige Kontusion **b.** Intrakranielle Drucksenkung durch Osmotherapie konnte durch Osmotherapie (Abb. 4a) gesenkt werden, wobei die fortlaufende Registrierung Ausmaß und Dauer der Behandlungswirkung objektiviert.

Gerade die Therapiekontrolle zeigt z.T. überraschende Ergebnisse. So senkt die weitverbreitete Osmotherapie keineswegs immer den intrakraniellen Druck, sie kann vielmehr sogar den ICP akut steigern (Abb. 5). Bei diesem Patienten am ersten Tag nach einem schweren gedeckten Hirntrauma wurde die akute Drucksteigerung durch Sorbit erst durch Reserpin unterbrochen. Es handelte sich hier nicht um ein Ödem, sondern um eine akute posttraumatische Hyperämie, die in der Neurotraumatologie zunehmend Bedeutung erlangt [5, 14]. Bisweilen ist ein intrakranieller Druckanstieg durch konservative Maßnahmen überhaupt nicht zu beeinflussen [5, 6]; eine durch Drucküberwachung so rechtzeitig mögliche Indikation zur operativen Dekompression kann bei jüngeren Patienten zu ermutigenden Ergebnissen bis zur Rehabilitationsfähigkeit führen [5].

Schlußfolgerungen

Die Methode der Überwachung des intrakraniellen Druckes mit extradural implantierten Miniatur-Druckaufnehmern ist zuverlässig, im Gegensatz zur Flüssigkeitsdruckmessung artefakt-unempfindlich und beeinträchtigt nicht die Pflege des Patienten. Eine Übersicht über die Ergebnisse in unserer neurochirurgischen Intensivstation zeigt die Tabelle. Die Überwachung hilft bei der frühzeitigen Erkennung raumfordernder intrakranieller Komplikationen. Gerade bei relaxierten und beatmeten Patienten zeigt sich eine intrakranielle Blutung oder ein Ödem nur durch eine Pupillenstörung, die aber erst bei akut lebensbedrohlichen Druckwerten auftritt (Abb. 4a). Eine Intervention kommt dann oft zu spät. Die Drucküberwachung führt hier zu rechtzeitiger Diagnostik (z.B. Computertomographie), manchmal kann ein akut bedrohlicher Hirndruckanstieg auch ohne weitere Diagnostik zu einer sofortigen Operationsindikation führen. Die Möglichkeit der Kontrolle von Behandlungsmaßnahmen brachte neue, zum Teil überraschende Ergebnisse [5, 16], wie den paradoxen Effekt der Osmotherapie. Schließlich findet die Indikation zur operativen Dekompression bei Wirkungslosigkeit anderer Therapiemaßnahmen in der Registrierung des intrakraniellen Druckes eine objektive Grundlage.

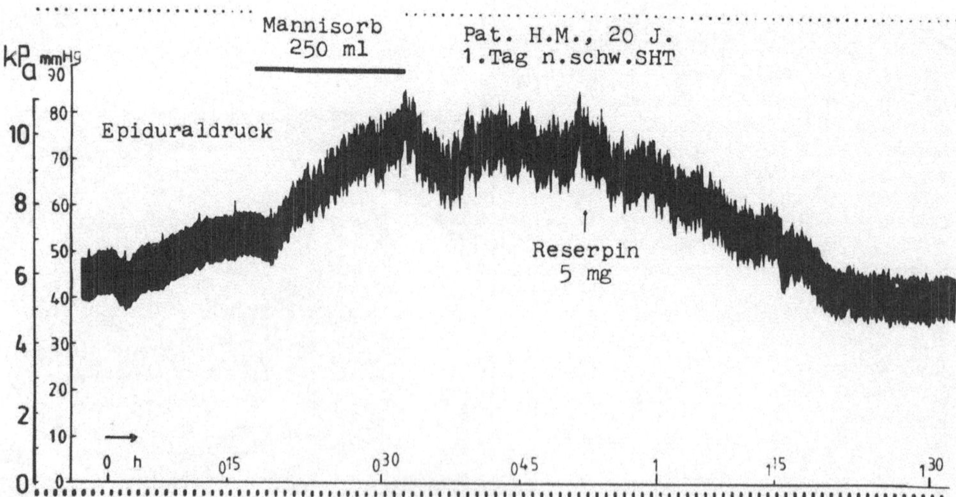

Abb. 5. „Paradoxe" Wirkung der Osmotherapie. Am ersten Tag nach schwerem Schädel-Hirn-Trauma akute intrakranielle Drucksteigerung durch Osmotherapie, Drucksenkung erst durch Reserpin (computertomographisch kein Ödem, Hirnschwellung durch Hyperämie)

In keinem Fall trat eine Komplikation durch die Messung auf, insbesondere keine Infektion. Die geringe Invasivität der somit risikolosen Methoden läßt an eine über die Neurochirurgie und Neurologie hinausgehende Anwendung denken, z.B. zur Früherkennung des häufigen, sekundären Hirnödems nach schweren Schockzuständen, Fettembolie, Hypoxie, Hypoglykämie, Urämie und Intoxikationen [4, 9, 12, 13]. Die Drucküberwachung könnte hier neben pathophysiologischen Ergebnissen zu einer Verbesserung der noch unbefriedigenden Hirnödem-Therapie [4, 8, 9, 10] und somit der Prognose führen.

Tabelle 1. Ergebnisse der intrakraniellen Drucküberwachung mit miniaturisierten Methoden in der Intensivstation der neurochirurgischen Universitätsklinik Würzburg innerhalb eines Jahres

	Anzahl d. Pat.	Aufteilung unter 20 mmHg	(n und % d. Gruppe) entspr. max. mittl. ICP+ 20-30 mmHg	30-50 mmHg	über 50 mmHg
Schädel-Hirn-Traumen	75	27 (36%)	10 (13%)	19 (25%)	19 (25%)
Intracranielle Tumoren	33	15 (45,5%)	9 (27%)	8 (24%)	1 (3%)
Aneurysmen, Angiome	13	4 (31%)	4 (31%)	4 (31%)	1 (7%)
Hydrocephali	30	21 (70%)	4 (13,5%)	4 (13,5%)	1 (3%)
Patienten insgesamt	151	67 (44,5%)	27 (18%)	35 (23%)	22 (14%)

Weitere *diagnostische* Maßnahmen (CT, Angiographie) wegen auffälligem ICP-Verlauf: Bei *26 (17%)* d. Pat.
Neurochirurgische *Operation ohne* weitere Diagn. bei bedrohlichem ICP-Anstieg: Bei *14 (9,5%)* der Pat.

+ max. mittl. ICP: Dauer mind. 10 min – *Meßdauer* ges.: $\bar{x} \pm 2\, s_x = 4{,}5 \pm 6{,}5$ (max. 22) Tage

Literatur

1. Batzdorf, U.: The Management of cerebral edema in pediatric practice. Pediatrics 58, 78-87 (1976)
2. Dekaban, A.S.: Is needle puncture of the brain entirely harmless? Neurology 8, 556-557 (1958)
3. Dietrich, K., Gaab, M., Knoblich, O.E., Schupp, J., Ott, B.: A new miniaturized system for monitoring the epidural pressure in children and adults. Neuropädiatrie 8, 21-28 (1977)
4. Fuhrmeister, U., Berndt, S.F.: Pathophysiologie, Klinik und Therapie des Hirnödems. Dtsch. Ärztebl. 73, 1601-1607 (1976)
5. Gaab, M., Gruß, P., Ratzka, M., Wodarz, R.: Critical intracranial effects of osmotherapy. Advances in Neurosurgery, Vol. 6, Springer: Berlin, Heidelberg, New York 1979
6. Gaab, M., Knoblich, O.E., Dietrich, K.: Miniaturisierte Methoden zur Überwachung des intracraniellen Druckes. In: Die Cerebrospinalflüssigkeit. Stuttgart: Thieme
7. Gaab, M., Knoblich, O.E., Dietrich, K., Gruß, P.: Miniaturized methods of monitoring intracranial pressure in craniocerebral trauma before and after operation. Advances in Neurosurgery, Vol. 5. Springer: Berlin, Heidelberg, New York
8. Gastel, B., Israel, E.J.: The management of increased intracranial pressure. Clinical conferences at the Johns Hopkins Hospital. Johns Hopkins Med. J. 142, 99-102 (1978)
9. Girke, W., Lieske, V.: Pathophysiologie und Therapie des Hirnödems. Med. Klin. 69, 1-11 (1974)
10. Gobiet, W.: Die Behandlung des akuten traumatischen Hirnödems. Notfallmedizin 2, 98-103 (1976)
11. Gobiet, W.: Monitoring of intracranial pressure in patients with severe head injury. A review of 100 cases. Neurochirurgia 20, 35-47 (1977)
12. Heiskanen, O.: Cerebral circulatory arrest caused by acute increase of intracranial pressure. Acta Neurol. Scand. 40, Suppl. 7 (1964)
13. Herrschaft, H.: Die Therapie der cerebralen Mangeldurchblutung. Nervenarzt 47, 639-650 (1976)
14. Jennett, B.: Clinical brain swelling-oedema or engorgement. Symposium on Brain Edema, Rotterdam, 28/29. Sept. 1978
15. Jennett, B., Johnston, I.H.: The uses of intracranial pressure monitoring in clinical management. In: Intracranial Pressure (Eds. M. Brock, H. Dietz), pp. 353-356. Springer: Berlin, Heidelberg, New York 1972
16. Knoblich, O.E., Gaab, M., Fuhrmeister, U., Herrmann, F., Dietrich, K., Gruß, P.: A comparison of the effects of osmotherapeutic agents, hyperventilation and tromethamine (THAM) on intracranial pressure and electrical activity of the brain in experimental and clinical brain edema. Advances in Neurosurgery, Vol. 5. Springer: Berlin, Heidelberg, New York

17. Langfitt, T.W.: Summary of first international symposium on intracranial pressure. J. Neurosurg. 38, 541-544 (1973)
18. Lundberg, N.: Continuous recording and control of ventricular fluid pressure in neurosurgical practice. Acta Psychiatr. Neurol. Scand. 36, Suppl. 149 (1960)
19. McGraw, C.P.: The clinical value of intracranial pressure monitoring. In: Intracranial Pressure III (Eds. J.W.F. Beks, D.A. Bosch, M. Brock), pp. 255-258. Springer: Berlin, Heidelberg, New York: 1976
20. McGraw, C.P.: Continuous intracranial pressure monitoring: Review of techniques and presentantion of method. Surg. Neurol. 6, 149-155 (1976)
21. Shenkin, H.A., Bouzarth, W.F.: Clinical methods for reducing intracranial pressure. Role of the cerebral circulation. New Engl. J. Med. 282, 1465-1471 (1970)
22. Sundbärg, G., Kjällquist, A., Lundberg, N., Pontén: Complications due to prolonged ventricular pressure recording in clinical practice. In: Intracranial Pressure (Eds. M. Brock, H. Dietz), pp. 348-352. Springer: Berlin, Heidelberg, New York 1972

Hypophysenoperationen - Vorbereitung, Narkoseführung und postoperative Therapie

G. Spring, B. Otten und A. Spring

Die operative Behandlung von Hypophysentumoren setzt eine gute Zusammenarbeit zwischen Endokrinologen, Neurochirurgen und Anästhesisten voraus. Größe und Typ des Tumors bestimmen die Art des Vorgehens bei der Operation, der Narkose sowie der hormonellen Substitutionstherapie.

Die eigentlichen Hypophysentumoren, ausgehend vom Hypophysenvorderlappen, sind die chromophoben und eosinophilen Hypophysenadenome. In letzter Zeit wurde zusätzlich das Krankheitsbild der Prolactinome, die zum Teil ebenfalls tumorösen Charakter haben, bekannt. Daneben gibt es eine große Gruppe von Tumoren, die nicht vom Hypophysengewebe ausgehen, die aber durch ihren Sitz im Bereich der Sella verdrängend oder zerstörend auf das hypothalamisch-hypophysäre System wirken. Hierzu zählen zum Beispiel die Meningeome und Craniopharyngeome.

Für die Durchführung der Narkose muß der Anästhesist über den exakten Hormonstatus informiert sein. Eine präoperative hormonelle Behandlung ist bei normalen Hypophysenfunktionstesten nicht notwendig. Liegt hingegen eine Hypophysenvorderlappen-Insuffizienz vor, so muß mit einer verminderten Belastbarkeit des Patienten gerechnet werden. Eine entsprechende Substitutionstherapie vor allem mit Cortison und Thyroxin ist prä- und postoperativ durchzuführen.

Bei den hormonaktiven Tumoren, insbesondere dem eosinophilen Adenom und Prolactinom, ist eine spezielle Vor- und Nachbehandlung in der Regel nicht erforderlich.

Weitere Richtlinien zur Vorbereitung und Durchführung der Narkose ergeben sich aus der Art des operativen Vorgehens.

Zur Entfernung eines Tumors wird entweder der transsphenoidale oder der offene subfrontale Zugang gewählt. Für beide Operationsverfahren hat sich die Neuroleptanalgesie mit oraler Intubation bewährt.

Der transsphenoidale Zugang ist unter anderem geeignet für die Entfernung rein intrasellärer Tumoren. Die Belastung bei diesem operativen Vorgehen ist für den Patienten gering. Allerdings können Blutungen aus den Schleimhäuten des Nasen-Rachenraumes eine Blutsubstitution notwendig werden lassen.

Eine ernsthafte, doch seltene Komplikation ist die Verletzung der Arteria carotis interna und ihrer Abzweigungen, die in enger Lagebeziehung zum Tumor stehen und häufig von ihm verdrängt werden. Es empfiehlt sich daher auch bei dieser Operation eine kontinuierliche Druckmessung über die Arteria radialis.

Da am Ende der Operation die Nase tamponiert wird, der Patient jedoch extubiert werden kann, muß auf eine sorgfältige Überwachung der Atmung geachtet werden. Besonders gefährdet sind Patienten mit Akromegalie, da bei ihnen eine Makroglossie und Schleimhauthypertrophie besteht.

Wesentlich eingreifender als der transsphenoidale Zugang ist die offene subfrontale Tumorentfernung. Hier sollte jeder Patient bereits mehrere Tage vor der Operation täglich mit 4 x 4 mg Dexamethason behandelt werden, um einem Hirnödem vorzubeugen. Wegen der geringen antiödematösen Wirkung von Cortison sollten auch die Patienten, die mit Cortison substituiert werden, zusätzlich Dexamethason erhalten.

Die orale Substitutionstherapie wird mit Operationsbeginn auf eine kontinuierliche intravenöse Zufuhr von 100-200 mg Hydrocortison über 24 Std umgestellt. Hierdurch wird der für die spezielle operative Stress-Situation gewünschte gleichmäßig hohe Blutspiegel erreicht.

Da zur schonenden Freilegung der Sellaregion eine Entwässerung des Gehirns erwünscht ist, empfiehlt sich die Gabe von Osmotherapeutika, die rechtzeitig, das heißt bei Trepanation der Schädeldecke, erfolgen sollte.

Im übrigen ist jedoch eine postoperative Fortsetzung der Osmotherapie gefährlich, da das Hypophysen-Hinterlappensystem geschädigt sein kann.

Ausgelöst durch die von Verney nachgewiesenen Osmorezeptoren im Bereich des Nucleus supraopticus kommt es normalerweise zu einer Steigerung der Adiuretin-Sekretion im Hypothalamus-Hypophysen-Hinterlappensystem, wenn eine verstärkte Diurese zur Dehydratation und Hyperosmolarität geführt hat. Der antidiuretische Effekt des Adiuretins ermöglicht die Stabilisierung und Normalisierung von Blutvolumen und Osmolarität. Die unmittelbare Verletzung des Hypothalamus-Hypophysen-Hinterlappensystems verursacht die Entstehung eines Diabetes insipidus, den wir als „primären Diabetes insipidus" auffassen. Hieraus kann sich nach aufgezeigtem Schema (s. Abb. 1) über eine verminderte Hirndurchblutung mit Hirnödem ein sog. „sekundärer Diabetes insipidus" entwickeln. Entsprechend sieht man bei Operationen mit Druckschädigung des Hypothalamus bereits intraoperativ einen Diabetes insipidus – den sogenannten primären. Unter Berücksichtigung der Pathogenese dieses primären Diabetes insipidus muß postoperativ bei derartigen Patienten gehäuft mit vegetativen Dysregulationen und Bewußtseinsstörungen gerechnet werden. Es kann sich aber auch erst nach mehreren Tagen ein Diabetes insipidus entwickeln, der als sekundär zu bezeichnen ist.

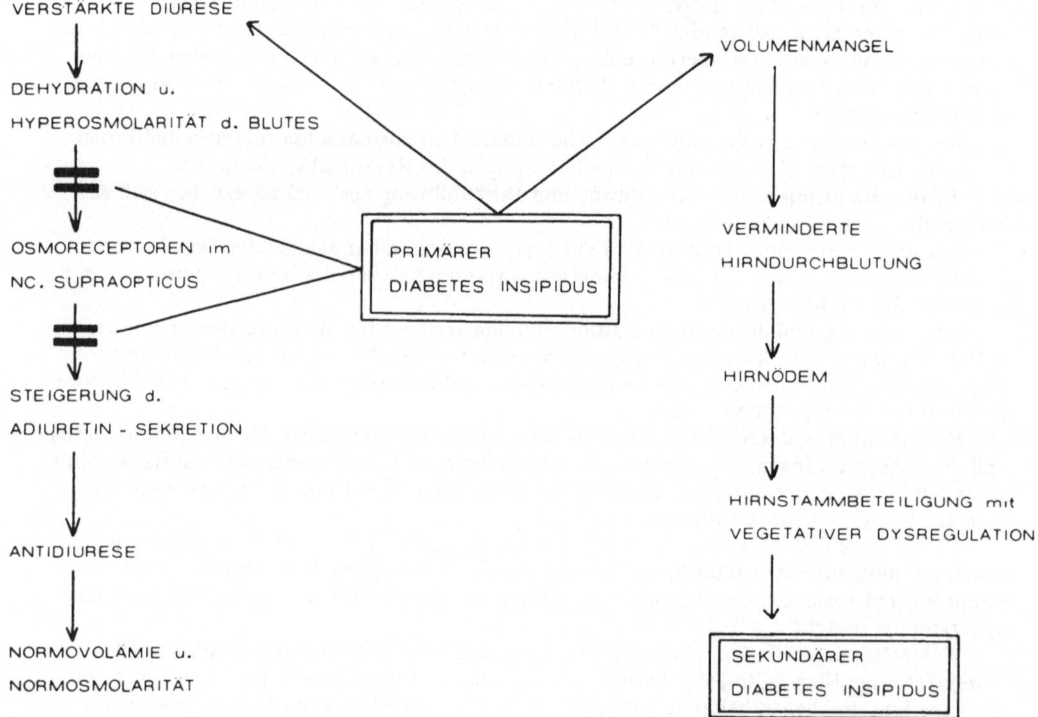

Abb. 1. Schematische Darstellung der Entwicklung und Folgen nach Störungen im Bereich des Hypothalamus- Hypophysen-Hinterlappensystems

Die Therapie sollte sich bei beiden Formen zunächst auf eine Volumen- und Elektrolyt-Substitution beschränken. Bei schweren, anhaltenden Formen ist der Einsatz von Adiuretin nicht zu umgehen. Hierbei ist zu beachten, daß Adiuretin bei latenter Niereninsuffizienz zu einer Anurie führen kann. Eine Dauersubstitution mit Adiuretin-Derivaten ist nur selten erforderlich.

Applikationsform und Dauer der Cortisonbehandlung richten sich nach dem postoperativen Verlauf. Von einer unmittelbar postoperativen Thyroxin-Substitution ist wegen der Stoffwechselaktivierung abzusehen. Eine erste Kontrolle des Hormonstatus empfiehlt sich nach etwa 7 Tagen.

Bewußtseinsstörungen im postoperativen Verlauf können Ausdruck einer Nachblutung, einer Hirnschwellung oder einer hormonellen Entgleisung sein. Die Patienten sollten daher postoperativ möglichst mehrere Tage auf der Intensivstation beobachtet werden.

Luftembolie bei neurochirurgischen Eingriffen in sitzender Position

C. Krier, S. Knauff, M. Fischer, M. Klingmann und J. Wächter

Bei Eingriffen im Bereich der hinteren Schädelgrube bietet die sitzende Position die Vorteile des optimalen Zugangs zum Operationsgebiet, der verminderten venösen Hämorrhagie und der erniedrigten Ödemneigung des Gehirns [3, 17, 21]. Demgegenüber stehen die kardiopulmonale Belastung des Patienten und das erhebliche Risiko einer intra-operativen Luftembolie.

Die in der Literatur außerordentlich divergierenden Häufigkeitsangaben gehen im wesentlichen auf die unterschiedlichen Überwachungsverfahren der einzelnen Autoren zurück [14, 38, 55]. Je sensibler und zuverlässiger das Monitoring erfolgt, desto häufiger kann der Eintritt kleiner, auch subklinischer Luftmengen diagnostiziert werden (Tabelle 1).

Tabelle 1. Häufigkeit von Luftembolien bei neurochirurgischen Eingriffen in sitzender Position

		%
Michenfelder	1966	2,6
Martin	1970	15
Maroon et Albin	1974	29
Tateishi	1972	40
Michenfelder et Miller	1972	46
Buckland et Manners	1976	58

In der Pathogenese der Luftembolie spielen einerseits der aktuelle Druckgradient, d.h. das Druckgefälle zwischen Vena jugularis und Vena cava superior, andererseits die Unfähigkeit der Venen der Nackenregion, zu kollabieren, die entscheidende Rolle [7].

Die Embolisation führt zur Schaumbildung im rechten Herzen mit Abfall des Herzindex, zur Erhöhung des pulmonalen Widerstandes und sekundärer Entwicklung eines interstitiellen Lungenödems [32, 48, 58], zur Rechtsherzbelastung- bzw. dekompensation und zur Hypoxämie aufgrund von Ventilations- Perfusionsstörungen mit Eröffnung intrapulmonaler Shunts. Wird die transalveoläre Eliminationskapazität der Lunge für Luft schließlich überfordert, so führt die Luftpassage in den arteriellen Kreislauf zu katastophalen Folgen in den ischämieempfindlichen Organen Herz und ZNS [51].

Die Diagnose Luftembolie ist durch den Einsatz spezifischer Überwachungsverfahren, die hinsichtlich ihrer Zuverlässigkeit, Sensibilität und Praktikabilität sehr unterschiedlich zu beurteilen sind, leicht zu stellen.

Symptome, die an eine Luftembolie denken lassen müssen, sind in Tabelle 2 aufgelistet.

Tabelle 2. Symptome der Luftembolie

1. Veränderungen der Herztöne
2. Frequenz-, Rhythmus- und EKG-Veränderungen
3. Blutdruckabfall
4. Pulmonalarteriendruck- und ZVD-Anstieg
5. pa O_2-Abfall und pa CO_2-Anstieg
6. F_ECO_2-Abfall
7. Geräuschveränderung im Dopplergerät

Die von uns angewendeten Routineüberwachungsverfahren bestanden in (Abb. 1):

1. Einer kontinuierlichen Überwachung der akustischen Phänomene des Dopplergerätes mit graphischer Registrierung,
2. einer kontinuierlichen Messung bzw. Registrierung der endexpiratorischen CO_2-Konzentration,
3. einer kontinuierlichen intraarteriellen Blutdruckkontrolle über die Arteria radialis,
4. einer kontinuierlichen ZVD-Messung,
5. EKG-Monitoring,
6. intermittierende Blutgaskontrolle.

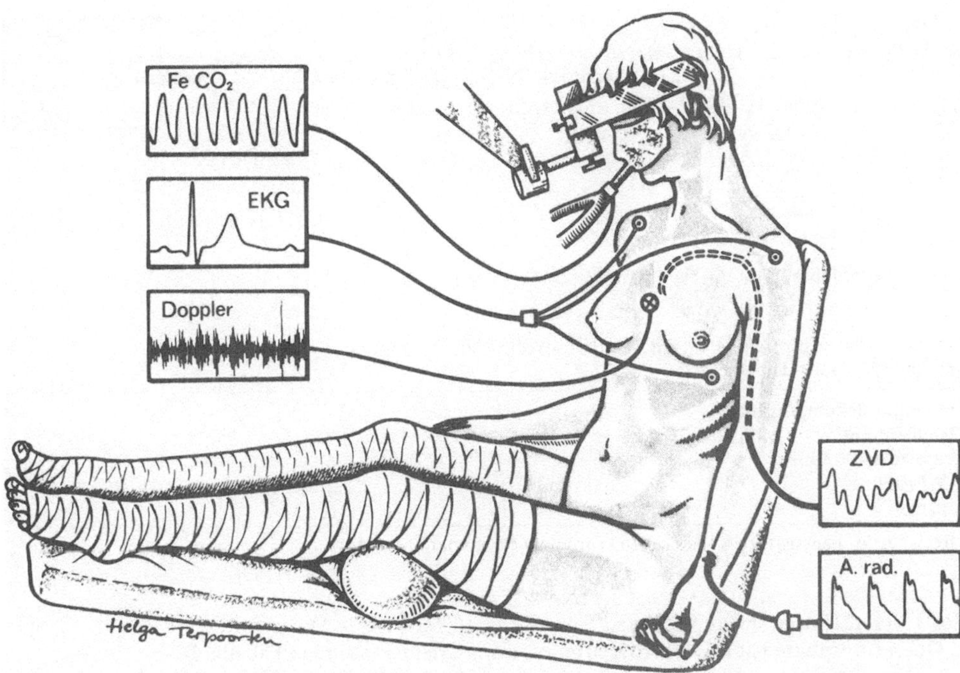

Abb. 1. Routineüberwachungsverfahren bei Eingriffen in sitzender Position

Der Vorhofkatheter, der bei allen Patienten praeoperativ unter Bildwandlerkontrolle gelegt wurde, hat eine eminente Bedeutung in der Therapie der Luftembolie.

Er ermöglicht in Verbindung mit dem von de Angelis [18] beschriebenen, von uns leicht abgeänderten Absaugsystem durch Umkehr eines Dreiwegehahnes ohne Zeitverlust und unter sterilen Bedingungen (Abb. 2):

1. Das Absaugen der eingedrungenen Luft, die sich zuerst im rechten Vorhof ansammelt, in die Vakuum-ACD-Flasche,
2. die Messung des rechtsatrialen Drucks,
3. die Infusion hochosmolarer Lösungen, sowie
4. die Retransfusion des aspirierten Bluts.

Bei unterschiedlicher Indikation wurden 32 neurochirurgische Eingriffe in sitzender Position im Jahr 1978 durchgeführt (Tabelle 3). Bei 12 von 32 Patienten kam es zu insgesamt 35 Episoden von Geräuschveränderungen im Dopplergerät. Dies entspricht – in Übereinstimmung mit der neueren anästhesiologischen Literatur – einer Häufigkeit der Komplikation Luftembolie von 37,5%.

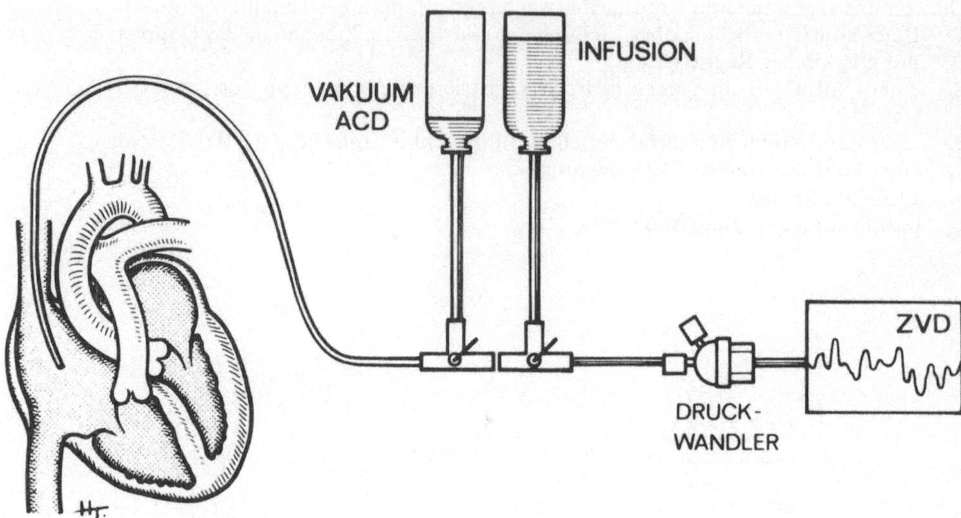

Abb. 2. Vorhofabsaugsystem, modifiziert nach de Angelis

Tabelle 3. Neurochirurgische Diagnose und Indikation für Eingriffe in sitzender Position, Heidelberg 1978. n = 32

Trigeminusdekompression	11
Kleinhirntumor	8
Akustikusneurinom	6
A-V-Fistel	2
Sonstige	5

Alter über 55 Lebensjahre 34%, Cardiopulmonale Risikopatienten 44%

Vor Duraeröffnung traten 40% aller Episoden auf, 60% fielen in die zeitlich wesentlich längere Operationsphase nach Duraeröffnung bis zum Operationsende (Tabelle 4).

Diese Erfahrung steht im Gegensatz zu der häufig geäußerten Behauptung, nur die erste Phase der Operation sei hinsichtlich der Luftemboliekomplikation gefährlich. Auch nach der Präparation der Nackenmuskulatur und der Knochenabtragung besteht jederzeit die Möglichkeit einer Luftaspiration, und es muß gefordert werden, die spezifischen Überwachungsverfahren über die gesamte OP-Dauer auszudehnen.

Tabelle 4. Verteilung der Ultraschalldopplergeräuschveränderungen auf die verschiedenen Operationsphasen in unserem Krankengut und prozentuale Häufigkeit von Luftaspiration. n = 32

Vor Duraeröffnung	Nach Duraeröffnung	Gesamt-Op-Dauer
14 Episoden 7 Patienten (21,8%)	21 Episoden 8 Patienten (25,0%)	35 Episoden 12 Patienten (37,5%)

Bei 12 Patienten mit positivem ‚Doppler' konnte in 6 Fällen Luft aspiriert werden (= 50%)

Bei 6 Patienten konnte der durch das Dopplergeräusch geäußerte Verdacht durch Aspiration von Luft aus dem rechten Vorhof verifiziert werden. In 50% der Fälle war also der im Dopplergerät ausgelöste Alarm mit Sicherheit durch Luftblasen bedingt.

Bei 4 Patienten kam es im Zusammenhang mit einer vermuteten Luftembolie zu einem deutlichen CO_2-Abfall von mehr als 0,5% des Ausgangswertes, ein Druckabfall über 20% des Ausgangswertes und Rhythmusveränderungen konnten bei 2 Patienten festgestellt werden (Tabelle 5). Nur in einem Fall stieg der ZVD an, dies bei dem einzigen Patienten mit postoperativ nachweisbarem Lungenödem.

Tabelle 5. Häufigkeit der Entdeckung von Luftembolien in Beziehung zur diagnostischen Methode. Eigene Ergebnisse

Methode	n	%
Ultraschall-Doppler	12	37,5
F_ECO_2-Abfall	4	12,5
RR-Abfall	2	6,2
EKG-Veränderungen	2	6,2
ZVD-Anstieg	1	3,1

Die Wertigkeit der verschiedenen Überwachungsparameter ist anhand der Häufigkeit ihrer Veränderungen ersichtlich.

Die kontinuierliche Auskultation der Herztöne über ein ösophageales Stethoskop ist eine nicht so sensible Methode wie bisher angenommen [1] und erscheint uns unpraktikabel, da sie den Anästhesisten an der Zuwendung zu anderen Aufgaben hindert.

Frequenz- und Rhythmusveränderungen, EKG-Störungen, pCO_2-Anstieg und pO_2-Abfall sowie Anstieg von Pulmonalarteriendruck und ZVD treten erst auf, wenn größere Luftmengen bereits hämodynamische und pulmonale Veränderungen hervorgerufen haben. Durch die zeitliche Verzögerung ihres Ansprechens sind sie als frühdiagnostische Parameter ungeeignet.

Die Überwachung des Pulmonalarteriendruckes mit Hilfe eines Swan-Ganz-Katheters – zuverlässigster Parameter der pulmonalen Hypertension – bedeutet ein relativ invasives Verfahren mit eigenen Risiken und ist u.E. zur Routineüberwachung nicht erforderlich.

Der Abfall der endexpiratorischen CO_2-Konzentration [9, 31, 16, 46] und die Geräuschveränderungen im Doppler-Gerät [37, 36] sind *die* diagnostischen Parameter, die sich zur Frühdiagnose der Luftembolie am besten eignen. Sie sind nicht invasiv und reagieren dennoch äußerst empfindlich. Denn 0,5 bis 1 ml Luft waren im Tierexperiment bereits in der Lage, einen signifikanten Abfall der FE CO_2 hervorzurufen [11], und bereits Luftmengen von 0,25 bis 0,5 ml bewirken eine Veränderung des rhythmischen Doppler-Basisgeräusches [52]. Allerdings ist die korrekte Lage und die sichere Fixierung des Transducerkopfes von großer Bedeutung, um falsch positive und falsch negative Ergebnisse zu verhindern. Der Einwand, das Verfahren sei wegen allzugroßer Empfindlichkeit ungeeignet, muß zurückgewiesen werden, denn jeder Lufteintritt in das venöse System setzt eine offene Vene voraus, und solange das Leck nicht gefunden und verschlossen wurde, bleibt der Patient gefährdet.

Eine exakte Korrelation zwischen Geräuschdauer und Menge der eingetretenen Luft blieb bisher unbewiesen.

Neben der kontinuierlichen intraarteriellen Blutdruckmessung, ZVD-Messung, EKG-Monitoring und regelmäßigen Blutgaskontrollen halten wir den Einsatz des Ultraschalldopplergerätes und die kontinuierliche kapnographische Überwachung der endexpiratorischen CO_2-Konzentration *über die gesamte Op-Phase hindurch für unbedingt erforderlich* (Tabelle 6).

Neben prophylaktischen Maßnahmen [27], wie Erhöhung des ZVD, Erhöhung des intracraniellen venösen Drucks sowie Reduzierung der Lachgaszumischung zum Narkosegasgemisch und Kenntnis aller therapeutischen wirksamen Maßnahmen [6], kann erst durch den Einsatz der besprochenen Überwachungsmethoden das Risiko der Luftembolie bei Eingriffen in sitzender Position gegen die Vorteile dieses Operationsverfahrens aufgewogen werden. Die Tabelle 7 stellt die wünschenswerten prophylaktischen Maßnahmen noch einmal zusammen.

Tabelle 6. Obligate Überwachungsverfahren bei neurochirurgischen Eingriffen in sitzender Position

1. Ultraschall-Doppler
2. Endexspiratorische CO_2-Konzentration
3. Arterielle Blutdruckkontrolle
4. ZVD
5. EKG
6. Arterielle Blutgasanalyse

Tabelle 7. Prophylaktische Maßnahmen zur Verhütung der Luftembolie

1. Erhöhung des ZVD
   Volumengabe
   Kontrollierte Überdruckbeatmung
   PEEP
   Wickeln der Beine
   Anheben der unteren Extremität
   (sog. halbsitzende Position)
2. Erhöhung des intracraniellen venösen Drucks
   Intermittierende Jugularvenenkompression
3. Reduzierung der Lachgaszumischung auf max. 50%

Literatur

1. Adornato, D.C., Gildenberg, P.L., Ferrario, C.M., Smart, J., Frost, E.A.M.: Pathophysiology of Intravenous Air Embolism in Dogs. Anesthesiology 49, 120 (1978)
2. Aidinis, S.J., Lafferty, J., Shapiro, H.M.: Intracranial Responses to PEEP. Anesthesiology 45, 275 (1976)
3. Albin, M.S., Janetta, P.J., Maroon, J.C.: Anaesthesia in the sitting position. In: Arias, A.: Recent progress in anaesthesiology and resuscitation. Amsterdam 347, 775 (1975)
4. Albright, R.J.: Characteristics of Ultrasonic Scettered Signals from Emboli in Blood. Aviat. Space Environm. Med. 47, 998 (1976)
5. Allan, D., Kim, H.S., Cox, J.M.: The anaesthetic Management of Posterior Fossa Exploration in Infants Canad. Anaesth. Soc. J. 17, 227 (1970)
6. Alvaran, S.B., Toung, J.K., Graff, T.E., Bennow, D.W.: Venous Air Embolism: Comparative Merits of External Cardiac Massage, Intracardiac Aspiration and Left Lateral Decubitus Position. Anesth. Analg. 57, 166 (1978)
7. Barth, L., Richter, J.: Untersuchungen zum Mechanismus der Luftembolie im Bereich der Halsvenen des Menschen. Anaesthesist 20, 356 (1971)
8. Bethune, D.W.: Embolism during Anaesthesia. Anaesthesia 23, 669 (1977)
9. Bethune, R.W., Brechner, V.L.: Detection of Venous Air Embolism by Carbon Dioxid Monitoring. Anesthesiology 29, 178 (1968)
10. Brechner, V.L., Bethune, R.W., Soldo, N.J.: Pathological Physiology of Air Embolism. Anesthesiology 28, 240 (1967)
11. Brechner, Th.M., Brechner, V.L.: An audible alarm for Monitoring Air Embolism during Neurosurgery. J. Neurosurg. 47, 201 (1977)
12. Brophy, T.: Paediatric Neurosurgical and Neuroradiological Anaesthesia. Anesth. Intens. Care 1, 529 (1973)
13. Brown, B.R.: Detection of Air Embolism, a Rest for Positioning of Right Atrial Catheter and Doppler Probe. Anesthesiology 43, 104 (1975)
14. Buckland, R.W., Manners, J.M.: Venous Air Embolism during Neurosurgery. Anaesthesia 31, 633 (1976)
15. Bucy, P.C.: Exposure of the Posterior or Cerebellar Fossa. J. Neurosurg. 24, 820 (1966)
16. Chacornac, R., Chavagnac, B., Deleuze, R.: Interet et Utilisation Pratique de la Capnographie Peroperatoire en Neuro-anesthesie. Annel. Anesth. France 14, 113 (1973)
17. Charlot, M., Pequerlau, J., Chacornac, R.: Anesthésie générale en neuro-chirurgie au cours des interventions en position assise. Neuro-chirurgie 22, 677 (1976)
18. De Angelis, J.: A simple and rapid Method for Evacuation of Embolized Air. Anesthesiology 43, 110 (1975)

19. Deal, C.W., Fielden, E.P., Monk, I.: Hemodynamic Effects of Pulmonary Air Embolism. Journal of Surgical Research 11, 533 (1971)
20. Eggers, G.W.N., de Groot, W.J., Tanner, C.R.: Hemodynamic Changes Associated with Various Surgical Positions. JAMA 185, 81 (1963)
21. Enzenbach, R., Swozil, V., Meer, A., Jaumann, E., Schmidt, R.: Intra- and Postoperative Complications in Cerebrello-Pontine Angle Tumors and their Relation to the Position, Type of Ventilation and Cranial Nerve Lesion. Advances in Neurosurgery 1. (Eds. K. Schürmann) p. 275-278, Springer: Berlin, Heidelberg, New York 1973
22. Fuchsig, P.: Bemerkungen zum Beitrag von L. Barth und J. Richter. Anaesthesist 21, 315 (1972)
23. Gardner, W.J.: The G-Suit. Anesthesiology 38, 404 (1973)
24. Gött, U.: Die Anästhesie in der Neurochirurgie. In: Lehrbuch der Anaesthesiologie, Reanimation und Intensivtherapie. (Hrsg) R. Frey, W. Hügin, O. Mayrhofer, S. 690-702, Springer: Berlin, Heidelberg, New York 1972
25. Greenbaum, R.: General Anaesthesie for Neurosurgery. Br. J. Anaesth. 48, 773 (1976)
26. Hart, G.B.: Treatment of Decompression Illness and Air Embolism with Hyperbaric Oxygen. Aerospace Medicine 45, 1190 (1974)
27. Hewer, A.J.H., Logue, V.: Methods of Increasing the Safety of Neuroanaesthesia in the Sitting Position. Anaesthesia 17, 476 (1962)
28. Horton, J.W., Wells, C.H.: Resonance Ultrasonic Measurements of Microscopic Gas Bubbles. Aviation, Space, and Environmental Medicine 47, 779 (1976)
29. Hunter, A.R.: Neurosurgical Anaesthesia. Blackwell, Oxford 1975
30. Ishak, B.A., Seleny, F.L., Noah, Z.L.: Venous Air Embolism, A possible cause of Acute Pulmonary Edema. Anesthesiology 45, 453 (1976)
31. Kalenda, Z.: Capnography: A Sensitive Method of Early Detaction of Air Embolism. Acta anaesthesiologica Belgica 45, 1978 (1975)
32. Khan, M.A., Alkalay, I., Suetsugu, S., Stein, M.: Acute Changes in Lung Mechanics Following Pulmonary Emboli of Various Glases in Dogs. Appl. Physiol. 33, 774 (1972)
33. Kolb, E.: Embolien. In: Lehrbuch der Anaesthesiologie, Reanimation und Wiederbelebung. (Hrsg.) R. Frey, W. Hügin, O. Mayrhofer. Springer: Berlin, Heidelberg, New York 1972
34. Leivers, D., Spilsbury, A., Young, J.V.L.: Air Embolism During Neurosurgery in the Sitting Position. Br. J. Anaesth. 43, 84 (1971)
35. Lincoln, J.R., Sawyer, H.P.: Complications related to Body Positions during Surgical Procedures, Anesthesiology 22, 800 (1961)
36. Maroon, J.C., Albin, M.S.: Air Embolism Diagnosed by Doppler Ultrasound. Anesth. Analg. 53, 399 (1974)
37. Michenfelder, J.D., Ross, H.M., Gronert, G.A.: Evaluation of an Ultrasonic Device (Doppler) for the Diagnosis of Venous Air Embolism. Anesthesiology 36, 164 (1972)
38. Michenfelder, J.D., Terry, H.R., Daw, E.F., Miller, R.H.: Air Embolism during Neurosurgery. A new Method of Treatment. Anesth. Analg. 45, 390 (1966)
39. Millar, R.A.: Neurosurgical Anaesthesia in the Sitting Position. Br. J. Anaesth. 44, 495 (1972)
40. Mouawad, E.: Neuro-Chirurgie et Chirurgie en Position Assise. Ann. Anesth. Franc. 15 (1974)
41. Muson, E.: Effect of Nitrous Oxide on the Pulmonary Circulation during Venous Air Embolism. Anesth. Analg. 50, 787 (1971)
42. Munson, E.S., Paul, W.L., Perry, J.C., de Padua, C.B., Rhoton, A.L.: Early Detection of Venous Air Embolism Using a Swan-Ganz-Catheter. Anesthesiology 42, 223 (1975)
43. Newfield, P., Chestnut, J., Chang, J.L., Maivald, P., Albin, M.S.: General Anesthesia for Neurosurgery. Br. J. Anesth. 49, 193 (1977)
44. O'Higgins, J.W.: Air Embolism during Neurosurgery. Br. J. Anesth. 42, 459 (1970)
45. Oleson, J.: Quantitative Evaluation of Normal and Pathological Cerebral Blood Flow Regulation to Perfusion Pressure. Arch. Neurol. 28, 143 (1973)
46. Pattison, W.J.: End-Tidal Carbon Dioxide Levels in the Early Detection of Air Embolism. Anaesth. Intens. Care 3, 58 (1975)
47. Perry, J.C., Munson, E.S., Malagodi, M.H., Shah, D.O.: Venous Air Embolism Prophylaxis with a Surface-Activ Agent. Anesth. Analg. 54, 792 (1975)
48. Perschau, R.A., Munson, E.S., Chapin, J.C.: Pulmonary Interstitial Edema after Multiple Venous Air Embolism. Anesthesiology 45, 364 (1975)
49. Racenberg, E., Faulhaber, K.: Probleme der Anästhesie bei neurochirurgischen Eingriffen an Kindern in sitzender Position. Anästhesiologische Informationen 5, 237 (1976)
50. Racenberg, E., Raman, K., Faulhaber, K.: Probleme der Anästhesie bei neurochirurgischen Eingriffen in sitzender Position. In: Anästhesiologie und Wiederbelebung, Bd. 90, S. 91-95. (Hrsg.) H. Bergmann, B. Blauhut. Springer: Berlin, Heidelberg, New York 1975

51. Spencer, M.P., Oyama, Y.: Pulmonary Capacity for Dissipation of Venous Gas Emboli. Aerospace Medicine 42, 822 (1971)
52. Star, E.G., Fischer, F.: Ultraschallüberwachungsverfahren zur Frühdiagnose von Luftembolien bei neurochirurgischen Eingriffen. Anaesthesist 25, 290 (1976)
53. Still, J.A., Lederman, D.S., Renn, W.H.: Pulmonary Edema Following Air Embolism. Anaesthesiology 40, 194 (1974)
54. Swozil, V., Enzenbach, R.: Intra- und postoperative Komplikationen bei Eingriffen in der hinteren Schädelgrube aus anästhesiologischer Sicht. In: Anaesthesiologie und Wiederbelebung, Bd. 90, S. 104-113. Springer; Berlin, Heidelberg, New York 1975
55. Tateight, H.: Prospective Study of Air Embolism. Br. J. Anaesth. 44, 1806 (1972)
56. Tindall, T.G., Craddock, A., Greenfield, J.C.: Effects of the Sitting Position on Blood Flow in the Internal carotid artery of Man during General Anesthesia. Neurosurg. 26, 383 (1967)
57. Tikker, J.H., Vandam, L.D.: How effective ist the G-suit in Neurosurgical Operations? Anesthesiology 36, 609 (1972)
58. Verstappen, F.T.J., Bernardg, J.A., Kreuzer, F.: Effects of Pulmonary Gas Embolism on Circulation and Respiration in the Dog. Pflügers Archiv 368, 89 (Part I + II) (1977)
59. Verstappen, F.T.J., Bernards, J.A., Kreuzer, F.: Effects of Pulmonary Gas Embolism on circulation and Respiration in the Dog. Pflügers Archiv 370, 67 (Part III + IV) (1977)
60. Warren, B.A., Philip, R.B., Inwood, M.J.: The Ultrastructural Morphology of Air Embolism: Platelet Adhesion to the Interface and endothelial damage. Br. J. expl.Path. 54, 163 (1973)
61. Wilkins, R.H., Albin, M.S.: An unusual Entrance Site of Venous Air Embolism during Operations in the Sitting Position. Surg. Neurol. 7, 71 (1977)

Veränderungen des Säure-Basenhaushalts durch intraoperative Osmotherapie bei Craniotomien

B. Otten, G. Spring und G. Otten

Die therapeutische Anwendung hypertoner Lösungen zur Hirndrucksenkung wurde 1957 von Javid durch die Verwendung von intravenöser Harnstoffapplikation eingeleitet.

Heute hat sich in der Behandlung des Hirnoedems bevorzugt die Kombination von Dexamethason und hyperosmolarer Polyalkoholinfusion, wie Mannit oder Sorbit, durchgesetzt. Insbesondere bei neurochirurgischen Patienten mit einem Hirntumor ist die Beherrschung des Hirnoedems für den operativen Verlauf von entscheidener Bedeutung. Angaben aus der Literatur und eigene klinische Beobachtungen ließen bei Anwendung von Sorbit-Infusionen stärkere Verschiebungen im Säure-Basenhaushalt vermuten.

Diese Hinweise veranlaßten uns, die erwarteten Veränderungen an einem größeren Patientenkollektiv zu kontrollieren.

Hierzu untersuchten wir insgesamt 210 Patienten, die wegen eines Hirntumors craniotomiert werden mußten. Alle Patienten wurden praeoperativ mit Dexamethason in der üblichen Dosierung von 16 mg/die vorbehandelt. Das Patientenkollektiv verteilte sich auf 3 Gruppen zu je 70 Patienten, wobei die erste Gruppe Sterofundin, die zweite Mannit 20% und die dritte Gruppe Sorbit 40% erhielt.

Diese Infusionslösungen wurden jeweils mit Beginn der Trepanation innerhalb von 20 min verabreicht. Die üblichen Dosierungen für Mannit 20% mit 0,75 g/kg KG und Sorbit 40% mit 1,5 g/kg KG wurden genau eingehalten.

Unmittelbar vor Operationsbeginn und 30 min nach Einlaufen von Sterofundin, Mannit oder Sorbit wurden die arteriellen Blutgase bestimmt. Darüber hinaus wurde der Lactat- und Pyruvat-Spiegel im Blut vor Operationsbeginn und 30, 60 und 120 min nach Infusion kontrolliert.

Allen unseren Untersuchungen lag ein gleichbleibender pCO_2 zwischen 29 und 34 mm Hg zugrunde.

Unsere Ergebnisse zeigen erwartungsgemäß keine Veränderungen der Parameter nach Sterofundin.

Die Mannit-Infusion läßt ebenfalls keine wesentlichen Verschiebungen im Säure-Basenhaushalt und im Lactat-Pyruvat-Spiegel erkennen.

Anders sind die Ergebnisse nach Sorbit-Infusion: Betrachtet man den Blut-pH, so zeigt sich im Gegensatz zu Sterofundin und Mannit ein signifikantes Absinken des Blut-pH nach Sorbit 40% auf einen mittleren pH-Wert von 7,35.

Ein korrespondierendes Verhalten zeigt das Standard-Bikarbonat. Während nach Sterofundin und Mannit das Standard-Bikarbonat bei unseren Patienten im Bereich der Norm liegt, fällt dieses nach Gabe von Sorbit hoch signifikant auf Werte von 17 mval/l ab.

Der Baseexcess liegt nach Gabe von Sterofundin und Mannit um -3 mval/l. Sorbit 40% in der angegebenen Dosierung läßt den Baseexcess hoch signifikant auf Werte im Mittel von -7,2 mval/l absinken, wie aus dem Diagramm aus den rechts dargestellten Werten, ersichtlich ist.

Als Maß für die Azidose kann der Lactat-Spiegel herangezogen werden. Unsere Bestimmungen im arteriellen Blut zeigen bei diesem Parameter ein hoch signifikantes Ansteigen des Lactat-Spiegels unter Sorbit gegenüber Sterofundin und Mannit. Die Pyruvat-Spiegel zeigen im Verlauf keine signifikanten Unterschiede.

Unter Gabe von Sorbit 40% kommt es also zu einem Absinken des pH, des Standard-Bikarbonats und des Baseexcess' sowie zu einem Anstieg des Blutlactat-Spiegels. Im Gegensatz zu Mannit, welches zu etwa 90% unverändert über die Nieren ausgeschieden wird, durchläuft Sorbit zu über 70% den intermediären Stoffwechsel.

In der Leber wird Sorbit über Fructose größtenteils zu Milchsäure abgebaut. Der Anstieg des Blutlactat-Spiegels unter Belastung mit Sorbit findet somit bei gleichbleibender Beatmung

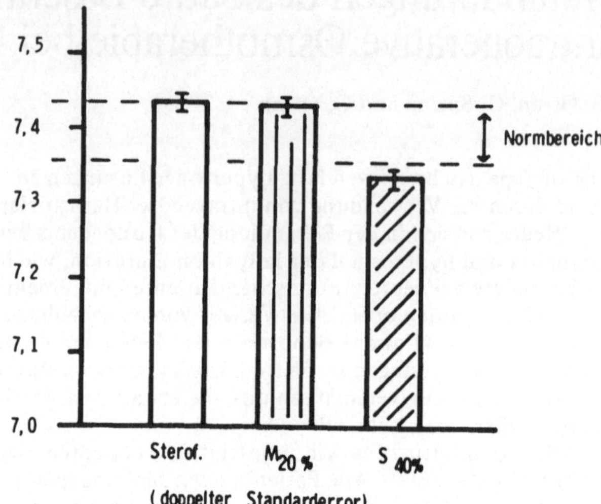

Abb. 1. Blut-pH-Werte 30 min nach Infusion: Sterof. = Sterofundin, M = Mannit, S = Sorbit

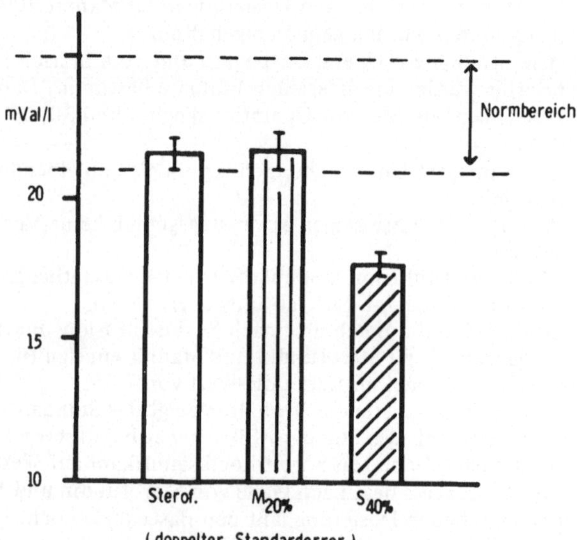

Abb. 2. Standard-Bikarbonat-Werte 30 min nach Infusion. Abkürzungen s. Abb. 1

der Patienten seine Erklärung. Gefolgt wird dieser erhöhte Anfall von Lactat von einer entsprechenden Verschiebung des Säure-Basenhaushalts in Richtung Azidose.

Der unseres Erachtens unbestrittene größere therapeutische Effekt von Sorbit 40% gegenüber Mannit 20% in der Behandlung des Hirnoedems kann bei unkritischer Anwendung des Sorbits nach unseren Ergebnissen zu schweren Störungen der Homöostase führen. Daher sollte in der Therapie des Hirnoedems bei Anwendung von Sorbit 40% durch häufige Kontrolle der Blutgase und entsprechendem Ausgleich durch Natrium-Bikarbonat der Entwicklung einer unter Umständen lebensbedrohlichen Azidose entgegengewirkt werden.

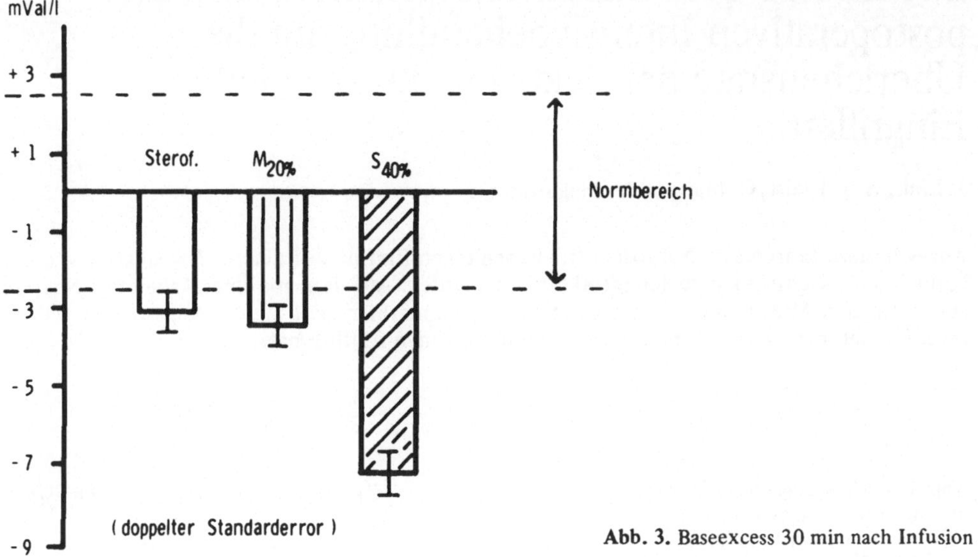

Abb. 3. Baseexcess 30 min nach Infusion

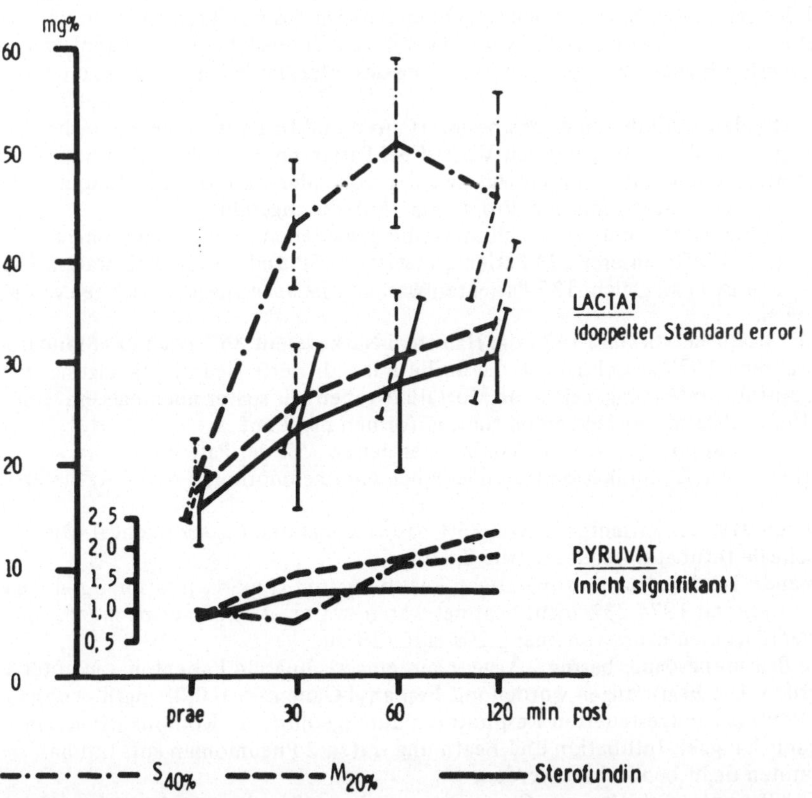

Abb. 4. Verhalten von Lactat und Pyruvat vor und 30, 60 und 120 min nach Infusion von Sterofundin, Mannit (M) 20% und Sorbit (S) 40%

Der Einfluß des Anaesthesieverfahrens und der postoperativen Intensivbehandlung auf die Überlebensrate bei elektiven, intrakraniellen Eingriffen

J. Link, H.-J. Kleist, C. Mai und V. Pickerodt

Anaesthesieverfahren und Narkosemittel haben einen Einfluß auf den Stoffwechsel und die Perfusion des Gehirns sowie den intrakraniellen Druck. Auf dem aus einer Arbeit von Shapiro entnommenen Abb. 1 sind die biologischen Größen markiert, auf die der Anaesthesist während der Narkose und postoperativen Behandlung einen Einfluß hat.

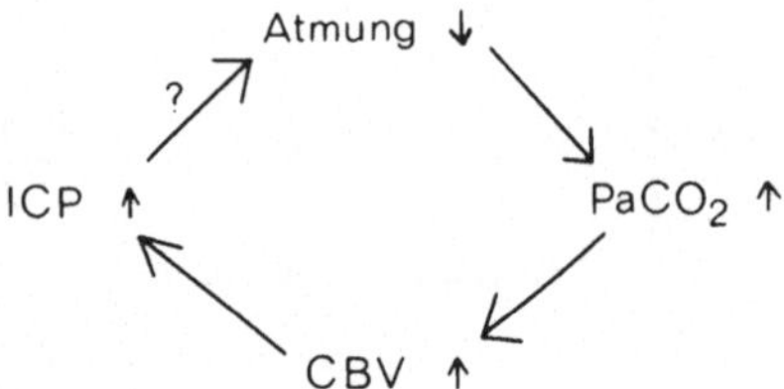

Abb. 1. Wechselseitige Beeinflussung verschiedener biologischer Größen. (ICP) intracranieller Druck, (CBV) cerebrales Blutvolumen

Während der postoperativen Phase kann besonders eine Atemdepression über den Anstieg des $PACO_2$ und des cerebralen Blutvolumens zu einem Anstieg des intrakraniellen Druckes führen. Umgekehrt ist seit den von Lundberg durchgeführten Untersuchungen bekannt, daß mit einer kontrollierten Hyperventilation eine Senkung des intrakraniellen Druckes zu erzielen ist.

Um retrospektiv den Einfluß von Anaesthesieverfahren und Intensivtherapie – insbesondere der Beatmung – auf den postoperativen Verlauf bei Patienten mit elektiven, intrakraniellen Eingriffen festzustellen, untersuchten wir die entsprechenden Fälle aus den Jahren 1974 -1977. Die Datenanalysen wurden mit dem Programm SPSS durchgeführt.

Die Abb. 2 gibt die Alters- und Geschlechtsverteilung wieder, aus der zu entnehmen ist, daß etwas mehr als die Hälfte unserer 223 Patienten zwischen 50 und 70 Jahre alt waren. Die Geschlechtsverteilung ist etwa gleich. 135 Patienten waren ohne anaesthesiologisch relevante Nebenerkrankungen.

Aus der Abb. 3 geht hervor, daß 1974 die Halothan-Narkose mit 86% noch das Standardverfahren war, während 1977 ausschließlich die Barbiturat-induzierte Neuroleptanalgesie angewandt wurde. Auf die unten eingezeichnete Mortalität gehen wir später nochmals ein. Ein intraoperativer Herzstillstand trat bei beiden Narkoseformen nicht auf.

Für Anaesthesie- und postoperative Behandlung erhielten 95% der Patienten einen zentral-venösen Katheter. Als Komplikation traten lediglich ein Pneumothorax und 4 Katheterinfektionen auf.

Intubiert waren 91% der Patienten, davon 85% nasotracheal und 6% orotracheal. Die mittlere nasotracheale Intubationsdauer betrug 2,8 Tage.

Die zunehmende Tendenz zur postoperativen Beatmung und Hyperventilation 3,5-4 Kpa, art. zeigt Abb. 4. Während 1974 23% nicht beatmet waren, waren es 1977 nur noch 6%. Die Zahl der Hyperventilationen nahm von knapp 20% auf 72% zu.

Die mittlere Beatmungsdauer betrug 2 Tage, nicht eingerechnet 34 Patienten, die unter 12 Std beatmet wurden. Die Beatmungen wurden mit Fentanyl-Gaben – ca. 0,05 mg/h – ohne Relaxation mit Volumen-zeitgesteuerten Respiratoren durchgeführt. An Komplikationen im Zusammenhang mit Langzeit-Intubation und Beatmung traten 2 Pneumonien auf. Intubationsschäden konnten nicht beobachtet werden.

71% oder 161 Patienten erhielten ein Osmotherapeutikum (Sorbit oder Mannit), 81% Dexamethason.

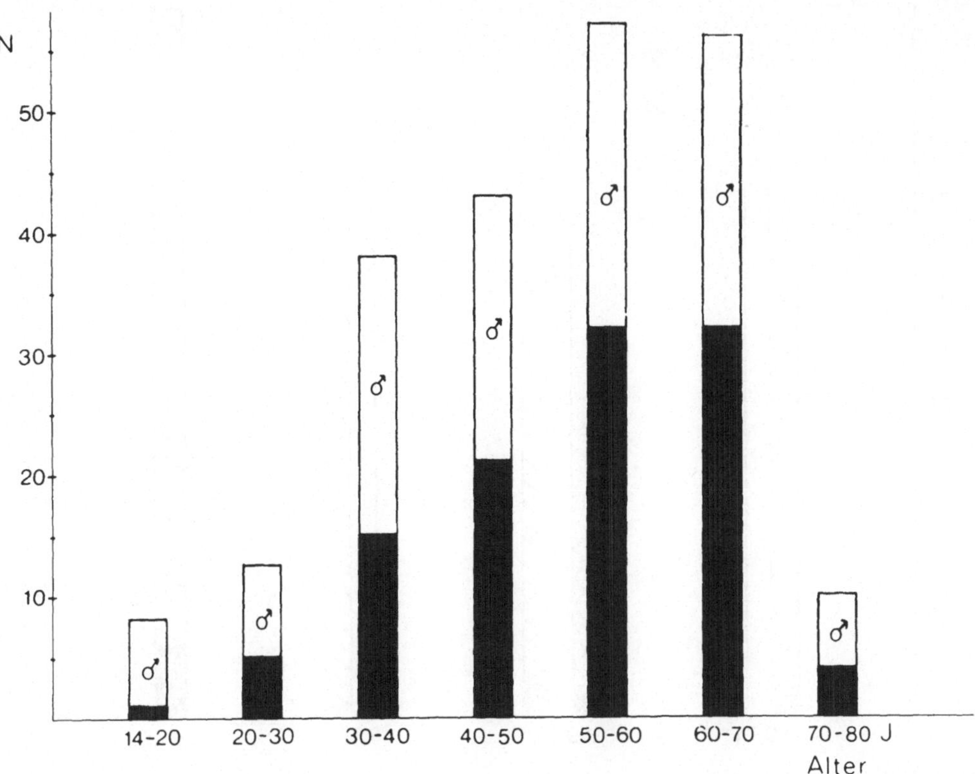

Abb. 2. Altersverteilung der Patienten

Bei dem Vergleich der mit Halothan anaesthesierten Patienten-Gruppe zur NLA-Gruppe ergab sich in bezug auf die postoperative Magenatonie folgendes (Abb. 5): Die mittleren Rückflußmengen in den beiden Gruppen unterschieden sich deutlich. Noch krasser wird der Unterschied bei den Patienten, die in der Basalregion operiert wurden. Hier beträgt die mittlere Rückflußmenge in der NLA-Gruppe lediglich 40%, verglichen mit der Rückflußmenge in der Halothan-Gruppe. Nach der Häufigkeit aufgeschlüsselt, lag bei 54% der Halothan-Patienten, aber nur bei 44% der NLA-Patienten, eine Atonie vor.

Ein weiterer deutlicher Unterschied zeigt sich bei dem Vergleich der Liegedauern. Während die mittlere Liegedauer bei den Patienten der Halothan-Gruppe 5,3 Tage betrug, war sie bei der NLA-Gruppe auf 3,4 Tage reduziert (Abb. 6).

Setzt man die Liegedauer in Beziehung zur Beatmungsform, drängt sich zunächst der Eindruck auf, wie die Abb. 7 exemplarisch für die Untergruppe der temporo-parietalen und frontalen Eingriffe zeigt, daß ein deutlicher Einfluß der Hyperventilation auf die Liegedauer besteht. Bei näherer Untersuchung unter Einbeziehung des Anaesthesieverfahrens stellt sich allerdings heraus, daß bei der Halothan-Gruppe auch bei postoperativer Beatmung die Liegedauer länger ist als in den entsprechenden NLA-Gruppen. Die Unterschiede zwischen den Beatmungsdrucken entsprechen denen im Gesamt-Kollektiv. Wir können daher den Einfluß des Anaesthesieverfahrens, aber nicht einen Einfluß der Beatmung auf die Liegedauer nachweisen. In Bezug auf die Mortalität ist ein Einfluß der Beatmung nicht nachweisbar.

Eine unterschiedliche Beeinflussung der Mortalität durch die Anaesthesieverfahren ist bei der vorliegenden Fallzahl nicht nachzuweisen (Abb. 3). Die Gesamt-Mortalität auf der Intensivstation betrug 7%, gleichmäßig auf beide Kollektive verteilt. Auffällig ist, daß nach Verlegung auf die Normalstation nochmals die gleiche Anzahl der Patienten verstarb. Besonders hoch ist hierbei der Anteil der 60- bis 70jährigen (Abb. 8).

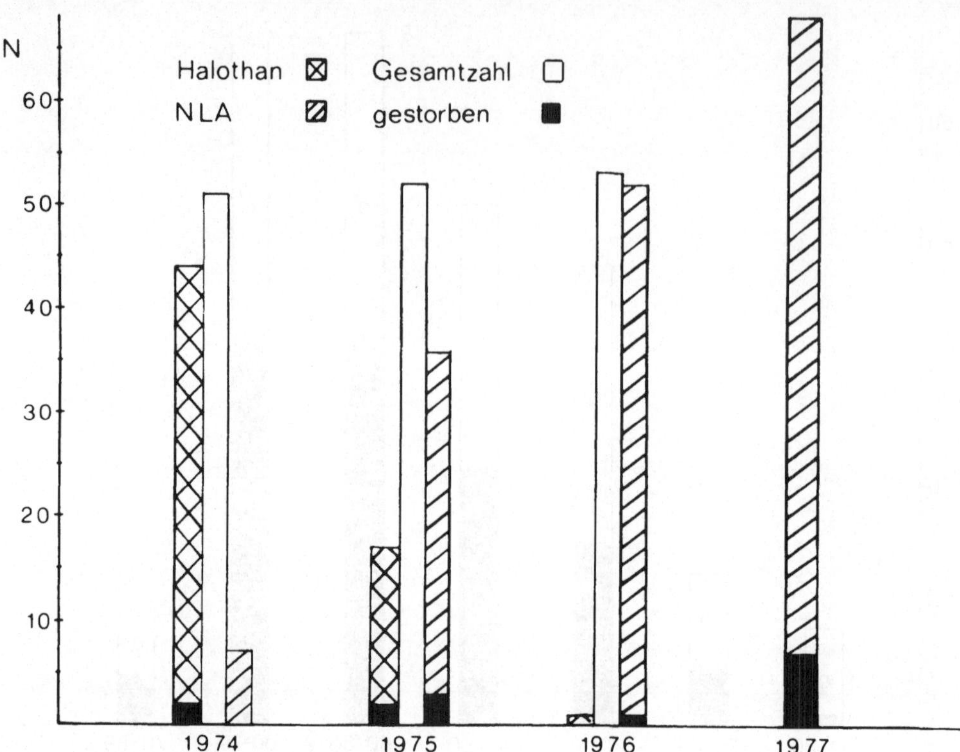

Abb. 3. Durchgeführte Anästhesieverfahren

Insgesamt läßt sich bei allen Schwierigkeiten, die bei der Interpretation einer retrospektiven klinischen Studie auftreten, folgendes feststellen:

1. Die von vielen Neurochirurgen sehr gefürchteten Komplikationen in Zusammenhang mit der Beatmung (z.B. gehäufte Pneumonien, Pneumothorax, Einklemmungen) traten in unserem Patientengut nicht auf.
2. Die notwendige Verweildauer der Patienten auf der Intensivstation war bei den Patienten der NLA-Gruppe deutlich kürzer als bei denen der Halothan-Gruppe.
3. Magenatonien sind bei neurochirurgischen Patienten, die mit Halothan anaesthesiert worden sind, häufiger und stärker ausgeprägt.

Wir halten diese Ergebnisse für einen weiteren Hinweis darauf, daß bei Trepanationen die Neuroleptanalgesie der Halothan-Narkose überlegen ist.

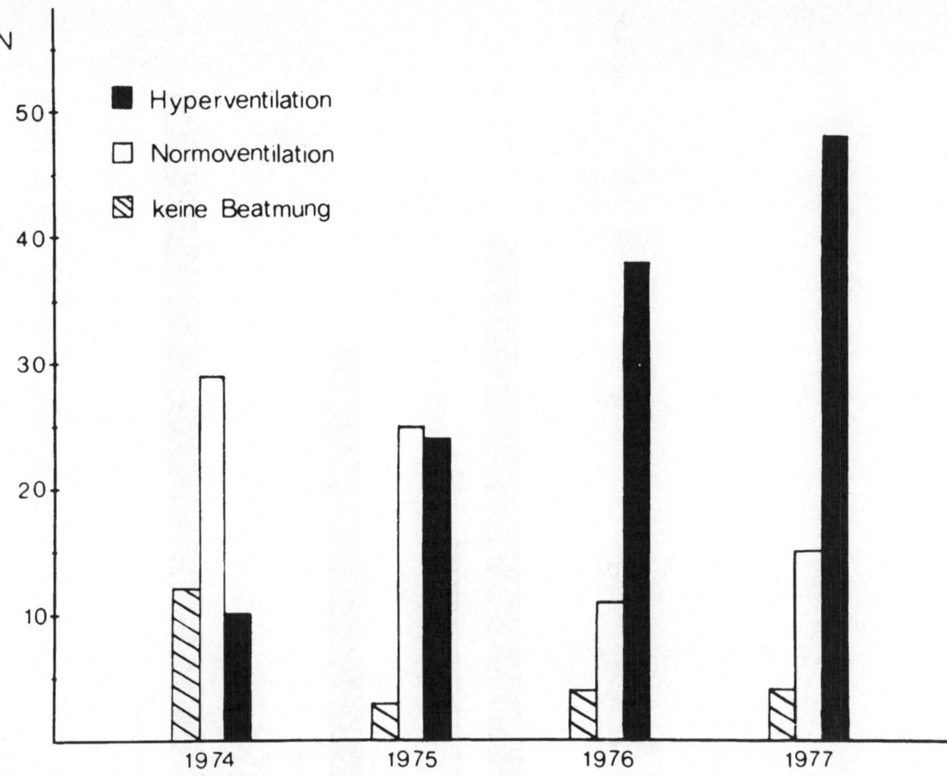

Abb. 4. Postoperative Beatmung

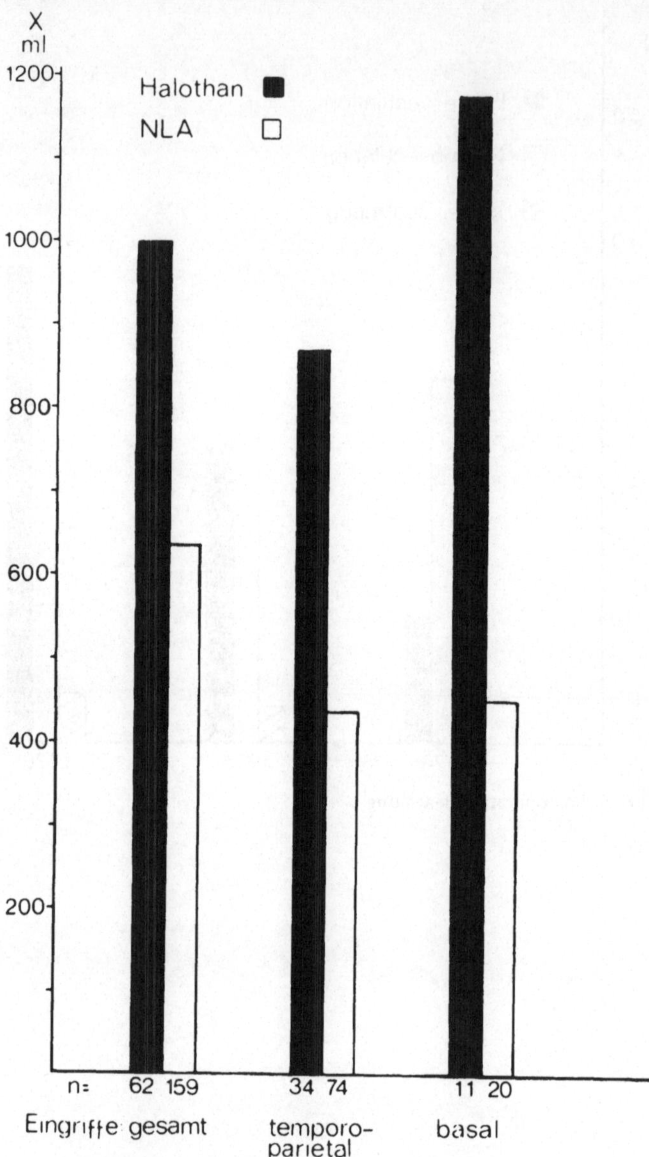

Abb. 5. Auftreten einer postoperativen Magenatonie

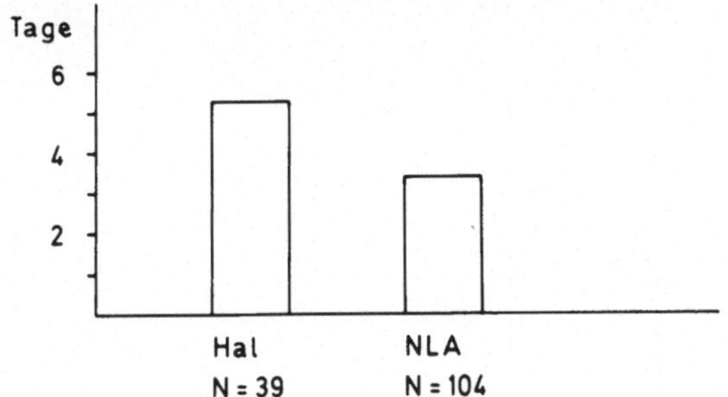

Abb. 6. Temporo-fronto-parietale Eingriffe 1974-1977: mittlere Liegedauer (IBSt)

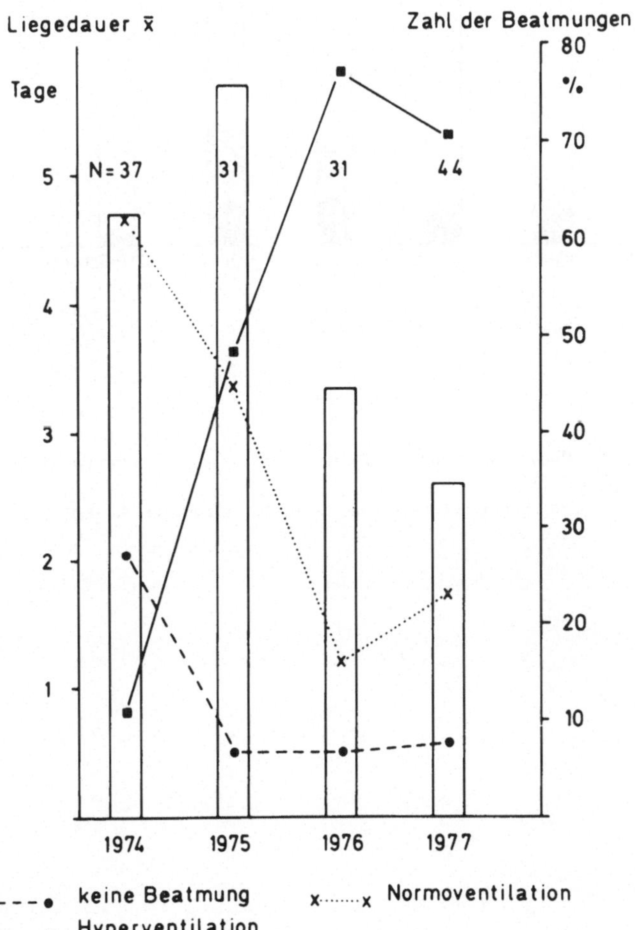

Abb. 7. Tumoro-parietale und frontale Tumoren. Zusammenhang zwischen Liegedauer auf der IBSt und Beatmung

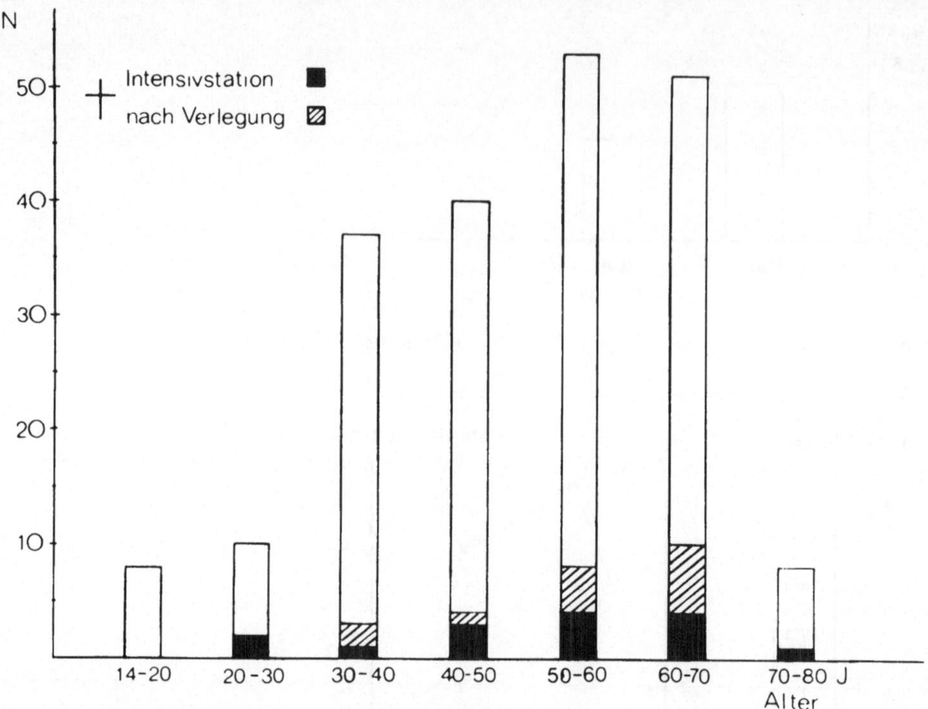

Abb. 8. Mortalität der Patienten

Literatur

1. Lundberg, N., Kjällquist, A., Bien, C.: Reduction of increased intracranial pressure by hyperventilation. Acta psychiat. neurol. scand. Suppl. 139 (1959)
2. Shapiro, H.M.: Intracranial Hypertension: Therapeutic and anaesthetic considerations. Anaesthesiology 43, 445-471 (1975)

Streßinduzierte hämodynamische, metabolische und hormonelle Veränderungen bei Elektrokoagulation des Ganglion Gasseri in Neurolepthypalgesie und ihre Beeinflussung durch einen Betarezeptorenblocker

R. Knitza, M. Olbermann, F. Fischer und K.H. Bäßler

Die kontrollierte, partielle Elektrokoagulation des Ganglion Gasseri nach gezielter Punktion zur operativen Therapie der idiopathischen Trigeminusneuralgie wird von den Neurochirurgen unserer Klinik (Direktor: Prof. Dr. K. Schürmann) wegen seiner relativen Ungefährlichkeit, seiner Wiederholbarkeit und wegen der Möglichkeit der gezielten Nervenastausschaltung als Verfahren der Wahl angesehen. Dieser besonderen Operationstechnik wird die Neurolepthypalgesie am ehesten gerecht, da bei geeigneter Dosierung der Pharmaka die intraoperative Kooperationsfähigkeit, welche wesentliche Voraussetzung für den Operationserfolg ist, erhalten bleiben kann. Die sich dem Anästhesisten bei dieser Technik bietenden Probleme sind weniger respiratorischer Art – eine sich anbahnende Hyperkapnie durch die atemdepressorische Wirkung des Analgetikums kann durch Aufforderung des Patienten zu tiefem Durchatmen weitgehend vermieden werden – sondern eher hämodynamisch bedingt.

Abb. 1: Unter dem operativen Stress entwickelt sich infolge unvollständiger Analgesie eine ausgeprägte Tachykardie und ein deutlicher Blutdruckanstieg mit teilweise kritischen systolischen Spitzenwerten, welche sich durch gesteigerte Analgetikagaben nicht beeinflussen lassen. Besonders ungünstig imponieren diese Veränderungen bei Patienten im höheren Lebens-

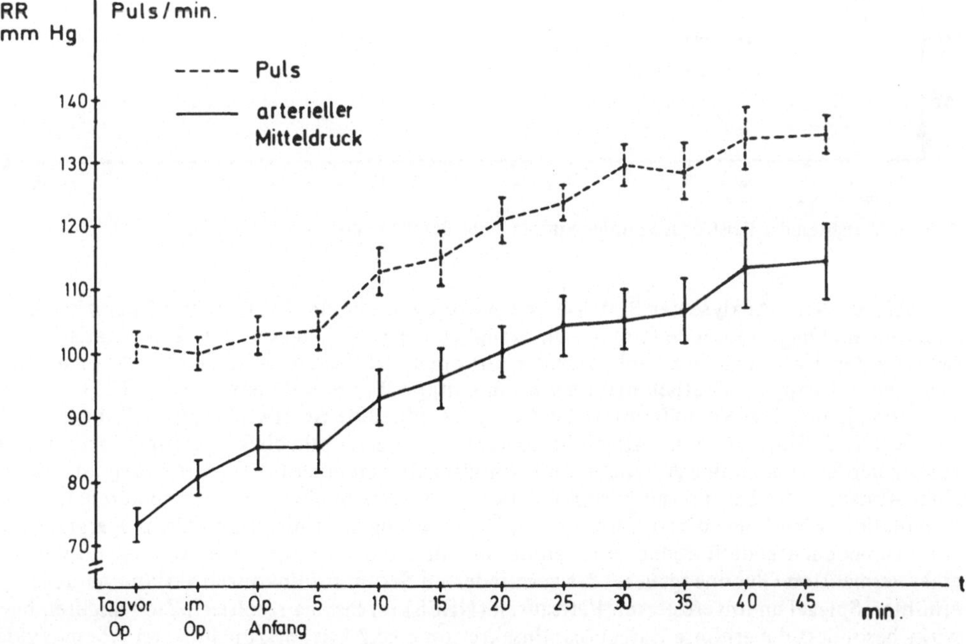

Abb. 1. Verhalten von Blutdruck und Puls bei der Elektrokoagulation des Ganglion Gasseri bei ungenügender Analgesie

alter, da hier die coronare Leistungsbreite meistens erheblich eingeschränkt ist. Gerade ältere Patienten sind es aber, die dieses Krankheitsbild zeigen.

Abb. 2: Wir gaben daher einer Vergleichsgruppe B – es handelte sich um stoffwechselgesunde Patienten ohne Asthma bronchiale oder Zeichen einer dekompensierten Herzinsuffizienz – unmittelbar vor Operationsbeginn 0,4 mg Pindolol langsam i.v. und konnten damit Puls- und Blutdruckanstieg vermeiden. Herzrhythmusstörungen oder bedrohliche Blutdruckabfälle wurden in keinem Fall registriert.

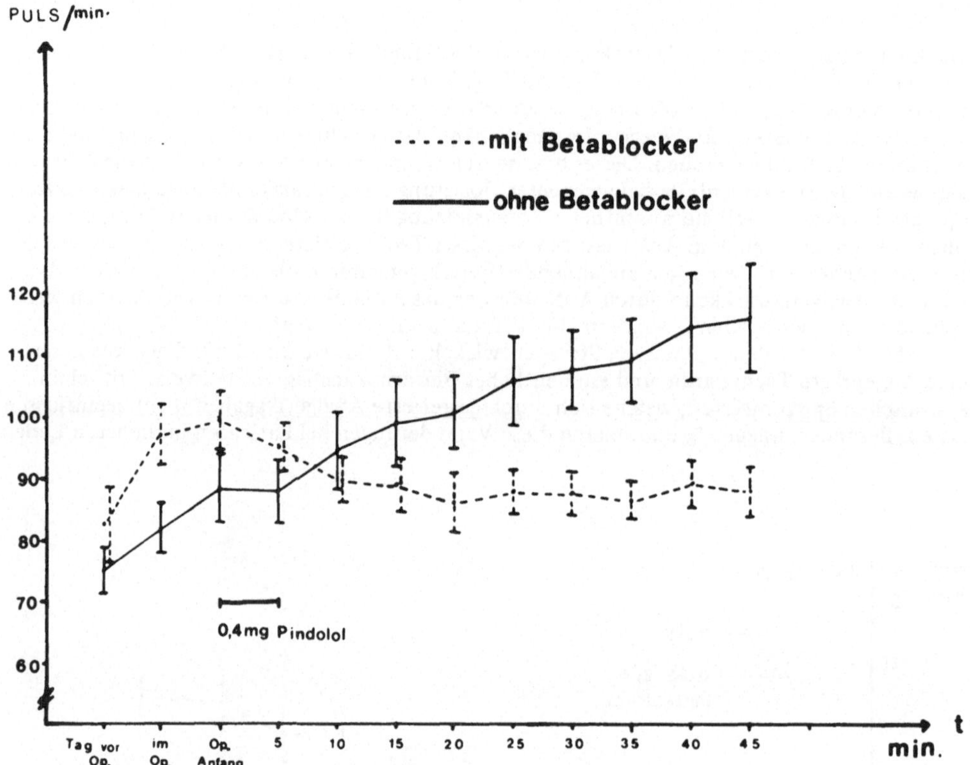

Abb. 2. Verhalten der Pulsfrequenz unter Einsatz eines Betablockers

Abb. 3: Nach Analyse der Blutgase und Astrupwerte beider Gruppen vor Operationsbeginn und am Operationsende fanden sich bezüglich des pCO_2 und des pO_2 keine statistisch signifikanten Unterschiede zwischen beiden Gruppen; pH-Wert und Standardbicarbonat waren hingegen in Gruppe A deutlich niedriger als in Gruppe B ($p < 0{,}01$ bzw. $p < 0{,}0125$).

Ursache für diese Veränderungen sind hormoninduzierte Stoffwechselumstellungen.

Tabelle 1: Unter dem operativen Streß kam es zu einem erheblichen Serumkonzentrationsanstieg der Katecholamine Adrenalin und Noradrenalin, zu einer Cortisolerhöhung und zu einer Abnahme der Seruminsulinkonzentration als Ausdruck einer sympathico-adrenalen Stimulation. Eine Folge dieser hormonellen Veränderungen ist die unter jedem Operationsstreß zu beobachtende Blutglucosezunahme, welche aus einer gesteigerten Glycogenolyse, einer vermehrten Gluconeogenese, der verminderten Seruminsulinkonzentration und dem erhöhten Spiegel an unveresterten Fettsäuren (NEFS) im Plasma resultiert. Zum anderen bewirkt besonders die erhöhte Katecholaminsekretion eine Aktivitätszunahme der Adenylzyklase, welche über das 3'5'-AMP zu einer Lipaseaktivierung und damit zu einem gesteigerten Anfall von freien Fettsäuren führt.

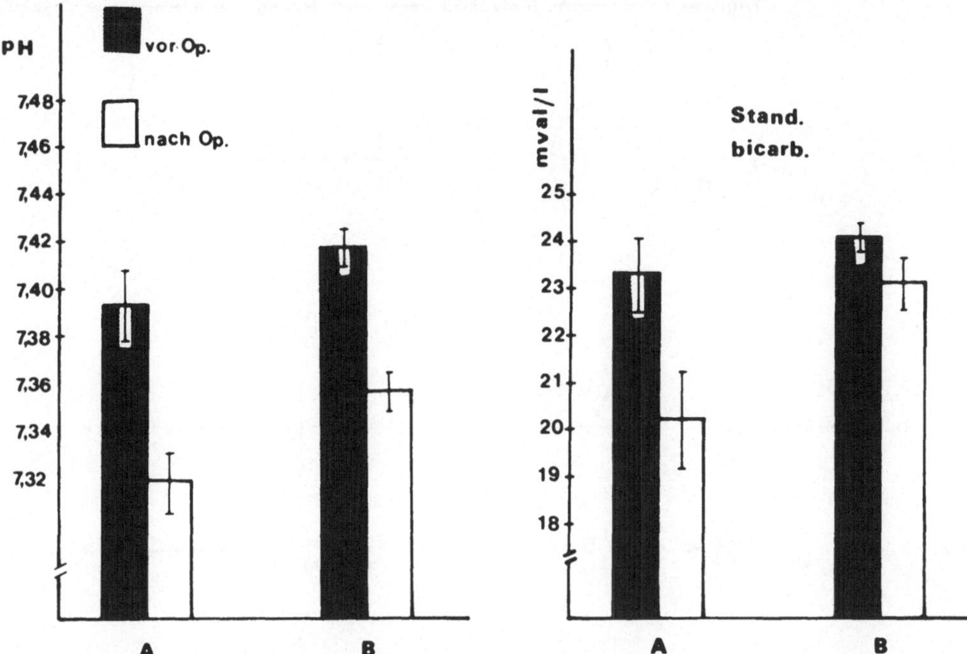

Abb. 3. Vergleich von pH und Standard-Bicarbonat vor und nach der Operation unter Einsatz eines Betablockers (Gruppe B) oder nicht (Gruppe A)

Tabelle 1. Veränderungen bei Elektrokoagulation unter Neurolepthypalgesie n = 10

	$\bar{x}$ vor Op.	$\bar{x}$ nach Op.	p
Adrenalin	40,2 ng/l	531,1 ng/l	< 0,0025
Noradrenalin	213 ng/l	424,6 ng/l	< 0,005
Cortisol	22,6 µg%	42,3 µg%	< 0,01
Insulin	10,1 µU/ml	6,7 µU/ml	< 0,05
Glucose	87 mg%	120 mg%	< 0,0025
freies Glycerin	0,098 m Mol/l	0,292 m Mol/l	< 0,005
NEFS	1,62 m Mol/l	2,27 m Mol/l	< 0,0025
Ketonkörper	21,2 mg/l	66,5 mg/l	< 0,05

Abb. 4: In diesen Mechanismus der Lipolyse greifen Betablocker durch kompetitiven Antagonismus mit den freigesetzten Katecholaminen ein. Sie hemmen vorwiegend die Bildung von 3′5′-AMP und führen damit zu einer Drosselung der Fettsäurenmobilisation. Folge einer streßinduzierten Lipolysesteigerung ist eine verstärkte Betaoxidation der Fettsäuren mit gesteigertem Anfall der Ketonkörper, welche somit als wesentliche Ursache der am Operationsende in Gruppe A gefundenen metabolischen Azidose angesehen werden können.

Neben den leicht erfaßbaren Wirkungen auf Blutdruck und Puls zeigen Beta-Adrenolytika auch erhebliche Auswirkungen auf das Stoffwechselgeschehen. Bei gewissen Anaesthesieverfahren und Beachtung der Kontraindikationen lassen sich durch ihre Anwendung streßinduzierte Kreislauf- und Stoffwechselveränderungen günstig beeinflussen.

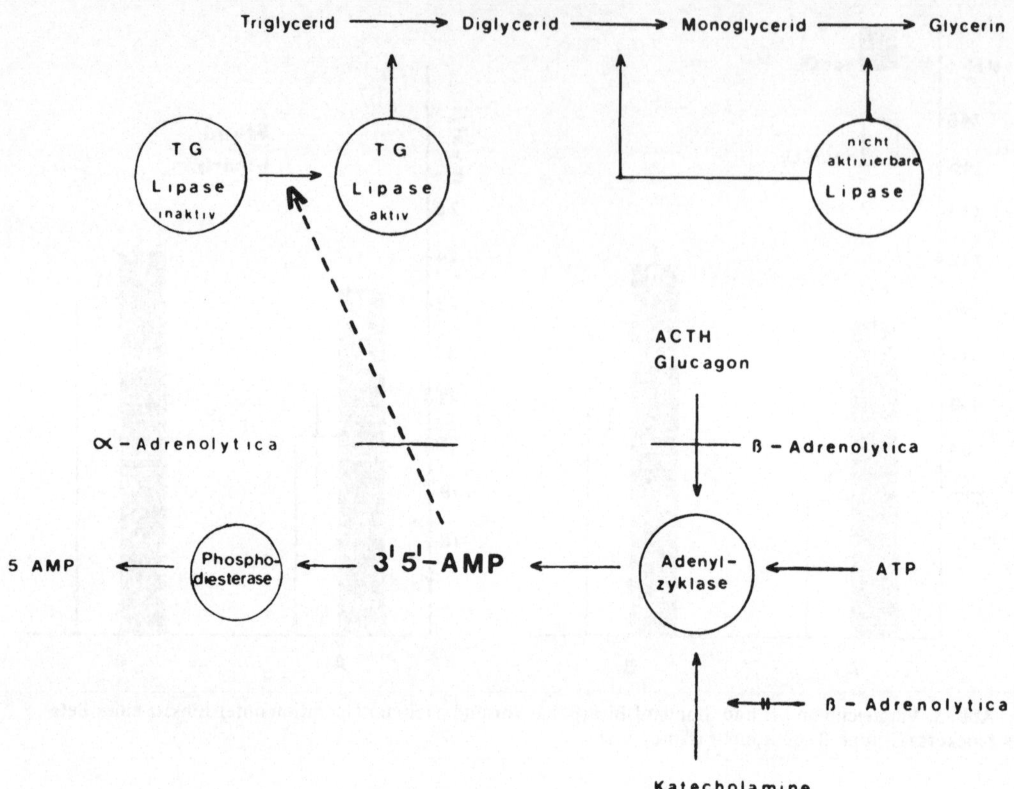

Abb. 4. Wirkungen von Betablockern im Stoffwechsel

Untersuchungen zur Narkose bei langandauernden Operationen

D. Sachse und V. Ehehalt

Mit der Zunahme der mikrochirurgischen Eingriffe besonders in der neurochirurgischen Abteilung der Gießener Universitätsklinik wurden vermehrt über sechs Stunden dauernde Narkosen notwendig. Noch vor einigen Jahren nahm man eine besondere Belastung für die Patienten bei derartigen Narkosen an. Jüngere Arbeiten wie die von Landauer (1976) und Cunitz (1977) haben jedoch gezeigt, daß derartige Langzeiteingriffe in Narkose bei ausreichender Überwachung ohne nennenswerte Nachwirkungen überstanden werden.

Auch in unserer Klinik wurden in den letzten Jahren diesbezügliche Untersuchungen durchgeführt und die Belastung für die Patienten beobachtet. Dazu wurden Parameter des Kreislaufs, der Atmung und des Stoffwechsels gemessen, die nach unserer Ansicht eine Aussage ermöglichten.

Bei diesen Narkosen konkurrieren speziell bei uns zwei Techniken miteinander: auf der einen Seite steht die Halothannarkose mit zusätzlicher Fentanylgabe, auf der anderen die Neuroleptanalgesie mit DHB und Fentanyl. Deshalb wurde versucht, die beiden Narkoseformen auch im Vergleich zu bewerten.

Es wurden 30 organgesunde männliche Patienten, im Mittel 27 Jahre alt, untersucht, die sich einer Operation an peripheren Nerven unterzogen. Die Prämediaktion erfolgte einheitlich mit Thalamonal und Atropin. Nach Intubation unter Succinylcholin und Thiopental wurden die Patienten bei Alloferinrelaxation mit dem Engströmrespirator 200 bei einem Lachgas/Sauerstoffverhältnis 2:1 kontrolliert beatmet. Die Hälfte dieser Patienten erhielt Halothan 0,5-1 Vol% und bei Bedarf Fentanyl (0,05-0,2 mg), die übrigen bekamen im Mittel 8 mg DHB und 0,4-0,5 mg Fentanyl bei entsprechenden Nachinjektionen.

Auf der 1. Abb. sehen Sie die Kreislaufparameter in Abhängigkeit von der Zeit. Zugunsten der besseren Übersichtlichkeit verzichteten wir auf das Einzeichnen der Standardabweichungen der Mittelwerte.

Man erkennt deutlich einen anfänglichen Abfall des systolischen Blutdrucks bei beiden Narkoseformen. Im weiteren Verlauf der Halothannarkose bleibt der systolische Blutdruck dann unauffällig. Demgegenüber finden wir bei der Neuroleptanalgesie einen zunehmenden Blutdruckanstieg trotz frühzeitiger und ausreichender Nachinjektion von DHB und Fentanyl. Der diastolische Blutdruck, sowie die Pulsfrequenz und der hier nicht gezeigte zentrale Venendruck blieben dagegen bei beiden Narkoseformen im gesamten Narkoseverlauf konstant.

Die 2. Abb. zeigt atemmechanische Parameter ebenfalls in Abhängigkeit von der Zeit. Bei beiden Narkoseformen sinkt in den ersten 3 Std, die einer normalen Narkosedauer entsprechen, die Compliance ab, bei der Halothannarkose etwas stärker. Die im weiteren Narkoseverlauf gemessenen Werte deuten aber auf eine etwas günstigere Entwicklung unter Halothan hin. Nach einem anfänglichen Absinken des bronchialen Strömungswiderstandes pendelt sich dieser auf einen weitgehend konstanten Wert ein. Signifikante Unterschiede bestehen nicht und da die gemessenen Werte im Normbereich liegen, entstanden keine vermehrten Belastungen.

Die zusätzlich durchgeführten Blutgasanalysen zeigen ebenfalls keine signifikanten Veränderungen, so daß wir von einem ausreichendem Gasaustausch sprechen können.

Auf der 3. Abb. sehen Sie die Serumkonzentration an Wachstumshormon, welches radioimmunologisch gemessen wurde. Gleichzeitig wurde der Gehalt an freien Fettsäuren gaschromatographisch bestimmt. Obwohl ein deutlicher, bei beiden Narkoseformen etwa gleicher Anstieg von Wachstumshormon zu verzeichnen ist, resultiert daraus offenbar kein entsprechender Anstieg der freien Fettsäuren. Dieses Ergebnis ist überraschend, stimmt jedoch mit ähnlichen Beobachtungen von Oyama (1972) überein, der diese Parameter bei Halothan- und Neuroleptnarkosen normaler Dauer untersuchte. Man sieht auch, daß die Konzentration von Wachstumshormon postoperativ weiterhin ansteigt, bei Halothannarkosen stärker.

Die 4. Abb. zeigt das Verhalten von Insulin im Serum im Vergleich zum Blutzucker. Obwohl der Blutzucker bei beiden Narkoseformen parallel zunächst ansteigt, findet sich keine

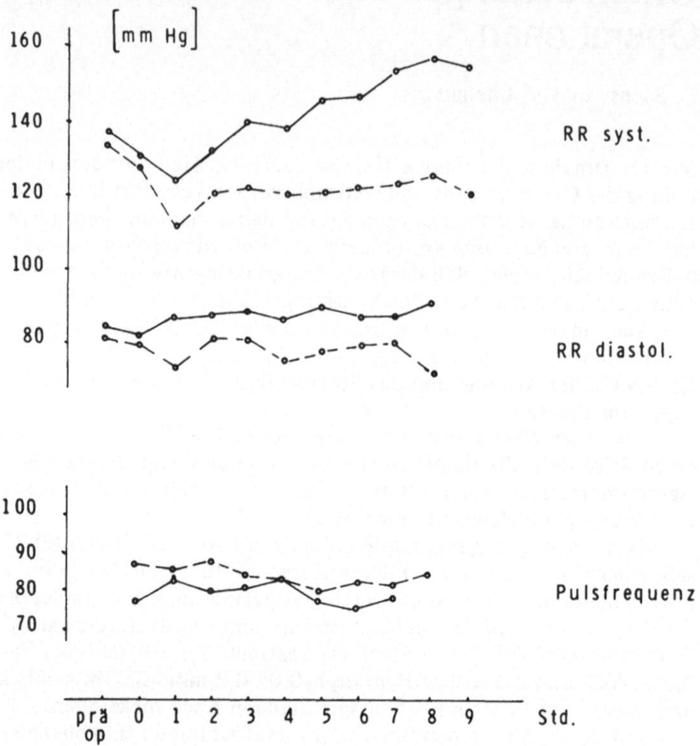

Abb. 1. Veränderungen von Kreislaufparametern bei Langzeitnarkosen mit Halothan (– – – –) und NLA (———)

Reaktion im Sinne eines Anstiegs von Insulin. Da wir eine Glucosezufuhr von außen durch entsprechende Infusionen vermieden haben, müßte es sich um endogen entstandene Glucose handeln, evtl. als Ausdruck eines relativen Glucosemangels. Erst postoperativ zeigt sich Insulin wieder erhöht.

Mit der 5. Abb. haben wir einige Meßwerte aufgeführt, die eine Aussage über die periphere Durchblutung ermöglichen. Der Serumlactatspiegel stieg bei beiden Narkoseformen signifikant an. Der initial stärker erscheinende Anstieg unter Halothan ist jedoch nicht signifikant. Da auch die Pyruvatkonzentration (hier nicht gezeigt) leicht ansteigt, ändert sich der Lactat/Pyruvatquotient kaum.

Die periphere Pulsamplitude liegt unter NLA zu Beginn höher als bei der Halothannarkose, gleicht sich jedoch im weiteren Verlauf an. Das Absinken der Pulsamplitude ist signifikant und zeigt damit bei beiden Narkoseformen eine Verminderung der arteriellen Durchblutung in der Peripherie an. Während sich die zentrale Temperatur nach einem Absinken um ein Grad in den ersten 3 Std wieder auf den Ausgangswert reguliert, finden wir eine ausgeprägte Verminderung der peripheren Temperatur (gemessen am Daumenendglied), die den tiefsten Wert nach ca. sechs Stunden aufweist. Überraschend ist dieses Absinken unter NLA erheblich stärker ausgeprägt als unter Halothannarkose.

Zusammenfassend können wir sagen, daß die Langzeitoperation in Bezug auf die Narkose auch nach unserer Ansicht keine größere Belastung beinhaltet als eine Normalnarkose. Dysregulationen, die vor allem bei der NLA sichtbar wurden, lassen sich wohl durch entsprechende Medikationen vermeiden, wenn diese rechtzeitig erfolgen. Da sonst weitgehend gleiches klinisches Verhalten zu beobachten war, halten wir beide Techniken geeignet zur Langzeitnarkose, wobei wir etwas mehr zur Halothannarkose mit gelegentlicher Fentanylgabe tendieren.

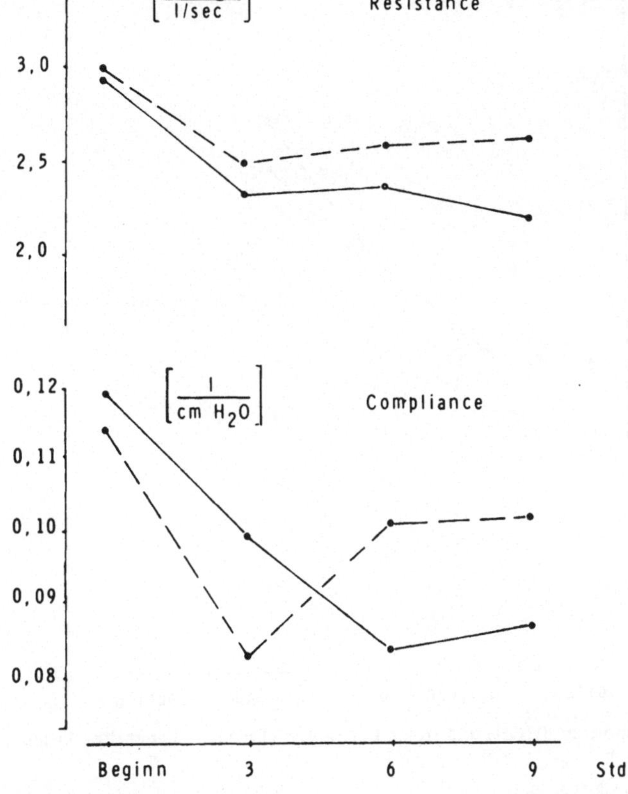

Abb. 2. Veränderungen atemmechanischer Parameter bei Langzeitnarkosen mit Halothan (– – –) und NLA (——)

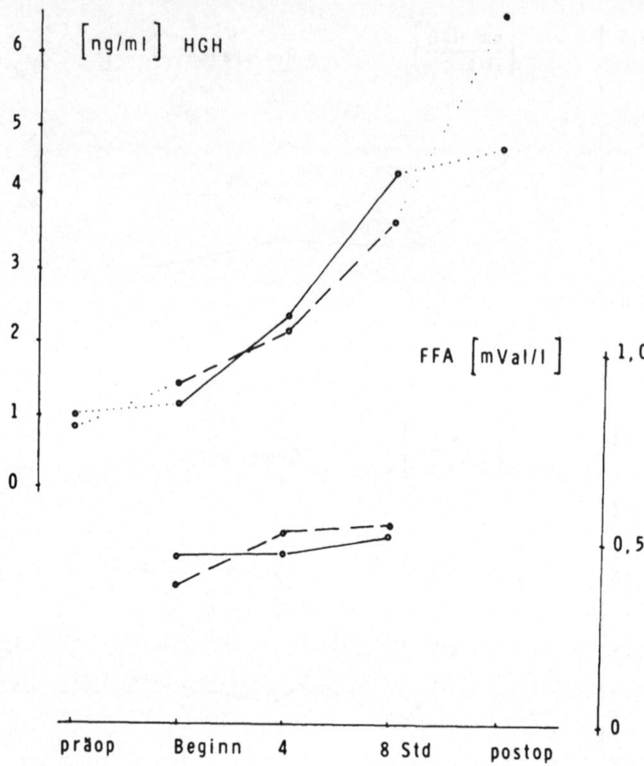

Abb. 3. Veränderungen von Wachstumshormon (HGH) und freien Fettsäuren (FFA) bei Langzeitnarkosen mit Halothan (– – –) und NLA (———)

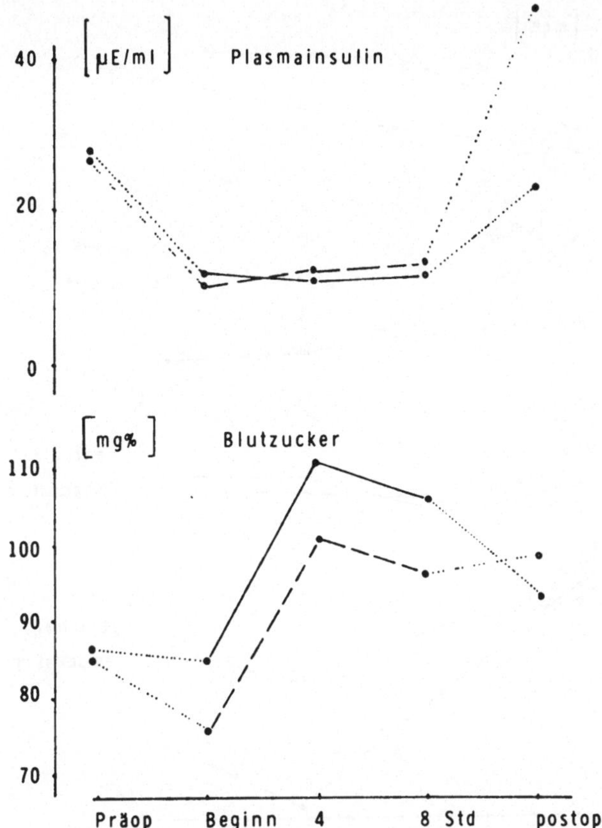

Abb. 4. Veränderungen von Insulin und Blutzucker bei Langzeitnarkosen mit Halothan (– – –) und NLA (——)

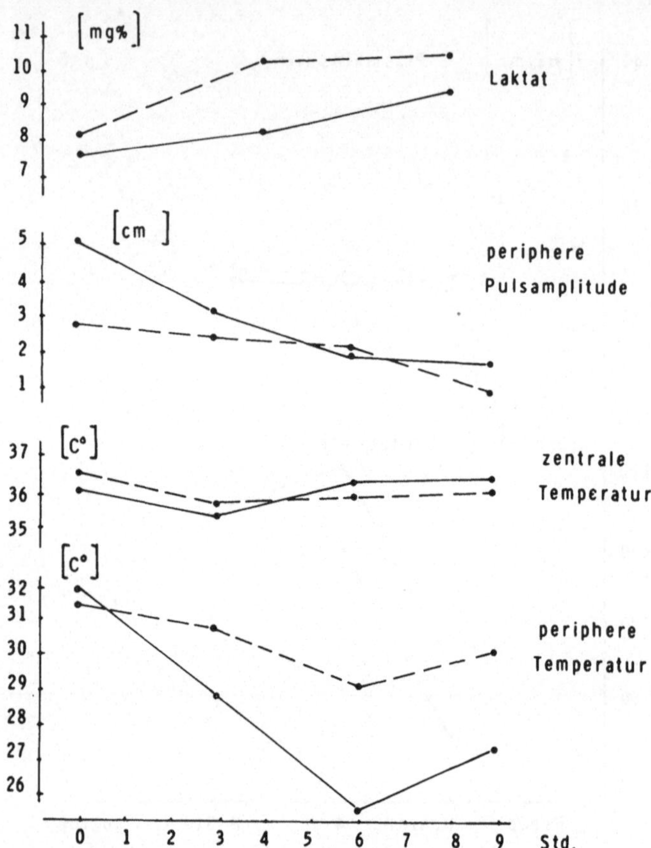

Abb. 5. Veränderungen von Laktat, peripherer Pulsamplitude, Temperatur als Parameter der peripheren Durchblutung bei Langzeitnarkosen mit Halothan (– – –) und NLA (——)

Literatur

Cunitz, G.: Narkoseführung bei langdauernden Operationen – Übergang zur Intensivtherapie: Anästhesiolog. Informationen 18, 3 (1977)

Landauer, B.: Anästhesiologische Probleme bei mikrochirurgischen Eingriffen. Anästhesiolog. Informationen (1976)

Oyama, T.: Anesthetic Management of Endocrine Disease. Anaesthesiologie und Wiederbelebung. Bd. 75. Springer: Berlin, Heidelberg, New York 1973

Grünert, A.: Die mikroanalytische selektive Bestimmung der unveresterten langkettigen Fettsäuren im Serum. Z. Klin. Chem. Klin. Biochem. 13, 407-412 (1975)

Müller, A.: Persönl. Mitt. zur gaschromatographischen Bestimmung der freien Fettsäuren 1978

Wesemann, W.: Persönl. Mitt. 1978

Hales, C.N., Randle, P.J.: Immunoassay of Insulin with Insulin Antibody Precipitate. Biochem. J. 84, 79 (1962)

Bergmeyer, H.U.: Methoden der enzymatischen Analyse. Bd. II, S. 1425, 2. Aufl. Verlag Chemie: Weinheim 1970

Nordström, L.: Die automatische Beatmung. Acta anästhesiologica Scand. (1972)

Besonderheiten der Anaesthesie in der HNO-Heilkunde

P. Fritsche

Traditionsgemäß wird die Hals-Nasen-Ohren-Heilkunde von vielen als kleines operatives Fach gewertet, und die gleiche Bedeutung wird oft den anaesthesiologischen Besonderheiten in diesem Fach zugemessen.

Dazu stehen im Gegensatz die relativ häufigen Meldungen über Zwischenfälle in der HNO-Heilkunde in den Organen der allgemeinen Publizistik, die ebenfalls relativ häufigen einschlägigen Gerichtsverfahren und die langjährigen Erfahrungen vieler Anaesthesisten in dieser Disziplin.

Die Besonderheiten und die Häufigkeit von Notsituationen mit unter Umständen folgenden Komplikationen ergeben sich aus:

1. Ein großer Teil der HNO-Krankheitsprozesse ist unmittelbar in den oberen Luftwegen lokalisiert.
2. Operative Maßnahmen solcher Krankheitsprozesse können die Sicherung freier Atemwege zusätzlich erschweren.
3. Viele operative Eingriffe erfolgen in der Nachbarschaft des Gehirns, der vegetativen Zentren, wichtiger Sinnesorgane und in der von bedeutungsvollen Nerven und Gefäßen durchzogenen Halsregion.
4. Die meisten diagnostischen und therapeutischen Maßnahmen in der HNO-Heilkunde bedingen ein Abrücken des Anaesthesisten vom Kopf des Patienten und verwehren ihm daher eine unmittelbare Kontrolle der oberen Luftwege.
5. Operationen an sitzenden Patienten und in abgedunkelten Operationssälen stellen weitere Gefahrenmomente für Atmung und Kreislauf dar.

Vor allem aus diesen Besonderheiten ergeben sich die spezifischen Gefahrenmomente der Anaesthesie in der HNO-Heilkunde. So könnten die Kopfregion und insbesondere die oberen Atemwege ein Streitobjekt zwischen Operateur und Anaesthesist sein.

Indessen beweisen vieljährige Erfahrungen in 4 Universitäts-HNO-Kliniken, daß ein entsprechendes Arrangement und sogar eine echte, auf gegenseitige Achtung beruhende Zusammenarbeit durchaus möglich sind. Dazu sind die Kenntnisse der Besonderheiten und ihre adäquate Beachtung unbedingte Voraussetzung.

Im Homburger Klinikum beziehen sich die Erfahrungen auf rund 19.700 Anaesthesien in dieser Disziplin seit 1969, mit einem durchschnittlichen Anteil von etwa 14,8% an allen jährlich durchgeführten Anaesthesien, womit dieser Prozentsatz an zweiter Stelle nach dem der Chirurgie liegt.

Zur Sicherung freier Atemwege und damit zur Vermeidung einer Aspiration werden *nahezu alle Patienten intubiert.*

Der Anteil der Lokalanaesthesie, die in unserer Klinik von den Operateuren vorgenommen wird, ist laufend zurückgegangen, nicht zuletzt auch auf Wunsch der Patienten und der Operateure und betrug in den letzten Jahren im Durchschnitt 7%.

Aus Zeitnot soll die Darstellung der üblichen Prinzipien jeder Allgemeinanaesthesie unterbleiben.

Keine Wahloperation sollte ohne *zeitgerechte Prämedikation* erfolgen, zumal viele Eingriffe in sehr reflexgefährdeten Regionen erfolgen. Daher darf auch auf den Zusatz eines Parasympathikolytikums in adäquater Dosierung nicht verzichtet werden, da Vagusreflexe auch bei gemessenen normalen pO_2- und pCO_2-Werten auftreten können, wie Gabriel (1975), vor wenigen Tagen Frey (1978), vielfache Erfahrungen der Cardiologen und die eigenen bestätigen, insbesondere bei Einsetzen des Mundsperrers, bei Endoskopien und Manipulationen am Vagus-Ast im Gehörgang und im Carotisgebiet.

Auch soll nicht unerwähnt bleiben, daß *nahezu alle Patienten kontrolliert beatmet* werden, wobei eine leichte Hyperventilation mit einem pCO_2 von etwa 35 Torr angestrebt wird.

Adeno-Tonsillektomien – die am häufigsten in der HNO-Heilkunde durchgeführten Operationen, in unserer Klinik ca. 32% – im sogenannten „Rausch" mit dem heute obsoleten Chloräthyl oder Divinyläther, vielleicht sogar in sitzender Position, können durchaus zu einer Aspiration von Blut, infizierten Gewebsteilen oder Erbrochenem mit nachfolgendem Laryngo- oder Bronchospasmus oder gar Erstickung führen.

Die *Insufflationsmethode* ist in erfahrener Hand eine brauchbare Methode, erfordert aber weit mehr Erfahrung und größte Aufmerksamkeit seitens des Anaesthesisten und Operateurs (Bergmann 1969; Fritsche 1975). Außerdem bietet sie *weniger Sicherheit gegenüber einer Aspiration* und bedingt oft eine Hyperkapnie mit konsekutiver größerer Unruhe in der postoperativen Phase, wie auch Pichlmayr (1975) eindeutig nachgewiesen hat.

Wir halten daher bei Kindern und – falls eine Lokalanaesthesie ausscheidet – auch bei Erwachsenen die Endotrachealnarkose mit oral eingeführtem Woodbridge-Tubus unter Applikation von Barbituraten zur Einleitung und von Sauerstoff-Lachgas-Halothan bzw. Enfluran zur Aufrechterhaltung und unter Verwendung des Davis-Meyer-Mundsperrers am reklinierten Kopf und unter Relaxation mit kleinen fraktionierten Dosen von Succinylcholin mit manueller Beatmung als das für Patient und Laryngologen beste Verfahren. Bei Erwachsenen geben wir zur Einsparung von Halothan oder Enfluran kleine Dosen von Fentanyl hinzu.

Eine evtl. Dislokation des Tubus während der Operation wird sofort bemerkt, bedingt keine Aspiration und kann rasch behoben werden. Komplikationen bei der Narkoseausleitung sind vermeidbar, wenn die *Extubation* erst nach laryngoskopischer Kontrolle des Mund-Rachenraumes, bei sicher ausreichender Spontanatmung, nach Rückkehr der Schutzreflexe und in Seitenlage bei leicht kopfwärts geneigtem Operationstisch unter Absaugen vorgenommen wird.

Bei der Einleitung einer Narkose zur Versorgung einer *Tonsillektomie-Nachblutung* besteht die Gefahr der Aspiration, insbesondere nach Regurgitieren oder Erbrechen von verschlucktem Blut, vor allem im Kindesalter. Daher ist eine solche Einleitung stets in Trendelenburg-Position und unter Bereitstellung einer leistungsstarken Absaugvorrichtung durchzuführen, wobei sich nach Foldes (1972) die prophylaktische Einführung des Absaugkatheters auf nasalem Wege bis in den Pharynx empfiehlt.

Ein relativ großer Prozentsatz, der in der HNO-Heilkunde anfallenden Anaesthesien, wird bei mikrochirurgischen Eingriffen am Ohr (Durchschnitt der letzten 3 Jahre 490 Op.), Radikaloperationen der Nasennebenhöhlen (Durchschnitt der letzten 3 Jahre 94) und plastischen Eingriffen (Durchschnitt der letzten 3 Jahre 291) durchgeführt. Da hierbei auf ein blutungsarmes Operationsgebiet besonderer Wert gelegt werden muß und der Operateur zusätzlich eine lokale Adrenalin-Injektion vornimmt, vermeiden wir die Anwendung von Halothan bzw. Enfluran und Dehydrobenzperidol.

Nach den Berichten anderer Autoren bevorzugen wir deshalb eine *modifizierte Neuroleptanaesthesie*, indem wir das DHB durch Diazepam (Valium), auch bereits in der Prämedikation, ersetzen (Tabelle 1). Mit dieser Methode, kurz VKN (Valiumkombinationsnarkose) genannt, haben wir seit 1967 mehr als 10.000 Patienten allein in der HNO-Klinik anaesthesiert. Die Herz-Kreislauf-Funktion wird durch diese Methode, auch bei Eingriffen am sitzenden Patienten, kaum beeinflußt, wie in Untersuchungen in unserem Institut (Mörsdorf 1973) und auch von Hempelmann et al. (1978) in ausführlichen Untersuchungen in jüngster Zeit in Übereinstimmung mit Randell et al. (1963) gezeigt werden konnte.

Mit Atemdepressionen muß allerdings nach Diazepam-Applikation gerechnet werden (Catchlove u. Kafer 1971; Fritsche 1974). Während der Operation ist dieser Effekt zunächst ohne Belang, da alle unsere Patienten kontrolliert beatmet werden. Postoperativ müssen jedoch alle mit dieser Methodik anaesthesierten Patienten für ca. 30-40 min im *Aufwachraum* von Anaesthesie-Pflegern überwacht werden, wobei sie zuweilen angesprochen und zu tieferem Durchatmen angeregt werden müssen.

Während dieser in so großer Zahl durchgeführten *Diazepam-Kombinations-Narkosen* haben wir, von einer Ausnahme abgesehen, keine ernsthaften Komplikationen beobachtet, vor allem keine schweren Kreislaufstörungen. Auch kam es bei keinem der vielen Patienten, die sich wegen ihres schweren Asthmaleidens Radikal-Operationen der chronisch entzündeten Nasennebenhöhlen unterzogen, zu einem Asthma-Anfall. In der ersten postoperativen Phase mußten 4 Patienten reintubiert und für etwa 10 min beatmet werden, eine 54-jährige Kranke für 2 Std. Außerhalb des Operationssaales, also nach dem Transport auf die Pflegestation,

Tabelle 1. Methodik der Diazepam-Kombinationsnarkose

Prämedikation
Vorabend: 10 mg Valium (+ 100 mg Nembutal) p.o.
Op.-Tag: 90 min vor Op.-Beginn: Valium 0,3 mg/kg i.m.
60 min vor Op.-Beginn: Atropin 0,01 mg/kg i.m.

Einleitung der Narkose
Valium 0,07-0,15 mg/kg (~ 5-12 mg) per infus. 100 ml Lävulose
Alloferin 2 mg i.v.
Fentanyl 0,005-0,01 mg/kg (~ 0,4-0,5 mg) i.v.
Barbiturat 1,0-1,5 mg/kg i.v.
Succinylcholin 1,0-1,5 mg/kg i.v.

Fortführung der Narkose
Kontrollierte Beatmung $O_2:N_2O$ = 1,5:3,0 l/min
Relaxierung mit Alloferin
Analgesie mit Fentanyl fraktioniert

haben wir eine ernste Komplikation beobachtet, indem es bei einem 36-jährigen Patienten zu einer schweren Atemdepression gekommen war, die sich nur durch sofortige Reintubation mit Beatmung über 10 min beheben ließ. Der Kranke hatte von einem nicht genügend mit der Methodik vertrauten, an sich erfahrenen Kollegen die dreifache Dosis von Diazepam erhalten. Es wurden Patienten vom 3. Lebensjahr bis in das 9. Lebensjahrzehnt und auch mit vielen schweren Begleitkrankheiten mit diesem Verfahren anaesthesiert, und es soll nicht unerwähnt bleiben, daß auch die Operateure wegen der geringen Blutungsneigung der Patienten damit sehr zufrieden sind.

Bei allen *Operationen am sitzenden Patienten* kann es zu einer ungewollten Extubation mit nachfolgender Aspiration oder zu einer Diskonnektion des Beatmungssystems kommen. Daher legen wir größten Wert darauf, daß man zusätzlich zur Aufblähung der Tubusmanschette den Rachenraum sorgfältig austamponiert, die Verbindungsstücke durch Heftpflaster sicher aneinander fixiert und sie zusätzlich an einem Gummizügel um den Hals des Patienten aufhängt (Abb. 1).

Traumen

Schwere Gesichtsschädel- und Halsverletzungen wie nach einem Suizidversuch oder nach schwerer Schußverletzung erfordern zuerst Maßnahmen zur Sicherung freier Atemwege. Gelingt dabei die Intubation in Trendelenburg-Lagerung nicht, ist unter Umständen eine Nottracheotomie, Koniotomie oder Sauerstoffinsufflation über eine durch die Membrana cricothyreoidea gestochene Hohlnadel durchzuführen. Ähnliches kann bei großen, die oberen Atemwege verlegenden Tumoren der Zunge, Kiefer, des Pharynx und Larynx in Frage kommen.

Ein stumpfes Hals- oder Thoraxtrauma kann zu einem *Tracheal- bzw. Bronchusein- oder abriß* mit hochakuter Atemnot führen, wie wir es in unserer Klinik in den letzten Jahren dreimal erlebt haben. Dann kann ein Vorgehen mit dem Bronchoskop oder Notfallrohr in Frage kommen.

Bei Laryngektomien stellt der Übergang von der oralen endotrachealen Intubation auf die durch das Tracheostoma zuweilen eine kritische Phase dar. Hierbei ist vor allem auf Bereitstellung einer wirksamen Absaugvorrichtung und die Vermeidung einer einseitigen bronchialen Intubation nach Einführung des Tubus oder der Trachealkanüle durch das Tracheostoma zu achten.

Endoskopien

Die Problematik der Anaesthesie bei endoskopischen Maßnahmen liegt in der Tatsache begründet, daß sich Operateur und Anaesthesist in einem räumlich eng umschriebenen Bezirk treffen.

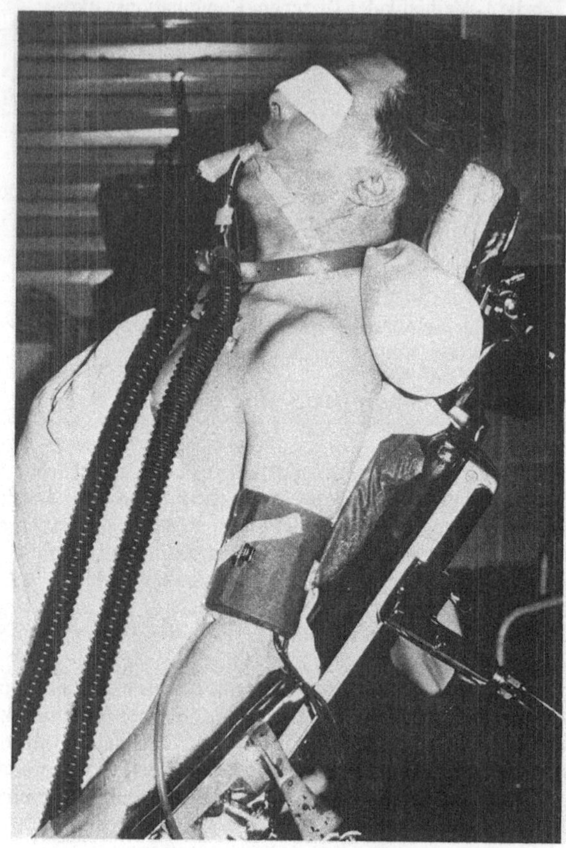

Abb. 1. Tubus- und Atemschläuche-Sicherung bei Eingriffen am sitzenden Patienten

Der Hauptwert ist auf die Sicherung adäquater alveolärer Ventilation zu legen. Nach Pellnitz' (1966) Zusammenstellung gehört die Bronchoskopie, mit einem Todesfall auf rd. 630 Eingriffe, mit zu den risikoreichsten Maßnahmen in der HNO-Heilkunde.

Durch Beatmung mit dem Emerson-Chest-Respirator (Abb. 2) ist das Operationsfeld gut zugänglich, wenn der Patient ausreichend relaxiert ist und genügend schläft. Das Anlegen des luftdichten Nylonhemdes mit der Gitterversteifung erfordert jedoch viel Aufwand, und Patienten mit starrem Thorax, kurzem, dickem Hals oder ausgeprägter Adipositas sind dafür weniger geeignet.

Patienten mit *aspirierten Fremdkörpern* (Abb. 3), zumeist Kinder, zeigen oft ausgeprägte Cyanose und Unruhe. Wir halten dann eine Allgemeinanaesthesie mit Relaxation und Sauerstoffbeatmung über das Tracheo-Bronchoskop nach Mündnich und Hoflehner (1952/53), unter Zugabe von broncholytisch wirkendem Halothan, für das für Patient und Operateur günstigste Verfahren zur Beseitigung der Ursache. Ist dabei eine gute Abstimmung zwischen Operateur und Anaesthesist nicht möglich, wird sich die Ateminsuffizienz verstärken und eventuell gar einen letalen Ausgang bewirken. Aspirierte Erdnußkerne z.B. bedingen schwierige, zeitraubende Extraktionsmaßnahmen und erfordern auch eine behutsame Beatmungstechnik, um einerseits nicht durch zu starken Druck die Brocken noch weiter distal zu treiben und andererseits doch den Alveolarraum ausreichend zu ventilieren.

Für die *direkte Laryngoskopie* hat sich uns, falls der Krankheitsprozeß – wie meistens – im vorderen Bereich der Glottis lokalisiert ist, eine Endotrachealnarkose mit einem dünnen geblockten Woodbridge-Tubus (Männer Ch. 30, Frauen Ch. 28) und Beatmung am besten bewährt, zumal auch mikrochirurgische Eingriffe in Ruhe durchgeführt werden können.

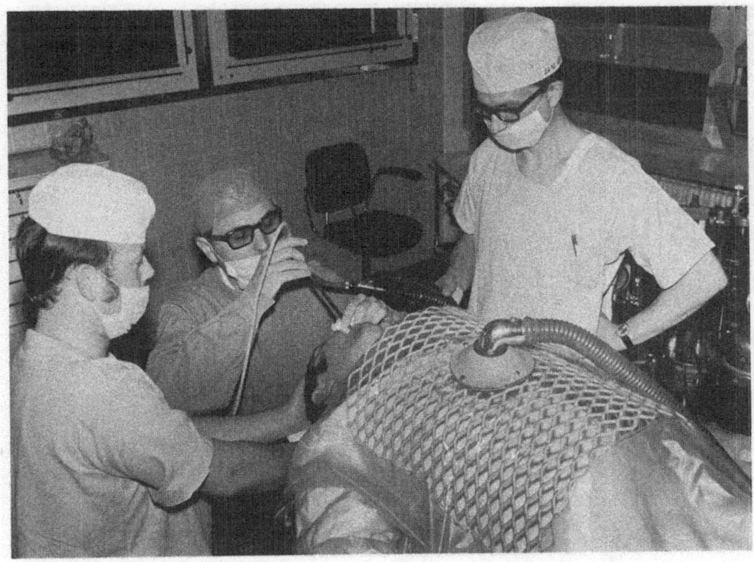

Abb. 2. Beatmung mit dem Emerson-Chest-Respirator zur Endoskopie

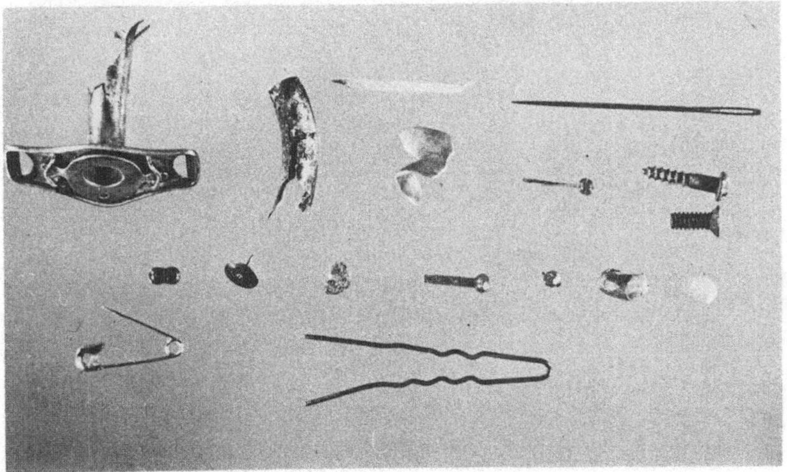

Abb. 3. Aspirierte Fremdkörper

Für Prozesse in der hinteren Kommissur hat sich das von Sanders 1967 angegebene *Injektor-Prinzip* in den letzten Jahren mehr und mehr durchgesetzt, zumal nun entsprechende Geräte (Abb. 4) verfügbar sind. Durch eine enge Düse oder Injektorsonde (Abb. 5) wird Sauerstoff gfs. mit Zusatz von N_2O mit einem Druck von 3 atü bei einstellbarer Frequenz in einem variablen Zeitverhältnis von Inspiration zu Exspiration rhythmisch in die Trachea gepreßt, Luft wird nach dem Venturi-Prinzip mitgerissen, der Druck fällt nach dem Austreten aus der Düse sofort ab, bleibt aber auch in den unteren Luftwegen noch positiv genug, so daß die Lungen gebläht werden. Durch diese Beatmungstechnik lassen sich sehr gute Bedingungen für endolaryngeale Maßnahmen schaffen (Spoerel 1975, Lazarus 1977), zumal der Operateur die ca. 3 mm starke Beatmungssonde verschieben kann (Abb. 6). Die arteriellen pO_2-Werte lagen bei unseren Untersuchungen während und nach der Endoskopie stets über 120 Torr, die des pCO_2 lagen zwischen 46 und 53 Torr auch bei einer Beatmungszeit von 25 min.

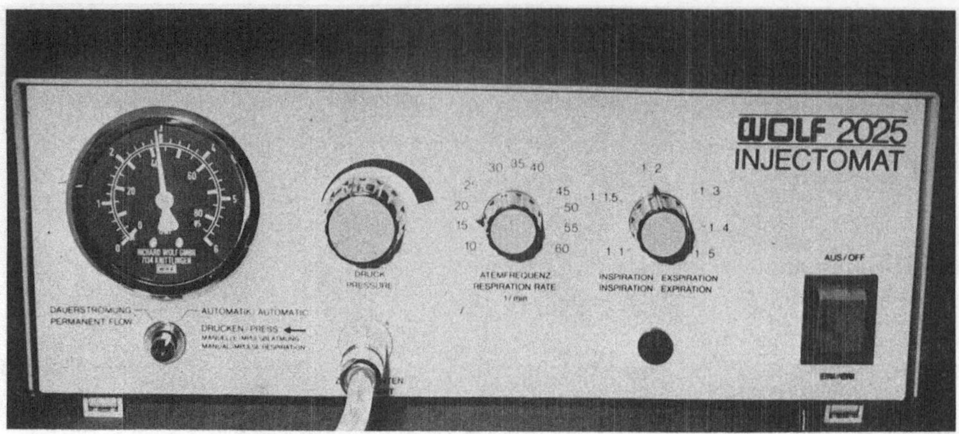

Abb. 4. Gerät zur Injektor-Beatmung

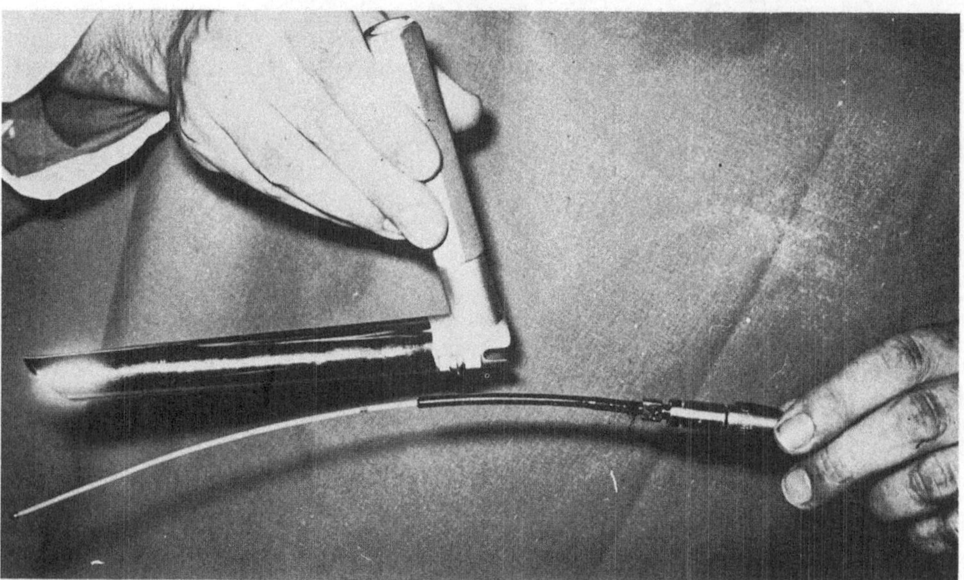

Abb. 5. Sonde zur Injektor-Beatmung

Als Narkoseverfahren wählen wir nach mehrminütiger Voratmung von reinem Sauerstoff die intravenöse Verabreichung eines Barbiturates, eines Analgetikums (Fentanyl) und eines kurzwirkenden Relaxans (Succinylcholin). Diese Mittel werden bei Bedarf fraktioniert nachgegeben. Nach Entfernen des Autoskops und Gabe von Levallorphan sowie von 40 mg Prednisolon als Prophylaxe gegen ein eventuelles Larynxödem werden die Patienten noch über Maske beatmet, die Spontanatmung ist jedoch bereits innerhalb von 3 min wieder ausreichend, und die Patienten sind dann ansprechbar.

Die *Mediastinoskopie* führen wir grundsätzlich in Allgemeinanaesthesie durch, wobei wir zur Blutungsminderung und Möglichkeit der Blutstillung durch mit Adrenalin getränkte Watteträger ausschließlich die Diazepam-Kombinationsnarkose mit mittellangdauernder, sicherer Muskelrelaxation durch Diallyl-Nor-Toxiferin und kontrollierter Beatmung anwenden.

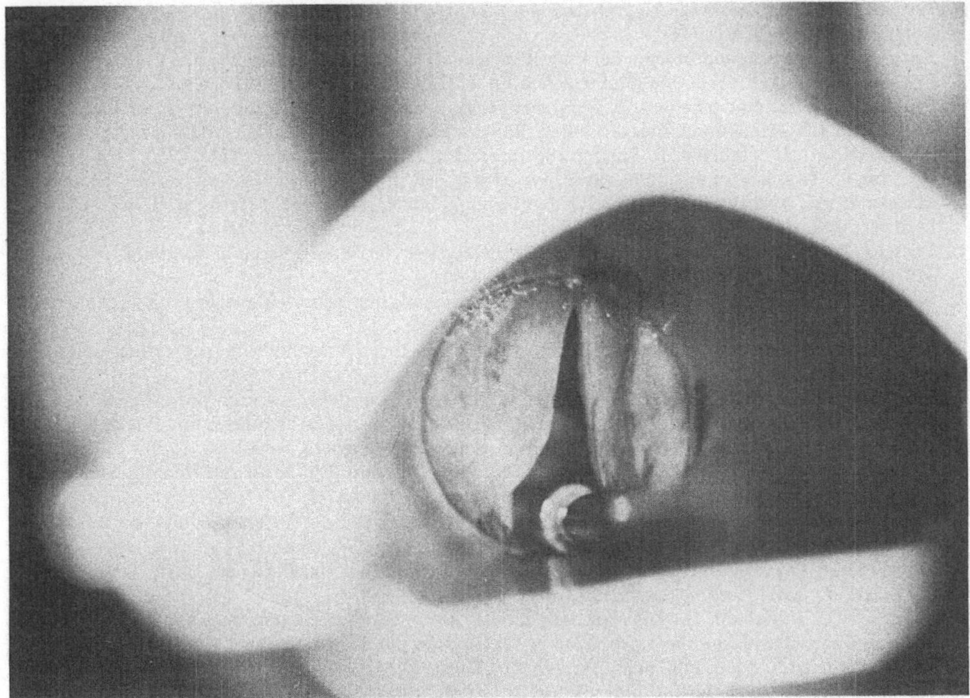

Abb. 6. Durch die Glottis eingeführte Injektor-Sonde

Durch die Ausweitung der Langzeitintubation bzw. Tracheotomie im Rahmen der Intensivmedizin hat die Zahl der erforderlichen *plastischen Eingriffe an Larynx und Trachea* zur Behebung von Stenosen deutlich zugenommen, wobei zumeist mehrere oder sogar viele operative Maßnahmen unter Mitarbeit des Anaesthesisten nötig sind (Racenberg 1977). Dann ist ein ganz auf den konkreten Fall abgestimmtes Vorgehen erforderlich, zumal Einlegen und Entfernen der Kunststoffröhren zur Stabilisierung der Trachea plötzlich schwierigste Beatmungssituationen mit sich bringen können.

Aus der Vielzahl der Besonderheiten der Anaesthesie gerade in der HNO-Heilkunde habe ich nur eine begrenzte Auswahl treffen können, die mir am wichtigsten erschien. Daß auch andere als die dargestellten Wege zum Ziele führen können, bin ich mir bewußt. Bei der Betreuung zahlreicher Situationen mit erheblich erhöhtem Risiko für den Patienten ist falscher Ehrgeiz fehl am Platze, und die Zuziehung eines erfahreneren Kollegen als Anaesthesist oder Operateur spricht nur für die Vernunft und menschliche Größe der primär Beteiligten, wobei sich alle um ein enges Zusammenwirken bemühen müssen.

Literatur

1. Bergmann, H., Krumpholz, K.: Zur Frage der Narkosetonsillektomie am „hängenden" Kopf. Wien. med. Wschr. 119, 467 (1969)
2. Catchlove, R.F.H., Kafer, E.R.: The effects of diazepam on the ventilatory response to carbon dioxide and on steady-state gas exchange. Anesthesiology 34, 9 (1971)
3. Catchlove, R.F.H., Kafer, E.R.: The effects of diazepam on respiration in patients with obstructive pulmonary disease. Anesthesiology 34, 14 (1971)
4. Foldes, F.F.: Diskussionsbemerkung. 3. Internat. Fortbild. Kurs klin. Anästh. 5.-8.10.1970 in Homburg/Saar
5. Frey, P.: Fall-Schilderung. In: Was war die Todesursache? 7. Internat. Fortbild. Kurs klin. Anästh. 2.-5.10.1978 in Homburg/Saar

6. Fritsche, P.: Anaesthesiologische Probleme der Stenosen der Luftwege. Arch. klin.-exp. Ohr-, Nas.- u. Kehlk.-Heilk. 199, 378 (1971)
7. Fritsche, P.: Anaesthesieprobleme bei Eingriffen an der Trachea. Anaesth. prax. 8, 41 (1973)
8. Fritsche, P.: Langzeitintubation oder Tracheotomie? H.N.O. 21, 297 (1973)
9. Fritsche, P.: Respiratorische Notsituationen in der Hals-Nasen-Ohrenheilkunde. In: Anaesthesie in Augen- und HNO-Heilkunde. Blutgerinnung. Blutgasanalyse. Anaesthesiologie und Wiederbelebung, Bd. 92. (Hrsg.) H. Bergmann, B. Blauhut. Springer: Berlin, Heidelberg, New York 1975
10. Fritsche, P.: Tonsillektomie und Narkose. In: Anaesthesie in Augen- und HNO-Heilkunde. Blutgerinnung. Blutgasanalyse. Anaesthesiologie und Wiederbelebung, Bd. 92. (Hrsg.) H. Bergmann, B. Blauhut. Springer: Berlin, Heidelberg, New York 1975
11. Fritsche, P.: Langzeitintubation in der Intensivtherapie. Arch. Ohren-, Nasen- u. Kehlkopfheilk. 210, 317 (1975)
12. Fritsche, P.: Neuroleptanalgesie ohne Droperidol. Arbeitstagung Neuroleptanalgesie und Etomidate. 15./16.5.1976 in Berlin (Hrsg.) J.B. Brückner
13. Fritsche, P.: Anaesthesieverfahren bei diagnostischen und therapeutischen endoskopischen Eingriffen im Hals-Nasen-Ohren-Bereich. H.N.O. 25, 358 (1977)
14. Gabriel, W.: Anaesthesie und HNO-Heilkunde (Leitthema: Tonsillektomie und Narkose). In: Anaesthesie in Augen- und HNO-Heilkunde. Blutgerinnung. Blutgasanalyse. Anaesthesiologie und Wiederbelebung, Bd. 92. (Hrsg.) H. Bergmann, B. Blauhut. Springer: Berlin, Heidelberg, New York 1975
15. Hempelmann, G., Seitz, W., Piepenbrock, S.: Diazepam (Valium). Ein Beitrag zu Hämodynamik, myokardialem Sauerstoffverbrauch und Gefäßeffekt. Anaesthesist 27, 357 (1978)
16. Lazarus, G., Foet, K., Zoder, G., Hüllebrand, N.: Erfahrungen mit der Sauerstoff-Injektorbeatmung bei der Laryngoskopie. Anästh. Inform. 18, 174 (1977)
17. Mörsdorf, O.: Physikalische Kreislaufmessungen über den Einfluß von Diazepam. Inaug. Diss. Med. Fak. Univ. d. Saarl. Saarbrücken 1973
18. Mündnich, K., Hoflehner, G.: Die Narkose-Beatmungsbronchoskopie. Anaesthesist 2, 121 (1953)
19. Pellnitz, D.: Moderne Anästhesieprobleme in der Hals-Nasen-Ohren-Heilkunde aus der Sicht des Hals-Nasen-Ohrenarztes. Arch. klin. exp. Ohr.-Nas.- u. Kehlk.-Heilk. 187, 463 (1966)
20. Pichlmayr, I.: Vergleich der Intubations- und Insufflationsnarkose bei Tonsillektomien und Adenotomien im Kindesalter aufgrund von Blutgasanalysen. In: Anaesthesie in Augen- und HNO-Heilkunde. Blutgerinnung. Blutgasanalyse. Anaesthesiologie und Wiederbelebung, Bd. 92. (Hrsg.) H. Bergmann, B. Blauhut. Springer: Berlin, Heidelberg, New York 1975
21. Racenberg, E., Fritsche, P.: Langzeitintubation. Prakt. Anästh. 12, 499 (1977)
22. Randall, L.O., Schallek, W., Scheckel, C., Banziger, R., Boris, A., Moe, R.A., Bagdon, R.E., Schwarzt, M.A., Zbinden, G.: Zur Pharmakologie von Valium, einem neuen Psychopharmakon der Benzodiazepinreihe. Schweiz. med. Wschr. 22, 794 (1963)
23. Sanders, R.D.; Two ventilating attachments for bronchoscopes. Del. med. J. 39, 170 (1967)
24. Spoerel, W.E.: Jet-Ventilation bei endolaryngealen Eingriffen. In: Anaesthesie in Augen- und HNO-Heilkunde. Blutgerinnung. Blutgasanalyse. Anaesthesiologie und Wiederbelebung, Bd. 92. (Hrsg.) H. Bergmann, B. Blauhut. Springer: Berlin, Heidelberg, New York 1975

Anaesthesieprobleme bei der Carotischirurgie

J. Simon

Mortalitätszahlen von jährlich mehr als 100 000 und um ein Vielfaches höhere Morbiditätszahlen bei Erkrankungen der Hirngefäße, sind von großer gesundheitspolitischer Bedeutung.

Das Spektrum der klinischen Erscheinungsbilder reicht von der Monosymptomatik (passagere Blindheit) über TIA's (transitorische ischämische Attacke) und PRIND (prolonged reversible ischaemic neurologic deficit) bis zum Apoplex. 80% der Apoplexien gehen ursächlich zurück auf Veränderungen im Carotisgebiet. Bei den extracraniell bedingten cerebralen Durchblutungsstörungen überwiegt in erheblichem Maße als schwerste Folge der ischämische Herzinfarkt gegenüber der Massenblutung. Apoplexien auf dieser Basis wären eigentlich zu 25-40% operativ korrigierbar. Aber nur 1% der Patienten wird zur Zeit operiert, folglich ist bei besserer Früherfassung und Frühoperation der Carotischirurgie mehr Aufmerksamkeit zu widmen.

Vor der Narkoseführung sind folgende Grundbedingungen zu erfüllen:

I. Über die Gesamtproblematik dieses Patientenkreises informiert zu sein,
II. profunde Kenntnisse von der Physiologie und Pathophysiologie des Hirns zu haben,
III. von Beeinflussungsmöglichkeiten der cerebralen Hämodynamik unter der Operation zu wissen und
IV. über die Änderungen der cerebralen Hämodynamik durch Narkotika unterrichtet zu sein.

I. Patientengut

Die Patienten weisen eine große Zahl von konkomittierenden Risikofaktoren und Indikatoren auf. Insbesondere sind fortgeschrittenes Alter, Hypertonie, Diabetes, Hyperlipidämie und Nikotinabusus überdurchschnittlich vertreten (Tabelle 1). Diese Polymorbidität bedingt, daß eine Vielzahl von Medikamenten eingenommen wird (Tabelle 2). Daher muß sich das Untersuchungsprogramm bei diesem Patientenkreis breitfächrig gestalten (Tabelle 3). Selbstverständlich ist darauf zu achten, optimale Ausgangsbedingungen für die Operation zu schaffen (Tabelle 4).

Tabelle 1. Risikofaktoren und Indikatoren

Hohes Alter
Herzerkrankungen: Herzinsuffizienz, Zustand nach Infarkt, Schrittmacherindikation bei Rhythmusstörungen, koronare Herzkrankheit
Hypertonus
Generelle Arteriosklerose mit Stenosierung der Gefäße der Gegenseite
Pulmonale Erkrankungen: Pulmonaler Hochdruck, Emphysem, Bronchitis
Übergewicht
Diabetes mellitus, Gicht, Hyperlipidämie
Nicotin, Alkoholabusus

Tabelle 2. Medikamente, die von diesem Patientenkreis eingenommen werden

Psychopharmaka	Steroide
Antikonvulsiva	Bronchodilatoren
Antihypoxidotika	Antibiotika
Schlafmittel	Antidiabetika
Digitaliskörper	Insulin
Antiarrhythmica	Antikoagulantien
Coronarwirksame Subst.	Aggregationshemmer
Antihypertonika	Diuretika, u.a.m.

Tabelle 3. Untersuchungsprogramm

Anamnese
Körperliche Untersuchung
Tagesprofil von Blutdruck und Puls
EKG, Röntgenbild vom Thorax
Lungenfunktionsprüfung
Arterielle Blutgase
Ausgedehntes Laborprogramm (Serum- und Urinparameter)

Tabelle 4. Ausgangsbedingungen verbessern durch

Ausgleich von:	Störungen im Wasser-Elektrolyt- und Säure-Basen-Haushalt, Hypovolämie, Hypoproteinämie und Anämie
Therapie der:	Herzinsuffizienz, Rhythmusstörungen, Hypertonie, Diabetes mell., Pulmonale Erkrankungen, evtl. Respiratorbeh.

Die Operationsvorbereitungen sollten eigentlich schon vor der Angiographie abgeschlossen sein, da für den Anaesthesisten bereits hier die Gesamtproblematik beginnt.

Es gilt nun, durch entsprechende Wahl und Anwendung der Anästhesiemittel, durch fortlaufende Überwachungsmaßnahmen und durch eine entsprechende Narkoseführung, den Patienten während der Operation und insbesondere während des Clamping vor einer cerebralen Ischämie zu schützen.

Pathogenetisch kommen als Ursache für diese cerebralen Schäden in Frage:

1. Mikroembolien und
2. Verminderung der regionalen Hirndurchblutung (rCBF) durch passagere Blutverteilungsänderungen (Steal) und Änderungen des Gesamtkreislaufverhaltens (Hypertonie, Hypotonie). Sie werden durch ungenügende Vorbereitung des Patienten, Prämedikation, Narkose, Lagerung, Clamping, durch Narkosemittel bei uneffektivem Kollateralkreislauf und letztlich durch Arterienspasmus hervorgerufen.

II. Physiologie und Pathophysiologie der Hirndurchblutung

Die Durchblutung des Hirns ist weitgehend konstant, obgleich sie in Cortex und Mark unterschiedlich ist. Ähnlich verhält es sich mit der Metabolisierungsrate. Die wichtigsten Daten sind in Tabelle 5 enthalten.

Tabelle 5. Normalwerte der Hirndurchblutung (CBF) und des Hirnstoffwechsels (CMR)

CBF	55-65 ml/100 g/min = 15% HMV (20-35 ml/100 g/min = kritischer Wert d. CBF)
rCBF	20-80-120 ml/100 g/min
$CMRO_2$	3-5 ml/100 g/min
CMR Glukose	4-5 ml/100 g/min
(A-V) O_2	6-7 ml/100 g
PvO_2	35-40 Torr

Die Hirndurchblutung ist der Quotient aus effektivem Blutdruck und cerebrovaskulärem Widerstand. Die Konstanz der Durchblutung wird über eine Vielzahl von Faktoren aufrechterhalten, von denen Herz- und Kreislaufparameter, Blut, Gefäß- und Gewebefaktoren die wichtigsten sind. Die Regulation der Hirndurchblutung ist sehr komplex und unsere Kenntnisse darüber sind noch unvollkommen. Der wichtigste Kontrollmechanismus der Hirndurchblutung ist die durch den cerebralen Metabolismus bedingte periarterioläre Änderung der Wasserstoffionenkonzentration. Sie wird ihrerseits beeinflußt durch Veränderungen des $paCO_2$, aber auch modifiziert durch Konzentrationsänderungen einiger Ionen (Kalium, Calcium, Magnesium) und der Osmolarität der Extrazellulärflüssigkeit. Erst in zweiter Linie sind zu nennen Adenosin, Prostaglandine, paO_2 und das autonome Nervensystem.

Autoregulation

Die normalen Hirngefäße haben in einem hohen Grad die Fähigkeit, die Hirndurchblutung über den Bereich von 60-160 mmHg des Perfusionsdrucks konstant zu halten. Erreicht wird dies über Kalliberschwankungen der cerebralen Widerstandsgefäße. Da die Autoregulation erst nach 1 1/2-2 min wirksam wird, können plötzliche Änderungen des arteriellen Blutdrucks eine entsprechende Wirkung auf die Hirndurchblutung ausüben. Die untere Grenze der Autoregulation liegt bei 60-70 mmHg in Normocapnie. Unterhalb dieser Grenze sinkt die Hirndurchblutung, und die arteriovenöse Sauerstoffdifferenz nimmt zu. Bei Hypertonie ist diese untere Grenze nach oben verschoben, nicht selten zu Werten von 110-130 mmHg.

Das obere Limit der Autoregulation liegt bei Hypertonikern höher als normal. Über diese Werte hinaus kommt es zu einem gleichsinnigen Verhalten von arteriellem Mitteldruck und Änderungen der Hirndurchblutung. Da kann es durch kräftige Dehnung der Gefäße zu multifokalen Schädigungen der Blut-Hirnschranke mit Ödembildung kommen. Die Grenzen der Autoregulation sind außerdem von der $paCO_2$-Konzentration abhängig. Hypercapnie verschiebt die Grenze zu niedrigeren Werten, und Hypocapnie verändert sie in der entgegengesetzten Richtung.

Pathophysiologie der Hirndurchblutung bei cerebrovaskulären Erkrankungen

Die fokale Durchblutung ist gekennzeichnet durch den Quotienten lokaler Perfusionsdruck und vaskulärer Widerstand. Eine Stenose oder Occlusion in den extracraniellen Gefäßen kann einen Blutdruckabfall verursachen, der wie ein erhöhter venöser Druck, z.B. durch Hirndrucksteigerungen, die lokale Durchblutung abfallen läßt. Ebenso kann ein Anstieg des vaskulären Widerstands infolge Ödembildung die lokale Hirndurchblutung negativ beeinflussen.

Die Autoregulation wird unter anderem durch Hypoxie und Ischämie aufgehoben. Fokal kommt es zur Änderung der Zirkulation. Die Oxydation der Glukose läuft in diesen Zonen nur noch partiell ab bis zum Laktat, und infolgedessen kommt es zum Laktatstau mit nachfolgender Laktatacidose und dadurch erniedrigter Energieausbeute. Bei diesen Erkrankungen wurde auch ein erhöhter Laktatspiegel im Liquorraum gefunden mit einer gleichzeitigen Bicarbonaterniedrigung. Die Acidose führt zur fokalen Vasoparalyse. In diesen begrenzten

Bereichen kann es also zum Anstieg der regionalen Hirndurchblutung kommen, zur sog. „Luxusdurchblutung", wenn der vaskuläre Widerstand noch gering ist und die Gefäße noch nicht komprimiert sind. Die Autoregulation und auch die Antwort auf CO_2-Konzentrationsänderungen sind in diesen Zonen aufgehoben. Neben der Hyperämie kann es aber auch zur lokalen Ischämie kommen. Die Lecks im Kapillarbereich mit Endothelschwellungen führen dann zum extrazellulären vasogenen Ödem oder auch zum intrazellulären cytotoxischen Ödem. Das Ödem verhindert die Reperfusion, die für die Restauration normaler neuronaler Funktionen essentiell ist („No reflow" mit Circulus vitiosus, ohne Gegenmaßnahmen – Hirntod). Vasodilatatorische Stimuli führen in Bezirken mit aufgehobener Autoregulation, infolge eines intracerebralen Steals, zu einem Abfall der regionalen Hirndurchblutung. Vasokonstriktorische Stimuli (Hypocapnie) verursachen eine Erhöhung des Kollateralflusses zu den ischämischen Bezirken. Man spricht dann von einem „inversen Steal". Der begleitende Abfall des Blutvolumens und des Hirndrucks führt zu einem Anstieg des regionalen Blutflusses und der regionalen Perfusion. Außerhalb der gestörten Zonen hat man es auch mit einer teilweise aufgehobenen Autoregulation in der betroffenen Hemisphäre zu tun. Initial ist bei einem Apoplex die regionale Hirndurchblutung, abhängig von Kollateralen und $paCO_2$, um ca. 50% reduziert. Auf der Gegenseite, der gesunden Hemisphäre also, muß aber auch mit einem partiellen Verlust der Autoregulation gerechnet werden, obwohl hier die normale CO_2-Reaktion der Gefäße erhalten ist. Man spricht von einer „dissoziierten Vasoparalyse".

III. Die Beeinflussung der intracerebralen Hämodynamik (Cerebral-protektive Maßnahmen)

Eine Reduktion des cerebralen Blutflusses kann während der Operation kompensiert werden durch:

1. einen Shunt,
2. $paCO_2$-Änderungen,
3. Hypothermie,
4. hyperbare Oxygenisation,
5. Beeinflussung der Mikrozirkulation und
6. induzierte Hypertonie.

Der cerebrale Blutfluß ist bei jungen Erwachsenen und gesunden alten Leuten gleich groß. Arteriosklerose und andere cerebrovaskuläre Erkrankungen reduzieren jedoch die cerebrale Durchblutung und den Sauerstoffbedarf. Die klinisch am weitesten verbreitete Methode eine sich anbahnende Ischämie zu erkennen, stellt heute immer noch die EEG-Registrierung dar. Die Messung des regionalen cerebralen Blutflusses mittels Radioisotopen bleibt einigen wenigen Spezialkliniken noch vorbehalten, ebenso die gleichzeitige Registrierung des regionalen cerebralen Blutflusses und des internen Carotisstumpfdruckes. Die Messung der jugularvenösen Sauerstoffsättigung wird wegen geringerer Aussagemöglichkeit selten angewandt. Erfahrungen bezüglich der Aussagekraft des jugularvenösen Druckes liegen kaum vor.

IV. Auswirkungen von Anästhetika und der Anästhesie auf die cerebrale Zirkulation

Summarisch sind die Auswirkungen der Inhalations- und injizierbaren Narkotika in Tabelle 6 dargestellt.

1. Inhalationsnarkotika

70% Lachgas beeinflußt den Blutfluß nur unwesentlich. Alle anderen volatilen Narkotika sind starke cerebrale Vasodilatatoren, erhöhen also die Hirndurchblutung konzentrationsabhängig und beeinflussen die Autoregulation. Die Reaktion der Gefäße auf CO_2-Konzentrationsänderungen bleibt aber erhalten. Bei Hypercapnie ist mit einer sehr starken Erhöhung der Hirndurchblutung zu rechnen unter volatilen Narkotika.

Der Kohlenhydratstoffwechsel wird in Normoxie und Normocapnie durch flüchtige Anaesthetika nicht beeinflußt.

Tabelle 6. Auswirkungen von volatilen und injizierbaren Anaesthetika auf Blutdruck (BP), Hirndurchblutung (CBF), intrav. Druck (ICP) und cerebralen Perfusionsdruck (CPP)

	BP	CBF	ICP	CPP
Volatile Anaesthetika				
N_2O (70%)	∅	∅	∅	∅
Halothan	↓	↑	↑	↓
Ethrane	↓	↑	↑	↓
Injizierbare Anästhetika				
Barbiturate	↓	↓	↓	↑
Droperidol	↓	↓	↓	↑
Althesin	↓	↓	↓	↑
Ketanest	↑	↑	↑	↓
Etomidate	∅	∅	∅	∅
VKN	∅	↓	↓	↑

2. Injizierbare Anaesthetika

Barbiturate reduzieren dosisabhängig die Hirndurchblutung und die Metabolisierungsrate für Sauerstoff, sie begrenzen die Ausdehnung eines Hirninfarktes im Tierversuch. Sie haben einen Ischämie- oder Hypoxie-protektiven Effekt. Der Hirndruckabfall ist nach Barbituratgabe vorübergehend und entspricht der Rückverteilung der Substanz. Nach wiederholten Barbituratgaben ist eine Toleranzentwicklung möglich.

Droperidol – Fentanyl. In Dosen, wie sie zur Prämedikation üblich sind, beeinflussen diese Substanzen die Hirndurchblutung nicht. In anaesthetischen Dosen reduzieren sie jedoch die Hirndurchblutung um ca. 45%. Der Liquordruck sinkt gleichzeitig. Bei Patienten mit Hirndruckzeichen sollten diese Substanzen erst nach Hyperventilation verabfolgt werden.

Ketanest ist ein starker cerebraler Vasodilatator, vergleichbar mit der Anwendung von Halothan bei erhöhtem Hirndruck und abnormen Liquorwegen. Die nach Ketanestgabe zu beobachtende Hyperventilation reduziert teilweise den starken Hirndruckanstieg durch diese Substanz. Verabfolgt man ein Barbiturat vor Ketanest, so kommt es – zumindest im Tierversuch – zu keinem größeren Hirndruckanstieg.

Althesin. Durch diese Substanz wird die Hirndurchblutung nachhaltig reduziert, selbst nach wiederholter Gabe.

Valium – Fentanyl. Nur in anaesthetischer Dosis reduzieren Valium und Fentanyl in Kombination mit Lachgas die Hirndurchblutung, vergleichbar mit einer Barbituratnarkose.

Succinylbischolin und *Pancuronium* haben keine nennenswerte Auswirkung auf die cerebrale Durchblutung.

Nach diesen Ausführungen stellen die Neuroleptanalgesie und die Valiumkombinationsnarkose mögliche Alternativen zur Barbituratnarkose bei diesen Krankheitsbildern dar.

Narkosepraxis

An Anaesthesiemethoden stehen die Lokal- und die Allgemeinanaesthesie zur Verfügung. Die Lokalanaesthesie, die insbesondere von amerikanischen Autoren propagiert wird, verursacht nur minimale Veränderungen der cardio-respiratorischen Funktion. Der neurologische Zustand des Patienten kann dabei ständig beurteilt werden. Als nachteilig ist anzusehen, daß die Atmung nicht zu kontrollieren ist, und man mit verlegten Luftwegen rechnen muß. Weil die Methode an die Kooperationsbereitschaft des Patienten gebunden ist, scheiden agitierte Patienten von vornherein aus. Ein Shunt ist oft überflüssig, da durch Probeklemmung der Carotis die Reaktion des Patienten darauf getestet werden kann. Der Übergang von der operativen zu der postoperativen Phase ist bei dieser Narkoseform schonend. Als nachteilig anzuführen sind die Komplikationen der Lokalanaesthesie mit möglichen subarachnoidalen Injektionen, Nervenlähmungen und Hämatombildung.

Die Vorteile der Allgemeinanaesthesie liegen ebenso offen auf der Hand. Die Ischämietoleranz ist erhöht, die Einstellung des arteriellen pCO_2 und paO_2-Spiegels, die Steuerung des Blutdrucks, eine kontrollierte Hypothermie und ein ausgedehntes Monitoring sind möglich, ohne den Patienten zu beeinträchtigen.

Monitoring

Die Parameter, die fortlaufend kontrolliert werden, sind in Tabelle 7 zusammengestellt.

Tabelle 7. Monitoring

Atmung – Atem(min)volumina, Frequenz, FIO_2, endexspiratorische CO_2-Konzentration
Kreislauf – Frequenz, EKG, Puls, arterielle Druckregistrierung, ZVD, ICA Stumpfdruck
Blutgasanalysen
Jugularvenöser pO_2 und CO_2
EEG
Urinausscheidung
Temperatur, rectal

Anaesthesieführung

Die Sedierung des Patienten am Abend vor der Operation ist oft nicht notwendig, andererseits sollten die gleichen Mittel gegeben werden, die der Patient üblicherweise abends einnimmt. Außerdem sind Kombinationen eines Tranquilizers mit einem Sedativum möglich. Diazepam oder Chlorazepam alleine oder in Kombination mit Pento- oder Cyclobarbital sind häufig erprobt. Der Patient kann bis zum Vorabend alle bisher ständig verordneten Medikamente einnehmen, mit Ausnahme von MAO-Inhibitoren, die möglichst 14 Tage vor dem Operationstermin abgesetzt werden sollten.

Die Prämedikation erfolgt in üblicher Weise mit Atropin und Thalamonal oder Atropin-Valium. Nachdem der Patient auf dem Operationstisch gelagert ist, beginnt das unblutige Monitoring (Blutdruck, Puls, EKG). Danach wird ein intravenöser Zugang angelegt. Die Infusion wird mit einer Elektrolytlösung begonnen und anschließend mit einem Plasmaexpander weitergeführt. Im Nebenschluß wird 10%ige Glukose gegeben. Wir ziehen es vor, den Patienten – insbesondere bei schlechter Ausgangsposition – zu präoxygenieren und leiten ein mit fraktionierten Droperidol-Fentanylgaben alleine, oder in Kombination mit geringen Barbiturat- oder Etomidatedosen oder alleine mit geringen Barbituratdosen. In ausreichender Schlaftiefe wird relaxiert nach Vorgabe eines nicht depolarisierenden Relaxans und schonend intubiert. Husten und Pressen des Patienten sollten vermieden werden. Die Narkose wird mit der Zufuhr von Lachgas – Sauerstoff im Verhältnis 1 : 1 komplettiert. Es folgen Beatmung und Relaxation mit einem nicht depolarisierenden Relaxans. Während dieser ersten Einleitungsphase werden Blutdruck und Puls häufiger kontrolliert, da eine evtl. Hypotonie durch Volumenzufuhr oder geringe Dosen eines Kreislaufmittels behoben werden muß.

Nun wird ein zentralvenöser Zugang geschaffen und auch meistens die A. radialis kanüliert. Unmittelbar nach diesen Eingriffen wird das Blut zur Bestimmung der Blutgase abgenommen.

Von nicht geringer Bedeutung ist die exakte Lagerung des Patienten auf dem Operationstisch. Der Kopf liegt leicht erhöht, der Hals ist gestreckt, das Gesicht so von der zu operierenden Seite weggedreht, daß der venöse Abfluß nicht gestört ist.

Die Narkose wird aufrechterhalten durch Nachinjektionen von Fentanyl und Relaxans. Der inspiratorische Sauerstoff (FIO_2) liegt größer/gleich 0,5, so daß der arterielle Sauerstoffpartialdruck mehr als 100 mmHg beträgt. Zu Beginn der Operation ist das blutige und unblutige Monitoring komplett. Wegen der Gefahr der Hypotension wird die Narkose anfangs sehr oberflächlich gehalten, muß jedoch bei Beginn des chirurgischen Eingriffs vertieft werden. Der $paCO_2$-Spiegel wird zwischen 30 und 35 mmHg eingestellt. Bei Patienten mit pulmonal obstruktiven Erkrankungen wird der arterielle $paCO_2$ dem präoperativen Kontrollwert angeglichen.

Nach der Präparation der Carotis tränken wir das Operationsgebiet mit einem Lokalanästhetikum. Manipulationen an der Carotisgabel führen häufig zu Rhythmusstörungen. Unmittelbar vor Anlegen des Shunt wird heparinisiert und der interne Carotisstumpfdruck gemessen. Wir verwenden routinemäßig einen intraluminalen Shunt. Kurz vor Anlegen des Shunt verabfolgen wir eine geringe Barbituratmenge und geben dann 1 mg Ketanest. Nun wird mit 100% Sauerstoff beatmet. Unter diesen Maßnahmen war es bis jetzt noch nicht notwendig, während der Shuntdauer den Blutdruck artifiziell anzuheben. Diese Narkoseführung wird beibehalten bis 5 min nach Shuntende, dann wird wieder Lachgas zu dem Narkosegasgemisch zugesetzt. Am Operationsende wird dekurarisiert und regelmäßig Morphinantagonisten gegeben. Husten und Pressen sollten auch bei der Extubation unbedingt vermieden werden. Im Aufwachraum erhält der Patient 40% Sauerstoff über eine Nasensonde.

Das Monitoring, das bereits vor und während der Operation durchgeführt wurde, muß in den nächsten 24 Std weitergeführt werden.

Die Indikation zur postoperativen Beatmung sollte großzügig gestellt werden.

Komplikationen

Anästhesiologisch bedingte Komplikationen sind cardiale und pulmonale Probleme, Hypotension während der Einleitung und Aufrechterhaltung der Narkose, ferner Arrhythmien und hypertone Reaktionen. Operationsbedingte postoperative Probleme sind Instabilität des Blutdrucks, Verlust der Funktion der Carotiskörperchen, akute respiratorische Insuffizienz und weiterhin Wundprobleme wie Infektionen, Hämatome, Nervenparesen, Parotitiden- und Trachealobstruktionen. Als schwerwiegendste Komplikation ist die dauernde Ischämie mit all ihren Folgen zu nennen. Fast die Hälfte aller Patienten weisen postoperativ Unregelmäßigkeiten des Blutdrucks auf. Gründe für eine postoperative Hypotension sind:

Hypovolämie, Acidose, Anästhesienachwirkungen, cardiale Arrhythmien oder Hypothermie.

Von einigen Autoren wird die Rolle des Carotis-Sinus-Reflexes als ursächlicher Faktor der Blutdruckinstabilität angesehen. Diese Blutdruckirregularitäten können einen akuten Schlaganfall provozieren. Deshalb ist es wichtig, durch Flüssigkeitszufuhr, entsprechende Lagerung, postoperative Sedierung und Analgetikazufuhr den Blutdruck in engen Grenzen zu halten.

Die Mortalitätsrate beträgt 1-5%, neurologische Ausfallserscheinungen werden in 2-4% der Fälle beobachtet.

Tabelle 8. Zusammenfassung der Narkoseprobleme bei der Carotischirurgie

1. Allgemeinanästhesie in Normothermie
   NLA (evtl. Barbiturat- oder Etomidateeinleitung)
   Barbiturateinleitung und Fentanyl
   komplettiert durch N_2O/O_2, 1 : 1, und Relaxation
2. Ein paO_2 größer als 100 mmHg
3. Ein $paCO_2$ zwischen 30 und 40 mmHg
4. Normaler Blutdruck, der während der Shunt-Bypass um 10-15% erhöht wird
5. Routine Bypass-Shunt
6. Transitorische Heparinisierung
7. Fortlaufendes Monitoring mit entsprechenden Nachkontrollen
8. Sorgfältige Vorbereitung des Patienten und Nachsorge

Literatur beim Verfasser

Die Verwendung von Etomidate zur Erleichterung atypischer Intubationen in der Kopfklinik

J. Hausdörfer und M. von Finck

In der Kopfklinik, und hier besonders in der Gesichts- und Kieferchirurgie, ergibt sich des öfteren die Notwendigkeit zur blindnasalen Intubation. Aus dem allseits bekannten Verfahren hat sich mit Hilfe des Anästhetikums Etomidate ein Vorgehen entwickelt, das es erlaubt, Latexspiral- (= Woodbridge-) Tuben zu verwenden und auf den transtrachealen Block zu verzichten.

Beim schlafenden Patienten wird die Nasenschleimhaut mit Konstringens (z.B. Nasivin) behandelt und mit Xylocain-Spray unempfindlich gemacht. Die atraumatische Einführung der Tubusspitze bis vor die Glottis geschieht über einen Absaugkatheter. Nach dessen Entfernung wird die Tubuslage am normal atmenden aber weiterhin schlafenden Patienten soweit korrigiert, daß das Atemgeräusch optimal hörbar wird.

Der entscheidende weitere Schritt besteht darin, etwa 5-8 Spraystöße à 10 mg Xylocain durch den Tubus zu applizieren. Mit dem Auftropfen der Flüssigkeit auf der Glottis wird meist ein zur Verteilung des Analgetikums sehr erwünschter Hustenstoß ausgelöst. Nach etwa 2 min sind die Stimmbänder auf vollständig atraumatische Weise analgesiert und relaxiert. Mit vorsichtiger innerer und äußerer Manipulation, d.h. Drehbewegungen des Tubus unter gleichzeitiger Vorführung, Gegendruck am Kehlkopf und Kopfheben oder -senken, gelingt die blindnasale Intubation oft auf Anhieb. Der Patient reagiert dabei selten mit weiteren Hustenstößen, die Anästhesie kann dann ohne Succinylcholin-Gabe fortgesetzt werden. Selbst bei vollständiger Ankylose im Kiefergelenk kann mit dieser Methode ohne Schwierigkeit intubiert werden.

Das Anästhetikum, das die routinemäßige blindnasale Intubation in dieser einfachen Form möglich macht, ist das als Hypnomidate (Janssen) im Handel befindliche Etomidate, ein Imidazolcarboxylester. Die prämedizierten Patienten schlafen damit tief genug, um die mitunter etwas unangenehmen Manipulationen gut tolerieren zu können.

In den hier behandelten Fällen wurde strikt nach vorgegebenem Medikationsplan anästhesiert. Zur Schlafinduktion reichen 0,3 mg/kg Etomidate und zur Schlaffortsetzung 0,1 mg/kg in fünfminütigem Abstand. Der Patient atmet dabei normal, eine wichtige Voraussetzung zur Durchführung des Verfahrens. Der Lidschlußreflex, nach dem wir uns als Schlafindikator richten, fehlt.

Auffallend ist die verglichen mit den präoperativen Werten gleichbleibende Güte der Blutgasanalyse (Abb. 1). Weder die Ergebnisse nach 5 min Schlaf unter 0,3 mg/kg Etomidate, noch 30 min nach der letzten Etomidate-Injektion zeigen gegenüber den präoperativen Werten eine statistisch signifikante Verschlechterung. Dieses Ergebnis läßt sich mit den von Doenicke u. Mitarb. (1973, 1974) mitgeteilten Werten vergleichen.

Bei der gaschromatographischen Bestimmung des Etomidate im Serum ergibt sich ein sog. „Schlafspiegel" von etwa 300 ng/ml. Wichtig für die Steuerbarkeit des Anästhetikums ist dessen in der Literatur von Heykants et al. (1975) und van Hamme et al. (1977) dokumentierte rasche hydrolytische Spaltung in der Leber. Bei unseren Untersuchungen ergibt sich ein initialer Wirkspiegel von 299±71 ng/ml Serum 5 Minuten nach Gabe von 0,3 mg/kg Etomidate. Der Serumgehalt läßt sich mit 329±71 ng/ml aufrechterhalten, sofern man alle 5 min 0,1 mg/kg Etomidate nachinjiziert. Diese Werte resultieren aus den Serumbestimmungen bei 21 Patienten. Der zuletzt erwähnte Serumspiegel ergibt sich z.B. nach 15 min Etomidate-Schlaf und mit insgesamt 0,5 mg/kg des Anästhetikums. Bei der statistischen Beurteilung können wir keinen signifikanten Unterschied der numerischen Werte feststellen. Klinisch gesehen ist die Schlafqualität durchgehend ausreichend.

Stellt man derartige Wirkspiegel nach einmaliger oder wiederholter Schemainjektion in einer Profilkurve (Abb. 2, gemittelter Wert von jeweils 4 Patienten) dar, so ergibt sich selbst nach länger dauernder Anästhesie ein praktisch identischer Wirkstoffabfall pro Zeiteinheit.

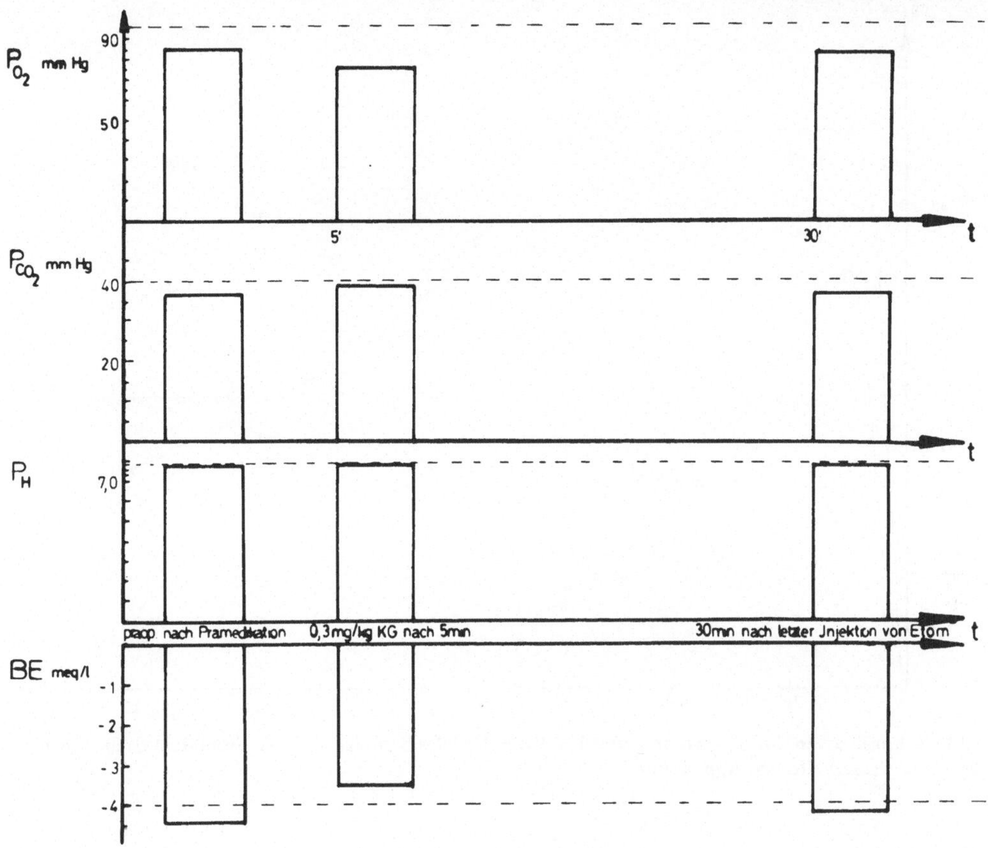

Abb. 1. Ergebnisse der Blutgasanalyse 5' und 30' nach Etomidate-Schlafdosis (präop. nach Prämedikation zum Vergleich)

Zusammenfassend kann man sagen:

1. Die blindnasale Intubation mit dem Latexspiraltubus ist nach der transnasalen Relaxierung der Stimmbänder mit Xylocain (Lidocain) leicht, sicher und atraumatisch durchführbar. In Kombination mit diesem Schleimhautanalgetikum bewährt sich Etomidate als nicht atemdepressives Monohypnotikum.
2. Der Patient toleriert im Etomidate-Schlaf derartige Manipulationen über längere Zeit. Bei ständig erhaltener Spontanatmung tritt weder Hypoxie noch Hyperkapnie auf. Das Dosierungsschema von initial 0,3 mg/kg und weiterhin 0,1 mg/kg Etomidate nach jeweils 5 min führt zu einem für die angegebene Intubationstechnik ausreichenden Schlafwirkspiegel von etwa 300 ng/ml Serum. Über diese Zeit hinaus fällt der Gehalt im Serum unabhängig von der Anästhesiedauer in jedem Fall rasch ab. Etomidate kumuliert also in einem für eine Kurznarkose sinnvollen Zeitraum nicht.

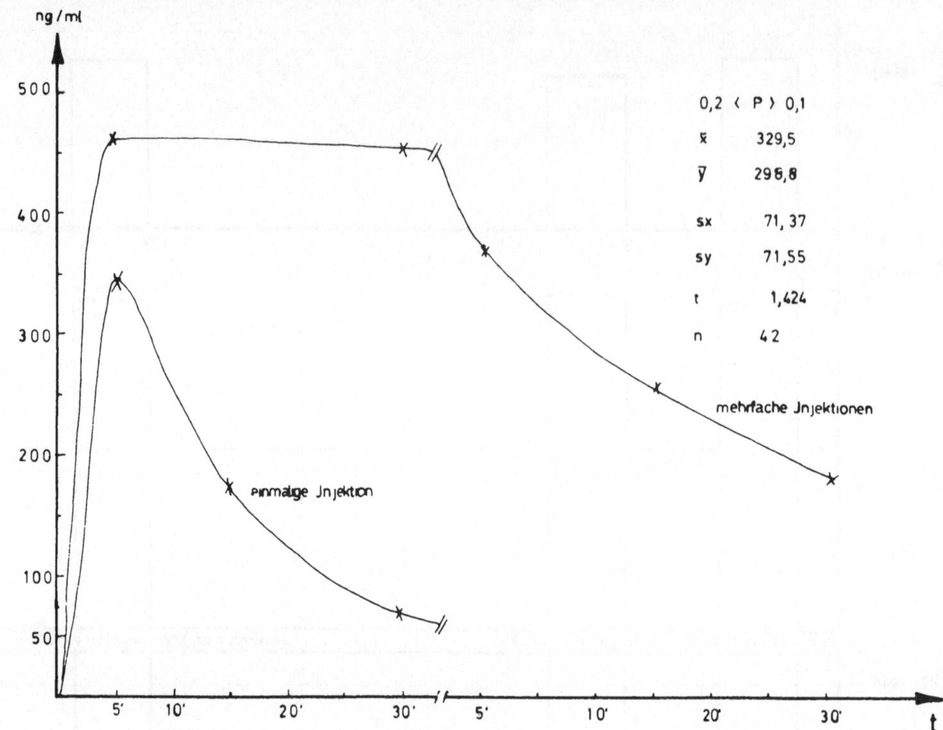

Abb. 2. Profilkurven (Mittelwerte von jeweils 4 Patienten) des Serumgehaltes an Etomidate nach einmaliger und wiederholter i.v. Applikation

Literatur

Doenicke, A., Wagner, E., Beetz, K.H.: Blutgasanalysen (arteriell) nach drei kurzwirkenden i.v. Hypnotika (Propanidid, Etomidate und Methohexital). Anaesthesist 22, 353 (1973)

Doenicke, A., Kugler, J., Lorenz, W., Wagner, E.: Etomidate, ein neues intravenöses Hypnotikum. In: Probleme der intravenösen Anästhesie (6. Bremer Neuroleptanalgesie Symposium), (Hrsg.) W.F. Henschel, S. 185, perimed: Erlangen 1974

Heykants, J.J.P., Meuldermans, W.E.G., Michiels, L.J.M., Lewi, P.J., Janssen, P.A.J.: Distribution, metabolism and excretion of Etomidate, a short-acting hypnotic drug, in the rat. Comparative study of (R)-(+) and (S)-(-)-Etomidate. Arch. int. Pharmacodyn. 216, 113 (1975)

Van Hamme, M.J., Ambre, J.J., Ghoneim, M.M.: Mass fragmentographic determination of plasma Etomidate concentrations. J. Pharm. Sciences 66, 1344 (1977)

Anästhesiologische Probleme bei Fehlbildungen der oberen Halswirbelsäule

G. Kessler und D.v. Torklus

Okzipitozervikale Fehlbildungen geben ein breites Spektrum morphologischer Veränderungen ab. Ein Teil ist operativ behandlungsbedürftig und damit auch anästhesiologisch interessant und wichtig. Klinischerseits handelt es sich in der Grobeinteilung um zwei morphologische Gruppen, die im Einzelfall auch zusammen vorkommen können [2].

1. Segmentüberbrückende Knochenspangen, verschiedene Fusionstypen und Assimilationsstörungen der oberen Halswirbelsäule sowie Hypoplasien der Schädelbasis. Dadurch wird der empfindliche Mechanismus der Kopflagerung betroffen und es können gestörte Bewegungsabläufe resultieren.
2. Handelt es sich um pathologische Formen der Hypermobilität mit zum Teil erheblichen Verschiebungsweiten in den Bewegungssegmenten Okziput, Atlas und Axis. Im Vordergrund steht hier die Hypoplasie des Dens axis mit allen Abstufungen von der Aplasie des Dens bis zur Ausbildung eines entwicklungsgeschichtlich erklärbaren isolierten Knochenelements, dem Os odontoideum. Gleiche Bedeutung hat die Hypo- und Aplasie der Haltebänder des Dens sowie eine primäre Gelenk- und Bandschlaffheit.

Erkannt wird die Gefährdung bei der atlantoaxialen Instabilität auf röntgenologischen Funktionsaufnahmen, die eine Vergrößerung der atlantodentalen Distanz aufweisen, d.h. des Abstandes vom Dens zum vorderen Atlasbogen. Dieser Abstand beträgt normalerweise nur 1-2 mm. Im Krankheitsfall können Werte bis zu 10 mm und darüber erreicht werden (Abb. 1).

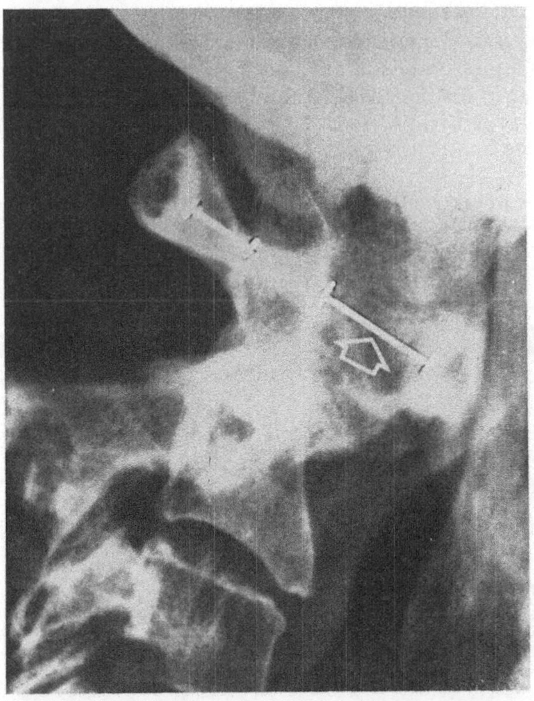

Abb. 1. Atlantoaxiale Dislokation mit Vergrößerung der atlantodentalen Distanz (markiert)

Durch die ständige unphysiologische Stellungsänderung des Atlas entstehen intermittierende Einengungen des Spinalkanals mit Kompression und axialem Zug an der Medulla, Längsdehnungen und Zerrungen der Arteria vertebralis.

Klinischerseits können Lähmungsfolgen bis zur Tetraplegie, vertebrobasilare Durchblutungsstörungen mit Insuffizienzsyndromen und schließlich vegetativ zervikokephale Reizsyndrome durch Irritation der sympathischen Nervengeflechte dieser Region entstehen.

Es sind nicht nur Erwachsene, auch kleinere Kinder im Alter von 4 und 5 Jahren können von den Erscheinungen schon betroffen sein, wenn auch zahlenmäßig geringer.

Das operative Ziel ist es, zu dekomprimieren und die Instabilität zu beseitigen, zu stabilisieren. Bevorzugt wird für die Bewegungssegmente Okziput, Atlas und Axis aus technischen Gründen die dorsale Fusion.

Bei Einleitung der Narkose und während der Operation können diese Störungen und Schäden akzentuiert oder auch erst ausgelöst werden. Aus anästhesiologischer Sicht entstehen dabei zunächst Probleme bei der Intubation, ferner bei der Lagerung und Fixation des Kopfes während der Operation.

Die bei der Intubation wünschenswerte Reklinationsstellung des Kopfes ist gefahrvoll und muß zumeist ganz vermieden werden. Da die aktive Haltungskontrolle des Kopfes und der Muskeltonus durch die Narkose fortfallen, muß bei der Lagerung bzw. Umlagerung die Kopfhaltung ständig kontrolliert und der Kopf gehalten werden, so daß die achsengleiche Stellung von Kopf und Rumpf bestehen bleibt, keine Abknickungen auftreten und auch keine Torsion zwischen Kopf und Rumpf entsteht, die u.a. die Medulla und die Vertebralarterien gefährden würden. Auch dürfen keine Extremstellungen eingenommen werden, die wiederum Abknickungen der Arteria vertebralis begünstigen. Bevorzugt wird im allgemeinen die Mittelstellung mit leichter Anteflexion des Kopfes, also Kyphosierung der Halswirbelsäule. Wegen der Gefährdung des Patienten ist eine vorherige Absprache von Operateur und Anästhesist ebenso notwendig, wie die Präsenz des Operateurs in der Einleitungsphase, um die Kopfhaltung zu sichern.

Bei allen besonders gefährdeten Patienten wird die Lagerung vor der Operation ohne Narkose in Bezug auf ihre Verträglichkeit geprobt und dann z.B. durch ein seitliches Gipsbett gesichert, in dem später intubiert und auch operiert wird (Abb. 2).

Bei der Bauchlage mit Kopfstützen ist es wichtig, die Augen zu kontrollieren, ob diese frei von Druck sind. Durch Druckschäden können Sehstörungen bis zur Erblindung hervorgerufen werden.

Ein weiteres Gefahrenmoment stellt die operative Manipulation an sich dar. Die Irritation der benachbarten sympathischen Nervengeflechte und/oder der Medulla kann abrupte

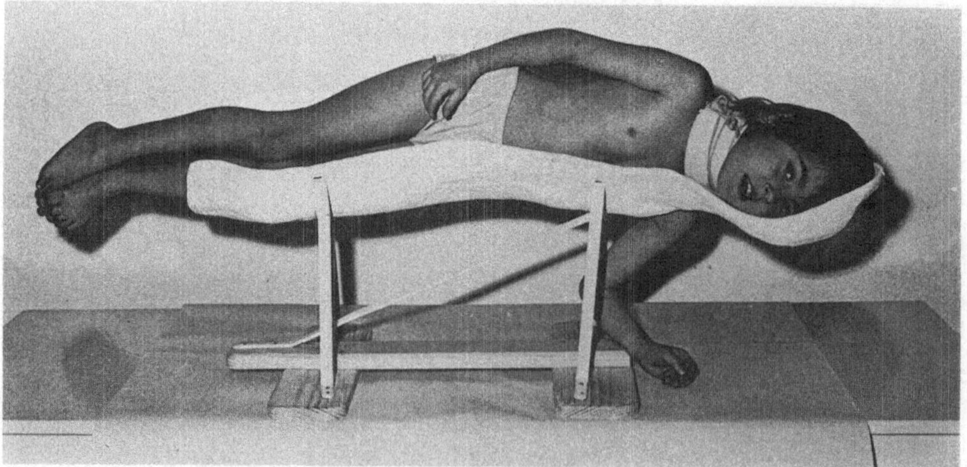

Abb. 2. Seitliches Gipsbett zur Sicherung der Kopfhaltung während der Intubation und Operation

Veränderungen der Pulsfrequenz und des Blutdrucks zur Folge haben. Durch die Tiefe der Narkose kann die Reizschwelle beeinflußt und heraufgesetzt werden, so daß diese Reaktionen vermieden bzw. vermindert werden.

Bestehen bei Extremfällen Bedenken des Operateurs, ob die für die Stabilisierung vorgesehene Kopfstellung ohne Lähmungen verträglich ist, so kann der Patient in Neuroleptanästhesie zwischenzeitlich kurz aufwachen und zur Bewegung der Hände und Füße aufgefordert werden.

Bei allen Operationen an der oberen Halswirbelsäule können in der unmittelbaren postoperativen Phase vegetative Reizsymptome und Flushs auftreten. Als schwerwiegende Komplikation ist das seltene Undine Syndrom oder der Undine Fluch zu nennen. Bei diesem seit 1974 bekannten Syndrom handelt es sich um eine schlaf- bzw. narkoseinduzierte Apnoe. Beim Undine Syndrom wird eine Störung in der Formatio reticularis angenommen durch fehlende Rückkopplungsreize infolge Schädigung aszendierender und deszendierender Fasern des Tractus reticulospinalis. Postoperative Überwachung und ggfs. Beatmung können diesen Zustand überwinden [1].

Literatur

1. Fielding, J., Tuul, A., Hawkins, A.R.: Ondine's Curse. J. Bone It. Surg. 57, 1000 (1975)
2. Torklus, D.v., Gehle, W.: Die obere Halswirbelsäule. Thieme: Stuttgart 1975

Psychosomatik in der Anästhesiologie: Präoperative Angst und ihre Auswirkung auf den Narkoseverlauf

J. Berlin, J. Pfeiffer, B. Krasberg, E.R. Rey, J. Ungemach, R. Klose, W. Tolksdorf und B. Oellers

Die zunehmende Technisierung in der Medizin, begleitet vom Zeitmangel des Arztes, sich länger und individuell mit einem Patienten beschäftigen zu können, bringen den Patienten in einen seelischen Ausnahmezustand.

Hinzu kommt das fremde, unpersönliche Milieu des Krankenhauses, ferner die Einschränkung seiner Persönlichkeit, allein durch die Tatsache, daß es nicht mehr er ist, der die Entscheidungen trifft, sondern daß andere sie für ihn treffen müssen.

Diese Aufgabe der eigenen Entscheidungsgewalt und das Gefühl des „Ausgeliefertseins" an das Fachpersonal kann eine ergotrope Umschaltung bewirken, welche dysphorische Reaktionen auslösen kann, die in den Gefühlen des Verlassenseins, besonders Angst, kulminieren.

Um die seelische Ausgangslage des Patienten besser beurteilen zu können, haben wir in Zusammenarbeit mit dem Zentralinstitut für Seelische Gesundheit, Mannheim, einen Fragebogen mit 35 Doppelitems entwickelt, den jeder Patient vor der Narkose zum Ausfüllen bekam (Abb. 1).

Der Erhebungsbogen der subjektiven Befindlichkeit (ESB) ist als „Selfratingbogen" angelegt.

Die Verteilung der ratings über alle items und alle Patienten war bimodal mit Minimum bei 5. Da bei Aufteilung dieser Verteilung in Patienten mit ESB E<5 und ESB E≥5 sich die bimodale Verteilung als Überlagerung zweier Normalverteilungen erwies, wurde der Trennwert in „psychisch auffällige" und „nicht auffällige Patienten" bei ESB E<5 bzw. ≥5 festgelegt.

Ferner wurde verwandt der Maudsley Medical Questionaire (MMQ), um die neurotischen Tendenzen festzustellen.

Auch wenn die Patienten keine vordergründige Angstsymptomatik aufwiesen, zeigte sich, daß Patienten mit Mittelwerten <5 mit Kreislaufreaktionen im Sinne einer Streßsituation reagierten, während der Rest der Patienten keinerlei Besonderheiten unter Narkosebedingungen aufwies.

Patienten mit ESB E<5 zeigten unter Halothan (Abb. 2) einen leichten Abfall des systolischen und diastolischen Druckes. Die Herzfrequenz stieg jedoch im Durchschnitt um ca. 6 Schläge/min an.

Bei der Neuroleptanalgesie (Abb. 3) ergab sich ein durchschnittlicher Anstieg des systolischen Wertes um 4,5 mmHg, während der diastolische Wert gleich blieb. Die Herzfrequenz stieg auch hier um ca. 6/min, ähnlich wie unter Halothan, an.

Bei der Spinalanästhesie (Abb. 4), wobei die Patienten wach und ohne Sedierung waren, ergab sich ein durchschnittlicher Anstieg des systolischen und diastolischen Druckes um 7 mmHg. Die Herzfrequenz stieg um 10/min.

Bei Aurantex (Abb. 5) stieg der systolische Blutdruck um durchschnittlich 5 mmHg, der diastolische Blutdruck um rund 2 mmHg an. Die Herzfrequenz stieg um durchschnittlich 11/min an.

Zusammenfassend läßt sich sagen, daß die Patienten mit ESB <5 mit dem Blutdruck um ca. 3 mmHg höher lagen als die Patienten ≥5. Auch war der Narkoseverlauf ein viel unruhigerer. Die Blutdruck-Ergebnisse befanden sich im Durchschnitt auf dem statistischen 5-Prozent-Niveau. Die Herzfrequenz lag bei Patienten mit ESB-Einheiten <5 durchschnittlich um 8/min höher als bei den stabilen Patienten. Dieser Wert lag auf dem 1-Prozent-Signifikanz-Niveau.

Beim postoperativen Medikamentenverbrauch (Abb. 6) unterschieden sich die Patienten mit ESB E <5 mit durchschnittlich 2,6 Gaben gegenüber den Patienten mit ESB ≥5 mit durchschnittlich nur 1,1 Gaben sehr deutlich. Die Auswertung war auf dem 1-Prozent-Niveau signifikant.

		sehr	mäßig	wenig	weder noch	wenig	mäßig	sehr	
1	müde								frisch
2	schwach								stark
3	benommen								klar
4	elend								munter
5	kraftlos								kraftvoll
6	lahm								schwungvoll
7	ausgelaugt								energiegeladen
8	gespannt								gelöst
9	unruhig								ruhig
10	komisches Gefühl								ungerührt
11	appetitlos								guter Appetit
12	ängstlich								zuversichtlich
13	reizbar								verträglich
14	streng								sanftmütig
15	scheu								zugänglich
16	empfindlich								unempfindlich
17	verlassen								umsorgt
18	unsicher								selbstsicher
19	bedroht								sicher
20	passiv								aktiv
21	unterlegen								überlegen
22	abgestumpft								teilnahmsvoll
23	gleichgültig								interessiert
24	unausgeglichen								ausgeglichen
25	unzufrieden								zufrieden
26	verstimmt								guter Laune
27	grüblerisch								sorglos
28	hoffnungslos								hoffnungsvoll
29	traurig								fröhlich
30	kalte Hände, Füße								warme Hände, Füße
31	feuchte Hände, Füße								trockene Hände, Füße
32	Kloßgefühl im Hals								freier Hals
33	Herzklopfen								Herz ruhig
34	Magen empfindlich								Magen nicht empfindlich
35	Durchfall								Verstopfung
		1	2	3	4	5	6	7	

Abb. 1. Erhebungsbogen für die Patienten

Die Patienten mit ESB E<5 stellen fast die Hälfte der Patienten dar, die zur Narkose und Operation kommen und unserer besonderen Aufmerksamkeit bedürfen, während der Rest nicht unbedingt auffällig im Sinne einer Angstreaktion ist.

Es bedarf weiterführender Studien, die Patienten, welche im Sinne des Fragebogens „auffällig" sind, mit psychologischen und psychopharmakologischen Möglichkeiten zu therapieren, um zu sehen, ob es gelingt, die seelische Ausgangslage im Sinne einer trophotropen Umschaltung beeinflussen zu können.

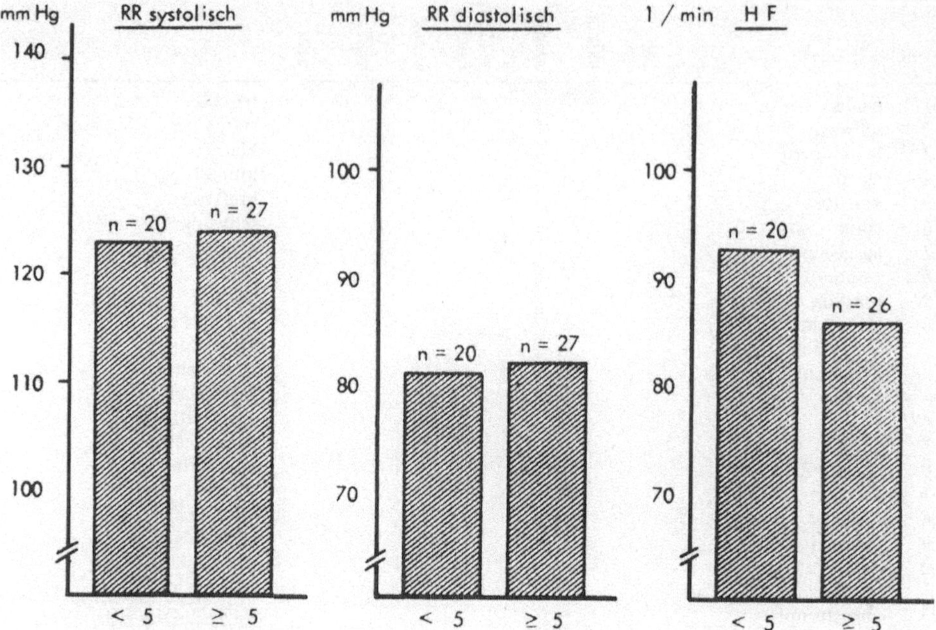

Abb. 2. Reaktion von Patienten auf eine Halothannarkose in Abhängigkeit von dem dokumentierten subjektiven Befinden (ESB)

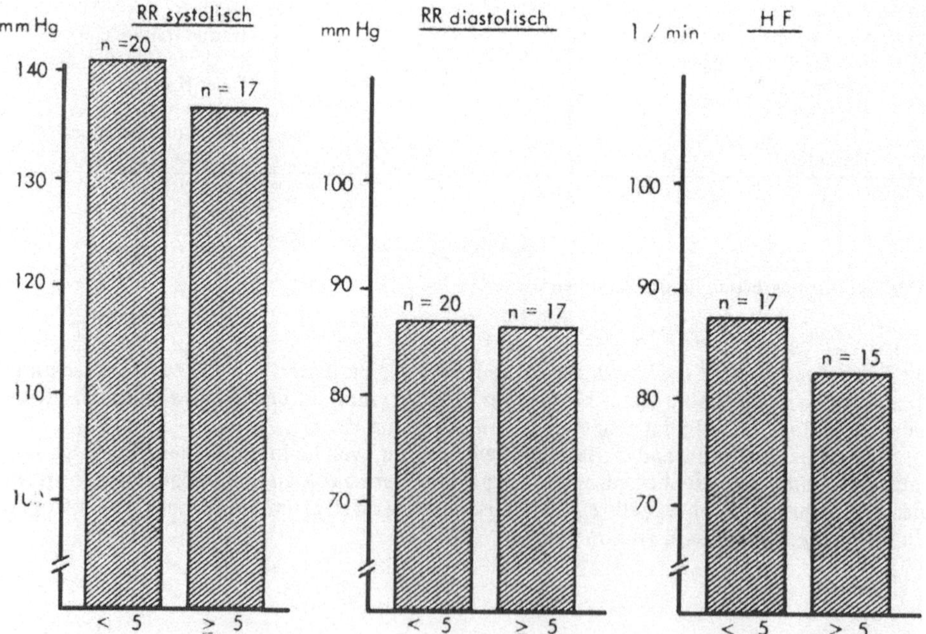

Abb. 3. Entsprechend Abb. 2 für eine NLA

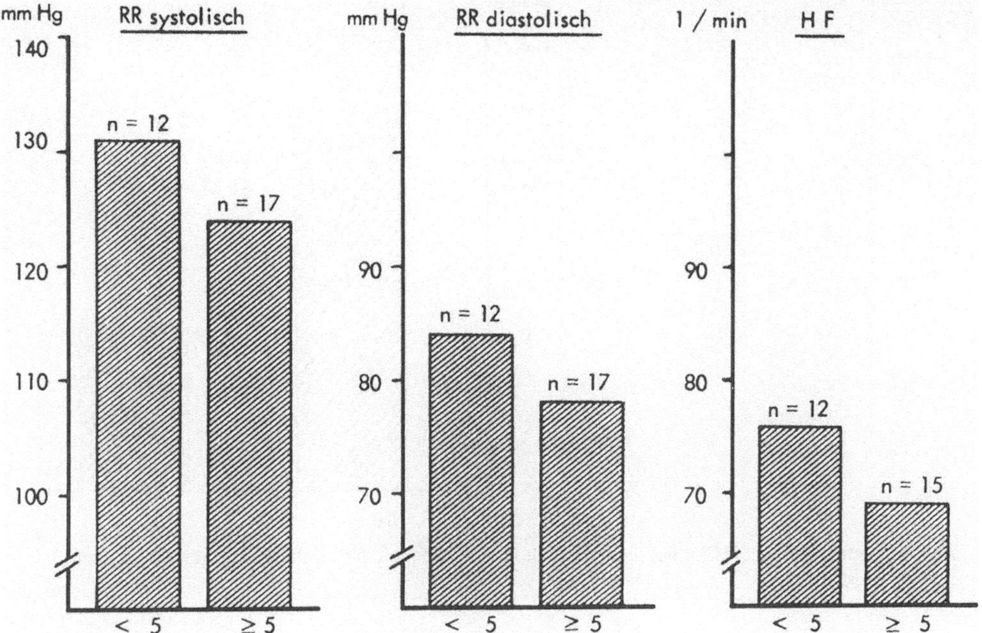

Abb. 4. Entsprechend Abb. 2 für eine Spinalanästhesie

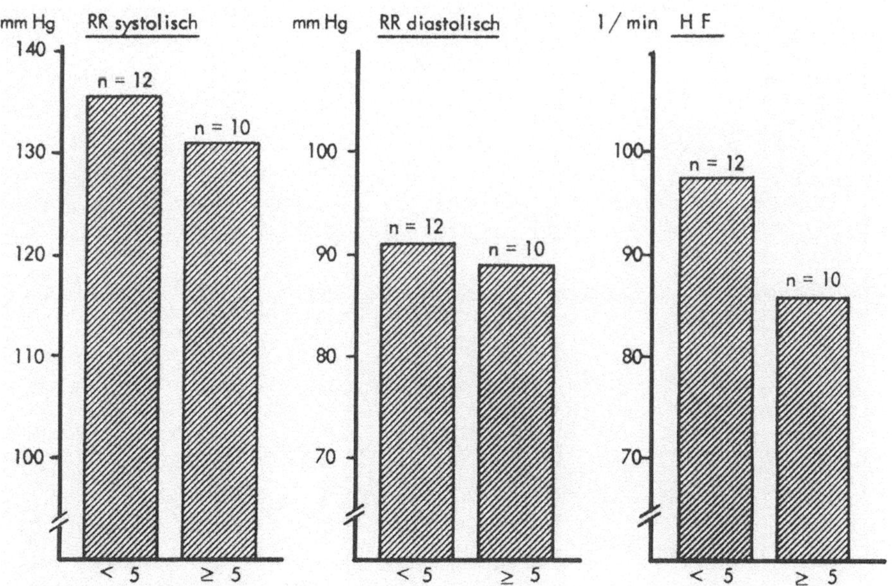

Abb. 5. Entsprechend Abb. 2 für eine Aurantex Narkose

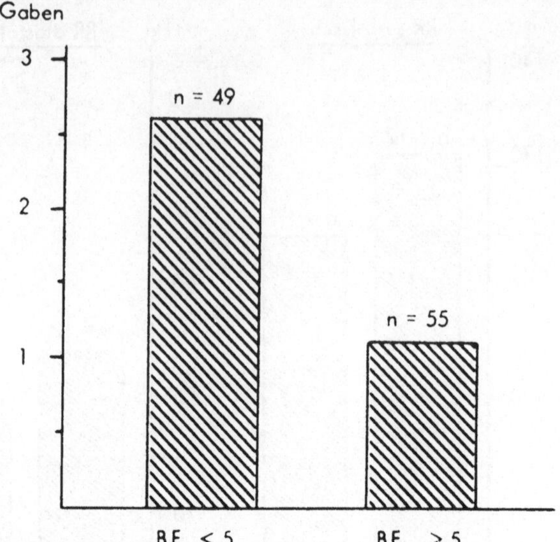

Abb. 6. Postoperativer Medikamentenverbrauch in Abhängigkeit vom dokumentierten subjektiven Befinden (ESB)

Literatur kann auf Wunsch beim Verfasser angefordert werden.

Die Anwendung der kombinierten Elektro-Akupunkturanalgesie in der Neurochirurgie

D. Patschke, H.F. Herget, M. Kramer, V. Lüben und H. Vogelsberger

Die Akupunktur und/oder die Elektrostimulations-Analgesie findet heute immer mehr Eingang in die moderne Anästhesie [2, 6, 7, 9, 10, 11]. Seit 1973 wurde an der Chirurgischen Klinik der Universität Gießen die ESA bei mehr als 1500 Patienten vorwiegend für kardiovaskuläre und urologische Eingriffe als Narkoseverfahren verwendet [8]. Die besonderen Vorteile dieser Anästhesietechnik liegen in dem geringen intraoperativen Verbrauch von Anästhetika, rascher postoperativer Kooperation des Patienten bei bestehender Analgesie und fehlender Atemdepression. Eine rasche Mobilisation ist möglich [2, 4, 5, 6, 14]. Diese Eigenschaften empfehlen die ESA als Narkoseverfahren gerade auch für neurochirurgische Eingriffe, da in diesem Fachgebiet eine unmittelbar postoperative Beurteilung des neurologischen Status ohne die Beeinflussung durch eine noch bestehende Narkosewirkung für die Prognose des Krankheitsverlaufes von großer Bedeutung ist.

Da uns bisher in der Literatur leider keine Mitteilungen über die Anwendung der ESA für neurochirurgische Eingriffe vorliegen, haben wir uns die Aufgabe gestellt, klinische Erfahrungen selbst zu sammeln. Wir wollen hier über unsere Untersuchungen des Kreislaufverhaltens während der Elektrostimulations-Analgesie im Vergleich zur Neuroleptanalgesie bei neurochirurgischen Operationen berichten.

Methodik

Die Untersuchungen wurden an 14 Patienten durchgeführt, die wegen eines Hirntumors trepaniert werden sollten. Patienten mit Hypertonus, Herz- und/oder Koronarinsuffizienz, cerebralen Aneurysmen wurden von der Studie ausgeschlossen. Die Prämedikation bestand in der ESA-Gruppe (n = 9) aus Dehydrobenzperidol und Atropin und in der NLA-Gruppe (n = 5) aus Thalamonal und Atropin und wurde jeweils 1 Std vor dem geplanten Eingriff verabfolgt. Unter Lokalanästhesie wurden folgende Gefäße kanüliert:

1. die Art. radialis zur Messung des aktuellen Systemdruckes
2. die Art. pulmonalis über die Vena jugularis interna mit einem Swan-Ganz-Katheter zur Messung des Pulmonalarterien- und des pulmonalen Kapillar-(wedge-)Druckes sowie des Herzzeitvolumens mit Hilfe der Thermodilutionsmethode [15]
3. die Cava superior zur Messung des zentralvenösen Druckes.

Das EKG wurde kontinuierlich über die Extremitäten abgeleitet und zusammen mit den Drucken auf einem Pigmentschreiber registriert.

Bei der ESA-Gruppe wurden folgende Punkte (P), die auf der König-Wancura Nomenklatur [12] beruhen, mit 2 bis 4 Zoll-Nadeln eingestochen (Abb. 1):

Ohr: P 25 in Richtung P 28 auf der Seite der Hirn-Läsion. P 55 in Richtung P 95 auf der contralateralen Seite. P 100 bilateral mit einer senkrechten Stoßrichtung bis zum Periost.

Körper: BL2 in Richtung BL4, 3E 23 in Richtung Gb12.

Alle Nadeln wurden isoliert und mit einem Wechselstromgenerator (Chinesisches Original, Typ 71-1) verbunden. Die maximale Spannung betrug bis zu 40 Vpp bei einer Frequenz von 4 Hz. Nach einer Stimulation von 20 min wurde die Narkose mit dem ultrakurz wirkenden Hypnotikum Etomidate [1, 3] eingeleitet. Die nasotracheale Intubation erfolgte unter der Muskelrelaxierung mit Succinylcholin. Anschließend wurden die Patienten mit Pancuronium relaxiert und mit Lachgas und Sauerstoff im Verhältnis 1 : 1 kontrolliert beatmet. Während des operativen Eingriffes wurden lediglich Muskelrelaxantien nachinjiziert. Im allgemeinen war eine postoperative Antagonisierung der Muskelrelaxierung nicht notwendig.

Die Patienten der NLA-Gruppe wurden mit 0,01 mg/kg Fentanyl, 7,5 mg Dehydrobenzperidol und 0,2 mg/kg Etomidate eingeleitet und die Narkose wurde nach den klassischen Empfehlungen fortgeführt.

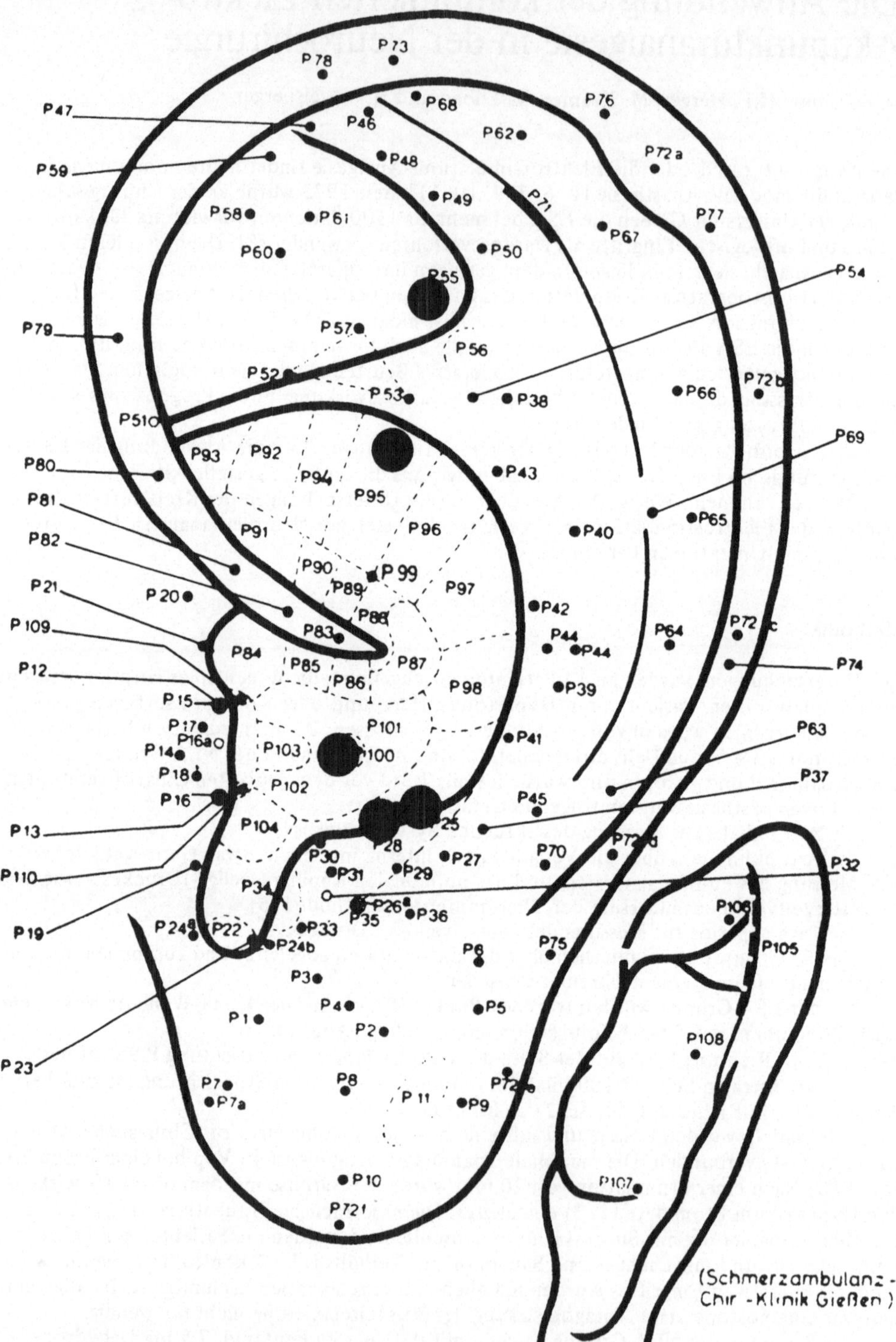

Abb. 1. Ohr-Akupunkturpunkte für Trepanationen (nach König-Wancura)

Ergebnisse

In der Abb. 2 sind die Wirkungen der anästhetischen und neurochirurgischen Interventionen auf die Herzfrequenz dargestellt. Die Abszisse gibt die Zeitpunkte der Messungen wieder, die beim wachen, prämedizierten Patienten (Kontrolle), 20 min nach Beginn der Elektrostimulation bzw. nach der Gabe von Fentanyl und Dehydrobenzperidol in der NLA-Gruppe, nach der Injektion von Etomidate, nach der Intubation, 5 und 10 min nach der Intubation, bei Hautschnitt und Trepanation, 60 min nach dem Beginn der Operation und schließlich am Ende der Operation durchgeführt wurden. In der ESA-Gruppe blieb die Herzfrequenz während der Elektrostimulation und nach Etomidate zunächst unbeeinflußt. Nach der Intubation nahm die Herzfrequenz von 82 auf 110 Schläge/min deutlich zu. Noch bei Operationsbeginn lag die Herzfrequenz mit 95 Schlägen/min merklich über dem Ausgangswert und blieb dort während der ganzen Operation. Dagegen fiel in der NLA-Gruppe die Herzfrequenz in charakteristischer Weise ab.

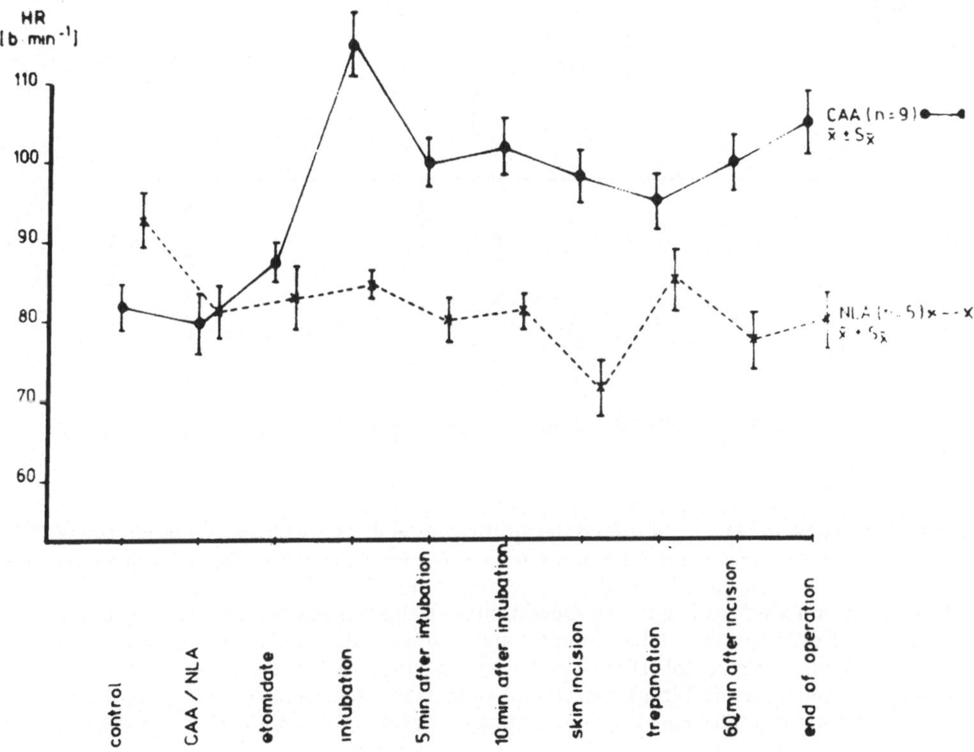

Abb. 2. Das Verhalten der Herzfrequenz während der kombinierten Akupunkturanalgesie (CAA) im Vergleich zur Neuroleptanalgesie (NLA)

Abbildung 3 zeigt, daß in der ESA-Gruppe der mittlere arterielle Druck bis zum Zeitpunkt der Etomidateinjektion zwar nur gering, jedoch statistisch signifikant von 99 auf 107 mmHg anstieg. Wiederum nach der Intubation war ein weiterer Druckanstieg bis auf Werte von 141 mmHg zu beobachten. Obwohl die Hypertension sich im weiteren Verlauf zu normalisieren schien, lagen die Blutdruckwerte deutlich über dem Kontrollwert. In der NLA-Gruppe fiel der Systemdruck geringfügig von 93 auf 78 mmHg während der Einleitungsphase ab und glich sich erst während des operativen Eingriffes dem Ausgangswert an.

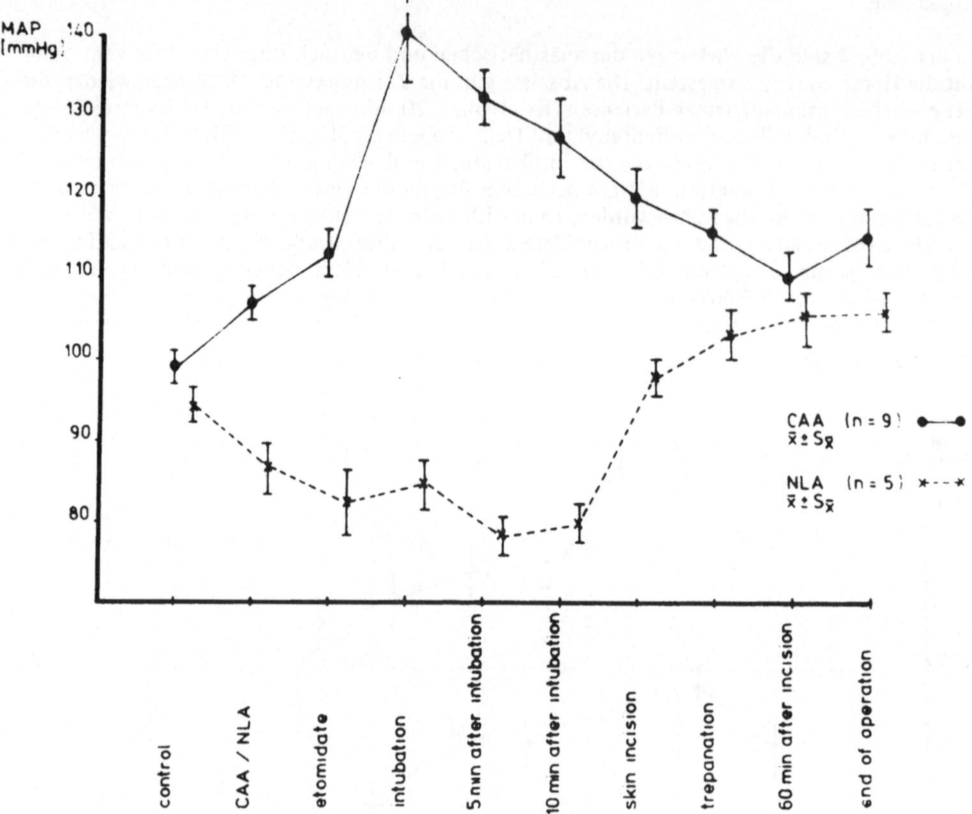

Abb. 3. Das Verhalten des arteriellen Mitteldruckes (MAP) in der CAA-Gruppe im Vergleich zur NLA-Gruppe

Der Herzindex (Abb. 4) stieg während der Intubation in der ESA-Gruppe vom physiologischen Normalwert von 3,6 auf 5,1 l/min x m^2 an. Die intraoperativen Werte lagen gering über dem Kontrollwert. Dagegen fiel in der NLA-Gruppe der Herzindex von dem Kontrollwert 4,9 auf 2,4 l/min x m^2 zu Beginn der Operation als Folge der Bradycardie ab. Die unterschiedlichen Kontrollwerte beider Gruppen sind wahrscheinlich auf die höhere Prämedikation von Dehydrobenzperidol (DHBP) in der NLA-Gruppe zurückzuführen. DHBP besitzt bekanntlich vasodilatierende Eigenschaften und kann daher über eine Verminderung des peripheren Gefäßwiderstandes eine HZV-Steigerung bewirken, wie in der nächsten Abbildung dargestellt.

Tatsächlich betrug der totale periphere Widerstand in der NLA-Gruppe (Abb. 5) nur 900 dyn x sec. x cm^{-5}. Der spätere Anstieg auf 1550 ist wahrscheinlich das Ergebnis der Gegenregulation auf den verminderten Herzindex mit dem Ziel, dem Blutdruckabfall entgegenzuwirken. In der ESA-Gruppe änderte sich der vaskuläre Widerstand statistisch nicht.

Der mittlere Druck in der Art. pulmonalis (Abb. 6) stieg vom Kontrollwert 14,5 auf 33 mmHg zum Zeitpunkt der Intubation an und blieb signifikant während des weiteren Verlaufs erhöht. In der NLA-Gruppe änderte sich der Pulmonalarteriendruck lediglich innerhalb der physiologischen Grenzen.

Die nächste Abbildung (Abb. 7) gibt eine Erklärung hierfür. Offenbar ist das Verhalten des Druckes im kleinen Kreislauf auf die Druckänderungen des pulmonalen Kapillardruckes, d.h. des links-ventrikulären Füllungsdruckes zurückzuführen, der in der ESA-Gruppe von 8,2 auf 21,5 mmHg anstieg, dagegen in der NLA-Gruppe unbeeinflußt blieb.

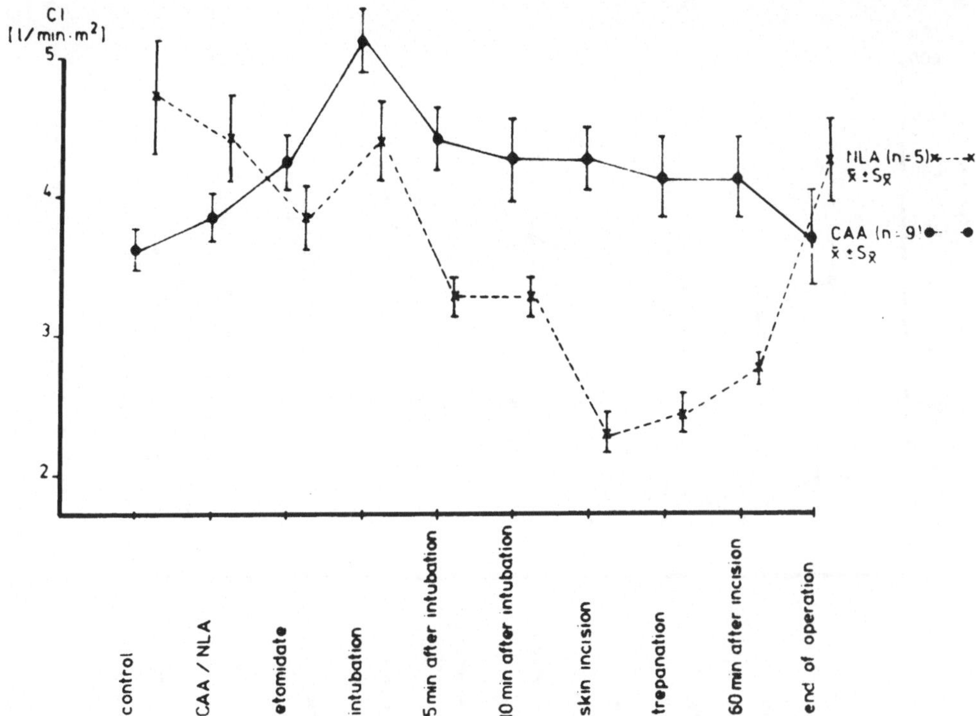

Abb. 4. Das Verhalten des Herzindex (CI) in der CAA-Gruppe im Vergleich zur NLA-Gruppe

Diskussion

Die Ergebnisse der vorliegenden klinischen Untersuchung erlauben die Schlußfolgerung, daß die ESA geringe sympathikomimetische Wirkungen hervorruft. Die analgetischen Eigenschaften dieses Narkoseverfahrens [4, 10, 13, 14] sind offenbar unzureichend, um das Herz-Kreislauf-System vor anästhetischen und chirurgischen Streß-Situationen, wie Intubation und Hautschnitt, zu schützen. Da der Blutdruck, die Herzfrequenz und die myocardiale Wandspannung zu den wesentlichen Determinanten der metabolischen Bedürfnisse des Herzens gehören, muß die beobachtete Tachycardie, die Hypertension und der Anstieg des linksventrikulären Füllungsdruckes auch zu einer erheblichen Steigerung des Sauerstoffverbrauches des Herzens geführt haben.

Dieses Narkoseverfahren, dessen pharmakologische Wirkungsweise Pomeranz und Mitarbeiter [13] mit der Endorphintheorie zu erklären versuchen, sollte daher möglichst bei Patienten mit pulmonaler Hypertension, Koronarinsuffizienz und cerebralen Aneurysmen nicht angewandt werden, so lange die beobachteten Kreislaufreaktionen nicht kompensiert werden und die Neuroleptanalgesie bezüglich der Kreislaufbeeinflussung eine bessere Alternative zu sein scheint. Weitere klinische Untersuchungen müssen daher die Frage klären, ob möglicherweise die prophylaktische Gabe von beta-adrenergen Blockern und/oder Vasodilatatoren wie Nitroglycerin oder Natriumprussid zu einer Kreislaufstabilisierung führt. Sollte diese Modifikation der ESA die gewünschten Erfolge aufweisen, so dürfte dadurch das Rüstzeug des Anästhesisten, wegen der eingangs geschilderten Vorteile der Methode, bereichert werden.

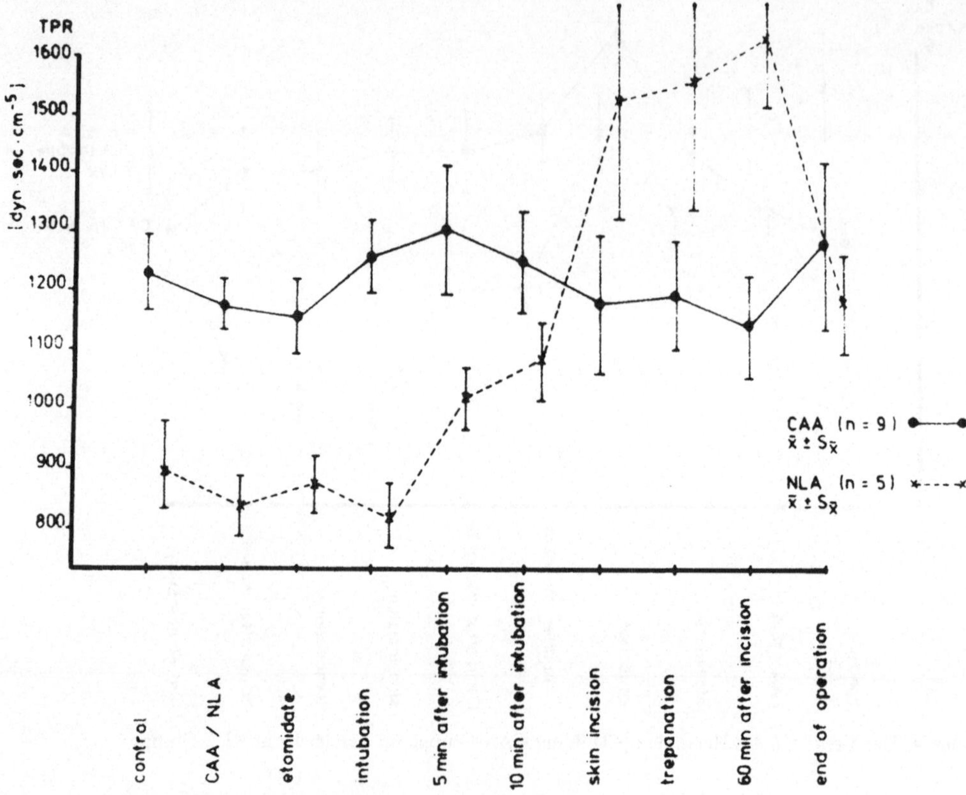

Abb. 5. Das Verhalten des peripheren Gefäßwiderstandes (TPR) in der CAA-Gruppe im Vergleich zur NLA-Gruppe

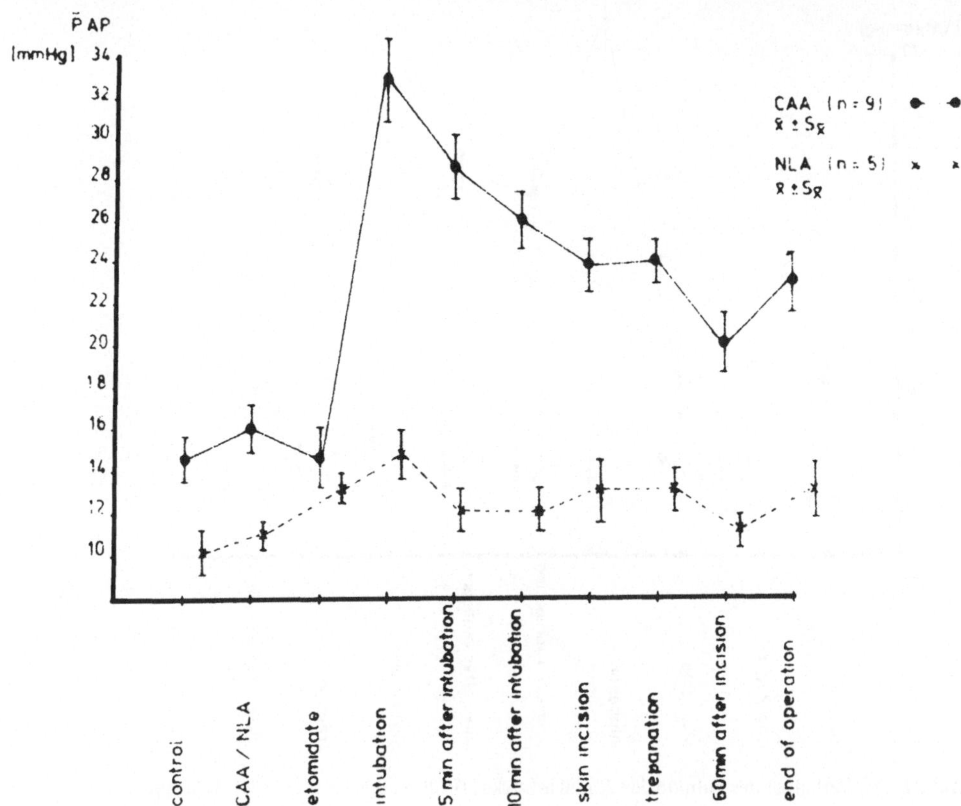

Abb. 6. Das Verhalten des mittleren Druckes in der Arteria pulmonalis (PAP) in der CAA-Gruppe im Vergleich zur NLA-Gruppe

Literatur

1. Brückner, J.B., Patschke, D.: Untersuchungen zur Wirkung von Etomidate auf den Kreislauf des Menschen. Anaesthesist 23, 322-330 (1974)
2. Deppert, : Chirurgische Eingriffe im Rahmen der Zahn-, Mund- und Kieferheilkunde unter Akupunktur. Akupunktur Theorie und Praxis 3, 104-108 (1974)
3. Doenicke, A.: Blutgasanalysen nach drei kurzwirkenden i.v.-Hypnotika Propanidid, Etomidate und Methohexital. Anaesthesist 22, 353-356 (1973)
4. Doenicke, A.: Elektrostimulationsanaesthesie in der Abdominalchirurgie. Anaesthesist 25, 248-256 (1976)
5. Gagel, K.: Kombinierte Akupunkturanalgesie bei Patienten im beginnenden oder ausgeprägten Schock. Akupunktur Theorie und Praxis 3, 135-138 (1975)
6. Grabow, L.: Die kombinierte Akupunkturanalgesie als Verfahren der allgemeinen Anaesthesie. Anaesthesist 25, 231 (1976)
7. Grabow, L.: Zeitgleiche mehrfaktorielle Analyse der Hirnfunktion nach Halothan-Narkose, Neuroleptanalgesie und kombinierter Akupunktur-Analgesie. Anaesthesist (1978)
8. Herget, H.F., Kalweit, K.: Akupunkturanalgesie unter Zuhilfenahme elektrischer Ströme verschiedener Qualität und Quantität. Anaesthesiekongreß Linz 1973 – im Panel 12/1 D
9. Herget, H.F., Kalweit, K.: Klinische Erfahrungen mit der Akupunkturanalgesie. Akupunktur Theorie und Praxis 3 (1974)
10. Herget, H.F.: Klinische Erfahrungen und erste Ergebnisse mit kombinierter Akupunktur-Analgesie bei offenen Herzoperationen am Zentrum für Chirurgie der JLU Gießen. Anaesthesist 25, 223-230 (1976)
11. Kalweit, K.: Voraussetzungen und Parameter für die Effektivität der Akupunkturanalgesie durch Elektrostimulation. Akupunktur Theorie und Praxis 1, 31-35 (1977)

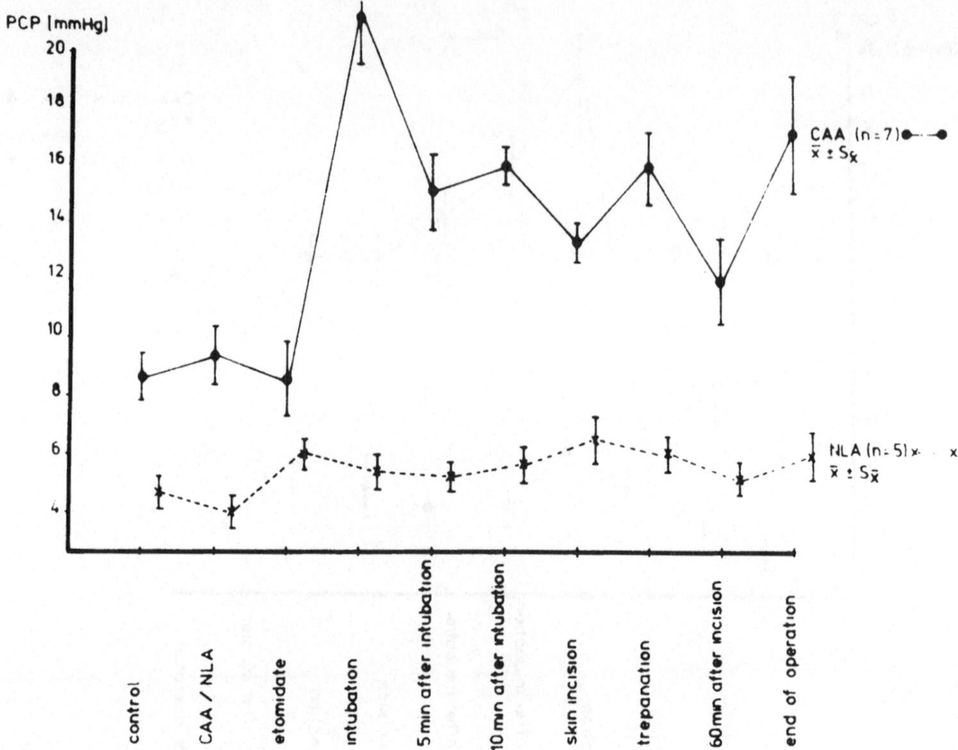

Abb. 7. Das Verhalten des pulmonalen Kapillardruckes (PCP) in der CAA- und NLA-Gruppe

12. König, Wancura, I.: Einführung in die Chinesische Ohrakupunktur. Haug: Heidelberg 1973
13. Pomeranz, B.: Brain's opiates at work in acupuncture. New Scientist 6. January 1977
14. Pongratz, W.: Elektroakupunkturanalgesie bei 500 herzchirurgischen Eingriffen. Anaesth. Prax. 13, 19-32 (1977)
15. Buchbinder, N.: Haemodynamic Monitoring: Invasive Techniques. Anaesthesiology 45 (1976)

Kombinierte Reflexanalgesie in der Gefäßchirurgie

B. Hausmann und C. Garner

Von Mai bis Juli 1977 wurden in der Gefäßchirurgischen Abteilung der Chirurgischen Klinik der Ludwigs-Maximilians-Universität München zwölf Carotisstenose-Operationen unter Auriculoanalgesie durchgeführt. Um die Eigenheiten dieser Analgesietechnik besser darstellen zu können, wurden diese 12 Narkosen mit den nächsten 12 Narkosen bei Carotisstenose-Operationen (September bis November 1977), die unter herkömmlicher Neuroleptanalgesie durchgeführt wurden, verglichen. Es handelt sich hierbei um eine retrospektive Untersuchung, wobei die Patienten keiner speziellen Auswahl für die Narkosetechniken unterworfen wurden (Tabelle 1).

Tabelle 1. Carotisstenose-Operationen unter NLA und Auriculoanalgesie

Narkoseverfahren	Auriculo-Analgesie	Neurolept-Analgesie
Patienten/Gruppe	n = 12	n = 12
Körpergewicht (kg)	69,4 ± 7,8	68,4 ± 13,7
Alter (Jahre)	60,6 ± 5	61,4 ± 6
♂ : ♀	11 : 1	11 : 1
OP-Dauer (min)	70 ± 18	66 ± 12
Narkosedauer (min)	98 ± 19	97 ± 15
Hypnotikum (mg)	0,9 ± 0,2 Rohypnol	10,9 ± 4,4 Valium
Succinylcholin (mg)	70,0 ± 26	75,5 ± 28
Pancuronium (mg)	7,1 ± 1,9	6,2 ± 1,9
Fentanyl (mg)	0,06 ± 0,08	0,51 ± 0,13

Wie sich aus der Tabelle ergibt, sind die zwei Testgruppen in bezug auf Alter, Geschlechtsverteilung, Körpergewicht, Narkose- und Operationsdauer sehr gut vergleichbar. Die Standardabweichungen liegen meist unter 20 Prozent.

Die Prämedikation bestand in beiden Gruppen aus: 0,5 mg Atropin, 1,5-2 ml Thalamonal 30 bis 45 min präoperativ appliziert. Die Einleitung der Narkose wurde in der NLA-Gruppe mit Valium, in der Auriculoanalgesiegruppe mit Rohypnol vorgenommen. Als Muskelrelaxans zur Intubation wurde in beiden Gruppen Succinylcholin verwendet.

Die Beatmung erfolgte mit einem N_2O-O_2-Frischgasgemisch von 35 bis 50 Vol % O_2 im halbgeschlossenen Kreissystem. Volatile Inhalationsnarkotika wurden nicht angewendet. Bis zu diesem Zeitpunkt gibt es keine wesentlichen Unterschiede in den beiden Narkosetechniken.

Auf die Intubation folgte bei der Auriculoanalgesie das Anlegen von vier V2A-Nadelelektroden von 2,6 cm Länge am Ohr (Abb. 1). Im Gegensatz zu von uns früher angewandten Elektroanalgesiemethoden, bei denen biauriculär mit jeweils vier Nadeln elektrisch stimuliert wurde, wurde hier erstmalig *nur* am Ohr der OP-Seite gereizt. Es erwies sich auch als unnötig, bestimmte Ohr-Akupunkturpunkte aufzusuchen, wie wir früher der Annahme gewesen waren.

Wir verwendeten eine kreuzweise Anordnung der vier Nadeln auf der ventralen Seite der Ohrmuschel. Die Nadeln wurden subkutan etwa 1,5 cm tief in die Haut eingestochen.

Eine Nadel parallel zur Skapha-Rinne mit Richtung auf den Lobulus, paarweise verbunden mit einer Nadel parallel zum Tragus in Richtung des aufsteigenden Helixastes, die dritte Nadel mit Einstich in der Fossa triangularis mit Stichrichtung des Planum conchae in Richtung des aufsteigenden Helixastes. Die vierte Nadel lag im Antihelixrand mit Richtung auf die Innenseite des Antitragus.

Die vier Nadeln wurden anschließend kreuzweise so mit einem Impulsgenerator verbunden, daß ein horizontales und vertikales Wechselfeld entstand.

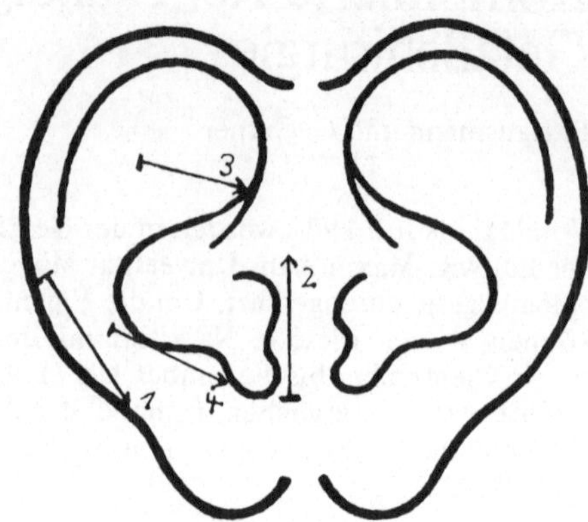

Abb. 1. Lage der vorgenannten Ohranalgesiestellen

Zur Technik der Stimulation

Als Generator wurde das Elektroanalgesiegerät SVESA 1053 verwendet, welches asymmetrische Strom- bzw. Spannungsimpulse erzeugte. Diese waren für jedes Elektrodenpaar getrennt stufenlos regelbar. Die Impulsspitze betrug 17±7,3 mA bei 7,4 ±4,2 V und 30 Hz. Diese Reizströme wurden einschleichend innerhalb von eineinhalb Minuten erreicht. Die Ausleitung erfolgte in entsprechender Weise.

Als Langzeit-Muskelrelaxans wurde in beiden Gruppen Pancuronium verwendet. Der gesamte Narkosemittelverbrauch ergibt sich aus Tabelle 1. Bis auf die Gabe von Fentanyl und die unterschiedliche Verwendung von Valium und Rohypnol zur Einleitung ergaben sich keine wesentlichen Unterschiede zwischen den beiden Analgesiegruppen.

Kreislaufparameter während des Narkoseverlaufs

1. Herzfrequenz (Abb. 2)

Wie die Abbildung zeigt, lag die Pulsfrequenz bis OP-Ende bei der Auriculoanalgesie über den Werten der NLA. Bei OP-Ende kam es jedoch bei der NLA-Gruppe zu einem starken Anstieg der durchschnittlichen Pulsfrequenzen, während die Auriculoanalgesiegruppe auf das Narkoseende nicht mit Pulserhöhung reagierte. Hier findet sich eine Übereinstimmung mit der Arbeit von Ott und Martin [2]. Die Streuung der Pulsfrequenzwerte war ebenfalls bei der NLA-Gruppe wesentlich höher.

2. Mittlerer arterieller Druck (Abb. 3)

Im wesentlichen ergibt sich ein ähnliches Bild wie bei der Herzfrequenz. Die mittleren Blutdruckwerte bei der Auriculoanalgesiegruppe lagen zwar auf einem höheren Niveau als die Werte bei der NLA, sie blieben aber während der gesamten Narkose relativ konstant um 115 mmHg, während die NLA-Gruppe ein Ansteigen der mittleren Blutdruckwerte mit zunehmender OP-Dauer erkennen ließ.

Diese wird möglicherweise auf die Initialdosen Fentanyl zu Beginn der NLA zurückzuführen sein.

3. Tension Time Index, modifiziert nach Bretschneider (TTI – Abb. 4)

Zur approximativen Beurteilung des myocardialen Sauerstoffverbrauchs wurde der Tension Time Index herangezogen, der sich berechnet aus mittlerem Arteriendruck (MAP) x $\sqrt{\text{Herzfrequenz (HF)}}$.

Es zeigt sich auch hier wieder, daß die NLA-Gruppe niedrigere TTI-Werte aufweist, die erst nach OP-Ende zu Beginn der Ausleitung korrespondierend mit der geringeren Narkose-

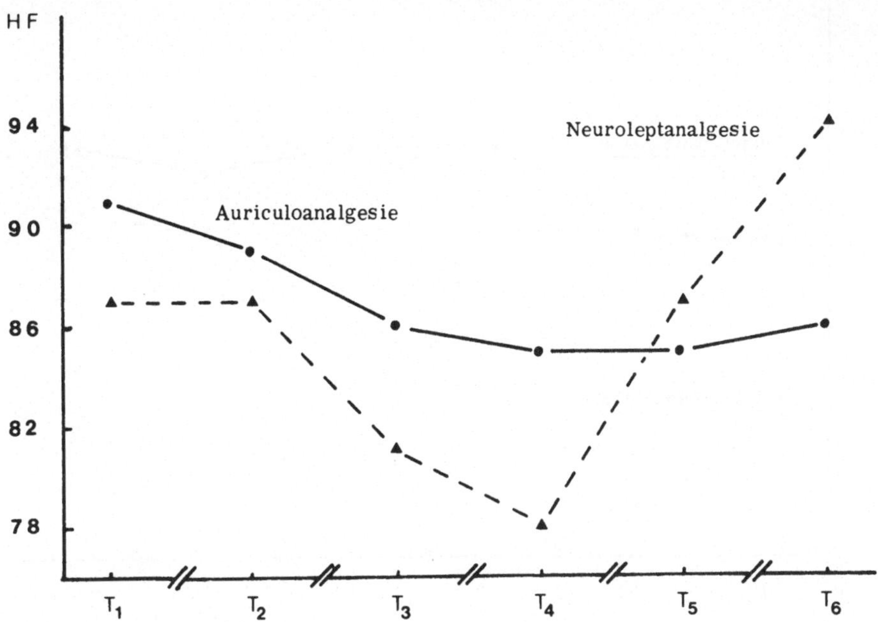

T_1: 5 min nach Narkosebeginn
T_2: 5 min nach Intubation
T_3: 5 min nach Operationsbeginn
T_4: 35 min nach Operationsbeginn
T_5: 5 min nach Operationsende
T_6: Narkoseende

Meßwerte (Mittelwerte $\bar{x}$) und Standardabweichungen (s):

		T_1	T_2	T_3	T_4	T_5	T_6
Aurikuloanalg.:	$\bar{x}$	91	89	86	85	85	86
	s	17	13	12	8	11	10
Neuroleptanalg.:	$\bar{x}$	87	87	81	78	87	94
	s	27	25	14	10	21	23

Abb. 2. Herzfrequenz (HF)

tiefe gegen Narkoseende hin deutlich ansteigen. Die Werte bei der Auriculoanalgesiegruppe liegen dagegen während der gesamten Narkose im wesentlichen auf demselben Niveau, das allerdings höher liegt als bei der NLA-Gruppe.

Abschließend kann gesagt werden: Der Vergleich zweier Patientengruppen, bei denen eine Carotisstenose-Operation unter NLA bzw. Auriculoanalgesie durchgeführt wurde, ergab bei Beobachtung der Kreislaufparameter Herzfrequenz, mittlerer arterieller Druck, Tension Time Index, daß diese bei der NLA bei niedrigeren Werten liegen und erst gegen Ende der Narkose auf das Werteniveau der Auriculoanalgesiegruppe ansteigen. Andererseits sind die Schwankungen der Kreislaufparameter auf die Gesamt-Narkosedauer bezogen bei der Auriculoanalgesie-Gruppe geringer als bei der NLA-Gruppe.

Es zeigte sich außerdem, daß es bei den hier durchgeführten Auriculoanalgesien nicht nötig war, bestimmte Ohr-Akupunkturpunkte aufzusuchen und daß die Stimulation am Ohr der OP-Seite allein ausreichte.

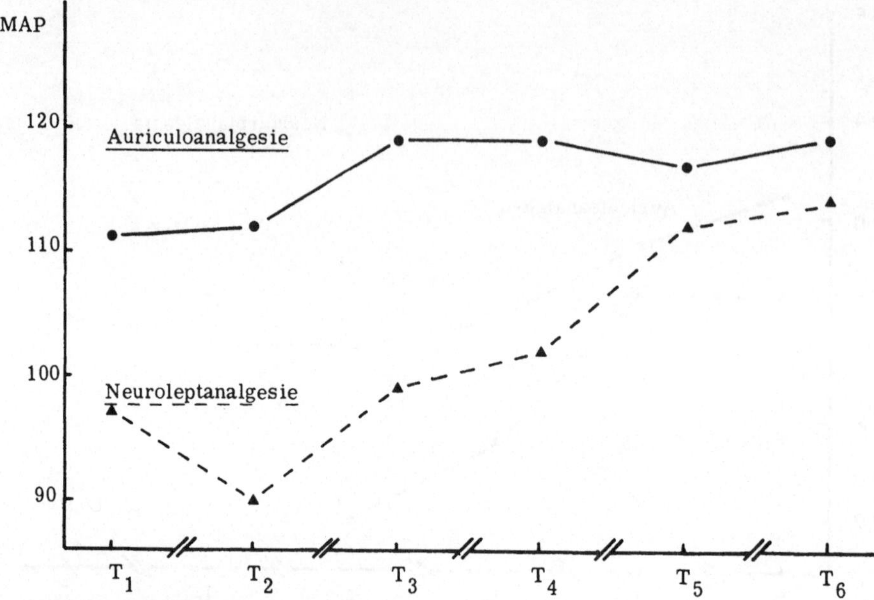

T_1: 5 min nach Narkosebeginn
T_2: 5 min nach Intubation
T_3: 5 min nach Operationsbeginn
T_4: 35 min nach Operationsbeginn
T_5: 5 min nach Operationsende
T_6: Narkoseende

Meßwerte (Mittelwerte $\bar{x}$) und Standardabweichungen:

		T_1	T_2	T_3	T_4	T_5	T_6
Aurikuloanalgesie:	$\bar{x}$	111	112	119	119	117	119
	s	28	12	17	15	13	13
Neuroleptanalgesie:	$\bar{x}$	97	90	99	100	112	114
	s	14	17	14	16	18	17

Abb. 3. Mittlerer arterieller Druck (MAP)

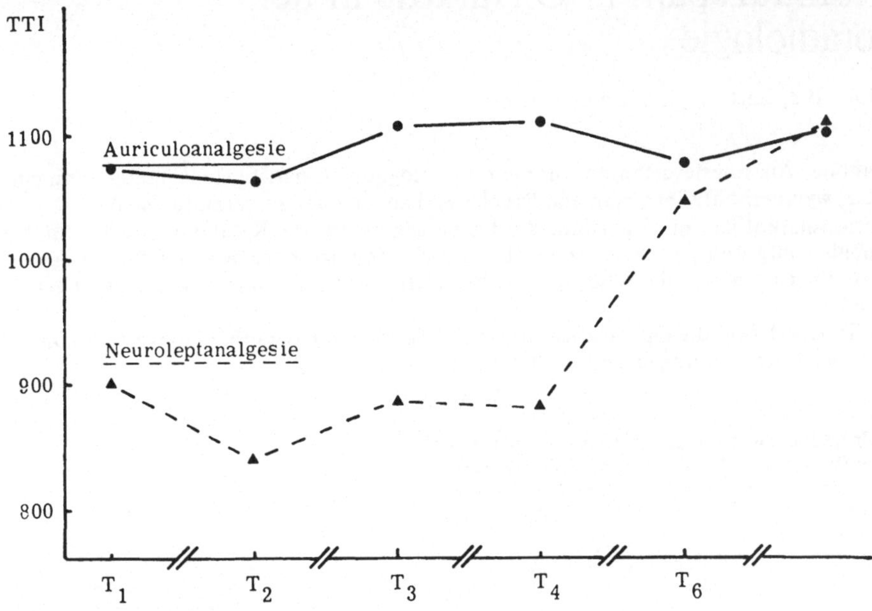

T_1: 5 min nach Narkosebeginn
T_2: 5 min nach Intubation
T_3: 5 min nach Operationsbeginn
T_4: 35 min nach Operationsbeginn
T_5: 5 min nach Operationsende
T_6: Narkoseende

Meßwerte (Mittelwerte $\overline{x}$) und Standardabweichungen:

		T_1	T_2	T_3	T_4	T_5	T_6
Aurikuloanalgesie:	$\overline{x}$	1073	1062	1107	1109	1078	1107
	s	373	168	213	172	158	150
Neuroleptanalgesie:	$\overline{x}$	899	838	886	881	1044	1110
	s	202	238	173	158	240	246

Abb. 4. Tension Time Index (TTI) (TTI = MAP x $\sqrt{HF}$)

Literatur

1. Hausmann, B.: Auriculo-Reflexanalgesie im kombinierten Narkoseverfahren bei großen chirurgischen Eingriffen. Vortrag zur Jahrestagung der DGAW, Travemünde 1976
2. Ott, E., Martin, E.: Vergleichende Untersuchungen der hämodynamischen Parameter während NLA und Elektrostimulation.

Die Flunitrazepam N_2O-Narkose in der Neuroradiologie

W. Tolksdorf, H.J. Hartung, I. Leon und H. Lutz

Die Auswahl des Anästhesieverfahrens für neuroradiologische Eingriffe stellt immer dann ein Problem dar, wenn erhöhte intracranielle Drucke vorhanden oder zu vermuten sind.

Inhalationsnarkotika, mit Ausnahme des Lachgases ebenso wie Ketamine und Succinylcholin, scheiden aufgrund ihrer z.T. erheblichen hirndrucksteigernden Wirkung für diesen Eingriff aus, obgleich gerade diese Substanzen für relativ kurz dauernde Eingriffe besonders geeignet sind.

In der Tabelle 1 sind die Operationszeiten bei 72 Carotisangiographien dargestellt. Die Mehrzahl dieser Untersuchungen sind nach 45 min abgeschlossen.

Tabelle 1. Operationsdauer für A. Carotisangiographie bei 72 untersuchten Patienten (in Flunitrazepam-N_2O-Narkose)

OP-Zeit (min)	Patientenzahl
≤ 25	30
26-45	30
45-65	7
> 65	5
Σ	72

Die Neuroleptanalgesie mit der Kombination Droperidol und Fentanyl, deren hirndrucksenkende Wirkung von Michenfelder, Etschenberg und Pichlmeyer gezeigt werden konnte, ist jedoch für Eingriffe, die in der Regel als kurzdauernd bezeichnet werden können, wenig geeignet. Nicht zuletzt auch der Nachweis intracranieller Drucksteigerung nach Gabe von Thalamonal durch Bergmann u. Mitarb. (1978) gebieten Zurückhaltung gegenüber dieser Anästhesiemethode in diesem Anwendungsbereich. Flunitrazepam hingegen bewirkt nach Untersuchungen von Campan (1975) und Messungen von Bergmann (1978) keine Steigerung des intracraniellen Drucks. Bereits 1976 berichtete Alder über gute Erfahrungen mit der Flunitrazepam N_2O-Narkose bei neuroradiologischen Eingriffen, allerdings nach Prämedikation mit Thalamonal, Atropin und intraoperativer zusätzlicher Gabe von Pentazocin.

Ausgehend von der Tatsache, daß Angiographien der Arteria carotis wenig schmerzhafte Eingriffe darstellen und in dem Bestreben so wenige Substanzen wie möglich sinnvoll zu kombinieren, erprobten wir die Flunitrazepam-Lachgasnarkose ohne zusätzliche Gabe eines Analgetikums (Tabelle 2).

Um ihre Eignung auch in dringlichsten Fällen zu prüfen, prämedizierten wir lediglich mit 0,25 mg Atropin iv. Nach Gabe von 1 bis 3 ml Diallylnortoxiferin erfolgte die Narkoseeinleitung mit 3 bis 5 mg/kg KG Thiopental. Die Intubation wurde nach Gabe von Succinylcholin (1 mg/kg KG) durchgeführt, die Anästhesie wurde unterhalten mit 0,4 bis 0,8 mg Flunitrazepam iv. und einem N_2O-O_2-Gemisch von 3:1,2 bis 3:2 im halbgeschlossenen Kreissystem bei Relaxation mit Diallylnortoxiferin. Vor Ausleitung der Narkose antagnosierten wir mit Atropin und Pyridostigmin, die Extubation erfolgte am ansprechbaren, auf Anruf reagierenden Patienten.

Da das Herzfrequenzniveau intraoperativ bei den ersten 52 Patienten im Mittel um 10,6% über dem Ausgangswert lag, gaben wir in einer zweiten Serie von 20 Patienten zusätzlich 0,1 mg Fentanyl, das wir mit Levallorphan antagonisierten (Abb. 1). In dieser Gruppe stieg die Herzfrequenz intraoperativ nur um 1,7% vom Ausgangswert an. Wir führten den Herzfrequenzan-

Tabelle 2. Kombinierte Flunitrazepam/N_2O-Narkose mit und ohne Fentanyl zur A. Carotis-Angiographie

ohne Fentanyl	mit Fentanyl	
Atropin 0,25 mg $\sqrt{IV}$		Spontanatmung
[a]Diallylnortoxiferin 1-3 mg $\sqrt{IV}$		Luft
Thiopental 3-5 mg/kg KG iv		Maske assistiert
[a]Succinylcholin 1 mg/kg KG		Intubation 100% O_2
Flunitrazepam 0,4-0,8 mg $\sqrt{IV}$		N_2O / O_2
Diallylnortoxiferin $\sqrt{IV}$ nach Wirkung	+ Fentanyl 0,1 mg $\sqrt{IV}$	3:1,2 – 1:1
Atropin 0,5 mg $\sqrt{IV}$		100% O_2
Pyridostigmin 5 mg $\sqrt{IV}$ " 5 mg $\sqrt{IM}$	+ [b]Levallorphan 1 mg $\sqrt{IV}$	Extubation Maske 100% O_2
		Spontanatmung Luft

[a]bei erhöhtem I C P Anwendung von Pancuroniumbromid
[b]Naloxone

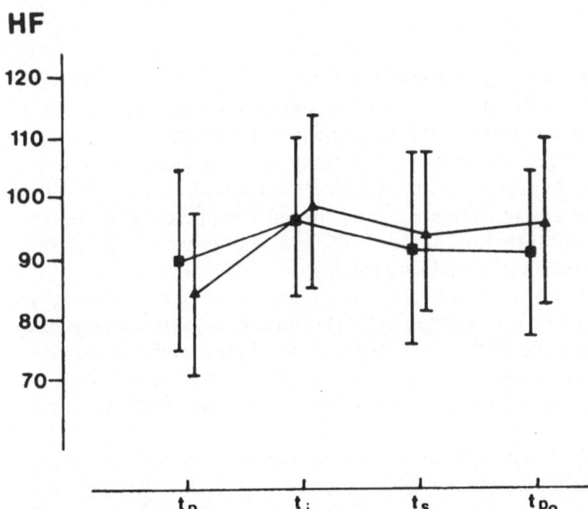

Abb. 1. Der Einfluß einer Flunitrazepam-N_2O Narkose unter Einsatz von Fentanyl (Quadrate) und ohne Fentanyl (Dreiecke) auf die Herzfrequenz

stieg in Gruppe 1 im wesentlichen auf geringe Narkosetiefe zurück, zumal bei einigen Patienten Tränen und Sekretion zähen Speichels beobachtet werden konnten. Für eine oberflächliche Narkose spricht auch, daß nach Gabe von Fentanyl die Ausgangswerte wieder erreicht wurden.

Der arterielle Mitteldruck (Abb. 2) war in beiden Gruppen auffallend stabil, sowohl intra- als auch postoperativ, in keinem Fall kam es zu nennenswerten Hypo- oder Hypertensionen. Die Hypertonie und Tachykardie bei der Intubation waren ausgeprägt, aber von kurzer Dauer.

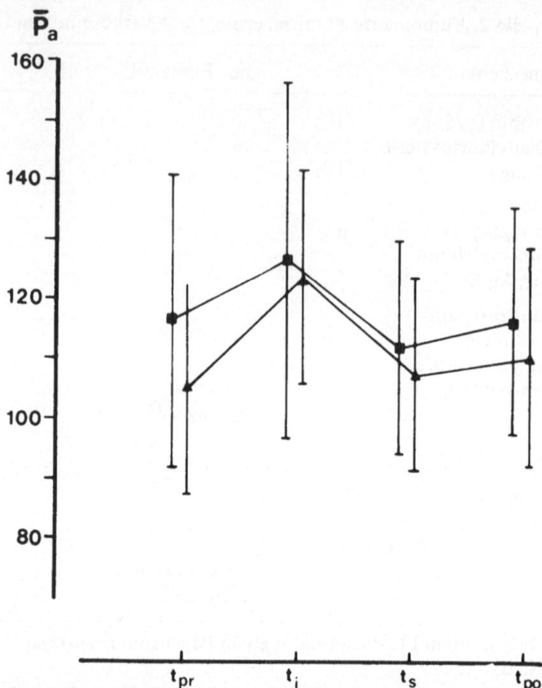

Abb. 2. entsprechend Abb. 1 für den mittleren Blutdruck

Die präoperativ, intraoperativ und 15 Minuten nach Extubation bei Spontanatmung entnommenen arteriellen Blutgasanalysen zeigen (Abb. 3) in beiden Gruppen einen annähernd identischen Anstieg des PaO_2, pH und Base Excess intraoperativ, sowie einen mäßigen hyperventilationsbedingten Abfall des $PaCO_2$. Hingegen ergaben sich deutliche Unterschiede zwischen beiden Gruppen im PaO_2 und $PaCO_2$ postoperativ. Während die Patienten ohne Fentanyl ihre Ausgangswerte wieder erreichten, wiesen einige Patienten der anderen Gruppe erhebliche Anstiege im $PaCO_2$ und weniger stark ausgeprägte Abfälle des PaO_2 auf, die ihren Ausdruck in erhöhtem Mittelwert und der großen Standardabweichung fanden.

Neben der intraoperativen Kreislaufstabilität, der fehlenden Beeinflussung der Atmung im postoperativen Verlauf bei der Kombination Flunitrazepam-N_2O ohne Analgetikum imponieren insbesondere die gute Tubustoleranz bei Narkoseausleitung ohne Husten und Pressen sowie die sofortige Ansprechbarkeit der Patienten, die zwar meist schläfrig sind, oder sich in einem Zustand des leichten Schlafes befinden, aber auf Anruf immer adäquat reagierten und kooperationsfähig waren.

Die Befragung der Patienten (Tabelle 3) am 1. postoperativen Tag ergab eine gute subjektive Narkoseverträglichkeit, Amnesie für die Dauer des Eingriffs, sowie in den meisten Fällen ein angenehmes Aufwachgefühl.

Postoperative Übelkeit und Erbrechen konnten in keinem Fall beobachtet werden.

Der intraoperative Anstieg der Herzfrequenz von im Mittel 11% als Zeichen unzureichender Narkosetiefe kann zwar durch zusätzliche Gabe von Fentanyl vermieden werden, doch müssen negative Auswirkungen auf die Atmung im postoperativen Verlauf in Kauf genommen werden. Die Tatsache, daß für die Dauer der Narkose und in vielen Fällen für die postoperative Phase bis zu 1-2 Std eine Amnesie besteht, die bekanntermaßen flunitrazepam-spezifisch ist, macht eine Vertiefung der Narkose mit einem Analgetikum nur in den seltensten Fällen notwendig.

Worin bestehen nun die Vorteile dieses Anästhesieverfahrens bei Eingriffen in der Neuroradiologie?

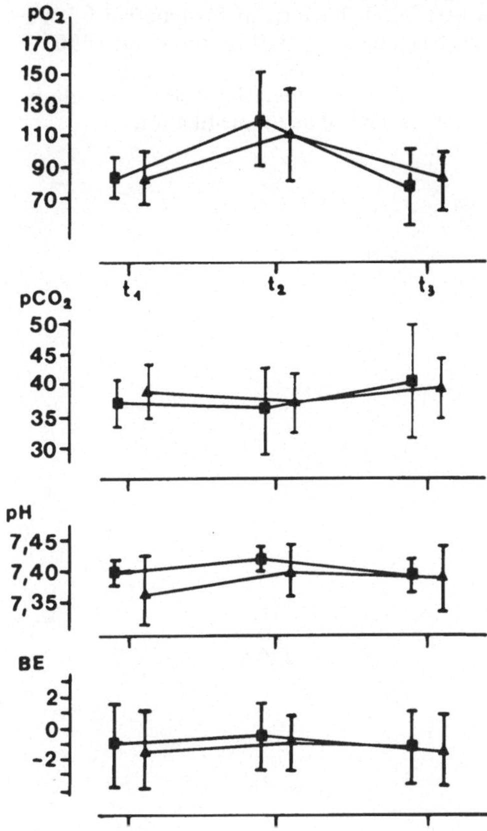

Abb. 3. entsprechend Abb. 1 für die Blutgasanalyse

Tabelle 3. Patientenbefragung am 1. postop. Tag, N = 43

Fragen:	Beurteilungen			
	sehr gut	gut	mäßig	schlecht
1. Wie haben Sie die Narkose vertragen?	6	34	3	0
2. Haben Sie während der Narkose tief geschlafen?	ja 43		nein 0	
3. Fühlten Sie sich nach der Narkose angenehm oder unangenehm?	angenehm 39		unangenehm 4	
4. Litten Sie nach der Narkose an Übelkeit oder Erbrechen?	Übelkeit: ja 0		Erbrechen: nein 43	

Hier erscheinen uns vor allem fünf Faktoren wesentlich:

1. Die Narkose kann ausschließlich mit Substanzen durchgeführt werden, die keine Steigerung des intracraniellen Drucks bewirken. Bei bestehender oder zu vermutender Steigerung des intracraniellen Drucks sollte Pancuroniumbromid statt Succinylcholin verwendet werden.
2. Das stabile Kreislaufverhalten, ebenso wie das Verhalten der Blutgase lassen weder eine Beeinträchtigung der cerebralen Autoregulation, noch einen Hirndruckanstieg erwarten.
3. Im selben Sinne sind die Tubustoleranz und Extubation ohne Husten und Pressen zu bewerten.

4. Die Narkose ist geeignet für kurzdauernde Eingriffe, obgleich sie nicht steuerbar ist. Wir sind hier mit Marti (1976) einer Meinung, der, basierend auf der Erfahrung mit 1500 Flunitrazepam-N_2O-Narkosen sagte: „Diese Narkose muß nicht steuerbar sein."
5. Nicht zuletzt gewährt sie gute Operationsbedingungen und Operationstoleranz, auch in dringlichen Fällen ohne Vorbereitung des Patienten und ohne Prämedikation.

Literatur kann beim Verfasser angefordert werden.

Thema H
Lunge und Beatmung

Vorsitz: E. Rügheimer, Erlangen
und K. Falke, Düsseldorf

Einleitungsreferat

E. Rügheimer

Der Anästhesist hat das Privileg, in der Klinik als Sachverständiger in Fragen der Atmung und Beatmung zu gelten, daraus erwächst die selbstverständliche Pflicht, sich immer wieder mit dieser Materie auseinanderzusetzen.

Bedingt durch die Anwendung von Muskelrelaxantien haben wir lernen müssen, die Atmung während der Anästhesie zu substituieren. Das ist heute Routine. Wir haben auch gelernt, präoperative Schädigungen des Atmungssystems so zu therapieren, daß die Patienten zumindest ihren präoperativen Lungenfunktionszustand wieder erreichen können und wir haben schließlich gelernt, die postoperative Ateminsuffizienz – ein komplexes Syndrom aus Operationsschmerz, Volumenverlust und Metabolismus der Narkotika – mit einer Erfolgsquote von 80% zu meistern.

Im Gegensatz dazu verunsichert uns die Tatsache, daß wir bei der Behandlung des akuten Lungenversagens als Folge schwerer Traumen, einer Pankreatitis und insbesondere septischer Erkrankungen bis zu 80% unserer Patienten verlieren.

Die vielfältigen Benennungen für verschiedene Erscheinungsbilder des akuten Lungenversagens, die vom Ort ihres ersten Auftretens, z.B. Da-Nang-Lunge bis zur Beschreibung morphologischer Veränderungen reichen (kongestive Atelektasen, Wet-lung, ARDS) – Hans Bergmann hat vor einigen Jahren eine Tabelle mit 53 synonymen Bezeichnungen zusammengestellt – wirken eher wie eine Entschuldigung unserer Ratlosigkeit als daß sie uns weiterhelfen, die pathogenetischen Zusammenhänge zu erkennen bzw. ein therapeutisches Konzept zu entwickeln.

Nun, sieht man genauer hin, fällt folgendes auf:

Der klassische hämorrhagische Schock ist in seiner ersten Phase charakterisiert durch akute hämodynamische Veränderungen, die sich im klinischen Bild wiederspiegeln – blaß-kalte Haut, schweißbedeckte Stirn, steigende Pulsfrequenz, frequente Atmung, abfallende Blutdruckwerte usw. – zumeist sind sie ausreichender Anlaß, den Volumenmangel durch Volumenersatz wirkungsvoll auszugleichen und damit eine Restitutio ad integrum zu ermöglichen. Nur wenn die Schocktherapie zu spät einsetzt, führen diese hämodynamischen Veränderungen auch zu Änderungen an der Mikrostruktur der Lunge und anderer Organe.

Beim septischen Schock können diese hämodynamischen Symptome in der Initialphase fehlen. Das Herzzeitvolumen kann sogar leicht gesteigert sein, und es ist nur relativ zu niedrig, weil durch AV-Shunt und erhöhten O_2-Verbrauch die Sauerstofftransportkapazität reduziert wird. Kommt es dann in der zweiten Phase aufgrund gestörter Mikrozirkulation zu Gerinnungsstörungen und Ischämie, so tritt unvermittelt das schwere septische Zustandsbild auf. Der Patient verfällt sichtbar, jetzt sind auch Kreislaufparameter wie Senkung des Blutdruckes, Frequenzsteigerung, venöses Pooling und reduziertes Herzzeitvolumen erkennbar. Das irreversible Stadium mit Azidose, einem Abfall von Thrombozyten, Prothrombin, Fibrinogenfaktor V und VIII und LDG wird erreicht. Blutungen aufgrund disseminierter intravasaler Gerinnungsstörungen und Verbrauchskoagulopathie treten auf. Neben dem klinischen Erscheinungsbild zeigt das akute Lungenversagen auch einen recht gleichförmigen Ablauf, der durch eine Reihe pathologischer Befunde charakterisiert wird: Als Ausdruck einer massiven vaskulären Kongestion findet man eine mit Blut strotzend gefüllte Pulmonalarterie.

Die präkapillaren Gefäßabschnitte sind deutlich gestaut und führen zu einer erheblichen Verbreiterung der Alveolarsepten. Über die interstitielle Infiltration erfolgt eine Prallfüllung der Alveolen mit Exsudat. Zahlreiche neutrophile Granulozyten überschwemmen das gesamte Lungengewebe, die große Zahl an frei im Lungeninterstitium liegenden lysosomen Granula wie auch der Zustand degranulierter Leukozyten und Thrombozyten deutet auf eine Freisetzung größerer Mengen hydrolytischer Enzyme hin. Im Endzustand zeigt sich das Bild einer Kombination aus Atelektase und Pneumonie, die Alveolen sind nicht mehr von Exsudat ausgefüllt, sondern meist kollabiert.

Aus diesen vorgestellten pathologischen Befunden möchte ich zwei Thesen ableiten:

1. Die Lunge reagiert auf die unterschiedlichsten Noxen mit einem monotonen pathomorphologischen Reaktionsmuster. Dabei spielt die Zeit eine entscheidende Rolle, welches der pathomorphologischen Zustandsbilder überwiegt. Mit anderen Worten: Ein sich rasch entwickelndes Lungenödem mit letalem Ausgang läßt selbstverständlich eine proliferative Phase vermissen. Ein akutes Lungenversagen nach Peritonitis wird dem Pathologen Mikrothromben, Fibroblasten und pneumonische Infiltrate bieten.
2. Wie aber bereits vor längerer Zeit nachgewiesen werden konnte, reagiert die Lunge auch ohne äußeren Einfluß, – also ohne Aspiration von Magensaft, ohne gramnegative Keime – in geradezu dramatischer Weise auf eine hohe Vagusdurchtrennung. Das bedeutet, daß alle pathologischen Reaktionsmechanismen auch auf neurohumoralem Wege ausgelöst werden können.

Meine bisherigen Einblicke in die Pathogenese des akuten Lungenversagens zeigen uns, daß wir zum klareren Verständnis und für die ursächliche Therapie des akuten Lungenversagens auch auf genauere Kenntnisse des Zellstoffwechsels und der Vorgänge an der Zellmembran angewiesen sind, auf differenzierte Kenntnisse immunologischer und humoraler Wechselwirkungen.

Fortschritte sind hier nur möglich, wenn wir „Kliniker" intensiv mit Vertretern der theoretischen Disziplinen zusammenarbeiten. Ich habe deshalb Herrn Kessler und Herrn Schmutzler eingeladen und sie gebeten, uns über die „Pathophysiologie der Mikrozirkulation in der Lunge" und über „Immunologische Aspekte des akuten Lungenversagens" zu referieren.

Wir dürfen gespannt sein auf die aktuellen Ergebnisse, Hypothesen und Theorien, die uns von den Referenten heute vorgetragen werden.

Noch ein Wort zur Therapie. Ein allgemein akzeptiertes Konzept für eine wirkungsvolle Therapie des akuten Lungenversagens gibt es nicht. Auf der Suche danach müssen wir uns Rechenschaft darüber abgeben, was unsere Therapieansätze bewirken.

Mit der heute zur Verfügung stehenden Antibiose kann der septische Schock nicht beherrscht werden, es gelingt allenfalls den Todeszeitpunkt hinauszuschieben. Vielleicht liegt es daran, daß mit der antibiotischen Therapie das einmal fixierte Toxin nicht mehr aus seiner biologischen Verbindung zu verdrängen ist.

Die Forschung für die Zukunft muß sich deswegen intensiv mit den konkordanten immunologischen Abwehrsystemen befassen. Wir müssen die Bedeutung der Opsonisierung in der antimikrobiellen Abwehr prüfen und sollten auch die Forschungsarbeiten, in denen ein Zusammenhang zwischen einer erhöhten Makrophagentätigkeit und dem schnelleren Abbau des interstitiellen Ödems beobachtet wurde, mit größter Aufmerksamkeit verfolgen.

Unsere Volumenersatztherapie, mit der wir beim hämorrhagischen Schock ausgezeichnete Erfolge erreicht haben, bedarf im Hinblick auf den septischen Schock einer intensiven qualitativen und quantitativen Überprüfung.

Eine überschießende Volumentherapie im Schock oder eine inadäquate Infusionstherapie bei Langzeitbeatmung prädisponieren zu einer Flüssigkeitslunge. Durch die bekannte Neigung zur Wasserretention bei Beatmungspatienten kann es zu einer Hypoproteinämie kommen.

Ein Patient mit einem onkotischen Defizit kann aber ein ausreichendes zirkulierendes Blutvolumen nur dann erhalten, wenn es zu einem hydrostatischen Druckanstieg im überdehnten Interstitium kommt.

Auch die Qualität unserer Infusionstherapie sollten wir überprüfen. Wer weiß schon genau, ob durch Infusionslösungen keine Schädigungen an der Lunge auftreten, immerhin wird von einigen Fachleuten der Standpunkt vertreten, die Albuminzufuhr könne bei abnormer Permeabilität der Lungenkapillaren den Eiweißaustritt und damit das interstitielle Ödem verstärken und andere glauben an die Wirkung von Aminosäuren als Histaminliberator und anderer Mediatoren.

Ein anderes Problem in der Therapie des akuten Lungenversagens betrifft die künstliche Beatmung. Die intermittierende Überdruckbeatmung beeinflußt die Physiologie des Surfactantsystems, was zu einer Verschlechterung der Compliance und zu Atelektasen führt. Aus der durch einen Satzfehler entstandenen Tautologie „respiratorische Beatmung" hat Benzer in seinem Referat in Wien ein neues faszinierendes therapeutisches Konzept der „Erholungsbeatmung" entwickelt. Er empfiehlt eine Kombination aus hyperfrequenter Wechseldruckbeatmung bei geblähter Lunge und gleichzeitiger Übernahme des Gasaustausches durch die extracorporale Membranoxygenation. Die ECMO allein scheint jedenfalls nicht zum Ziel zu führen.

Ich habe bisher von der Therapie gesprochen: Wir haben aber gesehen, daß das akute Lungenversagen sehr unvermittelt auftritt und daß es entscheidend auf eine möglichst frühzeitige Erkennung einer pathologischen Entwicklung ankommt.

Wie aber können wir über den Lungenzustand und mögliche Veränderungen schnell und zuverlässig Auskunft erhalten? Welche aussagekräftigen Parameter gibt es neben Druck und Blutgaskonzentration? Kann uns die Impedanzplethysmographie entscheidend weiterhelfen? Mit welchen Erfolgen, Mißerfolgen und Komplikationen haben wir bei Lungenbiopsien zu rechnen? Ist sie unter den heutigen Verhältnissen des notorischen Mißtrauens überhaupt noch zu vertreten?

Sie sehen also, es bleiben viele Fragen zu klären. Vielleicht weisen uns die heutigen Referenten einen Weg.

Pathophysiologie der Mikrozirkulation der Lunge

M. Kessler

Die großen Fortschritte, die in den letzten Jahren auf dem Gebiet der Intensivmedizin erzielt werden konnten, haben dazu geführt, daß der am Krankenbett des Risikopatienten tätige Anaesthesist und Intensivmediziner sich tagtäglich mit hochkomplizierten pathophysiologischen Prozessen auseinandersetzen muß. Damit ist ihm eine Pionierrolle aufgebürdet, die angesichts vieler nicht oder noch nicht lösbarer Probleme Herausforderung, Faszination, aber auch deprimierende Ernüchterung beinhaltet. Oft müssen der Schwerkranke und sein ihm zur Seite stehender Arzt alle Phasen eines pathophysiologischen Geschehens erleben, bis dann schließlich ein therapieresistentes, akutes oder chronisches Lungenversagen eine schicksalhafte, irreversible Entwicklung einleitet.

Initiales Ereignis in der Kette fortschreitender pathophysiologischer Prozesse ist häufig eine diskrete Störung der Mikrozirkulation, die an irgendeiner Stelle im dreidimensionalen Maschenwerk der Lungenkapillaren entstehen kann. Eine solche, vielleicht nur umschriebene Störung der Mikrozirkulation, schlägt u.U. eine erste Bresche in die Phalanx zellulärer Abwehrmechanismen und schafft damit einen Nährboden für die Invasion bakterieller Keime, die wir nur allzu häufig als resistent apostrophieren können.

Bei einer Durchsicht der Literatur fällt auf, daß dem sprunghaft anwachsenden Interesse an Fragen der Kapillardurchblutung und der lokalen O_2-Versorgung der Lunge nur sehr spärliche direkte Messungen gegenüberstehen. Methodische Schwierigkeiten mögen hier teilweise verantwortlich sein. Zum anderen offenbart sich aber auch eine gewisse Informationslücke zwischen dem Physiologen und dem Anaesthesisten und ich muß gestehen, daß ich selbst erst vor kurzem die außerordentlich große theoretische und praktische Bedeutung des Themas „Mikrozirkulation und lokale O_2-Versorgung der Lunge" richtig erkannt habe.

Stimuliert durch die freundliche Einladung von Herrn Professor Rügheimer, vor diesem Zuhörerkreis einen Vortrag zu halten, haben wir eine Pilotstudie mit Messungen an der Lunge des Hundes begonnen. Die Versuche wurden gemeinsam mit Herrn Dr. Pohl durchgeführt. Die ersten Befunde, über die ich Ihnen heute berichten darf, können und sollen mehr Ausblick auf künftige Entwicklungen denn schlüssige Antwort auf Ihre vielen, sicherlich sehr drängenden Fragen sein.

Ich darf nun im 1. Teil meines Vortrags eine Einführung in das Thema der lokalen pO_2-Messung geben und Ihnen dabei zeigen, daß man durch Ermittlung des pO_2-Histogramms nicht nur eine sehr präzise Information über die lokale O_2-Versorgung gewinnen kann, sondern daß sich darüber hinaus durch Interpretation des Histogramms exakt beurteilen läßt, ob die Mikrozirkulation normal oder gestört ist. Im 2. Teil darf ich Ihnen die Resultate unserer ersten Lugenmessungen demonstrieren.

Ergebnisse

Der konvektive Sauerstofftransport in der Kapillare und die Diffusion des Sauerstoffs aus der Kapillare in die umliegenden Zellen erzeugen in den Geweben in der Regel eine dreidimensionale Sauerstoffdruckverteilung.

Für die exakte Analyse dieser dreidimensionalen Sauerstoffdruckverteilung müssen die lokalen Sauerstoffdrucke mit geeigneten Elektroden an ca. 100-120 verschiedenen Stellen ausgemessen werden.

Besonders rasch lassen sich solche O_2-Druckfelder mit Hilfe von pO_2-Mehrdrahtelektroden ermitteln. Die Auswertung von Sauerstoffmessungen im Gewebe ist dank der zur Verfügung stehenden relativ preiswerten Minicomputer innerhalb von Minuten möglich. Es ist erwiesen, daß im Gewebe eine sehr inhomogene Sauerstoffdruckverteilung existiert. Ordnet man pO_2-Meßwerte nach Häufigkeitsklassen, so erhält man eine prozentuale Sauerstoffdruckverteilungskurve, die wir als pO_2-Histogramm bezeichnen. Auf der Abszisse sind dann die pO_2-Werte der Klassen aufgetragen, während die Ordinatenwerte die prozentuale Häufigkeit der einzelnen Klassen bezeichnen.

Unter physiologischen Bedingungen erhält man pO_2-Histogramme mit den folgenden charakteristischen Merkmalen:

1. Die Histogramme sind sehr homogen und zeigen nur mäßige Abweichung von einer Glockenkurve.
2. Ein auffallend großer Anteil der pO_2-Werte liegt tiefer als der in den Abflußvenen eines Organs gemessene venöse pO_2-Wert.
3. Die tiefsten pO_2-Werte befinden sich in einem Bereich um 1 mm Hg.

Trotz unterschiedlichster Struktur und Funktion der Gewebe sind die Histogramme sehr ähnlich, lediglich das Nierenhistogramm zeigt als Folge der hohen funktionellen Durchblutung im Bereich der äußeren Nierenrinde eine deutliche Rechtsverschiebung. Eine noch stärkere ausgeprägte Rechtsverschiebung finden wir in der Lunge.

Die unerwartete Diskrepanz zwischen den tiefen pO_2-Werten des Gewebes und den venösen Sauerstoffdruckwerten gab erste Hinweise darauf, daß unter Ruhebedingungen offenbar ein erheblicher Anteil des Blutes durchs Gewebe fließt, ohne die Zellen mit hohen Sauerstoffdrucken äquilibrieren zu können. Langwierige experimentelle und theoretische Analysen der Mikrozirkulation und der O_2-Versorgung ergaben schließlich, daß in den Geweben sehr inhomogene Muster der Mikrozirkulation bestehen. Diese inhomogenen Mikroflüsse können, zumindest teilweise, als Folge inhomogener Kapillarlängen gedeutet werden.

Dieses relativ simple Gedankenexperiment, bei dem der Kapillardurchmesser nicht berücksichtigt wurde, zeigt Ihnen, daß ohne Annahme einer zusätzlichen Regulation, schon als Folge der inhomogenen Kapillarlängen, ein erheblicher kapillärer Shunt entstehen kann. Direkte Messungen der Mikrozirkulation in Gehirn, Niere und Leber zeigen, daß die Mikrozirkulation sehr inhomogene Werte aufweist.

Mit diesen Befunden stellte sich die Frage, ob der in den Geweben bestehende kapilläre Shunt unvermeidbare Folge einer nicht optimierten Struktur ist, oder ob es sich um eine vom Organismus bereitgehaltene akut verfügbare O_2-Reserve handelt, die bei plötzlichem Sauerstoffmehrbedarf durch Umverteilung der Mikrozirkulation utilisiert werden kann.

Bei einer Stoffwechselsteigerung entsteht am venösen Ende von sehr langen und damit nur mäßig perfundierten Kapillaren ein lokaler O_2-Mangel. Messungen an der Leber in situ und am Skelettmuskel, die in meiner Arbeitsgruppe von Krumme und Pohl durchgeführt wurden, haben gezeigt, daß es eine Umverteilung der Mikrozirkulation tatsächlich gibt. Unsere Befunde konnten mittlerweile von Lübbers und Leniger-Follert auch für das Gehirn bestätigt werden.

Ich komme jetzt zum 2. Teil meines Vortrages und möchte Ihnen pathologische Formvarianten des pO_2-Histogramms nennen:

1. Bei einer Entblutung im Tierversuch kommt es zu einer Linksverschiebung des Leber-O_2-Histogramms, wobei die ursprünglich glockenförmige Hüllkurve eine hyperbelartige Form annimmt. Bei einem Entblutungsvolumen, das 2,8% des Körpergewichts entspricht, findet man im Gewebe ca. 7% anoxische Stellen. Beim hämorrhagischen Schock entstehen solche Formveränderungen des Histogramms in anderen Geweben durchaus in analoger Weise. Linksverschobene Histogramme dieser Art sieht man immer bei Störungen der Mikrozirkulation, die sich als Folge einer Low-Flow-Anoxie entwickeln.
2. Interessante Befunde ergeben sich im Skelettmuskel von beatmeten Patienten: Bei unzureichendem O_2-Gehalt in der Inspirationsluft zeigt das pO_2-Histogramm ein pathologisches, abnormes Aussehen. Durch Erhöhung des O_2-Gehaltes auf 50% kommt es zu einer völligen Normalisierung des Histogrammes. Wir erhalten eine fast glockenförmige Kurve, die keinerlei hyp- oder anoxische Werte aufweist.
   Bei weiterer Erhöhung des O_2-Gehalts in der Inspirationsluft entsteht eine weitere Rechtsverschiebung, die jedoch gleichzeitig mit Formveränderungen einhergeht. Das Histogramm verliert sein harmonisches und damit „schöneres" Aussehen. Es fließt auseinander und wird mehrgipfelig. Der mittlere pO_2 steigt zwar noch weiter an, gleichzeitig nehmen aber auch die tiefen pO_2-Werte deutlich zu. Umfangreiche Modelluntersuchungen an isoliert perfundierten Organen und an verschiedenen Geweben des Hundes

und der Ratte haben ganz eindeutig gezeigt, daß ein solches Histogramm typisch ist für eine Verteilungsstörung der Mikrozirkulation. Solche pO_2-induzierten Verteilungsstörungen können so ausgeprägt sein, daß im Extremfall ein schockähnliches Histogramm mit anoxischen Zonen entsteht.

3. An den Lungen von narkotisierten und beatmeten Hunden findet man erwartungsgemäß als Folge der hohen Lungendurchblutung, ein deutlich nach rechts verschobenes pO_2-Histogramm. Durch Erhöhung des FIO_2 kommt es zu einer weiteren Rechtsverschiebung. Unter Luftbeatmung findet man eine homogene Verteilung, die bei 40 und 80% O_2-Anteil in der Inspirationsluft mehrgipfelig wird und sich deutlich verbreitert.
4. Bei einer künstlich induzierten Störung der Mikrozirkulation – wir infundierten ein Fluorocarbonpräparat, welches absichtlich entgegen den Vorschriften längere Zeit bei Zimmertemperatur gelagert worden war – findet man pO_2-Histogramme, die typisch sind für eine Verteilungsstörung der Mikrozirkulation.
   Wir haben bei diesen Versuchen den kapillären Shunt in der Lunge noch nicht quantitativ bestimmt, da die Lungenmessungen im Rahmen eines sehr umfangreichen Versuchsprojektes mit Ionenmessung am schlagenden Herzen durchgeführt wurden. Dadurch mußten wir unsere Neugier nolens volens noch etwas zügeln.
5. Es ergeben sich erste Hinweise auf einen pO_2-empfindlichen zellulären Regelkreis. Bei Perfusionsversuchen an der mit Noradrenalin aktivierten Leber fand unsere Arbeitsgruppe pO_2-abhängige Flow-Veränderungen.

Immunologische Aspekte des akuten Lungenversagens

W. Schmutzler

Auch in den renommiertesten Lehrbüchern der Immunologie findet man lediglich Darstellungen der historischen Entwicklung, jedoch keine prägnante Definition der Aufgaben dieser Wissenschaft. Offenbar wagt es niemand, denn die in allen Wissenschaften üblichen Schwerpunktverlagerungen haben das Selbstverständnis der Immunologie im Laufe der Zeit mehrfach sehr stark verändert. Zur Zeit versteht sich die Immunologie überwiegend als Wissenschaft von der chronischen Auseinandersetzung des Organismus mit genetisch fremdem Material und der hierzu erforderlichen Regulationsmechanismen. Die nachfolgenden Ausführungen sollen besser als immunpharmakologisch verstanden werden, denn sie befassen sich auch mit der Analyse klinischer Erscheinigungen, die zwar nicht-immunologisch ausgelöst werden, sich in ihrer Symptomatik von pathogenen Immunreaktionen aber kaum unterscheiden.

Die Lunge kann als gigantischer Filter angesehen werden, den täglich ca. 10 000 l Luft und 7 000 l Blut passieren. Mehr noch als äußere Haut oder Magen-Darm-Trakt stellt die Lunge eine Verbindung des Organismus zur Umgebung des Individuums her. Deshalb besitzt sie über das mucoziliäre System, dem die mechanische Beseitigung von Partikeln aus der Atemluft obliegt, hinaus ein kompliziertes System der Verteidigung gegen die Invasion mit belebtem oder unbelebtem antigenen Material.

Auch an der Lunge besteht die bekannte Dualität des Immunsystems: die Reaktionen können einen Schutz, d.h. Immunität im ursprünglichen Sinne des Wortes bewirken, oder zur Gewebsschädigung, d.h. zur pathogenen Immunreaktion führen.

Die nachstehenden Ausführungen befassen sich ausschließlich mit pathogenen Immunreaktionen, vor allem solchen, die akut während einer Operation oder während der prä- und postoperativen Versorgung des Patienten auftreten können.

Dies bedeutet, daß auch Reaktionen mit erörtert werden müssen, die in ihrer Symptomatik allergischen Reaktionen sehr stark gleichen, ohne jedoch durch einen immunologischen Mechanismus ausgelöst zu sein. Hierher gehören z.B. das Aspirin-Asthma und bestimmte Formen der Penicillin-Überempfindlichkeit, die nur bei Personen provoziert werden können, die früher bereits einmal solche Arzneimittel genommen haben, bei denen sich aber weder Antikörper noch sonstige spezifisch immunologische Sensibilisierungsmechanismen nachweisen lassen. Für Reaktionen dieses Typs hat man kürzlich den Begriff „Pseudo-allergische Reaktion" geprägt.

Ferner müssen die unabhängig von eventuell bestehenden echten Arzneimittel-Allergien auftretenden anaphylaktoiden Reaktionen mit erörtert werden. Sie beruhen auf einer primären und direkten Wirkung mancher Arzneimittel (z.B. bestimmte Analgetika, Sedativa, Plasma-Substitute) auf die Gewebsmastzellen und basophilen Granulozyten und damit auf einer Freisetzung von Histamin. Diesen Reaktionen ist also die Endstrecke mit den allergischen Reaktionen vom Typ I nach Coombs und Gell gemeinsam.

Nicht erörtert werden hier chronische Lungenerkrankungen allergischer Genese, z.B. fibrosierende Alveolitis, Sarcoidose, Goodpasture's Syndrom etc..

Nach dem Mediator-Konzept (Abb. 1) pathophysiologischer Prozesse wirkt ein immunologischer oder sonstiger gewebsschädigender Stimulus auf eine primäre Zielzelle im Blut oder im Gewebe, die dadurch zur Freisetzung primärer Mediatoren gebracht wird. Anstelle der primären Zielzelle kann auch, wenn sich die Reaktion in der Soluta des strömenden Blutes abspielt, die jeweils erste aktivierbare Komponente des Gerinnungskomplement- oder Kininsystems stehen.

Die primären Mediatoren können direkt auf die Erfolgszellen wirken, im Falle der Lunge also auf die glatte Muskulatur der Bronchien und Gefäße, die Gefäßendothelien und die bronchialen Drüsenzellen. Sie können aber auch auf andere Zellen wirken und diese zur Freisetzung sekundärer Mediatoren bringen. Als solche sekundären Mediatoren gelten zur

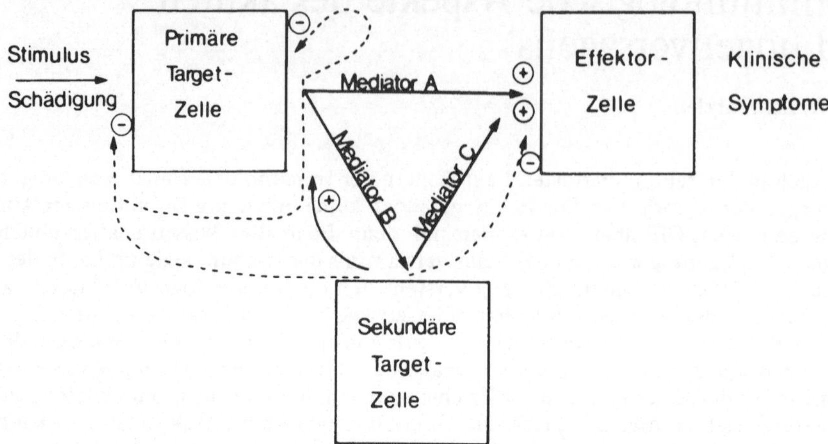

Abb. 1. Mediator-Konzept pathophysiologischer Prozesse

Zeit die Prostaglandine und andere biologisch aktive Arachidonsäure-Derivate, die sogenannte „slow reacting substance of anaphylaxis (SRS-A)", und weitere, chemisch noch weitgehend unbekannte Faktoren, wie z.B. der „eosinophil chemotactic factor (ECF-A)" oder der „platelet aggregating factor (PAF)". Ob die große Gruppe der von Lymphozyten gebildeten Mediatoren, der hier im Zusammenhang mit dem akuten Lungenversagen weniger interessierenden zellulären Allergie, der „Lymphokine", als primäre oder sekundäre Mediatoren anzusehen sind, ist bisher offengeblieben.

Sicher ist aber, daß die primären Mediatoren Histamin, 5-Hydroxytryptamin und Heparin nicht nur auf die Erfolgszellen wirken und dort die klinischen Erscheinungen bewirken, sondern auch eine wichtige Funktion als „feedback"-Modulatoren erfüllen. Sie teilen sich diese Funktion vor allem mit den Prostaglandinen, aber auch mit den hier als sekundären Mediatoren anzusehenden körpereigenen Catecholaminen und Glucocorticoiden.

Die Frage, ob ein immunologischer oder sonstiger Stimulus zu einer pathogenen Reaktion und mehr oder weniger starken klinischen Erscheinungen führt, ist also nicht nur von der Intensität des Stimulus oder der Intaktheit der immunologischen Mechanismen abhängig, sondern auch von der Resultante solcher vegetativen Regulationsmechanismen: sie können die Wirkung des Stimulus auf die primären Zielzellen, die Synthese oder Freisetzung der primären und sekundären Mediatoren sowie deren Wirkung auf die Erfolgszellen verstärkend oder abschwächend beeinflussen.

Die Abb. 2 zeigt schematisch die an solchen Reaktionen der Lunge beteiligten Zellen.

Im allgemeinen folgt man der Einteilung der pathogenen Immunreaktionen in 4 Grundtypen nach Coombs u. Gell.

Typ I oder die anaphylaktische Reaktion ist bedingt durch Antikörper der Klasse IgE, die an spezifischen Rezeptoren der Oberfläche von Mastzellen und basophilen Granulozyten fixiert sind und bei brückenartiger Verbindung mehrerer IgE-Moleküle durch das spezifische Antigen ohne Beteiligung von Komplement eine Kette von Reaktionen auslösen, an deren Ende die Auflösung der Zellgranula und Freisetzung von Mediatoren (beim Menschen besonders Histamin und Heparin) steht.

Typ II oder die cytotoxische Reaktion kommt durch die Reaktion eines Serumantikörpers mit spezifischen antigenen Gruppen in den Membranen von Zellen jeder Art zustande. Diese Reaktion benötigt Komplement und es sind letzten Endes aktivierte Komplement-Komponenten, die Cytotoxizität, d.h. den Untergang der betroffenen Zelle bewirken.
Auch beim Typ III, der immunkomplexvermittelten Reaktion (IgG-Antigen) kommt es, wie bei jeder anderen, auch durch nicht-immunologische Vorgänge (Bakterientoxine, Proteasen-Ausschüttung etc.) in vivo hervorgerufenen Aggregation von Plasmaproteinen zur Aktivierung von Komplement und auch hier beruhen die klinischen Erscheinungen auf den biologischen Wirkungen aktivierter Komplement-Komponenten.

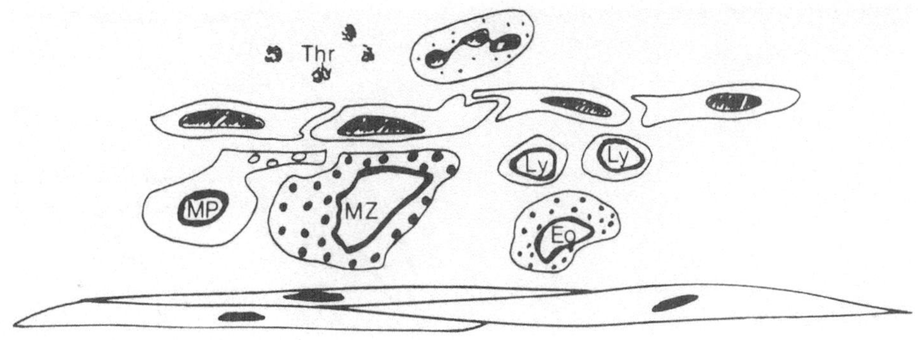

Mediatoren:	Histamin	Prostaglandine	Plasmin
	5-Hydroxytryptamin	SRS-A	Plasmakinine
	Heparin	ECF	akt. Komplement
	(Hydrolasen)	PAF	(C 3a/C 5a)
		Lymphokine	

Abb. 2. Primäre Zielzellen sowie Effektorzellen immunologischer und entzündlicher Reaktionen

Beim Typ IV, der zellulären Allergie, werden die Zell- und Gewebsschäden durch die Lymphokine, d.h. Syntheseprodukte der Lymphozyten hervorgerufen. Zu ihrer Bildung sind weder Antikörper noch Komplement erforderlich.

Bei der Transplantatabstoßungsreaktion hat man nach neuerer Erkenntnis mit einem Mischvorgang aller 4 Typen zu tun, wobei Typ IV allerdings am wichtigsten ist.

Typ I repräsentiert den Formenkreis der generalisierten oder lokalen anaphylaktischen Reaktionen und setzt beim Menschen die Bildung von spezifischem Immunglobulin E, d.h. anaphylaktischem Antikörper voraus. Diese Voraussetzung ist auch bei den anaphylaktischen Schocks erfüllt, die gelegentlich als Folge einer echten Arzneimittelallergie (z.B. gegen Plasmasubstitute, Penicillin, Lokalanästhetika) auftreten können. Sie stellen in der Regel die akuteste und schwerste Form des immunologisch induzierten Lungenversagens dar.

Mit ähnlicher Symptomatik – wenn auch in der Regel milder – verlaufen die anaphylaktoiden Reaktionen. Sie beruhen auf konzentrationsabhängigen, direkten histaminliberierenden Wirkungen von Arzneimitteln ohne Beteiligung spezifischer Antikörper. Milder als die anaphylaktischen Reaktionen sind die anaphylaktoiden Reaktionen vor allem deshalb, weil die Dosis des verabreichten Arzneimittels entweder unterhalb der für eine maximale Histaminfreisetzung erforderlichen Dosis liegt, oder weil – wie im Falle der Plasmaexpander – die ersten Symptome auftreten und zu therapeutischen Maßnahmen Anlaß geben, bevor die volle Dosis verabreicht wurde.

Hinzu kommt (Abb. 3), daß bei anaphylaktoiden Reaktionen die klinischen Erscheinungen nur teilweise durch „intrinsic", d.h. in unmittelbarer Nähe des Wirkortes in hoher Konzentration freigesetztes Histamin hervorgerufen werden, überwiegend aber durch „extrinsic" auf dem Blutweg aus anderen Organen zur Lunge gelangendes Histamin (Dale). Wegen der Verteilung des Histamins im Organismus ist die Konzentration des „extrinsic" Histamin am Wirkort geringer als die des „intrinsic" freigesetzten, und die Wirkung daher schwächer.

Häufig – z.B. bei Auslösung der Lungenfunktionsstörung infolge Verabreichung von Humanalbumin, Plasma- oder Blutkonserven oder bei Septikämie oder infolge der Anwendung von Antibiotika dürften zwei Typen allergischer Reaktionen (I und III) im Spiele sein.

Für die Therapie ist das belanglos, denn diese folgt in allen Fällen ähnlichen Prinzipien.

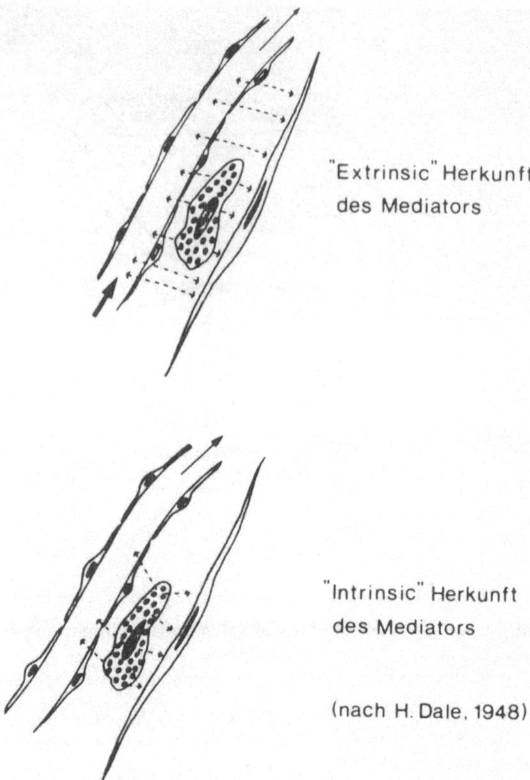

Abb. 3

Der Wirkungsmechanismus der Glucocorticoide ist bis heute nicht genau bekannt, doch scheint die stabilisierende Wirkung dieser Substanzen auf biologische Membranen neben einer Steigerung der Empfindlichkeit adrenerger Rezeptoren für ihre Wirkungen bei anaphylaktischen bzw. anaphylaktoiden Reaktionen verantwortlich zu sein.

Die seit langem übliche Anwendung des Adrenalins bei anaphylaktischen Reaktionen hat in Untersuchungen an isolierten Mastzellen (Abb. 4) eine glänzende Rechtfertigung erfahren. Adrenalin ist ebenso wie andere ß-adrenerg stimulierende Substanzen ein Hemmer der Mastzelldegranulierung (und wirkt am Gesamtorganismus wegen seiner α-adrenergen Wirkungskomponente der Hypotension entgegen). Zahlreiche experimentelle Daten sprechen dafür, daß diese Hemmung der Degranulierung über eine Erhöhung des cAMP in der Zelle zustande kommt.

Ähnlich wirken Prostaglandin E und Histamin (über den durch Cimetidin blockierbaren H2-Rezeptor). Diese beiden Mediatoren können also ihre eigene Freisetzung limitieren. In der Tat ist gezeigt worden, daß Blockade der Prostaglandinsynthetase mit Acetylsalicylsäure oder Indometacin zwar die anaphylaktische Freisetzung von Prostaglandinen und anderen Arachidonsäure-Derivaten verhindern kann, gleichzeitig aber durch Blockade der Prostaglandin E-Synthese zu einer Vermehrung der Histamin- und SRS-A-Freisetzung führt.

Ähnliche unerwünschte Wirkungen, insbesondere eine erhöhte anaphylaktische Letalität, sind nach Vorbehandlung mit H2-Blockern (Burimamid, Metiamid, Cimetidin) beschrieben worden. Dies sollte man vor einer generellen Empfehlung, alle Patienten präoperativ mit einem H2-Blocker zu behandeln, bedenken.

Papaverin, Theophyllin und Dinatriumcromoglykat ähnlich wirkende Verbindungen hemmen die Mastzelldegranulation durch Hemmung des Calcium-Einstroms in die Zelle. Interessanterweise wirken mit Ausnahme des Histamins und des Dinatriumcromoglykats die gleichen Substanzen, die die Mastzelldegranulation hemmen auch hemmend auf die Wirkung

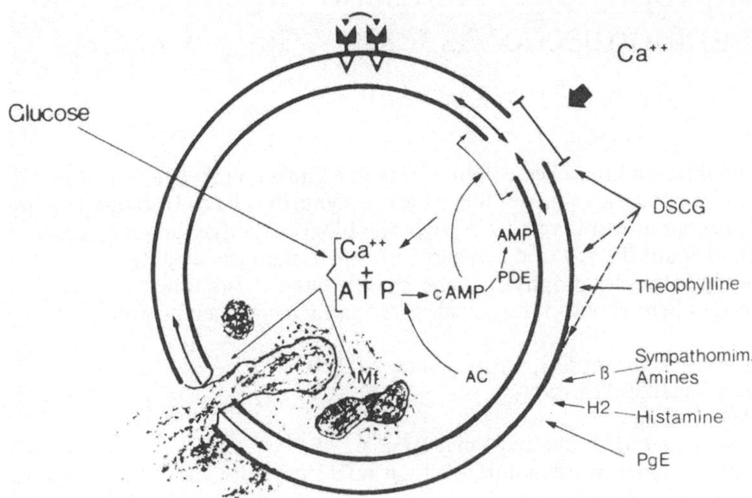

Abb. 4. Scheme of Human Mast Cell. 2. Anaphylactic Reaction

der Mediatorsubstanzen an den Effektorzellen, d.h. sie hemmen die Kontraktion der glatten Bronchialmuskulatur, die erhöhte Durchlässigkeit der Kapillarendothelien und die erhöhte Sekretion der Bronchialdrüsen.

Bisher unbekannt ist allerdings, warum beim Bronchialasthma gelegentlich die sympathomimetischen Amine versagen und der entstehende Status asthmaticus zur Anwendung von Theophyllin zwingt und umgekehrt.

Möglicherweise findet dies seine Erklärung darin, daß eine Allergisierung des Organismus einhergeht mit einer Veränderung der Empfindlichkeit vegetativer Rezeptoren, wie sie für die Erfolgszellen schon vor längerer Zeit beschrieben und immer wieder diskutiert, für die primären Zielzellen aber erst kürzlich nachgewiesen wurden.

Schocklungenprophylaxe: Klinische Ergebnisse und pathologisch-anatomische Aspekte

H. Martinek, J. Missliwetz, R. Passl und L. Tonczar

Im Rahmen einer kontrollierten klinischen Studie wurde der Einfluß einer speziell ausgearbeiteten Prophylaxe auf die Entwicklung des Schocklungensyndroms beim Unfallpatienten untersucht. In dieses Programm wurde seit 1976 jeder Unfallpatient aufgenommen, der gewisse Kriterien im Hinblick auf die Art und Schwere seiner Verletzungen erfüllte.

Es sollte die Wirkung folgender prophylaktischer Maßnahmen – zusätzlich zu einer standardisierten optimalen Schockbehandlung nach herkömmlichen Regeln – untersucht werden:

a) Methylprednisolon (30 mg/kg KG, 4 mal binnen 24 Std)
b) Heparinisierung (3 mal 5000 E)
c) Aldactone (2 mal 400 mg)
d) Neomycin (4 mal 1 g) und Duphalac (4 mal 10 ml)

Diese Prophylaxemaßnahmen wurden durch 5 Tage aufrechterhalten und ihre Wirkung an einer Fülle von Parametern kontrolliert.

Klinische Ergebnisse

Von 100 Patienten starben 9 (4 davon trotz der beschriebenen Prophylaxe) an einer autoptisch verifizierten Schocklunge. Der Kranksheitsablauf dieser Patienten läßt einige wesentliche Aussagen über die Wirkung dieser Schocklungenprophylaxe zu (Abb. 1):

1. Das Verhalten von Puls und Blutdruck zeigt eine durch mehrere Tage anhaltende Stabilität.
2. Aus den Hk-Werten kann auf eine bessere Mikrozirkulation geschlossen werden.
3. Ein deutlicher Unterschied zeigt sich im Verhalten der pO_2-Kurve, so daß auch eine bessere O_2-Utilisation angenommen werden kann.

Wenn auch in 4 Fällen der Exitus des Patienten am Schocklungensyndrom durch unsere Prophylaxe nicht verhindert werden konnte, sind doch gewisse Einflüsse auf den Verlauf des Krankheitsbildes, insbesondere auf die Mikro- und Makrozirkulation sowie des Gastransportes in der Lunge nicht zu übersehen. Da Komplikationen durch das hochdosierte Cortison nicht beobachtet wurden, könnte unser Konzept einer Schocklungenprophylaxe die Grundlage für weitere Untersuchungen bilden.

Pathologisch – anatomische Aspekte

Bei jenen Patienten, die unter den Zeichen des Schocklungensyndroms verstarben, wurde versucht, durch eine unmittelbar postmortal beginnende Vorfixierung der Lunge in situ die pathologisch – anatomischen Veränderungen der Frühphase des Schockgeschehens zu erfassen. Dazu wurden unmittelbar nach Eintritt des Todes durch einen intratracheal liegenden Tubus die Lungen mit gepufferter Formalinlösung aufgefüllt und unter gleichzeitiger Beatmung mit einem speziell adaptierten Respirator in Atemmittellage gehalten (Abb. 2). Die auf diese Weise vorfixierten Lungen wurden bei der Obduktion entnommen und auf übliche Weise weiterfixiert.

Von jeder Lunge wurden etwa 30 Schnitte untersucht, so daß aus den erhaltenen histologischen Bildern von 540 Schnitten ein deutlicher Zusammenhang zwischen den bekannten pathologisch-anatomischen Veränderungen, ihrer Topographie und der Überlebenszeit des Patienten abzulesen war. Die Abb. 3 gibt abschließend diese Ergebnisse wieder.

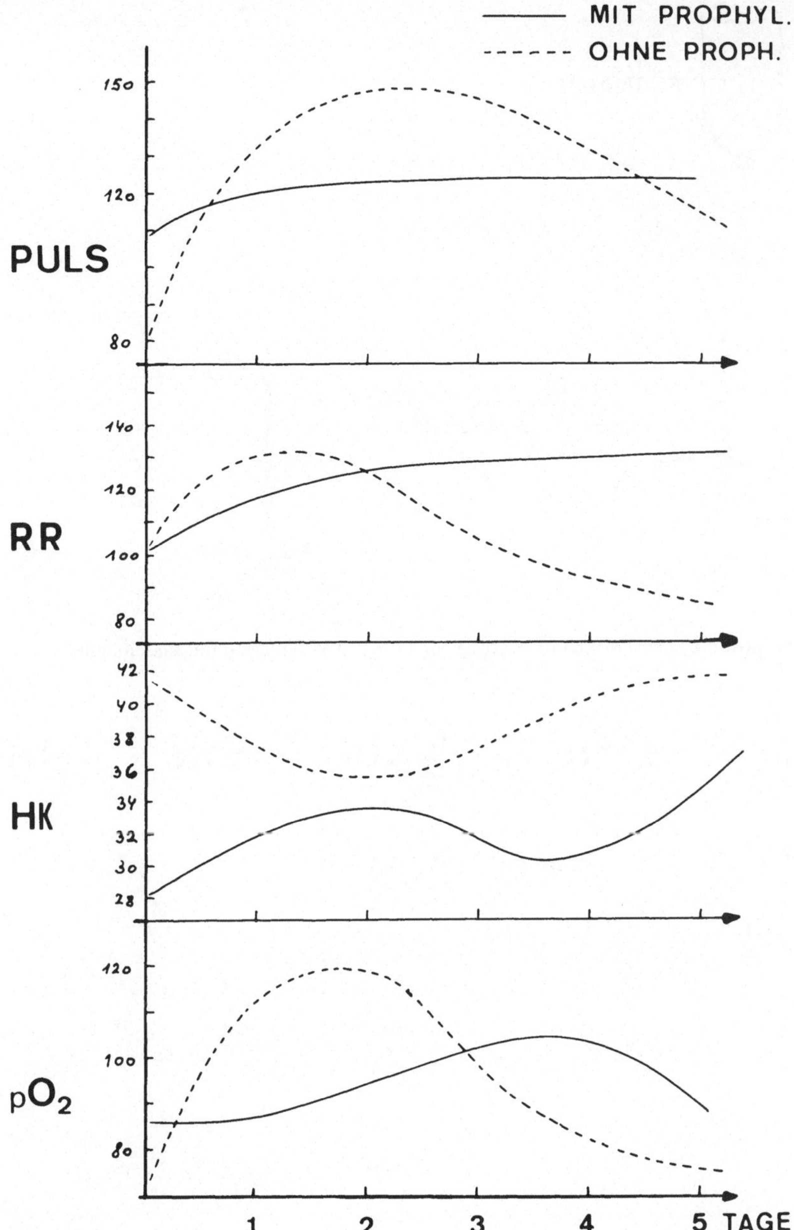

Abb. 1. Wirkungen einer Schocklungen-Prophylaxe am Beispiel der Reaktionen von Puls, Blutdruck, Hämatokrit und pO_2

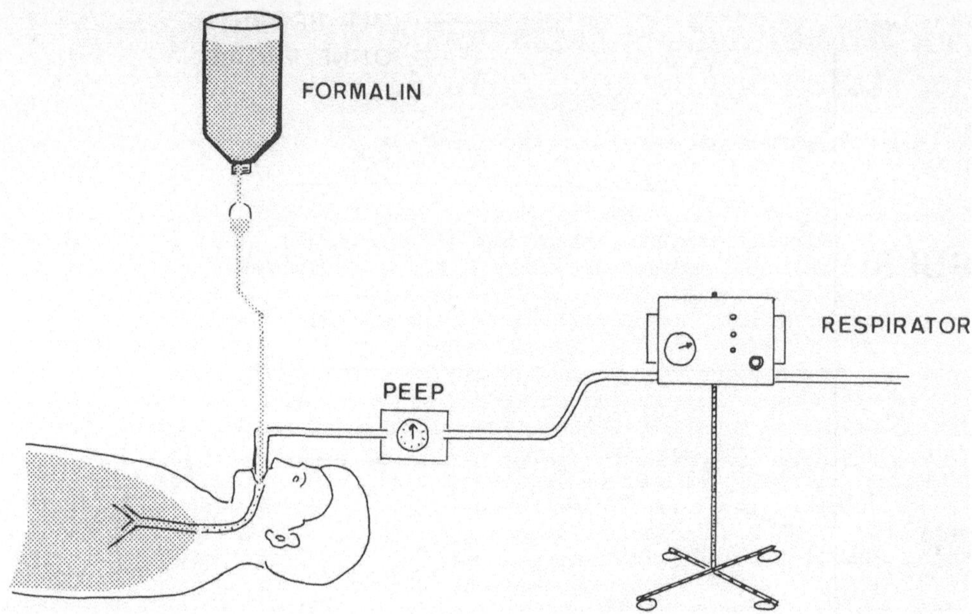

Abb. 2. Anordnung zur postmortalen Formalin-Fixierung der Lunge in Mittellage unter maschineller Beatmung

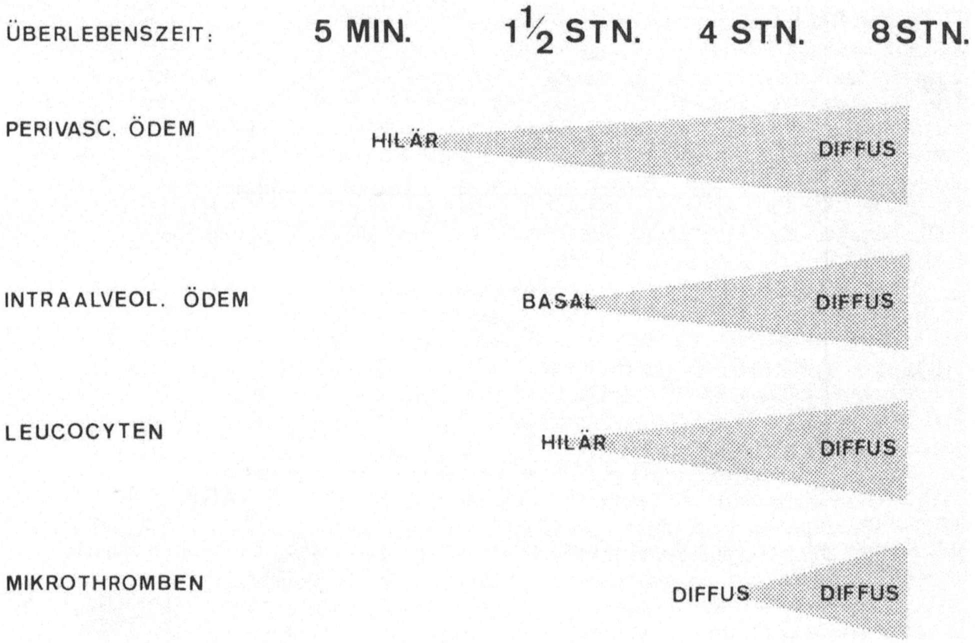

ÜBERLEBENSZEIT:	5 MIN.	$1\frac{1}{2}$ STN.	4 STN.	8 STN.
PERIVASC. ÖDEM	HILÄR			DIFFUS
INTRAALVEOL. ÖDEM		BASAL		DIFFUS
LEUCOCYTEN		HILÄR		DIFFUS
MIKROTHROMBEN			DIFFUS	DIFFUS

Abb. 3. Synopsis einiger morphologischer Befunde der Lunge in Abhängigkeit von der Überlebenszeit

Zur Bedeutung des Zeitfaktors in der Entwicklung der akuten posttraumatischen Ateminsuffizienz

G. Tempel, S. Jelen, B. v. Hundelshausen und U. Gullotta

Traumatischer Schock, hämorrhagischer Schock, toxischer Schock und septischer Schock bzw. das entsprechend bezeichnete Schockgeschehen führen in nicht kalkulierbarer Häufigkeit auch bei bis dahin lungengesunden Patienten in unterschiedlichem Zeitabstand vom akuten Ereignis zu einer mehr oder minder schweren respiratorischen Insuffizienz [1, 16, 17, 23, 27, 32]. Das klinische Bild und der Verlauf ist recht uniform, bei weitem nicht so vielgestaltig wie die Unzahl von Synonyma glauben machen könnten [2, 3, 18]. Dyspnoe, Tachypnoe, Zyanose und verminderte arterielle O_2-Partialdrucke sind die ersten faßbaren klinischen bzw. laborchemischen Parameter. Das Röntgenbild der Lunge zeigt in diesem Stadium noch keine eindeutigen pathologischen Befunde, insbesondere unter Berücksichtigung der Bedingungen, unter der die Röntgenthoraxaufnahmen angefertigt werden müssen [9, 21]. Eine pathophysiologische Erklärung für die Hypoxie ergibt sich einerseits durch ein erhöhtes Shuntblutvolumen, sei es durch Eröffnung praeformierter, arteriovenöser Shunts oder durch die Ausbildung funktioneller Shunts in Folge von Dystelektasen und Atelektasen [5, 17, 33, 34]. Daneben können Diffusionsstörungen vorliegen, die ebenfalls zur Hypoxie führen [10, 12, 13, 19, 20, 24, 25, 26]. Für das therapeutische Vorgehen, das rasch und zielgerichtet erfolgen muß, läßt sich aus dem bisher Gesagten nur ableiten, daß von einem gewissen Zeitpunkt an die Beatmung durchgeführt werden muß. Eine noch so optimale Beatmungsbehandlung verhindert in vielen Fällen jedoch nicht den weiteren stadienhaften Ablauf mit verstärkter Hypoxie und Hyperkapnie bei Erhöhung des Beatmungsvolumens und der Beatmungsdrucke und führt letztlich zum hypoxisch bedingten Herz- und Kreislaufversagen [4, 9].

Schon länger bekannt sind pathologisch-anatomische Befunde an Lungen der nach Schockgeschehen verstorbenen Patienten, die uns einen zusätzlichen therapeutischen Weg weisen könnten. Bei diesen Untersuchungen fanden vor allem Mittermayer und Mitarbeiter [19, 20], aber auch andere [6, 7, 21], daß es schon unmittelbar nach dem akuten Schockereignis zu einer Füssigkeitszunahme im Interstitium der Lungen kommt. In Abhängigkeit vom Zeitabstand zum akuten Ereignis nehmen die Lungen deutlich an Gewicht zu, in den Untersuchungen von Mittermayer bis zu über 100 %. Diese für die Gewichtszunahme verantwortliche interstitielle Flüssigkeit konnte eindeutig als interstitielles, zum Teil eiweißreiches Ödem, nicht jedoch als Blut identifiziert werden [12]. Diesem interstitiellem Ödem scheint eine ausschlaggebende pathogenetische Bedeutung zuzukommen.

Die röntgenologische Symptomatik einer solchen Zunahme des Wassergehaltes der Lunge ist bekannt. Ist das Ödem auf das interstitielle Gewebe beschränkt, so wird das Röntgenbild streifige bis fleckige, diffuse Verschattungen zeigen mit weitgehend symmetrischer Ausdehnung. Eine zunehmende Unschärfe der Hilus- und Gefäßkonturen ist Ausdruck eines perivasculären Ödems. Spindelförmige Erweiterungen der Segmentgefäße haben Ostendorf und Mitarbeiter [21] beschrieben. Schleierartige Trübungen der Lungen [31] bis milchglasartige Verschattungen [28] sprechen ebenfalls für ein interstitielles Ödem. Konfluierende, grobfleckige Verschattungen mit perihilärer Anordnung und Luftbronchogramm sind Zeichen einer intraalveolären Diffusion der Ödemflüssigkeit. Nach Goodman und Putman [6] läßt die Bildung eines Ergusses die „einfache" Flüssigkeitsüberlastung von dem Adult Respiratory Distress Syndrom unterscheiden.

Alle diese diagnostischen Zeichen sind allerdings keineswegs spezifisch, weil die Reaktion des Lungengewebes auf verschiedene Noxen bekanntlich relativ konstant ist [9]. Nur mit Hilfe der klinischen Daten ist eine Differenzierung verschiedener Krankheitsbilder möglich.

Bisher gab es in Frühstadien der respiratorischen Insuffizienz in der Klinik keine Möglichkeit die Diagnose einer isolierten pulmonalen Hyperhydratation zu sichern. Mit der Messung der transthorakalen Impedanz steht ein solches Verfahren zur Verfügung [14, 15, 22]. Man erfaßt damit in gut reproduzierbarer Weise eine intrathorakale Flüssigkeitszu- bzw. abnahme.

Diese Untersuchungsmethode ist bei uns seit längerer Zeit in Anwendung. Die Beschäftigung mit dieser Methode und die Ergebnisse, die dabei gewonnen werden konnten, haben dazu geführt, daß bei Patienten nach entsprechender Schockanamnese neben der Beatmungsbehandlung eine gesteuerte Dehydratation mittels forcierter Diurese oder Hämodialyse zusätzlich durchgeführt wird [29, 30].

Ergebnisse klinisch-experimenteller Untersuchungen ergeben sich aus der Summation von Einzelfällen, die nie standardisiert werden können. Das bisher Ausgeführte soll nun an drei Behandlungsbeispielen aus allerletzter Zeit noch näher erläutert werden.

Beim ersten Fall handelt es sich um eine 40-jährige Frau, die vom 12.6. bis zum 15.6.1978 auf unserer Intensivstation behandelt worden ist.

Diagnosen und Therapie

Zustand nach abdominaler Uterusextirpation am 8.6., starke intraoperative Blutung aus dem Cavum Retzii, massive Bluttransfusionen (10 Konserven am 8.6., 2 Konserven am 9.6.), schwere respiratorische Insuffizienz am 12.6., deshalb Übernahme zur Intensivbehandlung.

Tabelle 1. Patientin D. R., 40 Jahre. Intensivbehandlung vom 12.6.–15.6.1978

Diagnosen und Therapie
Zustand nach abdominaler Uterusexstirpation 8.6.,
Starke intraoperative Blutung aus dem Cavum Retzii,
Massive Bluttransfusion (10 Konserven 8.6. + 2 Konserven 9.6.),
Schwere respiratorische Insuffizienz 12.6. Intensivbehandlung
BGA art. pH 7,47, PO_2 39 mmHg, PCO_2 31 mmHg, StBi 22 mmol/l, FiO_2 0,21
Forcierte Dehydratation – Atemgymnastik

Datum		Flüssigkeitsbilanz ml	Zo OHM
12.6.	10.00 Uhr	–	20,3
	18.00 Uhr	– 1700	22,9
13.6.	18.00 Uhr	– 3400	25,1

Die Blutgasanalyse (Tabelle 1) zeigt zum Zeitpunkt der Übernahme eine schwere respiratorische Insuffizienz. Auf Grund des klinischen Erscheinungsbildes entschlossen wir uns jedoch nicht zu einer Beatmungsbehandlung, sondern zu einer sofort einsetzenden forcierten Dehydratation. Aus Tabelle 1 ist zu sehen, daß innerhalb von 32 Std eine negative Flüssigkeitsbilanz von 3,4 l erzielt worden ist und daß die transthorakale Impedanz, Zo, deutlich anstieg.

Die Röntgenaufnahme des Thorax (Bettlunge vom 12.6.) zum Zeitpunkt der Aufnahme in die Intensivbehandlung zeigt (Abb. 1) beidseits konfluierende Verschattungen mit perihilärer Anordnung und Luftbronchogramm. Zusätzlich flacher Erguß rechts und Verbreiterung des Mediastinalschattens. Alle diese Zeichen weisen auf eine abnorme Flüssigkeitsansammlung hin. Die Kontrollaufnahme nach 48 Std intensiver Behandlung (Abb. 2) zeigt die weitgehende Rückbildung der pulmonalen Veränderungen.

Als nächstes wird der Verlauf bei einem 16-jährigen Jungen demonstriert, der seit dem 26.9.1978 auf unserer Intensivbehandlungseinheit ist (Tabelle 2). Es handelt sich hier um das Beispiel einer schweren respiratorischen Insuffizienz im Zusammenhang mit einem septischen Schock.

Diagnosen

Polytrauma am 17.9.1978, Schädelhirntrauma, Olecranonfraktur links, Mittelhandfraktur rechts, Hämarthros rechtes Knie, Sprunggelenksfraktur rechts, 26.9. schwerer septischer Schock.

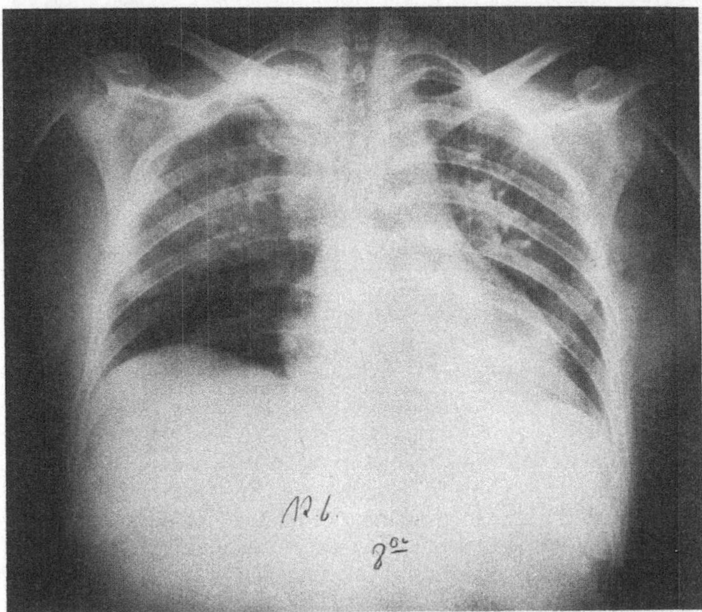

Abb. 1. Bettlunge vom 12.6. Perihilär angeordnete Verschattungen beider Lungen, rechts stärker ausgedehnt. Luftbronchogramm. Pleuraerguß rechts. Die Verbreiterung des Mediastinalschattens nur z.T. durch Lagerung bedingt

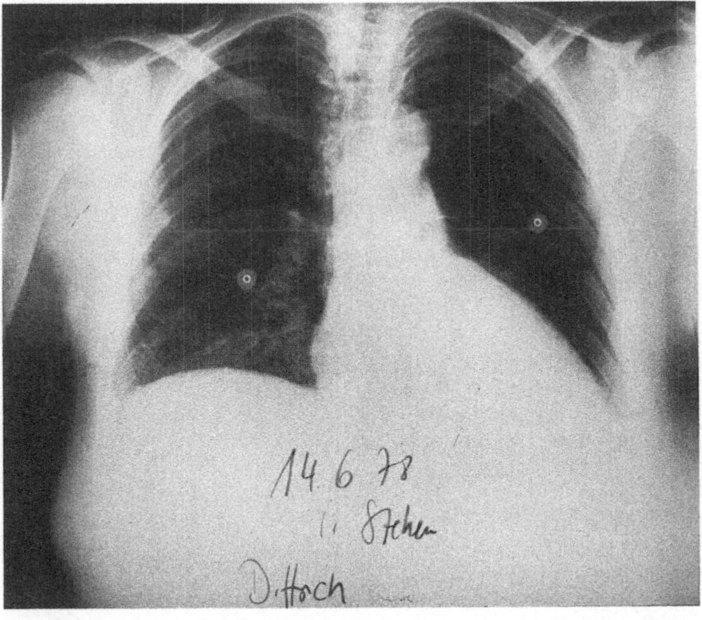

Abb. 2. Thoraxaufnahme im Stehen vom 14.6.. Nach intensiver Dehydratation nahezu vollständige Rückbildung der pathologischen Veränderungen

Tabelle 2. Patient H. K., 16 Jahre. Zusammenfassung der wesentlichsten Daten vom 1. bis zum 3. Tag der Intensivbehandlung

Diagnosen: Polytrauma 17.9.1978
Schädel-Hirn-Trauma
Olecranofraktur li., Mittelhandfraktur re.
Haemarthros re. Knie, Sprunggelenksfraktur re.
26.9. schwerer septischer Schock,
Hochgradige respiratorische Insuffizienz,
Intensivbehandlung: Katecholamine, Beatmung, forcierte Dehydratation.

Datum		Flüssigkeitsbilanz ml	Zo OHM	$AaDO_2$ mmHg	Kreatinin i.S. mg %
26.9.	14.00 Uhr	–	19,1	294	2,6
	18.00 Uhr	– 1500	20,8	150	2,5
27.9.	10.00 Uhr	– 3400	23,3	46	2,4
28.9.		– 3300	23,2	42	1,5

Ausgangspunkt des septischen Schocks war wohl eine akute nekrotisierende posttraumàtische Cholecystitis. Es entwickelte sich sofort eine hochgradige respiratorische Insuffizienz, die die Aufnahme in die Intensivstation notwendig machte. Die Behandlung dort gestaltete sich in der Gabe von Katecholaminen, in der Beatmung und einer forcierten Dehydratation. In der Tabelle 2 sind die Füssigkeitsbilanz, die transthorakale Impedanz Zo, die $AaDO_2$ und die Kreatininwerte im Serum jeweils dem entsprechenden Datum zugeordnet, dargestellt. Die so geschilderte Behandlung führt bei dem Jungen sehr schnell zu einer deutlichen Verbesserung der respiratorischen Insuffizienz. Anzumerken ist dabei, daß das Kreatinin im Serum unter dieser forcierten Dehydratation eine rückläufige Tendenz zeigt.

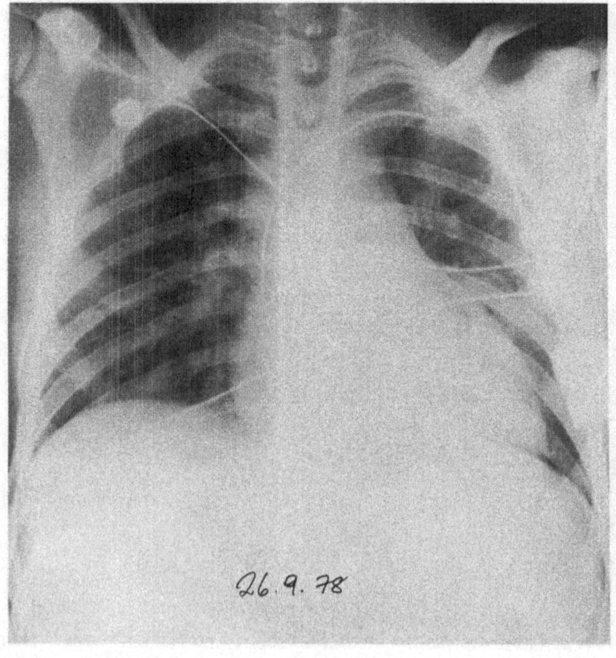

Abb. 3. Bettlunge vom 26.9. Konfluierende Fleckschatten in beiden Lungen. Hili und pulmonale Gefäße verwaschen. Kleiner Erguß im Interlob. Breites Mediastinum

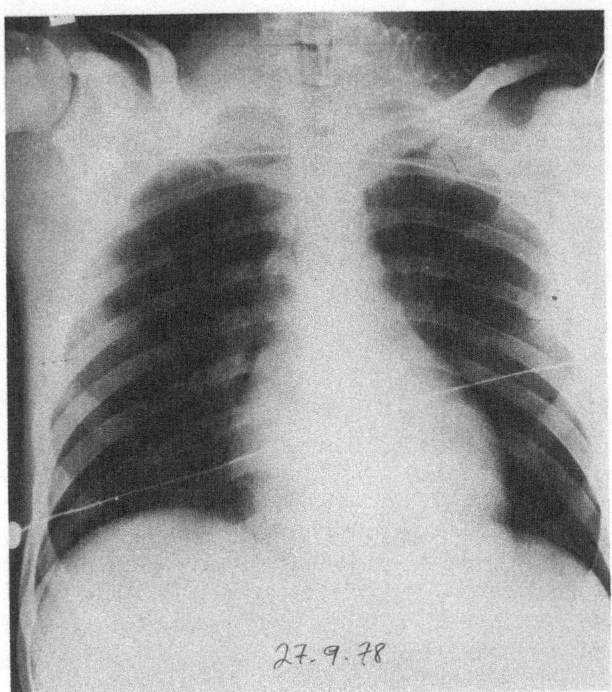

Abb. 4. Bettlunge vom 27.9. Forcierte Dehydratation, nach 20 Std normaler Thoraxbefund im Röntgenbild

Das Röntgenbild des Thorax (Bettlunge vom 26.9.) (Abb. 3) zum Zeitpunkt der Aufnahme zeigt diffuse, z.T. konfluierende, fleckige Verschattungen mit symmetrischem Befall beider Lungenflügel. Die Gefäßzeichnung und die Hili sind verwaschen, als Ausdruck eines interstitiellen und perivasculären Ödems. Auf der Kontrollaufnahme nach 20 Std. haben sich die Zeichen der Flüssigkeitsüberlastung zurückgebildet (Abb. 4).

Beim letzten Fall handelt es sich um ein 18-jähriges Mädchen, wobei der Intensivbehandlungszeitraum vom 15.9. bis 22.9.1978 zusammengefaßt wird.

Diagnosen

Beckentrümmerfraktur, Tibiakopffraktur rechts, multiple Gefäßzerreißungen am Becken und Oberschenkel rechts, ausgedehnte Riß- und Quetschwunden am Unterschenkel rechts, schwerer protrahiert verlaufender traumatisch-hämorrhagischer Schock, akutes Nierenversagen, Anurie 40 Std nach dem Unfall.

Operationen

Beckenosteosynthese, Gefäßrekonstruktion (10 Std), dreimalige Revision wegen Nachblutungen, Scribner Shunt (6 Std.).

Intensivbehandlung

Transfusionen, Infusionen, Gabe von Katecholaminen, parenterale Ernährung, 21.9. Extubation.

Tabelle 3. Patientin A. G., 18 Jahre. Zusammenfassung der wesentlichsten Daten aus dem Intensivbehandlungszeitraum vom 15.9.–22.9.1978

Diagnosen: Beckentrümmerfraktur, Tibiakopffraktur re.,
Multiple Gefäßzerreißungen am Becken und Oberschenkel re.,
Ausgedehnte Riß- und Quetschwunden am Unterschenkel re.,
Schwerer protrahierter hämorrhagisch-traumatischer Schock,
Akutes Nierenversagen – Anurie 40 Std nach dem Unfall

Operationen: Beckenosteosynthese, Gefäßrekonstruktionen (10 Std)
3malige Revision wegen Nachblutungen, Scribner Shunt (6 Std)

Intensivbehandlung: Transfusionen, Infusionen, Katecholamine,
Beatmung – 21.9. Extubation, parenterale Ernährung,
Hämodialysen 17.9., 18.9. Pause, ab 19.9. täglich

Flüssigkeitsbilanz		Transfusionen	
Bis 17.9.	– 1500 ml	Blut	74 l
		Eiweiß	11,2 l

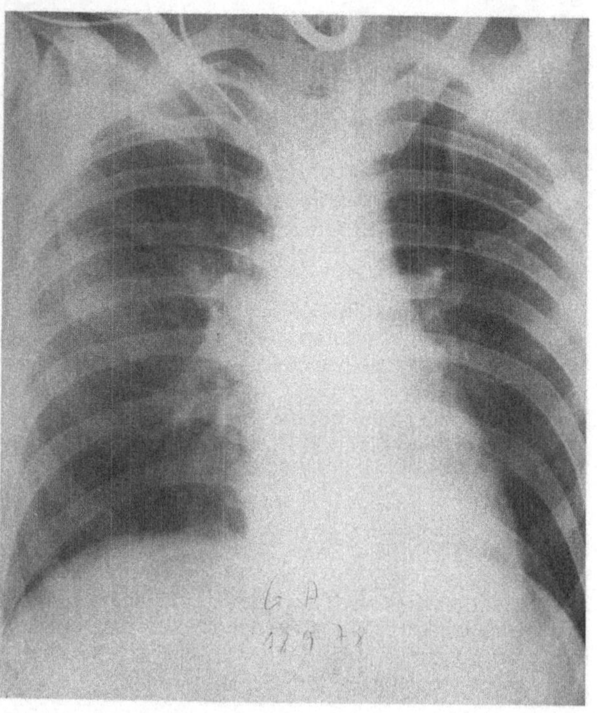

Abb. 5. Bettlunge vom 18.9. Unauffälliger Thoraxbefund. Keine Verschattungen, glatt konturierte Gefäße, kein Erguß. Keine Zeichen einer abnormen Flüssigkeitsansammlung interstitiell oder alveolär

Die Tabelle 3 zeigt u. a. die Flüssigkeitsbilanz bis zum Eintritt der Anurie, diese beträgt –1500 ml. Verabreichte Transfusionen in diesem Zeitraum:

Blut 74 l,
Eiweiß ca. 12 l

Am 17.9. Eintreten einer Anurie, deswegen Hämodialysebehandlung am 17.9., 18.9. Hämodialysepause, ab 19.9. tägliche Hämodialysen.

Die Röntgenaufnahme des Thorax (Bettlunge vom 18.9.) (Abb. 5) zeigt keinerlei pathologische Veränderungen, insbesondere keine Zeichen einer Zunahme des Flüssigkeitsgehaltes.

Obwohl alle Voraussetzungen für die Entstehung einer akuten posttraumatischen respiratorischen Insuffizienz gegeben waren, ist sie in diesem Fall nicht in schwerwiegendem Maße eingetreten. Die anfängliche Beatmung erfolgte wegen einer medikamentös-bedingten zentralen Atemdepression. Das Ausbleiben einer schweren respiratorischen Insuffizienz führen wir nicht zuletzt auf den frühzeitigen Einsatz der Hämodialysebehandlung mit Ultrafiltration zurück.

Was ist gesichert in der Entwicklung und der Behandlung der postoperativen und posttraumatischen respiratorischen Insuffizienz? Das klinische Bild zeigt den hinreichend bekannten stadienhaften Ablauf. Die Hypoxie erklärt sich einerseits durch ein vermehrtes Shuntblutvolumen und ist andererseits Folge von Diffusionsstörungen. Zu den frühen pathologisch-anatomischen Befunden gehört das interstitielle pulmonale Ödem. Auslösende Ursache dieser Form der respiratorischen Insuffizienz ist in jedem Falle ein Schockgeschehen. Der raschen adäquaten Schockbehandlung kommt die Hauptbedeutung in der Prophylaxe zu. Therapeutische, aber auch prophylaktische Bedeutung haben die Beatmungsbehandlung und die gesteuerte, frühzeitige Dehydratation.

Literatur

1. Bachofen-Porchet, M., Backofen, H.: Lungenveränderungen nach Trauma und Schock: Das "respiratory distress syndrome" des Erwachsenen. Schweiz. med. Wschr. 103, 1 (1973)
2. Bergmann, H.: Die Prophylaxe der Beatmungslunge. Einführungsreferat. Deutsche Gesellschaft für Anästhesie und Wiederbelebung, Kongreßbericht; Jahrestagung 1974. peri-med D. Straube, Erlangen
3. Blaisdell, F. W., Schlobohm, R.: The respiratory distress syndrome: A review. Surgery 74, 251 (1973)
4. Bryan-Brown, C. W., Shoemaker, W. C.: Acute respiratory failure after trauma und surgery. Seminars in drug treatmen. 3, 269 (1973)
5. Glaser, E.: Zum Problem der sogenannten Schocklunge, Med. Welt 26, 855 (1975)
6. Goodman, L., Putman, Ch. E.: Intensive care radiology. Mosby Co.: St. Louis 1978
7. Heitzman, R. E.: The lung. Radiologic-pathologic correlations. Mosby Co.: St. Louis 1973
8. Hill, K.: Zur Pathomorphologie der posttraumatischen pulmonalen Insuffizeinz. Anaesthesist 19, 332 (1970)
9. Hücker, H., Magin, E., Schulz, V., Diethelm, L.: Pathologisch-anatomische und röntgen-morphologische Befunde zum phasenhaften Verlauf der Schocklunge. Radiologe 18, 342 (1978)
10. Iliff, L. D., Greene, R. E., Hughes, J. M. B.: Effect of interstitial edema on distribution of ventilation and perfusion in isolate lung. J. Appl. Physiol. 33, 462 (1972)
11. Jenkins, M. T., Jones, R. F., Wilson, B., Moyer, C. A.: Congestive atelectasis – a complication of the intravenous infusion of fluids. Ann. Surgery 132, 317 (1950)
12. Joachim, H., Vogel, W., Mittermayer, Ch.: Untersuchungen zum Phänomen der Schocklunge. Z. Rechtsmedizin 78, 13 (1976)
13. Joachim, H., Riede, U. W., Mittermayer, Ch.: The weight of human lungs as diagnostic criterium. Path. Res. Pract. 162, 24 (1978)
14. Kubicek, W. G., Karnegis, I. N., Patterson, R. P, Witsoe, D. A., Mattson, R. H.: Development and evaluation of an impedance cardiac output system. Aerospace Med. 32, 1208–1212 (1966)
15. Leupker, R. V., Michael, J. R., Warbasse, J. R.: Transthoracic electrical impedance. Quantitative evaluation of a non-invasive measure of thoracic fluid volume. Am. Heart J. 85, 83–93 (1973)
16. McMichan, J. C., Rosengarten, D. S., McNeur, J. C., Philipp, E.: Das posttraumatische Lungen-Syndrom – Definition, Diagnose und Therapie. Med. Welt 27, 2331 (1976)
17. Mittermayer, Ch., Vogel, W., Burchardi, H., Birzle, H., Wiemers, K., Sandritter, W.: Pulmonale Mikrothrombosierung als Ursache der respiratorischen Insuffizienz bei Verbrauchskoagulopathie (Schocklunge). Dtsch. med. Wschr. 95, 1999 (1970)
18. Mittermayer, Ch.: Pathologie der Schocklunge. Verhandlungen der Deutschen Gesellschaft für innere Medizin, 81. Bd. Bergmann: München 1975
19. Mittermayer, Ch., Joachim, H.: Zur Pathomorphologie der Intensivbehandlung. Z. Rechtsmedizin 78, 1 (1976)

20. Mittermayer, Ch., Hassenstein, J., Riede, U. N.: Is Chock induced lung fibrosis reversible? A report on recovery from "Shock-Lung". Path. Res. Pract. 162, 73 (1978)
21. Ostendorf, P., Birzle, H., Vogel, W., Mittermayer, Ch.: Pulmonary radiographic abnormalities in shock. Radiology 115, 257 (1975)
22. Pomerantz, M., Delgado, F., Eisemann, B.: Clinical evaluation of transthoracic electrical impedance as a guide to intrathoracic fluid volumes. Ann. Surg. 171, 686–694 (1970)
23. Riede, U. N., Hassenstein, J., Costabel, U., Neuhof, H., Augustin, P., Mittermayer, Ch.: Pathologisch-anatomische Untersuchungen bei der respiratorischen Insuffizienz durch Schock. Intensivmed. 15, 119 (1978)
24. Ride, U. An., Joachim, H., Hassenstein, J., Costabel, U., Sandritter, W., Augustin, P., Mittermayer, Ch.: The pulmonary air-blood barrier of human shock lungs. Path. Res. Pract. 162, 41 (1978)
25. Sandritter, W., Mittermayer, Ch., Riede, U. N., Freudenberg, N., Grimm, H.: Shock lung syndrome (A general review). Path. Res. Pract. 162, 7 (1978)
26. Schulz, V., Schnabel, K. H., Schmidt, W.: Untersuchungen zum pulmonalen Gasaustausch in der akuten Schockphase und nach Übergang in eine Schocklunge. Klin. Wschr. 52, 624 (1974)
27. Schulz, V., Schnabel, K. H.: Die Schocklunge. Pathogenetische Vorstellungen und therapeutische Möglichkeiten. Internist 16, 82 (1975)
28. Stellamor, K., Benke, A.: Zur Diagnose der Schocklunge. Fortschr. Röntgenstr. 125, 527 (1976)
29. Tempel, G., Jelen, S., Schmid, Th.-O., Vogel, G.: Impedanzcardiographie zur Beurteilung unterschiedlicher Hydratationszustände. Med. Welt 27, 1496 (1976)
30. Tempel, G., Jelen, S., Hundelshausen, B. v.: Transthoracic electrical impedance in anaesthesia and intensive care. Resucitation 7, 97 (1978)
31. Thelen, M., Rommelsheim, K., Janson, R., Biersack, H. J., Birtel, F. J., Straaten, H. G., Louven, B.: Röntgenologische Lungenveränderungen bei progressiver pulmonaler Insuffizienz. Fortschr. Röntgenstr. 124, 110 (1976)
32. Wichert, P. v., Lanser, K.: Diagnostik der „Schocklunge". Dtsch. med. Wschr. 102, 442 (1977)
33. Wichert, P. v.: Therapeutische und prophylaktische Ansatzpunkte bei „Schocklunge". Dtsch. med. Wschr. 102, 444 (1977)
34. Wilson, R. F., McCarthy, B., LeBlanc, Ph., Mammen, E.: Respiratory and coagulation changes after uncomplicated fractures. Arch. Surg. 106, 395 (1973)

Lungenveränderungen bei polytraumatisierten Patienten. Ein Vergleich zwischen Röntgenbefunden und Hämodynamik

J. Mellmann, O. A. Trentz, H.-St. Stender, G. Hempelmann und O. Trentz

Die röntgenologischen Lungenveränderungen unter Dauerbeatmung wurden in einer kontrollierten Studie an 46 polytraumatisierten Patienten im Alter von 17 bis 83 Jahren ($\overline{X}$ = 37,7 ± 2,6 Jahre) untersucht und mit hämodynamischen und respiratorischen Parametern verglichen. Die Röntgenaufnahme der Lunge erfaßt frühzeitig interstitielle und parenchymatöse Lungenveränderungen und kann damit häufig richtungsweisend die Therapie beeinflussen. Besondere Bedeutung besitzt die röntgenologische Verlaufskontrolle solcher Lungenveränderungen, die im einzelnen Bild hinsichtlich ihrer Ätiologie vieldeutig sein können, in der Folge mehrerer Lungenaufnahmen jedoch zu differenzieren sind und damit eine gezielte Therapie erleichtern. Besonders wichtig erscheint es, röntgenologisch jene Veränderungen zu erfassen, die bei längerem Bestehen in eine respiratorische Insuffizienz unter Dauerbeatmung führen können.

Die morphometrischen Daten unserer 46 Patienten sind in der Tabelle 1 zusammengefaßt. Die mittlere Körpergröße der Patienten betrug 172,1 ± 1,3 cm, das mittlere Körpergewicht 75,9 ± 2,2 kg und die mittlere Körperoberfläche 1,88 ± 0,03 qm.

Das Verletzungsmuster der 46 Patienten (Tabelle 2) zeigte Verletzungen des Gesichtsschädels in 26 % der Fälle, am Thorax in 67 %, im Abdomen 48 %, im Becken 41 % und an den Extremitäten 85 %. Röntgenologisch nachweisbare Lungenveränderungen beobachteten wir bei 37 von 46 Patienten. 25 dieser 37 Patienten mit Lungenveränderungen hatten Thoraxverletzungen, lediglich 12 Patienten waren ohne Thoraxtrauma. Im Rahmen der Intensivbehandlung dieser schwerverletzten Patienten betrug die mittlere Beatmungsdauer der Patienten mit Thoraxtrauma 18,9 ± 23,3 Tab., die Beatmungsdauer der Patienten ohne Thoraxverletzungen lag mit 5,0 ± 8,5 Tagen deutlich niedriger.

Die Lokalisation der im Röntgenbild erkennbaren Lungenveränderungen unter Dauerbeatmung zeigte ein Bevorzugung der mittleren und basalen Lungenabschnitte (Tabelle 3). Unilokuläre Veränderungen in den Oberfeldern oder Kombination Ober- und Mittelfeld oder Ober- und Unterfeld waren selten. Dagegen beobachteten wir Veränderungen im Mittelfeld allein in 16 % und im Unterfeld allein in 17 % aller Lokalisationen. Gleichzeitig in Mittel- und Unterfeld lokalisierte Veränderungen fanden wir in 25 %, Veränderungen in der gesamten Lunge in 28 % aller Lokalisationen.

Die Art der beobachteten Lungenveränderungen zeigte starke Häufigkeitsschwankungen (Tabelle 4): Wir fanden 4 % Aspirationen, 39 % Atelektasen, davon in überwiegender Zahl meist multiple Streifen- oder Plattenatelektasen. 46 % der Lungenveränderungen klassifizierten wir als pneumonische Infiltrationen, 1/5 dieser Veränderungen lag in engem zeitlichem Zusammenhang mit Kontusionsherden. Die im Verlauf der Dauerbeatmung aufgetretenen häufigsten Lungenveränderungen waren 76 % interstitielle und 39 % alveoläre Lungenödeme, in 4 von 37 Patienten entwickelte sich eine röntgenologisch verifizierte Beatmungslunge.

Dem möglichst frühen Nachweis dieser Ödeme und der anschließenden Verlaufsbeobachtung kommt besondere Bedeutung zu, weil sich so als Ursache eine Überwässerung, cardiale oder renale Ursachen differenzieren lassen. Unter einer nicht ausreichenden Therapie der Lungenödeme kann sich eine respiratorische Insuffizienz unter Dauerbeatmung entwickeln, deren Endstadium bei steigenden Sauerstoffkonzentrationen in der Beatmungsluft in die sog. Beatmungslunge übergeht.

Betrachtet man die Anzahl der Lungenödeme unter Dauerbeatmung in Abhängigkeit von der Beatmungsdauer (Abb. 1), so fanden wir bei unseren Patienten die höchste Frequenz dieser Lungenödeme nach 8,8 ± 2,2 Tagen.

Vergleicht man den zeitlichen Verlauf der Lungenödeme mit den Veränderungen der Blutgase (Abb. 2), so fällt eine deutliche Übereinstimmung auf:

Mit zunehmender Frequenz der Lungenödeme beginnt die Kurve des arteriellen Sauerstoffpartialdruckes zu fallen, die Kurve des arteriellen Kohlendioxyddruckes dagegen zu

Tabelle 1. Morphometrische Daten von 46 polytraumatisierten Patienten. Gesamtzahl n = 46: männlich n = 14, weiblich n = 32

Alter:	18– 83 J.	$\bar{x}$ = 37,7 ± 2,7 J.
Größe:	152–190 cm	$\bar{x}$ = 172,1 ± 1,3 cm
Gewicht:	43–110 kg	$\bar{x}$ = 75,9 ± 2,2 kg
KO:	1,4–2,2 m^2	$\bar{x}$ = 1,9 ± 0,03 m^2

Tabelle 2. Verletzungsmuster der 46 polytraumatisierten Patienten, n = 46

Gesichtsschädel	n = 12	(26 %)
Thorax	n = 31	(67 %)
Abdomen	n = 22	(48 %)
Becken	n = 19	(41 %)
Extremitäten	n = 39	(85 %)

Tabelle 3. Lokalisation der Lungenveränderungen unter Dauerbeatmung

Oberfeld	5	4 %
Ober- und Mittelfeld	9	8 %
Ober- und Unterfeld	2	2 %
Mittelfeld	19	16 %
Unterfeld	20	17 %
Mittel- und Unterfeld	30	25 %
Ganze Lunge	33	28 %
Summe	118	100 %

Tabelle 4. Lungenveränderungen unter Dauerbeatmung, n = 46

Aspiration	n = 2	4 %
Pneumonie	n = 21	46 %
Interstitielles Ödem	n = 35	76 %
Alveoläres Ödem	n = 18	39 %
Atelektase	n = 18	39 %

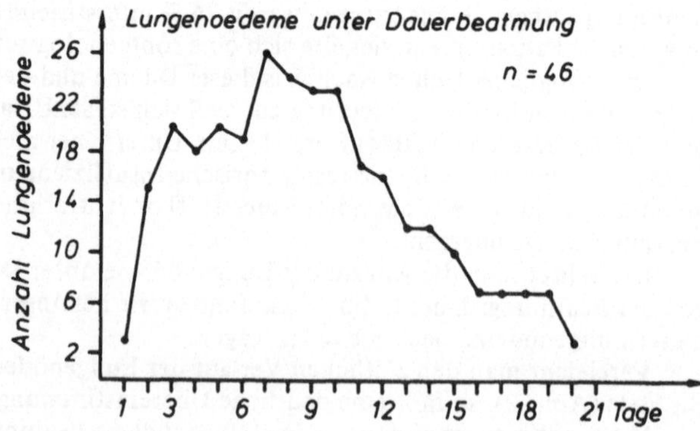

Abb. 1. Häufigkeit der Lungenödeme in Abhängigkeit von der Beatmungsdauer

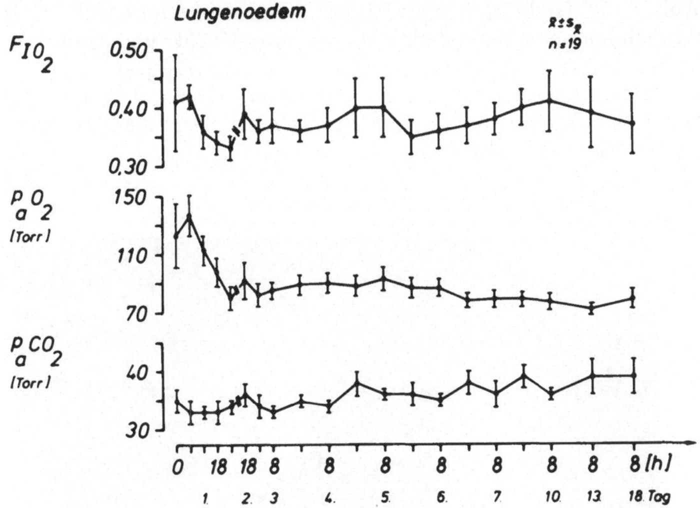

Abb. 2. Arterielle O_2- und CO_2 Partialdrucke bei Lungenödemen. Mittelwerte von 19 Patienten

steigen trotz einer Erhöhung der Sauerstoffkonzentration in der Beatmungsluft. Ein wesentliches Ansteigen des arteriellen Sauerstoffpartialdruckes ist dann mit zunehmender Länge der Beatmungsdauer trotz weitersteigender Sauerstoffkonzentration in der Beatmungsluft nicht mehr zu beobachten. Dieser Zusammenhang zwischen röntgenologisch nachgewiesenen interstitiellen und alveolären Veränderungen einerseits und dem arteriellen Sauerstoff- bzw. Kohlendioxydpartialdruckes andererseits wird besonders deutlich, wenn man die Mittelwertkurven verläßt und die Veränderungen am einzelnen Patienten betrachtet.

Den typischen Verlauf eines zunächst interstitiellen, dann alveolären Lungenödems mit Übergang in eine röntgenologisch verifizierte Beatmungslunge zeigt das Verhalten der Sauerstoff- und Kohlendioxydpartialdrucke im arteriellen Blut (Abb. 3): Ein in den ersten Tagen unter Dauerbeatmung ausreichender Sauerstoffpartialdruck zeigt etwa ab dem 7. Tag trotz rasch steigender Sauerstoffkonzentration in der Beatmungsluft einen stetigen Abfall, während gleichzeitig der arterielle Kohlendioxydpartialdruck kontinuierlich ansteigt.

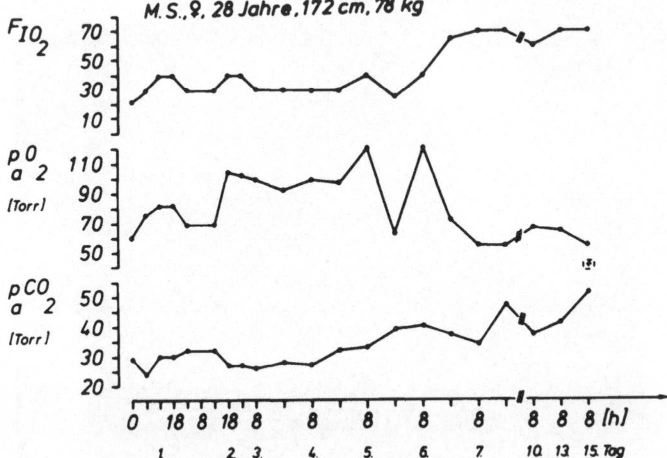

Abb. 3. Arterielle O_2- und CO_2-Partialdrucke im Verlauf eines einzelnen Lungenödems mit Entwicklung zur Beatmungslunge

Die Röntgenaufnahmen (Abb. 4–7) der Lungen eines Patienten zeigen eindrucksvoll, wie rasch sich aus dem anfänglich normalen Befund ein zunächst interstitielles und dann alveoläres bds. Lungenödem entwickelt, das bei weiter steigender Sauerstoffkonzentration in der Beatmungsluft in eine Beatmungslunge übergeht, die röntgenologisch durch eine scheinbar bessere Belüftung einzelner Lungenabschnitte infolge zunehmender Überblähung einzelner noch belüfteter Alveolen gekennzeichnet ist.

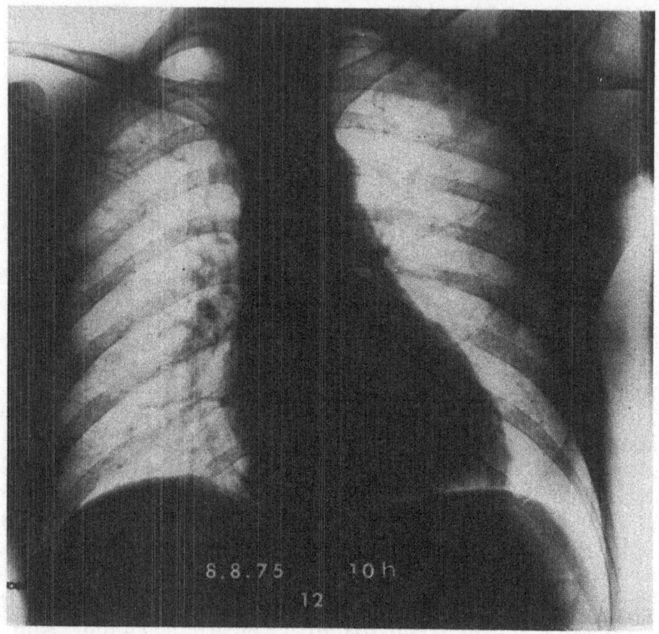

Abb. 4

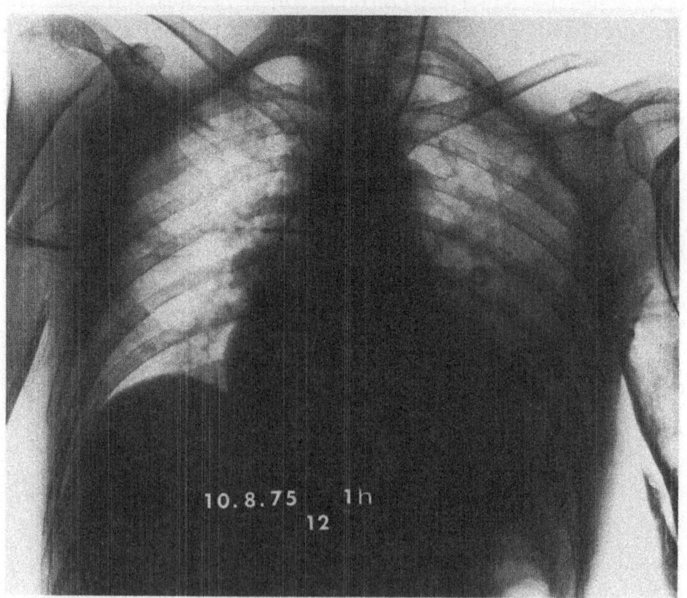

Abb. 5

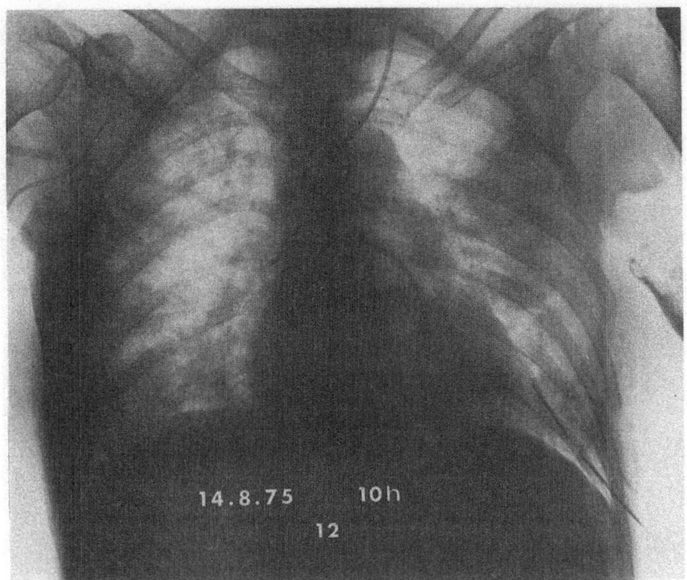

Abb. 6

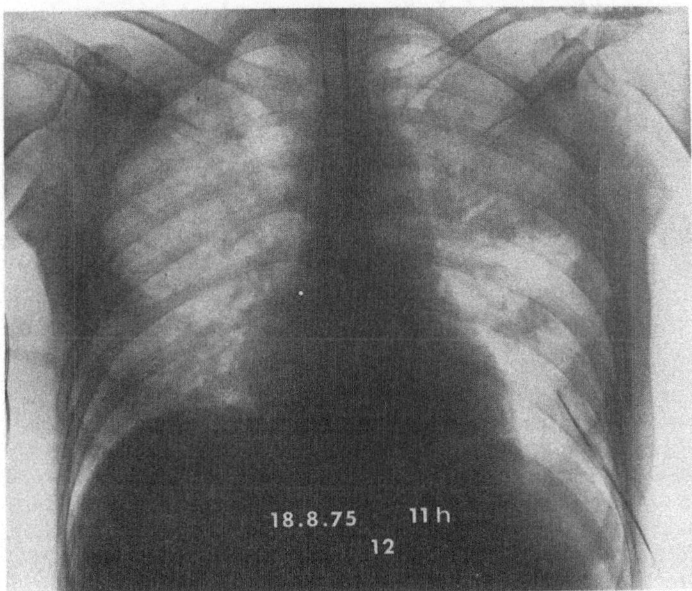

Abb. 7

Abb. 4–7. Entwicklung einer Beatmungslunge im Röntgenbild: Am Aufnahmetag normaler Lungenbefund. 2 Tage später zunehmende Verbreiterung und Unschärfe der Gefäßschatten perihilär. Zusätzlich Pleuraerguß links. 6 Tage nach Behandlungsbeginn fleckförmige, teils konfluierende alveoläre Verdichtungen in beiden Lungen, Swan-Ganz-Katheter. 10 Tage nach Beatmungsbeginn zunehmende Überblähung einzelner restbelüfteter Alveolen bei gleichzeitig zunehmender interstitieller Strukturverdichtung

Verlaufskontrolle der exspiratorischen quasistatischen Compliance bei respiratorischer Insuffizienz

G. Lazarus

Die statische Druck-Volumen-Beziehung der Lunge und des respiratorischen Systems (Abb. 1) ist keine lineare Funktion, sondern eine s-förmige Kurve mit einem Wendepunkt (WP), oberhalb dessen sie einen exponentiellen Verlauf gegen die Totalkapazität als Volumengrenzwert nimmt [1, 6, 7]. In unserem Institut wird z.Z. das Verhalten der diese Kurve definierenden mathematischen Parameter bei unterschiedlichen Krankheitsverläufen verfolgt und ihre Brauchbarkeit zur Einstellung individueller Beatmungsgrößen geprüft. Erste Erfahrungen werden hier referiert.

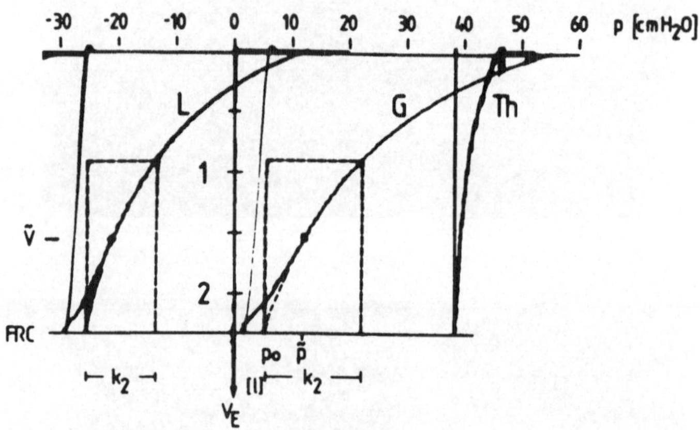

Abb. 1. Registrierbeispiel der exspiratorischen statischen V/P-Beziehung von Lunge (L), respiratorischem Gesamtsystem (G) und thorako-abdominellem System (Th). p: Druck (transpulmonal, tracheal und transthorakal), V_E: Exspirationsvolumen, FCR: Funktionelle Residualkapazität, p: Wendepunkt, V: Wendepunktsvolumen

Methodik

Die Registrierung des Drucks erfolgt am Tubusansatz, die des Volumens pneumotachographisch am Exspirationsstutzen eines "Servoventilator" distal vom PEEP-Ventil. Die V/P-Beziehung wird während der flow-limitierten Exspiration eines tiefen Atemzuges unter voller Relaxation auf einem X-Y-Schreiber aufgezeichnet und on-line ausgewertet. Errechnet wird u.a. die Lage des WP auf der Druck- und Volumenachse (p, V), die Steilheit der Kurve im WP (dV/DP max), der Abstand der Totalkapazität (TLC) von der funktionellen Residualkapazität (FRC), im folgenden als "Inspiratorische Kapazität" (IC) bezeichnet, sowie die Druckkonstante k_2, die der Zeitkonstanten in zeitabhängigen Exponentialfunktionen entspricht und dem sog. "Halbwertsdruck" (half inflation pressure) proportional ist (Abb. 1). Zusätzlich wurden 11 Patienten in Fünferschritten von 0–15 cm H_2O einem aufsteigenden PEEP unterzogen. Nach jeweils 20 Minuten wurde eine Reihe von Parametern der Atemmechanik, des Gasaustauschs und der pulmonalen Zirkulation gemessen bzw. berechnet. Neben einem Swan-Ganz-Katheter mit der zugehörigen Elektronik steht hierzu eine Lungenfunktionsanlage ICPM (Fa. Jaeger, Würzburg) mit angeschlossenem Digitalcomputer zur Verfügung. Der statistische Vergleich benachbarter Werte erfolgte mittels gepaarten t-Testes nach Student.

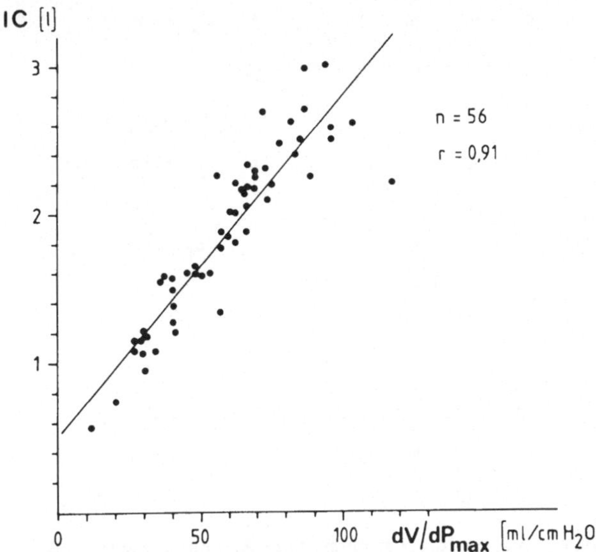

Abb. 2. Korrelation zwischen maximaler Kurvensteilheit (dV/dP max) und inspiratorischer Kapazität (IC). 56 Registrierungen an 10 Patienten

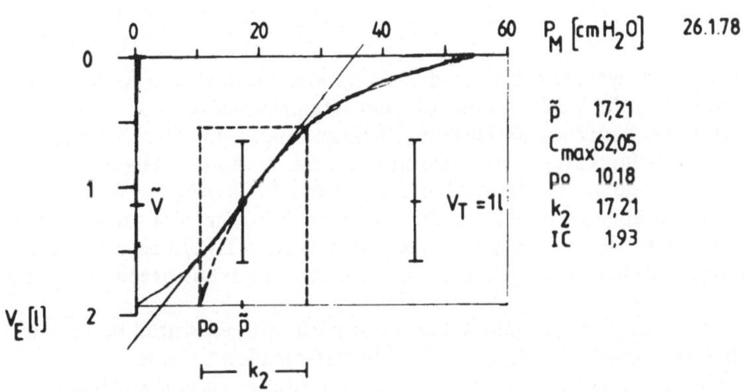

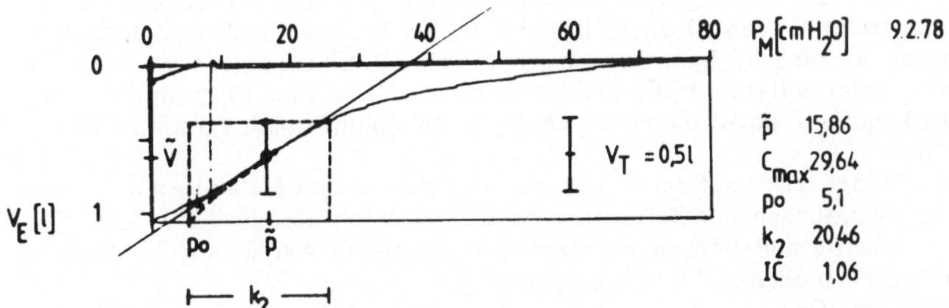

Abb. 3. V/P-Beziehung des respiratorischen Gesamtsystems bei einer 64-jährigen Patientin mit progressivem Lungenversagen nach verschleppter Magenperforation. Maximale Kurvensteilheit (Cmax) und inspiratorische Kapazität (IC) haben auf etwa die Hälfte abgenommen. VT: vorgeschlagenes maximales Atemzugvolumen (= IC/2). P_M: Mund- bzw. Trachealabdruck. Sonst wie Abb. 1

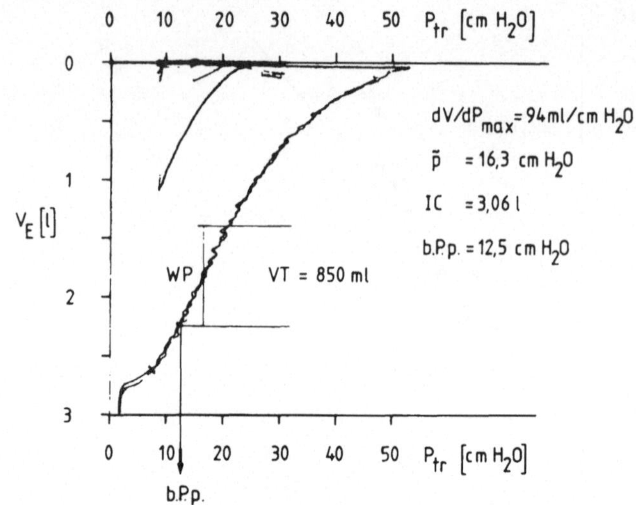

Abb. 4. Statische V/P-Beziehung einer 56-jährigen Patientin (posttraumatische Ateminsuffizienz bei Bekkenfraktur). WP: Wendepunkt, VT: Atemzugvolumen, das bei der am gleichen Tag stattfindenden aufsteigenden PEEP-Serie verwendet wurde. b.P.p.: "best PEEP predicted". P_{tr}: Trachealdruck

Ergebnisse

Die inspiratorische Kapazität korreliert sehr eng mit der maximalen Steilheit der Kurve und ermöglicht damit alleine eine sinnvolle Verlaufskontrolle der Atemmechanik (Abb. 2).

Einer Änderung der Atemmechanik im Verlauf einer Erkrankung – die Abb. 3 demonstriert eine septisch ausgelöste "Schocklunge" bei Beatmungsbeginn und im Finalstadium – muß das Atemvolumen (VT) laufend angepaßt werden. Eine Standardisierung des Atemzugvolumens nach der IC, zumindest aber seine Begrenzung auf einen bestimmten Prozentsatz der IC, ist auf diese Weise möglich. Der hier eingezeichnete Vorschlag VT IC/2 ist eine Minimalforderung. Denkbar wären durchaus noch kleinere Atemvolumina bei entsprechend erhöhter Frequenz.

Die Abweichung der Kurve von der symmetrischen s-Form im unteren Anteil in der vorliegenden Abbildung (Abb. 4) ist Ausdruck einer die FRC übersteigenden Closing capacity [3]. Die statische V/P-Beziehung vermag somit ein Mißverhältnis aus diesen beiden Größen zumindest qualitativ aufzudecken und ermöglicht unmittelbar die Einstellung eines PEEP, bei dem endexspiratorische Gaseinschlüsse vermieden werden können.

Ordnet man das bei den aufsteigenden PEEP-Reihen verwendete Atemzugvolumen retrospektiv symmetrisch um den WP an, so läßt sich auf der Kurve ein endexspiratorischer Druck konstruieren, der zunächst hypothetisch als optimaler PEEP bei gegebenem Atemvolumen bezeichnet werden soll (best PEEP predicted, b.P.p.). Dieser Punkt liegt im Einzelfall zwischen 3 und 15 cm H_2O, im Mittel bei 8,5 cm H_2O und stimmt so mit der klinischen Erfahrung überein.

Die folgenden Bilder zeigen auf der li. Seite das Verhalten einiger Meßgrößen unter steigendem PEEP, im wesentlichen eine Bestätigung bereits bekannter Befunde [2, 3, 5, 8, 9]. Auf der rechten Bildhälfte sind die Konsequenzen einer Abweichung vom individuellen b.P.p. um 5 cm H_2O nach oben und unten aufgetragen.

Die sog. "effektive" Compliance nimmt oberhalb und unterhalb des b.P.p. gleichmäßig ab, dem symmetrischen Verlauf der V/P-Beziehung in diesem Bereich entsprechend (Abb. 5a).

Herzindex und Schlagindex sinken bei Überschreitung des p.P.p. auf teilweise subnormale Werte ab, der pulmonale Gefäßwiderstand nimmt oberhalb dieses Punktes signifikant zu (Abb. 5b).

Der arterielle O_2-Content nimmt oberhalb dieses Punktes nicht mehr zu, die $AaDO_2$

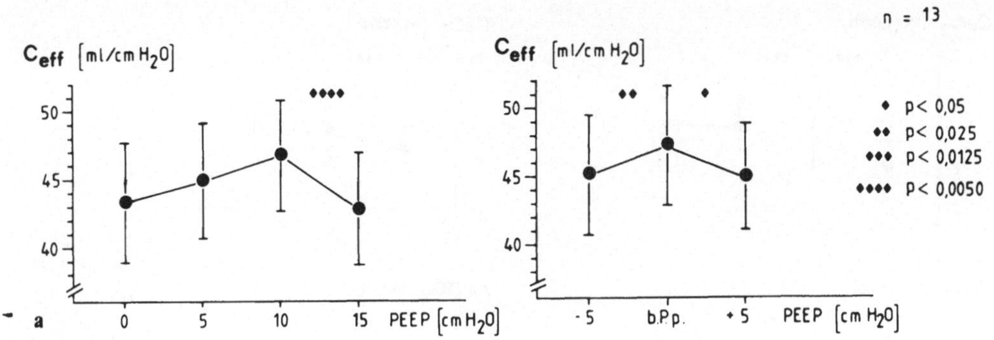

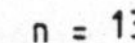

Abb. 5a

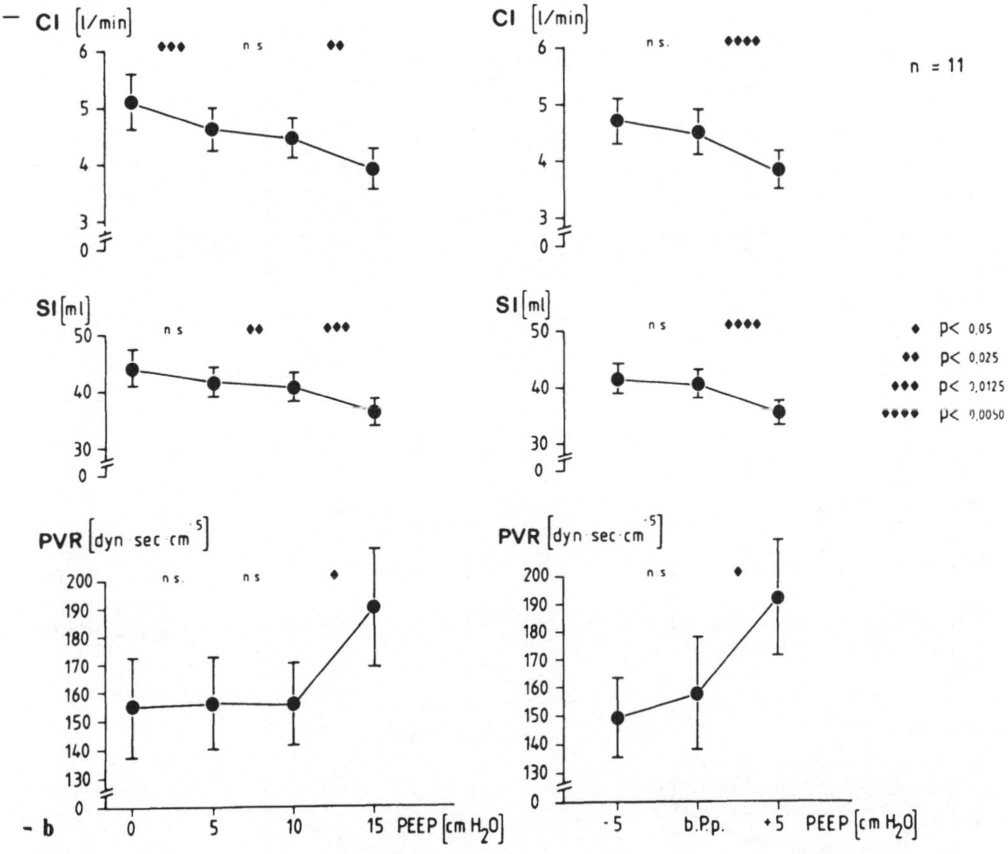

Abb. 5b

nicht mehr ab, eine Verbesserung des Gasaustausches ist also in der Regel nicht mehr zu erwarten (Abb. 5c).

Entsprechend zeigen O_2-Transport und O_2-Extraktion einen deutlichen nachteiligen Gradienten ebenfalls erst nach Überschreitung des hypothetischen "best PEEP", also bei Beatmung im exponentiellen Bereich der V/P-Beziehung (Abb. 5d).

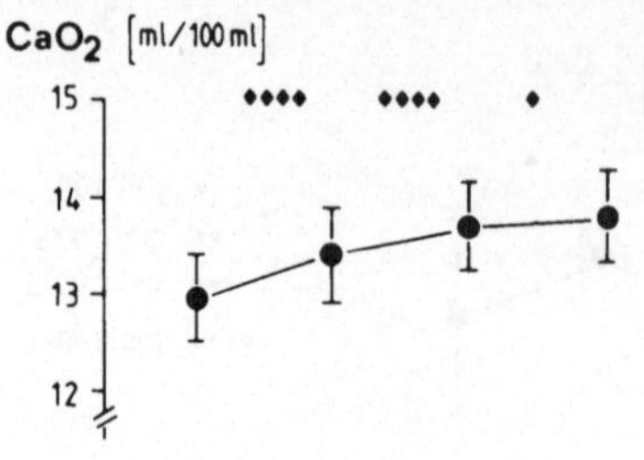

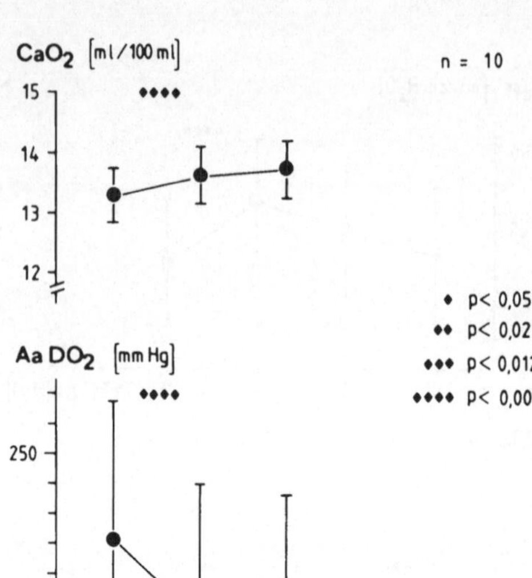

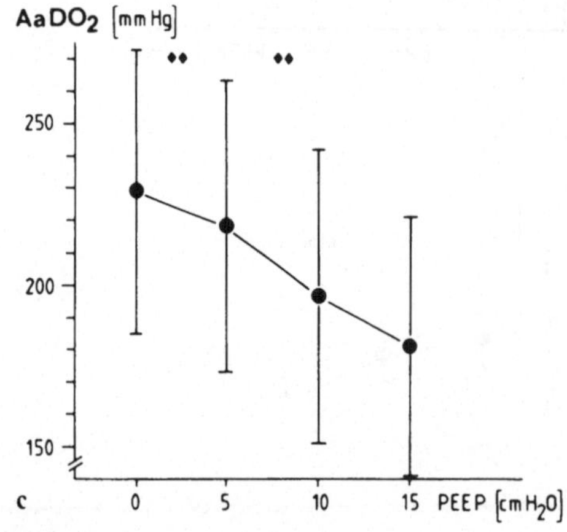

- 5 b.P.p. + 5 PEEP [cmH2O]

Abb. 5c

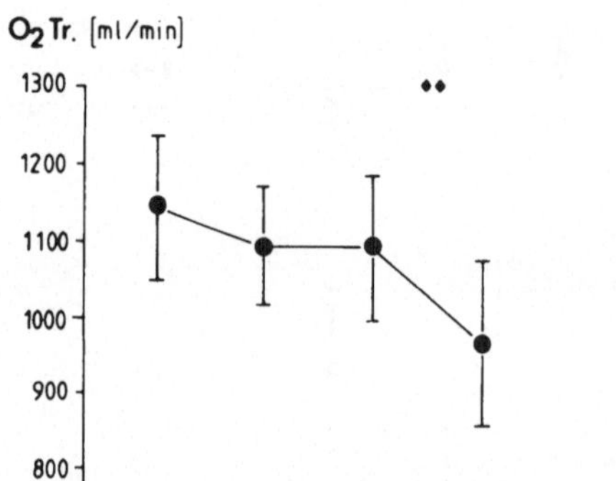

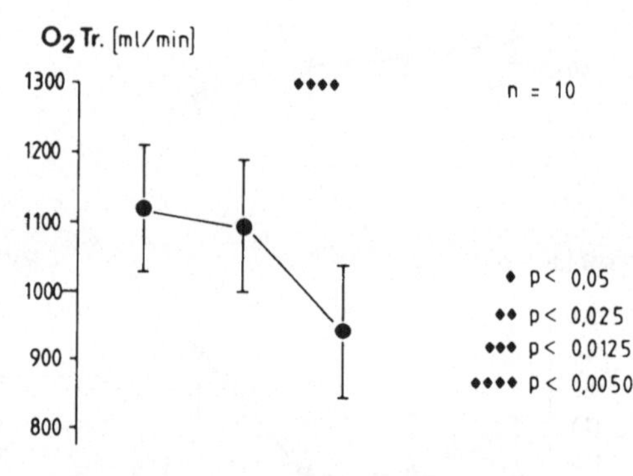

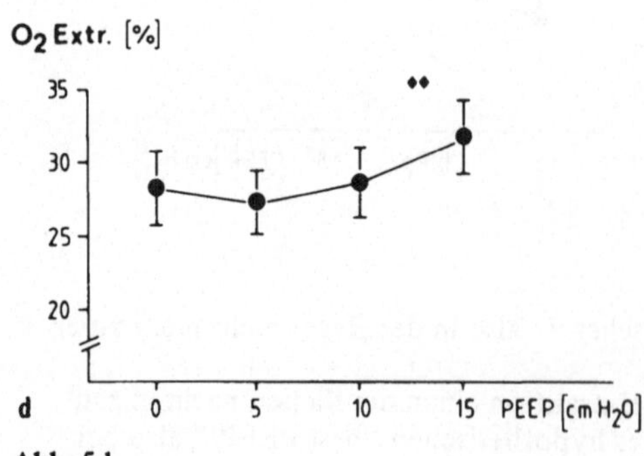

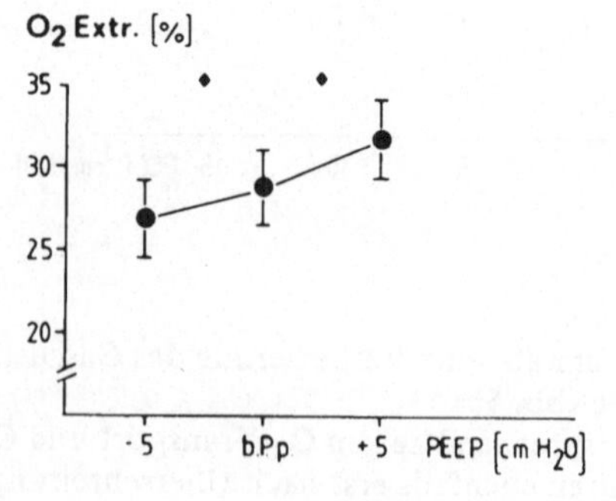

Abb. 5d

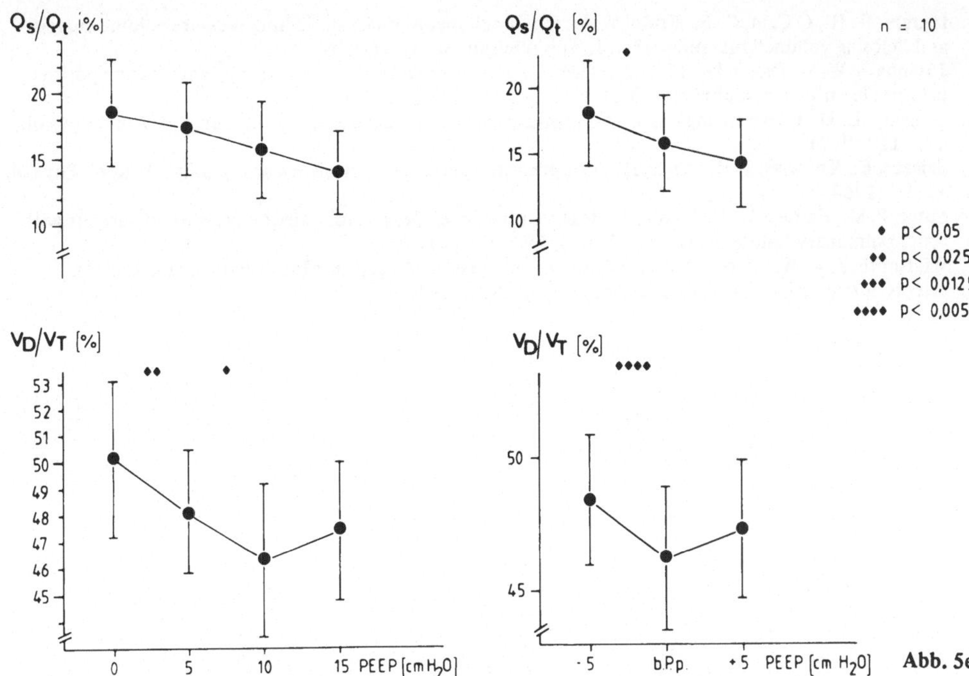

Abb. 5a–e. Auswirkungen steigender endexspiratorischer Drucke (li. Bildhälfte), sowie einer Abweichung vom graphisch ermittelten PEEP (b.P.p.) auf die Parameter
a "effektive" Compliance (C_{eff}), **b** Herzindex (CI), Schlagindex (SI) und pulmonaler Gefäßwiderstand (PVR), **c** arterieller O_2-Gehalt (CaO_2) und alveolo-arterielle O_2-Partialdruckdifferenz ($AaDO_2$), **d** O_2-Transport (O_2-Tr.) und O_2-Ausschöpfung (O_2-Extr.), **e** funktioneller Rechts-links-Shunt (Qs/Qt) und funktioneller Totraumanteil (VD/VT). Aufgetragen sind Mittelwert $\bar{x} \pm s_{\bar{x}}$.
Die Signifikanzberechnungen (gepaarter t-Test) beziehen sich jeweils auf benachbarte Werte

Der funktionelle Totraumanteil weist beim so konstruierten PEEP ein Optimum auf, der funktionelle Rechts-links-Shunt nimmt auch bei höherem PEEP noch weiter ab, wenngleich bei der vorliegenden Fallzahl nicht signifikant (Abb. 5e). Hierbei ist jedoch das verminderte HMV zu berücksichtigen.

Die statische exspiratorische V/P-Beziehung ist nach den ersten Erfahrungen eine diagnostische Bereicherung zur Verlaufskontrolle der respiratorischen Insuffizienz und erleichtert die Orientierung über das einzuschlagende Beatmungsregime. Ihre Aussagefähigkeit über einen situationsgerechten individuellen PEEP steht der mittels bisher geübter Verfahren [8] nicht nach.

Die Registrierung der Kurve erspart aber zeitraubende und belastende Testreihen mit aufsteigendem PEEP bis an die Grenzen der Kreislaufdekompensation und ist jederzeit wiederholbar.

Literatur

1. Colebatch, H. J. H., Ng, C. K. Y., Nikov, N.: Exponential analysis of elastic recoil in ageing and disease. Lung 155, 59 (1978)
2. Falke, J. J., Pontoppidan, H., Kumar, A., Leith, D. E., Geffin, B., Laver, M. B.: Ventilation with end-expiratory pressure in acute lung disease. J. Clin. Invest. 51, 2315 (1972)
3. Hobelmann, C. F. Jr., Smith, D. E., Virgilio, R. W., Peters, R. M.: Mechanics of ventilation with positive end-expiratory pressure. Ann. Thorac. Surg. 24, 68 (1977)

4. Ingram, R. H., O'Cain, C. F., Fridy, W. W. jr.: Simultaneous quasi-static lung pressure-volume curves and "closing volume" measurements. J. App. Physiol. 36, 135 (1974)
5. Josenhans, W. T., Peacocke, T. A., Schaller, G.: Effective respiratory system elastance during positive-pressure breathing in supine man. J. Appl. Physiol. 39, 541 (1975)
6. Pengelly, L. D.: Curve-fitting analysis of pressure-volume characteristics of the Lungs. J. Appl. Physiol. 42, 111 (1977)
7. Salazar, E., Knowles, J. H.: An analysis of pressure-volume characteristics of the lungs. J. Appl. Physiol. 19, 97 (1964)
8. Suter, P. M., Fairley, H. B., Isenberg, M. D.: Optimum end-expiratory airway pressure in patients with acute pulmonary failure. New Engl. J. Med. 292, 284 (1975)
9. Wildsmith, J. A. W., Marshall, R. L.: Positive end-expiratory pressure: Immediate haemodynamic effects during artificial ventilation. Anaesthesia 33, 20 (1978)

Die Bedeutung der Beatmungsdauer und des inspiratorischen Sauerstoffbedarfs für die Prognose von beatmeten Patienten einer chirurgischen Wach- und Intensivstation

W. Schwarzhoff, R. Fischer, R. Heuler, R. Hubinger, H. Steinhoff und K. Falke

Intensivmedizinische Maßnahmen sind in den letzten Jahren immer umfangreicher geworden. Die personellen und sachlichen Aufwendungen für beatmete Patienten sind dabei besonders hoch. Es ist nach den Ergebnissen dieser Therapie zu fragen, um zu prognostischen Aussagen zu kommen. Wir untersuchten deshalb retrospektiv die Beatmungsfälle der Wach- und Intensivstation der Chirurgischen Klinik der Universität Düsseldorf.

Der Untersuchungszeitraum erstreckte sich vom 5.12.75–31.12.1977 (Tabelle 1).

Tabelle 1. Anzahl der auf der chirurgischen Intensivstation behandelten und beatmeten Patienten (5.12.75–31.12.77)

	Patienten Anzahl	gestorben Anzahl	%
gesamt	2525	278	11,0
beatmet	797	194	24,3

In dieser Zeit wurden auf der Station 2525 Patienten behandelt, von denen 278 gleich 11 % starben. 797 Patienten entsprechend 31,6 % wurden beatmetet. Von den Beatmeten verstarben 194, das sind 24,3 %.

Da eingehende Lungenfunktionsprüfungen vielfach nur schwer durchzuführen sind, versuchten wir in Anlehnung an die amerikanische ECMO Studie anhand einfacher Kriterien zu prognostischen Aussagen zu kommen. Wir wählten dabei die Beatmungsdauer und den inspiratorischen Sauerstoffbedarf, der notwendig war, um eine arterielle Sauerstoffspannung von 60–80 Torr zu erzielen. Der Sauerstoffbedarf ist leicht zu bestimmen und ist ein Maß für die Schwere der akut vorliegenden Lungenfunktionsstörung. Er erfaßt summarisch die ventilatorische Verteilungsstörung und die venöse Beimischung (Shunt).

Tabelle 2. Die prognostische Bedeutung der Beatmungsdauer

Beatmungsdauer	Beatmete Patienten	gestorben Anzahl	%
bis 24 h	460	38	8,3
über 24 h	337	156	46,3

Tabelle 3. Zusammensetzung des beatmeten Patientengutes

Art der Patienten	Beatmungsdauer bis 24 h	über 24 h
thoraxchirurgisch	90 %	57 %
allgemein- und gefäßchirurgisch	6 %	24 %
traumatologisch	4 %	19 %

Zunächst wurde eingeteilt nach der Beatmungsdauer (Tabelle 2). 460 Patienten wurden weniger als 24 h beatmet. Von diesen starben 38 entsprechend 8,3 %. Von den 337 Patienten, die mehr als 24 h beatmet wurden, starben 156, also 46,3 %. Die Aufschlüsselung der Patienten nach der Eingriffsart zeigt das nächste Bild (Tabelle 3).

Daraus ergibt sich, daß von den Patienten, die nur kurze Zeit beatmet wurden, 90 % thoraxchirurgische Eingriffe hinter sich hatten, während allgemein- und gefäßchirurgische sowie traumatisierte Patienten nur insgesamt 10 % ausmachten. Es handelt sich also weit überwiegend um Patienten, die lediglich postoperativ bis zum Abklingen der Restwirkungen der Narkose nachbeatmet wurden. Bei den länger als 24 h Beatmeten beträgt der Anteil thoraxchirurgischer Patienten 57 %, während allgemein- und gefäßchirurgische Patienten mit 24 % und Traumatisierte mit 19 % beteiligt sind.

Weiterhin wurde eingeteilt nach dem Sauerstoffbedarf, der notwendig war, um einen arteriellen pO_2 von 60–80 mm Hg zu erzielen (Tabelle 4).

Tabelle 4. Die prognostische Bedeutung des Sauerstoffbedarfs

inspiratorischer O_2-Bedarf	Beatmete Patienten	gestorben Anzahl	%
bis 50 %	709	130	18,3
über 50 %	88	64	72,7

Von 709 Patienten, deren inspiratorischer Sauerstoffbedarf 50 % nicht überstieg, starben 130, das sind 18,3 %. 88 Patienten benötigten mehr als 50 % O_2. Von diesen starben 64 entsprechend 72,7 %.

Eine Übersicht, in der sowohl Beatmungsdauer wie Sauerstoffbedarf berücksichtigt sind, zeigt das nächste Bild (Tabelle 5). Man sieht, daß die Sterblichkeit der Patienten, die weniger als 24 h beatmet wurden und weniger als 50 % O_2 benötigten, mit 7 % nicht größer war als die durchschnittliche Sterblichkeit der Patienten auf der Station.

Tabelle 5. Die prognostische Bedeutung der Beatmungsdauer und des Sauerstoffbedarfs

Beatmungsdauer	Inspiratorischer O_2-Bedarf	Beatmete Patienten	gestorben Anzahl	%
bis 24 h	bis 50 %	476	31	7,0
über 24 h	bis 50 %	263	99	37,6
bis 24 h	über 50 %	14	7	50,0
über 24 h	über 50 %	74	57	77,0

Man sieht weiterhin, daß die Sterblichkeit bei Patienten, die länger als 24 h, aber mit weniger als 50 % O_2 beatmet wurden, mit 37 % geringer ist, als von den Patienten, die weniger als einen Tag, aber mit mehr als 50 % Sauerstoff beatmet werden mußten. Daraus erkennt man, daß der Sauerstoffbedarf eine größere prognostische Bedeutung hat als die Dauer der Beatmung

Von den Patienten, die länger als einen Tag beatmet wurden und deren Sauerstoffbedarf über 50 % betrug, starben sogar 77 %.

Ähnlich ungünstige Ergebnisse ergaben auch andere Untersuchungen. Kraas u. Mitarbeiter geben eine Letalität von 80 % bei akuter respiratorischer Insuffizienz nach Bauchoperation an. Die amerikanische ECMO Studie weist bei 741 Patienten, die einen Sauerstoffbedarf von über 50 % hatten, eine Sterblichkeit von über 65 % auf. Damit ist gezeigt, daß ein inspiratorischer Sauerstoffbedarf von über 50 % ein prognostisch äußerst ungünstiges Kriterium ist, unabhängig davon, ob zu diesem Zeitpunkt andere schwerwiegende Organstörungen vorliegen.

Literatur

Fallat, R. J.: Survival from Severe Adult Respiratory Distress Syndrome the Current and Future Status of Extracorporeal Membrane Oxygenation (ECMO). Symposium über akutes progressives Lungenversagen, Wien 1978

Kraas, E., Hoffmann, H., Roscher, R.: Acute respiratory failure after abdominal surgery. Intensive Care Med. 3, 115 (1977)

Experimentelle Untersuchungen über den Einfluß der Lymphe auf die Entwicklung der Schocklunge im hämorrhagischen und Endotoxinschock

M. Hirschauer, W. Zimmermann und C. Mittermayer

Die Pathomorphologie der Lunge im Schock ist gekennzeichnet durch die Entwicklung eines Ödems: Es beginnt als perivaskuläres und peribronchiales Ödem schon wenige Stunden nach dem Schockereignis und gipfelt im generalisierten interstitiellen Ödem, wenn sich klinisch das Atemnotsymdrom manifestiert. Deletär wird es für den Patienten, wenn dann nach 6–8 Tagen eine Proliferation der Fibroblasten in das Interstitium einsetzt und die Gasdiffusion weiter erschwert. Es ist der Beginn des irreversiblen Spätstadiums, von Mittermayer als "the point of no return" apostrophiert. Während die Lungenfibrose sonst ein langsam fortschreitender Prozeß ist, nimmt die Fibrosierung der Lunge im Schock einen stürmischen Verlauf. Das muß natürlich einen Grund haben, und die Vermutung liegt nahe, daß dieser Grund in der interstitiellen Flüssigkeit zu suchen ist.

Um diesem Problem näher zu kommen, haben wir bei Hausschweinen während und nach einem hämorrhagischen Schock Lymphe aus dem Thorax gewonnen und deren Wirkung auf das Proliferationsverhalten von Fibroblastenkulturen beobachtet. Der Kürze angemessen, hier nur die wichtigsten Daten: Der hämorrhagische Schock wurde durch Entzug von 40–50 % des Blutvolumens bis auf einen arteriellen Mitteldruck von 55 mm Hg ausgelöst und durchschnittlich 4 Std aufrechterhalten. Dabei fiel das HZV von 3,0 auf 1,7 l/min, der pH auf 7,1, die Pufferkapazität um 20 mVal/l. Das Lactat stieg auf 96 mg%. Anschließend wurde den Tieren das entzogene Blut wieder retransfundiert oder durch eine Plasmaersatzlösung ersetzt. Die fraktioniert gewonnene Lymphe wurde nach Sterilfiltration Fibroblastenkulturen zugesetzt, die an Schweineserum adaptiert worden waren. Nach 8-tägiger Bebrütung zeigte sich, daß die vor dem Schock gewonnene Lympfe das Proliferationsverhalten der

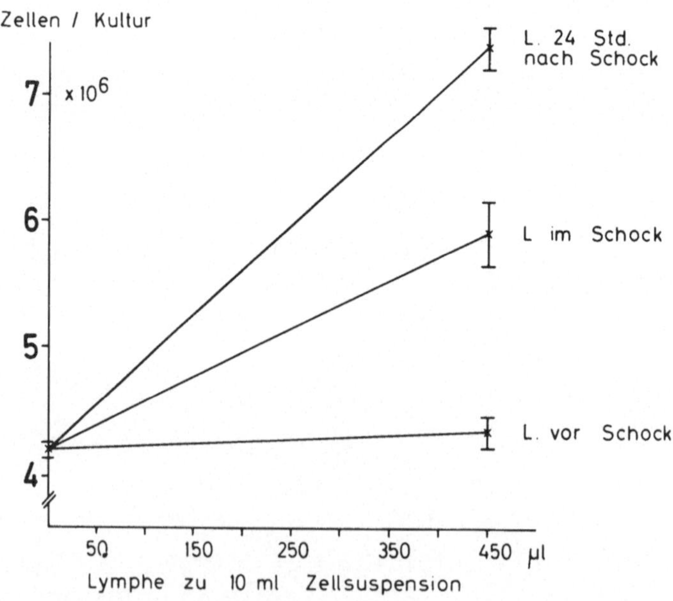

Abb. 1. Einfluß des Zusatzes von Lymphe, die vor, während und nach einem hämorrhagischen Schock gewonnen wurde, auf das Proliferationsverhalten von Fibroblastenkulturen

Fibroblasten praktisch nicht beeinflußte (4,35 gegenüber 4,2 x 10^6 Zellen/Kultur) im Schock gewonnene Lymphe dagegen die Proliferation deutlich (auf 5,91 x 10^6 Zellen/Kultur) und 24 Std nach dem Schock gewonnene Lymphe dann ganz erheblich (auf 7,38 x 10^6 Zellen/Kultur) stimulierte (Abb. 1). Die Veränderungen des Eiweißgehaltes, des Anteils der Albumin- und Globulinfraktionen und auch der Aminosäurekonzentrationen in der Lymphzusammensetzung konnte damit nicht in Korrelation gebracht werden.

Es interessierte uns natürlich nun, ob diese Proliferationsstimulation auch bei anderen Schockformen nachzuweisen ist. Wir setzten deshalb einer zweiten Gruppe von Tieren einen Endotoxinschock mit einem Endotoxin von Salmonella typhi. Im Vergleich zum hämorrhagischen Schock war die Schocksymptomatik bei diesen Tieren zwar weniger deutlich ausgeprägt, trotzdem haben fast 50 % der Tiere den Endotoxinschock nicht überlebt. Das HZV sank von 3,4 auf 2,3 l/min, der arterielle Mitteldruck von 110 auf 68 mm Hg, die Pufferkapazität fiel um 6 mVal/l, während der pH dank Hyperventilation nahezu unverändert blieb. Das Lactat stieg auf 36 mg%.

Tatsächlich bewirkte auch die nach dem Endotoxinschock gewonnene Lymphe eine Stimulation des Proliferationsverhaltens von Fibroblastenkulturen, wenngleich sie nicht so deutlich ausgeprägt war wie nach dem hämorrhagischen Schock. 2 Std nach der Endotoxininjektion gewonnene Lymphe stimulierte die Proliferation auf 5,25 gegenüber 4,85 x 10^6 Zellen/Kultur, nach 4 Std gewonnene Lymphe auf 5,7 x 10^6 Zellen/Kultur und nach 24 Std gewonnene Lymphe auf 6,2 x 10^6 Zellen/Kultur (Abb. 2).

Welche Bedeutung haben diese Untersuchungen nun für die Klinik? Sie unterstreichen die Notwendigkeit, die Lunge vor dem Einsetzen der Fibrosierung von ihrem interstitiellen Flüssigkeitsüberschuß zu befreien. Restriktive Flüssigkeitszufuhr und negative Bilanzierung unter Einsatz von Diuretika dürfte der richtige Weg sein. Als Kliniker interessierte uns darüber hinaus aber auch, ob eine viele Jahre propagierte Therapie irgendeinen Einfluß auf diese Stimulation der Fibroblastenproliferation hat. Wir gaben deshalb einer dritten Gruppe von Tieren 2 Std nach der Endotoxininjektion, also auf dem Höhepunkt der Schocksymptomatik, 30 mg/kg Methylprednisolon. Der Effekt war beeindruckend: 2 Std nach der Methylprednisolongabe und damit 4 Std nach der Endotoxininjektion war die Fibroblastenproliferation

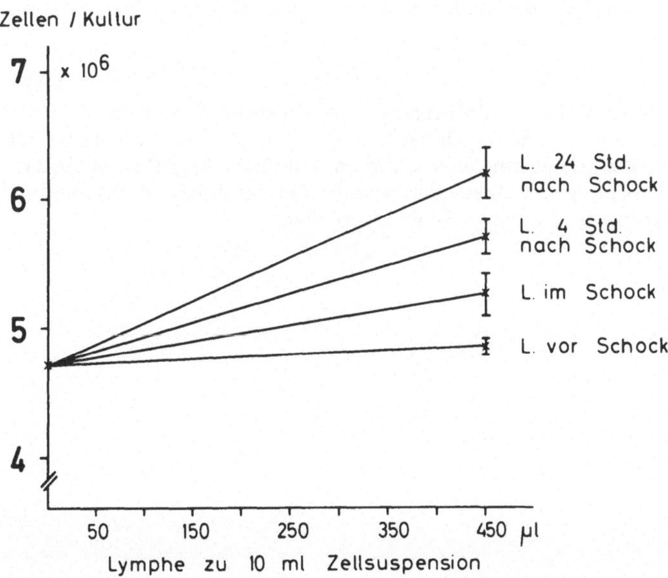

Abb. 2. Einfluß des Zusatzes von Lymphe, die vor und in verschiedenen Abständen nach einer Endotoxininjektion gewonnen wurde, auf das Proliferationsverhalten von Fibroblastenkulturen

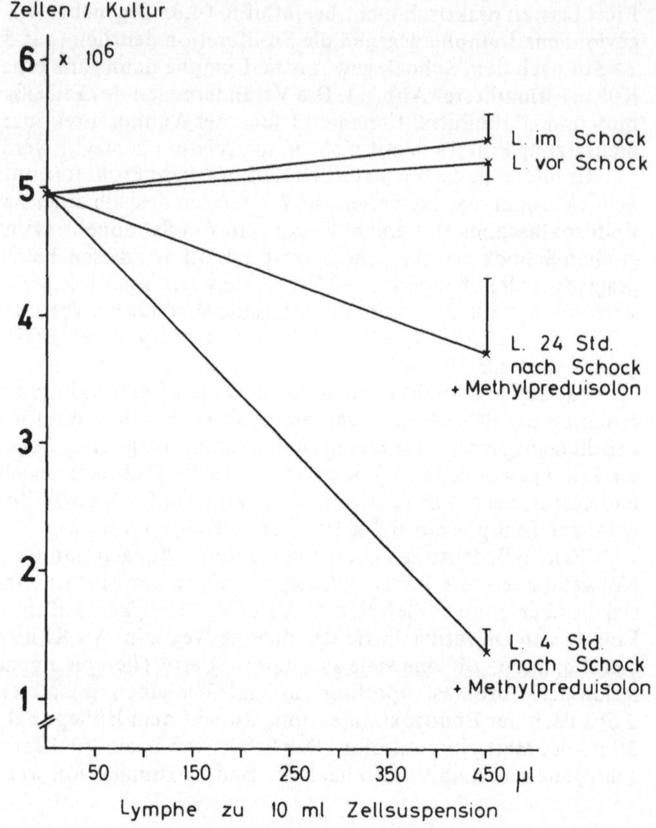

Abb. 3. Einfluß des Zusatzes von Lymphe, die vor und in verschiedenen Abständen nach einer Endotoxininjektion und anschließender Gabe von Methylprednisolon gewonnen wurde, auf das Proliferationsverhalten von Fibroblastenkulturen

mit 1,37 x 10^6 Zellen/Kultur weit hinter der Proliferation der Kulturen ohne Zusatz (5,17 x 10^6 Zellen/Kultur) zurückgeblieben. Auch nach 24 Std war der Effekt noch deutlich nachweisbar (3,7 x 10^6 Zellen/Kultur), wenngleich schon im Abklingen begriffen (Abb. 3). Man darf deshalb wohl ganz vorsichtig von einem günstigen Effekt der hohen Methylprednisolontherapie auf die Fibrosierung der Lunge im Schock sprechen.

Die Wirkung des zyklischen AMP in Serum, Lunge und Leber bei Trauma und Schock. Ein Beitrag zur Pathogenese des akuten Lungenversagens und der sogenannten Fettembolie

W. Kox, H.-G. Schindler und E. Brug

I. Einleitung

Seit über 100 Jahren wird über Äthiologie und Pathogenese der Fettembolie diskutiert. Die Überlegung, daß die posttraumatische Fettembolie als Folge des Schocks auftritt und mit dem akuten Lungenversagen und der sogenannten Schocklunge gleichzusetzen ist, ist heute unbestritten. Dabei ist die meist extreme Störung der Lungenfunktion für den Kliniker ein Zeichen für die Schädigung, der Nachweis von Fettröpfchen in den Lungenkapillaren für den Pathologen ein sicheres Zeichen des akuten Lungenversagens oder des sogenannten Fettemboliesyndroms.

Aus diesem Grunde sind die Blutlipide oder verschiedene Lipolyse-Mediatoren sowohl im Serum als auch in den Organen, eine charakteristische Änderung ihrer Konzentration unter verschiedenen experimentellen Bedingungen, wie z.B. Frakturen, hypovolämischer Schock und artifizielle Fettembolisierung durch i.v.-Injektion in den Mittelpunkt des Interesses gerückt.

Die Frage nach der Pathogenese sowie praktische therapeutische Erwägungen machen die Suche nach laboratoriums-diagnostischen Indikatoren für eine frühzeitige Erkennung des Fettemboliesyndroms und des akuten Lungenversagens als Komplikation von Trauma und Schock sehr dringlich. Aus diesem Grunde ist eine exakte Analyse der Lipide im Serum und in den Organan erforderlich, da das Syndrom der Fettembolie und des akuten Lungenversagens durch die Theorie der Fetteinschwemmung für sich allein nur unbefriedigend erklärt ist.

II. Material und Methode

In einer tierexperimentellen Versuchsreihe mit Kaninchen wurden 3 Serien zu je 8 Tieren durchgeführt. Die erste Gruppe galt als Kontrollgruppe. Bei der zweiten Gruppe wurden mit einem 3,2-Bohrer zwei standardisierte Löcher durch die Tibia gebohrt, um unter frakturähnlichen Bedingungen Knochenmarksfett freizusetzen. Bei der dritten Gruppe wurde zusätzlich ein hämorrhagischer Schock erzeugt, in dem bis zu 1/4 des Blutvolumens entzogen wurde. Es bestand je nach Zustand der Tiere bis zu 20 min ein Volumenmangelschock mit systolischen Drucken um 40 mmHg. Bis zum 4. Tag nach Setzen der Fraktur wurde den Tieren Blut entnommen und im Serum die Triglyceride, die freien Fettsäuren, das Cholesterin, die Phospholipide und das zyklische 3,5-AMP bestimmt. Danach wurden die Tiere getötet und die gleichen Bestimmungen in Lunge und Leber durchgeführt.

III. Ergebnisse

Die Bestimmungen der Triglyceride im Serum zeigen bei den schockierten Tieren einen deutlichen Anstieg der Normalwerte, die um 100 mg pro 100 ml Serum liegen, auf über 500 mg pro 100 ml Serum nach etwa 48 Std (Abb. 1). Die freien Fettsäuren bleiben sowohl bei der Kontrollgruppe als auch bei der Gruppe der frakturierten Tiere im Normbereich. Bei den schockierten Kaninchen liegen die Serumwerte schon nach einer Stunde nach Trauma und Schock um 0,6 mmol/l Serum, nach etwa 4 Std sinken sie auf Normwerte ab, um dann kontinuierlich auf über 1,0 mmol/l Serum anzusteigen (Abb. 2). Die Phospholipide verhalten sich bei den Kontrolltieren und den Tieren mit Fraktur im Rahmen der Normwerte. Bei den zusätzlich schockierten Tieren ist ein Anstieg auf nahezu 200 mg pro 100 ml Serum zu sehen

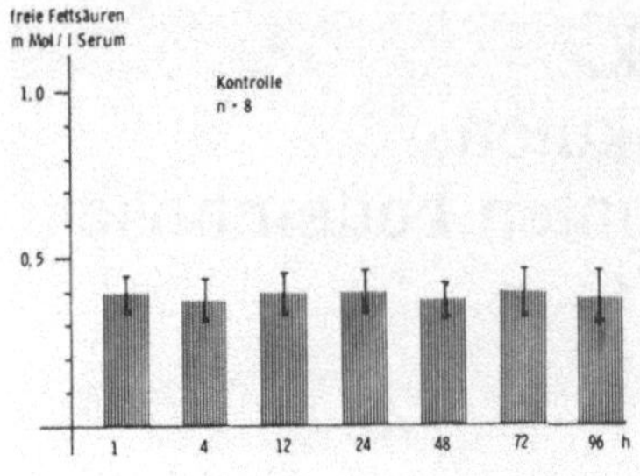

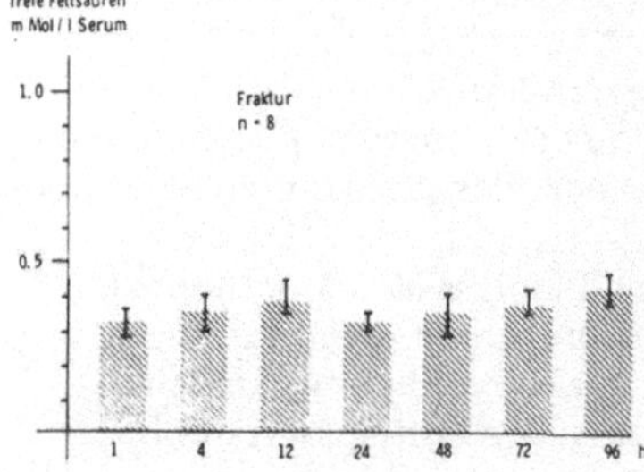

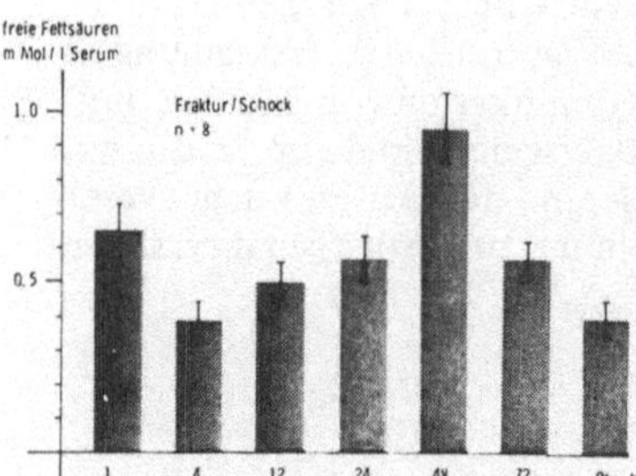

Abb. 1. Veränderungen der Triglyceride im Serum nach Fraktur und Fraktur/Schock

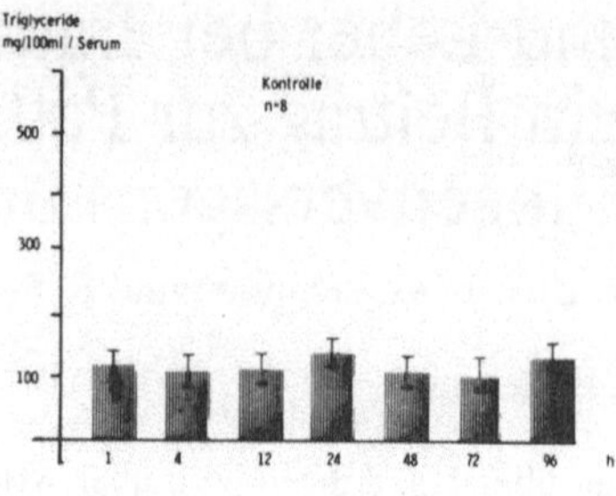

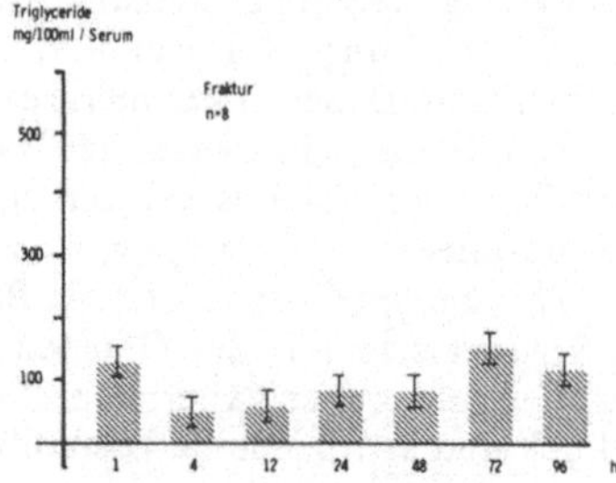

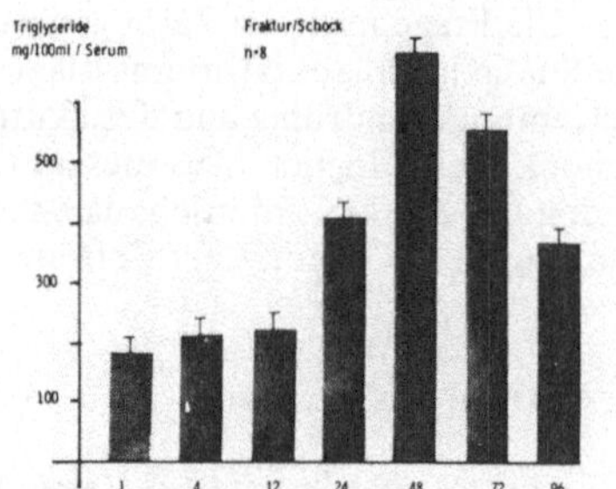

Abb. 2. Veränderungen der freien Fettsäuren im Serum nach Fraktur und Fraktur/Schock

(Abb. 3). Die Cholesterinwerte bei den schockierten Tieren sind schon eine Stunde nach Trauma deutlich erhöht und steigen im Verlauf noch weiter an (Abb. 4). Das zyklische AMP bleibt bei der Kontrollgruppe nahezu im Normbereich. Bei den ausschließlich frakturierten Tieren sehen wir schon eine Stunde nach Trauma einen Anstieg um über 100 %, nach 12 Std kehren die Blutwerte in den Normbereich zurück, um dann auf über 200 % erneut anzusteigen. Bei den zusätzlich schockierten Tieren liegen die Werte eine und 4 Std posttrauma bereits um 150 % erhöht, nach 12 Std fallen die Werte ab, um dann kontinuierlich auf über 300 % der Normwerte anzusteigen (Abb. 5).

Bei der Bestimmung der einzelnen Lipidfraktionen im Lungengewebe sinkt der Anteil der Phospholipide gegenüber der Kontrolle um 50 %. Die Triglyceride sind leicht erhöht, das Cholesterin bleibt nahezu gleich. Die freien Fettsäuren steigen gegenüber der Kontrollgruppe exzessiv an. Das zyklische AMP ist schon bei den ausschließlich frakturierten Tieren erhöht, bei der zusätzlich schockierten Gruppe sehen wir einen Anstieg auf 300 % gegenüber der Kontrollgruppe. In der Leber sinkt der Anteil der Phospholipide um 2/3 gegenüber der Kontrollgruppe ab, die Triglyceride steigen um etwa 150 %, während das Cholesterin nahezu gleich bleibt. Die freien Fettsäuren steigen bei den zusätzlich schockierten Tieren im Vergleich zu der Kontrollgruppe stark an. Das zyklische AMP zeigt auch in der Leber bei den schockierten Tieren eine höhere Aktivität als bei der Kontrollgruppe.

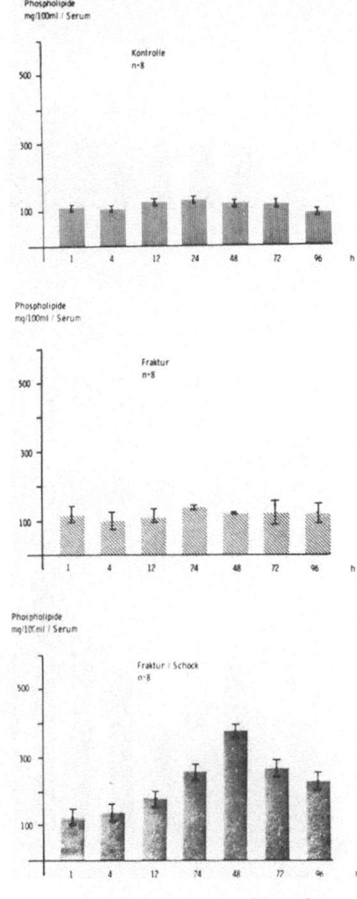

Abb. 3. Veränderungen der Phospholipide im Serum nach Fraktur und Fraktur/Schock

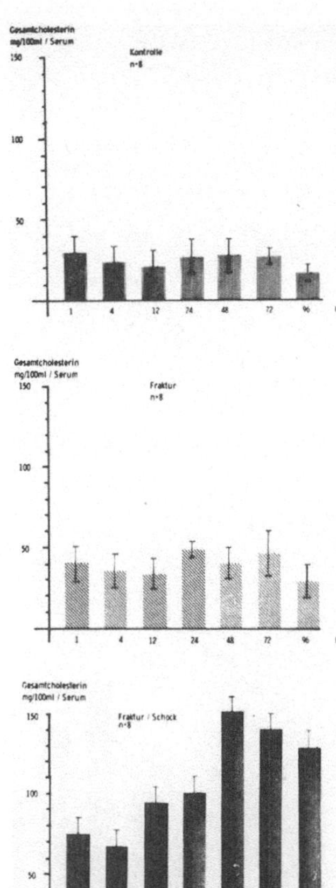

Abb. 4. Veränderungen des Cholesterins im Serum nach Fraktur und Fraktur/Schock

IV. Diskussion

Die Untersuchungen zeigen, daß nach Trauma und Schock signifikante Veränderungen der Lipide sowohl im Serum als auch in Lunge und Leber auftreten können. Diese Veränderungen der Lipidfraktionen und des zyklischen AMP's sind Teil eines komplexen, pathogenetischen Geschehens des akuten Lungenversagens und des sogenannten Fettempoliesyndroms.

Trauma, Schock und Katecholaminausschüttung, die sogenannte traumatische Trias, führen über Stase, Hypoxie und Azidose zu Lungenparenchym- und Kapillarendothelschäden mit interstitiellem Ödem, Hämorrhagien und Mikroatelektasen, die das akute Lungenversagen mit verursachen.

Die traumatische Trias führt über die Katecholaminausschüttzung und das zyklische 3,5-Adenosinmonophosphat zu einer Mobilisierung des Depot-Fetts, so daß es zu einem intrazellulären Anstieg der freien Fettsäuren kommt. Diese gelangen in den Intravasalraum, verursachen einen erhöhten Serumspiegel und werden in der Leber zu Plasmatriglyceriden resynthetisiert. Das zyklische 3,5-Adenosinmonophosphat dient dabei als Mediator zwischen der Katecholaminausschüttung und der Aktivierung der Triglyceridlipase, die die Triglyceride in freie Fettsäuren überführt und somit ein Maß für die Aktivierung metabolischer Vorgänge im Schock darstellt.

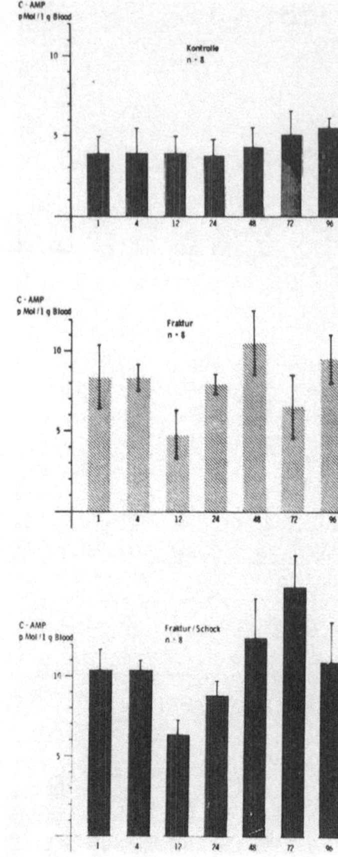

Abb. 5. Der Einfluß von Fraktur und Fraktur/Schock auf das zyklische 3,5-Adenosinmonophosphat im Blut

Die traumatische Trias steht also im Mittelpunkt eines komplexen Geschehens bei der Pathogenese des akuten Lungenversagens und dem sogenannten Fettemboliesyndrom. Über die Katecholaminausschüttung und das zyklische 3,5-Adenosinmonophosphat nimmt sie direkt Einfluß auf den Fettstoffwechsel und trägt zu den charakteristischen Änderungen der Lipide im Serum und in den Organen bei.

Literatur beim Verfasser

Thrombininduzierte intravasale Gerinnung am Zwergschwein als Modell zur Schocklunge. Teil I: Veränderung der Atemmechanik und der ventilatorischen Verteilung*

I. Hensel, H. Burchardi, T. Stokke, P. Hallecker, J. Jörck, E. Turner, D. Weber und K. H. Wencker

Im Anschluß an verschiedene Formen des Schocks entwickelt sich häufig eine respiratorische Insuffizienz mit charakteristischem klinischen und pathologisch-anatomischem Erscheinungsmuster. Das Krankheitsbild ist als sogenannte Schocklunge seit Jahren in der Literatur bekannt [u.a. 2, 4, 11, 19]. Obwohl die Pathogenese der Schocklunge offenbar zahlreiche Faktoren umfaßt, haben im Rahmen dieses Krankheitsbildes die pulmonale Mikroembolie verbunden mit hämodynamischer Dysregulation und Störungen im Gasaustausch wahrscheinlich eine zentrale Bedeutung [1, 3, 15, 18].

In der vorliegenden Untersuchung wurde der Versuch unternommen, den initialen Zustand der Schocklunge entsprechend dem experimentellen Ansatz von Olsson u. Mitarb. durch eine Thrombininfusion und zusätzlicher Fibrinolysehemmung durch ϵ-Aminocapronsäure modellhaft zu simulieren [13]. Die auftretenden Frühveränderungen im Bereich des Kreislaufs, der Atemmechanik, der ventilatorischen Verteilung, der pulmonalen Kapillarperfusion, der Diffusionskapazität, sowie des pathologisch-anatomischen Substrates werden in diesem und den zwei nachfolgenden Vorträgen dargestellt.

Allgemeine Methodik

Die Untersuchungen wurden an 35 bis 63 kg schweren Göttinger Zwergschweinen durchgeführt. Nach der Narkoseeinleitung mit einem Halothane-Sauerstoffgemisch wurden die Tiere intubiert, relaxiert (Hexacarbacholinbromid, 20 mg i.v.) und mit einem Engström-Respirator (40 Vol.% O_2 + 60 Vol% N_2) kontrolliert beatmet. Die Gaskonzentrationen wurden massenspektrometrisch (Medical Gas Analyzer, Fa. Perkon-Elmer) bestimmt. Die Narkose wurde mit Azaperon (1,25 mg/kg/h) und Piritramid (0,4 mg/kg/h) aufrechterhalten. Die Druckregistrierung erfolgte mit konventioneller Kathetertechnik, die HZV-Bestimmung mit der Thermodilutionsmethode (Methode Piiper-Slama). Da es sich bei diesen Versuchen um ausgesprochene Langzeitversuche (12–16 Std) handelte, wurde in stündlichen Abständen Elektrolytstatus und Säure-Basen-Haushalt überprüft und während der "steady state"-Phase eventuelle Abweichungen von der Norm korrigiert; der Blutverlust durch Probeentnahmen und Sickerblutungen wurde durch Infusion von Normelektrolytlösungen ausgeglichen. Die speziellen Methoden, die zur Lungenfunktionsprüfung verwendet wurden, werden zusammen mit den Ergebnissen erläutert.

Ergebnisse und Diskussion

Die Infusion von Thrombin in einer Konzentration von 150 I.E./kg/h sowie – in einigen Versuchen – zusätzlicher Fibrinolysehemmung mit 2 x 2 g ϵ-Aminocapronsäure führte bei 5 von 13 Versuchstieren bereits innerhalb von 1–2 Std zum Exitus; die restlichen 8 Versuchstiere verstarben nach etwa 4 Std. Von der letzteren Gruppe stammen die Ergebnisse, die im folgenden beschrieben werden.

Das Verhalten der Herzfrequenz (HF), der mittleren arteriellen Drucke ($\bar{P}$) sowie der Strömungswiderstände (W) im großen und kleinen Kreislauf ist in der Abb. 1 dargestellt. Die genannten Kreislaufparameter sind auf der Ordinate, die Zeit vor und nach Beginn der Thrombininfusion in Stunden (h) auf der Abszisse aufgetragen. Wenige Minuten nach Beginn

* Mit freundlicher Unterstützung der Deutschen Forschungsgemeinschaft (BU 376/1)

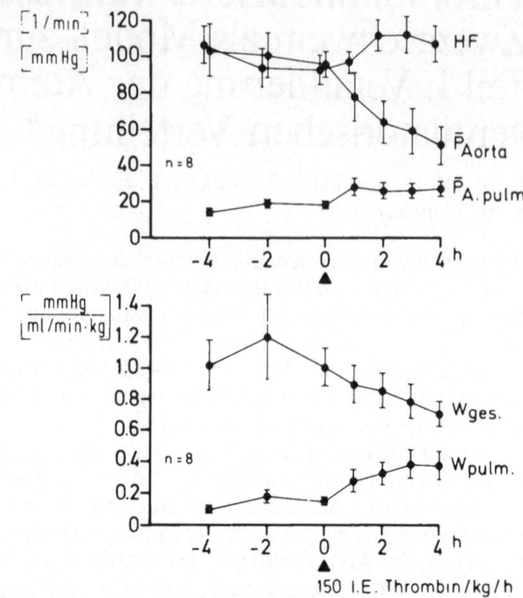

Abb. 1. Das Verhalten von Herzfrequenz (HF), mittlerem Aortendruck ($\bar{P}_{Aorta}$), mittlerem Pulmonalisdruck ($\bar{P}_{A.pulm.}$) und dem Strömungswiderstand (W) im großen und kleinen Kreislauf während der "steady state"-Phase sowie nach Beginn der Thrombininfusion. Die Punkte kennzeichnen den Mittelwert von 8 Versuchen, die Balken den mittleren Fehler des Mittelwertes

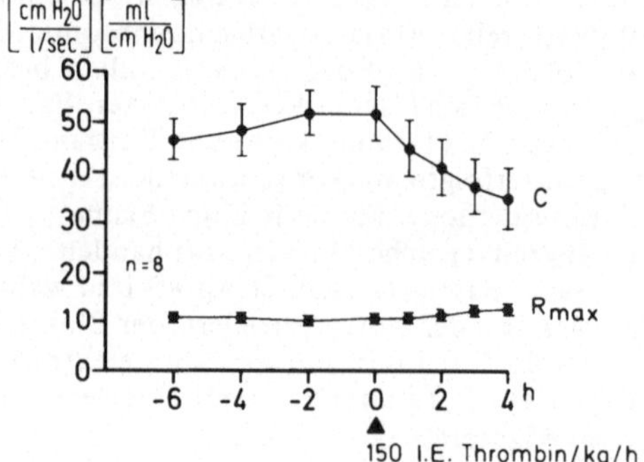

Abb. 2. Die Veränderung der totalen Compliance (C) und des Atemwegswiderstandes (R_{max}) vor und nach Beginn der Thrombininfusion. Die Punkte markieren den Mittelwert, die Balken den mittleren Fehler des Mittelwertes

der Thrombininfusion entwickelte sich ein Schockzustand, der durch einen progredienten Abfall des arteriellen Mitteldruckes ($\bar{P}_{Aorta}$), Anstieg des pulmonalen Mitteldruckes ($\bar{P}_{A.pulm.}$), Anstieg der Herzfrequenz (HF), zunehmendem Widerstandsverlust ($W_{ges.}$) im großen Kreislauf und Anstieg des pulmonalen Widerstandes ($W_{pulm.}$) charakterisiert war. Die Veränderungen im Bereich der pulmonalen Strombahn (Anstieg von $\bar{P}_{A.pulm.}$ und $W_{pulm.}$) treten nach Beginn der Thrombininfusion so rasch ein, daß ein humoraler Faktor, z.B. sog. Releasing-Faktoren [13] oder ein zentralnervöser Einfluß [6, 12] durchaus angenommen werden kann.

Im Bereich der Atemmechanik entwickelte sich als Folge einer zunehmenden disseminierten intravasalen Gerinnung eine signifikante Verminderung ($p < 0{,}05$, Kruskal-Wallis-Test) der Compliance (Lungenfunktionsmeßplatz, Fa. Dr. Fenyves & Gut [5]), die während des 4-stündigen Beobachtungszeitraumes von 70,2 auf 59,4 ml/cm H_2O abfiel. Die obere Kurve (C) der Abb. 2 veranschaulicht den Complianceverlust. Demgegenüber blieb der Atemwegswiderstand (Lungenfunktionsmeßplatz, Fa. Fenyves & Gut [5]) während der gesamten Untersuchung nahezu konstant (untere Kurve (R_{max}) der Abb. 2).

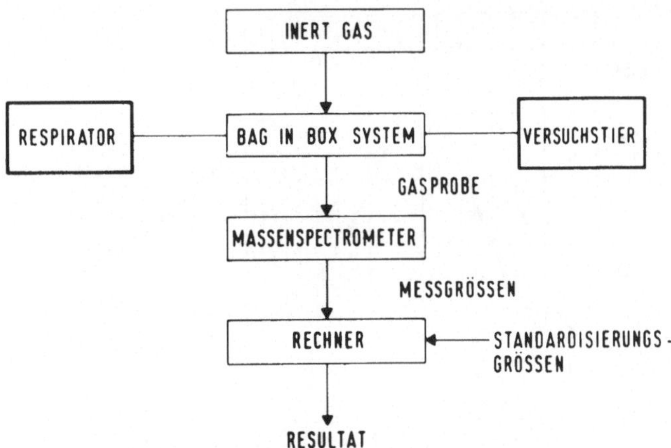

Abb. 3. Schematische Darstellung der Verfahrenstechnik für die Analyse der ventilatorischen Verteilung. Das "bag-in-box"-System dient zur Aufsättigung der Lunge mit dem Inertgasgemisch. Für den Auswaschprozeß wird über einen Dreiwegehahn eine direkte Verbindung zwischen Versuchstier und Respirator hergestellt. Nach massenspektrometrischer Analyse des exspiratorischen Atemgemisches werden die Daten in einen Rechner gegeben. Soweit Abweichungen des aktuellen FRC und V_t vom Ausgangswert vorliegen, werden die Daten des Auswaschvorganges auf die jeweiligen Ausgangsbedingungen standardisiert.

Zur Darstellung von Veränderungen in der ventilatorischen Verteilung diente die Analyse einer Inertgasclearance (Argon, 8 Vol.%) aus der Lunge, deren theoretische Grundlagen von Gomez [8] in die Lungenphysiologie eingeführt wurden und deren Anwendung auf Beatmungspatienten mit neuer Verfahrenstechnik von uns in den letzten Jahren neu bearbeitet wurde [10]. Die genannte Methodik vermittelt eine quantitative Aussage, nach welcher statistischen Verteilung die spezifische Ventilation $\dot{V}/V_L$ [9] in der beatmeten Lunge kompartimentiert ist. Die Abb. 3 zeigt ein Schema der Verfahrenstechnik. Die Inertgasclearance wurde mit Hilfe eines "bag-in-box"-Systems zwischen Versuchstier und Respirator durchgeführt. Nach massenspektrometrischer Analyse wurde an die normierten Daten des Auswaschprozesses eine Exponentialsumme angepaßt [14, 17] und in einem zweiten Rechenschritt die Häufigkeitsverteilung der spezifischen Ventilation $\dot{V}/V_L$ als inverse Laplace-Transformierte der Exponentialsumme dargestellt. Die Güte des Transformationsverfahrens wurde von uns anhand einiger einfacher Testfunktionen [7, 14, 16] geprüft, für die es eine mathematisch exakte Zuordnung zwischen Bildbereich und Originalbereich gibt. Für die Testfunktionen in der Abb. 4 wurde aus Gründen besserer Anschaulichkeit das gleiche halblogarithmische Koordinatensystem zugrunde gelegt, das von uns für die Darstellung ventilatorischer Verteilungen verwendet wurde. Wie aus der Abb. 4 hervorgeht, war in allen Fällen eine gut erkennbare Übereinstimmung zwischen der Reproduktion der Testfunktionen (durchgezogene Linie) und dem wahren Verlauf der Funktionen (gepunktete Linie) festzustellen.

Die Verteilung der spezifischen Ventilation vor und nach Thrombininfusion ist in der Abb. 5 anhand eines für die 8 Versuchstiere typischen Einzelversuches dargestellt. Auf der Abszisse des Koordinatensystems ist die spezifische Ventilation $\dot{V}/V_L$ mit der Dimension l/min und auf der Ordinate die Häufigkeit in Prozent aufgetragen. Die obere Abbildung zeigt das ventilatorische Verteilungsmuster 6 1/2 Std nach Narkoseeinleitung. Es waren zu diesem Zeitpunkt zwei deutlich voneinander abgrenzbare Kompartimente erkennbar mit einer noch vorhandenen Dominanz der Verteilungskurve eines gut belüfteten Lungenkompartimentes rechts im Bild. Etwa zwei und vier Std später bildete sich ein geringfügiges Überwiegen der Amplitudenhöhe in der Verteilungskurve eines schlechter belüfteten Kompartimentes links in der Abbildung heraus. Drei und vier Std nach Beginn der Thrombininfusion kommt es im ventilatorischen Verteilungsmuster zur Ausbildung von Zeichen ventilatorischer Inhomogenität, die durch Amplitudenzunahme in den Verteilungskurven der schlechter belüfteten Kompartimente charakterisiert war. Beim Vergleich dieser Kurven mit denen, die

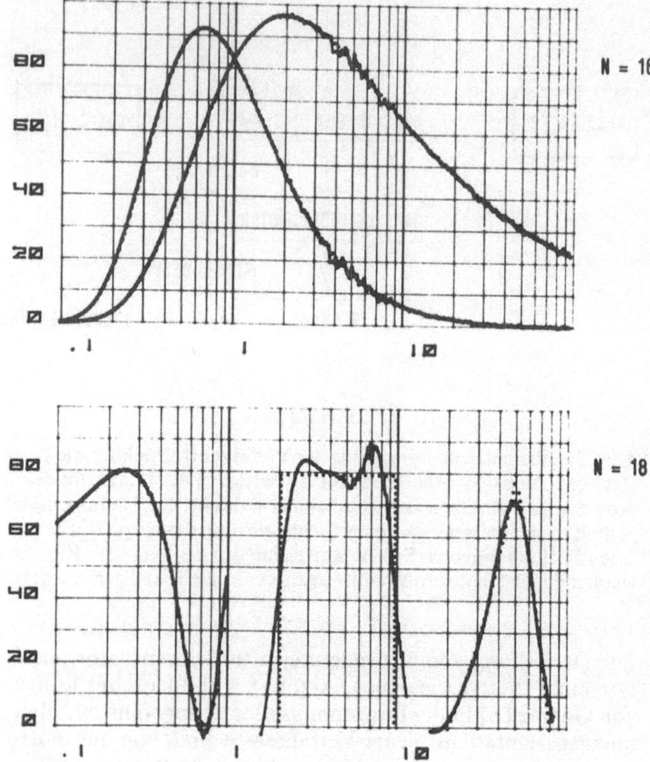

Abb. 4. Darstellung der Genauigkeit des Approximationsverfahrens einer inversen Laplace-Transformation nach Stehfest [16] anhand einiger Testfunktionen. Im oberen Teil der Abbildung sind als durchgezogene Linien die Reproduktionen zweier Verteilungsfunktionen, im unteren Teil der Abbildung die Reproduktionen einer Sinusfunktion, einer Rechtecks- und einer Dreiecksfunktion wiedergegeben. Die gepunkteten Linien kennzeichnen den wahren Verlauf der Funktion. Das Ergebnis zeigt, daß Abweichungen der Reproduktionskurven von dem wahren Verlauf des Funktionsbildes nur an scharfen Winkeln auftreten; aber auch dann ist die charakteristische Form der betreffenden Kurve noch gut erkennbar

wir von den Beatmungspatienten unserer Intensivpflegestation kennen, darf man folgern, daß die bei den Versuchstieren auftretenden ventilatorischen Verteilungsstörungen keinen besonderen Schweregrad haben.

Zusammenfassung

Nach thrombininduzierter Mikroembolie an Zwergschweinen entwickelte sich ein Schockzustand, der in allen Fällen von einer schweren respiratorischen Insuffizienz begleitet war. Die respiratorische Insuffizienz war charakterisiert durch

1. Anstieg des Druckes in der Pulmonalarterie
2. Anstieg des pulmonalen Gefäßwiderstandes
3. progrediente Verminderung der pulmonalen Compliance
4. nahezu unverändertem Atemwegswiderstand sowie
5. leichte bis mittelgradige Störungen der ventilatorischen Verteilung.

Das experimentelle Schockmodell hat offenbar viele Gemeinsamkeiten mit dem initialen Zustand der sogenannten Schocklunge. Es ist daher naheliegend, den unter 1. bis 3. genannten Veränderungen einen besonderen Stellenwert innerhalb der initialen Phase der Schocklungenpathogenese einzuräumen.

Versuch Nr. 12

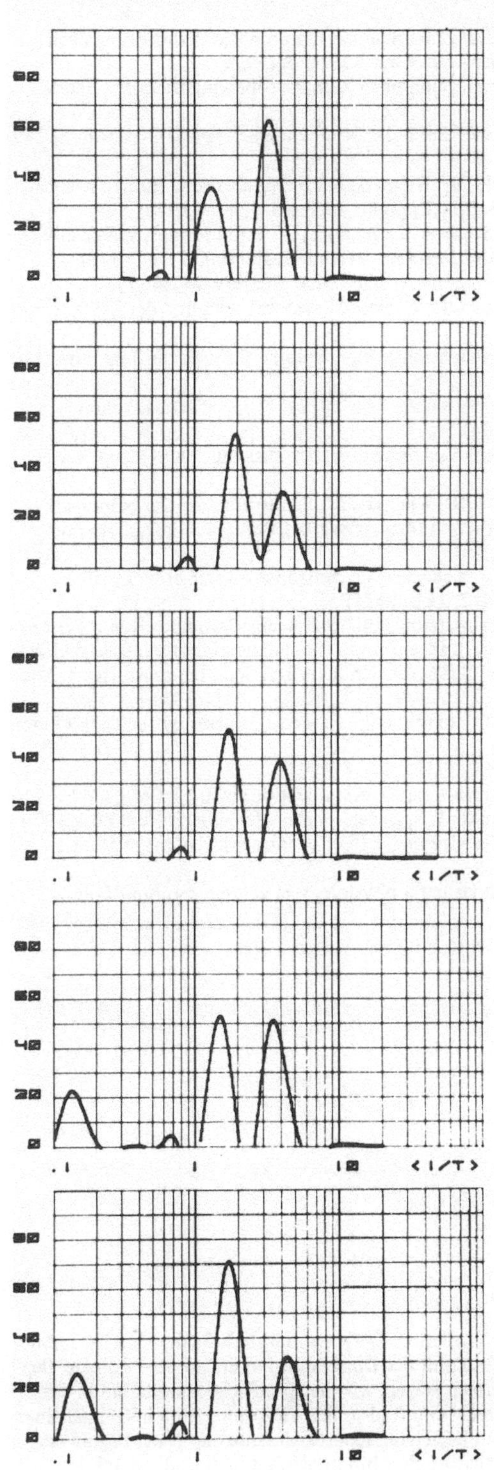

6,5 Stunden nach
Narkoseeinleitung

8,4 Stunden nach
Narkoseeinleitung

10 Stunden nach
Narkoseeinleitung;

1 Stunde <u>vor</u> Beginn
der Thrombininfusion
(150 I.E./kg KG/h)

14 Stunden nach
Narkoseeinleitung;

3 Stunden nach Beginn
der Thrombininfusion

15 Stunden nach
Narkoseeinleitung;

4 Stunden nach Beginn
der Thrombininfusion

Literatur

1. Bergentz, S. E., Lewis, D., Ljungquist, K.: Die Lunge im Schock: Thrombozytenanhäufung nach Trauma und intravasale Gerinnung. Langenbecks Arch. Chir. 329, 658 (1971)
2. Blaisdell, F. W., Stallone, R. J.: The mechanism of pulmonary damage following traumatic shock. Surg. Gynec. Obstet. 130, 15 (1970)
3. Bleyl, U., Busing, C. M.: Perpetuation des Schocks durch die Schocklunge. Z. prakt. Anaesth. 6, 249 (1971)
4. Burchardi, H., Vogel, W., Mittermayer, C., Birzle, H., Wiemers, K.: Respiratorische Insuffizienz bei Polytraumatisierten durch Verbrauchskoagulopathie. Z. prakt. Anaesth. 5, 419 (1970)
5. Burchardi, H., Schellstde, A., Faltenbacher, B. Stelzner, J.: Analysis of respiratory resistance during artificial ventilation by means of pressure vs. flow diagrams. Atmungsregulation 6, 74 (1976)
6. Cook, W. A., Webb, W. R.: Pulmonary changes in hemorrhagic shock. Surgery 64, 85 (1963)
7. Doetsch, G.: Anleitung zum praktischen Gebrauch der Laplace-Transformation und der Z-Transformation. Oldenburg: München, Wien 1967
8. Gomez, D. M.: A mathematical treatment of distribution of tidal volume through the lung. Proc. Nat. Sci. U.S. 49, 312 (1963)
9. Gomez, D. M., Briscoe, W. A., Cummings, G.: Continuous distribution of specific tidal volume through the lung. J. Appl. Physiol. 19, 683 (1964)
10. Hensel, I., Burchardi, H., Gerl, A., Schier, R.: Analysis of Ventilatory Distribution in Man by Argon Clearance. Atmungsregulation 6, 151 (1976)
11. Mittermayer, C., Vogel, W., Burchardi, H., Birzle, H., Wiemers, K., Sandritter, W.: Die pulmonale Mikrothrombosierung als Ursache der respiratorischen Insuffizienz bei Verbrauchskoagulopathie (Schocklunge). Dtsch. med. Wschr. 95, 1999 (1970)
12. Moss, G.: The role of the central nervous system in shock: The centroneurogenic etiology of respiratory distress syndrome. Critical Care Med. 2, 181 (1974)
13. Olsson, P., Radegran, K., Swedenborg, J.: Die Freisetzung von Stoffen aus Thrombozyten ("Platelet release reaction") als Ursache für Änderungen der Lungenfunktion bei disseminierter intravaskulärer Gerinnung. Neue Aspekte der Trasylol-Therapie, Bd. 6, die Schocklunge. Schattauer: Stuttgart, New York 1973
14. Peslin, R., Dawson, S., Mead, J.: Analysis of multicomponent exponential curves by the Post-Widders equation. J. Appl. Physioo. 30, 462 (1971)
15. Saldeen, T.: The microembolism syndrom. Forens. Sci. 1, 179 (1972)
16. Stehfest, H.: Numerical Inversion of Laplace Transforms. Communications of the ACM 13, 47 (1970)
17. Stoer, J.: Einführung in die numerische Mathematik I. Springer: Berlin, Heidelberg, New York 1976
18. String, T., Robinson, A. J., Blaisdell, F. W.: Massiv trauma. Effect of intravascular coagulation on prognosis. Arch. Surg. 406, 102 (1971)
19. Wilson, J. W.: Pulmonary microcirculation. Cellular pathophysiology in acute respiratory failure. Critical Care Med. 2, 186 (1974)

Abb. 5. Die statistische Verteilung der spezifischen Ventilation $\dot{V}/V_L$ vor und nach Beginn der Thrombininfusion. Auf der Abszisse ist die spezifische Ventilation mit der Dimension 1/min, auf der Ordinate die Häufigkeit in Prozent aufgetragen. Die Verteilungskurven zeigen, wie die spezifische Ventilation in der Lunge kompartimentiert ist. Die Verteilungskurven rechts im Bild stellen die gut belüfteten Kompartimente, die Verteilungskurven links im Bild die weniger gut belüfteten Kompartimente dar. Nach Beginn der Thrombininfusion bilden sich deutliche Zeichen ventilatorischer Inhomoginität heraus, die durch Linksverschiebung sowie Amplitudenzunahme schlecht belüfteter Kompartimente gekennzeichnet sind

Thrombininduzierte intravasale Gerinnung am Zwergschwein als Modell zur Schocklunge. Teil II: Veränderungen der pulmonalen Kapillarperfusion und der Diffusionskapazität*

T. Stokke, H. Burchardi, I. Hensel, P. Hallecker, J. Jörck, E. Turner und D. Weber

Mit Hilfe von Rückatmungsverfahren mit Fremdgasen lassen sich die pulmonale Diffusionskapazität und die pulmonale Kapillardurchblutung bestimmen.

Gegenüber der Single-Breath-Methode vermindert das Rückatmungsverfahren die Fehlerquelle durch inhomogene ventilatorische Verteilung wesentlich, dennoch standen bisher einer breiten Anwendung einige Nachteile im Wege.

Piiper, Scheid, Adaro und Mitarb. haben nun in den letzten Jahren entscheidende Verbesserungen dieser Rückatmungsverfahren eingeführt.

Durch einen Korrekturfaktor wird inhomogene Verteilung zwischen Alveole und Rückatmungsbehälter berücksichtigt.

Mit dieser verbesserten Methodik wurde bislang nur an spontan atmenden und lungengesunden Individuen gemessen.

Eine von uns modifizierte Methodik erlaubt Bestimmungen der Diffusionskapazität und der Kapillarperfusion auch während kontrollierter Beatmung.

Methodik

Die Untersuchung ist in der Handhabung einfach und schnell.

Selbst bei Schwerstkranken kann die Untersuchung ohne Gefahr für den Patienten durchgeführt werden.

Für die Bestimmung der Diffusionskapazität benutzen wir ein Gasgemisch aus Kohlenmonoxyd ($C^{18}O$), Argon, Sauerstoff und Stickstoff.

Für die Bestimmung der Kapillarperfusion ein Gemisch aus Lachgas, sowie Argon, Sauerstoff und Stickstoff.

Die Sauerstoffkonzentration wird dem Bedarf des Patienten angepaßt.

Die Genauigkeit der Methode ist gut.

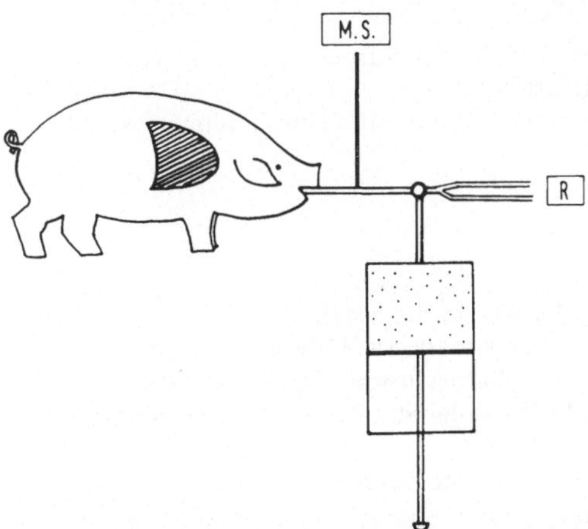

Abb. 1. Schema des Versuchsaufbaus am Zwergschwein. Über ein Dreiwegeventil kann wahlweise der Respirator (R) oder die 1,5 l-Rückatmungsspritze mit dem Tubus des Versuchstieres verbunden werden. Kontinuierliche Analyse der Gaskonzentration mit Massenspektrometer (M.S.)

* Mit freundlicher Unterstützung der Deutschen Forschungsgemeinschaft (Az.: Bu 376/1)

Bei Mehrfachbestimmungen ergab sich ein Variationskoeffizient für die Diffusionskapazität von ± 3 %, für die Kapillarperfusion von ± 5 %.

In einem sechs-stündigen steady state beträgt die Reproduzierbarkeit für die Bestimmung der Diffusionskapazität ± 6 %, für die Kapillarperfusion ± 8 %.

Abbildung 1 zeigt den Versuchsaufbau für diese Rückatmungsmethodik bei unseren Versuchen am Zwergschwein.

Die Rückatmung mit dem Testgasgemisch erfolgt durch manuelle Beatmung mit einer 1,5 l-Spritze. Diese ist über einen Dreiwegehahn mit dem Tubus des Versuchstieres verbunden.

Mit einem Massenspektrometer wird das Gasgemisch fortlaufend analysiert und mit einem Schreiber registriert.

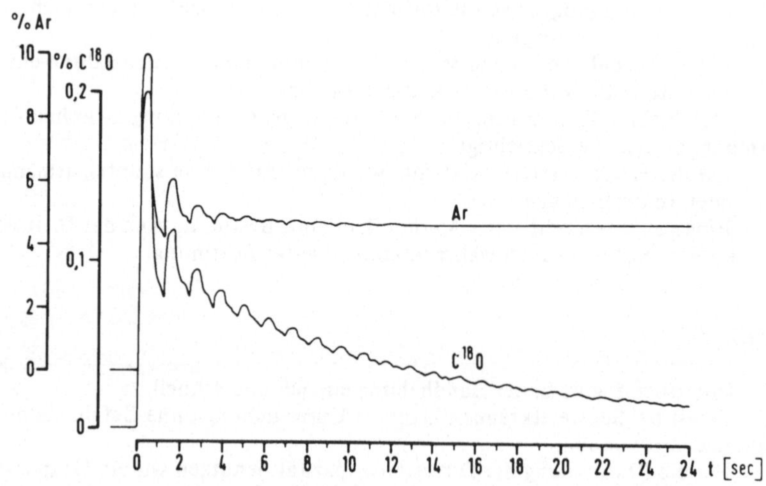

Abb. 2. Originalregistrierung des Konzentrationsverhaltens von Argon (Ar) und Kohlenmonoxyd ($C^{18}O$) während der Bestimmung der Diffusionskapazität durch Rückatmung

Abbildung 2 zeigt eine Originalregistrierung bei $C^{18}O$/Ar-Rückatmung.

Die Argon-Konzentration erreicht nach wenigen Atemzügen ein Gleichgewicht, – ein Maß für die funktionelle Residualkapazität.

Die $C^{18}O$-Kurve zeigt einen kontinuierlichen Abfall als Ausdruck des fortlaufenden Gasverlustes aus dem Alveolarsystem, – also der Diffusion.

Die mathematische Analyse ist umfangreich und wird mit Hilfe eines Rechners wesentlich erleichtert.

Ergebnisse

Eine Übersicht unserer Versuchsergebnisse ist in der Abb. 3 dargestellt.

Während eines sechs-stündigen steady-state haben wir alle zwei Stunden die pulmonale Diffusionskapazität ($D_{C^{18}O}$) und die pulmonale Kapillarperfusion ($\dot{Q}_{N_2O}$) bestimmt.

Während der Thrombininfusion (150 IE/kg/Std) wurden die Bestimmungen stündlich durchgeführt.

Im Vergleich dazu die Werte für den arteriellen Sauerstoffdruck (p_aO_2) und für den Anteil des pulmonalen rechts-links-Shunt ($\dot{Q}_S/\dot{Q}_T$).

Dargestellt sind die Mittelwerte mit dem mittleren Fehler des Mittelwertes.

Wir sehen, daß die Diffusionskapazität nach Thrombin rasch und progredient abfällt.

Der arterielle Sauerstoffdruck fällt auch rasch ab, jedoch im weiteren Verlauf weniger progredient.

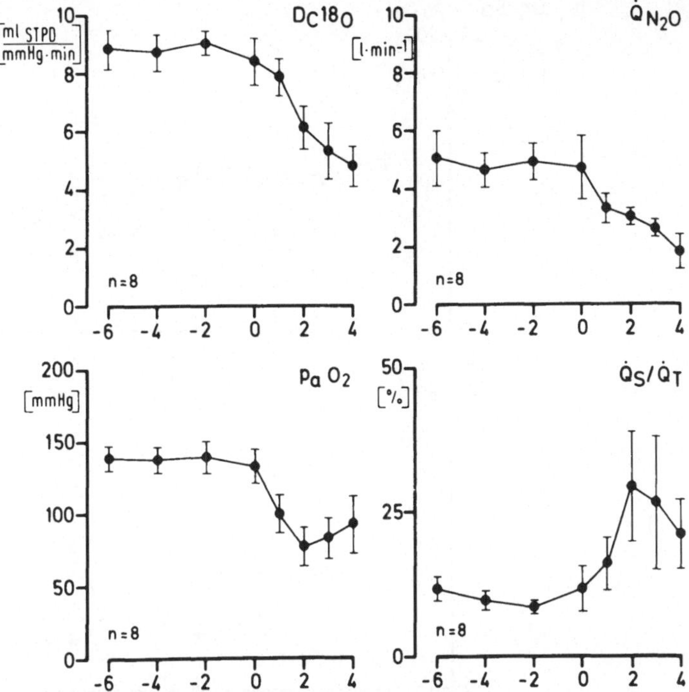

Abb. 3. Verhalten von Diffusionskapazität (D_C18_O), pulmonaler Kapillarperfusion ($\dot{Q}_{N_2O}$), arteriellem Sauerstoffdruck (paO_2) und pulmonalem rechts-links-Shunt ($\dot{Q}_S/\dot{Q}_T$) bei thrombininduzierter disseminierter intravasaler Gerinnung am Zwergschwein (n = 8). *Abszisse:* Zeit in Std; *O:* Beginn der Thrombininfusion

Die Kapillarperfusion fällt in der Anfangsphase der Thrombininfusion raschab, während der pulmonale rechts-links-Shunt zunimmt.

Wir stellen also fest, daß es durch die induzierte intravasale Gerinnung zu einer rasch fortschreitenden Beeinträchtigung der Diffusion kommt.

Außerdem wird *der* Anteil der Perfusion vermindert, der an dem Gasaustausch maßgeblich beteiligt ist, während die Kurzschlußdurchblutung, also die venöse Beimischung, ansteigt.

Von besonderem Interesse ist die Frage, ob wir mit diesen Rückatmungsverfahren Gasaustauschstörungen in der Frühphase – eher als mit den bis jetzt in der Klinik üblichen Untersuchungen – erfassen können.

In der Tat konnten wir bei einem Viertel der Versuchstiere beobachten, daß der arterielle Sauerstoffdruck während der Anfangsphase der Thrombininfusion unverändert blieb, während die pulmonale Diffusionskapazität und die pulmonale Kapillarperfusion bereits wesentlich abfielen.

Abbildung 4 demonstriert dieses Verhalten anhand eines Beispiels.

Der frühe Abfall der Diffusionskapazität und der Kapillarperfusion ist *hier* die deutlichste Reaktion aller gemessenen Parameter.

Der arterielle Sauerstoffdruck reagiert erst wesentlich später und weniger eindeutig.

Dasselbe gilt für den pulmonalen Shunt.

Diskussion

Die Beeinträchtigung der Diffusionskapazität könnte hier durch ein ausgeprägtes interstitielles Ödem bedingt sein.

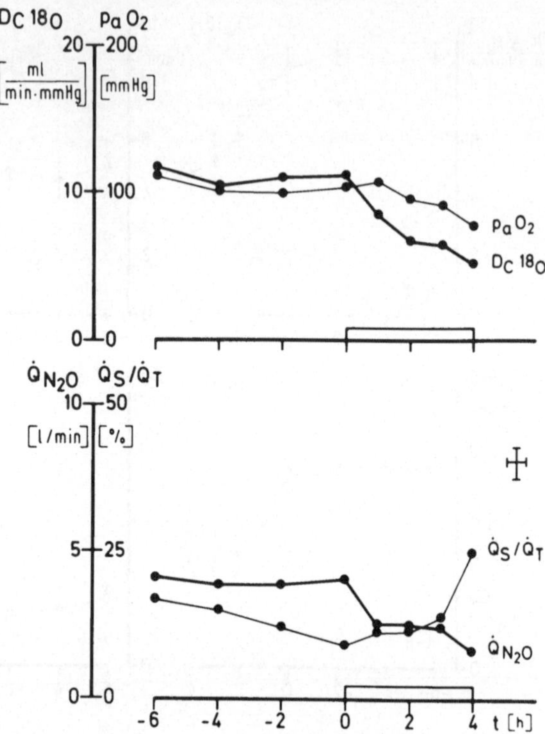

Abb. 4. Thrombininduzierte DIC: Einzelversuch. *Oben:* Verhalten von Diffusionskapazität ($D_C 18_O$) und arteriellem Sauerstoffdruck (paO_2). *Unten:* Verhalten von pulmonaler Kapillarperfusion ($\dot{Q}_{N_2O}$) und pulmonalem rechts-links-Shunt ($\dot{Q}_S/\dot{Q}_T$). *Abszisse:* Zeit in Stunden; *O:* Beginn der Thrombininfusion

Wir wissen von Untersuchungen von Mittermayer und Riede, daß das interstitielle Ödem eines der frühesten morphologischen Zeichen einer Schocklunge ist.

Ein solches interstitielles Ödem tritt auch durch unsere thrombininduzierte intravasale Gerinnung auf.

Daneben spielen sicherlich eine Reihe von anderen Faktoren eine Rolle, wie z.B. die Verminderung der gasaustauschenden Oberfläche. Der arterielle Sauerstoffdruck sinkt dagegen erst dann, wenn die Funktionsreserve der Lunge für den Gasaustausch erschöpft ist.

Die Beeinträchtigung der Kapillarperfusion steht im Einklang mit der Zunahme des pulmonalen Gefäßwiderstandes, die Herr Hensel demonstrierte.

Daß gleichzeitig die pulmonale Shuntdurchblutung ansteigt, zeigt, daß die Perfusion vom Ort des Gasaustausches entscheidend abgedrängt wird.

Die thrombininduzierte Gerinnung sollte uns als Modell dienen, Parameter für Frühdiagnostik von Gasaustauschstörungen zu finden.

Die Bestimmung der Diffusionskapazität und die Kapillarperfusion könnte für eine solche Frühdiagnostik geeignet sein – auch zu einem Zeitpunkt wo die $AaDO_2$ noch im physiologischen Streuungsbereich liegt.

Interessant wäre dieses für die Diagnose von interstitiellem Ödem, fluid lung, Initialphase der sogenannten Schocklunge etc.

Es bleibt abzuwarten, ob wir unsere Vermutung durch weitere Untersuchungen erhärten können.

Literatur

Adoro, F., Scheid, P., Teichmann, J., Piiper, J.: A rebreathing method für estimating pulmonary DO_2: theory and measurements in dog lungs. Respir. Physiol. 18, 43–63 (1973)

Burchardi, H., Hallecker, P., Hensel, I., Jörck, J., Stokke, T., Wencker, K.-H.: Measurements of the pulmonary diffusing capacity and the pulmonary capillary perfusion during controlled ventilation. Vortrag anläßlich der Tagung der European Society for clinical Investigation, Rotterdam, April 1978

Mittermayer, C., Ostendorf, P., Riede, O. N.: Pathologisch-anatomische Untersuchungen bei der respiratorischen Insuffizienz durch Schock. I. Lichtmikroskopische und biochemische Analyse. Intensivmed. 14, 252–262 (1977)

Riede, U. M., Mittermayer, C., Hassenstein, J., Bensing, K., Sandritter, W.: Pathologisch-anatomische Untersuchungen bei der respiratorischen Insuffizienz durch Schock. II. Ultrastrukturell-morphometrische Befunde. Intensivmed. 14, 263–272 (1977)

Teichmann, J., Adaro, F., Veicsteinas, A., Cerretelli, P., Piiper, J.: Determination of pulmonary blood flow by rebreathing of soluble inert gases. Respiration 31, 296–309 (1974)

Thrombininduzierte intravasale Gerinnung am Zwergschwein als Modell zur Schocklunge. Morphologische Befunde

G. Rahlf, I. Hensel und H. Burchardi

In der Entstehung und Entwicklung einer sog. Schocklunge ist ein Gestaltwandel der pulmonalen Schäden phasenhaft zu verfolgen (Tabelle 1) [1, 2, 3, 4, 5, 6]. Unsere Kenntnisse gerade von Initial- und Frühveränderungen sind noch lückenhaft. Die morphologische Diagnostik wird erschwert, weil in diesem Stadium Veränderungen im Lungengewebe sehr diskret und flüchtig auftreten können. Mit dem Modell der thrombininduzierten intravasalen Gerinnung beim Schwein beabsichtigten wir deshalb besonders die Morphologie von pulmonalen Initial- und Frühveränderungen zu erfassen und bekannten Frühschäden in der sog. Schocklunge gegenüberzustellen.

Tabelle 1. Morphologische Stadien der sog. Schocklunge

A) Frühphase	Interstitielles Ödem Granulozytensticking Endotheldefekte Mesenchymaktivierung Lymphangiektasie Mikrothrombi Dystelektasen	1–36 Std
B) Manifestationsphase	Hyaline Membranen Atelektasen Epithelnekrosen	2.–5. Tag
C) Organisationsphase	Resorption und Organisation der hyalinen Membranen Aktivierung der Fibroblasten und -cyten	6.–8. Tag
D) Spätphase	Interstitielle Lungenfibrose	9. Tag

Das Lungengewebe aus den peripheren und zentralen Anteilen der rechten und linken Lungenlappen von 8 Schweinen wurde systematisch untersucht. Das Gewebe wurde in 4 %igem Formalin und in einer zweiten Serie in 96 %igem Alkohol fixiert. Nach Paraffineinbettung wurden die histologischen Schnitte mit Hämatoxylin-Eosin, PAS, Giemsa, Elastica und PTAH gefärbt, außerdem erfolgten Färbungen nach Ladewig und Lendrum. Ergänzt wurden diese Untersuchungen durch Semidünnschnitte von Acrylat eingebettetem Lungengewebe, das mit Giemsa, PAS und Hämatoxylin-Eosin gefärbt war. Für jeden Lungenschnitt wurde ein histologischer Auswertungsbogen erstellt, in dem jede Einzelveränderung erfaßt wurde. Eine semiquantitative Analyse erfolgte so, daß ein + Zeichen bedeutete, die Schädigung ist im histologischem Schnitt nachweisbar, ++ Zeichen, die Schädigung erfaßt bis 50 % des im Schnitt vorhandenen Lungengewebes und +++ Zeichen, die Schädigung dehnt sich auf mehr als 50 % des im Schnitt vorhandenen Lungengewebes aus.

In der Tabelle 2 sind die nachgewiesenen Lungenveränderungen zusammengefaßt. Aus dieser Zusammenstellung läßt sich ableiten, daß ein perivaskuläres und peribronchioläres Ödem sowie eine Lymphangiektasie einen konstanten Befund darstellen (Abb. 1). Sehr eindrucksvoll ist in allen untersuchten Lungen ein interstitielles Ödem mit Leukozytensticking und Mesenchymaktivierung zu erkennen (Abb. 2). Die Verbreiterung der Septen kann das 5–10fache gegenüber unveränderten Septen ausmachen. Periphere Pulmonalarterienäste zeigen im Lumen oft Thrombozytenaggregationen, daneben bestand häufig eine starke Fältelung der Elastica interna mit Mediaverdickung und Lumeneinengung. Diese Veränderungen können Ausdruck einer starken Kontraktion dieser Gefäßäste sein. Intraalveoläres Ödem und eine Desquamation von Alveolarepithelien stellen ebenfalls regelmäßig zu erhebende Befunde dar (Abb. 3). Die pulmonalen Veränderungen sind oft nur herdförmig ausgeprägt und werden häufig durch lobuläre Septen von unveränderten oder überblähten Lungenparenchymarealen abgegrenzt (Abb. 4).

Tabelle 2. Zusammenstellung der Lungenveränderungen bei thrombininduzierter intravasaler Gerinnung

Morphologische Lungenveränderungen	Versuchs-Nr. der Schweine								
	6	12	14	15	20	21	22	23	
Lymphangiektasie	(x)	x	x	x	x	xx	x	xx	
interstitielles Ödem	x	x	xx	(x)	x	xx	x	xx	
Hyperämie und Dilatation Gefäße	x		x	x	(x)	x	x	xx	
Leukozytensticking	x		x		x	xx	x	xx	
Mesenchymaktivierung	x	x	x	(x)	x	x	x	xx	
Thrombozytenaggregation	x	x	x	x	(x)	x	(x)	x	
intraalveoläres Ödem	x	x	x	x	x	x	x	x	x
Desquamation Epithelien		x	x	(x)		(x)			
Epithelnekrosen									
Dystelektasen, Mikroatelektasen							x	(x)	
Hyaline Mikrothromben									
Hyaline Kugeln (Globules)									
Hyaline Membranen									
Organisation hyaliner Membranen									
interstitielle Lungenfibrose									

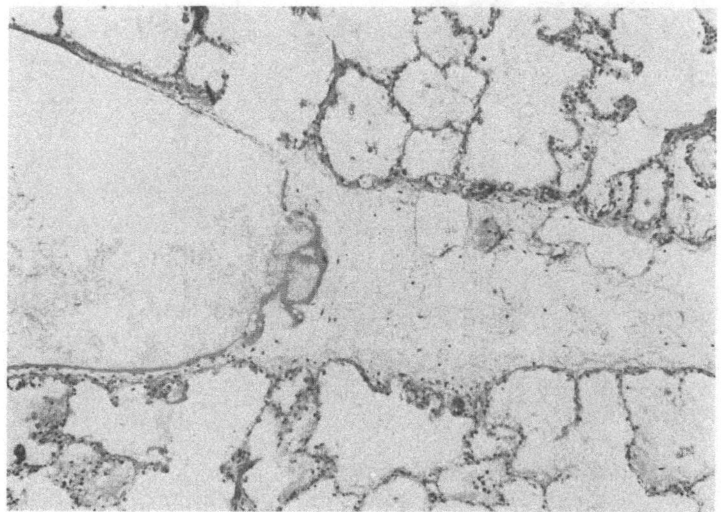

Abb. 1. Hochgradige Ektasie der Lymphgefäße

Stellt man die nachgewiesenen Lungenveränderungen bei der thrombininduzierten intravasalen Gerinnung den Initial- und Frühveränderungen bei der sog. Schocklunge gegenüber, so ist eine große Übereinstimmung der Schäden nachweisbar (Tabelle 3).

Werden die in diesem Modell nachgewiesenen morphologischen Lungenschäden mit den experimentellen Untersuchungsergebnissen verglichen, so bieten sich folgende Schlüsse an:

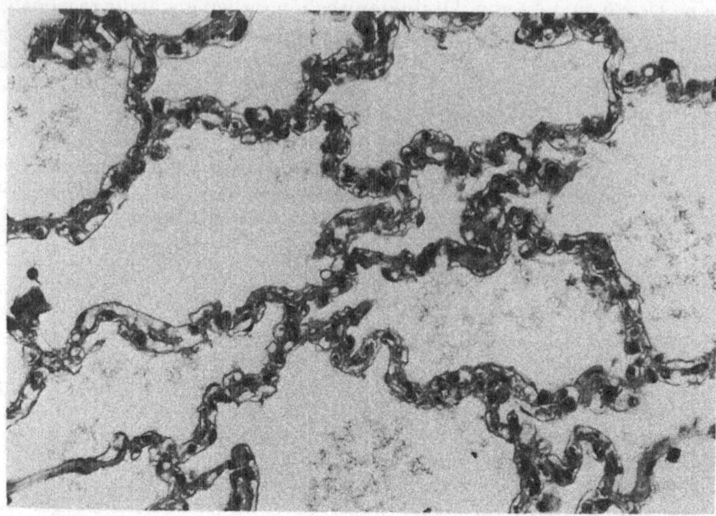

Abb. 2. Verbreiterung der Alveolarsepten durch interstitielles Ödem, Granulozytensticking und Mesenchymaktivierung

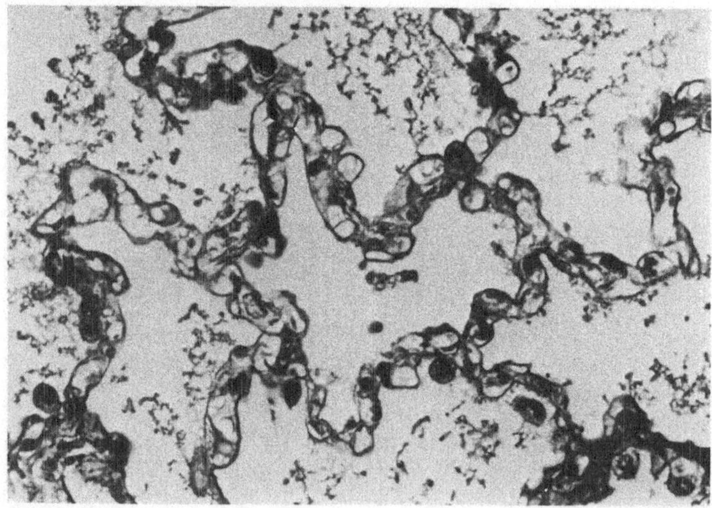

Abb. 3. Intraalveoläres und interstitielles Ödem

1. Die Erhöhung des Pulmonalarteriendruckes und des pulmonalen Widerstandes, eine Verminderung der Kapillarperfusion und ein vermehrter pulmonaler rechts-links-Shunt könnten durch eine Kontraktion peripherer Pulmonalarterienäste und eine Thrombozytenaggregation in diesen Gefäßen bedingt sein.
2. Morphologisches Substrat für eine Abnahme der Compliance und der Diffusionskapazität kann ein interstitielles Ödem mit Granulozytensticking und Mesenchymaktivierung darstellen.

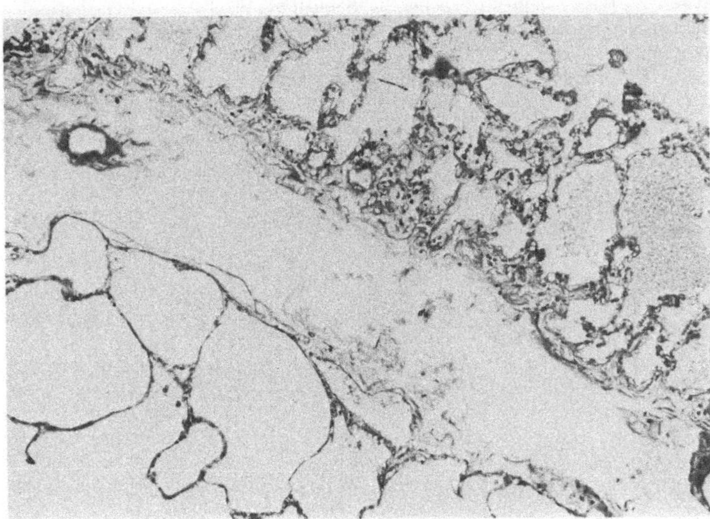

Abb. 4. Lungengewebe mit interstitiellem Ödem *(links oben)* und unverändertes Lungengewebe *(rechts unten)* getrennt durch lobuläres Septum

Tabelle 3. Gegenüberstellung der Lungenbefunde bei Frühphasen einer sog. Schocklunge mit den Untersuchungsergebnissen

	Sog. Schocklunge	thrombininduzierte intravasale Gerinnung (Lungenveränderungen)
Initialphase	perivaskuläres und peribronchiales Ödem	+
	Endotheldefekte	?
	Granulozytensticking	+
	Thrombozytenaggregate	+
	Lymphangiektasie	+
Frühphase	interstitielles Ödem	+
	Epitheldefekte	(+)
	Mikrothromben	(+)
	intraalveoläres Ödem	+
Mittelphase	hyaline Membranen	–
	Zellproliferation	
	Resorption	
	Organisation	
Spätphase	Interstitielle Lungenfibrose	–

Literatur

1. Bleyl, U., Heilmann, K., Adler, D.: Generalisierte plasmatische Hypercoagulabilität und pulmonale hyaline Membranen beim Erwachsenen. Klin. Wschr. 49, 71–81 (1971)
2. Mittermayer, Ch., Ostendorf, P., Riede, U. N.: Pathologisch-anatomische Untersuchungen bei der respiratorischen Insuffizienz durch Schock. I. Lichtmikroskopische und biochemische Analyse. Intensivmed. 14, 252–262 (1977)
3. Riede, U. N., Joachim, H., Hassenstein, J., Costabel, U., Sandritter, W., Augustin, P., Mittermeyer, Chr.: The pulmonary Air-Blood of Human Shock Lungs (A Clinical Ultrastructural and morphometric Study.) Path. Res. Pract. 162, 41–72 (1978)
4. Riede, U. N., Herzog, H., Mittermayer, Ch.: Zur formalen und causalen Pathogenese der Schocklunge. Verl. Dtsch. Ges. Path. (Wien) 62 (1978)

5. Riede, U. N., Mittermayer, Ch., Hassenstein, J., Bensing, K., Sandritter, W.: Pathologisch-anatomische Untersuchungen bei der respiratorischen Insuffizienz durch Schock. II. Ultrastrukturell-morphometrische Befunde. Intensivmed. 14, 263–273 (1977)
6. Sandritter, W., Mittermayer, Ch., Riede, U. N., Freudenberg, N., Grimm, H.: Shock Lung Syndrome (A General Review). Path. Res. Pract. 162, 7–23 (1978)

Indikationen und Prognose zur Streptokinase-Therapie der Schocklunge

H. Harke und G. Steinmann

Die pathophysiologischen Reaktionen der Lunge im Schock sind in ihrem Ablauf und in ihrer Wechselwirkung nach wie vor ungeklärt [4, 6, 8, 15, 17]. Es besteht jedoch Einigkeit darüber, daß die gesteigerte Extravasation von Zell- und Plasmaproteinen im Schock einen Verlust der alveolären Grundstruktur bewirken [14]. Gleichzeitig wird die interstitielle Fällung des zunächst noch löslichen Fibrinogens als eigentliche wegbereitende und bahnende Reaktion der bindegewebigen Organisation angesehen [2, 14]. Die Progredienz dieser alveolären Umbaureaktionen sollte durch eine Streptokinase induzierte Proteo- und Fibrinolyse-Therapie wirksam zu unterbrechen sein [2, 9]. Eine an sich wünschenswerte Maßnahme, dic jedoch in der unmittelbar postoperativen Phase auf Grund drohender Blutungskomplikationen bislang praktisch kontraindiziert war [3, 7].

Auf Grund gerinnungsphysiologischer Überlegungen besteht dieses Risiko jedoch nicht, wenn bei einem bereits gesenkten Plasminogenspiegel durch eine hochdosierte Streptokinase-Applikation intravasales Plasminogen ausschließlich zur Aktivatorbildung benötigt wird [3, 10]. Die im Stadium der Schocklunge nahezu regelmäßig wiederkehrende Ermäßigung der Plasminogen-Konzentration ist daher eine der wesentlichen Voraussetzungen zur Verwirklichung einer nahezu plasminfreien Streptokinase-Aktivator-Therapie. Der somit limitierte Plasminogenumsatz beläßt eine nur schwache intravasale Plasminaktivität, welche durch die im Blut ausreichend vorhandenen Antiplasmine neutralisiert werden kann. Eine klinisch relevante Beeinflussung des plasmatischen Gerinnungspotentials ist unter diesen Bedingungen nicht zu erwarten.

Methodik

I. Krankengut

Die Streptokinase-Aktivator-Therapie der Schocklunge wurde bislang bei 18 Patienten geprüft. Bei 7 Patienten (Gruppe 1) war die respiratorische Insuffizienz Folge eines akuten Nierenversagens, bei 11 Patienten (Gruppe 2) war sie alleinige Krankheitsursache nach einem hämorrhagischen, traumatischen, cardiogenen oder septischen Schock (Abb. 1). Alle Patienten wurden zum Zeitpunkt des Therapiebeginns mit reinem Sauerstoff kontrolliert beatmet, in allen Fällen war eine protrahierte Schockphase unterschiedlichen Ausmaßes nachweisbar. Objektivierung der Schocksituation nach dem Schockindex [1].

Die Beurteilung des klinischen Schweregrades der pulmonalen Insuffizienz erfolgte nach dem PaO_2/FiO_2 (P/F-Quotient) nach Horovitz [11, 13].

II. Durchführung der Streptokinase-Therapie

Die Höhe der Initial- (I.D.) und Erhaltungsdosis (E.D.) wurde in Abhängigkeit von Antistreptokinase-Titer (Streptokinase-Resistenztest nach Schmutzler u. Koller [16]) und der Plasminogen-Konzentration [12] bestimmt (Tabelle 1).

III. Labordiagnostische Untersuchungsmethoden

Die Bestimmung der gerinnungsphysiologischen Meßgrößen (partielle Thromboplastinzeit, Thrombinzeit, Prothrombinzeit, Thrombinkoagulasezeit) erfolgte mit handelsüblichen Testreagenzien der Behring-Werke. Die Analyse des arteriellen Sauerstoffpartialdruckes (PaO_2) wurde mit dem Bloodgasanalyser 413 (Instrumententation laboratories) durchgeführt. Das intrapulmonale Shuntvolumen wurde unter reiner Sauerstoffbeatmung bestimmt [5].

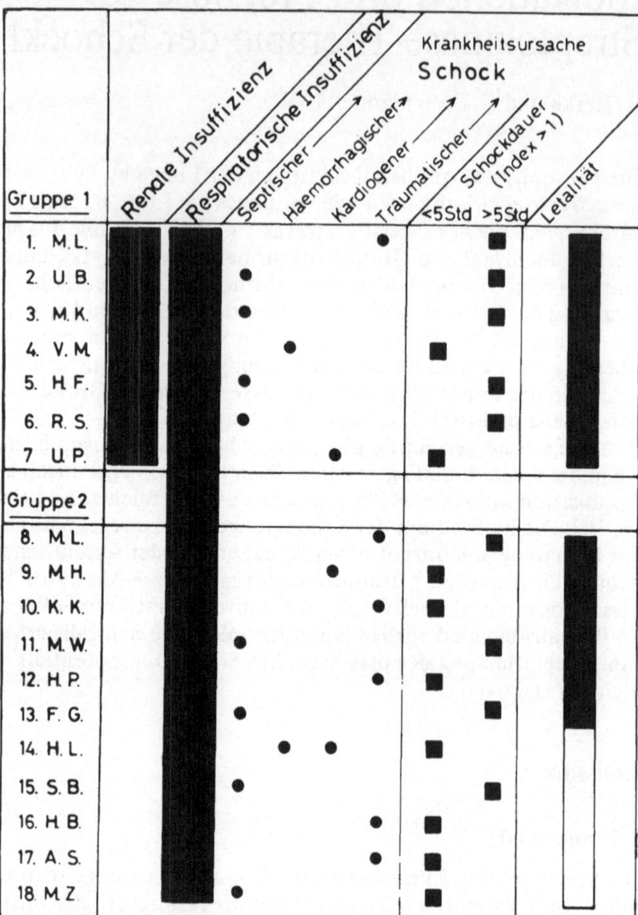

Abb. 1. Krankengut

Tabelle 1. Dosierungsverfahren bei einem Antistreptokinase-Titer von 20 E/ml Blut

Bereich der Plasminogen-konzentration (mg%)	I.D. (E/kg)	E.D. (E/kg/h)
3	2.100	1.000
↓	↓	↓
5,5	5.400	3.500
6	10.700	5.000
↓	↓	↓
14	21.400	14.000

Ergebnisse und Diskussion

Bei den Patienten des ersten Kollektivs (Gruppe 1) wurde die Streptokinase-Therapie vor oder nach einer Dialyse-Behandlung durchgeführt, jedoch ohne Erfolg. Zwar wird in Einzel-

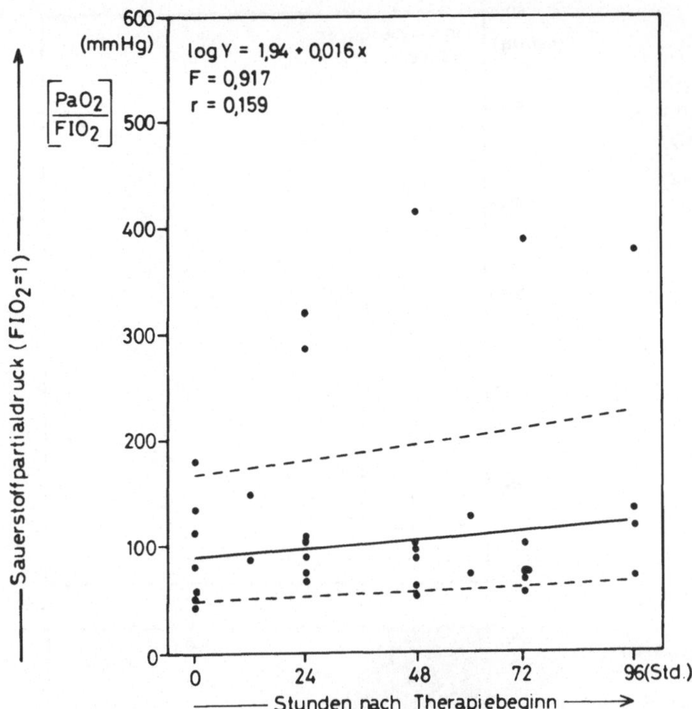

Abb. 2. Änderungen des arteriellen Sauerstoffpartialdruckes (PaO_2/FiO_2) bei 7 Patienten (Gruppe 1) mit einem akuten Nierenversagen und einer begleitenden respiratorischen Insuffizienz. Normalisierung der Urwerte durch Logarithmierung. Darstellung der Regressionskurve und der Standardabweichungen

fällen ein Anstieg des arteriellen Sauerstoffpartialdruckes nachweisbar, jedoch ist diese Tendenz in ihrer Gesamtheit nicht signifikant ausgeprägt (Abb. 2).

Demgegenüber konnte die respiratorische Insuffizienz bei nahezu allen Patienten des zweiten Kolletivs (Gruppe 2) beseitigt werden. Dies wird zunächst bei reiner Sauerstoffbeatmung durch einen signifikanten Anstieg des arteriellen Sauerstoffpartialdruckes von im Mittel 65 auf mehr als 320 mm Hg belegt (Abb. 3). Gleichzeitig machen die massive Absenkung des arterio-venösen Shuntvolumens von 60 auf 8 % sowie die evidente Einschränkung der Totraumventilation von 290 auf im Mittel 122 ml den Therapieerfolg offensichtlich (Abb. 3).

Röntgenologisch war bei allen Patienten das charakteristische Bild einer Schocklunge nachweisbar: Auffällig eine diffuse, teils feinfleckige Verschattung der gesamten Lunge, wie sie am Beispiel einer 36-jährigen Patientin demonstriert sei (Abb. 4). Herauszustellen ist, daß bei diesem Patientengut in der Regel eine Korrelation zwischen labordiagnostischen Parametern und röntgenologischem Befund nachweisbar war: So lag der arterielle Sauerstoffpartialdruck bei reiner Sauerstoffbeatmung vor Therapiebeginn in einer Größenordnung von 65 mm Hg, das Shuntvolumen war auf 60 % erhöht und die Totraumventilation auf 440 ml gesteigert (Abb. 3).

Eine vergleichbare Übereinstimmung ist auch nach Therapieende nachweisbar: Die Normalisierung der blutgasanalytischen Parameter entspricht einer normal konfigurierten Alveolar- und Gefäßzeichnung (Abb. 5).

Gerinnungsanalytisch verbleibt bei einer hochdosierten Streptokinase-Aktivator-Therapie das Hämostasepotential, wie der Verlauf der partiellen Thromboplastinzeit zeigt, im Normbereich (Abb. 6). Blutungskomplikationen sind daher nicht zu erwarten. Voraussetzung für einen komplikationslosen Verlauf ist allerdings eine 3-stündige gerinnungsanalytische Kontrolle und die Einstellung der Therapie durch einen gerinnungsphysiologisch erfahrenen Anästhesisten.

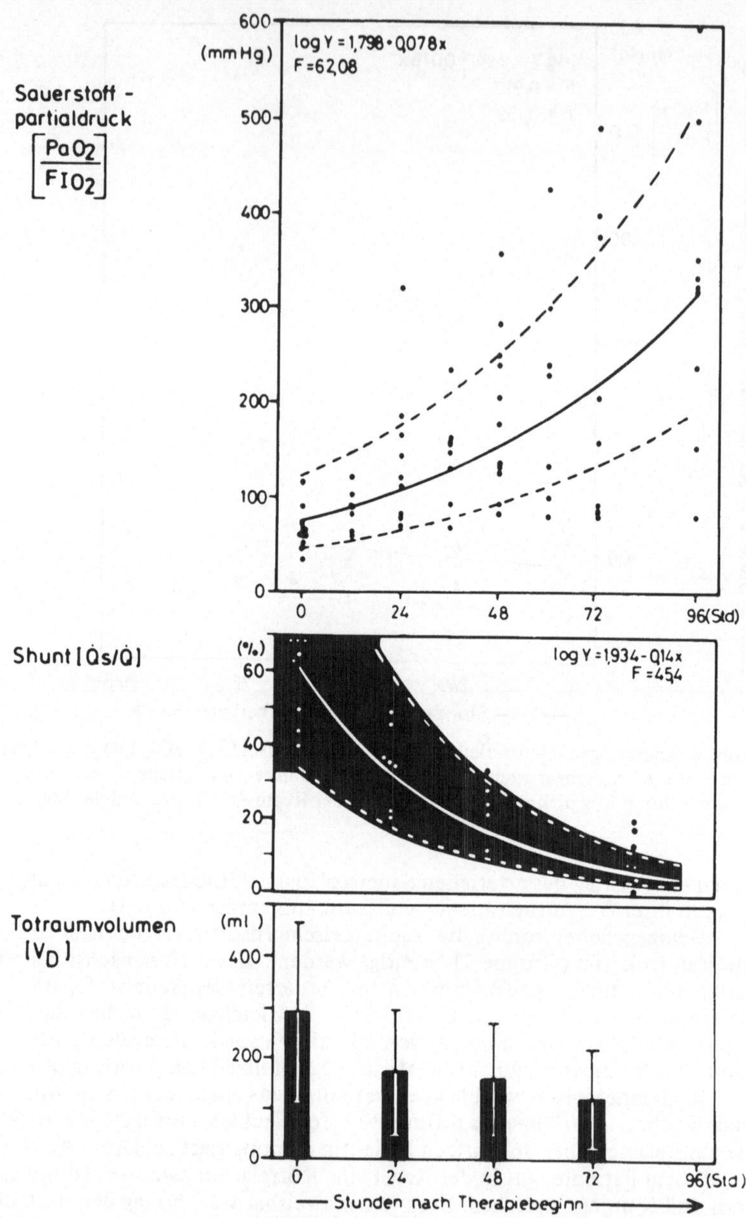

Abb. 3. Änderungen des arteriellen Sauerstoffpartialdruckes (PaO_2/FiO_2), des Shuntvolumens, der Totraumventilation bei 11 Patienten (Gruppe 2) mit klinisch manifester Schocklunge nach einer im Mittel 49-stündigen Streptokinase-Aktivator-Therapie. Darstellung der Mittelwerte, der Regressionskurven und der Standardabweichungen. Berechnung nach log Transformation, soweit die Urwerte nicht normal verteilt waren

Das Wirkungsprinzip der interstitiellen Proteo- und Fibrinolyse sei abschließend am Verlauf eines 18-jährigen Patienten demonstriert, bei dem es 2 Tage nach Beginn eines grippalen Infektes mit foudroyant verlaufender Bronchopneumonie zur Ausbildung einer globalen respiratorischen Insuffizienz kam (Abb. 7). Die unverzüglich eingeleitete positiv endexspira-

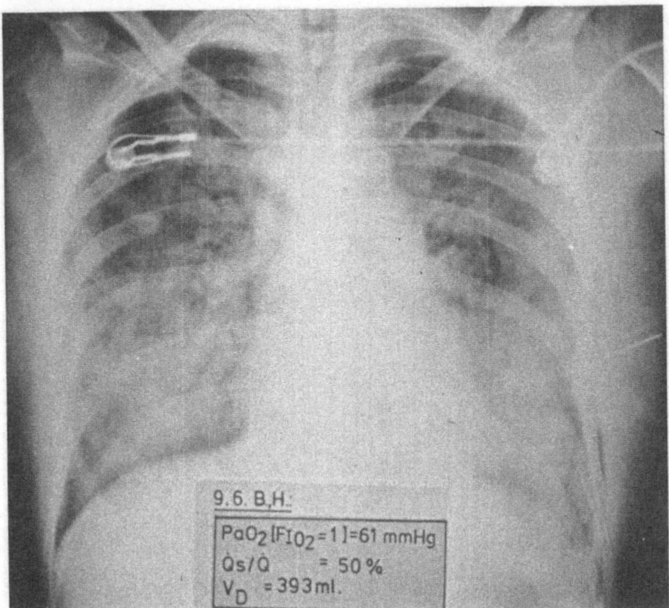

Abb. 4. 9.6. B., H. (Kr. Bl. Nr. C 2313/78). 39-jährige Patientin, bei der bereits 36 Std nach einem stumpfen Thoraxtrauma und einer Beckenringfraktur eine akute respiratorische Insuffizienz eintrat. Auffällige Übereinstimmung der labordiagnostischen und röntgenologischen Veränderungen

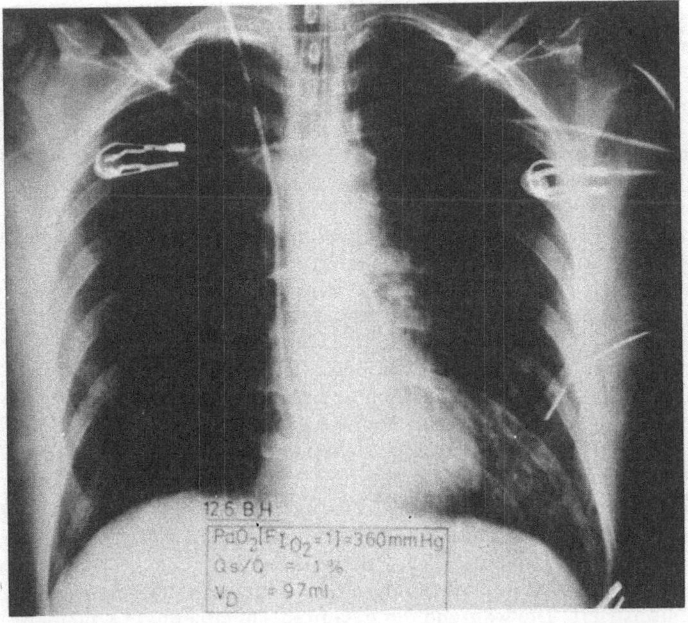

Abb. 5. 12.6. B., H. (Kr. Bl. Nr. C 2313/78). Rückbildung der pulmonalen Insuffizienz nach einer 60-stündigen Streptokinase-Aktivator-Therapie

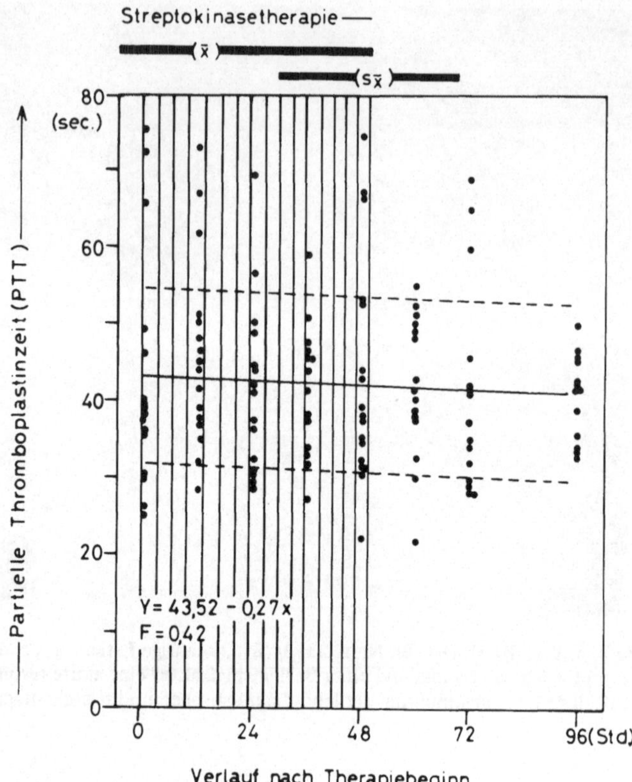

Abb. 6. Änderungen der partiellen Thromboplastinzeit bei 18 Patienten während und nach einer Plasminogen adaptierten Streptokinase-Aktivator-Therapie der Schocklunge. Darstellung der Regressionskurve und der Standardabweichungen

torische Druckbeatmung konnte infolge massiver linksseitiger Fistelbildung nicht fortgesetzt werden. In Anbetracht der globalen Insuffizienz, der arterielle Sauerstoffpartialdruck war bei reiner Sauerstoffbeatmung auf 52 mm Hg abgesenkt, das intrapulmonale Shuntvolumen auf 75 % erhöht und der Anteil der Totraumventilation auf 460 ml gesteigert (Abb. 8), wurde als letzte Möglichkeit eine Streptokinase-Therapie eingeleitet.

Nach Therapiebeginn und im gesamten weiteren Verlauf kam es zu rezidivierenden, teils gekammerten Spannungspneumothoraces und klinisch zu einem nahezu ständigen Kollaps der linken Lunge (Abb. 9).

Wider Erwarten gelang nach 60-stündiger intravenöser und 6-tägiger Inhalationstherapie bei gezieltem Antibiotikaeinsatz klinisch, labordiagnostisch und röntgenologisch eine vorwiegend rechtsseitige Besserung des Lungenbefundes (Abb. 9). So war der PaO_2 auf 180 mm Hg erhöht, der Shunt von 75 auf 21 % gesenkt, die Totraumventilation von 460 auf 290 ml ermäßigt (Abb. 10). Eine weitere Normalisierung war infolge der stark eingeschränkten linksseitigen Ventilation und Perfusion nicht möglich. Bedauerlicherweise kam es bei diesem Patienten infolge massiver Lyse endobronchialer Membranen zu einer ventilartigen Verlegung der Atemwege mit begleitendem Kreislaufstillstand. Der Patient verstarb.

Die Tragik des klinischen Verlaufs sei abschließend durch die Gegenüberstellung der mikroskopischen Befunde demonstriert: Die während der gesamten Therapiephase kollabierte und praktisch nicht perfundierte linke Lunge, die einer Lysetherapie nahezu unzugänglich war, zeigt eine massive interstitielle und intraalveoläre Fibrose (Abb. 11).

Demgegenüber zeigt die in ihrer Ventilation und Perfusion nur unwesentlich eingeschränkte rechte Lunge neben einem präfinalen Lungenödem ein nahezu unverändertes Alveolarepithel

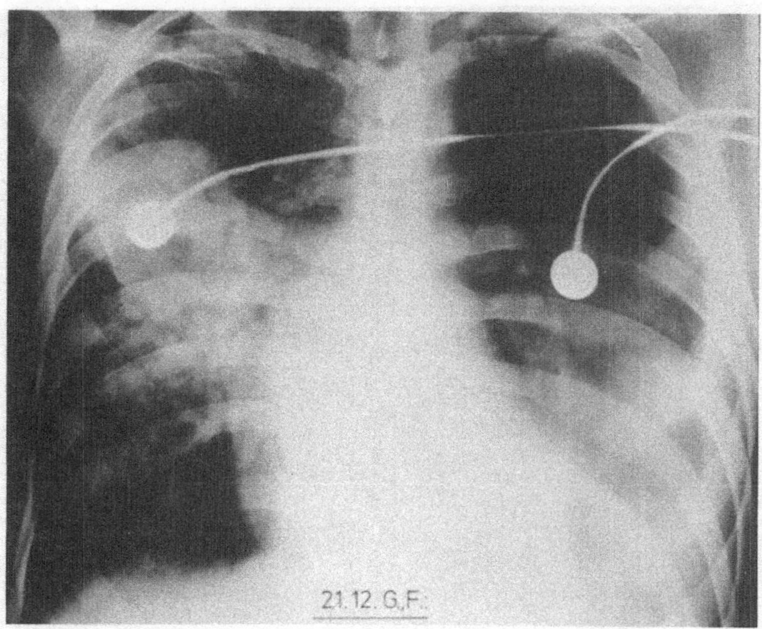

Abb. 7. 21.12. G., F. (Kr. Bl. Nr. C 2775039). Foudroyant verlaufende Bronchopneumonie nach hochfieberhaftem Infekt

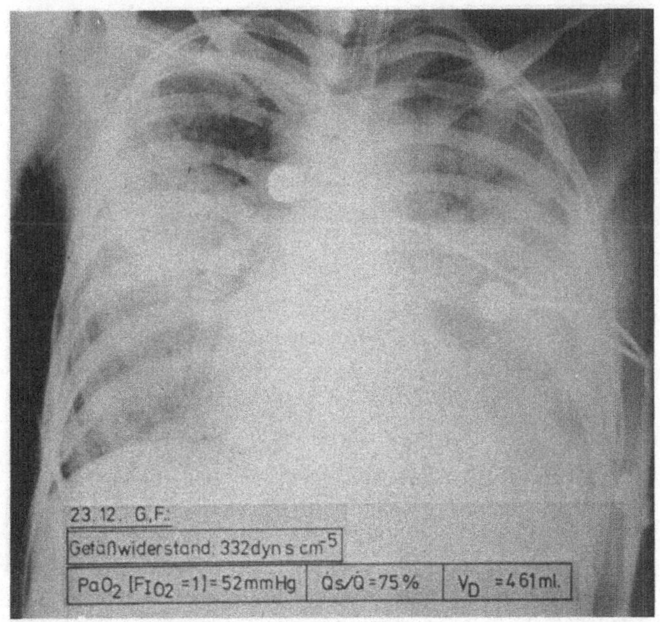

Abb. 8. 23.23. G., F. (Kr. Bl. Nr. C 2775039). Globale respiratorische Insuffizienz bei pneumonischer Schocklunge. Kontrollierte Sauerstoffbeatmung

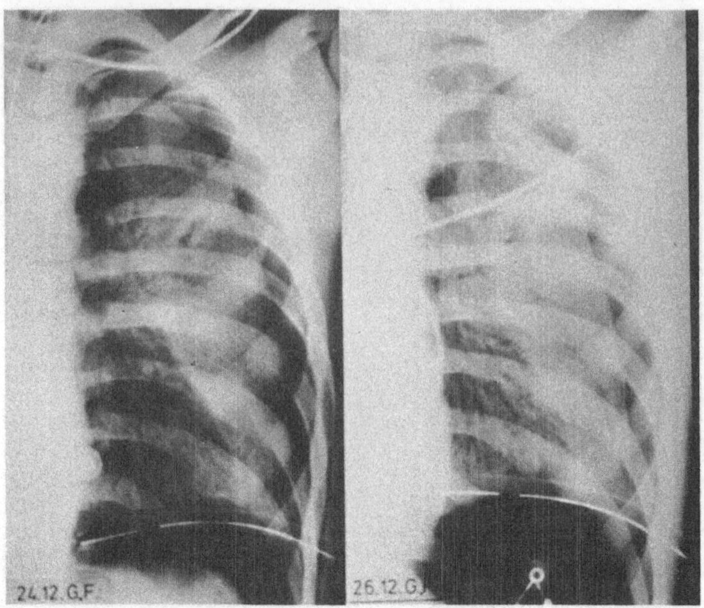

Abb. 9. 24.12. und 26.12. G., F. (Kr. Bl. Nr. C 2775039). Protahierter Kollaps der linken Lunge nach ständig rezidivierenden, teils gekammerten Spannungspneumothoracaes

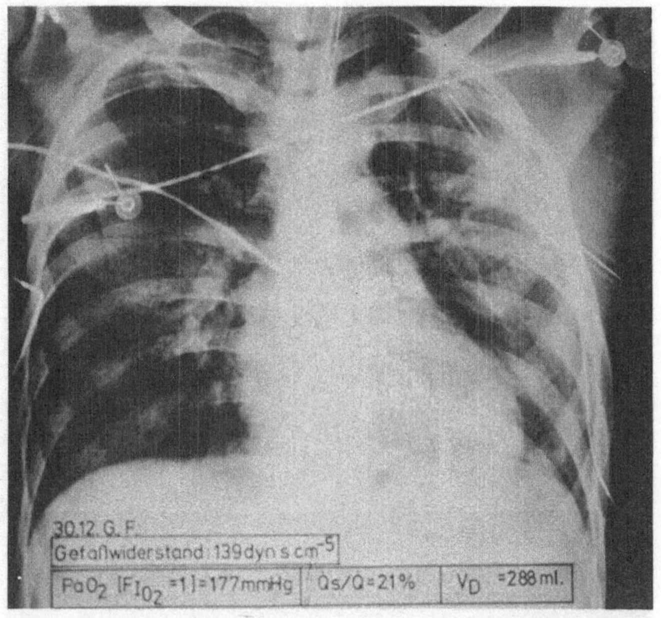

Abb. 10. 30.12. G., F. (Kr. Bl. Nr. C 2775039). Weitgehende Normalisierung der labordiagnostischen, röntgenologischen und klinischen Parameter nach 60-stündiger intravenöser und 6-tägiger Inhalationstherapie mit Streptokinase

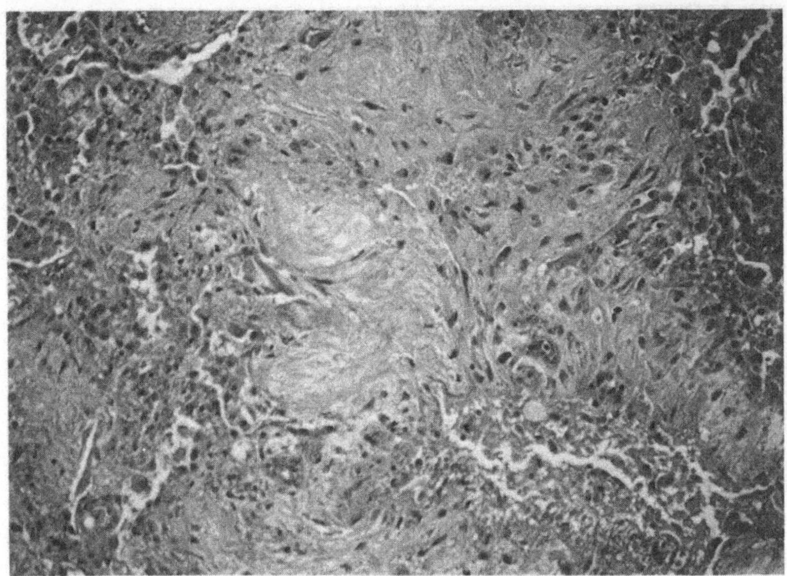

Abb. 11. 8.1. G., F. (Kr. Bl. Nr. C 2775039). Karnifikation der minderperfundierten und einer Lysetherapie praktisch unzugänglichen linken Lunge

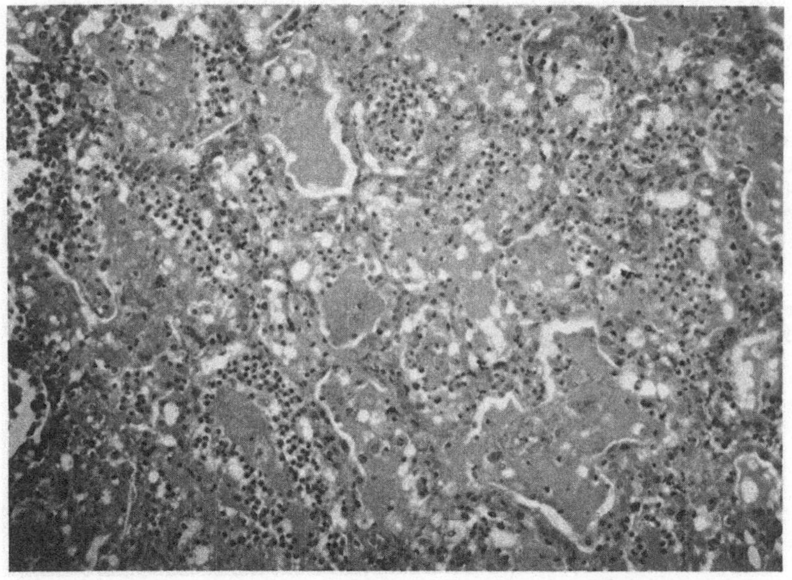

Abb. 12. 8.1. G., F. (Kr. Bl. Nr. C 2775039). Rechte Lunge: Präfinales Lungenödem mit unverändertem Alveolarepithel und regelrechtem Aufbau der Alveolarsepten

und einen regelrechten Aufbau der Alveolarsepten (Abb. 12). Auf Grund der röntgenologisch initial gleichseitigen Veränderungen muß auch für die rechte Lunge ein vergleichbares Initialstadium diskutiert werden. Es ist daher sehr wahrscheinlich, daß diese Lunge auf Grund einer effektiven Lysetherapie vor einer Karnifizierung bewahrt werden konnte.

Am Beispiel dieses klinischen Verlaufs wird offensichtlich, daß eine Streptokinase induzierte Proteolysetherapie der Schocklunge mit hoher Wahrscheinlichkeit die interstitielle und intraalveoläre Destruktion des Lungenparenchyms verhindern kann. Insofern erscheint ihr Einsatz bei klinisch manifester Schocklunge indiziert und ihre Prognose auch in der Spätphase der Schocklunge im Vergleich zu anderen therapeutischen Möglichkeiten relativ günstig.

Literatur

1. Allgöwer, M., Burri, C.: Schockindex. Dtsch. med. Wschr. 92, 1947 (1967)
2. Ambrus, C. M., Ambrus, J. L., Weintraub, D. H., Foote, R. J., Courey, N. G., Niswander, K. R.: Thrombolytic therapy in hyaline membrane disease. In: Mammen, E. F. et al. (Hrsg.): Thrombolytic therapy, p. 269. Schattauer: Stuttgart, New York 1971
3. Bruhn, H. D.: Thrombolyse-Therapie. Medizinische Verlagsgesellschaft, Marburg 1976
4. Burchardi, H.: Respiratorische Probleme beim Polytrauma. In: Postoperative Komplikationen. Springer: Berlin, Heidelberg, New York 1976
5. Comroe, J. H., Forster, R. E., Dubois, A. B., Briscoe, W. A., Carlsen, E.: Die Lunge. Schattauer: Stuttgart, New York 1968
6. Dowd, J., Jenkins, L. C.: The lung in shock: A review. Canad. Anaesth. Soc. 7, 19, 309 (1972)
7. Encke, A., Lasch, H. G.: Experimental and clinical experience with the therapeutic use of fibrinolysis in haemorrhagic shock. J. Cardiovasc. Surg. 8, 167 (1967)
8. Glinz, W.: Respiratorische Insuffizienz bei Mehrfachverletzten. Langenbecks Arch. Chir. 337, 165 (1974)
9. Harms, D., Buss, G., Heimburger, N., Pape, G. R.: Experimentelle Untersuchungen zur Auflösung von pulmonalen hyalinen Membranen in vitro. Klin. Wschr. 53, 1147 (1975)
10. Hiemeyer, V., Rasche, H., Diehl, K.: Haemorrhagische Diathesen. Thieme: Stuttgart 1972
11. Horovitz, J. H., Carrico, C. J., Shires, J. T.: Pulmonary response to major injury. Arch. Surg. 108, 349 (1974)
12. Mancini, G., Carbonara, A. O., Heremans, J. F.: Immunochemical quantitation of antigens by single radial immunodiffusion. Immunochemistry 2, 235 (1965)
13. Mc. Michan, J. C., Rosengarten, D. S., McNeur, J. C., Philipp, E.: Das posttraumatische Lungensyndrom, Definition, Diagnose und Therapie. Med. Welt 27, 2331 (1976)
14. Mittermayer, Ch.: Pathologie der Schocklunge. Verh. dtsch. Ges. inn. Med. 81, 437 (1975)
15. Schlag, G., Voigt, W. H., Schnells, G., Glatzl, A.: Die Ultrastruktur der menschlichen Lunge im Schock. Anaesthesist 25, 512 (1976)
16. Schmutzler, R., Koller, F.: Die Thrombolyse-Therapie. Ergebnisse der Inneren Medizin und Kinderheilkunde. Springer: Berlin, Heidelberg, New York 1965
17. Suter, P., Fairley, H. B., Isenberg, M. D.: Optimum and expiratory airway pressure in patients with acute pulmonary failure. New Engl. J. Med. 292, 284 (1975)

Das Weichteilhämatom – ein Modell zum Studium von Lungenveränderungen

W. Erhardt, K. Zänker, W. Tölle, I. Wriedt-Lübbe, P. Wendt und G. Blümel,
C. Gebhardt (Technische Assistenz)

Das Frakturmodell nach Blümel et al. [2] zur Erzeugung eines posttraumatischen Zustandsbildes der Lunge stellt ein komplexes pathogenetisches Geschehen dar. Um die Komplexität aufzulösen, wurde das Modell in die Einzelereignisse – Knochenmarksintravasation, Blutentzug aus dem Kreislauf und Hämatom – aufgegliedert, und ihre schädigende Wirkung einzeln und in Kombinationen untereinander geprüft.

Die Untersuchungen wurden an gleichschweren (2,5 kg ± 0,5 kg) Geschwisterkaninchen durchgeführt (Versuchsaufbau [3]). Es wurden gemäß den Einzelereignissen und den Kombinationen untereinander 8 Versuchsgruppen und 1 Kontrollgruppe gebildet. Dabei stellte sich heraus, daß nur in den Gruppen, in denen ein Hämatom alleine oder in Kombination mit Blutentzug und/oder Knochenmarksintravasation pathologische Zustände der Lunge 24 h nach Setzen der Insulte auftraten. Es wurden folgende Parameter untersucht:

1. Das Volumen-Druckverhalten der Lunge
2. Blutgasanalysen [3]
3. Gerinnungsanalysen
4. Oberflächendruckmessung von Lungenhomogenaten im Tensiometer (Wilhelmy-Waage)
5. Enzymbestimmungen aus Lungenhomogenaten (Catalase, Superoxyd-Dismutase) [4]
6. Mikromorphologie der Lunge

An dieser Stelle sollen nur die Punkte 1.4. und 6. besprochen werden.

Die mikromorphologische Befundung der leerperfundierten Lungen wurde in einer Doppelblindstudie durchgeführt. Zur statistischen Auswertung wurden die Kriterien – Interstitielles Ödem, Atelektasen, Granulozyten, Megakaryozyten und Makrothromben herangezogen.

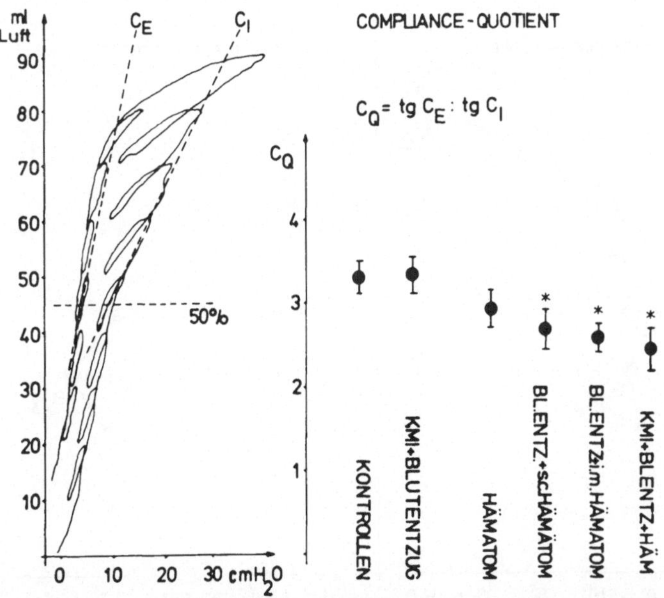

Abb. 1. Volumen-Druckdiagramm. Vergleich der Versuchstiere mit und ohne Hämatombildung

Nach dem χ^2-Test zeigten die Lungen aus den Hämatomgruppen signifikant mehr Veränderungen, als in der Kontrollgruppe und den Gruppen ohne Hämatom.

Das Volumen-Druckverhalten konnte als guter Leitparameter für die Lungenfunktionsveränderungen herangezogen werden. So erniedrigte sich der Compliancequotient der Versuchsgruppen mit Hämatom gegenüber den Kontrollen (Abb. 1).

Der Compliancequotient wurde nach der Methode von Baum [1] aus dem Quotienten der Neigungswinkel zweier korrespondierender Atemzugschleifen auf dem 50 %-Niveau des Maximalblähvolumens berechnet.

Wenn man davon ausgeht, daß mit verschiedenen Füllungsstadien der Lunge sich gleichzeitig auch die Fläche ändern muß, auf der der Surfactant als monomolekulare Schicht wirksam ist, so ergibt sich der Schluß, daß es eine Fläche pro Molekül Surfactant geben muß, bei der der Surfactant optimale Wirkung erzielen kann. Es erscheint uns zulässig, den Flächenbedarf pro Molekül Surfactant mit der durch die verschiedenen Füllungsstadien veränderten Lungenoberfläche gleichzusetzen. Aus diesem Vergleich heraus ergibt sich, daß die Tangenswerte jedes einzelnen Punktes auf dem Expirationsschenkel von großer zur Verfügung stehender Oberfläche pro Molekül Surfactant ($A_{KO} A_{HÄ}$) und kleinem Tangenswert bis zu einem Maximaltangenswert ($B_{KO} B_{HÄ}$) ansteigen. Dieser Punkt stellt die Sättigung der monomolekularen Schicht dar. Er ist auf dem Volumen-Druckdiagramm als bester Compliancewert bestimmbar ($B_{KO} B_{HÄ}$) und damit Ausdruck der normalen Atemmittellage. Der Flächenbedarf von Hämatomlungen pro Molekül Surfactant verringert sich Hand in Hand mit der Veränderung der Atemmittellage auf niedrigeres Füllungsvolumen (Abb. 2).

Dieser veränderte Punkt der Atemmittellage entspricht dem von Suter beschriebenen "Optimum End-Expiration Airway Pressure" [6].

Bei der dynamischen Belastung des in physiologischer Kochsalzlösung aufgenommenen Pellikels des zentrifugierten Lungenhomogenats stellte sich heraus, daß die Strecke vom Punkt A (= γ max) bis zur Erreichung der Monolayersättigungsgrenze bei Punkt B bei Hämatomlungenhomogenat länger ist (= niedrigerer Tangenswert) als bei Kontrollungen. Quantitative Analysen ergaben, daß in dem gespreiteten Material bei Kontrolle und Hämatomlunge gleichviel Phospholipide und Proteine (Lowry-positives Material) vorhanden war (Abb. 3).

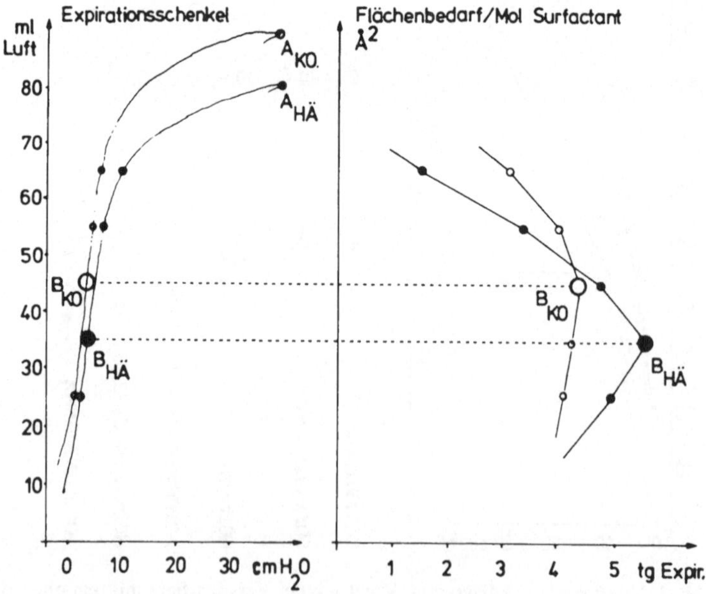

Abb. 2. Vergleich Flächenbedarf/mol Surfactant mit und ohne Hämatombildung

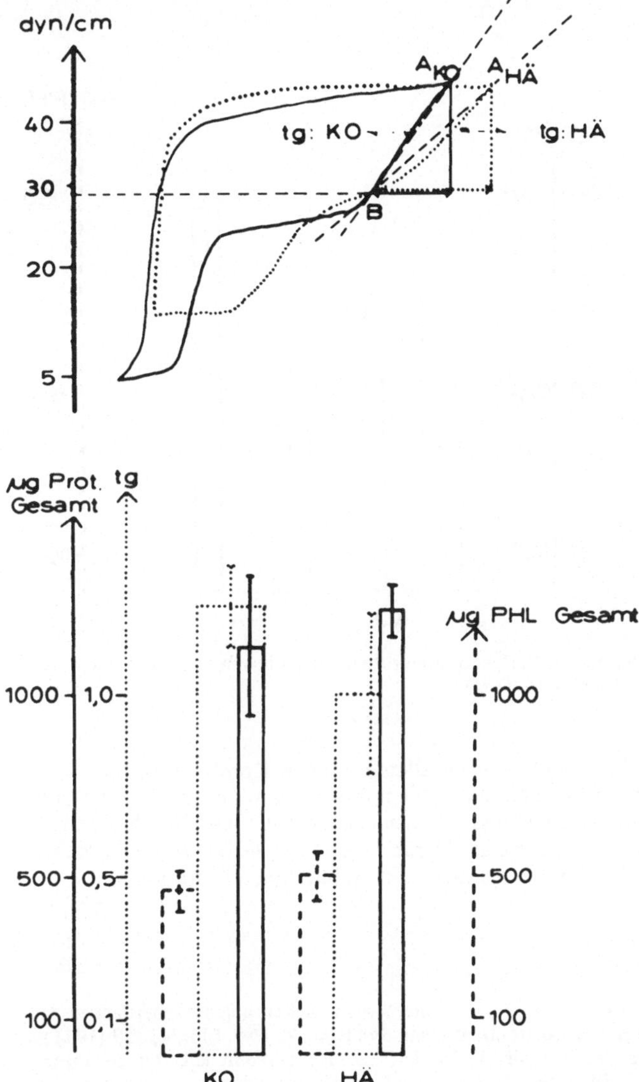

Abb. 3. Unterschied hinsichtlich der Monolayersättigungsgrenze zwischen Kontrollen und "Hämatomlungen". Wilhelmy-Waage: tg-Werte nach Normallauf (4 min-Cyklus) des Pellikels, aufgenommen in 25 ml 0,9 % NaCl (s. Text)

Bei der Spreitung des Pellikels auf wäßriger Subphase brauchte man zur Erreichung gleicher Tangenswerte signifikant mehr Protein als bei der Kontrolle. Das bedeutet, daß man, um das vorhandene Lecithin auf der Oberfläche verfügbar zu machen, um gleiche Aktivität wie bei der Kontrolle zu erzielen, signifikant mehr Proteine benötigt. Dieses Ergebnis läßt auf eine qualitative Veränderung des Surfactantapoproteins bei gleichzeitigem sterischem Umbau des Phospholipids [5] schließen (Abb. 4). Bei der elektrophoretischen Auftrennung des Homogenat-Überstandes konnte nachgewiesen werden, daß im niedermolekularen Bereich mehr und stärkere Proteinbanden auftreten als bei Kontrollen.

In der Elektrophorese des Homogenatpellikels kann man kurz vor der Albuminbande im höhermolekularen Bereich eine Bande nachweisen, die bei der Kontrolle nicht auffindbar ist.

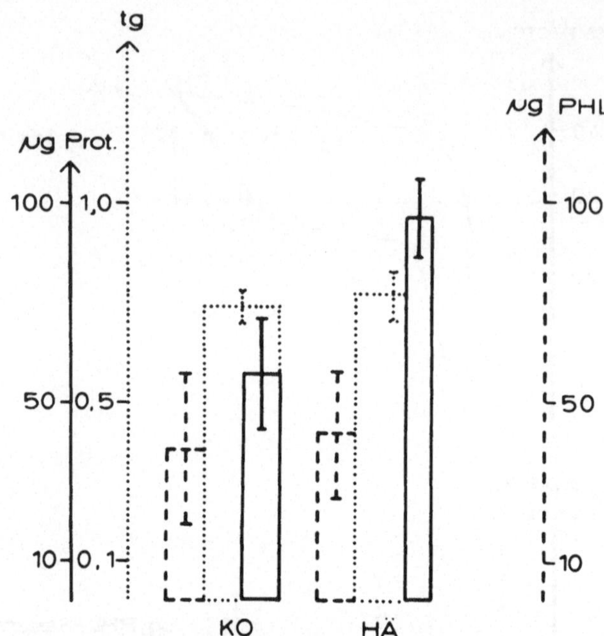

Abb. 4. Hinweis auf qualitative Veränderung des Surfactantapoproteins. Wilhelmy-Waage: tg-Werte nach Spreitung des Pellikels auf 0,9 % NaCl-Subphase (s. Text)

Es wurde nachgewiesen, daß ein Weichteilhämatom alleine oder in Kombination mit anderen Insulten innerhalb 24 Std auf mittelbarem Wege mikromorphologische Veränderungen der Lungen im Sinne des Respiratory Distress Syndroms hervorruft. Die Herabsetzung der Lungendehnbarkeit geht Hand in Hand mit der Herabsetzung der surfactant-entsprechenden Atemmittellage. Es tritt eine Schädigung des surfactant-gebundenen Proteins ein.

Literatur

1. Baum, M., Benzer, H., Blümel, G. Boldić, Irsinger, K., Tölle, W.: Die Bedeutung der Oberflächenspannung in der Lunge beim experimentellen posttraumatischen Syndrom. Z. Exp. Chir. 4, 359 (1971)
2. Blümel, G., Huth, K., Mittermayer, Ch., Neuhof, H., Lasch, H. G.: Experimentelle Untersuchungen zur Pathogenese der Fettembolie. I. Die interstitielle Lungenkrankheit bei der experimentellen Fettempolie. Acta Chir. Austriaca 3, 145 (1971)
3. Ehradt, W., Zänker, K., Tölle, W., Wriedt-Lübbe, I., Probst, J.: Experimentelle Untersuchungen zur Pathogenese der akuten pulmonalen Insuffizienz. Res. Exp. Med. 171, 163 (1977)
4. Erhardt, W., Zänker, K., Tölle, W., Wriedt-Lübbe, I., Birk, M., Blümel, G., Probst, J.: On the Nature of Mechanical, Enzymatic and Morphological Changes in Acute Pulmonary Insufficiency following the Production of a Hematoma in Rabbits. J. Pathol. (im Druck).
5. Lohninger, A., Redl, H., Nikiforov, A., Schlag, G.: Tierexperimentelle Untersuchungen des DPL (Dipalmitoyl-Lecithin)-Gehaltes in der Lunge nach Trauma. Internat. Symposium. Wien: Akutes progessives Lungenversagen 6.–7.10.78
6. Suter, P. M., Fairley, H. B., Isenberg, M. D.: Optimum End-Expiratory Airway Pressure in Patients with Acute Pulmonary Failure. New Engl. J. Med. 292, 284 (1975)

Der Einfluß der inspiratorischen Atemstromgeschwindigkeit auf die Oxygenation

R. Schlimgen

Der Einfluß der inspiratorischen Atemgasströmung auf die intrapulmonale Volumenverteilung ist durch Untersuchungen am Lungenmodell und am Patienten bekannt, wie Burchardi, Fairley et al. und Herzog und Mitarb. beschrieben haben. Hohe Gasflüsse bedeuten eine größere Fehlverteilung, eine Zunahme der Totraumventilation und eine Abnahme der arteriellen Sauerstoffspannung. Deshalb wird einer niedrigen Atemgasströmung vom Typ des "constant flow" der Vorzug gegeben. In der Vergangenheit bedeutete dies häufig die Entscheidung zu Gunsten des einen oder anderen Ventilators, so daß ein Vergleich beider Beatmungsformen nicht möglich war (Abb. 1). Niedrige Gasflüsse wurden mit assistierenden Geräten vom Bird-Typ erreicht, während eine volumenkonstante und kontrollierte Beatmung nur mit hoher Gasströmung und endinspiratorischem Plateau erzielt wurde.

Mit der Entwicklung des Servo-Ventilators (Abb. 2) wurde es möglich, beide Beatmungstypen mit demselben Gerät, d.h. unter den gleichen Bedingungen durchzuführen.

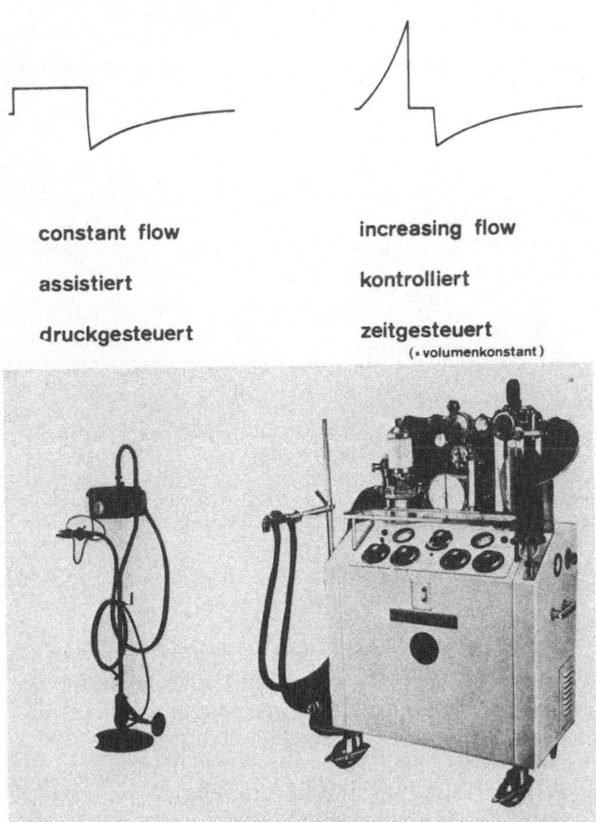

Abb. 1. Unterschiede der Gerätemerkmale zweier Beatmungsgeräte (Engström 200, Bird)

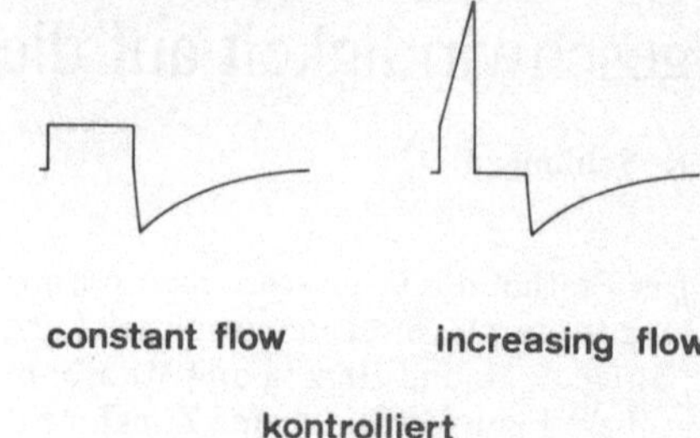

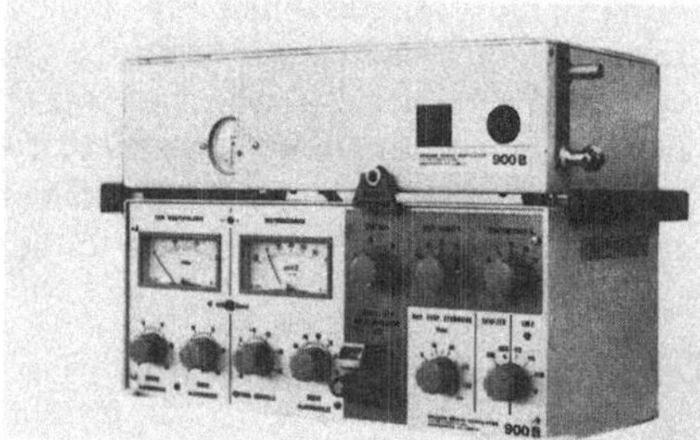

Abb. 2. Merkmale zweier Beatmungsmöglichkeiten mit dem Servoventilator

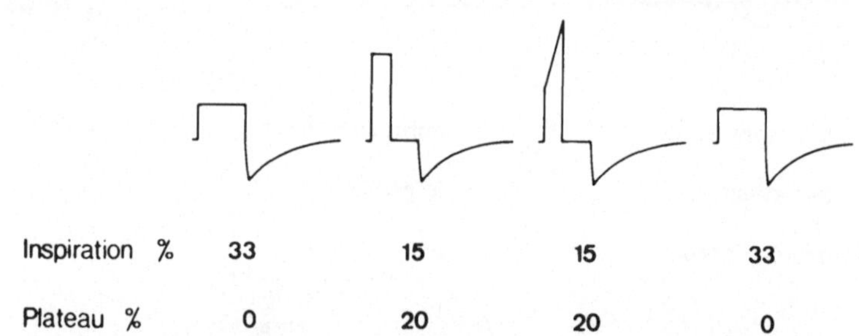

Abb. 3. Schema der untersuchten Flußcharakteristika

Es war das Ziel dieser Arbeit zu untersuchen, ob die unterschiedlichen Beatmungsformen einen Einfluß auf den Gasaustausch haben.

Methode

Bei 13 kardiochirurgischen Patienten wurde nach Bypass-Op. eine prophylaktische Beatmung bis zum nächsten Morgen durchgeführt. Nach Erreichen der Normaltemperatur und bei stabilen Kreislaufverhältnissen wurden die in Abb. 3 schematisch dargestellten Beatmungsmuster eingestellt. Verändert wurde nur das inspiratorische Flußmuster. Alle übrigen Beatmungsparameter – Frequenz, Atemvolumen, Verhältnis von Inspiration zu Exspiration, inspiratorische Sauerstoffkonzentration – wurden unverändert beibehalten.

Jedes Muster wurde für 90 min belassen. Am Ende jeder Beatmungsphase bestimmten wir Blutgase (AVAL-Gascheck), endexspiratorische CO_2-Fraktion, CO_2-Produktion (Siemens CO_2-Analyser), sowie atemmechanische Größen (Elema Calculating Unit [6]. Bei 8 dieser Patienten wurde zusätzlich die arteriovenöse Sauerstoffdifferenz (Lex-O_2-Con) gemessen und der intrapulmonale Rechts-Links-Shunt errechnet [5].

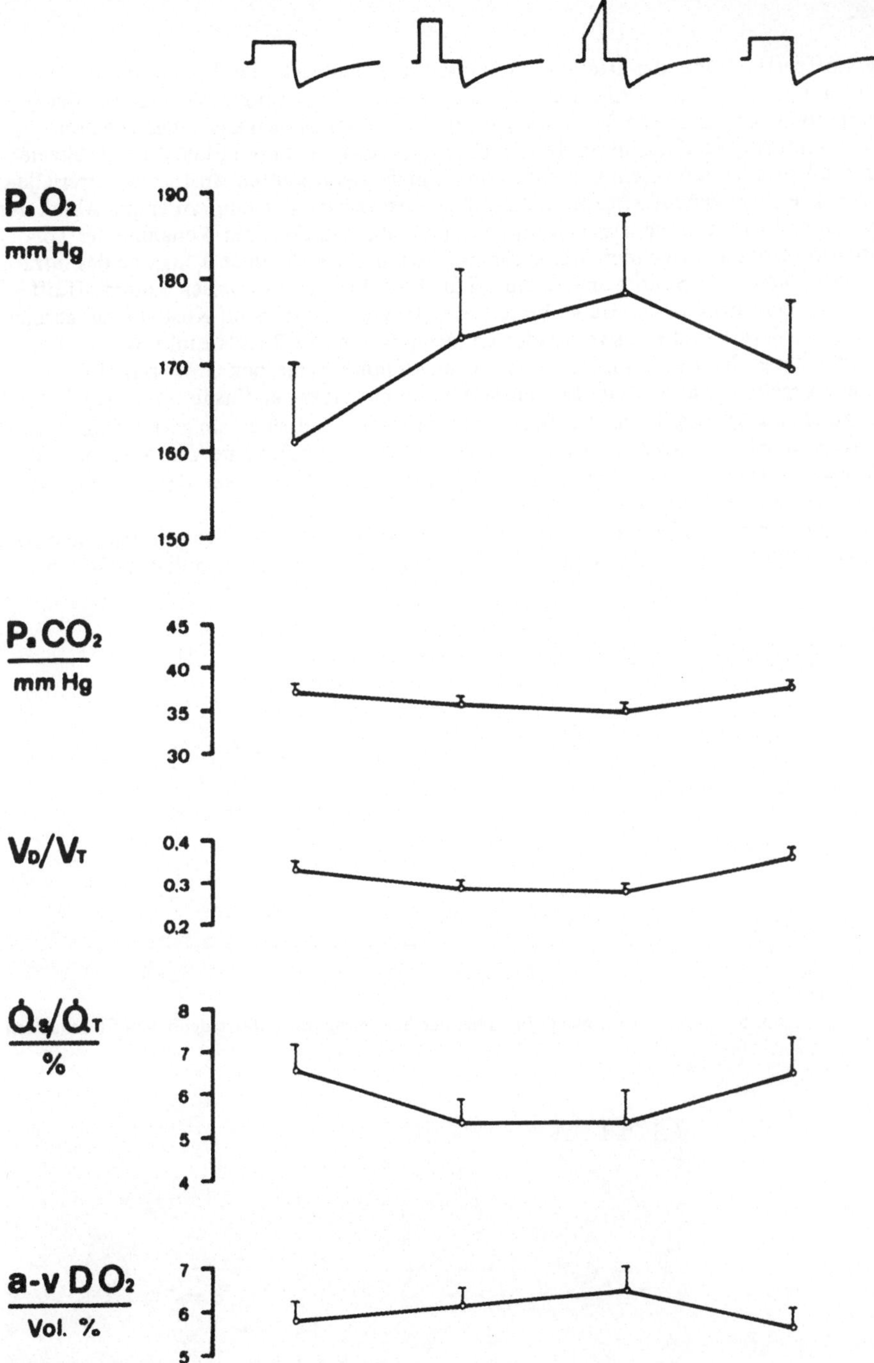

Abb. 4. Graphische Darstellung der Ergebnisse der Beatmung mit unterschiedlichen Flußmustern

Ergebnisse

Der Sauerstoffpartialdruck, der arterielle Kohlensäurepartialdruck, der Totraumquotient und der intrapulmonale Rechts-Links-Shunt während der 4 Beatmungsphasen sind in der Abb. 4 dargestellt. Der arterielle Sauerstoffpartialdruck steigt signifikant mit Zuschalten eines endinspiratorischen Plateaus an. Der Wechsel von der konstanten Flußform zur akzelerierenden Flußform ist von einem weiteren, jedoch nicht signifikanten Anstieg des arteriellen pO_2 gefolgt. Die abschließende Beatmung mit dem Ausgangsmuster führt zu einem Abfall der arteriellen Sauerstoffspannung. Das endinspiratorische Plateau führt zur Abnahme der Totraumventilation trotz ansteigender Atemstromgeschwindigkeit, zu einer Abnahme des intrapulmonalen Rechts-Links-Shunts und zu einer Zunahme der arterio-venösen Sauerstoffdifferenz. Das endinspiratorische Plateau verbessert also die Oxygenation auf Kosten einer geringeren Totraumventilation und eines verminderten intrapulmonalen Rechts-Links-Shunts. Die in den verschiedenen Beatmungsphasen gemessenen atemmechanischen Größen sind in Abb. 5 wiedergegeben. Während der Beatmungsphasen mit einem endinspiratorischen Plateau kommt es zu einem Anstieg der mittleren Atemgasströmung und zu einem geringfügigen Abfall der inspiratorischen Resistance. Überraschenderweise zeigt sich keine Veränderung der Compliancewerte. Dies ist möglicherweise bedingt durch die Schwierigkeit der Messung des endinspiratorischen Druckes, wenn ein Plateau fehlt.

Abbildung 6 zeigt Originalregistrierungen eines Patienten während der verschiedenen Beatmungsphasen. Bei den Beatmungsmustern mit einem endinspiratorischen Plateau waren

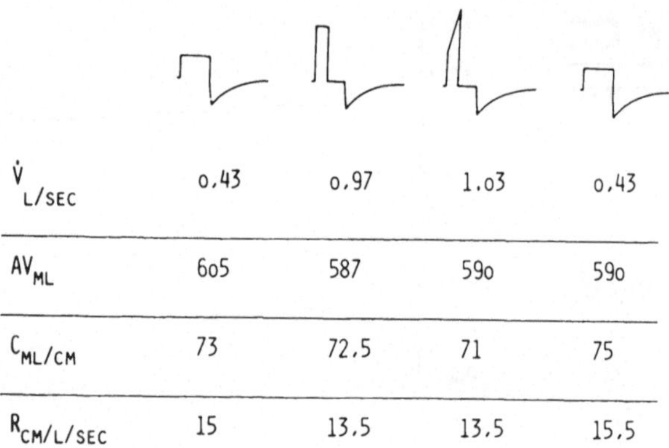

$\dot{V}_{L/SEC}$	0,43	0,97	1.03	0,43
AV_{ML}	605	587	590	590
$C_{ML/CM}$	73	72,5	71	75
$R_{CM/L/SEC}$	15	13,5	13,5	15,5

Abb. 5. Atemmechanische Größen bei der Beatmung mit unterschiedlichen Flußmustern

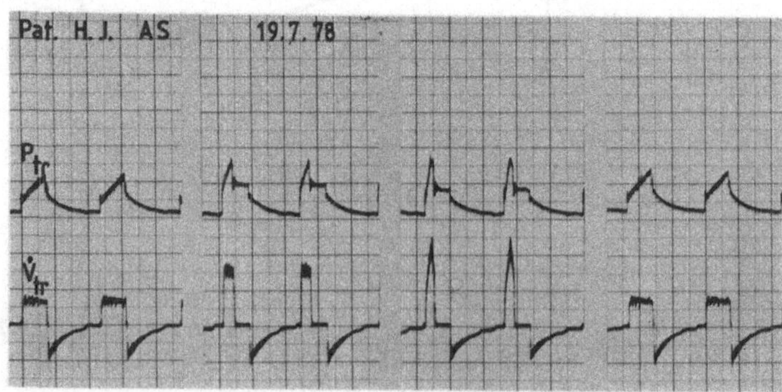

Abb. 6. Originalregistrierungen der Druck- und Flußkurven bei der Beatmung mit unterschiedlichen Flußmustern

zwar die mittleren Flüsse gleich, wie aus der vorherigen Abbildung zu entnehmen ist, die Anfangs- und Spitzenflüsse beider Beatmungsmuster variieren aber erheblich. Hierin mag eine Erklärung zu suchen sein für den Sauerstoffanstieg zwischen diesen beiden Beatmungsmustern. Die niedrige Anfangsgeschwindigkeit bei Beatmung mit langsam ansteigendem Gasfluß führt möglicherweise zu geringeren Turbulenzen, wie das bereits bei Bergmann beschrieben ist.

Diskussion

Ein endinspiratorisches Plateau führt trotz hoher Atemgasflüsse zu einer Verbesserung der Oxygenation bei gleicher inspiratorischer Sauerstoffkonzentration. Die Verwendung eines "increasing flow" kann bei gleichen inspiratorischen Sauerstoffkonzentrationen einen weiteren Anstieg der Sauerstoffspannung bewirken. Dies mag von Wichtigkeit sein, wenn hohe inspiratorische Sauerstoffkonzentrationen benötigt werden, wie z.B. bei der akuten respiratorischen Insuffizienz nach Operation oder Polytrauma.

Es war nicht die Absicht, den "constant flow" abzulehnen; er hat sicher da seine Berechtigung, wo niedrigste Gasströmungen verlangt werden, nämlich bei obstruktiven Lungenerkrankungen mit Emphysem unter Narkosebedingungen.

Immer dann, wenn die maschinelle Beatmung der Entfaltung von Atelektasen dienen soll, wie das bei den von uns untersuchten Patienten der Fall war, mehr noch bei der akuten respiratorischen Insuffizienz postoperativ oder nach Polytrauma, sind mit "increasing flow" und einem endinspiratorischen Plateau die Bedingungen für eine optimale Oxygenation gegeben.

Literatur

1. Bergmann, H.: Vergleichende Betrachtung von Beatmungsgeräten. In: Anaesthesiologie und Wiederbelebung, Bd. 27. Springer: Berlin, Heidelberg, New York 1968
2. Burchardi, H.: Verteilungsstörungen bei Langzeitbeatmung. In: Lungenveränderungen bei Langzeitbeatmung. Thieme: Stuttgart 1973
3. Fairley, H. B., Blenkarn, G. D.: Effect on pulmonary exchange of variations in inspiratory flow rate during intermittent positive pressure ventilation. Brit. J. Aneasth. 38, 320–328 (1966)
4. Herzog, H., Keller, R., Bauer, K. H., Lochner, J.: Ventilation und Atemmechanik bei Langzeitbeatmung. In: Lungenveränderungen bei Langzeitbeatmung. Thieme: Stuttgart 1973
5. Laver, M. B., Seifen, A.: Measurement of blood oxygen tension in anesthesia. Anaesthesiology 27, 73–101 (1965)
6. Schlimgen, R., Kalff, G.: Megamed 05 – Calculating unit, zwei Anlagen zur Berechnung atemmechanischer Parameter. Jahrestagung DGAW Lübeck-Travemünde

Die Verminderung von Strömungswiderständen bei Beatmung mit Helium-Sauerstoff-Gemischen

V. Ehehalt, M. Tabbert und J. Mottner

Auf der Suche nach einer Verminderung eines kritisch erhöhten bronchialen Strömungswiderstandes während Atmung und Beatmung wurde von uns die Anwendung von Helium-Sauerstoff-Gemischen als Atemgas untersucht. Obwohl bereits 1934 über erste erfolgreiche Anwendungen solcher Gasgemische bei Asthmatikern berichtet und auch in den folgenden 40 Jahren immer wieder z.T. enthusiastische Berichte publiziert wurden, hat sich diese Behandlungsmethode trotz des eindeutigen Votums durch zugrundeliegende physikalische Gesetzmäßigkeit vor allem bei uns nicht durchsetzen können.

Physikalische Grundlagen

Nach dem Hagen-Poiseuille'schen Gesetz (Abb. 1) steht der Widerstand bei laminarer Strömung in direkter Funktion zur dynamischen Viskosität (η) des Atemgases. Helium-Sauerstoff-Gemische habe eine etwas höhere dynamische Viskosität als Luft, so daß der Strömungswiderstand bei laminarer Strömung unter Helium-Sauerstoff-Atmung sogar etwas ungünstiger sein sollte. Bei pathologischen Widerstandserhöhungen sind im Bronchialbaum turbulente Strömungen zu erwarten, und zwar oberhalb einer kritischen Strömungsgeschwindigkeit, die durch die Reynold-Zahl bestimmt ist. Die Formel für die Reynold-Zahl gibt an, daß der Umschlag von laminarer zu turbulenter Strömung und damit zu deutlicher Widerstandserhöhung direkt proportional zur Dichte des Gases (ρ) ist. Aus dieser Funktion ergibt sich theoretisch die effektive Verbesserung der Strömungsverhältnisse durch Helium-Sauerstoff-Atmung.

$$\text{I.} \quad R = \frac{\Delta P}{\dot{V}} \quad \left[\frac{cmH_2O \cdot s}{l^2}\right]$$

$$\text{II.} \quad W = \frac{8\,\eta \cdot l \cdot \dot{V}}{r^2} \,[\text{dyn}]$$

$$\text{III.} \quad Re = \frac{\rho \cdot l \cdot \bar{v}}{\eta}$$

Abb. 1. Physikalische Gesetzmäßigkeiten für strömende Gase.
R = Gesamtströmungswiderstand, Δp = Druckdifferenz vor und hinter der Stenose, V = Flow, W = Strömungswiderstand bei rein lamin. Strömung, η = dyn. Viskosität, l = Länge und r = Radius der Stenose, Re = Reynold-Zahl, ρ = Gasdichte, $\bar{v}$ = mittlere Strömungsgeschwindigkeit

In Tabelle 1 sind die physikalischen Eigenschaften einiger von uns untersuchter Atemgase aufgeführt. Man erkennt, daß Helium-Sauerstoff-Gemische (80 : 20) zwar eine höhere Viskosität, jedoch eine deutlich geringere Dichte als Luft aufweisen. Man wird somit erwarten, daß bei Helium-Sauerstoff-Atmung Turbulenzen später auftreten als bei Luftatmung und Strömungswiderstände deutlich geringer werden.

Tabelle 1. Gaskonstanten einiger von uns untersuchter Gasgemische

Gase	dyn. Viskos. ηP	spez. Gaskon R	Molekul. Gewicht	Dichte im Gaszust.
Luft	182	29,28	28,96	1,29
He	194,1	211,82	4,003	0,17
N_2	175,5	30,26	28,01	1,25
N_2O	146	19,26	44,01	1,98
He + O_2	195,8	174,19	10,08	0,43
O_2	203	26,49	33,99	1,42

Material und Methodik

Um die physikalisch-theoretischen Erörterungen durch praktische Untersuchungen zu untermauern, wurden von uns Tierexperimente an Hunden durchgeführt:

16, im Mittel 28,2 kg schwere Bastardhunde wurden in Penothal-Narkose mit Alloferin relaxiert, intubiert und mit einem Servoventilator 900 kontrolliert beatmet. Bei konstantem inspiratorischem Flow betrug die Atemfrequenz 10/min. Nach einer Inspirationszeit von 20 % des Atemzyklus folgte eine inspiratorische Pause von 30 %.

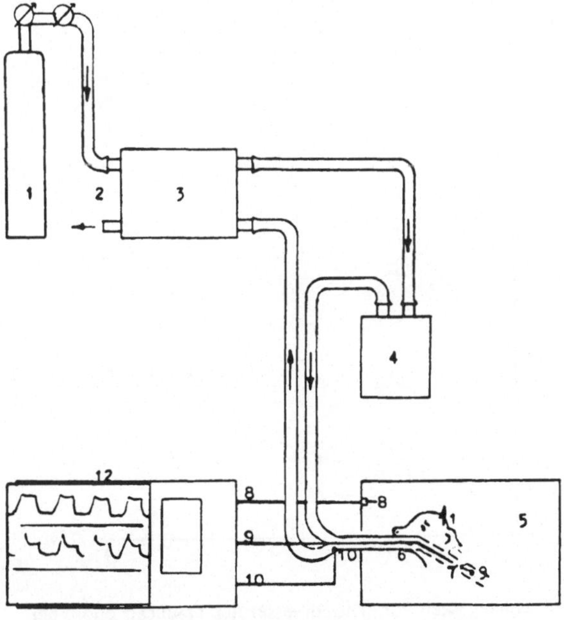

Abb. 2. Schematischer Versuchsaufbau.
1. Gasgemisch He-O_2, 2. Anschluß, 3. Beatmungsgerät, 4. Ultraschall-Vernebler, 5. Plethysmograph, 6. Tubus, 7. auswechselbare Stenose, 8., 9., 10. Druckaufnehmer, 8. P_KKammerdruck, 9. P_{nach} Druck nach der Stenose, 10. P_{vor} Druck vor der Stenose, 11. Hund, 12. 6-Kanallinienschreiber

Die Abb. 2 zeigt unseren Versuchsaufbau. Als Treib- und Atemgas für den Respirator dienten abwechselnd synthetische Luft und Helium-Sauerstoff-Gemisch, jeweils mit einem Sauerstoffanteil von 20,3 %. Das Atemvolumen wurde exakt auf 0,5 l eingestellt und mit einem Glockenspirometer geeicht. Um die mangelnde Volumenkonstanz des Respirators kompensieren zu können, wurden die Tiere in einen Ganzkörper-Plethysmographen in Form einer geschlossenen Kammer gebracht. Gleichbleibende Druckänderungen während der Beatmung innerhalb der Kammern bedeuteten gleichbleibende Beatmungsvolumina.

Um das Strömungsverhalten der beiden Gasgemische zu untersuchen, wurden zunächst isolierte Stenosen mit für Luft bekanntem Strömungswiderstand in den Tubus eingebracht. Anschließend wurde die Resistance der Atemwege durch Applikation von Acetylcholin über einen Ultraschallvernebler im Inspirationsschlauch des Servoventilator 900 verändert. Dabei wurde von uns unter Beobachtung der Beatmungsdruckkurven eine leichte, mittlere und schwere Stenosierung der Atemwege gesetzt.

Ergebnisse

Bei Beatmung einer gesunden Lunge ohne erhöhte Strömungswiderstände ergaben sich zwischen Luft- und Helium-Sauerstoff-Atmung keine Unterschiede der Beatmungsdruckkurven. Man wird entsprechend eine weitgehend laminare Strömung voraussetzen.

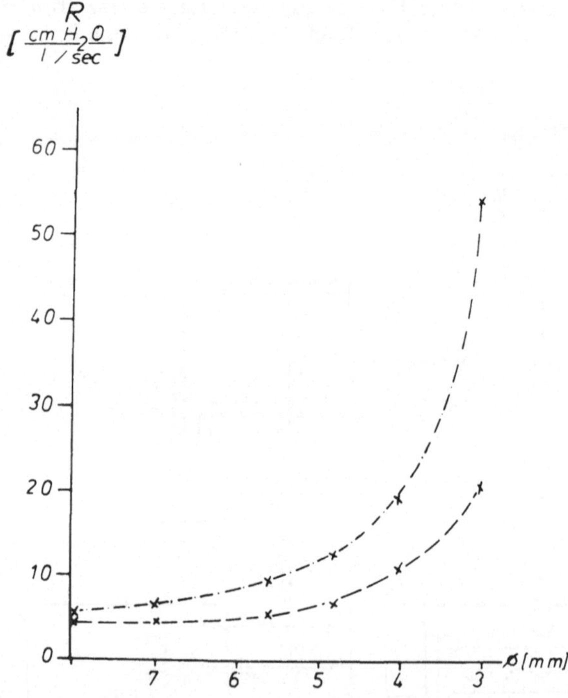

Abb. 3. Änderung des Strömungswiderstandes in Abhängigkeit vom Durchmesser der Trachealstenose bei Luft (–·–·–·–) und He-O_2 (– – – –) Beatmung

Beim Einbringen einer zunehmenden isolierten Trachealstenose ist schon sehr früh mit turbulenten Strömungen zu rechnen. Wie die Abb. 3 zeigt, erbrachten unsere Versuche hier ein eindeutiges Votum für die Anwendung von Helium zur Atmung und Beatmung. Man erkennt, daß bei Stenosen von 7 bis 8 mm Ø und 10 mm Länge die physiologischen Widerstände entsprechen, die Kurven für Helium- und Luft-Atmung noch eng beieinander liegen. Bei den zunehmend pathophysiologischen Stenosen – 5,7, 5,0, 4,0 – findet man eine immer

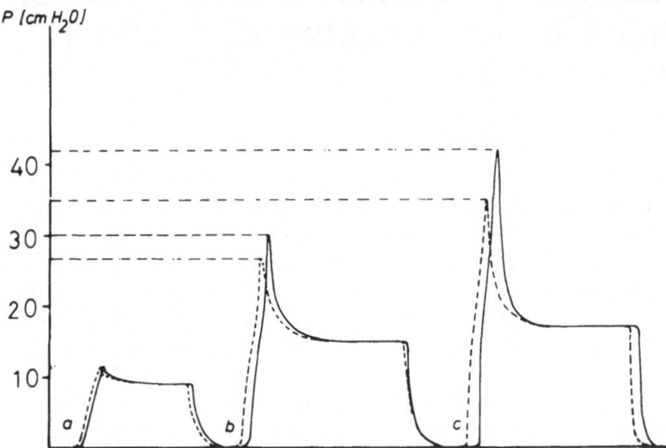

Abb. 4. Druckkurven des Servo Vent 900 bei Luft (———) und He/O_2 Beatmung (- - - - -), jeweils gleicher Flow (0,55 l/sec), a) ohne Stenose, b) mittlere Stenose, c) starke Stenose

deutlicher werdende relative Verbesserung der Situation unter Helium-Atmung, besonders bei den schwersten Stenosen erkennbar mit einer Verminderung des Widerstandes um mehr als die Hälfte.

Bei einer Stenosierung der Atemwege durch Acetylcholin ergaben sich meist nicht so eindeutig günstige Verhältnisse für Helium-Sauerstoff-Gemische. Die Verminderung des Strömungswiderstandes lag entgegen unseren Erwartungen im Mittel nicht über 12 %. Auch wenn wir mit der Dosierung des Acetylcholins über einen Bronchospasmus bis an die Grenzen der Beatmungsmöglichkeiten gingen, ergaben sich keine wesentlichen relativen Verbesserungen durch das Helium. Einzelne Versuche zeigen jedoch unterschiedliche Ergebnisse. Die Beatmungsdruckkurven eines besonders günstigen Einzelversuches sind in der Abb. 4 abgebildet. In diesem Fall konnte durch Helium-Sauerstoff eine Verbesserung bis zu 25 % erreicht werden. Da der flow konstant gehalten wurde, kann die Differenz aus Spitzen- und Plateaudruck direkt als Maß für den Strömungswiderstand dienen.

Wie die Abbildung zeigt, ändert sich auch sehr stark die Compliance, erkennbar am Anstieg der Plateaudruckhöhe. Da der Vergleich von Helium-Sauerstoff-Atmung gegenüber Luftatmung in gewissem Umfang eine Aussage über das Verhältnis von laminarer zu turbulenter Strömung ermöglicht, wird man diskutieren, daß auch bei deutlicher Resistanceerhöhung in den peripheren Atemwegen wegen des hier vorliegenden großen Gesamtquerschnittes wohl noch mit einem deutlicheren Anteil laminarer Strömung zu rechnen ist und, daß es bei mehr oder weniger vollständigem Verschluß der peripheren Atemwege durch Konstriktion nicht so sehr zu einer Steigerung der Resistance, sondern eher zum Abfall der Compliance kommt. Dann hat die Helium-Sauerstoff-Applikation keinen Angriffspunkt mehr.

Wenn wir zusammenfassend unsere Untersuchung bewerten, so können wir aussagen, daß bei einer isolierten Trachealstenose eine deutliche Verbesserung durch Helium-Sauerstoff-Atmung zu erwarten ist, so z.B. beim Pseudo-Krupp, bei zu engem Tubus, bei Tracheomalazie. Im Bereich unserer Kinderklinik laufen dazu erste Untersuchungen. Bei einer generellen Stenosierung, z.B. beim Asthma bronchiale, wäre der Versuch einer Anwendung einer Helium-Sauerstoff-Atmung angebracht. Man sollte die Erwartungen für eine Verbesserung der Atmung hier jedoch nicht zu hoch ansetzen. Obwohl eine Verminderung des Strömungswiderstandes um vielleicht 12 % vom Patienten subjektiv meist als deutliche Erleichterung empfunden wird, sind auch weniger günstige Ergebnisse nicht auszuschließen.

Die Lokalisation der Stenosen und damit das Verhältnis von turbulenter zu laminarer Strömung ist entscheidend für den Erfolg.

Literatur beim Verfasser

Modifikation der Langzeitbeatmung: Synchronisation von kontinuierlicher Überdruckbeatmung (CPPV) mit elektrischer Phrenicusstimulation (EPR)

H. Benzer, W. Haider, J. Holle, E. Moritz, G. Pauser, E. Stöhr und H. Thoma

Die Elektrostimulation hat im Bereich der physikalischen Medizin sowohl für Diagnose als auch Therapie große Bedeutung. Dies gilt jedoch – mit einer Ausnahme – nicht für die sog. *funktionelle* Elektrostimulation, bei der die Aktion des Muskels von einem elektronischen Apparat gesteuert wird. Die Ausnahme der Regel bezieht sich auf die Elektrostimulation des Herzens, wobei die Ursache für das gute Funktionieren offenbar in der speziellen Konfiguration des Reizleitungssystems liegt. Die breite Anwendung der Elektrostimulation ist bisher hauptsächlich aus Gründen der Ermüdung des Nerv-Muskelkomplexes gescheitert. Der Sitz der Ermüdung konnte von Glenn und Mitarbeitern im Bereich des neuromuskulären Überganges lokalisiert werden [1]. Zur Überwindung dieser Ermüdungserscheinungen, das heißt zur Langzeitstimulation von Nerven und Muskeln, haben wir in den letzten Jahren eine neue Methode entwickelt, die mittlerweile in einigen Ländern patentiert wurde [2]. Bei dieser Methode werden nahe am Nerv eine Reihe von Elektroden implantiert. Durch abwechselnde submaximale Belegung der Elektroden mit Stimulationsströmen entsteht über den Nervquerschnitt verteilt, ein quasi rotierendes elektrisches Feld (Karussellstimulation). In umfangreichen Tierexperimenten wurde diese Methode optimiert [3, 4] und ersetzt seit 1975 die bis dahin verwendete konventionelle Methode [5].

Die elektrisch stimulierte Zwerchfellatmung

Obgleich sich die intermittierende positive Druckbeatmung (IPPV) in der Behandlung der respiratorischen Insuffizienz durchgesetzt hat, erscheinen immer wieder Arbeiten, die auf die negativen Einflüsse dieser Beatmungsform auf Herz und Kreislauf hinweisen. Die Verlagerung der inspiratorischen Druckverhältnisse in den positiven Bereich führt natürlich auch zu positiven intraalveolären und intrathorakalen Drücken, die den physiologischen Drücken der Spontanatmung entgegengesetzt sind. Als Folge davon kommt es zu einer Erhöhung der Lungengefäßwiderstände mit Anstieg des Lungenarterien-Druckes und Verminderung des Herzminutenvolumens.

Als Alternative zur positiven Druckbeatmung bietet sich in gewissen Fällen die elektrisch stimulierte Zwerchfellatmung (elektrophrenic respiration-EPR) an, die schon 1948 von Sarnoff und Mitarb. beschrieben wurde. Bei dieser Methode werden Elektroden entweder ein- oder beidseitig direkt an den im Halsbereich freigelegten Nervus phrenicus angelegt oder auf transvenösem Weg in die obere Vena Cava vorgeschoben, wo der rechte Nerv in engem Kontakt mit dieser ist.

Durch rhythmische elektrische Reizung kann man so eine Zwerchfellatmung produzieren, die in ihrer Form der Spontanatmung nahe kommt und keinen negativen Einfluß auf die Zirkulation hat.

Natürlich ist diese Methode nicht geeignet, dem Patienten die Atemarbeit abzunehmen. Es stellt nur eine externe Steuerungsmöglichkeit dieser Arbeit dar. Daher haben wir eine Methode entwickelt, bei der die positive Druckbeatmung mit der elektrisch stimulierten Zwerchfellatmung kombiniert wird (pneumoelektrische Beatmung-PEB). Abb. 1 ermöglicht einen Vergleich der zitierten Atmungs- bzw. Beatmungsformen in Bezug zur Spontanatmung. Die EPR entspricht naturgemäß am Besten der Spontanatmung. Der rasche Strömungsanstieg ist auf den gegenüber der Spontanatmung veränderten Bewegungsablauf des Zwerchfells zurückzuführen. Die PEB ändert am Verlauf der Einblasungsphase zunächst nichts. Der Strömungsverlauf ähnelt der IPPV. Im Moment des Strömungsmaximums wird jedoch das Zwerchfell kontrahiert, wodurch einerseits die intrathorakalen Druckverhältnisse – gemessen durch

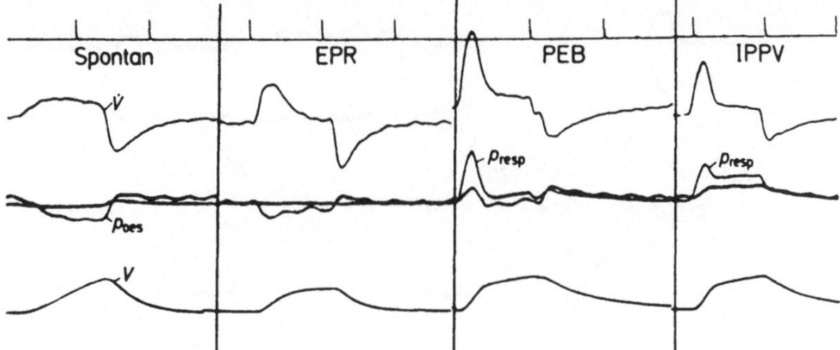

Abb. 1. Vergleich der Spontanatmung mit elektrischer Phrenicusstimulation (EPR) und pneumoelektrischer Beatmung (PEB)

den Ösophagusdruck – ähnlich der Spontanatmung werden, andererseits das zur Verfügung stehende Atemvolumen bevorzugt in die basalen Areale der Lunge gelangt. Bei der IPPV ist der für den Kreislauf schädliche positive Druck deutlich zu erkennen.

Langzeitstimulation nach dem "Karussell-Prinzip"

In Kenntnis der schon zitierten Ermüdung des neuromuskulären Überganges bestand das Ziel unserer zunächst experimentellen Untersuchungen darin, ein über den Nervquerschnitt stark inhomogenes elektrisches Feld zu erzeugen. Makroskopische Untersuchungen im Elektrolytbad zeigten positive Möglichkeiten, sofern

1. die Reizelektroden bezogen, auf den Nervenquerschnitt nahe angebracht und
2. mehr als zwei Elektroden verwendet werden (s. Abb. 3).

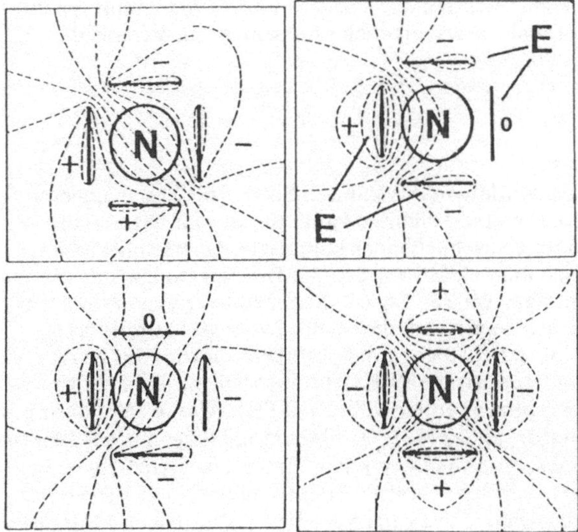

Abb. 2. 4 Elektroden liegen um einen Nerven zur Erzeugung eines rotierenden elektrischen Feldes (s. Text)

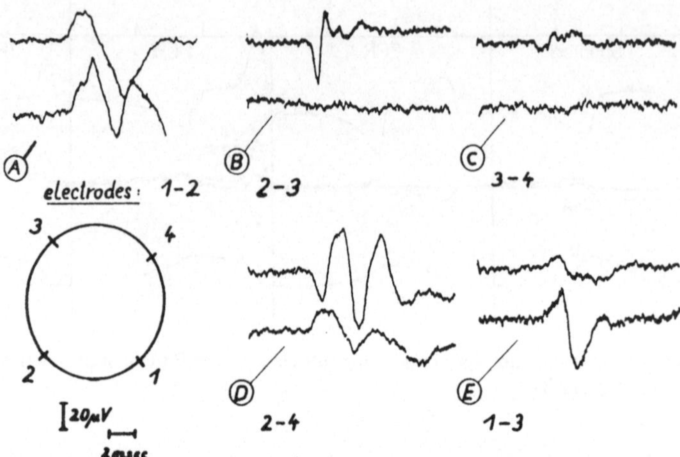

Abb. 3. Effekte einer rotierenden Nervenstimulation (s. Text)

Die Abbildung 2 zeigt Äquipotentiallinien, die in einem Elektrolytbad gemessen wurden. Um den symbolisch als Kreis gezeichneten Nerv sind *nahe* vier Elektrodenplatten gelegt. Je nach Schaltung dieser Elektrodenplatten mit positiven oder negativen Spannungen entstehen unterschiedliche Feldlinienkonzentrationen, die lokal zu einer Depolarisation bestimmter Fasergruppen des Nervens führen. Durch rotierende Schaltung der Elektroden entsteht ein quasi rotierendes elektrisches Feld, daher . . . Karussellstimulation. Die Änderung der Elektrodenschaltung erfolgt in unseren Geräten automatisch vor jedem Atemzug. Myografische Untersuchungen am Tierexperiment zeigten die Wirksamkeit der Methode [6]. In der Abb. 3 ist die Muskelreaktion bei der "Karussellstimulation" zu erkennen. Im Rahmen eines Tierexperimentes wurden nahe am rechten Nervus phrenicus vier Elektroden angelegt. Der Effekt der Stimulation konnte beim Experiment durch die Kontraktion des Zwerchfells beobachtet werden. Mittels Nadelelektroden wurden dann jeweils zwei Myogramme synchron registriert. Je nach Elektrodenschaltung sind unterschiedliche Ausschläge im Verlauf des Myogramms zu erkennen.

Klinische Anwendung

Die pneumoelektrische Beatmung (PEB) wurde von uns klinisch bis zu 160 Tagen eingesetzt. Bei diesem längsten Fall handelte es sich um eine 16jährige Patientin, die auf Grund eines Verkehrsunfalles eine Fraktur des dens axis mit anschließender kompletter Querschnittsläsion des Rückenmarks erlitt. Am 29. Tag nach dem Unfall wurden die Reizelektroden an die beiden Nervi phrenici rechts und links angelegt. Am 33. Tag (4. postoperativer Tag) wurde mit der Probestimulation begonnen, wobei sich zeigte, daß die rechte Zwerchfellkuppe kaum Kontraktionen zeigte, was offenbar auf eine Schädigung des peripheren Axons des Nervus phrenicus hinwies. Ab dem 37. Tag wendeten wir die PEB kontinuierlich an. Weiter versuchten wir fast täglich, die Patientin vom Respirator zu entwöhnen (EPR). Abb. 4 zeigt das Spirogramm bei Beatmung mit dem Respirator, in der Mitte die Synchronisation mit der Elektrostimulation und rechts die EPR. Mit einem Volumen von knapp 250 ml pro Atemzug erzielten wir während der komplikationsfreien Zeit bei erhöhter Atemfrequenz eine zufriedenstellende Ventilation nur bis zu einigen Std. Am 47. Tag gelang es, die Patientin über 4 Std ausschließlich mit der EPR atmen zu lassen, wobei sie allerdings gegen Ende der Stimulation ein PCO_2 von 60 erreichte, begleitet von Unruhe und Angstgefühl. Im Laufe der 12. Woche traten erstmals Temperaturen als Folge einer schweren Infektion auf. Trotz Bestehen des septischen Zustandsbildes konnte noch am 136. Tag in einer Phase der klinischen Stabilisierung durch 90 Minuten die reine Elektrostimulation durchgeführt werden. Abschließend sei zu

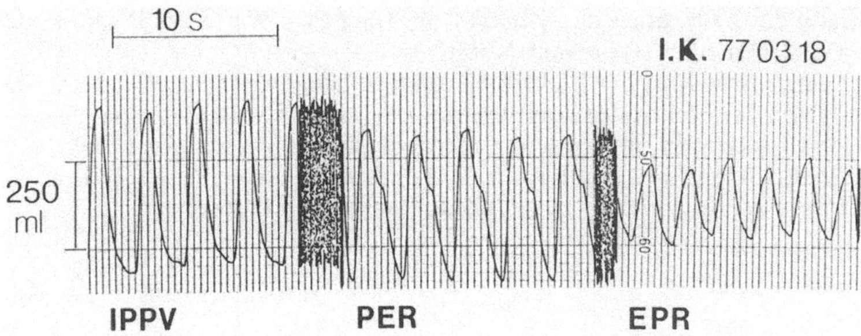

Abb. 4. Spirogramm unter Beatmung mit einem Respirator (IPPV), mit Synchronisation an Elektrostimulation (PER) und EPR

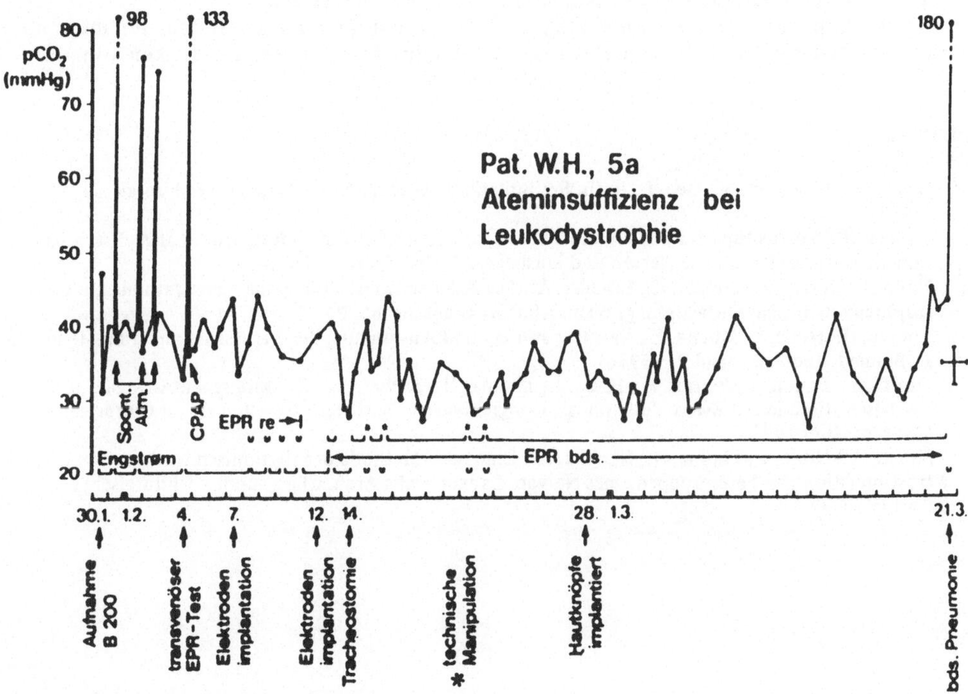

Abb. 5. Verlauf von pCO_2 während EPR (s. Text)

diesem Fall noch einmal ausdrücklich festzuhalten, daß die Insuffizienz der EPR durch das Versagen des rechten Nervus phrenicus bedingt war. Bei beidseitiger Stimulation läßt sich in diesen Fällen fast immer eine zufriedenstellende Atemfunktion erreichen.

Die reine Elektrostimulation (EPR) nach dem Karussellprinzip wurde klinisch bei einem Fall von zentraler Atemlähmung bei Leukodystrophie erprobt. Es handelte sich um eine 5-jährige Patientin. Nach Präparation der beiden Nervi phrenici im Halsbereich wurden auf der rechten Seite 7, auf der linken Seite 5 Platinelektroden zirkulär am Nerv gelegt. Die elektrische Stimulation erfolgte ohne Unterbrechung über einen Zeitraum von rund 40 Tagen. In der Literatur werden Zeiten bis maximal 15 Std kontinuierlicher Beatmung angegeben. Die Suffizienz der Beatmung wurde ständig durch Blutgasanalysen kontrolliert. Abb. 5 zeigt den

Verlauf des PCO_2 während des Zeitraumes der Stimulation. Die PCO_2-Werte des Diagrammes zeigen zeitweise sogar Anzeichen einer Hyperventilation.

Die Sensibilität bei der Anwendung der Elektrostimulation hängt einerseits von der Höhe des Stromes, andererseits von der Elektrodenkombination ab. Da wir zur Realisierung des Karussellprinzips genügend Elektroden implantieren und daher auch über genügend Elektrodenkombinationen verfügen, können wir jene Elektrodenkombinationen vermeiden, die entweder einen zu hohen Strom benötigen, oder zu sensiblen Reaktionen führen.

Schlußbemerkung

Bei allen chronischen Lähmungen des Atemzentrums, sowie bei hohen Querschnittslähmungen bietet sich die elektrophrenische Atmung an. Mit Hilfe einer neuen Methode haben wir die bisherige Barriere der Ermüdung des Nerv-Muskelkomplexes erfolgreich bewältigen können. Die Beschränkung der Anwendung der elektrisch stimulierten Atmung auf ausgewählte Fälle ist sicher nicht zuletzt auf das Fehlen geeigneter Apparate zurückzuführen.

Solche Apparate, die zur Vermeidung des Infektionsrisikos transcutan arbeiten müssen, wurden erst heuer entwickelt, so daß wir nun an eine breitere Anwendung denken können.

Literatur

1. Glenn, W., Holcomb, W., Gee, J., Rath, R.: Bulletin de la societé international de chirurgie 32, 521 (1973)
2. Thoma, H.: Vorrichtung zur örtlich und zeitlich variablen elektrischen Reizstrom-Langzeitstimulation eines Reizobjektes, wie Nerven und Muskeln; OE Patentschrift 330342
3. Holle, J., Moritz, E., Thoma, H., Lischka, A.: Die Karussellstimulation, eine neue Methode zur elektrophrenischen Langzeitbeatmung. Wien. Klin. Wochenschr. 86, 23–27 (1974)
4. Thoma, H., Holle, J., Moritz, E., Navrátil: Prinzip und Anwendung der Karussellstimulation Medex 76. Z. Biomed. Technik, Band 21 (1976)
5. Moritz, E., Baum, M., Benzer, H., Holle, J., Thoma, H., Zacherl, H.: Zur klinischen Anwendung der elektrisch stimulierten Zwerchfellatmung; Kongreßbericht der österr. Gesellschaft für Chirurgie, Millstadt, Juni 1973
6. Moritz, E., Holle, J., Thoma, H., Lischka, A.: Eine neue Methode der rhythmisch wechselnden Elektrostimulation von Fasergruppen eines Nerven. Langenbecks Arch. Chir.(Suppl.), Chirurgisches Forum 1974

Vergleichende experimentelle und klinische Untersuchungen über die Bestimmung der Sauerstoffaufnahme und des Sauerstoffverbrauchs in der Exspirationsluft bei Spontanatmung und bei Beatmung

St. Schmidinger, G. Diedert, H. Fritz, R. Neef und H.-M. Schwab

Zahlreiche Untersuchungen beweisen, daß die Hämodynamik der Lunge innerhalb der ersten Phase einer akuten respiratorischen Insuffizienz normal ist, obwohl eine ernsthafte und lebensbedrohliche Beeinträchtigung des Gasaustausches in der Lunge besteht [8, 10, 18, 20]. In ähnlicher Weise haben kurzzeitige hypoxische Perioden keinen signifikanten Lungenschaden verursachen können, verlängerte Ischämie jedoch führte zu einer manifesten Lungenschädigung [17]. Der individuelle und altersabhängige arterielle Sauerstoffpartialdruck bei gesunden oder chronisch kranken Personen ist für die Erkennung einer schleichenden Hypoxie nicht geeignet [12, 15]. Auch die Intravasalmethoden der Messung des pulmonalen arteriellen Druckes, des pulmonalen Endkapillärdruckes, die Bestimmung des pulmonalen Shuntvolumens und die Messung des gemischt-venösen Sauerstoffpartialdruckes zeigen nur die Wirkun-

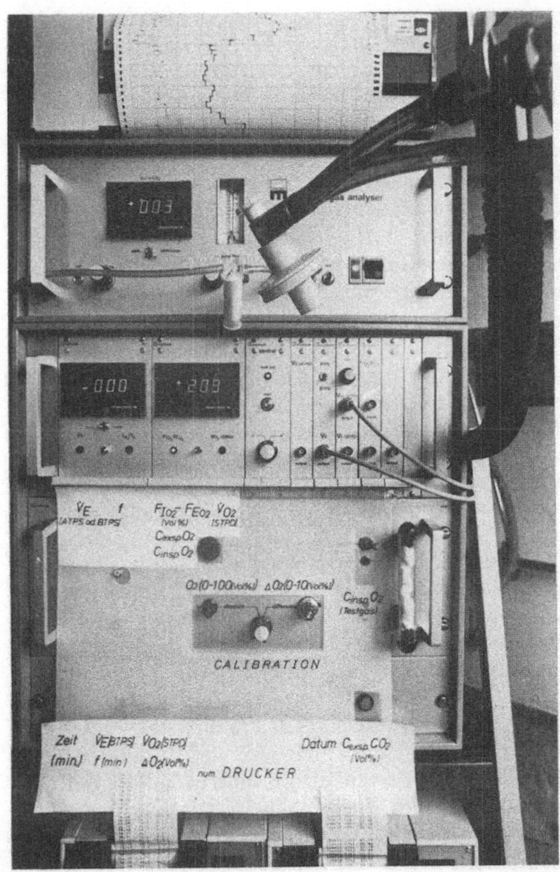

Abb. 1. Meßeinheit: Oxycom zur Messung des Sauerstoffes in der Ausatemluft, CO_2-Analyser, angeschlossene, numerische Drucker (unten) und Langsamschreiber (oben) für intubierte Patienten z.B. mit Bird

gen einer Hypoxie und deren pathologischen Veränderungen. Unter Einbeziehung der Energiegewinnung aus dem anaeroben Stoffwechsel, insbesondere der Muskulatur unter Lactatbildung und der max. möglichen Sauerstoffschuld [1, 2, 3, 5, 7, 11, 13, 14, 19] haben wir berechnet, daß bei einer durch respiratorische Insuffizienz bedingte 10 %ige Verminderung der Sauerstoffaufnahme gegenüber dem notwendigen Sauerstoffverbrauch bei Ruhebedingungen erst nach 10–12 Std mit einer manifesten Hypoxie der funktionellen Organe zu rechnen ist. Aufgrund unserer eigenen Erfahrungen der Erstversorgung von Unfallverletzten am Unfallort seit 1971 konnten wir das Syndrom der irreversiblen Schocklunge unter der Voraussetzung einer sofort einsetzenden peinlich genauen assistierenden Beatmung innerhalb der ersten Stunde verhindern.

Diese klinische Beobachtung veranlaßte uns

1. eine klinisch anwendbare Möglichkeit zur Messung der Sauerstoffaufnahme im Atemminutenvolumen während Spontanatmung und kontrollierter Ventilation zu suchen,
2. eine unblutige Methode oder Parameter zur Bestimmung des tatsächlich metabolisch notwendigen Sauerstoffverbrauches zu finden.

Die Messung der Sauerstoffaufnahme unter Belastung findet zunehmende Anwendung in spiro-ergometrischen klinischen Untersuchungen.

In den letzten 3 Jahren wurde ein bewegliches und im Verhältnis preisgünstiges Gerät mit einem Sauerstoffanalyser nach dem paramagnetischen Prinzip entwickelt (Abb. 1).

Es werden folgende respiratorische Meßgrößen direkt registriert:

1. Exspirationsvolumen ($\dot{V}_E$) in ATPS und BTPS
2. Sauerstoffaufnahme ($\dot{V}_{O^2}$) pro min in STPD
3. Ein Differenzrechner zur unmittelbaren Anzeige der Differenz der Sauerstoffkonzentration in der Inspirations- und Exspirationsfraktion ($F_{IO_2} - F_{EO_2}$), ΔO_2 Vol%. = Ventilatorische bzw. resp. Sauerstoffausschöpfung.
4. Die Atemfrequenz (F/min)
5. Die absolute Sauerstoffkonzentration in der Inspirations- und Exspirationsluft für momentane Konzentrationsmessung und Mittelwertauswertung pro min.

Der entscheide Vorteil dieses Gerätes besteht in der Möglichkeit, ΔO_2 Vol% bzw. $F_{IO_2} - F_{EO_2}$ kontinuierlich bei einem Inspirationssauerstoffgehalt von 10 bis 100 % zu bestimmen. Dadurch werden auch Messungen der Sauerstoffaufnahme bei therapeutisch notwendig steigenden Sauerstoffkonzentrationen in der Einatemluft ($F_{IO_2} > 0{,}209$) möglich. Bei entsprechender Verkleinerung des die Inspirationsluft zuleitenden Schlauchsystems ist es zusätzlich möglich, die wahre alveoläre O_2-Konzentration direkt zu bestimmen.

Das als sog. offenes System arbeitende Gerät kann über einen Verbindungsschlauch an ein Nichtrückatmungsventil mit einem speziellen Mundstück zur direkten Messung bei Spontanatmung unter Verwendung einer Nasenklemme oder an Beatmungsgeräten mit direktem Exspirationsluftauslaß angeschlossen werden. Die Meßgenauigkeit beträgt für O_2 über die Meßdauer von 3 Std. ± 0,05 Vol.%. Die Prüfung uns zur Verfügung stehender O_2-Mixer ergab, daß bei wechselnden Atemminutenvolumina bzw. Flow nur ein O_2-Mixer konstante F_{IO_2}-Werte über einen längeren Zeitraum lieferte.

Die alleinige Kenntnis der aktuellen Sauerstoffaufnahme bei einer akuten oder chronischen respiratorischen Insuffizienz ermöglicht keine Erfassung einer schleichenden Hypoxie. In den Anfängen unserer klinischen Untersuchungen bei Beatmungspatienten fiel uns auf, daß unter bestimmten Bedingungen die Sauerstoffaufnahme bei wechselndem Exspirationsvolumen konstant blieb, die respiratorische Sauerstoffausschöpfung variierte (Abb. 2). Da in der Literatur über dieses Verhalten keine systematischen Untersuchungen zu finden waren, untersuchten wir an gesunden Versuchspersonen nach entsprechendem Training das Verhalten von Sauerstoffaufnahme und Sauerstoffdifferenz zwischen Inspirations- und Exspirationsluft bei Normoventilation und mäßiger Hypo- bzw. Hyperventilation innerhalb eines Zeitraumes von 10 min unter Ruhebedingungen. 2 Stadien beim Wechsel der Ventilationsformen wurden beobachtet: eine kurze Anpassungsphase von etwa 3 min als Zeichen der ungleichen Verteilung und eine stabile Phase, die gekennzeichnet war von annähernd gleicher Sauerstoffaufnahme entsprechend bei Normoventilation. Die ventilatorische Sauerstoffausschöpfung jedoch verringerte sich in der Hyperventilationsphase (Mittelwert 3,4 Vol.%) und vergrößerte sich in der Hypoventilationsphase (Mittelwert 6,5 Vol.%). Bei mäßiger Hyper- bzw. Hypoventi-

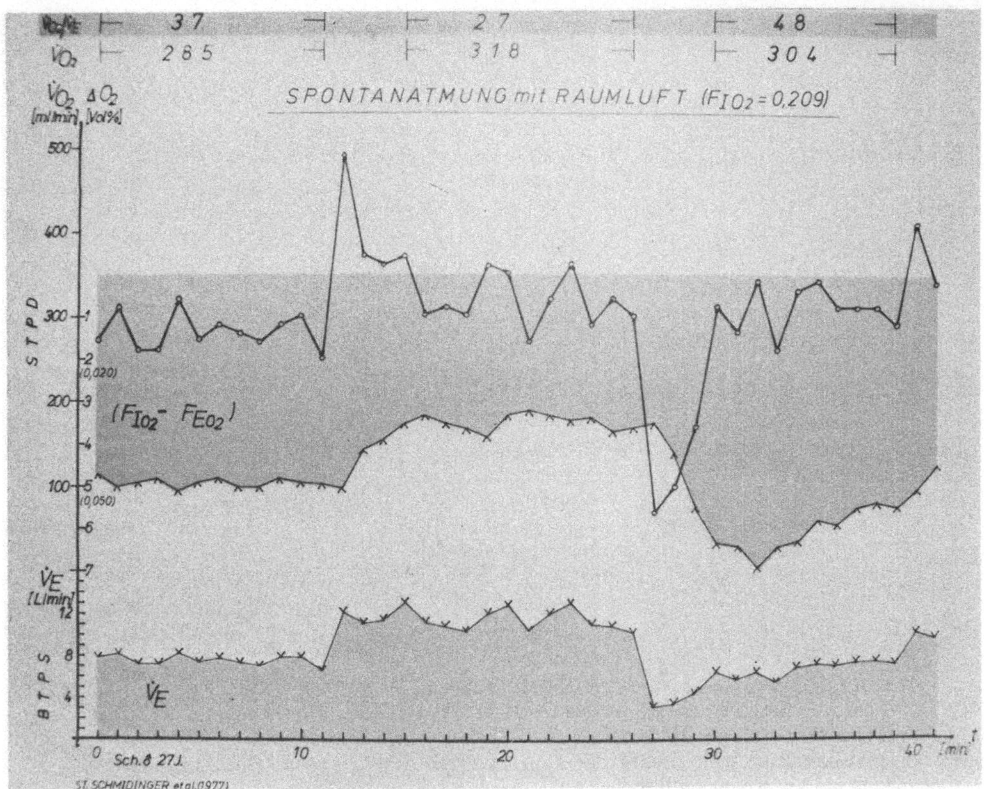

Abb. 2. Darstellung von V_E in der unteren mattierten Fläche, respiratorische Sauerstoffausschöpfung ΔO_2 (Vol.%) bzw. $F_{IO_2}-F_{EO_2}$ in der mittleren grauen Fläche, Sauerstoffaufnahme $\dot{V}_{O_2}$(o–o–o-Linie), Sauerstoffausnutzung $\dot{V}_{O_2}/\dot{V}_E$ oberster grauer Balken (Erläuterung s. Text).

lation muß bei gleichbleibender Sauerstoffaufnahme, wie Abb. 2 zeigt, die respiratorische Sauerstoffausschöpfung bestimmt werden durch die alveoläre Sauerstoffkonzentration und den prozentualen Anteil der Totraumventilation. Bei Hyperventilation sind ΔO_2, bei Hypoventilation steigt ΔO_2, da die arteriovenöse O_2-Sauerstoffdifferenz konstant bleibt. Der Quotient der wechselnden Verhältnisse der Sauerstoffkonzentration des Totraumes ($\dot{V}_D$) und des alveolären Raumes ($\dot{V}_A$) bestimmt die Sauerstoffkonzentrationsdifferenz zwischen der Sauerstoffinspirations- und Exspirationsfraktion und der ventilatorischen Sauerstoffausschöpfung. Diese stets reproduzierbaren Ergebnisse beweisen die Anpassungsfähigkeit der Sauerstoffaufnahme entsprechend dem metabolisch notwendigen Sauerstoffverbrauch bei wechselndem Ventilationsvolumen in bestimmten Grenzen.

Untersuchungen von Dejours u.a. [2, 3, 6] bei jungen Männern haben gezeigt, daß eine konstante Korrelation zwischen Sauerstoffaufnahme und Ventilationsvolumen so lange besteht, bis der notwendige Energiebedarf nicht mehr allein durch den aeroben Stoffwechsel gedeckt werden kann. Die sog. spez. Ventilation gibt Auskunft über die globale Ökonomie der Atmung. Für unsere klinische Einbeziehung dieser Korrelation haben wir den Begriff der spez. Sauerstoffausnutzung verwendet, der die Sauerstoffentnahme in ml aus 1 l Atemluft angibt, der Normalwert beträgt 30–45 ml pro min (V_{O_2} (ml) · 1000 / $\dot{V}_{(E)}$(L) = O_2 (ml).

Bei konstanter Lungenperfusion, physiologischen Lungenshuntvolumen, gleichbleibendem Totraumvolumen und normaler Diffusionskapazität wird die Sauerstoffausnutzung bei Hypoventilation größer und bei Hyperventilation kleiner (Abb. 2 oben).

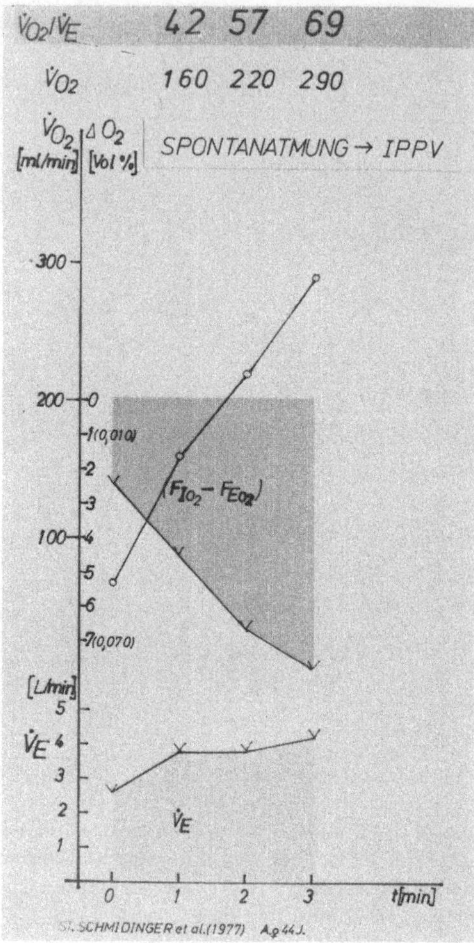

Abb. 3. (Darstellung wie Abb. 2) Plötzlich einsetzende Insuffizienz der Lungenventilation = Erniedrigung von $\dot{V}_E$. Kompensatorischer Anstieg der ventilatorischen Sauerstoffausschöpfung O_2 mit Normalisierung der Sauerstoffaufnahme $\dot{V}_{O_2}$. Pathologische Erhöhung der Sauerstoffausnutzung

$$\frac{\dot{V}_{O_2} \cdot 100 \text{ (STPD)}}{\dot{V}_E \text{ (BTPS)}}$$

Ein typisches Beispiel einer plötzlich einsetzenden Insuffizienz der Lungenventilation zeigt Abb. 3. Auf Grund der in diesem Frühstadium gleichbleibenden arteriovenösen Sauerstoffdifferenz und Sauerstoffdiffusionskapazität hat die Hypoventilation eine schnelle Erniedrigung der alveolären Sauerstoffkonzentration zur Folge. Der gespeicherte Sauerstoffgehalt der Totalkapazität von ca. 300–400 ml der Lunge gewährleistet kurzfristig die stoffwechselbedingte aktuell notwendige Sauerstoffaufnahme. Gemessene rasche Zunahme von ΔO_2 mit der kurzen kompensatorischen Normalisierung der Sauerstoffaufnahme sowie ein errechnetes starkes pathologisches Ansteigen der Sauerstoffausnutzung sind meßbare Parameter dieser ventilationsbedingten akuten respiratorischen Insuffizienz.

Verhältnisse einer durch vermehrte Muskelarbeit bedingten Stoffwechselsteigerung mit konsekutivem Sauerstoffmehrverbrauch sind bei schwerem Schädelhirntrauma mit Großhirnkontusion vorhanden (Abb. 4). Extreme muskuläre Krampfanfälle erhöhen den metabolischen Sauerstoffbedarf enorm.

Folgerichtige Sedierung mit Einstellung physiologischer Ventilationsbezugswerte sind mit unseren Meßdaten und errechenbaren Ventilationsäquivalenten fortlaufend kontrollierbar und korrigierbar. Erniedrigte gemessene respiratorische Sauerstoffausschöpfung, bedingt durch die Tachypnoe mit einer respiratorischen ungünstigen Reduzierung der alveolären Belüftung zwingt zur Sedierung und Teilrelaxierung des Patienten. Die um 9 % erniedrigte Sauer-

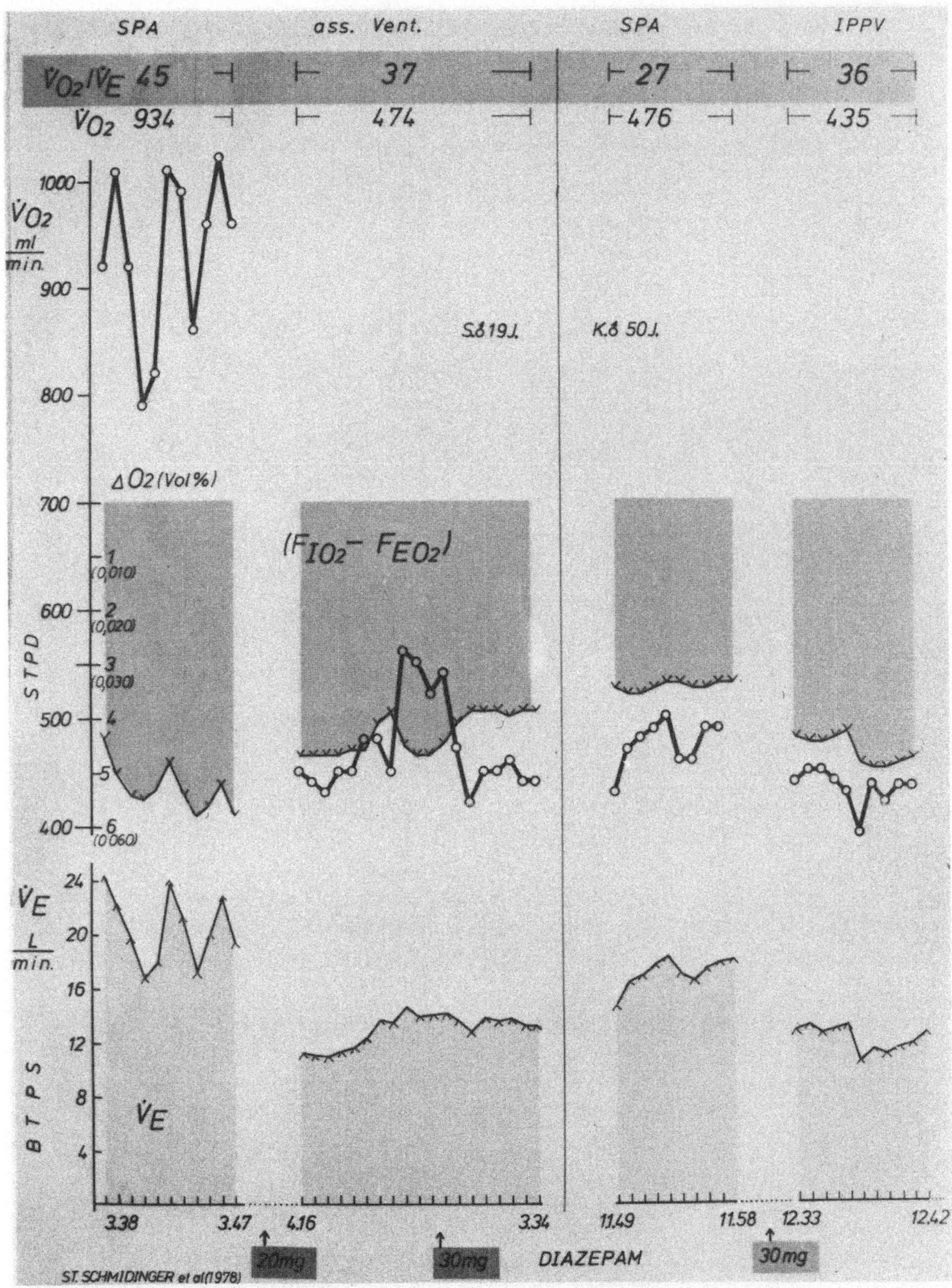

Abb. 4. (Darstellung wie Abb. 2) Hyperventilation nach Schädelhirntrauma. Links Großhirnkontusion mit schweren klinischen Muskelkrämpfen, rechts Stammhirnkontusion mit Zwangshyperventilation (s. Text)

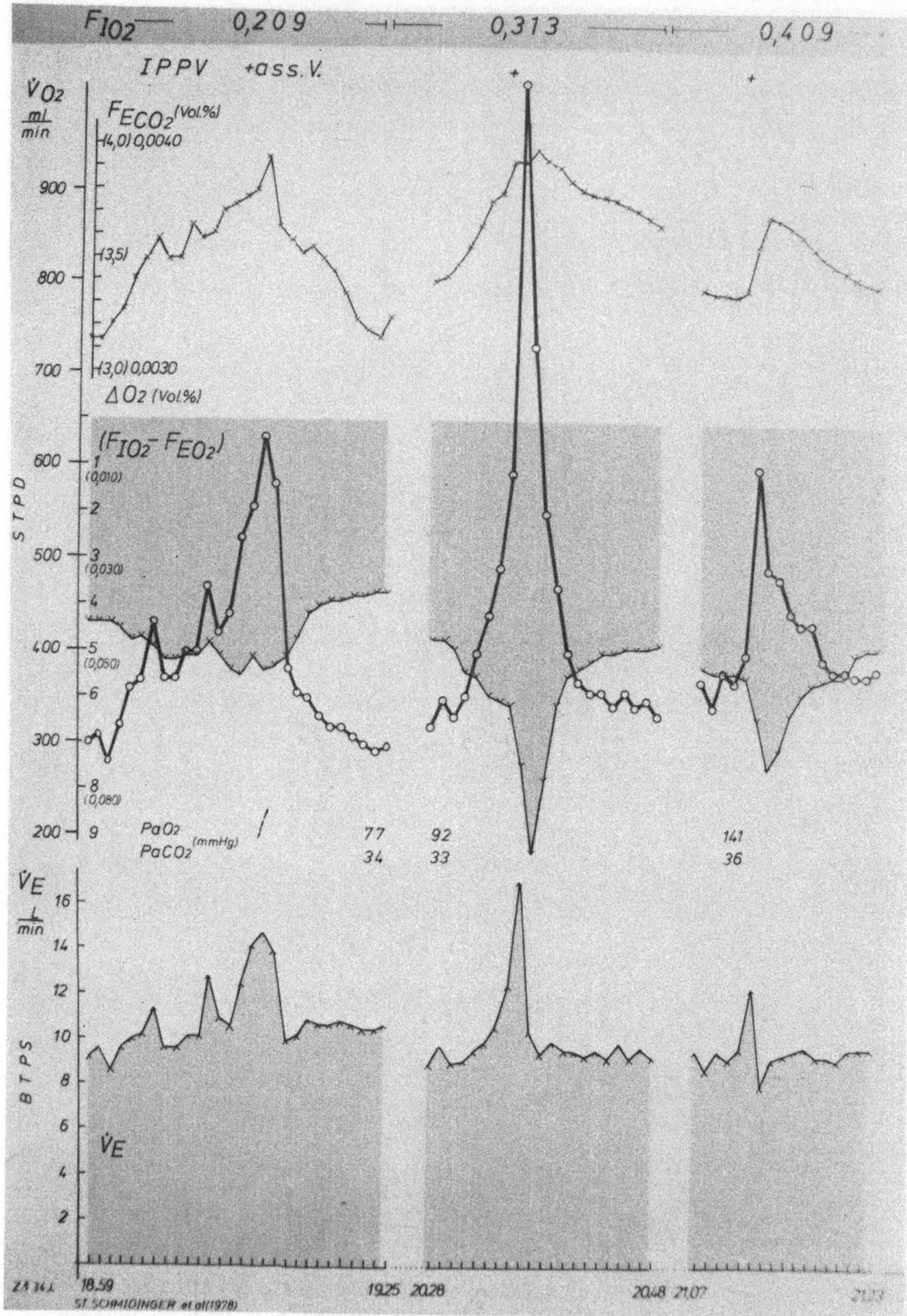

Abb. 5. (Darstellung wie Abb. 2) (Zusätzliche exspiratorische C_{O_2}-Konzentration x-x-) Verhalten von Sauerstoffaufnahme und ventilatorischer Sauerstoffausschöpfung bei Hyperventilation nach Schädelhirntrauma. Vergleichende Messungen bei steigender inspiratorischer Sauerstoffkonzentration (grauer Querstreifen oben)

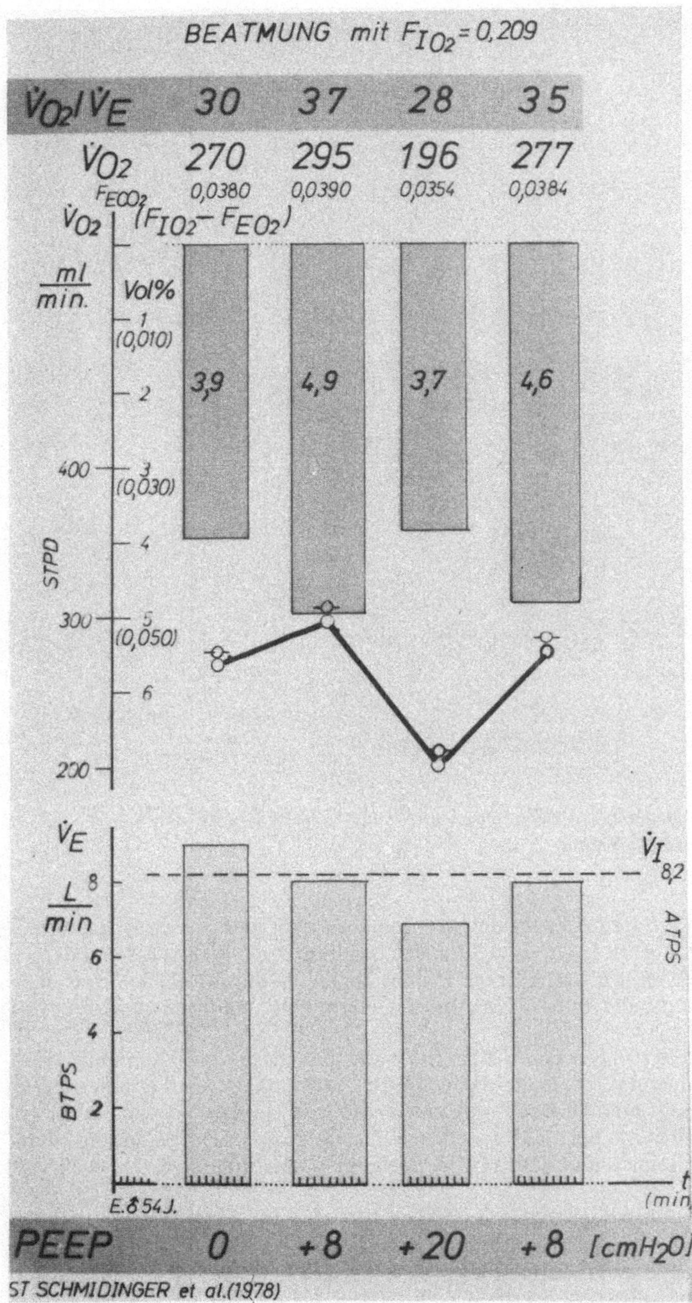

Abb. 6. Verhalten von Exspirationsvolumen, ventilatorischer Sauerstoffausschöpfung, Sauerstoffausnutzung und Sauerstoffverbrauch bei Anwendung von PEEP. Möglichkeiten der Bestimmung des "Best-PEEP"

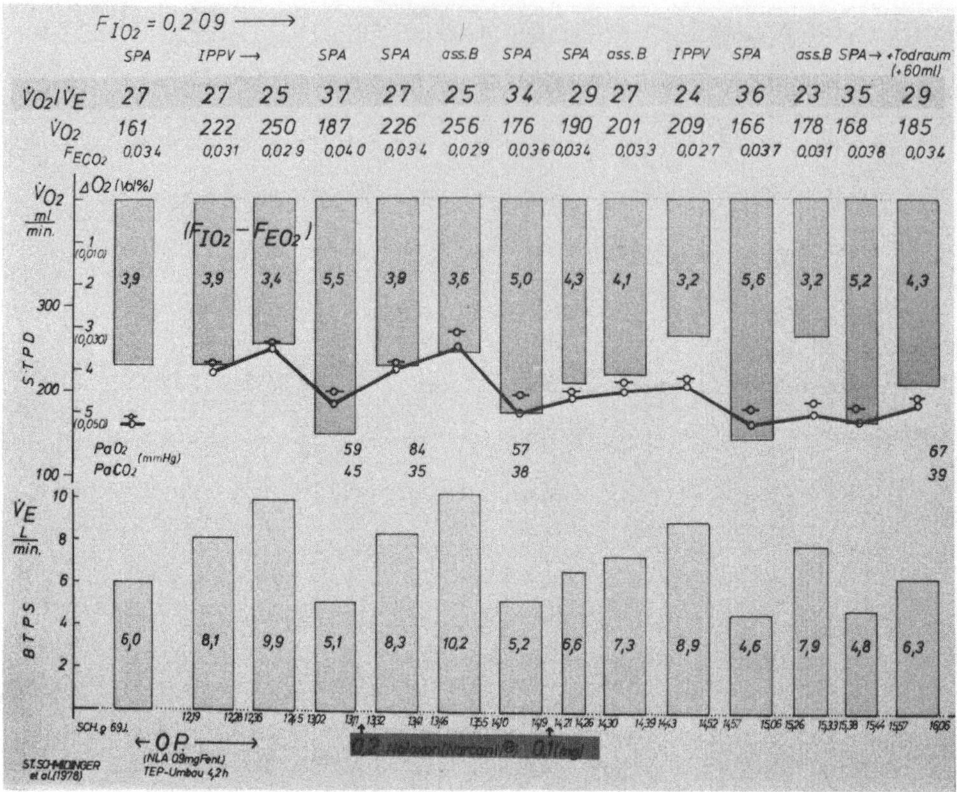

Abb. 7. Postop. Verlauf einer sauerstoffbedarfsadaptierten Beatmung, o–o–o Sauerstoffaufnahme, (–o–) $\dot{V}_I/\dot{V}_E$ korrigierte Sauerstoffaufnahme

stoffaufnahme ist bedingt durch Reduzierung der Atemmuskelarbeit und Beseitigung der Alkalose. Der entscheidende Vorteil in der Erfassung der vergleichbaren Meßdaten und der Sauerstoffausnutzung besteht im sofortigen Erkennen des bei einem durch Schädelhirntrauma bedingten zentralen Zwangshyperventilationssyndroms oder einer metabolisch bedingten Hyperventilation (Abb. 5).

Aufgrund mehrfach durchgeführter Untersuchungen über Sauerstoffverbrauch und ventilatorischer Sauerstoffaufnahme muß bei einer kontrollierten Beatmung dieser Patienten zusätzlich die Möglichkeit zu assistierender Beatmung vorhanden sein. Inspiratorische Sauerstoffkonzentration von ca. 30 Vol% bei nicht wesentlich eingeschränkter Diffusionskapazität ermöglicht dem Organismus, seinen plötzlich akut benötigten Sauerstoffbedarf sofort zu decken.

Unter den vielen Anwendungsmöglichkeiten und Indikationen zur kontrollierten und assistierten PEEP-Beatmung spielt die Verbesserung einer verminderten Diffusionskapazität die entscheidende Rolle. Verschiedene Untersuchungen [4, 9, 12, 16] haben versucht, mit intravasalen Meßmethoden den Best-PEEP zu bestimmen. Er läßt sich auch mit der von uns benutzten Versuchsanordnung finden (Abb. 6). Bei einem Patienten mit Morbus Boek und schwerster traumatischer bds. Lungenkontusion wurde durch Anwendung von PEEP bis +8 cm H_2O die respiratorische Sauerstoffausschöpfung in Folge Verbesserung der Sauerstoffdiffusionskapazität mit gleichzeitiger Erhöhung der Sauerstoffaufnahme den physiologischen respiratorischen Parametern angeglichen; eine Erhöhung des PEEP auf +20 cm H_2O hatte einen ungünstigen Effekt.

Situationen schleichender Hypoxie drohen in der unmittelbaren postoperativen Phase und nach schweren stumpfen Thoraxtraumen mit Lungenkontusion. Abb. 7 zeigt den postop. Verlauf einer 79-jährigen Patientin nach 4stündiger Operation wegen TEP-Austausches mit NLA-Anästhesie. Präop. wurde die Sauerstoffaufnahme, ventilatorische Sauerstoffausschöpfung sowie die Sauerstoffausnutzung bestimmt. Postop. konnte aufgrund dieser Kenntnis die Patientin individuell, entsprechend ihrem Sauerstoffbedarf, beatmet werden. Der Versuch der Spontanatmung erbrachte neben einer erniedrigten Sauerstoffaufnahme trotz zusätzlicher Atemarbeit ein für dieses Alter typisches Hypoventilationsmuster mit drohender schleichender Hypoxämie. Einer deutlich von der Sauerstoffausschöpfung abhängigen Phase der Sauerstoffaufnahme (li. Hälfte Abb. 7) folgt eine zweite Phase stabiler, von der respiratorischen Sauerstoffausschöpfung unabhängigen Sauerstoffaufnahme (re. Hälfte Abb. 7). Die Patientin

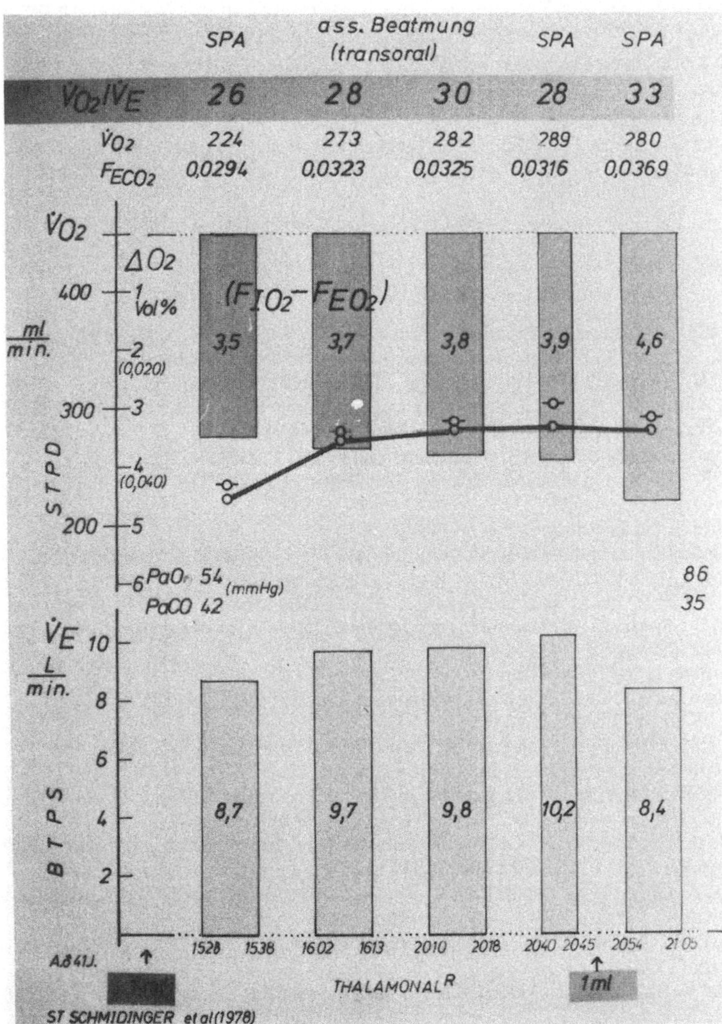

Abb. 8. Beispiel einer drohenden schleichenden Hypoxie trotz scheinbar ausreichender Ventilation (V_E) bei pathologischer ventilatorischer Sauerstoffausschöpfung und Sauerstoffausnutzung (15.28–15.38). Sofortige assistierende Beatmung verbesserte die Sauerstoffdiffusionskapazität. Zust. nach Thoraxtrauma

erhielt zweimal Naloxon. Die Situation nach der Extubation wurde im noch intubierten Zustand durch Anbringen eines zusätzlichen Totraumes von 50 ml simuliert. Die voraussichtlich risikofreie Extubation konnte durch die Meßwerte vorausgesagt werden.

Ein weiteres Beispiel: Ein multitraumatisierter Patient (Abb. 8) mit schwerer Thorax- und Lungenkontusion ohne Schädelhirntrauma atmete zunächst spontan. Klinisch bestanden keine Zeichen einer akuten Hypoxämie. Die sofortige Messung der Sauerstoffaufnahme und ihres Verhältnisses zur respiratorischen Sauerstoffausschöpfung einschließlich der Sauerstoffausnutzung erhärtete die Diagnose einer noch kompensierenden schleichenden Hypoxie. Unter intermittierender assistierter Beatmung konnten physiologische Gasaustauschäquivalente als Zeichen eines jetzt bestehenden Gleichgewichtes zwischen Sauerstoffaufnahme und Sauerstoffverbrauch erreicht werden. Die Meß- und Auswertungsergebnisse der Spontanatmung unmittelbar posttraumatisch und nach der assstierenden Ventilation zeigen deutlich die Dringlichkeit und den Nutzen einer nicht abwartenden, sondern sofort einsetzenden Respiratortherapie.

Unsere Untersuchungen stellen den Versuch dar, bestimmte Größen der Ventilation und des respiratorischen Gaswechsels durch spirometrische Messungen im offenen System für die Behandlung von Patienten mit respiratorischer Insuffizienz zu nutzen. Die Anwendung der Beziehungen zwischen Ventilation, ventilatorischer Sauerstoffausschöpfung, Sauerstoffaufnahme und Sauerstoffausnutzung ermöglicht die schnelle Erfassung eines gestörten Gleichgewichtes zwischen Sauerstoffaufnahme und Sauerstoffverbrauch. Eine drohende schleichende Hypoxie kann somit erkannt und eine sauerstoffbedarfsadaptierte Beatmung durchgeführt werden.

Literatur

1. Adamek, R.: Das Verhalten der arteriellen Blutgase im Senium. Med. Welt 26, 142–147 (1975)
2. Aschoff, J., Günther, B., Kramer, K.: Energiehaushalt und Temperaturregulation Band 2
3. Astrand, P.-O., Rodahl, K.: Textbook of Workphysiology. McGraw-Hill: New York 1970
4. Benzer, H., Haider, W., Kundi, M.: Die Kombination von kontinuierlicher Überdruckbeatmung (PEEP) und Dopamin beim postkardiochirurgischen Patienten. Herz 2, 465–474 (1977)
5. Burchardi, H. H., Harms, H.: Z. prakt. Anästh. Wiederbelebung 3, 312 (1968)
6. Dejours, P.: Control of Respiration in Muscular Exercise. Handbook of Physiology – Respiration I, 631–645
7. Ferlinz, R., Esser, M.: Praxis der Pneumonol. 10, 63 (1970)
8. Gelb, A., Klein, E.: Hemodynamic and Alveolar Protein Studies in Noncardiac Pulmonary Edema. Am. Rev. Resp. Dis. 114, 831–835 (1976)
9. Gilston, A.: The Effects of PEEP on Arterial Oxygenation. Intens. Care Med. 3, 267–271 (1977)
10. Gopinathan, K., Saroja, D., Spears, J. R.: Hemodynamic Studies in Heroin Induced Acute Pulmonary Edema. Circulation 41/42, (Suppl. III, 44) (1970)
11. Hertle, F., Goerg, R., Lange, H. J.: Respiration 28, 1 (1971)
12. Lawin, P.: Erkennung und Behandlung der arteriellen Hypoxie. Prakt. Anästh. 12, 159–176 (1977)
13. Loew, P. G., Thews, G.: Klin. Wschr. 40, 1093 (1962)
14. Margaria, R., Edwards, H. T., Dill, D. B.: The Possible Mechanism of Contracting and Paying the Oxygen Debt and the Role of Lactit Acid in Muscular Contraction. Amer. J. Physiol. 106, 689 (1933)
15. Pontoppidan, H., Wilson, R. S., Rie, M. A.: Respiratory Intensive Care. Anesthesiology 47, 96–116 (1977)
16. Suter, P. M., Fairley, H. B., Isenberg, M. D.: Optimum Endexpiratory Airway Pressure in Patients with Acute Pulmonary Failure. N. Engl. J. Med. 292, 284–289 (1975)
17. Vieth, F. J., Sinha, S. B. P., Graves, J. S.: The Effect of Ventilation and Inflation. J. Thorac. Cordiovasc. Surg. 61, 804–810 (1971)
18. Warshaw, A. L., Lesser, P. B., Rie, M. A.: The Pathogenesis of pulmonary Edema in Acute Pancreatitis. Ann. Surg. 182, 505–509 (1975)
19. Wolff, G.: Die künstliche Beatmung auf Intensivstationen. Springer: Berlin, Heidelberg, New York (1975)
20. Zapol, W. M., Snider, M. T., Schneider, R. C.: Pulmonary Hypertension in Severe Acute Respiratory Failure, Artificial Lungs for Acute Respiratory Failure (Ed.) Zapol W. M., J. Quist, D. C. pp. 435–454, Washington , Hemisphere Publ. 1976

Ergebnisse der Langzeitbeatmung bei Patienten mit postoperativen Komplikationen in der Abdominalchirurgie

H. J. Volkholz, A. Kufer und H. Kuhn

Berichtet wird über den postoperativen Verlauf von 156 langzeitbeatmeten Patienten des Institutes für Anästhesiologie der Universität Erlangen – Nürnberg aus dem Zeitraum 1976–1977.

Wir haben das Krankengut aufgeteilt in eine Patientengruppe mit Lungenversagen wegen primärer Komplikationen unmittelbar postoperativ bzw. posttraumatisch und in eine zweite Patientengruppe mit Lungenversagen wegen sekundärer Komplikationen, bei der erst im weiteren postoperativen Verlauf beatmet werden mußte.

Tabelle 1. Ergebnisse der Langzeitbeatmung (über 24 Std) bei postoperativem bzw. posttraumatischem Lungenversagen infolge primärer und sekundärer Komplikationen. (Institut für Anaesthesiologie der Universität Erlangen – Nürnberg)

	Anzahl	Polytraumatisierte	abdomin. Erkrankung	thorak. Erkrankung	Sonstige	Überlebende %	Verstorb. %
Gruppe I[a]	76	44	20	8	4	27 (36 %)	49 (64 %)
Gruppe II[b]	80	7	66	5	2	11 (13.75 %)	69 (86.25 %)

a Beatmung wegen primärer Komplikationen unmittelbar posttraumatisch bzw. postoperativ
b Beatmung wegen sekundärer Komplikationen im weiteren postoperativen Verlauf

Tabelle 1 gibt einen Überblick über die Grundleiden und die Überlebensrate in den beiden Gruppen. Ich möchte hier auf die deutlich besseren Ergebnisse in der ersten Gruppe mit einer Überlebensrate von 36 % gegenüber der entschieden schlechteren Überlebensrate von nur 13,75 % in der zweiten Gruppe hinweisen. Ich komme später darauf zurück.

Tabelle 2. Pulmonale und extrapulmonale Genese des Lungenversagens bei postoperativen bzw. posttraumatischen Komplikationen (Institut für Anaesthesiologie der Universität Erlangen – Nürnberg)

	Pulmonale Ursache[a]	Überlebensrate	Extrapulmonale Ursache[b]	Überlebensrate
I. primär beatmet	50 %	36 %	50 %	36 %
II. sekundär beatmet	32 %	26.7 %	68 %	6.1 %

a Pulmonale Ursache: Verschlechterung oder Manifestwerden cardio-pulmonaler Vorschäden, Superposition eines bakteriell pulmonalen Infektes
b Extrapulmonale Ursache: Nachblutungen, Peritonitis, Anastomoseninsuffizienzen, Abszeßbildungen, Ileus etc.

Zusammenfassend läßt sich sagen (s. Tabelle 2):

1. In der Gruppe der postoperativ primär langzeitbeatmeten Patienten waren 50 % aus pulmonaler und 50 % aus extrapulmonaler Genese ateminsuffizient geworden. Die Überlebensrate betrug bei beiden 36 %.
   Das Lungenversagen pulmonaler Genese entstand meist auf dem Boden von präoperativer cardio-pulmonaler Vorschäden in Form von bakterieller Superinfektion bei chronischer Bronchitis oder eines Lungenödems infolge zentraler Einflußstauung bei schon

präoperativ bestehender cardialer Insuffizienz. Äußerst günstige Überlebenschancen bestanden hierbei, wenn keine zusätzlichen Komplikationen extrapulmonaler Art hinzutraten. Dann allerdings kam es ohne Ausnahme zum letalen Ausgang, wie dies bei 50 % der pulmonal ausgelösten Ateminsuffizienzen zusätzlich eintrat. Bei extrapulmonaler Genese lagen bei weitem nicht so fulminant septische Krankheitsbilder vor wie in der folgenden Gruppe der postoperativ sekundär langzeitbeatmeten Patienten.

2. In dieser zweiten Gruppe dominierte deutlich die extrapulmonale Genese respiratorischer Insuffizienzen zu 68 %, hervorgerufen hauptsächlich durch:

Peritonitis mit Sepsis	zu 48,5 %
Peritonitis ohne Sepsis	zu 24,3 %
Sepsis aus anderen Ursachen	zu 12,1 %
insgesamt	84,9 %

Hier hatten wir bei extrapulmonaler Ursache nur eine Überlebensrate von 7.1 %.

II. Diese äußerst ungünstigen prognostischen Zeichen des extrapulmonal bedingten Lungenversagens bei abdomineller Erkrankung wird in der Literatur bestätigt. Kommt noch eine Niereninsuffizienz hinzu, muß der Patient als verloren betrachtet werden.

Steinbereithner bezeichnet eine akute Abdominalerkrankung mit Lungen- und Niereninsuffizienz als "incurable Trias". Ziegler gibt ihr ebenfalls eine völlig infauste Prognose. Die Ursache für das Lungenversagen bei Peritonitis muß in einer Allgemeinerkrankung mit endogen – bakteriologisch – immunologischer Problematik gesehen werden.

Exponiert gefährdet durch die Abbauprodukte bakterieller Herkunft sind Lunge und Niere, die auf dem Blutwege als Filterorgan erster Ordnung massiv mit Spaltprodukten überschwemmt werden. Zusätzlich bestehen zwischen Peritonealhöhle und Pleurahöhle zahlreiche transdiaphragmale lymphatische Verbindungen, so daß schon vier Stunden nach bakterieller Kontamination der Pleurahöhle eine bakteriell-toxische Schädigung der Lunge einsetzt entsprechend einer septischen Schocklunge. Dies zeigt sich besonders fulminant bei einer Schwächung der Abwehrfunktion des Bauchfelles in der Zeit zwischen 3. und 8. postoperativen Tag.

Nach Untersuchungen von Mohr u. Mitarb. (1972) ist die Kulmination zellulärer Abwehr des Peritonaeums nach 50 Std erreicht, um dann quantitativ abzunehmen.

Lübcke bezeichnet Vorerkrankungen wie allgemeine Gefäßsklerose, Diabetes mellitus, Alterskachexie, Neoplasmen und Erkrankungen des myeloproliferativen Systems als prädisponierende Faktoren. Weiterhin führen nach Pardy u. Mitarb. Störungen des lienalen und hepatischen RES durch Blockade, hervorgerufen durch Medikamente oder Schock, zur massiven Bakteriaemie im peripheren Blut.

Nach Sandritter, Mittermayer u. Mitarb. führt die Schädigung der Schocklunge über Endothellaesion und interstitiellem Ödem final zu einer Wucherung der Fibroblasten und zur irreversiblen interstitiellen Fibrosierung.

III. Für die Erfolgsaussichten postoperativer Langzeitbeatmung bei Lungenversagen infolge primärer und sekundärer postoperativer Komplikationen läßt sich nach unseren Ergebnissen folgendes sagen:

1. Das Lungenversagen rein pulmonaler Genese, das gehäuft bei cardio-pulmonal vorgeschädigten Patienten durch rasche Dekompensation sich zeigt, ist mit Hilfe der Langzeitbeatmung zu einem großen Prozentsatz erfolgreich zu überbrücken, solange keine extrapulmonalen Komplikationen hinzutreten.
2. Tritt das Lungenversagen infolge bakterieller Kontamination der Peritonealhöhle auf, zeigt dies den Zusammenbruch der immunologischen Barriere im Bauchraum an. Eine chirurgische Intervention kommt zu diesem Zeitpunkt fast immer zu spät. Die Beatmung wirkt nur aufschiebend.
3. Lungenversagen hingegen, hervorgerufen durch eine bakteriell-toxische Streuung im Extremitätenbereich, kann bei schneller und vollständiger Herdsanierung mit Hilfe der Langzeitbeatmung überbrückt werden, vorausgesetzt, die septische Lungenschädigung ist noch nicht irreversibel.

Zu ähnlichen Ergebnissen kam Wiemers, der die respiratorische Insuffizienz nach Abdominaleingriffen in zwei verschiedene Formen mit unterschiedlicher Prognose einteilt. Einmal als schmerzbedingte Störung der Ventilation mit Sekretion, Atelektase und Pneumonie als mögliche Komplikationen, aber mit relativ guter Prognose, sofern die heutigen Behandlungsmöglichkeiten bereits prophylaktisch eingesetzt werden. Zweitens als "septische Schocklunge" mit schlechter Prognose.

Auch wir sehen gleich Wiemers die Chancen der Intensivtherapie und speziell der Beatmung bei abdominalchirurgischen Patienten allein in der Prophylaxe. Denn rechtzeitge Beatmung bei vorgeschädigtem Organismus und somit eine normalisierte Sauerstoffversorgung der Organe beinhalten die wichtigsten Voraussetzungen für eine gute Wundheilung, Hypoxie aber begünstigt Darmparalyse, Nahtinsuffizienz und Infektion.

Rückblickend muß gesagt werden, daß akutes Lungenversagen infolge infektiöser, abdomineller Komplikationen auch heute noch eine düstere Prognose hat. Die hierbei zur Verfügung stehenden Therapeutika wie Schockmedikamente, Antibiotika, parenterale Ernährung, Respiratorbehandlung und Dialyse haben die Letalitätsrate im Vergleich zur vorantibiotischen und vorintensivmedizinischen Aera nicht entscheidend gesenkt. Sie vermögen, bei einzelnen Ausnahmen, allenfalls den Todeszeitpunkt hinauszuschieben.

Die Forschung für die Zukunft muß sich deshalb intensiv mit den konkordanten immunologischen Abwehrsystemen des Gastrointestinaltraktes wie humorale Antikörper, zelluläre Abwehr des großen Netzes und Bauchfelles und RES von Leber und Milz befassen, um hier aktivierend und unterstützend eingreifen zu können.

Caseley-Smith u. Mitarb. (1976) erbrachten für die Schockflüssigkeitslunge mittels Vitamin P-Stimulation den Beweis, daß ein interstitielles Ödem um so rascher vermindert wird, je höher die Makrophagentätigkeit ist.

Eckert u. Eichfuß konnten im Tierversuch bei Ratten mit Hilfe von Benzopyronen eine höhere Überlebensrate erreichen, indem sie durch Mobilisierung der Makrophagen eine wirksame Infektionsbarriere schufen.

IV. Die Intensivtherapie wird vorerst aber auch weiterhin der Peritonitisinfektion im Stadium beginnenden Lungen- und Nierenversagens ziemlich machtlos gegenüberstehen. Man sollte deshalb genauestens abwägen, ob einem derartigen Patienten in fortgeschrittenem Lebensalter und bei inkurablem Neoplasma eine forcierte Therapie mit Respiratorbehandlung und Dialyse unbedingt zugemutet werden muß.

Literatur

1. Caseley-Smith, J. R., Eckert, P., Földi-Börcsök, E.: The fine structure of pulmonary contusion and the effect of various drugs. Brit. J. exp. Path. 57, 487 (1976)
2. Caseley-Smith, J. R., Földi-Börcsök, E., Földi, M.: A fine structural demonstration that some benzopyrones act as vitamin P in the rat. Amer. J. clin. Nutr. 28, 1242 (1975)
3. Eckert, P., Eichfuß, P.: Peritonitis. Thieme: Stuttgart 1978
4. Lübcke, P.: Septisch – toxischer Schock. Dtsch. Ärzteblatt 11, 733 (1977)
5. Mohr, W., Beneke, G., Murr, L.: Proliferation der Zellsysteme im Cavum peritonei. III. Beitr. Path. 146, 1 (1972)
6. Pardy, B. J., Spenzer, R. C., Dudley, H. A. F.: Hepatic reticuloendothelial protection against bacteriemia in experimental hemorrhagic shock. Surgery 81, 193 (1977)
7. Sandritter, R. W., Mittermayer, C., Riede, U. N., Freudenberg, N., Grimm, H.: Shock Lung sydrome (A general review). Path. Res. Pract. 162, 7 (1978)
8. Steinbereithner, K.: Postoperative und posttraumatische Ateminsuffizienz. Der Chirurg 47, 171 (1976)
9. Wiemers, K.: Respiratorische Insuffizienz bei Abdominaleingriffen. Anaesthesiologie und Wiederbelebung. Bd. 91, S. 154. Springer: Berlin, Heidelberg, New York 1975
10. Ziegler, H.: Septischer postoperativer Verlauf und Symptome der Peritonitis nach Laparotomie. In: Postoperative Komplikationen, (Hrsg.) R. Pichlmayr. S. 35. Springer: Berlin, Heidelberg, New York 1976

Effizienz verschiedener Methoden der Entwöhnung vom Respirator

M. Brandl

Die Entwöhnung langzeitbeatmeter Patienten vom Respirator stellt eine der diffizilsten Aufgaben in der modernen Beatmungstherapie dar. Da jeder einzelne Patient spezifische klinische Probleme aufweist, welche seine Fähigkeit zur Spontanatmung beeinträchtigen können, da selbst individuelle Gegebenheiten der jeweiligen Intensivstation für die Gestaltung der Entwöhnungsphase eine entscheidende Rolle spielen, lassen sich nur schwer fest umrissene Richtlinien für den Beginn und die Durchführung des Weaning aufstellen. Als grundsätzliche Tendenzen zeichnen sich jedoch in jüngster Zeit folgende Bestrebungen ab: Zum einen ein möglichst frühzeitiger Beginn der Entwöhnungsphase, um den unphysiologischen Vorgang der kontrollierten Beatmung mit den damit verbundenen Risiken und Gefahren auf ein Minimum zu reduzieren, zum anderen eine differenzierte Betrachtungsweise der angestrebten Methode der Entwöhnung, so daß der Streit, ob nun die Entwöhnung konventionellen Musters oder bestimmte maschinelle Entwöhnungstechniken effizienter sind, der Vergangenheit angehören sollte.

Um das Beatmungsregime, insbesondere die Gestaltung der Entwöhnungsphase straffer handhaben zu können, wird bei uns seit Frühjahr dieses Jahres für alle langzeitbeatmeten Patienten ein spezieller Beatmungsbogen geführt. Ziel unserer Bemühungen ist es, exakte Meßdaten für den sinnvollen Beginn der Entwöhnungsphase sowie für die geplante Methode der Entwöhnung zu ermitteln.

Erachten wir die pathophysiologischen Vorgänge, welche zu akutem Lungenversagen des Patienten führten, für überwunden und somit den adäquaten Zeitpunkt für eine erfolgreiche Entwöhnung gekommen, wird folgender Weg eingeschlagen:

Patienten, welche die sog. "Maximalkriterien" für den Entwöhnungsbeginn erfüllen, werden mit der konventionellen Entwöhnungstechnik abtrainiert. Als derartige Maximalkriterien gelten:

Tabelle 1.

Meßdaten, die während CMV/AMV/IMV bzw. SIMV sowie CPAP kontinuierlich registriert werden		Meßdaten, die während der Spontanatmungsphase des Patienten kontinuierlich registriert werden
F_IO_2	PIP[c]	Tolerierte Zeit
$F_{\bar{E}}CO_2$	EEP	Maske o. Sonde/l O_2/min
FR/$\dot{V}_T$	Totraum (add.)	$F_R/\dot{V}_T$
I/E Dauer[a]	Beatmungsform	V_TV_C
I/E Flow[b]		IF[a]

[a] Inspirations-/Exspirationsdauer
[b] Flow während Inspiration/Flow während Exspiration
[c] peak inspiratory pressure

[a] Inspiratory force

Tabelle 2. "Maximalkriterien" für den Entwöhnungsbeginn

V_C:	15 ml / kg Körpergewicht
$\dot{V}_T$:	150 ml / kg / min für P_aCO_2 = 40 mm Hg
	= 12 l/min
I.F.:	- 25 cm H_2/O

Für Patienten mit gravierender pulmonaler Insuffizienz – in der Regel sind dies Patienten mit einer Beatmungsdauer von über 72 Std – entschließen wir uns zu einem Entwöhnungsbeginn unter ungleich schlechteren Bedingungen mit Hilfe maschineller Entwöhnungstechniken. Diese Patienten müssen die sog. "Minimalkriterien" für einen sinnvollen Entwöhnungsversuch erfüllen. Als derartige Minimalkriterien gelten:

Tabelle 3. "Minimalkriterien" für den Entwöhnungsbeginn

V_C	:	7 ml / kg Körpergewicht
$\dot{V}_T$	:	200 ml / kg / min für P_aCO_2 = 40 mm Hg = 16 l/min
I.F.	:	- 10 cm H_2O
V_D/V_T	:	0,40 bis 0,65
$\dot{Q}_S/\dot{Q}_T$	:	20 bis 40 %

Während wir bei der erstbeschriebenen Gruppe auf die Bestimmung des Totraumquotienten und des intrapulmonalen R-L-Shunts verzichten, uns also in erster Linie an den eingangs beschriebenen atemmechanischen Parametern orientieren, werden diese Bestimmungen bei der Gruppe der Patienten mit gravierender pulmonaler Insuffizienz notfalls mehrmals wöchentlich vorgenommen. Im Gegensatz zur Meinung anderer Autoren ist die technische Durchführung zur Bestimmung des Totraumquotienten nicht so kompliziert, als daß sie nicht als Routinemaßnahme in jeder Intensiveinheit durchgeführt werden könnte, erfordert sie doch nur die Gewinnung gemischter Exspirationsluft in einem Douglassack und die Abnahme einer arteriellen Blutgasanalyse. Als weiterer wertvoller Indikator für das beabsichtigte Entwöhnungskonzept dient die Bestimmung des intrapulmonalen R-L-Shunts unter Atmung von reinem Sauerstoff über einen Zeitraum von 15 min. Zur Gewinnung des gemischtvenösen Blutes ist es erforderlich, einen Pulmonaliskatheter zu legen. Diese Maßnahme ermöglicht außerdem durch Bestimmung des cardiac-outputs einen genauen Einblick in die Sauerstofftransportkapazität, die sich aus der Höhe des arteriellen Sauerstoffgehaltes und dem Herzzeitvolumen ergibt. Totraumquotient und Shuntblutvolumen dienen zur Differenzierung des weiteren Weges des Entwöhnungsablaufes, welcher im Prinzip auf zwei verschiedenen Grundkonzepten basiert, bedingt durch folgende pathophysiologische Eigentümlichkeit der langzeitbeatmeten Lunge:

Selten sind Totraumventilation und Shuntperfusion quantitativ in gleichem Sinne pathologisch verändert, sehr oft kommt es zu einer deutlichen Akzentuierung der einen oder der anderen Komponente. Bei Patienten mit hoher Totraumbelüftung steht die CO_2-Retention im Vordergrund. Aus Untersuchungen von Pontoppidan und Laver ist bekannt, daß ab einer Totraumbelüftung von 60 % das Atemminutenvolumen exponentiell ansteigen muß, um einen normalen P_aCO_2-Spiegel aufrechtzuerhalten. Durch die zusätzliche Schwäche und Diskoordination der Atemmuskulatur erschöpfen sich diese Patienten sehr bald an ihrer Atemarbeit.

Tabelle 4. Entwöhnungskonzept von Patienten mit hoher Totraumbelüftung

1. Zunächst reine assistierende Beatmung
   a) niedriges PEEP-Niveau
   b) kein CPAP
   c) evtl. zunehmende Anhebung der Triggerschwelle
2. *Langsamer* Übergang auf IAV (= IDV, SIMV) mit *geringen* Spontanatmungsanteilen
3. Schließlich Spontanatmung

Zur Entwöhnung werden sie daher auf eine rein assistierende Beatmung gebracht. Positiver endexspiratorischer Druck ist allenfalls bis zu einem niedrigen Level von 3 cm H_2O angebracht, desgleichen wird auf den Einsatz von CPAP verzichtet. Beide Maßnahmen führen unseres Erachtens bei diesen Patienten zu einer Erhöhung der ohnehin schon pathologischen Totraumbelüftung. Als atemmechanischen Kunstgriff heben wir jedoch bei diesen Patienten zunehmend die Triggerschwelle an, um so die aktive Tätigkeit der Atemmuskulatur zu fördern. Bei Besserung des Totraumquotienten wird die assistierende Beatmung graduell in eine intermittierende assistierende Beatmung mit geringem Spontanatmungsanteil übergeführt und die Patienten schließlich in langsamen, konventionellen Schritten durch Diskonnektion vom Respirator entwöhnt unter sorgfältiger Beobachtung ihres Atemminutenvolumens.

Tabelle 5. Entwöhnungskonzept für Patienten mit hoher Shuntperfusion

1. Zügiger Übergang auf IAV (= IDV, SIMV) mit *hohen* Spontanatmungsanteilen
   a) hohes PEEP-Niveau (+ 20 cm H_2O)
   b) CPAP
2. Reduktion der IAV auf Frequenz von 2/min
3. Schließlich Spontanatmung
   a) ohne CPAP
   b) evtl. mit CPAP

Bei den Patienten, bei denen die Höhe der Shuntperfusion im Vordergrund steht, wird relativ zügig auf eine intermittierende assistierende Beatmung mit hohen Spontanatmungsanteilen übergegangen. Hier liegt die Domäne der Anwendung von positiven endexspiratorischen Drücken bis zu einer Höhe von 20 cm H_2O, evtl. darüber sowie des Einsatzes von CPAP.

Mit dem Abtrainieren wird bereits bei hohen PEEP-Niveaus bis zu 10 cm H_2O begonnen. Es ist sicherlich nicht erforderlich, den Patienten zum Entwöhnungsbeginn erst auf eine reine intermittierende positive Druckbeatmung zu bringen. Die Patienten werden vom Respirator entfernt, wenn sie nahezu ausschließlich spontan atmen, d.h. wenn die Frequenz der intermittierenden assistierenden Beatmungszüge auf 2/min reduziert werden konnte. Oftmals lassen wir sie noch längere Zeit an reiner CPAP-Atmung verharren.

Um die Effizienz der angegebenen Entwöhnungskonzepte beurteilen zu können, werden mit Hilfe des speziellen Beatmungsbogens alle wichtigen Parameter der Entwöhnungsphase exakt protokolliert. Als breites Feld für die Untersuchung bietet sich die Intensivstation des Anästhesiologischen Instituts der Universität Erlangen an: Im Jahre 1977 wurden auf dieser Intensivstation 1684 Patienten beatmet. Ca. 1200 Patienten wurden in Folge einer größeren Operation kurzfristig (d.h. bis zu 12 Std) nachbeatmet, der Rest wurde fast ausnahmslos über 24 Std beatmet.

Tabelle 6

A. mit einem $\dot{Q}_S/\dot{Q}_T$ von 30 bis 45 %

   n = 19 — 12 abtrainiert (2 x Reintubation); 7 verstorben

B. mit einem V_D/V_T von 0,5 bis 0,65

   n " 7 → alle abtrainiert

Ein grob orientierender Überblick über die Entwöhnung von 26 Problempatienten von Mai bis einschließlich Ende Juli dieses Jahres ergab folgendes Bild: 19 wiesen einen intrapulmonalen R-L-Shunt von 30 bis 45 % auf. 7 Patienten dieser Gruppe starben infolge ihres chirurgischen Grundleidens, zum großen Teil auf dem Boden eines akuten Lungenversagens. Von den 12 Patienten, welche abtrainiert werden konnten, mußten 2 nochmals intubiert und über mehrere Tage weiterbeatmet werden. 7 Patienten wiesen eine Totraumbelüftung über 0,5 auf, davon 2 primär einen Totraumquotienten um 0,65. Es gelang ausnahmslos, diese Patienten ohne spätere Komplikationen abzutrainieren.

Ziel unserer Untersuchungen ist es, bis Ende nächsten Jahres zu versuchen, eine statistische Untermauerung für die Effizienz der beschriebenen Entwöhnungskonzepte zu erhalten. Jeder, der sich jedoch mit dem Weaning von Patienten intensiv befaßt, weiß, wie schwierig dies sein wird, denn nur allzuoft wird das chirurgische Grundleiden jegliche Anstrengung, den Patienten vom Respirator abzutrainieren, unmöglich machen.

Untersuchungen des Gasaustausches während der Entwöhnungsphase nach Beatmung

D. Spilker, P. Lotz, J. Kilian und Ch. Wonhas

Trotz aller Fortschritte auf dem Gebiet der Beatmung bereitet die Entwöhnungsphase vom Respirator oft erhebliche Schwierigkeiten. Wiederholt fehlgeschlagene Entwöhnungsversuche sind eine häufige enttäuschende Erfahrung.

Die Untersuchungen, über die wir hier berichten wollen, beschäftigen sich mit zwei Problemen, die während der Entwöhnungsphase auftreten können. Zum einen interessiert uns die Frage, wie sich Parameter des Gasaustausches beim Übergang von Beatmung zu Spontanatmung verhalten, und wie sie durch Anwendung eines positiv-endexspiratorischen Druckes während Spontanatmung beeinflußt werden. Der zweite Punkt betrifft die Diskoordination der Atemmuskulatur beim Übergang von Beatmung zu Spontanatmung. Es ist dies ein Aspekt, über den in der Literatur bisher wenig mitgeteilt wurde, der aber nach unserer klinischen Erfahrung ein sehr häufig zu beobachtendes Phänomen bei Patienten mit Atemnot unterschiedlicher Genese ist, und der gerade in der Phase der Entwöhnung ein prognostisch ungünstiges Zeichen darstellt.

Unter Diskoordination der Atemmuskulatur – dieser Ausdruck wurde von Pontoppidan [2] erstmals für dieses Phänomen gebraucht – versteht man zeitlich nicht koordinierte, asynchrone Bewegungen von Zwerchfell und Thoraxwand.

Solche gegenläufigen Bewegungen von Zwerchfell und Thoraxwand wurden bislang bei Patienten in tiefer Äthernarkose und bei Patienten mit unvollständiger Muskelrelaxierung [1], bei Patienten während der Entwöhnungsphase vom Ventilator [2] und auch bei Patienten mit akuter Atemnot im Rahmen von chronisch-obstruktiven Lungenerkrankungen beschrieben [3].

Methodik

Untersuchungen an 20 Patienten, die wegen einer postoperativen oder posttraumatischen respiratorischen Insuffizienz zwischen 3 und 18 Tagen, im Mittel 6,7 Tage, künstlich beatmet werden mußten. Die Indikation für einen Entwöhnungsversuch wurde nach den bei uns üblichen klinischen Kriterien gestellt, dabei mußten die in Tabelle 1 wiedergegebenen atemphysiologischen Voraussetzungen erfüllt sein.

Tabelle 1. Atemphysiologische Voraussetzungen für einen Entwöhnungsversuch

$P_aO_2 \geqslant$ 80 mm Hg		
Bei	- PEEP	$\leqslant$ 5 cm H_2O
	- AZV	$\leqslant$ 15 ml / kg KG
	- J : E	$\leqslant$ 1 : 1,5
	- F_{IO_2}	$\leqslant$ 0,4

Während des gesamten Untersuchungszeitraumes betrug die inspiratorische Sauerstoffkonzentration 100 %. Die Messungen wurden jeweils am Ende einer 30minütigen Untersuchungsperiode vorgenommen, zunächst während Beatmung mit einem positiv endexspiratorischen Druck von 5 cm H_2O, danach in randomisierter Reihenfolge während Spontanatmung ohne PEEP oder mit PEEP von 5 cm H_2O. Als Parameter des Gasaustausches wurden die alveolo-arterielle Sauerstoffpartialdruckdifferenz, der Totraumquotient, die Kohlensäureproduktion sowie die arterielle CO_2-Spannung gemessen oder aus gemessenen Größen nach Standardformeln berechnet.

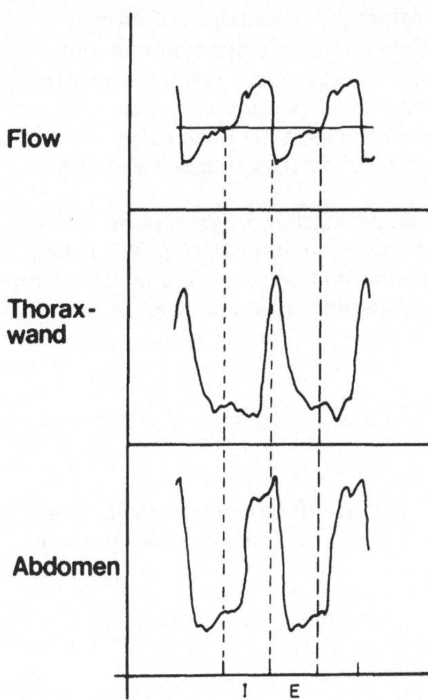

Abb. 1. Synchrone Bewegungen von Thoraxwand und Abdomen bei einer spontan atmenden gesunden Versuchsperson

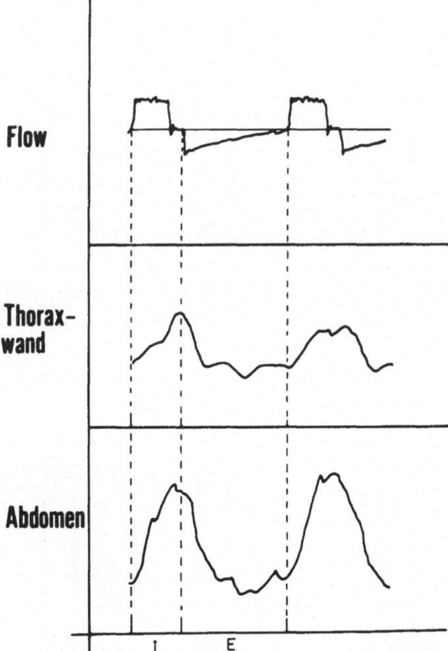

Abb. 2. Synchrone Bewegungen von Thoraxwand und Abdomen während kontrollierter Beatmung

Zur Registrierung des Phänomens „Atemmuskeldiskoordination" wurden die Bewegungen von Thoraxwand und Bauchdecken mit einer Impedanzmethode aufgenommen und gleichzeitig mit dem pneumotachographisch gemessenen Flow auf einem Schreiber registriert.

Abbildung 1 zeigt ein Beispiel für koordinierte Atemmuskelbewegungen bei einer spontan atemenden gesunden Versuchsperson und Abb. 2 synchronisiert die Bewegungen von Thoraxwand und Zwerchfell während kontrollierter Beatmung mit einem volumenkonstanten Beatmungsgerät.

Uns interessierte die Frage, welche Parameter des Gasaustausches prognostische Aussagen über das Gelingen oder Nichtgelingen eines Entwöhnungsversuches zulassen. Wir haben deshalb in einer Gruppe A die Patienten, die erfolgreich entwöhnt wurden, und in einer Gruppe B die Patienten, bei denen der Entwöhnungsversuch fehlschlug, zusammengefaßt. Ein Entwöhnungsversuch wurde dann als erfolgreich bezeichnet, wenn der Patient zumindest 24 Std. ausreichend spontan atmete.

Ergebnisse

Von den 20 Patienten erfüllten 13 die Voraussetzungen für eine erfolgreiche Entwöhnung, 7 Patienten mußten innerhalb von 24 Std wieder beatmet werden, bei ihnen war der Entwöhnungsversuch also nicht erfolgreich.

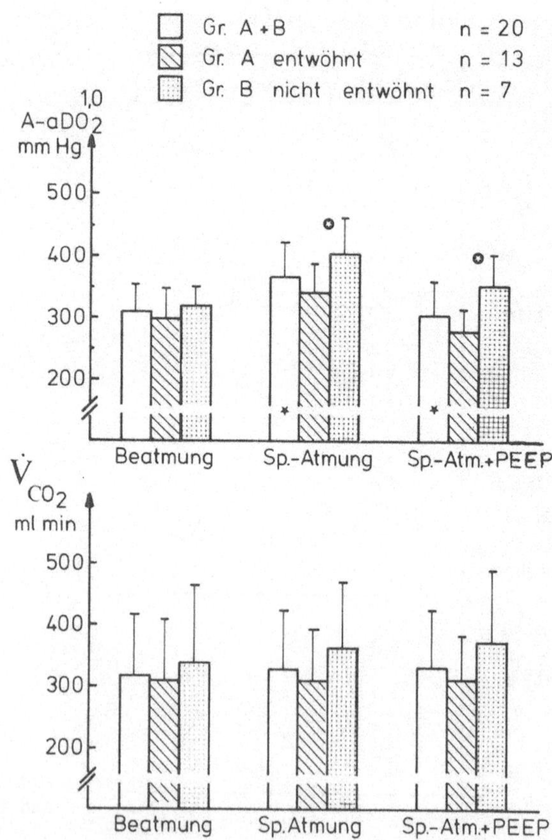

Abb. 3. Alveolo-arterielle Sauerstoffpartialdruckdifferenz (A-aDO_2) und Kohlensäureausscheidung ($\dot{V}_{CO_2}$) beim Übergang von Beatmung zu Spontanatmung mit und ohne PEEP

Abbildung 3 zeigt die Ergebnisse für die alveolo-arterielle Sauerstoffpartialdruckdifferenz und für die Kohlendioxidausscheidung. Während Spontanatmung steigt die A-aDO_2 deutlich von 306 auf 363 mm Hg an, der Unterschied ist auf dem 1 %-Niveau signifikant. Während Spontanatmung mit einem positiv-endexspiratorischen Druck von 5 cm H_2O beträgt die A-aDO_2 304 mm Hg und ist damit praktisch identisch mit derjenigen unter Beatmung. Zwischen den erfolgreich und nicht erfolgreich entwöhnten Patienten besteht während Beatmung kein sicherer Unterschied, während der beiden Formen von Spontanatmung ist die A-aDO_2 in der Gruppe der nicht erfolgreich entwöhnten Patienten jeweils signifikant höher.

Die CO_2-Produktion steigt unter Spontanatmung mit oder ohne PEEP gegenüber Beatmung nur unwesentlich an. In Gruppe B ist sie jeweils größer als in Gruppe A, wegen der erheblichen Streuung der Einzelwerte sind jedoch die Unterschiede statistisch nicht zu sichern.

Der Totraumquotient V_D/V_T (Abb. 4) steigt von 0,53 während Beatmung auf 0,57 während Spontanatmung mit und ohne PEEP an. Das Verhältnis V_D/V_T war in Gruppe B immer größer als in Gruppe A, der Unterschied war jedoch lediglich während Spontanatmung mit PEEP signifikant. Die arterielle Kohlensäurespannung stieg von 37,1 mm Hg während Beatmung auf 40,3 mm Hg während Spontanatmung ohne und auf 41,7 mm Hg während Spontanatmung mit PEEP signifikant an. Unterschiede zwischen Gruppe A und B waren während keiner Periode zu sichern.

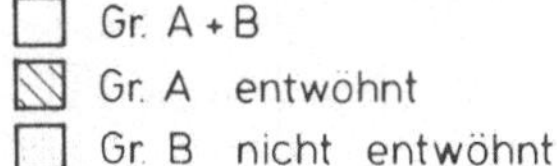

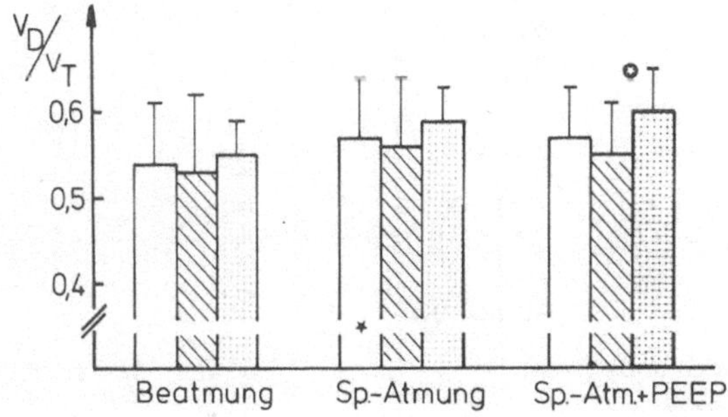

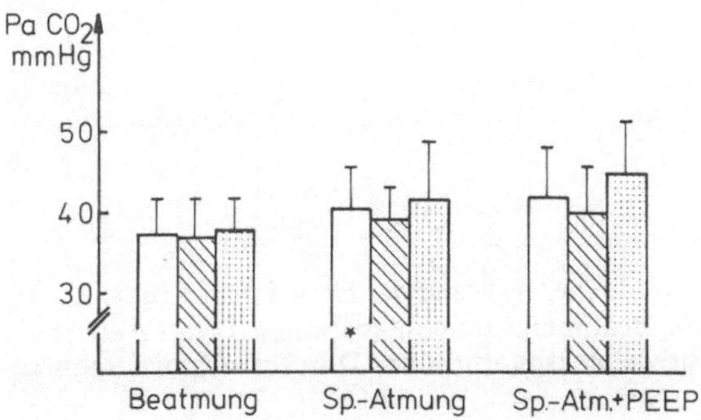

Abb. 4. Totraumquotient (V_D/V_T) und arterieller Kohlensäurepartialdruck ($PaCO_2$) während Beatmung und beim Übergang auf Spontanatmung mit und ohne PEEP

Tabelle 2. Häufigkeit der Atemmuskeldiskoordination (AMD)

Gr.	A	B	Gr. A + B
SA	5/13	6/7	11/20
SA + PEEP	2/13	6/7	8/20

Eine Atemmuskeldiskoordination wurde während Spontanatmung bei 11 von 20 Patienten beobachtet (Tabelle 2) und während Spontanatmung mit PEEP bei 8 von 20 Patienten. Sowohl während Spontanatmung ohne als auch mit PEEP zeigten 6 von 7 Patienten, bei denen die Entwöhnung fehlschlug, das Phänomen unkoordinierter Bewegungen der Atemmuskulatur. Während Spontanatmung mit PEEP ist der Unterschied zwischen Gruppe A und Gruppe B auf dem 1 %-Niveau signifikant, der Unterschied wurde mit dem exakten 4-Filter-Test nach Fischer gesichert.

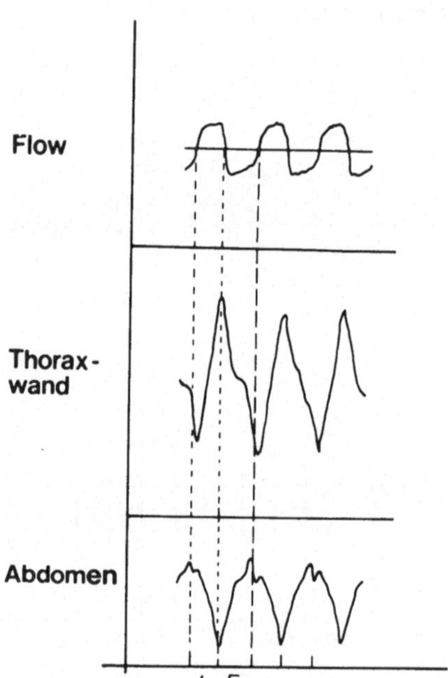

Abb. 5. Asynchrone Bewegungen von Thoraxwand und Abdomen bei Atemmuskeldiskoordination während Spontanatmung in der Entwöhnungsphase

Die Analyse der aufgezeigten Bewegungen von Thoraxwand und Bauchwand zeigten unterschiedlichste Formen der Diskoordination, Abb. 5 und Abb. 6 zeigen zwei Beispiele dafür.

Zusammenfassung

1. Die auffälligste Veränderung des Gasaustausches während der Entwöhnungsphase ist der Anstieg der A-aDO_2 vom Übergang von Beatmung zu Spontanatmung. Dieser Anstieg kann durch die Anwendung eines positiv-endexspiratorischen Druckes während Spontanatmung völlig verhindert werden.
2. Alle gemessenen Parameter des Gasaustausches zeigten während Beatmung keinen Unterschied zwischen der Gruppe der erfolgreichen und der Gruppe der nicht erfolgreichen

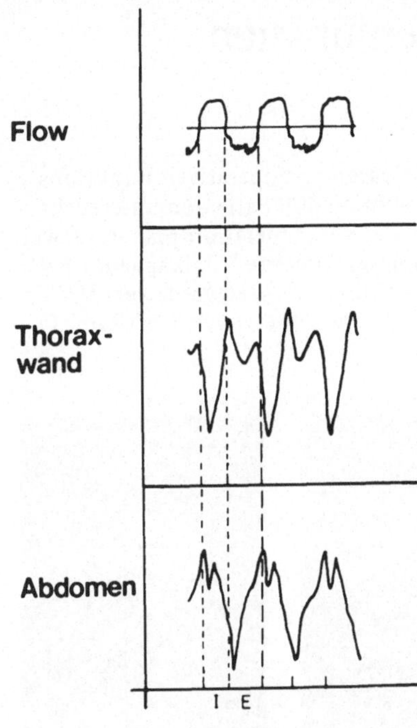

Abb. 6. Asynchrone Bewegungen von Thoraxwand und Abdomen bei Atemmuskeldiskoordination während Spontanatmung in der Entwöhnungsphase

entwöhnten Patienten. Eine prognostische Aussage hinsichtlich des Erfolges oder Mißerfolges der Entwöhnung ist daher daraus nicht möglich.

3. Eine nicht gelungene Entwöhnung vom Respirator ist in den meisten Fällen von dem Phänomen der Atemmuskeldiskoordination begleitet.

Literatur

1. Gray, T. C.: Narkose und Atmung. Triangel 4, 259 (1959/60)
2. Pontoppidan, H., Laver, M. B., Geffin, B.: Acute respiratory failure in the surgical patient. Adv. Surg. 4, 163 (1970)
3. Sharp, J. T., Goldberg, N. B., Druz, W. S., Fishman, H. C., Danen, J.: Thoraco-abdominal motion in chronic obstructive pulmonary disease. Am. Rev. Resp. Dis. 115, 47 (1977)

Der Einfluß bestimmter Störfaktoren auf die unmittelbare postoperative Lungenfunktion

H. Götz

Um den Einfluß bestimmter Störfaktoren auf den unmittelbaren postoperativen Funktionszustand der Lunge qualitativ und quantitativ zu erfassen, wurden 400 Patienten untersucht.

Die Auswahl dieser Patienten geschah willkürlich und war vom Operationsplan des jeweiligen nächsten Tages abhängig. Bestimmt wurden die Parameter forcierte Vitalkapazität FVC, forciertes Exspirationsvolumen der 1. s (FEV 1.0, Tiff.-Test) und der Atemgrenzwert MVV am Tage vor der Operation. Die zweite Messung erfolgte am 1. postoperativen Tag (Abb. 1).

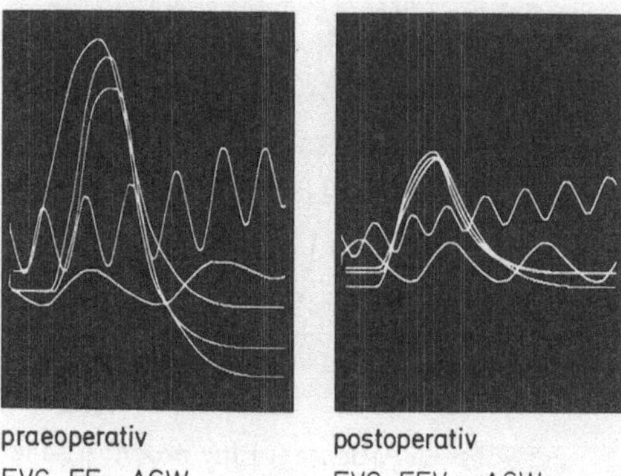

Abb. 1

Die Bestimmung der Lungenfunktion wurde mit dem tragbaren Gerät Spirostat der Firma Polaroid durchgeführt. Die Untersuchungsergebnisse wurden als Spirogramme auf Polaroid-Sofortbild registriert und ausgewertet. Sollwerte wurden aus den Nomogrammen von Kory, Callahan, Boren und Syner errechnet, die ermittelten prä- und postoperativen Werte darauf bezogen. Für die Beurteilung und Differenzierung der Ergebnisse wurden folgende Grenzwerte der Lungenfunktion verwendet:

Forcierte Vitalkapazität	100 %–75 %	des Sollwertes =	normal
	75 %–60 %	" " =	leichte Restriktion
	60 %–30 %	" " =	mittelgr. Restriktion
unter	30 %	" " =	schwere Restriktion
Forciertes Exspirations-Volumen der 1. s	100 %–75 %	des Sollwertes =	normal
	75 %–60 %	" " =	leichte Obstruktion
	60 %–45 %	" " =	mittelgr. Obstruktion
unter	45 %	" " =	schwere Obstruktion

Bei Patienten mit leerer pulmonaler Anamnese werden die präoperativen Werte der Lungenfunktion hauptsächlich durch das Lebensalter und den Nikotinabusus bestimmt (Abb. 2).

Der Prozentsatz der Patienten mit normalen Lungenfunktionswerten liegt bei den 30-jährigen bei 59,3 %. Dagegen hat von den 60-jährigen nur noch jeder dritte, bei den 70-jährigen nur noch jeder vierte Patient altersentsprechend nicht pathologische Werte. Dies bestätigt sich auch beim Vergleich der Prozentzahlen der mittelgradigen bis schweren kombinierten Lungenfunktionsstörung.

Bis zum 30. Lebensjahr liegt sie bei 13 %, steigt bei Patienten bis zum 60. Lebensjahr auf 25 % an und erhöht sich beim Patientenkollektiv der über 60-jährigen auf 42,2 %. Differen-

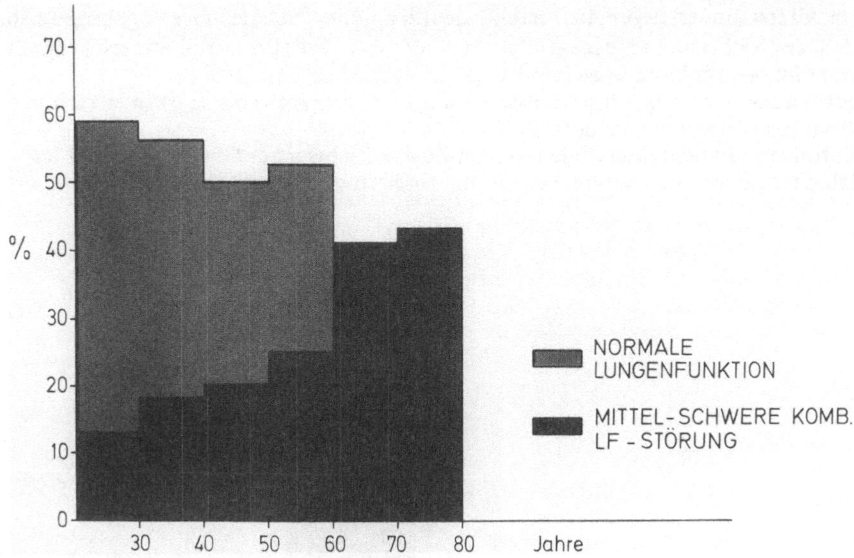

Abb. 2. % Anteil normaler LF-Werte sowie mittel–schwere path. LF-Werte in Relation zum Lebensalter – Männer

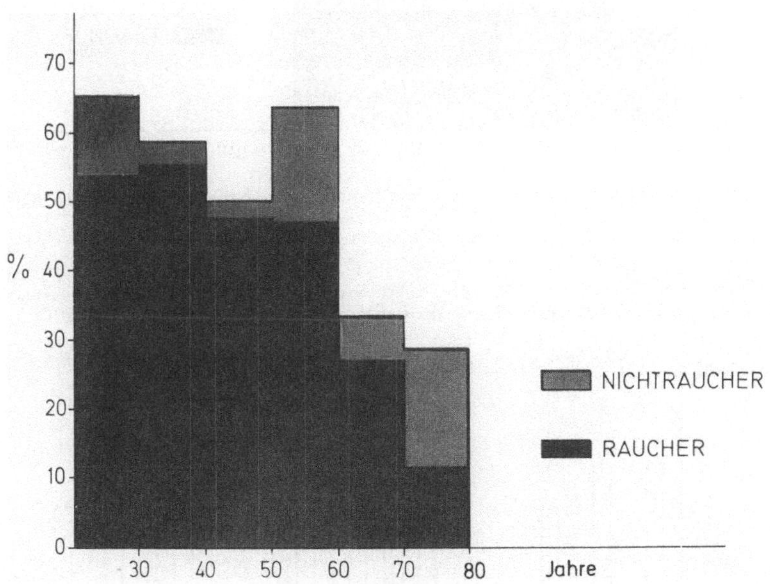

Abb. 3. % Anteil der normalen Lungenfunktion von Rauchern und Nichtrauchern

ziert man nun in Raucher und Nichtraucher, so wird der schädigende Einfluß des Nikotins deutlich (Abb. 3).

Am ausgeprägtesten bei den über 70-jährigen Patienten. Hier hatte jeder 3. Nichtraucher noch eine altersentsprechend normale Lungenfunktion, von den Rauchern dagegen nur noch jeder 10. Betrachtet man den prozentualen Anteil der mittelgradig bis schweren kombinierten Ventilationsstörungen, so wird der Trend noch deutlicher (Abb. 4).

In allen Altersgruppen liegen die Raucher deutlich höher. Bei den über 70-jährigen haben nur noch 25 % der Nichtraucher, dagegen fast 80 % der Raucher eine mittel- bis schwergradige kombinierte Lungenfunktionseinschränkung.

Die Reduzierung der Lungenfunktionswerte am 1. postoperativen Tag ist in erster Linie vom operativen Eingriffsort abhängig (Abb. 5).

Thorakotomierte Patienten befinden sich im Zustand schwerster Obstruktion und Restriktion; dabei reduzieren sich Vitalkapazität und forciertes Exspirationsvolumen der 1. s

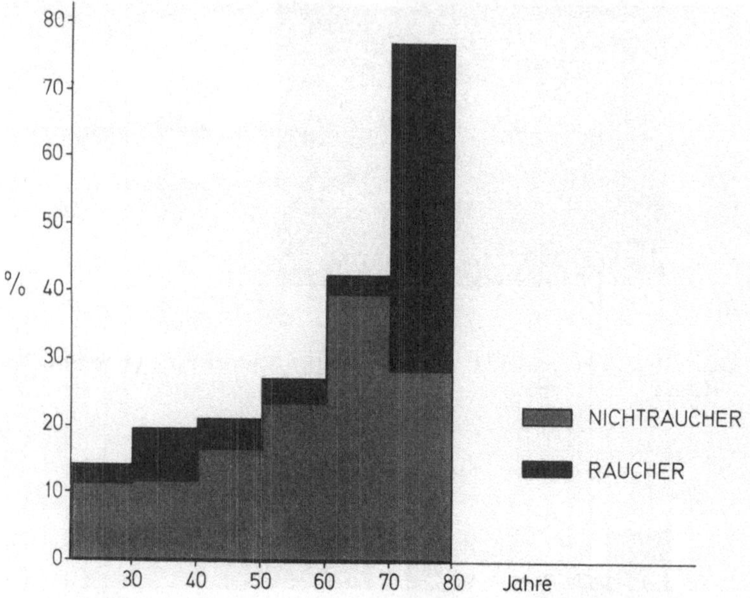

Abb. 4. % Anteil der mittel–schweren komb. LF-Störungen von Rauchern und Nichtrauchern aufgeschlüsselt nach Lebensjahren

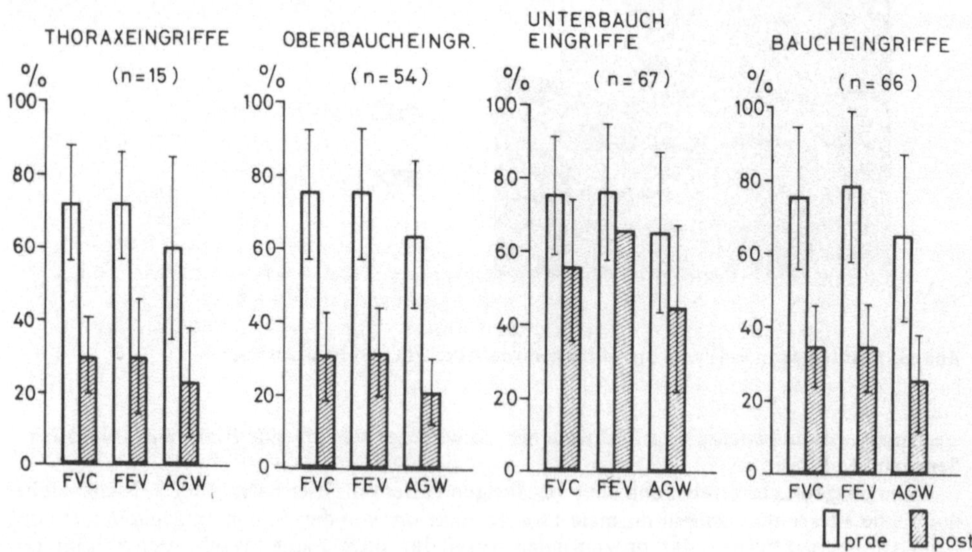

Abb. 5. Männer

um durchschnittlich 59 % des präoperativen Ausgangsniveaus. Diese massiven Einschränkungen werden aber bei reinen Oberbaucheingriffen wie Cholecystektomien, B II-Resektionen und Vagotomien ebenfalls erreicht. Auch hier reduzieren sich Vitalkapazität und Tiffeneau-Wert um durchschnittlich 59 % der Ausgangslage auf den Zustand der schwersten Restriktion und Obstruktion.

Bei Eingriffen, die sich sowohl auf Ober- und Unterbauch erstrecken, z.B. Pankreatektomien oder Hemicolektomien bzw. Rektumresektionen mit Splenektomie erhält man ein ähnliches Bild. Überraschend gering bleibt der Einfluß reiner Unterbaucheingriffe mit Eröffnung des Peritoneums auf die postoperative Atmung (Abb. 6).

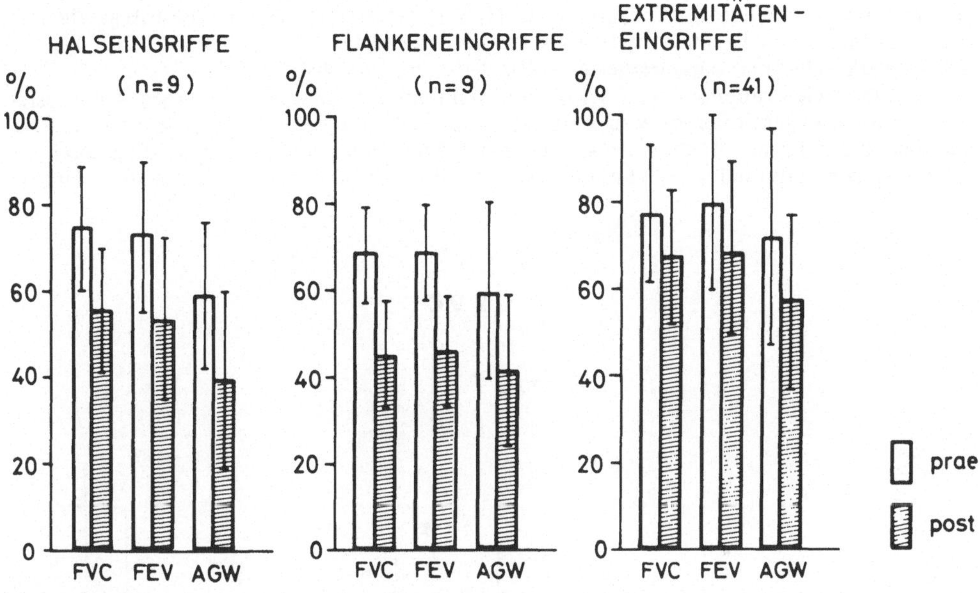

Abb. 6. Männer

Er ist seinen Ausmaßen nach vergleichbar mit den Lugenfunktionseinschränkungen bei Eingriffen im Hals-, Flanken- und Extremitätenbereich.

Differenziert man nun zwischen Rauchern und Nichtrauchern, dann kommt man zu folgenden Ergebnissen: die operationsbedingte Einschränkung der Lungenfunktionsparameter nach Thorax- und Oberbaucheingriffen ist bei Rauchern und Nichtrauchern gleich hoch.

Da aber Nichtraucher, wie anfangs erwähnt, präoperativ mit ihren Lungenfunktionswerten auf einem höheren Niveau liegen, sind sie bei gleicher operationsbedingter Reduzierung weniger gefährdet als Raucher, die von schlechteren präoperativen Ausgangswerten auch auf ein entsprechend niedrigeres Niveau ihrer Lungenfunktion abfallen müssen.

Die Art der Allgemeinnarkose hat unseren Untersuchungen nach keinen Einfluß auf den Zustand der Lungenfunktion am 1. postoperativen Tag. Differenziert man nach der Narkosedauer, so sind die Lugenfunktionsparameter bei Narkosen über 90 min deutlicher reduziert als bei Kollektiven unter 90 min Narkoselänge.

Zusammenfassend kann gesagt werden: die Einschränkung der postoperativen Lungenfunktion ist primär abhängig von Ort und Dauer des operativen Eingriffes. Die Art der Allgemeinnarkose hat keinen Einfluß. Raucher über dem 60. Lebensjahr sind deutlich mehr gefährdet als Nichtraucher vergleichbaren Alters.

Literatur beim Verfasser

Der Einfluß der Sedation bei rückenmarksnahen Leitungsanästhesien auf Blutgase und Lungenfunktion

W. Tolksdorf, H.-J. Hartung, R. Rohowsky, G. Vins, R. Klose und H. Lutz

Die geringe Beeinflussung der Atmung sowohl intraoperativ als auch im postoperativen Verlauf kann als wesentlicher Vorteil der Regionalanästhesie gegenüber der Intubationsnarkose angesehen werden.

Abb. 1: In einer vergleichenden Studie konnten wir zeigen, daß sowohl die forcierte Vitalkapazität als Parameter restriktiver Lungenfunktionsstörungen als auch der maximale exspiratorische Atemstrom (Abb. 2), der als Maß für einen effektiven Hustenstoß gesehen werden kann, nach Allgemeinanästhesie statistisch signifikant stärker abfallen als nach rückenmarksnaher Leitungsanästhesie bei Eingriffen im Unterbauch.

Da von vielen Patienten der Wachzustand während der Operation bei diesen Anästhesieverfahren nur ungern toleriert wird, empfiehlt sich häufig die zusätzliche Gabe von Sedativa zur Reduktion des psychischen Stress. Neben den Tranquilizern hat sich neuerdings auch Flunitrazepam aufgrund seiner starken anxiolytischen und damit schlafanstoßenden Wirkung

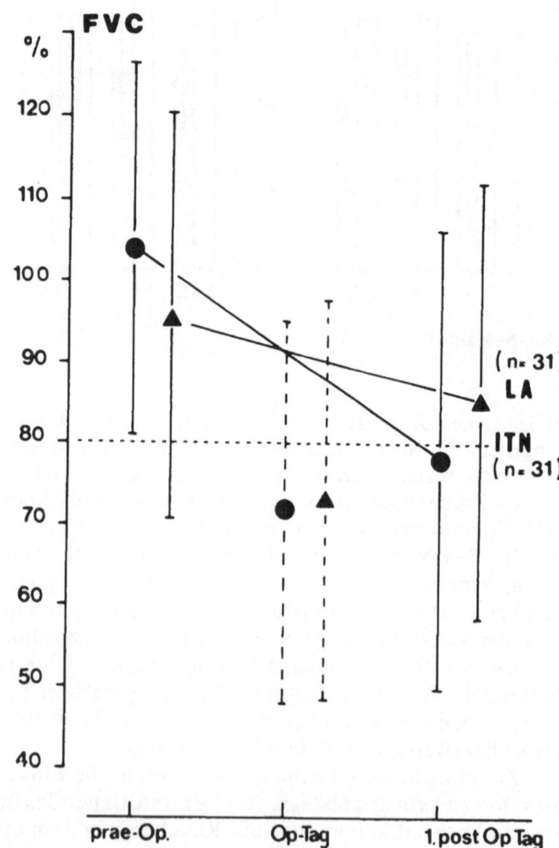

Abb. 1. Verhalten der forcierten Vitalkapazität (FVC) nach einer Narkose oder Leitungsanästhesie

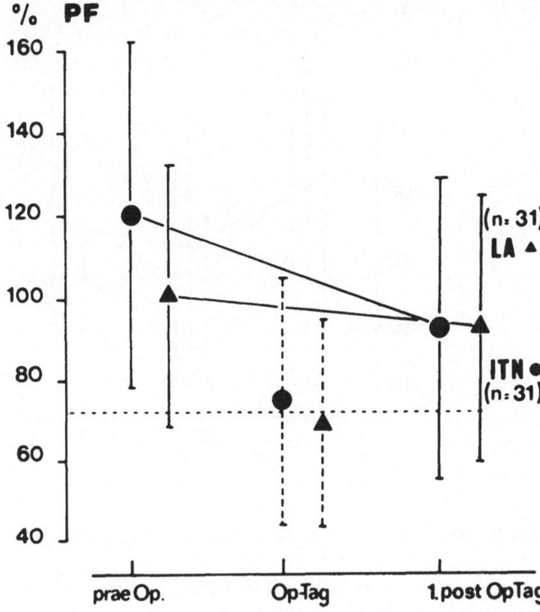

Abb. 2. Entsprechend Abb. 1 für den Tiffeneau-Test

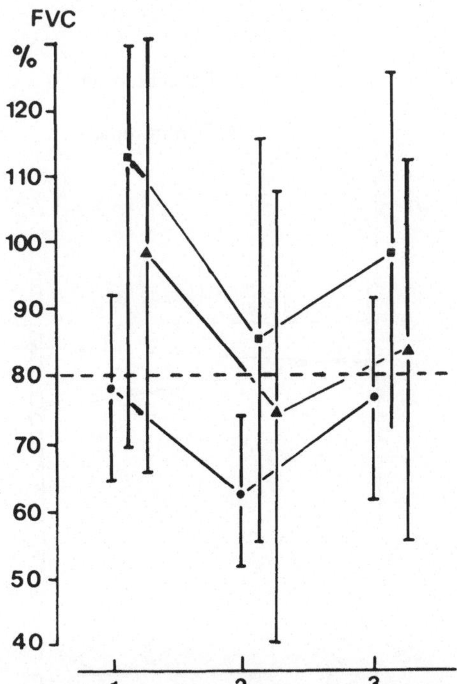

Abb. 3. Siehe Text

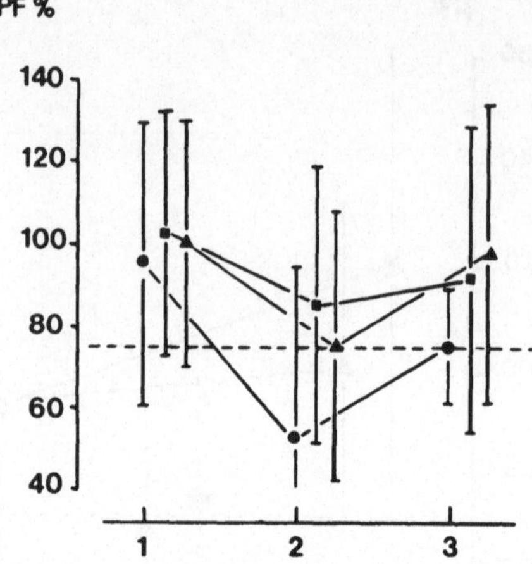

Abb. 4. Siehe Text

sowie seiner Fähigkeit, eine ausgeprägte anterograde Amnesie zu erzeugen, in diesem Anwendungsbereich bewährt.

Da die Benzodiazepine Flunitrazepam und das häufig angewendete Diazepam einen atemdepressiven Effekt besitzen, prüften wir in einer ersten Studie bei 32 Patienten im Alter von 53–86 Jahren, die sich einer transurethralen Prostataresektion in Spinal- bzw. Peridural-

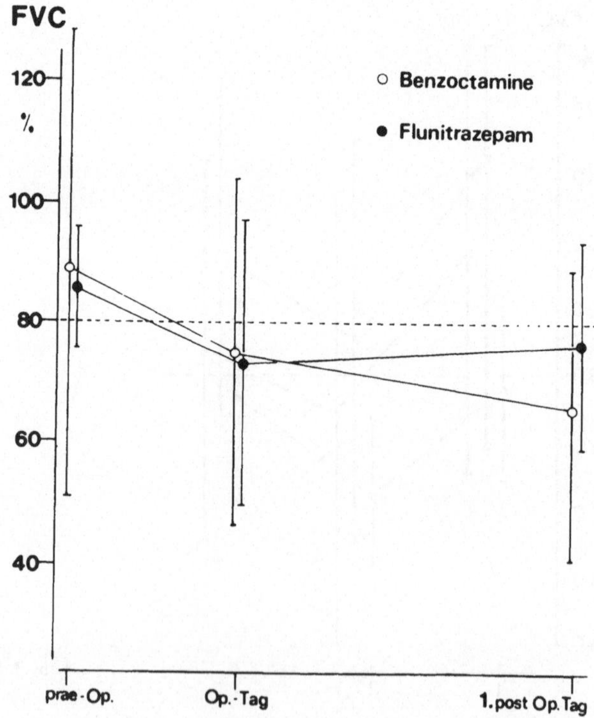

Abb. 5. Der Einfluß von Benzoctamine und Flunitrazepam in einer rückenmarksnahen Leitungsanästhesie auf die forcierte Vitalkapazität (FVC)

anästhesie unterziehen mußten, inwieweit die Sedation mit Diazepam (5–10 mg) bzw. Flunitrazepam (0,4–0,8 mg) intravenös die Lungenfunktion am Abend nach der Operation und am 1. postoperativen Tag gegenüber den präoperativ gemessenen Werten verändert.

Abb. 3: Keine Unterschiede zwischen sedierten und nicht sedierten Patienten finden wir bei der forcierten Vitalkapazität zu den angegebenen Meßzeitpunkten.

Auch der Verlauf des Tiffeneau-Wertes und der absoluten Einsekunden-Kapazität sind annähernd parallel.

Abb. 4: Statistisch auffällig auf dem 5-Prozent-Niveau ist der Abfall des peak flow am Operationsabend bei Patienten, die mit Flunitrazepam sediert wurden. Ob mangelnde Kooperation oder eine muskelrelaxierende Wirkung dieser Substanz oder andere Faktoren hierfür verantwortlich sind, können wir aufgrund dieses Ergebnisses nicht aussagen.

In einer zweiten Studie erschien uns der Vergleich zweier Substanzen unterschiedlicher pharmakologischer Familien mit unterschiedlicher Wirkung auf die Atmung interessant. Wir verglichen Benzoctamin, das eher einen atemstimulierenden Effekt besitzt, mit Flunitrazepam in Dosierungen, die klinisch ähnliche sedative Wirkung besitzen. Nach 0,4–0,8 mg Flunitrazepam bzw. 10–20 mg Benzoctamin konnte bei den untersuchten Patienten, die operativen Eingriffen an den unteren Extremitäten in rückenmarksnaher Leitungsanästhesie unterzogen wurden, ein Zustand der Indifferenz und Schläfrigkeit erzielt werden.

Abb. 5: Die Lungenfunktionsprüfung zu den bereits genannten Zeitpunkten ergibt weder Unterschiede in der forcierten Vitalkapazität, der absoluten Einsekunden-Kapazität und erwartungsgemäß auch der relativen Einsekunden-Kapazität.

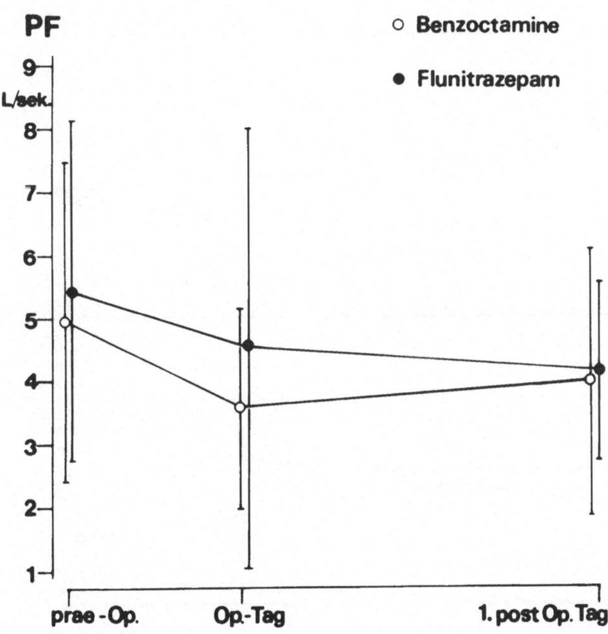

Abb. 6. Entsprechend Abb. 5 für den Tiffeneau-Test

Abb. 6: Einen Unterschied im Verhalten des maximalen exspiratorischen Atemstromes können wir mit dieser Studie nicht feststellen.

Dieses Ergebnis erscheint uns insbesondere deshalb bemerkenswert, als zwei Drittel der untersuchten Patienten präoperativ unter der Norm liegende Tiffeneau-Werte zu verzeichnen hatten.

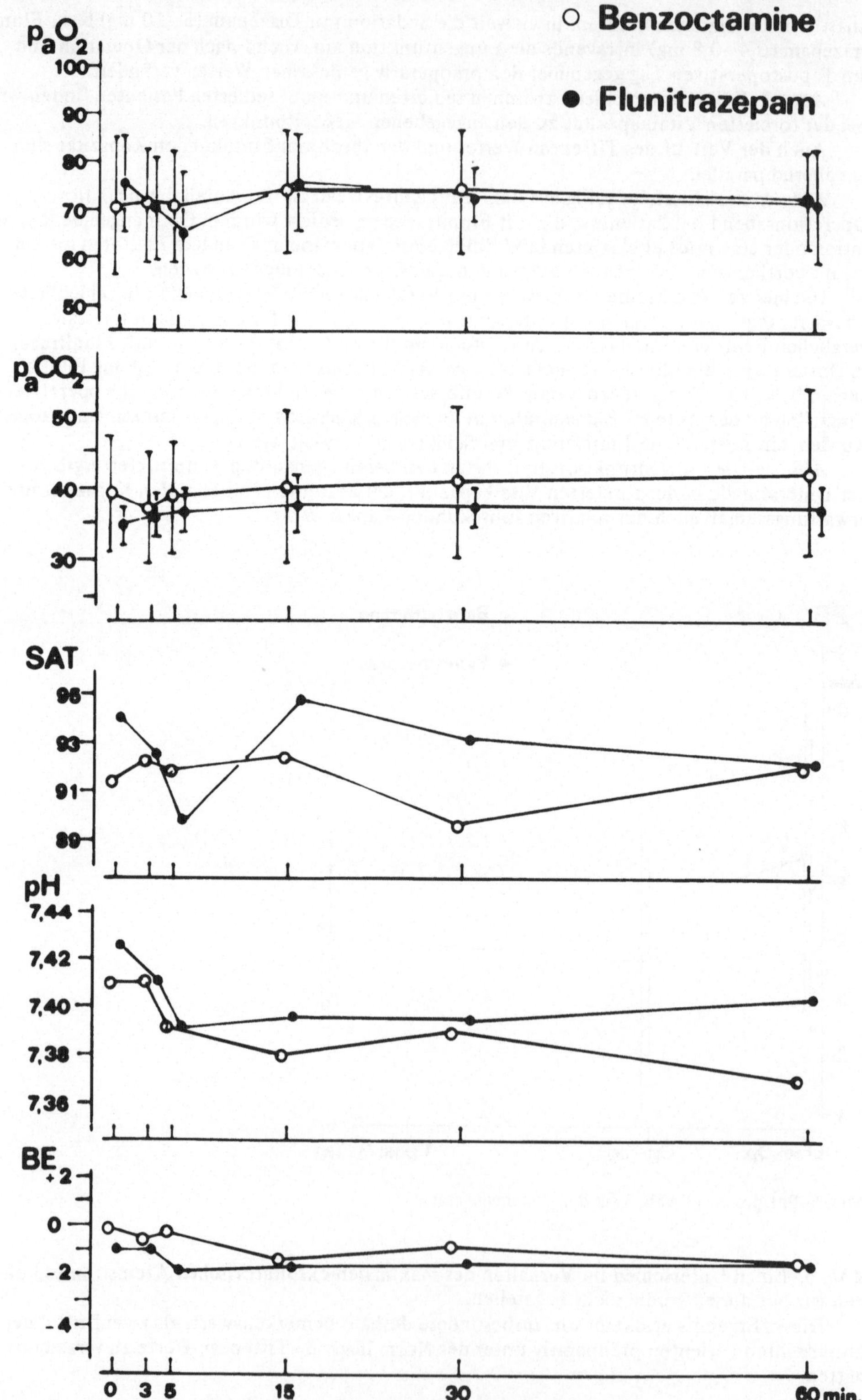

Abb. 7. Entsprechend Abb. 5 für die Blutgase und den Säure-Basen-Status

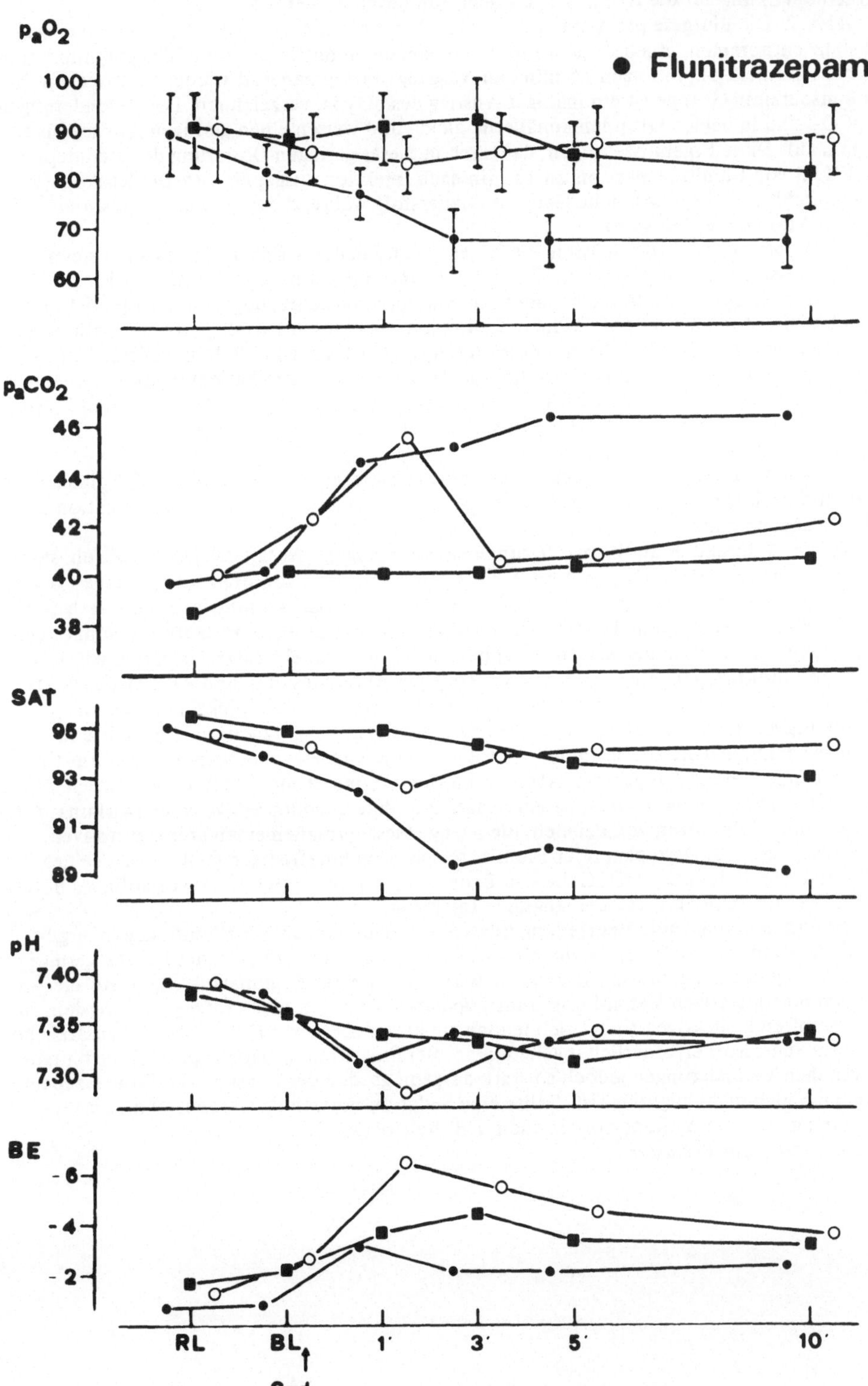

Abb. 8. Der Einfluß von Benzoctamine und Flunitrazepam auf die Blutgase und den Säure-Basen-Haushalt, wenn die Patienten in Spinalanästhesie von der Rückenlage (RL) in Bauchlage (BL) gebracht werden

Bei der Beurteilung eines Sedativums in diesem Anwendungsbereich muß selbstverständlich seine Wirkung auf die Atmung nach Injektion beachtet werden.

Abb. 7: Die Blutgase präoperativ 3, 5, 15, 30 und 60 min nach Injektion der jeweiligen Substanz entnommen, ergeben nach Flunitrazepam einen mittleren Abfall des pO_2 um 9 mmHg 5 min nach Injektion, um nach 15 min den Ausgangswert annähernd wieder zu erreichen. In der Benzoctamin-Gruppe ist ein mäßiger Anstieg des pO_2 zu verzeichnen. Die Veränderungen im pCO_2 sind in beiden Gruppen annähernd gleich und weisen einen geringen Anstieg bis zur 60. min auf. Diese Ergebnisse zeigen, daß auch in dieser geringen Dosierung der atemdepressive Effekt von Flunitrazepam bis zu 15 min nach Injektion ausgeprägt ist. Bei Risikopatienten empfiehlt sich die zusätzliche Gabe von Sauerstoff während der ersten Viertelstunde nach Injektion dieser Substanz.

Als besonders gefährdet müssen wir Patienten ansehen, die sich aufgrund stenosierender Gefäßprozesse einer translumbalen Aortographie unterziehen müssen. Für diesen Eingriff hat sich bei uns die Spinalanästhesie bei über 200 Patienten bewährt, obgleich der Eingriff in Bauchlage durchgeführt wird. In keinem Fall sahen wir klinisch auffällige Komplikationen von seiten der Atmung. Wir führen dies im wesentlichen auf die kurze Dauer dieser Untersuchung zurück, die selten 20 min überschreitet. Da auch bei diesem Patientengut häufig eine Sedation notwendig ist, prüften wir bei 30 Patienten im Alter von 51–77 Jahren den Einfluß von 0,4 mg Flunitrazepam und 10 mg Benzoctamin auf die Blutgase gegenüber einer Kontrollgruppe nicht sedierter Patienten.

Die Analysen wurden vor Anlegen der Spinalanästhesie in Rückenlage, nach Spinalanästhesie 10 min nach Umlagerung auf den Bauch, sowie 1, 3, 5 und 10 min nach Applikation der Sedativa abgenommen.

Abb. 8: Während in der Kontrollgruppe ein geringfügiger Abfall des pO_2 sowie ein stabiler pCO_2 registriert werden kann, finden wir 1 min nach Gabe von Benzoctamin einen geringfügigen Abfall des pO_2 und einen Anstieg des pCO_2 von 42 auf 45 mmHg. Schon nach 3 min sind diese Veränderungen nicht mehr nachweisbar, und die Blutgase verlaufen sowohl in der Benzoctamin- als auch in der Kontrollgruppe annähernd parallel. Hingegen finden wir nach Gabe von Flunitrazepam einen statistisch auffälligen Abfall des pO_2 und Anstieg des pCO_2, Veränderungen, die bis zur Beendigung des Eingriffes 10 min nach Injektion anhalten.

Die Ergebnisse dieser Untersuchungsreihe zeigen, daß für kurzdauernde Eingriffe in Bauchlage die Spinalanästhesie auch bei Risikopatienten angewendet werden kann. Ins Gewicht fallende Veränderungen der Atmung müssen zumindest nicht befürchtet werden. Sollte eine Sedation notwendig werden, ist ein Sedativum ohne atemdepressive Nebenwirkung, z.B. Benzoctamin, Substanzen vorzuziehen, die nachgewiesenermaßen einen atemdepressiven Effekt besitzen, z.B. Diazepam oder Flunitrazepam. Den kurzfristigen steilen Anstieg des pCO_2 und Abfall des pO_2 nach Gabe von Benzoctamin interpretieren wir vorläufig als Boluseffekt. Deshalb empfiehlt sich die langsame Injektion.

Die zusammenfassende Beurteilung unserer Untersuchungen mit Flunitrazepam ergibt, daß die Substanz zur Sedation bei lokalen Anästhesieverfahren gut geeignet ist. Die geringe Beeinflussung der Lungenfunktion zeigt, daß die Vorteile der Regionalanästhesie auf die Atmung im postoperativen Verlauf durch intraoperative Sedation nicht aufgegeben werden. In allen geprüften Kollektiven findet sich jedoch ein atemdepressiver Effekt, der die zusätzliche Gabe von Sauerstoff erforderlich machen kann. Bei Eingriffen in Bauchlage sind die blutgasanalytischen Veränderungen jedoch so stark ausgeprägt, daß der Einsatz von Flunitrazepam in diesen Fällen nicht angezeigt ist. Sollte eine Sedation notwendig werden, sind Substanzen ohne atemdepressive Wirkung vorzuziehen, z.B. Benzoctamin.

Literatur beim Verfasser

Atemphysiologische Untersuchungen bei der Anwendung von Flunitrazepam

J. E. Schmitz, P. Lotz, F. W. Ahnefeld und W. Dick

Sieben lungengesunde freiwillige Versuchspersonen im Alter zwischen 20 und 40 Jahren erhielten über ein Zuwegeventil Raumluft oder ein Inspirationsgemisch aus Preßluft, Sauerstoff und 4 bzw. 5 Vol% Co_2. Nach einer Vorperiode von 20 min bis zum sicheren Erreichen eines steady state wurde den Probanden o,5 mg bzw. 1,0 mg Flunitrazepam gleichmäßig über eine Minute i.v. injiziert. Im Anschluß daran wurden, in nahtlos ineinander übergehenden Fünfminutenintervallen, Atemfrequenz, Atemhubvolumen, Atemminutenvolumen, alveoläre Ventilation, alveolärer O_2- und CO_2 Partialdruck im offenen System mit Hilfe eines Respirationsmassenspektrometers gemessen und die spezifische Ventilation, die CO_2-Antwortkurven sowie die entsprechenden Erregbarkeitsquotienten berechnet.

Flunitrazepam führt insbesondere in den ersten 10 min nach i.v. Injektion zu einer deutlichen Atemdepression, welche sich in einem signifikanten Abfall des Atemminutenvolumens, der alveolären Ventilation, der Spezifischen Ventilation und des alveolären O_2-Partialdruckes äußert. Gleichzeitig kommt es zum Anstieg des alveolären CO_2-Partialdruckes, zu einer Abflachung der CO_2-Antwortkurven sowie zu einer deutlichen Erniedrigung der Erregbarkeitsquotienten.

Diese Zeichen der Atemdepression sind bei der i.v. Gabe vom 1.0 mg Flunitrazepam stärker ausgeprägt als bei Injektion von 0,5 mg i.v. und halten über den gesamten Untersuchungszeitraum von 20 min an.

Der Wert eines Pharmakons im klinischen Routinebetrieb wird entscheidend durch die Sicherheit in seiner Anwendung geprägt. Dabei ist es notwendig, neben den erwünschten auch die unerwünschten Wirkungen zu erfassen und zu untersuchen. Naturgemäß stehen dabei eventuelle Beeinflussungen der vitalen Funktionen im Vordergrund. Da geforderte Wirkung und unerwünschte Begleiterscheinungen in einer strengen Dosiswirkungsrelation zueinander stehen, gilt es besonders, die Effekte zu untersuchen, die bei der Anwendung üblicher klinischer Dosierungen entstehen.

Flunitrazepam (Rohypnol) stellt als neuartiges Sedativum und Hypnotikum eine Alternative zu denen zur Zeit im Handel befindlichen Präparaten dar. Da es in zunehmendem Maße in der Intensivmedizin und zur präoperativen Sedierung herangezogen wird, ist es von entscheidender Wichtigkeit zu wissen, welchen Einfluß Flunitrazepam auf die Atmung ausübt.

In der vorliegenden Studie wurden daher die Wirkungen des Medikamentes auf die Atmung an einem Kollektiv junger gesunder Versuchspersonen unter standardisierten Bedingungen in einem engen zeitlichen Raster solange verfolgt, bis sich stabile Verhältnisse einstellten.

Zur Schaffung überschaubarer pharmakokinetischer Verhältnisse wurde das Medikament intravenös verabreicht.

Methode

Die vorliegenden Untersuchungen wurden an sieben freiwillige Probanden durchgeführt (Durchschnittsalter 30,1 Jahre, durchschnittliches Körpergewicht 68,9 kg). Die Versuche wurden nach 12stündiger Nahrungskarenz im Liegen in einem gleichmäßig temperierten, ruhigen Raum durchgeführt. Nach einer kurzen Ruheperiode zur Adaptation an die Versuchsapparatur erhielten die Probanden Raumluft oder ein Inspirationsgemisch aus Preßluft, Sauerstoff und 4 bzw. 5 Vol% CO_2 über ein Zweiwegeventil. Diese Vorperiode wurde über 20 min bis zum sicheren Erreichen eines steady state aufrechterhalten. Danach wurde den Versuchspersonen – über eine vor Versuchsbeginn in der linken Kubitalvene angelegten Verweilkanüle – unbemerkt 0,5 bzw. 1,0 mg Flunitrazepam verabreicht. Die Injektion erstreckte sich dabei gleichmäßig über einen Zeitraum von einer Minute. Die anschließende Untersuchungsphase betrug 40 bzw. 20 min für die Versuche mit zugemischtem CO_2 im Inspirations-

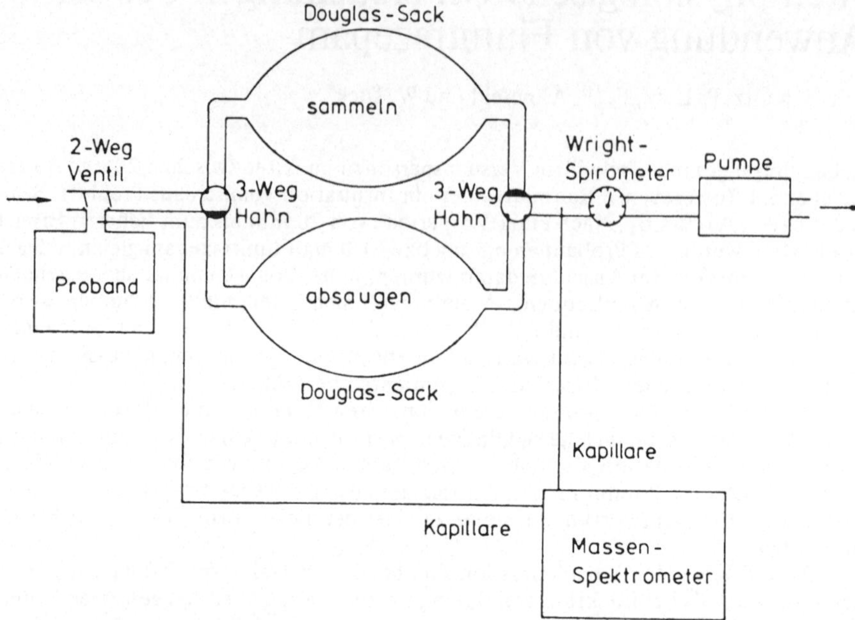

Abb. 1. Versuchsanordnung

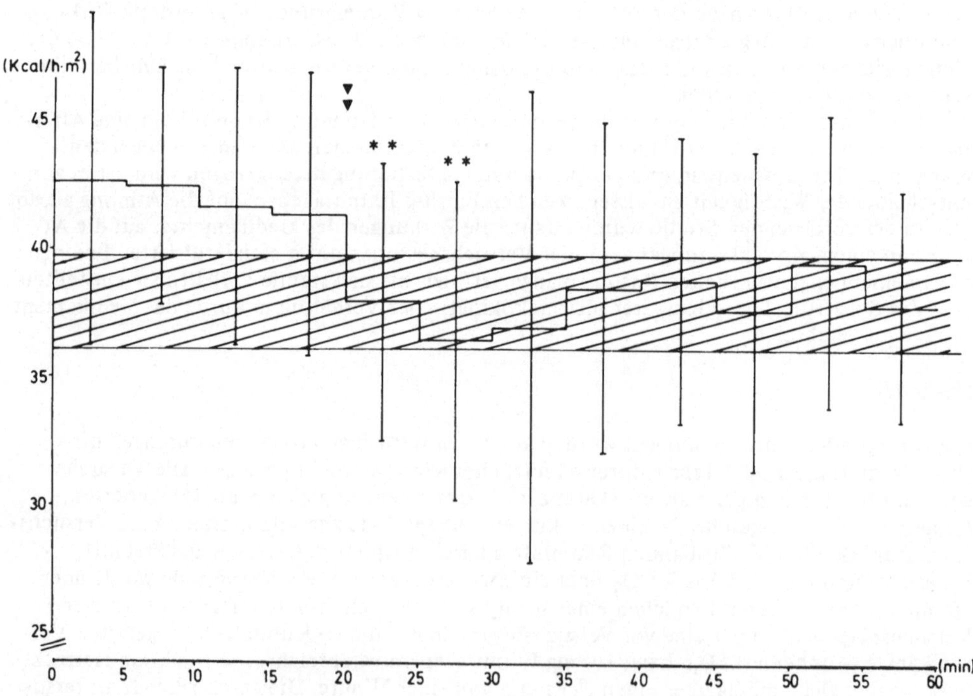

Abb. 2. Verhalten des Grundumsatzes

gemisch. Alle Messungen wurden in den ersten fünf min nach Injektion in einminütigen Abständen, die folgenden in nahtlos ineinander übergehenden 5-min-Intervallen durchgeführt. Die in den entsprechenden Abbildungen dargestellten Werte zeigen in den ersten fünf Minuten nach Injektion die Mittelwerte aus den einminütigen Messungen, die übrigen Angaben stellen die jeweiligen Durchschnittswerte für das entsprechende 5-min-Intervall dar.

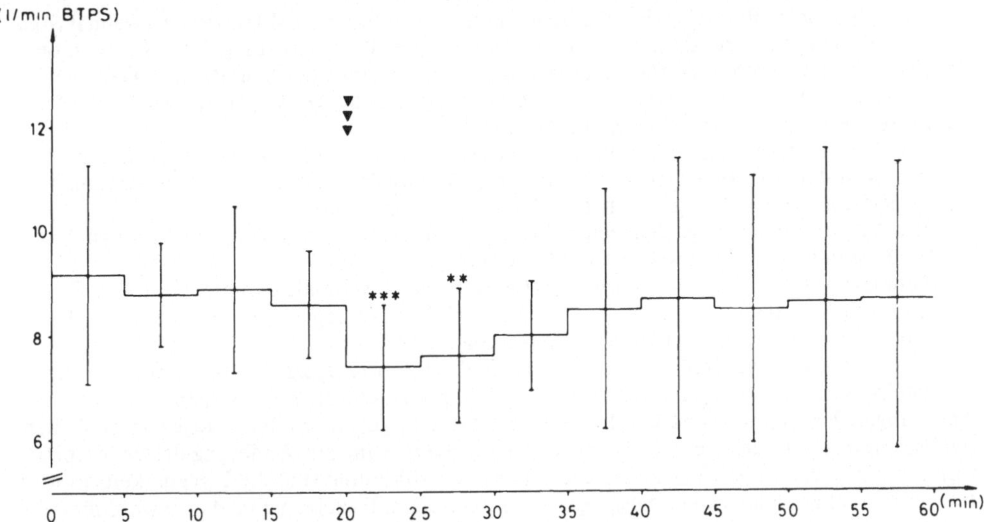

Abb. 3. Atemminutenvolumen bei Raumluftatmung

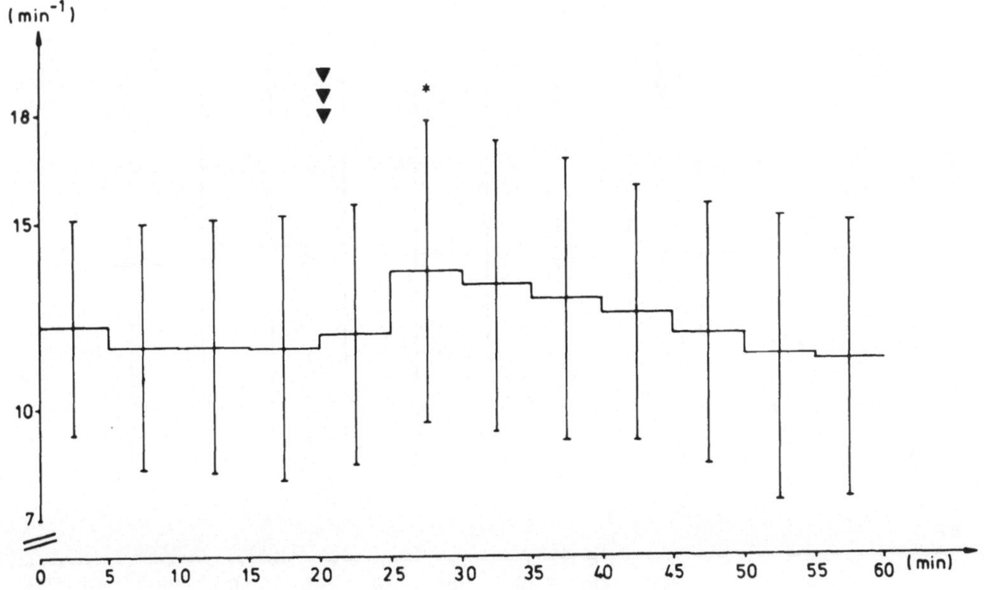

Abb. 4. Atemfrequenz bei Raumluftatmung

Die Gaswechselmessungen wurden im halb offenen System nach der Douglas-Sack-Methode durchgeführt. Die Konzentrationsbestimmungen für O_2 und CO_2 erfolgten über ein Respirationsmassenspektrometer (Typ MGA 1100, fa. Perkin Elmer). Dabei wurden mit einer Kapillare die gemischten exspiratorischen Konzentrationen von O_2 und CO_2 im Douglas-Sack gemessen und mit einer zweiten, am Mund des Probanden plazierten Kapillare, die inspiratorischen Konzentrationen von O_2 und CO_2 sowie die endexspiratorische CO_2-Konzentration registriert. Bei der dargestellten Auswertung wurden alle Meßwerte nach Injektion von Flunitrazepam mit dem letzten 5-min-Intervall der Vorphase verglichen.

Der schraffierte Bereich zeigt den berechneten Normbereich (Mittelwert + zweimal Standardabweichung) des Grundumsatzes für das untersuchte Kollektiv. Liegen die Werte in der Vorphase noch deutlich über dem ermittelten Bereich, so sinkt der Umsatz nach Gabe von Flunitrazepam bis an die Untergrenze ab, um sich gegen Ende des Versuches wieder der Obergrenze des berechneten Grundumsatzes zu nähern.

Das Atemminutenvolumen sinkt in den ersten 10 min nach Injektion signifikant ab. Nach ca. 25 min ist der Ausgangswert wieder erreicht. Die Zunahme der Standardabweichung dokumentiert ein uneinheitliches Verhalten der Versuchspersonen.

Die Atemfrequenz steigt deutlich sichtbar in den ersten 10 min nach Injektion an. Nach ca. 30–35 min ist der Ausgangswert wieder erreicht.

Parallel zum Abfall des Atemminutenvolumens steigt der endexspiratorische CO_2-Partialdruck ebenfalls in den ersten 2-min-Intervallen nach Flunitrazepamgabe signifikant an. Die Änderungen sind allerdings im wesentlichen geringfügiger.

Eindrucksvoller werden die Veränderungen, die Flunitrazepam an der Atmung hervorruft, dargestellt, wenn man CO_2 als standardisierten Atemreiz dem Inspirationsgemisch hinzufügt. Änderungen der Atemerregbarkeit lassen sich dabei sehr gut durch den Erregbarkeitsquotienten beschreiben, der das Verhältnis von Ventilationsänderung zur Änderung des endexspiratorischen CO_2-Partialdrucks widerspiegelt. In dieser Abbildung sind die Erregbarkeitsquotienten prozentual gegenüber dem Ausgangswert aufgetragen. Es zeigt sich dabei sowohl für 0,5 mg als auch für 1,0 mg Flunitrazepam eine deutliche Abnahme des Erregbarkeitsquotienten

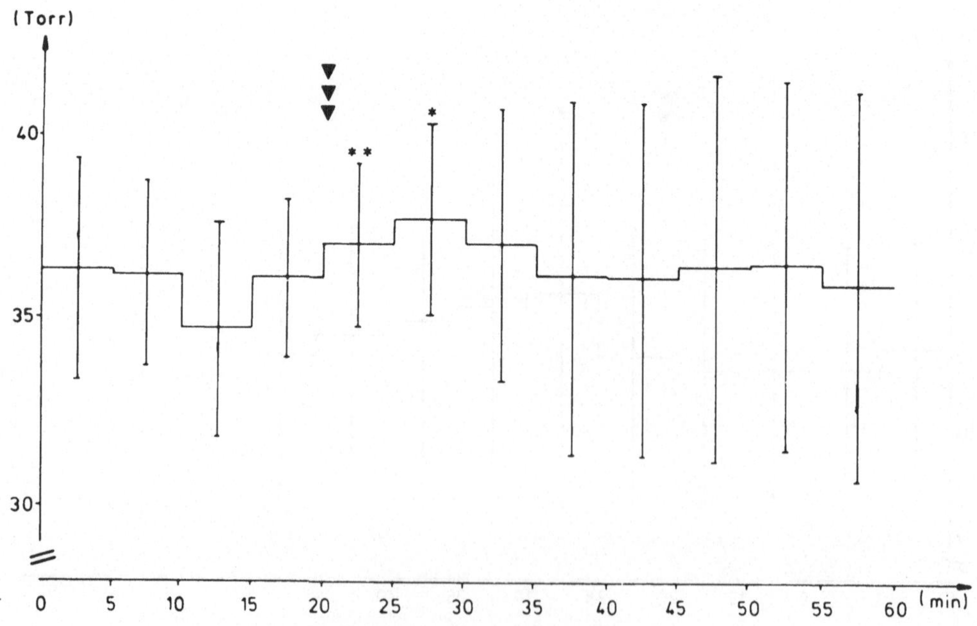

Abb. 5. Endexspiratorischer CO_2-Partialdruck bei Raumluftatmung

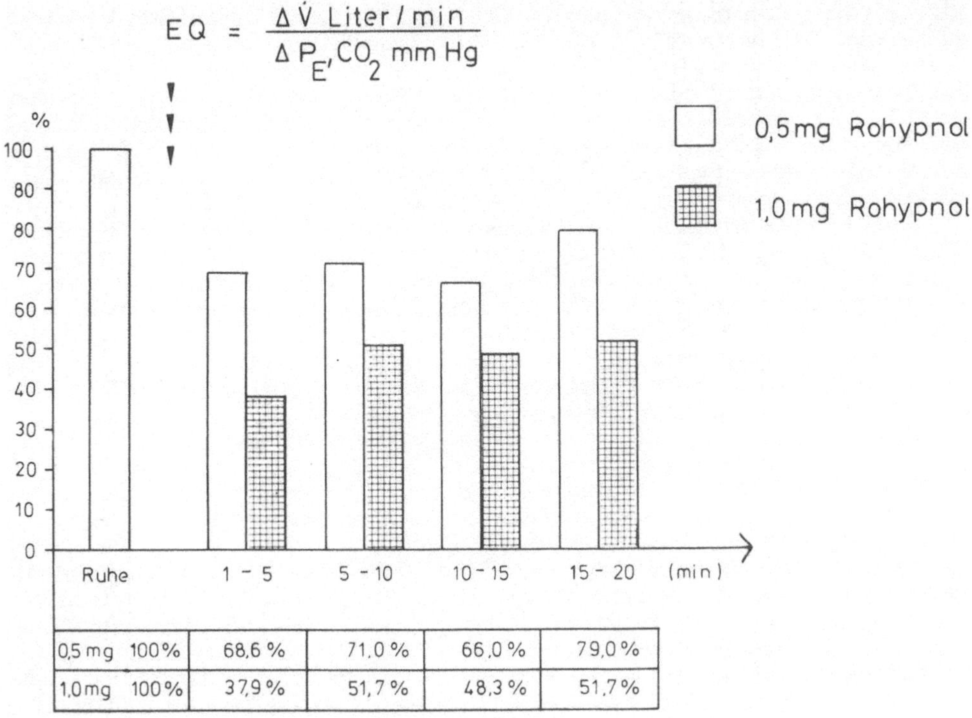

0,5 mg 100%	68,6 %	71,0 %	66,0 %	79,0 %
1,0 mg 100%	37,9 %	51,7 %	48,3 %	51,7 %

Abb. 6. Verhalten des Erregbarkeitsquotienten

über die gesamte Versuchsdauer, die für 1,0 mg noch stärker ausgeprägt ist und bis zum Versuchsende etwa gleichbleibend erniedrigt bleibt.

Diese Abbildung zeigt, in Ergänzung zu den Erregbarkeitsquotienten, die aus den jeweiligen Mittelwerten von Ventilation und zugehörigen endexspiratorischen CO_2-Partialdrucken berechneten Atemerregbarkeitskurven für die einzelnen Untersuchungszeiträume. Als direkter Vergleich ist jeweils die Erregbarkeitskurve ohne Flunitrazepam aufgetragen. Bereits in den ersten fünf min nach Injektion zeigt sich eine erhebliche Steilheitsverminderung. Mit fortschreitender Versuchsdauer zeigen die Kurven für 0,5 mg rückläufige Tendenz, ohne jedoch ihren Ausgangswert bis zum Versuchsende wieder zu erreichen. Die Atemerregbarkeitskurven für 1,0 mg Flunitrazepam sind über den gesamten Versuchszeitraum gegenüber denen für 0,5 mg Flunitrazepam deutlich abgeflacht.

In dieser Abbildung sind Atemfrequenz, Atemzugvolumen sowie die alveoläre Ventilation bei Zumischung von 5 Vol% CO_2 zum Inspirationsgemisch gegeneinander aufgetragen. Während die Atemfrequenz nach Injektion von Flunitrazepam sichtbar zunimmt, sind Atemzugvolumen und alveoläre Ventilation parallel dazu entgegengesetzt gerichtet, wobei der Effekt bei der alveolären Ventilation deutlich stärker ausgeprägt ist.

Diskussion

Der sedierende Effekt von Flunitrazepam ist bereits bei einer Dosierung von 0,5 mg i.v. deutlich nachweisbar vorhanden, wie man aus dem herabgesetzten Grundumsatz nach der Injektion ableiten kann.

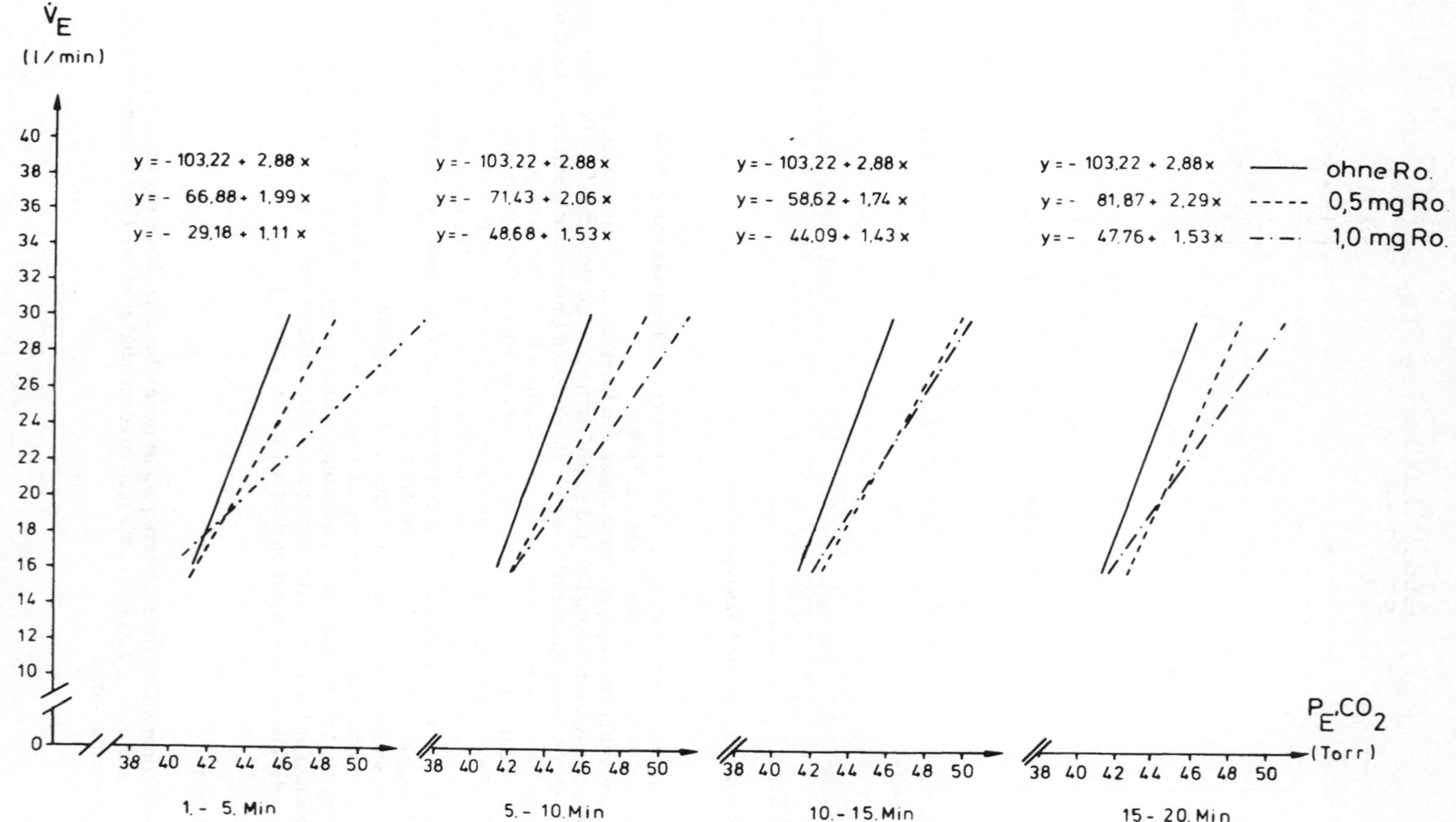

Abb. 7. Verhalten der Atemerregbarkeitskurven

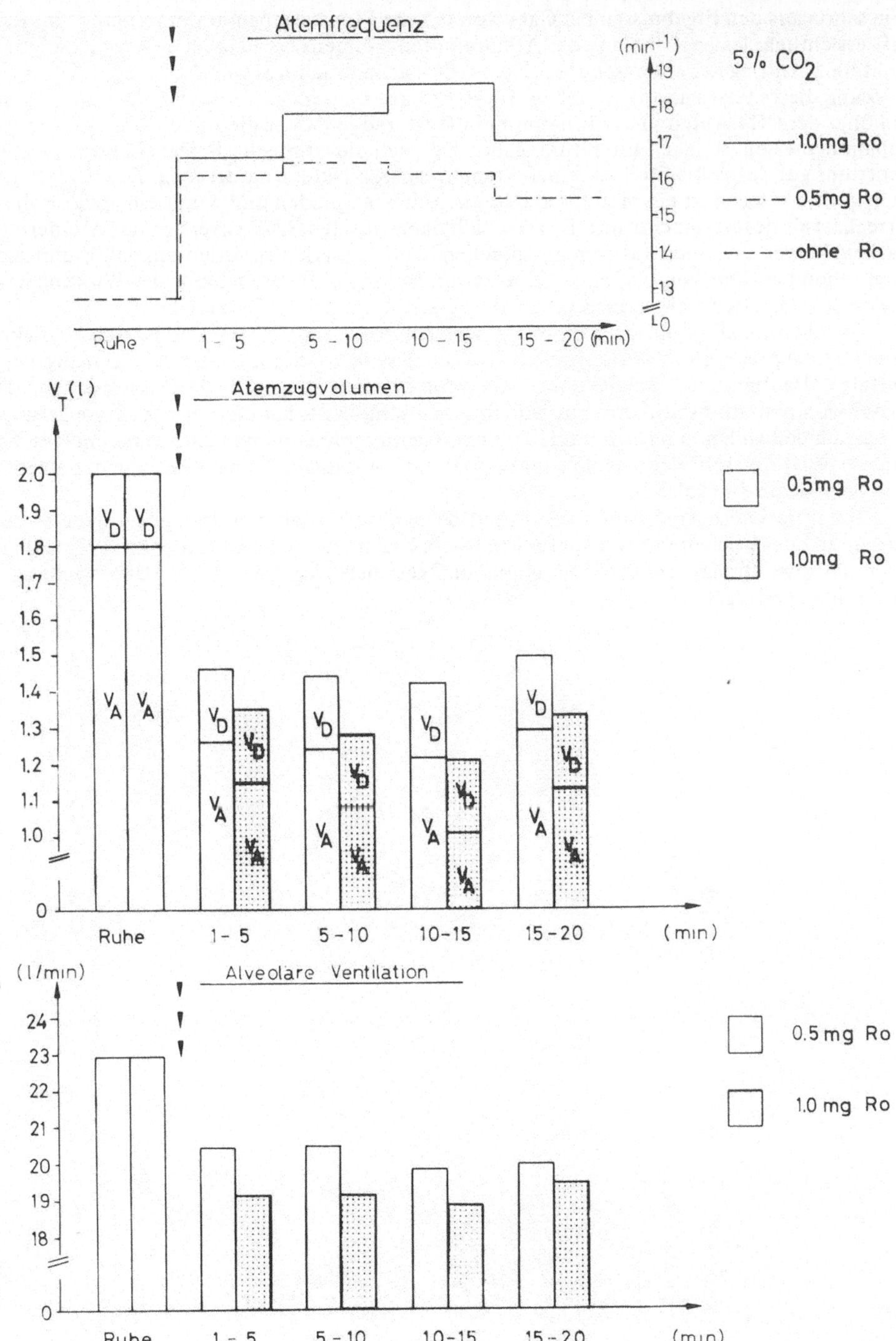

Abb. 8. Verhalten von Atemfrequenz, Atemzugvolumen und alveolärer Ventilation bei Zumischung von 5 Vol % CO_2

Wie schon aus den Ergebnissen bei Gabe von 0,5 mg Flunitrazepam unter Atmung von Raumluft ersichtlich, lassen Abnahme des Atemminutenvolumens bei parallel entgegengesetzt gerichtetem Anstieg des endexspiratorischen CO_2-Partialdruckes auf eine atemdepressorische Wirkung dieses Pharmakons schließen. Diese Effekte sind um so deutlicher und anhaltender, je höher der CO_2-Anteil in der Einatmungsluft ist und je größer die Initialdosis von Flunitrazepam bemessen ist. Nach Literaturangaben läßt sich die Größe der Erregbarkeit des Atemzentrums gut durch die Steilheit einer Atemerregbarkeitskurve ausdrücken. Der Erregbarkeitsquotient selbst ist ein Maß für die Steilheit dieser Geraden und damit ein Maß für die Erregbarkeit des Atemzentrums. Es zeigt sich dabei aus dem Kurvenverlauf der Atemerregbarkeitskurven und auch aus dem entsprechenden Erregbarkeitsquotienten, daß Flunitrazepam schon bei Gabe von 0,5 mg i.v. eine deutlich ausgeprägte atemdepressive Wirkung hat, die bei 1,0 mg noch stärker ausgeprägt ist und auch deutlich länger anhält.

Es scheint, daß Flunitrazepam mit steigender Dosierung und Injektionsgeschwindigkeit seine atemdepressorische Wirkung über eine zunehmende Verminderung der Atemzugtiefe entfaltet. Im direkten Anschluß daran kommt es zu einer Steigerung der Atemfrequenz. Da dieser Kompensationsmechanismus jedoch unvollständig ist, hat diese Frequenzsteigerung, bei gleichbleibendem oder sogar abfallendem Atemminutenvolumen eine Zunahme der Totraumventilation zur Folge, die ihrerseits wiederum zwangsläufig eine Abnahme der alveolären Ventilation beinhaltet.

Die intravenöse Applikation von Flunitrazepam sollte daher, insbesondere bei älteren Patienten oder solchen mit Lungenfunktionsstörungen, zur Sedierung oder zur Prämedikation nur unter strenger Indikationsstellung und gesicherte kontinuierlicher Überwachung der Atmung erfolgen.

Pulmonale Komplikationen beim Sekundär-Ertrinken

G. Kessler und K. Weber

Jährlich ertrinken ca. 140 000 Menschen (Gooden, 1972). Die Zahl der Beinah-Ertrunkenen beträgt nach Birch (1972) etwa ebensoviel (Tabelle 1).

Tabelle 1. Statistische Angaben über die Anzahl der Ertrunkenen im Jahre 1972 und 1976

Tod durch Ertrinken: ca. 140 000 Menschen/Jahr [Gorden, 1972]
Beinah-Ertrinken: etwa ebensoviel
In der BR-Deutschland ertranken:

	1972	1976
insgesamt	1005	832
♂	825	665
♀	180	164
Kinder unter 10 J.	365 (36 %)	258 (31 %)

(Christian, 1975) (Stat. Bundesamt)

In der Bundesrepublik Deutschland verstarben im Jahre 1976 (Stat. Bundesamt) 668 männliche und 164 weibliche Personen durch Ertrinken. Am gefährdetsten ist die Gruppe der Kinder unter 10 Jahren. Jeder 3. tödliche Ertrinkungsunfall ist ein Kind.

Mit der zunehmenden Kenntnis wirksamer Wiederbelebungsmaßnahmen (externe Herzmassage u. Mund-zu-Mund, bzw. Mund-zu-Nase Beatmung) bei Angehörigen der Rettungsdienste steigt die Zahl der nach Ertrinkungsunfall zunächst erfolgreich Wiederbelebten an (Oliver u.a., 1978). Bei Ankunft eines Beinah-Ertrunkenen in der Klinik steht häufig nicht mehr die eigentliche Reanimation im Vordergrund, sondern die lebensbedrohlichen Folgen des Ertrinkungsvorganges sind zu behandeln. Anhand von 5 Süßwasser-Ertrinkungsfällen sollen deshalb die Verlaufsformen des sog. Sekundärertrinkens (secondary drowning) dargestellt und Ansätze für eine sinnvolle Therapie diskutiert werden.

Bemerkungen zur Pathophysiologie (Abb. 1)

In der Literatur werden heute *drei* Verlaufsformen des Beinahe-Ertrinkens voneinander unterschieden:

1. Laryngospasmus mit reflektorischem Herzstillstand

In ca. 10 % der Ertrinkungsunfälle kommt es zu einem Laryngospasmus mit reflektorischem Herzstillstand, ohne daß dabei gleich Flüssigkeit aspiriert wird (Moritz 1944 und Swann et al., 1947, zitiert nach Dietzel, 1969).

Der Kreislauf sistiert sofort. Das Gehirn stirbt infolge zunehmender Hypoxie in wenigen Minuten ab.

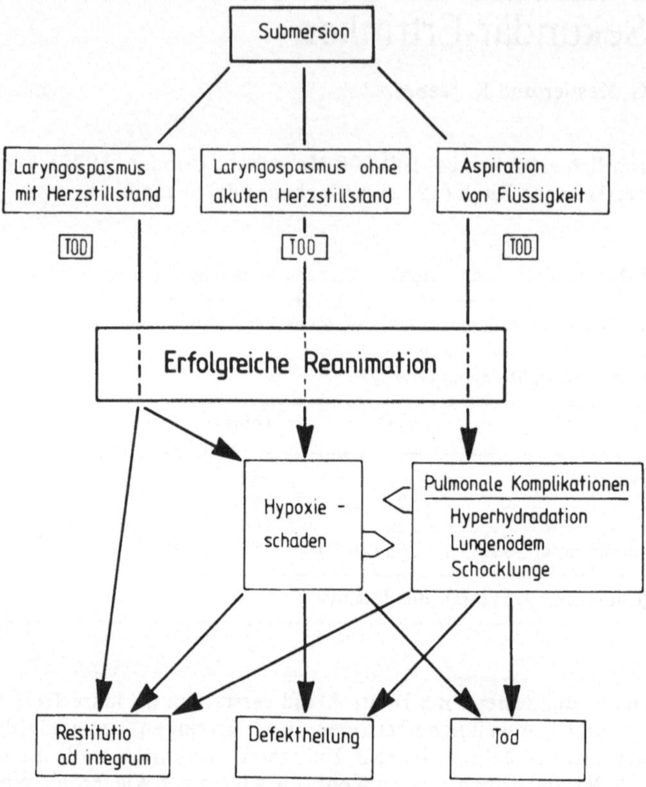

Abb. 1. Pathophysiologie des Ertrinkens

2. Laryngospasmus ohne akuten Herzstillstand

In einem nicht bekannten Prozentsatz von Beinah-Ertrinken tritt ebenfalls ein Glottiskrampf auf, so daß wiederum zunächst keine Flüssigkeit in die Lunge eindringen kann. Das Herz jedoch schlägt weiter. Der Kreislauf bleibt mehrere Minuten erhalten. In einem solchen Fall wird das Gehirn länger durchblutet. Die Überlebenschancen könnten bei dieser Verlaufsform günstiger sein als im Fall 1. Da der O_2-Verbrauch mit abnehmender Temperatur des Körpers exponentiell sinkt, ist die potentielle Überlebenszeit desto länger, je tiefer die Wassertemperatur ist (Kügler-Podellek et al., 1965).

3. Aspiration von Flüssigkeit

In den meisten Fällen wird Wasser allein oder mit Mageninhalt vermischt aspiriert. Bei Ertrinken in Süßwasser wird das in das Bronchialsystem eingedrungene Wasser entsprechend dem osmotischen Druckgefälle vom intravasalen Raum aufgenommen.

Ob es dabei zu Hypervolämie, Hämolyse, Kalium-Freisetzung und Tod durch Kammerflimmern kommt, ist abhängig von der aufgenommenen Flüssigkeitsmenge.

In der neueren Literatur werden die Verschiebungen im Wasser- und Elektrolythaushalt als nicht entscheidend für den Verlauf nach Beinah-Ertrinken eingeschätzt. Stattdessen ist die schädigende Wirkung des in die Lungen eingedrungenen Wassers für den Gasaustausch, d.h. die dadurch akut ausgelöste *respiratorische Insuffizienz* mit nachfolgender arterieller Hypoxie und Azidose als eigentliches pathologisches Agens in den Vordergrund getreten (Modell, 1966, 1968; Petrykowsky, 1976).

Kasuistik

1973–1976 wurden auf unserer Intensivstation 5 Patienten nach Süßwasser-Ertrinken behandelt. Es waren drei Männer im Alter von 22, 26 und 42 Jahren und 2 Jungen, 6 bzw. 2 Jahre alt. Die beiden jüngeren Männer verstarben am 3. bzw. 6. Tag nach Einlieferung, der ältere Mann und die beiden Kinder überlebten.

Alle 5 Patienten waren erfolgreich wiederbelebt worden. Die Zeit unter Wasser konnte in keinem Fall exakt angegeben werden. Bei der Klinikaufnahme waren die 5 Patienten bewußtlos und wurden beatmet. Die ersten Blutgasanalysen (Tabelle 2) zeigten trotz Blindpufferung erhebliche metabolische und im Fall des Patienten 4 respiratorische Verschiebungen zur sauren Seite. Nur die Blutgase des Patienten 5 waren durch die Vorbehandlung ausgeglichen. Im weiteren Verlauf fand sich jedoch auch bei dem 2jährigen Kind immer wieder eine metabolische Azidose, die Nachpufferungen erforderten. Bei den Patienten 1 und 2 entwickelte sich ab dem 3. Tag das Bild einer Schocklunge. Komplizierend kam beim Patienten 2 als Ausdruck einer erhöhten Lungensteifigkeit ein Spannungspneumothorax hinzu, der entsprechend drainiert wurde. Schließlich starben beide Patienten an zunehmender Hypoxie. Bemerkenswert ist, daß damals (1973) beide Patienten nicht mit einem PEEP beatmet wurden.

Tabelle 2. Blutgasanalysen bei 5 Beinahe-Ertrunkenen sofort nach Klinikaufnahme (FIO_2-1)

Patient	Alter	pCO_2	pH	SB	SO_{2a}	PO_{2a}	SO_{2v}	Respirator
1	22 J.	27	7,25	14,3	98			Spiromat
2	26 J.	42	7,15	14,3	72			Spiromat
3	42 J.	32	7,13	10,9	99	385	77	MA_1
4	6 J.	79	7,15	21,5	97	250	86	PR_2
5	2 J.	37	7,34	20,4	99	380	89	PR_2

Tabelle 3. Blutgasanalysen des Pat. Nr. 3. Dieser Patient wurde primär mit PEEP beatmet. Eine zu frühe Extubation bewirkte ein Lungenödem, das durch erneute PEEP-Beatmung beherrscht werden konnte

Zeit (Tage)		I 11^{00}	13^{00}	15^{00}	23^{00}	II 16^{00}	III $^{a}8^{00}$	IV 8^{00}
Beatmung	O_2[%]	100	70	70	45	Spontan 6 l O_2	45	45
	P[cmH_2O]	10-42	6-40	8-38	8-39	–	2-32	2-32
	V[l/min]	14.400	15.200	15.200	14.400	–	16.800	14.400
BGA	pCO_2	32	34	31	29	31	28	26
	pH	7.13	7.36	7.47	7.56	7.47	7.51	7.48
	SB	10.9	20.1	24.6	28.8	21.4	25.0	21.9
	HbO_2a	99	99	98	98	98	98	97
	HbO_2v	77	75	56	75	62	84	75
	pO_2	385	215	119	104	119	111	92
Blut	Hkt	53	52	54	–	54	45	34
	Hb	89,6	89,6	–	–	112,5	89,6	67,8
Bemerkung		MA_1				↑ Extubation		MA_1

[a] Erneute PEEP-Beatmung wegen Lungenödem

Der Patient 3 wurde primär mit PEEP beatmet (Tabelle 3). Wie die Tabelle zeigt, war dieser Patient zwar hochgradig metabolisch sauer, doch sicherte die PEEP-Beatmung einen ausreichenden Gasaustausch. Am folgenden Tag wurde der Patient extubiert. Zu früh, wie sich herausstellte, denn am 3. Tag nach dem Ertrinkungsunfall bekam dieser Patient ein ausgeprägtes Lungenödem und mußte wieder beatmet werden. Erst nach weiteren 48 Std. Beatmung konnte schrittweise auf Spontanatmung übergegangen werden.

Beide Kinder erreichten nach 2 bzw. 4-tägiger PEEP-Beatmung wieder normale Blutgaswerte. Erschwerend für den weiteren Verlauf war die cerebrale Schädigung. Während sich der 6-jährige innerhalb eines halben Jahres soweit erholte, daß er schließlich schulfähig wurde, blieb das zweijährige Kind apallisch.

Diskussion

Die vorliegende Kasuistik spiegelt die pathophysiologischen Vorgänge von Ertrinken bzw. Beinah-Ertrinken wieder, die sowohl tierexperimentell als auch in der Klinik beobachtet werden. Die ersten drei unserer Patienten hatten während des Ertrinkungsunfalls Süßwasser aspiriert.

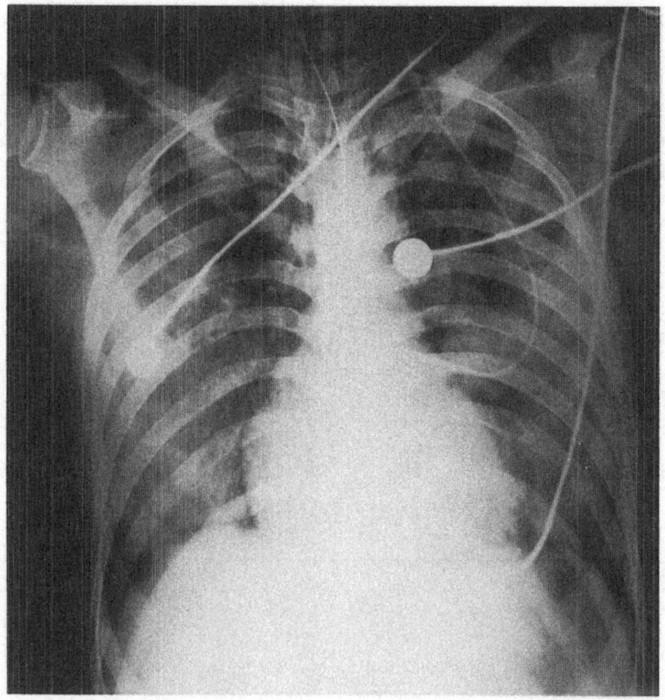

Abb. 2. Rö-Thorax eines Beinahe-Ertrunkenen mit Süßwasseraspiration. Pat. Nr. 2

Dafür sprachen die Zeichen der Hämolyse und die homogenen Verschattungen in den Röntgen-Thoraxaufnahmen (Abb. 2).

Nur bei einem Patienten dieser Gruppe war es zu einem Herzstillstand gekommen (Fall 1).

Die Patienten 4 und 5 hatten offenbar kaum oder gar nicht aspiriert; denn weder im Blut noch im Urin fanden sich Hämolysezeichen. Auch das Röntgen-Thoraxbild zeigte keine Verschattung (Abb. 3).

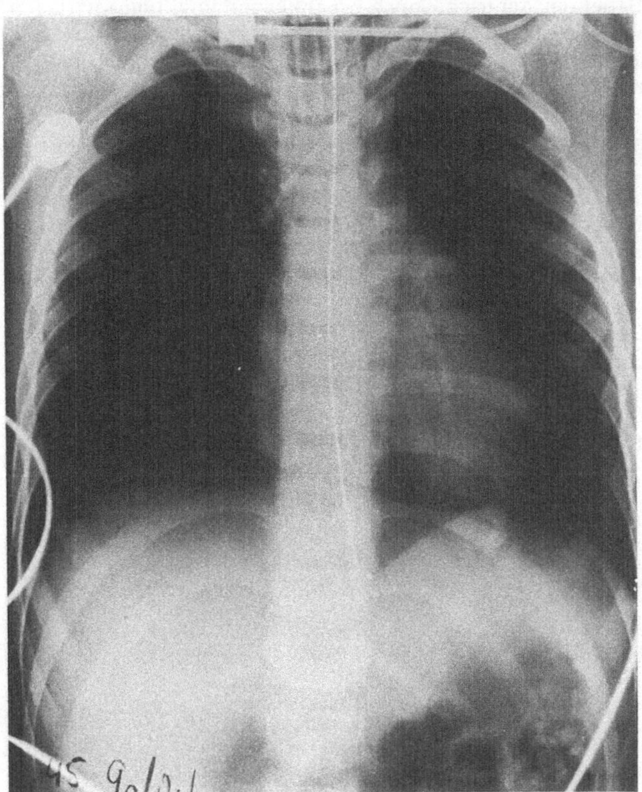

Abb. 3. Rö-Thorax eines Beinahe-Ertrunkenen ohne erkennbare Süßwasseraspiration. Pat.Nr. 4

Bei beiden jedoch bestand Herz-Kreislaufstillstand. Ob dieser reflektorisch oder durch zunehmende Hypoxie eintrat, läßt sich im nachhinein nicht mehr klären. Unklar ist auch, ob bei beiden Kindern der sogenannte Tauchreflex ausgelöst wurde, der nach Elsner (1963), Campbell (1969) und Gooden (1972) sowohl zu einer reflektorischen Inhibition der Atmung als auch zu einer Sauerstoff-Einsparung durch periphere Vasokonstriktion und Umverteilung des Blutes auf eine Herz- und Gehirnzurkulation ohne Hypertonie führen soll.

Das Ausmaß der Lungenschädigung ist dabei von mehreren Faktoren bestimmt: 1. zerstört die chemische Noxe "Süßwasser" den Surfactant und damit die alveoläre Stabilität. 2. wird mit dem Eindringen des Wassers in die Alveole die Kapazität des Drainagesystems der terminalen Lungenaustauscheinheit (Staub, 1970) überschritten, es kommt zum Anschwellen des "Reserveraums" (Robin, 1973) zwischen kapillärem Endo- und alveolärem Epithel und schließlich zur Zerreißung der Alveolarwand. Plasma, Erythrocyten und Fibrin dringen in das Alveolarlumen ein und vermischen sich mit den Surfactantresten und dem aspirierten Wasser.

Dabei verteilt sich das Aspirat nicht gleichmäßig auf alle Lungenareale; d.h., bei der durch Beinah-Ertrinken veränderten Lunge finden sich unterschiedliche Schädigungsgrade. 3. Insgesamt wird die Lunge (wie alle übrigen Organe) durch die Hypoxie geschädigt, die zur Minderung der energetischen Vorgänge aller Zellen führt.

Das therapeutische Vorgehen sollte diese Ausgangslage berücksichtigen. Selbst bei anfänglich normalen Blutgaswerten ist mit der verzögerten pulmonalen Verschlechterung zu rechnen (Langrehr, 1975). Olivier (1978) rechnet sogar mit dem Auftreten von "Sekundär-Ertrinken" bis zum 4. Tag nach Unfallereignis.

Wir halten daher bei einem Patienten, der nach Beinah-Ertrinken mit intaktem Kreislauf, noch normalen Blutgasen und bei Bewußtsein in die Klinik kommt, eine Intensivüberwachung zumindest in den ersten 24 Std für erforderlich.

Eine Überprüfung unseres therapeutischen Vorgehens zeigt, daß wir die Patienten unterschiedlich behandelt haben. Im Fall 1 und 2 beatmeten wir mit IPPB, im Fall 3 mit einer nur kurzdauernden PEEP-Beatmung. Die Patienten 4 und 5 wurden kontinuierlich mit PEEP belüftet.

Im Fall 1 und 2 wurde Humanalbumin gegeben, um durch Erhöhung der Serumosmolarität das eingedrungene Wasser in der Blutbahn zu halten und möglichst schnell zur Entlastung des Herzens über die Nieren zu eliminieren (Rittmeyer, 1968). Beide so behandelten Patienten bekamen schwere Lungenschädigungen und verstarben. An der Entwicklung der Schocklunge ist außer der Hypoxie und der chemischen Noxe "Wasser" auch das Eindringen von Eiweiß in das interstitielle Gewebe im Bereich der Diffusionsstrecke und in die Aveole beteiligt (Hegendörfer, 1969); Landauer, 1977). Das könnte bedeuten, daß durch exogene Zufuhr von Albumin die Ausbildung einer Membranlunge besonders gefördert würde.

Unter Berücksichtigung der heutigen Literaturmeinung und unserer eigenen Erfahrungen empfehlen wir bei Sekundär-Ertrinken die in Tabelle 4 aufgeführten Maßnahmen.

Tabelle 4. Behandlungsschema für Beinahe-Ertrunkene

Therapie

1. Intensivüberwachung:
   - Blutgaskontrolle: 2-stündlich
   - bis zu 4 Tagen nach Unfallereignis
2. Bei Gasaustauschstörung: Beatmung mit hinreichend hohem PEEP
3. Glucose / Insulin-Infusion
4. Antiödematöse Therapie:
   - Diuretica
   - Steroide
5. Antibiotica

Literatur

1. Birch, A. C.: Drowning. The practioner. 206, 644 (1971)
2. Campbell, L. B., Gooden, B. A., Horowitz, J. D.: Cardiovascular responses to partial and total immersion in man. J. Physl. 202, 239 (1969)
3. Dietzel, W.: Wie lange sind Wiederbelebungsmaßnahmen bei Kindern nach Ertrinkungsunfällen als sinnvoll zu betrachten? Z. prakt. Anästh. u. Wiederbelebung. 4, 256 (1969)
4. Elsner, R. W., Garey, W. F., Scholander, P. F.: Selective ischemia in diving man. American Heart Journal, 65, 571 (1963)
5. Gooden, B. A.: Drowning and the diving reflex in man. Med. J. Aust. 2, 583 (1972)
6. Hegendörfer, U., Dietzel, W., Stöckel, H.: Pathophysiologie und Therapie bei Ertrinkungsunfällen. Z. Prakt. Anästhesie 18, 260 (1969)
7. Kügler-Podellek, J. G., Rodewald, G., Horatz, K., Kügler, S., Müller-Brunotte, P.: Erfolgreiche Wiederbelebung bei Ertrinken in Eiswasser. Dtsch. med. Wschr. 90, 74 (1965)
8. Landauer, B., Tölle, W., Blümel, G.: Zur Bedeutung des Ventilationsmusters für die funktionelle Situation der Lunge bei Inhalationsnarkosen. Anästhesist. 26, 525 (1977)
9. Langreer, D., Neuhaus, R., Arnold, R., Singbarth, G.: Intensivtherapie bei zwei Fällen von Beinahe-Ertrinken. Anästhesist 24, 91 (1975)
10. Moritz, A. R.: Chemical methods for the determination of death by drowning. Phys. Rev. 24, 70 (1944)
11. Modell, J. H., Gaub, M., Moya, F., Vestal, B., Swarz, H.: Physiologie effects of near drowning with chlorinated fresh water, distilled water und isotonic saline. Anesthesiology 27, 33 (1966)
12. Modell, J. H.: Die physiologischen Grundlagen für die Behandlung von Ertrunkenen. Therapiewoche 18, 1928 (1968)

13. Oliver, E. J., Miller, D. B., Norman, J. N.: Steroids in secondary Drowning. Lancet (January) 14 (1978)
14. Petrykowsky, v. W.: Pathophysiologie und Therapie des Beinahe-Ertrinkens. Mat. Med. Nordmark 28 (1976)
15. Robin, E. D., Caroll, E., Cross, R., Zellis.: Pulmonary edema. The new England journal of Med. 8, 292 (1973)
16. Rittmeyer, P.: Intensivbehandlung bei Ertrunkenen. Sonderdruck. Heft zur Unfallheilkunde. Heft 99. 32. Tag vom 27.–29, März 1968 in Hamburg
17. Swann, H. C., Brucer, M., Moore, C., Vezien, B. L.: Fresh water and sea waterdrowning: a study of terminal cardiac and biochemical events, Texas. Rep. Biol. Med. 5, 423 (1947)
18. Staub, C.: The Pathophysiology of pulmonary edema. Human. Pathology-Vol. 1, Nr. 3, Sept. (1970)

Die Wirkung von Anaesthetika auf die menschliche Bronchialmuskulatur in vitro

A. Rothhammer, E. Schmidt, P. Bruch und H.J. Viereck

Die Reaktion der Bronchialmotorik auf Anästhetika interessiert den Anästhesisten grundsätzlich, da der Bronchospasmus im Verlauf einer Narkose eine ernste Komplikation darstellt. Bereits 1938 wurde an Katzen beobachtet, daß Barbiturate Bronchospasmus hervorrufen können [5]. Klinische Relevanz bekam dies, als Mayrhofer, 1954 [13] nach Messungen des Atemwegswiderstandes an Meerschweinchen Thiobarbiturate für kontraindiziert hielt.

Im Zusammenhang mit der Neuroleptanalgesie liegen über Fentanyl Untersuchungen vor, die diesem Pharmakon einen bronchokonstriktorischen Effekt zuschreiben [14, 8, 3]. Untersuchungen über Dehydrobenzperidol [10, 16] beziehen sich bisher kaum auf die Beeinflussung der Bronchialmotorik.

Ketamin zeigt im Tierversuch [12, 1] eine bronchodilatatorische Wirkung, die auch klinisch [4, 7, 9] beobachtet wurde.

Da sich Kontraktilitätsstudien prinzipiell auch an isolierter menschlicher Bronchialmuskulatur durchführen lassen, wählten wir dieses Modell zur Prüfung der erwähnten vier Anästhetika.

Material und Methode

Das Material stammt von 12 Patienten im mittleren Alter von 43,5 ± 14 Jahren, bei denen wegen Tumor oder tuberkulöser Restzustände Teilresektionen der Lunge durchgeführt werden mußten. Aus dem resezierten Gewebe wurden sofort makroskopisch unauffällige Bronchusabschnitte mit 3–6 mm Durchmesser entnommen und in Spiralstreifen geschnitten. Diese wurden in einem auf 37°C geheizten Organbad mit 100 ml zirkulierendem Volumen, das mit Carbogengas (95 % O_2 und 5 Vol % CO_2) durchperlt war, eingehängt. Als Badlösung diente Tyrode mit einem konstanten pH von 7,34. Die Spannungsänderungen wurden mit einem Dehnungsmeßstreifen von Swema Stockholm gemessen, mit einem Hellige TF 19 verstärkt und durch einen Laumannschreiber fortlaufend registriert (Abb. 1). Nachdem sich bei geeigneter Vorspannung ein stabiler Ruhetonus eingestellt hatte, wurde das Präparat durch Depolarisation mittels Kaliumtyrode (Natrium äquimolar gegen Kalium ausgetauscht) kontrahiert, um einen Anhalt für die Kontraktionsfähigkeit zu gewinnen. Zur Kontraktion bei der Pharmakatestung verwandten wir Histaminhydrochlorid $2 \cdot 10^{-5}$ g/ml Badlösung. Dem Organbad wurden die vier Anästhetika in kumulierenden Dosen [15] zugegeben, die Konzentrationen verstehen sich in Gramm pro ml Badlösung. Abb. 2 zeigt eine Originalregistrierung, wobei die Spannung im Zeitablauf dargestellt ist. Am Ende des Versuchs wurde das Feuchtgewicht des Organstreifens bestimmt, sämtliche Spannungen beziehen sich auf den Präparatquerschnitt, also dyn/mm². Die Rechnung erfolgte nach der Methode der kleinsten Fehlerquadrate, ausgehend von der Gleichung $y = a \cdot e^{bx} + c$. Alle Spannungsänderungen wurden auf das Wirkungsmaximum bezogen.

Ergebnisse

Die Zugabe von Fentanyl, Ketamin, Dehydrobenzperidol und Thiopental bei einem stabilen Ruhetonus zeigte über den ganzen Dosisbereich in keinem Fall eine Wirkung.

Histamin kontrahierte die Bronchialmuskulatur stets. Ausgehend von der durch Histamin erhöhten Spannungslage bewirkte die Zugabe von Fentanyl keine Tonusänderung. Eine nachfolgende Kontraktion mittels Kaliumtyrodelösung, die Aufschluß über eine mögliche Veränderung der Kontraktilität geben sollte, wurde nicht beeinflußt.

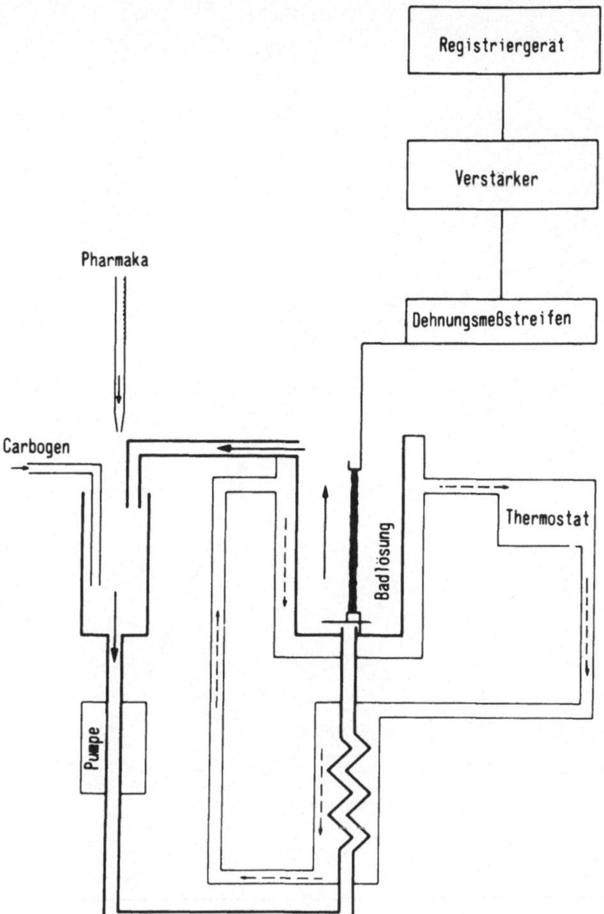

Abb. 1. Versuchsanordnung

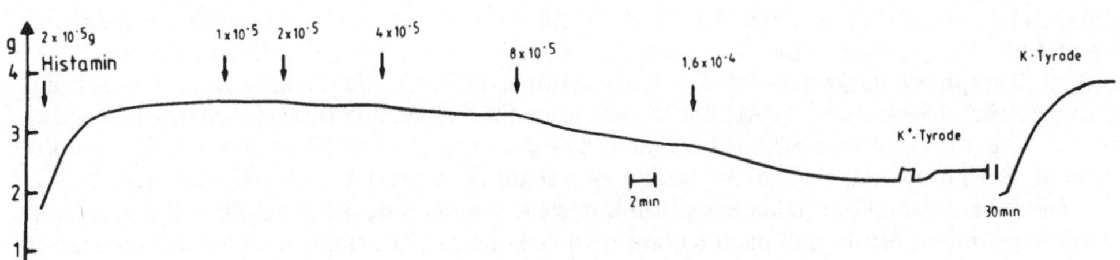

Abb. 2. Dosiswirkungskurve für Thiopental auf die mit Histamin kontrahierte Bronchialmuskulatur, Originalregistrierung

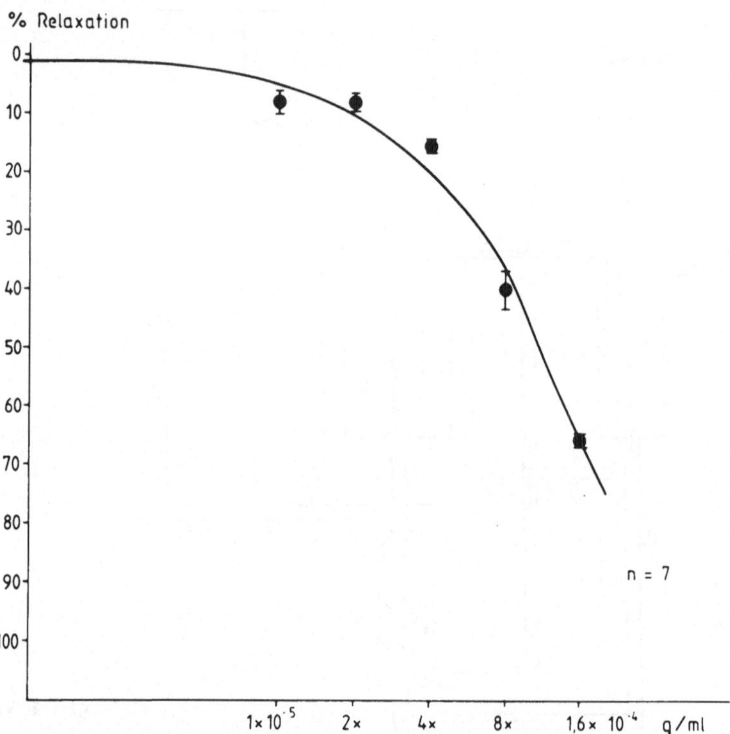

Abb. 3. **Dosiswirkungskurve für Ketamin auf die mit Histamin kontrahierte Bronchialmuskulatur**

Ketamin, Dehydrobenzperidol und Thiopental relaxierten die histamininduzierte Kontraktion zuverlässig und dosisabhängig. In Abb. 3 sind die Mittelwerte von sieben Versuchen mit den Standardabweichungen für Ketamin aufgezeichnet, wobei auf der Ordinate der Grad der Erschlaffung der histamininduzierten Kontraktion in Prozent, auf der Abszisse die Dosis aufgetragen ist. Ausgehend von den Mittelwerten läßt sich für den dargestellten Zusammenhang die in Abb. 3 angegebene Funktion nach der Formel $y = a \cdot e^{bx} + c$ errechnen, die ebenfalls in Abb. 3 graphisch dargestellt ist. Der Korrelationskoeffizient der Punkte zur errechneten Kurve beträgt 0,994. Abb. 4 zeigt die Verhältnisse für Dehydrobenzperidol. Auch hier wird mit 0.992 ein hoher Korrelationskoeffizient zwischen errechneter Funktion und Meßpunkten erreicht. Bei Thiopental – Abb. 5 – ergibt sich sogar ein Korrelationskoeffizient von 0,999.

Die jeweils nach Pharmakaexposition mittels Kaliumtyrode durchgeführte Kontraktion des Organstreifens ergab, daß nach Ketamineinwirkung die Kontraktionsfähigkeit unverändert ist. Nach Dehydrobenzperidol werden im Mittel nur 30 % des Ausgangswertes für die Kaliumdepolarisation erreicht, nach Thiopental sogar nur 20 %. Nach circa 30 min und mehreren Spülungen des Organbades ist die anfangs erzielte Kontraktionskraft bei beiden Pharmaka wieder vorhanden.

Die Ergebnisse der vorliegenden Untersuchung erlauben folgende Aussagen: Fentanyl hat keinen direkten Einfluß auf die Bronchialmotorik.

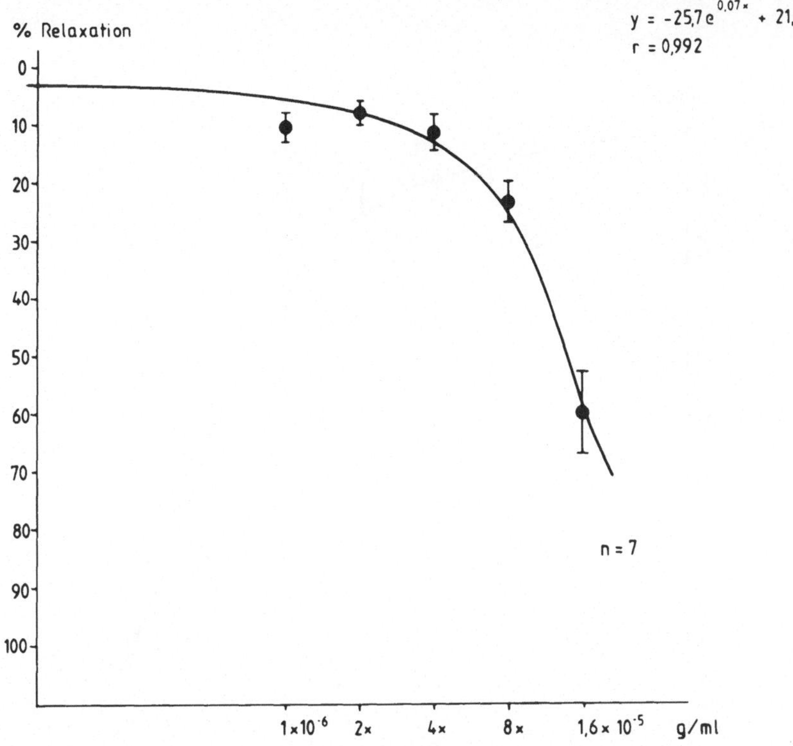

Abb. 4. Dosiswirkungskurve für Dehydrobenzperidol auf die mit Histamin kontrahierte Bronchialmuskulatur

Ketamin verändert den Ruhetonus der Bronchialmuskulatur nicht, führt aber dosisabhängig zur Relaxation eines erhöhten Tonus. Dieser spezifische Effekt zeigt sich direkt an der Muskulatur und ist somit nicht nur – wie in der Literatur angenommen – Folge von in vivo freigesetztem Adrenalin. Ketamin dürfte sich – in Übereinstimmung mit einzelnen Fallberichten – zur Narkose beim Bronchospasmus und bei Asthmatikern eignen.

Dehydrobenzperidol führt ebenfalls dosisabhängig zur Erschlaffung eines erhöhten Tonus der Bronchialmuskulatur, wobei ein die Kontraktionsfähigkeit deprimierender, länger wirkender Effekt angenommen werden muß. Ob dieser Effekt auf einer reversiblen Blockade des kontraktilen Apparates der Zelle oder auf einer Bindung an membranpotentialbeeinflussende Rezeptoren beruht, bleibt zu klären. Bedenken gegen die Neuroleptanalgesie bei Asthmatikern dürften – im Einklang mit anderen Autoren [2, 1, 11, 6] – somit nicht bestehen, zumindest was die direkten Wirkungen auf die Bronchialmotorik anlangt.

Die dem Thiopental nachgesagte bronchokonstriktorische Wirkung ist mit unserer Versuchsanordnung nicht nachweisbar. Thiopental scheint im Gegenteil die Kontraktion der Bronchialmuskulatur längerdauernd zu deprimieren.

Literatur

1. Appiani, L.,Berti, F.: Sulla presumta azione broncocostrittice del Fentanyl citrato, sperimentazione farmacologica. Anestesia e Rianimazione 5, 309–314 (1966)
2. Benzer, H., Muhar, F., Pall, H.: Zur Frage der bronchokonstriktorischen Wirkung von Fentanyl: Untersuchungen im Ganzkörperplethysmographen Anaesthesist 17, 321–324 (1968)

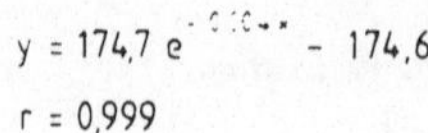

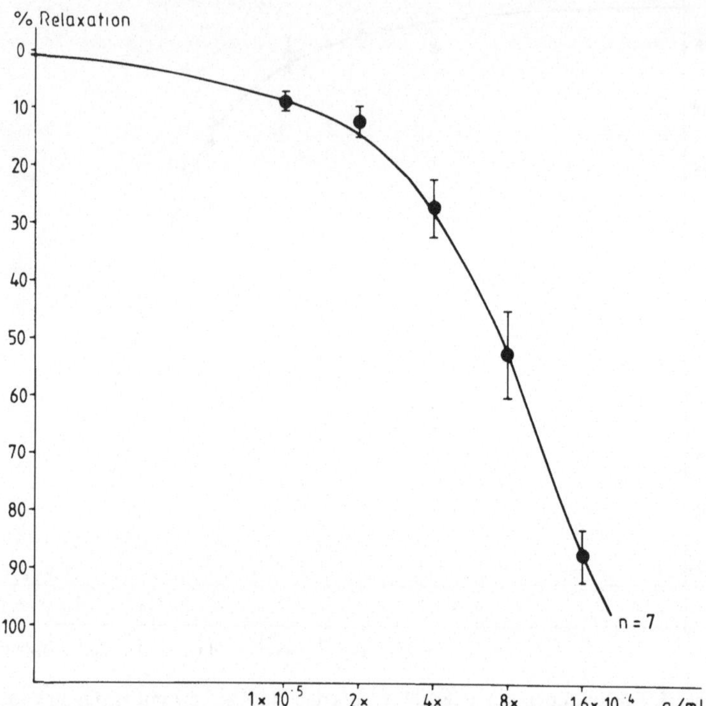

Abb. 5. Dosiswirkungskurve für Thiopental auf die mit Histamin kontrahierte Bronchialmuskulatur

3. Bergmann, H.: Neuroleptanalgesie – Klinik und Fortschritte. 3. Bremer NLA-Symposion, S. 219. Schattauer: Stuttgart 1966
4. Betts, E. K., Parkin, L. E.: Use of ketamine in an asthmatic child: a case report Anesthesia and Analgesia 50, 420–421 (1971)
5. Burstein, C. L., Rovenstine, E. A.: Laryngo and bronchospasm by some barbituric anesthetics in cats. J. Pharmacology 63, 42 (1938)
6. Chachaj, W., Malolepszy, J., Suchnicka, R., Zagrobelny, Z.: Action of dehydrobenzperidol in severe asthma status with iatrogenic circulation disturbances. Clinic of Internal Diseases, M. A., Wrozlow 1969
7. Corssen, G., Gutierrez, J., Reves, G. J., Huber, F. C.: Ketamine in the anesthetic management of asthmatic patients. Anesthesia and Analgesia 51, 588–594 (1972)
8. Dobkin, A. B., Lee, P. K., Byles, P. H.: Neuroleptanalgesics: 2. labratory evaluation of combination of analgesics and neuroleptics with nitrous oxid. Can. Anaesth. Soc. J. 12, 39–66 (1965)
9. Fisher, M.: Ketamine hydrochloride in severe bronchospasm. Anesthesia 32, 771–772 (1977)
10. Fjalland, B., Boeck, V.: Neuroleptic blockade of the effect of various neurotransmitter substances. Acta. Pharmacol. Toxicol. (KBH) 42, 206–211 (1978)
11. Leuschner, A., Stöcker, L.: Untersuchungen des Strömungswiderstandes in den Atemwegen nach intramuskulärer Applikation von Dehydrobenzperidol, Fentanyl und Thalamonal beim Menschen. Neue klinische Aspekte der Neuroleptanalgesie. 4. Internationales NLA-Symposion Bremen 1969, S. 59–70, Schattauer: Stuttgart 1970
12. Lundy, P. M., Gowddey, C. W., Colhoun, E. H.: Tracheal smooth muscle relaxant effect of ketamine. Br. J. Anaesth. 46, 333–336 (1974)
13. Mayrhofer, O.: Experimentelle Untersuchungen über die Wirkung einiger zu Narkosezwecken gebräuchlicher Barbiturate auf die Bronchialmuskulatur. Anaesthesist 3, 105–107 (1954)
14. Roquebert, J., Canellas, J., Dumatrin, A., Quintard, B.: Inhibition des recepteurs adrenergiques beta bronchiques du cobaye par quelques analgesiques narcotiques. Compt. rend. seanc. Soc. biol. 160, 1560–1563 (1966)

15. Rossum, I. M. van: Cumulative dose-response curves II. Arch Int Pharmacodyn 143, 3 – 4 (1963)
16. Satoh, M.: Droperidol, its alpha-adrenergic blocking action on the aortic strip and inhibitory action on norepinephrine uptake of the adrenergic terminal of the left atrial strip of rabbit. Tohoku. J. Exp. Med. 124, 65–72 (1978)
17. Wanna, H. T., Gergis, C. W.: Procaine, lidocaine and ketamine inhibit histamininduced contracture of guinea-pig tracheal muscle in vitro. Anesthesia and Analgesia 57, 25-27 (1978)

Thema J
Kreislauf

Vorsitz: J. B. Brückner, Berlin
und J. Eichler, Lübeck

Parameter des Kreislaufs, der Blutgase, des lumbalen Liquordruckes, des Augeninnendruckes und der Diurese unter dem Einfluß von Flunitrazepam

P. Milewski, G. Eisele, E. Knoche, M. Fricke und W. Dick

Der Einsatz von Flunitrazepam im Bereich der Anästhesie war, wie ja so oft, von anfänglichen mehr oder weniger monomanen Vorstellungen und Motivationen der Anwender und Untersucher begleitet. Mittlerweile hat dieses Mittel jedoch bei uns seinen Platz gefunden in der Palette von Substanzen, die dem Anästhesisten bei der Durchführung individuell, der jeweiligen Situation und dem Patienten angepaßter Kombinationsnarkosen zur Verfügung steht. Wir haben Flunitrazepam im klinischen Einsatz geprüft und möchten hier aus unseren Untersuchungen einige Befunde vortragen.

So ist beispielsweise für viele Eingriffe in der operativen Ophthalmologie der Einfluß der zur Anwendung kommenden Anästhetika auf den Augeninnendruck von Bedeutung. Wir haben daher bei zehn augengesunden gynäkologischen Patientinnen im Rahmen der Anästhesieeinleitung den intraokulären Druck vor und nach der intravenösen Applikation von 1 mg Flunitrazepam 20 min lang verfolgt. Die Messungen wurden mit Hilfe des Handapplanationstonometers nach Dräger an beiden Augen durchgeführt. Die Applanationstonometrie hat gegenüber der Impressionstonometrie den Vorteil einer exakten Messung; die Rigidität der Bulbushüllen spielt bei dieser Methode keine Rolle. Da wir wissen, daß der intraokuläre Druck ganz entscheidend beeinflußt wird von Veränderungen im Kreislauf und der Atmung, haben wir den mittleren arteriellen Blutdruck und die Blutgase mitbestimmt (Abb. 1), um Einflüsse von dieser Seite her beurteilen zu können.

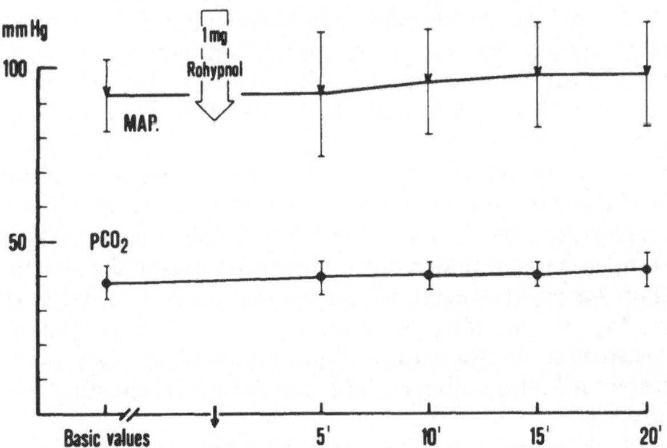

Abb. 1. Mittlerer arterieller Blutdruck und pCO_2 unter der Einwirkung von Flunitrazepam

Wie aus der ersten Abbildung zu ersehen ist, blieben die erwähnten Parameter nach der Applikation von Flunitrazepam weitgehend konstant. Der Augeninnendruck hingegen zeigte bei allen Patienten auf beiden Seiten einen Abfall, der im Mittel 2-3 mmHg betrug (Abb. 2). Dieser Effekt, der also offenbar unabhängig war von den gemessenen Atem- und Kreislaufgrößen, hielt etwa 15 min lang an, danach stieg der Augeninnendruck wieder an.

Es bleibt dahingestellt, ob dies Folge einer Verringerung des Abflußwiderstandes über die episkleralen Venenplexus oder einer verminderten Kammerwasserproduktion ist.

Um einen zumindest indirekten Hinweis auf die Druckverhältnisse im Zentralnervensystem unter Flunitrazepam zu erhalten, haben wir in einer weiteren Untersuchungsreihe den lumbalen Liquordruck gemessen. Bei zehn urologischen, nicht prämedizierten Patienten mit einem Durchschnittsalter von 70 Jahren, die zur Durchführung einer transuretralen Prostata-

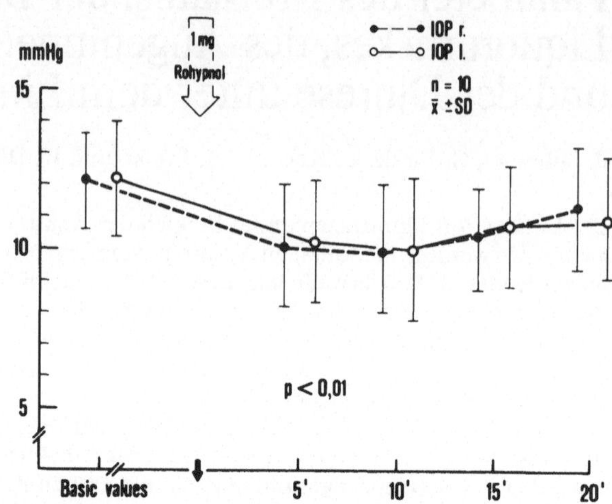

Abb. 2. Intraokulärer Druck (IOP) beider Augen vor und nach der Applikation von Flunitrazepam

resektion eine Spinalanästhesie erhalten sollten, wurde in Seitenlage die Dura mit einer Spinalnadel punktiert. Über einen Druckwandler wurde der Liquordruck kontinuierlich registriert. Ebenso verfolgten wir Blutdruck und Pulsrate. Sodann wurden zur Erzielung eines erkennbaren sedierenden Effektes zwischen 0,4 und 0,7 mg Flunitrazepam intravenös injiziert. Während arterieller Mitteldruck und Pulsrate weitgehend unbeeinflußt blieben, zeigte der Liquordruck bei allen Patienten einen prompten Abfall, der im Mittel 2,3 cm H_2O ausmachte (Abb. 3). Dieser Aspekt war also trotz der Streubreite bei jedem der untersuchten Patienten zu verzeichnen. Auch wenn Veränderungen des lumbalen Liquordruckes nicht unbedingt mit den intrakraniellen Druckverhältnissen korrelieren, möchten wir dennoch, auch im Hinblick auf die Befunde des Augeninnendruckes, meinen, daß auf eine Abnahme des intrakraniellen Druckes unter der Einwirkung von Flunitrazepam geschlossen werden kann.

Aus Tierversuchen und Beobachtungen am Menschen glaubten einige Untersucher, Auswirkungen des Flunitrazepam auf die Nierenfunktion im Sinne einer Diuresesteigerung ableiten zu können. Zur Beantwortung dieser Frage wurde bei 12 Patientinnen, die sich einer vaginalen oder abdominalen Hysterektomie unterzogen hatten, in der postoperativen Periode die renale Ausscheidung gemessen. Alle Patientinnen waren nierengesund. Beginnend am Abend des Operationstages wurden über insgesamt zwei Tage die stündlichen Urinmengen sowie in zwölfstündigem Abstand Hb, Hk, Blutzucker, Harnstoff sowie Natrium, Kalium und die Osmolarität im Serum und Urin bestimmt. Die Patientinnen erhielten ein standardisiertes Infusionsregime mit 40 ml/kg KG/Tag einer 2/3-Elektrolytlösung.

Nach einer vierundzwanzigstündigen Kontrollperiode, also am Abend des postoperativen Tages, wurden sodann 0,5 bzw. 1 mg Flunitrazepam intravenös injiziert. Weder bei den stündlich gemessenen, noch bei den 12-Stunden-Harnmengen konnten statistisch im t-Test für Paardifferenzen Unterschiede vor und nach Applikation von Flunitrazepam festgestellt werden. Dasselbe galt für die Elektrolyte und die Osmolarität des Urins (Abb. 4). Auch die Erhöhung der Dosis auf 1 mg Flunitrazepam führte zu keiner faßbaren Veränderung der Urinausscheidung oder seiner Zusammensetzung. Die im Serum bestimmten Parameter blieben ebenfalls unverändert (Abb. 5).

Wir können also feststellen, daß unter den Bedingungen einer hinreichenden perioperativen Infusionstherapie keine Beeinflussung der Nierenfunktion durch Flunitrazepam in den genannten Dosierungen zu erwarten ist. Die übrigen vorgetragenen Befunde lassen sich dahingehend zusammenfassen, daß eine Kombinationsanästhesie unter Verwendung von Flunitrazepam auch für neurochirurgische und ophthalmologische Eingriffe geeignet ist.

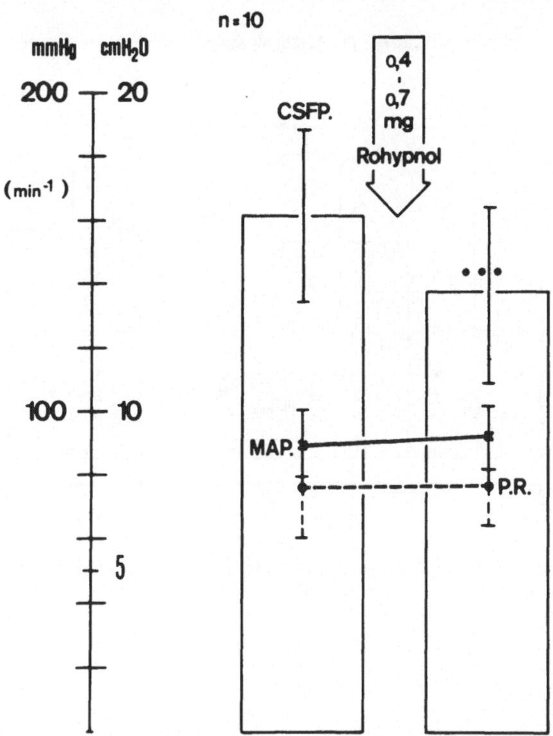

Abb. 3. Arterieller Mitteldruck, Pulsrate und lumbaler Liquordruck (CSFP) vor und nach der Applikation von Flunitrazepam

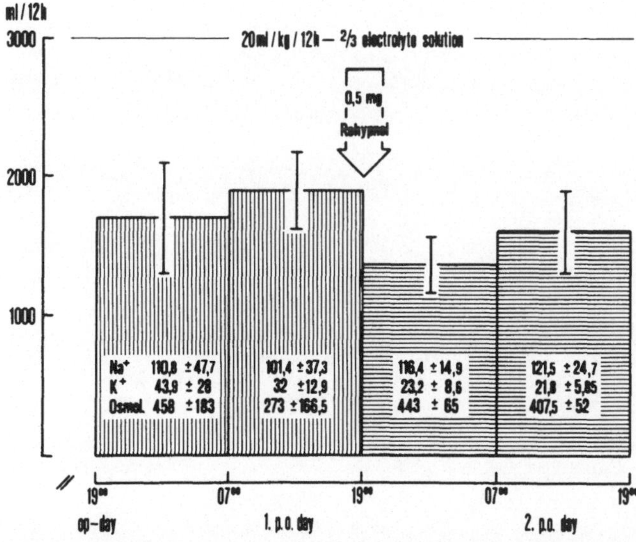

Abb. 4. Urin- und renale Elektrolytausscheidung während einer Kontrollperiode und nach der Applikation von 0,5 mg Flunitrazepam

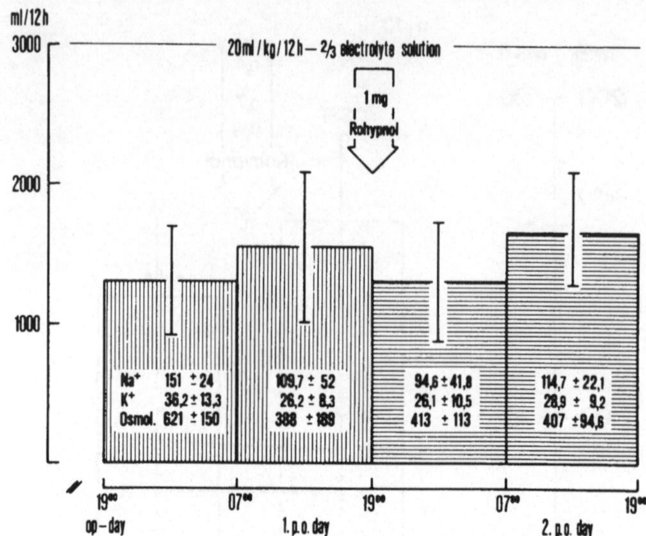

Abb. 5. Urin- und renale Elektrolytausscheidung während einer Kontrollperiode und nach der Applikation von 1,0 mg Flunitrazepam

Messungen einfacher Kreislaufparameter, des Atemminutenvolumens, der Atemfrequenz und der arteriellen Blutgase bei Maskennarkosen mit Thiopental-Pentazocin-Lachgas-Sauerstoff

H.H. Mehrkens, F.W. Ahnefeld, K.H. Bock, H. Falk, M. Heyden und W. Seeling

Das von Seidat (1977) angegebene neue Narkoseverfahren der Fortralkombinationsanästhesie hat Anlaß zu heftiger Kritik gegeben, die teilweise berechtigt war, z.T. aber wohl auch auf Mißverständnissen beruhte. Auf Einzelheiten des bekannten Filmes und der Firmenbroschüre soll hier nicht näher eingegangen werden. Nach einer Bestätigung der Anwendbarkeit dieses Narkoseverfahrens durch eigene Inaugenscheinnahme haben wir die Fortralkombinationsanästhesie seit ca. einem Jahr vorwiegend für kleine und mittlere knochenchirurgische Eingriffe an den Extremitäten bei mehr als 100 Patienten angewendet.

Bei 20 dieser Patienten wurde eine genaue Dokumentation einschließlich blutgasanalytischer Untersuchungen vorgenommen.

Methodik

Die 20 Patienten wiesen ein Durchschnittsalter von 33 Jahren auf mit einer Schwankungsbreite zwischen 16 und 55 Jahren. Das durchschnittliche Körpergewicht betrug 71 kg mit einer Schwankungsbreite zwischen 53 und 85 kg. Anamnestisch und klinisch bestanden keine kardiozirkulatorischen oder respiratorischen Erkrankungen.

Bei den chirurgischen Eingriffen handelte es sich um knochenchirurgische Operationen an den Extremitäten, wie z.B. Kniegelenksarthrotomien, Osteosynthesen, Metallentfernungen etc.. Die Operationen dauerten im Durchschnitt 35 min mit einer Schwankungsbreite von 20-45 min.

Tabelle 1. Patientengut – chirurgische Eingriffe

1. Patientengut	
Gesamtzahl:	20 (15 männl./5 weibl.)
Alter:	: ca. 33 Jahre (16-55 Jahre)
Gewicht	: ca. 71 kg (53-85 kg)
2. Chirurgischer Eingriff	
Art:	Knochenchirurgische Operationen an Extremitäten (Arthrotomien, Osteosynthesen, Metallentfernung etc.)
Dauer:	ca. 35 min (20-45 min)

Das Anästhesieverfahren wurde in Anlehnung an das von Seidat geübte Vorgehen durchgeführt. Die Prämedikation erfolgte 30-60 min vor Narkoseeinleitung mit 10 mg Benzoctamin (= Tacitin) i.m.. Nach intravenöser Vorgabe von 0,25 bis 0,5 mg Atropin wurden zur Narkoseeinleitung 350 bis 500 mg Trapanal (d.h. 5-6 mg pro kg KG) injiziert. Unter assistierter Beatmung mit einem Frischgasflow von 6 l Lachgas und 2 l Sauerstoff pro min erfolgte nach 2-3 min die Gabe von 60 bis 120 mg Fortral (d.h. 1,0-1,5 mg/kg KG). Nach weiteren ca. 3-4 min wurde die Operation begonnen. Die assistierte Beatmung wurde nach der Fortralgabe solange fortgesetzt, bis eine ausreichende Spontanatmung erreicht war (im Durchschnitt nach ca. 5-10 min). Im weiteren Verlauf atmeten die Patienten dann ein Lachgas-Sauerstoff-Gemisch von 3 : 1,2 l/min. Bei Bedarf erforderliche Nachinjektionen von 15-30 mg Fortral machten keine erneute assistierte Beatmung notwendig. Mit Operationsende wurde der Lachgasflow abgestellt, und die Patienten atmeten einige Minuten reinen Sauerstoff. Postoperativ erhielten sie eine Nasensonde mit 2 l O_2/min und wurden noch für eine Stunde im Aufwachraum überwacht. Außer der üblichen Kontrolle von Kreislauf und Respiration wurden arterielle Blutgasanalysen während der assistierten Beatmungsphase (nach Fortralinjektion, vor Op-Beginn) sowie nach 5, 15 und – soweit möglich – 30minütiger Spontanatmung und darüber hinaus 15, 30 und 60 min nach Op–Ende vorgenommen. Außerdem wurde der postoperative Zustand hinsichtlich Bewußtseinslage und Analgesie beurteilt.

Tabelle 2. Der hier durchgeführte Versuchsablauf

3. Versuchsablauf

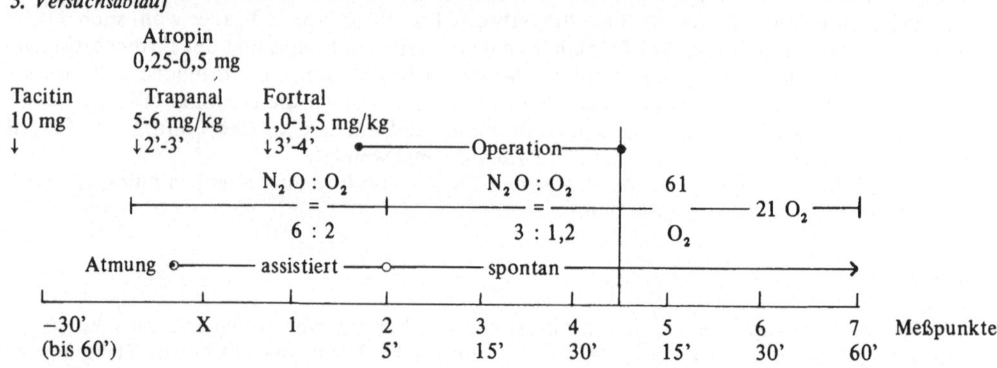

4. Meßwerte:

Blutdruck
Herzfrequenz
Atemminutenvolumen
Atemfrequenz
Blutgasanalyse

5. Gesamtverbrauch Narkosemittel:

Trapanal 425 ± 75 mg
Fortral 135 ± 30 mg

Ergebnisse

Die Herzfrequenz zeigt über den gesamten Beobachtungszeitraum einen weitgehend konstanten Verlauf, lediglich unmittelbar postoperativ wird ein geringer Anstieg registriert.

Der Blutdruck weist während der Dauer der Narkose eine leicht steigende Tendenz auf, wobei insbesondere der kontinuierliche Anstieg des diastolischen Druckwertes auffällt. Die höchsten systolischen Druckwerte werden unmittelbar postoperativ gemessen und zeigen dann bis zum 1-Std-Wert postoperativ wieder eine abfallende Tendenz.

Die Atemfrequenz ist in der ersten Phase der Spontanatmung am geringsten und liegt in der Regel zwischen 11 und 16 pro min. Postoperativ wird ein leichter Anstieg der Atemfrequenz beobachtet.

Das Atemminutenvolumen wurde nur während der Narkose gemessen. Die pro kg KG umgerechneten Werte liegen mit einem Mittelwert von 103 ml nach 5minütiger Spontanatmung am niedrigsten. Im weiteren Narkoseverlauf zeigt sich dann eine leicht ansteigende Tendenz.

Die pH-Werte weisen insbesondere in der Anfangsphase eine deutliche Tendenz in den azedotischen Bereich auf. Diese Tendenz ist im Laufe der Narkose wieder rückläufig, zeigt sich jedoch auch postoperativ noch einmal in etwas abgeschwächter Form. Der im Einzelfall niedrigste intraoperative Wert wurde mit 7,30 nach 5minütiger Spontanatmung ermittelt.

Die arterielle Kohlendioxidspannung bleibt über den gesamten Versuchszeitraum sowohl intra- wie auch postoperativ im Normbereich. Dabei wird lediglich während der ersten Spontanatmungsphase ein geringfügiger vorübergehender Anstieg beobachtet. Desgleichen werden über den gesamten Kontrollzeitraum zu allen Meßzeitpunkten normale arterielle pO_2-Werte

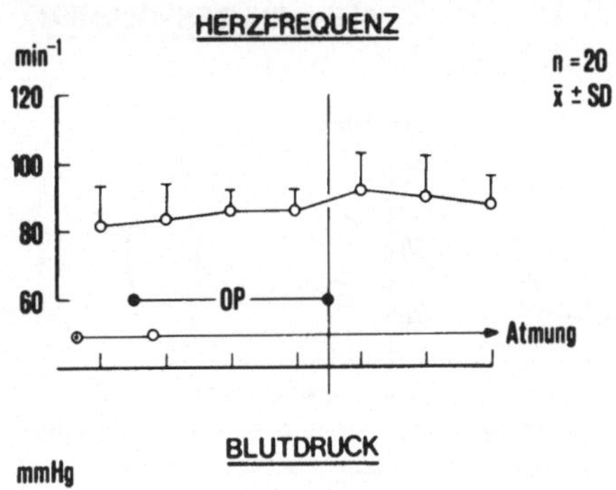

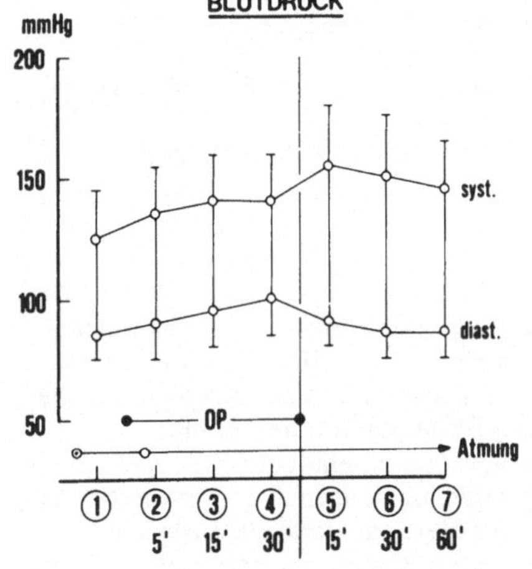

Abb. 1. Herzfrequenz und Blutdruck der untersuchten Patienten

ermittelt. Der im Einzelfall niedrigste gemessene pO_2-Wert während der intraoperativen Spontanatmungsphase lag bei 73,8 mm Hg.

Der Verlauf des base excess ist nahezu identisch mit dem der pH-Werte, d.h. wir verzeichnen von Beginn an eine deutliche Tendenz in den unternormal negativen Bereich. Der im Einzelfall niedrigste Wert wurde nach 5minütiger Spontanatmung mit −7,3 gemessen. Im weiteren Narkoseverlauf zeigt sich eine rückläufige Tendenz in den Normbereich, die sich in der postoperativen Phase noch einmal in etwas weniger ausgeprägter Form zur negativen Seite hin entwickelt.

Beim postoperativen Zustand wurden die Bewußtseinslage und die Analgesie jeweils in drei Stufen beurteilt. Alle Patienten zeigten postoperativ eine rasche, komplikationslose Aufwachphase. Alle 20 Patienten waren unmittelbar nach Operationsende ansprechbar, 4 von ihnen waren jedoch noch deutlich somnolent. 15 min postoperativ waren alle Patienten voll ansprechbar, die meisten von ihnen waren noch leicht schläfrig. Bei Entlassung aus dem Aufwachraum nach 60 min zeigte nur noch ein ganz geringer Teil der Patienten deutliche Müdigkeitserscheinungen.

Die postoperative Analgesie hielt bei allen Patienten in mindestens ausreichender Weise bis zu 30 min nach Operationsende an. 60 min postoperativ klagten lediglich 2 der 20 Patienten über Schmerzen, so daß eine Nachinjektion von jeweils 30 mg Fortral i.m. erforderlich wurde.

Darüberhinaus trat bei keinem Patienten während der ersten postoperativen Stunde Erbrechen auf, lediglich 1 Patient klagte nach 30 und 60 min über eine leichte Übelkeit.

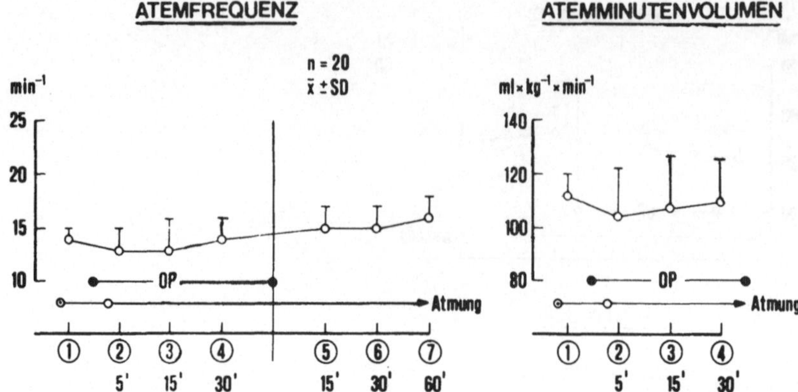

Abb. 2. Atemfrequenz und Atemminutenvolumen der untersuchten Patienten

Diskussion

Das von Seidat angegebene Verfahren der „Fortralkombinationsanästhesie" bei erhaltener Spontanatmung ist von verschiedenen Seiten heftig kritisiert worden. Diese Kritik erscheint z.T. durchaus berechtigt, insbesondere, soweit sie sich auf mangelhafte und mißverständliche Ausführungen des bekannten Filmes und der zugehörigen Firmenbroschüre bezieht.

Unsere hier vorgelegten Untersuchungsergebnisse zeigen jedoch eindeutig, daß das genannte Anästhesieverfahren bei sorgfältiger Anwendung mit individuell angepaßter Narkoseführung einedurchaus brauchbare und für den Patienten risikoarme Methode darstellt. Insbesondere muß darauf hingewiesen werden, daß die Phase der assistierten Beatmung auch nach der initialen Applikation von Fortral ausreichend lange fortgeführt wird, da es selbstverständlich sowohl durch die relativ hohe Barbituratdosis wie auch zusätzlich durch die Gabe von Fortral zu einer ausgeprägten Atemdepression kommt.

Der sog. „ceiling-effect" für Fortral – d.h. keine weitere bzw. erneute Atemdepression bei Nachinjektion – ließ sich weitgehend bestätigen. Die vorliegenden blutgasanalytischen Untersuchungen unterstreichen, daß die Patienten auch während der Spontanatmungsphase zu keinem Zeitpunkt in eine kritische hypoxische Situation gekommen sind. Auffallend ist die deutliche Tendenz zur Azidose, die aufgrund der über den gesamten Versuchszeitraum im Normbereich bleibenden pCO_2-Werte kaum als Folge einer Hyperkapnie erklärbar ist. Vielmehr müssen hier metabolische Veränderungen aufgrund der präoperativen Nüchternheitsphase diskutiert werden.

Als deutliche Vorteile dieses Narkoseverfahrens sind die ruhige Einschlaf- und Aufwachphase sowie eine unter Umständen noch über Stunden postoperativ anhaltende Analgesie hervorzuheben. Von den Patienten selbst wurde das Narkoseverfahren in allen Fällen – wie auch aus eigener Erfahrung bestätigt werden kann – als angenehm beurteilt.

Außerhalb dieser Untersuchungsreihe wurden in Einzelfällen auch sog. Versager beobachtet, d.h. mit dem angegebenen Narkoseverfahren konnte keine ausreichende Narkosetiefe erzielt werden. In solchen Fällen wurde zusätzlich Halothan dem Inspirationsgemisch zugeschaltet. Mit einer solchen Versagerquote muß in ca. 2-3% der Fälle gerechnet werden, chronischer Alkohol- oder auch Medikamentenabusus scheinen dabei von Bedeutung zu sein.

Bei Betrachtung der Kreislaufparameter fällt auf, daß es trotz nahezu konstanter Herzfrequenz während der Narkose zu einem kontinuierlichen Anstieg vornehmlich des diastolischen Blutdrucks kommt. Diese Tatsache sollte Anlaß geben, die Indikation zur Anwendung einer Fortralkombinationsanästhesie bei Patienten mit bekanntem und klinisch manifestem Hypertonus nur mit Zurückhaltung zu stellen.

Zusammenfassend können wir feststellen, daß das von Seidat angegebene Anästhesieverfahren der „Fortralkombinationsnarkose" in der Hand des erfahrenen Anästhesiologen eine

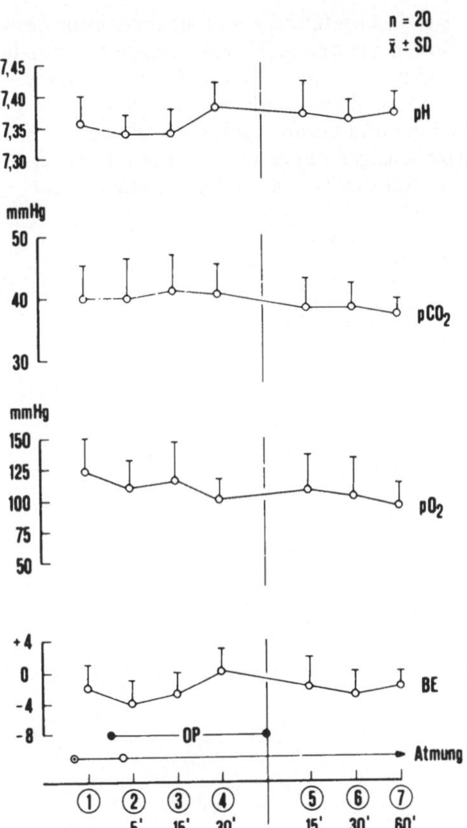

Abb. 3. Ergebnisse der Blutgasanalysen

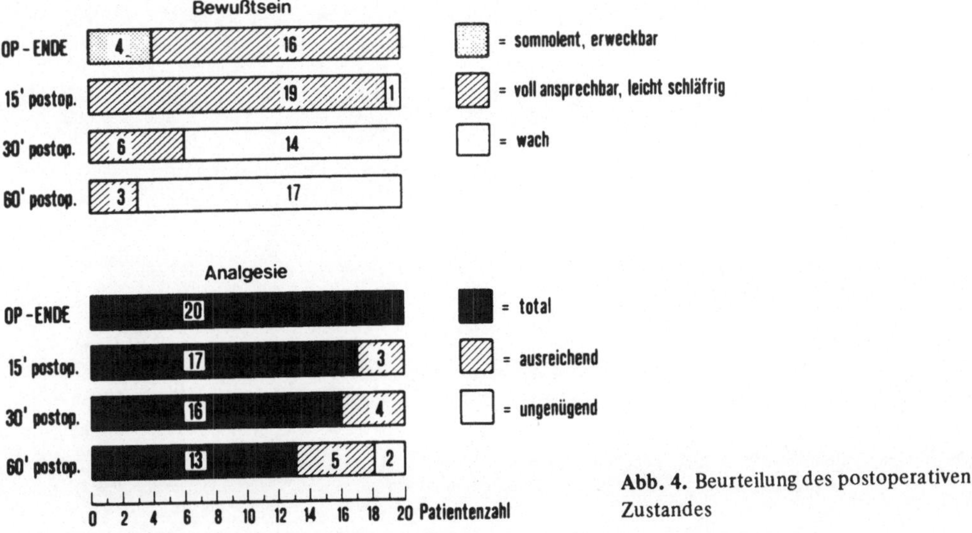

Abb. 4. Beurteilung des postoperativen Zustandes

brauchbare Methode darstellt, soweit eine sorgfältige Narkoseführung und -überwachung gewährleistet sind. Insbesondere ist auf eine ausreichend lange und suffiziente assistierte initiale Beatmungsphase zu achten. Als „narrensicheres", jedem Anfänger zu empfehlendes Routinenarkoseverfahren kann die Fortralkombinationsanästhesie daher auf keinen Fall gelten.

Als Vorteile des Verfahrens können die angenehme und komplikationslose Einschlaf- sowie Aufwachphase und die anhaltende postoperative Analgesie angesehen werden. Darüber hinaus entfällt durch die Vermeidung volatiler Inhalationsnarkotika die Notwendigkeit zur Absaugung bzw. Filterung dieser Narkosegase.

Kombination von Ketamin und Droperidol (DHBP): Hämodynamische Untersuchungen by myokardial vorgeschädigten Patienten

D. Schaps, W. Reichelt, S. Piepenbrock und G. Hempelmann

Ketamin als Mononarkotikum führt bei kreislaufgesunden Patienten in der Regel zu einer Zunahme des arteriellen Mitteldruckes und zu einem Anstieg der Herzfrequenz. Droperidol bewirkt bei Normovolämikern eine geringfügige Abnahme des arteriellen Mitteldrucks.

Da durch alleinige Verwendung von Ketamin u.a. unangenehme Traumerlebnisse verursacht werden können, ist man in der Klinik dazu übergegangen, Ketamin als Tropfinfusion in Kombination mit Diazepam (Valium) oder Droperidol zu verwenden.

Ziel dieser Untersuchung war es, die hämodynamischen Effekte einer kombinierten Anwendung von Ketamin plus Dehydrobenzperidol (DHBP) festzustellen.

Während coronarchirurgischer Eingriffe in Neuroleptanalgesie (zur Einleitung wurden Pancuronium, 0,3-0,5 mg Fentanyl sowie Hypnomidate verwendet und bei Beginn der Operation wurden 5,0 mg DHBP injiziert) unter kontrollierter Beatmung mit Lachgas-Sauerstoff haben wir Ketamin in einer Dosierung von 2 mg/kg Körpergewicht in Kombination mit Dehydrobenzperidol in den Dosierungen von 0,3 mg/kg KG sowie 0,15 mg/kg KG untersucht.

Die Messungen linksventrikulärer Parameter erfolgten unmittelbar nach Sternotomie und Pericarderöffnung über eine transmyokardial in den linken Ventrikel vorgeschobene Stahlkanüle, die mit einem aufgesetzten Druckaufnehmer (Mikro-Statham P 37 B) versehen war.

Gleichzeitig wurden das EKG, der Druck in der Arteria radialis, der Druck im rechten Vorhof, der Druck in der Arteria pulmonalis, der linksventrikuläre enddiastolische Druck und die Druckanstiegsgeschwindigkeit im linken Ventrikel kontinuierlich registriert (Abb. 1, Original-Registrierung).

Das Herzzeitvolumen (CO) wurde nach der Thermodilutionsmethode jeweils im Abstand von einer Minute bestimmt.

Im Vergleich zu einer Kontrollgruppe, die unter identischen Bedingungen anstelle der zu untersuchenden Narkosemittel 10 ml 0,9%ige NaCl-Lösung i.v. erhielten, sind im folgenden die Ergebnisse dieser hämodynamischen Studie aus Gründen der Übersicht in Prozent vom jeweiligen Ausgangswert graphisch dargestellt. Die Kombination von 2 mg/kg Ketamin plus 0,3 mg/kg DHBP führte in unseren Untersuchungen zu einer Abnahme des systolischen und diastolischen Druckes, wodurch sich eine Abnahme des arteriellen Mitteldruckes von ca. 12% in der 1. min ergab.

Unter der niedrigen DHBP-Dosierung war der initiale Druckabfall etwa gleich stark ausgeprägt, im weiteren Verlauf war jedoch die Druckabnahme etwas geringer.

Die Veränderungen der Herzfrequenz waren insgesamt gering ausgeprägt, wobei die höhere DHBP-Dosierung in Kombination mit Ketamin zu einer geringeren Frequenzabnahme führte. Entsprechend den Veränderungen des arteriellen Druckes zeigte der linksventrikuläre Druck eine dosisabhängige Abnahme.

Die Veränderung des Inotropie-Parameters dp/dt_{max} betrug 18 bzw. 24%. Unter Berücksichtigung der Veränderung von preload und afterload sowie der Herzfrequenz läßt sich hieraus jedoch auf keine relevante negativ inotrope Wirkung schließen.

Der Cardiac Effort Index, als Anhaltspunkt für den myokardialen Sauerstoffverbrauch, sowie die von Bretschneider angegebene Größe E_g weisen auf eine dosisabhängige Abnahme des myokardialen Sauerstoffverbrauchs hin, wobei es maximal zu einer Abnahme um 25% kam (Abb. 2).

Sowohl der linksventrikuläre als auch der rechtsventrikuläre Füllungsdruck nahmen größenordnungsmäßig etwa um 10% ab und weisen somit auf eine Zunahme der venösen Kapazität hin. Obwohl der Pulmonalarteriendruck in beiden Gruppen gering abnahm, zeigt dagegen die höhere DHBP-Kombination einen leichten Anstieg des Lungenstrombahnwiderstandes. Der Arbeitsindex sowie der Schlagarbeitsindex des rechten Ventrikels zeigt eine dosisabhängige deutliche Abnahme (Abb. 3).

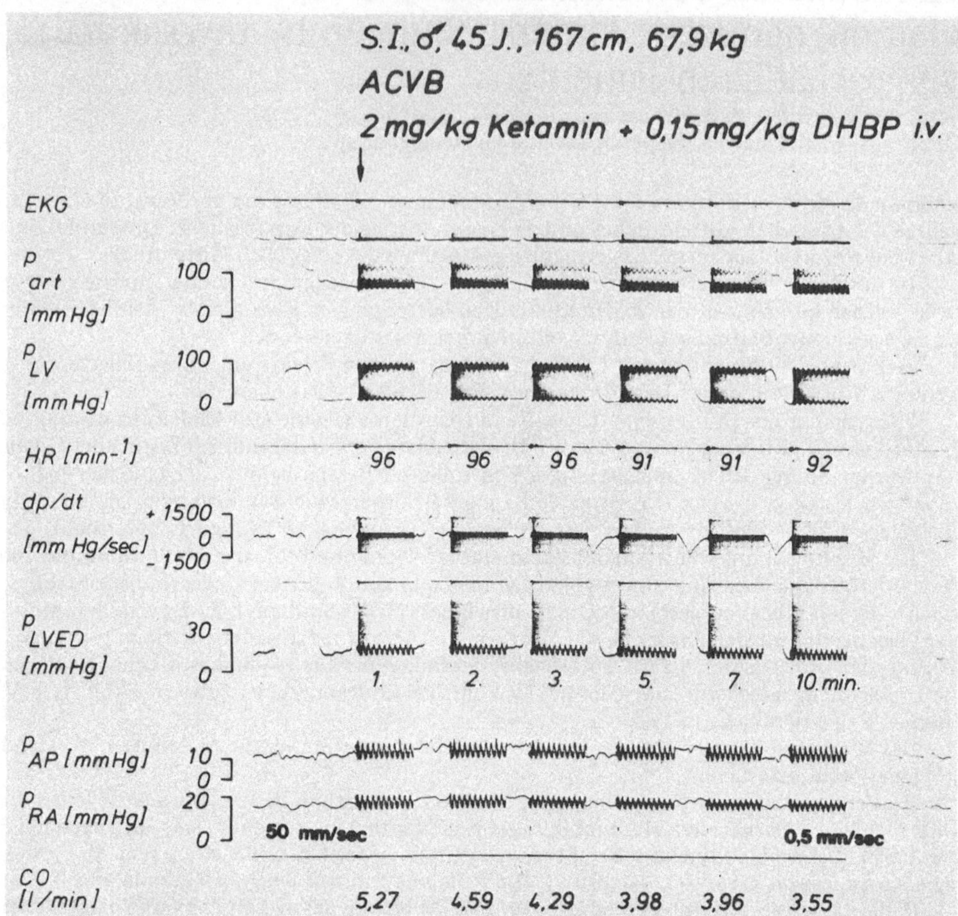

Abb. 1. Original-Registrierung hämodynamischer Parameter nach i.v.-Gabe von 2 mg/kg Ketamin plus 0,15 mg/kg Dehydrobenzperidol (DHBP) i.v. P_{art} = arterieller Blutdruck, P_{LV} = linksventrikulärer Druck, dp/dt = Druckanstiegsgeschwindigkeit im linken Ventrikel, P_{LVED} = linksventrikulärer enddiastolischer Druck, P_{AP} = Pulmonalarteriendruck, P_{RA} = rechtsatrialer Druck, HR = Herzfrequenz, CO = Herzzeitvolumen

Die mit der Thermodilutionsmethode ermittelten Veränderungen des Herzzeitvolumens und Schlagvolumens zeigen für die Kombination von Ketamin und der geringen DHBP-Dosis eine leichte initiale Zunahme mit einer daran anschließenden Abnahme bis etwa 10% 10 min nach intravenöser Verabreichung. Die höhere DHBP-Dosis in dieser Kombination führte zu einer kontinuierlichen Abnahme des Herzindex um maximal 15%, die Schlagindex-Veränderungen betrugen nicht ganz 10% dabei.

Beide Kombinationen führten zu einer geringen, dosisabhängigen Abnahme des peripheren Kreislaufwiderstandes. Der Arbeits- und der Schlagindex des linken Ventrikels zeigte auch hier eine deutliche dosis-abhängige Abnahme (Abb. 4).

Diese an coronargeschädigten Patienten durchgeführten hämodynamischen Untersuchungen weisen daraufhin, daß die unter den angegebenen Bedingungen festgestellten Herz-Kreislaufveränderungen insgesamt relativ gering sind. Ein eindeutig negativ inotroper Effekt ließ sich nicht nachweisen. Insbesondere bei Patienten mit coronarer Herzkrankheit erscheint uns die Kombination von Ketamin und Dehydrobenzperidol im Gegensatz zur Ketamin-Mononarkose eine vertretbare Alternative darzustellen.

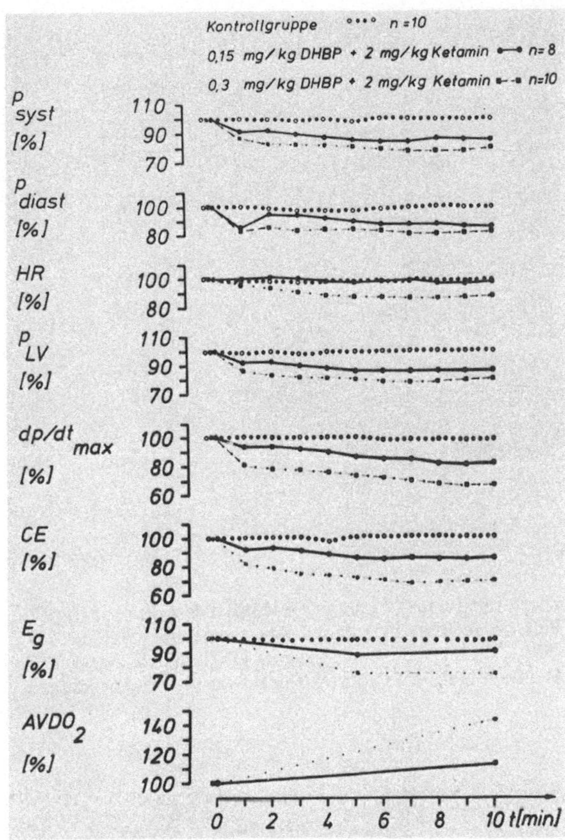

Abb. 2. Hämodynamische Effekte nach i.v.-Injektion von 0,15 mg/kg DHBP plus 2 mg/kg Ketamin und 0,3 mg/kg DHBP plus 2 mg/kg Ketamin in Prozent vom Ausgangswert im Vergleich zu einer Kontrollgruppe. P_{syst} = systolischer Blutdruck, P_{diast} = diastolischer Blutdruck, HR = Herzfrequenz, P_{LV} = linksventrikulärer Druck, dp/dt_{max} = maximale Druckanstiegsgeschwindigkeit im linken Ventrikel, CE = Cardiac Effort Index, E_g = myokardialer Sauerstoffverbrauch, $AVDO_2$ = arterio-venöse Sauerstoffgehalts-Differenz

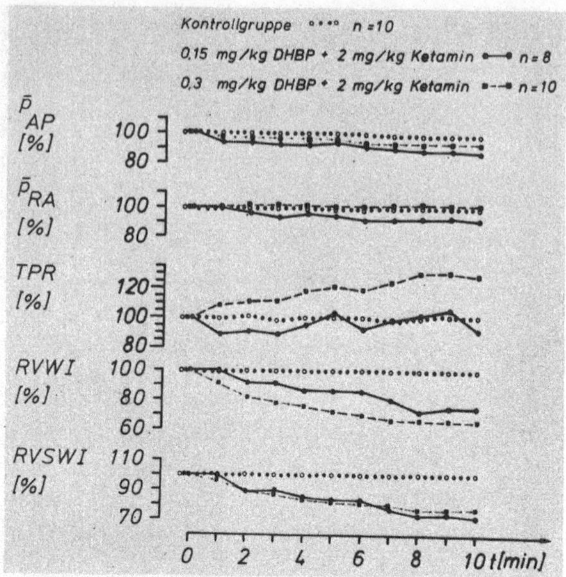

Abb. 3. Veränderungen des mittleren Pulmonalarteriendrucks ($\bar{P}_{AP}$), des rechtsatrialen Druckes ($\bar{P}_{RA}$) des Gesamtlungenstrombahnwiderstandes (TPR), des rechtsventrikulären Arbeitsindex (RVWI), des rechtsventrikulären Schlagarbeitsindexes (RVSWI), nach Gabe von 0,15 mg/kg DHBP plus 2 mg/kg Ketamin und 0,3 mg/kg DHBP plus 2 mg/kg Ketamin in Prozent vom Ausgangswert im Vergleich zu einer Kontrollgruppe

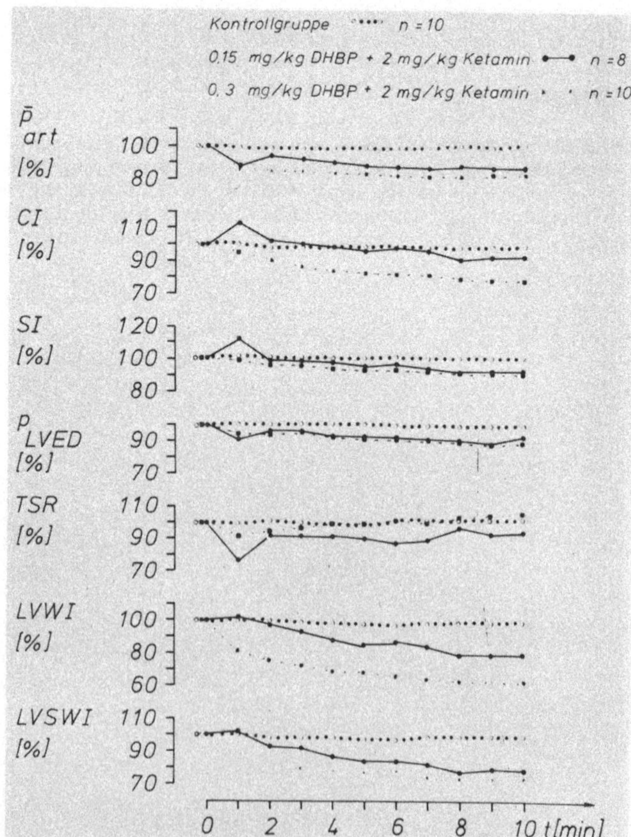

Abb. 4. Veränderungen hämodynamischer Parameter nach Injektion von 0,15 mg/kg DHBP plus 2 mg/kg Ketamin und 0,3 mg/kg DHBP plus 2 mg/kg Ketamin im Vergleich (%) zu einer Kontrollgruppe.

Veränderungen der Hämodynamik im großen und kleinen Kreislauf bei Patienten nach verschiedenen Dosen von Pentazocin

P. Schmucker, K. van Ackern, N. Franke, H. Noisser und R. Türk

Während fast alle Autoren nach Pentazocininjektion eine Atemdepression nachweisen konnten, werden die Kreislaufwirkungen dieser Substanz in der Literatur unterschiedlich beurteilt. Dies betrifft besonders die gesteigerten Drucke im kleinen Kreislauf.

Die hämodynamischen Auswirkungen unterschiedlicher Dosen von Pentazocin (Fortral) wurden an 28 Patienten nach herzchirurgischen Eingriffen untersucht. Die Patienten wurden hierzu in drei Kollektive aufgeteilt. Die Gruppen I (n = 9) und III (n = 10) erhielten 0,5 mg/kg Körpergewicht Pentazocin innerhalb von 30 s über einen zentralvenösen Katheter, Gruppe II (n = 9) erhielt 1,0 mg/kg. Die Patienten der Gruppen I und II waren intubiert und kontrolliert mit reinem Sauerstoff beatmet. Gruppe III atmete spontan Raumluft. Alle Patienten hatten einen Swan-Ganz-Thermodilutionskatheter in einer Pulmonalarterie und eine Verweilkanüle in einer A. radialis liegen. Kreislaufparameter und Blutgase wurden bestimmt vor Injektion des Pentazocin sowie 1, 4, 10 und 30 min danach. Unser Ziel war es, einerseits die Reaktionen auf unterschiedliche Dosen von Pentazocin zu prüfen und andererseits vor allem am kleinen Kreislauf zwischen Hypoxieeinfluß und Substanzeigenwirkung zu differenzieren.

In der Abb. 1 wurden für alle 3 Gruppen Herzfrequenz, systolischer, diastolischer und mittlerer arterieller Blutdruck nach der Zeit aufgetragen. K sind die Kontrollwerte vor Injektion. Wir können zwischen einer Früh- und Spätphase der Reaktionen unterscheiden. Die Frühphase spielt sich unmittelbar nach der Injektion ab. Sie wurde in den meisten der bisherigen Veröffentlichungen meßtechnisch nicht erfaßt. Die Veränderungen der nachfolgenden Spätphase erreichen ihre Maxima etwa in der 10. min.

In der Frühphase fällt der arterielle Blutdruck in allen drei Gruppen signifikant ab. Dieser Abfall ist offenbar dosisabhängig, da er bei 1 mg/kg mit 18% des Ausgangswertes am stärksten hervortritt. Entsprechend kommt es in dieser Gruppe zu einer Beschleunigung der Herzfrequenz in der 1. min wohl durch reflektorische Symphatikusaktivierung. In den beiden anderen Gruppen mit milderem Druckabfall bleibt die Frequenz praktisch unverändert. In der Spätphase führt Pentazocin offenbar ebenfalls dosisabhängig zu einem Druckanstieg, wieder am stärksten in Gruppe II mit 11% des Ausgangswertes. Die Herzfrequenz erreicht hier wieder das Kontrollniveau.

In der Abb. 2 sind pulmonalkapillärer Verschlußdruck, rechter Vorhofdruck und mittlerer Druck in der A. pulmonalis wiedergegeben. Der pulmonalkapilläre Verschlußdruck ist in der Spätphase bei allen drei Gruppen mäßiggradig erhöht. Der pulmonalarterielle Mitteldruck steigt in den Gruppen I und II in der 10. min wohl wieder dosisabhängig um 14% bzw. 37% über den Ausgangswert an. Bei den spontanatmenden Patienten der Gruppe III tritt bereits in der 1. min ein Anstieg um 24% auf.

Herzindex und Schlagvolumenindex bleiben in den Gruppen II und III unverändert (Abb. 3). Bei Gruppe I steigen beide Parameter in der 10. min signifikant an. In der Literatur sind sowohl positiv als auch – vor allem in höherer Dosierung – negativ-inotrope Effekte des Pentazocin beschrieben worden. Die Zunahme des Herzindex in Gruppe I wäre durch positiv-inotrope Beeinflussung des Myocards gut erklärt, während bei hoher Dosis keine Verbesserung des Herzindex nachzuweisen ist.

Der totale periphere Widerstand (Abb. 4) fällt entsprechend den peripheren Drucken in der Frühphase bei allen drei Gruppen ab und steigt in der Spätphase wieder an, wieder bei hohen Dosen stärker als bei niedrigen. Der pulmonale Gefäßwiderstand ist bei der hohen Dosierung bereits in der 1. min erhöht und bleibt es bis zum Ende der Meßperiode. Mit der niedrigen Dosierung zeigen beatmete und spontanatmende Patienten ein gegensätzliches Verhalten. Während bei der beatmeten Gruppe I der pulmonale Widerstand in der Frühphase fällt und langsam zum Ausgangswert zurückkehrt, erreicht er bei den spontanatmenden Patienten der Gruppe III bereits in der 1. min ein deutliches Plateau.

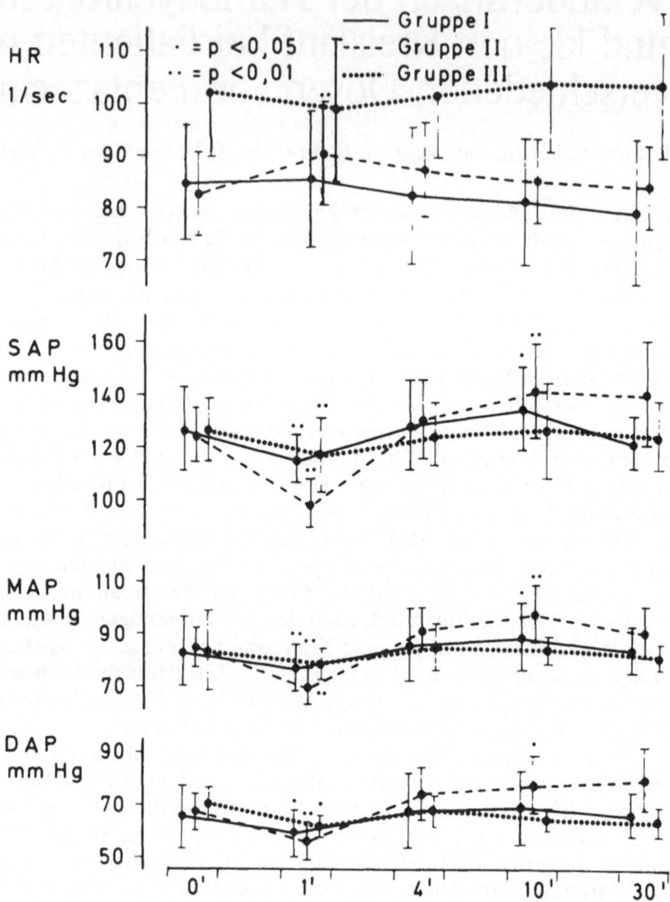

Abb. 1. Blutdruck (AP) und Pulsfrequenz (HR) nach Injektion von Pentazocin

Die Blutgase (Abb. 5) zeigen in der 1. min bei Gruppe III eine deutliche Atemdepression mit einem pO_2-Abfall um 17% und einem pCO_2-Anstieg um 13%. Diese Atemdepression fällt zeitlich mit der Erhöhung des pulmonalen Gefäßwiderstandes bei Gruppe III zusammen. Die pulmonale Widerstandserhöhung kann demnach gut durch eine pulmonale Vasokonstriktion nach dem von-Euler-Liljestrand-Mechanismus erklärt werden.

Zusammenfassend ist zu sagen, daß Pentazocin nach unseren Ergebnissen zeitlich aufeinander folgende vasodilatorische und vasokonstringierende Eigenschaften am großen wie am kleinen Kreislauf zeigt. Dies führt besonders bei hohen Dosierungen zu dem häufig beschriebenen Druckanstieg in der pulmonalen Strombahn. Der Effekt kann insbesondere bei spontanatmenden Patienten mit vorbestehenden ungünstigen Ventilationsverhältnissen durch eine pulmonale Vasokonstriktion auf Grund der Pentazocin-induzierten Atemdepression verstärkt werden.

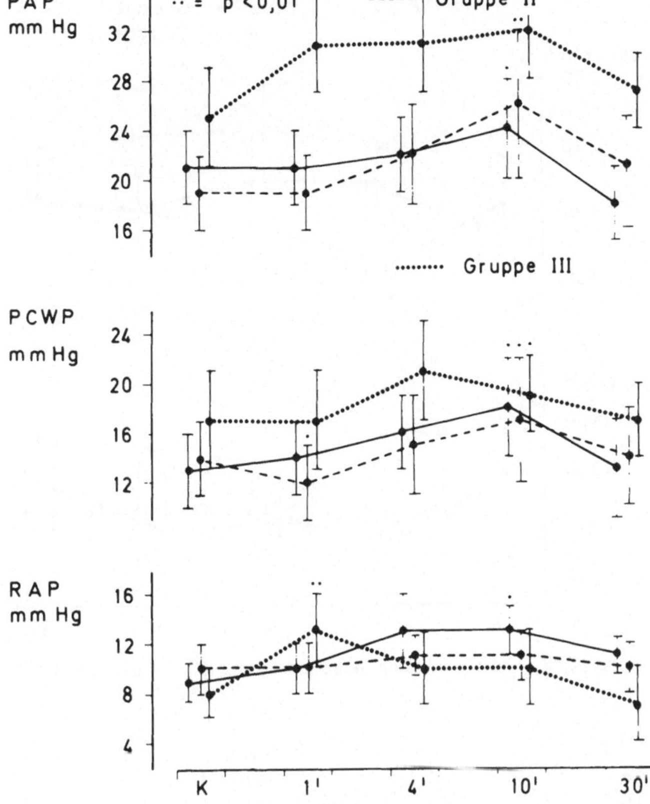

Abb. 2. Verhalten vom rechten Vorhofdruck (RAP), pulmonal-kapillarem Wedge-Pressure (PCWP) und Druck in der A. pulmonalis (PAP) nach Pentazocin

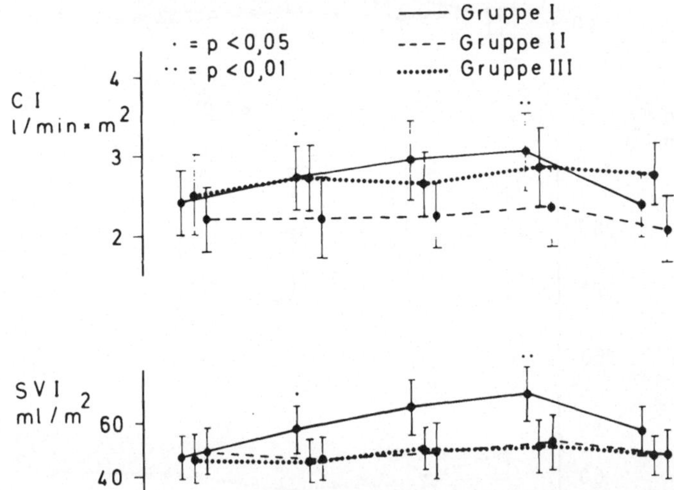

Abb. 3. Wiedergegeben sind Schlagvolumenindex (SVI) und Herzindex (CI)

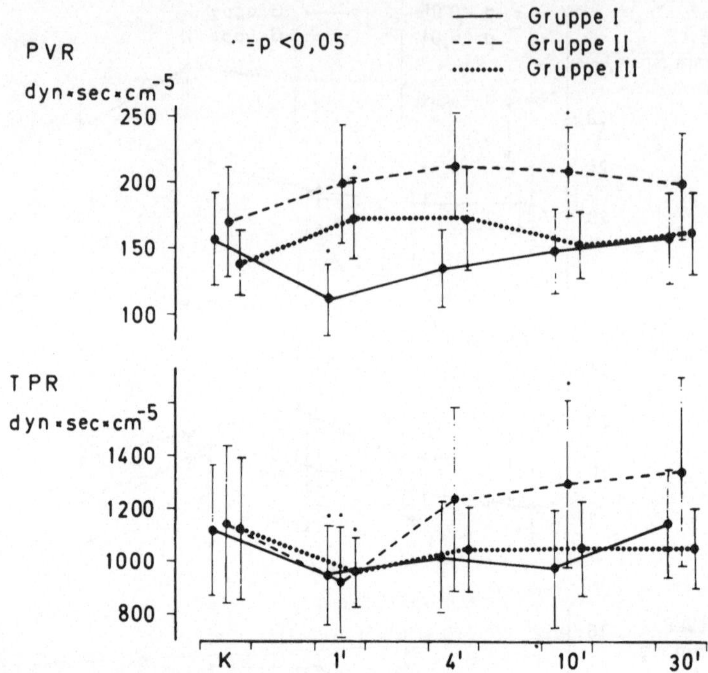

Abb. 4. Totaler peripherer Widerstand (TPR) und pulmonaler Gefäßwiderstand (PVR) sind dargestellt

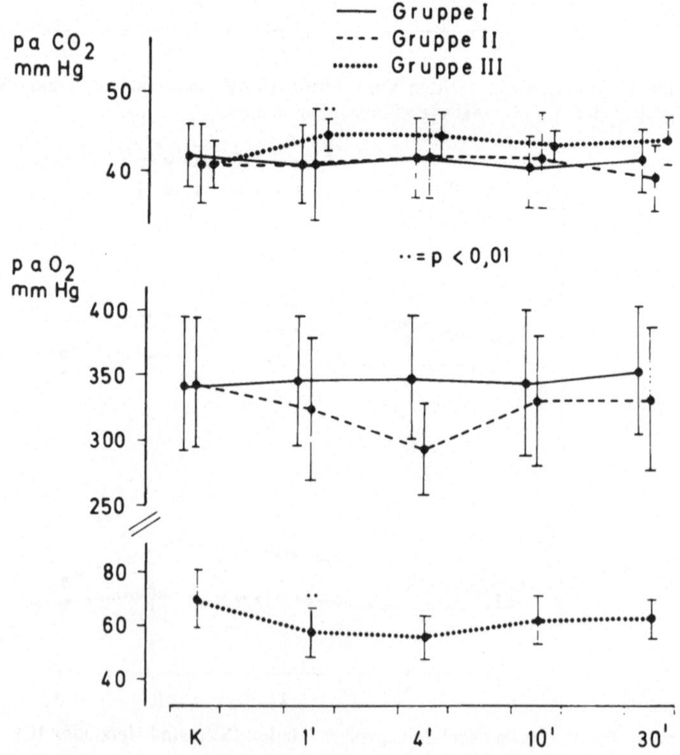

Abb. 5

Hämodynamische Wirkungen von Dopamin und Dobutamin an Patienten mit koronarer Herzkrankheit

W. Hess, J.B. Brückner, J. v. Faber du Faur, D. Schmidt und J. Tarnow

Im Anschluß an die extrakorporale Zirkulation benötigen Patienten, die sich einer aortokoronaren Bypassoperation unterzogen haben, häufiger als andere herzchirurgische Patienten eine Therapie mit Katecholaminen zur Wiederherstellung und Aufrechterhaltung einer ausreichenden Kreislauffunktion. Katecholamine – in kritischen cardialen Situationen gegeben – stellen jedoch immer eine zweischneidige therapeutische Maßnahme dar. Zwar können die Pumpleistung des Herzens und der koronare Perfusionsdruck meistens verbessert werden, gleichzeitig nimmt aber der myokardiale Energiebedarf stark zu, und je nach verwandtem Katecholamin und dessen Dosierung können Tachykardien, Rhythmusstörungen und unerwünschte Vasokonstriktion bzw. -dilatation auftreten. Wegen seiner relativ geringen Wirkung auf die Frequenz und den Rhythmus des Herzens sowie günstigerer peripherer Gefäßreaktionen hat sich für die angesprochene cardiale Notfallsituation Dopamin bewährt. Seit kurzer Zeit ist ein neues Katecholamin auf dem europäischen Markt – das Dobutamin. In den bisher publizierten Befunden wird Dobutamin als ein Katecholamin mit einer starken positiven inotropen geringen chronotropen und nur schwachen peripheren adrenergen Wirkung beschrieben.

Wir haben Dobutamin unter Anaesthesiebedingungen in Dosierungen von 2 und 4 μg/kg min an 9 Patienten mit koronarer Herzkrankheit, die eine aortokoronare Bypassoperation erhielten, geprüft. Zum Vergleich wurde Dopamin in einer Dosierung von 4 und 8 μg/kg · min ebenfalls an 8 Koronarpatienten untersucht.

Obwohl in der Herzchirurgie die Katecholamin-Therapie hauptsächlich nach der extracorporalen Zirkulation notwendig wird, hielten wir diesen Zeitraum für eine systematische und vergleichende Untersuchung für ungeeignet, da sich spontane Änderungen der Kreislauffunktion und pharmakologische Wirkungen überlagern und eine Beurteilung erschweren. Deshalb wurde die Untersuchung im Narkose-steady-state einer modifizierten Neuroleptanalgesie vor Beginn der Operation durchgeführt.

Beide Katecholamine erhöhten die Herzfrequenz nicht. Die Zunahme des Cardiac- und Schlagvolumenindex fiel in beiden Dobutamindosierungen nur gering aus. Dopamin steigerte hingegen diese Parameter in der Dosierung von 8 μg/kg · min um etwa 30% (Abb. 1).

Unter Dopamin verringerte sich auch die Gesamtkörper $AVDO_2$ als Ausdruck einer gesteigerten Sauerstofftransportkapazität (Abb. 2).

Der arterielle Mitteldruck stieg unter 2 μg/kg · min Dobutamin um 55%, unter 4 μg/kg · min um 75% an. Dopamin erhöhte erst in der hohen Dosierung den arteriellen Mitteldruck um 30%. Der errechnete periphere Gesamtwiderstand blieb unter Dopamin nahezu unverändert, während Dobutamin schon in niedriger Dosierung eine starke Widerstandszunahme induzierte (Abb. 3).

Der Pulmonalarterienmitteldruck nahm in beiden Gruppen jeweils schon in niedriger Dosierung zu und stieg in den hohen Dosierungen bis auf Werte von 19 mmHg (Dobutamin) bzw. 23 mmHg (Dopamin) an (Abb. 4).

Beide Katecholamine führten zu einem Anstieg des Pulmonalkapillardruckes. In der hohen Dosierung war die Zunahme nach Dopamin ausgeprägter als unter Dobutamin. Auch der rechte Vorhofdruck nahm unter beiden Katecholaminen leicht zu (Abb. 5).

Der modifizierte Tension time Index, näherungsweise ein Maß für den Sauerstoffverbrauch des linken Ventrikels, stieg unter 2 μg/kg · min Dobutamin um 60% und unter 4 μg/kg · min um 88% an. Dopamin induzierte eine Zunahme dieser Größe um 8% bzw. 42% (Abb. 6).

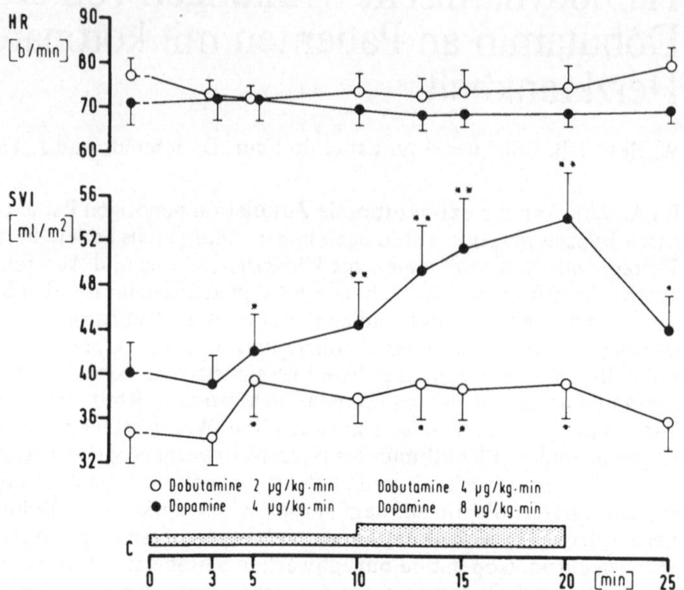

Abb. 1. Wirkungen von Dobutamin (n = 9) und Dopamin (n = 8) auf die Herzfrequenz (HR) und den Schlagvolumenindex (SVI), $\bar{x} \pm s_{\bar{x}}$, * $p<0{,}05$ ** $p<0{,}01$

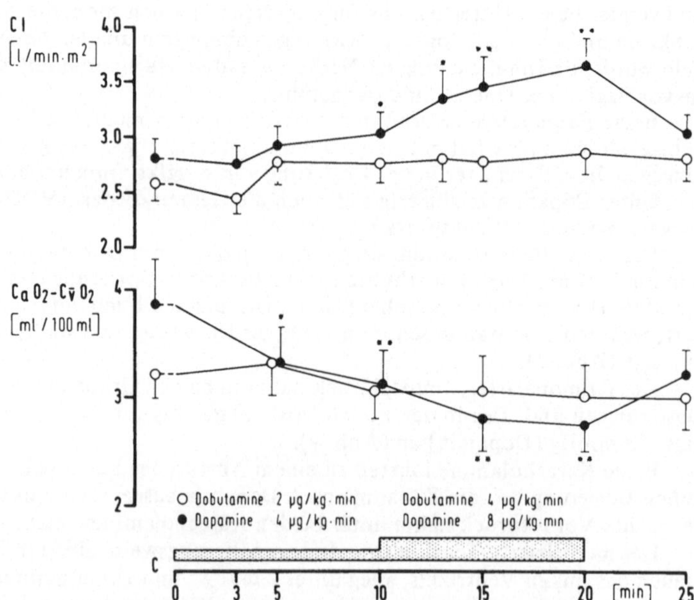

Abb. 2. Wirkungen von Dobutamin (n = 9) und Dopamin (n = 8) auf den cardiac index (CI) und die arteriogemischtvenöse Sauerstoffgehaltsdifferenz (C_aO_2-C_vO_2) $\bar{x} \pm s_{\bar{x}}$, * $p<0{,}05$ ** $p<0{,}01$

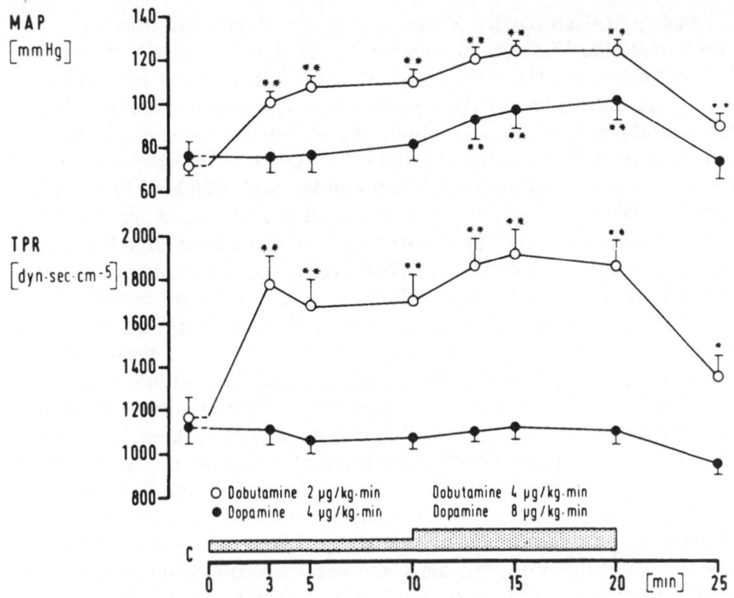

Abb. 3. Wirkungen von Dobutamin (n = 9) und Dopamin (n = 8) auf den mittleren arteriellen Druck (MAP) und den peripheren Gefäßwiderstand (TPR), $\bar{x} \pm s_{\bar{x}}$, * $p<0{,}05$ ** $p<0{,}01$

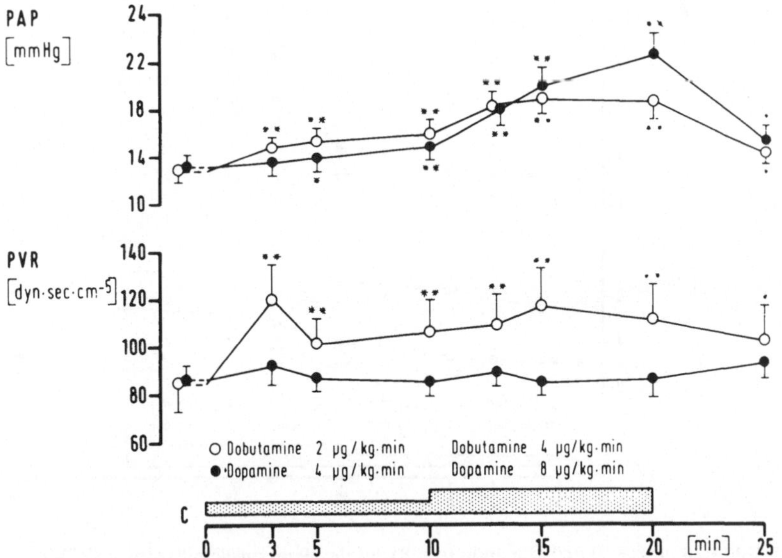

Abb. 4. Wirkungen von Dobutamin (n = 9) und Dopamin (n = 8) auf den mittleren Pulmonalarteriendruck (PAP) und den Widerstand im kleinen Kreislauf (PVR), $\bar{x} \pm s_{\bar{x}}$, * $p<0{,}05$ ** $p<0{,}01$

Dopamin zeigte eine erwünschte dosisabhängige Verbesserung des Herzzeitvolumens, ohne daß Herzfrequenz und arterieller Widerstand wesentlich zunahmen. Unter Dobutamin hingegen blieb ein deutlicher Anstieg des Herzzeitvolumens aus. Die Erhöhung des arteriellen Mitteldruckes resultierte fast ausschließlich aus einer peripheren Widerstandszunahme. Dieser Befund unterscheidet sich grundlegend von den Ergebnissen anderer Untersucher, die bei wachen Patienten mit und ohne Herzinsuffizienz eine signifikante Erhöhung des Cardiac- und Schlagvolumenindex ohne Änderung des peripheren Widerstandes nach gleicher Dobutamindosierung beobachten konnten. Die bisherigen Studien fanden aber nicht an Patienten statt, die eine ß-Blocker Therapie erhielten, wie es bei Patienten mit schwerer koronarer Herzkrankheit bis zum Operationstag üblich ist. Es ist denkbar, daß die ß-Blocker Therapie eine α-adrenerge Eigenschaft des Dobutamin demaskiert und zur Wirkung bringt. Eine wesentliche α-adrenerge Stimulation war nach Dopamin in dem untersuchten Dosisbereich nicht zu beobachten.

Unter Dobutamin nimmt der Pulmonalkapillardruck zu, weil die für die vorgeschädigten Herzen hohe Widerstandsbelastung kompensatorisch eine linksventrikuläre Volumen- und Füllungsdruckzunahme nach sich zieht. Dieser Mechanismus kann für den Füllungsdruckanstieg nach Dopamin nicht verantwortlich sein, da eine Widerstandserhöhung ausgeblieben ist. Eine Blutvolumenumverteilung von peripherer nach intrathorakal, induziert durch eine Venokonstriktion unter Dopamin, wird für dieses Phänomen von mehreren Autoren diskutiert.

Dobutamin erscheint für eine Katecholamintherapie von koronar-chirurgischen Patienten, die unter einer ß-Blocker Medikation stehen, nicht besonders geeignet, da mit einer starken α-adrenergen Wirkung gerechnet werden muß. Mit der Gabe von Dopamin sollte man vorsichtig sein bei den insuffizienten Herzen, die schon vor der Therapie sehr hohe Füllungsdrucke aufweisen.

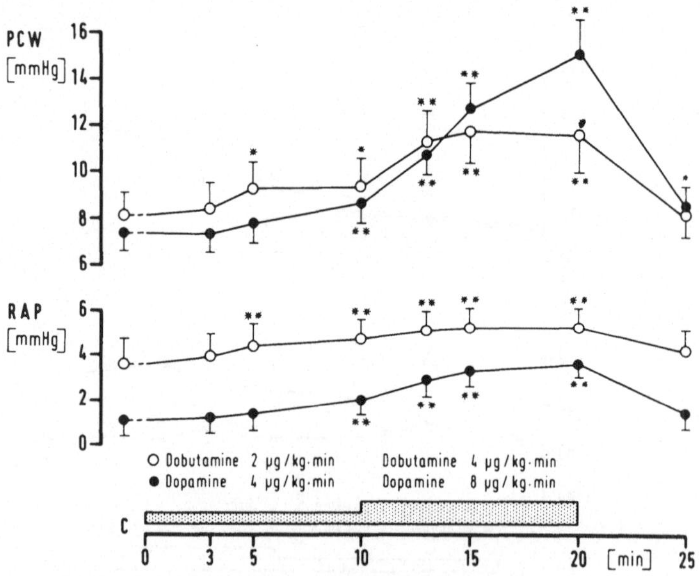

Abb. 5. Wirkungen von Dobutamin (n = 9) und Dopamin (n = 8) auf den Pulmonalkapillardruck (PCW) und den Mitteldruck im rechten Vorhof (RAP), $\bar{x} \pm s_{\bar{x}}$, * p 0,05 ** p 0,01

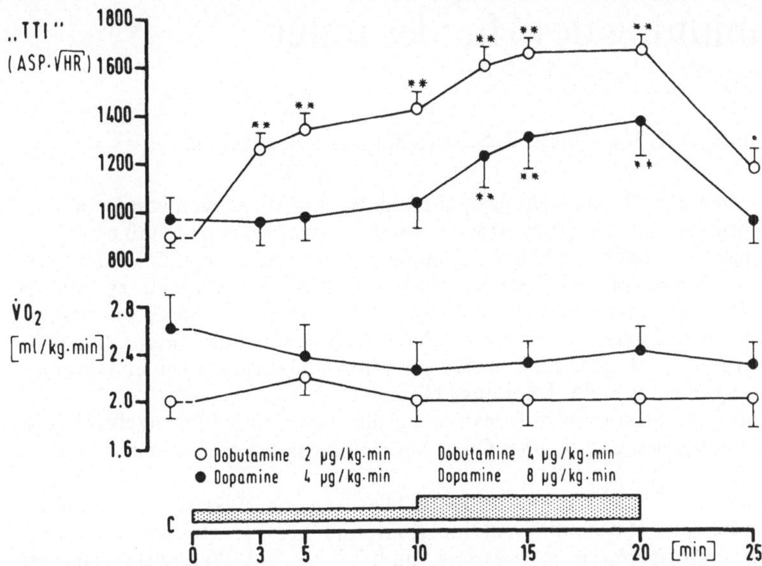

Abb. 6. Wirkungen von Dobutamin (n = 9) und Dopamin (n = 8) auf den modifizierten tension time index („TTI") und den Gesamtsauerstoffverbrauch (VO_2), $\bar{x} \pm s_{\bar{x}}$, * $p<0{,}05$ ** $p<0{,}01$

Der Einfluß von Dopamin auf die Nierendurchblutung des Hundes unter verschiedenen Basisnarkosen

E. Schneider, D. Schmidt, H.H. Johannsen, E. Schweichel und J.B. Brückner

Bei früheren tierexperimentellen Untersuchungen über die Wechselwirkungen von Dopamin und Dehydrobenzperidol [7] mußten wir zu unserer Überraschung feststellen, daß es unter unseren Versuchsbedingungen nicht möglich war, den bekannten und so wohldokumentiert erscheinenden Effekt der Steigerung der Nierendurchblutung durch Dopamin zu reproduzieren. Mangels anderer Gründe schien uns letztlich die verwendete Opiat-Basisnarkose verantwortlich. Für Apomorphin zumindest sind agonistische und antagonistische Interaktionen mit Dopamin bekannt [2, 3, 4, 8]; aber auch für Morphin und Codein gibt es einen Hinweis für einen Dopamin-Antagonismus in der Literatur [1].

Wir entschlossen uns, die Wirkung von Dopamin auf die Nierendurchblutung des Hundes vergleichend in einer Opiat-freien und in einer Opiat-haltigen Basisnarkose am selben Versuchstier zu prüfen.

Tabelle 1 möge unseren Versuchsaufbau verdeutlichen: Acht ca. 30 kg schwere Hunde wurden mit Etomidate eingeleitet und mit Diallylnortoxiferin relaxiert, intubiert und mit einem 2 : 1 Lachgas-Sauerstoffgemisch unter Zusatz von 0,7 Vol% Halothan normoventiliert. Nach Plazieren von Kathetern zur Druckmessung in Aorta, A. pulm. und V. cava sup. und eines Katheter-Tipmanometers zur Messung der Druckanstiegsgeschwindigkeit im li. Ventrikel wurde durch einen kleinen Flankenschnitt die rechte Nierenarterie retroperitoneal freigelegt und mit einem elektromagnetischen Flußmesser umschlossen. Mit einer Infusionspumpe wurden erst 15 min lang 3 γ/kg/min, dann 10 γ/kg/min Dopaminhydrochlorid über einen Katheter in die untere Hohlvene infundiert. Anschließend wurde die Halothanzufuhr unterbrochen, erneut relaxiert und unter Beibehaltung der Lachgas-Sauerstoff-Normoventilation eine Piritramidanaesthesie eingeleitet. Nach ca. 60 min erfolgte die Dopamininfusion wie zuvor.

Tabelle 1. Schema des Versuchsablaufs

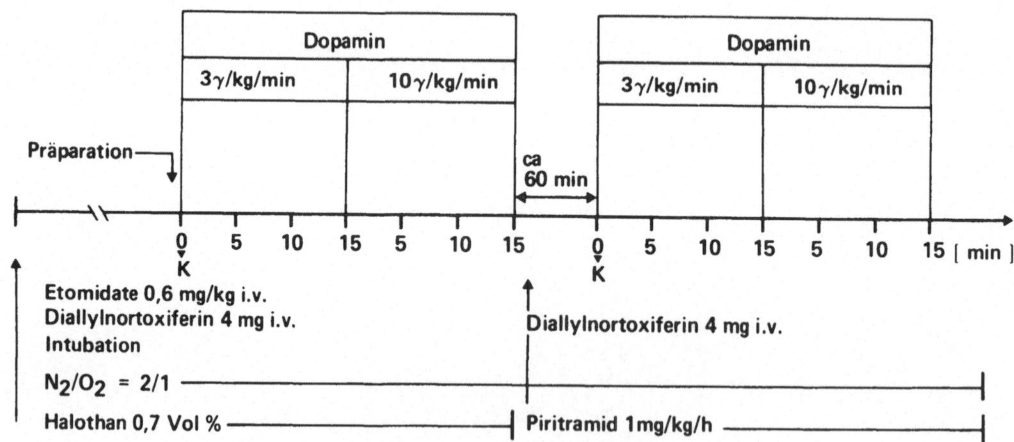

Abb. 1 zeigt die Wirkung von Dopamin auf einige Parameter des Gesamtkreislaufs: Die Kontrollwerte (K) weisen deutliche Unterschiede bei der Herzfrequenz (HF) und beim arteriellen Mitteldruck (MAP) auf; beide sind in der Opiatnarkose niedriger. 3 γ/kg/min Dopamin bleiben auf den Gesamtkreislauf in beiden Narkoseformen ohne Wirkung; erst bei 10 γ/kg/min wird in der Halothannarkose ein Anstieg des arteriellen Mitteldruckes sichtbar.

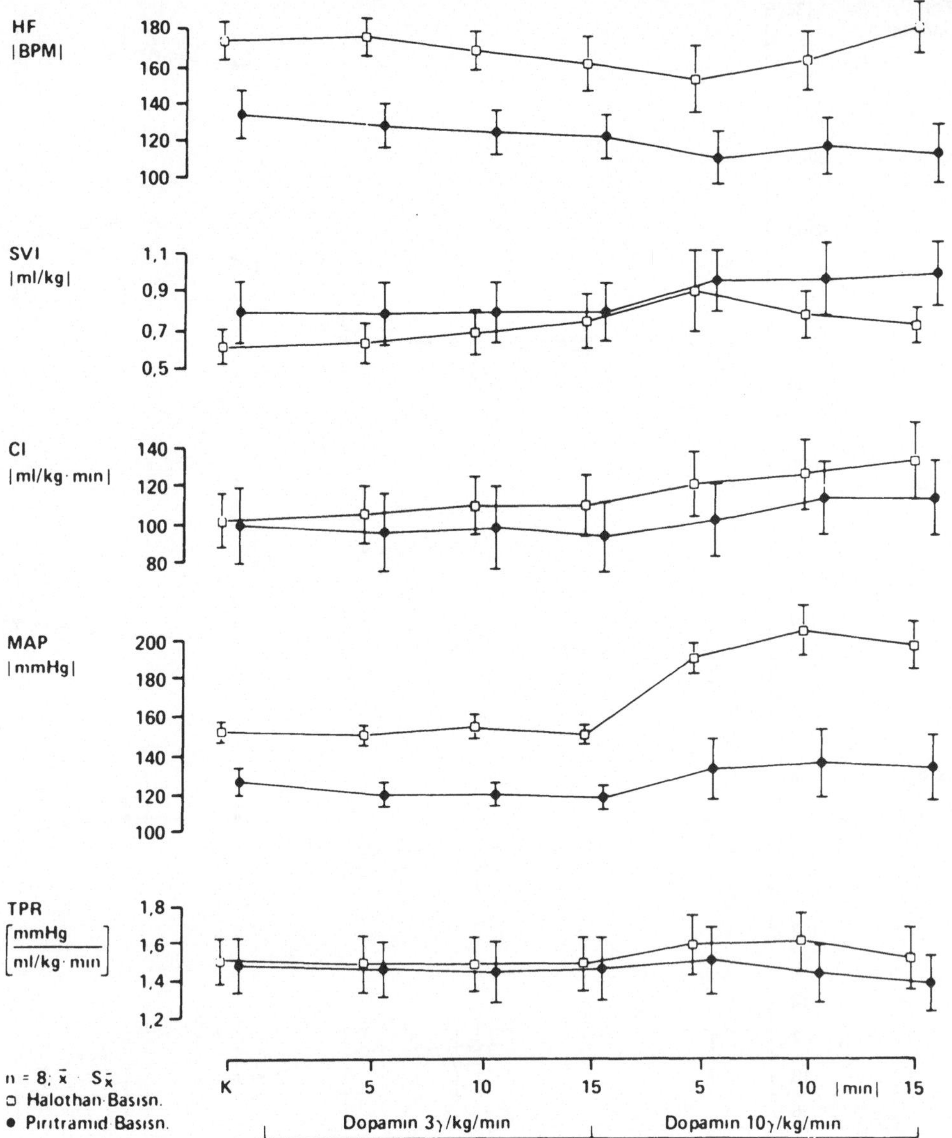

Abb. 1. Das Verhalten von Herzfrequenz (HF), Schlagvolumenindex (SVI), Herzzeitvolumen (CI), arteriellem Mitteldruck (MAP) und peripheren Gesamtwiderstand (TPR) zum Kontrollmeßpunkt (K) und während 15minütiger Dopamininfusion in der Dosierung 3 γ bzw. 10 γ/kg/min. Vergleich zwischen Halothan- u. Piritramind-Basisnarkose

Aus Abb. 2 ist zu ersehen: In den 2 oberen Reihen Pulmonalarteriendruck (PAP) und Inotropieparameter dp/dt_{max}. Letzterer steigt ebenfalls in der Halothannarkose erst unter 10 γ/kg/min Dopamin deutlich an.

Die unteren 3 Reihen zeigen den eigentlichen Gegenstand unseres Versuches:

Bemerkenswert zunächst der gut 1/3 niedrigere Ausgangswert der Nierendurchblutung (RBF) in der Opiatnarkose, dem ein höherer renaler Gefäßwiderstand (RVR) und – weniger deutlich – ein kleinerer Anteil am Herzzeitvolumen (RBF/HZV) entsprechen. 3 γ/kg/min

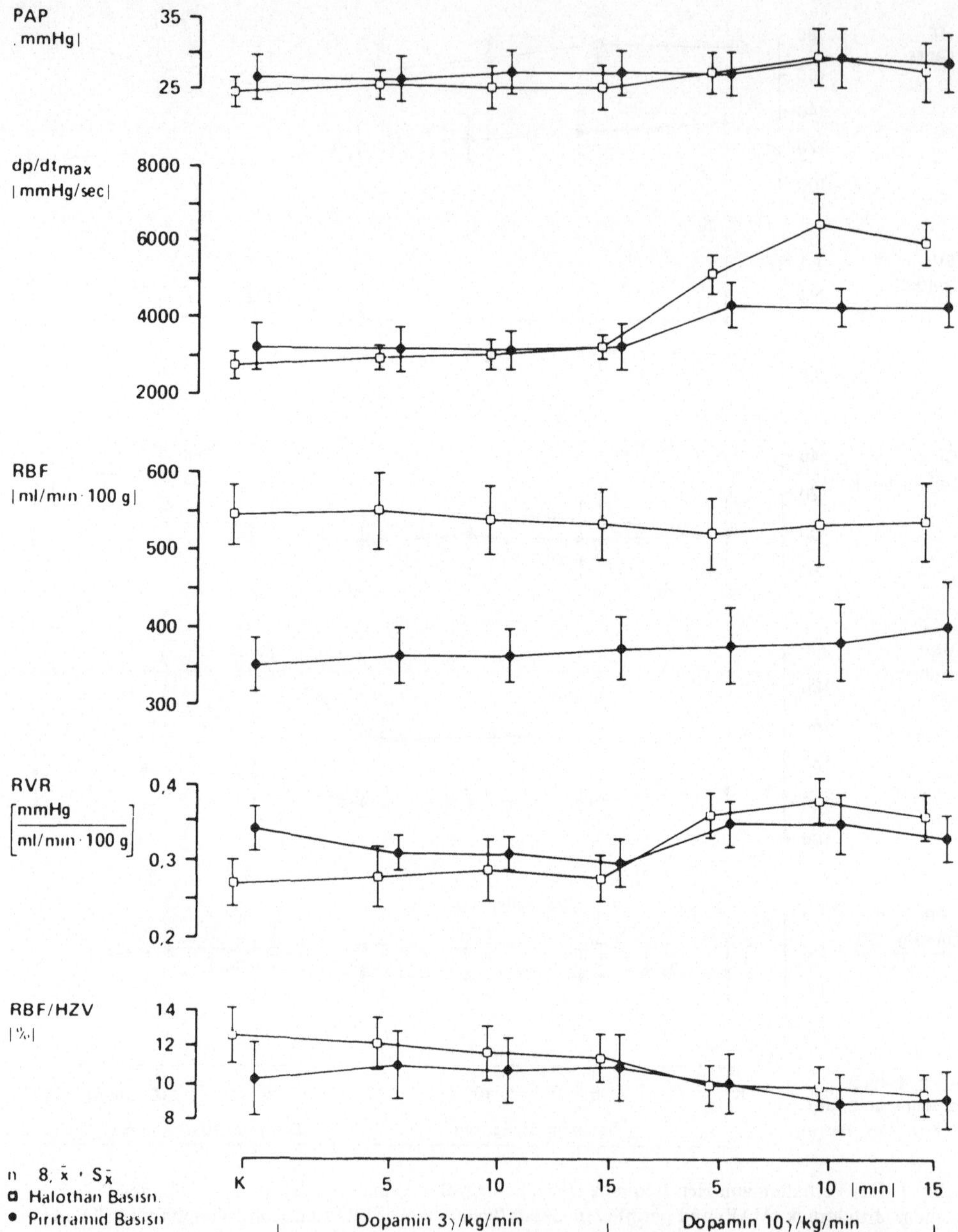

Abb. 2. Das Verhalten von mittl. Druck i. d. Art. pulmonalis (PAP), der maximalen Druckanstiegsgeschwindigkeit im li. Ventrikel (dp/dt_{max}), der Durchblutung der re. Niere (RBF), des renalen Gefäßwiderstandes (RVR) und des prozentualen Anteils der Durchblutung der re. Niere am Herzzeitvolumen (RBF/HZV) zum Kontrollmeßpunkt (K) und während 15minütiger Dopamininfusion in der Dosierung 3 γ bzw. 10 γ/kg/min. Vergleich zwischen Halothan- und Piritramid-Basisnarkose

Dopamin steigern die Nierendurchblutung nicht; bei 10 γ/kg/min ist – bei weiterhin unveränderter Nierendurchblutung – besonders in der Halothangruppe ein Anstieg des Gefäßwiderstandes bei abnehmendem Herzzeitvolumenanteil zu verzeichnen.

Zur Ergänzung hierzu die Abb. 3, welche die Veränderungen der Nierendurchblutung (RBF) jeweils zur 15. min im Einzelversuch zeigt: es kam auch zu Blutflußanstiegen; sie gingen jedoch mit einer Zunahme der Kreislaufdynamik einher.

Um der historischen Versuchsanordnung der Gruppe um Goldberg [3, 4, 5, 6, 9] möglichst nahe zu kommen, machten wir zusätzlich noch *Einzelinjektionen* über einen in der Aorta thorakalis befindlichen Katheter. Typische Originalregistrierungen werden auf den folgenden Abbildungen dargestellt:

Abb. 4 (Vers. 721) zeigt in einer Halothannarkose unter Einzelinjektionen von Dopamin 3 γ, 5 γ, 10 γ/kg nur Abnahmen der Nierendurchblutung. War die Dosis zu hoch?

Abb. 5 (Vers. 721, Forts. von Abb. 4): Auch 0,2 γ/kg Dopamin bringen keinen Anstieg. Einzeldosen von Noradrenalin zur Kontrolle zeigen die erwartete Abnahme der Nierendurchblutung.

Abb. 6 (Vers. 736): Auch in einer Piritramidnarkose das gleiche Bild.

Abb. 7 (Vers. 719): Bei diesem Tier konnten wir einen Anstieg der Nierendurchblutung unter Dopamininjektionen beobachten; da er auch unter Noradrenalin nicht ausblieb, kann von einem Dopamin-spezifischen Effekt nicht gesprochen werden.

Abb. 8 (Vers. 738): Schließlich, um evtl. störende alpha-stimulierende Effekte sicher auszuschalten, alpha-Blockade mit Phentolamin, deren Effektivität durch fehlende Reaktion auf Noradrenalin belegt wird: es sind wiederum eher leichte Abnahmen der Nierendurchblutung unter Dopamin zu sehen.

Unsere neue Versuchsserie bestätigt, daß die renal vasodilatierende Eigenschaft von Dopamin unter den Bedingungen einer Piritramidbasisnarkose ausbleibt, und zeigt darüberhinaus, daß sie auch unter einer Halothannarkose nicht zu beobachten ist.

Die Versuche anderer Autoren am Hund wurden bisher sämtlich entweder in hochdosierter Barbituratnarkose – manchmal in Verbindung mit Chloralose – oder beim wachen Versuchstier durchgeführt. Am Menschen fanden unseres Wissens nach sämtliche Untersuchungen über die spezifische renale Dopaminwirkung ohne Narkose statt. Unsere Ergebnisse lassen vermuten, daß diese spezifische Wirkung unter normalen Narkosebedingungen ausbleibt.

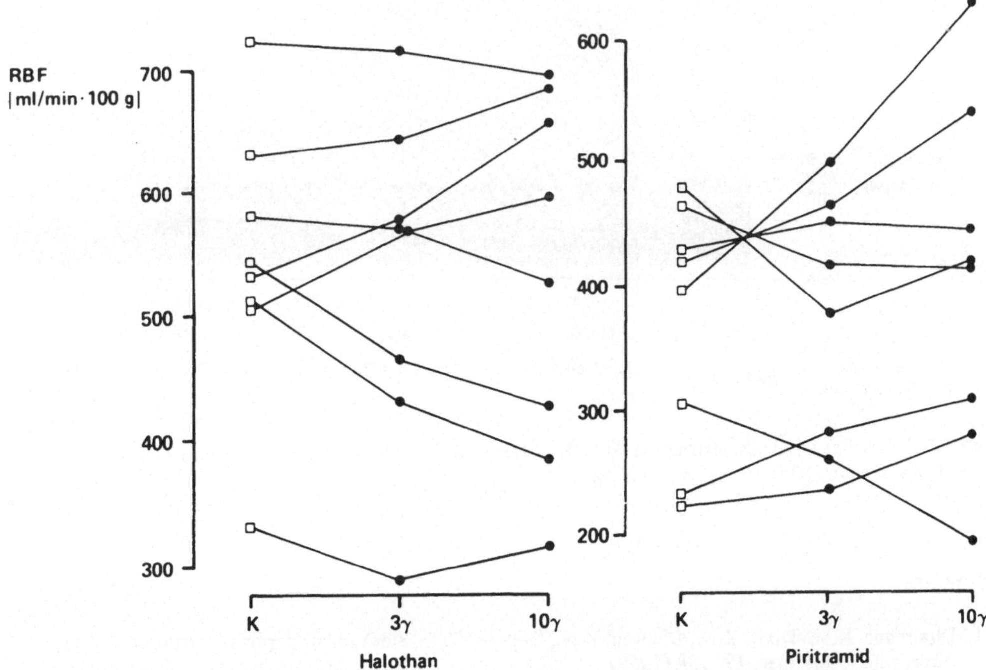

Abb. 3. Das Verhalten der Nierendurchblutung (RBF) am Kontrollpunkt (K) und nach Infusion von 3 γ bzw. 10 γ/kg/min Dopamin (jeweils zur 15. Minute nach Infusionsbeginn) im Einzelversuch. Vergleich von Halothan- und Piritramid-Basisnarkose

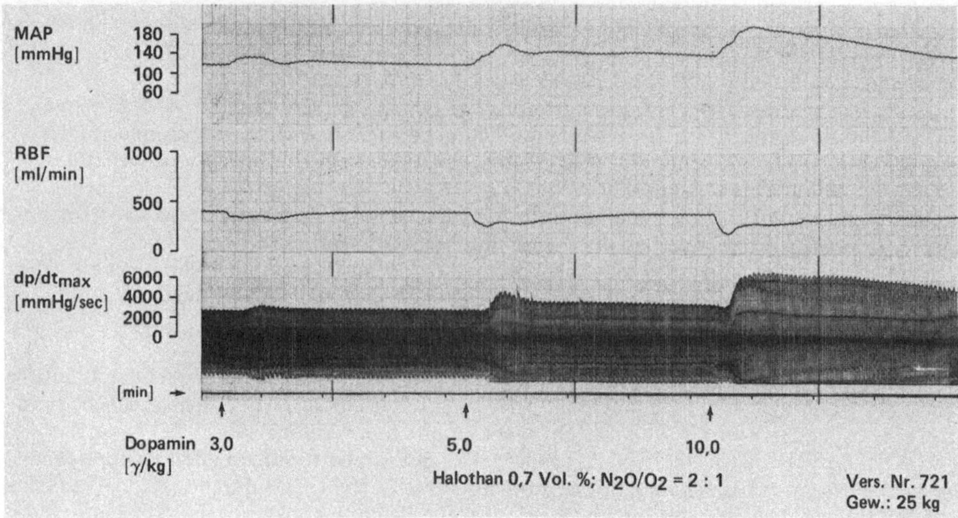

Abb. 4. Originalregistrierung von art. Mitteldruck (MAP), Durchblutung der re. Niere (RBF) und dp/dt_{max} in einer Halothannarkose. Intraaortale Einzelinjektionen von 3 γ, 5 γ u. 10 γ/kg Dopamin

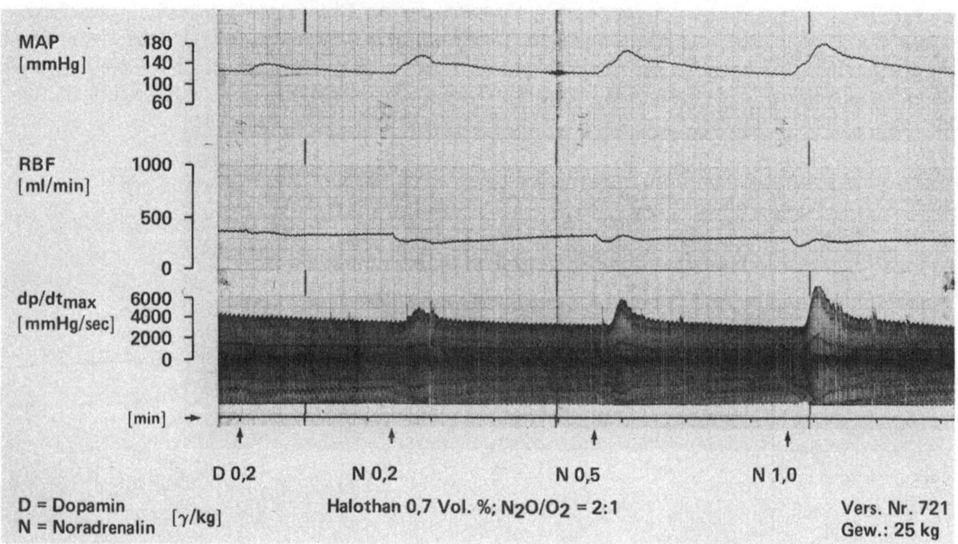

Abb. 5. Forts. der Originalregistrierung Abb. 4; intraaortale Einzelinjektion von Dopamin (D) 0,2 γ/kg und Noradrenalin (N) 0,2 γ, 0,5 γ u. 1 γ/kg

Literatur

1. Dhasmana, K.M., Dixit, K.N., Dhawan, K.N., Guptua, G.P.: Blockade of depressor response of Dopamine. Jap. J. Pharmac. 19, 168 (1969)
2. Ernst, A.M.: Relation between the structure of certain metoxyphenylethylamine derivatives and the occurence of a hypokinetic rigid syndrome. Psychopharmacologica 7, 383 (1965)

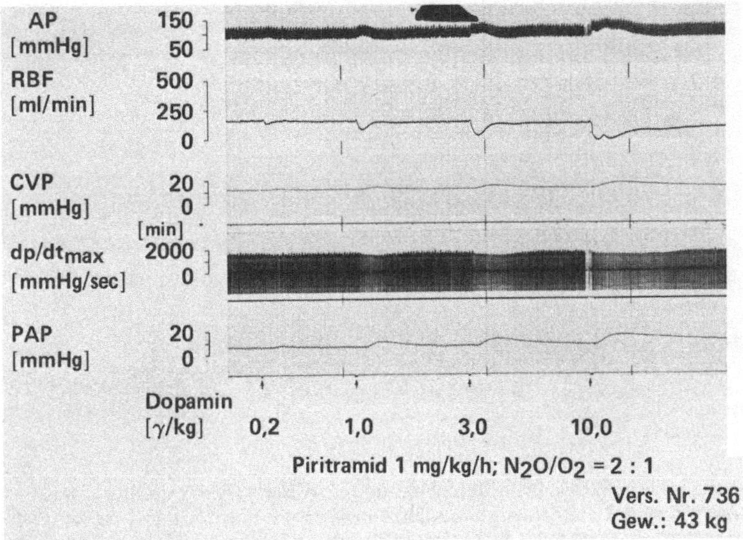

Abb. 6. Originalregistrierung von art. Druck (AP), Durchblutung der re. Niere (RBF), zentralvenösem Druck (CVP) und Druck i. d. Art. pulm. (PAP) in einer Piritramidnarkose. Intraaortale Einzelinjektionen von Dopamin 0,2 γ, 1 γ, 3 γ u. 10 γ/kg

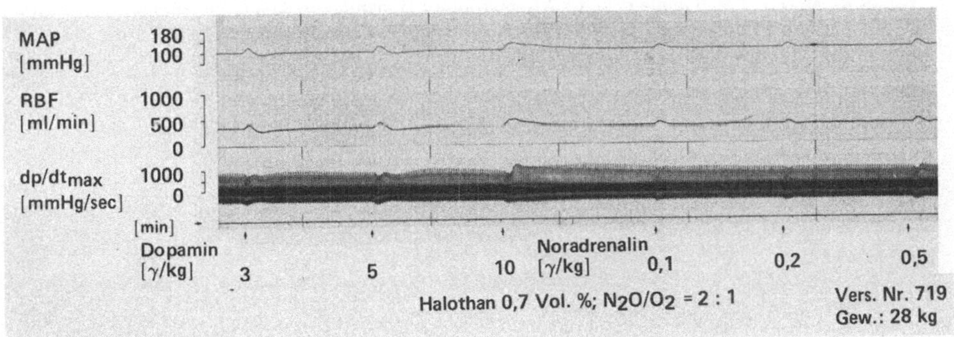

Abb. 7. Originalregistrierung von art. Mitteldruck (MAP), Durchblutung der re. Niere (RBF) und dp/dt_{max} in einer Halothannarkose. Intraaortale Einzelinjektionen von Dopamin 3 γ, 5 γ u. 10 γ/kg und Noradrenalin 0,1 γ, 0,2 γ u. 0,5 γ/kg

3. Goldberg, L.I., Sonneville, P.F., McNay, J.L.: An investigation of the structural requirements for dopamine-like renal vasodilation: Phenylethylamines and Apomorphine. J. Pharmacol. Exp. Ther. 163, 188 (1968)
4. Goldberg, L.I., Musgrave, G.: Attenuation of dopamine-induced renal vasodilation by bulbocapnine and apomorphine. Pharmacologist 13, 227 (1971)
5. McNay, J.L., McDonald, R.H., Goldberg, L.I.: Direct renal vasodilatation produced by Dopamine in the dog. Circ. Res. 16, 510 (1965)
6. Meyer, M.B., McNay, J.L., Goldberg, L.I.: Effects of Dopamine on renal function and hemodynamics in the dog. J. Pharmacol. Exp. Ther. 156, 186 (1967)
7. Schneider, E., Kielmann, D., Oser, G., Schmidt, D., Schweichel, E., Brückner, J.B.: Untersuchungen zur Beeinflussung der Dopamin-Wirkung durch Droperidol. Vortrag auf dem Zentraleuropäischen Anaesthesie Kongreß 1977 in Genf (Schweiz)

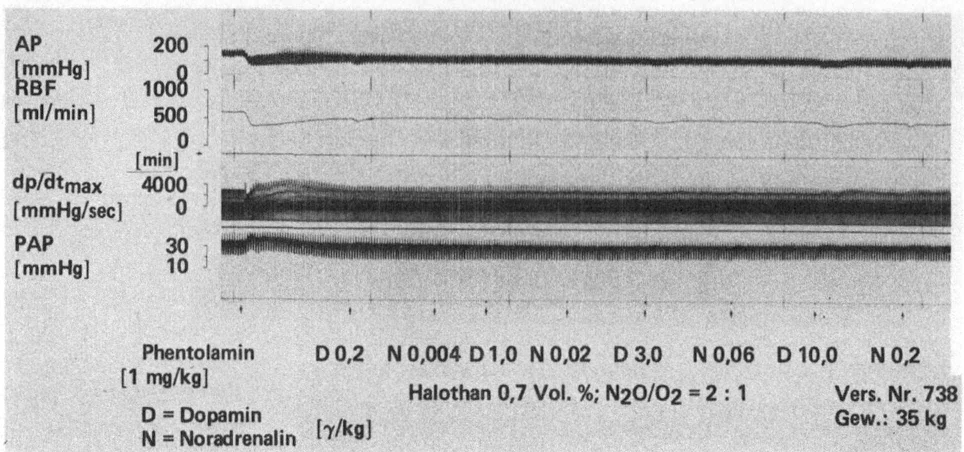

Abb. 8. Originalregistrierung von art. Druck (AP), Durchblutung der re. Niere (RBF), dp/dt_{max} und Druck i. d. Art. pulm. (PAP) in einer Halothannarkose. Alpha-Blockade mit Phentolamin 1 mg/kg (Pfeil); intraaortale Einzelinjektionen in abwechselnder Reihenfolge (Pfeile) von Dopamin (D) 0,2 γ, 1 γ, 3 γ u. 10 γ/kg und Noradrenalin (N) 0,004 γ, 0,02 γ, 0,06 γ u. 0,2 γ/kg

8. Simon, A., Maanen, E.F. van: Apomorphine and phentolamine antagonism of dopamine and norepinephrine. Fed. Proc. 30, 624 (1971)
9. Yeh, B.K., McNay, J.L., Goldberg, L.I.: Attenuation of Dopamine renal and mesenteric vasodilation by Haloperidol: Evidence for a specific Dopamine receptor. J. Pharmacol. Exp. Ther. 168, 303 (1969)

Kreislaufstabilisierung durch Dihydroergotamin? Kardiovaskuläre Untersuchungen in Narkose

S. Piepenbrock, W. Reichelt, E. Schleussner und G. Hempelmann

Die durch zahlreiche Anaesthetika während der Narkoseeinleitung sowie der Spinal- und Periduralanaesthesie verursachten depressorischen Wirkungen auf das Herz- und Kreislaufsystem sind Gegenstand vieler tierexperimenteller und klinischer Untersuchungen geworden.

Ursachen des Blutdruckabfalls nach intravenöser, intraspinaler, epiduraler oder inhalativer Anaesthesie-Einleitung sind demnach

- eine Abnahme der Myokardkontraktilität durch direkte oder indirekte Beeinflussung des Herzstoffwechsels oder der Koronardurchblutung, und/oder
- ein Mißverhältnis zwischen der zirkulierenden Blutmenge und der Gefäßkapazität durch relativen Volumenmangel oder Abfall des peripheren Gesamtwiderstandes.

Die Prophylaxe und Therapie müssen diese verschiedenen Ursachen berücksichtigen. In diesem Zusammenhang werden neben den Sympathomimetika, den Digitalispräparaten, den Kalziumionen vor allem die Volumenersatzmittel und zur prä- und postoperativen Kreislaufstabilisierung das Dihydroergotamin (DHE) intravenös oder intramuskulär angewandt.

Für den kreislaufstabilisierenden Effekt wird hierbei die vielfach beschriebene tonisierende Wirkung auf die Muskulatur der kapazitiven Gefäße ausgenutzt. In wieweit diese und die anderen pharmakologischen Eigenschaften des DHE, wie die Sympathikolyse und die negativ chronotrope Wirkung durch zentrale Vagusstimulierung die Hämodynamik des großen und kleinen Kreislaufs, die Herzleistung und die Compliance der extrathorokalen Kapazitätsgefäße unter Narkosebedingungen beeinflussen, war die Fragestellung für die folgenden Untersuchungen. Dabei war besonders zu klären, ob diese Effekte eine breite Anwendung des DHE zur Kreislaufstabilisierung zulassen, oder ob mit Nebenwirkungen im Sinne einer kardialen Kontraktilitätsminderung zu rechnen ist.

Ergebnisse und Besprechung der Ergebnisse

In einer ersten Meßreihe wurden Änderungen des arteriellen Perfusionsdruckes und der Compliance der extrathorakalen Kapazitätsgefäße während extrakorporaler Zirkulation bei herzchirurgischen Patienten gemessen. Dabei wurde die Dehnbarkeit des extrathorakalen Kapazitätssystems aus dem Verhältnis zwischen registriertem Oxygenatorvolumen und dem Druck in der Vena cava inferior nach stufenweiser Drosselung des venösen Abflusses ermittelt. Die Ergebnisse von 10 Patienten, die 2 mg DHE erhielten, wurden einer unter identischen Bedingungen untersuchten Kontrollgruppe von 8 Patienten ohne Medikamentengabe gegenübergestellt.

Die unter Ausschluß des Herzens und der Lungenstrombahn bei konstantem Fluß durchgeführte stufenweise Drosselung des venösen Abflusses in den Oxygenator der Herz-Lungen-Maschine und die damit erzielte Volumenbelastung des venösen Systems ergab in der Kontrollgruppe eine Compliance-Erhöhung von 1,3 ml/mm hg · kg KG (Abb. 1, Tabelle 1). Die errechnete Ausgangs-Compliance von 1,3 ml/mm hg · kg KG entspricht etwa dem von Strey et al. gefundenen Wert von 1,2 ml/mm hg · kg KG für den Extrathorakal-Kreislauf.

Die in der 2. Patientengruppe unter den gleichen Versuchsbedingungen nach intravenöser Gabe von 2 mg Dihydroergotamin gefundene deutliche Abnahme der venösen Compliance um 0,18 ml/mm hg · kg KG (von 1,78 1,60 ml/mm hg · kg KG) mit korrespondierender Zunahme des Oxygenator-Volumens um 132 ml bestätigt die kontrahierende Wirkung des Medikamentes auf die glatte Muskulatur der Kapazitätsgefäße.

Im Vergleich zur Kontrollgruppe ergibt sich also eine Volumenänderung von 490 ml und eine Compliance-Verminderung um 0,44 ml/mm hg · kg KG. Wenn dieses Volumen bei intaktem Kreislauf aus dem extrathorakalen in die intrathorakalen Kreislaufabschnitte umverteilt wird, und man für die intrathorakalen Gefäße die gleiche Compliance von 1,6 ml/mm hg · kg KG nach Dihydroergotamin wie für die extrathorakalen Abschnitte annimmt, errech-

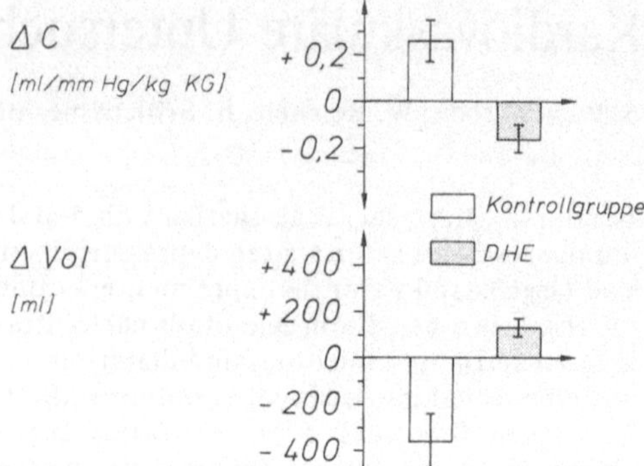

Abb. 1. Änderung der Compliance der extrathorakalen Kapazitätsgefäße und des Oxygenatorvolumens nach 2,0 mg DHE während extrakorporaler Zirkulation im Vergleich zu einer Kontrollgruppe. ΔC = Compliance-Änderung, ΔV = Volumenänderung im Oxygenator

Tabelle 1. Veränderungen von Kreislaufparametern während extrakorporaler Zirkulation vor und 10 min nach i.v.-Gabe von 2 mg Dihydroergotamin (DHE); n = 10; im Vergleich zu einer Kontrollgruppe (Kontrolle; n = 8) ohne Medikamentengabe

		$\bar{P}A_O$	$\bar{P}A_{10}$	ΔPA	ΔVOL	C_O	C_{10}	ΔC
		(mmHg)			(ml)	(ml/mm Hg/kg KG)		
Kontrolle	$\bar{x}$	60,0	80,6	20,6	- 359	1,30	1,52	+ 0,26
	$S_{\bar{x}}$	6,9	6,1	3,6	102	0,11	0,11	0,09
DHE	$\bar{x}$	45,7	64,5	17,8	+ 132	1,78	1,60	- 0,18
	$S_{\bar{x}}$	4,4	4,9	2,2	42	0,12	0,09	0,06
P (ungepaarter T-Test)		/	/	/	0,05	/	/	0,001

Kreislaufparameter während extracorporaler Zirkulation: $\bar{P}A_O$ = arterieller Perfusionsdruck bei Meßbeginn, $\bar{P}A_{10}$ = arterieller Perfusionsdruck nach 10 min, C_O = Compliance bei Meßbeginn, C_{10} = Compliance nach 10 min, ΔVOL = Volumenänderung am Oxygenator während der Meßzeit von 10 min, P = 5% Signifikanzgrenze bei Vergleich beider Kollektive mit Student-t-Test für ungepaarte Daten

net sich ein Druckanstieg von 4,4 mmHg in der zentralen Strombahn, was gut mit den später zu besprechenden Befunden am intakten Kreislauf übereinstimmt. Dabei stieg der linksventrikuläre Füllungsdruck stärker als der rechtsventrikuläre an, bedingt durch die geringere Dehnbarkeit dieses Kreislaufsegmentes.

Welche Anteile der kapazitiven Strombahn zu der Volumenmobilisation beitragen, läßt sich bei der gewählten Methodik nicht entscheiden. Nach den Untersuchungen von Laube et al. und Mellander et al. sind besonders die Kapazitätsgefäße der quergestreiften Muskulatur beteiligt, während das Splanchnicusgefäß-Gebiet mit seinem großen Volumengehalt nicht wesentlich beeinflußt zu werden scheint.

Nach den Untersuchungen von Rickert u. Bauschinger und Mellander u. Nordenfeld können jedoch nicht viel mehr als 300 ml Blut aus den Kapazitätsgefäßen der quergestreiften Muskulatur beim liegenden Menschen durch Dihydroergotamin mobilisiert werden, so daß während unseres Versuches doch eine Beteiligung des Splanchnicusgebietes angenommen werden muß.

Eine kontrahierende oder alpha-Rezeptoren-blockierende Wirkung des Dihydroergotamin auf die Widerstandsgefäße, wie von Bivigard et al. und anderen postuliert, konnten wir unter den Versuchsbedingungen der extrakorporalen Zirkulation nicht nachweisen. Der arterielle Perfusionsdruck stieg bei beiden Kollektiven gleich stark an. Dies kann durch die infolge Hypothermie bereits eingetretene Konstriktion der Widerstandsgefäße erklärbar sein, oder durch den fehlenden „sympathetic outflow" unter Narkosebedingungen verursacht sein.

In einer weiteren Meßreihe wurden periphere und linksventrikuläre hämodynamische Parameter nach Gabe von 0,015 mg/kg DHE bei 11 Patienten nach Verschluß eines Vorhof-Septum-Defektes in der unmittelbaren postoperativen Phase gemessen (Abb. 2.). Unter kontrollierter Beatmung und weiterbestehender Neuroleptanalgesie (alpha-Rezeptoren-Blockade durch Dehydrobenzperidol) stieg der arterielle Blutdruck hoch signifikant an. Unterschiede zwischen systolischem und diastolischem Druck traten dabei nicht auf. Die errechnete Erhöhung des peripheren Gesamtwiderstandes um ca. 450 dyn · s · cm^{-5} bestätigte die konstriktorische Wirkung des DHE auf die Widerstandsgefäße, ein Effekt, den wir unter den Bedingungen der extrakorporalen Zirkulation nicht gesehen haben.

Geht man davon aus, daß unter den Bedingungen der Neuroleptanalgesie eine Sympathikusblockade erzielt wird, werden die bereits 1948 von Bluntschli herausgearbeiteten komplexen Wirkungen des Dihydroergotamins verständlich. Demnach ist nach Sympathektomie der sympathikolytische Effekt (Vasodilatation) des DHE, der beim Menschen im Vergleich zum Versuchstier (Katze und Hund) ohnehin nur schwach in Erscheinung tritt, völlig blockiert und die vasokonstriktorische Wirkung des Medikamentes überwiegt sowohl auf der venösen als auch auf der arteriellen Seite.

Die von uns und anderen Untersuchern beobachteten ausgeprägten Druckanstiege in der zentralen Strombahn (Abb. 3) lassen sich als direkte Wirkung des DHE auf die pulmonalen Gefäße interpretieren oder aber als Folge einer Volumenverschiebung aus den peripheren kapazitiven Gefäßen in den Intrathorakalraum auffassen. Für die zweite Annahme spricht, daß wir keine Veränderung des Widerstandes in der Lungenstrombahn festellten konnten.

Die Abnahme der Herzfrequenz wird einerseits als Folge der erhöhten Füllungsdrucke, andererseits als Folge einer zentralen Vagusstimulierung angesehen. Während unserer Messungen sank die Herzfrequenz ebenfalls deutlich ab und führte bei unverändertem Schlagindex zu einer Abnahme des Herzindex. Bemerkenswert erscheint, daß trotz deutlichem Anstieg der kardialen Füllungsdrucke der Schlagindex unbeeinflußt blieb. Dies stimmt mit den

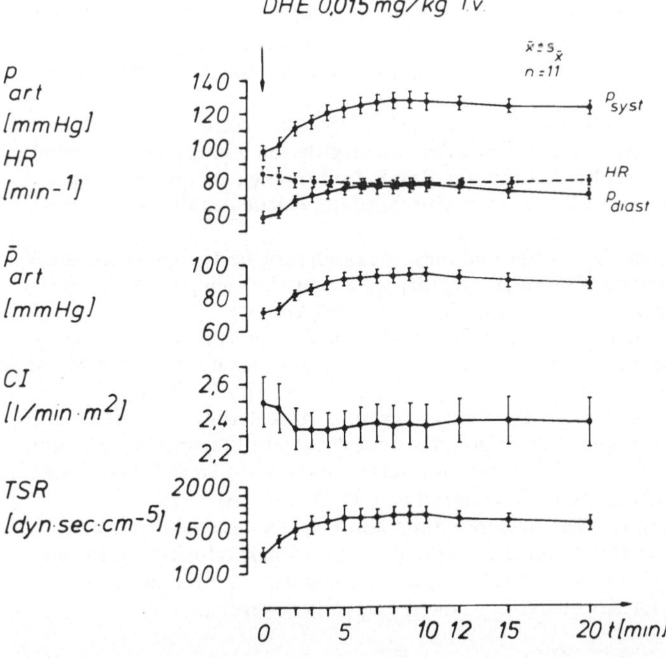

Abb. 2. Veränderung hämodynamischer Parameter nach Gabe von 0,015 mg/kg DHE i.v. bei Patienten in Neuroleptanalgesie. P_{art} = arterieller Blutdruck, HR = Herzfrequenz, $\bar{P}_{art}$ = arterieller Mitteldruck, CI = Herzindex, TSR = peripherer Gesamtwiderstand

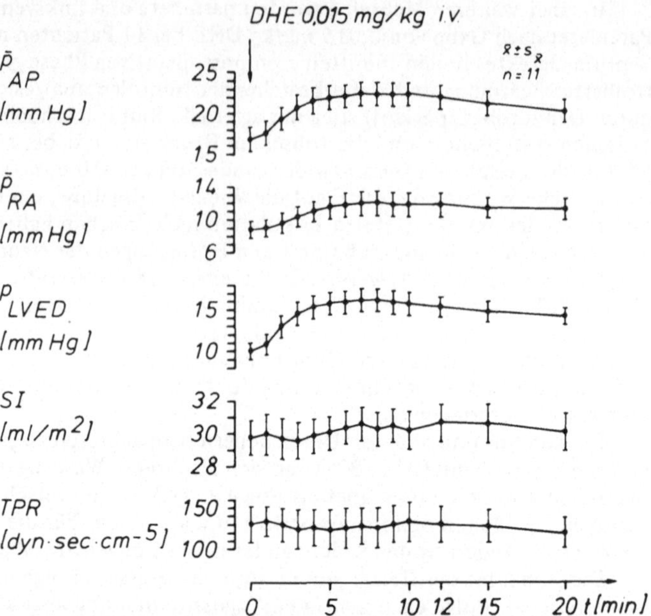

Abb. 3. Veränderung von Kreislaufparametern nach Gabe von 0,015 mg/kg DHE i.v. bei Patienten in Neuroleptanalgesie. $\bar{P}_{AP}$ = mittlerer Pulmonalarteriendruck, $\bar{P}_{RA}$ = rechter Vorhofdruck, P_{LVED} = linksventrikulärer enddiastolischer Druck, SI = Schlagindex, TPR = Gesamtlungenstrombahnwiderstand

Ergebnissen verschiedener Autoren überein. Lediglich Nordenfeld et al. fanden einen leichten Anstieg des Schlagindex nach DHE bei wachen Orthostatikern. Bei Anstieg des Füllungsdrucks im physiologischen Bereich, wie bei unseren Patienten, ist eine Erhöhung des ausgeworfenen Volumens zu erwarten.

Nach Jakob et al. zeigt die Regulation des Herzens bei Druckbelastung eine deutliche Abhängigkeit vom kontraktiven Status. Als Folge der Autoregulation vermag der Ventrikel normalerweise trotz vermehrter Nachbelastung ein, den Erfordernissen entsprechendes, Schlagvolumen auszuwerfen ohne die Reserven auszuschöpfen, welche der Frank-Starling-Mechanismus bietet.

Aufschluß über die Diskrepanz zwischen Füllungsdruckänderung und ausgeworfenem Volumen könnte demnach der Inotropie-Parameter dp/dt_{max} geben, der sich jedoch nur geringfügig, statistisch nicht signifikant um ca. 200 mm hg/s erhöhte (Abb. 4).

Da Herzfrequenz, pre- und afterload diesen Parameter unabhängig von einer Änderung der Inotropie gleichsinnig beeinflussen, ergibt sich überschlagsmäßig aus der geringen Abnahme der Herzfrequenz bei deutlichem Anstieg von afterload und preload eine effektive Abnahme der maximalen Druckanstiegsgeschwindigkeit, die als Verminderung der myokardialen Inotropie aufgefaßt werden muß. Als mögliche Erklärung für diese Kontraktilitätsminderung kann aufgrund verschiedener Hinweise in der Literatur eine verminderte Koronarperfusion angenommen werden, die klinisch und experimentell nachgewiesen worden ist (Abb. 5).

Die intravenöse Anwendung von Dihydroergotamin kann wegen der nachgewiesenen myokardialen Kontraktilitätsminderung infolge verminderter Koronarperfusion zur Prophylaxe narkosebedingter Blutdruckabfälle und zur Therapie postoperativer Kreislaufinsuffizienz für Patienten mit eingeschränkter Koronarreserve nicht empfohlen werden.

Literatur bei den Verfassern

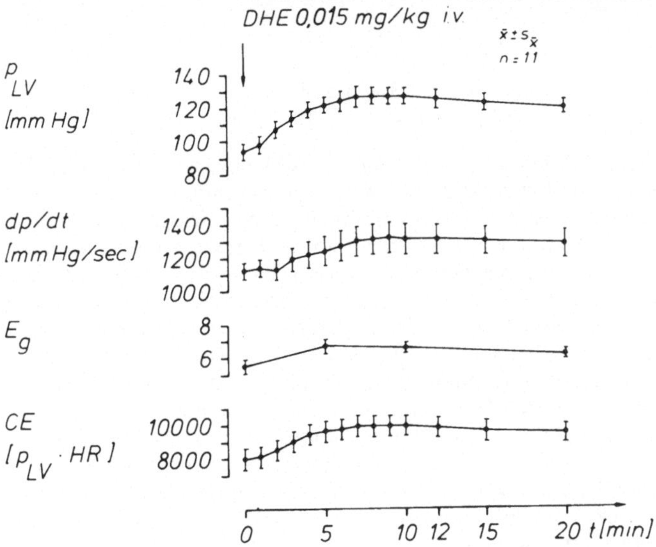

Abb. 4. Veränderungen des linksventrikulären Druckes (P_{LV}), der maximalen Druckanstiegsgeschwindigkeit (dp/dt_{max}), des myokardialen Sauerstoffverbrauchs (E_g) und des Cardiac Effort Index (CE) nach i.v.-Gabe von 0,015 mg/kg DHE

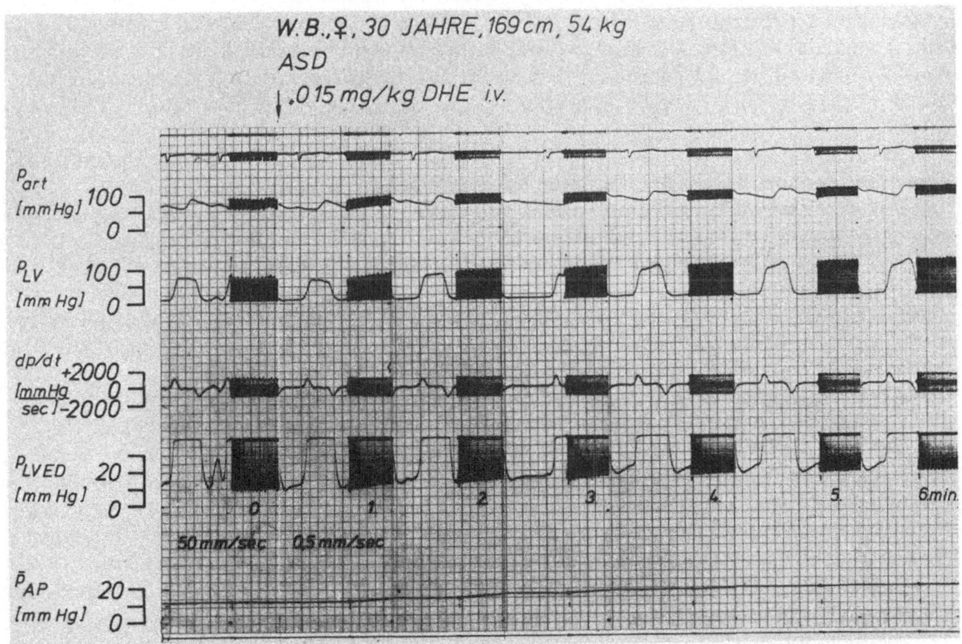

Abb. 5. Originalregistrierung hämodynamischer Parameter bei einer Patientin nach ASD-Verschluß nach Injektion von 0,015 mg/kg DHE i.v.

Kardiale und direkte vaskuläre Wirkung von Dobutamin

S. Piepenbrock, G. Hempelmann, W. Reichelt und Th. Stegmann

Das neue synthetische Katecholamin Dobutamin soll weniger positiv chronotrop im Verhältnis zu seiner inotropen Wirkung sein und weniger vaskuläre und arrhythmogene Effekte im Vergleich zu anderen Katecholaminen besitzen. Daraus ergibt sich eine günstige Einsatzmöglichkeit in low-output-Situationen, insbesondere bei Patienten mit eingeschränkter Coronarreserve. Die experimentellen Untersuchungen geben sogar Hinweis dafür, daß unter Anwendung von Dobutamin die Ausbildung eines Herzinfarkts nach artifizieller Stenosierung eines Coronarastes verhindert werden kann. Wesentlich ist dabei, daß Dosierungen gegeben werden, die einen Hauptfaktor für den myokardialen Sauerstoffverbrauch – die Herzfrequenz – nicht ansteigen lassen. Experimentelle Studien an Hunden haben weiterhin gezeigt, daß Anaesthesie die Beeinflussung der Herzfrequenz durch Dobutamin modifizieren kann.

Ziel dieser Untersuchung war es daher, an Patienten mit coronarer Herzkrankheit die hämodynamischen Effekte von Dobutamin unter Narkosebedingungen zu messen. Darüberhinaus sollte während extrakorporaler Zirkulation unter Ausschluß von Herz- und Lungenkreislauf der direkte vaskuläre Effekt von Dobutamin auf die arteriolären Widerstandsgefäße und die venösen Kapazitätsgefäße geprüft werden.

Patienten und Methodik

Die hämodynamischen Messungen erfolgten intraoperativ an coronar-chirurgischen Patienten nach Sternotomie und Pericard-Eröffnung, jedoch vor Kanülierung der großen Gefäße zum Anschließen der Herz-Lungen-Maschine. Eine erste Patientengruppe von 8 Patienten, (6 männlich, 2 weiblich), die eine Dosierung von 2,5 μg/kg/min Dobutamin erhielten, wies ein Alter von 44-57 Jahren ($\bar{x}$ = 51 Jahre) auf. Die zweite Gruppe von ebenfalls 8 Coronarkranken (7 männlich, 1 weiblich) erhielt 5 μg/kg/min Dobutamin. Sie waren 56-58 Jahre ($\bar{x}$ = 51 Jahre) alt.

Bei allen Patienten wurde eine präoperative Digitalisierung ca. 36 Std vor Operationsbeginn unterbrochen. Keiner der Patienten hatte präoperativ Betablocker erhalten.

Zur Narkoseeinleitung wurden nach Gabe von 2 mg Pancuronium 0,2-0,3 mg Fentanyl + 1 mg/kg Brevimytal (Methohexital) verwendet; intubiert wurde nach Relaxierung mit 1 mg/kg Pantolax (Succinylcholin). Die weitere Relaxierung wurde mit fraktionierten Gaben von Pancuronium aufrecht gehalten. Bei stabilen Kreislaufverhältnissen erhielten die Patienten initial 10-15 mg Dehydrobenzperidol. Die Narkose wurde weitergeführt mit hohen, fraktioniert injizierten Fentanyldosen (10-15 μg/kg x h Fentanyl) und mit Lachgas-Sauerstoff-Beatmung (N_2O : O_2 = 65% : 35%).

Als Respirator diente ein Engström ER 300 im halboffenen System. Normoventilation und ausgeglichener Säure-Basen-Haushalt wurden durch Blutgasanalysen kontrolliert.

Vor und während der Infusion von 2,5 bzw. 5 μg/kg/min Dobutamin mit einem justierten Braun-Perfusor wurden mittels eines Hellige-Achtkanal-Schreibers (EK 21) die folgenden Parameter kontinuierlich registriert (He, CT 1341): das EKG; daraus wurde die Herzfrequenz ermittelt. Der arterielle Blutdruck (Punktion einer Arteria radialis mit einer Medicut-Nadel, Fa. Argyle; Statham Druckwandler P 23 Db), der linksventrikuläre Druck (transmyokardiale Punktion mit einer Stahlnadel auf die ein Mikrostatham P 37 B direkt aufgesetzt war), der linksventrikuläre enddiastolische Druck (DC-Einschub, Fa. Hellige),

die isovolumetrische Druckanstiegsgeschwindigkeit im linken Ventrikel dp/dt (Differentor, Fa. Hellige),

der Pulmonalarterienmitteldruck (Swan-Ganz-Katheter, Typ 93A-113-7F; Statham Druckwandler P 37 b),

der rechtsatriale Druck (zentraler Venenkatheter; Statham Druckwandler P 23 Db).

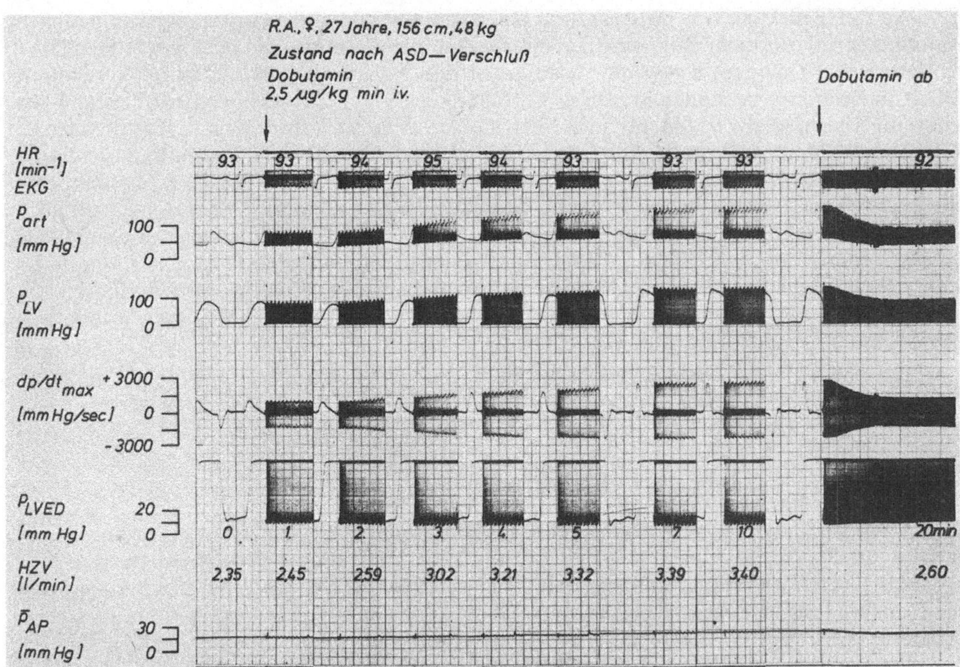

Abb. 1. (Orig.-Reg.). Hämodynamische Parameter während und nach Infusion von 2,5 µg/kg/min Dobutamin bei einer 27jährigen Pat. nach operativer Korrektur eines Atrium-Septum-Defektes. Die Herzfrequenz (HR) und das Herzzeitvolumen (HZV) wurden zusätzlich auf die Kurve geschrieben. P_{art} = arterieller Blutdruck, P_{LV} = linksventrikulärer Druck, dp/dt_{max} = Druckanstiegsgeschwindigkeit im linken Ventrikel, P_{LVED} = enddiastolischer Druck im linken Ventrikel, $\bar{P}_{AP}$ = mittlerer Pulmonalarteriendruck

Zusätzlich wurde nach Bestimmung von Kontrollwerten in Minutenabständen das Herzzeitvolumen (HZV) mit der Thermodilutionsmethode (Meßgerät BN 6560, Fa. Fischer KG) gemessen. HZV und der Pulmonalarteriendruck wurden mit Hilfe eines Swan-Ganz-Katheters bestimmt, der über die rechte Vena jugularis interna unter Kontrolle in die Arteria Pulmonalis vorgeschoben wurde. Der Thermistor für die HZV-Messung war jeweils von der Fa. Fischer an das HZV-Gerät adaptiert worden.

Aus den gemessenen Parametern wurden errechnet:

der periphere Gesamtwiderstand $TSR = \frac{\bar{P}_{art} - \bar{P}_{RA}}{HZV : 60} \cdot 1332$ (dyn · sec · cm^{-5})

der Gesamt-Lungenstrombahnwiderstand $TPR = \frac{\bar{P}_{AP} - P_{LVED}}{HZV : 60} \cdot 1332$ (")

der linksventrikuläre Arbeitsindex $LVWI = \frac{CI \cdot 1{,}055\ (\bar{P}_{art} - P_{LVED}) \cdot 13{,}6}{1000}$

(m · kg/min · m^2)

der rechtsventrikuläre Arbeitsindex RVWI = etc.

linksventrikulärer Schlag-Arbeitsindex LVSWI = etc.

rechtsventrikulärer Schlag-Arbeitsindex RVSWO = etc.

und der myokardiale Sauerstoffverbrauch E_g nach Bretschneider et al.

Unter identischen Bedingungen wurde eine Kontrollgruppe von 10 Patienten mit coronarer Herzkrankheit untersucht, die sich alle einer aorto-coronaren Venenbypass-Operation unterziehen mußten (8 männlich, 2 weiblich; Alter: 38-57 Jahre, $\bar{x}$ = 49 Jahre).

Die Gefäßwirkung von 10 μg/kg/min Dobutamin wurde unter konstanten Bedingungen während extrakorporaler Zirkulation gemessen. Für diese Untersuchungen wurde eine höhere Dosierung von Dobutamin gewählt, da aufgrund der Oxygenator-Vorfüllung ein Verdünnungseffekt in Rechnung zu stellen ist. Diese Vorfüllung des Oxygenators (Optiflow) bestand aus 1000 ml Ringerlactat-Lösung, 60 mval $NaHCO_3$, 20 mval KCL und 20 ml Ascorbinsäure. Während der Messung bestand eine mäßge Hypothermie von 27,4 ± 0,2°C oesophageal und 28,8 ± 0,3°C rektal (Kontrollgruppe: Oesophagustemperatur 28,8 ± 0,3°C, Rektaltemperatur 29,2 ± 0,4°C). Bei „totalem Bypass", d.h. Ableitung des gesamten zum Herzen zurückkehrenden Venenblutes in die Herz-Lungen-Maschine, abgeklemmter Aorta und gleichbleibender Temperatur- und Flußrate (2,4 l/min · m^2) wurden für die Meßdauer von 10 min konstante Bedingungen aufrecht erhalten. Der arterielle Perfusionsdruck wurde kontinuierlich aufgezeichnet und das Blutvolumen im Oxygenator-Reservoir von der Volumenkalibrierung in 1-Minuten-Abständen abgelesen.

Statistische Signifikanzen wurden mit dem Student-t-Test für verbundene und unverbundene Wertpaare berechnet.

Ergebnisse

In der Tabelle 1 und den Abb. 2-5 sind die Ergebnisse der Herz-Kreislaufmessungen zusammengefaßt. Bei der Infusion von 2,5 μg/kg/min Dobutamin stieg die Herzfrequenz durchschnittlich von 79,8 min^{-1} auf 91,1 min^{-1} ($p < 0,05$) an. 5 μg/kg/min Dobutamin erhöhte die Herzfrequenz bei einem Ausgangswert von 86,6 min^{-1} um 24% auf 107,3 min^{-1} ($p < 0,01$).

Der Herzindex wies als Ausdruck einer low-output-Situation sehr niedrige Kontrollwerte auf. Unter der Infusion von 2,5 μg/kg/min Dobutamin nahm der Herzindex von einem Ausgangswert von 1,61 l/min · m^2 um 30% zu ($p < 0,001$).

Die Infusion von 5 μg/kg/min führte zu einer Steigerungsrate von 50,3% bei einem Kontrollwert von 1,49 l/min · m^2 ($p < 0,01$).

Die Veränderungen des Schlagindex waren aufgrund der korrespondierenden Herzfrequenzanstiege geringer ausgeprägt. Nach 2,5 μg/kg/min Dobutamin erhöhte sich der Schlagindex um 16,1% ($p < 0,01$) und nach 5 μg/kg/min Dobutamin um 27,1% ($p < 0,05$).

Unter der niedrigen Dosierung kam es zu einem Anwachsen des arteriellen Mitteldrucks von 70 mm Hg um 27% ($p < 0,05$), wobei der systolische Blutdruck mit 35% deutlich stärker anstieg als der diastolische mit 20%, was zu einer Verbreiterung der Blutdruckamplitude führte. Nach der höheren Dosierung war nur eine geringfügig größere Steigerung des arteriellen Mitteldrucks um insgesamt 34,4% festzustellen. Der systolische Blutdruck stieg dabei von im Mittel 96,9 mm Hg auf 140,9 mmHg ($p < 0,01$) und der diastolische von 55,9 mm Hg auf 69,6 mm Hg an.

Beim Pulmonalarterien-Mitteldruck bewirkten 2,5 μg/kg/min Dobutamin eine Änderung von 16,1 mm Hg auf 18,2 mm Hg ($p < 0,05$) und 5 μg/kg/min Dobutamin von 15,6 mm Hg auf 17,8 mm Hg ($p < 0,01$). Die Ausgangswerte der Füllungsdrucke des linken (PLVED) und rechten Ventrikels (P_{RA}) lagen sämtlich im Normalbereich und blieben nach beiden Dosierungen praktisch konstant.

Der errechnete periphere Gesamtwiderstand (TSR) änderte sich unter Infusion von 2,5 μg/kg/min Dobutamin so gut wie gar nicht; unter der doppelten Dosis zeigte sich ein minimaler, nicht signifikanter Abfall um −5,7%. Die Veränderungen des kalkulierten Gesamt-Lungenstrombahnwiderstandes (TPR) waren nicht signifikant. Unter den verwendeten Dosierungen kam es zu signifikanten Anstiegen der Schlagarbeitsindices. Für den linken Ventrikel betrugen die maximalen Änderungen + 44,4% bzw. 80% und für den rechten Ventrikel + 40,7 % bzw. 75%.

Die Arbeitsindices des linken und rechten Ventrikels, die die gesamte äußere Arbeit der jeweiligen Kammer wiedergeben, nahmen ebenfalls signifikant zu. Die äußere Arbeit des linken Ventrikels erhöhte sich um 68,6% bzw. 114,1% und die des rechten Ventrikels um 50% bzw. 100%.

Tabelle 1. Veränderungen hämodynamischer Parameter nach Infusion von 2,5 und 5 μg/kg/min Dobutamin in einer Kontrollgruppe und bei coronarchirurgischen Patienten. Mittelwerte und Standardabweichungen vom Mittelwert, *<0,05, **<0,01, ***<0,001

	Obt. 2,5		Obt. 5,0		no drug	
	0'	10'	0'	10'	0'	10'
P_{syst}	97,8	132,1 **	96,9	140,9 **	98,2	99,1
(mm Hg)	3,3	8,7	4,7	9,1	2,4	2,6
$\bar{P}_{art}$	70,3	89,3 *	69,5	93,4 **	70,7	70,9
(mm Hg)	2,9	5,2	4,4	5,0	2,3	2,3
P_{diast}	56,5	67,9 *	55,9	69,6 *	56,9	57,4
(mm Hg)	2,9	3,6	4,4	3,8	2,5	2,7
$\bar{P}_{AP}$	16,9	18,2 *	15,6	17,8 **	16,0	15,9
(mm Hg)	1,9	1,7	1,2	1,4	1,3	1,3
P_{LVED}	9,4	9,8	9,0	9,0	11,4	11,3
(mm Hg)	1,1	1,1	1,0	1,0	0,8	0,8
$\bar{P}_{RA}$	7,6	7,4	7,4	7,2	7,3	7,3
(mm Hg)	1,1	1,0	0,9	0,7	0,9	0,9
CI	1,61	2,10 ***	1,49 **	2,24 **	1,63	1,60
($l/min \cdot m^2$)	0,18	0,21	0,12	0,24	0,14	0,13
HR	79,8	91,1 *	86,6	107,3 **	90,4	89,6
(min^{-1})	4,0	4,3	4,4	6,3	5,6	5,8
SI	19,9	23,1 **	17,0	21,6 *	18,8	18,8
(ml/m^2)	1,8	2,2	1,6	2,9	2,2	2,2
LVSWI	18	26 **	15	27 *	16	16
($m \cdot g/m^2$)	2	3	1	4	2	2
TSR	1885	1866	1913	1804	1647	1669
($dyn \cdot sec \cdot cm^{-5}$)	174	197	158	157	81	75
LVWI	1,41	2,38 **	1,28	2,74 **	1,39	1,37
($m \cdot kg/min \cdot m^2$)	0,18	0,27	0,11	0,36	0,13	0,13
RVSWI	2,7	3,8 *	2,0	3,5 **	2,3	2,3
($m \cdot g/m^2$)	0,4	0,6	0,3	0,7	0,3	0,3
TPR	231	196	207	186	120	122
($dyn \cdot sec \cdot cm^{-5}$)	40	37	35	33	20	21
RVWI	0,22	0,33 **	0,18	0,36 **	0,20	0,20
($m \cdot kg/min \cdot m^2$)	0,03	0,06	0,02	0,07	0,03	0,03
dp/dt_{max}	1001	1725 *	956	2115 **	1023	1014
(mm Hg/sec)	45	228	76	306	84	79
E_g	4,88	6,59 *	5,21	7,91 **	5,13	5,11
($ml\ O_2/min \cdot 100\ g$)	0,18	0,48	0,24	0,47	0,20	0,20

Die positiv inotrope Wirkung von Dobutamin fand ihren deutlichen Ausdruck in der Zunahme der maximalen Druckanstiegsgeschwindigkeit im linken Ventrikel (dp/dt_{max}). 2,5 μg/kg/min Dobutamin riefen einen Anstieg um 72% ($p<0,05$) von 1001 mm Hg/sec auf 1725 mm Hg/sec hervor. Bei der Dosis von 5 μg/kg/min wurde der Kontrollwert von 956 mm Hg/sec um 121% gesteigert ($p<0,01$). Aus den hämodynamischen Daten ließen sich mit Hilfe des komplexen Parameters nach Bretschneider ein Anstieg des myokardialen Sauerstoffverbrauchs (E_g) um 35% bzw. 52% errechnen.

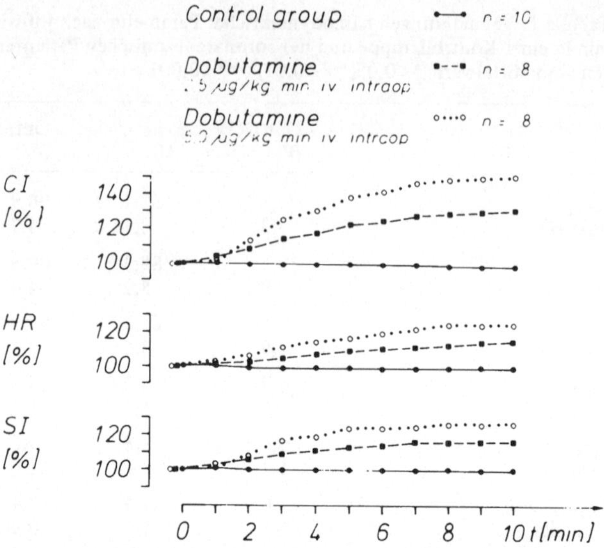

Abb. 2. Prozentuale Veränderungen des Herzindex (CI), der Herzfrequenz (HR) und des Schlagindex (SI) unter der Infusion von 2,5 und 5 μg/kg/min Dobutamin im Vergleich zu einer Kontrollgruppe. Messungen an coronarchirurgischen Patienten in Neuroleptanalgesie

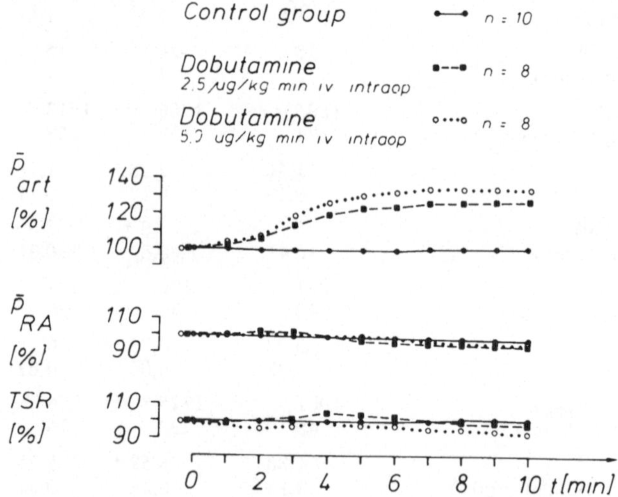

Abb. 3. Prozentuale Veränderungen des arteriellen Mitteldrucks ($\bar{P}_{art}$), des rechtsartrialen Druckes ($\bar{P}_{RA}$) und des peripheren Gesamtwiderstandes (TSR) während der Infusion von 2,5 μg/kg/min und 5 μg/kg/min Dobutamin im Vergleich zu einer Kontrollgruppe

Die Registrierung des arteriellen Perfusionsdrucks während extrakorporaler Zirkulation unter steady state-Bedingungen zeigte nach Infusion von 10 μg/kg/min Dobutamin einen mittleren Anstieg von 71,4 mm Hg auf 73,1 mm Hg. Gleichzeitig fiel das Oxygenator-Blutvolumen geringfügig von 1042 ml/m^2 auf 1011 ml/m^2 ab, ($p<0{,}05$). Im Vergleich zur Kontrollgruppe war in keinem Fall ein statistischer Unterschied zu sichern (Abb. 6).

Schwerwiegende Arrhythmien konnten unter Dobutamin nicht beobachtet werden. Lediglich ein Patient, der 2,5 μg/kg/min Dobutamin erhielt, entwickelte ventrikuläre Extrasystolen.

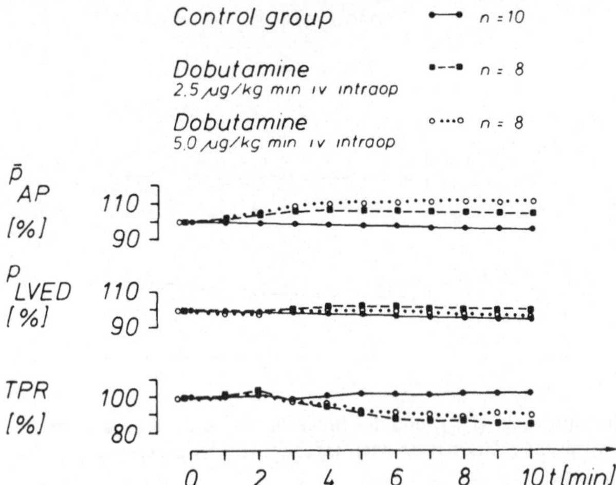

Abb. 4. Prozentuale Veränderungen des mittleren Pulmonalarteriendrucks ($\bar{P}_{AP}$), des linksventrikulären enddiastolischen Drucks (P_{LVED}) und des Gesamt-Lungenstrombahnwiderstandes (TPR) während der Infusion von 2,5 und 5 µg/kg/min Dobutamin

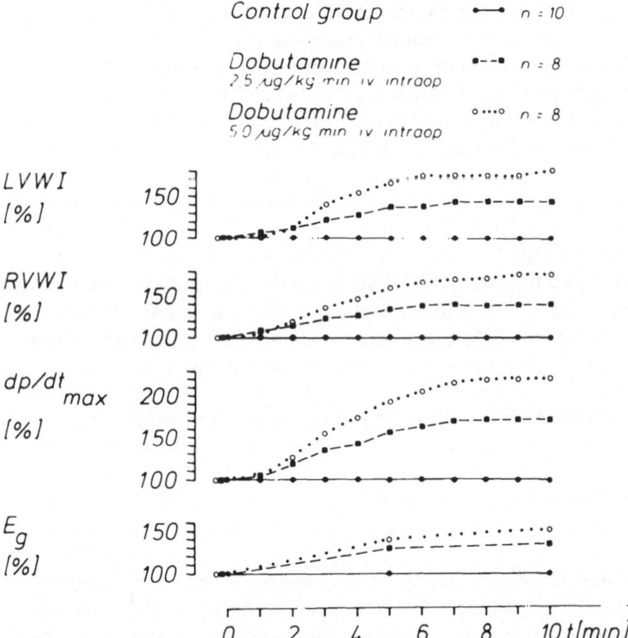

Abb. 5. Prozentuale Veränderungen des links- und rechtsventrikulären Arbeitsindex (LVWI, RVWI), der maximalen Druckanstiegsgeschwindigkeit im linken Ventrikel (dp/dt_{max}) und des myokardialen Sauerstoffverbrauchs (E_g) während der Infusion von 2,5 µg/kg/min und 5 µg/kg/min Dobutamin im Vergleich zu einer Kontrollgruppe

Die Rhythmusstörungen verschwanden jedoch nach Beendigung der Dobutamin-Infusion. Bei keinem Patienten konnte aus dem mitgeschriebenen EKG (V_5-Ableitung) eine Veränderung der ST-Strecke festgestellt werden.

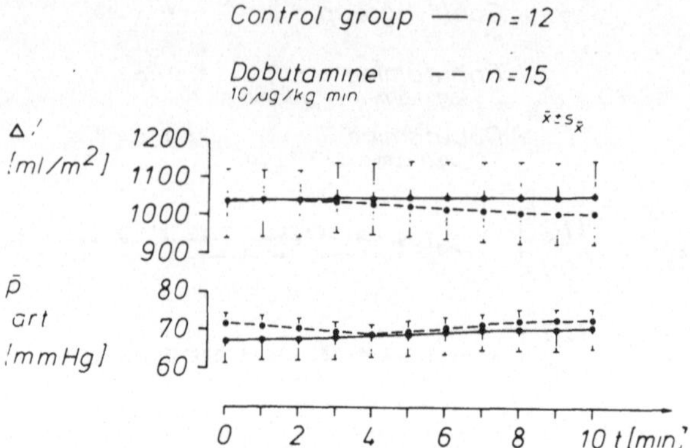

Abb. 6. Veränderungen des arteriellen Perfusionsdrucks ($\bar{P}_{art}$) und des Blutvolumens im Oxygenator der Herz-Lungen-Maschine (ΔV) während extrakorporaler Zirkulation nach Infusion von 10 µg/kg/min Dobutamin im Vergleich zu einer Kontrollgruppe

Diskussion

Tachykardien limitieren häufig den Einsatz stark positiv inotroper Substanzen wie Adrenalin, Isoproterenol oder Orciprenalin. Da die Herzfrequenz neben der Kontraktilität und der Widerstandsarbeit ein Hauptfaktor für den myokardialen Sauerstoffverbrauch darstellt, ist besonders bei coronarinsuffizienten Patienten eine Herzfrequenzsteigerung mit einer Verkürzung der Diastolendauer unerwünscht. Das neu entwickelte Katecholamin Dobutamin scheint eine wesentlich günstigere Relation Inotropie zu Chronotropie-Zuwachs zu entfalten, als die bisher gebräuchlichen Medikamente. In einer Reihe von klinischen Untersuchungen wurden nur geringe Veränderungen der Herzfrequenz bei kräftiger Steigerung des Herzzeitvolumens bzw. der Kontraktilität gefunden.

Im Gegensatz dazu weisen die eigenen Resultate eine stärkere Zunahme der Herzfrequenz auf. Als Erklärung kann möglicherweise eine Modifikation der Frequenz-Antwort durch narkosebedingte vagale Reflexdämpfung in Frage kommen, denn die eigenen Untersuchungen wurden, im Gegensatz zu den zitierten, an narkotisierten Patienten vorgenommen. Entsprechende Befunde wurden in Tierversuchen festgestellt. Willerson et al. fanden an wachen Hunden eine kräftige Erhöhung der Kontraktilität ohne Herzfrequenzveränderung; bei narkotisierten Hunden jedoch stieg unter der gleichen Dobutamin-Dosierung die Kontraktilität und die Herzfrequenz an.

Den eigenen Ergebnissen in etwa vergleichbare Herzfrequenz-Zunahmen wurden von Kersting et al. und Sakomoto u. Yamada bei Patienten kurz nach offenen Herzoperationen gemessen.

Da Patienten nach offenen Herzoperationen für gewöhnlich postoperativ beatmet und stark sediert werden, können ähnliche Untersuchungsbedingungen angenommen werden, wie bei den eigenen.

Klinischen und tierexperimentellen Untersuchungen zufolge führen hohe Dosierungen von Dobutamin zu einer Reduzierung des peripheren Widerstandes, während niedrige Dosierungen den peripheren Widerstand relativ unbeeinflußt lassen. Die eigenen Messungen ergaben nach der niedrigeren Dosierung von 2,5 µg/kg/min keine Veränderung des peripheren Widerstandes, während die etwas höhere Dosierung von 5 µg/kg/min eine geringfügige, aber nicht signifikante Senkung von ca. 6% hervorrief. Da gleichzeitig der Herzindex mit ca. 30% bzw. 50% kräftig anstieg, resultierte daraus eine deutliche Erhöhung des arteriellen Blutdrucks. Ein Überwiegen β_2-adrenerger vaskulärer Effekte mit einer Abnahme des peripheren Widerstandes und u.U. auch des arteriellen Blutdrucks tritt für gewöhnlich erst bei Dosen von 7,5 µg/kg/min und mehr stärker hervor.

Der wenig ausgeprägte direkt vasoaktive Effekt von Dobutamin wird insbesondere auch durch die Untersuchungen während extrakorporaler Zirkulation bestätigt. Unter Berücksichtigung des Verdünnungseffektes durch die Vorfüllung der Herz-Lungen-Maschine wurde eine Dosierung von 10 μg/kg/min infundiert, die weder auf der arteriellen Seite noch auf der venösen Seite zu wesentlichen Gefäßreaktionen im Sinne einer Vasokonstriktion oder einer Vasodilatation geführt haben.

Für den linksventrikulären Füllungsdruck wurde im allgemeinen unter Dobutamin eine dosisabhängige Abnahme beschrieben, die teilweise auf die positiv inotrope Wirkung der Substanz zurückgeführt wird (Hess, Limbourg). Weiterhin kann die preload-Senkung durch eine Reduktion der Nachbelastung erleichtert werden. Diskutiert wird weiterhin eine Verminderung des aktiven Blutvolumens im Sinne eines vaskulären „pooling", da im allgemeinen eine Abnahme des peripheren und pulmonalen Gefäßwiderstandes und auch des rechtsatrialen Drucks gefunden worden ist (Limbourg, Delius, Loeb). Bei dem in der vorliegenden Arbeit verwendeten niedrigen Dosisbereich von 2,5 bzw. 5 μg/kg/min waren die Veränderungen des enddiastolischen Drucks im linken Ventrikel nicht signifikant. Weiterhin sind auch der periphere Gesamt-Lungenstrombahnwiderstand und der rechtsatriale Druck nicht signifikant verändert worden, so daß unter den angegebenen Untersuchungsbedingungen in Narkose und den verwendeten niedrigen Dosierungen kein Hinweis für ein „pooling" vorlag. Auch die Untersuchungen der isolierten Gefäßwirkung während der extrakorporalen Zirkulation zeigten keine klinisch relevanten vaskulären Reaktionen, die eine Veränderung der ventrikulären Füllungsdrucke hätten erklären können.

Die von uns gemessene Zunahme des Herzminutenvolumens um ca. 50% nach 5 μg/kg/min Dobutamin lag höher als in etwa vergleichbaren Untersuchungen, je etwa um 40%. Bei einem Vergleich sind jedoch die unterschiedlichen Herzfrequenzänderungen mit den daraus resultierenden verschiedenen Schlagvolumenänderungen in Rechnung zu stellen. Die Schlagindexerhöhung betrug in den eigenen Untersuchungen 16% nach 2,5 μg/kg/min Dobutamin und 27% bei 5 μg/kg/min Dobutamin. Beregovich et al. fanden einen Schlagvolumenzuwachs von 15% nach 2,5 μg/kg/min Dobutamin und von nur 5% nach 5 μg/kg/min Dobutamin. Loeb et al. infundierten 7,5 μg/kg/min Dobutamin mit konsekutivem Anstieg des Schlagvolumens um 18%. Sakomoto u. Yamada gaben 4, 6 und 8 μg/kg/min Dobutamin und fanden eine gleichbleibende Steigerung von je ca. 12%. Limbourg et al., Delius et al. und Jewitt et al. stellten unter der Infusion von 5 μg/kg/min Dobutamin jeweils maximale Zunahmen von 22%, 33% und 49% fest, die bei Dosiserhöhung nicht größer wurden.

Offensichtlich ist ab einer Dosierung von 5 bis 7,5 μg/kg/min Dobutamin mit einem stärkeren chronotropen Effekt zu rechnen, so daß das Schlagvolumen nicht mehr weiter ansteigt.

Die positiv inotrope Wirkung von Dobutamin ist besonders deutlich durch eine dosisabhängige Zunahme von dp/dt_{max} zum Ausdruck gekommen. Allerdings war dieser Anstieg nicht allein das Ergebnis einer reinen Kontraktilitätssteigerung, da in die Größe der isovolumetrischen Druckanstiegsgeschwindigkeit wechselnde Vor- und Nachlast, Herzfrequenz und Inotropie mit eingehen.

Insbesondere bei Patienten mit coronarer Herzkrankheit imitieren Rhythmusstörungen und die Progredienz des myokardialen Sauerstoffverbrauchs den wirkungsvollen Einsatz von Katecholaminen. Bei den eigenen Untersuchungen an Patienten mit operationsbedürftigen Coronarstenosen ließ sich aufgrund der Veränderungen der wesentlichen Determinanten für den myokardialen Sauerstoffverbrauch (Frequenz, Kontraktilität und myokardiale Wandspannung) eine Zunahme von 35% bzw. 52 % errechnen (Literatur von Bretschneider). Dabei traten jedoch keine Ischämie-Zeichen in Form von S-T-Streckenveränderungen im EKG oder gravierende Rhythmusstörungen auf. Daraus kann geschlossen werden, daß es trotz der erheblichen kardialen Mehrleistung zu keiner Diskrepanz zwischen myokardialem O_2-Angebot und O_2-Verbrauch gekommen ist.

Zusammenfassend zeigte sich unter Dobutamin-Infusion in einer Dosierung von 2,5 bzw. 5 μg/kg/min ein starker Kontraktilitätszuwachs mit entsprechender Herzzeitvolumensteigerung, die einhergingen mit einer relativ geringen Zunahme der Herzfrequenz. Dabei war die Herzfrequenzsteigerung allerdings größer als in vergleichbaren klinischen Untersuchungen an wachen Patienten, was auf eine mögliche vagale Reflexdämpfung durch die Narkose zurückgeführt wurde. Während extrakorporaler Zirkulation konnten keine klinisch relevanten direkten vaskulären Effekte nachgewiesen werden. Bei Patienten mit der Symptomatik eines low-output-Syndroms scheint Dobutamin günstig einsetzbar zu sein. Da Dobutamin keine spezifisch renalen Effekte aufweist, bietet möglicherweise die Kombination einer niedrigen Dosis Dopamin mit Dobutamin einen erfolgversprechenden Ansatz in der Therapie eines akuten intra- oder postoperativen Herzversagens.

Literatur bei den Verfassern

Einfluß einer Prostaglandin-Synthesehemmung auf die Koronardilatation bei Hypoxie

G. Zimmermann, J.W. Gethmann, E. Schweichel und J. Tarnow

Als Mediatoren für die unter Hypoxiebedingungen auftretende Koronardilatation werden endogene aus dem Myokard freigesetzte Überträgerstoffe vermutet, z.B. Adenosin. Die sog. Adenosinhypothese ließ sich allerdings nicht schlüssig untermauern. In den letzten Jahren haben sich Hinweise dafür ergeben, daß vasodilatierend wirkende Prostaglandine als Mittlersubstanzen für die bei Sauerstoffmangel auftretende Koronardilatation in Frage kommen [1, 2, 3]. Wenn diese Prostaglandinhypothese zutrifft, müßte sich eine Hypoxie-induzierte Koronardilatation durch Prostaglandin-Synthesehemmer abschwächen oder aufheben lassen. Die Beantwortung dieser Frage war das Ziel der vorliegenden tierexperimentellen Untersuchungen.

Methodik, Ergebnisse, Diskussion

Als Prostaglandin-Synthesehemmer wurde Indomethacin in einer Initialdosierung von 3 mg/kg i.v. verwendet. Abbildung 1 demonstriert zunächst, daß Indomethacin selbst keine ausgeprägten Kreislaufwirkungen hatte, so daß hämodynamischen Ausgangssituationen vor und nach Indomethacingabe vergleichbar waren. Herzfrequenz, arterieller Druck und dp/dt_{max} im linken Ventrikel änderten sich kaum, lediglich der Herzindex (Thermodilution) nahm signifikant ab. Dargestellt sind die Mittelwerte bei 8 Hunden in Halothannarkose (0,7 Vol%), die kontrolliert normoventiliert waren (P_aCO_2 = 40 mmHg). Nun zu der eigentlichen Fragestellung und dem weiteren Versuchsablauf: Abbildung 2 zeigt die Änderungen der Koronardurchblutung auf einen definierten Hypoxiereiz vor und nach Prostaglandin-Synthesehemmung (die Koronardurchblutung wurde mit dem Druckdifferenzkatheter nach Bretschneider [4] bestimmt). Die hellen Säulen stellen die Ausgangskoronardurchblutung bei einer FIO_2 von 0,5 dar, die dunklen Säulen den Anstieg der Koronardurchblutung während einer 10 min dauernden Hypoxiephase (FIO_2 = 0,1). Die während der Beatmung mit diesem Sauerstoffmangelgemisch gemessenen arteriellen Sauerstoffsättigungen von 58%, 56%, 54% und 54% zu 4 verschiedenen Meßzeitpunkten zeigen, daß während des gesamten Untersuchungszeitraumes von mehr als 2 Std vergleichbare Hypoxiebedingungen erzielt wurden. Aus der Abszisse der Abb. 2 geht der zeitliche Ablauf der Versuche hervor. Der linke Teil der Abbildung zeigt die Ergebnisse von Kontrollmessungen unter Ausgangsbedingungen, anschließend ist (noch ohne Indomethacin) der Anstieg der Koronardurchblutung während einer 10-minütigen Hypoxiephase, die zu einer Verdopplung der Koronardurchblutung von 80 auf 160 ml/min · 100 g führte, zu sehen.

Nach einer Erholungsphase wurde dann der Prostaglandin-Synthesehemmer Indomethacin zunächst als Bolus i.v. gegeben (3 mg/kg) und außerdem noch zur Aufrechterhaltung einer hohen Indomethacinkonzentration im Serum eine Dauerinfusion mit 2 mg/kg · h. Die folgenden Messungen zeigen, daß die Ausgangswerte für die Koronardurchblutung auch über einen längeren Zeitraum konstant geblieben waren (verglichen mit der Ausgangskoronardurchblutung vor der Indomethacingabe), und daß während der verschiedenen Hypoxiephasen das Ausmaß der Durchblutungszunahme auch nach Blockade der Prostaglandinsynthese weitgehend gleich blieb.

Aus diesem Befund läßt sich schließen, daß koronardilatierend wirkende endogene Prostaglandine unter den vorliegenden Versuchsbedingungen keine entscheidende Rolle als Mediatoren der koronaren Hypoxiereaktion gespielt haben können.

Abbildung 3 gibt Auskunft über den Einfluß einer Prostaglandin-Synthesehemmung auf die Gefäßwiderstände verschiedener Kreislaufgebiete bei Hypoxie. Die Ordinate zeigt die prozentualen Änderungen des pulmonalen Gefäßwiderstandes, des peripheren Gesamtgefäßwiderstandes und des Koronarwiderstandes. Auf der Abszisse sind die Meßzeitpunkte unter Kontrollbedingungen (C), bei Hypoxie ohne Indometacin (H_O) und bei drei aufeinander folgenden

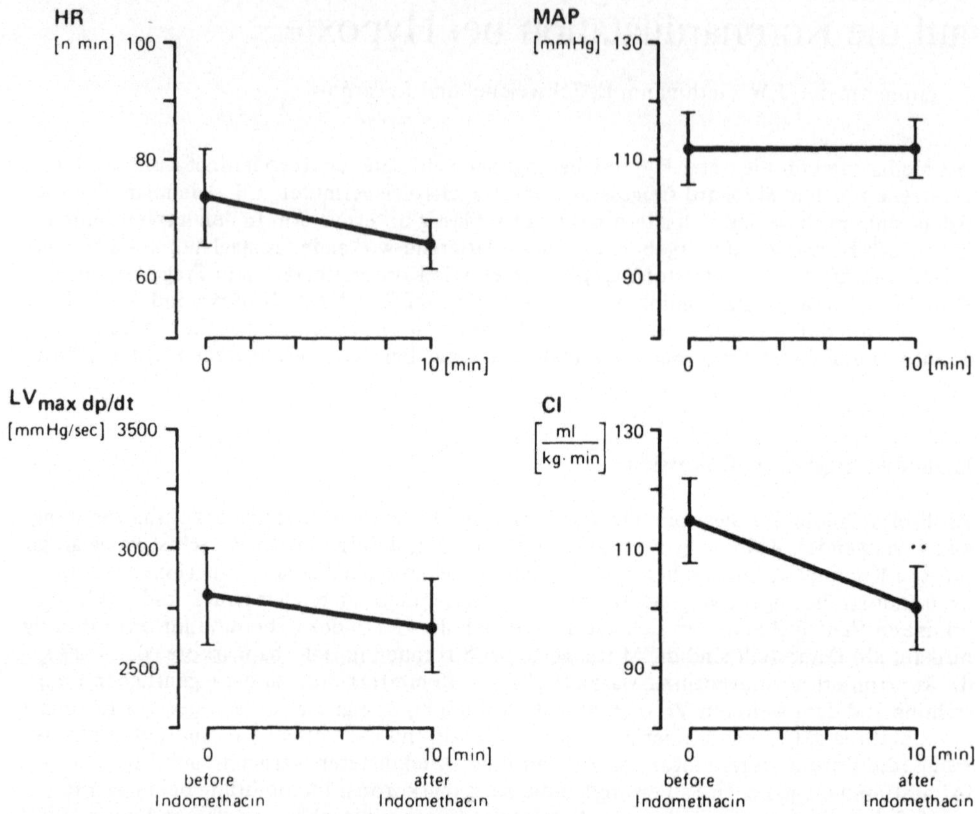

Abb. 1. Einfluß von Indomethacin (3 mg/kg i.v.) auf Herzfrequenz (HR), arteriellen Mitteldruck (MAP), maximale linksventrikuläre Druckanstiegsgeschwindigkeit (LV_{max} dp/dt) und Herzindex (CI). ($\bar{x} \pm s_{\bar{x}}$, n = 8) ** p<0,01 (Student-t-Test für Paardifferenzen)

Hypoxiephasen nach Indomethacin (H_1, H_2, H_3). In Ergänzung zu den in Abb. 2 dokumentierten Befunden zunächst noch einmal zum Verhalten des Koronarkreislaufes anhand des koronaren Gefäßwiderstandes: Es fand sich eine Abnahme des Koronarwiderstandes bei Hypoxie um nahezu den gleichen Prozentsatz vor der Indomethacingabe (offene Vierecke) wie auch nach der Indomethacinapplikation (geschlossene Vierecke).

Der Widerstand im Systemkreislauf nahm während der O_2-Mangelbeatmung leicht ab (offene Dreiecke), die Hypoxiereaktion wurde durch Indomethacin ebenfalls nicht modifiziert (geschlossene Dreiecke).

Grundlegend anders waren die Verhältnisse im Pulmonalkreislauf: Der pulmonale Gefäßwiderstand nahm vor der Indomethacingabe bei Sauerstoffmangel um etwa 24% zu, nach Hemmung der Prostaglandinsynthese war dagegen die Hypoxiereaktion deutlich stärker ausgeprägt, der pulmonale Gefäßwiderstand stieg zu allen drei Meßzeitpunkten um mehr als 100% an.

Bei der Bewertung dieses Befundes ist zu berücksichtigen, daß der Pulmonalkreislauf im Gegensatz zu anderen Kreislaufgebieten immer mit einer Vasokonstriktion auf Sauerstoffmangel reagiert [5]. Die Verstärkung dieser Vasokonstriktion durch Prostaglandin-Inhibitoren kann, wie schon von Weir et al. [6] in einer kürzlich publizierten Arbeit vermutet wurde, nur mit einer Hemmung vasodilatierender Prostaglandine erklärt werden. Diese Interpretation setzt allerdings eine Freisetzung vasodilatierender PG voraus, die der Hypoxie-induzierten pulmonalen Gefäßkonstriktion kompensatorisch entgegen wirken.

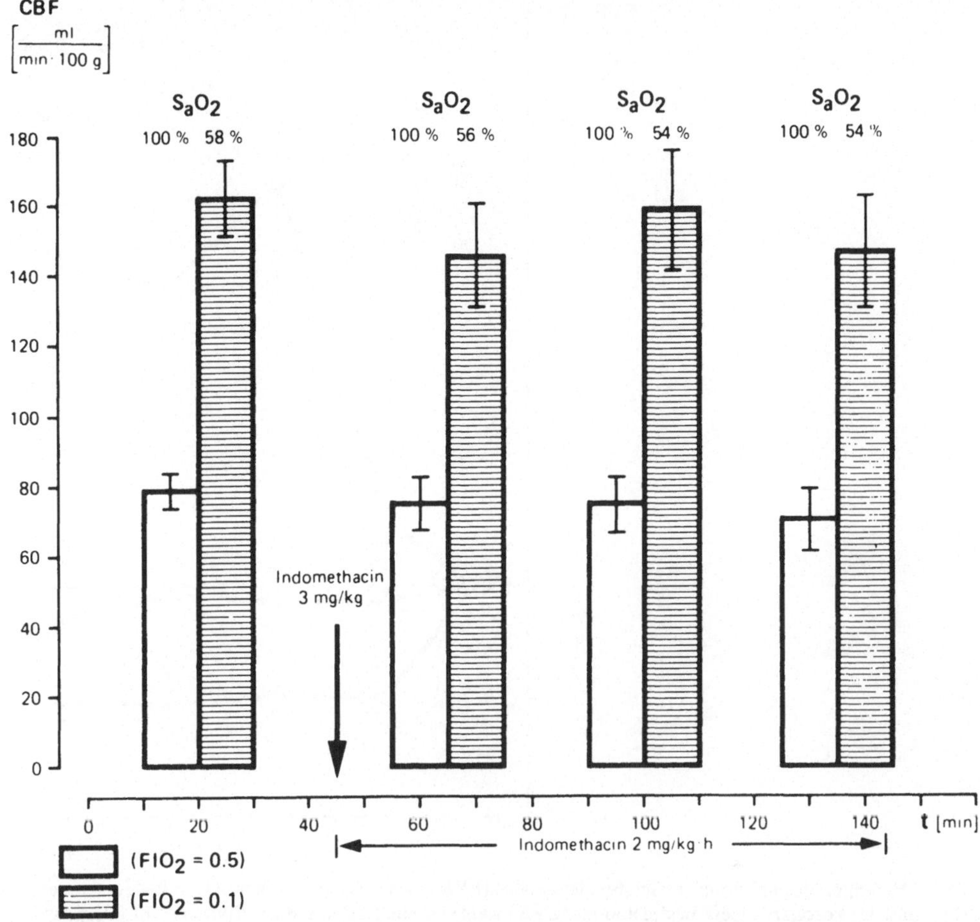

Abb. 2. Verhalten der Koronardurchblutung (CBF) unter Normoxie (FIO_2 = 0,5) und Hypoxie (FIO_2 = 0,1) vor und nach Prostaglandin-Synthesehemmung mit Indomethacin. S_aO_2 = arterielle Sauerstoffsättigung. ($\bar{x} \pm s_{\bar{x}}$, n = 8)

Literatur

1. Afonso, S., Bandow, G.T., Rowe, G.G.: Indomethacin and the prostaglandin hypothesis of coronary blood flow regulation. J. Physiol. 241, 299 (1974)
2. Kraemer, R.J., Phernetton, T.M., Folts, J.D.: Prostaglandin-like substances in coronary venous blood following myocardial ischemia. J. Pharmacol. Exp. Ther. 199, 611 (1976)
3. Berger, H.J., Zaret, B.L., Speroff, L., Cohen, L.S., Wolfson, S.: Cardiac prostaglandin release during myocardial ischemia induced by artrial pacing in patients with coronary artery disease. Amer. J. Cardiol. 39, 481 (1977)
4. Bretschneider, H.J.: Methoden zur Messung der Durchblutung mit einem hohen zeitlichen Auflösungsvermögen. Kreislaufmessungen 3, 157 (1962)
5. v. Euler, U.S., Liljestrand, G.: Observations on the pulmonary arterial pressure in the cat. Acta Physiol. Scand 12, 301 (1946)
6. Weir, E.K., McMurtry, I.F., Tucker, A., Reeves, J.T., Grover, R.F.: Prostaglandin synthetase inhibitors do not decrease hypxic pulmonary vasoconstriktion. J. Appl. Physiol. 41, 714 (1976)

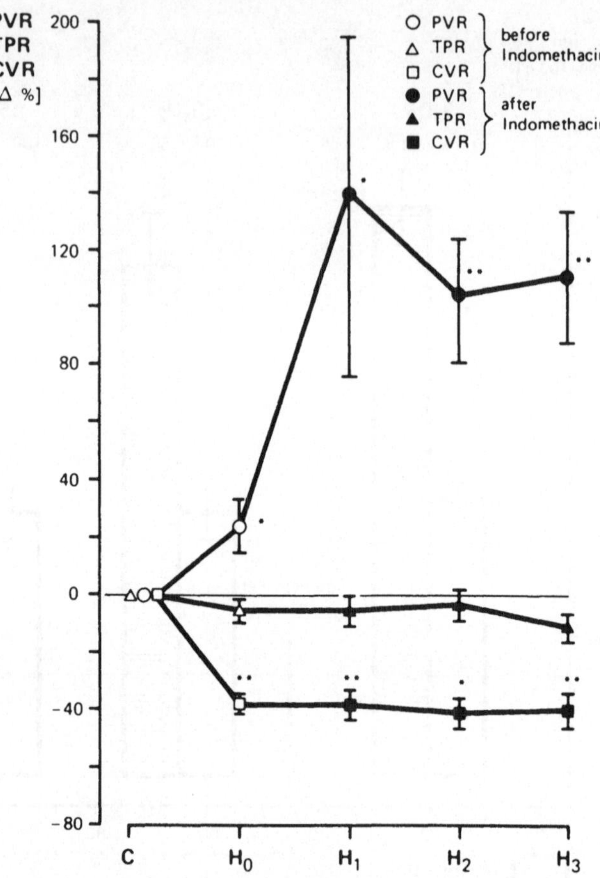

Abb. 3. Verhalten des pulmonalen Gefäßwiderstandes (PVR), des totalen peripheren Gefäßwiderstandes (TPR) und des koronaren Gefäßwiderstandes (CVR) während einer 10-minütigen Hypoxie vor (H_O) sowie bei 3 Hypoxiephasen (H_1, H_2, H_3) nach Prostaglandin-Inhibition mit Indomethacin. Angegeben sind prozentuale Änderungen gegenüber dem jeweiligen Ausgangswert unter Normoxiebedingungen. * $p<0,05$ ** $p<0,01$ (Student-t-Test für Paardifferenzen)

Einfluß einer stromafreien Hämoglobinlösung (BIOTEST) auf die allgemeine und koronare Hämodynamik

J. Teichmann, J. Radke, H.-D. Schenk, H. Sonntag, R. Larsen und L. Drobnik

In experimentellen Untersuchungen an Hunden wurden die Effekte einer stromafreien Hämoglobinlösung auf die allgemeine und koronare Hämodynamik analysiert. Von entscheidender Bedeutung war hierbei die Fragestellung, ob eine ausreichende Sauerstoffversorgung des Herzens gewährleistet bleibt.

Die Zusammensetzung der verwendeten Hämoglobinlösung ist aus Tabelle 1 ersichtlich. Nach Angaben von Rabiner (1967) beträgt die Halbwertzeit der infundierten Hämoglobinlösung etwa 2 1/2-4 Std. Man hat die Sauerstoffbindungskurve der Hämoglobinlösung in vitro bestimmt und einen P_{50}-Wert von 15 mm Hg festgestellt. Dies entspricht einer Linksverschiebung gegenüber der normalen Sauerstoffbindungskurve des Blutes im Bereich niedriger O_2-Partialdrucke. Danach ist zu erwarten, daß in der Körperperipherie erst bei relativ niedrigen O_2-Partialdrucken der Sauerstoff aus der Hämoglobinlösung abgegeben wird. Im Bereich höherer P_{O_2}-Werte wurde eine Rechtsverschiebung beobachtet, weil infolge des Met-Hämoglobingehaltes keine 100%ige Sauerstoff-Sättigung der Hämoglobinlösung erreicht wird.

Tabelle 1. Zusammensetzung der stromafreien Hämoglobin-Lösung

Komponente	Einheit	Litergehalt
		Hb/Hb PP 78 02 23
Gesamt-Hämoglobin	g/l	62
(rel. %Met Hb		14)
Glukose	g/l	21
Natrium	mval/l	137
Kalium	mval/l	4,5
Calcium	mval/l	3,0
Magnesium	mval/l	2
Chlorid	mval/l	113
Bicarbonat	mval/l	30
pH-Wert		7,5

In unseren Untersuchungen wurde an 5 narkotisierten, splenektomierten Hunden (mittleres Körpergewicht = 28 kg) ein standardisierter Blutentzug vorgenommen, wobei ein Hämatokritabfall auf 50% des Ausgangswertes erzielt wurde. Gleichzeitig mit dem Blutentzug erfolgte ein isovolämischer Volumenersatz mit der stromafreien Hämoglobinlösung. Es wurde kein Volumenmangelschock provoziert.

In Tabelle 2 sind die arteriellen Hämatokrit- und Hämoglobin-Werte zusammengefaßt, die bei den Ausgangsbestimmungen vor dem isovolämischen Austausch und bei den Bestimmungen 1/2 Std, 2 und 4 Std nach dem Austausch gemessen wurden. Wie aus der Tabelle ersichtlich, stiegen die Hämatokrit-Werte im weiteren Verlauf wieder leicht an, bedingt durch den Abstrom der stromafreien Hämoglobinlösung aus dem Intravasalraum. Die Hämoglobin-Werte, die nach dem Austausch bestimmt wurden, repräsentieren ein Gemisch von körpereigenem und stromafreiem Hämoglobin.

Die Ergebnisse ($\bar{x} \pm s_{\bar{x}}$) der Bestimmungen der hämodynamischen Parameter sind den folgenden Abb. 1-4 zu entnehmen. Auf der Abszisse jeder Abbildung sind die Zeitpunkte der Messungen schematisch dargestellt: Zunächst erfolgte die Messung der Ausgangswerte. Während des anschließenden isovolämischen Austausches wurden keine Bestimmungen durchgeführt. Die Zeitskala beginnt mit Beendigung des Austausches. Im weiteren Verlauf wurden die Messungen 1/2 Std, 2 und 4 Std nach Austausch vorgenommen.

Tabelle 2. Hämatokrit- und Hämoglobinwerte im arteriellen Blut

	Ausgangswerte	Veränderungen nach isovolämischem Austausch n. 1/2 Std	n. 2 Std	n. 4 Std
Ht [%]	37,0	21,0	26,0	26,0
Hb [g%]	12,0	9,0	9,1	9,0

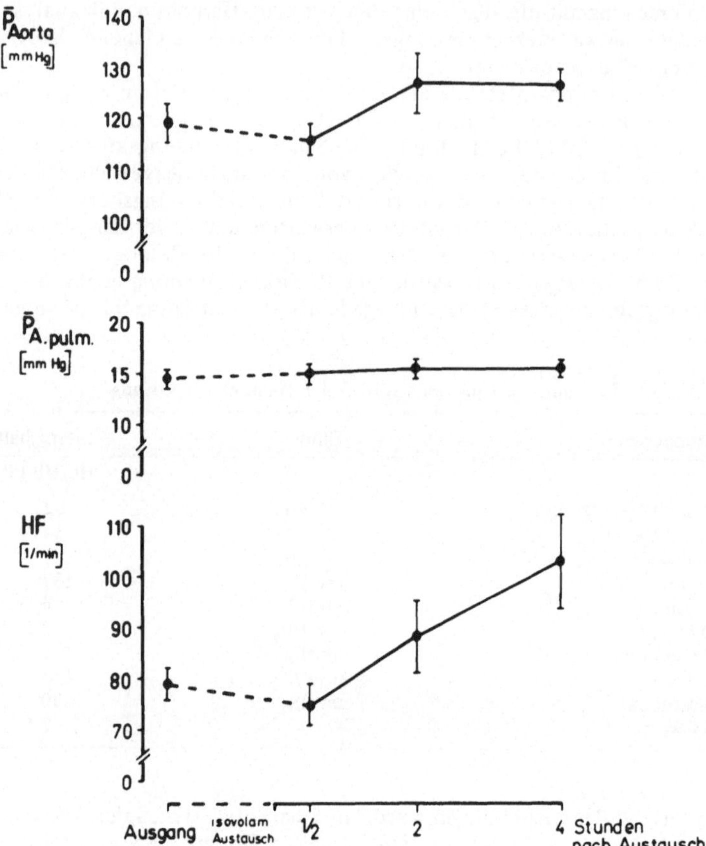

Abb. 1. Veränderungen des mittleren Aorten- und Pulmonalisdruckes sowie der Herzfrequenz ($\bar{x} \pm s_{\bar{x}}$)

Der mittlere Aortendruck ($\bar{P}_{Aorta}$) nahm nach dem isovolämischen Austausch zunächst um einige mm Hg ab. Später erfolgte ein geringgradiger Anstieg um maximal 6%, bezogen auf den Ausgangswert. Der mittlere Pulmonalisdruck ($\bar{P}_{A.pulm.}$) blieb während der gesamten Beobachtungsdauer konstant. Der Ausgangswert der Herzfrequenz war 79/min. 1/2 Std nach Austausch lag die Herzfrequenz geringfügig niedriger, stieg später aber bis auf einen Höchstwert von 103/min, d.h. um 30% an.

Das Herzzeitvolumen wurde mit der Thermodilutionsmethode bestimmt und als Herzzeitvolumen-Index (HZV-I) in ml/min · kg Körpergewicht errechnet. Die Werte blieben in den ersten 2 Std nach Austausch nahezu konstant. Im weiteren Verlauf wurde im Zusammenhang mit dem Herzfrequenzanstieg eine Zunahme um maximal 8% festgestellt, wobei sich das Schlagvolumen (SV-I) um 16% verringerte. Der periphere Gesamtkreislaufwiderstand (W_{per}) zeigte in den ersten 2 Std nach Austausch keine relevanten Veränderungen und fiel später um 9% ab.

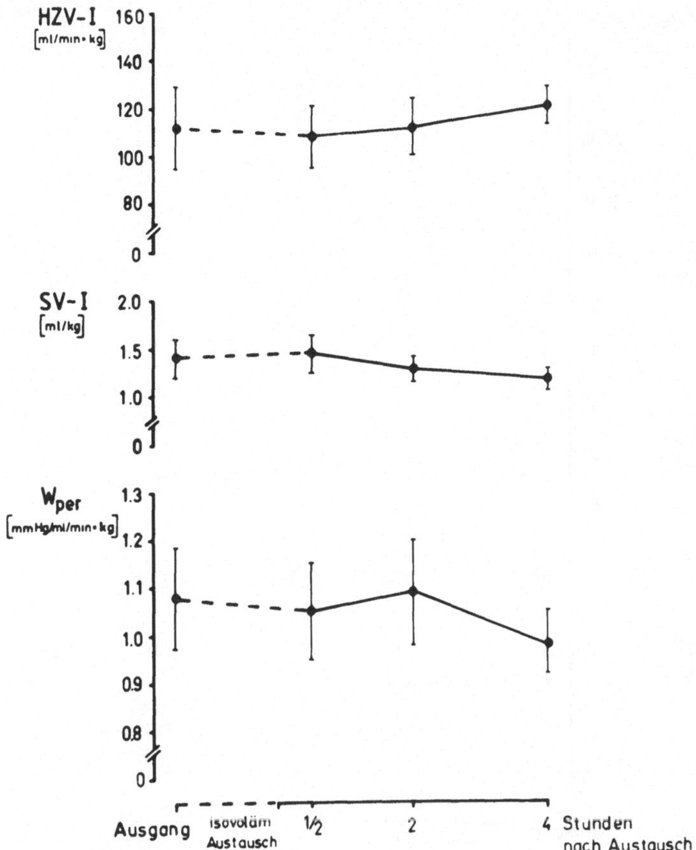

Abb. 2. Veränderungen des HZV- und Schlagvolumen-Index sowie des peripheren Gesamtkreislaufwiderstandes ($\bar{x} \pm s_{\bar{x}}$)

Auch der relative Kontraktilitätsparameter dp/dt_{max}, gemessen im linken Ventrikel, blieb nach dem Austausch zunächst konstant. Später ergab sich ein geringfügiger Anstieg um 11%, der mit der Zunahme des mittleren Aortendruckes erklärbar ist. Das enddiastolische Volumen des linken Ventrikels (EDV-I), berechnet in ml pro 100 g linken Ventrikel, war zunächst unverändert. Nach Ablauf von 4 Std wurde eine Abnahme um 7% beobachtet, die wahrscheinlich auf eine beginnende Reduktion des Volumenangebotes für das Herz zurückzuführen ist. Das endsystolische Volumen des linken Ventrikels (ESV-I) blieb immer konstant, ebenso die Auswurffraktion des linken Ventrikels (EF). Auch der linksventrikuläre enddiastolische Druck (LVEDP) veränderte sich nicht. Aufgrund dieser Ergebnisse ist auszuschließen, daß der isovolämische Austausch mit stromafreier Hb-Lösung eine Beeinträchtigung der Myokardfunktion bewirkte.

Der myokardiale Sauerstoffverbrauch (MV_{O_2}) sank nach dem Austausch von 7,9 auf 6,4 ml/min pro 100 g linken Ventrikel ab, erklärbar mit der geringgradigen Abnahme von Herzfrequenz und Aortendruck, die anfangs festgestellt wurde. Im weiteren Verlauf wurde der Ausgangswert des Sauerstoffverbrauches wieder erreicht, jedoch nicht überschritten. Die Koronardurchblutung (V_{cor}), gemessen mit der Argon-Methode, lag bei den Ausgangsbestimmungen um 80 ml/min pro 100 g linken Ventrikel, stieg nach dem Austausch auf 96 und später bis auf 121 ml/min an, d.h. um maximal 50%. Dabei verringerte sich die aorto-koronarvenöse Sauerstoffgehaltsdifferenz ($AVDO_{2\,cor}$) von 9,5 auf 6,8 Vol.%, blieb aber dann trotz weiter-

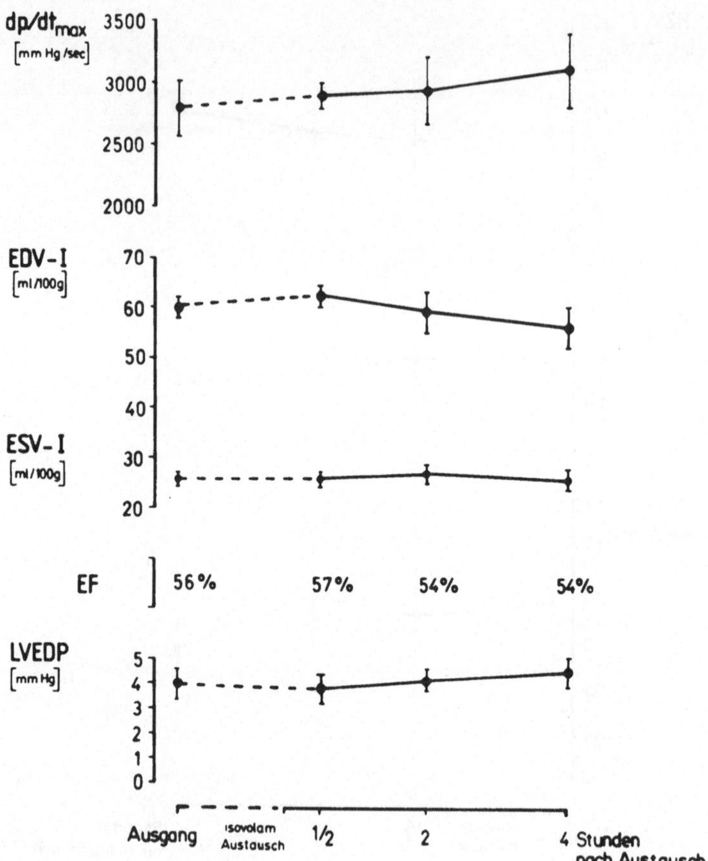

Abb. 3. Veränderungen von dp/dt_{max}, des endsystolischen und enddiastolischen Volumens/100 g linken Ventrikel sowie der Auswurffraktion und des enddiastolischen Drucks ($\bar{x} \pm s_{\bar{x}}$)

hin zunehmender Koronardurchblutung unverändert. Gleichzeitig fiel der koronarvenöse O_2-Partialdruck von 29 auf 23 mm Hg ab. Kritische P_{O_2}-Werte wurden jedoch nicht erreicht. Entsprechend der Zunahme der Koronardruchblutung wurde eine Abnahme des Koronarwiderstandes (W_{cor}) berechnet.

Aus diesen Resultaten ist ersichtlich, daß die Sauerstoffversorgung des Myokards unter den gegebenen experimentellen Bedingungen noch gewährleistet war. Auch die Untersuchungen des Myokardstoffwechsels anhand von Bestimmungen der arteriell-koronarvenösen Glukose- und Lactat-Gehaltsdifferenzen ergaben keinen Anhalt für eine anaerobe Energiegewinnung des Herzens.

Literatur

1. Rabiner, S.F., Helbert, J.R., Lopas, H., Friedmann, L.: Evaluation of a stroma-free hemoglobin solution for use as a plasma expander. J. Exptl. Med. 126, 1127-1142 (1967)

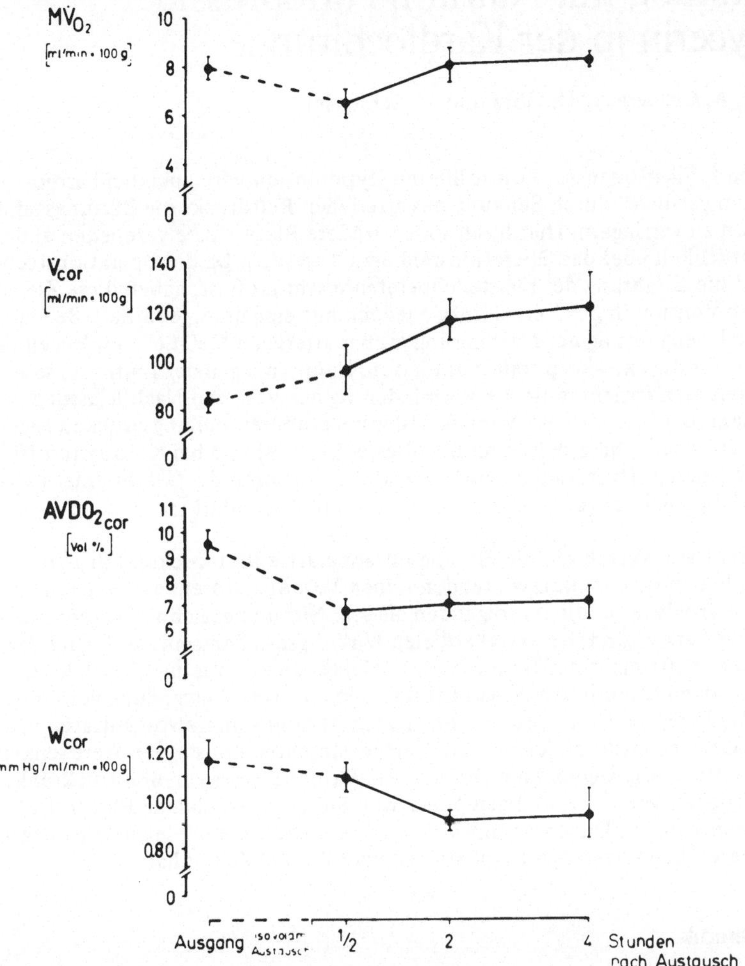

Abb. 4. Veränderungen des myokardialen O_2-Verbrauches, der Koronardurchblutung, der aorto-koronarvenösen O_2-Gehaltsdifferenz und des Koronarwiderstandes ($\bar{x} \pm s_{\bar{x}}$)

Blutdrucksenkung mit Natrium-Nitroprussid und Nitroglycerin in der Kardiochirurgie

Th. Pasch, M. Brandl, A. Csongrady, H. Götz und W. Schiessler

Wie bei allen sonstigen Indikationen zur kontrollierten Hypotension wird auch bei kardiochirurgischen Patienten versucht, durch Senkung des arteriellen Blutdrucks die Blutungsgefahr während der Operation zu verringern. Hierdurch sollen größere Blutverluste vermieden und eine bessere Übersichtlichkeit über das Operationsfeld erzielt werden. Da die Operationstechnik standardisiert und die Erfahrung der meisten Operateure sehr groß ist, haben diese Ziele der kontrollierten Hypotension in der Herzchirurgie jedoch nur eine untergeordnete Bedeutung. Wichtiger ist die Erleichterung der Kanülierung großer arterieller Gefäße – im Regelfall der Aorta ascendens – für die extrakorporale Zirkulation. Hauptanliegen der Blutdrucksenkung bei kardiochirurgischen Patienten ist die Verminderung der Vor- und Nachbelastung des Herzens. Hierdurch kann der insuffiziente Ventrikel, der bei erhöhten Füllungsdrucken gegen einen erhöhten Auswurfwiderstand arbeiten muß, entlastet [4, 8, 9] und bei Koronarinsuffizienz der myokardiale Sauerstoffverbrauch deutlich gesenkt und somit die Gefahr einer hypoxischen Myokardschädigung oder gar eines perioperativen Myokardinfarktes reduziert werden [6, 7, 12].

Aus der großen Zahl von Verfahren, die für eine intraoperative Blutdrucksenkung zur Verfügung stehen [6], haben sich die kurzwirkenden reinen Vasodilatatoren, das Natrium-Nitroprussid und das Nitroglycerin, die im folgenden als sog. Nitrate bezeichnet werden, aufgrund ihrer guten Steuerbarkeit und des extrakardialen Wirkungsmechanismus als Mittel der Wahl herausgestellt. Dies trifft nicht nur für die Neuro-, Gefäß- und plastische Chirurgie zu, sondern wegen der günstigen hämodynamischen Effekte, die mit ihrer Anwendung verbunden sind, in besonderem Maße für die Herzchirurgie. Im Gegensatz zum Einsatz von Nitraten in der Kardiologie, wo sich der Blutdruck leichter auf den gewünschten konstanten Wert senken läßt, werden intraoperativ häufig wechselnde Dosen eines Vasodilatators zur Blutdrucksenkung benötigt, da in Abhängigkeit von der jeweiligen operativen Situation erhebliche Blutdruckschwankungen auftreten können. Diesen ist mit kurzwirksamen Substanzen leichter zu begegnen als mit solchen, deren Effekt verzögert eintritt und über längere Zeit anhält.

Patientengut und Methodik

Als Narkoseform für Patienten, die sich einer Herzoperation zu unterziehen haben, verwenden wir eine Neuroleptanalgesie mit sehr hoher Dosierung von Droperidol und Fentanyl. Vom Narkosebeginn bis zum Beginn der extrakorporalen Zirkulation streben wir an, den arteriellen systolischen Druck unabhängig vom präoperativ bestehenden Blutdruckniveau auf 100 bis 110 mmHg zu senken. Zur schnellen und kurzfristigen Senkung dient die Bolusinjektion von Nitroglycerin, die bei Bedarf wiederholt wird. Hierzu steht uns eine in unserer Klinikapotheke zubereitete 0,4%ige Lösung zur Verfügung, von der als Initialdosis beim Erwachsenen 0,5 ml = 0,2 mg gegeben werden. Ist das Ausmaß der hiermit erzielten Blutdrucksenkung zu gering, wird die Dosis auf 0,4 mg verdoppelt. Auch die seit neuem kommerziell erhältlichen Nitroglycerin-Lösungen der Firmen Merck, Darmstadt, und Pohl-Boskamp, Hohenlockstedt, mit 5 mg Nitroglycerin in Ampullen von 1 ml können nach Verdünnung auf 20 ml verwendet werden. In diesem Fall wird als Initialdosis ebenfalls 0,5 ml, entsprechend 0,125 mg, gespritzt und bei Bedarf bis auf 0,5 mg erhöht. Läßt sich der Blutdruck trotz ausreichender Narkosetiefe und ein- oder mehrmaliger Injektion von Nitroglycerin nicht auf das gewünschte Niveau senken, gehen wir dazu über, eine kontinuierliche Drucksenkung durch Infusion von Natrium-Nitroprussid oder Nitroglycerin vorzunehmen. Hierfür verwenden wir aus praktischen Gründen nur 0,24%ige Lösungen (60 mg Nipruss in 250 ml 5%iger Glukose oder 50 mg Nitroglycerin zur Infusion der Firmen Merck oder Pohl-Boskamp in 200 ml 0,9%igem NaCl), die mittels einer Infusionspumpe in eine zentrale Vene appliziert werden. Werden die Lösungen stärker verdünnt, sind häufig zu hohe Infusionsvolumina für eine ausreichende Drucksenkung erforderlich.

Bei insgesamt 87 Patienten wurden Hypotensionsphasen bezüglich ihrer hämodynamischen Auswirkungen vergleichend ausgewertet. Systolischer (P_s) und diastolischer (P_d) arterieller Blutdruck, Herzfrequenz (HF) und das Produkt aus systolischem Druck und Herzfrequenz ($P_s \cdot HF$) wurden bie diesen Patienten vor Beginn der Drucksenkung und nach Erreichen eines konstanten gesenkten Druckniveaus mit systolischen Werten um 100 mm Hg ermittelt. Als Steady state-Phase wurde eine Drucksenkung dann angesehen, wenn über wenigstens 3 min mit gleichbleibender Infusionsrate der systolische Druck bei 100 mm Hg gehalten werden konnte. Berücksichtigt wurden nur Durcksenkungsphasen vor Beginn der extrakorporalen Zirkulation.

Ergebnisse

Die Wirkung einer Bolusinjektion von Nitroglycerin auf den arteriellen Druck und den zentralen Venendruck sind der Originalregistrierung von Abb. 1 zu entnehmen. 20-30 s nach Injektion der Substanz in eine periphere Vene fällt der arterielle Druck ab, nach etwa 60 s ist die maximale Drucksenkung erreicht, und nach 2-3 min ist er wieder auf ein konstantes Niveau angestiegen. Dieses ist häufig niedriger als die Druckwerte vor der Nitroglycerin-Injektion.

Die hämodynamischen Effekte der kontinuierlichen Drucksenkung durch Infusion eines Vasodilatators sind in den Abb. 2-4 dargestellt. Um eine Senkung des systolischen Drucks von im Mittel über 150 auf näherungsweise 100 mm Hg, entsprechend einer Abnahme des Ausgangswertes um 34%, zu erreichen, waren wesentlich höhere Nitroglycerin-Dosierungen (5,1 ± 4,6 μg/min/kg) erforderlich als bei der Verwendung von Natrium-Nitroprussid (2,6 ± 3,0 μg/min/kg). Damit verbunden war eine Senkung des diastolischen Drucks um 31% (Natrium-Nitroprussid) bzw. 29% (Nitroglycerin). Die Herzfrequenz stieg in der Nitroprussid-Gruppe kompensatorisch um 18% und in der Nitroglycerin-Gruppe um 20% an. Das als grober klinischer Indikator des myokardialen O_2-Verbrauches anzusehende Produkt $P_s \cdot HF$ nahm in der Nitroprussid-Gruppe um 26 und in der Nitroglycerin-Gruppe um 22% ab.

In der praktischen Anwendbarkeit bestanden deutliche Unterschiede zwischen beiden verwendeten Substanzen. Unter den Patienten, bei denen die Hypotension mit einer Nitroglycerin-Infusion eingeleitet wurde, traten 23% Versager auf, bei denen trotz exzessiver Dosen bis zu 1,2 mg/min keine ausreichende Senkung des arteriellen Druckes erzielbar war und deshalb auf eine Nitroprussid-Infusion übergegangen werden mußte. Weiterhin war die Steuerbarkeit bei Nitroprussid besser als bei Nitroglycerin, da die Drucksenkung wesentlich prompter eintrat und Dosisänderungen schneller eine Reaktion des arteriellen Druckes erzeugten. Anwendung von Nitroglycerin führte in vielen Fällen zum verzögerten Einsetzen des gewünschten Druckabfalls, der dann gelegentlich überschießend war und unerwünscht lange anhielt.

Diskussion

Aufgrund physiologischer Überlegungen und unserer klinischen Erfahrung ist als günstig anzusehen, bei kardiochirurgischen Patienten den systolischen Blutdruck auf Werte von 100 mm Hg oder wenig darüber zu senken. Dies ist besonders häufig bei Patienten mit koronarer Herzerkrankung und arterieller Hypertonie in der Vorgeschichte erforderlich. Die kontrollierte Hypotension bewirkt eine deutliche Reduktion des myokardialen Sauerstoffverbrauchs, was in der Senkung des Produktes aus Herzfrequenz und systolischem Blutdruck zum Ausdruck kommt. Es ist anzustreben, diesen Wert zu senken, wenn er 12000 mmHg $\cdot$ min^{-1} überschreitet. Er sollte dann auf Werte um 10 000 mmHg $\cdot$ min^{-1} gesenkt werden [1, 6, 7, 8]. Wegen ihres Wirkungsmechanismus, der Geschwindigkeit ihres Wirkungseintrittes und der kurzen Dauer ihrer Wirkung können sowohl Natrium-Nitroprussid als auch Nitroglycerin zur Drucksenkung verwendet werden. Wirkungsstärke und Schnelligkeit des Wirkungseintrittes einer Nitroglycerin-Infusion reichten jedoch bei fast einem Viertel unserer Patienten nicht aus, so daß auf Natrium-Nitroprussid übergegangen werden mußte. Aufgrund dieser Erfahrung geben

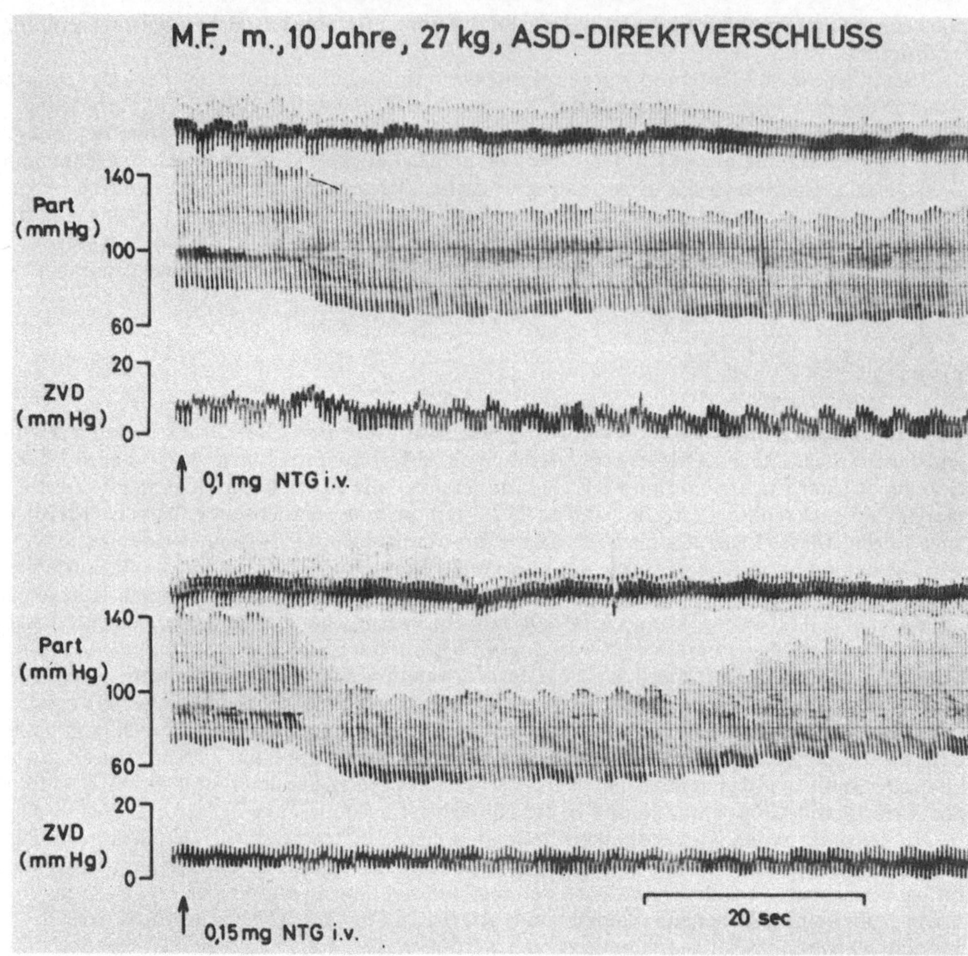

Abb. 1. Originalregistrierung des Effektes von 0,1 und 0,15 mg Nitroglycerin auf den arteriellen Blutdruck bei einem Kind. P_{art} = Druck in der Arteria radialis. ZVD = Druck in der Vena cava superior. Jeweils obere Registrierspur = EKG

wir in der Regel dem Natrium-Nitroprussid den Vorzug, weil sich gezeigt hat, daß auch extreme Fälle intraoperativ auftretender hypertensiver Reaktionen mit dieser Substanz sicher beherrschbar sind.

Prinzipiell ist der Wirkungsmechanismus beider Substanzen auf die arteriellen Widerstandsgefäße und das venöse Kapazitätssystem gleich, jedoch gibt es Unterschiede in quantitativer Hinsicht. Nitroprussid erzeugt eine stärkere Senkung des peripheren Widerstandes, während Nitroglycerin bevorzugt die Kapazität des extratorakalen Anteils des Niederdrucksystems vergrößert und mehr den Füllungsdruck des Herzens als den arteriellen Druck bzw. den peripheren Widerstand senkt [4, 9, 12]. Demzufolge führt die Anwendung von Nitroprussid in den meisten Fällen zu einem Anstieg des Herzminutenvolumens, während nach Nitroglycerin dieses gleichbleibt oder sogar leicht abfällt [8, 9, 10, 11, 13]. Andererseits gibt es klinische Hinweise und experimentelle Befunde dafür, daß Nitroglycerin einen günstigeren Effekt auf die regionale Durchblutung des durch eine Ischämie akut gefährdeten Myokards hat [2, 3]. Nach neueren Befunden kann die Nitroprussid-induzierte Hypotension trotz normaler arterieller O_2-Partialdrucke zu einer deutlichen Erniedrigung lokaler O_2-Partialdrucke in Muskel und Leber führen,

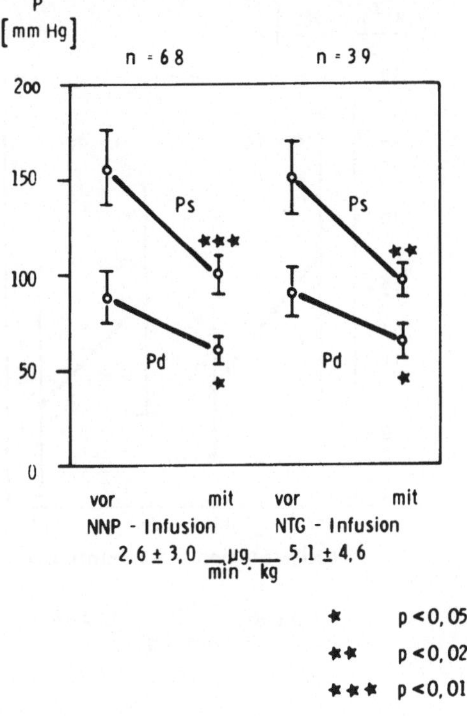

Abb. 2. Ausmaß der erreichten Senkung des systolischen (P_s) und diastolischen (P_d) Drucks durch Natrium-Nitroprussid- bzw. Nitroglycerin-Infusion. Angegeben sind Mittelwerte, Standardabweichungen und Signifikanzniveaus

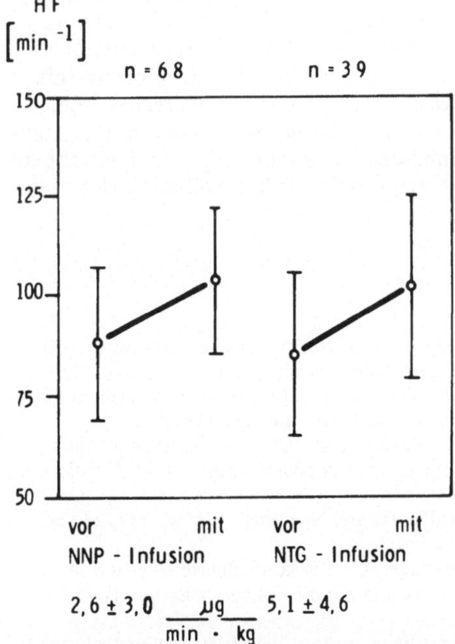

Abb. 3. Verhalten der Herzfrequenz (HF) bei kontrollierter Hypotension mit Natrium-Nitroprussid und Nitroglycerin

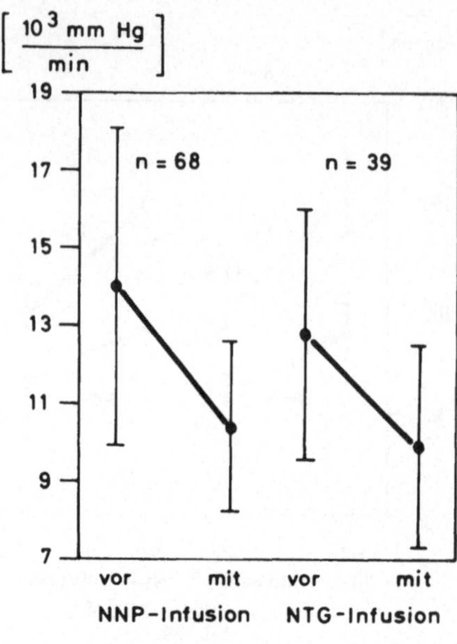

Abb. 4. Verhalten des Produktes aus systolischem Blutdruck und Herzfrequenz ($P_S \cdot HF$) bei kontrollierter Hypotension mit Natrium-Nitroprussid bzw. Nitroglycerin

während bei Drucksenkung mit Nitroglycerin derartige Reduktionen lokaler P_{O_2}-Werte nicht auftreten [5]. Dies könnte ebenso wie die nur nach Nitroprussid, nicht aber nach Nitroglycerin auftretende Zunahme des gemischtvenösen O_2-Partialdrucks [10, 11] ein Hinweis auf eine gestörte O_2-Verwertung im Gewebe sein. Eine abschließende Bewertung dieser Phänomene ist zur Zeit aber noch nicht möglich. Aus diesen Gründen verwenden wir Nitroglycerin-Infusionen zur Drucksenkung nur, wenn die arteriellen Drucke relativ niedrig, die rechts- oder linksventrikulären Füllungsdrucke sehr stark erhöht sind und das Myokard akut infarktgefährdet erscheint. In allen anderen Fällen, besonders dann, wenn eine sehr ausgeprägte intraoperative Hypertension auftritt, verwenden wir Natrium-Nitroprussid zur kontrollierten Hypotension bei kardiochirurgischen Patienten.

Literatur

1. Armstrong, P.W., Walker, D.C., Burton, J.R., Parker, J.O.: Vasodilator therapy in acute myocardial infarction. A comparison of sodium nitroprusside and nitroglycerin. Circulation 52, 1118 (1975)
2. Capurro, N., Kent, K.M., Epstein, S.E.: Comparison of nitroglycerin-, nitroprusside-, and phentolamine-induced changes in coronary collateral function in dogs. J. clin. Invest. 60, 295 (1977)
3. Chiariello, M., Gold, H.K., Leinbach, R.C., Davis, M.A., Maroko, P.R.: Comparison between the effects of nitroprusside and nitroglycerin on ischemic injury during acute myocardial infarction. Circulation 54, 766 (1976)
4. Cohn, J.N., Franciosa, J.A.: Vasodilator therapy of cardiac failure. New Engl. J. Med. 297, 27 and 254 (1977)
5. Hauss, J., Schönleben, K., Spiegel, U., Wendt, M., Hartenauer, U.: Die kontrollierte Hypotension mit Natriumnitroprussid. Auswirkungen auf dei Hämodynamik und auf die Mikrozirkulation. Herz/Kreisl. 8, 379 (1978)
6. Hempelmann, G., Piepenbrock, S.: Möglichkeiten der medikamentösen Vasodilatation unter besonderer Berücksichtigung von Nitroprussidnatrium. Anästh. Inform. 19, 10 (1978)
7. Kaplan, J.A.: The pharmacological treatment of the cardiovascular system. 1977 Ann. Refresher Course Lect. of the A.S.A., p. 212/1
8. Lappas, D.G., Lowenstein, E., Waller, J., Fahmy, N.R., Daggett, W.M.: Hemodynamic effects of nitroprusside infusion during coronary artery operation in man. Circulation 54, Suppl. III, III-4 (1976)

9. Miller, R.R., Vismara, L.A., Williams, D.O., Amsterdam, E.A., Mason, D.T.: Pharmacological mechanisms for left ventricular unloading in clinical congestive heart failure. Differential effects of nitroprusside, phentolamine, and nitroglycerin on cardiac function and peripheral circulation. Circ. Res. 39, 127 (1976)
10. Mookherjee, S., Fuleihan, D., Warner, R.A., Vardan, S., Obeid, A.I.: Effects of sublingual nitroglycerin on resting pulmonary gas exchange and hemodynamics in man. Circulation 57, 106 (1978)
11. Mookherjee, S., Keighley, J.F.H., Warner, R.A., Bowser, M.A., Obeid, A.I.: Hemodynamic, ventilatory and blood gas changes during infusion of sodium nitroferricyanide (nitroprusside). Studies in patients with congestive heart failure. Chest 72, 273 (1977)
12. Stengert, K.B., Wilsey, B., Hurley, E.J., Grehl, T.M., Lurie, A.J., Klein, R.C., Upjohn, L.R.: Incremental intravenous nitroglycerin for control of afterload during anesthesia in patients undergoing myocardial revascularization. Anaesthesist 27, 223 (1978)
13. Stinson, E.B., Holloway, E.L., Derby, G., Oyer, P.E., Hollingsworth, J., Griepp, R.B., Harrison, D.C.: Comparative hemodynamic response to chlorpromazine, nitroprusside, Nitroglycerin, and trimethaphan immediately after open-heart operations. Circulation 51/52, Suppl. I, I-26 (1975)

Die Behandlung des Low-Output-Syndroms bei Patienten mit herzchirurgischen Eingriffen mit Vasodilatation und cardialer Stimulierung

K. van Ackern, N. Franke und P. Schmucker

Positiv-inotrope Stimulierung des Herzens bedeutet erhöhter myocardialer Sauerstoffverbrauch. Diese Therapie kann besonders bei coronarinsuffizienten Patienten das bestehende Mißverhältnis zwischen O_2-Bedarf und O_2-Antransport noch vergrößern. Im folgenden soll versucht werden, durch eine Kombination mit positiv-inotroper Stimulierung und Vasodilatation das kritisch reduzierte Herzzeitvolumen ökonomisch, d.h. mit möglichst geringem myocardialen O_2-Verbrauch zu steigern.

Methodik

Die Untersuchung wird an 10 Patienten, die sich einer aortocoronaren Bypass-Operation unterziehen, unmittelbar nach Abgehen von der Herz-Lungen-Maschine durchgeführt. Der Cardiac-Index (CI) liegt im Mittel bei 1,0 $l/min \times m^2$, der mittlere arterielle Druck (MAP) unter 80 mm Hg. Der pulmonal kapilläre Verschlußdruck (PCWP) beträgt mehr als 20 mm Hg. Es wird zunächst durch Dopamin in einer Dosierung zwischen 20 bis 40 $\mu g/kg \times min$ der Cardiac-Index und der mittlere arterielle Druck bis in Normbereiche angehoben. Dann wird durch Natriumnitroprussid (NNP) der arterielle Druck gesenkt. Der ebenfalls abgesunkene linksventrikuläure Füllungsdruck wird durch Transfusion von Blut soweit angehoben, bis er, gemessen am Cardiac-Index einen „optimalen" Bereich erreicht hat. Im weiteren Verlauf wird nun versucht, die Dosis von Dopamin langsam zu reduzieren, bis ein Dosisbereich von 5 bis 10 $\mu g/kg \times min$ erreicht ist, ohne den Cardiac-Index zu vermindern. Gemessen und berechnet werden: Die Herzfrequenz (HR), der mittlere arterielle Druck (MAP), der Druck im rechten Vorhof (RAP), der mittlere Druck in der A. pulmonalis (PAP) und der pulmonal-kapilläre Verschlußdruck (PCWP) über einen pulmonalis-Einschwemmkatheter, der Cardiac-Index (CI) mit der Thermodilutionsmethode, der systemischen Gefäßwiderstand (SVR), der pulmonale Gefäßwiderstand (PVR), sowie die Blutgase im arteriellen und zentral-venösen Blut.

Es wird das arithmetische Mittel und die Standardabweichung errechnet. Die Signifikanzberechnungen werden mit dem t-Test für gepaarte Stichproben nach Student durchgeführt.

Ergebnisse

Die Abb. 1. zeigt das Verhalten der Mittelwerte von Herzfrequenz, mittlerem arteriellen Druck, Cardiac-Index und systemischem peripheren Widerstand. Die Herzfrequenz liegt bei Ausgang der Untersuchung um 108 min^{-1}. Die pharmakologische Intervention mit Dopamin und Nitroprussidnatrium verändert diesen Parameter nicht signifikant. Der MAP liegt bei 62 ∓ 18 mm Hg unmittelbar nach Abgehen von der Herz-Lungen-Maschine. Applikation von Dopamin erhöht ihn auf 98 ∓ 10 mm Hg ($p < 0,005$), Reduzierung der Dopamindosis und gleichzeitige Gabe von Vasodialtatoren vermindert den MAP wieder auf 80 ∓ 6 mm Hg. Der extrem niedrige Cardiac-Index von $1,0 \mp 0,3$ $l/min \times m^2$ wird durch Dopamin auf $2,4 \mp 0,4$ ($p < 0,05$) erhöht. Zusätzliche Vasodilatation steigert den CI auf $3,2 \mp 0,3$ $l/min \times m^2$ ($p > 0,05$). Der SVR vermindert sich mit steigendem Herzzeitvolumen von 2270 ∓ 470 auf 1550 ∓ 210 ($p < 0,05$) bei Dopaminapplikation und weiter auf 1010 ∓ 180 $\times sec \times cm^{-5}$ ($p < 0,05$) im weiteren Therapieschritt.

In Abb. 2. ist der Verlauf der mittleren Veränderungen für den Druck im rechten Vorhof, den Druck in der A. pulmonalis, den pulmonal kapillären Verschlußdruck und den Widerstand im pulmonalen Strömungsgebiet graphisch aufgetragen. Der RAP verändert sich während der gesamten Beobachtungszeit nicht signifikant. Der PAP schwankt zwischen 30 und 28 mm Hg. Der PCWP, als Maß für den linksventrikulären enddiastolischen Druck, liegt vor Anwendung

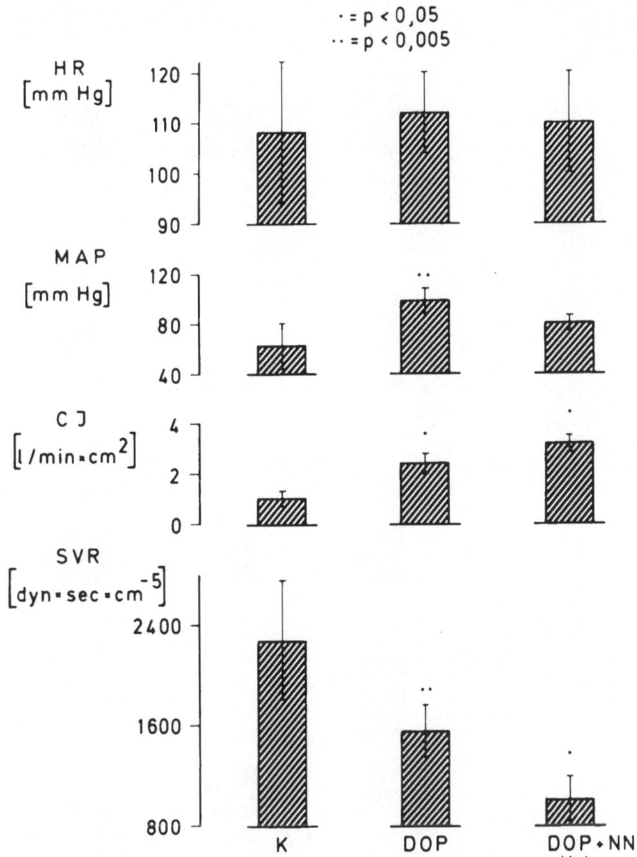

Abb. 1. Verhalten der Mittelwerte und Standardabweichungen von Herzfrequenz (HR), mittlerem arteriellen Druck (MAP), Cardiac-Index (CI) und systemischem peripheren Widerstand (SVR). Auf der Abszisse sind hier, wie in den folgenden Abb., die Meßzeitpunkte bzw. Maßnahmen angegeben

von Dopamin bei 23 ∓ 2 mm Hg. Unter Dopamin fällt er geringfügig auf 20 mmHg ab. Bei zusätzlicher Anwendung von NNP wird der PCWP durch Transfusion von Blut auf diesem Wert gehalten. Der PVR nimmt während der Meßperiode kontinuierlich von 320 ∓ 27 auf einen Endwert von 100 ∓ 17 ($p < 0{,}05$) ab.

Die Abb. 3. zeigt die arterio-venöse O_2-Differenz. Entsprechend dem extrem niedrigen Cardiac-Index ist die $AVDO_2$ zu Beginn der Therapie mit 8,5 ∓ 2 Vol% extrem hoch. Unter positiv-inotroper Stimulierung mit Dopamin reduziert sich dieser Wert mit steigendem Herzzeitvolumen auf 6,4 ∓ 1,8 ($p < 0{,}05$). Mit weiterem Anstieg des Herzzeitvolumens unter Natriumnitroprussid erreicht die arterio-venöse Differenz mit 5,2 ∓ 1,6 Vol% annähernd Normwerte.

Das Verhalten des Tension-Time-Index, aufgetragen in der Tabelle, steigt während der einzelnen therapeutischen Schritte unterschiedlich an. Nach einer positiv-inotropen Stimulierung mit Dopamin erhöht er sich um 39%. Zusätzliche Vasodilatation und Reduzierung der Dopamindosis vermindern den Tension-Time-Index um ca. 20%.

In der Tabelle 1 sind die Mittelwerte, Standardabweichungen und statistischen Berechnungen zusammenfassend dargestellt.

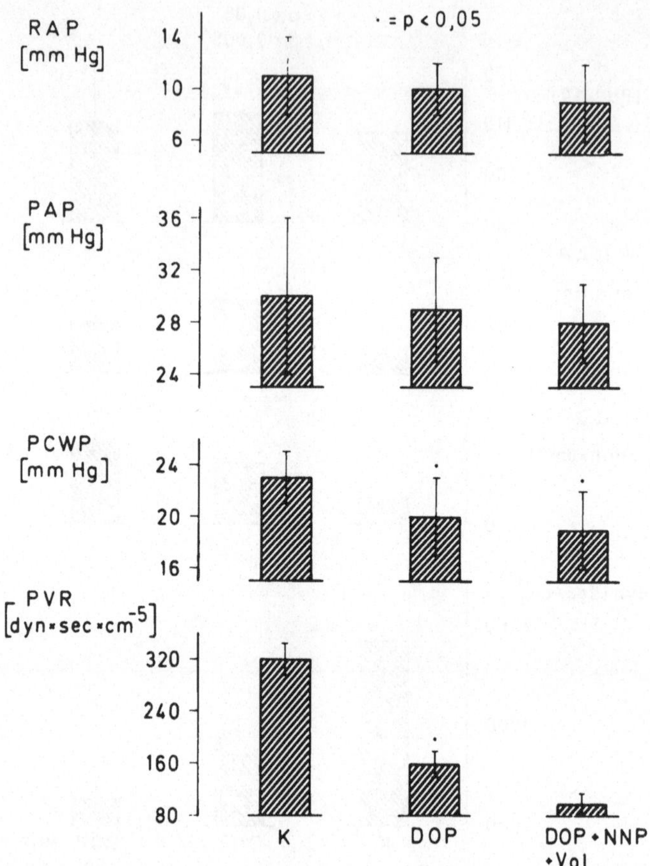

Abb. 2. Verlauf der mittleren Veränderungen und Standardabweichungen für den Druck im rechten Vorhof (RAP), den mittleren Druck in der A. pulmonalis (PAP), den pulmonal-kapillären Verschlußdruck und den Widerstand im pulmonalen Strömungsgebiet (PVR)

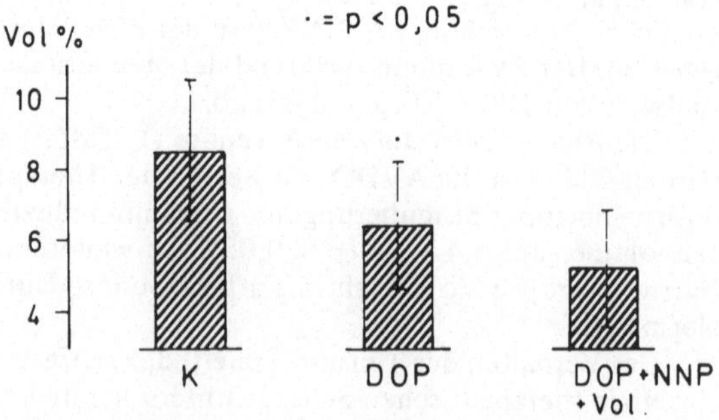

Abb. 3. Die Veränderungen der arterio-venösen O_2-Differenz ($AVDO_2$)

Tabelle 1. Zusammenfassende Darstellung der Mittelwerte, Standardabweichungen und statistische Berechnungen

n = 10	HR S/min	MAP mmHg	CI l/min · m²	SVR dyn · sec cm⁻⁵	RAP mmHg	PAP mmHg	PCWP mmHg	PVR dyn · sec cm⁻⁵	AVDO$_2$ Vol %	TTI
K	108 ± 14	62 ± 18	1,0 ± 0,3	2270 ± 470	11 ± 3	30 ± 6	23 ± 2	320 ± 27	8,5 ± 2	9 200 ± 1 700
Dop.	112 ± 8	98** ± 10	2,4* ± 0,4	1550** ± 210	10 ± 2	29 ± 4	20* ± 3	160* ± 21	6,4* ± 1,8	13 800* ± 2 500
Dop. + NNP + Vol.	110 ± 10	80 ± 6	3,2* ± 0,3	1010* ± 180	9 ± 3	28 ± 3	19* ± 3	100* ± 17	5,2 ± 1,6	10 900* ± 2 000

* $p < 0,05$
** $p < 0,005$

Diskussion

Es gibt grundsätzlich zwei Möglichkeiten, ein kritisch vermindertes Herzzeitvolumen pharmakologisch zu steigern: Durch positiv-inotrope und -chronotrope Stimulation [6, 7] und durch Senkung des Pre- und Afterloads durch Vasodilatatoren [4, 11]. Während eine Steigerung der Kontraktilität und der Herzfrequenz einen vermehrten myocardialen O_2-Verbrauch bewirken, kann eine mechanische Entlastung des Herzens durch Senkung der Vor- und Nachbelastung, zu einer Einsparung dieses Parameters führen [10].

Die vorliegende Untersuchung zeigt die Wirkungsweise einer Kombination dieser beiden Therapiemöglichkeiten. Dabei wird positiv-inotrope Stimulation und Vasodilatation über verschiedene Pharmaka getrennt gesteuert, über Dopamin als positiv-inotrope Substanz und Natriumnitroprussid als Vasodilatator [1]. Abhängig von dem pathophysiologischen Zustand des Patienten wird dieses Therapieprinzip variiert.

Bei den hier untersuchten Patienten ist der mittlere arterielle Druck mit 62 mmHg und der Cardiac-Index mit 1,0 l/min x m^2 extrem erniedrigt. Es wird zunächst durch Dopaminapplikation versucht, den Perfusionsdruck zu heben und das Herzzeitvolumen zu steigern. Dieses kann nur durch relativ hohe Dosen von Dopamin zwischen 40 bis 20 μg/kg x min erreicht werden. Sind Perfusionsdruck und Auswurfleistung des Herzens auf einem ausreichenden Niveau stabilisiert, wird durch vorsichtige Senkung der Dopamindosis und gleichzeitig durch Vasodilatation, mit zunächst geringen Dosen NNP beginnend, versucht, die hämodynamische Situation weiter zu verbessern. Durch sorgfältig angepaßte Volumensubtitution während der Vasodilatation wird unter Kontrolle des linksventrikulären enddiastolischen Drucks und des Herzzeitvolumens ein „optimaler" Preload gesucht [1].

Da die Herzen wegen des chirurgisch gesetzten Traumas insuffizient sind, benötigen sie eine erhöhte Vorspannung [5]. Sie liegt in der vorliegenden Studie bei etwa 20 mmHg. Durch Senkung des Afterloads wird eine leichtere systolische Entleerung der Ventrikel erreicht. Die Nachbelastung des Herzens hat neben dem Füllungsdruck, der Herzfrequenz und dem Inotropiezustand des Myocards einen entscheidenden Einfluß auf das Herzzeitvolumen [8, 9].

Bei allen 10 Patienten gelingt es, die Dopamindosis auf 10/5 μg/kg x min zu senken. Die NNP-Dosis übersteigt bei keinem Patienten mehr als 100 μg/min. Die arterio-venöse O_2-Ausschöpfung, die zu Beginn extrem groß ist, erreicht am Ende der Beobachtungszeit annähernd Normwerte.

Die wesentlichen Parameter des myocardialen Sauerstoffverbrauchs sind die Herzfrequenz, die systolische Wandspannung und der kontraktile Zustand des Myocards [2]. Die Herzfrequenz wird in der vorliegenden Untersuchung nicht weiter gesteigert. Der arterielle Druck, als Maß für den Afterload, wird gesenkt, so daß das Myocard gegen einen geringeren Widerstand auswerfen kann. Damit muß auch, bei annähernd gleichbleibendem Preload, die systolische Wandspannung vermindert sein. Da es weiterhin gelingt, die zunächst relativ hohe Dopamindosierung zu vermindern, dürfte auch durch diese Reduktion der positiv-inotropen Stimulation, eine Einsparung des myocardialen Sauerstoffverbrauchs bewirkt werden [1, 4]. Dieses bestätigt auch der indirekt berechnete myocardiale Sauerstoffverbrauch durch den sogenannten „Tension-Time-Index" [3]. Er fällt nach Verminderung der Dopamindosis und Einsatz von NNP um ca. 20% ab.

Es wird versucht, abhängig vom Grundzustand des Patienten, durch getrennt gesteuerte Vasodilatation und positiv-inotrope Intervention ein kritisch vermindertes Herzzeitvolumen zu steigern. Der Einsatz und die Dosis der beiden Pharmaka wird den Grundbedürfnissen des vorliegenden pathophysiologischen Zustandes angepaßt und während der Therapie Veränderungen dieses Zustandes variiert. Ziel ist es, den myocardialen Sauerstoffverbrauch trotz Steigerung des Herzzeitvolumens möglichst gering zu halten.

Literatur

1. Ackern, K. van, Franke, N., Peter, K.: Therapie des low-output-Syndroms bei Patienten nach cardiopulmonalen Bypass mit Natriumnitroprussid und Dopamin. Langenbeck's Arch. Chir. Supplement 78, 127 (1978)
2. Braunwald, E.: The determinants of myocardial oxygen consumption. Physiologist 12, 65 (1969)

3. Bretschneider, H.J.: Aktuelle Probleme der Koronardurchblutung und des Myokardstoffwechsels. Regensburger ärztl. Fortbildung 15 (1967)
4. Chatterjee, K., Parmley, W.W.: Vasodilator therapy in heart failure. Prog. Cardiovasc. Dis. 19, 301 (1977)
5. Franke, N., Peter, K., Plaue, R., Ackern, K. van: Die Wirkung von Natriumnitroprussid auf die Hämodynamik von herzgesunden und linksinsuffizienten Patienten. Prakt. Anaesth. 13, 513 (1978)
6. Holloway, E.L., Stinson, E.A., Derby, C.C., Harrison, D.C.: Action of drugs in patients early after cardiac surgery. I. Comparison of isoproterenol and dopamine. Am. J. Cardiol. 35, 656 (1975)
7. Litwak, R.S., Kuhn, L.A., Gadboys, H.L., Lukban, S.B., Sakurai, H.: Support of myocardial performance after open cardiac operations by rate augmentation. J. Thorac. Cardiovasc. Surg. 56, 484 (1968)
8. Ross, J.R., Braunwald, E.: Study of ventricular function in man by increasing resistance to ventricular ejection with angiotensin. Circulation 29, 739 (1964)
9. Sagawa, K.: Analysis of the ventricular pumping capacity as a function of input and output pressure loads. In: (eds.) E.D. Reeve, A.C. Guyton, Physical basis of circulatory transport: regulation and exchange. Saunders: Philadelphia 1967
10. Shell, W.E., Sobel, J.E.: Protection of jeopardized ischemic myocardium by reduction of ventricular afterload. N. Engl. J. Med. 291, 481 (1974)
11. Sonnenblick, E.H., Downing, S.E.: Afterload as a primary determinant of ventricular performance. Am. J. Physiol. 204, 606 (1963)

Polymerisiertes Hämoglobin. Die Wirkung einer 6%igen Lösung auf Kreislauf und Säure-Basen-Haushalt im Tierexperiment

K.-F. Baur, H. Junger, G. Lenz und R. Schorer

An ein effektives Blutersatzmittel werden heute unter anderem folgende Forderungen gestellt: Viskositätsminderung, onkotische Wirkung, genügend lange Verweildauer im Gefäßsystem, geringe Toxizität, keine Antigenität, lange Haltbarkeit und Sicherheit vor Übertragung von infektiösen Krankheiten.

Ein idealer Blutersatz würde zusätzlich noch eine Sauerstofftransportkapazität beeinhalten.

Eine einfache stromafreie Haemoglobinlösung, von Bonhard entwickelt, erfüllte diese Bedingungen bis auf eine zu hohe Sauerstoffaffinität und eine zu geringe intravasale Halbwertszeit von 120 min. Eine neue Lösung mit polymerisiertem Haemoglobin, ebenfalls eine Entwicklung Bonhards, besitzt eine intravasale Halbwertszeit von etwa 12 Std, der P_{50}-Wert beträgt etwa 18 mm Hg. Wir untersuchten nun an 10 Zwergschweinen den therapeutischen Effekt einer 6%igen Lösung während eines haemorrhagischen Schocks hinsichtlich der Herz-Kreislauf- sowie der Säuren-Basen-Verhältnisse.

Versuchsablauf

Die mit Ketanest narkotisierten und spontanatmenden Tiere wurden bis auf das halbe Herz-Zeit-Volumen, gemessen mittels Thermodilution, arteriell entblutet und 30 min lang im Schock gehalten. Die anschließende Therapie mit polymerisiertem Haemoglobin erfolgte anhand des Wiederanstieges des Herz-Minuten-Volumens und wurde bei Erreichen des Ausgangswertes beendet. Es wurden jeweils zwischen 400 und 800 ml Blut entnommen und ebensoviel Lösung mit polymerisiertem Haemoglobin infundiert. Die Messungen der Kreislaufparameter, Herz-Zeit-Volumen, arterieller Mitteldruck, Schlagvolumen, Frequenz, zentralvenöser Druck, peripherer Widerstand sowie des Säure-Basen-Status, also pH, PO_2, PCO_2, Bicarbonat und Lactat erfolgten jeweils im steady-state vor dem Schock, während der Schockphase, am Ende des Schocks, nach der Therapie, nach weiteren 2 Std, sowie am folgenden zweiten und dritten Tag (Tabelle 1).

Tabelle 1. Meß-Zeitpunkte der verschiedenen Parameter

sf HbPP(n)-Lösung					
HZV art. Mitteldruck ZVD Herzfrequenz Schlagvolumen periph. Widerstand			pH art. pO_2 art. pCO_2 Bicarbonat Lactat		
0	90 min	100 min	4 Std	24 Std	48 Std
Schock >	|Therapie mit Hb-Lösung	| >	| >	| >	| >

Ergebnisse

Der Ausgangswert des Herz-Zeit-Volumens lag im Mittel bei 4,2 l/min. Dieser Wert wurde durch Entbluten auf 50% gesenkt. Der arterielle Mitteldruck sank dabei von durchschnittlich 105 mm Hg auf 40 mm Hg und stieg bis zum Ende der Schockphase auf 50 mm Hg an, was etwa 50% des Ausgangswertes entsprach. Das Schlagvolumen nahm während der Schockphase um 50% ab, die Herzfrequenz stieg relativ geringfügig um 15% auf 115/min an. Die Werte des zentralen Venendruckes lagen während der Schockphase um 1 mm Hg, der periphere Widerstand nahm geringfügig ab.

Nach der Therapie mit polymerisiertem Haemoglobin lag das Herz-Zeit-Volumen wieder beim Ausgangswert, während der arterielle Mitteldruck deutlich mit 25% höher lag als vor dem Schock, was auf eine erhebliche Catecholaminausschüttung zurückzuführen sein dürfte. Das Schlagvolumen stieg bis zum Therapieende kontinuierlich wieder an, die Herzfrequenz entsprach zu diesem Zeitpunkt jeweils wieder den Ausgangswerten. Der zentralvenöse Druck lag etwa 40% über dem Ausgangswert, sank aber während der folgenden 2 Stunden wieder auf die Norm. Der periphere Widerstand stieg erstaunlicherweise kontinuierlich an (s. Abb. 1 und 2).

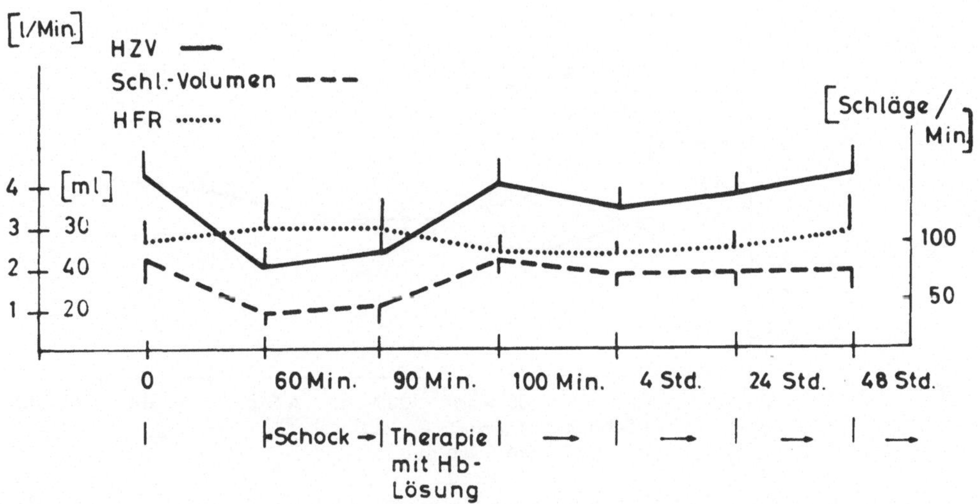

Abb. 1. Verhalten des Herz-Zeit-Volumens, Schlagvolumens und der Herzfrequenz während und nach einer Infusion mit sf HbPP(n)- Lösung

Während des zweiten und dritten Tages nach dem Schock blieben die Herz-Zeit-Volumina weiter stabil, die arteriellen Mitteldrucke waren am zweiten Tag noch leicht erhöht, am dritten Tag wieder normal. Ebenso blieben Herzfrequenz, Schlagvolumen und zentraler Venendruck innerhalb der Norm. Auch der erhöhte periphere Widerstand normalisierte sich während des zweiten Tages wieder. Dieser Anstieg des peripheren Widerstandes wurde auch bei der nicht polymerisierten Haemoglobinlösung gefunden und bedarf weiterer Abklärung. Entsprechend der Schwere des Schocks entwickelte sich bei allen Tieren eine ausgeprägte metabolische Azidose mit pH-Werten um 7,32. Die pO_2-Werte lagen um 95 mm Hg, die pCO_2-Werte um 30 mm Hg. Das Bicarbonat sank im Schnitt auf etwa 13 mmol/l ab (s. Abb. 3 und 4).

Direkt nach Therapieende lagen die pH-Werte um 7,36, die pO_2-Werte bei 80 mm Hg, die pCO_2-Werte um 40 mm Hg. Das Bicarbonat stieg auf 18 mmol/l an.

2 Std nach Schockende lagen alle Werte annähernd wieder im Normbereich.

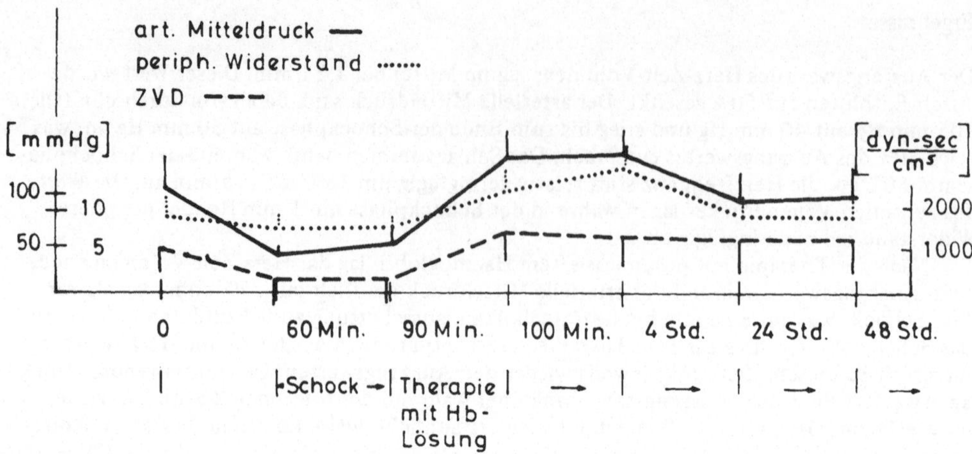

Abb. 2. Verhalten des art. Mitteldruckes, des peripheren Widerstandes und des ZVD während und nach einer Infusion mit sf HbPP(n)-Lösung

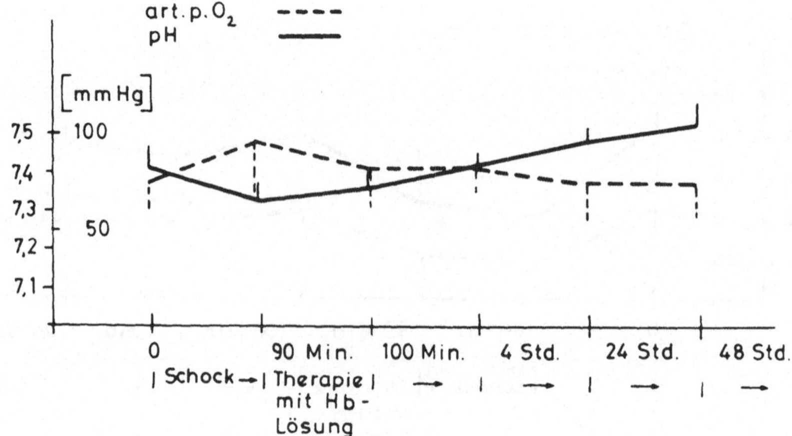

Abb. 3. Verhalten des pH-Wertes und des art. pO_2-Wertes während und nach einer Infusion mit sf HbPP(n)-Lösung

Während des zweiten und dritten Tages entwickelte sich eine leichte Alkalose mit pH-Werten um 7,49.

Die allgemein beobachteten leicht erniedrigten pO_2-Werte, möchten wir auf eine narkosebedingte Atemdepression zurückführen.

Mit dem Anstieg des pH-Wertes am zweiten und dritten Tag sank der Lactatspiegel von durchschnittlich 6 mmol/l während der Schockphase auf 3 mmol/l wieder ab.

Im Gegensatz zu der einfachen Haemoglobinlösung mit einer mittleren intravasalen Halbwertszeit von 120 min, bei der nach spätestens 3 Std das entnommene Blut retransfundiert werden mußte, um die Versuchstiere am Leben zu behalten, konnten wir mit der neuentwickelten Haemoglobinlösung stabile Verhältnisse erreichen, ohne Retransfusion von Blut. Alle Tiere überlebten und konnten am 4. Tag zur histologischen Untersuchung einseitig nephrektomiert werden.

Bis zum Abbau des polymerisierten Haemoglobins bei einer mittleren intravasalen Halbwertszeit von 12 Std, hat sich der Organismus offensichtlich in ausreichendem Maß adaptiert, wie die Kreislaufverhältnisse und die Ergebnisse des Säuren-Basenstatus am zweiten und dritten Tag nach der Schockphase zeigen.

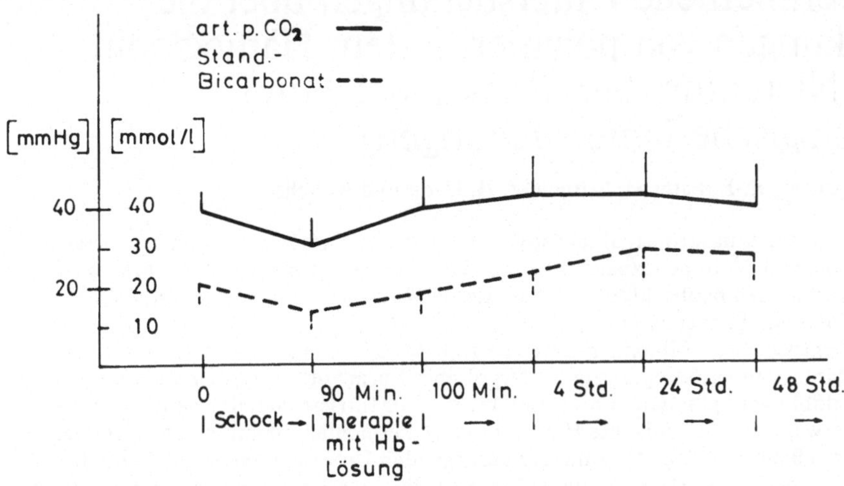

Abb. 4. Verhalten des art. pCO_2-Wertes und des Stand.-Bicarbonat-Wertes während und nach einer Infusion mit sf HbPP(n)-Lösung

Literatur

1. Förster, H.: Zur Verwendung von stromafreien Hämoglobinlösungen als Blutersatz. Infusionstherapie 4, 122-126 (1977)
2. Kaplan, H.R., Murthy, V.S.: Hemoglobin solution: a potential oxygen transporting plasma volume expander. Fed. Proc. Vol. 34, No 6 May 1975
3. Messmer, K., Jesch, F.: Stromafreie Hämoglobinlösung – ein Blutersatzmittel? Forschungsergebnisse der Transfusionsmedizin und Immunhämatologie, Bd. 3, Medicus Verlag
4. Pabst, R.: Sauerstofftransport mit stromafreien Hämoglobinlösungen und Flourocarbonen. Med. Klin. 72, 1555-1562 (1977)
5. Sunder-Plassmann, L.: The Hemodynamic and Hemorheological Effects of a Stroma-free Hemoglobin Solution. Bibliotheca Anatomica, No. 11. S. Karger
6. Unseld, I.M.: Blutersatz durch stromafreie Hämoglobinlösung. Anästhesiologie und Wiederbelebung, Bd. 85. Springer: Berlin, Heidelberg, New York

Tierexperimentelle Untersuchungen über die Auswirkungen von polymerisiertem Hämoglobin auf die Nierenfunktion (funktionelle und morphologische Untersuchungen)

G. Lenz, H. Junger, K.-F. Baur, M. Schneider, H. Hauk und R. Schorer

Die klinische Anwendung stromahaltiger sowie stromafreier Hämoglobinlösungen als sauerstofftransportierende Volumenexpander bei der Therapie akuter Blutverluste wurde bisher durch tierexperimentell beobachtete nephrotoxische Wirkungen in Frage gestellt (Miller u. McDonald; Goldberg; Schneider et al.; Unseld et al. (1976)).

Bonhard entwickelte 1976 eine neuartige stromafreie Hämoglobinlösung, bei der pyridoxyliertes Hämoglobin größtenteils in niederpolymer Form vorliegt ((sf Hb-PP)$_n$). Polymerisiertes Hämoglobin wird glomerulär praktisch nicht mehr filtriert, hat eine deutlich längere intravasale Verweildauer als einfaches Hämoglobin und ermöglicht damit einen effektiveren Volumenersatz (Baur et al.). Zielsetzung der vorliegenden Untersuchung war deshalb die Frage, ob auch polymerisiertes Hämoglobin zu funktionellen oder morphologischen Nierenschädigungen führt.

Methodik

24 Zwergschweinen (21-41 kg KG) wurde eine 6% Lösung des polymerisierten Hämoglobins infundiert, und in einem Zeitraum bis zu 14 Tagen später erfolgte die Kontrolle von Parametern des renalen Plasmaflusses, der glomerulären Filtration und der tubulären Funktionen. Außerdem wurden zwei Nierenbiopsien durchgeführt.

10 Minipigs erhielten im Durchschnitt 1,7 g (sf Hb-PP)$_n$/kg KG, 14 Minipigs durchschnittlich 2,9 g/kg. Um eine übermäßige Volumenbelastung zu vermeiden, wurden die Tiere beider Gruppen zuvor in Ketamine-Narkose bei erhaltener Spontanatmung unter Messung von Kreislaufparametern um durchschnittlich 710 ml bzw. 480 ml entblutet. Die Bestimmung der Nierenfunktionsparameter erfolgte in 4 Clearanceperioden (Tabelle 1). Clearance I zeigt die Ausgangssituation unter Steady-State-Bedingungen. Clearance II erfaßt die Entblutung und die Infusion des polymerisierten Hämoglobins. Clearance III und IV sind je 24stündige nachfolgende Beobachtungsperioden.

Tabelle 1. Schematische Darstellung der experimentellen Konzeption

Preparation of minipig	1 h	Monitoring parameters
Clearance I	3 h	Steady state conditions
Clearance II	3 h	Exsanguination Infusion of stromafree 6% solution of polymerized hemoglobin [a] (sf Hb-PP)$_n$
Clearance III	24 h	Observation period
Clearance IV	24 h	Observation period
Operation I	after 4 d	Unilateral nephrectomy and liver biopsy
Operation 2	after 12 d	Biopsics of kidney and liver

[a] Bonhard (1976), Biotest Serum Institute Frankfurt

The effect of stromafree polymerized hemoglobin on function and morphology of kidney

Die Nierenbiopsien wurden nach 4 Tagen durch unilaterale Nephrektomie und nach etwa 12 Tagen durch Exstirpation der zweiten Niere gewonnen.

Die Entblutung und die Infusion des polymerisierten Hämoglobins wurde von allen Tieren überlebt. 5 Tiere starben vorzeitig; 4 an cardiopulmonalen Komplikationen, eines an einer Sepsis.

Ergebnisse

Abbildung 1 zeigt das Verhalten der Diurese während der 4 Clearanceperioden. Der für beide Gruppen relativ hohe Urinflow in Clearance I ist darauf zurückzuführen, daß vor der Entblutung ungefähr 400-800 ml Elektrolytlösung infundiert wurden. Auffällig ist der ebenfalls hohe Urinflow in Clearance II nach der Infusion des polymerisierten Hämoglobins, insbesondere die deutliche Diuresesteigerung bei der mit 2,9 g (sf Hb-PP)$_n$/kg KG belasteten Gruppe. Dies ist wahrscheinlich – entsprechend den Ergebnissen von Unseld (1974) – durch eine volumenbedingte Hemmung des ADH-Sekretion erklärbar. Die Abnahme der Diurese in Clearance III und IV auf ungefähr 1 ml kg $^{-1}$h^{-1} ist nicht als pathologisch anzusehen und entspricht einer gleichzeitigen Zunahme der Urinosmolarität.

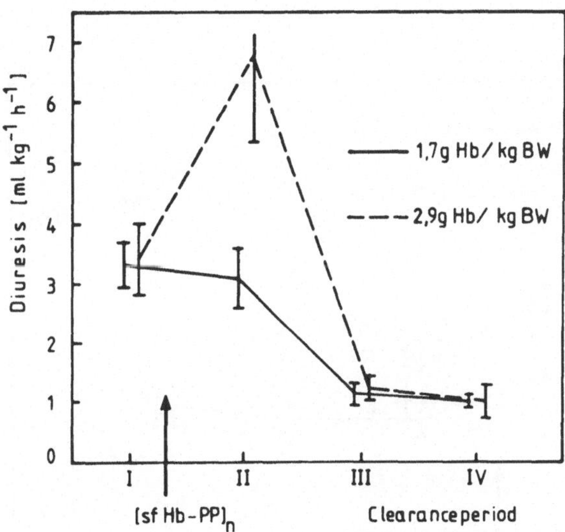

Abb. 1. Die Auswirkungen stromafreien polymerisierten Hämoglobins auf die Diurese: (Mittelwerte ± SEM)

Als Maß für die Konzentrationsleistung des distalen Tubulus kann der Quotient aus Urinosmolarität und Serumosmolarität (Abb. 2) betrachtet werden. Der für beide Gruppen parallel verlaufende Anstieg dieses Quotienten entspricht der oben erwähnten Diureseabnahme in Clearance III und IV und ist ein wichtiger Hinweis auf eine intakte tubuläre Funktion.

Abbildung 3 zeigt die endogene Creatininclearance und die ^{99}Technetiumclearance als Parameter der glomerulären Filtrationsrate. Für beide Gruppen ergibt sich ein konkordanter Verlauf, der keine signifikante Verschlechterung der glomerulären Filtration aufweist.

Auch die Jod-Hippuranclearance (Abb. 4) als Parameter des effektiven renalen Plasmaflow, die nur bei der mit 1,7 g (sf Hb-PP)$_n$/kg KG belasteten Gruppe gemessen wurde, zeigt keine Hinweise auf eine Abnahme der Nierendurchblutung als Folge der Infusion des polymerisierten Hämoglobins.

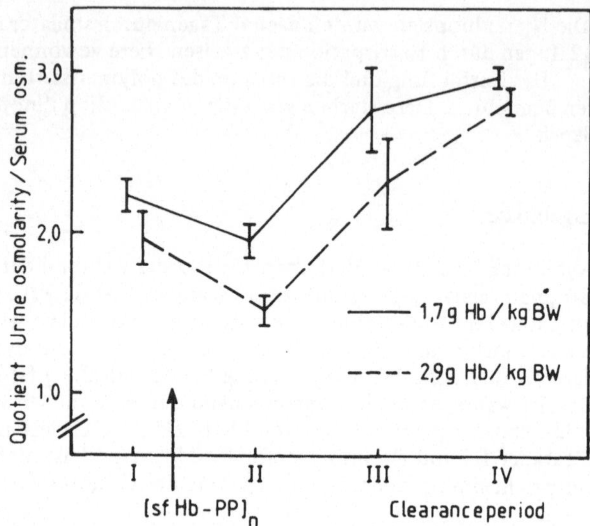

Abb. 2. Die Auswirkungen stromafreien Hämoglobins auf den Quotient aus Urinosmolarität und Serumosmolarität (Mittelwerte ± SEM)

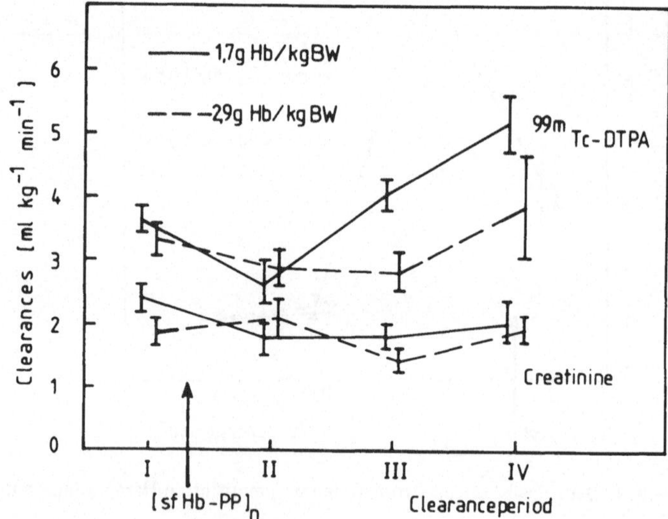

Abb. 3. Verhalten der Creatininclearance und ^{99}Technetiumclearance (Mittelwerte ± SEM)

In Abbildungen 5 und 6 ist das Verhalten der harnpflichtigen Substanzen während der 4 Clearanceperioden und bei beiden Operationen dargestellt. Das Serumkreatinin (Abb. 5) zeigt für beide Gruppen insgesamt keine Einschränkung der Ausscheidungsfunktion.

Die BUN-Werte im Serum (Abb. 6) sind nach der Hämoglobininfusion leicht erhöht, was jedoch auf einen vermehrten Stickstoffmetabolismus zurückzuführen sein dürfte.

Auch die Serumelektrolyte weisen bis zum 14. Tag keine signifikanten pathologischen Veränderungen auf. Abbildung 7 zeigt dies repräsentativ am Verlauf des Serumkalium.

Während sich also insgesamt bei beiden Gruppen keine signifikante Verschlechterung der Nierenfunktion zeigte, bot ein Tier der mit 2,9 g (sf Hb-PP)$_n$ pro kg KG belasteten Gruppe mit verminderten Clearances und ansteigenden Retentionswerten deutliche Zeichen eines Nierenversagens, überlebte aber trotzdem bis zur zweiten Operation.

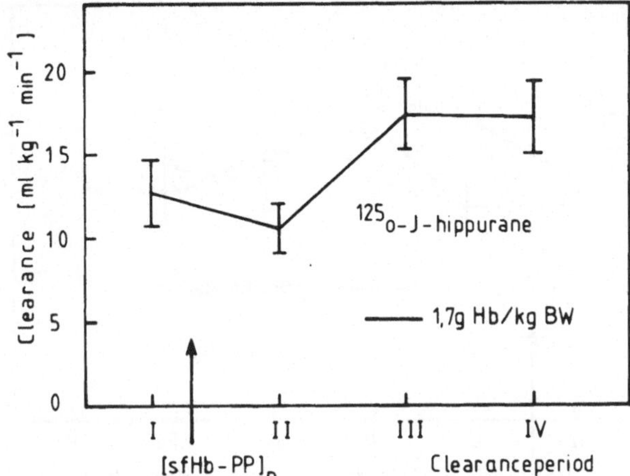

Abb. 4. Die Auswirkungen stromafreien polymerisierten Hämoglobins auf die Jod-Hippuran-Clearance (Mittelwerte ± SEM)

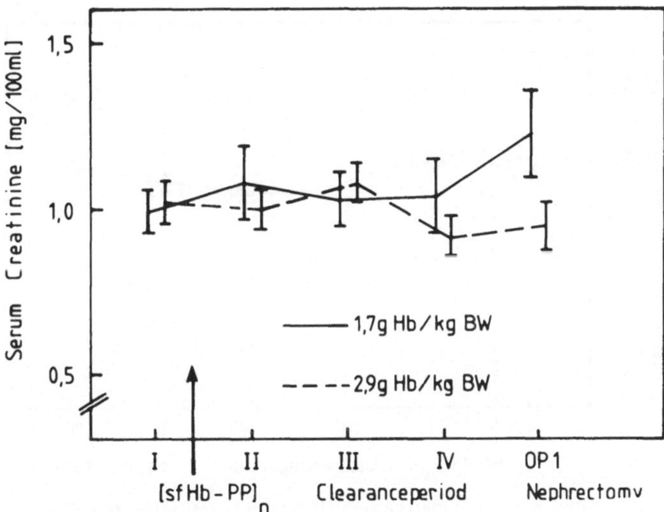

Abb. 5. Änderungen von Serumkreatinin (Mittelwerte ± SEM)

Die pathohistologischen Untersuchungen zeigten bei den 1,7 g-Tieren keine wesentlichen pathologischen Veränderungen.

Zwei der 2,9 g-Tiere wiesen leichte, und das eben erwähnte niereninsuffiziente Tier schwere Glomerulumschädigungen auf. Weiterhin fanden sich in dieser Gruppe mehrfach nephrohydrotische Veränderungen sowie hyaline Thromben in den Glomerulumkapillaren. Diese Befunde dürfen jedoch nicht unbedingt als Folge der Infusion des polymerisierten Hämoglobins angesehen werden. Bei beiden Gruppen wurde mit der Berliner-Blau-Färbung in einzelnen Nierentubuli Hämosiderin nachgewiesen. Dieses stammt wahrscheinlich aus dem ungefähr 10% betragenden, glomerulumgängigen unvernetzten Hämoglobinanteil der Lösung.

Zusammenfassend ermutigen die vorliegenden Ergebnisse zu weiteren, differenzierten Untersuchungen, die den klinischen Einsatz von polymerisiertem Hämoglobin als sauerstofftransportierendem Plasmaersatz in Zukunft ermöglichen könnten.

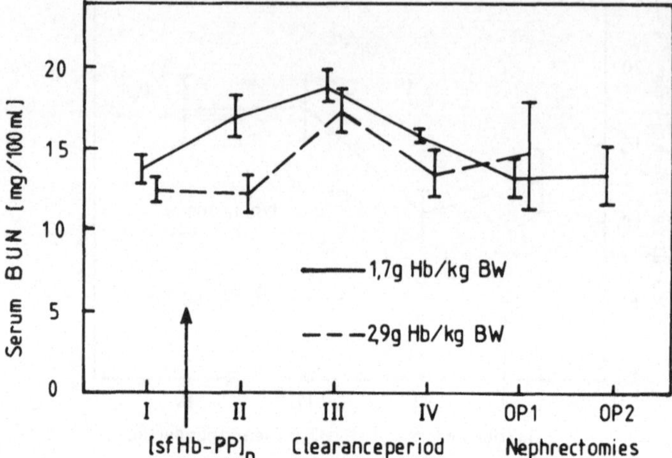

Abb. 6. Verhalten des Serum-BUN (Mittelwerte ± SEM)

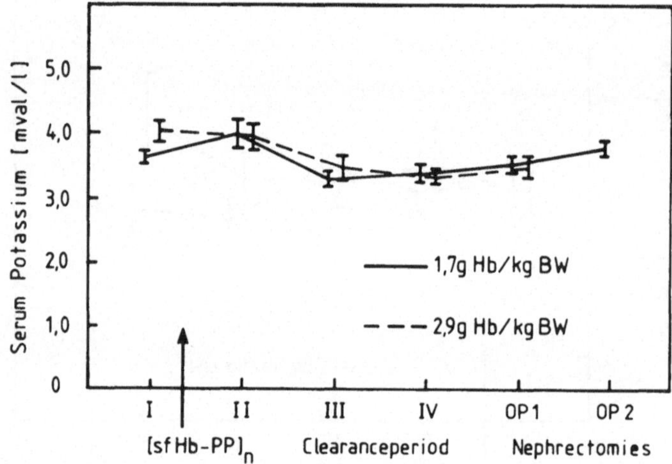

Abb. 7. Kaliumspiegel im Serum unter stromafreiem, polymerisiertem Hämoglobin (Mittelwerte ± SEM)

Literatur

1. Baur, K.F., Junger, H., Lenz, G., Schorer, R.: Therapy of hemorrhagic shock with a new stromafree hemoglobin solution (polymerized) in minipigs. Excerpta Medica, International Congress Series 356, 452 (1978)
2. Bonhard, K.: Sauerstoff transportierende Therapeutika aus abgelaufenem Konservenblut. Gewinnung und Anwendung. In: Forsch. Ergebnisse der Transfusionsmedizin u. Immunhaematologie, Bd. 3, S. 547. Medicus: Berlin 1976
3. Goldberg, M.: Studies of the acute renal effects of hemolyzed red blood cells in dogs including estimation of renal blood flow with krypton [85]. J. Clin. Invest. 41, 2112 (1962)
4. Miller, J.H., McDonald, R.K.: The effect of hemoglobin on renal function in the human. J. Clin. Invest. 30, 1033 (1951)
5. Schneider, M., Hauk, H., Förster, H., Hübner, K.: Tierexperimentelle morphologische Untersuchungen über die Auswirkungen stromafreier Lösungen einfachen und polymerisierten Hämoglobins auf Leber und Niere. Verh. Dtsch. Ges. Path. 60, 194 (1976)

6. Unseld, J.M.: Blutersatz durch stromafreie Hämoglobinlösung. Anaesthesiologie und Wiederbelebung Bd. 85. Springer: Berlin, Heidelberg, New York 1974
7. Unseld, H., Aderhold, B., Stähler, D., Schubert, G.E., Schmidt, K.: Die Belastbarkeit der Nieren des Zwergschweines mit stromafreier Hämoglobinlösung. In: Forschungsergebnisse der Transfusionsmedizin und Immunhaematologie, Bd. 3. Medicus: Berlin 1976

Thema K
Analgetica, Sedativa, Relaxantien

Vorsitz: E. Kolb, München
und J. Eckart, Augsburg

Einleitungsreferat

E. Kolb

Jeder Arzt ist mit dem Problem von Mißempfindungen, insbesondere von Schmerz und Unruhe, bei seinen Patienten konfrontiert. Die Sonderstellung des Anaesthesisten beruht zunächst auf den überwiegend im operativen Sektor ausgeübten Techniken, eine Empfindungslosigkeit herbeizuführen, wobei die völlige oder teilweise Ausschaltung anderer Funktionen, wie Bewußtsein, Motorik, zentrale und periphere Steuerungs- und Schutzmechanismen, in Kauf genommen wird. Ihre biologischen Effekte müssen vom Anaesthesisten übernommen bzw. kompensiert werden. Wir können die psycho-physische Gesamtsituation eines Kranken eingebettet sehen in ein Netzwerk von zahlreichen Wirkungskräften, das Abb. 1 in nur vergröberter Annäherung

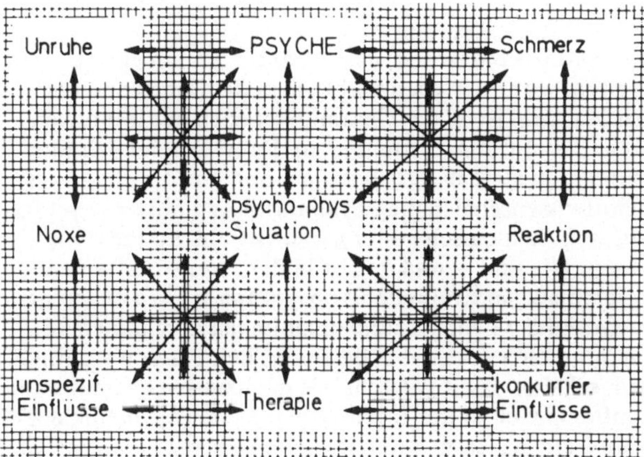

Abb. 1. Einwirkungsfaktoren auf die psycho-physische Situation

darzustellen versucht. Wir dürfen nicht verkennen, daß jeder der hier aufgeführten Faktoren unter bestimmten Bedingungen vitale Bedeutung erlangen kann. Ich darf an die von Beecher geschilderten Todesfälle durch Voodoo und an seine Untersuchungen über Plazeboeffekte aufgrund von unspezifischen Einflüssen erinnern. Die allgemeine und lokale Anaesthesie greifen relativ grob in das Netzwerk ein und setzen es ganz oder teilweise außer Betrieb, allerdings für eine mehr oder weniger begrenzte Zeit.

Eine Intensivbehandlung ist – wie ein operativer Eingriff – nicht denkbar ohne Beeinflussung der psycho-physischen Gesamtsituation des Patienten. Je geringer die zentral und peripher dämpfende Medikation, desto stärker äußert sich die Funktion des oben erwähnten Netzwerks und desto sinnvoller und notwendiger wird es, eine differenzierte Beeinflussung seiner Komponenten anzustreben, mit dem Endziel, die psycho-physische Situation erträglich zu gestalten (Abb. 2). Beseitigung der Noxe, allgemeine und spezielle Therapie, Steuerung der Reaktion, psychische Beeinflussung im weitesten Sinn, Einwirkung auf die konkurrierenden und die unspezifischen Einflüsse, worunter in erster Linie die Nutzung der bereits erwähnten Plazeboeffekte zu verstehen ist, rangieren – zumindest qualitativ gleichwertig – mit der medikamentösen Analgesierung und Sedierung. Die medikamentöse Beeinflussung der psycho-physischen Situation sollte schon aufgrund der zeitlichen Abläufe möglichst weitab vom Zustand der vollen Narkose liegen. Dies ist allerdings nicht in jedem Fall und zu jedem Zeitpunkt zu erreichen. Der Übergang zwischen Narkose und einer spezifischen medikamentösen Beeinflussung ist fließend.

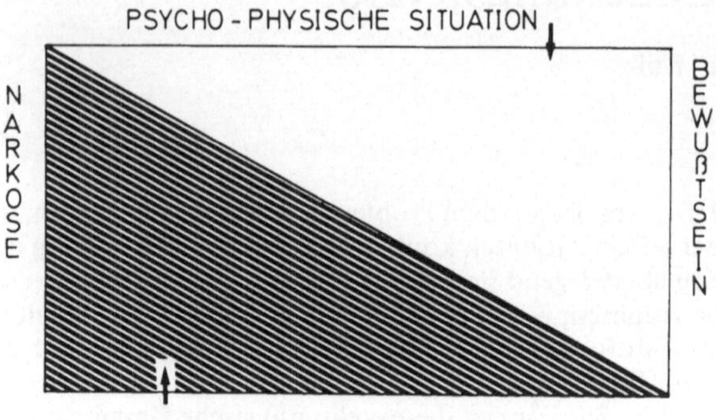

Abb. 2. Interaktion zwischen Bewußtseinszustand und zentral dämpfender Medikation

Je weiter wir uns vom Zustand der vollen Narkose entfernen, desto stärker hat ein analgesierendes und sedierendes *Handeln* Platz zu greifen, worunter eben nicht allein die Gabe von entsprechenden Pharmaka zu verstehen ist. Dies Handeln ist in das Gesamtgeschehen der intensiven Beobachtung und Therapie zu integrieren und mit ihm abzustimmen. Dabei können wir uns nur sehr bedingt auf experimentelle Grundlagen stützen. Der Schmerz und die Unruhe, Angst und Sorge inbegriffen, sind der exakt naturwissenschaftlichen Erkenntnis und Messung weitgehend entzogen. Auch philosophische, ethisch-theologische oder gar juristische Betrachtungsweisen können da allein nicht weiterführen. Wir sind – und das ist in der Intensivtherapie sehr deutlich zu erkennen – stets aufs neue veranlaßt, individuelle Beobachtungen anzustellen und individuelle Entscheidungen zu treffen. Grundsätze von außermedizinischen Disziplinen können zuweilen wohl ein wenig hilfreich sein, spielen aber dabei bestimmt keine *sehr* wesentliche Rolle. Man soll nicht gegen sie verstoßen, sei aber davor gewarnt, sie medizinisch überzubewerten. Wie in der Medizin überhaupt, gilt auf dem Gebiet der Intensivtherapie für die medikamentöse Analgesie und Sedation sowie die Muskelrelaxation, daß wir Gedankengänge und Verfahrensweisen anwenden und eine Verantwortung übernehmen, die *ganz spezifisch medizinischer Natur* sind und durch keinerlei Produkt anderer Wissenschaftszweige ersetzt werden können. Wir betreiben eben hierbei ganz intensiv Medizin in ihrem ursprünglichen und unvergänglichen Sinn.

So wollen wir hoffen und wünschen, daß unsere heutige Sitzung zu einer Erweiterung unseres medizinischen Wissensspektrums verhilft; wir wollen uns weiter bemühen, mit der Entwicklung Schritt zu halten, neue Erkenntnisse in unser ärztlich-medizinisches Denken richtig einzuordnen, unbeirrt davon, daß andere Geistesrichtungen mehr und mehr ihr laienhaftes Interesse an unserer schweren und ernsthaften Arbeit bekunden und dort Einfluß zu gewinnen versuchen, wo es ihnen – schlicht und einfach gesagt – nicht zusteht. Was soll eigentlich an der Intensivtherapie unmenschlich sein? Wir haben untersucht, was Patienten, deren Leben zu erhalten gelungen war, über die ihnen zugekommene Behandlung denken. Von „Apparatemedizin" war bei ihnen nirgends die Rede. Apparate sind Instrumente wie jedes Instrument auch, und das wird klar erkannt. Die Kritiker der „Apparatemedizin" mögen sich doch einmal mit einem Dialysepatienten unterhalten und ihn nach seiner Meinung über Apparate befragen. – Nur der Unverständige kann aus dem Anblick einer Intensivstation im Betrieb eine begründete Ablehnung solcher Verfahren ableiten. Die wahre Würde des Menschen tritt doch dort am augenfälligsten in Erscheinung, wo der Mensch mit all seinem Wissen und all seinem Können bestrebt ist, seinen vital bedrohten Mitmenschen zu retten. Wir brauchen weiß Gott kein schlechtes Gewissen zu haben, wenn wir Schwerstkranke behandeln, und wir können dem Verfasser des Berichts „Medizin ohne Menschlichkeit" ohne Einschränkung versichern, daß sein Mißtrauen gegenüber dem medizinischen Fortschritt, der Spezialisierung und der Arbeitsteilung absolut unbegründet ist.

Literatur

1. Beecher, H.K.: Die Plazebowirkung als unspezifischer Wirkungsfaktor im Bereich der Krankheit und der Krankenbehandlung. In: Janzen, R., W.D. Keidel, A. Herz, C. Steichele (Hrsg) Schmerz, S. 187-193. Thieme: Stuttgart 1972
2. Mitscherlich, A., F. Mielke: Medizin ohne Menschlichkeit. Fischer Bücherei: Frankfurt 1960
3. Mitscherlich, A.: Der Patient – nur ein Werkstück? Der Spiegel 28, 238-239 (1978)

Endorphine - endogene Analgetika

H. Teschemacher

Schmerzbekämpfung durch Opiate

Starke mechanische, thermische oder chemische Reize können zu Erregungen peripherer Nervenendigungen führen, die über schnelleitende, myelinisierte A (δ) – oder langsam leitende, nicht myelinisierte C-Fasern zum Rückenmark geleitet werden. Die hier bereits einem „Filterverfahren" unterworfene Information wird zum Thalamus geleitet, dort umgeschaltet und an den Cortex weitergegeben, wo die Information als Schmerzreiz registriert und lokalisiert wird. Für die Wertung dieses Reizes als „Schmerz", d.h. für das Ausmaß der emotionellen Beteiligung, scheinen jedoch hauptsächlich retikulär-periaquäduktale Bereiche des Stammhirns verantwortlich zu sein, die wiederum mit Rückenmark, Cortex und Thalamus in Verbindung stehen. Durch Angriff an diesen letzteren Strukturen – weitere stehen zur Diskussion – scheinen die Opiate hauptsächlich ihre analgetische Wirkung auszulösen (Herz et al., 1970; Yeung et al., 1977). Der Wirkungsmechanismus der Opiate scheint letztlich in einer Blockade der emotionellen Komponente der Schmerzwahrnehmung zu bestehen.

Der Nachweis von Opiatrezeptoren

Die Tatsache, daß Opiate ihre Wirkungen nur an ganz bestimmten Strukturen im Zentralnervensystem und in peripheren Geweben auslösen, ließ seit langem vermuten, daß sich in diesen Strukturen spezifische Haftstellen befinden müßten, d.h. Opiatrezeptoren; Analgesie und andere Opiateffekte sollten demzufolge durch Bindung der Opiate an diese Rezeptoren ausgelöst werden. Lange Zeit blieb diese Vorstellung Hypothese, bis es 1973 tatsächlich gelang, solche Opiatrezeptoren, genauer gesagt, deren opiatspezifische Bindungsstellen, im Zentralnervensystem von Säugetieren nachzuweisen (Pert u. Snyder, 1973; Simon et al., 1973; Terenius, 1973). Wie sich später ergab, finden sich diese Opiatrezeptoren bei allen Wirbeltieren, jedoch offenbar nicht bei phylogenetisch tiefer stehenden Klassen (Pert et al., 1974).

Die Entdeckung der Endorphine

Der Nachweis von Opiatrezeptoren im Nervengewebe von Wirbeltieren war der Startschuß für eine intensive Suche nach den endogenen Liganden dieser Rezeptoren. Man hielt es nämlich für unwahrscheinlich, daß der Organismus solche Rezeptoren nur für die von außen zugeführten pflanzlichen oder synthetischen Wirkstoffe bereitgestellt haben sollte. Tatsächlich gelang es bereits ein Jahr später, einen opiatartig wirkenden Stoff im Gehirn verschiedener Säugetiere nachzuweisen (Hughes, 1975). Auf einen unerwarteten Befund stieß man kurze Zeit später. Auch die Hypophyse enthielt solche „endogenen Opiate" (Teschemacher et al., 1975; Cox et al., 1975). Später fand man auch in anderen Organen opiatartig wirkende Substanzen. Der Nachweis dieser „endogenen Opiate" wurde in allen Fällen in vitro geführt, d.h. mittels Opiatrezeptor-Bindungstests oder am isolierten Meerschweinchen-Darm, bzw. am Samenleiter der Maus; die Opiate – und somit auch „endogene Opiate" – lösen nämlich an diesen Organen spezifische Wirkungen aus. Von E.J. Simon wurde vorgeschlagen, solche „endogenen Opiate" als „Endorphine" zu bezeichnen (Goldstein u. Lowery, 1975).

Die chemische Struktur der Endorphine

Bei den bisher identifizierten Endorphinen handelt es sich ausnahmslos um Peptide. Die beiden Pentapeptide Methionin-Enkephalin und Leucin-Enkephalin besitzen die Aminosäuresequenzen (Hughes et al., 1975):

H – TYR – GLY – GLY – PHE – MET – OH
H – TYR – GLY – GLY – PHE – LEU – OH

Weiterhin wurden vier opiatartig wirkende Peptide beschrieben, deren Aminosäuresequenzen sämtlich in der Sequenz des Hypophysenhormons β-Lipotropin oder β-LPH (91 Aminosäurereste) enthalten sind (Bradbury et al., 1976; Graf et al., 1976; Li et al., 1976; Ling et al., 1976; Chretien et al., 1976). Es sind dies: α-Endorphin (β-LPH 61-76), γ-Endorphin (β-LPH 61-77), C'-Fragment von β-Lipotropin (β-LPH 61-87) und β-Endorphin (β-LPH 61-91).

Charakteristischerweise sind bei all diesen vier Peptiden die ersten fünf Aminosäurereste des N-terminalen Endes (β-LPH 61-65) identisch mit der Sequenz des Methionin-Enkephalins. Diese Sequenz ist es also, welche diesen Peptiden opiatartige Eigenschaften verleiht. Möglicherweise erfüllen nur die Enkephaline und β-Endorphin eine physiologische Funktion; die anderen Peptide wären demnach Abbauprodukte des β-Endorphins (s. Teschemacher, 1978b).

Neben diesen opiatartig wirkenden Peptiden gibt es offensichtlich noch weitere – bisher nicht identifizierte – Opioide, die wahrscheinlich gar keine Peptide sind. Sie wurden im Blut (Pert et al., 1976; Schulz et al., 1977) und in der Milch (Brantl u. Teschemacher, 1979) gefunden.

Endorphine – opiatartig wirkende Peptide

Allem Anschein nach unterscheiden sich die Wirkungen der Endorphine in nichts von den Wirkungen, wie sie von den Opiaten her bekannt sind; gewisse Unterschiede zwischen den Wirkungsspektren der einzelnen Endorphine entsprechen den Unterschieden, wie sie auch bei den Opiaten angetroffen werden. (Die bereits sehr umfangreiche Literatur findet sich bei: Kromer, 1978; Taube, 1978; Teschemacher, 1978b). Neben der analgetischen Wirkung wurden beobachtet Katalepsie, Atemdepression, Straub'sches Zeichen, Sedierung und Ausschüttung von Hypophysenhormonen wie Prolaktin und Wachstumshormon. Auch typisch opiatartige Wirkungen an peripheren Organen wurden beschrieben. Leider verhalten sich die Endorphine auch in einem weiteren Punkt wie die Opiate: Sie erzeugen ebenso Toleranz und körperliche Abhängigkeit wie die berüchtigten Drogen.

Verabreicht man die Endorphine wie „Pharmaka", so sind „pharmakokinetisch" bedingte Unterschiede ihrer Wirksamkeit zu beobachten: Schon bei intrathekaler, und noch mehr bei intravenöser Applikation zeigen die Enkephaline – im Gegensatz zum β-Endorphin – nur ganz schwache Wirksamkeit. Dies rührt allem Anschein nach daher, daß die Enkephaline als kurzkettige Peptide sehr viel schneller enzymatisch abgebaut werden als das langkettige β-Endorphin, dessen opiataktive Peptidsequenz (s. *Die chemische Struktur der Endorphine*) offenbar durch den Rest des Peptids gegen den Enzymangriff sterisch geschützt wird.

Bei oraler Verabreichung ist zu erwarten, daß auch β-Endorphin vollständig zerstört wird. Inzwischen sind jedoch Enkephalin-Analoga entwickelt worden, die durch Veränderungen oder Austausch einzelner Aminosäurereste des Enkephalinmoleküls so stabilisiert wurden, daß sie auch nach oraler Verabreichung noch wirksam sind (Roemer et al., 1977).

Endorphine – endogene Substanzen

Die Identifizierung der Endorphine anhand ihrer „pharmakologischen" Effekte als „opiatartig wirkende Substanzen" war bald erfolgt. Ihre Charakterisierung als „endogene Substanzen" erfordert jedoch Informationen über deren Phylogenese, Ontogenese, Wirkungsmechanismen und Lokalisation im Organismus. Auch darüber liegen jetzt bereits Daten vor.

Wie die Opiatrezeptoren, so wurden auch die Endorphine nur bei Wirbeltieren nachgewiesen (Simantov et al., 1976a). In Parallele zur Entwicklung bestimmter Neurotransmittersysteme werden sie im Zentralnervensystem von Nagern etwa ab der Mitte der Intrauterinperiode gefunden (Garcin u. Coyle, 1976).

Die Lokalisation der Endorphine im Zentralnervensystem stimmt weitgehend mit der Verteilung der Opiatrezeptoren überein (Simantov et al., 1976b). Offenbar bilden jedoch die Enkephaline einerseits und β-Endorphin andererseits zwei sich zwar zum Teil überlappende, zum Teil jedoch völlig voneinander getrennte „endorphinerge" Systeme (Bloom et al., 1978; Neale et al., 1978). In der Hypophyse und zwar im Vorderlappen und in der Zona intermedia bzw. deren phylogenetisch abgewandelten Analoga, findet sich fast ausschließlich β-Endorphin und dessen mögliche Abbauprodukte (Bloom et al., 1977). Der Gastrointestinaltrakt dagegen scheint hauptsächlich Enkephaline zu enthalten (Polak et al., 1977). Es ist auch bereits gelungen, in vitro eine Freisetzung von β-Endorphin aus Hypophysengewebe (Przewlocki et al., 1978; Kromer et al., 1978) und von Enkephalinen aus Nervengewebe verschiedener Gehirnareale (Osborne et al., 1978; Henderson et al., 1978; Iversen et al., 1978) zu provozieren, die auf die Funktionsfähigkeit dieser „endorphinergen Systeme" hinweist.

Diese Befunde weisen darauf hin, daß die Endorphine im ZNS die Rolle von Neurotransmittern oder Neuromodulatoren spielen bzw., falls von der Hypophyse in das Blut abgegeben, diejenige von Hormonen.

Endorphine als endogene Analgetika: Möglichkeiten ihrer Freisetzung

Die Existenz eines hochdifferenzierten und offenbar funktionsfähigen Neurotransmitter – oder Neuromodulatorsystems im Zentralnervensystem läßt natürlich nach seiner Funktion fragen. Mit anderen Worten: Unter welchen Bedingungen werden denn die Endorphine in vivo freigesetzt? Auf diese Frage gibt es bereits mehrere Antworten.

Elektroanalgesie. Schon bevor der Nachweis des ersten Endorphins erbracht worden war, hatten Akil u. Mitarb. (1972) einen interessanten Befund erhoben: Durch elektrische Reizung periventrikulärer Areale ließ sich bei der Ratte ein analgetischer Effekt auslösen. Dieser Effekt konnte mit Naloxon teilweise blockiert werden. Naloxon ist ein spezifischer Opiatantagonist, der die Hemmung von Opiatwirkungen nach bislang allgemein akzeptierter Hypothese durch kompetive Verdrängung des Opiates vom Opiatrezeptor bewerkstelligt. Da im erwähnten Experiment jedoch kein Opiat verabreicht worden war, konnte nur ein „endogenes Opiat" von seinem Rezeptor verdrängt worden sein; dieses war offenbar durch die elektrische Reizung freigesetzt worden und hatte durch seine Bindung an Opiatrezeptoren den analgetischen Effekt ausgelöst. Solche Befunde konnten zwar nicht in allen ähnlich gerichteten Untersuchungen erhoben werden, (Yaksh et al., 1976), wurden aber in einigen Fällen am Menschen (Adams, 1976; Hosobuchi et al., 1977) bei Anwendung der sog. Elektroanalgesie bestätigt. Auch hier wurde durch elektrische Reizung periventrikulärer und periaquäduktaler Areale ein analgetischer Effekt erzeugt, der sich durch Naloxon blockieren ließ. Wahrscheinlich sind es Enkephaline, auf deren Freisetzung diese Analgesie beruht (Akil et al., 1978).

Analgesie durch Akupunktur. Auch durch die Akupunktur erzeugte Analgesie kann offenbar durch Freisetzung von Endorphinen ausgelöst werden. Sie ist nämlich bis zu gewissem Grade durch den spezifischen Opiatantagonisten Naloxon blockierbar. Eine Antagonisierung des analgetischen Effekts durch das inaktive Stereoisomer des Naloxons, (R)-Naloxon, kann jedoch nicht erreicht werden, was eine Bestätigung der oben angeführten Befunde bedeutet (Cheng u. Pomeranz, 1978). Obwohl eine Blockade der Akupunktur-Analgesie durch Naloxon sowohl am Tier (Pomeranz u. Chiu, 1976) wie auch am Menschen (Mayer et al., 1977; Sjölund u. Eriksson, 1976; Chapman u. Benedetti, 1978) nachgewiesen wurde, ist wohl die Freisetzung von Endorphinen nicht als der einzige Mechanismus zu betrachten, welcher der Akupunktur-Analgesie zugrunde liegt. Auch bei der Schmerzhemmung, wie sie durch Hypnose erreicht werden kann, scheinen die Endorphine keine Rolle zu spielen (Goldstein u. Hilgard, 1976).

Die analgetische Wirkung des Lachgases. In das Wirkungsspektrum einiger Pharmaka scheinen Endorphine involviert zu sein (Teschemacher, 1978b). So kann zum Beispiel im Tierversuch die analgetische Wirkungskomponente des Lachgases durch Naloxon gehemmt werden, was auf eine Freisetzung von Endorphinen unter Einfluß dieses Narkotikums hinweist (Berkowitz et al., 1976). Gestützt wird dieser Befund durch die Tatsache, daß sich gegenüber dem analgetischen Effekt des Lachgases Toleranz entwickelt (Berkowitz et al., 1977).

Analgesie unter Stress. Ob elektrische Reizung periaquäduktaler Areale, ob Akupunktur oder Zufuhr von Lachgas – in allen drei Fällen handelt es sich um „unphysiologische" Stimuli, die zur Freisetzung von Endorphinen führten. Nur die Endorphin-Freisetzung auf Grund eines „physiologischen" Stimulus hingegen erlaubt den Schluß auf eine „physiologische" Funktion der Endorphine.

Einen solchen Stimulus gibt es tatsächlich. Akil u. Mitarb. (1976) fanden, daß Ratten unter akutem Stress (elektrische Schläge, denen die Tiere nicht entkommen konnten) eine verringerte Schmerzempfindlichkeit zeigten, die durch Naloxon aufgehoben werden konnte. Da kein Opiat zugeführt worden war, mußten auch hier Endorphine durch das Naloxon vom Opiatrezeptor verdrängt worden sein. Gestützt wird dieser Befund durch die Tatsache einer Toleranzentwicklung in Bezug auf den analgetischen Effekt, wie sie bei einem Opioid schließlich zu erwarten ist (Madden et al., 1977). Bei mit Morphin vorbehandelten Tieren war keine auf akuten Stress zurückführbare Analgesie zu beobachten (Chesher u. Chan, 1978) – offenbar ein Phänomen der Kreuztoleranz zwischen Morphin und Endorphin.

Die Befunde am Menschen sind widersprüchlich. Die Ursache hierfür mag sein, daß die betreffenden Versuchspersonen, denen ein Schmerzreiz appliziert werden sollte, sich implicite damit einverstanden erklärt hatten; dies verringert wohl ein emotionelles Engagement in der betreffenden Stress-Situation ganz beträchtlich – was dann wiederum die Freisetzung von Endorphinen fraglich macht (siehe bei Teschemacher, 1978b). Bei Patienten, die unter schweren, chronischen Schmerzzuständen litten, wurden übrigens geringere Mengen an Endorphinen im Liquor (lumbal!) gefunden als bei Gesunden (genauere Angaben siehe bei Terenius, 1978); inwieweit dieser Befund mit dem oben erwähnten Toleranzphänomen (bei chronischem Stress) in Einklang steht, muß erst noch geklärt werden.

Circadiane Rhythmen der Schmerzempfindlichkeit. Untersuchungen von Frederickson (1977) lassen darauf schließen, daß ein Wechsel in der Schmerzempfindlichkeit während des Tagesablaufs auf Unterschiede in der Endorphinfreisetzung zurückgeht. Bei Mäusen erwies sich die Fluchtreaktion auf Schmerzreize hin am frühen Abend als weniger heftig als am frühen Morgen. Diese herabgesetzte Schmerzempfindlichkeit am frühen Abend war unter Naloxon aufgehoben, was wiederum auf eine Antagonisierung von Endorphin-Wirkungen schließen läßt. Der beim Menschen beobachtete circadiane Wechsel in der Schmerzempfindlichkeit ist nach Frederickson (1978) ebenfalls mit großer Wahrscheinlichkeit auf einen circardianen Rhythmus der Endorphinfreisetzung zurückzuführen.

Die geschilderten Befunde lassen wohl keinen Zweifel daran, daß die Endorphine unter gewissen Bedingungen als „endogene Analgetika" in unserem Organismus wirksam sind. Die Vielfalt der Wirkungen, wie sie von den Opiaten ausgelöst werden, läßt allerdings vermuten, daß damit das Spektrum ihrer Funktionen noch längst nicht ausreichend beschrieben ist.

Literatur

Adams, J.E.: Pain 2, 161-166 (1976)

Akil, H., Mayer, J.D., Liebeskind, J.C.: C.R. Acad. Sci. (Paris) 274, 3603-3605 (1972)

Akil, H., Madden, J., Patrick, R.L., Barchas, J.D.: In: Opiates and Endogenous Opioid Peptides. H.W. Kosterlitz (ed.) pp. 63-70. Elsevier: Amsterdam 1976

Akil, H., Richardson, D.E., Hughes, J., Barchas, J.D.: Science 201, 463-465 (1978)

Berkowitz, B.A., Ngai, S.H., Finck, A.D.: Science 194, 967-968 (1976)

Berkowitz, B.A., Finck, A.D., Ngai, S.H.: J. Pharmacol. Exptl. Ther. 203, 539-547 (1977)

Bloom, F., Battenberg, E., Rossier, J., Ling, N., Leppaluoto, J., Vargo, T.M., Guillemin, R.: Life Sci. 20, 43-48 (1977)

Bloom, F., Battenberg, E., Rossier, J., Ling, N., Guillemin, R.: Proc. Natl. Acad. Sci. USA 75, 1591-1595 (1978)

Bradbury, A.F., Smyth, D.G., Snell, C.R., Birdsall, N.J.M., Hulme, E.C.: Nature 260, 793-795 (1976)

Brantl, V., Teschemacher, H.: Naunyn-Schmiedeberg's Arch. Pharmacol. (submitted)

Chapman, C.R., Benedetti, C.: Life Sci. 21, 1645-1648 (1978)

Cheng, R.S.S., Pomeranz, B.: In: Characteristics and Function of Opioids. Van Ree, J., Terenius, L. (eds.) pp. 163-165. Elsevier: Amsterdam 1978

Chesher, G.B., Chan, B.: Life Sci. 21, 1569-1574 (1978)

Chrétien, M., Benjannet, S., Dragon, N., Seidah, N.G., Lis, M.: Biochem. Biophys. Res. Commun. 72, 472-478 (1976)

Cox, B.M., Opheim, K.E., Teschemacher, H., Goldstein, A.: Life Sci. 16, 1777-1782 (1975)

Frederickson, R.C.A.: Life Sci. 21, 23-42 (1977)
Frederickson, R.C.A.: In: Characteristics and Function of Opioids. Van Ree, J. and Terenius, L. (eds.) pp. 135-141. Elsevier: Amsterdam 1978
Garcin, F., Coyle, J.T.: In: Opiates and Opioid Peptides. H.W. Kosterlitz (ed.) pp. 267-273. Elsevier: Amsterdam 1976
Goldstein, A., Hilgard, E.R.: Proc. Natl. Acad. Sci. USA 72, 2041-2043 (1975)
Goldstein, A., Lowery, P.J.: Life Sci. 17, 927-931 (1975)
Gráf, L., Barát, E., Patthy, A.: Acta Biochem. Biophys. Acad. Sci. Hung. 11, 121-122 (1976)
Henderson, G., Hughes, J., Kosterlitz, H.W.: Nature 271, 677-679 (1978)
Herz, A., Albus, K., Metys, J., Schubert, P., Teschemacher, H.: Neuropharmacology 9, 539-551 (1970)
Hosobuchi, Y., Adams, J.E., Linchitz, R.: Science 197, 183-186 (1977)
Hughes, J.: Brain Res. 88, 295-308 (1975)
Hughes, J., Smith, T.W., Kosterlitz, H.W., Fothergill, L.A., Morgan, B.A., Morris, H.R.: Nature 258, 577-579 (1975)
Iversen, L.L., Iversen, S.D., Bloom, F.E., Vargo, T., Guillemin, R.: Nature 271, 679-681 (1978)
Kromer, W.: Fortschritte der Medizin 96, Nr. 28, 1415-1423 und Nr. 29, 1463-1468 (1978)
Kromer, W., Fischer C., Teschemacher, H.: Neuroscience Letters 8, 259-263 (1978)
Li, C.H., Chung, D., Doneen, B.A.: Biochem. Biophys. Res. Commun. 72, 1542-1547 (1976)
Ling, N., Burgus, R., Guillemin, R.: Proc. Natl. Acad. Sci. USA 73, 3942-3946 (1976)
Madden, J., Akil, H., Patrick, R.L., Barchas, J.D.: Nature 265, 358-360 (1977)
Mayer, D.J., Price, D.D., Rafii, A.: Brain Res. 121, 368-372 (1977)
Neale, J.H., Barker, J.L., Uhl, G.R., Snyder, S.H.: Science 201, 467-469 (1978)
Osborne, H., Höllt, V., Herz, A.: Europ. J. Pharmacol. 48, 219-221 (1978)
Pert, C.B., Snyder, S.H.: Science 179, 1011-1014 (1973)
Pert, C.B., Aposhian, E., Snyder, S.H.: Brain Res. 75, 356-361 (1974)
Pert, C.B., Pert, A., Tallman, J.F.: Proc. Natl. Acad. Sci. USA 73, 2226-2230 (1976)
Pomeranz, B., Chiu, D.: Life Sci. 19, 1757-1762 (1976)
Polak, J.M., Bloom, S.R., Sullivan, S.N., Facer, P., Pearse, A.G.E.: Lancet 8019, 972-974 (1977)
Przewlocki, R., Höllt, V., Herz, A.: Europ. J. Pharmacol. 51, 179-183 (1978)
Roemer, D., Buescher, H.H., Hill, R.C., Pless, J., Bauer, W., Cardinaux, F., Closse, A., Hauser, D., Huguenin, R.: Nature 268, 547-549 (1977)
Schulz, R., Wüster, M., Herz, A.: Life Sci. 21, 105-116 (1977)
Simantov, R., Goodman, R., Aposhian, D., Snyder, S.H.: Brain Res. 111, 204-211 (1976a)
Simantov, R., Kuhar, M.J., Pasternak, G.W., Snyder, S.H.: Brain Res. 106, 189-197 (1976b)
Simon, E.J., Hiller, J.M., Edelman, I.: Proc. Natl. Acad. Sci. USA 70, 1947-1949 (1973)
Sjölund, B., Eriksson, M.: The Lancet 7994, 1085-1085 (1976)
Taube, H-D.: Anaesthesist 27, 2-9 (1978)
Teschemacher, H.: Arzneimittelforschung 28 (II), 8, 1268-1270 (1978a)
Teschemacher, H.: In: Developments in Opiate Research. Herz, A. (ed.) pp. 67-151. Dekker: New York 1978b
Teschemacher, H., Opheim, K.E., Cox, B.M., Goldstein, A.: Life Sci. 16, 1771-1776 (1975)
Terenius, L.: Acta Pharmacol. (Kbh.) 33, 377-384 (1973)
Terenius, L.: Ann. Rev. Pharmacol. Toxicol. 18, 189-204 (1978)
Yaksh, T.L., Yeung, J.C., Rudy, T.A.: Life Sci. 18, 1193-1198 (1976)
Yeung, J.C., Yaksh, T.L., Rudy, T.A.: Pain 4, 23-40 (1977)

Typische Veränderungen im Elektroencephalogramm nach Applikation von Dolantin, Atosil und Valium (Studie an 48 Patienten)*

I. Pichlmayr und U. Lips

Die Behandlung von Intensivpflege- speziell Beatmungspatienten erfordert den Einsatz größerer Mengen zentralwirksamer Substanzen, die durch unterschiedliche Angriffspunkte therapeutisch erwünschte analgetisch-hypnotische, neuroleptische oder anxiolytische Wirkungen entfalten.

Größere Medikamentenmengen – nach entsprechend langen Behandlungsverläufen – bedingen dabei Überhangreaktionen mit vor allem psychischen Veränderungen unterschiedlicher Schweregrade und Dauer sowie veränderte Reaktionen auf erneute Medikamentgabe gleicher Wirkungsweise.

Dies erschwert für die Patienten in der Rekonvaleszenz die Eingliederung in ihre Umgebung und erfordert eine weitere Beobachtung und Bearbeitung der cerebralen Reaktionen auf kurzzeitige und langfristige zentralwirksame Medikation.

Tabelle 1: *Ergebnisse* der Bioreaktion von Dolantin, Atosil und Valium – nach einmaliger iv. Gabe – werden hier im quantitativ und konventionell ausgewerteten EEG vorgestellt. Krankengut und Methodik sind aus der Tabelle ersichtlich.

Tabelle 1. Krankengut, Medikation und verwendete Methodik

Krankengut:	3 Gruppen à 16 Pat. je 8 Pat. < 50 Jahre; 8 Pat. > 70 Jahre
Medikation:	100 mg Dolantin (Pethidin) bzw. 50 mg Atosil (Promethazin) bzw. 20 mg Valium (Diazepam) 250 ml PPL zur Vermeidung von Kreislaufreaktionen
Methodik:	Kontinuierliche Ableitung der quantitativen EEG-Computeranalyse über das konventionelle EEG via Kopfhautelektroden der li. Hemisphäre vor und nach Gabe der Testsubstanz. RR- und Pulskontrolle alle 5 min
Beobachtungszeitraum:	25 min

Abb. 1: *Das Ausgangs-EEG* zeigte bei Patienten < 50 Jahren einen Grundrhythmus zwischen 8 und 12 Hz (8,4-11,7 Hz) mit DF bei 10 Hz (9,8 Hz), bei Patienten > 70 Jahren einen Grundrhythmus zwischen 5 und 15 Hz (5,4-14,5 Hz) mit DF von 8-11 Hz (7,9-11,1 Hz).

Der *Wirkungseintritt* der getesteten Substanzen war stets nach zwei bis drei Minuten im EEG sichtbar. Die peripheren Kreislaufparameter blieben – mit Ausnahme eines statistisch signifikanten Blutdruckabfalls von 8 mmHg nach Valiumgabe bei geriatrischen Patienten – stabil, sodaß EEG-Veränderungen nicht als kreislaufbedingt anzusehen sind. Im folgenden werden somit nur die EEG-Reaktionen dargestellt.

Abb. 2: *Unter Dolantin* erfolgte ein *Verlust der Grundaktivität* (und ggf. vorhandener Nebenfrequenzen) bzw. im hohen Alter in 50% nur eine Verengung des Ausgangsfrequenzbandes. Dieser Effekt hielt 10 bis 15 min, bei geriatrischen Patienten 30-60 min an. Außerdem traten in 87,5% *Frequenzen im Bereich von 2-4 Hz* bzw. im hohen Alter zwischen 2 und 12 Hz auf, die im Meßzeitraum anhielten.

Klinische Beobachtungen: Bei Patienten bis zu 50 Jahren erfolgte in 75%, bei geriatrischen Patienten in 100% eine sehr gute bzw. gute Sedierung. Nebenwirkungen in Form von Verwirrtheit, Schwindelgefühl, Unruhe, Verlust der Kooperation traten in 25-37,5% auf.

* Die Untersuchungen wurden von der Stiftung Volkswagenwerk unterstützt

AUSGANGS - EEG

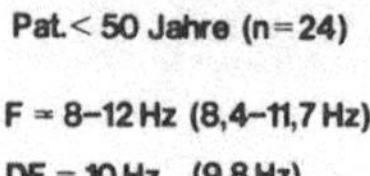

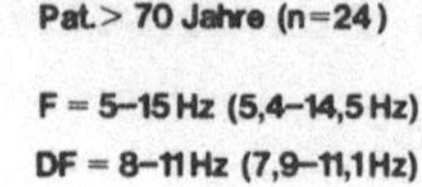

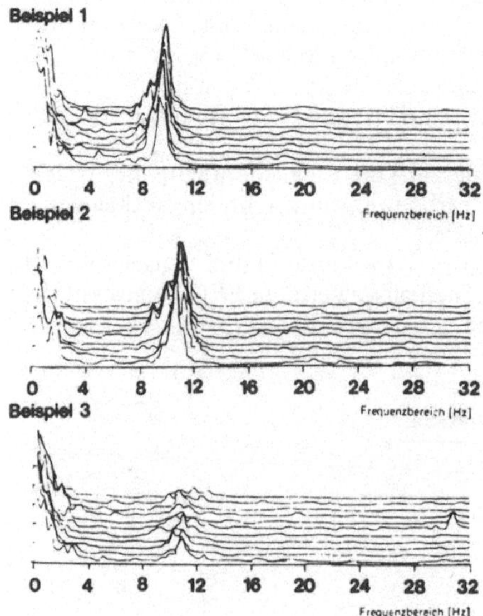

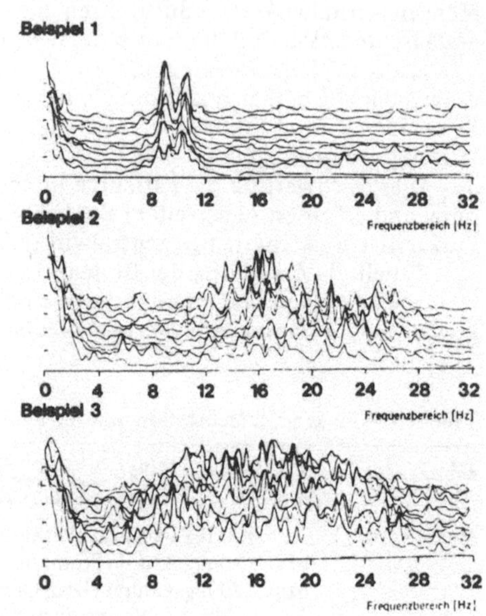

Abb. 1. EEG-Frequenzanalyse – Leermessung bei Patienten unter 50 Jahren und Patienten über 70 Jahren

Abb. 3: Unter *Atosil* wurden vorwiegend *drei Veränderungstypen* beobachtet, die kombiniert oder einzeln auftraten. Gelegentlich blieb das Ausgangs-EEG unverändert. *Typ 1: Verlust oder Unterdrückung* der *Grundaktivität,* 2-7 min, gelegentlich länger anhaltend. *Typ 2: Veränderung der Grundaktivität* durch Verschiebung um 1/2-1 Hz in den niedrigen Bereich bzw. durch Aktivitätsanstieg oder -verlust. *Typ 3:* kurzfristiges oder anhaltendes *Neuauftreten von 2-4 bzw.* im hohen Alter 3-12 Hz Frequenzen.

Klinische Beobachtungen: Bei 37,5% der Patienten < 50 Jahre, bei 11,1% geriatrischer Patienten wurde unter Atosil keine Sedierung erreicht. Bei den übrigen war sie gut bis ausreichend. Sehr starke Nebenwirkungen in Form von psychomotorischer Unruhe traten in 62,5% bzw. bei Patienten über 70 Jahren in 100% auf. Sie standen im Zusammenhang mit dem Erhaltenbleiben der Grundfrequenz bei Neuauftreten von Wellen in niedrigen Frequenzbereichen.

Abb. 4: *Das EEG nach Valiumgabe* war gekennzeichnet durch ein im Meßzeitraum anhaltendes oft *hohes Frequenzplateau zwischen 10-20 Hz* (DF: 12-19 Hz Pat. < 50 J., 9-18 Hz Pat. > 70 J.) mit Unterdrückung von Wellen in anderen Frequenzbereichen. In 50% der Fälle blieb die – etwas zum niedrigen Frequenzbereich verschobene Grundaktivität – bestehen oder erkennbar. Dies traf mit einem klinisch geringeren Sedierungseffekt zusammen.

Klinische Beobachtungen: Eine sehr gute bzw. gute Sedierung wurde in 62,5% bzw. 100% erreicht. Bei ausbleibendem oder geringem Sedierungseffekt traten leichte Nebenwirkungen in Form von Verwirrtheit und psychomotorischer Unruhe auf. Bei 12,5% der geriatrischen Patienten wurde eine Atemdepression festgestellt.

Zusammenfassung: Sowohl Dolantin als auch Valium rufen bei iv. Anwendung nach wenigen Minuten jeweils charakteristische EEG-Veränderungen hervor, während Atosil zu unregelmäßigen sowie ggf. zu unchrakteristischen Verschiebungen im Frequenzbereich führt.

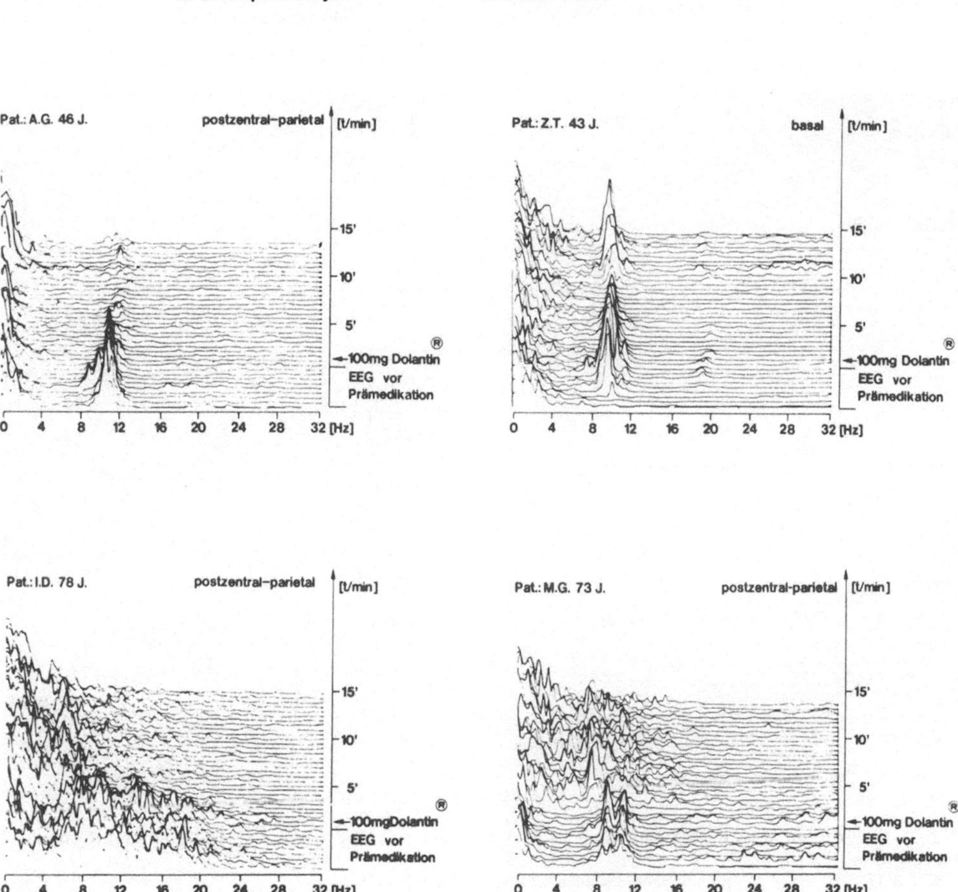

Abb. 2. EEG-Frequenzveränderungen nach iv. Dolantin-Gabe mit individuellen und altersbedingten Reaktionsunterschieden

Die Tendenz der EEG-Veränderungen unterscheidet sich zwischen Patienten < 50 und Pat. > 70 Jahren nicht, doch zeigen geriatrische Patienten sowohl typische Abweichungen im Grundrhythmus und in den Frequenzveränderungen als auch im EEG länger nachweisbare Medikamentwirkungen.

Dolantin und Valium haben in der angegebenen Dosierung sehr gute sedative Eigenschaften bei Nebenwirkungseffekten in 25-37%. Sedierungs- und Nebenwirkungsquoten liegen bei geriatrischen Patienten höher. – Atosil – allein gegeben – führt bei ausreichendem und gutem Sedierungseffekt in 62,5-100% zu starken Nebenwirkungen und sollte ggf. wohl nur in Kombination angewandt werden.

Klinische Bewertung und EEG nach Medikamentgabe zeigen Korrelationen im Hinblick auf Wirkungsweise, Wirkungsgrad und ggf. auftretende Nebenwirkungen.

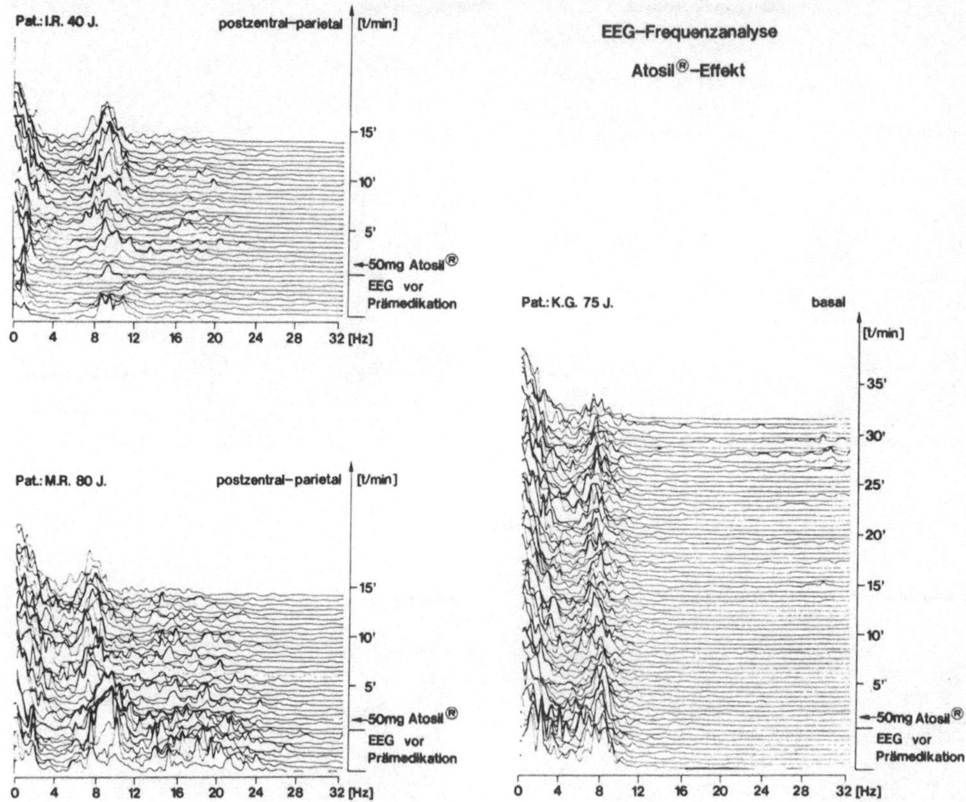

Abb. 3. EEG-Frequenzveränderungen nach Atosil-Gabe. Veränderungstyp 1: Pat. IR, Veränderungstyp 2/3: Pat. MR und KG

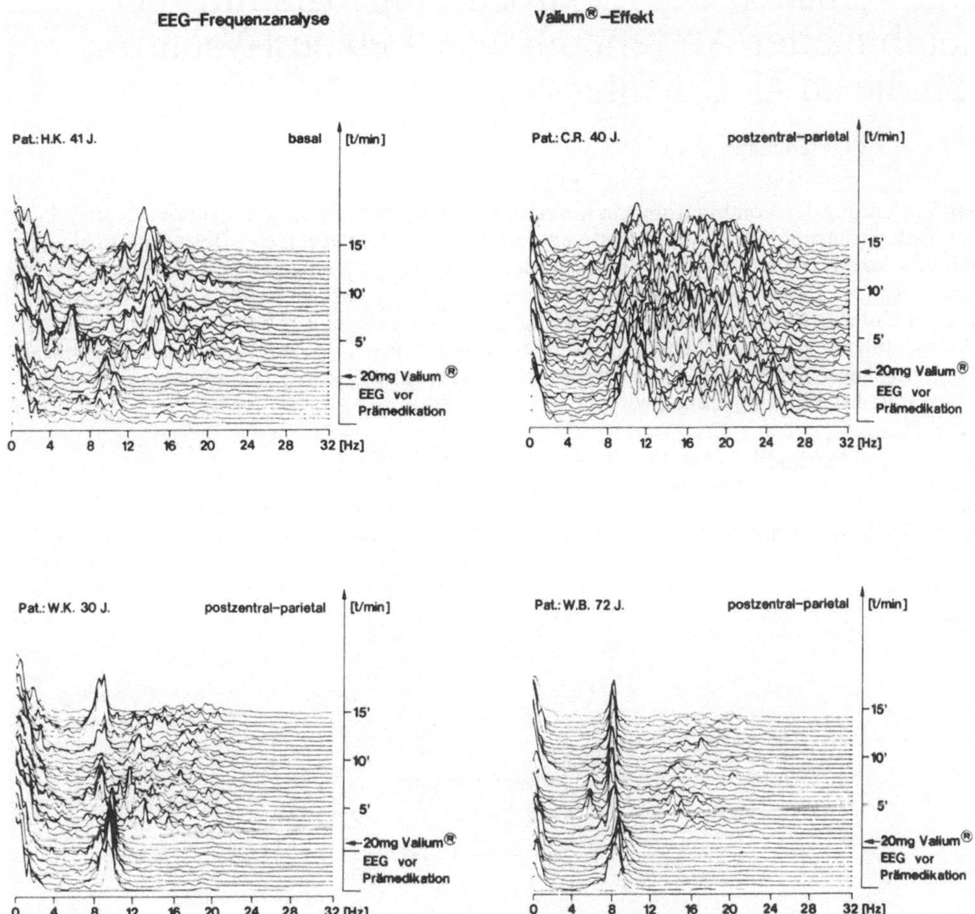

Abb. 4. EEG-Frequenzveränderungen nach Valium-Gabe mit individuellen Reaktionsunterschieden

Das Verhalten des Elektroencephalogramms bei kombinierter Anwendung von Ketanest-Valium (Studie an 45 Patienten)*

U. Lips und I. Pichlmayr

Seit Einführung der Kombination von Ketamin und Diazepam durch Kreuscher wird diese Form der Narkoseführung sowohl im operativen Bereich als auch in geringerer Dosierung zur Langzeitsedierung von beatmeten Patienten auf der Intensivstation eingesetzt. Hierbei stellt die allgemein geringe Organtoxizität dieser Kombination einen wichtigen Faktor dar. In der vorgestellten Untersuchungsreihe wurde die Wirkung dieser Mischung auf den cerebralen Funktionszustand anhand kontinuierlicher EEG-Ableitungen untersucht, da eine ausreichende cerebrale Sedierung heute allgemein als protektiver Faktor für das Hirn während Zwischenfällen – wie z.B. Herzstillstand – angesehen wird.

Material und Methodik (Abb. 1)

Bei 45 allgemeinchirurgischen Patienten mit einem Durchschnittsalter von 55 ± 2,5 Jahren wurde die Narkose mit einer Ketanest-Valium-Infusion in der von Kreuscher angegebenen Do-

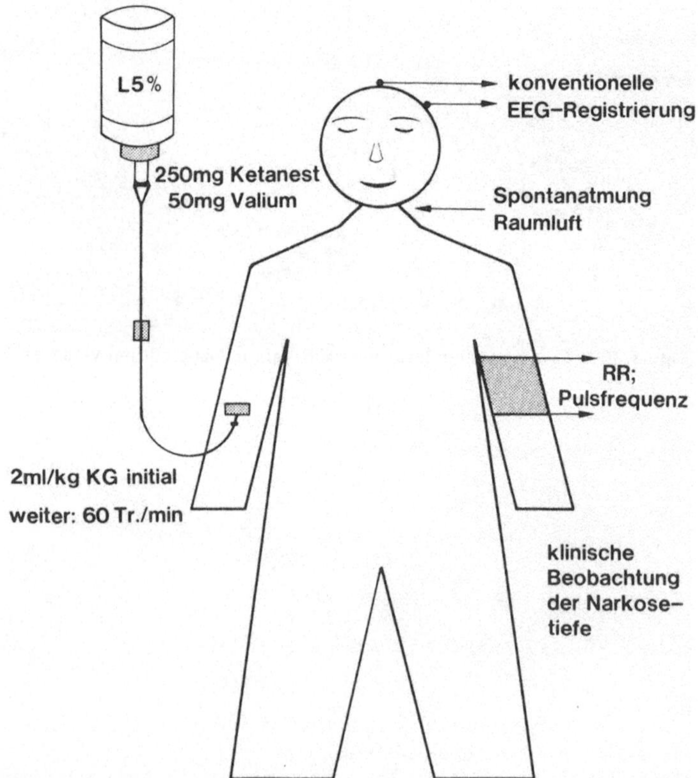

Abb. 1. Schema der Einleitung einer Ketanest-Valium-Narkose unter Kontrolle der peripheren Kreislaufparameter und des EEG

* Die Untersuchungen wurden von der Stiftung Volkswagenwerk unterstützt

sierung von 250 mg Ketanest und 50 mg Valium auf 500 ml 5%ige Laevuloselösung eingeleitet. Unter Spontanatmung erhielten die Patienten 2 ml/kg KG der Lösung initial in maximaler Tropfenfolge, anschließend wurde die Infusion mit 60 Tr/min für einen Beobachtungszeitraum von 15 min fortgesetzt.

Während dieser Zeit wurden Blutdruck und periphere Pulsfrequenz in fünfminütigen Abständen ermittelt. Außerdem wurden – 5 min vor Narkoseeinleitung beginnend – eine parietal-postcentrale und eine basale EEG-Ableitung der linken Hemisphäre kontinuierlich über den gesamten Beobachtungszeitraum registriert. Die Aufzeichnung erfolgte sowohl in der konventionellen Form einer EEG-Kurve als auch in der Darstellung einer Frequenzanalyse mit Hilfe von Leistungsspektren. Insbesondere diese Frequenzspektren ermöglichen eine einfache und übersichtliche Beurteilung der sehr komplexen EEG-Kurve.

Abb. 2 (E-Nr. 224)

Diese Abbildung zeigt ein solches EEG-Frequenzspektrum während der Einleitung einer Ketanest-Valium-Narkose. Oben rechts im Bild sind Puls und Blutdruckwerte aufgetragen, unten

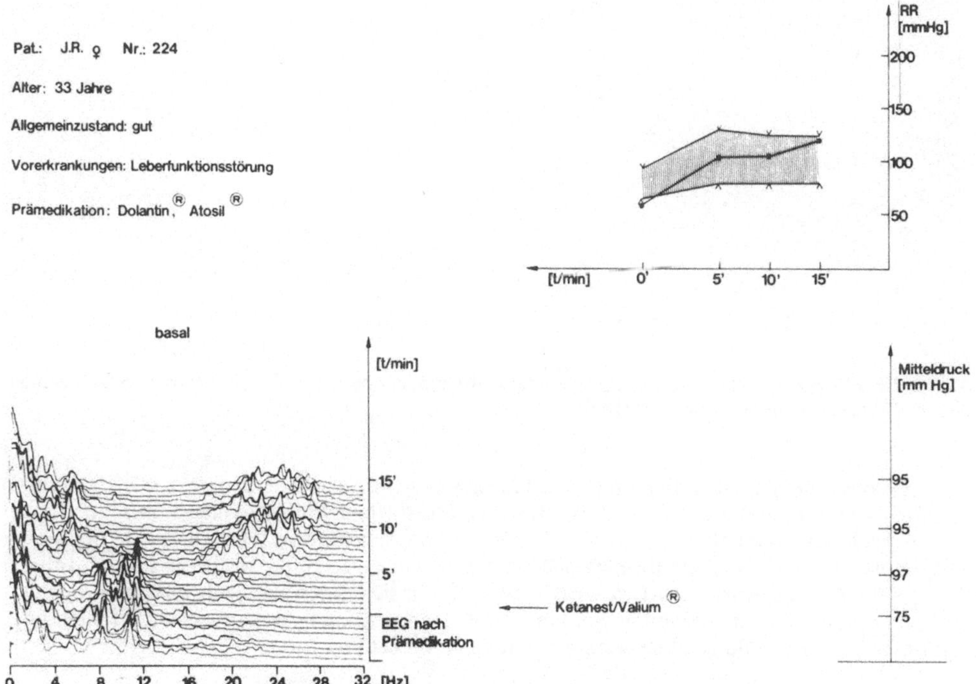

Abb. 2. EEG-Frequenzanalyse und periphere Kreislaufparameter bei Ketanest-Valium-Narkoseeinleitung

rechts der errechnete arterielle Mitteldruck. Unten links findet sich das EEG-Frequenzgebirge. In Richtung der x-Achse sind die Frequenzen in Hz aufgetragen. Die Höhe der Berge in Richtung der y-Achse stellt die Ausprägung der Intensität, also die Größe der elektrischen Spannung, dar. Jedes einzelne der aufgezeichneten Autospektren ist in einem zeitlichen Abstand von 30 s geschrieben.

Ergebnisse (Abb. 3 – E-Nr. 184)

Fünf min vor der Narkoseeinleitung zeigte sich bis auf wenige Ausnahmen ein normal ausgeprägtes alpha-EEG im Frequenzbereich von 8-12 Hz. Sonst bietet das EEG in diesem Zeitraum

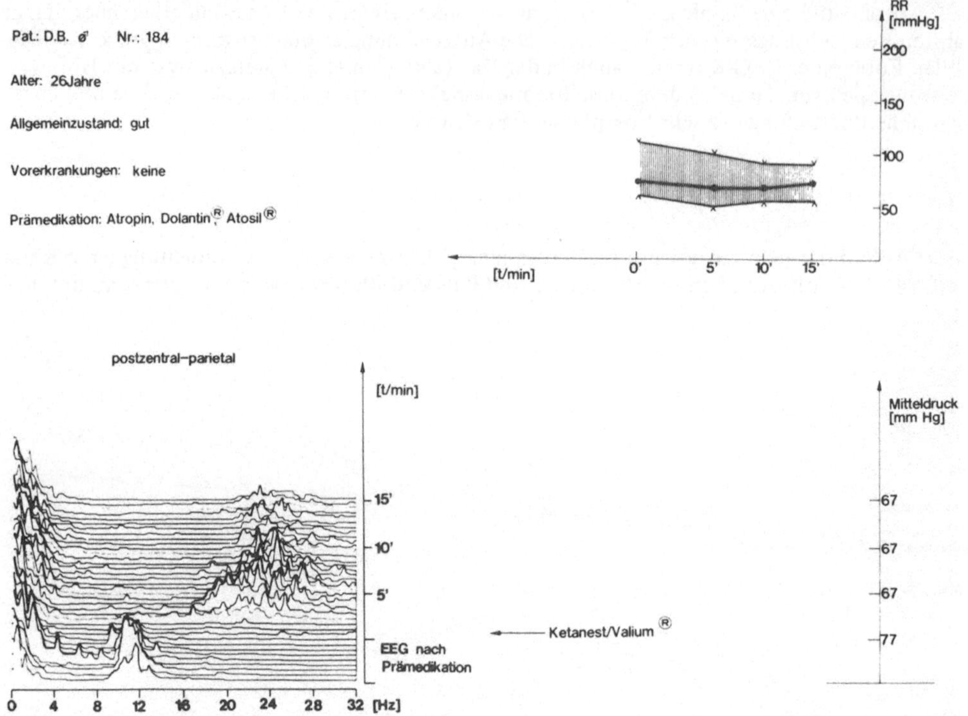

Abb. 3. EEG-Frequenzanalysen und periphere Kreislaufparameter bei einer Ketanest-Valium-Narkoseeinleitung mit klinisch unzureichender Schlaftiefe

keine Besonderheiten. Nach Beginn der Ketanest-Valium-Infusion registrierten wir ein recht abruptes Verschwinden des alpha-Rhythmus und den Aufbau von Aktivitäten im schnellen beta-Bereich von 20-28 Hz mit teilweise ähnlich hohen Ausprägungen wie der vorherige alpha-Rhythmus. Diese Aktivitäten erinnern sehr an ein von anderen Narkosemitteln her bekanntes Excitationsstadium. Auffällig ist, daß diese Aktivitäten sich gegen Beobachtungsende verringern, aber nicht völlig überwunden werden. Diese Beobachtung korrelierte in allen Fällen mit der klinischen Feststellung einer unzureichenden Narkosetiefe.

Abb. 4 (E-Nr. 194)

Die nächste Abbildung, auf der ein längerer Beobachtungszeitraum überblickt wurde, demonstriert, daß dieses Excitationsstadium nach etwa 20-25 min überschritten wird und eine allgemein cerebrale Beruhigung erreicht wird, die sich auch klinisch in ausreichender Narkosetiefe zeigte, wobei man nicht übersehen darf, daß ab der 17. min nach Einleitung ein deutlicher 2 Hz-Peak auftritt, der offensichtlich nicht den Artefakten zuzurechnen ist, sondern Ausdruck der Medikamentenwirkung bei ausreichender cerebraler Dämpfung ist. Die Anfangsschwankungen der Autospektren sind als operationsbedingte Artefakte in der Ableitung zu betrachten. Das Blutdruckverhalten ist im großen und ganzen ebenso wie beim vorigen Patienten unauffäl-

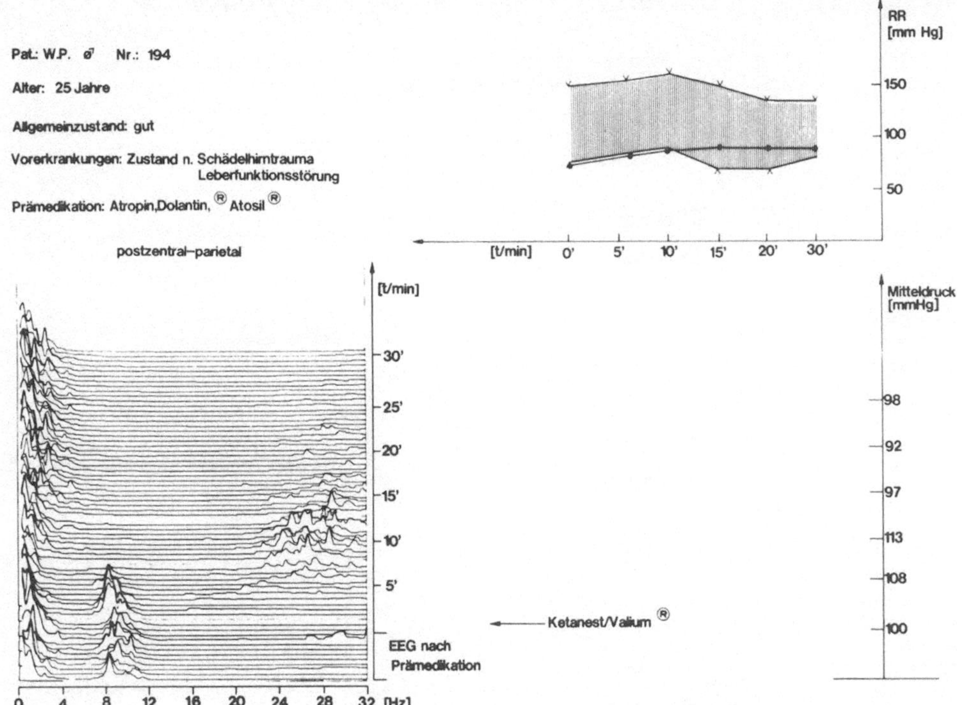

Abb. 4. EEG-Frequenzanalyse und periphere Kreislaufparameter bei einer Ketanest-Valium-Narkoseeinleitung mit klinisch ausreichender Narkosetiefe

lig. Lediglich auffällig ist eine mäßige Erhöhung sowohl des systolischen als auch des Mitteldrucks zum Zeitpunkt des Auftretens der schnellen Frequenzen im EEG und Rückkehr zum Ausgangswert nach Eintritt der cerebralen Beruhigung. Daß es sich bei diesem nahezu flachen Spektrum nicht um eine totale Funktionsdepression des Gehirns handelt, zeigt die Abb. 5, in der das konventionelle EEG dargestellt ist, und zum Zeitpunkt der ausreichenden Narkosetiefe keine isoelektrische Linie, sondern nur ein niedergespanntes flaches EEG als Ausdruck einer guten cerebralen Dämpfung abgeleitet wird.

Abb. 6 (E-Nr. 367)

Anhand dieser Abbildung sollen die Besonderheiten der geriatrischen Patienten demonstriert werden. Der Patient hatte einen altersentsprechenden guten Allgemeinzustand bei bestehendem Diabetes mellitus und einer erheblichen Cerebralsklerose. Das Blutdruckverhalten während der Ketanest-Valium-Einleitung war auch hier unauffällig. Das EEG zeigt hier einen normal ausgeprägten alpha-Rhythmus, allerdings mit einer erheblich verlangsamten dominanten Frequenz von 7 Hz. Diese Verlangsamung darf besonders im Rahmen cerebralsklerotischer Veränderungen als altersbedingt angesehen werden. Nach Beginn der Ketanest-Valium-Infusion sieht man wieder in typischer Weise das Verschwinden des vorbestehenden alpha-Rhythmus. Einen erheblichen Aufbau von schnellen Aktivitäten findet man bei oberflächlicher Betrachtung des Bildes nicht. Umso verwunderlicher erschien so zunächst die Feststellung, daß auch in diesem Fall die Narkose bei weitem keine ausreichende chirurgische Toleranz bot. Betrachtet man nun dieses EEG-Bild unter Berücksichtigung dieser klinischen Feststellung genau, so fällt auf, daß die schnellen beta-Aktivitäten im Bereich 20-28 Hz sehr wohl vorhanden sind, nur in weit geringerer Ausprägung als bei den vorhin gezeigten jungen Patienten. Auch dauern sie bis zum

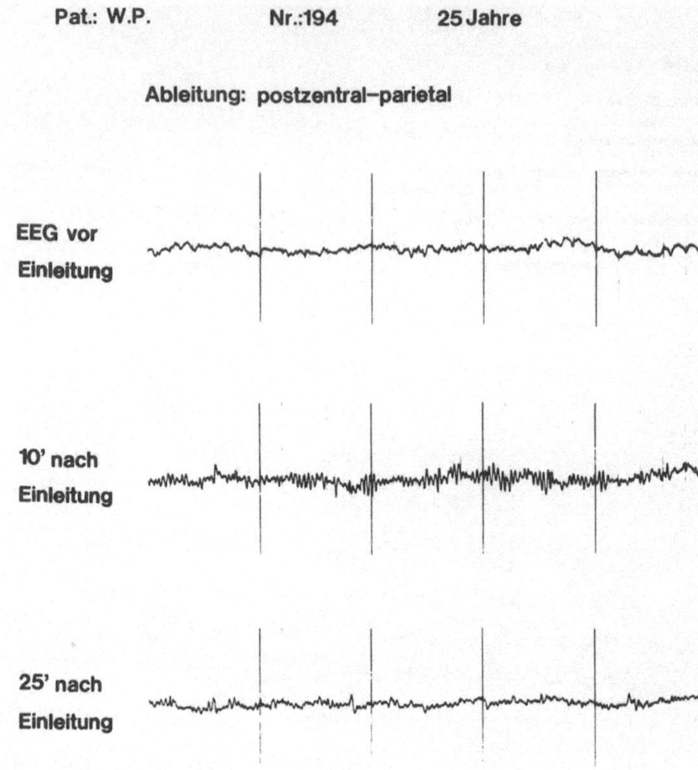

Abb. 5. Konventionelle EEG-Registrierung während einer Ketanest-Valium-Narkoseeinleitung mit ausreichender klinischer Schlaftiefe

Ende der Beobachtungsperiode an, was den klinischen Befund durchaus erklärt. Diese Besonderheit, die wir nicht bei allen, aber vor allen Dingen bei cerebralsklerotischen geriatrischen Patienten fanden, muß als Ausdruck der geringeren Reaktionsfähigkeit des geschädigten, alten Gehirns interpretiert werden.

Anhand der vorgestellten Beispiele konnte gezeigt werden, daß die kombinierte Applikation von Ketanest und Valium als Infusion zur Narkoseführung geeignet ist, wobei aber das Einschlafstadium länger als erwartet dauerte. Die Kreislaufparameter zeigten keine wesentlichen Veränderungen im Zeitraum unserer Überwachung. Die Kontrolle der Narkosetiefe ist anhand der kontinuierlichen EEG-Ableitung mit Frequenzanalyse möglich und bringt größere Sicherheit als die rein klinische Beurteilung. Altersbedingte oder durch spez. Vorerkrankungen induzierte abgewandelte oder geringer ausgeprägte Frequenzmuster müssen bei der Beurteilung des EEG's berücksichtigt werden, sind aber insbesondere durch die Ableitung eines pränarkotischen EEG's leicht identifizierbar.

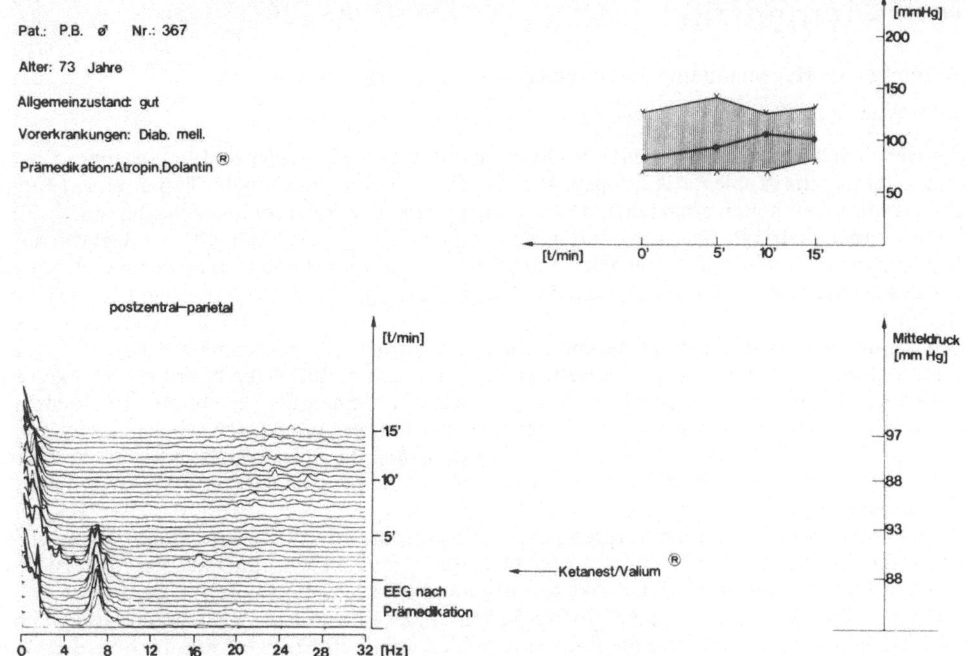

Abb. 6. EEG-Frequenzanalyse und periphere Kreislaufparameter bei einer Ketanest-Valium-Narkoseeinleitung mit klinisch unzureichender Narkosetiefe beim geriatrischen Patienten

Sedativa und Hypnotika in der operativen Intensivmedizin

G. Tempel, M. Hegemann und Sabine Jelen

Der Herr Vorsitzende hat uns heute Nachmittag durch sein geistvolles und tiefgehendes Einleitungsreferat in die Problematik der psychophysischen Gesamtsituation der Patienten auf Intensivbehandlungseinheiten eingeführt, und die entsprechenden Behandlungsziele abgesteckt. Er hat uns ferner eindringlich aufgefordert, ganz besonders bei der medikamentösen Beeinflussung zentralnervöser Funktionen, spezifisch-ärztliches Denken und Handeln anzuwenden, um auch auf diese Weise einer vielerorts aufkommenden Kritik am Konzept der Intensivmedizin zu begegnen.

Die unbestreitbaren Erfolge der modernen Intensivmedizin werden nicht zuletzt durch die Tatsache ermöglicht, daß heute zahlreiche gestörte Funktionsabläufe beim kritisch kranken Patienten objektiviert und entsprechend korrigiert werden können. Es besteht aber bei alledem die Gefahr, daß unter dem großen Arbeitsdruck einer betriebsamen Intensivbehandlungseinheit die nicht leicht objektivierbaren psychophysischen Bedürfnisse des Patienten nicht erkannt oder nicht ernst genug genommen bzw. mit den Mitteln einer schematischen Basisroutine behandelt werden.

So fanden südafrikanische Autoren [1] in einer retrospektiven Untersuchung, daß auf ihrer vorwiegend chirurgisch orientierten Intensivbehandlungseinheit Morphin und Diazepam zu den 8 am häufigsten verordneten Pharmaka gehörten und jeweils genauso oft wie Digoxin verabreicht wurden, nämlich etwa jedem dritten Patienten. Es ist durchaus vorstellbar, daß in anderen Behandlungseinheiten diese Medikamente noch wesentlich häufiger verordnet werden. Was mögen die Ursachen dafür sein? An erster Stelle sind hier wohl Ursachen zu nennen, die ihren Ursprung in der Erkrankung des Patienten haben und demnach objektiv begründet werden können. In unterschiedlicher Häufigkeit werden solche Medikamente aber sicherlich auch deshalb verabreicht, weil ein geregelter Ablauf des Stationsbetriebs das zu erfordern scheint. Diese Tatsache darf keinesfalls verschwiegen werden. Die psycho-physische Situation des ängstlichen, unruhigen, von Schmerzen und Spannung geplagten Patienten, subjektive Mißempfindungen also, machen sicherlich in vielen Fällen eine anxiolytische, sedierende, schlafanstoßende Medikation notwendig. Trotzdem ist der weitverbreiteten Ansicht, daß der Patient auf der Intensivbehandlungseinheit mit Psychopharmaka behandelt werden muß, weil er dort größeren psychischen Belastungen ausgesetzt ist als auf einer Allgemeinstation, mit einer gewissen Zurückhaltung zu begegnen. So weisen Holland u. Mitarb. in einer 1973 veröffentlichten Untersuchung [2] darauf hin, daß delirante Reaktionen, Angstreaktionen und Depressionen auf einer Intensivbehandlungseinheit und auf einer Allgemeinstation gleich häufig vorkommen, wenn korrigierbare organische Ursachen, wie Hypoxie beispielsweise, ausgeschaltet werden können.

Welche Gegebenheiten beanspruchen auf Intensivstationen das zentralnervöse System unserer Patienten derart, daß sie mit Hilfe von Anxiolytika, Sedativa und Hypnotika von diesen Belastungen abgeschirmt bzw. in Schutz genommen werden müssen. Der amerikanische Psychiater Donald Kornfeld hat 1971 folgende schematische Einteilung vorgeschlagen [3]:

1. Reaktionen, die durch die Grundkrankheit des Patienten hervorgerufen werden,
2. Reaktionen, die mit der Arbeitsweise und der besonderen Umwelt der Intensivbehandlungseinheiten zusammenhängen,
3. Reaktionen, die nach der Entlassung des Patienten aus der Intensivbehandlungseinheit auftreten.

Zur ersten Gruppe gehört die große Zahl von Reaktionen, die durch hirnorganische Veränderungen ausgelöst werden, wie Unruhezustände, Desorientiertheit, Delirien, Halluzinationen, die auf neurologische Störungen, auf Intoxikationen, auf Sauerstoffmangel, auf den Anstieg von Harnstoff und Ammoniak im Blut, auf den plötzlichen Entzug gewohnter Drogen, wie Alkohol beispielsweise, zurückgehen. Unterbleibt die notwendige Sedierung des hirnorganisch beeinträchtigten Patienten, dann muß mit weiteren Schädigungen gerechnet werden. Beim unruhigen, bewußtlosen Schädel-Hirn-Traumatisierten beispielsweise steigt der Hirndruck, der

Sauerstoffverbrauch und die Temperatur an. Durch eine der Situation angepaßte Sedierung können die Beatmungsdrucke beim beatmeten Patienten gesenkt werden, und sehr wahrscheinlich kann die Frequenz der Spontanpneumothorax-Entstehung herabgesetzt werden.

Unabdingbar ist die Sedierung bei krampfenden Patienten jedweder Genese, bei Epilepsie, Tetanus und Schädel-Hirn-Trauma. Der unvorbereitet auf die Intensivstation verlegte Patient reagiert häufig mit Angst und Unruhe auf diese Maßnahme. Zur Adaptation an die Stationsgegebenheiten kann deshalb häufig eine Anxiolyse und Sedierung notwendig werden. In vielen Fällen reagieren aber auch Patienten dann, wenn sie aus der Geborgenheit der Intensivstation entlassen werden und auf eine personell weniger gut besetzte Allgemeinstation gelangen, mit ausgeprägten Angstreaktionen. In beiden Fällen ist das Gespräch und die Aufklärung des Patienten als ursächliche Therapie anzusehen, wobei allerdings auch eine Unterstützung durch Psychopharmaka notwendig werden kann.

Doch nun zum praktischen Teil meiner Ausführungen, der medikamentösen Behandlung von Angst, Unruhe, Schlaflosigkeit und Agitiertheit auf Intensivbehandlungseinheiten. Dabei möchte ich meine Ausführungen nicht streng nach Substanz- und Stoffgruppen ordnen, sondern nach Einzelindikationen. Bei der Abhandlung dieser Einzelindikationen sollen dabei jeweils die erwünschten und unerwünschten Wirkungen der wichtigsten Pharmakagruppen zur Sprache kommen und nicht zuletzt der Frage nachgegangen werden, wo die praktisch-relevanten Unterschiede zwischen den zahlreichen sedierenden und hypnotischen Substanzen liegen.

Die bei der Verabreichung eines Sedativums oder Hypnotikums erzielte Wirkung hängt von der Höhe der Einzeldosis, dem Zugangsweg und von der Häufigkeit der Applikation des Pharmakons ab. Nach mehrmaliger Verabreichung einer sedierenden Substanz muß mit der Toleranzentwicklung gegen die erwartete Pharmakonwirkung gerechnet werden [5]. Dabei ist zu beachten, daß die Entwicklung einer Toleranz für die therapeutische Wirkung nicht unbedingt der Entwicklung einer Toleranz für die toxische Wirkung parallel gehen muß. Worauf diese Toleranz beruht, ist nicht leicht zu erklären. Es kann sich um eine beschleunigte Metabolisierung dieser Substanzen handeln, es kann aber auch eine sog. pharmakodynamische Toleranz eintreten, d.h. es entwickelt sich eine bisher noch nicht erklärbare Gewöhnung des Nervengewebes an diese Substanzen. Dabei wird häufig eine Kreuztoleranz zwischen verschiedenen Stoffgruppen, den Barbituraten, Benzodiazepinen, Äthanol und den Inhalationsnarkotika beobachtet, ein Phänomen, dem wir in der Anaesthesie häufig begegnen [5]. Bei allen uns in der Klinik zur Verfügung stehenden sedativ und hypnotisch wirkenden Substanzen, insbesondere den Barbituraten, den Benzodiazepinen, den Phenothiazinen und den morphinartigen Analgetika, kommt es relativ rasch zur Toleranzentwicklung. Im Vergleich der verschiedenen Stoffgruppen sind jedoch wesentliche Unterschiede erkennbar. So läßt die hypnotische Wirkung der Barbiturate offenbar sehr viel schneller nach als die der Benzodiazepine [6]. Die schlafanstoßende Wirkung von Barbituraten läßt schon nach wenigen Tagen nach, während Benzodiazepine noch nach Wochen wirksam sind. Die Toleranz, die sich gegen die Wirkungen von Opiaten und ihren Abkömmlingen entwickelt, ist uns allen wohl bekannt.

Zur Anxiolyse stehen uns Substanzen aus allen eben angeführten Stoffgruppen zur Verfügung. Benzodiazepine und Barbiturate als klassische Sedativa und Hypnotika, die neuroleptisch wirkenden Phenothiazine und ihre Verwandten als antipsychotisch wirksame Tranquillantien und auch, gerade im Bereich der Intensivmedizin, die zahlreichen morphinartig wirksamen Analgetika. Die Unterschiede zwischen den Einzelsubstanzen sind häufig kleiner als es uns eine gezielte Firmenwerbung suggerieren möchte. Benzodiazepine und Barbiturate deprimieren konzentrationsabhängig die Funktionen aller zentralnervösen Strukturen (Abb. 1). Dies gilt nicht nur für die Barbiturate, sondern, und das sei ausdrücklich betont, ebenso für die Benzodiazepine. Aus einer Arbeit [7] eines Vertreters der pharmakologischen Forschungsabteilung der Firma Hoffmann La Roche aus dem Jahre 1978, sei zitiert: „Daß in offenbarem Gegensatz zu spezifischen Wirkorten der Benzodiazepine eine große Anzahl von Studien zeigt, daß die neuronale Aktivität aller Hirnstrukturen von der Hirnrinde bis zum Rückenmark durch Benzodiazepine und andere Anxiolytika gedämpft wird. Deshalb muß angenommen werden, daß die Wirkungen auf verschiedene Strukturen des zentralen Nervensystems zusammen eine Veränderung des Verhaltens bewirken. Dabei bleibt offen, ob das vielbesprochene Limbische System als Wirkort der Barbiturate möglicherweise empfindlicher ist für einen im übrigen generellen Effekt der Benzodiazepine."

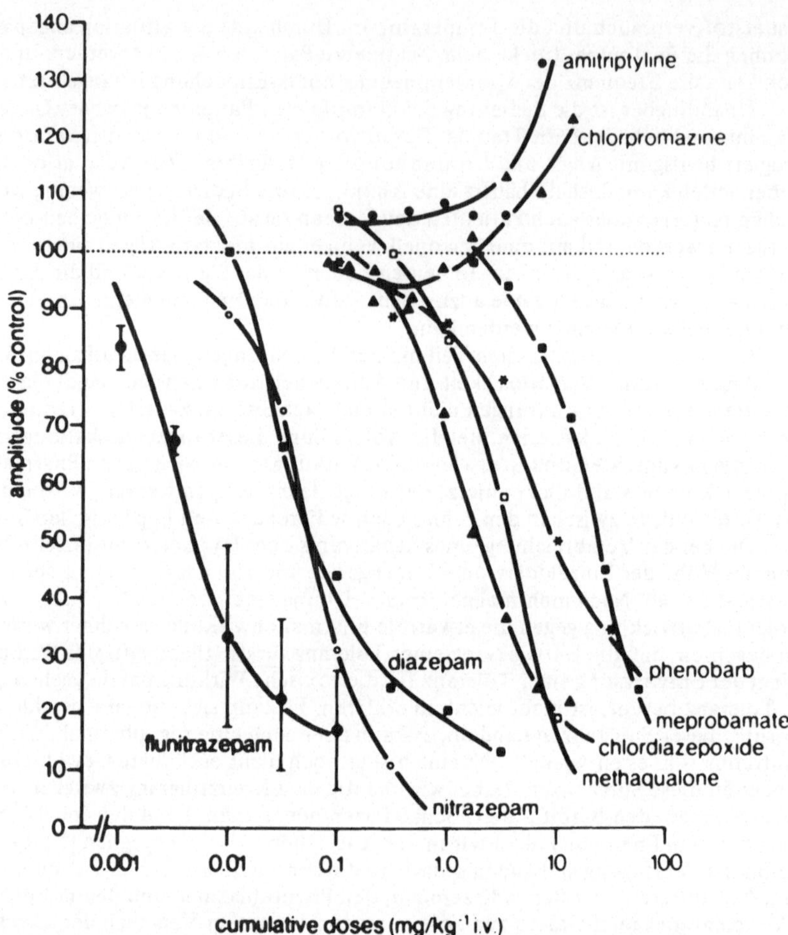

Abb. 1. Änderung der Amplitude von evozierten Potentialen im Hippocampusbereich durch psychotrope Pharmaka (nach 7)

Eine Bevorzugung der Benzodiazepine als Anxiolytika und Sedativa in der klinischen Praxis kann sich deswegen wahrscheinlich nicht auf die spezifischere Wirkung dieser Pharmaka stützen. Wichtiger ist hier schon die Frage, welcher Grad der Sedation bei der Anxiolyse erwünscht ist. Bei den Barbituraten liegt die Dosisschwelle zur anxiolytischen und zur sedativen Wirkung näher zusammen [8]. Daher ist eine Anxiolyse ohne Sedation durch Barbiturate kaum möglich. Trotzdem solle man von dem Ausmaß der Anxiolyse, die durch Benzodiazepine ohne Sedation erreicht wird, keine allzugroßen Erwartungen haben, zumal eine Anxiolyse nicht nur durch Medikamente erzielt werden kann. Vergleiche von Benzodiazepinen mit Placebopräparaten bei der Behandlung von Angstzuständen deuten darauf hin, daß vor allem bei längerer Behandlung mit subsedativen Dosen von Benzodiazepinen keine substanzspezifischen anxiolytischen Effekte mehr nachgewiesen werden konnten [9]. Die Bevorzugung des einen oder anderen Benzodiazepinpräparates für eine bestimmte Indikation, sei es Anxiolyse, Sedierung, Schlafanstoß, muskuläre Entspannung oder Krampfbehandlung, ist nach der übereinstimmenden Meinung der meisten Experten wahrscheinlich nicht gerechtfertigt. In vergleichbarer Dosierung bewirken z.B. Chlordiazepoxid, Diazepam, Oxazepam, Nitrazepam, Flurazepam und Clonazepam beim Menschen eine gewisse Anxiolyse, in höheren Dosen sedieren sie und fördern sie den Schlaf, rufen eine Muskelentspannung hervor, wirken gegen epileptische Anfälle und werden in Kombination mit anderen Medikamenten zur Erzeugung einer Anaesthesie hergenommen. Tatsächliche Unterschiede zwischen den einzelnen Benzodiazepinpräparaten lassen sich nur von der klinischen Pharmakokinetik dieser Substanzen herleiten. Gut untersucht sind z.B. die Auswirkungen einer lang dauernden Therapie mit Diazepam [10]. Diazepam hat eine Halbwertszeit von 20-50 Std. Die schnelle Wirkungsbeendigung bei einer einmaligen Gabe von Diazepam ist durch Umverteilungsvorgänge bedingt. Als aktiver noch pharmakologisch wirksamer Hauptmetabolit des Diazepam wird das Desmethyldiazepam gebildet, das eine noch längere Halbwertszeit besitzt. Wird Diazepam in regelmäßigen Abständen dem Patienten zugeführt [10], z.B. alle 4 Std 10 mg, so wird ein „steady state", eine von Zufuhr und Ausscheidung bestimmte Maximalkonzentration im Blut erst nach 7 Tagen erreicht (Abb. 2). Nach dem 7. Tag

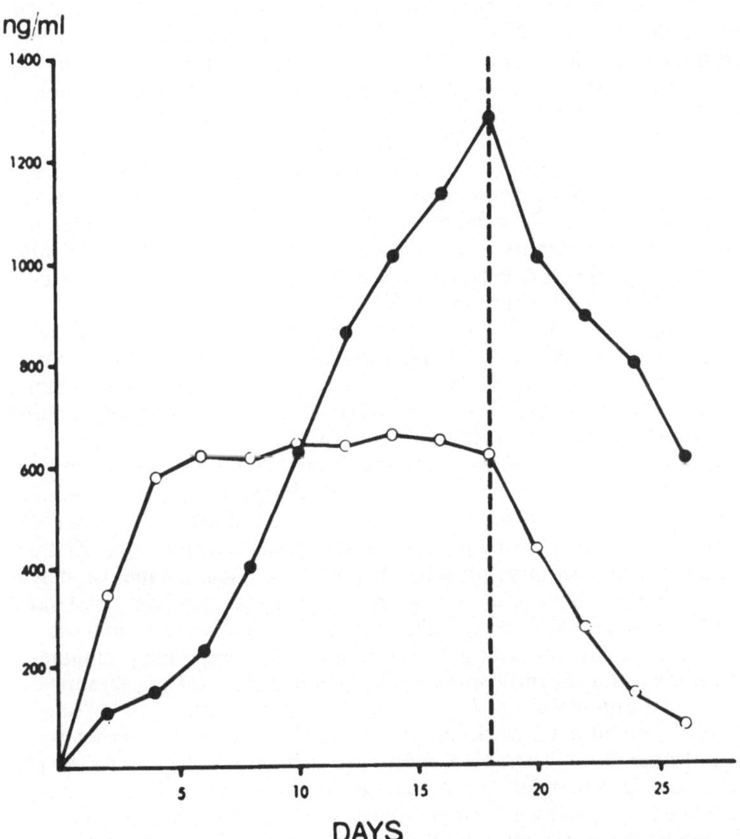

Abb. 2. Plasmadiazepamkonzentration (○——○) und Plasmadesmethyl-Diazepamkonzentration (——) nach Injektion von 10 mg Diazepam i.v. alle 4^h. Gestrichelte Linie zeigt das Ende der Medikation an (nach 10)

steigt jedoch die Konzentration des aktiven Metaboliten des Desmethyldiazepam im Blut immer weiter an und hat auch bei gleichmäßiger Zufuhr von Diazepam nach dem 25. Tag immer noch keine Maximalkonzentration erreicht. Nach Absetzen der kontinuierlichen Diazepamtherapie nimmt die Diazepamkonzentration im Körper nur mit einer Halbwertszeit von 2-4 Tagen ab. Ist gleichzeitig mit der Anxiolyse eine sedierende Wirkung erwünscht, kann entweder das Benzodiazepinpräparat oder Barbiturat höher dosiert werden oder alternativ als Anxiolytikum ein sedierend wirkendes aliphatisch substituiertes Phenothiazinpräparat [11], wie z.B. das Chlorpromazin oder das Promethazin oder das Thioxanthen Chlorprothixen, aber auch in geeigneten Situationen ein morphinartiges Präparat verabreicht werden. Immer noch recht beliebt in unserer eigenen Intensivbehandlungseinheit ist der altbewährte lytische Cocktail, der bei uns aus einer Mischung von Dolantin, Atosil und Hydergin hergestellt wird. Barbiturate und Benzodiazepine dürften, wenn man von der Toleranzentwicklung absieht, wo es Unterschiede gibt, zur Sedierung und zum Schlafanstoß, praktisch austauschbar sein, austauschbar nicht nur wegen ihrer sedativen und hypnotischen Eigenschaften, austauschbar auch auf Grund ihrer antikonvulsiven Fähigkeiten. Hier sind besonders das Phenobarbital und alle Benzodiazepinderivate wirksam. Die Verabreichung eines Benzodiazepinpräparates kann mit Rücksicht auf die von dieser Substanzgruppe hervorgerufenen muskulären Entspannung erfolgen, die möglicherweise auf eine Hemmung polysynaptischer, interneuronaler Reflexe und auf einer zentralen Dämpfung der formatio reticularis beruht [8]. Allerdings existieren auch hier Studien, die zeigen, daß Phenobarbital ähnliche Wirkungen entfaltet [8]. Bei Gabe von Barbituraten wird nach eingetretener Sedierung eine Senkung des Hirndruckes beobachtet [12], eine bei Schädel-Hirn-Traumen erwünschte Wirkung, die aber auch in geringerem Ausmaß nach der Verabreichung von Benzodiazepinen beobachtet wird [13]. Beide Substanzgruppen induzieren die mikrosomalen Enzyme der Leber in ähnlicher Weise. Beide Präparatgruppen haben ein ähnliches Spektrum unerwünschter Eigenschaften. Sie unterdrücken reversibel die Aktivität aller erregbaren Gewebe des Körpers, dies gilt besonders für das Zentralnervensystem, allerdings in höheren Dosierungen auch für das cardiovaskuläre System. Die Empfindlichkeit des Stammhirns für Kohlendioxyd und pH-Verschiebungen nimmt nach der Verabreichung von Sedativa und Hypnotika ab. So wurde von Cegla [14] nach der Verabreichung von 10 mg Diazepam intravenös eine Abnahme der Atemstimulierbarkeit von 28% ermittelt. Die in der Literatur mitgeteilten zahlreichen Fallberichte [15] von Atemstillstand nach Injektion von Diazepam weisen auf die in den entsprechenden Situationen gebotene Vorsicht hin.

Die größten Probleme bezüglich der Anxiolyse, Sedierung und des Schlafanstoßes bieten die alten Patienten. Paradoxe Erregungszustände kommen wahrscheinlich, soweit das bisher durch Studien überprüft worden ist [16], bei beiden Substanzgruppen, Barbituraten und Benzodiazepinen gleich häufig vor. Bei alten Patienten kann insbesondere die Atemdepression und die Wirkung auf die quergestreifte Muskulatur gefährlich werden.

Phenothiazine oder morphinartige Analgetika sollten nur dann wegen ihrer sedativen Eigenschaften verabreicht werden, wenn dafür eine rationale Begründung möglich ist. Phenothiazine bewirken neben ihrer antipsychotischen Wirkung eine affektive Indifferenz der behandelten Patienten und vermindern Angst und Spannung. Dabei verliert sich jedoch mit der Zeit die sedierende Wirkung im Gegensatz zum antipsychotischen Effekt [17]. Wichtig dabei ist, daß die aliphatisch substituierten Phenothiazine, wie Chlorpromazin, Promethazin oder das Thioxanthenpräparat Chlorprothixen stärker sedierend wirken als die Piperazinderivate und die Butyrophenone [17]. Die Phenothiazine senken die Körpertemperatur durch eine periphere Alpha-Blockade und durch eine zentrale Beeinflussung der Temperaturregulation, insbesondere wird das Zittern bei Schüttelfrost unterdrückt [17]. Chlorpromazin hemmt das durch Apomorphin hervorgerufene Erbrechen, ist jedoch unwirksam gegen Übelkeit, die durch lokale Ursachen im Gastrointestinaltrakt oder durch vestibuläre Störungen bedingt wird [17]. Die temperatursenkende und antiemetische Wirkung der Phenothiazine wird im lytischen Cocktail ausgenutzt. Phenothiazine senken die Krampfschwelle im zentralen Nervensystem (Abb. 1) und sollten deswegen bei Epileptikern oder bei Patienten im Entzugsdelir nach Alkohol- oder Barbituratabusus nur mit großer Versicht verabreicht werden.

Bei Kindern ist durch die Gabe von Phenothiazinen die Auslösung einer extrapyramidalen Krise möglich [18], die sich unter dem Bild eines Pseudotetanus präsentiert: Muskelkontraktionen, Tortikollis, Trismen, Opisthotonus und Schluckstörungen kennzeichnen das klinische Bild.

Die Verabreichung morphinartiger Analgetika bei gleichzeitiger Gabe von Sedativa kann durch die gleichsinnige Wirkung beider Pharmaka auf das Schmerzempfinden, auf das Husten- und Atemzentrum oder auf das Gefäßbett gerechtfertigt werden. Bei von Schmerzen belasteten Patienten führen Morphin und seine Abkömmlinge zu Benommenheit und Schlaf, zu erwünschter Apathie. Die Empfindlichkeit des Atemzentrums auf CO_2- und pH-Verschiebungen wird herabgesetzt. Die atemdepressive und sedierende Wirkung der morphinartigen Analgetika macht es möglich, den gegen den Respirator ankämpfenden Patienten an die Maschine anzupassen, vorausgesetzt, daß eine korrigierbare Mangelbelüftung vorher ausgeschlossen werden konnte.

Das durch einen gesteigerten Sympathikotonus verengte Venenbett wird durch Morphin erweitert [19]. Das macht Morphin zu einem Mittel der Wahl beim akuten Lungenödem, die morphinbedingte Blutumverteilung vom pulmonalen Kreislauf weg in die Peripherie kombiniert sich hier günstig mit den sedierenden Eigenschaften und der erworbenen Toleranz des Patienten gegen die Folgen der Hypoxie und Hyperkapnie. Die Verwendung der morphinartigen Analgetika beim akuten Lungenödem ist ein gutes Beispiel dafür, wie normalerweise unerwünschte Wirkungen einer Substanzgruppe in bestimmten Situationen therapeutisch genutzt werden können. Die Stärke der unerwünschten Wirkungen der morphinartigen Analgetika entspricht in etwa der analgetischen Potenz der verwendeten Präparate [20].

Eine Bevorzugung der einen oder der anderen Substanz wegen angeblich geringerer Atemdepression, geringerer nauseatischer Wirkung oder geringerer Antiperistaltik wird durch pharmakologische Untersuchungen nicht gestützt. Während die nauseatische Wirkung beim liegenden Patienten wegen einer vermutlichen Vestibularisbeteiligung keine große Rolle spielt [20], kann die Passagebehinderung im Intestinaltrakt, auch nach der Verabreichung von Dolantin, das klinische Bild des Patienten auf operativen Intensivstationen in unerwünschter Weise verschleiern und entstellen [20]. So ist nach der subkutanen Gabe von 10 mg Morphin die Passage von Mageninhalt durch das Duodenum um bis zu 12 Std verzögert. Die Tonuserhöhung der glatten Muskulatur des Intestinaltraktes nach Gabe von morphinartigen Analgetika führt inkonstant zu beträchtlichen Druckerhöhungen im Gallengangsystem. Bei einem Teil der Patienten steigt nach der Gabe von Opiaten und auch von Dolantin der Druck im Gallengangsystem bis auf das 10-fache der Normwerte an. Die einheitliche Wirkung der morphinartigen Analgetika legt nahe, daß sich die Auswahl eines Einzelpräparates nur an der Wirkungsstärke und Wirkungsdauer der unerwünschten Nebenwirkungen orientieren sollte. Die Kombination von morphinartigen Agonisten mit teilweise agonistischen Antagonisten zur Abschwächung unerwünschter Wirkungen bei erhaltener Analgesie ist sinnlos [21, 22]. Morphin nimmt sowohl was Wirkungsdauer als auch Wirkungsstärke betrifft, eine gute Mittelstellung zwischen den kürzer wirkenden synthetischen Opiaten, wie Pentazocin, Pethidin und Fentanyl und den lang wirkenden Präparaten Piritramid und Laevorphanol ein.

Schmerzen und Angst, Unruhe, Agitiertheit und Desorientiertheit können, ebenso wie Schlaflosigkeit, bei Patienten auf Intensivbehandlungseinheiten zu einem solchen Problem werden, daß eine medikamentöse Behandlung dieser psycho-physischen Funktionsstörungen nicht zu umgehen ist. Eine ganze Reihe verschiedener Substanzgruppen steht dafür zur Verfügung, die einerseits wegen ihrer Hauptwirkung, Analgesie, Anxiolyse, Sedierung und Schlafanstoß, andererseits aber auch wegen sogenannter Nebenwirkungen, wie Verminderung des Sympathikotonus, Dämpfung des Atem- und Hustenzentrums und Unterdrückung von Frierreaktionen zur Anwendung kommen.

Vor dem Einsatz der Medikamente sollten jedoch einige Fragen möglichst klar beantwortet sein. Zunächst sollte immer nach korrigierbaren physischen Ursachen der jeweiligen psychischen Reaktion des Patienten gefahndet werden. Damit gekoppelt ist die Frage nach dem, was der Patient mit der jeweiligen Reaktion signalisieren will. Danach sollte man sich die Frage stellen, ob diese Störungen eigentlich immer therapiert werden müssen. Das menschliche Leben und das Leben auf der Intensivstation insbesondere, ist nicht angst- und spannungsfrei, ist nicht frei von Unruhe und Schlaflosigkeit. Die vom psychischen und physischen Streß gekennzeichneten Erfahrungen des Patienten auf der Intensivstation sind möglicherweise Teil eines sinnvollen Anpassungsmechanismus. Kurzfristige Alarmreaktionen und die Anspannungen langfristigen Widerstandes gegen die Belastungen der Krankheit passen den Patienten psychisch wie physisch an die erhöhte Beanspruchung an [23]. Die medikamentöse Reduzierung dieser Belastung sollte den Patienten vor der übermäßigen Beanspruchung seiner Kräfte abschirmen und ein Umschlagen dieses wohl notwendigen Adaptationsmechanismus in Erschöpfung und Apathie verhindern. Eine undifferenzierte allgemeine Sedierung der Patienten auf Intensivbehandlungseinheiten ist abzulehnen. Der Zeitpunkt des Einsatzes einer medikamentösen Therapie wird deswegen in erster Linie von der Kompensationsfähigkeit des einzelnen Patienten abhängen, also von seiner Fähigkeit, ihn belastende Erlebnisse und Erfahrungen zu ertragen und zu verarbeiten. Mit der Verabreichung von Psychopharmaka – Auswahl des Präparats, Art der

Applikation, Dosierung und Dauer der Behandlung – betreiben wir – jetzt lassen Sie mich noch einmal einen Satz aus dem Einleitungsreferat des Herrn Vorsitzenden aufgreifen – ganz intensiv Medizin in ihrem ursprünglichen und unvergänglichen Sinn.

Literatur

1. Buchanan, N., Cane, R.D.: Drug utilisation in a general intensive care unit. Intens. Care Med. 4, 75-77 (1978)
2. Holland, I., Sgroi, S.M., Marwitt, S.J., Solkoff, N.: The ICU Syndrome: Fact or fancy. Int. J. Psychiatry Med. 4, 241-249 (1973)
3. Kornfeld, D.S.: Psychiatric problems of an intensive care. Unit. Med. Clin. North. Am. 55, 1353-1363 (1971)
4. Zschoche, D.A.: Mosby's comprehensive review of critical care. C.V. Mosby, Saint Louis 1976, S. 551
5. Goodman, L.S., Gilman, A.: The pharmacological basis of therapeutics, p. 102-136, 5th ed. MacMillan: New York 1975
6. Kales, A., Bixler, E.O., Kales, J.D., Scharf, M.B.: Comparative effectiveness of nine hypnotic drugs: Sleep laboratory studies. J. Clin. Pharmacol. 17, 207-213 (1977)
7. Haefely, W.E.: Behavioral and neuropharmacological aspects of drugs used in anxiety and related states. In: Psychopharmacology: A generation of progress. p. 1359-1374. Raven Press: New York 1978
8. Der Arzneimittelbrief 11, 9-13 (1977)
9. Greenblatt, D.J., Shader, R.I.: Pharmacotherapy of anixiety with benzodiazepines and β-adrenergic blockers. In: Psychopharmacology: A generation of progress. p. 1381-1390. Raven Press: New York 1978
10. Gramble, J.A.S., Dundee, J.W., Gray, R.C.: Plasma Diazepam concentrations following prolonged administration. Br. J. Anaesth. 48, 1087-1090 (1976)
11. Goodman, L.S., Gilman, A.: The pharmacological basis of therapeutics, p. 152-200, 5th ed. MacMillan: New York 1975
12. Shapiro, H.M., Galindo, A., Wyte, S.R.: Rapid intraoperative reduction of intracranial hypertension with thiopentone. Br. J. Anaesth. 45, 1057-1062 (1973)
13. Campan, L., Lazorthes, Y.: Note sur les effets comparés des benzodiazepines et de la chlorpromazine sur la pression intracranienne du chien. Ann. Anesth. Franc. 17, 1193-1198 (1976)
14. Cegla, U.H.: The use of CO_2 response curves to determine the respiration depressant action of drugs with diazepam as an example. Pneumologie 149, 219-228 (1973)
15. Larson, G.F., Hurlbert, B.J., Wingart, D.W.: Physostigmine reversal of diazepam induced depression. Anesth. Analg. 56, 348-351 (1977)
16. Epstein, L.J.: Anxiolytics, antidepressants, and neuroleptics in the treatment of geriatric patients. In: Psychopharmacology: A generation of progress. p. 1517-1523. Raven Press: New York 1978
17. Goodman, L.S., Gilman, A.: The pharmacological basis of therapeutics, p. 152-200, 5th ed. MacMillan: New York 1975
18. Zschoche, D.A.: Mosby's comprehensive review of critical care, p. 76. Mosby: Saint Louis 1976
19. Ward, J.M., McGrath, R.L., Weil, J.V.: Effects of morphine on the peripheral vascular response to sympathetic stimulation. Am. J. Card. 29, 659-666 (1972)
20. Goodman, L.S., Gilman, A.: The pharmacological basis of therapeutics, p. 245-283, 5th ed. MacMillan: New York 1975
21. Brown, E.B.: Drugs and respiration control. Ann. Rev. Pharmacol. 11, 271-284 (1971)
22. Ricciarelli, E.A.M., Gutsche, B.B., Smith, T.C.: Opioids and obstetrics. Clin. Obstet. Gynecol. 17, 259-272 (1974)
23. Zschoche, D.A.: Mosby's comprehensive review of critical care, p. 87-95. Mosby: Saint Louis 1976

Kinetik der Kaliumfreisetzung durch Imbretil im Vergleich zu anderen depolarisierenden Relaxantien

M. Hirschauer, K. Rowold und B. Baumann

Hexacarbacholin, bekannter unter dem Firmennamen Imbretil, ist ein langwirkendes Muskelrelaxans, das einen sogenannten Dualblock der neuromuskulären Übertragung bewirkt. Er beginnt als Depolarisationsblock und geht nach ca. 20 min in einen Phase-II-Block über, der dem kompetitiven ähnlich ist. Wie dieser läßt er sich durch Cholinesteraseblocker aufheben, im Gegensatz dazu aber auch durch Succinylcholin gut dosierbar verlängern.

Im klinischen Einsatz, besonders auf Intensivstationen, stand Imbretil in dem guten Ruf, praktisch ohne Nebenwirkungen auf das Herz-Kreislaufsystem zu sein. Tatsächlich fehlt ihm sowohl die ganglienblockierende Wirkung curariformer Relaxantien als auch die acetylcholinerge Wirkung des Succinylcholins. Daß Imbretil aber eine andere unerwünschte Wirkung auszulösen vermag, bemerkten wir erstmals bei Untersuchungen zu der Frage, ob Imbretil ebenso wie DTC die succinylinduzierte Kaliumfreisetzung unterdrücken kann. Imbretil konnte es nicht, sondern führte zu unserer Überraschung selbst zur Kaliumfreisetzung (Abb. 1). Wir haben 1975

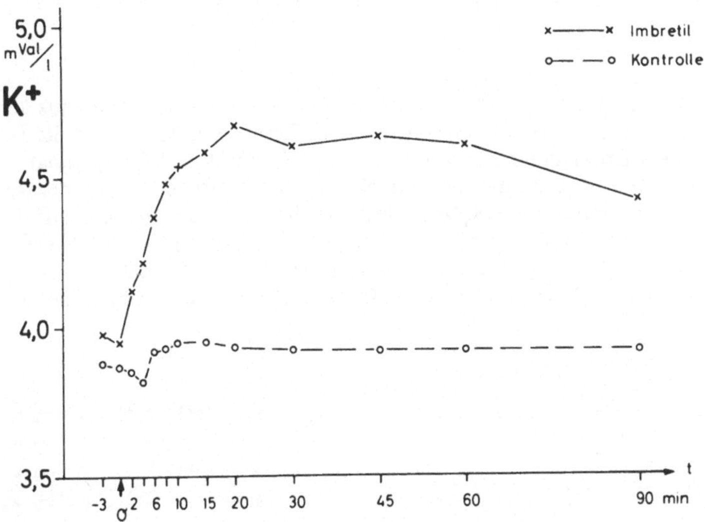

Abb. 1. Verlauf des Serum-Kaliums nach Imbretil im Vergleich zu einer Kontrollgruppe in NLA

erstmals darüber berichtet. Dabei war uns auch aufgefallen, daß die Kinetik der Kaliumfreisetzung deutliche Unterschiede zu Succinylcholin erkennen ließ (Abb. 2). Succinylcholin führt zu einem steilen Anstieg des Serum-Kaliums, das binnen der ersten 2 min fast schon seinen Maximalwert erreicht. Nach Imbretil verläuft der Kaliumanstieg weniger steil, dafür aber anhaltender und erreicht den Maximalwert erst nach 20 min. Zwischen beiden liegt Decamethonium, die dritte von uns untersuchte Substanz. Sie führt ähnlich wie Imbretil zu einem protrahierten Kaliumanstieg, der seinen Maximalwert nach 15 min erreicht. Diese Unterschiede könnten einen interessanten Hinweis auf den Mechanismus der Kaliumfreisetzung aus der Muskulatur enthalten, von der man ja bisher annahm, daß sie nur während des Depolarisationsvorganges an der Muskelendplatte erfolgt. Da bei allen drei Relaxantien die Depolarisation – erkennbar an der Fasciculation der Muskulatur – jedoch nahezu gleich rasch einsetzt, 10-15 s nach der Injektion, ist diese Erklärung alleine unbefriedigend. Könnte es sich nicht vielmehr so ver-

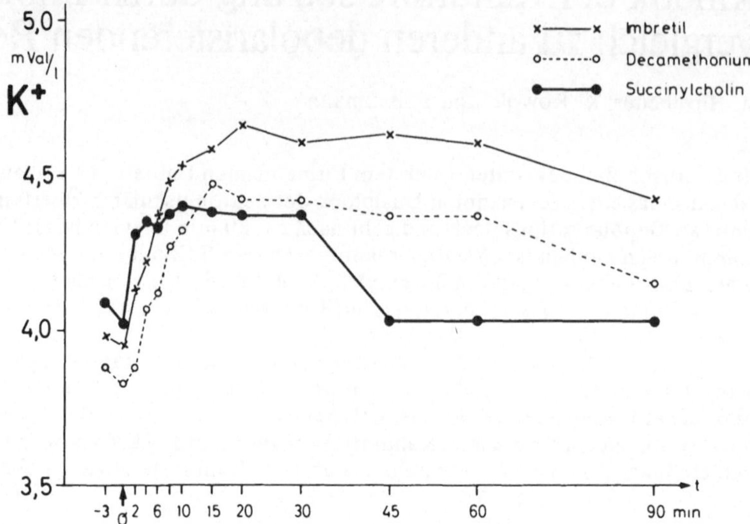

Abb. 2. Verlauf des Serum-Kaliums nach Imbretil (0,05 mg/kg), Decamethonium (0,1 mg/kg) und Succinylcholin (1 mg/kg)

halten, daß während der gesamten Dauer des Depolarisationsblockes ein Kaliumefflux aus den bei der Depolarisation eröffneten Kaliumkanälchen fortbesteht. Beim Imbretil also für die Dauer des Phase-I-Blockes, der nach Untersuchungen von Klupp und Wiemers ca. 20 min anhält.

Die Dauer des erhöhten Serum-Kaliumspiegels – bei Succinylcholin etwa 30 min, bei Decamethonium und Imbretil über 60 min – zeigt ebenfalls deutliche Unterschiede. Am auffallendsten daran ist aber, daß sie in keiner Weise mit der Dauer der Relaxation korreliert. Dies wird besonders deutlich beim Vergleich verschieden großer Imbretildosen (Abb. 3). Trotz Verdoppelung oder Vervierfachung der klinischen Dosis von 0,05 mg/kg beobachtet man nahezu

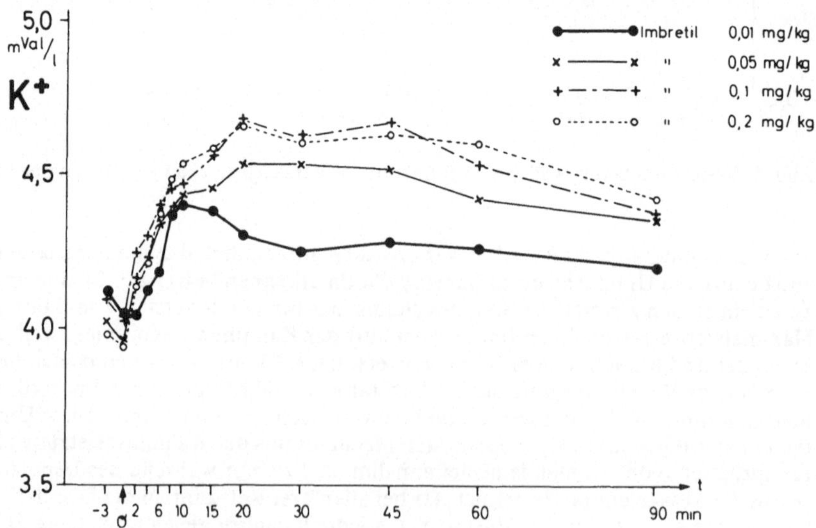

Abb. 3. Verlauf des Serum-Kaliums nach Imbretil in steigender Dosis

identische Kurvenverläufe, während die Relaxation das eine Mal 30 Minuten, das andere Mal 4-6 Std anhält. Nur bei absolut subklinischen Dosen von 0,01 mg/kg erfolgt ein frühzeitiger Abfall zur Norm hin.

Nach diesen Ergebnissen war zu befürchten, daß Patienten, die gegenüber Succinylcholin als gefährdet gelten – Verbrennung, Sepsis, Polytrauma, Querschnittslähmung u.ä. – auch gegenüber Imbretil besonders empfindlich sind. Wir haben deshalb bei einigen dieser Patienten, die im Laufe einer Beatmung relaxiert werden mußten, den Serum-Kaliumspiegel nach Imbretil verfolgt (Abb. 4). Dabei kam es nun innerhalb der ersten 2 min zu einer explosionsartig

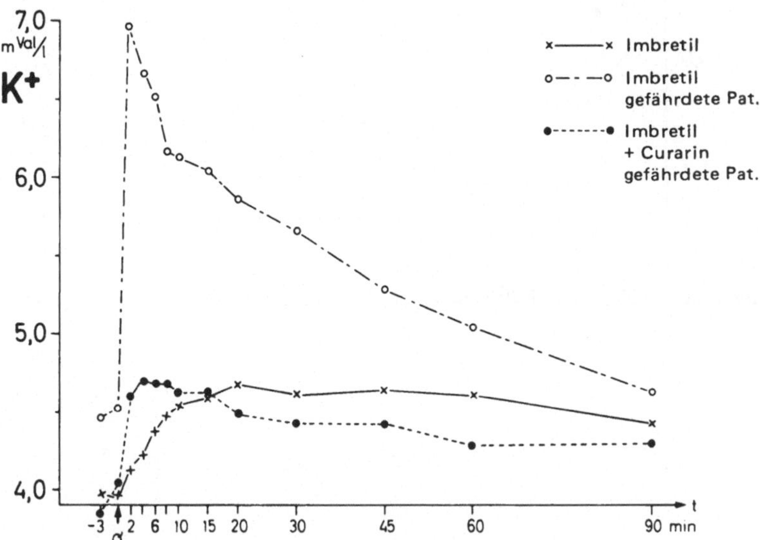

Abb. 4. Verlauf des Serum-Kaliums bei gefährdeten Patienten (Verbrennung, Sepsis, Polytrauma, Querschnittslähmung) nach Imbretil (0,1 mg/kg) mit und ohne Curarinvorgabe (0,1 mg/kg) im Vergleich zum Serum-Kaliumverlauf nach Imbretil bei Normalpatienten

überschießenden Kaliumfreisetzung zu einem Serum-Kalium von durchschnittlich 6,9 mVal/l, im Einzelfall aber bis 9,3 mVal/l. Dieses extrem hohe Kalium fiel dann zwar gleich wieder langsam ab, gelangte aber trotzdem erst nach 20 min wieder in den Normbereich.

Die Vorgabe einer kleinen Curarindosis erwies sich gegenüber dieser extremen Kaliumfreisetzung als sehr effektiv. Sie vermochte die Kaliumfreisetzung bei jedem einzelnen Patienten sozusagen auf das Normalmaß zurückzuschrauben. Der steile Anstieg bei Wirkungsbeginn und der frühzeitig einsetzende langsame Abfall blieben jedoch bestehen. Das bedeutet, daß sich die Kinetik der Kaliumfreisetzung durch Imbretil bei gefährdeten Patienten deutlich von denjenigen bei normalen Patienten unterscheidet und sich der Kinetik der Kaliumfreisetzung durch Succinylcholin angleicht.

Im Gegensatz zu diesen gefährdeten Patienten vermag bei Normalpatienten die Vorgabe einer kleinen Curarindosis vor Imbretil die Kaliumfreisetzung aus der Muskulatur weder im Ausmaß noch in der Dauer zu vermindern (Abb. 5). Auch hierin besteht ein deutlicher Unterschied zwischen Imbretil und Succinylcholin, der es einem schwermacht, die Vorstellung zu akzeptieren, daß beide Relaxantien denselben Depolarisationsblock bewirken.

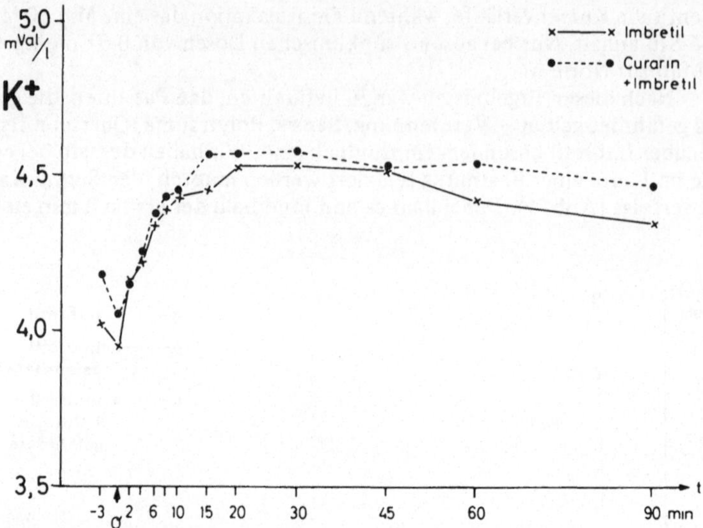

Abb. 5. Verlauf des Serum-Kaliums nach Imbretil (0,1 mg/kg) mit und ohne Curarinvorgabe (0,1 mg/kg)

Serumkaliumanstieg nach Imbretil bei Intensivpatienten

E. Gebert und J. Sarubin

Die Kaliumerhöhung nach Succinylcholingabe ist in vielen Arbeiten behandelt und inzwischen weitgehend geklärt worden. Seit einiger Zeit werden ähnliche Beobachtungen bei der Verwendung von Imbretil mitgeteilt, das sich wegen seiner geringen Wirkung auf die Darmmotilität und seiner geringen Nebenwirkungen ganz besonders für eine Langzeitrelaxierung eignet. Unsere Untersuchungen wurden durchgeführt, um den Zeitpunkt näher zu bestimmen, an dem mit einem Anstieg des Serumkaliums zu rechnen ist.

Methodik

Bei 19 Patienten mit Polytrauma, Tetanus und Schädelhirntrauma, die alle kontrolliert beatmet werden mußten, injizierten wir unter EKG-Kontrolle und Beibehaltung der Beatmungsparameter mindestens 4 Std nach der letzten Relaxansdosis 4 mg Imbretil in den zentralen Venenkatheter. Die Blutentnahme erfolgte 5 min vor Imbretilgabe sowie 5 min, 15 min, 30 min, 45 und 60 min nach Imbretilinjektion. Beim Anstieg der Herzfrequenz über 140/min wurde eine 10%-ige Kochsalzlösung infundiert, um den extrazellulären Natriumkaliumquotienten aufrecht zu erhalten bzw. wieder herzustellen, nachdem bei den beiden ersten Patienten ein hyperkaliämischer Herzstillstand – allerdings ohne nachteilige Folgen – eingetreten war. Die Blutentnahme erfolgte aus einer peripheren Vene und gelegentlich arteriell. In besonderen Fällen entnahmen wir die Blutprobe auch aus dem zentralen Venenkatheter unter besonderer Berücksichtigung einer möglichen erythrozytären Schädigung. Die Kaliumbestimmungen wurden am Flammenphotometer Eppendorf durchgeführt.

Da bei einem Teil der Patienten die Indikation zum Abbrechen der Beatmungstherapie sehr früh gestellt werden konnte, ein anderer Teil der Patienten seinen Verletzungen sehr früh erlag, reduzierte sich das anfangs sehr umfangreiche Patientenkollektiv auf 7 Patienten, bei denen wir fast lückenlos den Verlauf vom Beginn der Beatmung bis zum Serumkaliumanstieg verfolgen konnten.

Ergebnisse

Auf der ersten Abbildung (Abb. 1) sind die Verläufe bei den 7 Patienten aufgezeichnet. Auf der Abszisse sind die Tage der Beatmung, auf der Ordinate die Serumkaliumänderungen in Prozent vom Ausgangswert aufgetragen.

Auf der nächsten Abbildung (Abb. 2) sind Mittelwerte und Streubreite der Kaliumänderungen aufgetragen. Die Unterschiede zwischen dem 11. und 12. Tag sind statistisch signifikant. Die große Streuung am 12. Tag erklärt sich aus einem zum Teil exzessiven Kaliumanstieg und zum Teil aus noch „unauffälligen" Normalverläufen.

Auf der folgenden Tabelle (Tabelle 1) haben wir, um eine konkrete Vorstellung über den effektiven Kaliumanstieg zu vermitteln, Normalwerte und Werte aus der Phase des maximalen Kaliumanstiegs gegenübergestellt. Man sieht, daß durchaus Werte erreicht werden, die zum Herzstillstand führen können.

Auf der letzten Abbildung (Abb. 3) ist der Verlauf des Serumkaliumspiegels in der Frühphase und in der kritischen Phase dargestellt. Aus der Abbildung geht eindeutig hervor, daß die Rückbildung zur Norm langsam erfolgt. Bei allen Patienten kommt es nach einer Latenzphase von 9 bis 14 Tagen zu einer exzessiven Serumkaliumerhöhung, die bei Patienten mit Schädelhirntrauma früher einsetzt als bei Patienten mit Rippenserienfrakturen oder bei Tetanuspatienten.

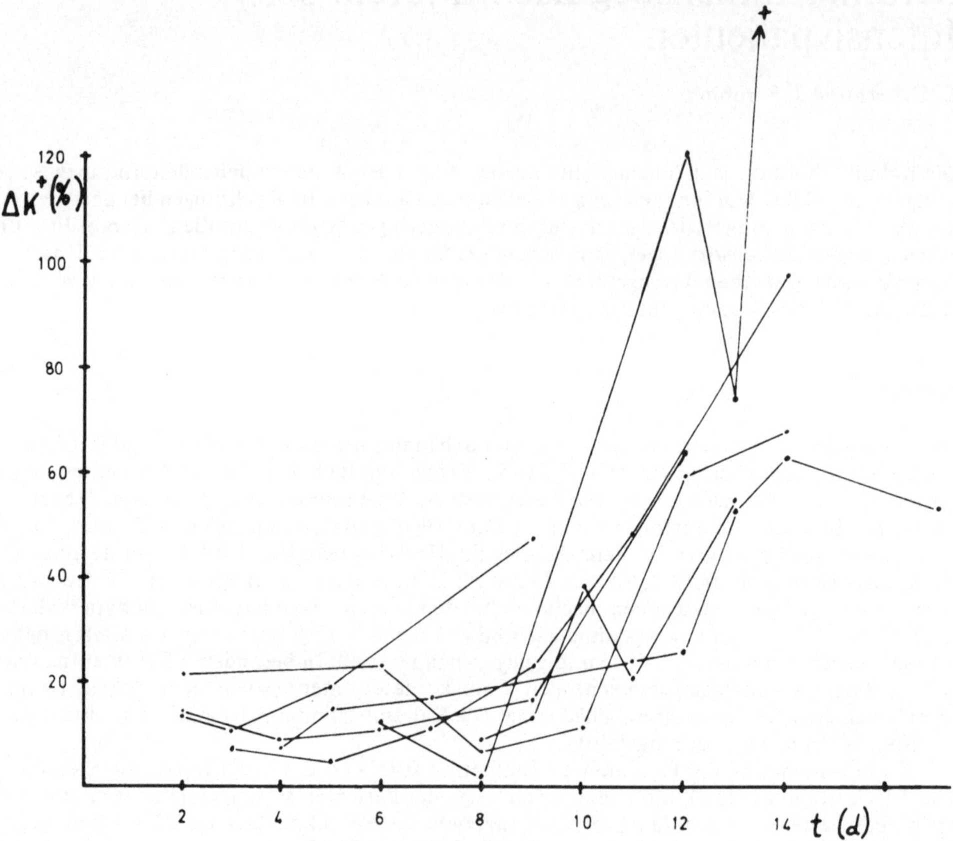

Abb. 1. Das Verhalten des Serumkaliumspiegels nach Gabe von Imbretil in Abhängigkeit von der Immobilisationsdauer bei 7 Patienten (in Prozent des Ausgangswertes)

Tabelle 1. Gegenüberstellung der Serumkaliumänderungen in der Phase des normalen Verlaufs und des bedrohlichen Kaliumanstiegs für versch. Patienten

	H.A. Tetanus		Z.H. Polytrauma		V.E. Rippenserienfrakt. Comm. cerebri		M.G. Polytrauma	
Beh.-Tag	8	12	8	11	2	14	2	12
vor Imbretil	3,0	3,9	4,4	5,8	4,2	4,7	4,1	4,4
nach 5'	3,1	8,7	4,8	7,0	5,1	7,9	4,7	7,2
nach 15'	3,1	4,9	4,6	6,8	5,1	7,8	4,7	7,0
nach 30'	3,0	4,3	4,4	6,6	5,0	7,4	4,7	6,7
nach 60'	2,9	4,3	4,2	6,5	4,7	5,8	4,3	5,4
	Herzstillstand 4' nach Imbretil							

	H.L. Polytrauma		E.M. Polytrauma, Rippens. Frakt.			S.K. Rippenserienfrakt. Commotio	
Beh.-Tag	4	11	4	14	17	3	14
vor Imbretil	5,1	5,1	4,1	4,1	4,3	4,1	3,7
nach 5'	5,8	7,5	4,4	6,7	6,6	4,4	7,3
nach 15'	6,0	7,0	4,1	6,3	6,4	4,3	7,0
nach 30'	5,8	7,0	3,7	5,6	6,2	4,4	6,3
nach 60'	5,3	6,0	3,7	4,4	5,4	4,1	5,3

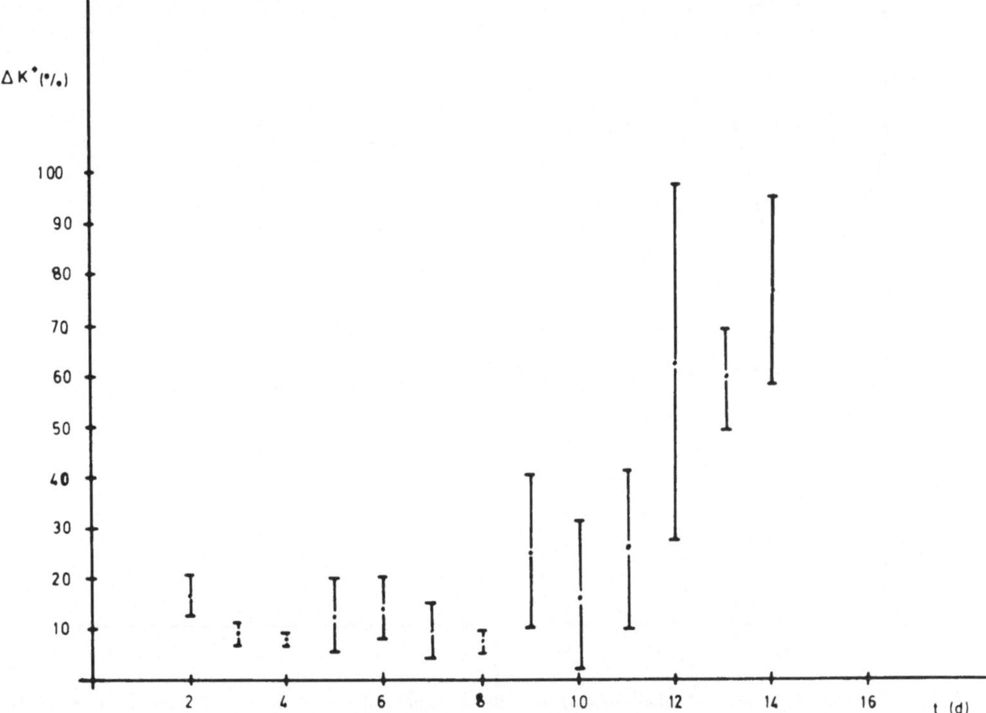

Abb. 2. Das Verhalten des Serumkaliumspiegels in Abhängigkeit von der Immobilisationsdauer. Mittelwerte und Streubreite des genannten Patientenkollektivs (n = 13) in Prozent des Ausgangswertes

Im Gegensatz zu Succinylcholin führt eine vorherige Gabe von d-Tubocurarin nicht zu einer Abnahme des Kaliumanstiegs. Läßt man jedoch zwischen einzelnen Imbretilgaben nur 2 Std oder weniger verstreichen, so sind keine Kaliumerhöhungen mehr zu beobachten.

Diskussion

Imbretil wurde nach Untersuchungen von F. Brücke und Mitarb. als Relaxans in die Klinik eingeführt. Erste klinische Berichte von H. Brücke und H. Reis sowie Klupp und Mitarb. wiesen auf das Fehlen von Nebenwirkungen hin, was später von den meisten Autoren bei Anwendung klinisch relevanter Dosen bestätigt wurde (Droh et al.; Dripps et al.; Emmrich et al.; Foldes et al.; Holzer et al.; Horst u. Droh; Imo; Leong et al.; Mayrhofer et al.; Mayrhofer u. Hassfurter; Rügheimer; Schmidt et al.). Ganz besonders wurde die fehlende oder nur geringe lähmende Wirkung auf den Darm hervorgehoben, weshalb Imbretil für die Langzeitrelaxierung als besonders geeignet erschien. Obwohl bereits sehr früh Berichte über ein Fibrillieren nach Imbretilgabe vorlagen (Brücke u. Reis; Wiemers u. Overbeck), gab es Beobachtungen über Kaliumfreisetzung nur aus Tierversuchen (Burns u. Paton; Kraupp et al.). Im weiteren Verlauf erschienen einzelne Mitteilungen über Flush (Wiemers u. Overbeck), Blutdruckanstieg (Brücke et al.; Dripps et al.; Horst u. Droh) sowie Erhöhungen des intraokulären Drucks (Holzer et al.) als Beiträge zum Kapitel Nebenwirkungen des Imbretils. Später wurden Serumkaliumspiegelerhöhungen nach Decamethonium, einer dem Imbretil ähnlichen Substanz, von Weintraub et al. beschrieben mit dem Hinweis, daß der Kaliumanstieg von dem zeitlichen Intervall zwischen Unfall und Imbretilgabe abhängig sei. Außerdem konnte diese Arbeitsgruppe zeigen, daß d-Tubocurarin den Kaliumanstieg nach Succinylcholin, nicht aber nach Imbretil, verhindern kann.

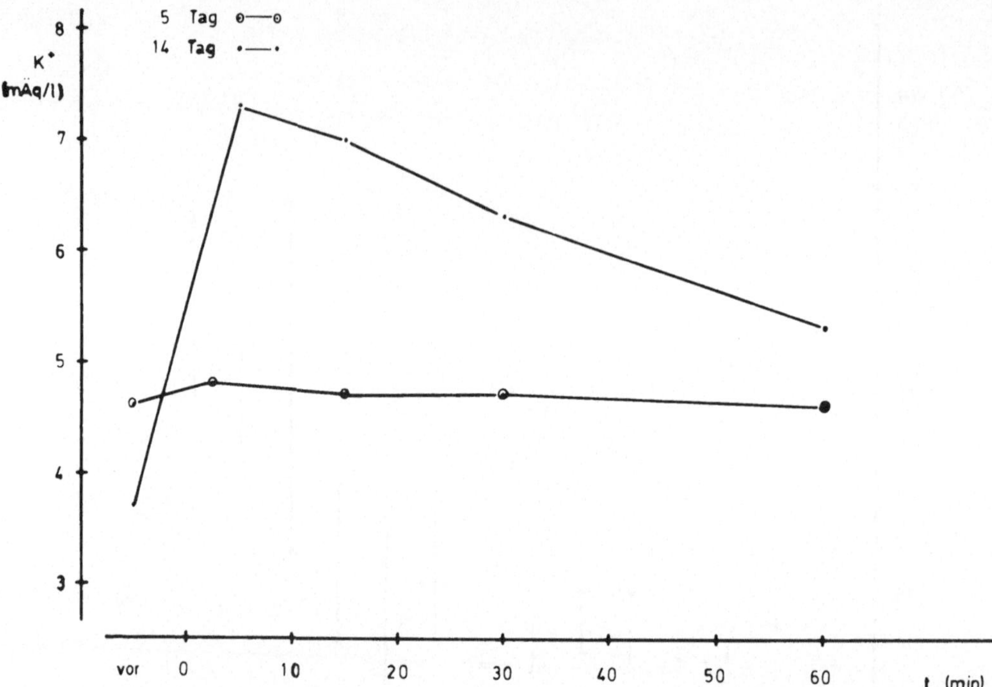

Abb. 3. Das Verhalten des Serumkaliumspiegels in der Frühphase (o——o) und in der Spätphase (•——•) der Immobilisation

Erst 1976 wird von Bause-Apel und Mitarb. auf dem Deutschen Anästhesistenkongreß über 5 Patienten berichtet, von denen 2 Patienten am 10. Tag, 1 Patient am 18. Tag, 1 Patient in der 3. Woche posttraumatisch und 1 Tetanuspatient ohne Zeitangabe nach 3 min Serumkaliumanstiege zwischen 16 und 79% aufwiesen. Leider handelt es sich nur um einmalige Bestimmungen, so daß eine genauere zeitliche Fixierung der kaliumfreisetzenden Relaxanswirkung nicht vorgenommen werden kann.

Ein von Helms mitgeteilter Fall zeigte ebenfalls im kritischen Zeitraum eine so hohe Kaliumfreisetzung, daß es zu einem Herzstillstand kam. Allerdings ist bemerkenswert, daß am gleichen Tag vorher injiziertes Succinylcholin keine Symptome hervorrief, die einem hohen Kaliumspiegel anzulasten gewesen wären. Dieser Umstand steht in einem gewissen Gegensatz zu unseren Beobachtungen.

Wir fanden im Gefolge des Kaliumanstiegs eine Tachycardie mit Blutdruckanstieg, die der QRS-Verbreiterung und dem AV-Block vorangingen. Außerdem kündigte sich der gefährlich hohe Serumkaliumspiegel bei allen Patienten schon 1 oder 2 Tage vorher durch einen deutlichen, aber klinisch bedeutungslosen Kaliumanstieg an. Wenn am Vortag die Kaliumwerte keine deutliche Imbretilreaktion gezeigt hatten, war nie ein exzessiver Kaliumanstieg zu registrieren gewesen.

Erklärung des Kaliumanstiegs

Im Tierversuch konnten Klupp und Mitarb. zeigen, daß die Kaliumerhöhung für die Dauer der Depolarisation bestehen blieb. Nach einer ausgeprägten Kaliumerhöhung 4 bis 8 min nach Injektion von Imbretil-analogen Depolarisationsblockern kam es in gleichem Maße der Relaxationsrückbildung zu einer Wiederherstellung des normalen Serumkaliumspiegels. Aus den Messungen von Klupp et al. sowie von Burns und Paton ergibt sich eine erste Depolarisationsphase im Bereich der Muskelendplatte und in der zweiten Phase eine rein muskuläre Depolarisation in der Umgebung der Endplatte. Burns und Paton fanden nach Acetylcholingabe eine Depolarisation, die auf die Muskelendplatte beschränkt war. Nach Gabe von Eserin wurde auch die Muskulatur an der direkten Depolarisation beteiligt. Damit muß das Problem des Zweiphasenblocks für Imbretil neu überdacht werden, da es sich in der sog. zweiten Phase offensichtlich nicht um eine kompetitive Blockierung handelt, sondern um eine anhaltende Depolarisierung Aus dieser Annahme ließe sich auch die ungewöhnlich langsame Rückbildung des Kaliumspiegels im Serum erklären.

Ungeklärt bleibt allerdings, warum d-Tubocurarin, das nach Klupp et al. die Kaliumfreisetzung nach Succinylcholin verhindert, bei Imbretil ohne protektive Wirkung bleibt. Möglicherweise muß bei der gegenüber Acetylcholinanalogen sensibilisierten Muskelmembran eine wesentlich höhere d-Tubocurarindosis gewählt werden, um diesen Effekt dennoch zu erzielen, den es bei depolarisierenden Relaxantien normalerweise hervorruft. Nach Burns und Paton erklärt sich auch die Schutzwirkung einer frühen Imbretilrepetitionsdosis gegen eine Kaliumerhöhung innerhalb eines Zeitraums von 30 min bis 2 Std dadurch, daß die den Reinjektionen nachfolgenden Depolarisationen hinsichtlich Amplitude und Dauer immer geringer werden, selbst wenn es vorher zu einer völligen funktionellen und elektrischen Erholung der Muskulatur kommt. Dabei ist zu beachten, daß eine intraarterielle Injektion eine erheblich stärkere Depolarisation (95% des Verletzungspotentials) in dem nachgeschalteten Stromgebiet nach sich zieht als eine venöse (45% des Verletzungspotentials).

Zu diskutieren bleibt noch, warum die Kaliumerhöhung nach Succinylcholin und Imbretil erst nach einer Latenzzeit von 8 bis 10 Tagen auftritt. Kraupp und Mitarb. sowie Burns und Paton konnten dieses Verhalten der Muskulatur für Acetylcholin und Succinylcholin nach Eserinbehandlung tierexperimentell sichern und zeigen, daß die Empfindlichkeit des denervierten Muskels am 10. Tag hundertmal größer ist als die Empfindlichkeit des noch innervierten Muskels. Immobilisation und Denervierung haben eine Verarmung an Impulsen von zentral her gemeinsam. Damit steigt die Empfindlichkeit der Membran gegenüber Acetylcholin bzw. Acetylcholinanalogen, und es kommt über den vorher beschriebenen Mechanismus zu einer forcierten Kaliumfreisetzung aus der Muskulatur.

Es läßt sich folgendes sagen:

1. Imbretil eignet sich auf Grund seiner geringen Nebenwirkungen gut für eine Langzeitrelaxation.
2. Beim Einsatz von Imbretil muß nach einer Latenzzeit von 8 bis 10 Tagen mit vermehrter Kaliumfreisetzung aus der Muskulatur gerechnet werden.
3. Zur Vermeidung des Kaliumanstiegs sollte der zeitliche Abstand zwischen zwei Imbretilinjektionen 1 1/2 bis 2 Std nicht überschreiten. Die vorherige Gabe von d-Tubocurarin verhindert den Kaliumanstieg nicht.
4. Kommt es trotzdem zu einem bedrohlichen Kaliumanstieg, kann man mit intravenöser Gabe hochprozentiger Kochsalzlösung für einen Überbrückungszeitraum den extrazellulären Natrium-Kalium-Quotienten normalisieren.

Literatur

1. Bause-Apel, D., Doehn, M., Rödiger, W.: Herz- und Kreislaufstillstand durch Hyperkaliämie nach Gabe des Muskelrelaxans Imbretil®. Vortrag auf der Jahrestag. d. Dtsch. Ges. f. Anaesth. u. Wiederbeleb. 1976 in Lübeck-Travemünde
2. Brücke, F., Klupp, H., Kraupp, O.: Pharmakologische Eigenschaften des Hexamethylenbiscarbaminoylcholins (Imbretil) und anderer verwandter Polymethylenbiscarbaminoylcholine. Wien. Klin. Wschr. 66, 260-262 (1954)
3. Brücke, H., Reis, H.: Über ein hochwirksames Muskelrelaxans aus der Reihe der Polymethylen-dicarbaminoylcholinester (Imbretil) als Basisrelaxans. Wien. Med. Wschr. 104, 283-286 (1954)
4. Burns, B.D., Paton, W.D.M.: Depolarisation of the motor endplate by decamethonium and acetylcholin. J. Physiol. 115, 41-73 (1951)
5. Dripps, R.D., Hanks, E.C., Ngai, S.H., Oech, S.R., Papper, E.M., Sechzer, P.H.: A clinical study of the muscle relaxant – imbretil. Anesthesiol. 20, 646-651 (1959)
6. Droh, R., Schoewe, E., Dick, W., Horst, J.: Überblick über die Herz-Kreislauf-Reaktionen der gebräuchlichen Muskelrelaxantien. Anaesthesist 19, 168-172 (1970)

7. Emmrich, P., Jüngst, B.K., Dick, W.: Anwendungsmöglichkeiten der vollständigen Relaxierung in der pädiatrischen Intensivpflege. Anaesthesist 20, 229-234 (1971)
8. Foldes, F.F., Wolfson, B., Torres-Kay, M., Monte, A.: The neuromuscular activity of hexamethylen 1-6-biscarbaminoylcholine bromide (imbretil) in man. Anesthesiology 20, 767-775 (1958)
9. Helms, U.: Imbretil®, ein atoxisches Muskelrelaxans. Prakt. Anaesth. 12, 331-338 (1977)
10. Holzer, H., Waltner, H., Willomitzer, E.: Klinische Erprobung eines neuen Muskelrelaxans (Hexamethylen-bis-carbaminoylcholinbromid). Wien. Med. Wschr. 104, 637-638 (1954)
11. Horst, J., Droh, R.: Die Wirkung des Muskelrelaxans Imbretil auf das isolierte Herz. Anesthesist 18, 70-72 (1969)
12. Imo, K.: Das Muskelerschlaffungsmittel Imbretil® in der klinischen Bewährung. Med. Welt 11, 1383 (1960)
13. Klupp, H., Kraupp, O., Stormann, M., Stumpf, Ch.: Über die pharmakologische Eigenschaft einiger Polymethylen-dicarbaminsäure-bis-cholinester. Arch. int. Pharmacodyn 96, 161-182 (1953)
14. Kraupp, O., Pillat, B., Stormann, H., Bernheimer, H., Schnetz, E.: Depolarisation und Kaliumfreisetzung an der Säugetiermuskulatur unter der Einwirkung von Dekamethoniumbromid (C 10). Arch. Intern. Pharmacodyn 124, 82-103 (1959)
15. Kraupp, O., Werner, G., Kobinger, W., Stormann, H.: Freisetzung von Kaliumionen aus innervierter und denervierter Skelettmuskulatur durch intraarterielle Injektionen von Azetylcholin. Arch. exper. Path. Pharmakol. 226, 301-318 (1955)
16. Leong, W., Given, J.B., Little, D.M.: The clinical use of imbretil. Canad. Anaesth. Soc. J 9, 312-318 (1962)
17. Mayrhofer, O., Kucher, R., Chott, F.: Moderne Aspekte in der Tetanusbehandlung. Wien. Klin. Wschr. 76, 469-476 (1964)
18. Mayrhofer, O., Remes, J., Schuster, H.: Zur Frage der Antagonisierbarkeit des langwirkenden, depolarisierenden Muskelrelaxans Imbretil. Anaesthesist 4, 174-175 (1955)
19. Rügheimer, E.: Die Behandlung des schweren Tetanus. Therapie d. Gegenwart 100, 397 (1961)
20. Schmidt, A., Scholler, K.L., Wiemers, K.: Untersuchungen über den Antagonismus von Prostigmin gegenüber dem Muskelrelaxans Imbretil beim Menschen. Anaesthesist 14, 177-179 (1965)
21. Weintraub, H.D., Heisterkamp, D.V., Cooperman, L.H.: Changes in plasma potassium concentration after depolarizing blockers in anaesthetized man. Brit. J. Anaesth. 41, 1048-1052 (1969)
22. Wiemers, K., Overbeck, W.: Four year's experience with hexamethylene-1,6-Biscarbaminoylcholine (imbretil®) as an muscle relaxant. Brit. J. Anaesth. 32, 607-612 (1960)

Diagnose und Therapie des Entzugsdelirs in der operativen Intensivmedizin

Sabine Jelen, G. Tempel und B. v. Hundelshausen

Das Entzugsdelir ist eine akute reversible Funktionspsychose bei schwerem chronischen Alkoholabusus. Es tritt bevorzugt in Abstinenzsituationen auf, in die der Patient häufig durch interkurrente Erkrankungen oder Unfälle gerät. Im Rahmen der traumatologischen Intensivbehandlung handelt es sich um ein seltenes Krankheitsbild. So haben Lennartz und Mitarbeiter unter mehr als 900 Patienten nur 3 mal ein Delir gesehen, wir haben es in den letzten 2 Jahren bei mehr als 200 Patienten 4 mal mit Sicherheit diagnostizieren müssen [8]. Wegen der Schwere des Verlaufs und der differentialdiagnostischen Schwierigkeit ist es jedoch eine sehr ernst zu nehmende Komplikation, die den Patienten vital gefährden kann. Das Entzugsdelir äußert sich durch Störungen im vegetativen und psychischen Bereich. Es ist gekennzeichnet durch ausgeprägte, ständig wechselnde Bewußtseinsveränderungen, akustische und vor allem optische Halluzinationen, illusionäre und angstgeprägte Umweltverkennung und Konfabulationen. Die Patienten leiden unter psychomotorischen Erregungszuständen mit ängstlicher oder auch euphorischer Verstimmung. Sie zeigen eine nestelnde Unruhe im Bestreben, die halluzinierten Gegenstände zu ergreifen. Dazu bestehen zumeist ausgeprägte, vegetative Störungen wie Tachykardie, Temperaturanstieg, Tremor, Hyperhidrosis. Dieser hochgradige psychomotorische Erregungszustand bedarf ebenso einer schnellen und wirksamen Behandlung wie die ausgeprägte vegetative Entgleisung, um den Patienten vor einem Erschöpfungszustand zu bewahren [2, 5, 9, 10]. Die durch Erregung und Bewußtseinstrübung verursachte Selbstgefährdung des Patienten zwingt zu einer ausreichenden Sedierung, häufig schon bevor der Patient durch die drohende körperliche Erschöpfung gefährdet ist.

Bei typischer Ausprägung der Symptome und klaren anamnestischen Angaben ist eine Diagnose mit ausreichender Sicherheit zu stellen. Viel schwieriger wird sie jedoch, wenn bei entsprechender Symptomatik anamnestische Angaben fehlen, und wenn andere psychische oder organische Ursachen nicht ausgeschlossen werden können. Neben psychischen Störungen können im Rahmen der operativen Intensivbehandlung besonders Patienten mit Schädelhirntraumen im Durchgangssyndrom, Patienten mit hypoxischen Zuständen unterschiedlicher Genese sowie Patienten mit endogenen Intoxikationen im Rahmen von septischen Komplikationen, so z.B. bei Nahtinsuffizienzen, Patienten mit Leber- oder Niereninsuffizienzen oder Hyperthyreose, eine ähnliche Symptomatik aufweisen und zu Fehldiagnosen verleiten. Im Einzelfall ist auch an die Entwicklung eines zentralen anticholinergen Syndroms als Nebenwirkung nach Gabe einer Reihe cholinerger Pharmaka zu denken [3, 8]. Das echte Alkoholentzugsdelir ist in der operativen Intensivbehandlung sehr viel seltener als alle der in diesem Bereich auftretenden postoperativen Verwirrtheitszustände, die differentialdiagnostisch in Erwägung gezogen werden müssen. Da diese zumeist einer ursächlichen Behandlung zugänglich sind, ist vor Behandlungsbeginn eine exakte Diagnose dringend erforderlich.

Die Behandlung des Delirs ist eine symptomatische Behandlung. Sie besteht im wesentlichen in einer ausreichenden Sedierung [3, 4, 8]. Dazu stehen neben den heute üblicherweise zur Sedierung verwendeten Medikamenten, wie Benzodiazepine und Barbiturate, der Alkohol selbst, Neuroleptika und Clomethiazol zur Verfügung [1, 2, 3, 4, 5, 7, 10, 11]. Ein einmal entwickeltes Delir ist nach überwiegender Meinung nicht mit Alkohol zu behandeln [2, 4]. Alkohol selbst ist toxisch, eine Sedierung mit Alkohol ist zwar möglich, die therapeutische Breite ist jedoch gering. Die Entwicklung eines Delirs wäre zwar wahrscheinlich durch Fortsetzen der Alkoholzufuhr in der gewohnten Dosis zu verhindern. Da aber nicht voraussehbar ist, ob, wann und mit welcher Intensität ein Delir entsteht [4], besonders dann, wenn eine exakte Alkoholanamnese nicht zu erheben ist, hat diese Behandlung kaum Eingang in die Therapie gefunden. Zum anderen ist grundsätzlich die Frage zu stellen, ob die Zufuhr einer toxischen Substanz unter den immer noch unklaren Vorstellungen über die Entstehung und Häufigkeit eines Delirs angebracht ist.

Die zur Behandlung verwendeten Neuroleptika haben eine gute sedierende Wirkung und wurden daher vielfach in der Therapie eingesetzt. So berichtet Moore über gute Wirkungen von Haloperidol sowohl bei funktionellen Psychosen als auch beim Delir [9]. Sie setzen jedoch die Krampfschwelle herab, was im Entzugsdelir, das selbst zu einer erniedrigten Krampfschwelle führt, die Auslösung zerebraler Krampfanfälle begünstigen kann [3, 11]. Als Nebenwirkung der Butyrophenone sind Angst- und Beklemmungszustände beschrieben, die diese ohnehin schon geängstigten Patienten beunruhigen können.

Mit der Einführung von Clomethiazol ist die Prognose des Delirs sicher verbessert worden. Es bewirkt dosisabhängig eine Sedation bis Anaesthesie mit guter antikonvulsiver Wirkung. Die akuten Gefahren bestehen vor allem in der Erzeugung einer Anaesthesie mit einer ausgeprägten Atem- und Kreislaufdepression besonders bei intravenöser Zufuhr, die daher in jedem Falle nur unter den Bedingungen einer Intensivüberwachung durchgeführt werden sollte. Die außerdem auftretende verstärkte bronchiale Hypersekretion kompliziert die Anwendung und erfordert eine sorgfältige Pflege des Respirationstraktes. Bei längerer Anwendung ist mit der Entstehung einer Sucht bzw. mit der Entwicklung von Entzugssymptomen zu rechnen. Daraus folgt, daß die Indikation zur Anwendung dieses Medikamentes exakt gestellt werden muß und die Behandlung auf den kürzesten Zeitraum zu beschränken ist [1]. Neben der sedierenden und antikonvulsiven Therapie muß bei dem von uns angesprochenen Patientengut das gesamte Spektrum der intensivtherapeutischen Maßnahmen einschließlich parenteraler Ernährung, Bilanzierung und Regulierung des Wasser- und Elektrolythaushaltes und der Sicherung und Stützung der Vitalfunktionen zur Anwendung kommen, Therapiepunkte, die von ganz außerordentlicher Bedeutung sind, auf die hier im einzelnen jedoch nicht eingegangen werden soll.

Bei Patienten einer operativ-traumatologischen Intensivstation ist das Alkoholentzugsdelir eine seltene, jedoch vital bedrohliche Komplikation. Therapieergebnisse aus einem psychiatrischen Krankengut, die von einer Letalität von 0% berichten [1], können auf den operativ-traumatologischen Sektor keinesfalls übertragen werden. Schon in der Diagnose können beträchtliche Schwierigkeiten bei der Abgrenzung gegenüber Verwirrtheitszuständen und vegetativen Entgleisungen anderer Genese bestehen. Darüber hinaus können sowohl die Erkrankung selbst als auch die erforderliche Therapie die bei Intensivpatienten bereits vorhandenen Störungen der Vitalfunktionen aggravieren. Das macht es verständlich, daß die Prognose in dem hier angesprochenen Patientengut sehr viel ungünstiger zu stellen ist.

Literatur

1. Athen, D., Hippius, H., Meyendorf, R., Riemer, Ch., Steiner, Ch.: Ein Vergleich der Wirksamkeit von Neuroleptika und Chlormethiazol bei der Behandlung des Alkoholdelirs. Nervenarzt 48, 528 (1977)
2. Baer, R.: Die Therapie des Alkoholdelirs. Dtsch. med. Wschr. 41, 829 (1975)
3. Beckmann, H., Athen, D.: Die Therapie des Delirium tremens. Dtsch. med. Wschr. 103, 1427 (1978)
4. Feuerlein, W., Voit, D.: Psychische Folgekrankheiten des chronischen Alkoholismus. Internist 16, 1 (1975)
5. Fischer, P.-A.: Intensivbehandlung des Alkoholentzugssyndroms. Diagnostik u. Intensivtherapie Nr. 2, 9 (1977)
6. Flügel, K.A.: Organisch begründete psychiatrische Befunde bei Alkoholabhängigen. Dtsch. med. Wschr. 41, 2105 (1975)
7. Fruensgaard, K.: With drawal psychosis, a consecutive study of 30 cases. Acta psychiat. scand. 53, 105 (1976)
8. Lennartz, H., Derra, E. jr., Jörg, J.: Delirante und komatöse Zustände im Rahmen der chirurgischen Intensivtherapie. Chirurg 47, 181 (1976)
9. Moore, D.P.: Rapid Treatment of Delirium in Critically Ill Patients. Am. J. Psychiatry 134, 1431 (1977)
10. Müting, D., Reikowski, J.: Neue Gesichtspunkte zur Pathogenese und Therapie des Alkoholdelirs. Münch. Med. Wschr. 119, 209 (1977)
11. Thompson, W.L.: Management of Alcohol Withdrawal Syndromes. Arch. Intern Med. 138, (1978)

Thema L
Autotransfusion - Hämodilution

Vorsitz: K. Peter, München
und R. Schorer, Tübingen

Gegenwärtiger Stand der Hämodilution

K. Messmer

Trotz aller Fortschritte auf dem Gebiet der Transfusionsmedizin sind Alternativen zur Transfusion homologen Blutes unentbehrlich. Aufgrund der zunehmenden Zahl großer chirurgischer Eingriffe, nicht allein bei alten Patienten, sondern vor allem in der Traumatologie und Herzchirurgie steigt der Bedarf an Blut und Blutkomponenten stetig an.

Um eine Einsparung von Erythrozyten zu erzielen, bemühen sich zahlreiche Anästhesisten und Chirurgen, prä- bzw. intraoperativ autologe Erythrozyten zu gewinnen, um sie den Patienten zurücktransfundieren zu können.

Gegenwärtig stehen drei Verfahren zur Diskussion, von denen die präoperative normovolämische Hämodilution bislang die größte Verbreitung gefunden hat.

1. Präoperative Blutentnahme und Transfusion autologen Blutes

Bei geplanten chirurgischen Eingriffen können dem Patienten Wochen bis Tage vor der Operation mehrere Einheiten Blut entnommen und – analog homologem Blut – als ACD bzw. CPD Konserven gelagert werden. Veränderungen der Sauerstofftransport-Funktion der Erythrozyten lassen sich hierbei jedoch nur vermeiden, wenn die Erythrozyten tiefgefroren waren. Die Tieffrierung und Wiedererwärmung von Erythrozyten ist technisch einwandfrei gelöst, bislang jedoch nur in kryobiologischen Laboratorien möglich. Obwohl die präoperative Blutentnahme, wie Milles u. Mitarb. (1971) gezeigt haben, gut toleriert und dadurch der Verbrauch an Fremdblut eingeschränkt wird, kann dieses Verfahren als Routinemethode nicht empfohlen werden, da es technisch, organisatorisch und personell äußerst aufwendig ist.

2. Intraoperative Autotransfusion

Das Prinzip der intraoperativen Autotransfusion wurde bereits 1914 von Thiess bei einer Patientin mit Extrauterin-Gravidität angewandt. Heute stehen komplette Einmal-Systeme für die intraoperative maschinelle Autotransfusion zur Verfügung. Die Erfahrungen haben gezeigt, daß die intraoperative maschinelle Autotransfusion besonders erfolgreich bei unerwarteten intraoperativen bzw. posttraumatischen Massivblutungen eingesetzt werden kann (Brawley u. Hauer, 1978; Kern et al., 1977). Für die elektive Chirurgie ist die maschinelle Autotransfusion dagegen nicht geeignet.

3. Präoperative normovolämische Hämodilution

Präoperative normovolämische Hämodilution wurde für Patienten entwickelt, die sich elektiven chirurgischen Eingriffen zu unterziehen haben, bei denen ein größerer Blutverlust erwartet wird. Präoperative Hämodilution bedeutet, daß das Blut des Patienten unter Aufrechterhaltung von Normovolämie verdünnt wird. Die Blutverdünnung wird unmittelbar vor oder nach Einleitung der Anästhesie durch schrittweise Entnahme von Blut bei gleichzeitiger Infusion gleicher Mengen von Kolloidlösungen vorgenommen. Der chirurgische Eingriff beginnt, wenn das Blut des Patienten um 30-50% gegenüber dem Kontrollwert verdünnt ist. Das bedeutet, daß bei Blutverlusten während Operation größere Anteile von Plasma bzw. Plasmaersatzlösung verlorengehen. Aus diesen Gründen kann der effektive Verlust autologer Erythrozyten im Vergleich zu unverdünnten Patienten wesentlich reduziert werden. Das initial entnommene autologe Patientenblut wird in umgekehrter Reihenfolge zur Entnahme retransfundiert, wenn die chirurgische Blutstillung erfolgt ist.

a) Physiologische Kompensationsmechanismen bei akuter Hämodilution

Die präoperative Hämodilution kann für den Patienten gefahrlos vorgenommen werden, da der Organismus über sehr effiziente Mechanismen zur Kompensation für die akute Erniedrigung der Erythrozytenzahl bzw. des Blutsauerstoffgehaltes verfügt. Auch für den gesunden Menschen gilt, daß akute Verluste des zirkulierenden Blutvolumens nur bis 30% vom Normalwert, Verluste von Erythrozyten jedoch bis zu 75% der Norm kompensiert werden können, sofern Normovolämie aufrechterhalten bleibt.

Die Adaptation und die akute Verminderung der Erythrozytenzahl ist möglich, weil sich die *Fließeigenschaften* und die *Fließbedingungen* des Blutes mit fallendem Hämatokrit drastisch verbessern. Abb. 1 läßt erkennen, daß eine lineare Verminderung des Hämatokrits einen

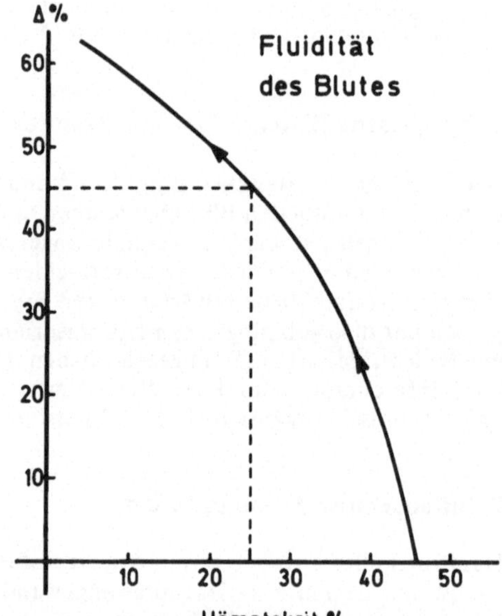

Abb. 1. Schematische Darstellung der Beziehung zwischen akuter Verminderung des Hämatokrit und der Fluidität des Blutes; Senkung des Hämatokrit unter 25% bewirkt nur noch eine geringe Verbesserung der Fließeigenschaften des Blutes

überproportionalen Anstieg der Fluidität des Blutes hervorruft. Dies gilt besonders für den Hämatokrit von 45-25%. Eine noch stärkere Senkung des Hämatokrits führt vergleichsweise nur noch zu geringen Verbesserungen der Fließeigenschaften. Diese gesteigerte Fluidität des Blutes ermöglicht den für akute Hämodilution aber auch für die chronische Anämie charakteristischen Anstieg des Herzminutenvolumens. Zahlreiche Tierexperimente und Untersuchungen an Patienten haben gezeigt, daß der Steigerung des Herzminutenvolumens eine Verbesserung des venösen Rückstromes mit Anstieg des Schlagvolumens zugrunde liegt. Die Herzfrequenz bleibt konstant. Bei limitierter Hämodilution (Hämatokrit 25-minimal 20%) erfolgt die Kompensation nahezu ausschließlich über den Anstieg des Herzminutenvolumens. Eine Steigerung der Sauerstoffextraktion bzw. Änderung der Sauerstoffaffinität des Hämoglobins wird nur bei extremer Hämodilution beobachtet. Bleibt infolge Hypovolämie ein adäquater Anstieg des Herzminutenvolumens aus, ist die Sauerstoffextraktion typischerweise erhöht.

Die Verteilung des erhöhten Herzminutenvolumens auf die einzelnen Organe erfolgt nicht gleichmäßig. Die Befunde von Race et al. (1967) wurden kürzlich mittels Microspheres-Methode bestätigt, besonders auffallend ist bei Hämodilution die gegenüber dem Anstieg des Herzminutenvolumens überproportionale Zunahme der Durchblutung des linken Ventrikels (Abb. 2).

Da die Sauerstoffversorgung des Myokards den für jeden Grad von Hämodilution limitierenden Faktor darstellt, wurde die Myokarddurchblutung im Tierversuch näher analysiert. Abb. 3 läßt erkennen, daß die Durchblutung in allen Schichten des Myokard ansteigt; die endoepikardiale Flow-Ratio bleibt unverändert. Es findet somit während Hämodilution keine Um-

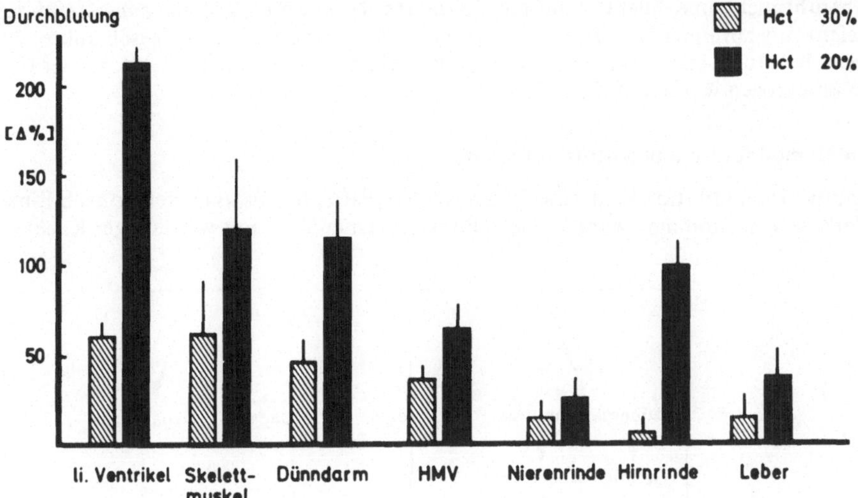

Abb. 2. Veränderung der nutritiven Organdurchblutung (gemessen mittels 15 μ Microspheres) bei normovolämischer Hämodilution mit Dextran 60 (Macrodex) beim splenektomierten Hund. Die Werte wurden jeweils 60 min nach Erreichen des Hämatokrit von 30 bzw. 20% gemessen. (Unveröffentlichte Befunde)

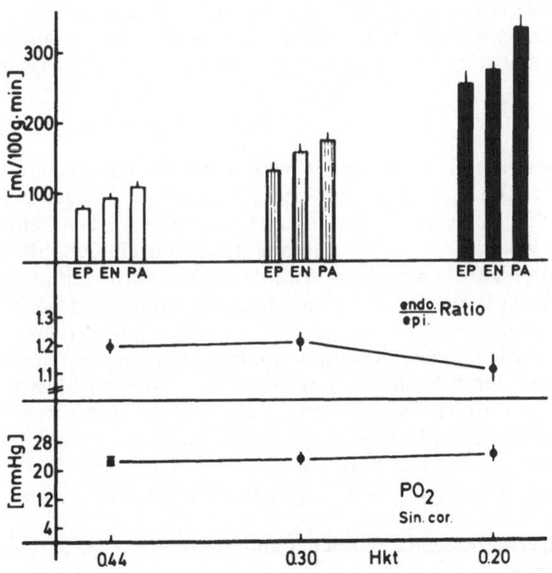

Abb. 3. Akute normovolämische Hämodilution mit Dextran 60 (Macrodex) beim splenektomierten Hund. Die Durchblutung im Epicard (EP), Endocard (EN) und Papillarmuskel (PA) wurde mittels 15 μ Microspheres gemessen. 60 min nach Erreichen des Hämatokrit von 30 bzw. 20% ist die Durchblutung in allen Wandschichten angestiegen; die endo-epicardial Ratio und der coronarvenöse PO_2 sind nicht signifikant verändert. (Nach Stelter et al., im Druck)

verteilung der Myokarddurchblutung statt, eine Unterversorgung der besonders hypoxie-gefährdeten Endokardschicht kann somit ausgeschlossen werden; hierfür spricht weiterhin der koronarvenöse PO_2-Wert. Für das gesunde Herz bedeutet demnach eine limitierte normovolämische Hämodilution keine Gefährdung [5, 8, 10]. Der präferentielle Anstieg der Koronardurchblutung

(s. Abb. 2) beruht nicht ausschließlich auf einer Senkung des viskösen Widerstandes des Blutes, sondern gleichzeitig auf einer Dilatation der Koronargefäße. Patienten mit eingeschränkter Koronarreserve z.B. infolge coronarer Herzerkrankungen können daher nicht gefahrlos einer Hämodilution unterzogen werden [3, 5, 8, 9].

b) Klinische Hämodilution und Autotransfusion

Die präoperative Hämodilution kann sowohl am wachen Patienten als unmittelbar nach Einleitung der Narkose vorgenommen werden. Nach Punktion einer Vene mit weitlumiger Kanüle

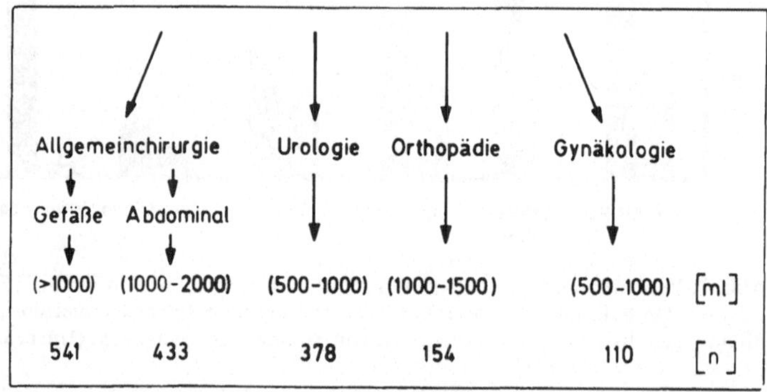

Abb. 4. Zusammenstellung der im Bereich des Instituts für Anaesthesiologie der Universität München bis Oktober 1978 durchgeführten präoperativen Hämodilutionen. Angegeben sind die Menge des präoperativ entnommenen Blutes sowie die Anzahl der pro Fachgebiet dilutierten Patienten. (Mit freundlicher Genehmigung von Prof. K. Peter)

wird die Entblutung in Plastikbeutel vorgenommen. Gleichzeitig wird eine Kolloidlösung mit langer intravasaler Verweildauer infundiert. Die Infusionsgeschwindigkeit muß exakt nach der Entblutungsgeschwindigkeit reguliert werden, da nur so Normovolämie garantiert werden kann. Die entnommene Blutmenge wird mittels Waage kontrolliert und quantitativ durch Kolloidlösung ersetzt. Nach Entnahme von 2 Einheiten autologen Blutes wird der Hämatokrit bestimmt; in Abhängigkeit vom Ausgangshämatokrit des Patienten und vom aktuellen Hämatokrit nach Blutaustausch wird festgestellt, ob die Verdünnung weiter fortgesetzt werden kann; maximal können 2000 ml Blut ausgetauscht werden. Die Operation beginnt am Ende der Dilution; intraoperative Blutverluste bis zu 300 ml werden durch Kolloidlösung ersetzt, bei höheren Blutverlusten erfolgt die Retransfusion des autologen Blutes in umgekehrter Reihenfolge zur Entnahme, möglichst erst nach Stillstand der chirurgischen Blutung. Auf diese Weise erhält der Patient am Ende der Operation das zuerst entnommene autologe Blut, welches die höchste Anzahl von Erythrozyten und funktionstüchtigen Thrombozyten, sowie die höchste Konzentration plasmatischer Gerinnungsfaktoren enthält.

Auf Grund der eigenen sowie der Untersuchungen zahlreicher anderer Autoren [s. 3, 6, 8, 9, 10, 11, 14] kann heute festgestellt werden:

1. Die präoperative Hämodilution ist ein einfaches Verfahren, welches ohne großen technischen Aufwand auch in kleineren Krankenhäusern durchgeführt werden kann.
2. Bei Beachtung der Kontraindikationen und Aufrechterhaltung von Normovolämie ist die Hämodolution ein sicheres Verfahren.
3. Durch präoperative Hämodilution kann bei Patienten mit intraoperativen Blutverlusten bis zu 2000 ml die Transfusion von Spenderblut in 25-50% der Fälle vermieden werden
4. Wird Dextran 60 bzw. Dextran 70 als Dilutionslösung angewandt, kann gleichzeitig eine effektive Prophylaxe vor postoperativen thromboembolischen Komplikationen erzielt werden [11, 14].

Zur Einsparung noch größerer Mengen autologer Erythrozyten ist von Luboinski [6] die Kombination von isovolämischer Hämodilution mit induzierter Hypotension mit Natriumnitroprussid (NNP) vorgeschlagen worden. Boon et al. [1] haben diese Frage im Tierversuch systematisch analysiert. Wurde bei Hunden der Hämatokrit durch isovolämische Hämodilution mit Dextran 60 auf 20% gesenkt, so fand sich erwartungsgemäß ein Anstieg des Füllungsdruckes und des Herzminutenvolumens bei gleichzeitiger Verminderung des totalen peripheren Strömungswiderstandes. Die Senkung des mittleren arteriellen Blutdrucks durch NNP-Infusion für eine Dauer von 20 min bewirkte bei den anämischen Tieren, parallel mit einer Reduktion des Füllungsdruckes, einen signifikanten Abfall des Herzminutenvolumens und damit – bei Dilutions-bedingter Verminderung des Sauerstoffgehaltes des arteriellen Blutes – eine signifikante Einschränkung des Sauerstoffgesamtangebotes.

Aus diesem Grunde kann für die Klinik die Kombination von Hämodilution mit Hypotension als *Routineverfahren* nicht empfohlen werden: in speziellen Situationen, z.B. bei der Aneurysmachirurgie, kann eine kurzfristige Hypotension dennoch erwünscht sein; diese darf unseres Erachtens beim Patienten mit erniedrigtem Hämatokrit jedoch nur dann vorgenommen werden, wenn sie durch Messung des Füllungsdruckes bzw. Herzminutenvolumens mittels Swan-Ganz-Katheter sicher gesteuert werden kann.

c) Indikationen für die Hämodilution

Für eine präoperative Hämodilution gibt es heute verschiedene klar abgrenzbare Indikationen; Ziel ist in jedem Fall, den irreversiblen Verlust autologer Erythrozyten so gering wie möglich zu halten und gleichzeitig die Durchströmung im Bereich der Mikrozirkulation zu verbessern. Wird Dextran 60/70 als Dilutionslösung angewandt, kann gleichzeitig eine effektive Thromboseprophylaxe erzielt werden.

1. Bei größeren chirurgischen Eingriffen wird durch Austausch von 500 ml Blut gegen 500 ml Dextran 60/70 eine Einheit optimalen autologen Blutes gewonnen und eine effektive Thromboseprophylaxe eingeleitet.
2. Bei größeren elektiven Eingriffen mit Blutverlusten bis zu 1000 ml ist die Hämodilution mit Dextran 60/70 bzw. anderen langwirkenden Kolloidlösungen indiziert. Untersuchungen, die über die üblichen präoperativen Maßnahmen hinausgehen, sind nicht erforderlich.
3. Bei großen Eingriffen mit Blutverlusten über 1500 ml können bis zu 2000 ml Blut ausgetauscht werden. Hier ist eine strenge Patientenauswahl erforderlich; eine Einschränkung der kardio-pulmonalen Kompensationsfähigkeit darf nicht bestehen. Um die Dextrandosis von 1,5 g/Kg/Tag nicht zu überschreiten, wird hier die Kombination von Dextran 60/70 mit 5% Humanalbuminlösung empfohlen.
4. Bei polyzythamischen Patienten die sich elektiv-chirurgischen Eingriffen zu unterziehen haben, sollte stets eine präoperative Hämodilution vorgenommen werden, da bei hohem Ausgangshämatokrit eine Senkung des Hämatokrits um nur 15-20 Einheiten eine drastische Verbesserung der Gewebsperfusion und der Gesamthämodynamik bewirkt.
5. Die induzierte Hämodilution wird erwartungsgemäß auch außerhalb der Chirurgie [13, 16] angewandt, da sie bislang die effektivste Methode zur Beeinflussung der Fließeigenschaften des Blutes darstellt. Die von Rieger et al. [13] initiierte Behandlung von Patienten mit arterieller Verschlußkrankheit (Stadium III/IV) durch wiederholte Hämodilution wird derzeit von mehreren angiologischen Arbeitsgruppen in der Klinik überprüft.

Literatur

1. Boon, J.C., Jesch, F., Stelter, W.J., Messmer, K.: Natriumnitroprussid-induzierte Hypotension und isovolämische Hämodilution. Langenbecks Arch. Chir., Chir. Forum 1977, 27
2. Brawley, R.K., Hauer, J.M.: Autotransfusion seminar. Surgery 84, 693-732 (1978)
3. Coburg, A.J.: Die akute normovolämische Hämodilution in klinischer Anwendung. Anaesthesiology and Reamination 104 (1977)
4. Kern, E., Klaue, P., Homann, B.: Die intraoperative maschinelle Autotransfusion bei Massivblutungen. Dtsch. med. Wschr. 102, 188 (1977)

5. Kettler, D., Hellberg, K., Klaess, G., Kontokollias, J.S., Loos, W., Vivie, R. de: Haemodynamics, oxygen demand and oxygen uptake of the heart during isovolaemic haemodilution. Anaesthesist 25, 131 (1976)
6. Luboinski, P.: Haemodilution in neurosurgical operations. Anaesthesist 25, 167 (1976)
7. Milles, G., Langston, H.T., Dalessandro, E.: Autologous transfusions. Thomas: Springfield/Ill. 1971
8. Meßmer, K.: Hemodilution. Sirg. Clin. North Am. 55, 659 (1975)
9. Meßmer, K.: Surgery under hemodilution – Postoperative autoblood transfusion. Med. Postgraduates (Tokyo) 15, 1, 1977
10. Meßmer, K., Ott, E., Martin, E.: Purpose, means and limitations of hemodilution. Med. Postgraduates (Tokyo) 16, 1-20 (1978)
11. Nillius, A.: Hemodilution as protection against lung embolism following hip surgery. Swedish Med. Ass. Ann. Meeting, November 1977
12. Race, C., Dedichem, H., Schenk, W.G. jr.: Regional blood flow during dextran induced normovolemic hemodilution in the dog. J. Thorac. Cardiovas. Surg. 53, 578 (1967)
13. Rieger, H., Leye, A., Schmid-Schönbein, H., Schoop, W., Schneider, R., Malotta, H.: In: Diabet. Angiopathien. K. Alexander, M. Cachovan (Hrsg.) Isovolämische Hämodilution bei peripherer arterieller Verschlußkrankheit. Konzepte, Methoden und vorläufige Ergebnisse. Bd. 354. Witzstrock: Baden-Baden 1977
14. Rosberg, B., Åhlberg, A., Willings, A., Udén, A.: Acta Univ. Upsaliensis, Symp. Univ. Upsaliensis. Hemodilution in total hip replacement surgery. Ann. Quingentesimum Celebrantis 3, 111 (1977)
15. Thiess, J.: Zur Behandlung der extrauterinen Gravidität. Zbl. Gynaek. 38, 1191 (1914)
16. Zink, R.A.: Hämodilution bei Hochgebirgsexpeditionen als Erfrierungsprophylaxe. Ärztl. Praxis 18, 873 (1977)

Indikationen und Technik der intraoperativen maschinellen Autotransfusion in der Chirurgie

P. Klaue

Erste Transfusionen von körpereigenem Blut wurden bereits 1818 von Blundell durchgeführt. Aber erst die technischen Fortschritte im Rahmen der Entwicklung der Herzchirurgie, die Cardiotomiereservoire, Silikonschlauchsysteme, Rollenpumpen, Coronarsauger und Filter hervorbrachten, ermöglichten die Entwicklung brauchbarer Apparaturen.

Das erste und bis heute wohl noch verbreiteste ist das Bentley-System, das 1968 von Klebanoff in den USA erstmals eingesetzt wurde.

Hier wird das Blut mittels einer Rollenpumpe in ein 2 l fassendes Reservoir gesaugt und bei Bedarf gleichzeitig zurück in den Patienten gepumpt. Dabei ist die Saugleistung lediglich durch das Fassungsvermögen des Reservoirs begrenzt. Durch Abklemmung des Entlüftungsschlauches kann Überdruck erzeugt werden, der eine bisher unerreichte massive Volumenzufuhr erlaubt, die nur durch die Kapazität der venösen Zugänge, an die die 2 Infusionslinien angeschlossen sind, beschränkt wird [4].

Um einige diesem System innewohnende Gefahrenquellen auszuschalten, sowie um die Kosten zu senken, wurde die sogenannte Sorensen-Einheit entwickelt, die hier stellvertretend für einige ähnliche neue Entwicklungen beschrieben werden soll. Dabei wird Blut in einen Plastikbeutel aspiriert, der sich in einem festen Behälter befindet, der an Vakuumsog angeschlossen ist. Diese bis zu 1200 ml fassenden Beutel werden dann entnommen und das Blut in konventioneller Weise retransfundiert. Das Antikoagulans wird durch spezielle Konstruktionen des Saugers nach dem Venturi-Prinzip im richtigen Mischungsverhältnis mit angesaugt. Bei diesem System ist eine Luftembolie ausgeschlossen, die Dosierung des Citratstabilisators ist genauer und die Traumatisierung des Blutes geringer. Allerdings bereitet die theoretisch gute Lösung der Citratzugabe über den Sauger in der Praxis noch technische Probleme. Wegen der eingeschränkten Retransfusionskapazität ist das Verfahren zur Versorgung massiver Blutungen weniger geeignet [5].

Die jüngste Entwicklung stellt das sogenannte Haemonetics-System dar. Hier wird wieder mit Vakuumsog Blut in ein Cardiotomierreservoir gesaugt, zusammen mit im Beitropf angeschlossener Heparinlösung. Anschließend wird es in einem Zell-Separator durch Zentrifugieren und Waschung von freiem Haemoglobin, Fibrinspaltprodukten, Zelltrümmern und Antikoagulans befreit. Mittels Rollenpumpe gelangt es in Transfusionsbeutel und wird von dort wiederum in konventioneller Weise transfundiert. Der Patient erhält so ein gewaschenes Erykonzentrat mit einem Haematokrit von 50 bis 60%. Wiederum ist die Gefahr der Luftembolie völlig ausgeschlossen. Zusätzlich werden erstmals auch die Haemolyse und die Ingangsetzung einer Verbrauchskoagulopathie verhütet sowie die mögliche Überdosierung von Antikoagulantien. Die Retransfusionskapazität ist jedoch durch den zeitraubenden Vorgang des Zentrifugierens und Waschens erheblich eingeschränkt. In dieser Form kann die maschinelle Autotransfusion in Zukunft jedoch eine echte Alternative zur Haemodilution darstellen [1]. In den meisten Zentren beschränkt sich die Erfahrung vorerst jedoch noch auf das erstgenannte Bentley-System.

Die Indikationen zur maschinellen Autotransfusion stellen in der Abdominalchirurgie intraoperative Blutungskomplikationen, insbesondere bei Leberresektionen sowie Relaparotomien bei Nachblutungen dar. In der Gefäßchirurgie ist die venöse ileofemorale Thrombektomie eine ideale Indikation. Hinzu kommen rupturierte Aortenaneurysmen sowie intraoperative Blutungskomplikationen. In der Traumatologie stellen intraabdominelle oder retroperitoneale Organ- oder Gefäßläsionen bzw. der Haematothorax die wichtigsten Indikationen dar (Tabelle 1).

Als Kontraindikationen gelten die Kontamination des Blutes, entweder durch Eröffnung des Magen-Darm-Traktes oder durch eitrige Prozesse und die Resektion von malignen Tumoren. Alle Autoren sind sich jedoch darüber einig, daß diese Kontraindikationen bei lebensbedrohlicher Blutung nur relativ sind. In Übereinstimmung mit amerikanischen Autoren [2] sind

Tabelle 1. Indikationen zur maschinellen Autotransfusion in der Chirurgie

Abdominalchirurgie
intraop. Blutungskompl.
Relap. bei Nachblutung
Gefäßchirurgie
Ileo-femorale Thrombektomie
rupt. Aortenaneurysma
intraop. Blutungskompl.
Traumatologie
intraabd. Organ- o. Gefäßlaesionen
retroperitoneale Organ- o. Gefäßlaesionen
Haematothorax

wir der Meinung, daß Beimengungen von Urin oder Galle völlig zu vernachlässigen sind und daß die Verunreinigung durch Darminhalt ebenfalls keine vitale Gefährdung darstellt. Bei Blutverlusten unter 1 l erscheint der Einsatz des Gerätes aus Kostengründen nicht sinnvoll.

Ist die Indikation zur maschinellen Autotransfusion gestellt, so sind zwei Dinge praeoperativ zu beachten:

1. Die praeoperative Massivtransfusion, um möglichst zum Operationsbeginn wieder meßbaren Blutdruck herzustellen, muß entfallen. Der Patient wird sonst evtl. überfüllt und das zu Operationsbeginn abgesaugte Blut kann möglicherweise nicht ohne Gefahr der Rechtsherzüberbelastung retransfundiert werden.
2. Auf der anderen Seite darf in keinem Fall im Vertrauen auf die Möglichkeiten der Autotransfusion die Vorbereitung von gekreuzten Blutkonserven unterlassen werden. Die zusätzlichen Blutverluste über den Wandsauger, in Tücher und Tupfer sowie durch die Haemolyse und aus Begleitverletzungen werden nicht selten unterschätzt.

Ältere Blutungen im Abdomen oder Thorax enthalten kein Fibrinogen mehr. Das in diesen Fällen initial abgesaugte Blut gerinnt also nicht. Im weiteren Verlauf der Operation mischt sich dazu jedoch frisches Blut, so daß es zur Verstopfung der Filter im System kommt. Dasselbe gilt für die frische Blutung während intraoperativer Komplikationen. Aus diesem Grund muß eine Antikoagulation durchgeführt werden. Dies geschieht nur bei gefäßchirurgischen Operationen mit Heparin in der Dosierung von 300 IE pro kg. Aber auch hier muß z.B. nach Einnähen der Gefäßprothese die Neutralisation mit Protaminsulfat erfolgen und die weitere Antikoagulation dann durch Zugabe von Citratstabilisator durchgeführt werden. Ebenso soll in allen anderen Situationen, vor allem aber bei den traumatischen Blutungen, Citrat verwendet werden. Hier darf auf keinen Fall eine volle Heparinisierung durchgeführt werden, da die Gefahr der Verblutung aus Begleitverletzungen, insbesondere bei Schädel-Hirn-Trauma, Frakturen und Lungenparenchymverletzungen, besteht. Das Citrat wird bei Verwendung des Bentley-Systems nach Anweisung des die Autotransfusionsmaschine überwachenden Assistenten vom Chirurgen portioniert mitangesaugt in einer Dosierung von 70 bis 100 ml pro 500 ml Blut [3].

Folgende technische Hinweise sind bei intraabdominellen Blutungen noch zu beachten:

Um beim massiven Haemoperitoneum unnötige Blutverluste durch seitliches Abfließen des Blutes in die Abdecktücher unmittelbar nach Eröffnung der freien Bauchhöhle zu vermeiden, wird die Verwendung einer Plastikfolie zum Abdecken des Operationsfeldes empfohlen. Weiterhin sollte der Patient leicht nach einer Seite gekippt werden. Wird nun eine Nierenschale an die mit der Folie abgedeckte Bauchdecke unterhalb der Inzision gepreßt, so kann das im Schwall herausfließende Blut ohne Verlust und schonend aus der Schale abgesaugt werden. Bei Nichtbeachtung dieser Empfehlung können bei prall mit Blut gefüllten Abdomen schnell 1-2 l Blut verloren gehen. Als nächstes wird dann weiter Blut aus dem Abdomen abgesaugt, bis klare Übersicht über die Blutungsquelle herrscht und diese vorläufig durch Kompression unter Kontrolle gebracht werden kann. Dann wird das verbleibende Blut, insbesondere aus dem Douglas'schen Raum und beidseits subphrenisch abgesaugt. Dabei wird auf evtl. Eröffnung des Magen-Darm-Traktes geachtet. Besteht vitale Indikation zur Retransfusion, so muß das Blut ungeachtet einer möglichen Kontamination ohnehin sofort zurückgegeben werden. Bei weniger massiven Blutungen wird es in dem 2 l fassenden Reservoir gehalten und erst nach Ausschluß einer Verunreinigung retransfundiert

Um die Traumatisierung des Blutes so gering wie möglich zu halten, muß beim Ansaugen immer darauf geachtet werden, daß aus einem See aspiriert wird, ohne schlürfende Luftbeimengung. Weiterhin muß die Pumpe immer mit möglichst niedriger Drehzahl gefahren und so oft wie möglich abgestellt werden.

Die mit der maschinellen Autotransfusion durch das Bentley-System unmittelbar verbundenen typischen Gefahren sind die Haemolyse, die Gerinnungsstörung und die Luftembolie. Die Haemolyse kann durch die oben beschriebene Saugtechnik und durch aufmerksame Bedienung der Pumpe gering gehalten werden. Bei der Sorensen-Einheit ist sie durch Einsatz des Vakuumsaugers und konventionelle Retransfusion etwas geringer. Beim Haemonetics-System kann sie völlig vernachlässigt werden, da das freie Serum-Haemoglobin ja durch Zentrifugieren und Waschen beseitigt wird.

Die Gerinnungsstörung ist vor allem abhängig vom umgesetzten Volumen und kann durch die Technik weniger beeinflußt werden. Jedoch führt traumatisches Saugen und ständiges Inganghalten der Pumpe mit unnötig hohen Drehzahlen zur Steigerung des Verlustes von Fibrinogen und Thrombozyten. Beim Haemonetics-System verhindert die Beseitung von gerinnungsaktiven Substanzen die Entwicklung einer systeminduzierten Verbrauchskoagulopathie. Die Luftembolie droht bei Überdruck auf leerem Reservoir, weshalb beim Bentley-System ein optisches und akustisches Warnsignal, welches durch eine Fotozelle gesteuert wird, eingebaut ist. Diese Signale sind jedoch nicht sehr stark, und können leicht überhört oder übersehen werden. Weiterhin kann ein Koagel in der Fotozelle bei leerem Reservoir den Warnmechanismus außer Kraft setzen. Noch größer ist die Gefahr, wenn bei vollem Reservoir Koagel die Filter in den Infusionslinien verstopfen, so daß bei Überdruck Luft in den Patienten gepreßt wird. Aus all diesen Gründen ist beim Bentley-System die ständige Überwachung des Gerätes durch eine ausschließlich dafür abgestellte Person, am besten ein Cardiotechniker, oberstes Gebot. Dies gilt nicht für die beiden anderen beschriebenen Systeme. Durch das geschilderte Vorgehen hatten wir selbst jedoch beim Bentley-System keine solche Komplikation zu beklagen.

Betrachtet man die Indikationen zur maschinellen Autotransfusion der Chirurgischen Univ.-Klinik Würzburg und die entsprechenden umgesetzten Volumina (Tabelle 2), so erhebt

Tabelle 2. Indikationen zur maschinellen Autotransfusion bei 69 Patienten der Chir. Univ. Klinik Würzburg

		Patienten	IAT-Vol.
Abdominalchirurgie		7	
davon Leberresekt.	3		67,7 l
Gefäßchirurgie		19	
davon Aneurysma	5		99,6 l
Thrombekt.	4		
Traumatologie		43	
davon Leberruptur	17		
Milzruptur	17		293,7 l
Hämatothorax	4		
Total		69	461,0 l

sich die Frage, wie es zu derartigen Blutungen kommen kann, die Retransfusionen von über 20 l notwendig machen. Die größten Volumina fielen besonders in der Traumatologie an. Dort führen zwei Gründe zu Massivtransfusionen:

1. Verzögerte Indikationsstellung mit entsprechend langer praeoperativer Massivtransfusion und der sich schließlich entwickelnden Gerinnungsstörung sowie irreversiblem haemorrhagischem Schock.

2. Letale Massivblutungen, die nur dank dem modernen Rettungswesen die Klinik noch lebend erreichen, und bei denen eine Blutstillung natürlich nicht unversucht bleiben darf.

Bei den intraoperativen Blutungskomplikationen in der Abdominal- bzw. Gefäßchirurgie handelte es sich meist um schwere Blutungen in unübersichtlichem Gebiet, was das gefahrlose Ansetzen von Klemmen nicht möglich machte. Einige Male lagen Gefäßanomalien wie arteriovenöse Fisteln vor oder es handelte sich um schwer zu versorgende Läsionen der Vena cava.

Bei derart massiven Blutungen bietet die maschinelle Autotransfusion mit dem Bentley-System erhebliche Vorteile. Als erstes ist die sofortige Verfügbarkeit von Blut zu nennen, die gerade bei ausgebluteten Patienten im tiefsten haemorrhagischen Schock die unverzügliche Operation zur Blutstillung bei gleichzeitiger Volumenzufuhr erlaubt, ohne daß ungekreuzte, kalte Blutkonserven gegeben werden müssen.

Unerreicht ist aber vor allem die Effizienz bei der Volumenzufuhr, die allerdings nur beim Bentley-System und nicht bei den anderen Apparaten gegeben ist. Abgesehen davon, daß mancher Patient dieser enormen Retransfusionskapazität sein Leben verdankt, bringt sie eine bisher bei katastrophalen Massivblutungen unbekannte Ruhe in den Operationssaal.

Die Einsparung homologer Blutkonserven, ursprünglich wichtigster Grund für die Entwicklung der Methode, wird absichtlich erst an dritter Stelle genannt, da die beiden erstgenannten Vorteile bisher noch eindrücklicher waren. Der Mangel an Blutkonserven ist sicher regional unterschiedlich, wird aber voraussichtlich in Zukunft überall deutlicher werden. Am effektivsten werden die Blutbanken entlastet, wenn Patienten mit letalen Verletzungen und massiven Blutungen versorgt werden, wobei das Ausmaß erst während der Operation erkannt werden kann. In dieser Situation haben wir früher nicht selten bis zu 40 Blutkonserven verbraucht, bis die Bemühungen um eine Blutstillung eingestellt werden mußten. Im Würzburger Krankengut verstarben 17 Patienten während maschineller Autotransfusion in tabula an unstillbaren Blutungen, z.B. totaler Leberberstung, bei praeoperativ bereits vorhandener massiver Gerinnungsstörung und irreversiblem haemorrhagischem Schock oder an tödlichen Begleitverletzungen, wie schweren Lungenzerreißungen oder Schädel-Hirn-Trauma. In dieser Gruppe wurden insgesamt 170 l Blut abgesaugt und retransfundiert. Bei den meisten dieser Patienten wurden nur wenige Blutkonserven gebraucht.

Seltener sind vorerst noch die Fälle, bei denen die Gabe von homologen Blutkonserven dank der maschinellen Autotransfusion ganz unterbleiben kann. In unserem Krankengut war dies bei 11 Patienten der Fall, die insgesamt 18 l eigenen Blutes retransfundiert erhielten. Am häufigsten ist dies bei Thrombektomien und bei isolierter Organruptur, meist der Milz, möglich. Noch geringer ist die Zahl der Fälle, bei denen akuter Mangel an Konservenblut den Einsatz des Autotransfusionssystems besonders vorteilhaft macht. Bei unseren 69 Patienten war dies immerhin sechsmal der Fall, wobei dennoch 2-mal nicht gruppengleiches Blut gegeben werden mußte.

Schließlich sei ganz am Rande noch erwähnt, daß einige Zeugen Jehovas immerhin die maschinelle Autotransfusion akzeptieren.

Eine wesentlich bessere Qualität des autotransfundierten Blutes im Vergleich mit Konservenblut darf allerdings nur angenommen werden, wenn nicht prae- und intraoperativ massive Transfusionen von homologem Blut notwendig sind. Nur dann kann auch das Hepatitisrisiko ganz ausgeschaltet werden.

Abschließend läßt sich sagen, daß vor allem die ileofemorale Thrombektomie, aber auch die isolierte Milzruptur und der Haematothorax ideale Indikationen zur maschinellen Autotransfusion darstellen. Hier kann am ehesten evtl. auf die Gabe von homologen Blutkonserven verzichtet werden. Entscheidenden Gewinn bringt das Verfahren weiterhin bei den leider immer häufiger werdenden Patienten mit letalen Verletzungen, wenn auch nur im Sinne einer Entlastung der Blutbanken.

Weniger deutlich werden die Vorteile, wenn gleichzeitig noch massiv transfundiert werden muß und mit zunehmendem Umsatz eine Gerinnungsstörung entsteht, die eine kostspielige Substitution unumgänglich macht. Auf der anderen Seite erscheint aus Kostengründen der Einsatz des Gerätes nicht sinnvoll, wenn weniger als 1 l Blut gewonnen werden kann.

Die maschinelle Autotransfusion hat die Versorgung massiver Blutungen entscheidend vereinfacht und einige Patienten verdanken sicherlich ausschließlich der Methode ihr Leben. Die immer noch erforderlichen weiteren technischen Verbesserungen [6] der derzeit erhältlichen

Geräte werden nur dann zu erwarten sein, wenn die Methode vermehrt als bisher eingesetzt wird, wozu hier abschließend nachdrücklich ermuntert werden soll.

Literatur

1. Cona, J.: Autotransfusion: Current status. Med. Instrum. 11, 341 (1977)
2. Glover, L.L., Smith, R., Yaw, P.B.: Autotransfusion of Blood Contaminated by Intestinal Contents. JACEP 7, 142 (1978)
3. Kern, E., Klaue, P., Homann, B.: Die intraoperative maschinelle Autotransfusion bei Massivblutungen. Dtsch. med. Wschr. 102, 188 (1977)
4. Klaue, P., Homann, B., Sperling, M.: Intraoperative maschinelle Autotransfusion. Chirurg 48, 22 (1977)
5. Koch, V.L., Defore, W.W., Mattox, K.L.: A Practical Method of Autotransfusion in the Emergency Room. Amer. J. Surg. 133, 770 (1977)
6. Raines, J., Buth, J., Brewster, D.C., Darling, R.C.: Intraoperative Autotransfusion: Equipment, Protocols, and Guidlines. J. Trauma 16, 616 (1976)

Reaktionen des Organismus auf eine Autotransfusion

B. Homann

Die maschinelle intraoperative Autotransfusion bedeutet oft eine lebensrettende Maßnahme für den Patienten.

In jeder Variation [7] bewirkt sie eine Entlastung des Anaesthesisten: selbst umfangreiche Blutverluste werden aufgefangen und umgehend dem Patienten zurückgegeben.

Es entfällt die Überwachung vieler „Drucktransfusionen" sowie das Problem ausreichenden Nachschubs von Fremdkonserven.

Dennoch gilt es, neue, unmittelbar für oder durch die Autotransfusion bedingte Reaktionen des Organismus zu erkennen und zu therapieren [4-7].

Die Indikation zur Autotransfusion [2, 3, 7, 9, 10, 11, 13-15] ergibt sich aus der akuten Blutung oder der seltenen Blutgruppe des Patienten (Tabelle 1). Meist handelt es sich um unerwartete Komplikationen [2, 7] bei geplanten Operationen, um die Versorgung spontan rupturierter Organe [3, 7, 11] oder von Unfallverletzten [7, 13]. Dabei erfordert die Narkoseführung keine Besonderheiten. Alle Patienten erhalten präoperativ i.v. 2500 IE Heparin. Die medikamentöse und Infusionstherapie verlaufen in üblicher Weise. Die operative Versorgung von erheblichen Blutungen in Körperhöhlen darf erst nach dem Start der Kreuzproben für Fremdblut begonnen werden. Sie muß vor einer kompletten Auffüllung des Kreislaufs mit Expander, Proteinlösung und Fremdblut liegen, um eine Übertransfusion zu Anfang der Autotransfusion zu vermeiden. Im Verlauf ersetzen zusätzliche Fremdtransfusionen nicht auffangbare Verluste in andere Sauger, Tupfer, Tücher und weitere Verletzungen.

Tabelle 1. Indikation, Narkoseführung, Antikoagulation bei der Autotransfusion

Indikation	akute Blutung	
	bei seltener Blutgruppe	
	intraoperativer Blutungskomplikation	
	Gefäßoperation	
	traumatischer Organverletzung (z.B. Leber, Milz, Gefäß, Thorax)	
	gynaekologischen und orthopaedischen Operationen	
Narkoseführung	alle gängigen Verfahren	
	Infusionstherapie:	
	Zusätzlicher Blutersatz für Verluste in Tupfer, Tücher, Fußboden, Sauger.	
	Postoperative Beatmung:	
	bei langer OP-Dauer	
	bei schwerer Thoraxverletzung	
Antikoagulation	2500 i.E. Heparin i.v.	
	bei Gefäßoperationen	+ 300 i.E. Hep./kg KG
	bei Blutungskomplikation bei traumatischer Blutung	pro 500 ml Blut: + 70-100 ml Citrat

Die Autotransfusion stellt keine Indikation für eine Überleitung der Narkose in eine Respiratortherapie dar [4].

Diese wird erst nach besonders langen Operationen oder bei direkten gravierenden Thoraxverletzungen notwendig [4].

Für die Autotransfusion wird das aspirierte Patientenblut mit Heparin (300 IE/kg KG i.V.) oder Konservenstabilisator (portioniert als Zusatz 1:5) antikoaguliert [4, 6].

Bei Zitratzusatz beobachteten wir unter der Massivtransfusion im Gegensatz zu einer Heparinantikoagulation gelegentlich EKG-Veränderungen wie Herzrhythmusstörungen, Bradykardien und QT-Verlängerungen. Diese verschwanden unter Calcium-Gluconat-Injektion. Im Tierexperiment konnten wir unter gleichen Bedingungen eine erhebliche Abnahme des ionisierten Calciums nachweisen (Tabelle 2). Aus diesem Grunde entschieden wir uns dafür, bei der Massivautotransfusion die kleinstmögliche Citratdosis, nämlich 70 ml/500 ml Blut bis zu einem Umsatz von 5000 ml anzuwenden und dann auf weitere Zugaben zu verzichten.

Tabelle 2. Kreislaufreaktion auf eine Autotransfusion

Kreislauf	Auswirkung	Therapie
	RR↑↑	∅
	Pulsfrequenz↓	∅
	ZVD↑↑↑	u.U. Drosselung der Geschwindigkeit der Pumpe
	EKG-Veränderungen bei Citrat	Ca^{++}-Injektion

Unter der Autotransfusion steigt der Blutdruck rasch an und die Pulsfrequenz nimmt ab.

In Einzelfällen entwickelte sich bei Patienten mit erheblicher kardialer Vorschädigung unter der Druck-Autotransfusion eine steile Zunahme des Venendrucks [6]. Sie war stets sofort mit der Drosselung der Pumpgeschwindigkeit behoben.

Ein Lungenoedem oder eine cardiale Dekompensation wurden nicht beobachtet (Tabelle 3).

Tabelle 3. Lungenfunktion nach einer Autotransfusion

Lungenfunktion	Auswirkung	Therapie
	postoperative Acidose	Ausgleich
	keine Diffusionsstörung	∅
	keine Insuffizienz	∅

In der ersten Phase der Autotransfusion tritt bei dem Patienten häufiger ein „flush" auf. Andere Zeichen einer möglichen Allergie gegenüber einer Eigenblutinfusion, z.B. ein Bronchospasmus, wurden nicht beobachtet.

Bei der Überprüfung der Röntgenbilder und der Blutgasanalysen nach einer Autotransfusion ergaben sich keine gravierenden Befunde. Postoperativ bestand meist noch eine Acidose, die leicht erklärbar ist aus der Kombination von Schockgeschehen und Zitratzufuhr. Sie wurde stets medikamentös ausgeglichen. In Übereinstimmung mit der Literatur [1, 9, 13] beobachteten wir trotz eines Eigenblutumsatzes bis 25 l in keinem Fall eine Schocklunge. Damit erweist sich die Autotransfusion der herkömmlichen Methode des Blutersatzes auch dann überlegen, wenn gleichzeitig eine Massivtransfusion mit Fremdblut nötig wurde.

Die langsame Reinfusion kleiner Volumina zwischen 3 und 5 l wurde stets komplikationslos vertragen. Mit einem Umsatz ab 5 l nimmt die Belastung für den Organismus jedoch zu: bei weiter bestehender hypotoner Kreislauflage mit Azidose und gestörter Mikroperfusion werden die systeminduzierten Veränderungen des Patientenblutes, nämlich verminderte Gerinnbarkeit und Haemolyse wirksam. In diesem Zusammenhang ist die Leber zu erwähnen als Organ für die Proteinsynthese. Dabei ist natürlich auch das Ausmaß einer Zerstörung nach Trauma zu berücksichtigen. Dennoch wird die Autotransfusion erstaunlich gut vertragen.

Die Leber als Entgiftungszentrale des Organismus wurde im Hinblick auf ihre zelluläre Funktion, das RES und die Syntheseleistung untersucht (Tabelle 4).

Es fanden sich vorübergehend sehr hohe Transaminasewerte, die auch durch mechanische Zerstörung von Erythrozyten mitbeeinflußt wurden und die am 3. p.o. Tag wieder abnahmen.

Tabelle 4. Leberfunktion nach einer Autotransfusion. a) Leberfermente, b) Syntheseleistung im Bereich der plasmatischen Gerinnungsfaktoren, c) Syntheseleistung im Bereich der Plasmaproteine

Leberfunktion	Auswirkung	Therapie
	postoperative Transaminasen↑ Ikterus↑	∅ Spontanremission bis zum 3. postoperativen Tag
Blutgerinnung	Dauerinfusion mit 15 000 i.E. Heparin/24 Std	
	Auswirkung	Therapie
	Thrombocyten↓	∅
	F I ↓ ←	→ Fibrinogen
	F V ↓ ← F XIII ↓ ←	Frischplasma
	Fibrinolyse	Amcha 500 mg i.v./6 Std
Proteinsynthese	Auswirkung	Therapie
	kein Postoperations- Postaggressions- -Syndrom	∅

Erwartungsgemäß wiesen γGT und alkalische Phosphatase nach einer Woche die höchsten Meßwerte auf.

Die GLDH zeigte individuell erhebliche Unterschiede ohne Korrelation zum Verlauf. Im Sinne einer abgelaufenen, kurzfristigen RES-Blockade nahm das Bilirubin für 24 Std zu. Stiegen Transaminasen und Bilirubin auch nach 1 Woche noch, so lagen stets andere Ursachen als die Autotransfusion zugrunde. Der Vergleich der Meßdaten von Patienten mit gleicher Grundkrankheit, die ohne Autotransfusion operiert wurden, ergab zwar in den ersten Tagen pathologische Werte für die IAT-Gruppe. Am 7. p.o. Tag fand sich eine Umkehr der Daten.

Die Ergebnisse beweisen, daß die Autotransfusion auch bei gleichzeitig verletzter Leber keine dauerhafte Leberzellschädigung oder RES-Blockade bewirkte.

Ebenso verhält es sich mit der Syntheseleistung der Leber, erkennbar an den Reaktionen im Spektrum der plasmatischen Gerinnungsfaktoren und der Plasmaproteine.

Zuerst zu Fragen der Blutgerinnung.

Unter der Autotransfusion steigender Volumina nehmen durch mechanische Zerstörung bei wiederholter Systempassage Erythrozyten und Thrombozyten ab [2, 4, 6, 13, 14]. Gleichzeitig zerfällt Fibrinogen in Spaltprodukte [2, 4, 6, 13, 14]. Es entsteht eine verminderte Gerinnbarkeit des Blutes mit vermehrtem Verbrauch von F V und F XIII.

Nach unseren Erfahrungen erreichen diese Veränderungen von einem Umsatz von 3500 ml an bei zurückliegender Blutung oder von 5000 ml an bei frischer Blutung ein therapiebedürftiges Ausmaß. Frischplasma (je 3 E), AMCHA (0,5 g) und Humanfibrinogen (3 g) erwiesen sich, gelegentlich z.B. am OP-Ende als Wiederholung verabreicht, als zur Substitution ausreichend [4]. Cohn I-Fraktion oder Prothrombinkomplex werden heute nur noch bei kompletter Leberzertrümmerung verabreicht.

Eine Thrombozytensubstitution war auch bei extremer Abnahme unnötig: bereits nach 24 Std bestand ausreichende Neubildung. Am 3. p.o. Tag lagen die plasmatischen Gerinnungsfaktoren im Normbereich, F I und Thrombozyten doppelt so hoch [4]. So erwies sich die mäßige Zufuhr gerinnungsaktiver Substitutionspräparate unter gleichzeitigem Heparinschutz (10 000 IE/12 Std als Infusion) gerechtfertigt: in der Leber blieb der Anreiz zu rascher „Faktoren"-Neubildung erhalten.

Auch die nicht gerinnungsaktiven Plasmaproteine geben Auskunft über die Leistungsfähigkeit der Leber [12].

Eine verminderte Synthese zerstört den kolloid-osmotischen Druck, den Transport von Ionen, Lipiden, Hormonen und Pharmaka sowie die Infektabwehr [12].

Das „Postoperations-Postaggressions-Syndrom" [8] charakterisiert ein typisches Verteilungsmuster spezieller Proteine zwischen dem 3. und 5. p.o. Tag nach Operation, Schock und Stress. Dieses beinhaltet eine Abnahme der Carrierproteine, des Komplementsystems, des C_3-Aktivators und der Cholinesterase sowie eine Zunahme des CRP, der Akutphasen-Proteine und des β_2-Mikroglobulins. Für den Patienten bedeutet dies eine verminderte Abwehrlage gegenüber Infekten. Bei Autotransfundierten kam es nicht zum Vollbild des Postoperations-Postaggressions-Syndroms [5]. Diese Beobachtung erscheint im Hinblick auf die Abwehrlage des Organismus begrüßenswert.

Die zweite, wichtige, systeminduzierte Veränderung des autotransfundierten Patientenblutes (Tabelle 5) ist die Haemolyse [2, 4, 6, 13, 14]. Ihr Ausmaß hängt vom Alter der Blutung und wesentlich von der Aspirationstechnik ab [4, 6, 7], weniger aber vom umgesetzten Volumen.

Tabelle 5. Haemolyse und Nierenfunktion nach einer Autotransfusion

Haemolyse	210 μg Dopamin/Std bei RR < 80 mm Hg	
	Auswirkung	Therapie
	freies Hb i.S. ↑ freies Hb i.U. ↑	forcierte Diurese mit 125 ml 15%igem Mannit 6 stdl
	Haptoglobin ↓ Haemopexin ↓	∅
Nierenfunktion	Auswirkung	Therapie
	Kreatinin ↑	forcierte Diurese
	keine Einschränkung der Funktion	∅

Die Beseitigung des angefallenen freien Haemoglobins im Serum erfolgt durch Ausscheidung über die Nieren und zum kleineren Teil durch chemischen Umbau. Darum erhielten alle Patienten bei anhaltender Hypotonie des Kreislaufs eine Dauerinfusion mit 210 Mikrogramm Dopamin/Std zur Steigerung der Nierenperfusion.

Die 6-stündliche Zufuhr von je 125 ml Mannit 15%ig diente der forcierten Diurese.

Diese Maßnahmen bewirkten in allen Fällen innerhalb der ersten 24 Std eine komplette Entfärbung von Serum und Urin [4]. Erst nach 48 Std hingegen war der chemische Umbau der dissoziierten Anteile freien Haemoglobins im Serum abgeschlossen, erkennbar an der Zunahme der Meßwerte für die Proteine Haemopexin und Haptoglobin [4]. Dabei war die Abnahme des Haemopexins, das sich mit dem Haemanteil verbindet und diesen für die Erythropoese ins Knochenmark transportiert [2], kurzfristig und weniger ausgeprägt als diejenige von Haptoglobin, das sich an den Globinanteil koppelt und diesen unter Selbstzerstörung in die Leber führt [4, 12]. Entsprechend wies Haptoglobin nach 1 Woche eine überschießende Neubildung auf, während Haemopexin im Normbereich lag [4].

Unter den genannten Maßnahmen kam es nie zu einem Versagen der Nierenfunktion [4, 6] oder zu Dialysebedürftigkeit.

Ein flüchtiger Kreatininanstieg nach 24 Std, verbunden mit leichter Einschränkung der Clearance und einer geringen Zunahme von β_2 Mikroglobulin unterstreichen jedoch die Bedeutung dieser Maßnahmen [4, 6].

Literatur

1. Bennett, St.H., Geelhoed, G.W., Tervill, R.E., Hoye, R.C.: Pulmonary effects of autotransfused blood. Amer. J. Surg. 125, 696 (1973)
2. Bonfils-Roberts, E.A., Stutman, L., Nealon, Th.F.: Autologous blood in the treatment of intraoperative hemorrhage. Ann. Surg. 185, 321 (1977)
3. Brener, B.J., Raines, J.K., Darling, R.C.: Intraoperative autotransfusion in abdominal aortic resections. Arch. Surg. 107, 78 (1973)
4. Homann, B., Klaue, P.: Erste Erfahrungen mit der maschinellen intraoperativen Autotransfusion, 1-3. Anaesthesist 26, 606 (1977)
5. Homann, B., Kult, J., Klaue, P.: Plasmaproteine unter dem Einfluß maschineller intraoperativer Autotransfusion (IAT) bei gefäßchirurgischer und traumatischer intraabdomineller Blutung. Anaesthesie und Wiederbelebung (im Druck)
6. Klaue, P., Homann, B., Sperling, M.: Intraoperative maschinelle Autotransfusion. Chirurg 48, 22 (1977)
7. Klaue, P.: Vorreferat: Indikationen und Technik der intraoperativen maschinellen Autotransfusion in der Chirurgie
8. Kult, J., Treutlein, E., Dragoun, G.-P., Heidland, A.: Bedeutung der postoperativen Ernährung, gemessen an nieder- und hoch-molekularem Plasmaproteinen. Infusionstherapie 2, 313 (1975)
9. Langston, H.T., Milles, G., Delessandro, W.: Further experiences with autogenous blood transfusion. Ann. Surg. 158, 333 (1963)
10. North, E.R., Nelson, C.L., Lawson, N.W.: Prevention of blood loss in total hip replacement surgery by hypotensive anesthesia and intraoperative autotransfusion. Surg. Forum 26, 516 (1975)
11. Pathak, U.N., Stewart, D.B.: Autotransfusion in ruptured ectopic prognancy. Lancet I, 961 (1970)
12. Putnam, F.W.: The plasma proteins, Vol. I-III, Academic Press: London, New York 1975-1977
13. Reul, G.J., Solis, R.Th., Greenberg, S.D., Mattox, K.L.: Experience with autotransfusion in the surgical management of trauma. Surgery 76, 554 (1974)
14. Stehling, L.C., Zauder, H.L., Rogers, W.: Intraoperative autotransfusion. Anesthesiology 43, 337 (1975)
15. Wilson, J.D., Utz, D.C., Taswell, H.F.: Autotransfusion during transurethral resection of the prostate: technique and preliminary clinical evaluation. Mayo Clin. Proc. 44, 374 (1969)

Hämodilution - eine Methode für die Praxis?

R. Klose, H. Bauknecht und W. Tolksdorf

Nachdem in Deutschland Messmer, Klövekorn u.a. [5, 7, 8, 9, 12] grundlegende experimentelle Arbeiten und erste klinische Untersuchungen zur Hämodilution durchgeführt hatten, haben vor allem Peter u. Mitarb. diese Methode in weiteren umfangreichen Studien an Patienten erprobt [13, 14, 15].

Der allgemein gefaßte Begriff „Hämodilution" macht eine Definition notwendig: bei der „akuten limitierten präoperativen Hämodilution (APH)" handelt es sich um eine iatrogene Blutverdünnung durch volumengleichen Blutaustausch gegen Plasmaersatzmittel. Der Hämatokrit wird in der Regel nicht unter 25% gesenkt und am Operationstag sollte er wieder etwa 30% betragen. Entscheidend ist die Aufrechterhaltung einer Normovolämie [11].

Mit dieser iatrogenen präoperativen Anämie sollen drei Ziele erreicht werden:

1. Vermeidung bzw. Einsparung von Fremdbluttransfusionen und damit deren Komplikationen,
2. Verbesserung der rheologischen Eigenschaften des Blutes entsprechend den Zusammenhängen zwischen Hämatokrit und Gewebsperfusion [20, 21] und
3. Prophylaxe thromboembolischer Komplikationen.

Die letztgenannten beiden Ziele stellen zwar positive, wünschenswerte Effekte dar, können aber nicht als Indikation für die akute präoperative Hämodilution gelten. So läßt sich die nutritive Organdurchblutung während der Operation auch verbessern, indem zum primären Blutersatz nicht Blut, sondern unter Beachtung der Normovolämie ein Plasmaersatzmittel verwendet wird. Diese Art der Hämodilution ist allgemein üblich. Thromboembolische Komplikationen lassen sich nachweislich nicht nur durch Heparin, sondern auch durch Dextran signifikant verringern [4, 19, 22]. Für eine derartige Prophylaxe genügen aber bereits geringere Dextranmengen, eine akute präoperative Hämodilution nach der obengegebenen Definition ist dazu nicht erforderlich.

Das eigentliche Hauptziel ist somit in der Vermeidung der Fremdbluttransfusion und den damit verbundenen Risiken zu sehen. Die erwarteten Berichte über eine Einsparung von homologen Blutkonserven durch die präoperative Hämodilution [21] blieben jedoch aus, sieht man von Mitteilungen über zahlenmäßig sehr begrenzte Kollektive ab [1, 2, 12]. Auch ein Rückgang der Blutspenden und eine erhoffte Entlastung der Blutbanken sowohl in materiellem als auch in personellem Sinne [6] ist durch die Hämodilution nicht eingetreten – zumindest fehlen diesbezügliche Publikationen.

Die Frage nach der Effektivität dieses Verfahrens scheint uns daher gerechtfertigt, zumal die Hämodilution durchaus nicht ohne Risiken ist und einen gewissen Mehraufwand an qualifizierter Überwachung erfordert [10, 16, 17, 21].

Während des begrenzten Zeitraums von 48 Operationstagen haben wir bei 535 geplanten elektiven Eingriffen der Bauch-, Thorax-, Neuro- und Gefäßchirurgie – also unter Ausschluß der Urologie, Traumatologie, Orthopädie und Kinderchirurgie – die Hämodilutionsmöglichkeit geprüft (Tabelle 1). Entsprechend der Einschätzung des zu erwartenden intraoperativen Blutverlustes von 1000-2000 ml waren für eine präoperative Hämodilution zunächst 47 Patienten, entsprechend 8,8%, geeignet. Über die Art des Eingriffs gibt Tabelle 1 Auskunft. Wegen vorhandener Kontraindikationen hätten von einer Hämodilution weitere 14 Patienten (29,8%) ausgeschlossen werden müssen (Tabelle 2). Kontraindikationen bestanden vornehmlich in Form einer eingeschärnkten cardiopulmonalen Leistungsbreite und eines präoperativen Hämoglobingehaltes von weniger als 12 g%. Ein strenger Zeuge Jehovas lehnte auch die Transfusion von Eigenblut ab. Nur bei 33 Patienten, also 6,2%, wäre schließlich eine präoperative Hämodilution durchgeführt worden.

Infolge einer erst intraoperativ festgestellten Inoperabilität bzw. einer Modifikation des Operationsverfahrens wären je 2 Patienten umsonst diluiert worden (Tabelle 3). Die zwei verschobenen Eingriffe (wegen einer Umstellung des OP-Programmes) wären nach erfolgter Hämo-

Tabelle 1. Für eine präoperative Hämodilution (PHD) geeignete Eingriffe mit einem zu erwartenden Blutverlust von 1.000-2.000 ml

	n	%
Geplante Operationen (Bauch-, Thorax-, Gefäß- und Neurochirurgie)	535	100
PHD-geeignete Eingriffe	47	8,8
Oesophagus-, Magen-, Colon-Chirurgie	29	
Pankreaschirurgie	4	
Gefäßchirurgie	10	
Lungenchirurgie	1	
Neurochirurgie	2	
Splenektomie	1	

Tabelle 2. Kontraindikationen für eine präoperative Hämodilution

		n	%	%
Geplante Operationen		535	100	
PHD-geeignete Eingriffe		47	8,8	100
Kontraindikationen		14		29,8
Cardio-pulmonale Leistungsminderung	6			
HGB präop. < 12 g%	7			
Zeuge Jehovas	1			
HD durchführbar bei		33	6,2	70,2

Tabelle 3. „Schicksal" der präoperativ hämodiluierten Patienten

	n	%	%
PHD durchführbar	33	6,2	100
Geplante OP nicht durchgeführt	6		18,2
Inoperabilität 2			
Modifikation 2			
verschoben 2			
Blutverlust geringer als erwartet HGB postop. > 10 g%	17		51,5
Blutverlust höher als erwartet > 2.000 ml	3		9.1
Blutverlust wie erwartet (1.000-2.000 ml)	7	1,3	21,2

dilution sicherlich trotz organisatorischer Schwierigkeiten noch am gleichen Tage operiert worden. Dennoch sollte dies als Hinweis gelten, daß die Hämodilution gelegentlich auch mit erheblichen organisatorischen Problemen verbunden sein kann.

Bei 17 Patienten, also bei der Hälfte der diluierten Patienten, war der intraoperative Blutverlust geringer als erwartet, der postoperative Hämoglobingehalt lag deutlich über 10 g% und eine Bluttransfusion war weder intra- noch postoperativ erforderlich. Es darf aber angenommen werden, daß bei präoperativer Hämodilution und nachfolgender Retransfusion die Hämoglobinwerte höher gelegen hätten.

2 Patienten wiesen einen weit höheren Blutverlust als erwartet auf, so daß trotz Hämodilution eine Fremdbluttransfusion wahrscheinlich gewesen wären.

Am Ende dieser Auflistung kommen wir zu dem Schluß, daß bei dem untersuchten gemischten Patientengut schließlich retrospektiv nur 7 Patienten, das sind 21,2% der diluierten und 1,3% aller Patienten, sinnvoll einer präoperativen Hämodilution unterzogen worden wären.

Bei einer relativ homogenen Patientengruppe mit Hirntumoren haben wir eine präoperative Hämodilution angestrebt bzw. durchgeführt. Operationsteam und Anästhesist waren bei allen Eingriffen identisch. Von insgesamt 14 Patienten konnten 7 wegen Kontraindikationen nicht diluiert werden (Tabelle 4). Bei 4 Patienten reichte die Retransfusion des Eigenblutes nicht aus, den Hb-Gehalt über 10 g% zu halten. Zweimal war intra- und zweimal postoperativ die zusätzliche Fremdblutgabe erforderlich. 3 Patienten haben schließlich von der Hämodilution profitiert.

Tabelle 4. Präoperative Hämodilution bei neurochirurgischen Eingriffen (Hirntumoren)

PHD-geeignete Eingriffe	
Hirntumoren	14
Kontraindikationen bei	7
PHD durchgeführt bei	7
Fremdblut erforderlich bei	4
2 x intraoperativ	
2 x postoperativ	
PHD „erfolgreich"	3

Eine Beurteilung der Hämodilution kann sicherlich nicht ohne Berücksichtigung des Hauptargumentes für diese Methode erfolgen. Dieses Hauptargument war und ist die Vermeidung der „Hepatitis nach Transfusion" [1, 2, 6, 9, 13, 15]. Es werden aber häufig Hepatitis-Statistiken aus früheren Jahren mit einer Häufigkeit von 5 und mehr Prozent zitiert [2, 3, 12, 13], die heute wohl zumindest in Deutschland als überholt gelten dürfen. Die sicherlich vorhandenen qualitativen Unterschiede der Blutspendedienste erschwert zwar eine allgemeine Aussage, prägt aber doch die Einstellung der Hämodilution. Der uns versorgende DRK-Blutspendedienst von Baden-Württemberg – Blutspendezentrale Baden-Baden – weist in den vergangenen Jahren die in Tabelle 5 gezeigten Hepatitis-Quoten in Promille aus[1]. So betrug in den Jahren 1976 bzw.

Tabelle 5. Gemeldete Hepatitisfälle pro abgegebener Blutkonserve in den Jahren 1974-1977. Schwere Komplikationen nach Dextran 60/75: Schock, lebensbedrohender Spasmus glatter Muskulatur (III), Herz- und/oder Atemstillstand (IV)

(DRK-Blutspendedienst Baden-Württemberg
Blutspendezentrale Baden-Baden (Dir.: Dipl.-Chem. Dr. rer. nat. G. Fürst)

1974	1975	1976	1977
0,63 ‰	0,47 ‰	0,12 ‰	0,19 ‰
	↑ HBS-RIA ERY-Konz.		

Schwere Komplikationen (III + IV) nach Dextran 60/75 0,17 ‰ (Ring u. Messmer, 1977)

1977 die gemeldete Hepatitis-Häufigkeit 0,12 bzw. 0,19 ‰. Trotz der bekannten Problematik einer jeden Hepatitis-Statistik – auf die hier nicht näher eingegangen werden kann – sei der Vergleich mit der Komplikationsrate bei körperfremden Kolloiden erlaubt. Nach den Untersuchungen von Ring u. Messmer [18] treten immerhin in der gleichen Größenordnung (0,17 ‰) schwere Komplikationen nach Dextran 60/75 auf.

[1] Herrn Dr. Unger vom DRK-Blutspendedienst, Blutzentrale Baden-Baden (Dir.: Dipl.-Chem. Dr. rer. nat. G. Fürst) danke ich für die Mitteilung dieser Zahlen

Aufgrund unserer Erfahrungen an dem dargestellten Patientengut sind wir zu der Auffassung gelangt, daß die präoperative Hämodilution zunächst nur einem ganz geringen Teil des operativen Krankengutes Vorteile bringen kann. Die Komplikationen der Fremdbluttransfusion konnten – zumindest in unserem Bereich – durch verbesserte Spenderauswahl und Einführung der Erythrozytenkonzentrate deutlich vermindert werden, dadurch erhalten die auch bei der Hämodilution vorhandenen Risiken ein größeres Gewicht. Die Hämodilution erscheint uns aus diesen Gründen kein Routineverfahren für die Praxis. Der große Wert der Hämodilution-Studien liegt unseres Erachtens darin, daß sie zu einer kritischeren Indikationsstellung zur Bluttransfusion erzogen und damit indirekt zu einer Fremdbluteinsparung geführt haben.

Literatur

1. Coburg, A.J., Husen, K., Pichlmayr, I.: Kreislaufreaktionen bei Hämodilution. Anaesthesist 25, 150 (1976)
2. Coburg, A.J.: Die akute normovolämische Hämodilution in klinischer Anwendung. Anaesthesiologie und Wiederbelebung, Bd. 104. Springer: Berlin, Heidelberg, New York 1977
3. Creutzfeld, W., Severidt, H.-J., Schmitt, H., Gallasch, E., Arndt, H.J., Brachmann, H., Schmidt, G., Tschaepe, U.: Untersuchungen über Häufigkeit und Verlauf der ikterischen und anikterischen Transfusionshepatitis. Dtsch. med. Wschr. 91, 1813 (1966)
4. Gruber, U.F., Sturm, V., Rem, J., Schaub, N., Rittmann, W.W.: The present state of prevention of postoperative thromboembolic complications. In: K. Messmer, H. Schmid-Schönbein (Hrsg.) International Hemodilution. Biblio. Haemat. 41, 98 (1975)
5. Kloevekorn, W.P., Laus, H., Pilon, R.N., Anderson, W.P., MacCallum, J.R., Moore, F.D.: Effects of acute hemodilution in man. Eur. Surg. Res. 5, 27 (1973)
6. Meissner, von, F., Müller-Wiefel, H., Drüge, H., Uddin, N., Wirtz, H.J., Bernhard, A.: Klinische Erfahrungen beim Einsatz der induzierten präoperativen Hämodilution in der Gefäßchirurgie. Anaesthesist 25, 161 (1976)
7. Messmer, K., Lewis, D.H., Sunder-Plasmann, L., Kloevekorn, W.P., Mendler, N., Holper, K.: Acute normovolemic hemodilution. Changes of central hemodynamics and microcirculatory flow in skeletal muscle. Eur. Surg. Res. 4, 55 (1972)
8. Messmer, K.: Hemodilution. Surg. Clin. North Am. 55, 659 (1975)
9. Messmer, K.: Die Grundlagen der akuten präoperativen Hämodilution und Autotransfusion. In: Indikation, Wirkung und Nebenwirkung kolloidaler Volumenersatzmittel. Klinische Anästhesiologie und Intensivtherapie Bd. 9. Springer: Berlin, Heidelberg, New York 1975
10. Messmer, K.: Hämodilution. Editorial. Anaesthesist 25, 123 (1976)
11. Messmer, K.: Zusammenfassung des Round-Table-Gespräches über präoperative Hämodilution. Anaesthesist 25, 185 (1976)
12. Meyer zum Büschenfelde, K.H., Bolte, J.P.: Hepatitis-Risiko durch Blut und Blutprodukte und Möglichkeiten einer Hepatitis-Prophylaxe. Internist 15, 471 (1974)
13. Peter, K., Lutz, H.: Klinische Erfahrungen mit der Hämodilution. In: Mikrozirkulation. Klinische Anästhesiologie und Intensivtherapie Bd. 5. Springer: Berlin, Heidelberg, New York 1974
14. Peter, K., Ackern, van, K., Berend, D., Kersting, K.-H., Lutz, H., Schade, W.: Acute preoperative hemodilution in patients. In: Messmer, K., Schmidt-Schönbein, H. (Hrsg.) International Hemodilution. Bibl. Haematol. 41, 260 (1975)
15. Peter, K., Ackern, van, K., Glocke, M., Kraatz, J., Lutz, H., Martin, E.: Klinische Erfahrungen mit der Hämodilution. In: Messmer, K.: Indikation, Wirkung und Nebenwirkung kolloidaler Volumenersatzmittel. Klinische Anästhesiologie und Intensivtherapie Bd. 9. Springer: Berlin, Heidelberg, New York 1975
16. Pichlmayr, I., Coburg, A.J., Pichlmayr, R.: Spezielle Gesichtspunkte zur Narkoseführung bei akut hämodiluierten Patienten. Anaesthesist 25, 156 (1976)
17. Pichlmayr, I., Coburg, A.J., Pichlmayr, R.: Klinische Hämodilution. Prakt. Anästh. 11, 310 (1976)
18. Ring, J., Messmer, K.: Infusionstherapie mit kolloidalen Volumenersatzmitteln. Anaesthesist 26, 279 (1977)
19. Steinmann, E., Duckert, F., Gruber, U.F.: Wert von Dextran 70 zur Thromboembolie-Prophylaxe in der allgemeinen Chirurgie, Orthopädie, Urologie und Gynäkologie. Schweiz. med. Wschr. 105, 1637 (1975)
20. Sunder-Plasmann, L., Kloevekorn, W.P., Messmer, K.: Blutviskosität und Hämodynamik bei Anwendung kolloidaler Volumenersatzmittel. Anaesthesist 20, 172 (1971)
21. Sunder-Plasmann, L., Kloevekorn, W.P., Messmer, K.: Präoperative Hämodilution: Grundlagen, Adaptationsmechanismen und Grenzen klinischer Anwendung. Anaesthesist 25, 124 (1976)
22. Wilhelm, K., Brader, J.J., Beer, H.-P., Lauterjung, K.L., Messmer, K.: Thromboprophylaxe mit niedrig dosiertem Dextran 60. Münch. med. Wschr. 120, 223 (1978)

Klinische Erfahrungen mit der induzierten präoperativen Hämodilution in der Allgemeinchirurgie

F. von Meissner, E. Groke, F. Schuh, W. Wichert und G. Zierott

Intraoperative Blutverluste, möglichst unter Verzicht auf Fremdbluttransfusionen zu kompensieren und trotzdem die Sauerstoffversorgung des Organismus durch ausreichend hohen Hämoglobingehalt des Blutes zu gewährleisten, ist Aufgabe der Hämodilution. Während dieses Verfahren bei offenen Herzoperationen mit Extracorporalzirkulation Routine geworden ist, konnte die präoperative Hämodilution in der Chirurgie ganz allgemein bislang trotz günstiger Ergebnisse noch nicht zu einem Standardverfahren heranreifen.

Es sind drei wichtige Gründe, die nach unserer Auffassung dem großzügigen Einsatz der präoperativen Hämodilution entgegenstehen:

1. Der Blutverlust wird präoperativ nicht realistisch eingeschätzt und oft geringer veranschlagt, als er sich dann tatsächlich darstellt.
2. Die präoperative Hämodilution bedeutet für Ärzte und Pflegekräfte eine Mehrbelastung. Neben der besonderen Patientenaufklärung müssen auch Operationstermin und Durchführung der Hämodilution gewährleistet sein. An die Narkose wie auch an die weitere postoperative Betreuung müssen gesteigerte Anforderungen gestellt werden, wobei insbesondere auf Normovolämie geachtet werden muß.
3. Die Hämodilution selbst birgt Gefahren und Komplikationsmöglichkeiten, die sich vor allem aus der cardiorespiratorischen Leistungsbreite des Patienten ergeben können. Nicht unerwähnt sollen auch die Nebenwirkungen von Plasmaersatzmitteln bleiben.

Um diese Problematik einer objektivierbaren Beurteilung zuzuführen, haben wir im Rahmen einer prospektiv randomisierten Studie bei einem homogenen allgemeinchirurgischen Krankengut Verlaufsbeobachtungen klinisch relevanter Parameter durchgeführt.

Zur Vermeidung unerwünschter Risiken bei Durchführung der Hämodilution sind bei Auswahl des zu beobachtenden Kollektivs alle Patienten mit Hämoglobinwerten unter 12,6 g% sowie Hämatokritwerten unter 38% nicht berücksichtigt worden. Eine cardiorespiratorische Suffizienz sowie ein Alter zwischen 15 Jahren und 70 Jahren wurden gefordert. Aufgrund dieser Kriterien ergab sich eine Auslese von nahezu 60% des gesamten Patientengutes, die für eine Hämodilution nicht geeignet waren.

Bei Durchführung der Hämodilution haben wir aufgrund eigener Erfahrungen abweichend von dem von Klövekorn angegebenen Vorgehen das Verfahren modifiziert (Abb. 1).

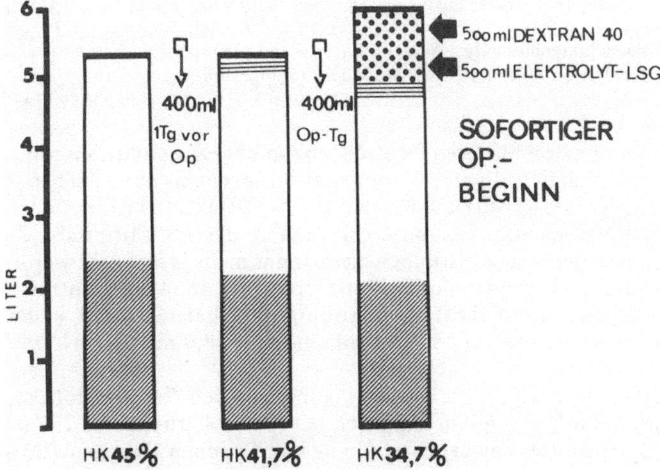

Abb. 1. Schematische Darstellung des Vorgehens bei induzierter präoperativer Hämodilution

Wir leiten die Hämodilution protrahiert, – und wie wir meinen, auch sehr schonend mit einer ersten Blutspende am Abend vor der Operation ein. Am folgenden Tag wird dann unmittelbar präoperativ die zweite Eigenblutentnahme durchgeführt, wobei parallel zur Abnahme 500 ml Rheomacrodex und anschließend noch 500 ml einer Halbelektrolytlösung infundiert werden. Insgesamt stehen dann etwa 800 ml wenig verdünnten Eigenblutes zur Verfügung. Das weitere intraoperative Vorgehen wurde von der geplanten Studie nicht beeinflußt. Die Indikation zur Bluttransfusion wurde vom Anaesthesisten gestellt. Allerdings konnten in der Hämodilutionsgruppe die beiden Eigenblutkonserven refundiert werden, während in der Kontrollgruppe gleich auf Fremdblut zurückgegriffen werden mußte.

Die Verlaufskontrollen der Hgb-Werte unmittelbar postoperativ bis zum 10. Tage (Abb. 2) erbrachten im Vergleich von Hämodilution zu Kontrollgruppe keine signifikanten Abweichungen. Bei den Verlaufskontrollen von Puls und Blutdruck zeigten die Mittelwerte und Standardabweichungen keine signifikanten Unterschiede (Abb. 3).

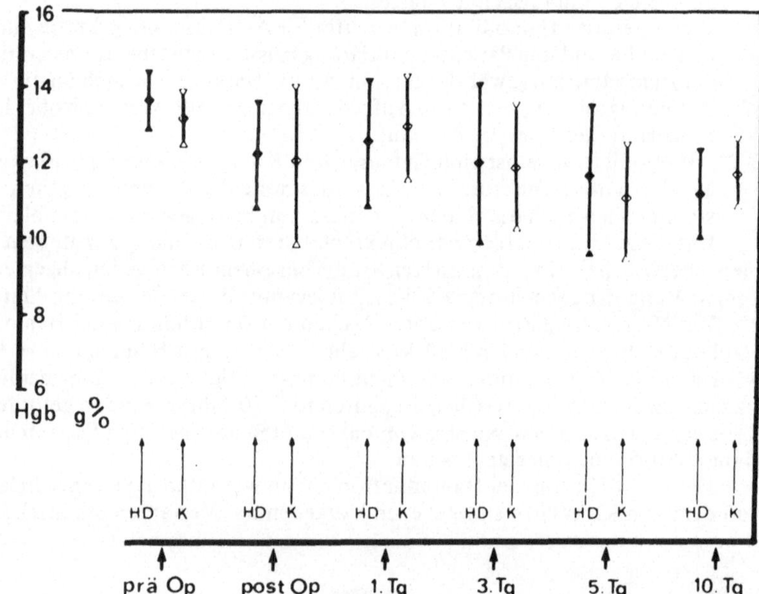

Abb. 2. Mittelwerte und Standardabweichungen der Hgb-Werte in g% prä- und postoperativ. Es sind jeweils die Werte der Hämodilutionsgruppe (HD) den Werten der Kontrolle (K) vorangestellt

Allerdings war eine geringe Anhebung der mittleren Pulsfrequenz in der Hämodilutionsgruppe möglicherweise als Ausdruck eines anämiebedingten Kompensationsmechanismus zu sehen. Die Messung der Blutgasanalysen, der Gesamt-Eiweiß-Werte, die Eiweißfraktionen wie auch der Verlauf der leber- und myocardspezifischen Enzymmuster wurden in dieser Studie erfaßt. Signifikante Abweichungen konnten in den beiden Gruppen zueinander nicht festgestellt werden.

Insgesamt wurden 47 Operationen in der Hämodilutionsgruppe und 46 in der Kontrollgruppe erfaßt. Das mittlere Lebensalter lag in der Hämodilutionsgruppe bei 46 Jahren, in den Grenzen von 21-73 Jahren und entsprechend bei der Kontrollgruppe lag das mittlere Alter bei 49 Jahren, in den Grenzen von 20-77 Jahren.

Der Blutverlust, als geschätzter Wert aufgrund der Eintragungen in den Narkoseprotokollen, lag in der Hämodilutionsgruppe mit 380 ml im Vergleich zur Kontrollgruppe mit 285 ml etwas höher. Die Grenzen des Blutverlustes bewegten sich in beiden Gruppen zwischen 100 ml und 2500 ml.

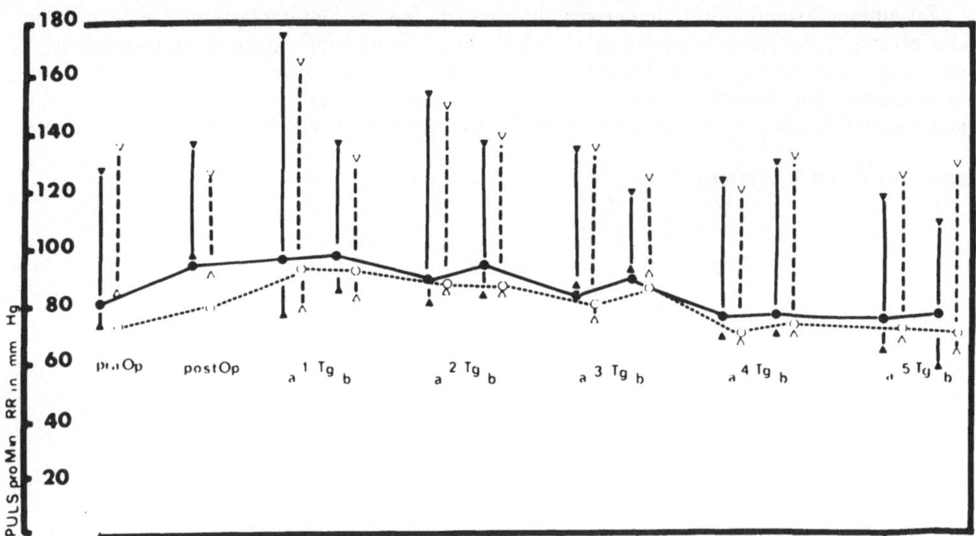

Abb. 3. Darstellung der Mittelwerte für die vergleichenden Kontrollwerte von Puls und Blutdruck, wobei jeweils die Werte der Hämodilution den Werten der Kontrolle vorangestellt sind. Die kräftig ausgezogene Linie entspricht der Hämodilution, die unterbrochene Linie der Kontrolle

Erstaunlicherweise zeigte sich bei der Bilanz des Fremdblutverbrauches, daß von den 47 Operierten in der Hämodilutionsgruppe 96% ohne Fremdbluttransfusion auskamen. In der Kontrollgruppe waren dagegen nur 78% der Operationen ohne Fremdblutgabe möglich. Insgesamt wurden in der Hämodilutionsgruppe 4 Einheiten transfundiert, während in der Kontrollgruppe 22 Einheiten verbraucht wurden.

Besonders der Vergleich der absolut transfundierten Konserven zeigte also, daß unter Einsatz der induzierten präoperativen Hämodilution eine Fremdbluteinsparung bei geeigneten Patienten gut möglich ist. Nach unserer Auffassung kann dabei die präoperative Ansicht eines als gering zu veranschlagenden Blutverlustes für die Ablehnung einer durchzuführenden Hämodilution nicht sinnvoll erscheinen. Auch in dem hier vorgestellten Krankengut war in vielen Fällen die Mühe der Hämodilution aus der Sicht der Bluteinsparung vergeblich, da es tatsächlich nicht zu einem nennenswerten Blutverlust kam. Allerdings bewährte sich das Verfahren sehr gut bei einigen unvorhergesehenen Blutverlusten, bei denen in der Kontrollgruppe auf Fremdblut zurückgegriffen werden mußte. Die Mehrbelastung an Arbeit durch Einsatz der Hämodilution läßt sich hier nicht wegdiskutieren. Allerdings sollte es bedenklich stimmen, wenn erfolgreiche Bestrebungen zur Vermeidung von Fremdbluttransfusionen nicht aus naturwissenschaftlicher Erkenntnis, sondern wie das Beispiel der Zeugen Jehova's zeigt, aus weltanschaulicher Sicht vorangetrieben werden.

Eine zusätzliche Gefährdung des zu operierenden Patienten durch Einsatz der induzierten präoperativen Hämodilution läßt sich durch strenge Indikationsstellung vermeiden. Wenngleich die hämodilutionsbedingte Herabsetzung der Sauerstofftransportkapazität bei der induzierten präoperativen Hämodilution gering ist, muß trotzdem mit den typischen Reaktionen auf eine normovoläme Anämie gerechnet werden. Somit ist auch eine Zunahme der Coronardurchblutung zu erwarten, die teils durch Reduktion des coronaren Widerstandes infolge Viskositätsabnahme erreicht wird, aber auch auf einer Gefäßdilation beruht. Somit ist die Coronarreserve limitierender Faktor für die Hämodilution.

Nebenwirkungen der Plasmaersatzmittel sind sicher ein zusätzliches Risiko bei Einsatz der Hämodilution. Demgegenüber lassen sich aber auch die Vorteile einer effektiven Thromboseprophylaxe ins Feld führen. So konnte Voigt im Krankengut unserer Klinik in den vergangenen 8 Jahren insgesamt 183 tödliche postoperative Lungenarterienembolien nachweisen. Es bleibt hier die Frage offen, ob nicht in einigen Fällen bei Anwendung der Hämodilution eine solche Komplikation ausgeblieben wäre.

Zusammenfassend konnte herausgestellt werden, daß das hier vorgestellte Verfahren der induzierten präoperativen Hämodilution in 40% eines homogenen allgemein-chirurgischen Krankengutes einzusetzen war. Bei guter Verträglichkeit und geringer Risikobelastung ließ sich eine objektivierbare Reduktion der Fremdbluttransfusionen in 18% der Fälle im Gruppenvergleich nachweisen. Das Verfahren ist praktikabel und für klinische Belange durchaus brauchbar.

Literatur bei den Verfassern

Hämodilution mit Oxypolygelatine

W. Alsweiler

Nach fast 10jähriger praktischer Erfahrung im routinemäßigen Volumenersatz mit der von Campbell 1951 konzipierten Oxypolygelatinelösung war für uns der Gedanke naheliegend, die akute präoperative Haemodilution mit dem uns vertrauten Plasmaersatzmittel durchzuführen. Dieser Gedanke fand bei näherer Überlegung zunehmend Nahrung:

1. In all den vielen Jahren, in denen wir Oxypolygelatinelösungen zur Volumensubstitution benutzten, haben wir keinen schwerwiegenden oder gar therapieresistenten Fall mit anaphylaktoiden Nebenwirkungen gesehen, obwohl wir sorgfältig darauf achten und wissen, daß sehr wohl prinzipiell die Möglichkeit solcher Nebenwirkungen besteht.
2. In einzelnen Fällen, bei massiven traumatischen und intraoperativen Blutungen, waren neben den erforderlichen Erythrozyten und Elektrolytlösungen bis zu 14 x 500 ml Oxypolygelatinelösung zur Anwendung gekommen; dies war, so denken wir, bereits intraoperative Haemodilution in extenso.

Die gute Verträglichkeit von Oxypolygelatinelösungen war uns geläufig, aber auch andere, kolloidspezifische Eigenschaften schienen uns diese Lösung besonders für die akute präoperative Haemodilution zu empfehlen (Tabelle 1).

Tabelle 1. Gründe für die Anwendung von Oxypolygelatine

1. Gute Steuerbarkeit des Intravasalen Volumens
2. Keine präparatspezifische Dosisbeschränkung
3. Gerinnungsstörung nur dilutionsbedingt
4. Kostenersparnis

Aufgrund der relativ kurzen Volumenwirkung mußte eine gute Steuerbarkeit des intravasalen Volumens resultieren. Das bedeutet die Möglichkeit der raschen Retransfusion der Erythrozyten in Fällen von hypoxischen Nebenwirkungen während der Dilution und bei unerwartet niedrigem intraoperativem Blutverlust.

Da eine präparatspezifische Dosisbeschränkung nicht besteht, mußte es möglich sein, ausschließlich mit OPG zu dilutieren. Der intraoperative Volumenersatz könnte dann mit dem gleichen Präparat fortgeführt werden, eine klare Linie in der Therapie. Gerinnungsstörungen über das dilutionsbedingte Maß hinaus waren nicht zu erwarten.

Kostbare und teuere Volumenersatzmittel wie Humanalbumin, Plasmaproteinlösungen und Serumkonserven sind nicht erforderlich und so mußte die Haemodilution mit Oxypolygelatine wesentlich preiswerter sein als die klassische Methode.

Um den problemlosen Ablauf der präoperativen Haemodilution zu dokumentieren, darf ich Ihnen einige Fälle von Haemodilution mit Oxypolygelatine demonstrieren (Abb. 1).

Dieses Narkoseprotokoll zeigt den Verlauf der Haemodilution und Narkose bei einem 52-jährigen Mann. Sie sehen Blutdruck und Puls ausreichend stabil. Die Blutdruckspitzen sind auf ein Abflachen der Neurolept-Analgesie zurückzuführen und konnten durch Nachinjektion von Fentanyl beherrscht werden.

(Tabelle 2). Sie sehen hier die tabellarische Zusammenfassung von Hb, Haematokrit als Maß für die Dilution sowie einige Gerinnungsparameter. Diese Haemodilution war bei ihrer Durchführung problemlos und wurde vom Patienten ohne Besonderheiten toleriert.

Auf der Abb. 2 sehen sie das Protokoll von Haemodilution und Narkose bei einem 43jährigen Mann. Auch hier wieder der völlig problemlose Verlauf der Haemodilutionsphase und der nachfolgenden Operation. Lediglich beim Einzementieren der Hüftgelenkspfanne wurde eine Hypotension registriert, wie wir sie häufig bei dieser Operation beobachten, und wie sie ja auch in der Literatur beschrieben ist.

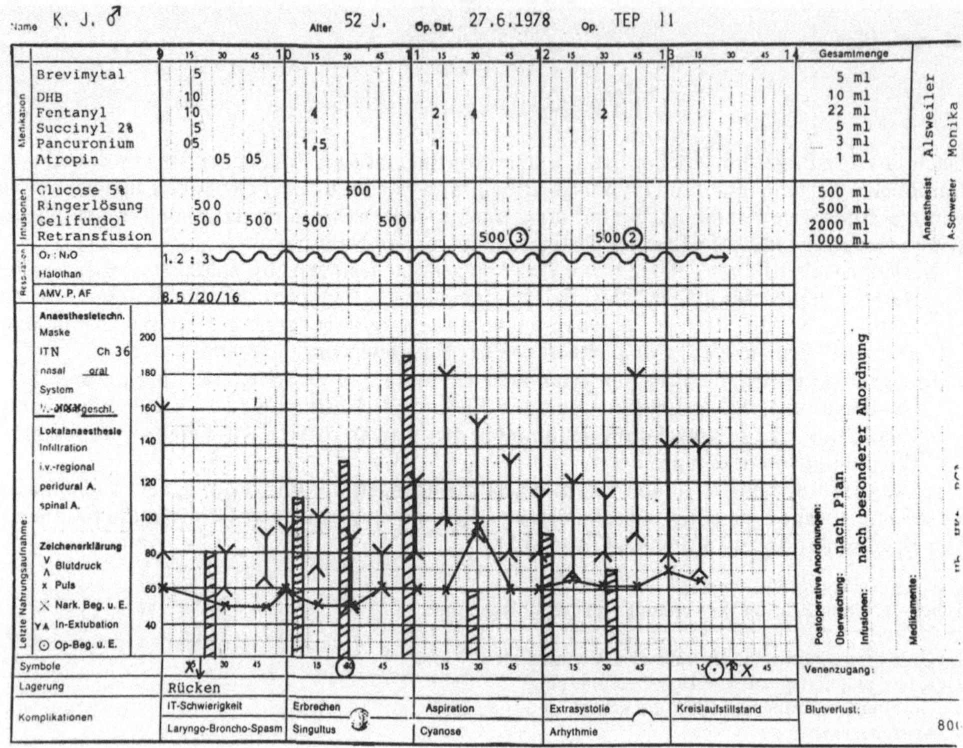

Abb. 1. Protokollarische Darstellung der Hämodilution eines Pat.

Tabelle 2. Verhalten einiger Blut-Parameter bei der Hämodilution eines Pat.

Meßparameter / Meßzeitpunkte	Hb	HKt	Quick	PTT
vor HD	15,5	41	100	37
n. 1000 ml	10,0	36	100	35
n. 1500 ml	9,0	26	62	36
30' Op	9,0	26		
60' Op	10,0	30		
Op. Ende	10,0	30	70	39
1. postop. Tag	9,7	28	89	40

In dieser dazugehörigen Tabelle (Tabelle 3) sind wieder Haemoglobin, Haematokrit und einige Gerinnungsparameter zu erkennen. Hier fällt besonders die unwesentliche Beeinflussung des plasmatischen Gerinnungssystems auf.

Und schließlich darf ich Ihnen auf dieser Abb. 3 noch ein Protokoll zeigen, das den Verlauf einer Narkose bei einer 56jährigen Patientin wiedergibt. Auch hier sehen Sie einen im wesentlichen ungestörten Narkoseverlauf. Die Bradykardie in der Dilutionsphase und im Verlauf der Narkose sind unseres Erachtens typisch für die Neurolept-Analgesie und nicht der Haemodilution anzurechnen. In diesem Fall sei der Vollständigkeit halber hinzugefügt, daß diese Patientin sich am 1. postoperativen Tag trotz stabilen Kreislaufes und völlig unauffälliger Meßparameter ungewöhnlich schlecht gefühlt hat und auffällig abgeschlagen war. Ob und wieweit dies mit der Haemodilution in Zusammenhang zu bringen ist, konnten wir nicht abklären.

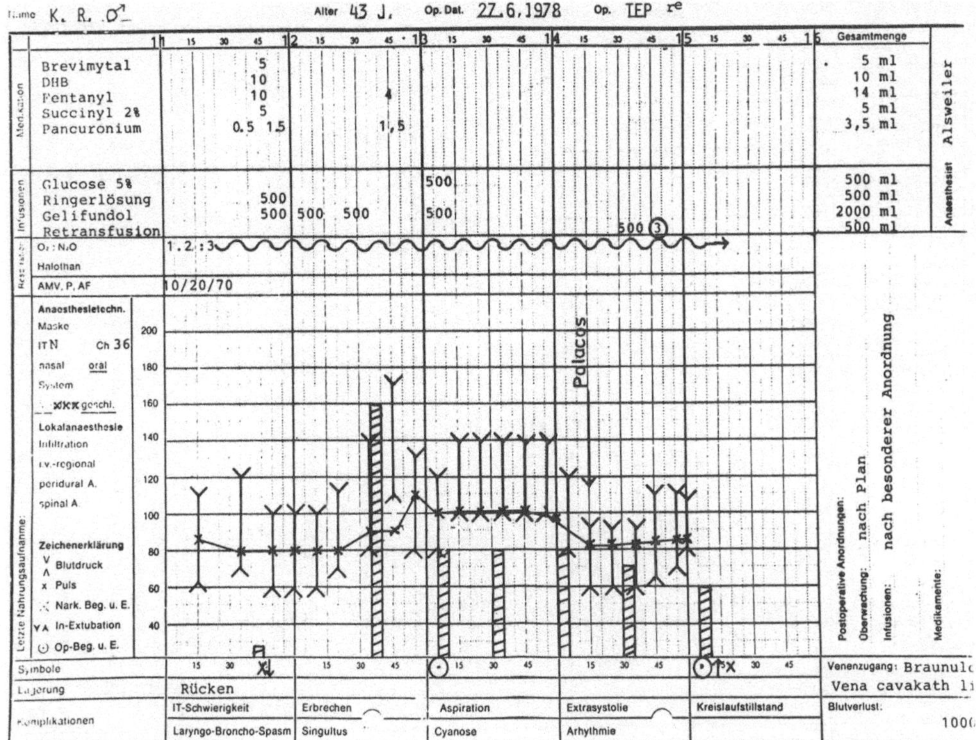

Abb. 2. s. Abb. 1

Tabelle 3. s. Tabelle 2

Meßparameter / Meßzeitpunkte	Hb	HKt	Quick	PTT
vor HD	16,2	49	66	47
n. 1000 ml	10,0	30		
n. 1500 ml	9,0	28	58	45
30' Op	10,7	31		
60' Op	11,0	34		
Op. Ende	10,0	31		
1. postop. Tag	10,3	32	84	37

In der dazugehörigen Dilutionstabelle (Tabelle 4) sehen Sie den Grad der Dilution bis 23% Haematokrit und auch hier die auffällig geringe Beeinflussung der Gerinnungsparameter.

Das war eine kleine Auswahl von Haemodilutionsfällen, die ausschließlich mit Oxypolygelatine durchgeführt wurden und deren Dilutionsphase sowie die nachfolgende Operation völlig problemlos zu bewerkstelligen waren. Ich weiß, daß ich, indem ich dieses Vorgehen empfehle, mich im Widerspruch zu anderen, auch hier anwesenden Autoren, befinde, die Oxypolygelatine ihrer kurzen intravasalen Verweildauer wegen für die Haemodilution nicht für geeignet halten. Daß ich gerade darin einen Vorteil sehe, habe ich bereits oben ausgeführt.

Da ich einer Abteilung vorstehe, die ihren Schwerpunkt in die klinische Tätigkeit gesetzt hat, ist es mir nicht möglich, eine große, randomisierte Studie vorzustellen. Ich bin aber über-

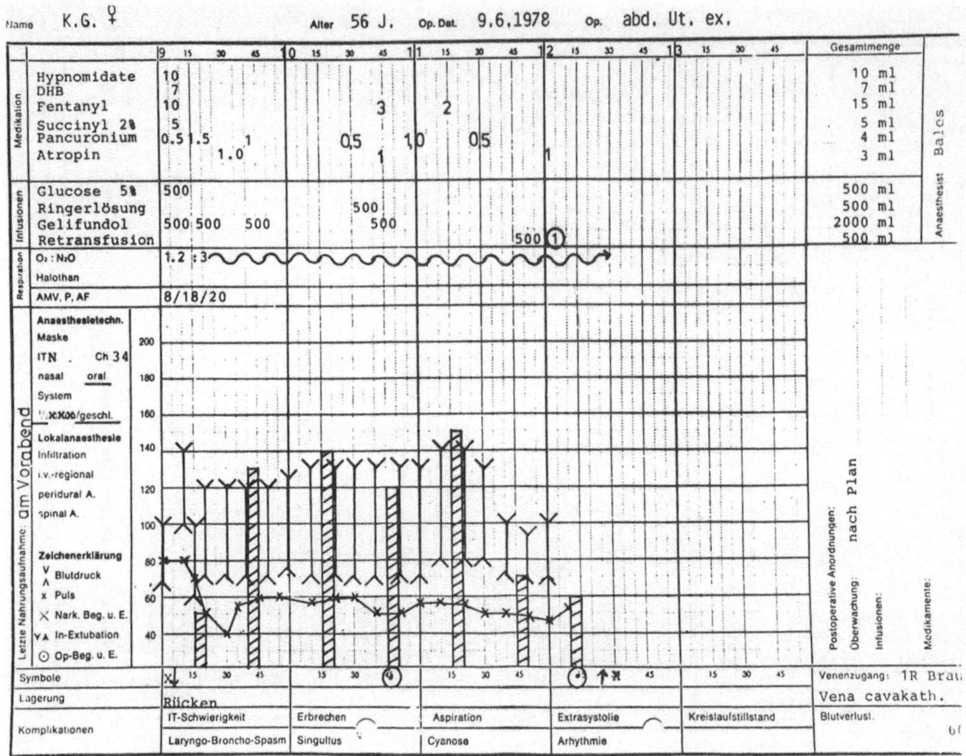

Abb. 3. s. Abb. 1

Tabelle 4. s. Tabelle 2

Meßparameter / Meßzeitpunkte	Hb	HKt	Quick	PTT
vor HD	13,4	38,3	100	18,2
n. 1000 ml	8,0	25		
n. 1500 ml	7,5	23	90	23,5
30' Op	8,0	25		
60' Op	8,0	25		
Op. Ende	10,5	33	100	26,1
1. postop. Tag	11,2	36,3	88	18,0

zeugt, daß ein entsprechend personell und apparativ ausgestattetes Institut sich dieser Problemstellung annehmen wird, um unsere uneingeschränkt positiven klinischen Erfahrungen durch entsprechende Meßparameter zu untermauern.

Aus verständlicher angemessener Vorsicht haben wir unsere Haemodilutionsverfahren zunächst mit einer Entnahme von 1000 ml Blut durchgeführt. Nennen wir es „kleine Haemodilution". Retrospektiv erscheint uns die Frage gerechtfertigt, ob nicht auch damit Vorteile für den Patienten erreicht werden, die unabhängig von der drohenden Bluttransfusion zu sehen sind. Dabei denke ich in erster Linie an die Verbesserung der Fließeigenschaften des Blutes als Thromboembolieprophylaxe. Wenn darüber hinaus in Grenzfällen die häufig unnötig gegebenen Transfusionen mit größerer Wahrscheinlichkeit vermieden werden können, bietet die „kleine Haemodilution" als völlig unproblematisches Verfahren, das keinerlei zusätzliche intraoperative Messungen erforderlich macht, einen weiteren entscheidenden Vorteil.

Die nachfolgende Abb. 4, Narkoseprotokoll einer 56jährigen Patientin, zeigt eine solche „kleine Haemodilution", wie wir sie als Standardmethode empfehlen möchten. Sie sehen, daß abgesehen von einigen Hb- und HKt-Bestimmungen, die wir mit Kleinstgeräten direkt am Operationstisch durchführen können, lediglich der Zentralvenendruck zur Kontrolle des Volumens gemessen wurde.

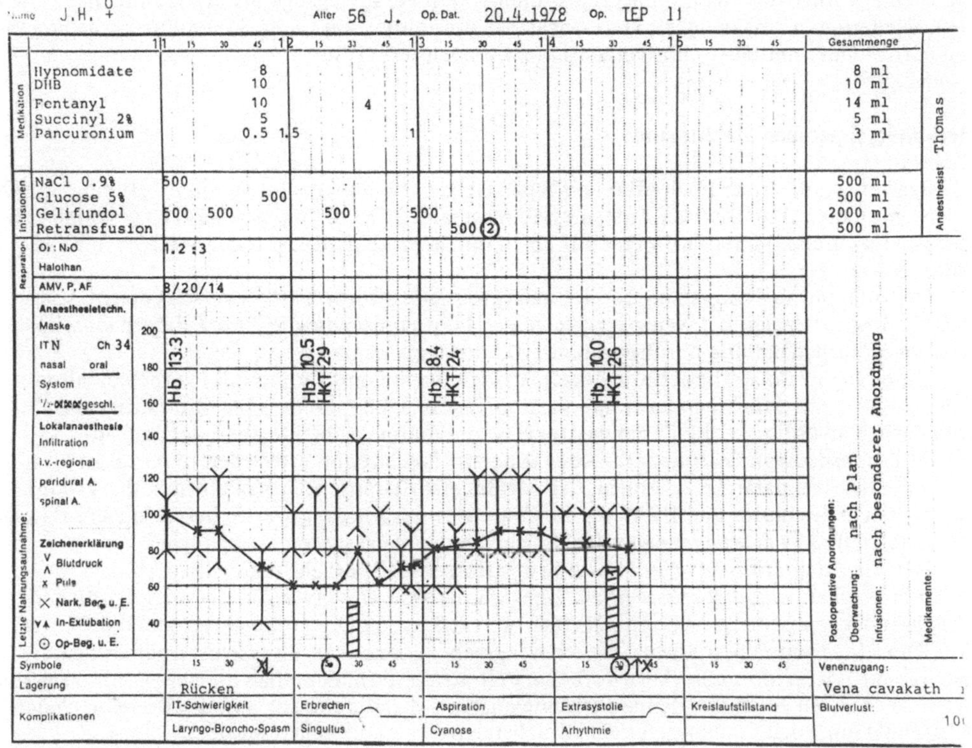

Abb. 4. s. Abb. 1

Zusammenfassend möchte ich klarstellen, daß dieser Beitrag keine Aussage zum Wert der akuten präoperativen Haemodilution machen möchte. Ob Zeitaufwand, personeller Einsatz und Nutzen im richtigen Verhältnis stehen, sei ebenfalls dahingestellt. Ich wollte aber zeigen und dokumentieren, daß neben den bisher empfohlenen Dilutionslösungen, nämlich Dextran, Hydroxyäthylenstärken und Humaneiweißlösungen sich in unserem Bereich die Oxypolygelatine als alleinige Haemodilutionslösung bestens bewährt hat. Darüber hinaus scheinen uns die bessere Steuerbarkeit des intravasalen Volumens, die fehlende kolloidspezifische Beeinflussung des plasmatischen Gerinnungssystems und die geringeren Haemodilutionskosten dieses Verfahren besonders zu empfehlen.

Hämodilution: Kardiovaskuläre Adaptation unter verschiedenen Anaesthesiebedingungen*

J. Tarnow, E. Schneider, E. Schweichel und G. Zimmermann

Es fehlen bislang systematische und praxisnahe Untersuchungen zu der Frage, ob die kardiovaskuläre Adaptation an den verminderten Sauerstoffgehalt des Blutes während einer Hämodilution unter Narkosebedingungen abhängig ist vom verwendeten Anaesthesieverfahren, ob die Kompensationsmechanismen auch dann ausreichen, wenn – wie zunehmend häufig in der Klinik – eine Vorbehandlung mit β-Rezeptorenblockern vorausgegangen ist und schließlich, inwieweit, wiederum in Abhängigkeit vom Anaesthesieverfahren, ein unter Hämodilutionsbedingungen auftretender limitierter Blutverlust noch kompensierbar ist.

Methodik, Ergebnisse, Diskussion

Zur Beantwortung dieser noch offenen Fragen (Abb. 1) wurde bei insgesamt 18 Hunden durch einen simultanen Blut/Dextran-Austausch in insgesamt 7 Verdünnungsschritten (je 10 ml/kg) eine isovolämische Hämodilution bis auf einen mittleren Hämatokrit von etwa 16% durchgeführt.

Die Adaptation des System- und Koronarkreislaufes wurde unter 3 verschiedenen Anaesthesiebedingungen geprüft: Neuroleptanalgesie, Halothannarkose (1%), und Halothannarkose (1%) nach Vorbehandlung mit Propranolol (0,5 mg/kg).

Unter allen 3 Anaesthesiebedingungen – auch bei den mit Propranolol vorbehandelten Tieren – stieg mit zunehmender Hämodilution das Herzzeitvolumen (Thermodilutionsmethode) deutlich an (Abb. 1), die Zunahme des Herzzeitvolumens reichte aber nicht aus, um die hämodilutionsbedingte Verminderung des Sauerstoffgehaltes im arteriellen Blut voll zu kompensieren. Dies ist daran zu erkennen, daß die Sauerstofftransportkapazität (d.h. das Produkt aus O_2-Gehalt des Blutes und HZV) bis auf etwa 60% des Ausgangswertes bei normalem Hämatokrit abfiel und zwar weitgehend unabhängig von den Anaesthesiebedingungen.

Daß die Adaptation der Pumpleistung des Herzens allein nicht ausreichte (Abb. 2), war auch daran erkennbar, daß es unterhalb eines Hämatokrit von etwa 30% zu einer deutlichen Abnahme der gemischtvenösen Sauerstoffsättigung, d.h. zu einer gesteigerten Sauerstoffextraktion, kam. Dies wurde besonders deutlich bei einem zusätzlichen Blutverlust und bei den Tieren, die mit β-Rezeptorenblockern vorbehandelt waren. Dennoch blieb die Sauerstoffaufnahme (Abb. 3) über den gesamten Hämatokritbereich weitgehend konstant, es trat also keine Sauerstoffschuld ein, auch fanden sich keine Zeichen einer metabolischen Azidose.

Der arterielle Mitteldruck (Abb. 4) blieb ebenfalls weitgehend konstant, wobei – wie zu erwarten – die Absolutwerte unter Neuroleptanalgesie höher waren als unter den Bedingungen der Halothannarkose. Auch bei einem limitierten zusätzlichen Blutverlust blieb noch ein ausreichend hoher Blutdruck aufrechterhalten, selbst nach Propranolol-Vorbehandlung und Halothannarkose. Der periphere Widerstand änderte sich spiegelbildlich zum Verhalten des Herzzeitvolumens.

Insgesamt gesehen war also die Adaptation des Systemkreislaufes in einem großen Hämatokritbereich weitgehend unabhängig vom verwendeten Anaesthesieverfahren bzw. unabhängig davon, ob die Versuchstiere mit β-Rezeptorenblockern vorbehandelt waren oder nicht.

Nun zum Koronarkreislauf (Abb. 5): Die Koronardurchblutung (gemessen als Fluß im Sinus coronarius mit dem Druckdifferenzkatheter nach Bretschneider) stieg im Verlauf der Hämodilution in allen 3 Gruppen proportional stärker an als das Herzzeitvolumen, und zwar am deutlichsten unter den Bedingungen der Neuroleptanalgesie.

Im Gegensatz zum Verhalten der gemischtvenösen Sauerstoffsättigung des Systemkreislaufes blieb die koronarvenöse O_2-Sättigung (Abb. 6) über den gesamten erfaßten Hämatokritbe-

* Methodische Einzelheiten dieser Arbeit, eine ausführliche Besprechung der Ergebnisse sowie Literaturangaben erscheinen in der Zeitschrift: Basic Research in Cardiology

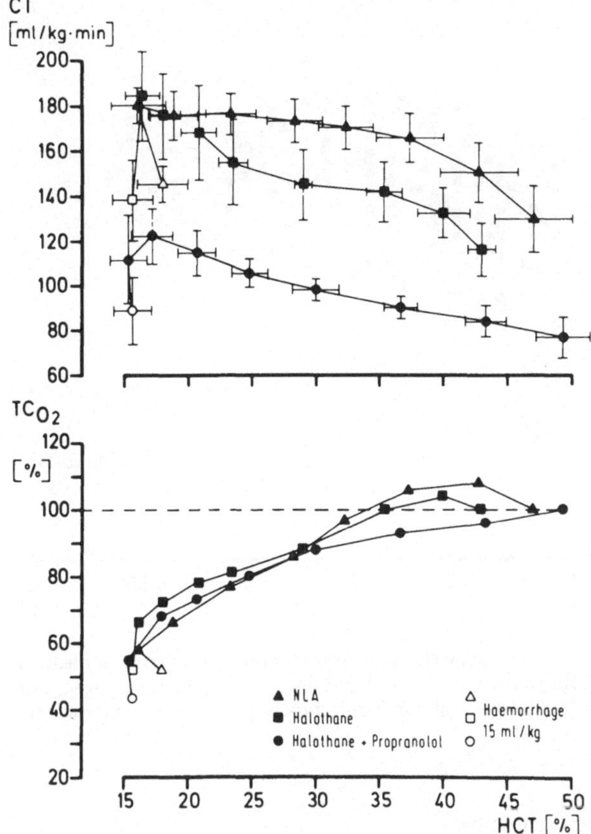

Abb. 1. Verhalten des Herzindex ($\bar{x} \pm s_{\bar{x}}$) und der Sauerstofftransportkapazität (prozentuale Änderung) bei progressiver isovolämischer Hämodilution und bei zusätzlichem Blutverlust unter verschiedenen Anaesthesiebedingungen

reich weitgehend konstant. Die verminderte O_2-Kapazität des Blutes wurde somit allein durch eine entsprechende Zunahme des Koronarflusses voll kompensiert.

Abb. 7 ist zu entnehmen, daß die Koronarreserve, die mit Hilfe von Adenosin im Anschluß an den letzten Hämodilutionsschritt ermittelt wurde, auch in den niedrigen Hämatokritbereichen noch nicht erschöpft und nur zu etwa 50-70% in Anspruch genommen war.

Die myokardiale Lactat-Extraktion (Abb. 8) nahm zwar mit fallendem Hämatokrit ab, es kam jedoch in keinem Fall zu einer Lactatumkehr.

Ein Einfluß des Anaesthesieverfahrens auf die Anpassung des Koronarkreislaufes war lediglich im Hinblick auf den Sauerstoffverbrauch des linken Ventrikels zu beobachten (Abb. 9): Unter den Bedingungen der Neuroleptanalgesie nahm der myokardiale Sauerstoffverbrauch schon während der ersten Hämodilutionsschritte deutlich zu, während in der Halothangruppe – und dies dürfte klinisch von Bedeutung sein – der Energiebedarf des Herzens erst unterhalb eines Hämatokrit von etwa 25-20% anstieg.

Bei den mit Propranolol vorbehandelten Versuchstieren blieb der Sauerstoffverbrauch des linken Ventrikels dagegen im gesamten untersuchten Hämatokritbereich unverändert. Die nur in der NLA-Gruppe deutliche Zunahme des myokardialen O_2-Verbrauches hängt vermutlich mit der Tatsache zusammen, daß es bei diesem Anaesthesieverfahren zu einem stärkeren Anstieg des linksventrikulären dp/dt max (in dieser Übersicht nicht dargestellt) während der Hämodilution kam.

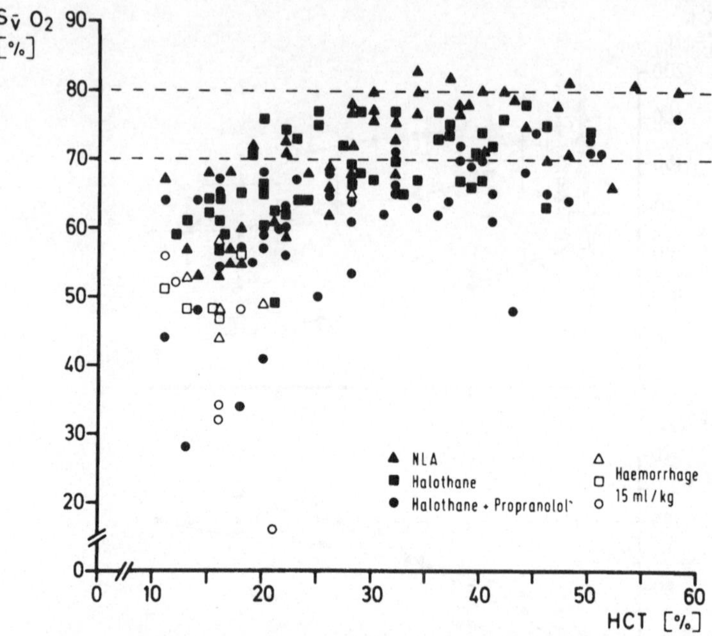

Abb. 2. Verhalten der gemischtvenösen Sauerstoffsättigung (Einzelbeobachtungen) bei progressiver isovolämischer Hämodilution und bei zusätzlichem Blutverlust unter verschiedenen Anaesthesiebedingungen. Der physiologische Bereich der gemischtvenösen O_2-Sättigung ist durch unterbrochene Linien gekennzeichnet

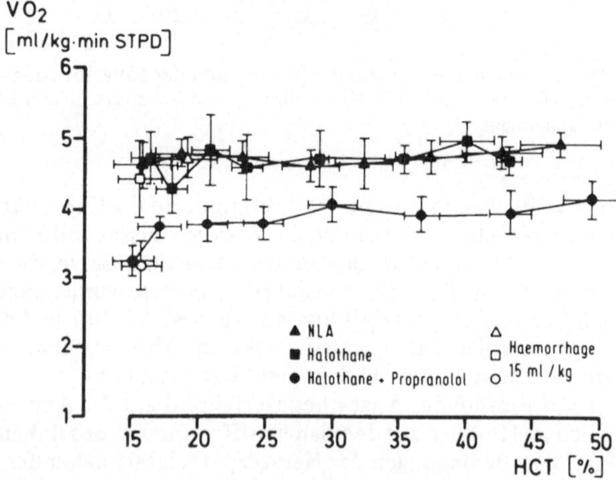

Abb. 3. Verhalten des Gesamtsauerstoffverbrauches ($\bar{x} \pm s_{\bar{x}}$) bei progressiver isovolämischer Hämodilution und bei zusätzlichem Blutverlust unter verschiedenen Anaesthesiebedingungen

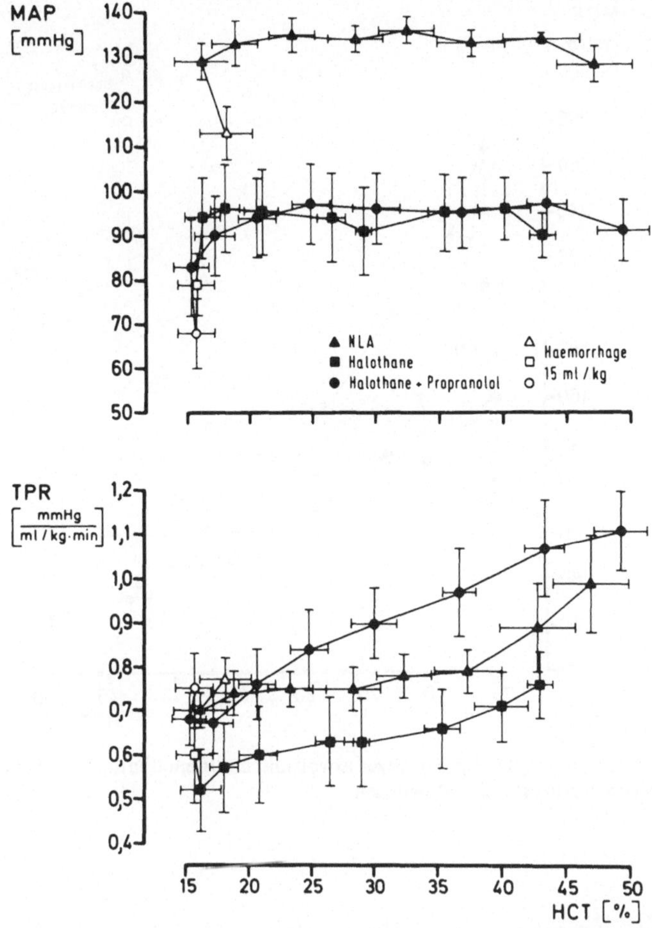

Abb. 4. Verhalten des mittleren Aortendruckes und des peripheren Gesamtgefäßwiderstandes ($\bar{x} \pm s_{\bar{x}}$) bei progressiver isovolämischer Hämodilution und bei zusätzlichem Blutverlust unter verschiedenen Anaesthesiebedingungen

Auch wenn eine Extrapolierung experimenteller Befunde auf klinische Verhältnisse problematisch ist, läßt sich aus diesen Daten schließen, daß – zumindest bei Herzgesunden – eine Allgemeinnarkose per se die koronare Adaptation an eine akute isovolämische Hämodilution nicht negativ beeinflußt. Dieser Anpassung sind jedoch vermutlich Grenzen gesetzt, wenn z.B. eine koronare Herzkrankheit besteht. Die dargestellten Befunde enthalten jedoch Hinweise dafür, daß bei solchen Patienten eine Halothannarkose und die Vorbehandlung mit β-Rezeptorenblockern möglicherweise Vorteile bieten, da unter diesen Bedingungen nicht mit einem Anstieg des myokardialen Sauerstoffbedarfes bei Hämodilution zu rechnen ist.

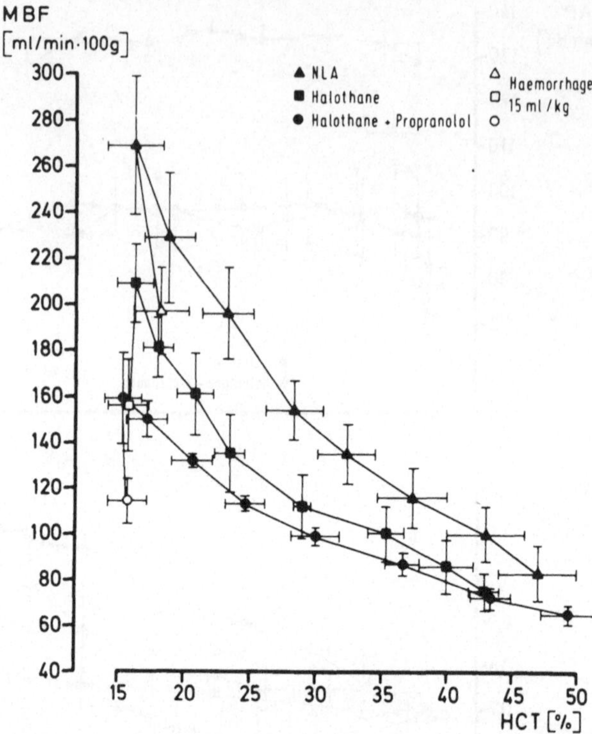

Abb. 5. Verhalten der Myokarddurchblutung ($\bar{x} \pm s_{\bar{x}}$) bei progressiver isovolämischer Hämodilution und bei zusätzlichem Blutverlust unter verschiedenen Anaesthesiebedingungen

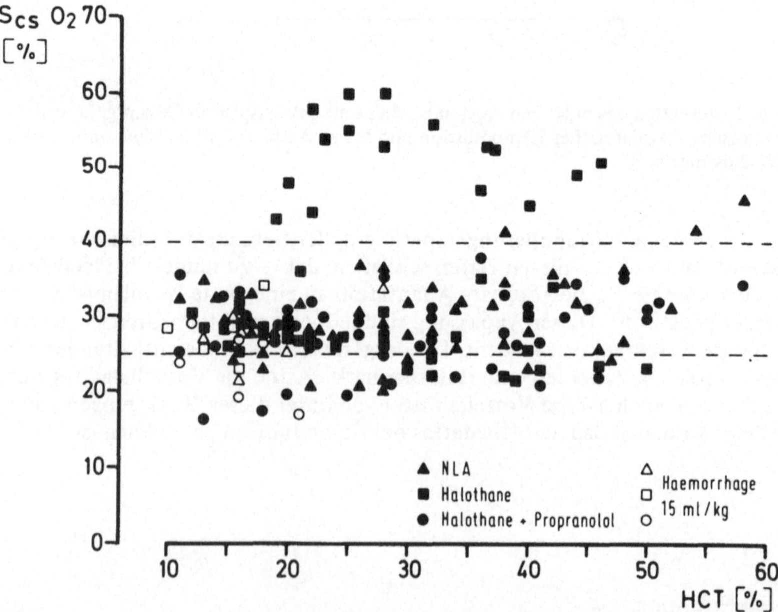

Abb. 6. Verhalten der koronarvenösen Sauerstoffsättigung (Einzelbeobachtungen) bei progressiver isovolämischer Hämodilution und bei zusätzlichem Blutverlust unter verschiedenen Anaesthesiebedingungen. Der physiologische Bereich der koronarvenösen O_2-Sättigung ist durch unterbrochene Linien gekennzeichnet

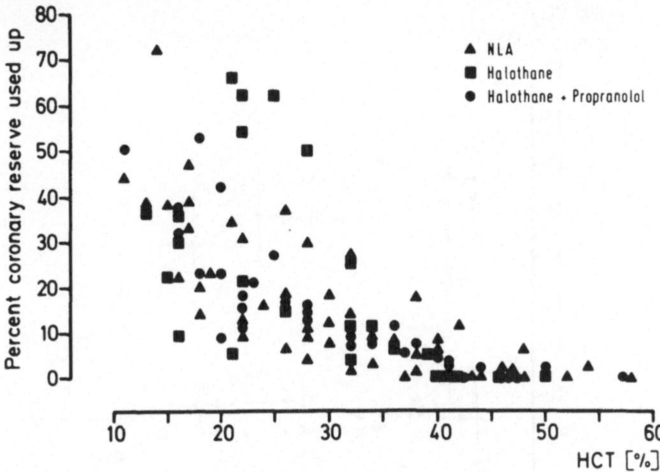

Abb. 7. Prozentuale Inanspruchnahme der Koronarreserve bei progressiver isovolämischer Hämodilution unter verschiedenen Anaesthesiebedingungen (Einzelbeobachtungen). Die Koronarreserve (d.h. das Verhältnis des Koronarwiderstandes unter Kontrollbedingungen bei normalem Hämatokrit zum Koronarwiderstand bei einer maximalen Adenosin-induzierten Koronardilatation x 100) wurde gleich 100% gesetzt

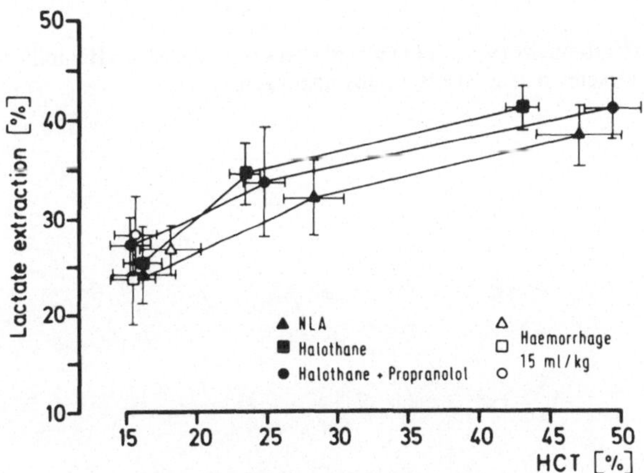

Abb. 8. Verhalten der myokardialen Lactat-Extraktion ($\bar{x} \pm s_{\bar{x}}$) bei progressiver isovolämischer Hämodilution und bei zusätzlichem Blutverlust unter verschiedenen Anaesthesiebedingungen

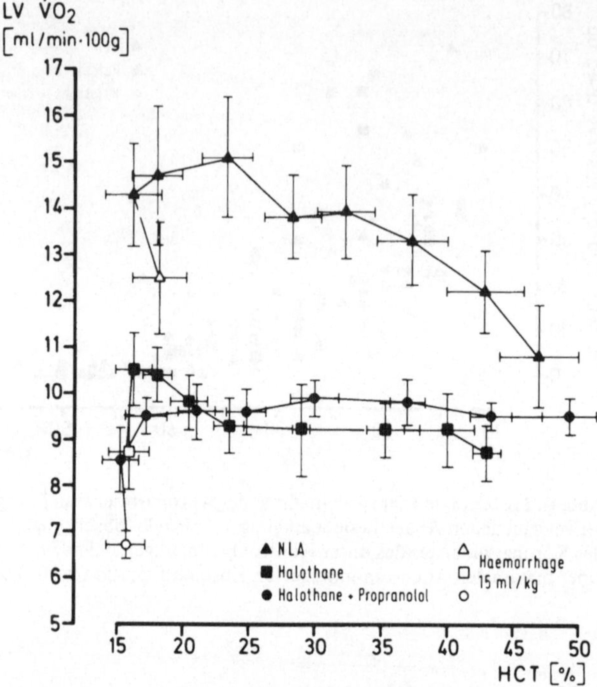

Abb. 9. Verhalten des myokardialen Sauerstoffverbrauchs ($\bar{x} \pm s_{\bar{x}}$) bei progressiver isovolämischer Hämodilution und bei zusätzlichem Blutverlust unter verschiedenen Anaesthesiebedingungen

Durchfluß in der A. carotis interna und Parameter des Hirnstoffwechsels unter isovolämischer Hämodilution

I. Podlesch und B. Reil

Der Mangel an geeigneten Blutspendern, das Hepatitisrisiko und die Kosten der Fremdbluttransfusion haben zu Versuchen geführt, die Zahl heterologer Bluttransfusionen zu reduzieren. Als geeignete Methode dazu erschien zunächst die iso- und normovolämische Hämodilution. Die präoperative isovolämische Hämodilution wurde nach ausgiebigen tierexperimentellen Untersuchungen erstmals von Klövekorn u. Mitarb. 1973 [9, 10] unter klinischen Bedingungen praktiziert. Als Vorteile der Methode gelten derzeit: Umgehung der Transfusionsrisiken, Verbesserung der nutritiven Gewebsdurchblutung infolge herabgesetzter Blutviskosität und die Verminderung postoperativer thrombembolischer Komplikationen. Die Auswirkungen der akuten isovolämischen Hämodilution auf das Herzkreislaufsystem erscheinen nach den bisher vorliegenden Daten ausreichend untersucht [12, 13, 14, 15]. Untersuchungsergebnisse zur Wirkung der normovolämischen Hämodilution auf Durchblutung und Stoffwechsel des menschlichen Gehirns fehlen dagegen. Lediglich Gottstein u. Held [4] berichteten über eine Zunahme der Hirndurchblutung nach Infusion niedermolekularer Dextrane.

Häggendahl u. Mitarb. [5, 6] fanden einen Anstieg der Hirndurchblutung mit abnehmender Erythrozytenzahl.

Aufgabe unserer Untersuchungen war es, festzustellen, wie weit die präoperative normovolämische Hämodilution die Hirndurchblutung, die cerebrale Sauerstoff- und Glukoseaufnahme und das Sauerstoffangebot an das Gehirn beeinflußt. Untersucht wurden daneben die Lactat- und Pyruvatkonzentrationen im arteriellen und hirnvenösen Blut. Als Parameter der Hirndurchblutung diente die Durchströmungsmessung an einer A. carotis interna mittels elektromagnetischem Square-wave-Flowmeter (Modell 501 D, Carolina Medical Electronics Inc. USA), das eine digitale Ablesung gestattet und primär vom Hersteller geeichte Flowmeßköpfe besitzt. Der Flow in der A. carotis interna und arterieller Druck wurden kontinuierlich auf einem Sechskanalschreiber der Fa. Schwarzer, München, registriert. Messungen des Herzzeitvolumens erfolgten mit dem Clinical Densitometer in Verbindung mit dem Computer der Lexington Instruments Corp. USA.

Der Computer errechnet das HZV aus dem Integral der Cardio-Green-Verdünnungskurve und kann digital abgelesen werden. Herzfrequenz und EKG wurden über einen Monitor der Fa. Hellige registriert, der ebenfalls an den Sechskanalschreiber der Fa. Schwarzer adaptiert war. Der arterielle Druck wurde mit Hilfe von Rezeptoren der Fa. Statham (USA) gemessen. Blutgase und pH-Werte wurden mit Hilfe des Analyzer IL 213 mit dem Temperature controler IL 227 der Instrumentation Laboratory (Lexington, USA) bestimmt. Der Sauerstoffgehalt des arteriellen und hirnvenösen Blutes wurde mit dem LEX-O_2-CON der Lexington Instruments Corp. (USA) ermittelt. Glukose, Lactat und Pyruvat wurden enzymatisch mit Reagenzien der Fa. Böhringer analysiert. Die Untersuchungen erfolgten an zehn Patienten, die sich kieferchirurgischen Tumorresektionen unterzogen und 41 bis 64 Jahre alt waren. Die statistischen Berechnungen erfolgten nach dem t-Test für paarige Werte. Signifikanzgrenze war $p < 0{,}05$.

Die Patienten wurden am Vorabend des Operationstages mit 5-10 mg Diazepam (Valium) oder 250 mg Hexobarbital (Evipan) prämediziert. Die Prämedikation vor Einleitung der Narkose bestand aus Pethidin (75-100 mg Dolantin), Promethazin (30-50 mg Atosil) und 0,5 mg Atropin intramuskulär. Die Narkose wurde eingeleitet mit Hexobarbital (4-8 mg/kg KG) nach vorausgegangener Denitrogenisierung der Lungen mit Sauerstoff. Die endotracheale Intubation erfolgte nach Injektion von 100 mg Succinylcholin i.v. Die Narkose wurde fortgeführt mit einem Lachgas-Sauerstoffgemisch im Verhältnis 1:2 und inspiratorischen Halothankonzentrationen von 0,3-0,5%. Zur Muskelrelaxation wurde Pancuroniumbromid verwendet. Die Anaesthesie erfolgte im halbgeschlossenen System unter künstlicher Beatmung mit dem Respirator Logic der Fa. BOC (England). Das Atemminutenvolumen wurde dem Nomogramm von Radford entnommen und 20% zugefügt. Anschließend erfolgte die Befestigung der EKG- und EEG-Elektroden, die Kanülierung der A. radialis, die Plazierung des Flow-Meßkopfes an einer A. carotis interna und die Einführung zweier Steriven-Katheter in die V. jugularis interna und die V. cava superior. Danach wurden alle Ausgangswerte gemessen. Unter synchronem Volumenersatz mit Hydroxyäthylstärke (Plasmasteril 6%) und Humanalbumin (5%ig) wurde dann Eigenblut entnommen. Jeweils nach Entnahme von 500 ml Blut erfolgten neue Messungen. Den einzelnen Patienten wurden zwischen 1000 und 2000 ml Eigenblut entnommen.

Ergebnisse

Abb. 1 zeigt die Durchströmung in einer A. carotis interna während Hämodilution. Unter konstant bleibenden pCO_2-Werten kommt es mit zunehmender Hämodilution zu einem statistisch signifikanten Anstieg des Durchflusses in der A. carotis interna.

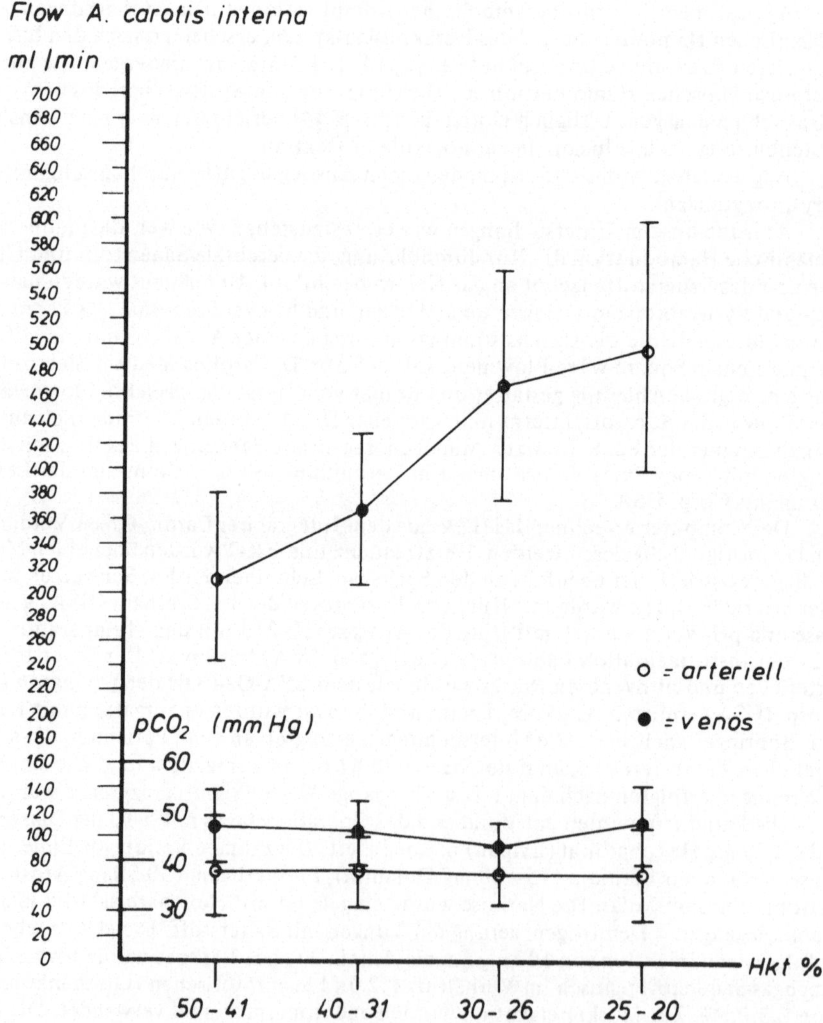

Abb. 1. Durchfluß in der A. carotis interna, arterielle und hirnvenöse CO_2-Werte bei abnehmendem Hämatokritwert

Abb. 2 enthält die Sauerstoffdruckwerte im arteriellen und hirnvenösen Blut. Hier zeigt sich unter Hämodilution keine statistisch signifikante Änderung.

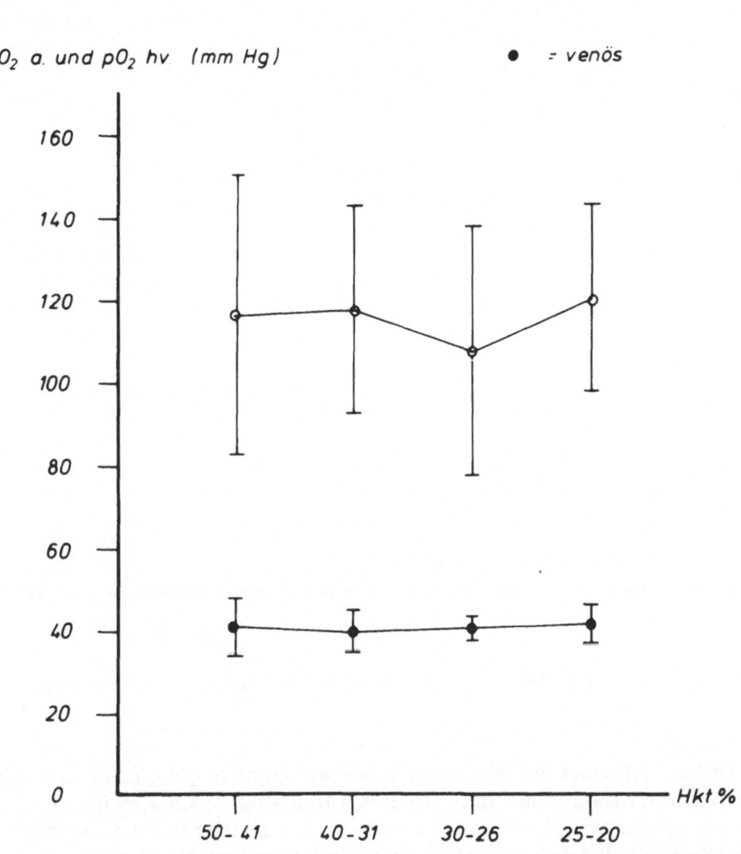

Abb. 2. Arterieller und hirnvenöser Sauerstoffpartialdruck unter Hämodilution

Abb. 3 zeigt die cerebrale Sauerstoffaufnahme, d.h. das Produkt aus Flow A. carotis interna x $AvDO_2$, die keinerlei Änderung unter Hämodilution erkennen ließ. Die cerebrale Glukoseaufnahme (Produkt aus Flow A. carotis interna x arterio-hirnvenöse Glukose-Differenz) zeigte eine Abnahme. Wegen der großen Streuung der Einzelwerte ließ sich eine statistische Signifikanz nicht errechnen. Bei HKt-Werten unter 30 haben wir bei einigen Patienten eine Glukoseabgabe aus dem Gehirn gemessen. Wodurch dieses Phänomen zu erklären ist, und ob innerhalb des Gehirns eine Glykolyse unter Sauerstoffmangel möglich ist, muß weiteren Untersuchungen vorbehalten bleiben. Nach Auffassung einiger Autoren kann Sauerstoffmangel im Hirnkreislauf eine Steigerung der Glykolyse induzieren [1, 7, 11, 18, 20].

In diesem Sinne ist möglicherweise auch die leichte aber insignifikante Zunahme der cerebralen Lactatabgabe, die ebenfalls in Abb. 4 aufgetragen ist, zu sehen.

Nach Huckabee [21, 22] bedeutet ein Ansteigen des Quotienten Lactat/Pyruvat, der unter normalen Stoffwechselverhältnissen 10 beträgt, einen Sauerstoffmangel. Unter Hämodilution kommt es zu einem Abfall dieses Quotienten, der den höchsten Wert zu Beginn hatte. Das mag bedingt sein durch die Halothannarkose, während der es zu einer Erhöhung des Lactatspiegels kommt [2, 3, 8, 19]. Der Quotient aus Glukoseaufnahme und cerebraler Lactatabgabe zeigt

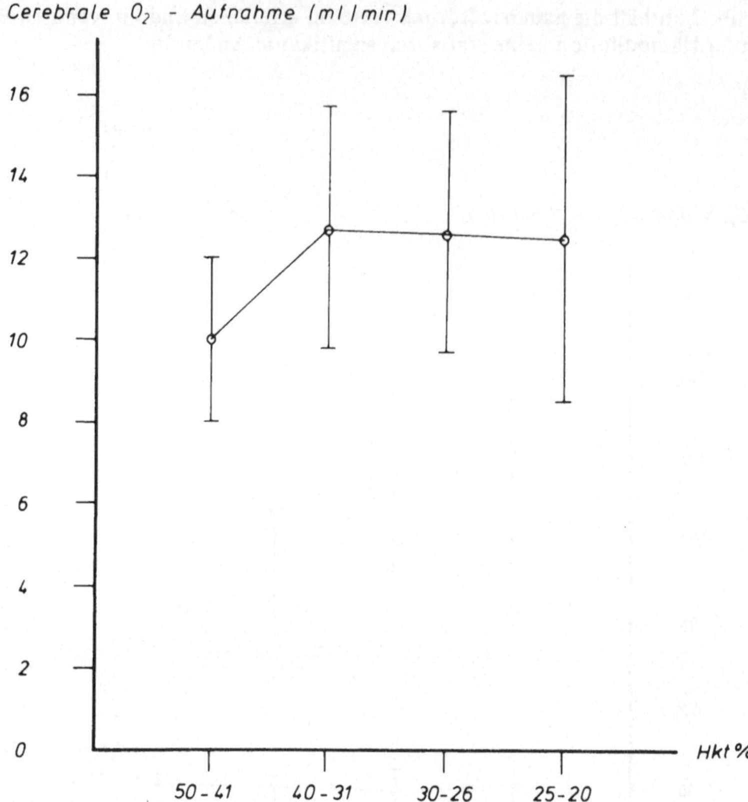

Abb. 3. Cerebrale Sauerstoffaufnahme (Flow A. carotis interna x $AvDO_2$) unter Hämodilution

eine leicht steigende Tendenz. Alle hier besprochenen Daten weisen nicht auf eine ins Gewicht fallende cerebrale Hypoxie unter Hämodilution bis zu einem Hämatokrit von 20% hin.

Auch in den EEG-Aufzeichnungen waren sichere Hinweise für eine Hypoxie des Cerebrums nicht zu finden. Abschließend noch eine Bemerkung zum klinischen Wert der Hämodilution. Wir haben die Zahl der Fremdblutkonserven, die zusätzlich zum Eigenblut transfundiert werden mußten, verglichen mit einer Gruppe von Patienten, die sich ähnlichen Operationen unterzog. Eine Reduktion der Zahl der Fremdblutkonserven war auch unter Berücksichtigung der häufigen Blutentnahmen für die Untersuchungen nicht festzustellen. Diese Tatsache bestätigt die theoretischen Berechnungen von Weidringer u. Mitarb. [23], die bereits 1976 publiziert wurden. Inwieweit die von uns angewandte Retransfusionstechnik sich ändern läßt, um den Nutzeffekt der Hämodilution sichtbar zu machen, muß zunächst dahingestellt bleiben. Auftretende Tachykardien und EEG-Veränderungen zwangen uns in 40% der Fälle zur forcierten Retransfusion.

Literatur

1. Fujishima, M.: Effect of constricting carotid arteries on cerebral blood flow and on cerebrospinal fluid ph, lactate and pyruvate in dogs. Jap. Heart J. 12, 467 (1971)
2. Galla, S.J., Wilson, E.P.: Hexose metabolism during halothane anesthesia in dogs. Anesthesiology 25, 96 (1964)
3. Greifenstein, F.E.: Excess lactate during halothane – oxygen and halothane – nitrous oxide – oxygen Anesthesia. Anaesth. Analg. 45, 362 (1966)

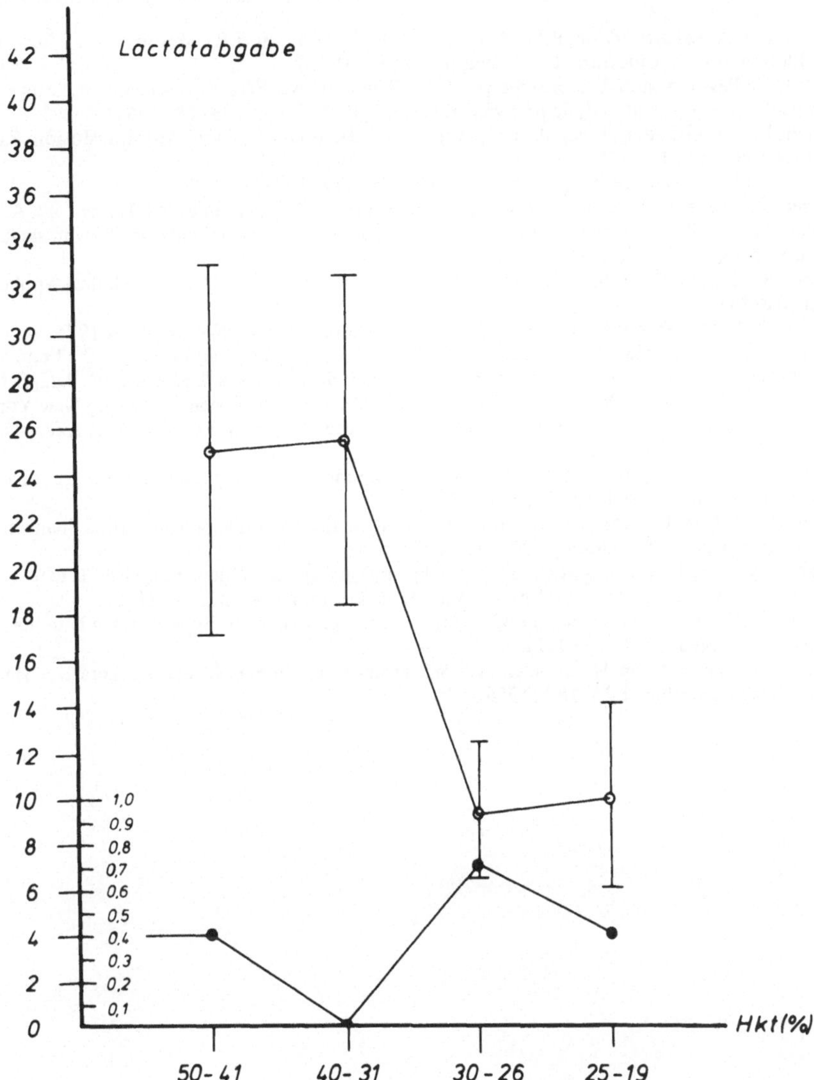

Abb. 4. Cerebrale Glucoseaufnahme und Lactatabgabe unter Hämodilution

4. Gottstein, U., Held, K.: Effekt der Hämodilution nach intravenöser Infusion von niedermolekularen Dextranen auf die Hirnzirkulation des Menschen. Dtsch. Med. Wschr. 94, 522 (1969)
5. Häggendahl, E., Nilsson, N.J., Norbäck, B.: Effect of blood corpuscle concentration on cerebral blood flow. Acta chir. scand. Suppl. 364, 3 (1966)
6. Häggendahl, E., Norbäck, B.: Effect of viscosity on cerebral blood flow. Acta chir. scand. Suppl. 364, 13 (1966)
7. Kaasik, A.E., Nilsson, L., Siesjö, B.K.: The effect of asphyxia upon the lactate, pyruvate and bicarbonate concentrations of brain tissue and cisternal CSF, and upon the tissue concentrations of phosphocreatine and andenine nucleotides in anesthetized rats. Acta Physiol. Scand. 78, 433 (1970)
8. Reinauer, H., Hollmann, S.: Der Einfluß der Narkoseart auf den Gehalt an Adeninnucleotiden, Lactat, Pyruvat in Herz, Leber und Milz der Ratte. Anaesthesist 15, 327 (1966)

9. Klövekorn, W.P., Laks, H., Pilon, R.N., Anderson, W.P., MacCallum, J.R., Moore, F.D.: Akute normovolämische Hämodilution bei elektiven chirurgischen Eingriffen. Langenbecks Arch. Klin. Chir. (Suppl.) Chir. Forum 323 (1973)
10. Klövekorn, W.P., Laks, H., Pilon, R.N., Anderson, W.P., MacCallum, J.R., Moore, F.D.: Effects of acute hemodilution in man. Eur. Surg. Res. 5 (Suppl.) 2, 27 (1973)
11. Lowry, O.H., Passonneau, J.V., Hasselberger, F.X., Schulz, D.W.: Effect of ischemia on known substrates and cofactors of the glycolytic pathway in brain. J. Biol. Chem. 239, 18 (1964)
12. Messmer, K.: Die Grundlagen der akuten präoperativen Hämodilution und Autotransfusion. Klin. Anästh. Intensivther. 9, 1 (1975)
13. Messmer, K.: Hemodilution. Surg. Clin. North Am. 55, 659 (1975)
14. Messmer, K., Lewis, D.H., Sunder-Plassmann, L., Klövekorn, W.P., Mendler, N., Holper, K.: Acute normovolemic hemodilution. Changes of central hemodynamics and microcirculatory flow in skeletal muscle. Europ. Surg. Res. 4, 55 (1972)
15. Messmer, K., Schmid-Schönbein, H. (eds.): Hemodilution. Theoretical Basis and clinical Application. Karger: Basel 1972
16. Messmer, K., Schmid-Schönbein, H. (eds): Intentional Hemodilution. Karger: Basel 1975
17. Nilsson, B., Dick, A., Ekløf, B., Jagodziński, Z., Pontńn, U.: Regional blood flow in the brain and in the cervical cord in experimental head trauma. In: Cerebral Circulation & Metabolism. Langfitt, T.W., McHenry, L.C. Jr., Reivich, M., Wollman, H. (eds.), p. 109. Springer: Berlin Heidelberg New York 1975
18. Siesjö, B.K., Plum, F.: Cerebral energy metabolism in normoxia and in hypoxia. Acta Anaesthesiol. Scand. 45, (Suppl.) XLV, 81 (1971)
19. Unseld, H., Clauberg, G.: Respiratorische und metabolische Veränderungen unter Halothan-Lachgas bei Spontanatmung. Anaesthesist 17, 347 (1968)
20. Yashon, D., Paulson, G., Locke, G.E., Miller, C., Hunt, W.E.: Cerebral and spinal fluid ananaerobism during circulatory arrest. Neurology 22, 211 (1972)
21. Huckabee, W.E.: Relationships of pyruvate and lactate during anaerobic metabolism. I. Effects of infusion of pyruvate or glucose and of hyperventilation. J. Clin. Invest. 37, 244 (1958)
22. Huckabee, W.E.: Abnormal resting blood lactate. I. The significance of hyperlactatemia in hospitalized patients. Am. J. Med. 30, 833 (1961)
23. Weidringer, G., Hasselbring, H., Steinlein, H.: Wie groß ist der Nutzeffekt der präoperativen Hämodilution wirklich? Anaesthesist 25, 189 (1976)

Zentrale und pulmonale Hämodynamik bei Hämodilution mit NLA und Elektrostimulation

E. Martin

Die bislang häufigste Anästhesietechnik bei Durchführung der präoperativen isovolämischen Hämodilution ist in der Klinik die konventionelle Neuroleptanalgesie. Das Ziel dieser Studie war es, die Elektrostimulationsanästhesie kurz ESA genannt, mit der Neuroleptanalgesie bezüglich hämodynamischer Veränderungen unter Hämodilution zu vergleichen.

Die Durchführung beider Anästhesietechniken und der Ablauf der Untersuchung sei hier kurz dargestellt.

Die Patienten wurden den beiden Anästhesiemethoden zufällig zugeteilt. Insgesamt waren es 11 in der E.S.A.-Gruppe und 15 in der NLA-Gruppe. Sie unterzogen sich abdominal-chirurgischen Eingriffen. Die beiden Patientengruppen waren auf den präoperativen Zustand, Alter, Gewicht, Körperoberfläche und Operationszeit bezogen homogen.

Sie wurden einheitlich mit Thalamonal und Atropin prämediziert. 30-45 min danach wurden im steady state die Kontrollwerte erfaßt. Zur Einleitung wurden Hypnomidate in einer Dosierung von 0,3 mg/kg KG und 0,1 bis 0,2 mg Fentanyl injiziert. Die Intubation erfolgte unter Gabe von Succinylcholin in einer Dosierung von 1 mg/kg KG; die Ventilation wurde mit einem Lachgas-Sauerstoffgemisch von 2,6:1,4 aufrecht erhalten.

Nach Intubation wurden bei den Patienten in der E.S.A.-Gruppe jeweils 4 Stahlnadeln an beiden Ohrmuscheln entsprechend plaziert und über ein Elektrostimulationsgerät mit 12 mA und 60 Hz stimuliert.

Das Herzminutenvolumen wurde mittels Thermodilution bestimmt und der arterielle und gemischt-venöse Sauerstoffgehalt mit dem Lex-O-Con Gerät gemessen.

Die Ausgangswerte von Hämatokrit, Hämoglobin und der arteriellen Sauerstoffspannung waren für beide Kollektive nahezu identisch. In Abhängigkeit von der entzogenen Blutmenge fielen der Hämatokrit auf ca. 30% und das Hämoglobin entsprechend auf 10 g% ab. Intraoperativ traten nur noch geringfügige Veränderungen auf. Die arterielle Sauerstoffspannung zeigte den durch die Beatmung bedingten Anstieg. Unterschiedlich jedoch, statistisch nicht signifikant waren die postoperativ gemessenen Werte bei Raumluft. Hier lagen der mittlere paO_2 der Elektrostimulationsgruppe etwas über denen der NLA-Gruppe.

Die arteriellen Mitteldrucke des E.S.A.-Kollektivs lagen während des gesamten intraoperativen Zeitraumes nicht signifikant über den gemessenen Werten in der NLA-Gruppe. Der nach Extubation erhöhte arterielle Mitteldruck ist auf die erhöhte sympathikotone Reaktionslage zurückzuführen. Das Verhalten der Herzfrequenz ist umgekehrt. Bei der Stimulationsgruppe lag die Herzfrequenz unter der der NLA-Gruppe, wobei die Hämodilution per se zu keiner wesentlichen Änderung führte. Der signifikante Unterschied zu einem gewählten Zeitpunkt E wird durch die postoperativ lang anhaltende analgetische Wirkung der Elektrostimulationsanästhesie erklärbar. Dies spiegelt sich auch im Cardiacindex wieder, der zu diesem Zeitpunkt in der NLA-Gruppe die höchsten Werte aufweist. Die Hämodilution bewirkte einen Herzminutenvolumenanstieg, der in beiden Kollektiven signifikant war. Ein statistisch zu sichernder Unterschied zwischen beiden Gruppen konnte nicht festgestellt werden.

Die Zunahme des Herzminutenvolumens kommt über ein erhöhtes Schlagvolumen zustande. In beiden Gruppen kam es zu einem signifikanten Anstieg von 42 bzw. 26% des Schlagvolumens. Entsprechend stieg auch der Schlagindex nach Hämodilution an. Der nach Einleitung in beiden Gruppen leicht erhöhte Gesamtströmungswiderstand fiel signifikant nach Hämodilution ab und blieb bis zur Extubation erniedrigt.

Ganz eindeutig kam es nach Dilution zu einer signifikanten Erhöhung des Drucks in der Arteria pulmonalis und des Kapillarwedgedruckes in beiden Kollektiven. Die Druckdifferenz jedoch blieb nahezu konstant, so daß bei Zunahme des Herzminutenvolumens der pulmonale Gefäßwiderstand abnimmt. Eine Hypoxie mit nachfolgender Vasokonstriktion und entsprechend erhöhtem Gefäßwiderstand kann hier eindeutig ausgeschlossen werden.

Die Hämodilution führt auf Grund der veränderten Rheologie zu einem erhöhten venösen Rückstrom. Es resultiert eine bessere Füllung der Ventrikel. Die errechnete rechts- und linksventrikuläre Schlagarbeit nimmt in beiden Gruppen nach Hämodilution zu, ohne jedoch pathologische Werte zu erreichen. Signifikant erhöhte Werte wurden unmittelbar nach Extubation gemessen. Das gleiche wurde für den Tension-Time-Index gefunden. Auffällig der statistisch signifikante Anstieg zum Zeitpunkt E in der NLA-Gruppe.

Nach Narkoseeinleitung kommt es in der Regel zu einer Reduktion des Sauerstoffverbrauchs. Dies zeigt sich auch bei den Patienten in der NLA-Gruppe. In dem E.S.A.-Kollektiv war der Sauerstoffverbrauch nicht reduziert und während des intraoperativen Zeitraumes konstant. Auch hier zeigte sich, daß bei den Patienten der E.S.A.-Gruppe in der Phase nach Extubation ein geringerer Sauerstoffverbrauch errechnet wurde. Der Verbrauch stieg in der NLA-Gruppe um das doppelte. Die Sauerstoffverfügbarkeit bzw. die Sauerstofftransportkapazität blieb trotz Reduktion des Hämoglobins unverändert, so daß auf eine ausreichende Gewebsversorgung des Organismus geschlossen werden kann. Entsprechend der Zunahme des Cardiac-Index, wie bereits erwähnt, wurde die Sauerstoffgehaltsdifferenz nach Dilution in beiden Kollektiven kleiner und erreicht nach Extubation die Ausgangswerte.

Zusammenfassend kann aus diesen Ergebnissen geschlossen werden, daß die gemessenen hämodynamischen Veränderungen unter Hämodilution in beiden Kollektiven nicht wesentlich voneinander abweichen. Unter dem Aspekt der Einsparung von Narkotika und einer offensichtlich lang andauernden postnarkotischen Analgesie unter E.S.A. kann man dem Verfahren sogar Vorzüge einräumen.

Zur Anwendung der normovolämischen Hämodilution in der Kiefer- und Gesichtschirurgie - Klinisch-experimentelle Ergebnisse

Ch. Watzek, G. Watzek, V. Draxler und E. Fürnschlief

Der beträchtliche Blutverlust bei Operationen von Malignomen im orofacialen Bereich veranlaßte uns, bestärkt durch eigene günstige Ergebnisse beim gefäßchirurgischen Krankengut die akute normovolämische Hämodilution auch bei derartigen Eingriffen zur Anwendung zu bringen. Die Vorteile scheinen uns in der möglichen Fremdbluteinsparung und auch in der Verbesserung der Rheologie (Messmer et al.; Coburg; Klövekorn et al.; Peter et al.) und somit wahrscheinlichen Begünstigung der Wundheilung zu liegen. Bei der Frage nach der zu verwendenden Dilutionslösung scheint HÄS wegen des weitgehend fehlenden Einflusses auf die Gerinnung (Martin et al.) und verbesserter Nierenfunktion (Murrphy et al.; Franke et al.), wie auch in unseren früheren Untersuchungen bereits feststellbar, besonders geeignet zu sein. In einer 2. Serie sollte Hydroxyäthylstärke kombiniert mit 5% Humanalbumin zur Anwendung gebracht werden. Ziel dieser Untersuchung war es, den Effekt beider Dilutionslösungen vorwiegend auf das Verhalten von Blut-, Plasmavolumen, Kreislaufparameter, Gesamteiweiß, kolloidosmotischem Druck und Gerinnung zu untersuchen.

Krankengut und Methodik

Die zur Untersuchung herangezogenen Patienten (Serie I: 7 Fälle, Serie II: 5 Fälle) sowie Diagnose und operatives Vorgehen sind den beiden ersten Tabellen zu entnehmen. Nach Einleitung

Tabelle 1. Synopsis der nach Haemodilution operierten Patienten (Serie I)

Patient	Alter	Diagnose	Operation
B.K.	46	Zungencarcinom	Hemiglossektomie Unterkieferresektion Neck dissection
B.J.	52	Zungencarcinom	Hemiglossektomie Neck dissection
M.R.	54	Zungencarcinom	Hemiglossektomie Neck dissection
S.M.	38	ossifizierendes Fibrom	Unterkieferresektion
O.A.	45	Zungencarcinom	Hemiglossektomie Neck dissection
S.S.	64	Zungencarcinom	Hemiglossektomie Neck dissection
W.J.	49	Zungencarcinom	Hemiglossektomie Neck dissection

einer kombinierten Neuroleptanalgesie wurde die Hämodilution (HD) durchgeführt. Zu Einzelheiten der Methodik sei auf die Publikation über Hämodilution bei gefäßchirurgischen Eingriffen aus der eigenen Arbeitsgruppe verwiesen (Watzek et al., 1978). Die Entnahmemenge betrug in beiden Gruppen ca. 1080 ml, die Volumensubstitution wurde in Serie I mit 1500 ml HÄS in Serie II mit 1000 ml HÄS und 500 ml 5% Humanalbumin programmiert. Aufgrund auftretender Hypotonie war in 2 Fällen der Serie I die Zufuhr von 250 bzw. 500 ml HÄS und in Serie II bei 2 Patienten von je 500 ml 5% Humanalbumin zusätzlich angezeigt. Der Blutverlust wurde durch Wiegen der verwendeten Kompressen und Tupfer exakt ermittelt und der abge-

Tabelle 2. Synopsis der nach Haemodilution operierten Patienten (Serie II)

Patient	Alter	Diagnose	Operation
M.M.	46	Zungencarcinom	Hemiglossektomie Neck dissection
L.H.	38	Gallertzellcarcinom – Orbita, Nase, Siebbein	Resektion Rekonstruktion
M.T.	37	Zylindrom – Nase, Siebbein, Oberkiefer	Resektion Rekonstruktion
J.J.	52	Sek. Blastom – Oberkiefer, Siebbein, Dura	Resektion Rekonstruktion
H.I.	63	chron. Sialoadenitis	Exstirpation

saugten Blutmenge hinzugerechnet. Verluste über 1500 ml bzw. Hämatokritabfall unter 25% wurden durch Fremdblut ausgeglichen. Die Patienten wurden entsprechend der Harnausscheidung und der geschätzten Perspiratio insensibilis (120 ml pro Std) mit 5% Laevulose und Ringerlaktat zu gleichen Teilen infundiert. Die kontrollierten Parameter sind aus Tabelle 3 ersichtlich, die jeweiligen Meßzeitpunkte den folgenden Abbildungen zu entnehmen; die Versuchsdauer erstreckte sich bis zum 2. postoperativen Tag. Zur statistischen Auswertung wurde der Student-t-Test für gepaarte und nichtgepaarte Differenzen herangezogen. Als Signifikanzschwelle wurde der 5%-Wert gewählt.

Tabelle 3. Prae-, intra- und postoperativ kontrollierte Parameter

Blut- u. Plasmavolumen (^{131}RIHSA, Volumetron)
Berechnung des Erythrozytenvolumens
Haematokrit, (Korrektur auf Ganzkörperhaematokrit, Haemoglobin)
Blutdruck (blutig gemessen in Arteria radialis)
simultane EKG-Registrierung
Serumproteinkonzentration, Elektrophorese (Serie II)
kolloidosmotischer Druck (Knaur-Membranosmometer)
Gerinnungswerte
Harnminutenvolumina, Kreatininclearance, Natriurese

Ergebnisse

Kreislaufverhalten: Herzfrequenz und Blutdruck verhielten sich während der gesamten Versuchsperiode mit Ausnahme der bereits erwähnten Druckabfällen weitgehend konstant, ein signifikanter Unterschied zwischen den beiden Gruppen ergab sich nicht.

Hämatokrit, Hämoglobin (Abb. 1): Der Abfall der HK und HB zu Operationsende war in beiden Gruppen hochsignifikant ($p < 0{,}001$), ein Unterschied zwischen beiden Serien war nicht nachzuweisen.

Blut-, Plasma-, Erythrozytenvolumen (Abb. 2): Das Blutvolumen war in beiden Serien im Vergleich zum Vorwert zu Operationsende signifikant abgefallen ($p_{I\text{-}III} < 0{,}05$, $p_{I\text{-}III} < 0{,}01$). Dieser Abfall bleibt bei Serie I bis Untersuchungsende bestehen ($p_{I\text{-}IV} < 0{,}01$, $p_{I\text{-}V}$ n.s.). Bei Serie II lag das Blutvolumen am 1. postoperativen Tag wieder am Ausgangswert ($p_{I\text{-}IV} < 0{,}05$, $p_{I\text{-}V}$ n.s.). Das unterschiedliche Verhalten des Blutvolumens zwischen beiden Serien war statistisch nicht zu sichern. Das Plasmavolumen zeigte in Serie I bis zum 2. postoperativen Tag keine statistischen Unterschiede. In Serie II hingegen stieg das Plasmavolumen bis zum 2. post-

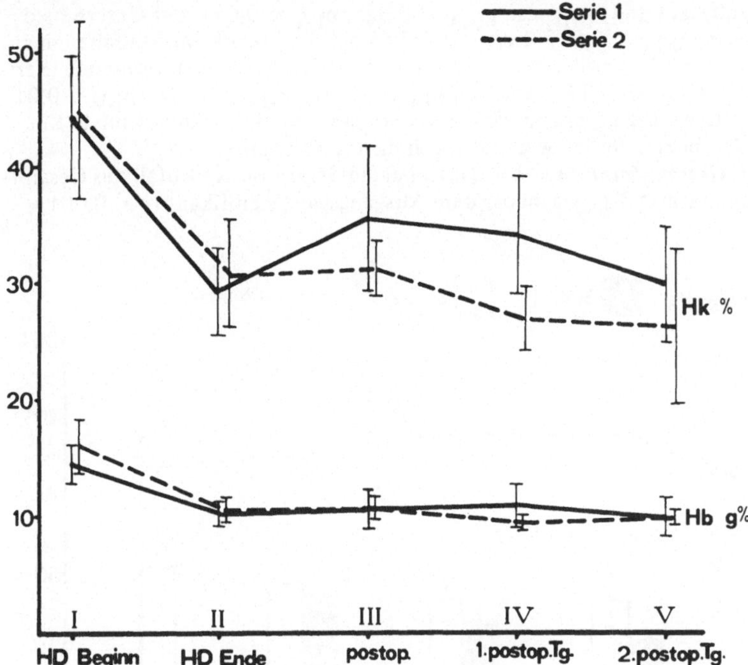

Abb. 1. Verhalten von Haematokrit und Haemoglobin

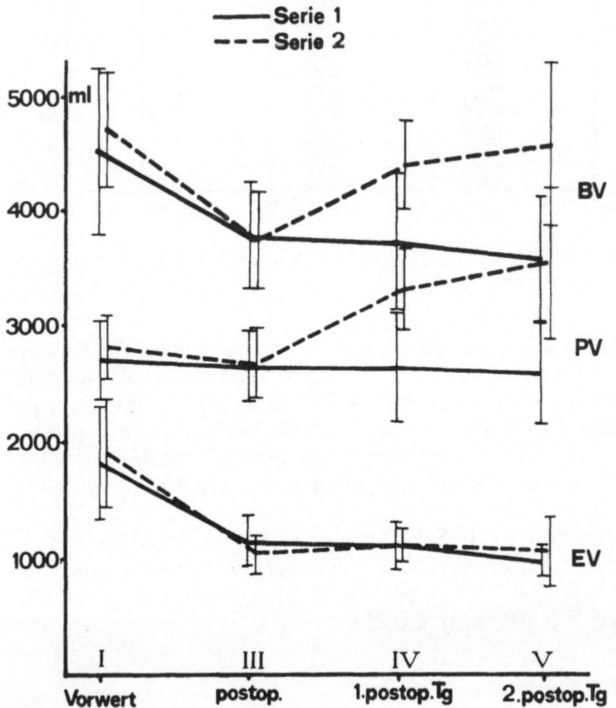

Abb. 2. Verhalten von Blutvolumen, Plasmavolumen und Erythrozytenvolumen

operativen Tag hochsignifikant an (p_{I-III} n.s., $p_{I-IV} < 0{,}025$, $p_{I-V} < 0{,}05$). Der Unterschied zwischen den beiden Serien ($p_{IV} < 0{,}025$, $p_V < 0{,}05$) ist hochsignifikant. Im Verhalten des Eryvolumens zeigt sich ein hochsignifikanter Abfall in beiden Serien bis Operationsende (Serie I: $p_{I-III} < 0{,}01$, $p_{I-IV} < 0{,}01$, $p_{I-V} < 0{,}01$, Serie II: $p_{I-III} < 0{,}01$, $p_{I-IV} < 0{,}005$, $p_{I-V} < 0{,}01$), der bis zum 2. postoperativen Tag gegenüber dem Vorwert signifikant vermindert blieb. Ein Unterschied zwischen den beiden Serien war statistisch nicht zu sichern.

Gesamteiweiß und Albuminfraktion (Abb. 3): In beiden Serien ist der Abfall des Gesamteiweiß bis zum 1. postoperativen Tag gegenüber dem Ausgangswert signifikant ($p < 0{,}001$,

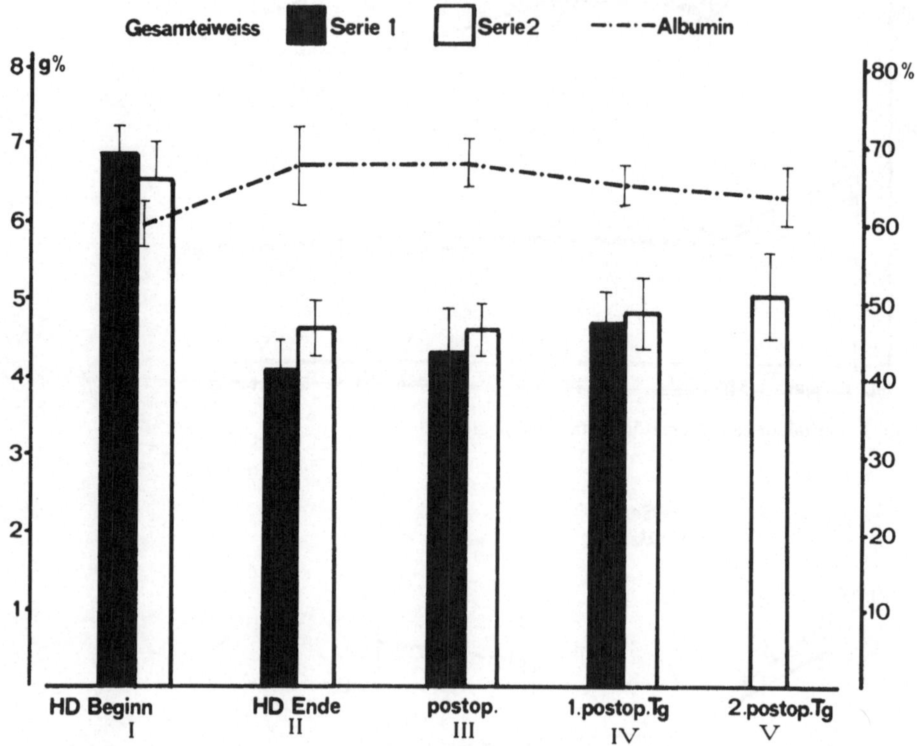

Abb. 3

$p < 0{,}005$). Der geringe Anstieg ab Hämodilutionsende bis zum 1. postoperativen Tag läßt sich in Serie I statistisch sichern ($p_{I-IV} < 0{,}05$). Das Verhalten in Serie II zeigt gleichfalls einen signifikanten Abfall bis zum 2. postoperativen Tag gegenüber dem Vorwert ($p_{I-II} < 0{,}005$, $p_{I-III} < 0{,}005$, $p_{I-IV} < 0{,}005$, $p_{I-V} < 0{,}005$). Der Anstieg ab Hämodilutionsende bis zum 2. postoperativen Tag ist nicht signifikant. – Die Albuminfraktion, nur in Serie II ermittelt, stieg bis Operationsende signifikant ($p < 0{,}001$) an und lag am 2. postoperativen Tag noch hochsignifikant über dem Ausgangswert ($p < 0{,}005$).

Kolloidosmotischer Druck (KOD) (Abb. 4): In Serie I war der KOD im Vergleich zum Ausgangswert zu allen Meßzeitpunkten signifikant gesenkt. Die Unterschiede lassen sich in beiden Reihen statistisch sichern (Serie I: $p_{I-II} < 0{,}05$, $p_{I-III} < 0{,}05$, $p_{I-IV} < 0{,}05$, $p_{I-V} < 0{,}05$. Serie II: p_{I-II} n.s., $p_{I-III} < 0{,}01$, $p_{I-IV} < 0{,}005$, $p_{I-V} < 0{,}05$).

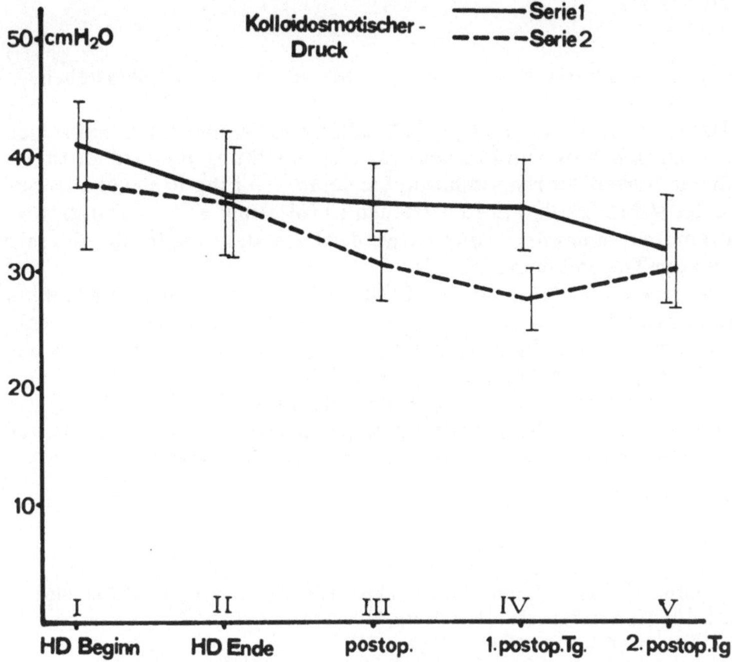

Abb. 4

Diskussion

Die beschriebenen Blutdruckabfälle während Hämodilution, von Coburg und Pichlmayr et al. wiederholt beobachtet, waren durch zusätzliche Gabe der jeweiligen Dilutionslösung rasch reversibel. Trotz des massiven Blutverlustes in beiden Gruppen (Serie I: 1578,57 ± 673,78 ml, Serie II: 2340 ± 973 ml) konnten durch entsprechende Zufuhr von Fremdblut größere Schwankungen vermieden werden. Frequenzänderungen oder Rhythmusstörungen waren im Gegensatz zu Peter und Pichlmayr nicht zu beobachten.

Das annähernd gleiche Verhalten von Blut-, Plasma-, Eryvolumen während Hämodilution und intraoperativ scheint dafür zu sprechen, daß beide verwendeten Hämodilutionslösungen qualitativ gleichzusetzen sind, obwohl der KOD in Serie I zum Unterschied zu Serie II bereits zu Hämodilutionsende abfällt. Der beträchtliche Anstieg des Plasmavolumens in Serie II könnte auf die zusätzliche Albumingabe zurückzuführen sein, umso mehr als das intra- und postoperative Management in beiden Serien ident war, mit Ausnahme der in dieser Serie infolge des beträchtlich höheren Blutverlustes notwendigen größeren Fremdblutmenge. Es ist anzunehmen, daß in beiden Serien einsetzende Albuminmobilisation, ausgelöst durch Dilution und intraoperative Blutverluste, in Serie I gerade ausreicht, das Plasmavolumen trotz kontinuierlicher Ausscheidung von Hydroxyäthylstärke konstant zu halten. In Serie II dagegen könnte die zusätzliche Albumingabe während Dilution einerseits sowie die Eiweißzufuhr durch Fremdblut andererseits und die damit verlängerte und vergrößerte Wasserbindungskapazität für die postoperative Erhöhung des Plasmavolumens verantwortlich sein. Für diese vermehrte Wasserbindung spricht der nach Hämodilution trotz Zufuhr von Albumin weitgehend gleichbleibende Albumin- und Gesamtproteinspiegel. Der in Serie II trotz nahezu konstantem Albumingehalt abfallende KOD scheint Ausdruck dieser Verdünnung bei gleichzeitiger Ausscheidung der verbleibenden Hydroxyäthylstärke in der postoperativen Phase zu sein (Jesch et al.; Kilian et al.).

Schlußfolgerungen

Versuchen wir die Ergebnisse unter klinischen Aspekten zu betrachten, so ist festzustellen, daß

1. die präoperative Hämodilution bei operativer Behandlung von Malignomen im orofacialen Bereich allgemein gut vertragen wurde und zu keinerlei Nebenwirkungen führte. Es ist jedoch hervorzuheben, daß der Vorteil der Hämodilution bei derartigen Eingriffen vor allem im Sinne einer Verbesserung der Mikrozirkulation zu verstehen ist (Messmer et al., Coburg), wobei die Einsparung von Fremdblut, eines der Grundmotive der Hämodilution, infolge des sehr hohen Blutverlustes kaum zum Tragen kommt.
2. Bei einer gegenüberstellenden Bewertung beider Dilutionslösungen scheint die Kombination mit 5% Humanalbumin den Vorteil zu bieten, daß eine Restitution des Plasmavolumens aufgrund der länger wirksamen Wasserbindungsfähigkeit eher gegeben scheint. Auch Howland u. Mitarb. empfehlen bei Ersatz größerer Blutverluste durch Vollblut zur Aufrechterhaltung des intravasalen Volumens die gleichzeitige Gabe von Humanalbumin.
3. Schließlich ist zu betonen, daß auch bei Eingriffen im orofacialen Bereich die bei Anwendung der Hämodilution bekannten Kontraindikationen absolut einzuhalten sind.

Literatur

1. Coburg, A.J.: Die akute normovolämische Hämodilution in klinischer Anwendung, Anaesthesiologie und Wiederbelebung, Bd. 104. Springer: Berlin, Heidelberg, New York 1977
2. Coburg, A.J., Husen, K., Pichlmayr, I.: Anaesthesist 25, 150 (1976)
3. Franke, H., Sobotta, E.E., Witzki, G., Unsicker, K.: Anaesthesist 24, 231 (1975)
4. Howland, W.S., Schweizer, O., Ragasa, J., Jascott, D.: Surg. Gynec. Obstet. 14, 592 (1976)
5. Jesch, F., Klövekorn, W.P., Sunder-Plassmann, L., Seifert, J., Messmer, K.: Anaesthesist 24, 202 (1975)
6. Kilian, J., Spilker, D., Borst, R.: Anaesthesist 24, 193 (1975)
7. Klövekorn, W.P., Pichlmayr, H., Ott, E., Bauer, H., Sunder-Plassmann, L., Jesch, F., Messmer, K.: In: Intentional Hemodilution, Bibl. haemat., No. 41. Messmer, K., Schmid-Schönbein, H. (Hrsg.), S. 248, Karger: Basel 1975
8. Martin, E., Armbruster, I., Fischer, E., Kraatz, J., Kersting, K.-H., Oberst, R., Peter, K.: Anaesthesist 25, 181 (1976)
9. Messmer, K.: Anaesthesist 25, 185 (1976)
10. Messmer, K., Sunder-Plassmann, L., Klövekorn, W.P., Holper, K.: In: Advances in Microcirculation, Vol. 4, S. 1. Karger: Basel 1972
11. Messmer, K., Sunder-Plassmann, L.: In: Progress in Surgery. Vol. 13, S. 208. Karger: Basel 1974
12. Murphy, G.P., Denmaree, D.E., Gagnon, J.A.: J. Urol. 63, 534 (1965)
13. Peter, K., Gander, H.P., Lutz, H., Nold, W., Stosiek, U.: Anaesthesist 24, 219 (1975)
14. Pichlmayr, I., Coburg, A.J., Pichlmayr, H.: Prakt. Anaesth. 11, 310 (1976)
15. Watzek, Ch., Wagner, O., Draxler, V., Gilly, H., Schwarz, S., Sporn, P., Steinbereithner, K., Zekert, K.: Wien. klin. Wschr. 90, 224 (1978)

Der Einfluß von präoperativer Hämodilution auf die neuromuskuläre Hemmwirkung von Succinylcholin, Pancuronium und (+)-Tubocurarin

F.T. Schuh

1. Einer Haemodilutionsgruppe von 47 überwiegend gefäßchirurgischen Patienten wurde unmittelbar praeoperativ zwei Konserven Eigenblut (800-1.000 ml) entnommen und mit 1.000 ml Dextran-40 ersetzt (Meissner et al., 1975); als Kontrollgruppe dienten 35 Patienten ohne Haemodilution unter identischen Operations- und Anaesthesie-Bedingungen. Haemoglobin-, Gesamteiweißkonzentration, Haematokrit und Serumcholinesterase-Aktivität waren in der Haemodilutionsgruppe unmittelbar vor Beginn der neuromuskulären Messungen deutlich niedriger als praeoperativ sowie niedriger als unter vergleichbaren Verhältnissen in der Kontrollgruppe. Der Einfluß auf die neuromuskuläre Blockade nach Succinylcholin, Pancuronium und (+)-Tubocurarin wurde mit Hilfe von Mechanogrammen der Handmuskeln nach elektrischer Stimulierung des Nervus ulnaris quantifiziert (Schuh, 1974).

2. Nach Haemodilution nahm die Wirkungsstärke der drei untersuchten Hemmstoffe zu, wie die annähernd parallele Linksverschiebung der kumulativen Dosis-Wirkungskurve zeigte. Der Quotient der ED_{50} der Haemodilutionsgruppe und der Kontrollgruppe betrug 0,48 (+)-Tubocurarin, 0,4 (Pancuronium) und 0,37 (Succinylcholin). Die Wirkungsdauer der ED_{90} von (+)-Tubocurarin (0,21 mg/kg), Pancuronium (0,033 mg/kg) und Succinylcholin (0,3 mg/kg) war nach der Haemodilution um den Faktor 1,4-1,8 verlängert.

3. Da unter den geschilderten Meßbedingungen gleichermaßen depolarisierende und nichtdepolarisierende Hemmstoffe eine Zunahme der Wirkungsstärke und Wirkungsdauer zeigten, kann kein einheitlicher Mechanismus, sondern müssen verschiedenartige Faktoren als Ursache für diesen Befund diskutiert werden:

a) Die Abnahme der Gesamteiweißkonzentration im Serum bedingt über eine Abnahme der Plasmaproteinbindung und im Falle von Succinylcholin über eine verminderte hydrolytische Spaltung durch die Cholinesterase eine höhere Konzentration an freier und damit pharmakologisch aktiver Substanz.

b) Der Anstieg des Herzzeitvolumens als Kompensation für die verminderte Sauerstoffbindungskapazität des Blutes und die damit verbundene Zunahme der Muskelperfusion (Gaehtgens et al., 1975) führt zu einer verstärkten initialen Anflutung und Bindung der Muskelrelaxantien an die motorische Endplatte (Goat et al., 1976). Die verlängerte Hemmdauer kann in Übereinstimmung mit Befunden von Feldman u. Tyrell (1970) mit der noch vermehrt an der Endplatte gebundenen Konzentration erklärt werden.

4. Für die tägliche Narkosepraxis ergibt sich als Konsequenz, daß nach Haemodilution Muskelrelaxantien in geringerer Dosierung als sonst üblich für gleich große Hemmeffekte appliziert werden können.

Literatur

Feldman, S.A., Tyrell, M.F.: A new theory of the termination of action of the muscle relaxants. Proc. Roy. Soc. Med. 63, 691-695 (1970)

Gaehtgens, P., Benzer, K.H., Schickendantz, S.: Effect of hemodilution on blood flow, O_2-consumption and performance of skeletal muscle during exercise. In: Messmer, K., Schmid-Schönbein, H. (eds.): Intentional Hemodilution, p. 54-60. Karger: Basel 1975

Goat, V.A., Yeung, M.L., Blakeney, C., Feldman, S.A.: The effect of blood flow upon the activity of gallamine triethiodide. Brit. J. Anaesth. 48, 69-73 (1976)

Meissner, F. v., Müller-Wiefel, H., Schuh, F.T.: Induced preoperative hemodilution in peripheral vascular operations. Bull. Soc. Intern. Chir. 34, 313 (1975)

Schuh, F.T.: A simple quantitative method to measure the effect of neuromuscular blocking drugs in anaesthetized man. IRCS Med. Sci. 2, 1425 (1974)

Gute Erfahrungen mit maschinellen Bluttransfusionen bei schnellen Blutverlusten in der Leberchirurgie

M. Pečan, A. Bučar und S. Jeretin

Bei schwersten Leberverletzungen sowie bei großen chirurgischen Eingriffen an der Leber müssen große Blutverluste in kürzester Zeit kompensiert werden. Die gebräuchlichsten Arten der Bluttransfusion mit mehreren parallel angelegten Transfusionssystemen und manueller Beschleunigung genügen bei weitem nicht mehr, um den Blutverlust rechtzeitig zu ersetzen. Der Gebrauch einer Transfusionspumpe vermindert die negativen metabolischen Folgen, welche nach länger dauernden, nichtkompensierten Blutverlusten und Hypotonien auftreten [1]. Diese Folgen sind oft entscheidend für den weiteren Verlauf der Krankheit.

Methodik

Das System der Transfusionspumpe (Abb. 1, 2) umfaßt ein spezielles Transfusionssystem für den einmaligen Verbrauch mit Blutfilter (Swank LL 200) [2], Transfusionspumpe, Blutwärmer

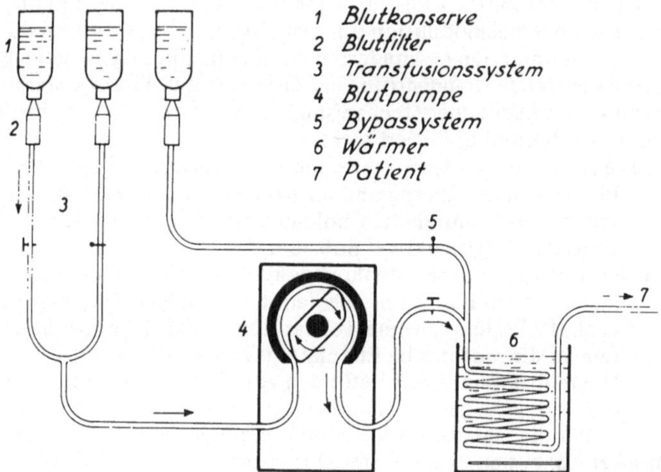

Abb. 1. Schematische Darstellung des Systems der Transfusionspumpe

und eine großkalibrige intravenöse Kanüle (G 12). Besonderheit des Transfusionssystems ist ein Bypass, welcher eine langsame Bluttransfusion in den Intervallen, in denen die Pumpe stillsteht, ermöglicht. Die Transfusionspumpe Fresenius „BP 742" ist eine Rollerpumpe mit einem deklarierten maximalen Durchfluß von 400 ml/min – durch jeden ihrer zwei Kanäle. Der Gebrauch einer maschinellen Bluttransfusion verlangt eine kontinuierliche Überwachung von ZVD, Diurese, EKG, Temperatur und nach Möglichkeit eine kontinuierliche direkte Blutdruckmessung. Der Blutverlust wird alle 30 min gemessen und eine genaue Bilanz geführt. Das ist besonders wichtig, um eine eventuelle Überlastung des Kreislaufes zu verhindern. Jede Stunde oder je nach Bedarf wird eine Blutgasanalyse durchgeführt. Serum-Kalium wird immer unmittelbar nach einer schnellen Gabe größerer Blutmengen kontrolliert. Die Gerinnungsproben werden am Ende der Operation entnommen. Das Verfahren wird so geleitet, daß es einen Übergang zur Intensivtherapie vorstellt [3].

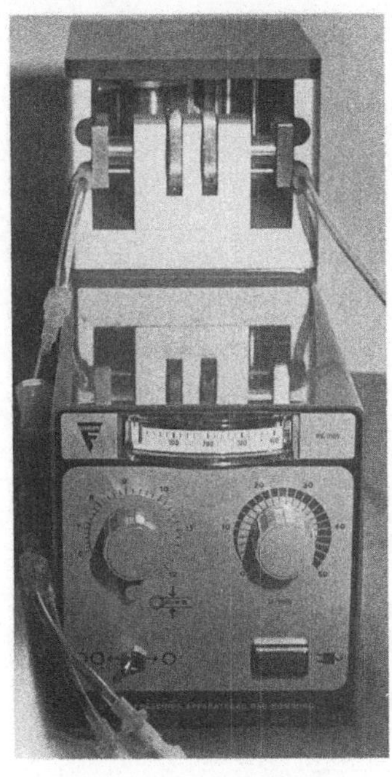

Abb. 2. Fotografie der Transfusionspumpe

Die Patienten für geplante Operationen wurden speziell vorbereitet [4], die Anästhesie bei allen unseren Leberoperationen mittels NLA durchgeführt [5].

Das Patientengut bestand aus 20 Patienten und 22 Eingriffen. Die Patienten waren 17 bis 70 Jahre alt, durchschnittlich 43,5 Jahre. Die Patienten hatten gut- oder bösartige Tumoren, waren polytraumatisiert, hatten sich eine Leberverletzung zugezogen oder wurden als nicht definitiv auskurierte Leberverletzungen aus anderen Krankenhäusern überwiesen. Wir haben die Bluttransfusionspumpe 10 mal bei geplanten Operationen und 12 mal bei Not-Operationen oder Reoperationen gebraucht. Die durchgeführten Operationen waren: ausgedehnte linke Resektion, rechte und ausgedehnte rechte Leberresektion. Die Eingriffe dauerten im Durchschnitt 215 min, wobei der kürzeste Eingriff 75 min, der längste 540 min dauerte.

Ergebnisse

Im Durchschnitt betrug der Blutverlust 8026 ml und zwar zwischen 1000 und 31000 ml. Im Durchschnitt gaben wir 8670 ml Blut, die extremsten Werte lagen zwischen 1500 und 22000 ml, davon mit der Blutpumpe im Durchschnitt 5327 ml, (von 860 ml bis 15000 ml). Die Betriebsdauer der maschinellen Transfusion betrug beim Patienten im Durchschnitt 39 min (von 5 bis 160 min). Die durchschnittliche Transfusionsgeschwindigkeit betrug bei kleinen Bluttransfusionen 115 ml/min. Bei Blutverlusten über 2500 ml war sie 160 ml/min und bei Blutverlusten über 5000 ml 200 ml/min. Dabei lag die Geschwindigkeitsspitze um 300 ml/min, was auch die Höchstleistung der Pumpe darstellt (Tabelle 1).

Als Basisinfusionslösung verabreichten wir eine 5% wässrige Glukoselösung. Zur Volumensubstitution wurden neben Vollblut auch Lösungen von Trockenplasma und Humanalbumin gegeben, im Durchschnitt eine bis zwei Einheiten pro Patient. Immer wenn der Blutverlust 5000 ml überschritten hatte, wurden nebst Blut auch Kryopräzipitat, Antihämophylplasma, Thrombozytenplasma oder gefrorenes Frischplasma infundiert. Am Ende der Operation erhielt jeder Patient regelmäßig Mannitol. Die Diurese betrug im Durchschnitt 960 ml (von 150 bis

Tabelle 1. Transfusion und Transfusionsgeschwindigkeit

Transfusion		
	im Bereich	Mittelwert
festgestellter Verlust	1000-31000 ml	8026 ml
gesamte Transfusion	1500-22000 ml	8670 ml
Menge der Transfusion mit der Pumpe	860-18500 ml	5327 ml
Dauer der schnellen Transfusion	5- 160 ml	39 min
Transfusionsgeschwindigkeit		
durchschnittliche	115 ml/min	
– bei dem Verlust über 2500 ml	160 ml/min	
– bei dem Verlust über 5000 ml	200 ml/min	
– Geschwindigkeitsspitze (pro Kanal)	300 ml/min	

5800 ml). Bei 4 Patienten kam es zu ausgesprochener metabolischer Acidose, bei zwei Patienten trat eine ernste Hypokaliämie auf. Schwere Rhythmusstörungen in Kombination mit Hypoxie sahen wir nur zweimal.

Klinisch feststellbare Koagulationsstörungen traten dreimal auf. Die durchschnittliche Thrombozytenzahl am Ende der Operation war 93295, schwankte zwischen 16000 und 202000. Thromboplastinzeit war bei 50% der Patienten normal, Thrombinzeit bei 50% der Patienten verlängert, Fibrinogen bei 22% erniedrigt unter 200 mg% und die niedrigste Fibrinogenkonzentration betrug 100 mg%. Die partielle Thromboplastinzeit war bei den meisten Patienten normal.

Haemolyse haben wir nur bei einem Patienten festgestellt, bei dem der Hämoglobingehalt im Serum über 2 mg% betrug.

Um die Wirkung der beschleunigten Transfusion mittels Transfusionspumpe leichter analysieren zu können, haben wir die Patienten in drei Gruppen aufgeteilt. In der ersten Gruppe sind acht Patienten, bei denen die transfundierte Blutmenge 3000 ml betrug, in der zweiten Gruppe sind acht Patienten, die bis 10000 ml Blut bekamen und in der dritten Gruppe sind sechs Patienten mit einer Bluttransfusion über 10000 ml. Alle Patienten aus der Gruppe eins und zwei überlebten, wogegen die sechs Patienten mit Bluttransfusionen über 10000 ml verstarben. Ein Patient verblutete auf dem Operationstisch, bei zweien, die später verstarben, wurden zusätzliche schwere Verletzungen, die mit dem Leben inkompatibel waren, bei der Obduktion festgestellt; drei Patienten verstarben im weiteren Verlauf an Folgen von Schocklunge oder Leberkomplikationen. Bei Eingriffen, bei denen die Bluttransfusion nicht über 10000 ml Blut betrug, konnten wir mittels der Transfusionspumpe den Blutverlust gut kompensieren, so daß es nie zu einer Verschlechterung der Hämodynamik kam. Bei fünf Patienten kam es zu einem Blutdruckabfall von 17 bis 40% des Ausgangswertes und in nur einem Fall ist der Blutdruck unter 80 mm Hg gefallen. Wir sahen auch, daß ein Blutdruckabfall von 40% als Folge eines großen schnellen Blutverlustes auftrat. Es wurde notwendig, in 30 min 4000 ml Blut zu transfundieren, um den Blutdruck wieder zu heben (Abb. 3, 4).

Die Körpertemperatur der Patienten betrug im Durchschnitt nach der Operation 35,5°C und variierte zwischen 38,4 und 32°C. Der durchschnittliche Temperaturabfall betrug 1,2°C. Dabei ist es interessant, daß bei dem Patienten, der mehr als 16000 ml Blut bekam, die Temperatur um ungefähr 2°C abfiel. Auf der anderen Seite stieg aber bei einem Patienten, der 6000 ml Blut bekam und über 200 min auf dem Operationstisch lag, die Körpertemperatur um 0,2°C (Abb. 5, 6) an.

Wir konnten einen Einfluß der Blutpumpe auf die Koagulation nicht feststellen. Ein großer Unterschied besteht aber zwischen dem Frischblut und älterem Konservenblut. Wir haben bei geplanten Operationen, in denen wir nur das Frischblut verwendeten, gesehen, daß keine bedeutende Veränderungen im Koagulationsstatus auftreten. Im Gegensatz dazu stellten wir in Notfällen, in denen oft 24 Std bis drei Wochen alte Konserven verwendet wurden, stark erniedrigte Thrombozyten und eine Erhöhung der FSP fest (Abb. 7, Tabelle 2). Bei Notfalloperationen beeinflußt den Eingriffsverlauf auch der Schock [6]

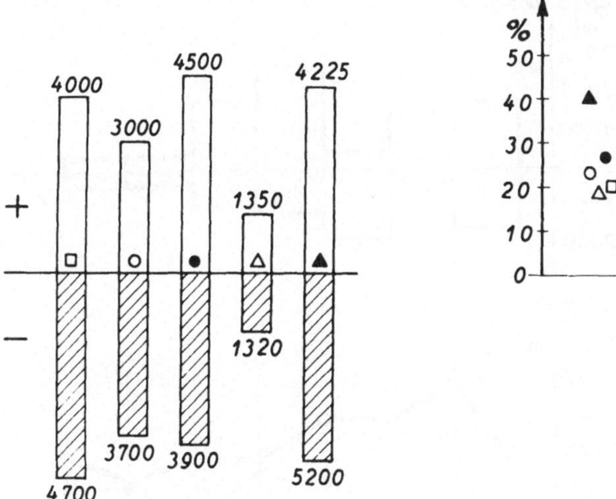

Abb. 3. Dargestellt ist Volumenverlust und Ersatz des Blutverlustes bei 5 Patienten (geplante OP). Zu erkennen ist auch der Blutdruckabfall in %

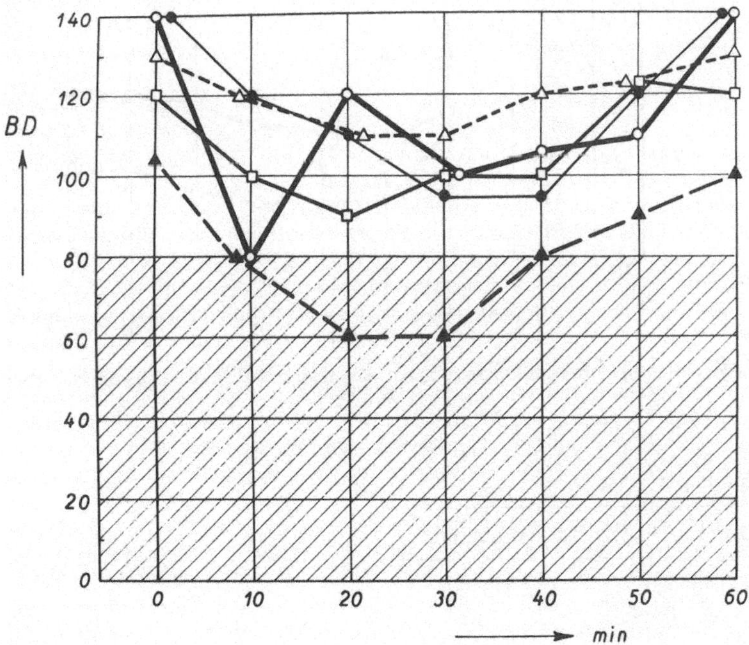

Abb. 4. Blutdruckwerte bei 5 Patienten (dieselben wie Abb. 3) in einer Zeit von 30-60 min, als der Blutverlust sehr stark war

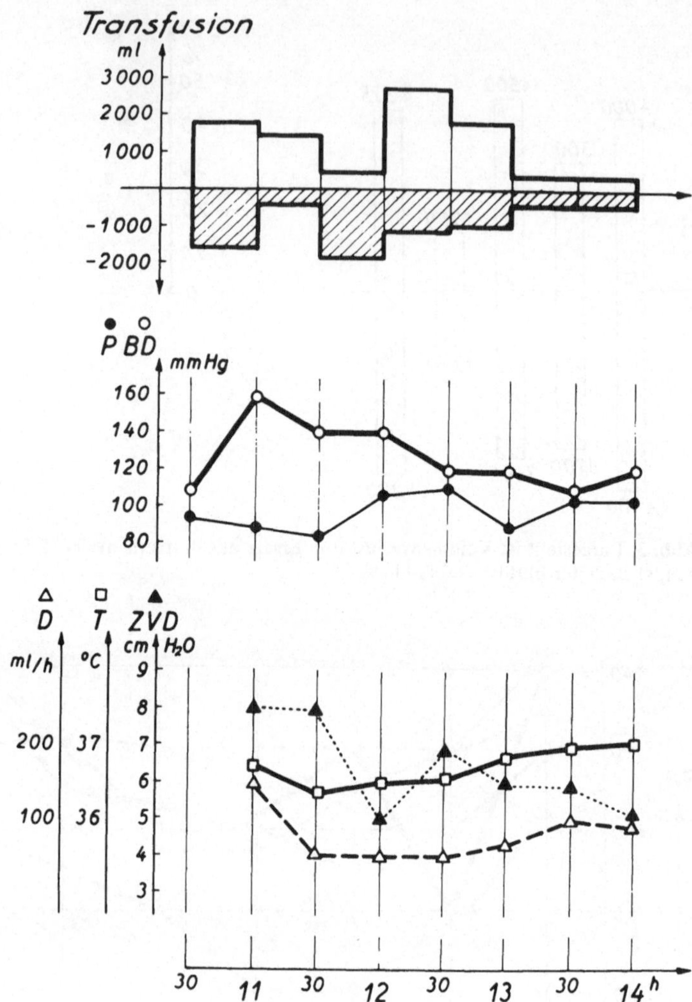

Abb. 5. Verhältnisse bei der Operation eines Kranken mit Echinococcus der re. Leber

Tabelle 2. Blutgerinnungsstörungen

	Im Bereich	Mittelwert
Thrombozyten	16000-202000	93235,30
Quick	41- 120%	76%
TT	11- 42,5 s	21,1 s
PTT	28- 75 s	50,8 s
Fibrinogen	100- 520 mg%	356 mg%
FSP	2,6- 40 μg/ml	18,5 μg/ml

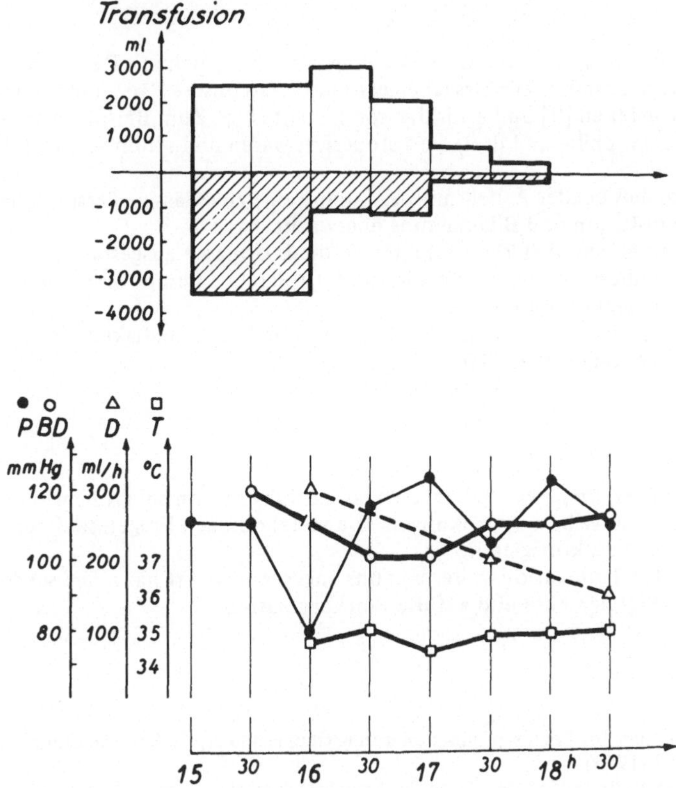

Abb. 6. Verhältnisse während der Operation eines Kranken mit einer Bauchkontusion. Genau: Schwere Kontusion der rechten Leberseite und eine an mehreren Stellen aufgerissene V. Cava

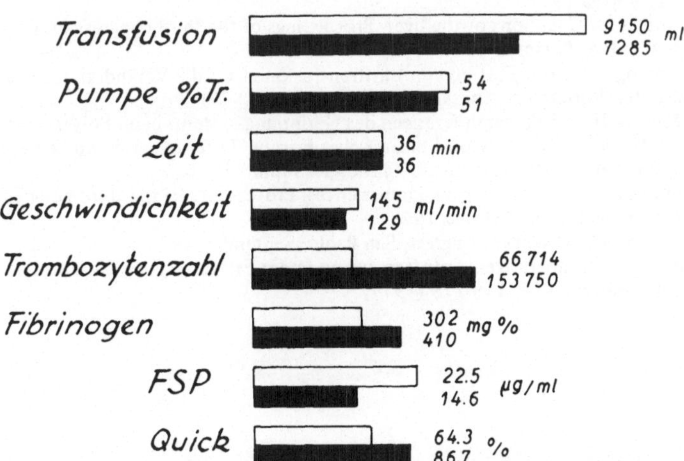

Abb. 7. Einfluß einer Massentransfusion auf die Gerinnungsfaktoren bei Notfallpatienten (weiße Säulen) im Vergleich zu geplanten Operationen (schwarze Säulen). Die Untersuchungen wurden bei 15 Pat. durchgeführt

Diskussion

Der durchschnittliche Blutverlust ist in unseren Untersuchungen im Vergleich mit Resultaten anderer Autoren [7, 8] bedeutend größer. Die Ursache liegt darin, daß unsere Fälle nur 5% der leberchirurgischen Eingriffe vorstellen [9] und zwar die kompliziertesten. Zum Beispiel waren darunter drei Patienten mit Haemophilie und drei, die voroperiert waren und schon vorher eine Massivtransfusion erhielten.

Es ist wichtig zu betonen, daß bei der Arbeit mit der Pumpe eine zuverlässige Person kontinuierlich die maschinelle Transfusion und Bilanzierung überwacht.

Bei der Blutpumpe, die mit einem Sicherheitsschalter für die Luftblasen ausgestattet ist, besteht keine Gefahr der Luftembolie, da schon die kleinste Luftblase die Pumpe anhält und dadurch ein starkes Tonsignal ausgelöst wird.

Eine Bluttransfusion mit der Pumpe kann man im Bezug auf die Geschwindigkeit einigermaßen mit einer Autotransfusion vergleichen [10].

Schlußfolgerung

1. *Der Gebrauch einer Transfusionspumpe* ermöglicht eine rasche Substitution bei großem Blutverlust ohne große hämodynamische Schwankungen. Die metabolischen Folgen sind dementsprechend klein und leicht zu korrigieren.
2. Der Einsatz einer maschinellen Transfusion in der von uns angegebenen Art hat keine schädlichen Wirkungen auf die Blutelemente und auf die Blutkoagulation.

Literatur

1. Ryan, N.T.: Metabolic adaptations for Energy production during trauma and sepsis. Surgical Clinics of North America 56, 1073-1087 (1976)
2. Bergman, H.: Mikrofiltration von Blutkonserven. Klinische Anästhesiologie und Intensivtherapie, Bd. 14, S. 202-219. Springer: Berlin, Heidelberg, New York 1977
3. Cunitz: Die Narkoseführung bei langzeitigen Operationen – Übergang zur Intensiv-Therapie. Anästhesiologische Informationen 18, 3-7 (1977)
4. Bucar, A., Pecan, M., Kovic, M.: Priprava jetrnega bolnika na operativni poseg. Anesteziologija in intenzivna terapija 4, S. 293-298. Ljubljana 1977
5. Bucar, A., Pecan, M.: Anaesthesia for resections of the liver. Proceedings of the third congress of Yugoslav gastroenterologists, p. 453-455. Portoroz 1977
6. Sefrin, P., Brunswig, D., Hauptvogel, S.: Der Einfluß von Bluttransfusionen auf die Veränderungen der Hämostase bei polytraumatisierten Verletzten. Anaesthesist 26, 288-294 (1977)
7. Kolbow, H., Barthels, M., Oestern, H.J.: Frühveränderungen des Gerinnungssystems beim Polytrauma und seine Beeinflussung durch Heparin und Trasylol. Chirurgisches Forum '77 für experimentelle und klinische Forschung, S. 119-123. Langenbecks Archiv für Chirurgie (Suppl.) 1977
8. Kovic, M.: The typical resections of the liver – personal experiences. Proceedings of the third congress of Yugoslav gastroenterologists, p. 441-443. Portoroz 1977
9. Kovic, M.: Typical liver resections. CICD World Congress, San Paolo, September 1978
10. Homann, B.: Erfahrungen mit der intraoperativen Autotransfusion in der Erstversorgung Unfallverletzter. Anästhesiologische Informationen 18, 118-125 (1977)

Thema M
Ergebnisse aus der Notfallmedizin

Vorsitz: F. W. Ahnefeld, Ulm
und G. Hempelmann, Giessen

Notfallmedizin - Einleitungsreferat

F.W. Ahnefeld

Dem Präsidenten unserer Gesellschaft bin ich dankbar dafür, daß er eine Sitzung dieser Jahrestagung dem Thema „Notfallmedizin" widmete und zum anderen mich zusätzlich aufforderte, in einem Einleitungsreferat die unser Fachgebiet in diesem speziellen Bereich interessierenden Probleme und Fragestellungen abzuhandeln bzw. zur Diskussion zu stellen.

Bereits im Jahre 1972 hat das Präsidium der DGAW eine Empfehlung erstellt, die das Grundsätzliche über den Einsatz von Notärzten, die Aufgabenstellung, die fachliche Qualifikation und die Organisation aussagt. In dankenswerter Weise haben in den zurückliegenden Jahren gerade Anästhesisten in zahlreichen Orten die Initiative ergriffen und Notarztdienste eingerichtet, obwohl damit gerade an mittleren und kleinen Abteilungen zusätzliche personelle Probleme entstanden. Bis heute sind aber die vielschichtigen Probleme, die mit einem Notarzteinsatz verbunden sind, nicht generell gelöst, übereinstimmende Auffassungen sind bis heute nicht vorhanden, wegen der immer noch notwendigen Improvisationen und Kompromisse fehlt eine Systematisierung, die als Leitlinie für die zukünftige Entwicklung dienen könnte.

Ich möchte im folgenden die Aufgabenstellungen und Probleme, die sich für die Anästhesie aus dem Gesamtbereich der Notfallmedizin ergeben, unter einigen Aspekten zusammenfassen.

Aus berufspolitischer Sicht halte ich es für gegeben, aber auch für erforderlich, daß unser Fachgebiet einen ganz besonderen Schwerpunkt seiner Aufgabenstellung innerhalb der Notfallmedizin sieht. Zwar fließen in notfallmedizinische Maßnahmen, Methoden und Therapiekonzepte neue Erkenntnisse aller medizinischen Disziplinen und Spezialdisziplinen ein, es bedarf hier aber keiner weiteren Begründung, daß der Anästhesist für das Erkennen und Beheben lebensbedrohlicher Ereignisse, die nach Erkrankungen oder Traumen entstehen, das Methodenreservoir am besten beherrscht, das für die Sicherung des Überlebens von Bedeutung ist. Es wird immer wieder vergessen, daß die Notfallmedizin nicht als neue Superspezialität angesehen werden darf, da in diesem Bereich weder Zeit noch Möglichkeiten für eine umfangreiche Diagnostik oder eine spezifische differenzierte kausale Therapie vorhanden ist. Die Anästhesie will und kann keinen Ausschließlichkeitsanspruch für diese Aufgabenstellung anmelden, hier ergibt sich aber ein weites, bisher oft vernachlässigtes Feld für eine Ausweitung unserer interdisziplinären Tätigkeit. Die Anästhesie ist ein zwar inzwischen innerhalb der Klinik anerkanntes Fach geworden, das aber, im Vergleich zu den klassischen medizinischen Disziplinen, eine relativ geringe Ausstrahlung nach außen besitzt. Unter berufspolitischer Betrachtung wäre eine Schwerpunktbildung unseres Faches im Bereich der Notfallmedizin aus mannigfachen Gründen von entscheidender Bedeutung. Die grundsätzliche Aufgabenstellung in der Notfallmedizin läßt sich, global gesehen, als Beginn einer Intensivtherapie, unter anderen Voraussetzungen und mit anderen Mitteln, definieren. Die frühzeitige Anwendung und Erfüllung intensivtherapeutischer Grundsätze verhindert gerade bei Notfallpatienten die Entstehung von Zweitkrankheiten, denen wir auch heute noch bei der zu spät begonnenen Intensivbehandlung machtlos gegenüber stehen. Der Einsatz des Anästhesisten außerhalb der Klinik bringt uns, wie wir am Rettungszentrum in Ulm beobachten konnten, den wünschenswerten engeren Kontakt nicht nur zur Bevölkerung, sondern auch zu den niedergelassenen Ärzten. Ein solcher Kontakt läßt sich, wie wir ebenfalls aus eigenen Erfahrungen wissen, wesentlich vertiefen, wenn die Anästhesie Seminare zum Thema Notfallmedizin anbietet und dabei Kenntnisse vermittelt, die sich an der Praxis orientieren, die also auch vom niedergelassenen Arzt realisierbar sind und die sich nicht nur in theoretischen Darstellungen erschöpfen, sondern durch praktische Übungen gefestigt werden. Gerade der praktizierende Arzt verfällt heute nicht selten in eine Resignation, wenn ihn der Spezialist mit Forderungen überflutet, die außerhalb der Klinik sowohl in der Diagnostik als auch in der Therapie und speziell bei der Notfalltherapie nicht zu realisieren sind.

Im Rahmen der Weiterbildung zum Facharzt spielt die Möglichkeit des Notarzteinsatzes eine zunehmende Bedeutung. Der jüngere Arzt läßt sich für diese spezifische Aufgabe deswegen leicht gewinnen, weil er, wie das z.B. an unserem Department üblich ist, im Rahmen der Gesamtweiterbildung für einen Zeitraum von sechs Monaten im Notarztdienst eingesetzt wird und in dieser Zeitspanne die Möglichkeit erhält, etwa 200 Notfallpatienten am Orte des Geschehens und auf dem Transport zu versorgen. Es bedarf keiner weiteren Ausführungen, daß er eine solche Anzahl sehr unterschiedlich entstandener lebensbedrohlicher Situationen ohne diese Möglichkeit während seiner gesamten Weiterbildung nicht sieht, damit also ein nachhaltiger Weiterbildungseffekt verbunden sein muß. Hierfür benötigt er allerdings Voraussetzungen, auf die ich später zurückkomme.

Für Universitätseinrichtungen unseres Faches ergibt sich ein zusätzlicher, und wie wir meinen, erfolgreicher Wirkungsbereich, wenn sich die Anästhesie bereitfindet, den in der neuen Approbationsordnung vorgesehenen Kurs über erste ärztliche Maßnahmen, also über notfallmedizinische Techniken und Methoden, sorgfältig vorzubereiten und durchzuführen. Auch hier hat der Anästhesist die Möglichkeit, die vom Fachspezialisten häufig zu hoch angesetzten diagnostischen und therapeutischen Verfahren in eine verständliche und realisierbare Form zu überführen, insbesondere, wenn die begleitenden praktischen Übungen nicht nur gut vorbereitet, sondern darüber hinaus mit Kasuistiken ergänzt und begründet werden. Ich möchte abschließend zu diesem speziellen berufspolitischen Aspekt feststellen, daß es sich sicher lohnen würde, die hier nur skizzierten Aufgabenstellungen in Abhängigkeit von den örtlichen Gegebenheiten und Voraussetzungen wahrzunehmen. Ich kann mich allerdings häufig des Eindrucks nicht erwehren, daß zumindest ein Teil unserer Fachvertreter den notfallmedizinischen Aufgabenbereich nicht oder nur sehr unvollkommen wahrnimmt, nicht zuletzt unter der Vorstellung, daß es sich um ein lästiges, auch personalintensives Arbeitsfeld handelt, in dem außerdem noch die wissenschaftliche Betätigung stark eingeschränkt ist. Ich glaube, daß es sich um eine eklatante Fehleinschätzung handelt; nicht zuletzt deswegen möchte ich die vorausgegangenen Argumente durch weitere Fakten ergänzen. Dazu sollen, wiederum nur in Stichworten gekennzeichnet, die Aufgabenstellungen herangezogen werden, die sich für die Forschung und für die Weiterbildung ergeben können.

Tabelle 1. Forderungen und deren Realisierungsgrad in der Notfallmedizin

Forderungen	Realisierung
1. Konstruktion und Eigenschaften der Rettungsmittel (RTW, NAW, RHS)	befriedigend
2. Medizinische Ausstattung mit Instrumenten und Geräten	befriedigend
3. Notfallmedizinisches Methodenreservoir	befriedigend
4. Koordination des Rettungsdienstes mit der Klinik	unbefriedigend
5. Einrichtung von zentralen Notaufnahmen (Emergency Department)	unbefriedigend
6. Notärzte Ausbildung, Einsatzvoraussetzungen und -systeme	befriedigend
7. Ärzte-Fortbildung in der Notfallmedizin	unbefriedigend
8. Ausbildung der Rettungssanitäter	unbefriedigend

Betrachten wir die Forderungen, die für eine gute präklinische Versorgung zu erstellen sind, und beurteilen gleichzeitig den derzeitigen Realisierungsstand (Tabelle 1), so zeigt sich alleine aus dieser Übersicht, wieviele Ansätze für eine sinnvolle und wichtige Forschungsarbeit, aber auch für eine Aus-, Weiter- und Fortbildung gegeben sind. Die Konstruktionen und Eigenschaften der Rettungsmittel bestimmen das Ausmaß des Transporttraumas. Gerade auf diesem Gebiet sind wir über Ansätze in der Forschung nicht hinausgekommen. Die medizinische Ausstattung der Rettungsmittel mit Instrumentar und Geräten hat sich noch nicht in ausreichendem Umfange an den Besonderheiten des präklinischen Versorgungsbereiches orientiert. Das Methodenreservoir, das dem Notarzt heute für die Erstversorgung zur Verfügung steht, läßt sich wesentlich erweitern und verbessern. Die Koordination des Rettungsdienstes mit der Klinik sowie die Einrichtung zentraler Notaufnahmen ist mangelhaft. Es geht im Rettungsdienst nicht nur um die Wiederbelebung klinisch toter Notfallpatienten, sondern vordergründig um die Minderung der Invalidität. Die bisher vorliegenden Forschungsergebnisse stellen auch auf diesem Gebiet bestenfalls Ansätze dar, die sicher mit großem Erfolg wesentlich vertieft werden könnten. Auf eine spezielle Aufgabenstellung, die die Ausbildung der Notärzte und Rettungssanitäter betrifft, möchte ich gesondert zurückkommen.

Wiederum ohne Anspruch auf Vollständigkeit möchte ich nur, stellvertretend für viele dringend notwendig erscheinenden wissenschaftlichen Untersuchungen, die Problematik der Frühintubation und Frühbeatmung, z.B. bei Polytraumatisierten, herausstellen.

Aus entsprechenden Forschungsvorhaben, die gerade die eben angesprochene Aufgabenstellung betreffen, ergaben sich neue Entwicklungen von Geräten, die speziell für das Methodenreservoir des Notarztes Bedeutung erlangen. Als Beispiele nenne ich den Suction Booster, ein Gerät, mit dem wir die Gefahr einer Aspiration bei einer Notintubation unter den erschwerten außerklinischen Bedingungen wesentlich verringern können.

Eine ebenfalls einfache Konstruktion erlaubt uns die Anwendung einer PEEP-Beatmung außerhalb der Klinik. Nur mit dieser Methode haben wir die Möglichkeit, bei einem Shuntvolumen von über 30% noch eine Hypoxämie und damit irreversible Schäden zu vermeiden.

Einfache transportable Beatmungsgeräte erlauben eine Frühbeatmung vom Orte des Geschehens bis zum Abschluß der Diagnostik.

Nochmals zur Frage der Weiterbildung und der Voraussetzung des Einsatzes eines Anästhesisten für den Notarztdienst. Jeder Rettungswagen wird durch das Hinzutreten eines Arztes zum Notarztwagen, nicht jeder Arzt wird durch das Einsteigen in einen Rettungswagen zum Notarzt. Aus diesem Grunde sind als Notärzte die Anästhesisten prädestiniert, die den größten Teil ihrer Weiterbildung bereits absolviert haben und ihre Weiterbildung auf der Intensivtherapieeinheit fortsetzen. Aus zahlreichen Gründen, auf die ich bereits einging, ist die Koordination des Notarztdienstes mit der Intensivtherapieeinheit wünschenswert. Der Notarzt hat immer, unabhängig, ob die Lebensbedrohung im Einzelfall traumatischer oder nicht traumatischer Genese ist, das Überleben zu sichern. Er erhält bei uns, nachdem er die eben genannten Voraussetzungen erfüllt hat, einen interdisziplinär organisierten programmierten Unterricht, in dem er von kompetenten Fachvertretern, z.B. der Inneren Medizin, der Pädiatrie, der Neurologie, der Toxikologie etc. Empfehlungen für die spezifische, insbesondere medikamentöse Notfalltherapie erhält.

Hossli hat in dankenswerter Weise bereits vor 4 Jahren die Weiterbildung des Anästhesisten zum Notarzt in einer ersten Systematisierung dargestellt. Es würde sich sicher lohnen, diese Vorstellungen zu vertiefen und zu einem Abschluß zu bringen.

Nicht in jedem Falle kann die Anästhesie alleine einen Notarztdienst sicherstellen. Die Organisation und das Vermitteln von Kenntnissen und Fähigkeiten für diesen Aufgabenbereich sollte aber stets bei der Anästhesie liegen.

Im internationalen Bereich wird immer noch darüber diskutiert, ob überhaupt ein Notarzt am Orte des Geschehens erforderlich ist oder nicht. Insbesondere in den USA wird argumentiert, daß entsprechend ausgebildete Rettungssanitäter unter gleichzeitigem Einsatz der Telemetrie die gleiche Effektivität erreichen können. Wir möchten einer solchen Auffassung, aufgrund der umfangreichen, an den einzelnen Zentren ermittelten Erfahrungen mit allem Nachdruck widersprechen. Die Telemetrie kann niemals, auch wenn sie heute technisch bereits perfekt erscheint, die Anwesenheit des Arztes ersetzen. Auch bei einem gut ausgebildeten Rettungssanitäter entstehen bei akuter Lebensgefahr des Notfallpatienten schnell Grenzen, die er durch eigene Entscheidungen oder Maßnahmen nicht mehr überschreiten kann.

Notärzte werden heute im sog. Stationssystem oder im Rendezvous-System eingesetzt. Die bisher vorliegenden Erfahrungen deuten darauf hin, daß bei Erfüllung organisatorischer und personeller Voraussetzungen dem Rendezvous-System, insbesondere aus ökonomischen Gründen, der Vorzug zu geben sein wird.

Betrachten wir abschließend noch ein wichtiges, bisher leider weitgehend insuffizientes Glied der Rettungskette, den klinischen Bereich. In den USA ist seit einiger Zeit eine Entwicklung im Gange, die teils positiv, teils aber auch negativ zu beurteilen sein dürfte. Positiv darf vermerkt werden, daß in allen Kliniken sogenannte Emergency-Departments eingerichtet werden, da nur unter diesen Bedingungen eine effektive erste klinische Versorgung eines Notfallpatienten unter Hinzuziehung kompetenter Fachvertreter möglich erscheint. In der Bundesrepublik sind die Aufnahmeeinheiten bis heute häufig mit jüngeren Ärzten besetzt, kompetente Fachvertreter stehen nicht schnell genug zur Verfügung. Der Patient wird nicht selten von einer Klinik zur anderen weitergereicht. Interdisziplinäre Absprachen, die schnelle Entscheidungen über die Prioritäten der definitiven Versorgung und das Festlegen der endgültigen Behandlungseinheit erlauben, sind nur unter erheblichen Zeitverlusten möglich. Auch in diesem Bereich hat der Anästhesist eine wichtige koordinierende und interdisziplinäre Aufgabe wahrzunehmen. Die dafür notwendigen organisatorischen Voraussetzungen lassen sich dann besonders leicht treffen, wenn der Notarzt Anästhesist ist und entsprechende Vorausmeldungen an die Klinik gibt. Gerade bei Polytraumatisierten ist es wichtig, daß ein kompetenter Anästhesist den Patienten direkt vom Notarzt übernimmt und ihn während der diagnostischen Maßnahmen, die heute häufig zeitaufwendig sind, bis zur operativen Versorgung begleitet.

In den USA bildet sich eine neue ärztliche Disziplin, die der Notfallärzte. Diese Entwicklung kann ich aus meiner Sicht nicht gutheißen. Wir brauchen nicht noch einen weiteren Spezialisten, der wiederum ein umgrenztes und damit auch zu kleines Aufgabengebiet wahrzunehmen hat. Wir brauchen für die Notfallmedizin insbesondere einen Koordinator, der imstande ist, in der ersten Phase alle erweiterten lebensrettenden Maßnahmen zur Anwendung zu bringen, der den innerbetrieblichen Ablauf der einzelnen Kliniken genau kennt und der den Patienten bis zum Abschluß der klinischen Erstversorgung begleitet. Dafür dürfte sich ganz besonders der Anästhesist anbieten, da er praktisch gleiche Aufgaben im Bereich der Intensivtherapie wahrzunehmen hat.

Mir kam es in meinem Referat darauf an, in Stichworten den Entwicklungsstand der Notfallmedizin zu charakterisieren und daraus abzuleiten, welche Aufgabenstellungen sich für die Anästhesie sowohl aus berufspolitischer Sicht, darüber hinaus aber für die Gesamtfunktion unseres Faches, für die Weiterbildung, die Lehre, die Forschung und die Aufgabenstellung im Krankenhaus ergeben. Die weitere Entwicklung sollte nicht mehr nur privaten Initiativen einzelner Anästhesisten überlassen bleiben. Unser Fachgebiet sollte sich in seiner Gesamtheit für diese wichtige Aufgabenstellung engagieren.

Zeitlicher Verlauf grundlegender klinisch-chemischer Parameter des Blutplasmas Schwerverletzter

R. Caspari, K. Josten, H. Stoeckel und K.-O. Mosebach

Ziel unserer Arbeitsgruppe ist es, Behandlungsmethoden und Ernährungsformen ausfindig zu machen, durch die die lebensgefährdenden katabolen Zustände im Postaggressions-Stoffwechsel nach schweren Unfällen und Operationen besser, als es bisher möglich ist, abgebremst werden können. Dieses Ziel kann nur erreicht werden, wenn umfassende Kenntnisse über den von der Norm abweichenden Stoffwechsel der Aminosäuren und das veränderte Endokrinium vorliegen. Dabei ist es notwendig, auch den zeitlichen Verlauf der klinisch-chemischen Parameter, die bei den meisten Erkrankungen routinemäßig verfolgt werden, vor Augen zu haben.

Zu unserer Überraschung war es schwierig, systematische Arbeiten über solche Daten für Traumatisierte, Schwerverbrannte usw. in der Literatur aufzufinden. Einerseits konzentriert sich das Interesse der meisten Kliniker, einschließlich der klinischen Chemiker, auf die Erkrankung bestimmter Organe bzw. Organsysteme, andererseits besteht offensichtlich eine gewisse Scheu, Dinge vorzubringen, die mit Hilfe von Routineanalysen erfaßt wurden und von denen angenommen wird, daß sie sowieso bekannt sind. Wegen dieser Schwierigkeiten, Daten aufzufinden, ist es wohl berechtigt, im ersten von drei aufeinanderfolgenden Referaten die Verläufe von etwa 20 klinisch-chemischen Größen zur Diskussion zu stellen. Bisher wurden solche Verläufe bei 13 Patienten mit Schädel-Hirn-Traumen und Polytraumen verfolgt, beginnend mit dem Tag nach dem Unfall, jeweils 9 Uhr morgens, 3 Std nach Absetzen der totalen parenteralen Ernährung. Zu allen Zeitpunkten wurden auch Blutproben zur Bestimmung von Plasmaaminosäuren und von einigen Hormonen entnommen.

Tabelle 1 gibt zunächst eine Übersicht über die erfaßten Größen. Unterstrichen wurden die Abweichungen, bei denen eine Richtung in mehr als 50%, die andere in 0% der Fälle vertreten ist. Das gilt mit Abweichungen nach oben für Chlorid, Glukose, Gesamtbilirubin, α_1-Globulin, annähernd für γ-Globulin sowie für GOT. Auch auf γ-GT muß hierbei verwiesen werden. Dagegen lagen bei Cholesterin in über 90% der Fälle Abweichungen nach unten vor.

Tabelle 2 enthält je ein Beispiel für Größen, die meist unter bzw. meist über der Norm liegen. Aus diesem, nur Zeichen enthaltenden Schema, geht bereits die Zeitabhängigkeit hervor.

In den Abb. 1-6 wird ferner der Verlauf einiger Parameter bei je 5-6 Fällen vorgestellt. Auf die Bildung von Mittelwerten wurde verzichtet, weil kaum ein Fall dem anderen gleicht. Nicht bei allen Größen gelingt es, die Abweichungen zu deuten.

Das gilt bereits für die beobachtete Hyperchlorämie bei Na^+- und K^+-Werten im Normbereich. Möglicherweise kommt hierin eine kaum vermeidbare metabolische Azidose zum Ausdruck. Die hohen Glukosewerte zeugen von der bekannten Glukoseverwertungsstörung infolge relativer Insulinopenie und peripherer Insulinunempfindlichkeit.

Auch die häufig zu beobachtende Hyperbilirubinämie (Abb. 1) ist wegen vorliegender Hämatome, hämorrhagischer Exsudate, Transfusionen usw. verständlich. Frau Jelen hat in einem vorangegangenen Vortrag einen umfassenden Überblick über die Hyperbilirubinämie bei Schwerverletzten gegeben. Doch wie ihrer Gruppe macht es auch uns Schwierigkeiten, zu verstehen, warum hohe Werte als Folge schwerer Verletzungen nicht immer oder erst nach Latenz auftreten.

Unverständlich sind uns die fast immer erhöhten α_1-Globulin-Werte (Abb. 2) bei Normwerten für α_2- und β-Globulin sowie für Gesamteiweiß. Bei entzündlichen Prozessen müßten eigentlich auch die α_2- und β-Globulin-Werte erhöht sein.

Der Verlauf des γ-Globulins (Abb. 3) ist wiederum plausibel. Einige Tage nach dem Unfall kommt es zur stürmischen Bildung von Antikörpern gegen alle möglichen Antigene, einschließlich Autoantigene.

Die GOT-Werte (Abb. 4) sind meist schon während der ersten Tage sehr hoch, durchweg höher als die von GPT. Auch die γ-GT-Aktivitäten (Abb. 5) steigen nach dem Unfall meist schnell und steil an. Die Relationen zwischen GOT, GPT und γ-GT entsprechen dem Bild einer Intoxikation der Leber, die wegen der mangelnden Durchblutung dieses Organs auch in Betracht

Tabelle 1. Durchschnittliche Abweichungen einiger grundlegender klinisch-chemischer Parameter des Blutplasmas 13 polytraumatisierter und Schädel-Hirn-traumatisierter Patienten während der ersten Tage nach Unfall (1. bis maximal 24.) von der Norm. Abnahme der Proben erfolgte jeweils 9 h, frühestens 3 h nach Unterbrechung der parenteralen Ernährung

Substanz	Anzahl der Bestimmungen (n)	Abweichungen vom Normbereich (%)	
1. anorg. Ionen			
Na^+	50	4 ↑	8 ↓
K^+	51	2 ↑	20 ↓
Ca^{2+}	45	0 ↑	11 ↓
Cl^-	49	53 ↑	0 ↓
2. Kohlenhydrate			
Glukose	52	90 ↑	0 ↓
3. Lipide			
Neutralfette	58	3 ↑	44 ↓
Cholesterin	50	0 ↑	92 ↓
4. Aminosäuren-, Nukleinsäuren- und Blutfarbstoff-Metabolite			
Harnstoff	48	33 ↑	4 ↓
Kreatinin	50	14 ↑	16 ↓
Harnsäure	51	18 ↑	9 ↓
Gesamtbilirubin	51	78 ↑	0 ↓
5. Proteine			
Gesamteiweiß	44	2 ↑	16 ↓
Albumin	51	2 ↑	37 ↓
α_1-Globulin	58	84 ↑	0 ↓
α_2-Globulin	58	9 ↑	0 ↓
β-Globulin	58	0 ↑	36 ↓
γ-Globulin	58	43 ↑	0 ↓
6. Enzyme			
GOT	56	88 ↑	0 ↓
GPT	56	39 ↑	0 ↓
γ-GT	53	49 ↑	8 ↓
alk. Phosphatase	53	19 ↑	11 ↓

zu ziehen ist. Sicherlich gibt das geschädigte Muskelgewebe ebenfalls viel GOT an das Blut ab.

Die tiefen Cholesterin-Werte (Abb. 6), die schon kurz nach dem Unfall zu beobachten sind, könnten ebenfalls für eine geschwächte Leber, aber auch für einen Anstieg der Konzentrationen von freiem T_3 und T_4 sprechen. Den wahren Grund kennen wir nicht.

Es ist schwierig, aufgrund dieser wenigen Parameter Aussagen über eine gemeinsame pathophysiologische Grundsituation im Postaggressions-Stoffwechsel nach Unfällen zu machen. Auf alle Fälle muß bei der Interpretation weitergehender Daten, z.B. bezüglich des Aminosäuren-Stoffwechsels, eine früheinsetzende Schädigung oder auch nur Überforderung der Leber einkalkuliert werden, was vor allem im Hinblick auf die toxische Potenz einiger Aminosäuren bedeutsam ist. Sehr bemerkenswert ist auch der niedrige Cholesterin-Spiegel, der eine mangelnde Bildung der so notwendigen Streßhormone zur Folge haben könnte.

Tabelle 2. Richtung der Abweichungen von der Norm für Cholesterin und α_1-Globulin bei je 7 Patienten der Neurochirurgie und Chirurgie im zeitlichen Abstand vom Unfall

Probanden	Cholesterin Tage nach Unfall															
	1	2	3	4	5	6	7	8	9	10	11	15	17	18	22	25
Neurochirurgie																
Bec	↓	↓	↓	↓							↓		↓			
Fri	↓		↓	↓		↓										
Hil	↓	↓	↓	↓	↓			↓		↓						
May	Ø	Ø	†													
Krä	↓		↓	↓	↓											
Kru	↓	↓			↓	†										
Chirurgie																
Els	↓				↓											
Grü	↓	↓	↓	↓				↓		↓		Ø		↓	↓	↓
Kad																
Krä	↓	↓	↓													
Ski	↓		↓	Ø												
Wac	↓	↓														
Wal	↓	↓	↓	↓	↓											

Probanden	α_1-Globulin Tage nach Unfall														
	1	2	3	4	5	6	7	8	9	10	11	14	17	21	24
Neurochirurgie															
Bec	↑	↑	↑	↑							↑		↑		
Fri	↑		↑	↑			↑								
Hil	↑	↑	↑	↑	↑			↑		↑					
May	Ø	Ø	†												
Krä	↑	↑			↑										
Kru	↑	↑			↑	†									
Chirurgie															
Els	↑			↑											
Grü	↑	↑	↑	↑			↑			↑		↑	↑	↑	Ø
Kad	↑	↑	↑	↑	↑										
Krä	↑	↑	↑			↑									
Ski	Ø		Ø	Ø											
Wac	↑	↑													
Wal	Ø	Ø	Ø	↑						↑					

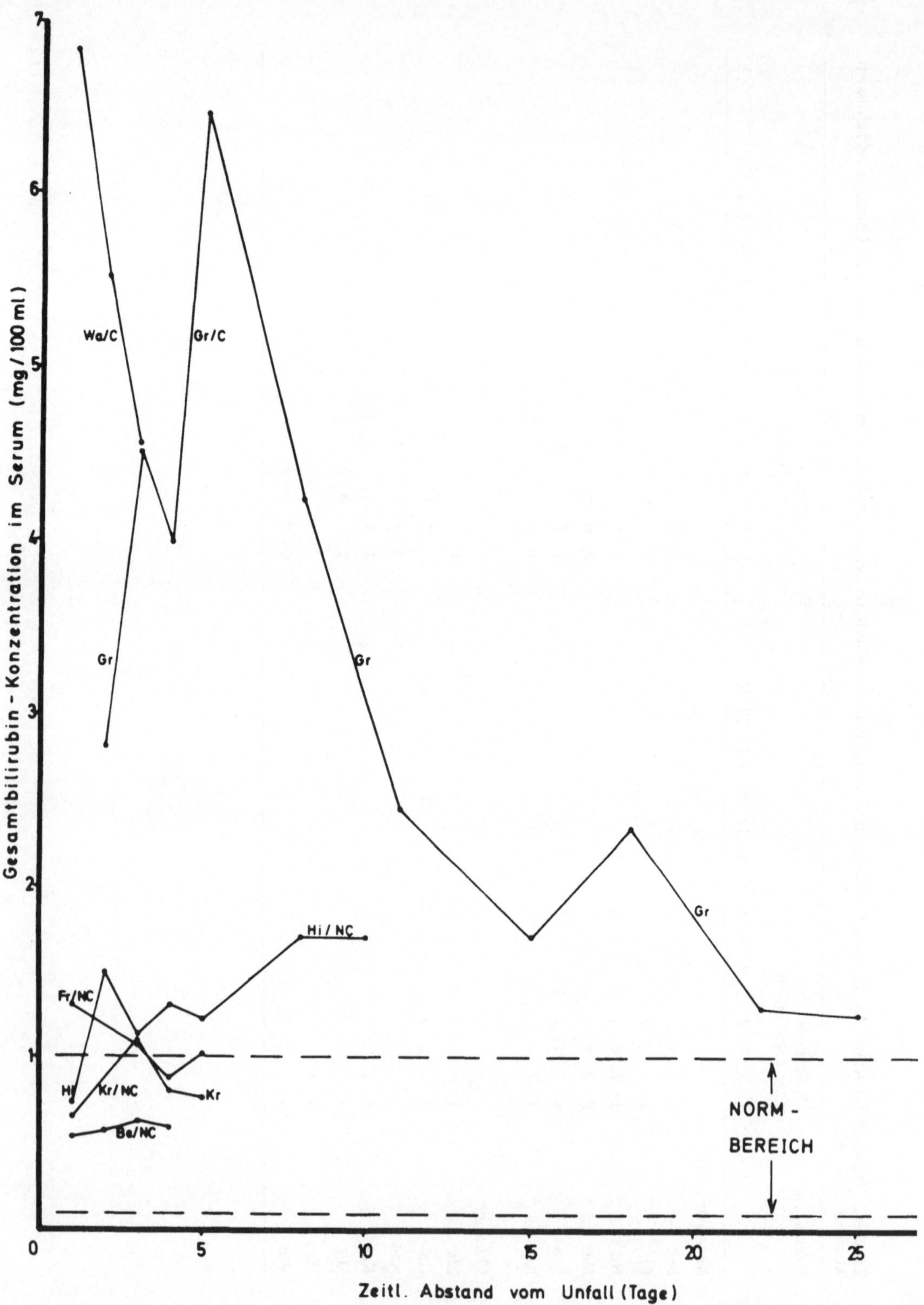

Abb. 1. Verlauf der Bilirubinkonzentration nach einem Trauma (n = 6) C = Chirurgie, NC = Neurochirurgie

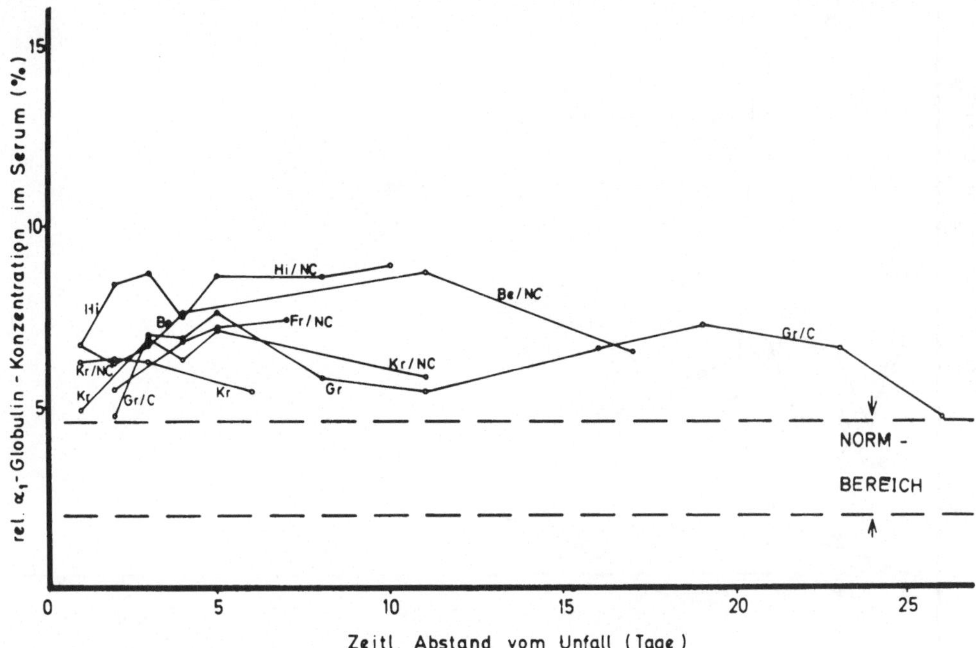

Abb. 2. Verlauf der $Alpha_1$-Globulin-Konzentration im Serum nach einem Trauma (n = 7) C = Chirurgie, NC = Neurochirurgie

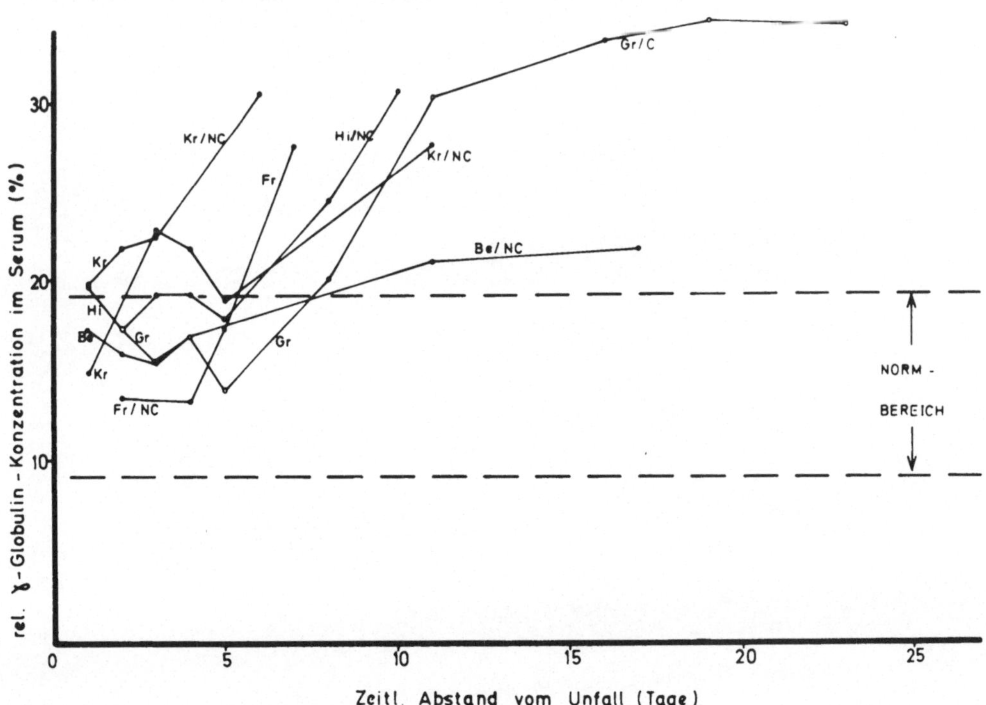

Abb. 3. Verlauf der Gamma-Globulin-Konzentration im Serum nach einem Trauma (n = 6) C = Chirurgie, NC = Neurochirurgie

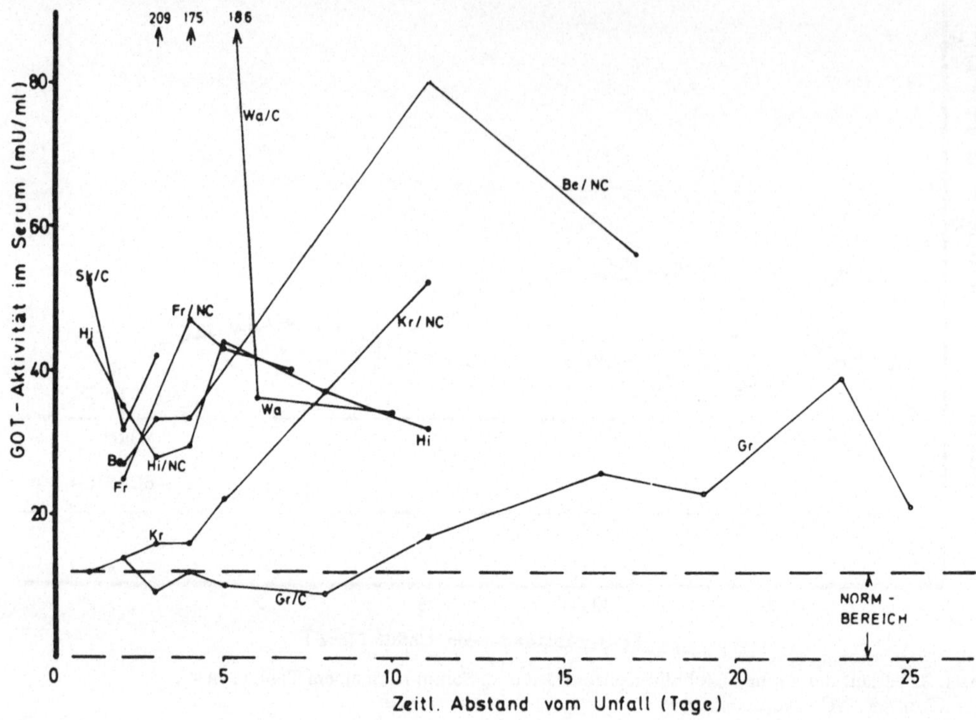

Abb. 4. Veränderungen von GOT im Serum nach einem Trauma (n = 7) C = Chirurgie, NC = Neurochirurgie

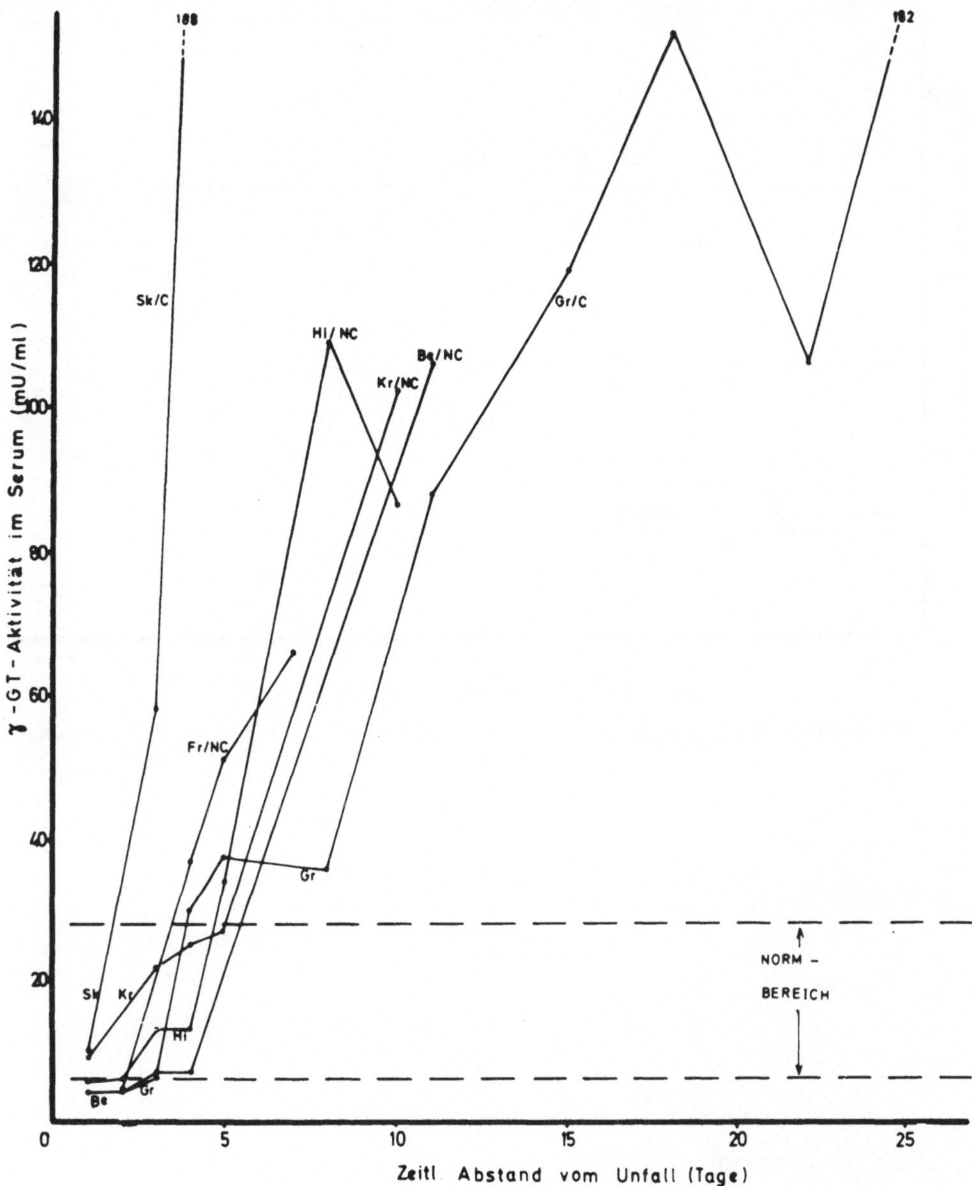

Abb. 5. Verlauf von Gamma-GT im Serum nach einem Trauma (n = 6) C = Chirurgie, NC = Neurochirurgie

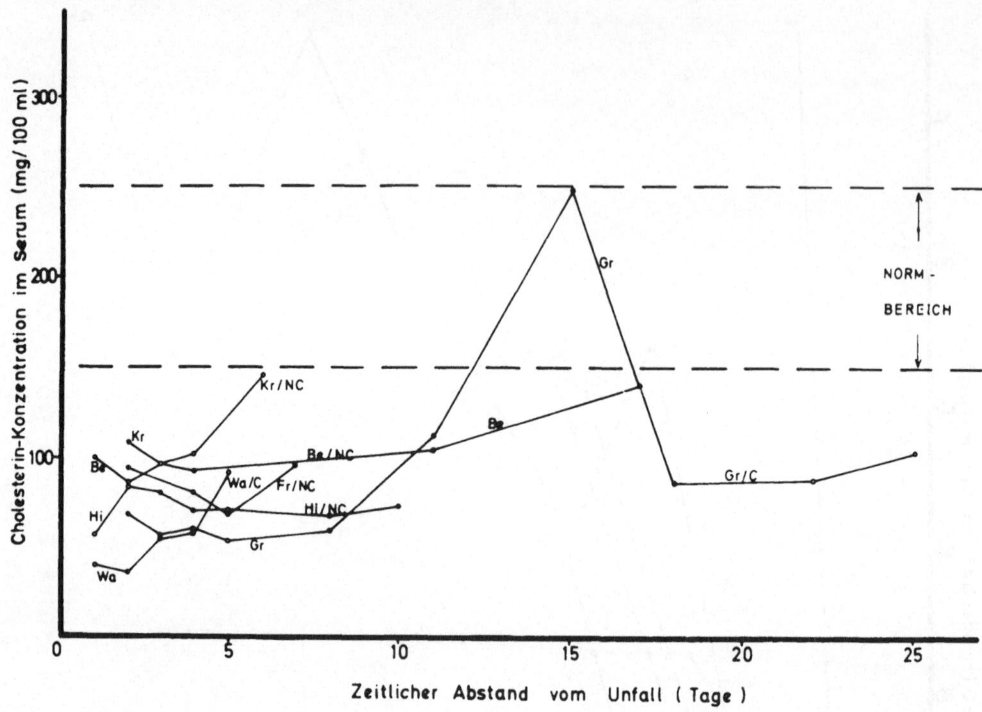

Abb. 6. Schwankungen von Serum-Cholesterin nach einem Trauma (n = 6) C = Chirurgie, NC = Neurochirurgie

Elimination und Transfer infundierter Plasmaaminosäuren bei Schwerverletzten

K.-O. Mosebach, H. Stoeckel, R. Müller, R. Caspari, K. Rommelsheim und R. Lippoldt

Kein Theoretiker und auch kein Praktiker kann zur Zeit verbindlich die Frage beantworten, ob die im Postaggressions-Stoffwechsel häufig zu beobachtende Hypermetabolisierung ein unsinniges pathophysiologisches Geschehen darstellt, vergleichbar einer Immunopathie, oder eine lebensnotwendige Reaktion des Körpers, um mit der kritischen Noxe fertig zu werden. Sicher wird dies von Fall zu Fall verschieden sein. Bei Schwerverbrannten gilt aufgrund der Forschungen von Wilmore et al. [7] als ziemlich sicher, daß diese Hypermetabolisierung, die einen Energiebedarf von 20 MJ pro Tag zur Folge haben kann, lebensnotwendig ist. Ohne endgültige Beantwortung der aufgeworfenen Frage kann es also sehr gefährlich werden, mit Hilfe medikamentöser oder chirurgischer Eingriffe die Hypermetabolisierung abzubrechen. Es muß vielmehr alles darangesetzt werden, dem erhöhten Energiebedarf Rechnung zu tragen, selbst wenn ein erheblicher Teil der applizierten Energie endergonen Reaktionen, insbesondere der Proteinbiosynthese, nicht zugutekommt. Wenn über eine Sondenkost der Bedarf nicht gedeckt werden kann, ist eine zusätzliche parenterale Ernährung erforderlich, ganz abgesehen von den Fällen, bei denen die totale parenterale Ernährung sowieso indiziert ist. Der überhöhte Bedarf und die Schwierigkeit, ihm gerecht zu werden, zwingt nach den Relationen der Substanzen einer Nährlösung zu suchen, die einen bestehenden Proteinkatabolismus besonders wirksam abbremsen. Die Gesamtmenge eines Nährgemisches kann zudem umso kleiner gehalten und daher umso leichter appliziert werden, je genauer seine Zusammensetzung der jeweiligen pathophysiologischen Situation angepaßt ist. Dies gilt im Hinblick auf die Proteinbiosynthese in erster Linie für die Relationen der einzelnen Aminosäuren-Konzentrationen in einer Nährlösung.

Wir bemühen uns, die von Bürger et al. [1-3] für die Ernährung frühgeborener und hypotropher Kinder eingeführte pharmakokinetische Methodik zur Konzipierung von Nährlösungen für Schwerverletzte heranzuziehen. Die Ermittlung der Transfer- und Clearance-Raten für die einzelnen Aminosäuren verschafft Kenntnis darüber, wieviel von jeder Aminosäure pro Zeiteinheit in einer bestimmten physiologischen bzw. pathophysiologischen Situation maximal appliziert werden darf. Wenn ein lebensgefährlicher Katabolismus vorliegt, sollten dann aber auch diese Mengen angeboten werden. Allerdings sind Beschränkungen bei denjenigen Aminosäuren (z.B. Phenylalanin) notwendig, die bereits in hohen Nüchternkonzentrationen vorliegen und toxisch wirken bzw. den Stoffwechsel anderer Aminosäuren ungünstig beeinflussen könnten.

Das Verfahren erfordert die Durchführung von Testinfusionen bewährter aminosäurenhaltiger Nährlösungen. Hierbei sollte die Infusionsdauer so kurz wie möglich sein, um eine pharmakokinetische Analyse im Sinne einer Bolus-Kinetik erstellen zu können. Leider läßt sich diese Forderung nicht ideal erfüllen, weil bei Infusionen der üblichen Konzentrationen über einige wenige Minuten die Konzentrationsanstiege im Plasma nur geringfügig sind, so daß analytische Schwierigkeiten bestehen. Mit größeren Konzentrationen oder schnelleren Tropfgeschwindigkeiten als üblich entfernt man sich auf der anderen Seite von der klinischen Praxis. Man ist also gezwungen, einen Kompromiß zu wählen. Wir infundieren bei unseren Versuchen frühestens 3 Std nach Unterbrechung der parenteralen Ernährung die handelsübliche Nährlösung Aminoplasmal LS 10 peripher über eine Dauer von 20 min (150 ml bei einer Geschwindigkeit von 120 Tropfen pro min). Einige Minuten vor Infusionsbeginn sowie 3, 7, 15, 30, 45, 70 und 150 min nach Infusionsende werden Blutproben entnommen, um die Aminosäurenkonzentrationen bestimmen zu können. Im Prinzip wäre es analytisch einfacher, pharmakokinetische Analysen im Sinne einer „steady state"-Kinetik durchzuführen. Leider werden aber mindestens während der ersten vier Std nach Infusionsende keine Gleichgewichts-Konzentrationen erreicht.

Abb. 1 zeigt den Verlauf der Serin-Konzentrationen während der ersten 4 Stunden bei einem gesunden Probanden (3 Wiederholungen) sowie 3 Schädel-Hirn-traumatisierten Patienten.

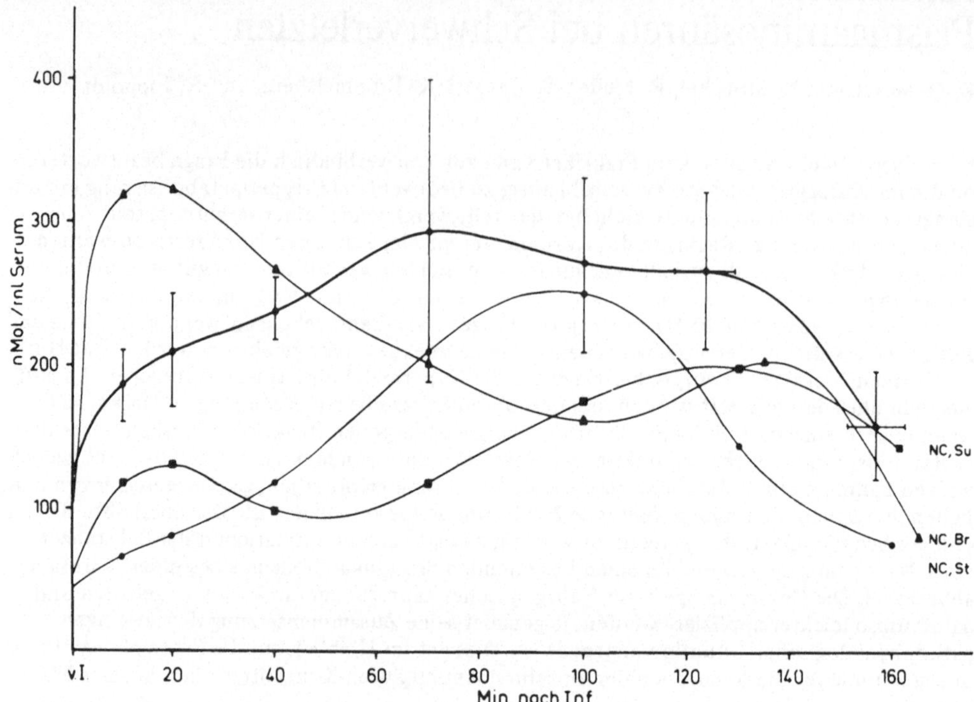

Abb. 1. Verlauf der Serumkonzentration von Serin bei einem Gesunden (•——•) und bei 3 Patienten mit Schädel-Hirn-Trauma (NC = Neurochirurgie) (•—•, ▲—▲, ■—■)

Bei gesunden Personen laufen die Konzentrationen aller bisher untersuchten Aminosäuren über ein Maximum, bei Schwerverletzten teilweise über mehrere Maxima. Auf eine „steady state"-Kinetik mußte also verzichtet werden, weil es nicht zumutbar ist, gesunden Probanden, die aus Vergleichsgründen herangezogen werden müssen, viele Stunden eine Nährlösung zu infundieren.

Abb. 2 zeigt als Beispiel den Verlauf der Serin-Konzentrationen nach Beendigung einer 20-min-Testinfusion bei gesunden und schwerverletzten Probanden. Im Falle der Gesunden wurden die Ergebnisse aus 9 Analysen zusammengefaßt. Auch die Konzentrationswerte vor Infusion (v.I.) sind angegeben. Die Kurven für die Patienten wurden einzeln eingezeichnet, um mit der Vielfalt der Verlaufsformen vertraut zu machen. Teilweise gibt es unverständliche Wiederanstiege.

Trotz der stark streuenden Verlaufsformen gibt es jedoch Tendenzen. Die Kurven für die meisten Aminosäuren, wie hier für Serin, liegen bei Schwerverletzten nahezu vollständig unter der Normkurve. Dies ist im wesentlichen darauf zurückzuführen, daß bereits die Nüchternwerte unter der Norm liegen.

Abb. 3 zeigt die Kurven für Gesunde und Schwerverletzte im Falle des Phenylalanins. Auf die schon erwähnte Erhöhung der Werte (Stoeckel et al. [6]) darf erneut hingewiesen werden.

Tabelle 1 gibt einen Überblick über die pharmakokinetischen Formeln, die gemäß Dost, [4], Gibaldi u. Perrier [5] zur Ermittlung von Eliminations- und Transfer-Parametern erforderlich sind.

Da es sich bei den Plasmaaminosäuren um körpereigene Substanzen handelt, muß vor Auswertung von allen Aminosäuren-Konzentrationen, die nach beendeter Testinfusion vorlagen, der Nüchternwert y* abgezogen werden. Besonders wichtig ist die Ermittlung der fiktiven Anfangskonzentration y_0-Y*, die man erhält, wenn nach halblogarithmischer Darstellung der Konzentrationen die anfallende Gerade zum Zeitpunkt 0 hin, dem Beginn der Infusion, extrapoliert wird.

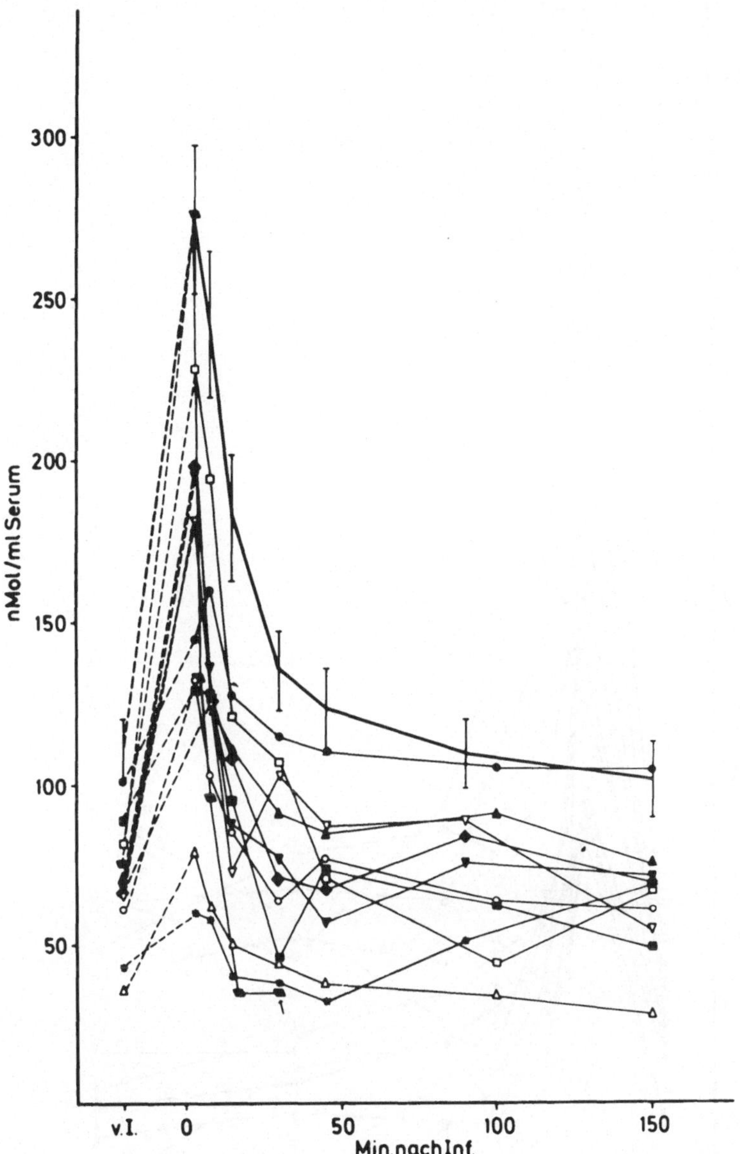

Abb. 2. Verlauf der Serin-Konzentration nach einer Testinfusion. *Dicke Linie:* Gezeichnet aus den Mittelwerten von 9 gesunden Probanden ($\bar{x} \pm s_{\bar{x}}$). *Dünne Linien:* Einzelpatienten mit einem Schädel-Hirn-Trauma (gefüllte Zeichen) oder einem Polytrauma (offene Zeichen)

Die Formeln sollen im einzelnen nicht besprochen werden. Lediglich auf die Bedeutung der erfaßten Größen sei verwiesen:

Die Eliminations-Halbwertzeit kennzeichnet die Zeitdauer, während der die Hälfte der zu einem bestimmten Zeitpunkt vorliegende Menge der interessierenden Substanz aus dem erfaßten Kompartiment eliminiert wird.

Die Eliminations-Konstante gibt an, wie oft im erfaßten Kompartiment der Bestand der interessierenden Aminosäure pro Zeiteinheit ausgetauscht wird, ohne Rücksicht auf die tatsächlich vorliegende stoffliche Menge.

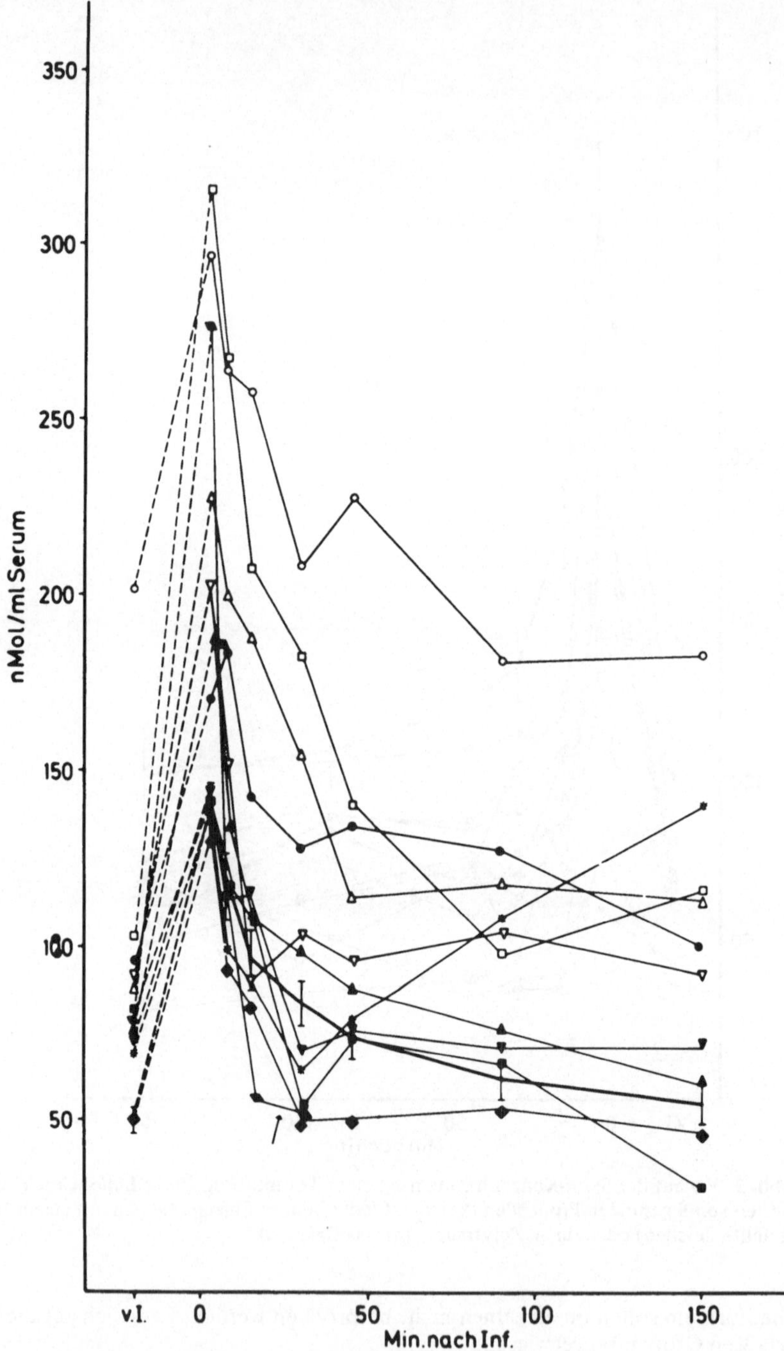

Abb. 3. wie Legende Abb. 2: . . . Phenylalalin-Konzentration . . .

Der Transfer gibt an, wie groß die stoffliche Menge in Gramm oder auch in Mol ist, die pro Zeiteinheit im erfaßten Kompartiment umgesetzt wird.

Tabelle 1. Pharmakokinetik einer Bolusinjektion und Terminologie

Gleichung für den Abfall der Konzentrationen einer applizierten (Bolus!), biogenen Substanz im Blut

$$y = y^* + (y_0 - y^*)e^{-k_2 t}$$

Hierin bedeuten:

y^*	Nüchternkonzentration
$y_0 - y^*$	Fiktive Ausgangskonzentration; man erhält sie durch lineare Extrapolation der die Punkte verbindenden Geraden zum Zeitpunkt Null bei Infusionsbeginn.
k_2	Eliminationskonstante (min^{-1}) $= \frac{\ln 2}{t_{1/2}}$
$t_{1/2}$	Eliminationshalbwertzeit (min)

Bei bekannter infundierter Dosis D und bekanntem Körpergewicht W lassen sich folgende Parameter ermitteln:

Δ	Distributionskoeffizient ($ml \cdot kg^{-1}$) $= \frac{D}{(y_0 - y^*) W}$
P	Pool (g) $= \frac{D \cdot y^*}{y_0 - y^*}$
Tf	Transfer ($g \cdot kg^{-1} \cdot h^{-1}$ $= Pool \cdot k_2 \frac{D \cdot k_2 \cdot y^*}{(y_0 - y^*) W}$
Cl_{tot}	totale Clearance ($ml \cdot kg^{-1} \cdot min^{-1}$) $= \frac{Tf}{y^*}$

Die totale Clearance ist wiederum unabhängig von der stofflichen Menge. Sie sagt bekanntlich aus, welches virtuelle Volumen des erfaßten Kompartiments pro Zeiteinheit von der interessierenden Substanz, hier also Aminosäure, geklärt wird.

Abb. 4 ist ein Beleg dafür, in welchem Ausmaß bei halblogarithmischer Darstellung ein monoexponentieller Abfall vorliegt. Er reicht maximal bis zu 45 min. Wir haben auf eine Auswertung in den Fällen verzichtet, bei denen nicht wenigstens drei Meßpunkte innerhalb 45 min annähernd eine Gerade bilden.

Die Ergebnisse wurden in Tabelle 2 zusammengestellt. Der Übersicht halber haben wir auf eine Differenzierung zwischen Hirn-Traumatisierten und Polytraumatisierten verzichtet. Die wesentlichen Ergebnisse lassen sich wie folgt formulieren. Die Elimination wurde durch die verwerteten Unfälle wenig beeinflußt. Lediglich beim Histidin wurde die Eliminations-Konstante signifikant erhöht. Demgegenüber zeigen die totalen Clearance -Raten mit zwei Ausnahmen – interessanterweise für Phenylalanin und Tyrosin – Steigerungen, in sieben Fällen mit Signifikanz. Das gleiche gilt für die Transfer-Werte. Leider sind die Transfer-Werte nicht normal verteilt, so daß keine einfachen parametrischen Signifikanz-Tests durchgeführt werden konnten. Immerhin ist der nahezu bei allen Aminosäuren beobachtete erhöhte Transfer als Unfallfolge bemerkenswert. Er paßt zu dem Bild der anfangs erwähnten Hypermetabolisierung.

Wie eine Faktorenanalyse (Verteilungsvolumen, Pool) vermuten läßt, ist die unterschiedlich hohe Auswirkung der Unfälle auf Transfer und Elimination darauf zurückzuführen, daß bei den Verletzten größere Volumenanteile bzw. Substanzmengen des erfaßten Kompartiments den eliminierenden Strukturen bzw. Reaktionen ausgesetzt sind als bei den Gesunden, ohne daß die Eliminationsmechanismen schon merklich beeinträchtigt wurden.

y°-y* = 2350
t1/2 = 10min
Normalstatus
Glycin
y°-y* = 618
t1/2 = 14,5 min
Polytrauma
Glycin
y°-y* = 1050
t1/2 = 9,5 min
Schädel-Hirn-Trauma
Glycin
nMol/ml Serum
1000
100
10
I.B.
I.E.
50
100
I.B.: Infusions-Beginn
I.E.: Infusions-Ende
Zeit nach Infusionsbeginn (min)

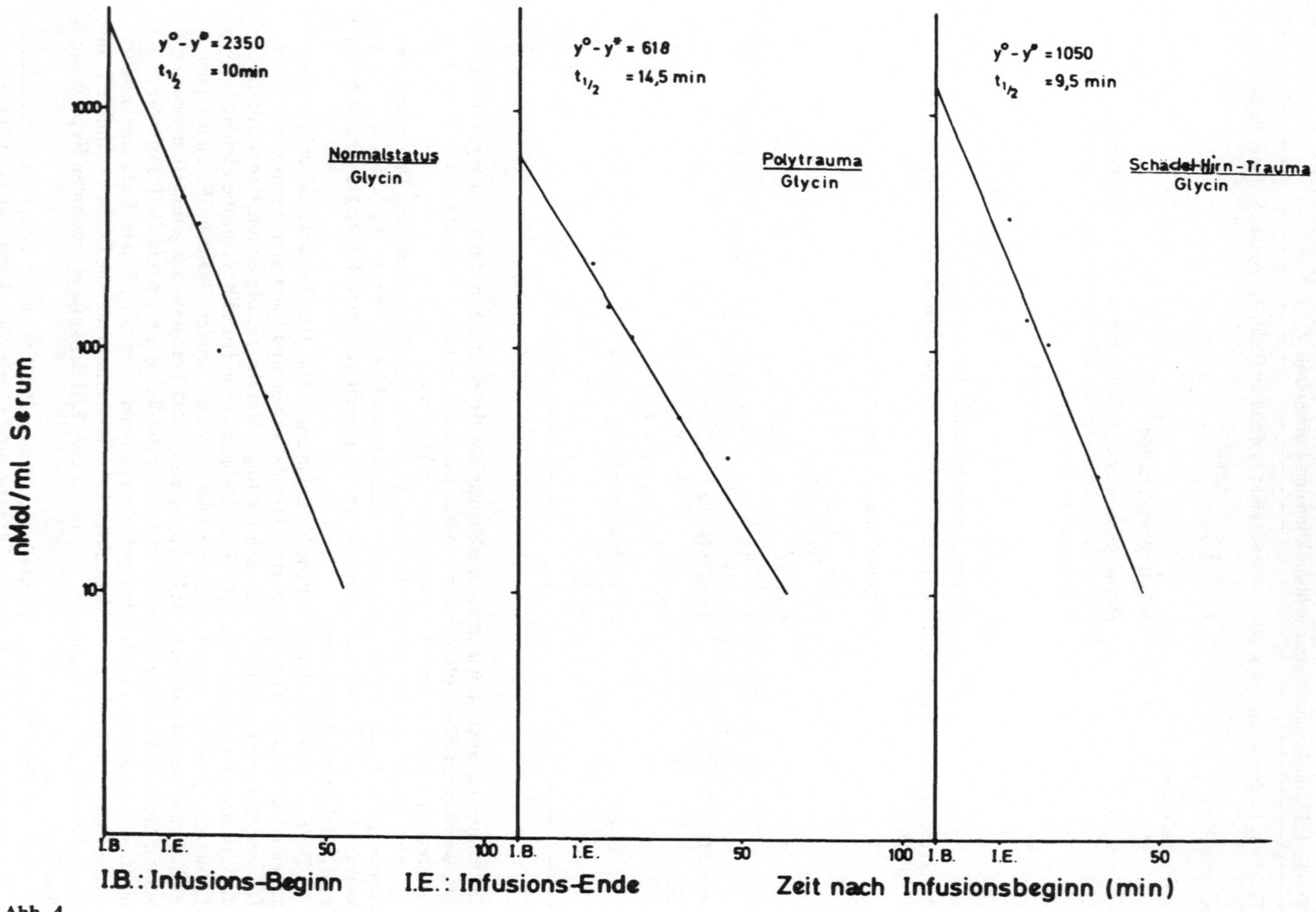

Abb. 4

Tabelle 2. Aus Testinfusionen berechnete pharmakokinetische Größen. 6 Gesunde (9 Analysen), 9 Traumatisierte

Aminosäuren		Nüchtern-Konzentrationen (y^*) (nMol/ml) $\bar{x}$	Eliminations-Halbwertzeit ($t_{1/2}$) (min) $\bar{x}$	Eliminations-Konstante (k_2) (1/min) $\bar{x} \pm$ sem	totale Clearance (Cl_{tot}) (ml/min · kgKG) $\bar{x} \pm$ sem	Transfer (Tf) (g/h · kgKG) $\bar{x}$
Glutamat	G	64,3	6,5	0,121 ± 0,022	5,26 ± 1,08	0,0029
	T	39,1	22,2	0,094 ± 0,017	↑ 24,01 ± 5,23***	↑ 0,0065
Lysin	G	151,6	16,1	0,047 ± 0,005	5,02 ± 0,35	0,0066
	T	131,7	12,3	0,066 ± 0,011	↑ 7,99 ± 1,36	↑ 0,0092
Arginin	G	58,6	14,9	0,049 ± 0,070	7,05 ± 0,87	0,0045
	T	57,1	11,9	0,064 ± 0,007	↑ 11,18 ± 1,23**	↑ 0,0067
Histidin	G	75,9	20,9	0,035 ± 0,004	14,76 ± 1,91	0,0104
	T	71,6	13,6	0,057 ± 0,008*	↑ 17,79 ± 2,35	↑ 0,0117
Phenylalanin	G	49,8	23,4	0,038 ± 0,007	12,22 ± 1,84	0,0042
	T	100,4	15,4	0,053 ± 0,008	↓ 10,98 ± 1,55	↑ 0,0102
Tyrosin	G	60,4	22,7	0,036 ± 0,006	7,55 ± 1,77	0,0044
	T	66,8	20,4	0,038 ± 0,008	↓ 3,03 ± 1,45	↓ 0,0023
Prolin	G	176,5	16,9	0,044 ± 0,002	5,90 ± 0,47	0,0071
	T	113,8	17,3	0,044 ± 0,005	↑ 11,14 ± 1,19**	↑ 0,0086
Valin	G	195,4	18,3	0,044 ± 0,006	4,81 ± 0,19	0,0066
	T	170,9	19,1	0,043 ± 0,007	↑ 6,93 ± 1,19	↑ 0,0074
Leucin	G	103,9	17,8	0,043 ± 0,007	7,48 ± 0,31	0,0059
	T	85,0	13,5	0,053 ± 0,004	↑ 9,06 ± 0,88	0,0059
Isoleucin	G	55,0	16,6	0,045 ± 0,005	7,13 ± 0,64	0,0031
	T	40,3	12,8	0,058 ± 0,007	↑ 10,26 ± 1,71	↑ 0,0034
Glycin	G	198,1	10,4	0,077 ± 0,014	6,39 ± 0,90	0,0041
	T	133,8	10,1	0,074 ± 0,007	↑ 15,69 ± 3,40**	↑ 0,0077
Alanin	G	388,8	15,0	0,052 ± 0,007	8,61 ± 0,60	0,0152
	T	250,3	16,8	0,049 ± 0,008	↑ 18,06 ± 3,44**	↑ 0,0231
Serin	G	113,5	14,5	0,062 ± 0,017	4,53 ± 0,08	0,0033
	T	72,3	10,3	0,077 ± 0,011	↑ 9,08 ± 2,18	↑ 0,0041
Threonin	G	126,1	14,2	0,049 ± 0,005	5,15 ± 0,48	0,0047
	T	90,9	14,0	0,066 ± 0,016	↑ 9,00 ± 1,53*	↑ 0,0054
Methionin	G	27,0	19,6	0,043 ± 0,009	5,95 ± 0,77	0,0012
	T	36,4	14,1	0,085 ± 0,029	↑ 12,56 ± 1,19***	↑ 0,0048

* $p < 0{,}05$, ** $p < 0{,}025$, *** $p < 0{,}01$, G Gesunde, T Traumatisierte

Mit Hilfe der ermittelten Transfer-Werte läßt sich die anfangs geforderte adaptierte Nährlösung errechnen. Wir haben dies getan, bitten aber um Verständnis, wenn diese Daten erst nach Erprobung bekanntgegeben werden. Zudem sind noch einige der erwähnten Korrekturen für die Aminosäuren anzubringen, die bereits im Nüchternzustand möglicherweise toxische Werte aufweisen. Die Bedeutung des Verfahrens liegt in der Möglichkeit, prinzipiell für jede konsumierende Erkrankung, eventuell für jeden Patienten, relativ schnell das Aminosäurengemisch ermitteln zu können, in dem die einzelnen Aminosäuren mit der jeweils maximal verantwortbaren Menge vertreten sind. Selbstverständlich muß hierbei gewährleistet sein, daß durch zusätzliche Gabe von geeigneten Kohlenhydraten und Lipiden der Teil der applizierten Aminosäuren, der zur Deckung des Energiebedarfs oxidiert wird, möglichst klein bleibt.

Literatur

1. Bürger, U.: Infusionstherapie 4, 273 (1977)
2. Bürger, U., Wolf, H.: Europ. J. Pediat. 122, 169 (1975)
3. Bürger, U., Wolf, H., Meißner, S.: Z. Kinderheilkd. 120, 87 (1975)
4. Dost, F.H.: Grundlagen der Pharmakokinetik. Thieme: Stuttgart 1968
5. Gibaldi, M., Perrier, D.: Pharmacokinetics. Dekker: New York 1975
6. Stoeckel, H., Mosebach, K.-O., Schulte am Esch, J., Schilling, M.: Vergleichende Untersuchungen über den zeitlichen Verlauf der Nüchternwerte von Pharmaaminosäuren bei Schwerverletzten. Würzburger Kongreß 1978
7. Wilmore, D.W., Aulick, L.H., Mason, A.D., Pruitt, B.A.: Annals Surg. 186, 444 (1977)

Vergleichende Untersuchungen über den zeitlichen Verlauf der Nüchternwerte von Plasmaaminosäuren bei Schwerverletzten

H. Stoeckel, K.-O. Mosebach, J. Schulte am Esch und M. Schilling

Warum ist es sinnvoll, die Plasmaaminosäuren-Konzentrationen und deren zeitlichen Verlauf bei einer bestimmten Krankengruppe und darüber hinaus bei einzelnen Patienten in Erfahrung zu bringen? Einige Gründe seien angeführt:

1. Wie die Blutglukose und die freien Fettsäuren unterliegen auch die Plasmaaminosäuren vielfältigen Regulationen. Infolgedessen sind sie empfindliche Indikatoren für beginnende und bestehende Abweichungen vom normalen Stoffwechsel in den verschiedensten Organen und Geweben. Wegen ihrer großen Zahl ist die aus solchen Abweichungen ablesbare Information zudem viel umfassender, als sie die Abweichung einer einzelnen Substanz, beispielsweise der Glukose, bieten kann. Unser heutiges Wissen über die Stoffwechselwege der einzelnen Aminosäuren sowie die Verknüpfung dieser Metabolsequenzen untereinander und mit denen ganz anderer Substanzklassen ist so umfassend, daß die Kenntnis der Plasmaaminosäuren-Profile einen hohen differentialdiagnostischen Wert besitzt, der noch viel zu wenig genutzt wird. Es soll in folgendem deutlich gemacht werden, daß hierfür Zeitkurven geeigneter sind, als einfache Profile zu einem bestimmten Zeitpunkt nach Beginn der Erkrankung.
2. Die zeitliche Verfolgung der Aminosäuren-Konzentrationen erlaubt die Beurteilung des Therapieerfolgs. Es gilt festzustellen, ob bei gegebener Behandlung eine Wiederannäherung oder eine Entfernung von den Normwerten verursacht wird.
3. Während einer Erkrankung, bei der erfahrungsgemäß das Aminosäuren-Profil stark verändert ist, muß auf zwei Dinge geachtet werden: Aminosäuren, deren Konzentrationen weit unter der Norm liegen, müssen im Interesse einer gut funktionierenden Biosynthese u.U. substituiert werden. Demgegenüber sollte bei der enteralen oder parenteralen Gabe von Aminosäuren, die toxisch wirken können, Zurückhaltung geübt werden, wenn solche Aminosäuren bereits in überdurchschnittlichen Mengen vorliegen. Auch hierfür sollen in folgendem einige Beispiele gegeben werden.
4. In konsequenter Verfolgung dieser Forderungen erlaubt ein systematisches Studium der Aminosäuren-Profile im Verlauf spezieller Erkrankungen, bei denen eine künstliche Ernährung erforderlich wird, die Konzipierung an diese Krankheiten adaptierter Aminosäuren-haltiger Nährlösungen. Wie Mosebach et al. zeigen (vgl. S. 900), kann man sich hierfür auch pharmakokinetischer Analysen bedienen.

Auf alle Fälle besteht ein großer Nachholbedarf, den Verlauf der einzelnen Plasmaaminosäuren-Konzentrationen bei den verschiedensten Erkrankungen überhaupt erst einmal kennen und biochemisch interpretieren zu lernen. Wir haben uns mit den Plasmaaminosäuren-Konzentrationen bei zwei Gruppen Schwerverletzter auseinandergesetzt: a) Schädel-Hirn-Traumatisierte ohne wesentliche Verletzungen am übrigen Körper, b) Polytraumatisierte, bei denen keine wesentliche Hirnschädigung vorlag. Insgesamt wurden bisher bei 13 Traumatisierten die zeitlichen Verläufe der Konzentrationen von 15 Plasmaaminosäuren verfolgt, beginnend mit dem Tag nach dem Unfall. Hierbei wurde darauf geachtet, daß die parenterale Ernährung mit Aminosäuren mindestens 3 Std vor Probeentnahme unterbrochen wurde, um Nüchternkonzentrationen erfassen zu können. Einige charakteristische Verläufe seien vorgeführt, um auf bisher gesicherte Eigentümlichkeiten aufmerksam zu machen.

In Abb. 1 soll am Beispiel der verzweigtkettigen Aminosäuren Valin, Leucin und Isoleucin deutlich gemacht werden, daß bei einem bestimmten Patienten die zeitlichen Verläufe der Konzentrationen von chemisch und auch biochemisch verwandten Aminosäuren teilweise sehr ähnlich sind. Dieses Bild macht gleichzeitig verständlich, warum in der Literatur so unterschiedliche Angaben über die Richtung der Abweichungen von der Norm vorzufinden sind, was u.a. auch vom zeitlichen Abstand zwischen Unfall und Analyse abhängt. In der Abb. 1 wurden keine Normbereiche eingezeichnet, da sie für Aminosäuren noch nicht genü-

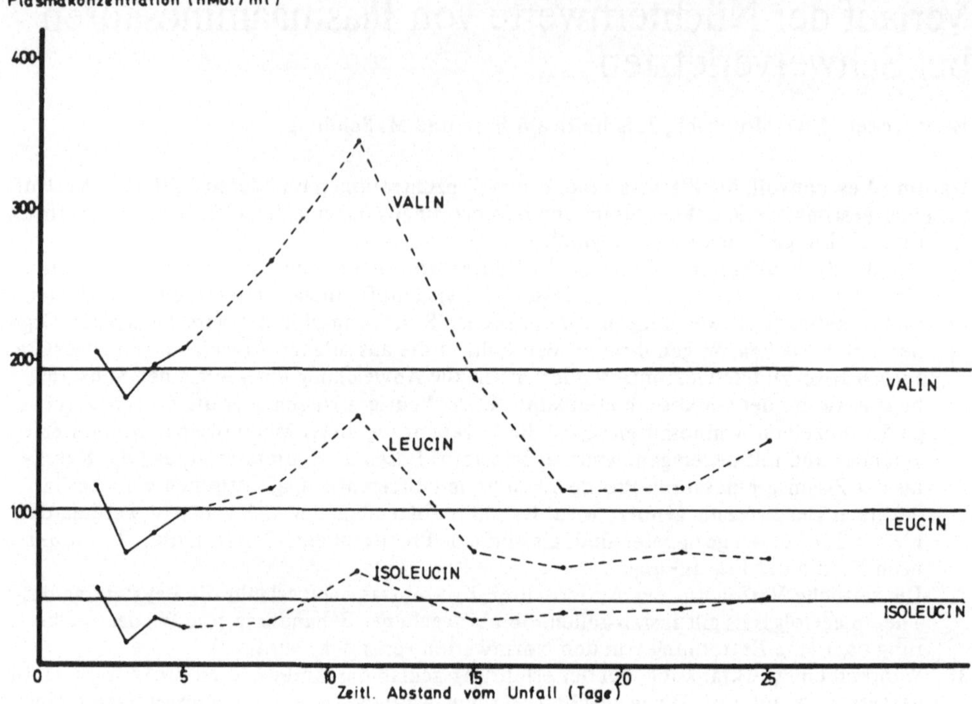

Abb. 1. Verlauf von Valin, Leucin und Isoleucin im Plasma (Patient Grü/c) nach einem Trauma ($\bar{x}$ = Mittelwert von 16 gesunden Probanden) (C = Chirurgie)

gend definiert sind. Mittelwerte und Standardabweichungen aus den Untersuchungen an 16 gesunden Probanden werden angegeben.

Eine Verlaufsähnlichkeit ist weniger ausgeprägt (Abb. 2), wenn die chemischen Strukturen der zu vergleichenden Aminosäuren stärker voneinander abweichen. Trotzdem gibt es auch bei Alanin und Glycin noch gewisse Gemeinsamkeiten. Die Hydroxy-Gruppe des Serins führt jedoch zu einem anderen Verlaufsverhalten.

Abb. 3 zeigt das bereits erwähnte Valin bei fünf verschiedenen Patienten. Man erkennt, daß die Verlaufskurven einer bestimmten Aminosäure von Patient zu Patient sehr verschieden sein können. Die Ähnlichkeit beruht nunmehr nur noch auf dem Auftreten eines initialen Maximums, das allerdings bei verschiedenen Zeitpunkten liegt, sowie im Nebeneinander von positiven und negativen Abweichungen.

Schließlich gibt es Verlaufskurven, die bei allen Patienten nahezu durchwegs erniedrigte, und andere, die nahezu durchwegs erhöhte Werte aufweisen.

Abb. 4 ist ein Beispiel für den ersten Fall. Die Werte für Serin liegen bei allen Patienten, mit wenigen Ausnahmen, während des gesamten Verlaufs unter der Norm. Problematischer ist die Situation, wenn Aminosäuren, die direkt oder indirekt toxische Einflüsse auszuüben vermögen, während des gesamten Verlaufs erheblich über der Norm liegen. Dies gilt beispielsweise für Phenylalanin (Abb. 5). Bei erhöhten Konzentrationen dieser Aminosäure muß immer mit der Bildung von Phenyläthanolamin und Octopamin gerechnet werden [1, 2, 3, 4], Substanzen also, die als falsche Transmitter im zentralen Nervensystem zu Enzephalopathie führen. Die Situation wird noch dadurch verschärft, daß die beiden aromatischen Aminosäuren und die verzweigtkettigen Aminosäuren mit Hilfe gleicher Transportproteine die Blut-Liquor-Schranke durchdringen. Eine erhöhte Konzentration der aromatischen Aminosäuren drängt die Aufnahme der verzweigtkettigen Aminosäuren, die posttraumatisch für den Hirnstoffwechsel wichtig sind, zurück.

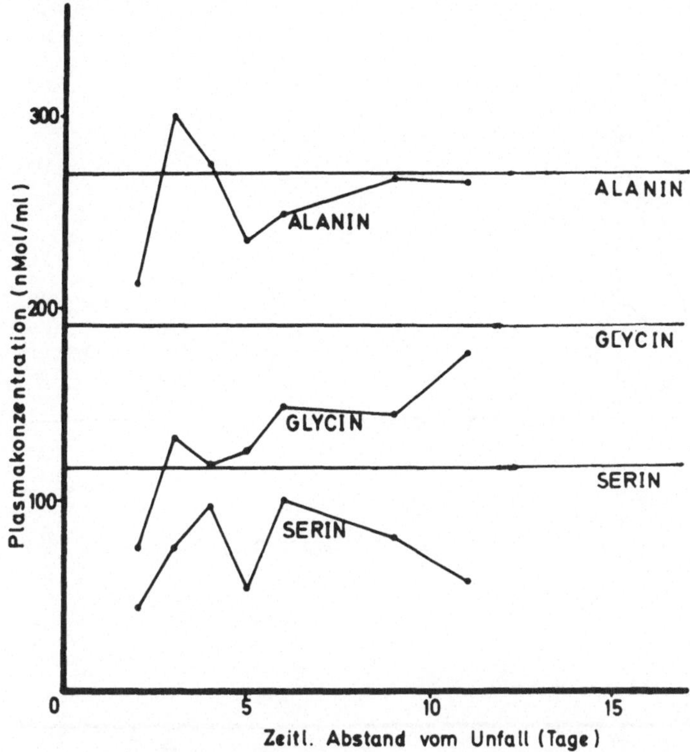

Abb. 2. Verlauf von Alanin, Glycin und Serin im Plasma (Patient Hil/NC) nach einem Trauma ($\bar{x}$ = Mittelwert von 16 gesunden Probanden) (NC = Neurochirurgie)

Abb. 6 zeigt die Verlaufskurven für Tyrosin. Sie sehen, daß die Tendenz zu hohen Werten wesentlich kleiner ist, als im Falle des Phenylalanins.

Die Abb. 7 läßt erkennen, daß auch die Konzentrationen des Lysins über viele Tage weit über der Norm liegen können. Auch dieser Sachverhalt kann gefährlich werden, weil Lysin den Harnstoff-Zyklus hemmt [5]. Lysin ist ein starker kompetitiver Inhibitor der Arginase. Man muß mit einem Anstieg des Blutammoniaks rechnen. Die Kombination erhöhter Phenylalanin- und Lysin-Werte kann durchaus zu einer Vertiefung eines bestehenden Komas beitragen, erstere Aminosäure durch die Bildung falscher Transmitter, letztere durch die indirekte Erhöhung der Blut- und damit auch Liquor-Ammoniak-Werte.

Übrigens liegen auch die Prolin-Werte häufig weit über der Norm. Prolin besitzt bei der tubulären Rückresorption dieselben Transportproteine wie Glycin [5]. Bei einer Hyperprolinämie muß also mit renalen Störungen gerechnet werden.

Diese Beispiele mögen genügen, um die Forderung zu verstehen, daß in Intensivstationen auf Dauer Aminosäuren-Analysatoren genauso unentbehrlich sind, wie andere Geräte zur Überwachung vitaler Funktionen.

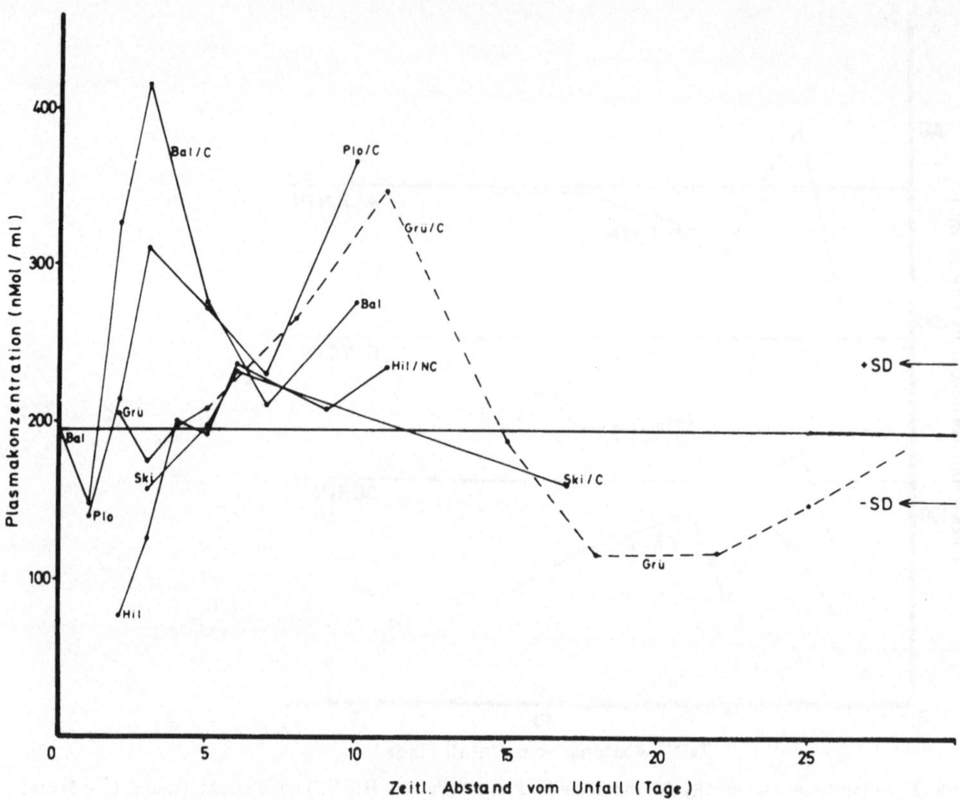

Abb. 3. Verlauf von Valin im Serum bei 5 Patienten nach vorangegangenem Trauma (Zeichenerklärung wie Abb. 1 und 2), SD = Standardduration

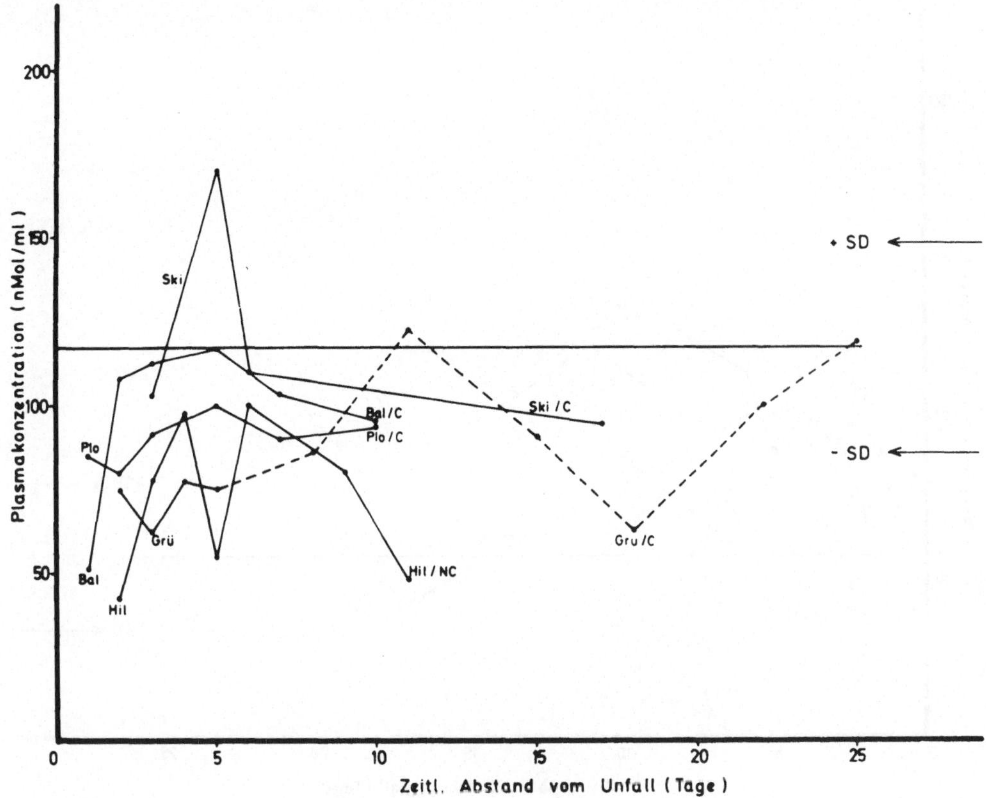

Abb. 4. Entsprechend Abb. 3 für Serin (Zeichenerklärung wie Abb. 1-3)

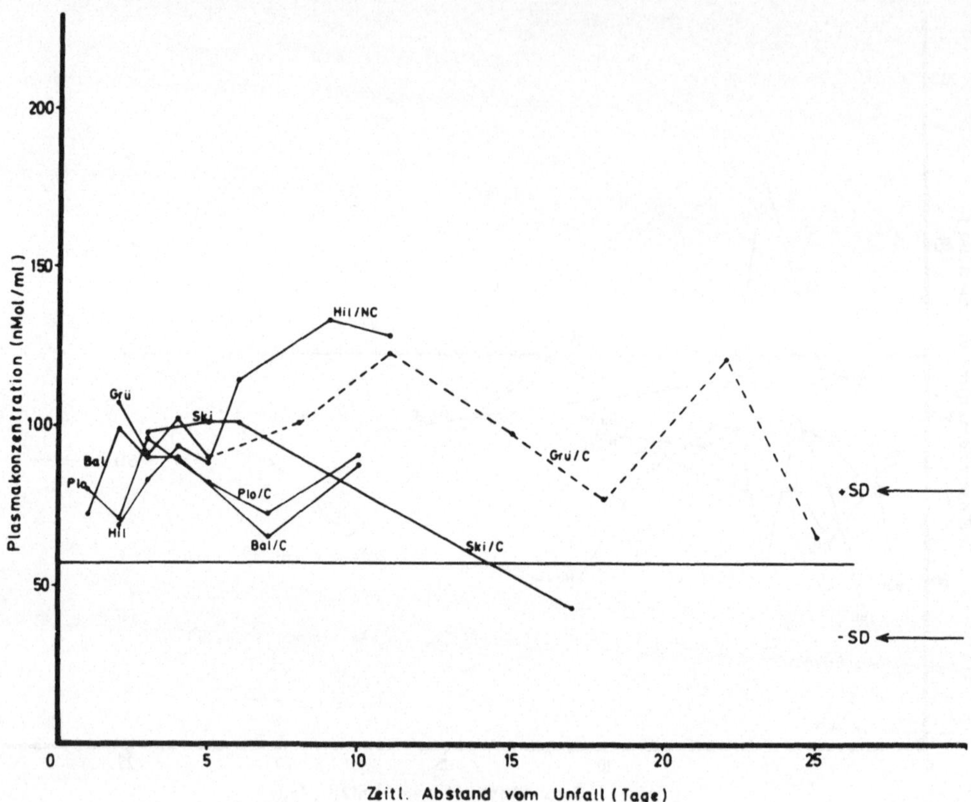

Abb. 5. Entsprechend Abb. 4 für Phenylalanin

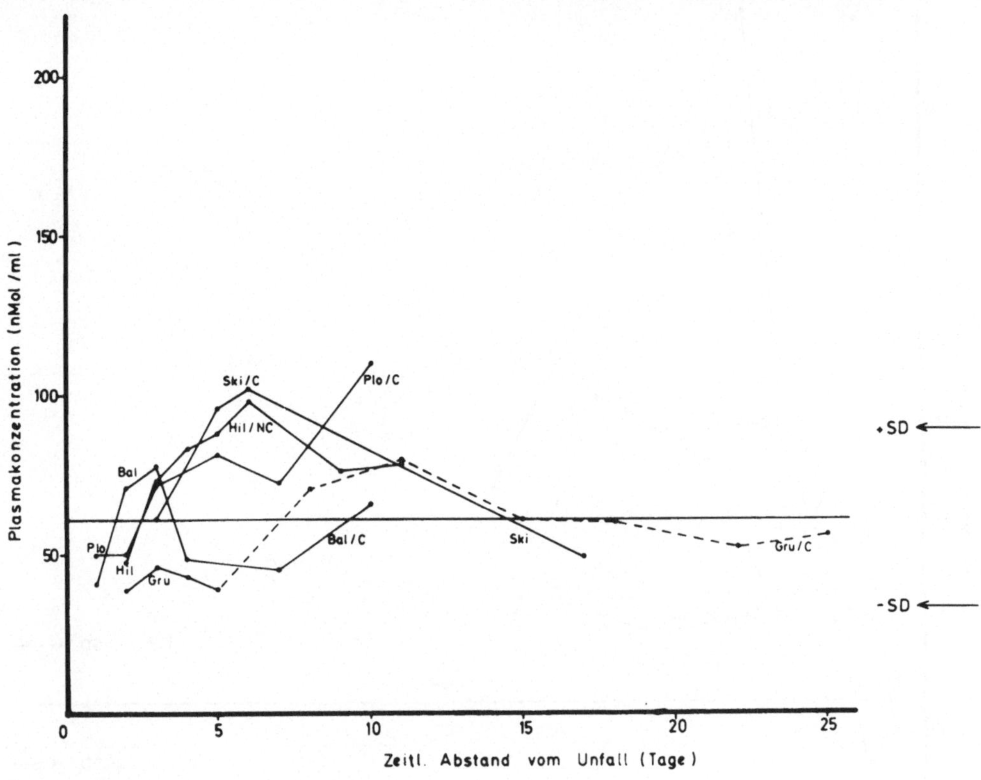

Abb. 6. Entsprechend Abb. 4 für Tyrosin

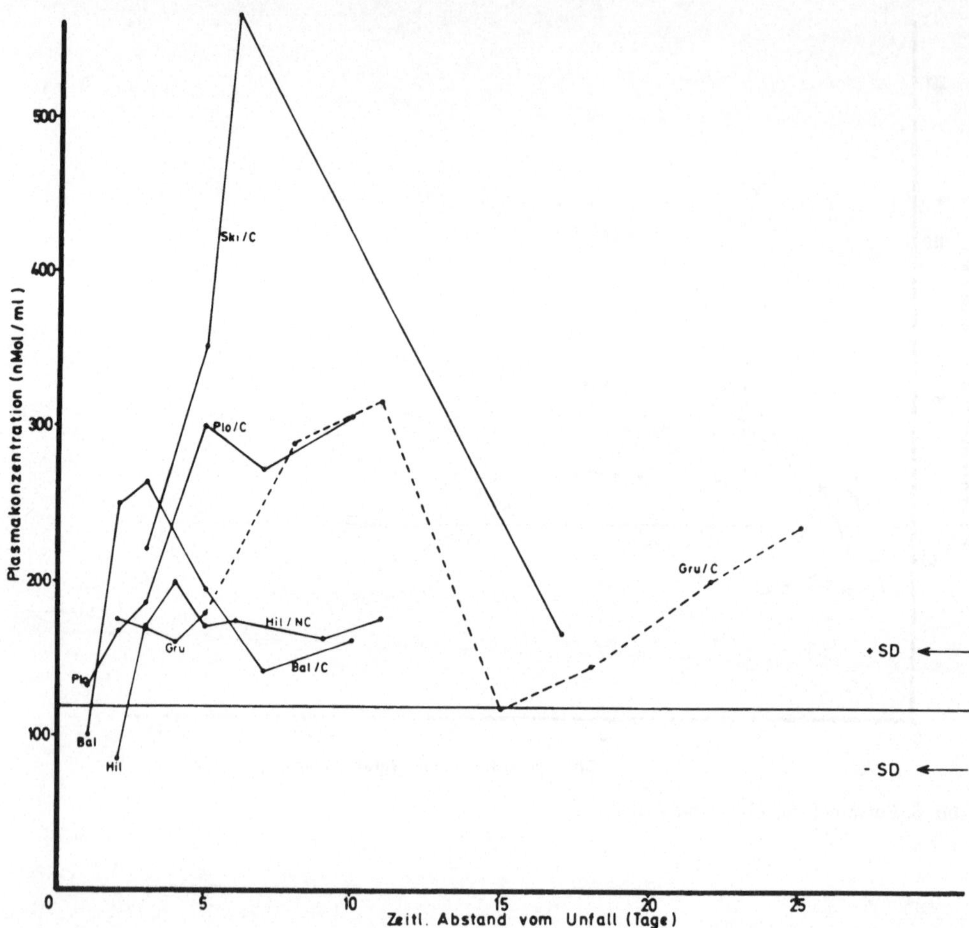

Abb. 7. Entsprechend Abb. 4 für Lysin

Literatur

1. Karlson, P., Gerok, W., Groß, W.: Pathobiochemie, S. 269. Thieme: Stuttgart 1978
2. Fischer, J.E., Baldessarini, R.J.: Pathogenesis and Therapie of Hepatic Coma. In: H. Popper, F. Schaffner (Eds.), Progress in Liver Diseases, Vol. V, p. 363. Grune and Stratton: New York 1976
3. Wurtman, R.J., Larin, F., Mostafapour, S., Fernstrom, J.D.: Brain Catechol Synthesis: Control by Brain Tyrosine Concentration. Science 185, 183 (1974)
4. Munro, H.N., Fernstrom, J.D., Wurtman, R.J.: Insulin, Plasma Amino Acid Imbalance and Hepatic Coma. Lancet 722 (1975)
5. Karlson, P., Gerok, W., Groß, W.: Pathobiochemie, S. 95, 97. Thieme: Stuttgart 1978

Veränderungen kardiopulmonaler Parameter bei Polytraumatisierten.
Vergleichende Untersuchungen bei primär und sekundär versorgten Patienten

O.A. Trentz, G. Hempelmann, H.-J. Oestern, O. Trentz, M. Hüsch und Th. Ernst

In einer prospektiven Studie wurden unter Berücksichtigung standardisierter Ausschlußkriterien (Tabelle 1) hämodynamische und pulmonale Parameter bei 50 Polytraumatisierten, die innerhalb einer Stunde nach dem Unfall zur Klinikaufnahme kamen, mit entsprechenden Werten von 10 sekundär übernommenen Mehrfachverletzten verglichen.

Tabelle 1. Ausschlußkriterien für die Studie an polytraumatisierten Patienten

1. Kinder unter 15 Jahre
2. Schweres SHT (OP- oder Cortisonindikation)
3. Geschätzter Blutverlust innerhalb der 1. Std nach dem Polytrauma weniger als 1,5 l
4. Therapiebeginn später als 1 Std nach dem Polytrauma

Bei allen 60 Patienten wurde über 7 Tage ein erweitertes kardiopulmonales Monitoring mit Swan-Ganz-Kathetern durchgeführt.

Bei den 50 primär aufgenommenen Patienten wurde innerhalb von 22,4 ± 1,4 min nach dem Unfall mit der Schocktherapie begonnen. Die Klinikaufnahme erfolgte im Mittel 49,5 min nach dem Unfallereignis.

Dic 10 sekundär übernommenen Patienten waren mit zum Teil erheblicher Zeitverzögerung in den primär behandelnden Krankenhäusern aufgenommen worden. Der Beginn der Schocktherapie ließ sich nicht mehr genau eruieren, war jedoch mit Sicherheit später erfolgt, als bei den von uns primär versorgten Patienten. 6 dieser Verletzten wurden innerhalb von 4 Std, 3 weitere bis zur 16. Std und 1 Patient am 4. Tag nach dem Unfall zu uns verlegt (Tabelle 2).

Tabelle 2. Zeit vom Unfall bis zur Klinikaufnahme

		†
2- 4 Std	n = 6	1
6-16 Std	n = 3	3
4. Tag	n = 1	1

Die dominierenden Verlegungsgründe bei den sekundär von uns aufgenommenen Patienten waren 3 mal pulmonale Probleme, 4 mal renale Komplikationen und 3 mal schwer beherrschbare Einzelverletzungen im Rahmen des Polytraumas.

Bei den morphometrischen Daten unterschieden sich die beiden Patientengruppen praktisch nur hinsichtlich des Alters: Die Patienten, die sekundär zu uns verlegt wurden, waren im Durchschnitt 10 Jahre jünger (Tabelle 3).

Das Verletzungsmuster war bei den primär aufgenommenen Patienten mit 6 bis 7 schweren Einzelverletzungen pro Patient deutlich gravierender gegenüber durchschnittlich nur 5 Verletzungen bei den Sekundärverlegten (Tabelle 4).

Die Mortalitätsrate erreichte bei den sekundär verlegten Polytraumatisierten 50%, wohingegen sie bei den primär aufgenommenen bei nur 39% lag. Bei der letzten Gruppe sind 4 Patienten nicht berücksichtigt, die aufgrund massiver Organzerreißungen innerhalb der ersten Stunden nach Klinikaufnahme bereits verstarben (Tabelle 5).

Tabelle 3. Kriterien der beiden Patientengruppen

	Primärgruppe n = 50	Sekundärgruppe n = 10
Alter	$\bar{x}$ = 37,5 ± 2,4 J	$\bar{x}$ = 27,1 ± 3,7 J
Größe	$\bar{x}$ = 172,3 ± 1,2 cm	$\bar{x}$ = 175,7 ± 2,1 cm
Gewicht	$\bar{x}$ = 75,8 ± 2,1 kg	$\bar{x}$ = 72,0 ± 2,8 kg
KO	$\bar{x}$ = 1,88 ± 0,03 m^2	$\bar{x}$ = 1,91 ± 0,06 m^2

Tabelle 4. Zahl der Einzelverletzungen

Primärgruppe	Sekundärgruppe
320 6-7 pro Patient	50 5 pro Patient

Tabelle 5. Mortalität in beiden Patientengruppen

Primärgruppe (n = 50)	Sekundärgruppe (n = 10)
5.-115. Tag: 18 (39%) bis 15. Std: 4 (8%)	6.-73. Tag: 5 (50%)

Die vergleichende Darstellung der hämodynamischen Parameter zeigt, daß in beiden Gruppen die einfachen Herz-Kreislaufgrößen wie systolischer Blutdruck, Herzfrequenz und Schockindex keine wesentlichen Unterschiede aufweisen und relativ stabil in ihrem Verlauf sind (Abb. 1).

Die beiden Kollektive unterschieden sich dagegen deutlich hinsichtlich ihres Pulmonalarteriendruckes und des rechtsartrialen Druckes: Beide Größen lagen in der Sekundärgruppe deutlich über den Mittelwerten der Primärgruppe (Abb. 2).

Ebenso finden sich beim Mittelwertsverlauf für den Herz- und Schlagindex deutliche Unterschiede: Beide Größen liegen in der Sekundärgruppe erheblich über den Werten der Primärgruppe (Abb. 3). Dies dürfte einerseits dadurch bedingt sein, daß die Sekundärgruppe im Mittel 10 Jahre jünger war als die Primärgruppe. Weiterhin war das Gesamtverletzungsmuster bei der Primärgruppe deutlich schwerer als bei der Sekundärgruppe. Darüber hinaus ist in der Sekundärgruppe die unzureichende Sedierung und Analgesie der bis zur Klinikaufnahme spontan atmenden Patienten ursächlich anzuführen, da in dieser Gruppe der Streßzustand nach dem Polytrauma mit Freisetzung von Katecholaminen stärker ausgeprägt gewesen sein dürfte. Eine ausreichende Volumensubstitution lag in der Regel in der Sekundärgruppe bei der Verlegung bereits vor.

Eine vergleichende Darstellung pulmonaler Größen weist daraufhin, daß die zwar leichter verletzten Patienten der Sekundärgruppe pulmonal jedoch stärker geschädigt waren: Der Quotient aus arteriellem Sauerstoffpartialdruck und inspiratorischer Sauerstoffkonzentration war in der Sekundärgruppe zum Zeitpunkt der Aufnahme signifikant niedriger als in der Primärgruppe, während der respiratorische Index deutlich über dem Wert der Primärgruppe lag. Die

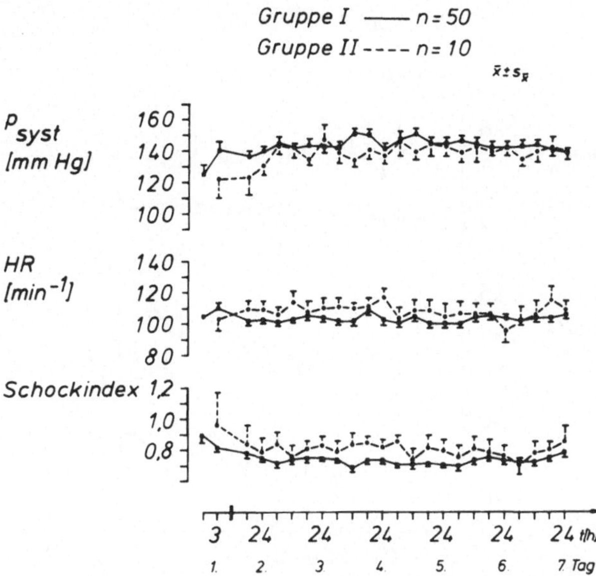

Abb. 1. Verlauf der Mittelwerte (± SEM) von systolischem Blutdruck, Herzfrequenz und Schockindex während der ersten 7 Tage bei Patienten der Primärgruppe (Gruppe I) und Sekundärgruppe (Gruppe II)

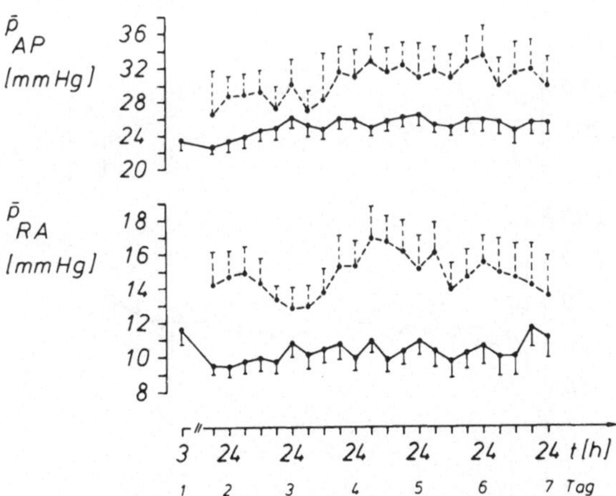

Abb. 2. Verlauf von Pulmonal-Arterienmitteldruck und mittlerem rechten Vorhofdruck während der ersten Woche bei Polytraumatisierten (Gruppe I = Primärgruppe; Gruppe II = Sekundärgruppe) ($\bar{x} \pm s_{\bar{x}}$)

alveolo-arterielle Sauerstoffdruckdifferenz war in der Sekundärgruppe entsprechend größer als in der Primärgruppe (Abb. 4).

Aufgrund des erhöhten Herzzeitvolumens in der Sekundärgruppe war das Sauerstoffangebot in dieser Gruppe deutlich höher als in der Primärgruppe. Die Sauerstoffextraktionsrate

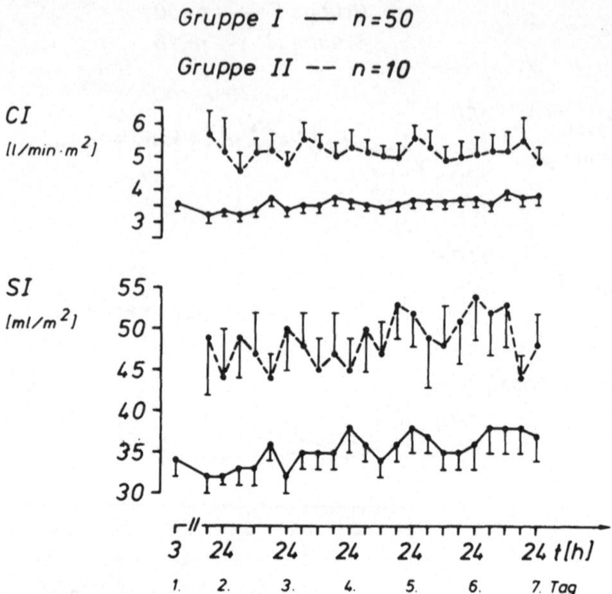

Abb. 3. Verlauf der Mittelwerte von Herzindex und Schlagindex in den ersten 7 Tagen nach einem Polytrauma (Gruppe I = Primärgruppe; Gruppe II = Sekundärgruppe) ($\bar{x} \pm s_{\bar{x}}$)

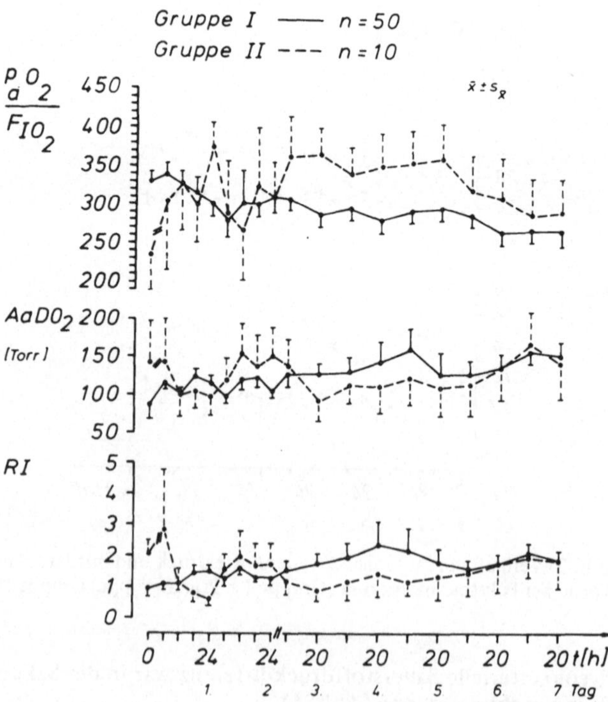

Abb. 4. Veränderungen von p_aO_2/F_IO_2, $AaDO_2$ und R I nach einem Polytrauma (Gruppe I = Primärgruppe, Gruppe II = Sekundärgruppe) ($\bar{x} \pm s_{\bar{x}}$)

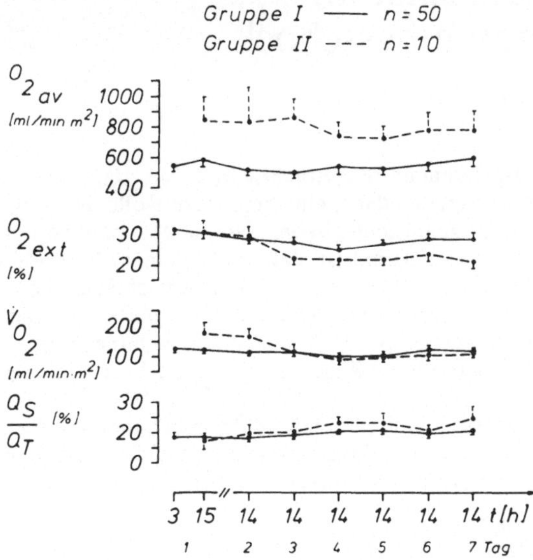

Abb. 5. Veränderungen von Sauerstoffangebot ($O_{2\,av}$), Sauerstoffextrationsrate ($O_{2\,ext}$), Sauerstoffverbrauch (V_{O_2}) und R-L Shunt (Q_S/Q_T) nach einem Polytrauma (Gruppe I = Primärgruppe; Gruppe II = Sekundärgruppe) ($\bar{x} \pm s_{\bar{x}}$)

war in beiden Kollektiven deutlich erhöht. Der Gesamtsauerstoffverbrauch war initial in der Gruppe der Sekundärverlegten höher als bei der Primärgruppe. Der intrapulmonale Rechts-Links-Shunt lag in beiden Kollektiven um 20% (Abb. 5). Die konsequente respiratorische Therapie unter Anwendung großer Atemzugvolumina, geringer Atemfrequenzen und positiv endexpiratorischer Druckwerte um 10 cm H_2O dürfte ausschlaggebend dafür gewesen sein, daß hier kein Unterschied in beiden Kollektiven bestand.

Obwohl das Verletzungsmuster in der Sekundärgruppe deutlich geringer war als in der Primärgruppe, war die mittlere Beatmungsdauer in der Gruppe der sekundär übernommenen Patienten mit 24,6 ± 7,7 Tagen deutlich länger als in der Primärgruppe mit 16,5 ± 3,5 Tagen (Tabelle 6).

Tabelle 6. Mittlere Beatmungsdauer bei beiden Patientengruppen

Primärgruppe (n = 50)	Sekundärgruppe (n = 10)
$\bar{x}$ = 16,5 ± 3,5 Tage	$\bar{x}$ = 24,6 ± 7,7 Tage

Aufgrund unserer Ergebnisse und in Übereinstimmung mit den Arbeitsgruppen Goldfarb, Siegel, Shoemaker und Wolff sind wir der Meinung, daß polytraumatisierte Patienten, selbst ohne Thoraxbeteiligung, durch eine akute respiratorische Insuffizienz vital gefährdet sein können. Die Diskussion über die Indikation zur frühzeitigen Beatmung dieser Patientengruppe sollte sich erübrigen, eine Beatmung muß solange durchgeführt werden, bis das Gegenteil einer respiratorischen Insuffizienz bewiesen werden kann.

Veränderungen der Blutviskosität im tierexperimentellen Verbrennungsschock

H.H. Mehrkens, F.W. Ahnefeld und A. Grünert

Ein schweres Verbrennungstrauma führt zu gravierenden Beeinträchtigungen der Hämodynamik. Die rheologischen Eigenschaften des Blutes spielen dabei eine besondere Rolle. Messungen der Fließeigenschaften des Blutes – als wichtigem rheologischen Parameter – sind von großer Bedeutung. Obwohl es seit langem allgemein bekannt ist, daß es nach einem Verbrennungstrauma infolge der Flüssigkeits-, Eiweiß- und Elektrolytverluste bzw. -verschiebungen zu einer Hämokonzentration sowie zu einer Verschlechterung der Fließeigenschaften des Blutes kommt, finden sich in der umfangreichen Literatur über Viskositätsuntersuchungen im medizinischen Bereich dennoch keine exakten Befunde im Zusammenhang mit Verbrennungstraumen [1, 2, 3, 4, 6, 7].

An dem von uns verwendeten Verbrennungsschockmodell mit Schweinen haben wir nun unter standardisierten Bedingungen über einen Versuchszeitraum von sechs Std das Verhalten der Blutviskosität unter der Zufuhr verschiedener Infusionslösungen beobachtet.

Methodik

Als Versuchstiere werden Schweine mit einem Körpergewicht von ca. 25 kg verwendet. Dieses Versuchstier wird von uns deswegen bevorzugt, weil es in seinem physiologischen Verhalten dem Menschen sehr ähnlich ist und außerdem von seiner Größe her die Entnahme ausreichender Blutmengen zur Untersuchung verschiedenster Meßgrößen gestattet [5].

In einer Dauernarkose mit Pentobarbital und kontinuierlicher mechanischer Beatmung werden die Schweine nach Lagerung in einem speziell gefertigten Drahtkorb 20 s lang so weit in ein 75°C heißes Wasserbad getaucht, daß eine zweit- bis drittgradige Verbrennung von ca. 50% der Gesamtkörperoberfläche resultiert. Unmittelbar nach dem Verbrühungstrauma wird mit der Zufuhr der verschiedenen Infusionslösungen begonnen. Die Infusionsrate erfolgt auf der Berechnungsgrundlage von 3 ml/kg KG/% verbrannte Körperoberfläche/24 h, davon die Hälfte in den ersten acht Std. Diese 50% werden anteilmäßig auf den Versuchszeitraum von sechs Std umgerechnet.

Tabelle 1. Versuchsgruppen (8 Tiere/Gruppe)

I	Narkose + Verbrennung
II	Narkose + Verbrennung + RL
III a	Narkose + Verbrennung + 5% ALB
b	Narkose + Verbrennung + 4,5% DEX 60
c	Narkose + Verbrennung + 6% HÄS 40
IV	Narkose + Verbrennung + RL/5% ALB (2/1)

Elektrolytgehalt aller Lösungen entsprechend RL (Ringer-Laktat)

Einer Kontrollgruppe ohne Infusionsbehandlung werden fünf Behandlungsgruppen gegenübergestellt, die unterschiedliche Infusionslösungen erhalten. Die Lösungen differieren dabei lediglich in ihrem Gehalt an Kolloiden, die Gesamtflüssigkeitszufuhren sowie die Elektrolytkonzentrationen sind in allen Behandlungsgruppen identisch. Im einzelnen werden folgende Infusionslösungen verabfolgt: Gruppe II Ringer-Laktat, Gruppe III a Albumin 5%, Gruppe III b Dextran 60 4,5%, Gruppe III c HÄS 40 6%, Gruppe IV Mischung aus Ringer-Laktat und Albumin 5% im Verhältnis 2 : 1 (d.h. ca. 1,7%ige Albuminlösung).

Die Messungen der Viskosität des Blutes werden vor der Verbrühung sowie eine Stunde, drei Stunden und sechs Stunden nach dem Verbrühungstrauma vorgenommen. Als Meßgerät wird das LS 100 in Verbindung mit dem Rheomat 15 der Firma Contraves verwendet. Dieses Gerät arbeitet mit dem Cuette-System und erfaßt über die Stufenschaltung des Rheomat 15 einen sehr niedrigen Schergefällebereich zwischen 0,07 s und 4,6 s, entsprechend den Strömungsverhältnissen im postkapillären Venolenbereich [9]. Für den Meßvorgang werden 10 ml Zitratblut (9 ml Vollblut + 1 ml Natriumzitrikum) entnommen, die Messung selbst erfolgt jeweils mit 2 ml Blut bzw. Plasma im Meßbecher.

Ergebnisse

Die ersten Abbildungen zeigen die Mittelwerte der apparenten Blutviskosität in den verschiedenen Untersuchungsgruppen an den einzelnen Meßpunkten über den gesamten Meßbereich von 0,07 bis 4,6 s.

In der Kontrollgruppe ohne Infusionsbehandlung (Abb. 1) kommt es nach drei und sechs Stunden zu einem eklatanten Anstieg der Blutviskosität, der in den niedrigen Schergefällebereichen besonders ausgeprägt ist.

Unter der Infusionsbehandlung mit einer reinen Elektrolytlösung (dem Ringer-Laktat, Abb. 2) beobachten wir einen deutlichen Anstieg der Blutviskosität bei Versuchsende sechs Std nach dem Verbrennungstrauma.

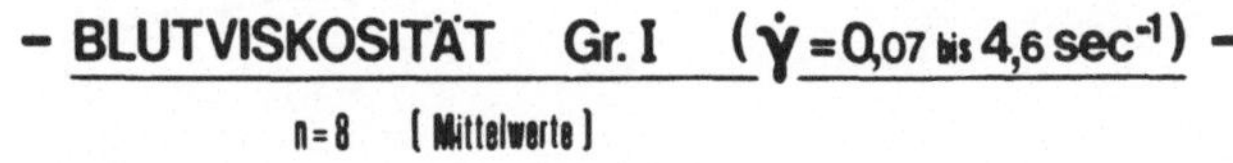

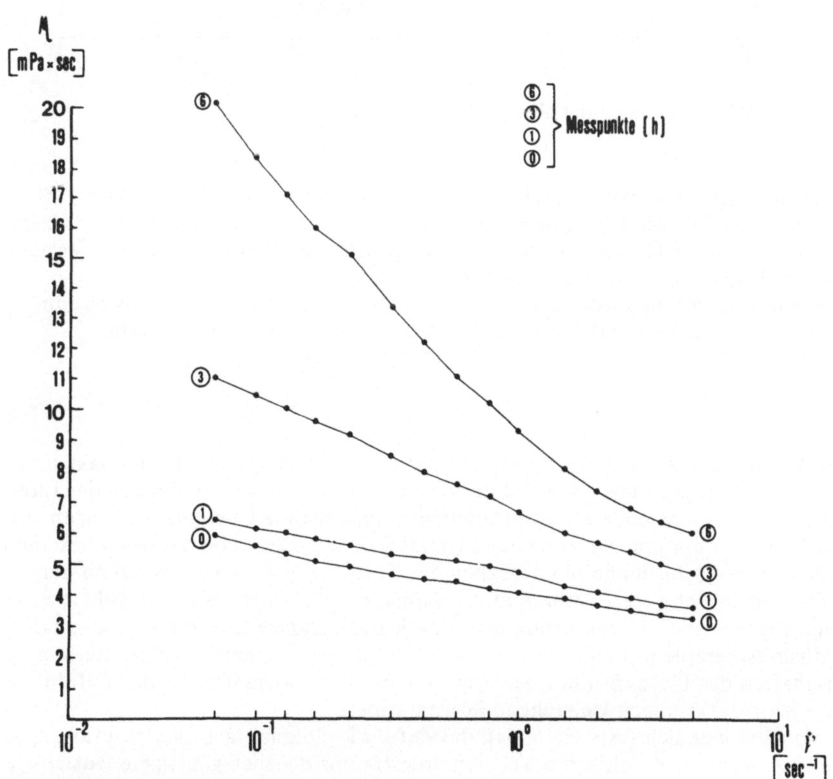

Abb. 1. Blutviskosität Gruppe I – Verbrennung ohne Infusionsbehandlung

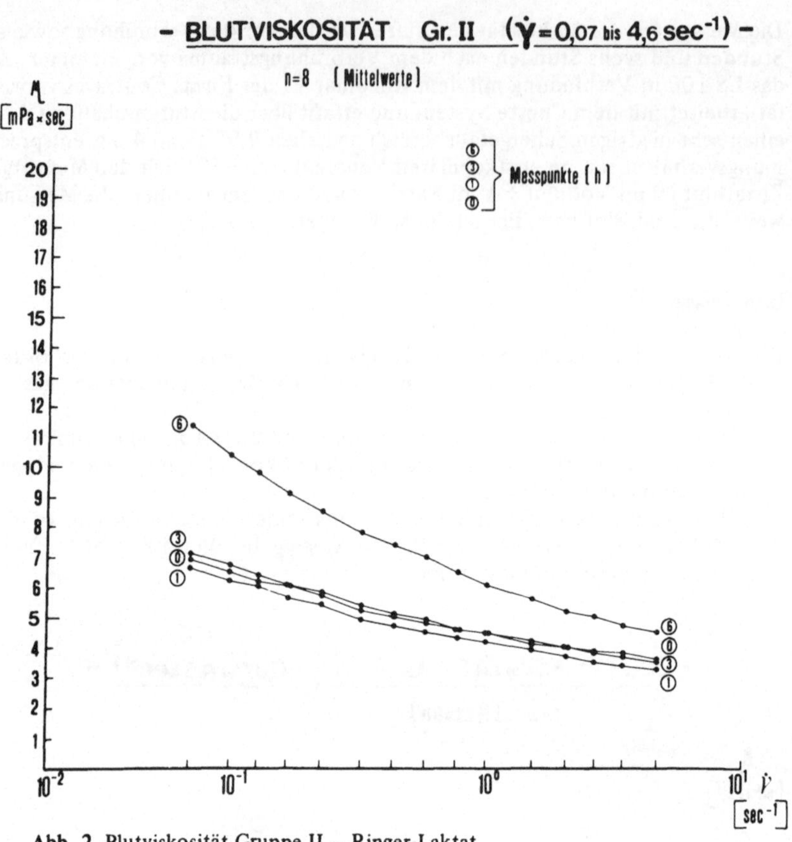

Abb. 2. Blutviskosität Gruppe II – Ringer-Laktat

Aus der Gruppe der verschiedenen kolloidhaltigen Elektrolytlösungen sind hier zunächst die Ergebnisse unter der Infusionstherapie mit 4,5%igem Dextran 60 dargestellt (Abb. 3). Im Gegensatz zu den mit Ringer-Laktat behandelten Tieren wird hier über den gesamten Versuchszeitraum kein signifikanter Viskositätsanstieg beobachtet.

Das gleiche gilt auch für die niederprozentigere kolloidhaltige Ringer-Laktat-Albuminmischlösung (Abb. 4): kein Viskositätsanstieg über den gesamten Versuchszeitraum.

Diskussion

Die Notwendigkeit und Effektivität einer suffizienten Infusionstherapie zur Prophylaxe und Therapie eines Verbrennungsschocks ist seit Jahren unbestritten. Es werden dazu in der Literatur eine Reihe von Infusionsschemata empfohlen, die weitgehende Übereinstimmungen aufweisen. Lediglich in der Zusammensetzung der zu verabfolgenden Infusionslösungen bestehen nach wie vor Meinungsverschiedenheiten bezüglich der Zufuhr von Kolloiden während der akuten Phase nach einem schweren Verbrennungstrauma innerhalb der ersten 24 Std [1, 3, 4, 6, 7, 8]. Aus den Ergebnissen unseres standardisierten Kurzzeitversuches wird deutlich, daß es unter der Infusionstherapie mit einer reinen Elektrolytlösung zu einer Verschlechterung der Fließeigenschaften des Blutes kommt, wohingegen die Blutviskosität unter der Zufuhr kolloidhaltiger Elektrolytlösungen weitgehend konstant bleibt.

Zusammenfassend läßt sich feststellen, daß die Zufuhr kolloidhaltiger Elektrolytlösungen in der akuten Phase nach einem schweren Verbrennungstrauma deutlich günstigere Auswirkungen auf die Fließeigenschaften des Blutes hat als eine reine Elektrolytlösung ohne Kolloid-

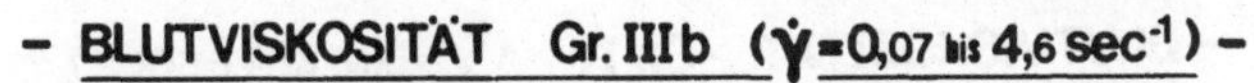

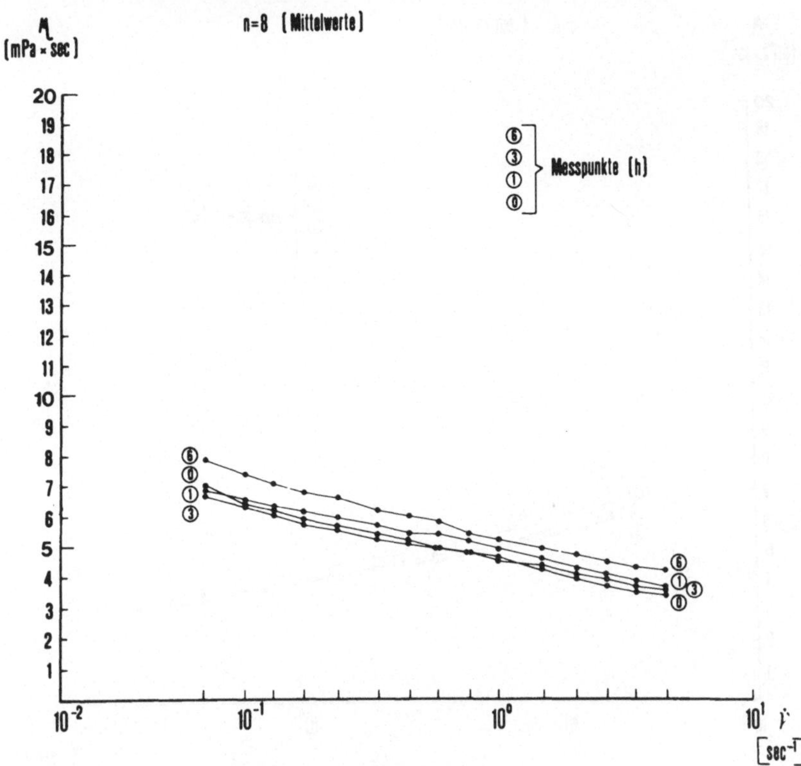

Abb. 3. Blutviskosität Gruppe III b – Dextran 60 4,5%

zusatz. Die Infusion kolloidhaltiger Elektrolytlösungen ist daher unter rheologischen Gesichtspunkten auch und gerade in den ersten 24 Std nach einem schweren Verbrennungstrauma dringend zu empfehlen.

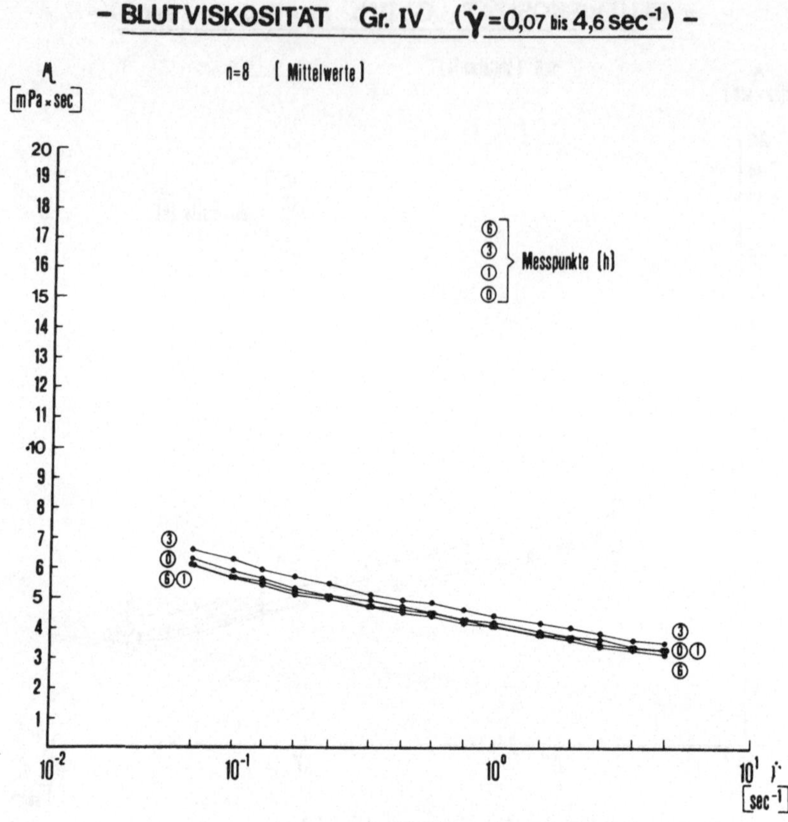

Abb. 4. Blutviskosität Gruppe IV – Ringer-Laktat + Albumin 5% im Verhältnis 2 : 1

Literatur

1. Ahnefeld, F.W., Haug, H.U.: Verbrennungsschock. Chirurg. 45, 106-11- (1974)
2. Arturson, G.: Der Verbrennungsschock. Triangel 13, 105-120 (1975)
3. Artz, C.P., Gibson, T.: Management of burns. Milit. Med. 141, 673-679 (1976)
4. Baxter, C.R.: Management of fluid volume and electrolyte changes in the early postburn period. Geriatries 30, 57-62 (1975)
5. Kolb, E.: Lehrbuch der Physiologie der Haustiere. VEB Fischer: Jena 1967
6. Mehrkens, H.-H., Ahnefeld, F.W., Dölp, R., Haug, H.U.: Basis- und Korrekturtherapie im Wasser-Elektrolyt- und Säuren-Basen-Haushalt bei schweren Verbrennungen und Hitzeschäden. In: Schriftenreihe Klinische Anästhesiologie und Intensivtherapie, Bd. 15, S. 92-108. Springer: Berlin, Heidelberg, New York 1977
7. Pruitt, B.A., Mason, A.D., Moncrief, J.A.: Hemodynamic changes in the early postburn patient: the influence of fluid administration and of a vasodilator (Hydralazine). J. Trauma 11, 36-46 (1971)
8. Settle, J.A.D.: Burns: Emergency treatment and resuscitation. Physiother. 63, 146-150 (1970)
9. Sunder-Plassmann, L., Loevekorn, W.P., Messmer, K., Brendel, W.: Veränderungen der Hämodynamik und Fließeigenschaften. In: Schriftenreihe Klinische Anästhesiologie und Intensivtherapie, Bd. 1, S. 139-165. Lehmanns: München 1972

Dringliche Maßnahmen beim schweren Thoraxtrauma

Ch. Vandevelde, D. Spilker, H. Loeprecht und J. Kilian

Im Rahmen von Mehrfachverletzungen spielt das stumpfe Thoraxtrauma eine wesentliche Rolle. In den letzten 5 3/4 Jahren behandelten wir auf unserer Intensivstation 736 Schwerverletzte, davon hatten 503 Patienten, das sind mehr als 2/3 der polytraumatisierten Patienten, ein signifikantes Thoraxtrauma. Verletzungen des Brustkorbs und seiner Organe stehen kurz nach dem Schädel-Hirn-Trauma mit an der Spitze der Todesursachen-Statistik unserer polytraumatisierten Patienten (Tabelle 1).

Tabelle 1. Zahl der auf der Intensivstation des Departments für Anästhesiologie der Universität Ulm in der Zeit von 1973 bis 1978 behandelten Unfallpatienten mit stumpfem Thoraxtrauma

Unfallpatienten				Patienten mit Thoraxtrauma		
Jahr	N	% der ges. Pat. Zahl	verst. N %	N	% der Unfallpat.	verst. N %
1973	110	45,8	48 = 43,6	74	67,3	37 = 50
1974	140	50,9	53 = 37,9	101	72,1	48 = 47,5
1975	88	37,5	28 = 31,8	61	69,3	18 = 29,5
1976	120	41,9	36 = 30,0	80	66,7	24 = 30,0
1977	163	38,6	40 = 25,0	104	63,8	22 = 21,2
1978 (bis 15.9.)	115	38,3	29 = 25,2	83	72,2	20 = 24,3
SA.	736	41,9	231 = 31,4	503	68,3	169 = 33,6
davon >12 Std beatmet		608 = 82,6%			451 = 89,7%	

Eine genauere Analyse der einzelnen vorliegenden Verletzungen bei diesen Patienten zeigt Tabelle 2. Mit in die Auswertung einbezogen wurden 53 Patienten, die nach Einlieferung in die Klinik in der Ambulanz, während diagnostischer Maßnahmen oder während der operativen Versorgung verstarben, soweit bei ihnen klinisch, während der Operation oder durch eine Obduktion Verletzungen des Thorax sicher nachgewiesen wurden.

In der uns zur Verfügung stehenden Zeit möchten wir auf eine Verletzungsart im Rahmen eines stumpfen Thoraxtraumas eingehen, über die bisher in der Literatur sehr wenig mitgeteilt worden ist. Es sind dies Patienten mit schweren Lungenkontusionen, bei denen es infolge von Zerreißungen des Lungengewebes zu Blutungen in das Bronchialsystem hinein kommt. Wir halten es aus den im Folgenden aufgeführten Gründen für wichtig, auf diese Verletzungsart im Rahmen von stumpfen Lungentraumen hinzuweisen. Diese Komplikation ist nicht selten, wir behandelten in dem Beobachtungszeitraum immerhin 37 Patienten mit einer schweren endobronchialen Blutung als Folge eines stumpfen Lungentraumas. Die Letalität ist mit 73% außerordentlich hoch. Schließlich ist zu diesem Thema bislang sehr wenig publiziert worden. Im deutschen Sprachraum sind uns nur zwei Arbeiten bekannt, eine kasuistische Mitteilung von Middendorf [1] aus dem Jahre 1972, sowie eine Arbeit von Zierott u. Mitarb. [2] aus dem Jahre 1976, die über 15 Patienten mit endobronchialen Blutungen nach Thoraxtraumen berichten.

Tabelle 2. Analyse der Verletzungen von 503 Patienten mit stumpfem Thoraxtrauma, die auf der Intensivstation des Departments für Anästhesiologie der Universität Ulm behandelt wurden. (Die Verletzungen bei 53 Patienten, die in dem angegebenen Zeitraum während der Erstversorgung in der Klinik verstarben)

	N %	verstorben N %
Rippenfraktur	72 = 14,3 (2)	15 = 20,8
Rippenfraktur bds.	30 = 6,0 (1)	13 = 43,3
Rippenserienfraktur	265 = 52,7 (33)	77 = 29,1
Rippenserienfraktur bds.	101 = 20,1 (15)	53 = 52,5
ohne Verletzung des knöchernen Thorax	35 = 7,0 (2)	11 = 31,4
Sternumfraktur	24 = 4,8 (4)	8 = 33,3
Hämatothorax	286 = 56,9 (22)	100 = 35,0
Pneumothorax	33 = 6,6 (5)	12 = 36,4
Hämatopneumothorax	89 = 17,7 (26)	36 = 40,5
Lungenkontusion mit	365 = 72,6 (36)	139 = 38,1
schwerer intrabronchialer Blutung	37 = 7,4 (16)	27 = 73,0
Zwerchfellruptur	16 = 3,2 (4)	4 = 25,0
Aortenruptur	7 = 1,4 (5)	3 = 42,9
Herzbeuteltamponade	2 (4)	
Verletzungen von Trachea oder Bronchus	4 = 1,0 (2)	1

Pathomechanismen der Lungenkontusion

Im Rahmen einer stumpfen Lungenverletzung treten im Lungenparenchym zweierlei Veränderungen auf. Einmal reagiert die Lunge auf die stumpfe Gewalteinwirkung mit histologisch, pathophysiologisch und funktionell identischen Veränderungen wie auf viele andere Schädigungen – z.B. protrahierter Schockzustand, schweres Polytrauma, Massentransfusionen, Sepsis. Auch der klinische Verlauf kann einen gleich progressiven Charakter annehmen, wie wir ihn von dem akuten Atemnotsyndrom erwachsener Patienten kennen.

Auf der anderen Seite finden wir die rein mechanischen Folgen der Gewalteinwirkung. Es entstehen Parenchymverletzungen, die einmal mikroskopisch klein im Bereich der Alveolen und Kapillaren gelegen sein können, die aber auch, abhängig von der Stärke der einwirkenden Gewalt, zu tiefen und ausgedehnten Lungenrupturen führen können. Unter zentralen Lungenrupturen verstehen wir Verletzungen, die die Pleuraoberfläche nicht erreichen. Solche Verletzungen können aber ebenfalls sehr ausgedehnt sein und einen ganzen Lungenlappen praktisch zerstören. Hier kommt es dann zu Blutungen in das Lungenparenchym hinein. Solche Blutungen können über zerrissene kleinere Bronchien Zugang zum Bronchialsystem haben. Es kommt dann bei diesen Patienten fortlaufend zur Aspiration von Blut in primär nicht geschädigte Lungenpartien, solange diese Blutung anhält. Die Folgen dieser „inneren Aspiration" (Abb. 1) sind einmal akut Störungen des Gasaustausches in einer Lunge, die ja schon durch die Lungenkontusion in ihrer Funktion beeinträchtigt ist. Abhängig von der Stärke der Blutung in das Bronchialsystem stellt diese innere Aspiration eine vitale Störung des Gasaustausches schon in der frühesten posttraumatischen Phase dar. Im weiteren Verlauf – solche Blutungen kommen nach unserer Erfahrung häufig erst nach 24-48 Std zum Stillstand – bilden sich als Folge der Aspiration Atelektasen aus, in denen das Entstehen einer Pneumonie nicht zu verhindern ist, die im Gegenteil häufig explosionsartigen Charakter hat.

Die in Tabelle 3 aufgeführten Maßnahmen bei solchen Patienten mit schweren endobronchialen Blutungen stellen ein rein empirisch-pragmatisches Konzept dar.

Eine frühest mögliche Intubation und Beatmung sichert den oft schwer gestörten Gasaustausch.

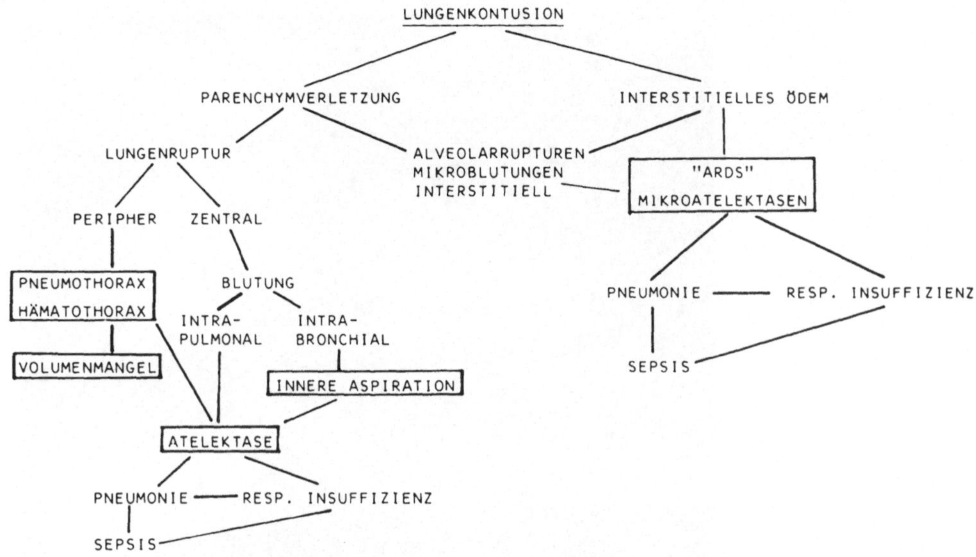

Abb. 1. Pathomechanismen der Lungenkontusion (siehe Text)

Tabelle 3. Maßnahmen bei Patienten mit endobronchialen Blutungen bei stumpfen Lungenverletzungen

- Sicherung des Gasaustausches durch Intubation und Beatmung
- Bronchoskopie zur Blutungslokalisation
- Tamponade des zuführenden Bronchus
- Lagerung auf die verletzte Seite
- Intubation und Beatmung mit einem doppellumigen Tubus
- Bronchiallavage
- Therapie von bestehenden Gerinnungsstörungen
- Operationsindikation?

Die Bronchoskopie ist unumgänglich zum Ausschluß einer Verletzung der Trachea oder der großen Bronchien. Darüber hinaus ist die Lokalisation der Blutung Voraussetzung für ein evtl. notwendiges operatives Vorgehen.

Eine Tamponade des zuführenden Bronchus ist in der Literatur bei Lungenblutungen beschrieben worden [1]. Wir haben es ebenfalls mehrfach versucht, jedoch ohne überzeugenden Erfolg.

Durch eine Lagerung des Patienten auf die verletzte Seite soll das Hinüberfließen des Blutes auf die gesunde Seite erschwert werden, eine sehr mechanistische Vorstellung.

Durch Intubation mit einem doppellumigen Tubus kann verhindert werden, daß das Blut von der verletzten Seite in die gesunde Seite gerät. Wir haben eine Reihe unserer Patienten über mehrere Tage über einen Carlens-Tubus beatmet (Abb. 2 u. 3) und dadurch verhindern können, daß eine Aspiration in die primär nicht betroffene Lunge eintrat. Darüber hinaus ist es nach Intubation mit einem doppellumigen Tubus möglich, unter Aufrechterhaltung eines ausreichenden Gasaustausches ausgiebige Bronchiallavagen der betroffenen Seite durchzuführen.

Die lokale Anwendung von Antifibrinolytika als Zusatz zu den Spülflüssigkeiten wird gelegentlich empfohlen und geht von der hohen fibrinolytischen Aktivität des Lungenparenchyms aus.

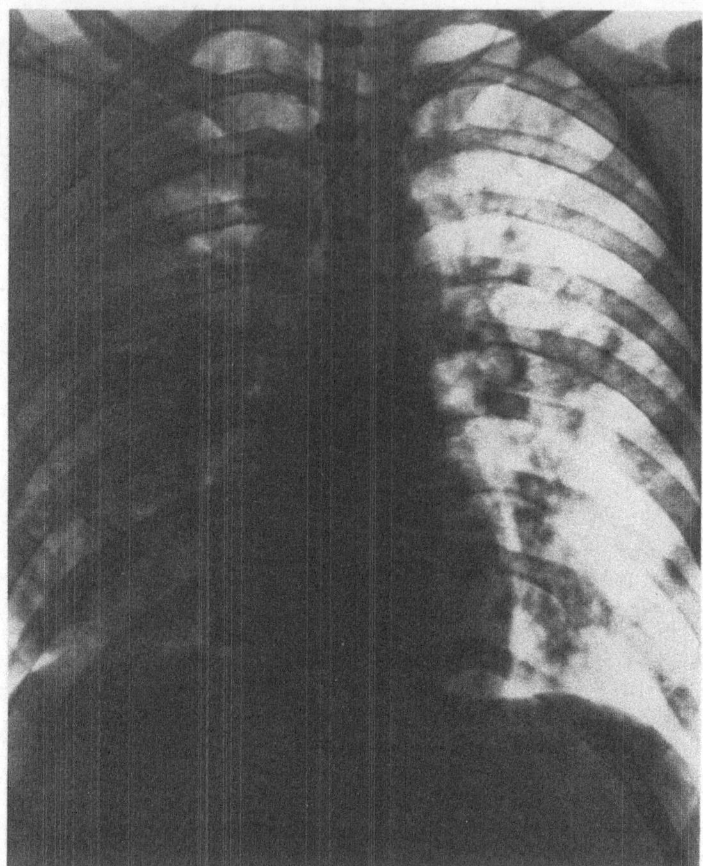

Abb. 2. Schweres, stumpfes Thoraxtrauma mit Rippenserienfraktur 5.-11. Rippe rechts, Lungenkontusion mit schwerer endobronchialer Blutung rechts. Röntgenbild vom Unfalltag. Intubation und Beatmung über einen Carlens-Tubus

Wichtig ist die Beseitigung von bestehenden Gerinnungsstörungen, wie sie oft bei polytraumatisierten Patienten als Verdünnungskoagulopathie nach Massentransfusionen auftreten können. Eine Heparintherapie ist bei diesen Patienten unserer Meinung nach kontraindiziert.

Nach Überwindung der akuten Phase sind alle diese Patienten durch die nicht vermeidbaren Pneumonien bedroht. Peinlichste Einhaltung hygienischer Prinzipien und damit Hinauszögern der letztlich nicht vermeidbaren Kontamination des Bronchialsystems ist für den Patienten vital. Eine Antibiotikaprophylaxe ist nach aller Erfahrung nicht in der Lage, die Besiedelung zu verzögern, sie bewirkt aber eindeutig einen Selektionsdruck zugunsten gramnegativer Problemkeime.

Die Operationsindikation bei solchen schweren Lungenkontusionen ist in der Literatur sehr umstritten. Die Mehrzahl der Meinungen geht dahin, konservativ zu verfahren. Aufgrund unserer Erfahrung tendieren wir jedoch dahin, die Chirurgen zu einem aktiveren Vorgehen zu drängen. Die operative Intervention sollte dann frühzeitig erfolgen, noch bevor eine wesentliche Aspiration in primär nicht geschädigte Lungenpartien stattgefunden hat [2].

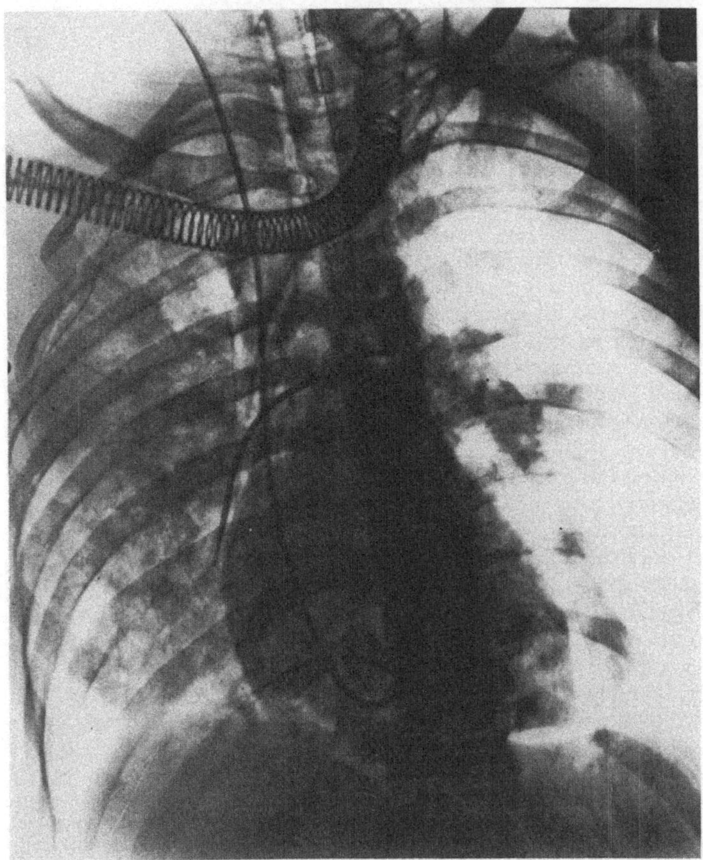

Abb. 3. Röntgen-Thorax des gleichen Patienten am dritten Tag nach dem Unfall: Die endobronchiale Blutung ist zum Stehen gekommen. Ausgedehnte rechtsseitige Kontusionspneumonie, keine Beeinträchtigung der linken Lunge

Literatur

1. Middendorp, U.G., Marty, A.: Traumatische Pneumatozele und zentrale Lungenruptur bei stumpfem Thoraxtrauma. Helv. chir. Acta 39, 149 (1972)
2. Zieroth, G., Sattler, W.R., Fischer, K.: Zur Diagnostik und Therapie der posttraumatischen endobronchialen Blutung. Thoraxchirurgie 24, 35 (1976)

Zum Problem der Verbrauchskoagulopathie im unmittelbaren posttraumatischen Verlauf

B. v. Hundelshausen, G. Tempel, S. Jelen, A. Stemberger, G. Blümel, S. Haas, H.M. Fritsche und G. Vogel

Von einem polytraumatisierten Patienten spricht man in der Regel dann, wenn gleichzeitig an mehreren Körperregionen, Organsystemen oder Organen Verletzungen vorliegen und diese Verletzungen mit einer vitalen Bedrohung einhergehen, so daß eine Intensivbehandlung notwendig wird. In den meisten Fällen kommt es infolge der ausgedehnten Verletzungen zu großen Blutverlusten, die in Verbindung mit dem erlittenen Trauma zu einem traumatisch-hämorrhagischen Schockzustand führen. Massentransfusionen sind häufig erforderlich. Nach derartigen Schockzuständen werden von zahlreichen Autoren Störungen der Blutgerinnung beschrieben, die als disseminierte intravasale Gerinnung in Erscheinung treten [2, 3, 7, 10, 11, 13, 17, 18]. Zur Therapie dieser Gerinnungsstörungen wird neben der Schockbehandlung eine Verabreichung von Heparin in einer Dosierung von 200-400 E/kg KG/24 Std empfohlen [5, 7, 12, 13].

Als Folge der disseminierten intravasalen Gerinnung werden bei der Intensivbehandlung polytraumatisierter Patienten zwei schwerwiegende Komplikationen – die pulmonale und renale Insuffizienz – angesehen [4, 16, 20].

In einer retrospektiven Untersuchung an 65 polytraumatisierten Patienten, die im Jahre 1977 auf unserer Intensivbehandlungseinheit versorgt wurden, waren Gerinnungsanalysen ausgewertet worden. Die Ergebnisse wurden vor etwa 1 Jahr auf dem Berliner Schocksymposion vorgetragen und kontrovers diskutiert [9]. Es waren damals in 24-stündigem Abstand von Klinikaufnahme an bis zum vierten Behandlungstag Quick-Test, partielle Thromboplastinzeit, Fibrinogen und Thrombocytenzahl bestimmt worden. Die Ergebnisse zeigten, daß 1. der Quick-Test bei Klinikaufnahme und am ersten Behandlungstag erniedrigt war, in den folgenden Tagen zum Normbereich anstieg, 2. die Thrombocytenzahl nach einem Abfall auf knapp unter 100.000/mm^3 am ersten Behandlungstag kontinuierlich anstieg, 3. das Fibrinogen bei Klinikaufnahme deutlich unter dem Normbereich lag, sich jedoch innerhalb der folgenden 12-36 Std normalisierte.

Die partielle Thromboplastinzeit und die Plasmathrombinzeit lagen zu den einzelnen Zeitpunkten im Normbereich. Sowohl diese Ergebnisse als auch der klinische Verlauf sprechen bei dem untersuchten Patientengut gegen das Vorliegen einer Gerinnungsstörung im Sinne einer disseminierten intravasalen Gerinnung.

In der jetzigen Untersuchung sollte das Problem der Verbrauchskoagulopathie beim polytraumatisierten Patienten erneut aufgegriffen werden. Es wurden neben den globalen Gerinnungstests (Quick, PTT, Thrombinzeit) sowie der Bestimmung der Thrombocytenzahl und des Fibrinogens zusätzlich Gerinnungsparameter bestimmt, die als Indikator für eine aktivierte Gerinnung bzw. Fibrinolyse angesehen werden. Es handelt sich um folgende, in der Tabelle 1 aufgeführten, Parameter:

Tabelle 1. Polytraumatisierte Patienten

Gerinnungsparameter:
Quick
PTT
Thrombinzeit
Fibrinogen
Thrombocyten
Antithrombin III
Fibrinspaltprodukte
Antiplasmin
Plasminogen
α_2-Macroglobulin

Untersucht wurden 12 polytraumatisierte Patienten der oben gegebenen Definition. Nach klinischen Gesichtspunkten wurden zwei Gruppen zu je 6 Patienten gebildet.

Gruppe 1: Patienten mit stabilen oder kompensierten Kreislaufverhältnissen bei Klinikaufnahme (RR>100 mmHg, f<100/min). Die Anzahl der verabreichten Blutkonserven betrug 5,5 E/Patient.

Gruppe 2: Patienten, die im hämorrhagischen Schock in die Klinik gebracht wurden (RR< 80 mmHg, f>110/min). Hier lag die Zahl der verabreichten Konserven im Durchschnitt bei 28 E/Pat.

Die Blutentnahmen zur Bestimmung der Gerinnungsparameter erfolgten jeweils bei Einlieferung des Patienten in die Poliklinik, danach in 4-stündigem Abstand bis zur Aufnahme auf die Intensivstation und 12, 24 und 48 Std nach Aufnahme auf die Intensivbehandlungseinheit.

Ergebnisse

Die Bestimmung des Quicktests, der partiellen Thromboplastinzeit, der Plasmathrombinzeit, des Fibrinogens und der Thrombocytenzahl entsprechen den Ergebnissen, die bei den 65 polytraumatisierten Patienten des Jahres 1977 ermittelt wurden [9].

Antithrombin III: (Normalwert 17-30 mg/100 ml)

Das Antithrombin III ist als zentraler Inhibitor der plasmatischen Gerinnung anzusehen und damit ein empfindlicher Parameter einer aktivierten Gerinnung [1, 6] (Abb. 1).

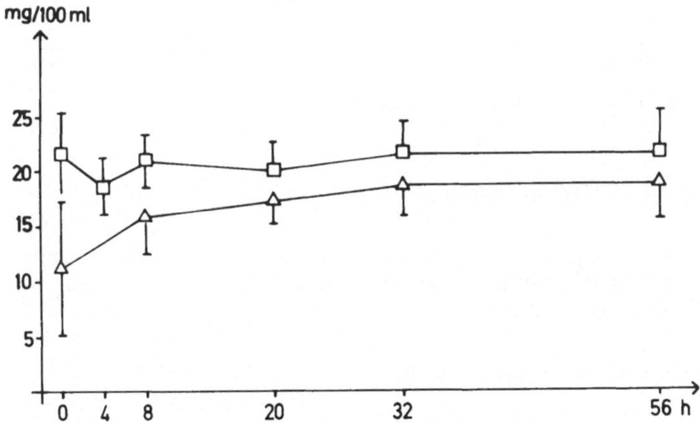

Abb. 1. Antithrombin-III-Spiegel, vom Zeitpunkt der Klinikaufnahme (0) bis 48 Std nach Übernahme auf die Intensivstation (Mittelwerte und Standardabweichungen)
8h = Übernahme der Patienten auf die Intensivstation
= Gruppe 1: Patienten mit stabilen Kreislaufverhältnissen
= Gruppe 2: Patienten im haemorrhagischen Schock

Der niedrigste Wert zeigt sich in Gruppe 2 mit 11,3 mg/100 ml bei Klinikaufnahme. Im weiteren Verlauf steigt das Antithrombin III in den unteren Normbereich an, die Werte der Gruppe 1 liegen von Klinikaufnahme an im unteren Normbereich.

Bei einer aktivierten Gerinnung ist eine gesteigerte Fibrinolyse zu erwarten [14]. Auch hier gilt, daß ein Abfall der Inhibitoren des fibrinolytischen Systems als Indikator einer gesteigerten Fibrinolyse gewertet werden kann. Aus diesem Grunde wurde das Antiplasmin bestimmt.

Antiplasmin: (Normbereich 80-100%) (Abb. 2)

In Gruppe 2 ist bei Klinikaufnahme der Antiplasminspiegel mit 42% deutlich erniedrigt, auch in Gruppe 1 liegen die Werte zu diesem Zeitpunkt unter dem Normbereich. Mit Erstversorgung und in den Stunden nach Aufnahme auf die Intensivstation steigen die Antiplasminspiegel in den Normbereich an.

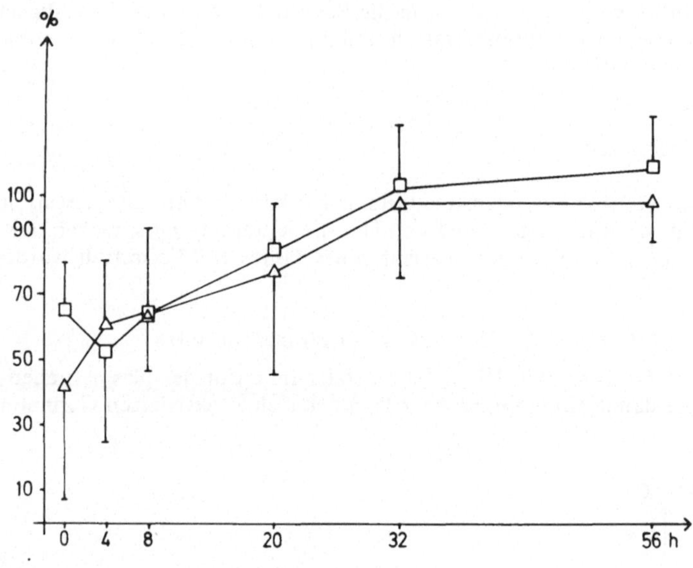

Abb. 2. Antiplasminspiegel (Legende s. Abb. 1)

Plasminogen: (Normbereich 2-12 mg/100 ml) (Abb. 3)

Der niedrige Plasminogengehalt in Gruppe 2 korreliert mit dem niedrigen Antiplasminspiegel bei Klinikaufnahme. Mit Anstieg des Antiplasmins und damit Hemmung der Plasminwirkung, geht ein Anstieg des Plasminogens einher.

Fibrinspaltprodukte: (Normbereich 2-8 μg/ml) (Abb. 4)

In beiden Gruppen liegen die Werte zum Zeitpunkt der Klinikaufnahme deutlich über der Norm (Gruppe 1: 20 μg/ml, Gruppe 2: 28 μg/ml). Im Verlauf der nächsten 56 Std zeigt sich ein kontinuierlicher Abfall der Fibrinspaltprodukte, die allerdings noch 48 Std nach Aufnahme auf die Intensivstation (Gruppe 1: 9 μg/ml, Gruppe 2: 12 μg/ml) leicht über dem Normbereich liegen.

Diskussion

Ziel der Untersuchung ist ein Beitrag zur Frage, ob bei dem beschriebenen Patientengut eine disseminierte intravasale Gerinnung nachzuweisen und damit eine Therapie mit Heparin erforderlich ist. Die retrospektive Untersuchung an 65 polytraumatisierten Patienten hatte zu der Ansicht geführt, daß mit der Diagnose der Verbrauchskoagulopathie beim polytraumatisierten Patienten eher Zurückhaltung geboten ist [9]. Die jetzt ermittelten Er-

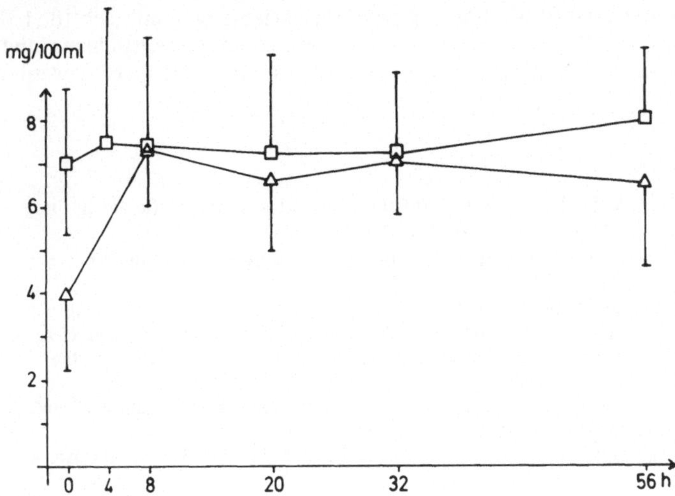

Abb. 3. Plasminogenspiegel (Legende s. Abb. 1)

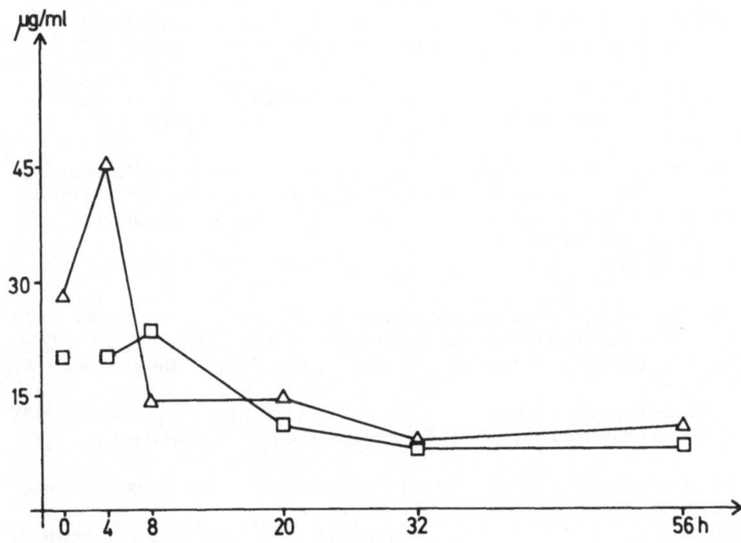

Abb. 4. Fibrinspaltprodukte (Legende s. Abb. 1)

gebnisse zeigen, daß die bei Klinikaufnahme deutlich erniedrigten Antithrombin III-Werte auch in der Patientengruppe, die in schwerem hämorrhagischen Schock zur Klinikaufnahme kam, 32 Std nach Klinikaufnahme in den unteren Normbereich angestiegen sind. Dieser Anstieg des Antithrombin III-Spiegels spricht gegen das Vorliegen einer disseminierten intravasalen Gerinnung [1].

In gleichem Sinne können die sich normalisierenden Plasmaspiegel des Antiplasmins und des Plasminogens sowie die Abnahme der Fibrinspaltprodukte gedeutet werden [19]. Die vorliegenden Ergebnisse zeigen eine Aktivierung des Gerinnungssystems zum Zeitpunkt der Klinikaufnahme. Es kommt jedoch im weiteren Verlauf unter der durchgeführten Schockbehandlung ohne Heparingabe nicht zur Ausbildung einer disseminierten intravasalen Gerinnung. Die standardisierte Heparingabe in der vielfach empfohlenen Dosierung von 200-400

E/kg KG bringt die Gefahr einer verstärkten Blutung bei dem Patientengut mit sich [8, 15]. Eine schematische Behandlung mit Heparin kann ohnehin einem so adaptationsfähigen und rasch reagierendem System, wie es das Blutgerinnungssystem darstellt, nicht gerecht werden.

Literatur

1. Bick, R.L., Dukes, M.L., Wilson, W.L., Fekete, L.F.: Antithrombin III as a diagnostic aid in disseminatet intravascular coagulation. Thromb. Res. 10, 721 (1977)
2. Brunswig, D., Homann, B., Richter, E.: Verbrauchskoagulopathie bei schweren, unfallbedingten Schockzuständen. Med. Klin. 67, 768 (1972)
3. Burghuber, O., Binder, B., Koch, M., Lehr, L., Mitsch, A., Wagner, M.: Zur Frage des Verhaltens der Thrombocyten bei experimentellem Volumenmangelschock. Wien. klin. Wschr. 89, 341 (1977)
4. Cafferata, H.T., Aggeler, P.M., Robinson, A.J., Blaidsell, F.W.: Intravascular Coagulation in the surgical patient. Amer. J. Surg. 118, 281 (1969)
5. Harke, H., Wawersik, J.: Physiologie und Pathophysiologie der Blutgerinnung im Zusammenhang mit Problemen beim Blutverlust und Blutersatz. Prakt. Anästh. 9, 396 (1974)
6. Heene, D.L., Lasch, H.G.: Leistungsfähigkeit und Grenzen der Labordiagnostik diffuser intravasculärer Gerinnungsprozesse. Internist 14, 154 (1973)
7. Heene, D.L., Lasch, H.G., Matthias, F.R.: Gerinnungsstörungen und Verbrauchskoagulopathie bei polytraumatisierten Patienten. Intensivbehandlung 1, 42 (1976)
8. Hehne, H.J., Nyman, D., Burri, H., Wolff, G.: Frischgefroren konserviertes Plasma zur Behandlung der intravasalen Gerinnung beim Polytraumatisierten. Schweiz. med. Wschr. 106, 671 (1976)
9. Hundelshausen, B.v., Jelen, S., Hauck, E.-A., Tempel, G.: Untersuchungen zur Blutgerinnung bei polytraumatisierten Patienten. Erstes Berliner Schocksymposion Oktober 1977. Kongreßband (im Druck)
10. Kolbow, H., Barthels, M., Oestern, H.-J., Sturm, J., Wannske, M., Schnaps, D.: Frühveränderungen des Gerinnungssystems beim Polytrauma und seine Beeinflussung durch Heparin und Trasylol. Langenbeck Arch. Chir. Suppl. 119, 1977
11. Lasch, H.G., Huth, K., Heene, D.L., Müller-Berghaus, G., Hörder, M.-H., Janzarik, H., Mittermayer, C., Sandritter, W.: Die Klinik der Verbrauchskoagulopathie. Dtsch. med. Wschr. 96, 715 (1971)
12. Lasch, H.G., Heene, D.H.: Heparin Therapy of Diffuse Intravascular Coagulation. Thrombos. Diathes. haemorrh. (Stuttg.) 33, 105 (1974)
13. Lasch, H.G.: Verbrauchskoagulopathie – Ursache oder Folge von Blutungen. Med. Welt 26, 697 (1975)
14. Lechner, K.: Diagnose und Therapie der Verbrauchskoagulopathie. Wien. klin. Wschr. 85, 467 (1973)
15. Marx, R.: Postoperative und posttraumatische Gerinnungsstörungen. Fortschr. Med. 95, 713 (1977)
16. Mittermayer, Ch., Joachim, H.: Zur Pathomorphologie der Intensivbehandlung. Z. Rechtsmedizin 78, 1 (1976)
17. Remmele, W., Loew, D.: Pathophysiologiy der Thrombocyten im Schock. Klin. Wschr. 50, 3 (1973)
18. Sefrin, P., Brunswig, D.: Gerinnungsveränderungen bei Polytraumatisierten. Infusionstherapie 5, 225 (1978)
19. String, T., Robinson, A.J., Blaidsell, F.W.: Massive Trauma. Effect of Intravascular Coagulation on Prognosis. Arch. Surg. 102, 406 (1971)
20. Vogel, W.: Die Bedeutung der disseminierten intravasalen Gerinnung in der terminalen Lungenstrombahn für die postoperative und posttraumatische respiratorische Insuffizienz. Chirurg. 45, 115 (1974)

Ergebnisse der Reanimationen im Notarztwagen

P. Sefrin und J. Rupp

Durch die Reorganisation der Rettungsdienste, die Einrichtung von Notarztdiensten und eine bessere Aufklärung der Bevölkerung gelangen heute Patienten mit einer vitalen Bedrohung, die früher am Ort des Geschehens verstarben, in die Hand des Arztes. Wie die Praxis des Notarztdienstes zeigt, werden dabei viele reelle Chancen vertan.

Wir haben deshalb in der Zeit von 1972-1976 alle Reanimationsversuche im Notarztwagen des *Roten Kreuzes* in Würzburg dokumentiert und analysiert, um der Frage der Verbesserung der Reanimationen außerhalb des Krankenhauses nachgehen zu können.

Bei 59 Notfallpatienten lag zum Zeitpunkt des Einsetzens der Reanimationsbemühungen in 22% der Fälle ein primärer Kreislaufstillstand, in 25% eine primäre respiratorische Insuffizienz und in 53% der Fälle ein kombiniertes Atem- und Kreislaufversagen vor.

Im klinischen Patientengut eines Groß-Krankenhauses betrug zum Vergleich der Anteil des primären Kreislaufstillstandes 71,1% gegenüber der respiratorischen Insuffizienz ohne ein zirkulatorisches Versagen von 28,9% [3].

Ein Erfolg der Reanimation wurde dann angenommen, wenn die Wiederherstellung eines haemodynamisch wirksamen Eigenrhythmus gelang [4] und eine Spontanatmung einsetzte. Für das Überleben der Notfallpatienten war jedoch der Zeitraum des Fortbestehens einer suffizienten Atmung und Kreislaufes von Bedeutung. Deshalb haben wir unsere Patienten in 3 Gruppen unterteilt (Tabelle 1).

Tabelle 1. Reanimationsversuche

1. Reanimation ohne Erfolg (Gruppe I)
2. Reanimation mit vorübergehendem Erfolg (Gruppe II)
3. Reanimation mit Erfolg
   a) Überlebenszeit bis zu 2 Std (Gruppe III)
   b) Überlebenszeit bis zu 12 Std (Gruppe IV)
   c) Überlebenszeit länger als 12 Std (Gruppe V)
   d) Endgültige Reanimation (Gruppe VI)

Ohne Erfolg waren Reanimationsbemühungen bei 51% unseres Untersuchungsgutes, ein vorübergehender Erfolg war bei 20% zu verzeichnen. Mit Erfolg, wobei im Gegensatz zu Rupp u. Mitarb. [4] die Grenze der Überlebenszeit mit 2 Std angegeben ist, wurden 29% der Patienten reanimiert (Abb. 1).

Lazarus u. Mitarb. [1] unterscheiden eine primär positive Reanimation, unter der sie das Wiedereinsetzen eines meßbaren Kreislaufes und einer meßbaren Spontanatmung verstehen, unabhängig davon, ob letztere ausreichend suffizient ist und eine assistierte oder kontrollierte Beatmung erforderlich ist. Als definitiv positive Reanimation wird die endgültige Entlassung aus dem Krankenhaus bezeichnet.

Miczoch [3] berichtet von einer Erfolgsquote von 24% in einem Krankenhaus, mit einem eigenen Herz-Alarm-Dienst, wobei von einem Erfolg bei einer Überlebensfrist von 24 Std ausgegangen wird.

Unter Zugrundelegung einer Frist von 1 Std wurden auf einer internistischen Intensiv-Pflegeeinheit 57% der Patienten reanimiert. Ergebnisse in der Literatur sind aufgrund derartig abweichender Definition nicht absolut vergleichbar, weshalb eine verbindliche Festlegung einer Definition unbedingt erforderlich erscheint.

Die Ursache für den Eintritt des Atem- und/oder Kreislaufstillstandes geht aus Tabelle 2 hervor.

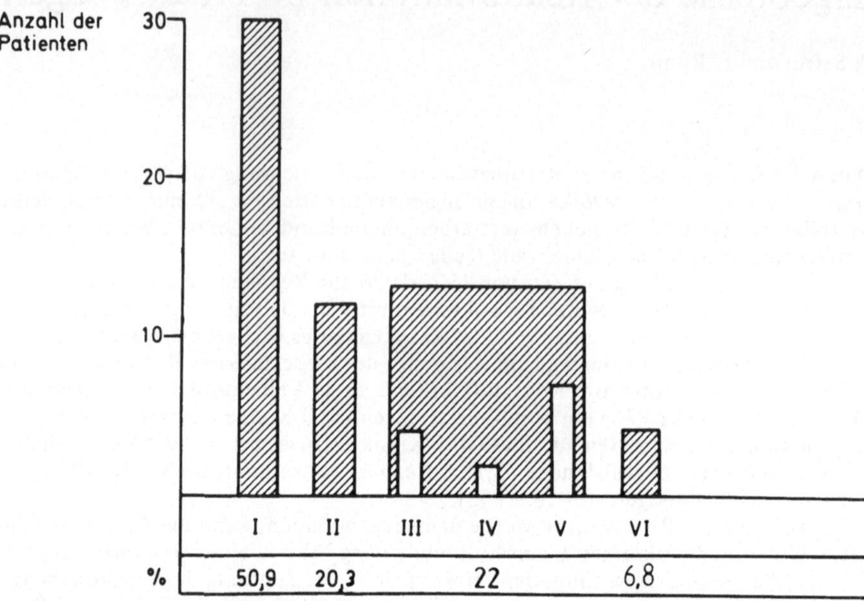

Abb. 1. Erfolge der Reanimationsversuche aufgeteilt nach den einzelnen Gruppen. Die Gruppen III-V wurden unter der straffierten Fläche zusammengefaßt

Tabelle 2. Ursache

Gruppe	I	II	III	IV	V	VI	%
Folgen eines Unfalls	12		1			1	23,6
Akute Verschlechterung eines bestehenden Grundleidens	13	4	1		1	3	37,3
Komplikationen eines bestehenden Grundleidens	5	8	2	2	6	-	39,1
Anzahl der Patienten	30	12	4	2	7	4	59

Verständlicherweise liegt der Anteil der schwerwiegenden Traumatisierungen durch Unfälle mit 24% im Gegensatz zu einem rein klinischen Patientengut höher. Im Vergleich dazu: der Anteil der Unfälle am Patientengut des Notarzt-Dienstes betrug im Jahre 1976 46%.

Internistische und sonstige Notfälle sind im Notarztdienst mit 42% vertreten. Zu diesem Patientenkreis sind die Schädigungen bei Verschlechterung eines bestehenden Grundleidens (z.B. akutes Rechtsherzversagen bei bestehender Herzinsuffizienz) (37,3%) oder Komplikationen des Grundleidens (z.B. Verschluß einer Coronararterie bei bestehender Coronarsklerose) (39,1%) zu rechnen.

Bei immerhin 49% der Fälle gelang es, durch Reanimationsmaßnahmen einen Erfolg zu erreichen. Daß davon allerdings nur 41,4% einen letztlich vorübergehenden Erfolg darstellen, muß einmal auf die negative Auslese des Patientengutes, wie sich durch die durchgeführten Obduktionen beweisen läßt, zum anderen aber auch auf die lange Zeit bis zum Einsetzen der Reanimationsmaßnahmen zurückgeführt werden.

Die absolute Zahl von 4 Patienten, die endgültig wieder hergestellt die Klinik verlassen konnten, hört sich bescheiden an, rechtfertigt jedoch die Bemühungen und den Aufwand sowohl von technischer wie personeller Seite im Rahmen der präklinischen Notversorgung. Einem endgültigen Überleben der Patienten im Notarztdienst mit 7% stehen Erfolgsquoten mit 11% (6 bzw. 32,5%) [4] auf Intensivstation und 18,7% (3 bzw. 19%) [1] in Krankenhäusern gegenüber. Auch Lund kommt zu einer gleichen Überlebensrate von 8% bei Reanimationen außerhalb des Krankenhauses in Oslo.

Die Dauer der Reanimation geht aus Abb. 2 hervor.

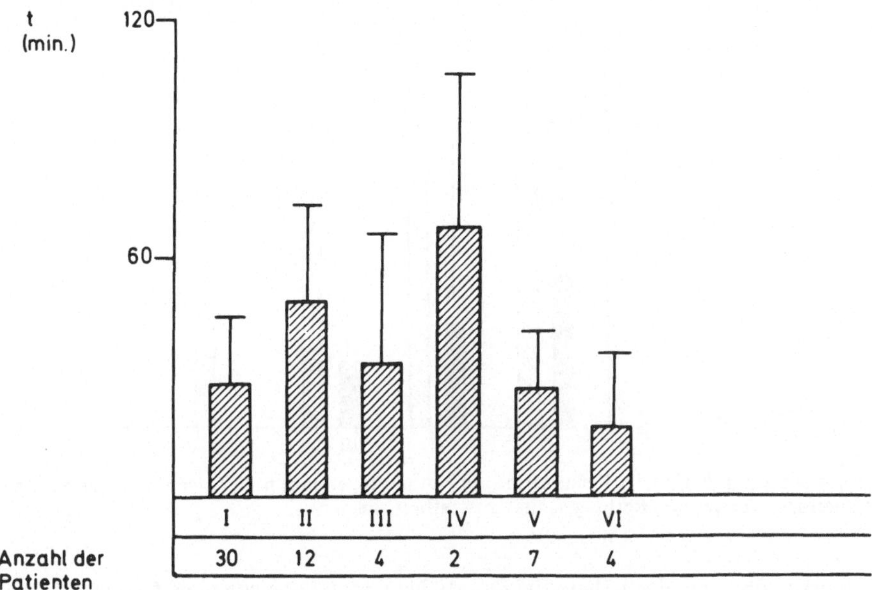

Abb. 2. Dauer der Reanimation im Notarztwagen

In der Gruppe I wurde bei den Patienten relativ frühzeitig die Wiederbelebung abgebrochen, da die Chancen in den meisten Fällen als aussichtslos angesehen werden mußten.

Wie die Abb. 3 zeigt, ist bei dieser Patientengruppe nur in wenigen Ausnahmefällen am Notfall-Ort mit langdauernden Wiederbelebungsmaßnahmen begonnen worden, so daß neben der Schwere der Schädigung auch der Zeitfaktor von wesentlicher Bedeutung war. In der Gruppe II ist aufgrund des früheren Beginns der Reanimation, insbes. durch Laien, am Notfallort (ca. 7 min) ein vorübergehender Erfolg zu verbuchen.

Erst eine weitere Verkürzung des Beginns bis an die Grenze der Reanimation von 5 min [5] bringt bessere Ergebnisse, die aber durch die Grundschädigung begrenzt werden.

Die Ausdehnung der Bemühungen auf einen Zeitraum von über 1 Std in der Gruppe IV dokumentiert, daß ein frühzeitiger Abbruch bei Patienten, deren Reanimation primär nicht aussichtslos erscheint, nicht gerechtfertigt ist.

Immerhin gelang es in dieser Gruppe, 2 Patienten zu retten, die dann allerdings an den Komplikationen des Grundleidens verstorben sind, nicht jedoch an den Schädigungen der Reanimation.

In der Gruppe VI wurde in allen Fällen eine primäre Reanimation von Laien begonnen.

Der Notarzt war nach durchschnittlich 7 min zur Stelle und konnte seine Bemühungen nach weiteren 10 min erfolgreich beenden.

Es zeigt sich deutlich, daß der frühzeitige Beginn der Reanimationsversuche durch Laien einen wesentlichen Einfluß auf die Überlebensrate der untersuchten Patienten hatte.

Bei den Überlebenden (Gruppe III-VI) ist eine Verkürzung der Zeitspanne bis zum Einsetzen der ärztlichen Maßnahmen zu erkennen. Eine frühzeitige Stabilisierung des vorübergehenden Erfolges des Laien durch den Notarzt ist unbedingt notwendig.

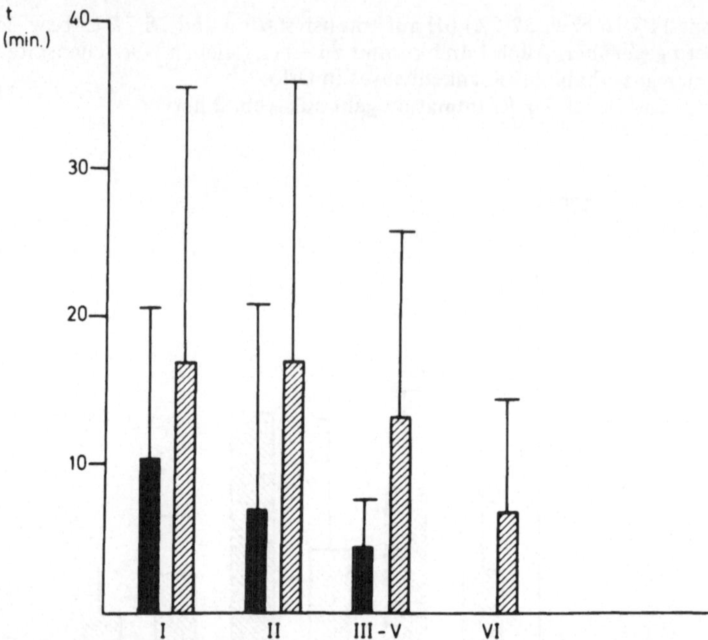

Abb. 3. Zeitspanne bis zum Beginn der Reanimation am Notfallort getrennt nach Laien (Schwarze Säulen) und Rettungspersonal Notarzt und Rettungssanitäter (straffierte Säulen)

Um eine Intensivierung und eine höhere Erfolgsrate bei derartig gravierenden Zwischenfällen zu erhalten, muß neben einer entsprechenden Motivierung eine breite Ausbildung der Laien konsequent fortgesetzt und der Ausbau eines lückenlosen Meldesystems realisiert werden.

Um eine kontinuierliche Fortführung der im Notarztwagen begonnenen Maßnahmen auch nach der Aufnahme im Krankenhaus zu garantieren, muß dieses entweder eine zentrale Aufnahme-Einheit oder aber einen entsprechend ausgerüsteten Schock-Raum als wichtiges Bindeglied zwischen dem Notarzt-Wagen und der nachfolgenden Intensivtherapie besitzen.

Literatur

1. Lazarus, P., Seifert, A., Ratenau, W.v., Tiedcke, H.: Zur Wiederbelebung bei akutem Kreislaufstillstand – ein Bericht über 100 Reanimationen. Dt. Gesundh.-Wesen 31, 72-76 (1975)
2. Lund, J., Shulberg, A.: Resuscitation outside Hospital. Vortrag auf dem Kongreß über „Dringliche Medizinische Hilfe" in Prag 12.-16.10.76
3. Miczoch, J.: Reanimation im Großkrankenhaus. Vortrag auf der 44. Jahrestagung der Deutschen Gesellschaft für Kreislaufforschung, Bad Nauheim, 31.3.-2.4.78
4. Rupp, M., Bleifeld, W., Steyus, H., Effert, S.: Kurz- und Langzeitprognose des Kreislaufstillstandes bei akutem Myocardinfarkt. Dtsch. Med. Wschr. 102, 922-927 (1977)
5. Sefrin, P.: Die Fünf-Minuten-Grenze der Wiederbelebung. Monatsschr. f. ärztl. Fortbildung 21, 179-182 (1971)
6. Thimme, W., Boytscheff, C., Geerken, S., Riechert, H., Schäfer, J.H., Tönnes-Mann, U., Trischler, J.: Prognose von Patienten einer Intensivstation. Münch. Med. Wschr. 120, 511-516 (1978)

Erfahrungen und Ergebnisse von 6.000 Einsätzen des Notarztes der RWTH Aachen

A. Vollmar, D. Daub und G. Kalff

Mit dem 1.4.1976 beginnend wurde in Aachen unter Leitung der Berufsfeuerwehr ein reguläres Notarztsystem eingerichtet, das mit der Bevölkerung aus den Randgebieten rund 300.000 Einwohner in einem Bezirk von 160 Quadratkilometern zu versorgen hat. Der Notarztdienstwagen ist mit einem Arzt der Anaesthesieabteilung der RWTH Aachen und einem Rettungssanitäter der Berufsfeuerwehr als Fahrer besetzt und arbeitet von seinem Standort im Klinikum aus mit den anderen Einheiten des Rettungsdienstes im Rendezvous-Verfahren (Abb. 1).

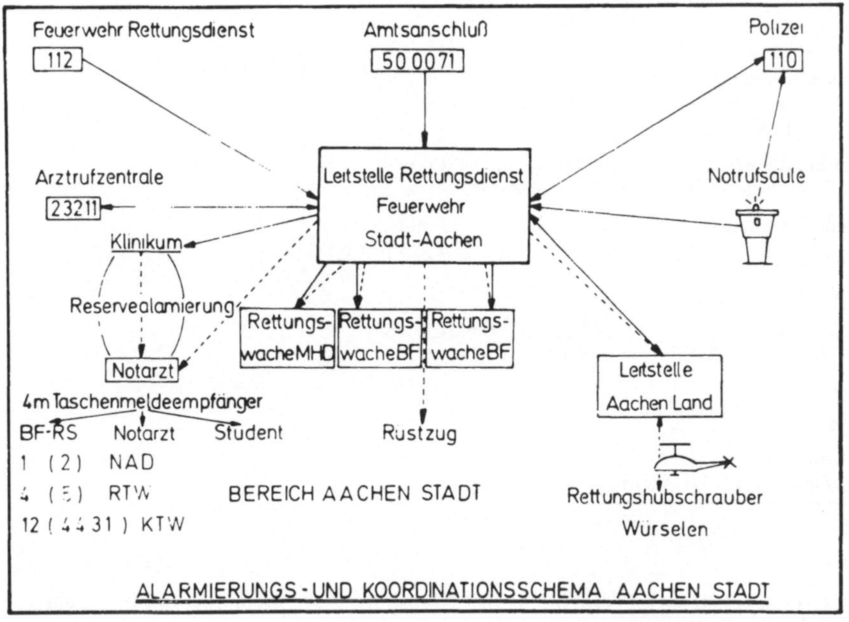

Abb. 1

Die bisher 6.500 Einsätze unseres noch jungen Notarztsystems wurden über alle Aufbauphasen hinweg zu rund 70% von Angehörigen unserer Abteilung geleistet. Die nach jedem Einsatz durchgeführten Wertungen sehen sie in Tabelle 1. Leider konnten wir erst ab 1.10.1977 die modifizierte NACA-Skala [7] einführen. Die Fehleinsatzquote dürfte um 30% liegen, da beide Wertungssysteme nur schwer miteinander zu verbinden sind. Rund 60% der Einsätze betrafen nicht traumatologisch-chirurgische Notfälle. In fast 90% aller Einsätze konnte der Einsatzort in weniger als 8 min erreicht werden, wobei der Mittelwert 4,9 min ist (Tabelle 2). Die Gesamteinsatzzeit entspricht relativ genau dem von Ulm [4] publizierten Wert von 42 min.

Allein in den letzten 10 Monaten wurden 71 Reanimationsversuche, außerdem zusätzlich 143 Intubationen durchgeführt und 65 zentralvenöse Zugänge geschaffen – um nur die eingreifendsten Maßnahmen zu nennen. Hierbei waren zu 85% nur 9 Notärzte beteiligt. Daraus läßt sich ersehen, welche Fertigkeiten ein Notarzt – gezwungen von den Notwendigkeiten am Einsatzort – beherrschen muß. Daher verlangen wir von einem zukünftigen Notarzt nach der Approbation eine ausreichende praktische Erfahrung in der selbständigen

Tabelle 1

Alte Indizierung		Modifizierte NACA-Skala	
nicht erforderlich	26,8%	0	15,0%
erforderlich	40,1%	1 oder 2	41,8%
unbedingt erforderlich	33,1%	3 oder 4	28,7%
		5 oder 6	10,3%
		7	4,1%
N = 4.164		N = 2.412	
18 Monate		10 Monate	

Stand: 1.8.1978

NAW der Stadt Aachen
Anaesthesieabteilung der RWTH Aachen

Tabelle 2. Zeitlicher Einsatzablauf

Ausrückzeit	unter 1 min
Anfahrzeit zum Einsatzort	durchschnittlich 4,9 min
(Innerhalb von 8 min werden 89% aller Einsatzorte erreicht)	
Durchschnittliche Einsatzdauer	43 min
Durchschnittliche Einsatzzahl pro Tag	7,6
Durchschnittsbelastung:	
Zeitraum 8^{00}-16^{00} Uhr	42,5% aller Einsätze
16^{00}- 8^{00} Uhr	57,5% aller Einsätze

N = 6.576 Einsätze

Stand: 1.8.1978

NAW der Stadt Aachen
Anaesthesieabteilung der RWTH Aachen

anaesthesiologischen Arbeit und möglichst noch Erfahrungen auf einem anderen Fachgebiet. Mit einer einwöchigen praktischen und theoretischen Einweisung durch einen erfahrenen Kollegen, die unter besonderer Berücksichtigung der Technik der Rettungsmittel und der Koordination im Rettungswesen [2] erfolgt, soll er in die Lage versetzt werden, unter den veränderten Bedingungen außerhalb des gewohnten Klinikbetriebes einen Notfallpatienten optimal zu versorgen.

Zudem wird auf die laufende Fortbildung großen Wert gelegt; nach Notarzteinsätzen pflegen im kollegialen Gespräch Erfahrungen ausgetauscht zu werden. Im Verlauf eines Jahres erhielten wir leider nur in 19% der Fälle einen Bericht der Einlieferungskrankenhäuser. Jeder Notarzt erhält das von ihm ausgefüllte Einsatzprotokoll und den zugehörigen Arztbrief zum selbstkritischen Studium. Wir achten besonders darauf, daß ein Notarzt in relativ kurzer Zeit, d.h. mit einer intensiven Einteilung zum Notarztdienst, eine gewisse Einsatzquote erhält. So wie in unserem Fachgebiet nicht nur das Dienstalter, sondern auch die Anzahl der durchgeführten Anaesthesien die Erfahrung ausmacht, wird daraufhin gezielt, während der Facharztweiterbildung mindestens 500 Notarzteinsätze für jeden Assistenten zu erreichen.

PJ Studenten werden in den letzten Wochen ihrer viermonatigen Zugehörigkeit zu unserer Abteilung dem Notarzt zugeteilt, damit sie in dieser Frequenz in der Klinik nicht vorkommenden Situationen der Notfallmedizin vor Ort kennen lernen.

Rettungssanitäter werden durch einige sehr notarzterfahrene Kollegen unserer Abteilung in ausführlichen Grund- und Wiederholungslehrgängen aus- und weitergebildet.

Hier darf ich mich den Ausführungen von Horatz [5] mit seinem jetzigen Kongreßbeitrag über den Rettungsdienst anschließen. Er sagt, daß der Einsatz der Anaesthesisten im Rettungsdienst unser Fach hinsichtlich der Fortbildung erst recht attraktiv und patientenbezogen macht. Noch relativ wenige große Notarztsysteme werden ärztlicherseits ausschließlich von Anaesthesisten versorgt. Abteilungen unseres Fachgebietes, dessen Vertreter so wesentliche Beiträge für das heute übliche Notarztkonzept leisteten, sollten vielmehr als derzeit realisiert, in die Versorgung des Notfallpatienten integriert werden.

Durch ein, der Abteilung zugeordnetes Forschungsvorhaben des Bundesministers für Forschung und Technologie konnte die Dokumentation und die Bearbeitung des Notarztdatenmaterials gesichert werden. Dieses Projekt ist im wesentlichen auf die Dokumentation und Assistenz des intra- und postoperativen Anaesthesiebetriebes gerichtet. Da der Abteilung ein komplettes System mit Rechner, Terminals und eigenen wissenschaftlichen Mitarbeitern zur Verfügung stehen, können frei gebliebene Kapazitäten für die Verarbeitung der Notarztdaten genutzt werden. Im Gegensatz zu der Arbeitsweise der Gruppe in Hannover [1] werden unsere Daten on-line, d.h. direkt nach dem Einsatz über ein Bildschirmsichtgerät in den Rechner gegeben.

Bei diesem Verfahren haben wir den Vorteil, unabhängig von nicht einwandfrei ausgefüllten Belegleseblättern zu sein. Es besteht außerdem faktisch eine Kontrollmöglichkeit des Rechners durch eine Plausibilitätskontrolle während der Eingabe durch die eingebende Person, die selbst am Einsatz beteiligt war. Jederzeitige Zugriffsmöglichkeit und entsprechend schnelle Bearbeitung der sich sofort auf Magnetband befindlichen Daten sind ein Vorteil gegenüber den schon lange vorhandenen Datenverarbeitungsmöglichkeiten in Frankfurt [6].

Eingegebene Freitexte lassen sich ohne Schwierigkeiten mit dem Texteditor zur automatischen Erstellung von Arztbriefen an das Einweisungskrankenhaus verarbeiten.

Die für den Rettungsdienstträger interessanten Daten der Einsatzplanung und, unter Berücksichtigung des Datenschutzgesetzes, auch Daten für die Kostenrechnung, lassen sich ohne Mühe herauslesen. Für die Abteilungsführung ergeben sich hinsichtlich der Einteilung der Mitarbeiter bzw. der Zahl der durchgeführten Maßnahmen wesentliche Gesichtspunkte zur Steigerung des Gesamtausbildungsniveaus der Ärzte und Rettungssanitäter.

Dem allseits bedauerten Mangel einer permanten statistischen Erfassung und folgenden Auswertung in vielen Notarztbezirken [3] könnte dieses Funktionsprinzip der Dokumentation schnell und kostengünstig abhelfen. Stattet man jeden Notarztstationierungsort, z.B. eines Regierungsbezirkes, mit einem Kleinrechner und angesetztem Kasettendatenträger aus, kann ein übergeordneter Großrechner die Daten der Kasetten sowohl für den einzelnen Bezirk als auch für den Großraum auswerten.

Literatur

1. Behrens, S., Zschege, C., Jacobitz, K., Stark, R.: Datenanalyse von Rettungseinsätzen im Notarztwagen. Notfallmedizin 2, 750-765 (1976)
2. Vierter Deutscher Rettungskongreß, Wiesbaden 1978. Ergebnisbericht der Arbeitsgruppe III. DRK Schriftenreihe Nr. 55 S. 161 ff
3. Vierter Deutscher Rettungskongreß, Wiesbaden 1978. Ergebnisbericht der Arbeitsgruppe IV. DRK Schriftenreihe Nr. 55, S. 165 ff
4. Gorgaß, B., Ahnefeld, F.W., Lippert, H.D.: Der Rettungsdienst in der Bundesrepublik. 5 Jahre Erfahrungen am Rettungszentrum Ulm. Notfallmedizin 4, 195-206, 282-292 (1978)
5. Horatz, K.: Die Entwicklung des Rettungswesens. Anaesthesiologie und Intensivmedizin 19, 407-409 (1978)
6. Kunz, Th.: Die Effektivität des Frankfurter Notarztwagensystems. Hess. Ärzteblatt 33, 495-504 (1972)
7. N.N. Bewertungstabelle für nichttraumatische Notfälle. Modifizierte NACA-Tabelle. (National Advisory Comitee for Aeronautics) Notfallmedizin 2, 594 (1976)

Organisation und ärztliche Unterstützung der Seenotrettung durch die Anästhesieabteilung des Stadtkrankenhauses Cuxhaven

P. Koch

Im Vergleich zur Luft- und Straßenrettung ergeben sich bei der Seenotrettung Besonderheiten, die es mir wert erscheinen, hier dargestellt zu werden. Zunächst einmal einige kurze Worte zu den Hilfeleistungen der *Deutschen Gesellschaft zur Rettung Schiffbrüchiger* im Jahre 1977.

Bei 1794 Einsatzfahrten wurden 1141 Menschen aus Seenot gerettet, 1365 Personen aus kritischen Gefahrensituationen befreit, 334 Kranke oder Verletzte von Schiffen oder Inseln zum Festland überführt, 142 x nach vermißten Personen gesucht, 966 x technische Hilfe geleistet und in 352 Fällen war eine Einsatzfahrt erfolglos.

Bei dieser Gesamtleistung waren zu 60% Hilfeleistungen für die Freizeitsportler inbegriffen. Durch die Zunahme des Freizeitsports zur See ist auch in Zukunft mit zunehmenden Zahlen von Seenotfällen zu rechnen.

Soweit es sich um den Transport von Kranken oder die Rettung von in Seenot geratenen Personen handelt, ist mit wesentlich längeren Transportzeiten als bei der Straßen- oder Luftrettung zu rechnen.

Die Art der akuten Erkrankung oder die Unfallfolgen unterscheiden sich im großen und ganzen nicht von denen, die auch bei der Luft- und Straßenrettung auftreten. Besonderheiten ergeben sich aber häufig durch die schwierige Bergung der Verunglückten und die nicht selten komplizierend hinzukommende Unterkühlung der Geretteten.

Weiterhin erweisen sich die so notwendigen primären Untersuchungstechniken, wie Beobachtung, Auskultation, Perkussion und Palpation einerseits durch die akustische Überlagerung, durch lauten Motorenlärm und Sturmgeheul, andererseits durch starke Schiffsbewegung, nicht selten als kaum brauchbar.

Ein weiteres Problem stellt die personelle Besetzung des Rettungskreuzers dar. Während bei der Luft- und Straßenrettung immer speziell ausgebildete Sanitäter und Ärzte beteiligt sind, setzt sich das Bordpersonal ausschließlich aus Seeleuten zusammen, die allerdings teilweise eine jahrzehntelange Erfahrung im Rettungswesen haben und hervorragende Arbeit leisten.

Helfend greifen hier verschiedene Ärzte aller Fachrichtungen aus küstennahen Orten ein.

Ohne auf die speziellen Aufgabengebiete und die sich daraus ergebenden Probleme im einzelnen eingehen zu können, muß aber noch kurz erwähnt werden, daß die einzelnen Schiffe der Rettungsflotte in Größe und Platzangebot erheblich differieren.

Die Flotte der Rettungskreuzer setzt sich zusammen aus:
3 Kreuzern der Essbergerklasse, das sind 44 Meter-Schiffe, mit Lazarett, Hubschrauber-Landedeck für kleinere Maschinen, aber immer ausreichend für Winschmanöver,
3 Schiffe der Georg Breusing-Klasse, 26 Meter-Schiffe,
4 Kreuzer der Theodor-Heuss-Klasse, 23 Meter-Schiffe und
4 Kreuzer der Otto Schülke-Klasse, 17 Meter-Schiffe.

Hinzu kommen eine Vielzahl noch kleinerer Schiffe, bis hinunter zu 7 Meter-Strand-Rettungsbooten.

Diese Vorbemerkungen sind notwendig, um Ihnen die Aufgabenstellung, die auf uns zukam, erklären zu können.

Es sollte ein einheitliches, medizinisches Erstversorgungssystem entwickelt werden, das auf allen Rettungskreuzern Verwendung finden kann, das gleichzeitig so durchsichtig gestaltet sein sollte, daß Ärzte, die zum ersten Mal zu Hilfsleistungen herangezogen werden, sich leicht darin zurechtfinden können.

Weiterhin müßte dieses System mobil gehalten werden, um es im Notfall an andere Schiffe weitergeben oder zur Erstversorgung an Bord von Havaristen mitnehmen zu können. Wir haben das dadurch gelöst, daß wir ein 5- bzw. 9-Koffersystem entwickelt haben (Abb. 1).

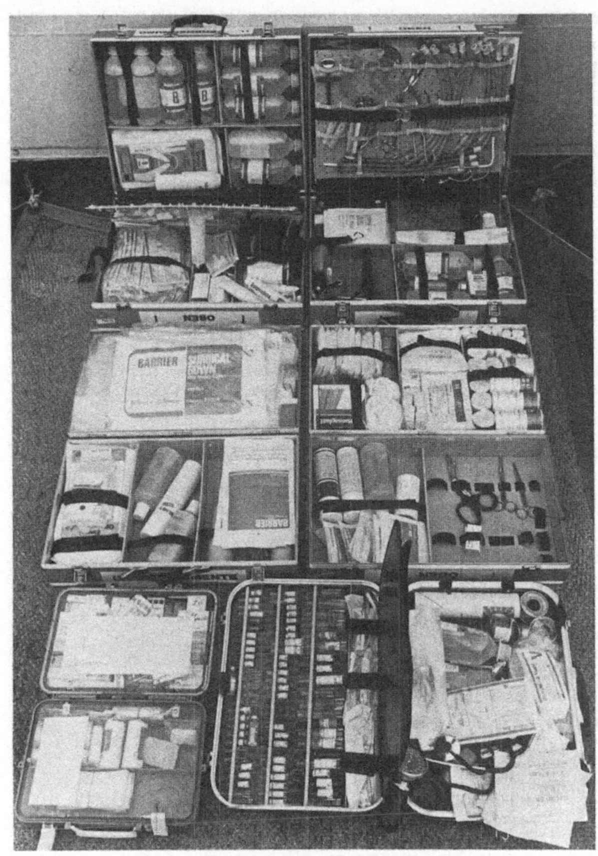

Abb. 1

Der erste Koffer ist als reiner Notfallkoffer ausgestattet und entspricht in seinem Inhalt weitgehend den bekannten Notfallkoffern.

Der zweite Koffer ist ein speziell erweiterter Medikamentenkoffer, ausschließlich für den Gebrauch durch Ärzte.

Der dritte Koffer enthält ein chirurgisches Notfallinstrumentarium für kleinere Operationen.

Der vierte Koffer ist für Verbrennungsverletzungen vorgesehen.

Der fünfte Koffer enthält größere Mengen Verbandsmaterial.

Der sechste Koffer schließlich ist eine übliche Bordapotheke.

Um dieses System nun so durchsichtig wie möglich zu gestalten, haben wir eine kleine Broschüre erstellt, aus der zu entnehmen ist,

1. welche Koffer sich an Bord der einzelnen Schiffe befinden,
2. die Inhaltsangabe der einzelnen Koffer, geordnet nach
   a) Verwendungszweck,
   b) Packplan bzw. entsprechender Packskizze,
3. eine alphabetische Ordnung aller mitgeführten Medikamente, Instrumente und Materialien, mit Stückzahlangaben und Lagerungsort,
4. eine fortlaufend numerierte Liste der mitgeführten Medikamente mit der entsprechenden Numerierung der Deutschen See-BG bzw. der internationalen Seefahrt,
5. ein Wartungsplan des Instrumentariums,
6. die Adressen und Telefonnummern von Kontaktärzten und Kontakt-Krankenhäusern, die sich bei Seenotfällen zur Beratung zur Verfügung halten.

Zusätzlich findet sich an Bord ein Aktenordner mit Waschzetteln aller Medikamente und Bedienungsanleitungen der an Bord befindlichen Geräte.

Im Stadtkrankenhaus *Cuxhaven* befindet sich ein Nachrüstdepot, aus dem verbrauchte Medikamente ergänzt und verfallene ausgetauscht werden können.

In regelmäßigen Abständen wird das Sterilgut bei uns und in anderen küstennahen Krankenhäusern nach-sterilisiert und kontrolliert.

Mit diesen Maßnahmen glaube ich, können wir die Funktionsfähigkeit dieses Systems garantieren.

Um den medizinischen Ausbildungsstand der etwa 80-90 Seeleute der DGzRS zu verbessern, haben sich neben der Anästhesieabteilung des Stadtkrankenhauses Cuxhaven die Anästhesieabteilungen der Universität *Kiel*, des Stadtkrankenhauses Wilhelmshaven und des Zentralkrankenhauses in *Bremen* bereit erklärt, ständig Seeleute hospitieren zu lassen.

Ausbildungsziel sind die Beatmungs- und Reanimationstechniken, evtl. bis zur Intubation, die Kanülierung von Venen, die Behandlung von unterkühlten Patienten und Erste-Hilfe-Leistungen im üblichen Sinne.

Um die Unterstützung von Land aus zu optimieren, haben wir neben der funk-ärztlichen Beratung in einem Großversuch die telemetrische Datenübermittlung eingesetzt.

An Bord abzuleiten sind:

1. Ein EKG,
2. EKG-Trendkurve,
3. Atemkurve,
4. Atem-Trendkurve,
5. periphere Temperatur-Trendkurve,
6. zentrale Temperatur-Trendkurve,
7. Temperatur-Differenz-Trendkurve.

Über UKW wird die nächstgelegene Küstenfunkstelle angefunkt und von dort aus das Gespräch über Telefonkabel an die Intensivpflegestation des Stadtkrankenhauses Cuxhaven weitergeleitet.

Die Datenübermittlung erfolgt durch Frequenzmodulation. Ein entsprechender Demodulator im Krankenhaus läßt die Daten auf einem Scop erscheinen, diese wiederum können über einen Einkanalschreiber dokumentiert werden.

Die Abb. 2 zeigt den Kontaktbereich, in dem Telemetrie möglich ist. Die durchgezogene Linie kennzeichnet den maximalen, die gestrichelte den minimalen Kontaktbereich.

Die unterschiedlichen Reichweiten ergeben sich durch die Großwetterlage und die Höhe der Sendemaste der entsprechenden Schiffe.

Durch dieses System erhalten wir objektive Vitaldaten, die uns die Entscheidung über weitere Rettungsmaßnahmen erleichtern.

Eine Vielzahl von Hilfeleistungsmöglichkeiten, angefangen bei einer funk-ärztlichen Beratung des weiteren Krankentransportes, bis hin zum Winschmanöver sind möglich.

Dies sollte eine kurze Vorstellung sein, ohne daß ich auf interessante Einzelheiten eingehen konnte.

Ich hoffe, Ihnen in einem Jahr über die Bewährung dieses Systems berichten zu können.

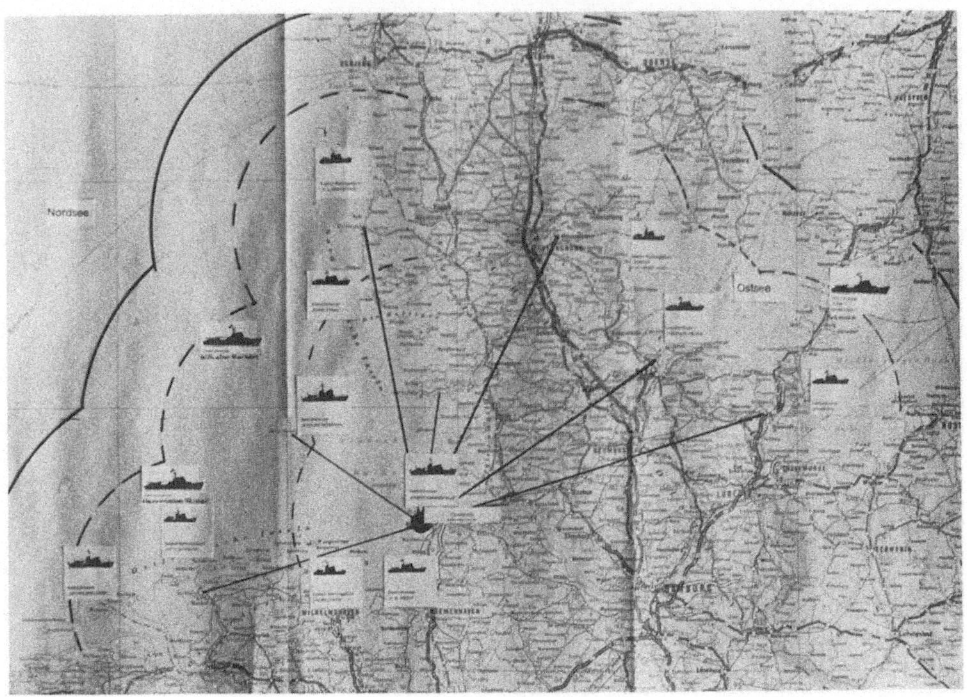

Abb. 2

Refresher-Course Hygienisch-bakteriologische Probleme der Anästhesie und Intensivmedizin

Vorsitz: O. Just, Heidelberg

Probleme der Hygiene in Anästhesie und Intensivmedizin

K. Botzenhart und M. Lauterbach

Die große Zahl der Infektionen im Gefolge anästhesiologischer und intensivmedizinischer Behandlungsmaßnahmen weist darauf hin, daß in diesen Bereichen Maßnahmen der Infektionsverhütung besondere Dringlichkeit haben. Zahlreiche hygienische Probleme sind im Detail zu bearbeiten, wie es das weitere Programm dieses Kurses zeigt. Für den Kliniker stellt sich aber häufig zusätzlich die Frage, in welcher Rangfolge die verschiedenen Maßnahmen zu sehen sind, welche Bedeutung ihnen zukommt und wie die begrenzten Mittel optimal für das von ihm behandelte Patientengut einzusetzen sind. Kriterien zur Beurteilung dieser Fragen sowie allgemeine Grundlagen der Prophylaxe sollen daher im Vordergrund dieses Beitrages stehen.

Für die Infektionshäufigkeit ist die Art des Patientengutes von zentraler Bedeutung. Hierdurch wird die primäre Infektionsgefährdung sowie die weitere Therapie bestimmt. Die Behandlung führt in Form ärztlicher und pflegerischer Eingriffe teilweise zu einer erheblichen zusätzlichen Infektionsgefährdung, ferner ist die Antibiotikatherapie sowohl für die Bekämpfung bestehender als auch für die Entstehung neuer Infektionen von Wichtigkeit. Die Bearbeitung von patienten- und therapiebezogenen Daten läßt also schon weitreichende hygienische Schlüsse zu. Zur Übertragung von Infektionen innerhalb der Station können bauliche und betriebliche Maßnahmen beitragen.

Die verwendeten Instrumente bedürfen meist einer Wiederaufbereitung, die in dem Moment problematisch wird, in dem eine Sterilisation mit Dampf oder Hitze nicht erfolgen kann. Aber nicht nur durch fehlerhafte Entkeimung, sondern auch auf anderem Wege können Instrumente und Geräte zu Infektionen beitragen. Bei der großen Zahl technischer Hilfsmittel und der Häufigkeit ihrer Anwendung im intensivmedizinischen Bereich bedarf dieser Fragenkomplex besonderer Aufmerksamkeit. Auch Maßnahmen der allgemeinen Desinfektion müssen auf den Stationen häufig kritisiert werden. Zur Lösung der Hospitalismusprobleme, die in bestimmten Bereichen auftreten, gehören daher zumindest

- die Erfassung der Infektionsgefährdung des Patientengutes, der Infektionsquellen bei den Patienten und in geringerem Umfang beim Personal,
- die Erfassung der Übertragungswege im gegebenen baulichen Rahmen durch die Pflege- und Behandlungsmaßnahmen,
- die Kontrolle der Instrumente und Medikamente als Quellen und Überträger von Infektionen,
- die Instruktion der Mitarbeiter auf Grund der gewonnenen Erkenntnisse,
- die Dokumentation von Infektionen und antiinfektiösen Maßnahmen.

Auf die Bedeutung von konstitutionellen Besonderheiten der behandelten Patienten für die Häufigkeit und den Ausgang von Infektionen ist wiederholt hingewiesen worden. Mit steigendem Alter, aber auch mit zunehmender Schwere des Grundleidens sowie in Abhängigkeit von den durchgeführten intensivmedizinischen Eingriffen steigt das Infektionsrisiko. Die statistische Betrachtungsweise ist, auf den einzelnen Patienten bezogen, wenig hilfreich. In jedem Fall muß mit der erforderlichen Sorgfalt versucht werden, den Patienten vor Infektionen zu schützen. Sie hilft aber, besonders gefährdete Patientengruppen zu benennen und für diese Risikogruppen zusätzliche Mittel in Form von Raum, Personal, Betreuungszeit und Therapieaufwand bereitzustellen.

Die Bedeutung verschiedener Einflußfaktoren für die Infektionsanfälligkeit ist sicherlich schwierig zu ermitteln. Es soll vorausgesetzt werden, daß das Alter des Patienten, Bewußtlosigkeit, verschiedene Krankheiten sowie Diabetes und Karzinome die Abwehrkraft herabsetzen und daß ferner intensivmedizinische Eingriffe, wie künstliche Beatmung, Anlegen eines Zentralvenenkatheters oder Blasendauerkatheters eine zusätzliche Infektionsgefahr bedeuten. Die Beurteilung einer Intensivstation sollte nicht erfolgen, ohne diese Faktoren zu berücksichtigen. Entsprechende Erhebungen ergaben diesbezüglich sehr große Differenzen [4].

Tabelle 1 verdeutlicht die Unterschiede in der Belegung verschiedener Intensivpflegestationen. Je nach Fachrichtung der Abteilung oder des Krankenhauses bilden Unfallpatienten, Frischoperierte, Patienten mit Intoxikationen, Herzinfarkten und Apoplexen sowie inneren Blutungen einen unterschiedlich großen Anteil der jeweils zugrundegelegten Zahl von 100 Patienten. Bereits aus diesen Relationen können bauliche und therapeutische Schlüsse gezogen werden.

Tabelle 1. Belegung von Intensivpflegestationen

Klin.	Grundleiden					Alter
	OP	Unf.	Intox.	Gefäßproz.	Bltg.	
NC	65	23		7		40
AC	64	20			8	40-49
MK			13	40	4	50-59
MP			16	51		60-69
Ma	20		12	50		60-69
Wa	57	11	18	2		50-59
Pe	37	3	14	31		60-69

Tabelle 2 gibt die Zahl wichtiger intensivmedizinischer Eingriffe wieder. Sie stehen in Zusammenhang mit dem Patientengut (z.B. NC = Neurochirurgie), aber auch mit stationsspezifischen Auffassungen über therapeutische Notwendigkeiten und lassen charakteristische Infektionsrisiken erkennen.

Tabelle 2. Verschiedene, auf einer Intensivpflegestation notwendige, Maßnahmen

Klin.	Eingriffe					
	Intub.	Resp.	B.K.	V.K.	Trt/Vs.	Let.
NC	89	85	35	31	6	24
AC	55	42	64	36	6/2	33
MK	24	19	45	61	1	16
MP	26	15	40	44	1	7
MA	17	9	47	57	1/2	11
WA	19	10	78	72	1/1	5
PE	35	21	35	36		19

Abbildungen 1 und 2 stellen durch die Breite der Blöcke im Mittelfeld die Aufteilung der Patienten in Gruppen mit unterschiedlicher Liegezeit im Zusammenhang mit der Zahl der intensivtherapeutischen Eingriffe dar. Das Kollektiv schwerkranker langverweilender Patienten ist auf zwei Stationen (Abb. 1) deutlich größer als auf denen der Abb. 2.

Aus diesen Unterschieden in der Zusammensetzung des Patientenmaterials und den daraus resultierenden therapeutischen Notwendigkeiten müssen Schlußfolgerungen in dem Sinne gezogen werden, daß auf Stationen mit ungünstigem Patientengut eine weitergehende Infektionsprophylaxe erforderlich ist. Die Infektionsprophylaxe muß überall sorgfältig sein. Die Anwendung eines Blasendauerkatheters oder einer maschinellen Dauerbeatmung bedingt jedoch einen zusätzlichen Aufwand, der bei Patienten ohne diese Eingriffe entfällt.

Die räumliche Ausstattung muß dauernde Überwachung und Abschirmung vor Infektionsmöglichkeiten vereinen. Dies ist in unanfechtbarer Weise nur möglich, wenn der Patient in ein Einzelzimmer mit davorliegender Schleuse gelegt wird und eine Pflegeperson sich dauernd bei ihm aufhält. Für dauerbeatmete Patienten ist diese Forderung aus hygienischer Sicht unabweisbar. Nicht alle Patienten bedürfen jedoch dieser aufwendigen Pflegeform, so daß auch Zwei- oder Dreibettzimmer zulässig erscheinen. Dies darf aber nicht dazu führen, daß gerade die Schwerstkranken unter dem Gesichtspunkt der Pflegevereinfachung hier zusammengeführt werden, während die Einzelboxen den leichter Erkrankten vorbehalten bleiben.

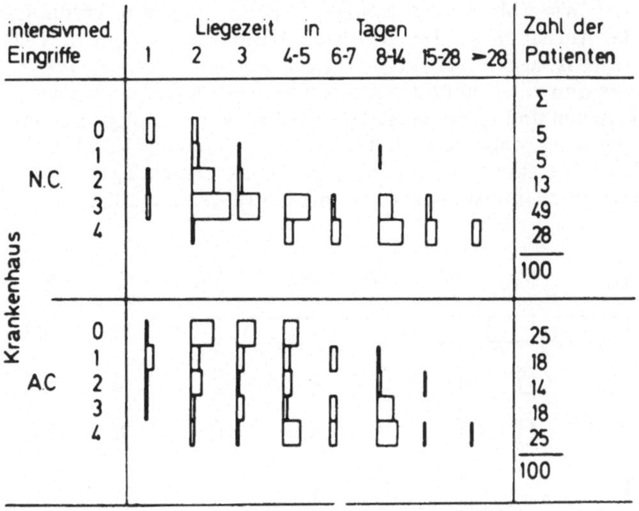

Krankenhaus	intensivmed. Eingriffe	Liegezeit in Tagen: 1, 2, 3, 4-5, 6-7, 8-14, 15-28, >28	Zahl der Patienten Σ
N.C.	0		5
	1		5
	2		13
	3		49
	4		28
			100
A.C	0		25
	1		18
	2		14
	3		18
	4		25
			100

Abb. 1. Liegedauer der Pat. auf der Intensivpflegestation

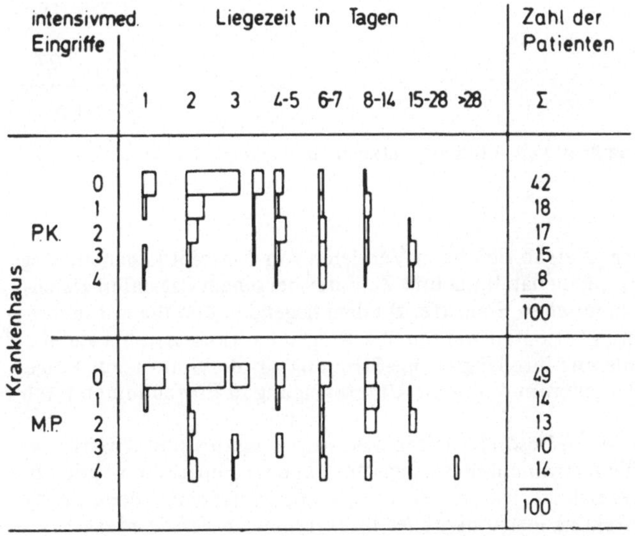

Krankenhaus	intensivmed. Eingriffe	Liegezeit in Tagen: 1, 2, 3, 4-5, 6-7, 8-14, 15-28, >28	Zahl der Patienten Σ
P.K.	0		42
	1		18
	2		17
	3		15
	4		8
			100
M.P.	0		49
	1		14
	2		13
	3		10
	4		14
			100

Abb. 2. Entspr. Abb. 1

Auch die Ausstattung mit Pflegepersonal muß der Art des Patientengutes Rechnung tragen. In den Richtzahlen der Deutschen Krankenhaus-Gesellschaft wird diese Forderung berücksichtigt und bei einem Anteil von mehr als 20% Beatmungspatienten eine höhere Zahl von Pflegekräften empfohlen. Stationen mit 80 bis 90% Beatmungspatienten bedürfen eines entsprechenden weiteren Zuschlages. Weiterhin muß berücksichtigt werden, daß aseptische Kautelen im allgemeinen eine Verdoppelung des Zeitaufwandes sowie zusätzlichen Platz- und Materialaufwand zur Voraussetzung haben [2].

Hinsichtlich der Antibiotikatherapie ergaben sich in unserer Untersuchung zwei bedeutsam erscheinende Zusammenhänge. Die erste Besonderheit stellte sich bei der Erfassung des

Beginns der Antibiotikatherapie dar. Wie Abb. 3 zeigt, erfolgt die Behandlung mit Antibiotika überwiegend vom ersten Tag der Aufnahme an. Der Ruf nach Antibiotikatherapie in Abhängigkeit vom Resistenzbild der Erreger ist also in der Intensivpflege ungehört verhallt. Auf Grund dieser Erhebung erscheint es sinnvoller, mit dem Kliniker eine erfolgversprechende Strategie der zunächst prophylaktischen und später gezielten Antibiotikaverabfolgung zu entwickeln. Diesbezüglich mußte leider festgestellt werden, daß im allgemeinen mit Kombinationspräparaten begonnen und diese Therapie ohne bakteriologische Untersuchungen oder ohne Berücksichtigung bakteriologischer Untersuchungsergebnisse fortgesetzt wird.

	NC	AC	MK	MP	PE	WK	MA	Σ	%
1								185	68,3
2								42	15,5
3								24	8,9
4								5	1,8
5								7	2,6
6								2	0,7
7								4	1,5
-7								2	0,7
								271	100

Abb. 3. Beginn der antibiotischen Therapie in sieben Intensivstationen, bezogen auf den Aufenthaltstag der Patienten

Eine zweite hygienische Besonderheit ergab sich beim Vergleich von Antibiotikabehandlung und Verweildauer und von Antibiotikabehandlung und Zahl der bei einem Patienten gleichzeitig durchgeführten intensivmedizinischen Eingriffe. Die langliegenden und die mit mehreren Eingriffen gleichzeitig belasteten Patienten werden überwiegend antibiotisch behandelt, was die Selektion resistenter Keime und ihre langfristige Streuung auf der Station zur Folge hat. Diesem Zusammenhang muß wiederum durch die Unterbringung in Einzelräumen Rechnung getragen werden.

Neben den vorstehend behandelten Besonderheiten des Patientengutes sind Anästhesie und Intensivpflege durch eine Fülle instrumenteller Eingriffe gekennzeichnet. Sie wurden bereits als infektionsbegünstigend bezeichnet, jedoch soll auf die Zusammenhänge noch im Detail eingegangen werden. Die Entstehung instrumenteller Infektionen hat verschiedene Ursachen. Es können drei Möglichkeiten unterschieden werden:

- die Infektion eines Patienten durch Mikroorganismen, die von einem Patienten stammen, bei dem das Gerät vorher benutzt wurde,
- instrumentelle Infektionen nach der Anwendung steriler Instrumente,
- Infektionen durch Geräte, die kontaminierte Flüssigkeiten enthalten.

Die einfachste Verkettung von Ursache und Infektion liegt vor, wenn das Instrument durch den vorherigen Gebrauch verunreinigt und unzureichend desinfiziert worden ist. Der nachfolgende Patient ist dann durch die Infektion gefährdet. Dieser Infektionsweg galt für die sogenannte Spritzenhepatitis, die der Vergangenheit angehören sollte. Aber auch heute ist dieser Infektionsweg noch von Bedeutung, weil immer wieder Instrumente in die klinische Praxis eingeführt werden, die nicht sterilisierbar sind.

Infektionen können auch von sterilen Instrumenten ausgehen. Dies trifft für alle Arten von Kathetern zu, durch welche der Atemtrakt, die Harnwege oder das Gefäßsystem mit der

Außenwelt verbunden werden, aber auch für Implantate, die auf dem Blutweg infiziert werden und für die herangeführten Keime einen Ansiedlungsort darstellen. Der Unterschied in der Häufigkeit und in der Art der Infektionserreger zeigt aber eindeutig, daß die Infektion von Körperbezirken, die durch Katheter zugänglich gemacht wurden, ganz überwiegend entlang dem Katheter von der Körperoberfläche ausgeht.

Eine dritte Gruppe instrumenteller Infektionen ist durch das Auftreten von feuchtigkeitliebenden Bakterien gekennzeichnet. Von medizinischem Interesse sind unter anderem Pseudomonas aeruginosa, Serratia marcescens sowie Arten der Gattungen Citrobacter, Enterobacter und Klebsiella. Im Gegensatz zu den obenerwähnten Möglichkeiten haften sie den Instrumenten häufig nicht durch vorherigen Gebrauch an, sondern werden während der Reinigung und Desinfektion, während der Nachspülung oder beim Zusammensetzen hineingebracht. Die Möglichkeiten, ein Instrument mit Wasser oder verschiedenen Lösungen zu infizieren, sind daher vielfältig, und häufig können dem Patienten bei der Behandlung unvermutet Millionen von Bakterien appliziert werden. Auch sehr saubere Qualitäten von Wasser einschließlich bidestilliertem Wasser können den genannten Arten ein Wachstum ermöglichen. Die biochemischen Grundlagen dieses Phänomens sollen hier nicht erörtert werden.

Schwerpunkte des Wachstums liegen z.T. in sanitärtechnischen Anlagen, angefangen von Waschlappen über Wasserhähne, Wasseraufbereitungsanlagen, Wasch- und Spülmaschinen bis zu Schwimmbädern. Hier liegen Infektionsquellen vor, die sich oft in unmittelbarer Nähe von Arzt und Patient befinden und große Keimzahlen produzieren können. Sie sollten daher nicht unterschätzt werden.

Einen anderen Problemkreis bilden medizinische Instrumente, die Flüssigkeitsreservoire enthalten. Als Beispiele können Dialysegeräte, Inkubatoren, Absaugeinrichtungen, Ultraschallvernebler und Beatmungsgeräte mit Atemluftbefeuchtern angeführt werden. Die Abb. 4 zeigt Tröpfchen eines Ultraschallverneblers, die auf Blutagar aufgefangen wurden und dort zum Wachstum von Kolonien von Flavobakterien und Ps. aeruginosa geführt haben. Das Aerosol dringt in die tiefsten Bereiche der Atemwege ein und kann dort tödliche Entzündungen verursachen [3].

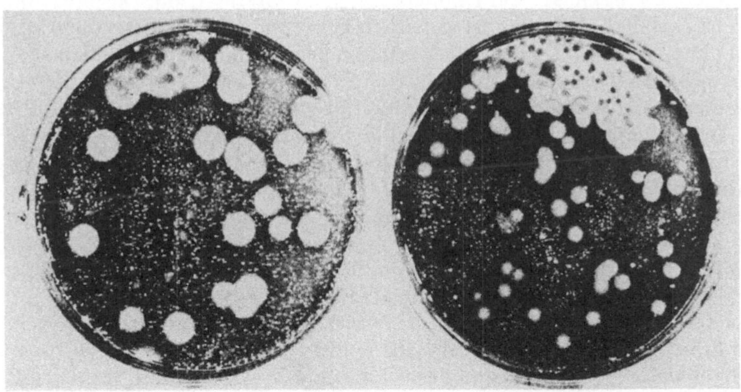

Abb. 4. Ultraschall-Inhalator. Bakterienkolonne aus dem Aerosol eines Ultraschallverneblers

Die Vermehrung kann sich aber auch in angebrochenen Infusionsflaschen vollziehen. Sehr häufig entdeckt man auf Intensivpflegestationen oder im Anästhesiezubehör angebrochene Flaschen mit Durchstechstopfen oder anderen Verschlüssen. Die Möglichkeit einer Infektion ist beim ersten und jedem folgenden Anstechen gegeben. Durch Vermehrung in der Standzeit können auch einzelne hereingebrachte Bakterien zu Millionen oder Milliarden heranwachsen. Diese Unsitte des Aufbewahrens angebrochener Flaschen mit primär sterilem Inhalt kann gar nicht scharf genug angegriffen werden. Der Inhalt von Ampullen oder Flaschen zur parenteralen Applikation muß sofort nach Anbruch verbraucht werden. Für nährstoffarme

Lösungen, z.B. Mineralsalzlösungen oder destilliertes Wasser, kann bis zum vollständigen Verbrauch eine Zeitspanne von 12 Std toleriert werden. Für nährstoffreiche Infusionslösungen, speziell für intravenöse Ernährung, ist aber auch dieser Zeitraum zu lang bemessen. Sie sollten unseres Erachtens innerhalb von 4, maximal 6 Std verbraucht, andernfalls vernichtet werden. Seitens der Hersteller könnte eine Hilfestellung in der Weise erfolgen, daß 1. unterschiedlich große Gebinde geliefert werden und 2. auf dem Etikett der Hinweis: „Nach Anbruch sofort zu verbrauchen, nach spätestens 12 Std (im Falle von anorganischen Lösungen) vernichten" angebracht und gleichzeitig ein Feld freigelassen wird, auf dem derjenige, der die Ampulle oder Flasche öffnet, Datum und Uhrzeit des Anbruches vermerkt. Septische Erkrankungen durch Infusion unsteriler Lösungen, die nach unserer Erfahrung besonders häufig durch Serratia marcescens oder Ps. aeruginosa verursacht werden, gehören sicherlich zu den überflüssigsten und ärgerlichsten Formen des infektiösen Hospitalismus.

Zubereitungen zur oralen oder äußerlichen Anwendung können ebenfalls einer mikrobiellen Besiedlung unterliegen. Von Bedeutung ist dies bei Sondenkost, die z.B. intensiv mit Staphylococcus aureus befallen sein kann, oder für Mundspülwasser mit irgendwelchen Zusätzen, in dem häufig Ps. aeruginosa nachweisbar ist.

Die Aufzählung der Infektionsgefahren im Krankenhaus könnte weiter fortgesetzt werden. Von grundsätzlicher Bedeutung erscheint uns jedoch noch ein weiteres Problem, das der Schulung und Information. Die Abbildung „Bakterienkolonien aus dem Aerosol eines Ultraschallverneblers" stammt von 1970. Sie hätte auch anläßlich eines tödlich endenden Pneumoniefalles von 1977 aufgenommen werden können. Es bereitet offenbar große Schwierigkeiten, Informationen über Infektionsrisiken in der Klinik vollständig zu erfassen und nutzbringend anzuwenden. Diese Schwierigkeit kann im Einzelfall auf persönliche Unzulänglichkeiten zurückgeführt werden. Bei der großen Zahl entsprechender Beobachtungen muß aber doch ein strukturelles Problem vermutet werden.

An dieser Stelle könnte auf die unzureichende Ausbildung der Medizinstudenten im Fachgebiet Hygiene und speziell Krankenhaushygiene hingewiesen werden. Auf Grund der neuen Approbationsordnung werden den Studenten Zusammenhänge der Krankenhaushygiene im Ökologischen Kurs sichtbar gemacht. Wegen der zahlreichen weiteren dort abzuhandelnden Fragen können jedoch maximal zwei Doppelstunden auf Sterilisation, Desinfektion und Krankenhaushygiene entfallen. Von hier ist sicherlich kein fundiertes Wissen zu erwarten. Andererseits wird man behaupten dürfen, daß das Verhalten des neu hinzukommenden Mitarbeiters im Krankenhaus besonders auch in hygienischen Fragen überwiegend durch die Verhältnisse geprägt wird, die er dort vorfindet. Verschiedentlich wird aber von Schwestern, Pflegern und angehenden Ärzten berichtet, daß sie mit den im Studium erworbenen hygienischen Kenntnissen bei ihren Kollegen und Vorgesetzten kein Verständnis finden. Dies muß zur Resignation und Anpassung an die gegebenen schlechten Verhältnisse führen. Wichtig ist daher, daß vor allem die leitenden Kräfte des Krankenhauses und der Stationen entsprechend ihrer Verantwortung für die Krankenhaushygiene in diesen Fragen ein Vorbild sind.

Diese Betrachtung relativiert die Bedeutung der vom Bundesgesundheitsamt vorgesehenen Hygiene-Kommission [1]. Sie kann die krankenhaushygienische Arbeit nicht mehr fördern als es im Interesse ihrer verschiedenen Mitglieder liegt. Zusätzliche Impulse können dagegen von den ebenfalls vom Bundesgesundheitsamt vorgesehenen Hygienefachkräften, Pflegern oder Schwestern, erwartet werden. Letztere sind deshalb besonders wichtig, weil in Deutschland Einrichtungen, die einer systematischen Registrierung von Infektionen und einer nachgehenden Ursachenaufdeckung dienen, fast vollständig fehlen. Dies haben eigene Erfahrungen bei der Auswertung von Krankenblättern von Intensiv-Pflegestationen gezeigt. Die hier vorliegenden Aufzeichnungen sind für eine Infektionsstatistik nicht brauchbar.

Die Ursachenaufklärung durch die hierfür ausgebildeten Fachkräfte muß aber auch deshalb während der Arbeit auf den Stationen erfolgen, weil sie die Behandlungs- und Pflegemaßnahmen bei den infektionsgefährdeten Patienten nur duch eigene Anschauung in hygienischer Sicht beurteilen können. Sie haben die Aufgabe, zusammen mit den Krankenhausärzten, sowohl das krankenhauseigene Infektionsgeschehen zu erfassen und geeignete Abhilfemaßnahmen vorzuschlagen als auch die Entwicklung der Krankenhaushygiene andernorts zu verfolgen, so daß vorbeugende Maßnahmen rechtzeitig getroffen werden können. Welche Organisationsform hierfür benutzt wird, ist vielleicht von sekundärem Interesse. Ohne eine entsprechende Einrichtung kann der Arzt die Epidemiologie der Krankenhausinfektionen nicht erfassen, ihre Ursachen nicht gezielt bekämpfen und der vom Gesetz zugewiesenen Verantwortung für die Krankenhaushygiene nicht gerecht werden.

Literatur

1. Anonym: Richtlinie für die Erkennung, Verhütung und Bekämpfung von Krankenhausinfektionen. Bundesgesundheitsblatt 19, 1-7 (1976)
2. Anonym: Richtlinien für die Organisation der Intensivmedizin in den Krankenhäusern. Empfehlungen der Deutschen Krankenhausgesellschaft vom 9.9.1974. Krankenhaus 66, 457-463 (1974)
3. Botzenhart, K.: Pseudomonas aeruginosa im Inhalationsaerosol. Anaesthesist 20, 441-442 (1971)
4. Botzenhart, K., Fischer, P., Rüden, H., Lauterbach, M.: Kriterien zur hygienischen Beurteilung von Intensivpflegestationen. Zbl. Bakt. Hyg., I. Abt. Orig. B 166, 314-321 (1978)

Die Anästhesie unter hygienischen Gesichtspunkten

W. Dietzel

Es gibt genügend Belege dafür, daß die Tätigkeit des Anästhesisten im Operationssaal für den Patienten zu einem Risiko werden kann, zu einer Gefahr nämlich, an einer Infektion zu erkranken. Deshalb sind hygienische Präventivmaßnahmen erforderlich.

Um aerogene Infektionen der Operationswunde zu vermeiden, muß das Anästhesiepersonal denselben Standard bei hygienischen Vorsichtsmaßnahmen einhalten, wie die anderen Mitglieder des Operationsteams. Beim Betreten des Operationstraktes muß die gesamte Kleidung gegen frische Operationswäsche ausgetauscht werden,

die Schuhe sind zu wechseln,

die Haare müssen komplett abgedeckt werden,

die Atemmaske muß die Nase mit abdecken, alle 2 Std ist die Maske zu erneuern, da sie zunehmend keimdurchlässig wird. Das Abklappen der Maske ist zu vermeiden.

Ganz besonders wichtig ist die alkoholische Händedesinfektion beim Betreten des Operationstraktes, wobei das jeweilige Präparat ohne vorherige ausführliche Waschung zweimal hintereinander in den Händen verrieben werden soll, ohne daß danach ein Abwaschen oder Abtrocknen erfolgt.

Durch häufiges Betreten und Verlassen des Operationssaales wird die Zahl der Luftkeime erheblich erhöht, wenn man bedenkt, daß je nach Aktivität der Person zwischen 1500 und 50.000 Bakterien pro min freigesetzt werden. Unnötige Bewegungen im Operationssaal sind deshalb zu unterlassen.

Der Arbeitsplatz des Anästhesisten sollte möglichst keimarm gehalten werden, um aerogene aber auch Kontaktinfektionen hintanzuhalten. Das bedeutet, daß zwischen 2 Operationen eine kurze Sprühdesinfektion der Oberflächen von Narkoseapparat, Narkosetisch, Monitoren und Respiratoren vorgenommen werden sollte. Die Sprüh- bzw. Naßwischdesinfektion mit alkoholischen Präparaten ist allerdings limitiert einzusetzen, um eine zu hohe alkoholische Dampfkonzentration im Operationssaal und damit eine Explosionsgefahr zu vermeiden. Soweit es geht, sollte man Desinfektionsmaßnahmen durch Vermeiden von bakterieller Kontamination, z.B. durch Abdecken von Oberflächen, überflüssig machen. An die Hersteller ist der Appell zu richten, ihre Geräte mit glatten, einfachen Oberflächen auszustatten, um damit die Desinfektion zu erleichtern.

Der Anästhesist ist mitverantwortlich, auch die Keimbelastung im Operationstrakt herabzusetzen, die durch den Patienten verursacht wird. Der Patient soll möglichst nicht im Bett in den Narkoseeinleitungsraum gefahren werden, da das von der Station kommende Bettgestell, die Bettwäsche und die Matratze regelmäßig eine erhebliche bakterielle Kontamination aufweisen. Besonders das Aufschütteln von Kopfkissen und Zudecken würde zu einer merklichen Belastung der Luft mit Bakterien führen.

Ebenso ist es zweckmäßig, Vorkehrungen zu treffen, die Kontamination des Anästhesisten, besonders seiner Hand durch den Patientenkontakt, zu reduzieren. Kopf und obere Extremitäten des Patienten sind die Körperteile, mit denen der Anästhesist direkten Kontakt bekommt. Der behaarte Kopf des Patienten soll deshalb bakteriendicht abgedeckt werden. Die Untersuchungsergebnisse von Waschungen mit Jodophor-Seife lassen es als ratsam erscheinen im Rahmen der präoperativen Vorbereitung, zumindest die Arme des Patienten mit diesem Wirkstoff zu waschen.

Von besonderer Bedeutung ist es, daß Infektionen bei den verschiedenen invasiven anästhesiologischen Techniken vermieden werden.

1. Endotracheale Intubation

Dieser Vorgang ist bekanntlich dadurch gekennzeichnet, daß über einen unsterilen Zugangsweg, den Nasen-Rachen-Raum, keimfreie Regionen, nämlich der Bronchialtrakt, erreicht werden. Gleichzeitig wird der Selbstreinigungsmechanismus des Bronchialsystems unterbrochen, da die Trachea mit ihrem Flimmerrepithel durch einen Gummi- bzw. Kunststoffschlauch ersetzt wird. Neben dem Einschleppen von Keimen in die tieferen Luftwege besteht zusätzlich die Gefahr der Bakteriämie, wenn während der Intubation Schleimhautläsionen gesetzt werden. Derartige Schleimhautverletzungen entstehen bekanntlich beim nasotrachealen Zugang häufiger als beim orotrachealen. Die nasotracheale Intubation sollte deshalb nur bei echter Indikation durchgeführt werden.

Gleitmittel bzw. Oberflächenanästhetika müssen steril sein, wenn sie zur Intubation Verwendung finden.

Wenn schon eine Autoinfektion selbst bei schonender Intubationstechnik nicht sicher zu umgehen ist, so muß unter allen Umständen eine Kreuzinfektion vermieden werden. Voraussetzung dafür ist einwandfrei desinfiziertes Zubehör, wie Laryngoskop, Endotrachealtubus, Pharyngealtubus, Magill-Zange oder Führungsstab für den Tubus. Wird dieses Zubehör auf chemischem Wege desinfiziert, so sind aldehydische Präparate nach wie vor die zuverlässigsten Wirkstoffe. Sie sind u.a. auch der Peressigsäure, die kürzlich als Handelspräparat auf den Markt gekommen ist, in diesem Anwendungsbereich nach eigenen Untersuchungen eindeutig überlegen. Das genannte Zubehör muß durch eine keimdichte Verpackung bis zur unmittelbaren Anwendung geschützt werden. Selbstverständlich muß die Händedesinfektion der Ärzte und des assistierenden Personals vor der Intubation sein. Ein Händedesinfektionsmittelspender muß deshalb in unmittelbarer Nähe zum Ort der Intubation angebracht sein. Narkosemasken müssen zumindest so gelagert werden, daß eine massive Keimbelastung oder eine Wiederverwendung gebrauchter Masken ausgeschlossen werden kann. Für jeden Patienten muß eine frisch desinfizierte Maske zur Verfügung stehen. Während der Intubation muß eine sterile Unterlage bereitgehalten werden, damit bei technischen Schwierigkeiten Tubus bzw. Laryngoskop bis zum erneuten Intubationsversuch hygienisch einwandfrei abgelegt werden können. Auch nach der Intubation muß eine Händedesinfektion durchgeführt werden. Um eine bakterielle Kontamination der Umgebung zu verhindern, aber auch zur Vermeidung der Infektionsgefährdung des Personals wird das Intubationszubehör unmittelbar nach Anwendung am Patienten in eine Desinfektionsmittellösung gelegt.

2. Bronchialtoilette

Mit der Extubation ist das Absaugen der Luftwege verbunden. Natürlich können nur sterile Absaugkatheter verwendet werden, die unter Verwendung von Einmalhandschuhen über den Endotrachealtubus eingeführt werden. Die Absaugeinheit stellt eine mögliche Keimquelle erster Ordnung dar. Es ist z.B. unzulässig, Spülwasser als Dauervorrat am Narkosegerät zu halten. Das dem Absaugen folgende Durchspülen des Katheters muß mit sterilem Wasser oder einer Desinfektionsmittellösung erfolgen, bevor der Katheter zum zweiten Absaugvorgang benutzt wird. Die gebrauchten Instrumente werden dann in Desinfektionsmittellösung abgeworfen und aus dem Operationssaal wegtransportiert. Ausgetauscht wird auch der Verbindungsschlauch zum Sekretsammelgefäß. Das Sekretsammelgefäß selbst wird bei einem Fassungsvolumen von 750 ml vor der Benutzung mit 100 ml einer 5%igen Aldehydlösung beschickt, um eine Keimabtötung in den gewonnenen Sekreten zu gewährleisten.

Druckluftbetriebene Absauger sollten möglichst vermieden werden. Bei solchen Saugern verbleiben zwar die schweren Sekrettropfen im Sammelgefäß, die kleineren Partikel werden jedoch in die Umgebung ausgestoßen. Dieser Nachteil entfällt bei den Geräten, die über eine zentrale Vakuumanlage betrieben werden. Ist ein solcher Anschluß nicht vorhanden, so müssen die infektiösen schwebefähigen Teilchen durch leistungsfähige Filter zurückgehalten werden.

Kreissystem

Nach jeder Allgemeinanästhesie werden die patientennahen Teile des Narkosekreissystems gegen keimfreie ausgetauscht. Dazu zählt das Verbindungsstück zwischen Maske bzw. Tubus und den Atemschläuchen und die Atemschläuche selbst. Ein Wechsel des gesamten Kreissystems einschließlich Absorber, Manometer und Volumeter ist nur dann Bedingung, wenn beim Patienten eine aktive Lungentuberkulose, eine Hepatitis oder eine Bronchialinfektion mit Problemkeimen bestanden hat. In solchen Fällen ist das ganze Gerät einer gründlichen Desinfektion zuzuführen. Auf Anfeuchter innerhalb des Kreissystems sollte verzichtet werden, da das Risiko einer verhältnismäßig kurzfristigen Beatmung mit einem trocknen Gasgemisch niedriger liegt, als das der Infektion durch ein möglicherweise verkeimtes Aerosol. Bei langdauernden Narkosen kann durch die Anwendung des geschlossenen Systems zudem eine ausreichende Anfeuchtung des Gasgemisches bei Verzicht auf einen Vernebler erreicht werden.

3. Intravenöser Zugang und die Applikation von Infusionen und Medikamenten

Vor der Gefäßpunktion muß das alkoholische Desinfektionsmittel auf die Einstichstelle mindestens über die Dauer von 1 min einwirken. Wird ein Venenkatheter eingeführt, so ist die Hautdesinfektion noch gründlicher vorzunehmen. Dazu wird Herr Stoeckel später noch ausführlicher Stellung nehmen. Das Aufsprühen des Alkohols allein genügt nicht, durch das Abwischen der Injektionsstelle wird ein zusätzlicher wichtiger mechanischer Effekt bei der Keimreduzierung erreicht.

Thematisch mit der hygienischen Problematik des intravenösen Zugangs verbunden ist die mögliche Keimübertragung durch Medikamente und besonders durch Infusionslösungen.

Eine Verkeimung der Infusionslösungen ist möglich, wenn sich in den Behältern Haarrisse befinden. Die Infusionslösungen müssen daher vor Gebrauch auf eine Trübung hin überprüft werden. Das von einigen Herstellern gehandhabte Verfahren, Infusionsflaschen unter Vakuum zu verschließen, ist zu begrüßen. Das Fehlen des Vakuums beim Anstechen der Flasche zeigt eine vorher entstandene Undichtigkeit an.

Von weitaus größerer klinischer Bedeutung ist die mikrobielle Verunreinigung von Infusionslösungen durch das Zumischen von Elektrolytkonzentraten oder Medikamenten. Die äußere Oberfläche der Verschlußstopfen der Infusionsflaschen wird von den meisten Herstellern nicht als obligat steril angegeben. Ohne Desinfektion der Verschlußkappe ist also beim Durchstechen bereits eine Keimverschleppung denkbar. Auch bei unsachgemäßer Benutzung von Einmalspritzen können Keime in die Infusion gelangen. Der Kolben der Einmalspritze kann Kontakt mit der Innenwand des Spritzenzylinders bekommen. Wird also der Kolben mehr als einmal aus dem Spritzenzylinder herausgezogen, kann der Spritzeninhalt bakteriell kontaminiert werden. Am höchsten ist das bakterielle Risiko dann, wenn bereits verkeimte Lösungen in die Infusionslösungen zugemischt werden. Deshalb sollten Stechampullen mit Aqua-dest, Glukose- oder Kochsalzlösung sowie Medikamenten einschließlich der Anästhetika zum Mehrfachgebrauch nicht mehr Verwendung finden. Grundsätzlich sollen einmal angereicherte Infusionslösungen sofort verabreicht werden, um eventuell eingebrachten Bakterien keine Zeit zur Vermehrung zu geben. Eine Diskonnektion des Infusionssystems vom Behälter zum Patienten sollte, wenn immer möglich, unterbleiben. Werden Medikamente in den Infusionsschlauch injiziert, so muß die Injektionsstelle vor dem Durchstich unbedingt desinfiziert werden. Ein Reflux von Blut in das Infusionssystem, wie er bei der Blutdruckmessung leicht auftritt, soll durch Abklemmen des Systems ausgeschlossen werden, da Blutreste im Infusionsschlauch ein bakterielles Wachstum stark beschleunigen würden.

Eine weitere Möglichkeit infektiöser Komplikationen während In- oder Transfusionen besteht beim Gebrauch von Doppelballons zur Druckinfusion. Da durch Druckdifferenzen mit einem Rückfluß aus der Flasche in den Ballon zu rechnen ist, müssen solche Gebläse, wenn sie überhaupt noch benutzt werden, vor Gebrauch gründlich gereinigt und sterilisiert worden sein. Das noch vielfach geübte Verfahren, Anästhetika am Morgen des Operationstages auf Vorrat in Spritzen aufzuziehen, ist wegen des Risikos der bakteriellen Verunreinigung abzulehnen, zumal die Gefahr besteht, daß diese aufgezogenen Präparate möglicherweise noch am übernächsten Tag appliziert werden.

Regionalanästhesie

Vergleichsweise gering ist das Risiko bei der *intravenösen Regionalanästhesie.* Die üblichen hygienischen Vorkehrungen der intravenösen Injektion reichen aus.

Eine sehr gewissenhafte Hautdesinfektion, das Arbeiten mit sterilen Handschuhen, Abdecktüchern und sterilem Zubehör erfordert die Infiltrationsanästhesie, besonders dann, wenn größere Areale infiltriert werden.

Bei der *Leitungsanästhesie*, etwa bei der Blockade des Plexus brachialis oder bei Ganglienblockaden, sind dieselben Voraussetzungen erforderlich. Eine abszedierende Entzündung in der Nähe der Nervenstränge hätte erhebliche Konsequenzen durch entsprechende nervale Funktionsstörungen.

Eine Infektion der extra- oder intraduralen Räume bei den verschiedenen Methoden der *rückenmarksnahen Regionalanästhesie* bleibt nicht lokal begrenzt, sondern führt zur Meningitis oder Encephalitis. Die Vorsicht gebietet jede Art von rückenmarksnahen Anästhesien, darunter auch die Grenzstrangblockade zu unterlassen, wenn generalisierte entzündliche Hautkrankheiten vorliegen oder im Einstichbereich infektiöse Prozesse vorhanden sind. Neben eitriger Meningitis und periduralen Abszessen ist auch die Osteomyelitis von Wirbelkörpern mit Abstoßen von Sequestern beschrieben worden. Bei Septikämien genügt unter Umständen die Lumbalinjektion, um hämatogen eine Meningitis zu verursachen. Zur Vermeidung dieser lebensgefährlichen Infektionen muß man fordern, daß mit absoluter Sicherheit alle Geräte und Lösungen, die zur rückenmarksnahen Anästhesie verwendet werden, steril sind.

Zweifellos ist die Infektionsgefahr erhöht, wenn die genannten Anästhesiemethoden in Form von kontinuierlichen Verfahren mit Verweilkathetern durchgeführt werden. Einerseits ist es der Fremdkörperreiz, der das Angehen einer Infektion begünstigt, andererseits besteht bei jeder Nachinjektion über den Katheter die erneute Gefahr einer Einschleppung von Keimen und letztlich kann der Verweilkatheter als Leitschiene angesehen werden, über die Hautkeime in den Intra- oder Periduralraum vordringen können. Einer sehr gründlichen Hautdesinfektion kommt demnach auch bei diesen Verfahren die überragende Bedeutung zu. Bewährt hat sich das Abdecken der Punktionsstelle nach Einführen des Katheters mit einer keimdichten Operations-Folie. Die Öffnung des Verweilkatheters soll so fixiert werden, daß kein Kontakt mit der Haut besteht. Vor jeder Wiederholungsinjektion muß eine Händedesinfektion erfolgen und nach der Injektion der Verschluß des Katheters mit einem neuen sterilen Stopfen erfolgen. Zusätzliche Bakterienfilter erscheinen bei Einhaltung genannter Kautelen überflüssig.

Angesichts der besorgniserregenden Zahl nosokomialer Infektionen ist es an der Zeit, daß auch wir Anästhesisten uns gedanklich mit den Problemen der Keimübertragung auseinandersetzen und damit das notwendige Hygienebewußtsein entwickeln.

Untersuchungen zur bakteriellen Kontamination des Anästhesiepersonals und -instrumentariums in einem chirurgischen Operationsbereich

H.H. Mehrkens, B. Thimm, H. Falk und W. Seeling

Bei der Beachtung und Wahrung aseptischer und antiseptischer Prinzipien in einem Operationsbereich fällt dem dort tätigen Anästhesiepersonal eine große Mitverantwortung zu. Es gilt dabei das mögliche Risiko für den Patienten, an einer Hospitalinfektion zu erkranken, so gering wie möglich zu halten. Darüber hinaus sind derartige Maßnahmen aber auch zum Eigenschutz des Personals notwendig und geeignet. Als mögliche Keimquellen sind in erster Linie der Patient selbst sowie andererseits das Personal anzusprechen. Das Anästhesiepersonal kann darüber hinaus zusätzlich als Transmitter bei Verschleppung von Keimen fungieren. Besondere Sorgfalt ist bei der Anwendung aller invasiven Maßnahmen – angefangen von der intravenösen Injektion bis hin zur Endotrachealintubation – geboten. Die als Präventivmaßnahmen zu bezeichnenden Vorkehrungen müssen selbstverständlich auch eine entsprechende Vorbereitung und Handhabung von Anästhesiegeräten und -instrumentarium mit umfassen.

Durch die Erhebung bakteriologischer Abklatschbefunde von Patient, Personal und Instrumentarium während eines routinemäßigen aseptischen Operationsprogrammes haben wir versucht, die Problematik möglicher bakterieller Kontaminationen und mit erhöhtem Infektionsrisiko behaftete Schwerpunkte näher zu beleuchten.

Auf der Abb. 1 ist die normale Keimflora der Handinnenfläche eines Anästhesisten vor irgendwelchen Desinfektionsmaßnahmen zu sehen. Unter der Vielzahl von Keimen, die selbstverständlich bei weitem nicht alle als pathogen anzusehen sind, lassen sich auch eine Reihe von Staphylokokkus aureus-Kolonien nachweisen.

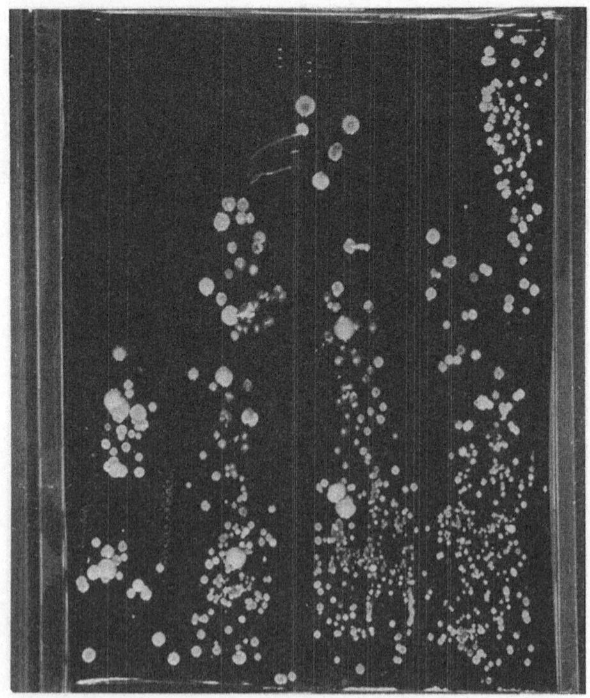

Abb. 1. Normale Keimflora – Hand Anästhesist

Die Abb. 2 zeigt die Keimflora an der Stirn-Haar-Grenze. Auch hier finden sich unter der Vielzahl der Keime wiederum als pathogen anzusprechende Arten, insbesondere Staphylokokkus aureus. Darüber hinaus veranschaulicht dieses Bild mehr als viele Worte die Notwendigkeit der Forderung nach einem kompletten Abdecken der Haare.

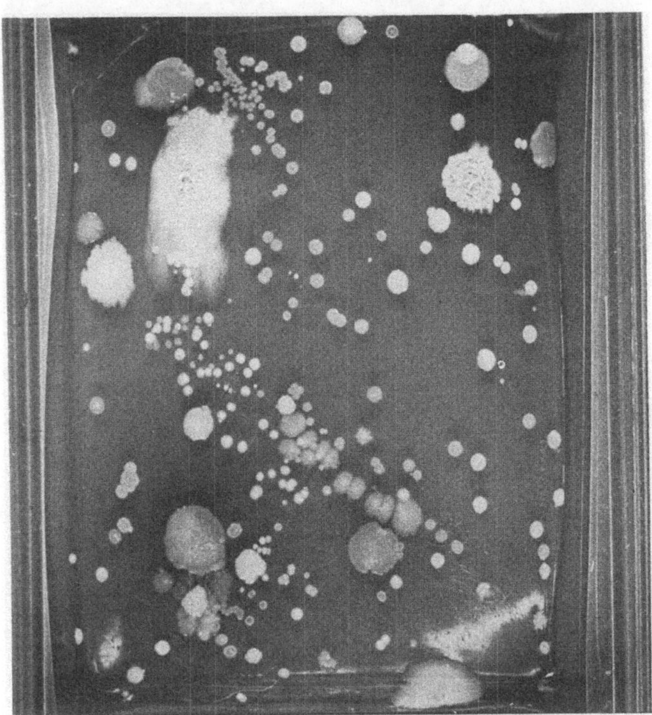

Abb. 2. Normale Keimflora – Stirn-Haar-Grenze

Bei einem Kollegen wurde von einem leicht geröteten, nicht eröffneten Gesichtspickel ein Abklatschpräparat angefertigt (Abb. 3). Sie sehen links praktisch eine Reinkultur von Staphylokokkus aureus. Es ist unschwer vorstellbar, daß ein derartiger Befund eine potentielle Gefährdung für einen sterilen Arbeitsbereich darstellt.

Entsprechend dem Abklatschbefund der ersten Abbildung sehen Sie links auf der Abb. 4 die Keimbesiedlung der Handfläche eines Narkosearztes vor dem Umkleiden. Es handelt sich bei der Vielzahl der Kolonien vorwiegend um Staphylokokkus epidermis sowie um verschiedene Mikrokokkenarten. Rechts sehen Sie den Abklatschbefund der Handinnenfläche nach Umkleiden und Handedesinfektion. Die Wirksamkeit der Desinfektionsmaßnahme ist eindeutig zu erkennen.

Gegenüber der eindrucksvollen Keimreduktion durch die Händedesinfektion, die noch einmal bei einem anderen Kollegen links dargestellt ist (Abb. 5), ist rechts das unbefriedigende Ergebnis zu sehen, das durch einen reinen Waschvorgang erzielt wurde. Gegenüber dem Ausgangsbefund kommt es nur zu einer unwesentlichen Verringerung der Keimzahl.

Außer dem Umkleiden mit Anlegen der speziellen Operationskleidung, totaler Haarabdeckung und der Benutzung desinfizierter Schuhe, ist unbedingt vom Anästhesiepersonal vor Arbeitsbeginn im Operationsbereich nicht nur eine hygienische Händereinigung, sondern auch eine sorgfältige Handedesinfektion zu fordern.

Das Anästhesiepersonal kommt bei der Einleitung einer Narkose in ständigen Kontakt mit der Haut des Patienten. Dabei sollte er auch im Vorbereitungsraum op-mäßig Mundschutz

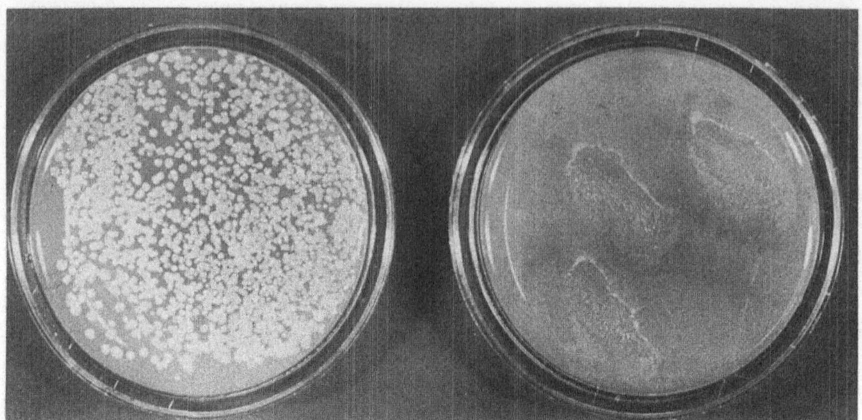

Abb. 3. Abklatsch „Gesichtspickel"

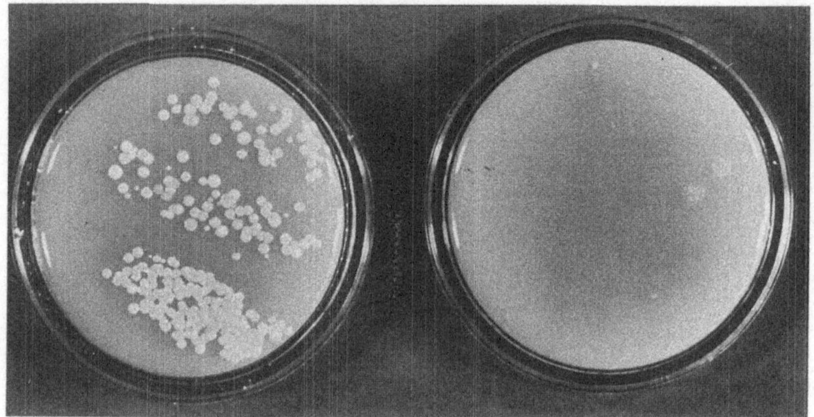

Abb. 4. Keimflora – Hand Anästhesist vor Umziehen sowie nach Umziehen und Händedesinfektion

und Haube tragen. Auch intraoperativ während der Narkose hat das Anästhesiepersonal ständig Kontakt mit der Haut des Patienten an dessen Armen und Kopf.

Links sehen Sie auf der Abb. 6 die Keimflora einer Blutdruckmanschette vor Benutzung. Es finden sich wenige Kolonien mit Staphylokokkus epidermis und aeroben Sporenbildnern. Daneben sehen Sie den Abklatschbefund von der Haut des Patienten. Unter den zahlreichen Keimkolonien finden sich vorwiegend Staphylokokkus epidermis, verschiedene Mikrokokkenarten und aerobe Sporenbildner. Es ist leicht verständlich, daß gerade die Blutdruckmanschette ohne entsprechende Vorsichtsmaßnahmen (sprich Behandlung mit einem Desinfektionsspray vor jedem Gebrauch bei einem anderen Patienten) ein „ideales" Instrument zur Keimverschleppung darstellen kann.

Auf dem linken Abklatschpräparat von der Haut des Patienten (Abb. 7) ist die Wirksamkeit der Spraydesinfektion eindrucksvoll zu erkennen. Jenseits der Spraygrenze findet sich wieder die normale Hautflora. Rechts sehen Sie die Keimbesiedlung der Membran eines Stethoskops nach Gebrauch. Unter den Keimarten ließen sich neben Staphylokokkus epidermis und aeroben Sporenbildnern auch Staphylokokkus aureus-Kolonien nachweisen. Das zeigt, daß auch das Stethoskop einer möglichen Keimverschleppung Vorschub leisten kann.

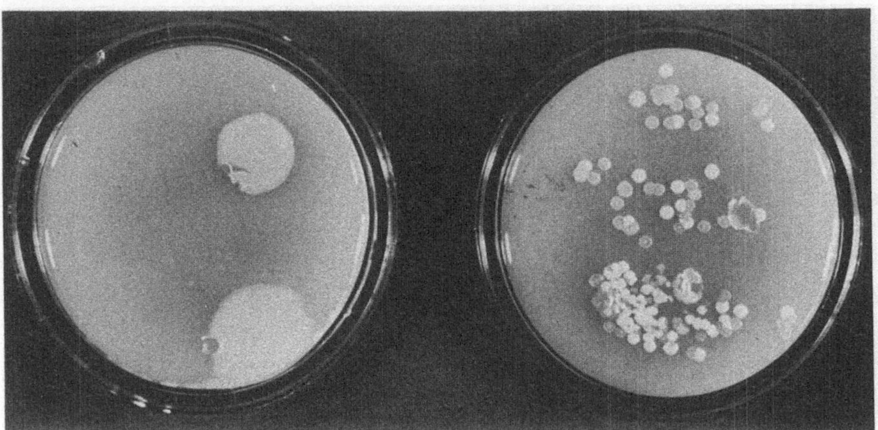

Abb. 5. Keimflora – Hand Narkosearzt nach Händedesinfektion bzw. nach hygienischer Händereinigung

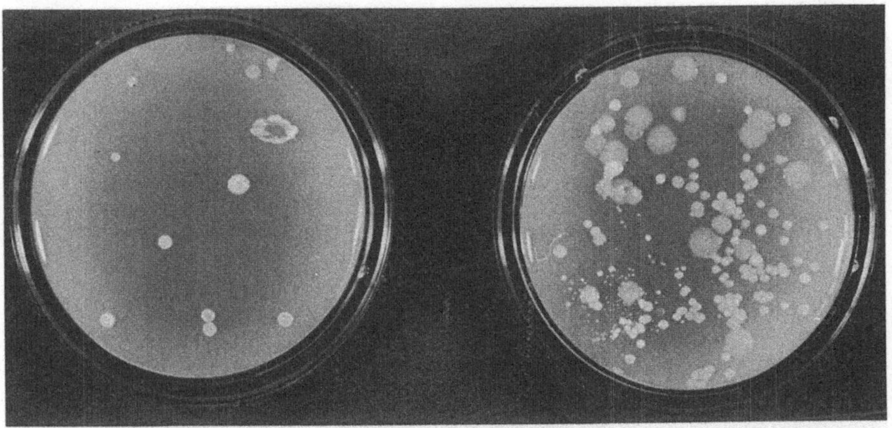

Abb. 6. Keimflora – Haut Patientenarm und Blutdruckmanschette

Auf der Abb. 8 sehen Sie links den Abklatschbefund von der Handfläche des Anästhesisten nach einer Injektion. Hier ist zu beachten, daß sich neben Kolonien von Staphylokokkus epidermis und aeroben Sporenbildnern auch Staphylokokkus aureus und insbesondere auch verschiedene gramnegative Keimarten finden. Eine noch wesentlich stärkere Keimbelastung zeigt die Handfläche des Anästhesisten nach Intubation, wie der rechte Abklatschbefund erkennen läßt. Auch hier ist besonders zu beachten, daß sich verschiedene gramnegative Keimarten in der Vielzahl der Kolonien nachweisen ließen.

Diese zuletzt dargestellten Befunde unterstreichen eindeutig die Notwendigkeit einer ständigen Wiederholung der Händedesinfektion während eines laufenden anästhesiologischen Routinearbeitsprogramms.

Die Effektivität dieser Desinfektionsmaßnahme soll noch einmal durch den dargestellten Abklatschbefund von der Handfläche eines Narkosearztes (Abb. 9) nach routinemäßiger Desinfektion untermauert werden.

Basierend auf den Erfahrungen und den Erkenntnissen der bakteriologischen Kontrolluntersuchungen durch den Krankenhaushygieniker haben wir in einer Hygienegruppe die nachstehenden Hygienevorschriften für das in einem Operationsbereich tätige Anästhesiepersonal erarbeitet:

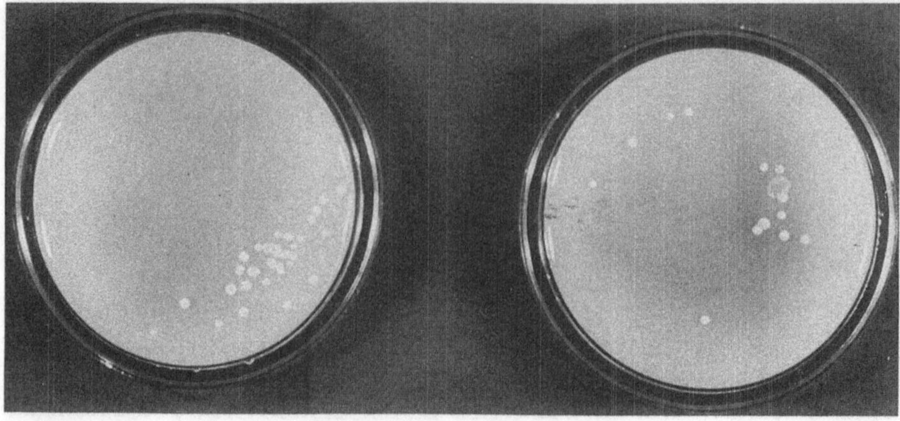

Abb. 7. Keimflora – Patientenhaut nach Desinfektionsspray (Spraygrenze) und Membranfläche Stethoskop nach Gebrauch

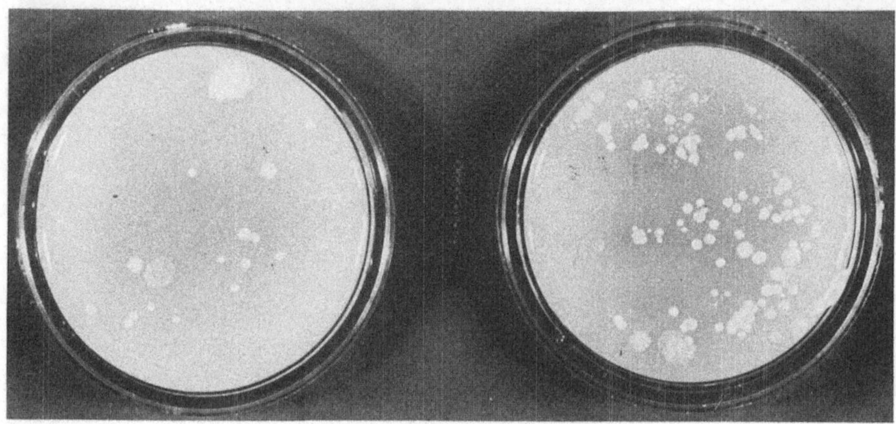

Abb. 8. Keimflora – Hand Anästhesist nach Injektion sowie nach Intubation

1. Ablegen der Stationskleidung im Umkleideraum der Personalschleuse – anschließend Händedesinfektion.
2. Anlegen grüner Op–Kleidung (Hemd und Hose), vollständige Bedeckung der Kopfhaare, Mundschutz.
3. Betreten des Op-Bereiches nur mit desinfizierten Op-Schuhen.
4. Vor Tätigkeitsbeginn hygienische Händereinigung mit anschließender Desinfektion der Hände und Arme bis über den Ellenbogen.
5. Laufende Wiederholung der Händedesinfektion nach allen Arbeiten, bei denen man mit kontaminierten Gegenständen in Berührung gekommen ist (z.B. Lagern des Patienten, Blutdruckmessen, Intubation, Extubation, Absaugen etc.).
6. Bei Händeverschmutzung durch Blut, Speichel etc. Reinigung mit flüssiger Desinfektionsseife, anschließend Trocknung und erneute Händedesinfektion.
7. Vor jeder arteriellen oder venösen Punktion Säuberung der Punktionsstelle mit anschließender Spraydesinfektion.

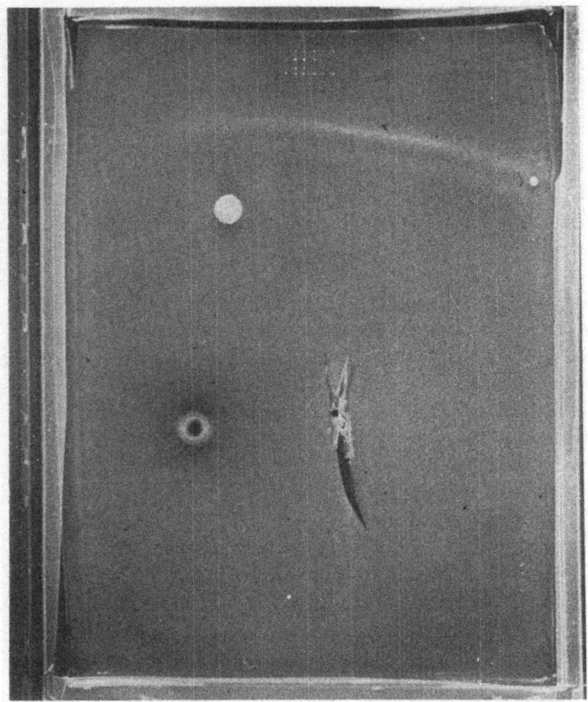

Abb. 9. Keimflora – Hand Anästhesist nach Händedesinfektion

8. Zum Legen von Gefäßkathetern zusätzlich sterile Abdeckung der Punktionsstelle und Tragen steriler Handschuhe.
9. Zum Schutz vor einer Kontamination Tragen von Einmalhandschuhen beim Legen von Magensonden, Absaugen und Extubation.

Neben diesen Vorschriften für das Personal wurden auch gesonderte Empfehlungen zur Aufbereitung von Anästhesiezubehör und -geräten erarbeitet. Herr Kilian wird im folgenden Referat ausführlich dazu Stellung nehmen. Zum Abschluß sei noch erwähnt, daß bei unseren bakteriologischen Kontrolluntersuchungen bei Abstrichen nach Gebrauch aus den Beatmungsschläuchen wie auch aus dem Patientenansatzstück des Ambu-Beutels keine bakterielle Keimbesiedlung nachgewiesen werden konnte.

Die Aufbereitung von Apparaten und Instrumentarium zur Anästhesie und Atemtherapie

J. Kilian und F.W. Ahnefeld

Hygienische Maßnahmen stellen im Gegensatz zu vielen anderen medizinischen Verfahren eine Prävention und keine Therapie dar. Unser Bemühen muß daher darauf gerichtet sein, mit möglichst keimarmen oder keimfreien Materialien zu arbeiten, um eine Kontamination mit gebrauchten und damit infizierten Gegenständen zu verhindern, und dafür zu sorgen, daß eine Keimverschleppung durch unsachgemäßes Arbeiten oder eigene Keimbesiedlung (Hände, Kittel, Haare usw.) vermieden wird. Das Problem der Keimverschleppung und Kreuzinfektion besteht besonders im Bereich der Anästhesie und der Intensivmedizin; ihre Verhütung stellt große Anforderungen an Pflegepersonal und Ärzte. Wirksame Methoden müssen daher einfach zu handhaben, jederzeit einsetzbar und unschädlich für den Menschen sein.

Aufbauend auf den Richtlinien des Bundesgesundheitsamtes vom 09.01.1976 über die „Erkennung, Verhütung und Bekämpfung von Krankenhausinfektionen" wurde von Thimm eine Zuordnung von Reinigungsgruppen zu Risikobereichen im Krankenhaus vorgenommen. Dem Risikobereich I, dem Bereich mit dem höchsten Infektionsrisiko, werden unter anderem septische Op-Einheiten und Intensivpflegeeinheiten zugeordnet. Normale Op-Abteilungen ordnet er dem Risikobereich II zu, dem Bereich mit hohem Infektionsrisiko [30].

Walter weist in einem Übersichtsreferat darauf hin, daß die Anästhesie unbedingt als ein auslösender Faktor bei postoperativ auftretender Sepsis angesehen werden muß. Zu oft endete die Asepsis an der Barriere, die zwischen dem Operationsfeld und dem Arbeitsgebiet des Anästhesisten errichtet wird. Als Prinzip müsse gelten, daß sämtliche Handlungen am Patienten soweit wie möglich aseptisch durchgeführt werden. D.h. durch Präventivmaßnahmen muß das Risiko einer Kreuzinfektion ausgeschaltet oder zumindest verringert werden.

Bakteriologische Untersuchungen von Narkosegeräten [9, 11, 15, 18, 19, 20, 22, 27, 32, 34] gaben in den meisten Fällen positive Ergebnisse, wobei die Dauer der Narkose nicht die entscheidene Rolle bei der Verkeimung zu spielen scheint (Walter). Am häufigsten waren verständlicherweise die patientennahen Teile des Narkosesystems betroffen, d.h. Tubus, Verbindungsteile und Faltenschläuche.

Die meisten Autoren bejahen daher die Notwendigkeit einer Desinfektion oder Sterilisation des Anästhesiezubehörs [1, 2, 3, 5, 8, 9, 16, 19, 24, 31]. Sehr different sind dagenen die Meinungen in Bezug auf die Notwendigkeit einer Desinfektion oder Sterilisation und in Bezug auf die anzuwendenden Verfahren.

Wir müssen davon ausgehen, daß bei der Durchführung einer Narkose sowohl das Anästhesiepersonal und die Anästhesiegeräte als auch der Patient als primäre oder sekundäre Infektionsquelle fungieren kann. So kann durch hygienisch unsachgemäßes Vorgehen, durch infizierte Hände oder durch Gebrauch des verkeimten Materials, die gesamte Umgebung des Anästhesiearbeitsplatzes kontaminiert werden und auf diese Weise den Patienten gefährden. Dies gilt verständlicherweise dann für alle Patienten, die im weiteren Verlauf im Bereich dieses Arbeitsplatzes zur Narkose kommen. Oberstes Prinzip unserer Bemühungen muß daher sein, Übertragungsmöglichkeiten zu unterbrechen und nur Gegenstände zu verwenden, die keimfrei oder möglichst keimarm sind.

A. Verfahren

1. Reinigung

Es sollte bereits an dieser Stelle ausdrücklich betont werden, daß die Voraussetzung für eine sichere Sterilisation, aber auch Desinfektion eine vorherige sorgfältige Reinigung des Gerätes ist. Nur bei mechanischer Beseitigung z.B. von Schleim oder Blut ist eine Wirkung von Desinfektions- und Sterilisationsmitteln sichergestellt. Es sollte daher heute die Regel sein, daß alle dafür geeigneten Instrumente unmittelbar nach Gebrauch in eine für die Instrumenten-

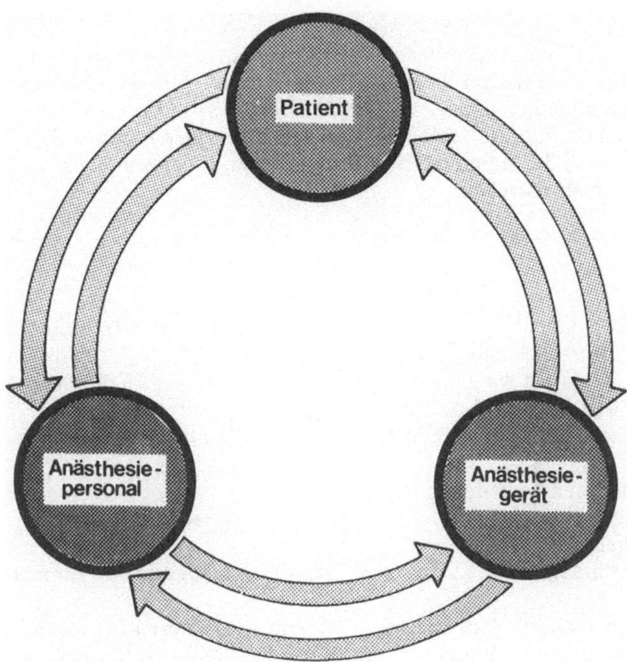

Abb. 1. Infektionsquellen

desinfektion geeignete Lösung mit gleichzeitiger Reinigungswirkung eingelegt werden. Nur so ist eine Reinigung bei gleichzeitiger Desinfektion zu erreichen, die notwendig ist, um eine Gefährdung des Personals auszuschließen. Erst nach einer entsprechenden, vom Präparat abhängigen Einwirkzeit, wird das Gerät der endgültigen Aufbereitung zugeführt [25].

2. Desinfektion

Desinfektion ist die gezielte Entkeimung mit dem Zweck, die Übertragung bestimmter unerwünschter Mikroorganismen durch Eingriffe in deren Struktur oder Stoffwechsel unabhängig von ihrem Funktionszustand zu verhindern [16]. Unbedingt muß eine Desinfektion in diesem Bereich alle grampositiven Bakterien, einschließlich der Tuberkuloseerreger, aber auch sämtliche gramnegativen Mikroorganismen, Pilze und Erreger von Virusinfektionen mit erfassen. Das angewandte Verfahren muß kompatibel mit organischen Substanzen sein und verbleibende Desinfektionsmittelrückstände dürfen keinerlei toxische Schädigungen verursachen.

Vor einer Beurteilung der Wertigkeit und der Anwendbarkeit der zur Verfügung stehenden Möglichkeiten muß zunächst klar umrissen werden, welche Gegenstände und Materialien sterilisiert werden müssen und in welchem Falle eine Desinfektion ausreicht. Aus Unkenntnis und häufig falsch verstandenem Sicherheitsbedürfnis hat es sich heute eingebürgert, in vielen Fällen eine Sterilisation anzustreben, wo eine Desinfektion nicht nur ausreichend, sondern auch wesentlich materialschonender und – in Bezug auf die Gassterilisation – patientenverträglicher wäre. Wir gehen davon aus, daß eine Sterilisation überall dort unumgänglich ist, wo eine Verletzung der Haut oder Schleimhaut zu erwarten oder nicht sicher auszuschließen ist. Wenn im weiteren z.B. bei Endotrachealtuben die Sterilisation empfohlen wird, so deshalb, weil auf der einen Seite die möglichen Desinfektionsverfahren eine Verpackung ohne Gefahr einer Rekontamination nicht sicher ermöglichen, und man andererseits weiß, daß auch bestimmte apathogene Sporenbildner, die bei der Desinfektion nicht mit erfaßt werden, bei hochgradig resistenzgeschwächten Patienten eine Erkrankung hervorrufen können.

3. Sterilisation

Unter Sterilisation ist die Herstellung absoluter Keimfreiheit zu verstehen. Die zur Verfügung stehenden Verfahren müssen auch bei mehrmaliger Anwendung materialfreundlich und in den empfohlenen Dosierungsvorschriften ohne lokale oder systemische Nebenwirkungen auf den Menschen sein. Alles Anästhesiezubehör, das mit Schleimhäuten in Berührung kommt, sollte besonders strengen Kriterien hinsichtlich der Keimbesiedlung unterliegen. Im allgemeinen ist daher in diesen Fällen die Sterilisation anzustreben.

B. Methoden

Gehen wir davon aus, daß alle von der Industrie als steril verpackt deklarierten Gerätschaften auch steril sind (Voraussetzung ist z.B. sachgerechte Lagerung und Entnahme), so treten für diese Gegenstände keine Probleme auf, wenn wir sie als Einmalgeräte verwenden. In den Absaugschläuchen, den Handschuhen, den Infusionsbestecken haben wir bekannte Beispiele dafür. Aus den verschiedensten Gründen läßt sich dieses Prinzip jedoch nicht allgemein realisieren:

- aus Kostengründen: z.B. Einmaltuben bei jeder Narkose,
- aus logistischen Gründen: z.B. Narkoseschläuche – sowohl zur Ver- als auch Entsorgung wären große Lager- bzw. Sammelstellen nötig,
- aus technischen Gründen: z.B. Absauggeräte, aufwendige Techniken verbieten den Einmalgebrauch.

Andererseits ergeben sich jedoch auch durchaus Beispiele, wo ein Gerät wegen der nicht sicheren Intaktheit nach der Sterilisierung nur einmal verwendet werden kann. Als Beispiel sei hier der Kunststoff-Endotrachealtubus mit Niederdruckballon genannt.

Welche Verfahren und Methoden sollen nun in welcher Häufigkeit angewendet werden?

Diese Frage kann keinesfalls schlüssig beantwortet werden. Zu verschieden sind die von Krankenhaus zu Krankenhaus wechselnden technischen, aber auch personellen Möglichkeiten. Wenn wir hier ein Programm vorstellen, das sich in Ulm bewährt hat, so soll das als *eine* Möglichkeit unter vielen verstanden werden, mit den Problemen des Hospitalismus fertig zu werden. Weiterhin muß betont werden, daß technische Weiterentwicklungen durchaus Änderungen im praktischen Vorgehen mit sich bringen können, so z.B. durch die Entwicklung des Purfactors.

Folgende Reinigungs-, Desinfektions- und Sterilisationsverfahren stehen uns zur Zeit zur Verfügung:

1. Absprühen mit Desinfektionsmittelspray,
2. Abwischen mit Desinfektionsmittel,
3. Einlegen in Desinfektionsmittellösung mit gleichzeitiger Reinigungswirkung (Sekusept, Grotamat, Gigasept 5% und 1% S + M Labor),
4. Spülautomat mit entsprechender Programmierung (Miele-Spülautomat oder Purfactor),
5. Formaldehyddesinfektion (Aseptor),
6. Autoklavierung,
7. Gassterilisation mit Äthylenoxid.

Zu 1.: Absprühen mit Desinfektionsmittelspray

Mit Desinfektionsmittelspray wird überall dann abgesprüht, wenn eine Keimreduktion angestrebt wird, die Desinfektion in einem Spülautomaten oder im Aseptor aus technischen oder anderen Gründen jedoch nicht möglich ist (z.B. Blutdruckuhren).

Zu 2.: Abwischen mit Desinfektionsmittel

Das sorgfältige Abwischen mit Desinfektionsmittel, z.B. mit wässriger Aldehydlösung, sollte mindestens einmal täglich bei allen laufend im Gebrauch befindlichen Großgeräten durchgeführt werden (z.B. Narkosewagen, Narkosegerät).

Zu 3.: Desinfektionsmittel mit Reinigungswirkung

Hier ist vor allem der Endotrachealtubus zu nennen, der sofort nach Gebrauch in eine entsprechende Lösung abgeworfen werden soll. Eingetrocknetes Sekret und Eiweißreste verhindern das Eindringen des Desinfektionsmittels bis zur kontaminierten Oberfläche und schützen die eingeschlossenen Keime damit vor dem Angriff des Desinfektionsmittels.

Wir halten das Einlegen der Instrumente in Desinfektionsmittellösung als alleinige Maßnahme von der Desinfektionswirkung her gesehen für durchaus ausreichend, von der Praktikabilität her jedoch nicht für empfehlenswert. Die Gefahr einer Rekontamination bei der notwendigen Spülung in sterilem, entsalztem Wasser und der abschließenden Trocknung ist auch bei Tragen von sterilen Handschuhen als zu hoch anzusetzen.

Zu 4.: Spülautomaten

Die Behandlung des Anästhesiezubehörs in Desinfektionsmaschinen ist wegen der schonenderen Behandlung des Materials jedem chemischen Verfahren vorzuziehen. Es ist jedoch genau darauf zu achten, daß diese Spülautomaten mit einer ausreichenden Temperaturphase arbeiten. Die Minimalforderung beträgt 95°C über einen Zeitraum von 2-3 min [11]. Im Hinblick auf das Hepatitis-Virus B ist die chemo-thermische Desinfektion unter Zusatz von Aldehyden und Chlor vorzuziehen, oder man verlängert die Temperaturphase auf 30 min. Zur Verfügung stehen Spülautomaten der Fa. Miele und Dräger. Das Purfactor-System der Fa. Dräger wurde speziell für die Säuberung und Desinfektion von Narkose- und Beatmungszubehör entwickelt. Eine Integration in das von uns empfohlene Anästhesie-Pflegezentrum [2] ist nahtlos möglich. Ein speziell konstruierter Wagen nimmt in Magazinen Faltenschläuche und Atembeutel auf, sonstiges Zubehör wird in Körben aufbewahrt. Die Arbeitsgänge setzen sich aus einer Reinigungs- und Desinfektionsphase bei 65°C und einer Spülphase bei 95°C zusammen. Abschließend erfolgt die Trocknung mit gefilterter, keimfreier, 110°C heißer Luft. Die Größe des Gerätes ermöglich das Desinfizieren auch großer Mengen von Anästhesiegeräten. So können 40 Faltenschläuche, 20 Endotrachealkatheter, 20 Atembeutel und mehrere Körbe mit Einzelteilen von Kreissystemen, Instrumenten usw. eingebracht werden. Die Wasch- und Desinfektionsphase dauert ca. 45 min. Durch die Trocknungsphase am Schluß des Programms ist gewährleistet, daß die gereinigten und desinfizierten Gegenstände trocken aus dem Spülautomaten entnommen werden können.

Die Anwendung dieser Methode eignet sich für alle Gegenstände, die zwar desinfiziert, aber nicht sterilisiert werden müssen und bei denen eine sterile Lagerung nicht notwendig erscheint. Ein Verpacken in Plastikfolien kann auch hier nur nachträglich erfolgen. Vorteil des Purfactors ist, daß die Gegenstände bereits gespült und getrocknet aus dem Gerät entnommen werden können.

Zu 5.: Formaldehyddesinfektion (Aseptor)

Eine Möglichkeit der Desinfektion medizinischer Großgeräte in einem geschlossenen, voll automatischen System stellt der Aseptor dar. Sein Prinzip besteht darin, daß durch Verdampfung einer 10%igen wässrigen Formaldehydlösung und anschließender Wasserkondensation auf allen Geräteteilen ein Formaldehydfilm entsteht, der eine Oberflächendesinfektion bewirkt. Die relative Luftfeuchtigkeit im Gerät muß über 90% liegen. Entscheidend für eine sichere Anwendung ist auch hier die genaue Beachtung der Bedienungsanleitung [6, 26]. Nach Abschluß des Desinfektionsprogrammes sollten Beatmungs- und Narkosegeräte in jedem Fall noch eine Stunde entlüftet werden.

Zu 6.: Autoklavierung

Bei der Dampfsterilisation handelt es sich um die Anwendung von gespanntem, gesättigtem (und in der Regel luftfreiem) Wasserdampf zur Entkeimung in Sterilisationsautoklaven. Auch hier gilt als wesentliche Voraussetzung, daß die Materialien eiweiß- und schleimfrei sein müssen, um mit den angegebenen Programmen eine sichere Sterilisation zu erreichen. Dampfsterilisationsverfahren unterscheiden sich hinsichtlich Temperatur, Dampfdruck und Einwirkungszeit. Auf jeden Fall ist der gespannte und gesättigte Wasserdampf Vorbedingung. Geräte ohne Vorvakuum sollten heute nicht mehr verwendet werden [16].

Ohne Zweifel ist die Dampfsterilisation die billigste und sicherste Methode zur Sterilisation von Anästhesiezubehör. Sie ist anderen Methoden vorzuziehen. Vor der Sterilisation ist ein Einschweißen in Papier-Plastik-Tüten möglich. Bei der Verwendung von Latex-Materialien muß auf den Hinweis der Firma Rüsch geachtet werden, daß das Material weder ein Vor- noch ein Nachvakuum verträgt. Bei falscher Sterilisationstechniken können Hernien entstehen, die in extremen Fällen das Lumen des Tubus verschließen können [21].

Zu 7.: Äthylenoxid

Obwohl chemische Sterilisationsverfahren weit verbreitet sind, muß man sie als Behelfsmaßnahmen ansehen, die ausschließlich dann eingesetzt werden sollten, wenn kein anderes Verfahren zur Verfügung steht. Das wichtigste chemische Sterilisationsverfahren ist die Gassterilisation mittels Äthylenoxid. Es ist ein leicht entflammbares, höchst explosives und für den Menschen hoch toxisches Gas. Daher müssen bei der Anwendung des Verfahrens besondere Schutzmaßnahmen hinsichtlich Patienten und Personal beachtet werden. Selbstverständlich sind nur Geräte zu verwenden, die den Sicherheitsvorschriften des Technischen Überwachungsdienstes entsprechen. Es ist weiterhin darauf zu achten, daß die Gasflaschen nach den Bestimmungen „Umgang mit höchst explosiven Stoffen" aufbewahrt werden. Allgemein gültige Richtzeiten für eine sichere Sterilisation können für die Gassterilisation nicht angegeben werden, da die Geräte mit unterschiedlichen Methoden betrieben werden. Die Beachtung der Bedienungsanleitung ist absolute Voraussetzung für eine risikoarme Anwendung. Auch bei der Sterilisation mit Äthylenoxid ist eine sorgfältige Reinigung des Materials unabdingbare Voraussetzung für eine einwandfreie Keimabtötung. Vor der Sterilisation können die Materialien in Kunststoffolien aus Polyäthylen oder Polypropylen eingeschweißt werden. Nylonfolien sind wegen der verzögerten Penetration des Äthylenoxids ungeeignet.

Wegen der hohen Toxizität des Gases muß mit besonderer Sorgfalt darauf geachtet werden, daß genügend Zeit bis zur nächsten Verwendung des Sterilisationsgutes verstreicht. Äthylenoxid und seine Abbauprodukte werden während der Sterilisation vom zu sterilisierenden Material absorbiert und diffundieren nach dem Verfahren nur langsam wieder ab. Untersuchungen haben gezeigt, daß selbst nach siebentägiger Lagerung noch toxische Rückstände in und auf den Instrumenten nachweisbar waren [14, 15, 28]. Die Lagerzeiten können verkürzt werden, wenn nach der Sterilisation eine acht- bis zwölfstündige Entlüftungsphase bei 50-60°C stattfindet.

Das Verfahren eignet sich nicht für die Sterilisation von Latexgeräten, da das Äthylenoxid unterschiedlich schnell in das Material diffundiert und es dadurch zu Schichtabhebungen mit der Folge von Hernienbildung kommen kann [21].

Ganz allgemein gilt, daß die Effektivität von Sterilisatoren laufend überwacht werden muß (Führen von Protokollbüchern, Registrierung der Sterilisationszeit), und daß auf der Verpackung der zu sterilisierenden Ware ein Indikatorstreifen angebracht wird, der anzeigt, daß die verpackte Ware einem Sterilisationsprozeß unterworfen wurde. Außerdem muß in allen Fällen das Sterilisationsdatum auf der Verpackung angegeben werden.

C. Aufbereitung von Anästhesiezubehör

Versuchen wir nun, die im Anästhesiebereich anfallenden Geräte diesen verschiedenen Verfahren zuzuordnen, so wird klar,

- daß wir uns über die Notwendigkeit Desinfektion oder Sterilisation klar sein müssen,
- daß nicht jedes Verfahren für jedes Gerät angewendet werden kann,
- daß die Frage Einschweißen oder nicht beantwortet werden muß, und
- daß die Häufigkeit des empfohlenen Verfahrens überlegt sein muß.

Nehmen wir als Beispiel das Anästhesiezubehör, das zur Intubation notwendig ist. Zunächst zu den Endotrachealtuben: Wegen ihres Verwendungszweckes und -ortes haben wir uns entschlossen, sie nach Gebrauch zu sterilisieren und sie auch verpackt aufzubewahren.

Nach der Reinigung im Spülautomaten werden sie bei 121°C autoklaviert. Das Verfahren belastet das Gummimaterial zwar, die Schädigungen bleiben bei sachgerechtem Umgang jedoch im Rahmen des Vertretbaren.

Um Fehler bei der Aufbereitung soweit wie möglich auszuschalten, haben wir die Arbeitsanweisungen in Einzelschritte aufgeteilt, die eine Entsorgung und Aufbereitung auch durch fachfremdes Personal, z.B. in einer Zentralsterilisation, möglich macht.

Tabelle 1. Aufbereitung von Anästhesiezubehör zur Intubation

Geräte zur Intubation	Häufigkeit	Desinfektionsmittelspray	Verstöpseln	Desinfektionsmittellösung mit Reinigungswirkung	Spülautomat 60°C	Kontainer: nicht einschweißen	Kontainer: einschweißen	Entstöpseln, Pflasterreste entfernen	Einschweißen in Tüten	Autoklavierung 121°C	Kontainer
Endotracheal-tubus (Gummi und Latex)	A		1	2	3		4	5	6	7	8
Führungsstab	A			1	2		3		4	5	6
Guedel Tubus	A			1	2	3		4		5	6
Intubations-spatel	A			1	(2)						
Laryngoskop-griff	A	1									
Magillzange	A				1						
Tubusklemme	A				1						

A = nach jedem Gebrauch
B = Nach Programmende täglich
C = 1 x wöchentlich

Im Sinne der Konzentration der Arbeit des Fachpersonals auf fachspezifische Aufgaben, d.h. auf die Vorbereitung, Durchführung und Entsorgung einer Narkose in Zusammenarbeit mit dem Anästhesisten, hat es sich bewährt, die Aufbereitung des Anästhesiematerials aus dem direkten Op-Bereich herauszuverlegen und durch angelerntes Personal durchführen zu lassen. Dies setzt die hier beispielhaft angeführte Beschreibung der Arbeitsschritte voraus.

Als zweites Beispiel sei die Aufarbeitung der Narkoseschlauchsysteme angeführt. Hier haben wir uns einerseits zwar zur Sterilisation entschlossen, andererseits verzichten wir jedoch auf die sterile Verpackung, da wir der Meinung sind, daß eine bakterielle Kontamination der Schläuche auf der Innenseite während der Lagerung sicher nicht stattfinden wird. Die Einzelschritte der Aufarbeitung sind in der Tabelle 2 zusammengefaßt.

Unsere Narkosegeräte schließlich werden täglich einer Oberflächendesinfektion unterzogen, darüber hinaus werden sie in regelmäßigen Abständen, zur Zeit einmal wöchentlich, nach entsprechender Vorbereitung im Aseptor desinfiziert.

Tabelle 2. Aufbereitung der Narkoseschlauchsysteme

Narkoseschlauch-system	Häufigkeit	Spülautomat 60°C	Kontainer: nicht ein-schweißen	Entstöpseln	Trocknen	Äthylenoxyd und Ent-lüftung	Autoklavierung 121°C	Zusammensetzen	Kontainertransport
Atembeutel	A		1			2			3
Maske	A	1	2	3	4	5		6	7
Schläuche									
– verschmutzt	A	1	2		3		4	5	6
– nicht verschmutzt	A		1				2	3	4

A = nach jedem Gebrauch
B = nach Programmende täglich
C = 1 x wöchentlich

Tabelle 3. Aufbereitung von Anästhesiezubehörteilen

Artikel	Häufigkeit der Aufbereitung	Desinfektion/Sterilisation
Blutdruckmanschette	nach jedem Gebrauch	alkoholische Aldehydlösung
Druckaufnehmer	nach jedem Gebrauch	Äthylenoxid
Druckbeutel	nach jedem Gebrauch	Spülautomat oder Alkohol, Aldehyd-lösung
Güdeltubus, Wendltubus	nach jedem Gebrauch	Instrumentendesinfektion + Äthylen-oxid
Intubationsspatel	nach jedem Gebrauch	Instrumentendesinfektion
Laryngoskopgriff	nach Op-Programm	alkoholische Aldehydlösung
Masken	nach jedem Gebrauch	Instrumentendesinfektion + Äthylen-oxid
Narkosegerät	nach Op-Programm	wässrige Aldenhydlösung
Narkoseschläuche	nach jedem Gebrauch	Instrumentendesinfektion + Autoklav
Sekretglasdeckel	nach Op-Programm	Instrumentendesinfektion + Autoklav
Tuben	nach jedem Gebrauch	Spülautomat + Autoklav
Wassergläser	nach jedem Gebrauch	Spülautomat + Autoklav

Aufbereiten heißt, die Anästhesiegeräte und -zubehörteile nach ihrer Verwendung durch Reinigung, Desinfektion und/oder Sterilisation und technischer Überprüfung auf ihre Funktionstüchtigkeit für eine risikolose Wiederverwendung vorzubereiten.

Die Aufbereitung der Narkosegeräte und des -zubehörs nach Gebrauch stellt ohne Zweifel einen komplexen Arbeitsvorgang dar. Wir haben einerseits versucht, durch Aufteilung in Einzelschritte die Sicherheit bei der Entsorgung und Sterilisation zu erhöhen, andererseits haben wir schon vor einigen Jahren versucht, den gesamten Komplex der Geräteaufbewahrung in einem Gerätepflegezentrum darzustellen. Auch hier war das Prinzip, in Einzelschritten die Ent- und Versorgung darzustellen und für die jeweiligen Arbeitsgänge entsprechende Arbeitsplätze zu konzipieren. Neben der Reinigung, Desinfektion und Sterilisation der verschiedenen Geräte kommt hier jedoch noch das Ab- und Aufrüsten der verschiedenen Geräte und

Schlauchbelüftung
Entfernen von Desinfektionsgasrückständen durch sterile Warmluft
8
Desinfektion Sterilisation
Aseptordesinfektion Dampfsterilisation
7
Montage Sichtkontrolle
Ersetzen von defekten Teilen
6
Trocknung
Atemschlauche Beutel und Kleinteile
9
5
Verschleißartikel
Ersetzen von Atemkalk Filtern und destilliertem Wasser
Schlauchreinigung und Desinfektion
OP-Station
Intensivpflege-Station
10
4
Aufrüsten
Montage bis zum betriebsbereiten Zustand
Spülen
Entfernen von Desinfektionsmitteln nach der Baddesinfektion
0
1
3
11
Prüfung auf Betriebsbereitschaft
Prufgerat
12
Bereitstellung von Geräten und Zubehör
Abrüsten
Demontage soweit vom Hersteller empfohlen zwecks Reinigung und Desinfektion
2
Reinigung und Baddesinfektion
Anästhesie-Geräte-Pflegezentrum
reine Seite
Anästhesie-Geräte-Pflegezentrum
unreine Seite

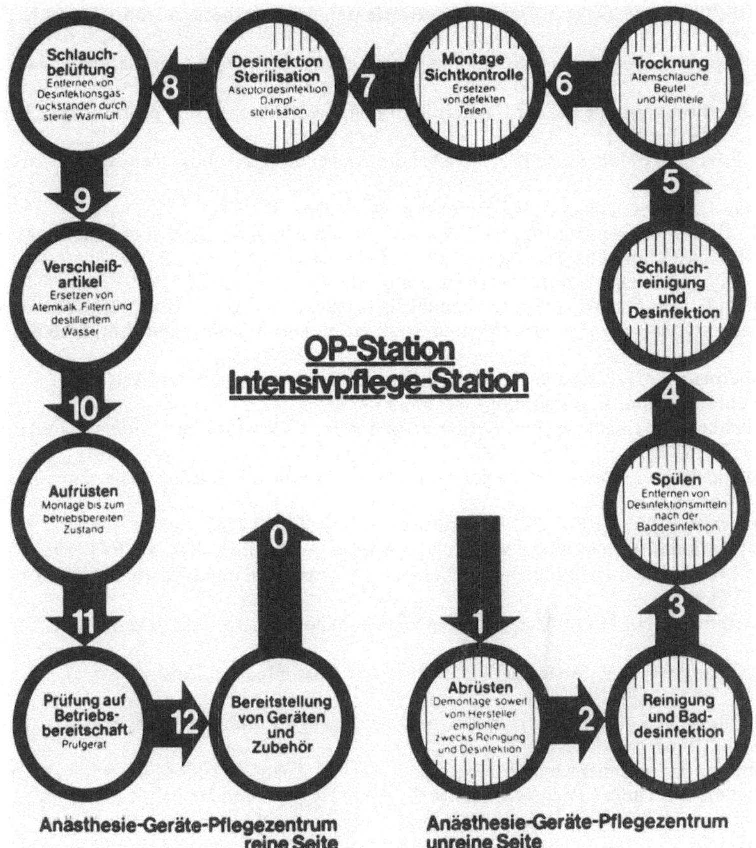

Abb. 2. Schematische Darstellung des Arbeitsablaufes in einem Anästhesie-Geräte-Pflegezentrum

deren Überprüfung auf Funktionstüchtigkeit hinzu, ein Faktor, der bei allen hygienischen Bemühungen doch nicht ganz vernachlässigt werden sollte!

Literatur

1. Adam, W., Lawin, P.: Die Desinfektion von Narkosegeräten. Z. prakt. Anästh. 2, 316 (1967)
2. Ahnefeld, F.W., Bock, K.H., Dick, W., Kilian, J., Karrer, A.: Das Anästhesie-Geräte-Pflegezentrum – eine Voraussetzung zur methodischen Geräteaufbereitung in der Anästhesie und Intensivmedizin. Anästhesist 25, 294 (1976)
3. Dietzel, W., Scheven, E.v.: Die antimikrobielle Behandlung von Anästhesiezubehör. Hospital-Hygiene 8, 259 (1974)
4. Dorsch, J.A., Dorsch, S.E.: Understanding Anesthesia Equipment: Construction, Care and Complications. William & Wilkins: Baltimore 1975
5. Dorsch, J.A., Dorsch, S.E.: A programm for Anesthesia Equipment. Anesthesiology Review 27, 1976
6. Dräger: Leitfaden für die Desinfektion im Dräger-Aseptor.
7. Dryden, G.E.: Uncleaned anesthesia equipment. J. Amer. med. Ass. 233, 1297 (1975)
8. Duncalf, D.: Care of anesthetic equipment and other devices. Arch. Surg. 107, 600 (1973)
9. Editorial: Infected anaesthetic apparatus. Brit. Med. J. 2, 873 (1952)
10. Eichler, J., Henkel, W.: Desinfektionen von Narkosegeräten. Anästhesist 17, 173 (1968)
11. Grosskaumbach, F., Heddergott, E.: Über die Möglichkeit der Reinigung von Anästhesiezubehör mit gleichzeitiger Abtötung pathogener Keime in einem Reinigungsautomaten. Z. prakt. Anästh. 8, 245 (1973)

12. Herbst, H.: Wirtschaftlichkeit verschiedener Desinfektionsverfahren für Anästhesiezubehör. Z. prakt. Anästh. 10, 163 (1975)
13. Jordy, A.: Sorptionsvorgänge bei der Gassterilisation im Krankenhaus. Mitt. Österr. Sanitätsverw. 74, 3 (1973)
14. Jordy, A., Suhr, H.: Sorptionsvorgänge bei der Gassterilisation im medizinischen und pharmazeutischen Bereich. Pharm. Ind. 35, 490 (1973)
15. Just, O.H., Henschel, F.W.: Bakteriologische Probleme bei der Anwendung der modernen Apparatnarkose. Anästhesist 9, 134 (1960)
16. Kanz, E.: Aseptik in der Chirurgie. Urban & Schwarzenberg: München 1971
17. Kilian, J., Haug, H.U.: Bestimmungen von Formaldehyd- und Ammoniakkonzentration in Beatmungsgeräten nach Formalindesinfektion. Pneumonologie 150, 207 (1974)
18. Klein, G., Münter, W.: Keimübertragung durch Narkosegeräte. Anästh. Prax. 5, 127 (1970)
19. Maino, F.R., Racenberg, E., Dauber, W., Mees, J., Schmidt, H.-J.: Bakteriologische Überprüfung unseres derzeitigen Verfahrens zur Reinigung, Desinfektion und Sterilisation von Anästhesiezubehör. SÄB 8, 431 (1969)
20. Moulin, G.C. du, Saubermann, A.J.: The anesthesia machine and circle system are not likely to be sources of bacterial contamination. Anesthesiology 47, 353 (1977)
21. Peter, K.-H.: Verträglichkeit verschiedener Sterilisationsverfahren für Kunststoffe und Gummimaterial. Z. prakt. Anästh. 2, 312 (1967)
22. Roberts, R.B.: The eradication of cross-infection from anesthetic equipment. Anesth. Analg. Curr. Res. 49, 63 (1970)
23. Roberts, R.B.: Gamma-rays + PVC + EO = OK. Respiratory Care 21, 223 (1976)
24. Russell, J.P.: The sterilization dilemma: Where will it end? Anesth. Analg. Curr. Res. 47, 653 (1968)
25. Schewen, E.v., Dietzel, W.: Hygienische Probleme im Bereich der Anästhesie und Intensivtherapie. Z. Prakt. Anästh. 10, 213 (1975)
26. Schmidt-Lorenz, W., Ammann, N.: Mikrobizide Wirkung von Formaldehyd. 16. Jahrestagg. Österr. Ges. Hygiene, Graz 1978
27. Stark, B.C.C., Green, C.A., Pask, E.A.: Anaesthetic machines and cross-infection. Anaesthesia 17, 12 (1962)
28. Stetson, J.B., Whitbourne, J.E., Eastman, C.: Ethylene oxide degassing of rubber and plastic materials. Anesthesiology 44, 174 (1976)
29. The sterilization of anesthesia equipment by ethylene oxide. Anesth. Analg. Curr. Res. 49, 957 (1970)
30. Thimm, B.: Möglichkeiten und Grenzen der Krankenhaushygiene. Hygiene und Medizin 12, 7 (1976)
31. Thomas, E.T.: The sterilization dilemma: Where will it end? Lab. aspects Anesth. Analg. Curr. Res. 47, 657 (1968)
32. Walter, C.W.: Cross-infection and the anesthesiologist. Anesth. Analg. Curr. Res. 53, 631 (1974)
33. Wewalka, G., Werner, H.-P.: Die Anwendung von Peressig-Aerosol zur Desinfektion medizinischer Apparate. Zbl. Bakt. Hyg. I. Abt. Orig. B 156, 557 (1973)
34. Winge-Heden, K.: Bacteriological studies on anaesthetic apparatus. Acta clin. scand. 124, 294 (1962)

Probleme der Desinfektion von Anästhesiegroßgeräten

K.H. Bock, G. Frey und J. Kilian

Im Rahmen der Hospitalismusbekämpfung ist zur Verhinderung der Übertragung pathogener Keime schon früh die Forderung nach einer Sterilisation oder Desinfektion von Narkose- und Beatmungsgeräten erhoben worden (Just u. Henschel, 1960; Lehmann, 1962, 1967).

Da die herkömmliche Technik der Sterilisation mit gespanntem Wasserdampf oder Heißluft zur Entkeimung von Respiratoren und den meist aus thermolabilem Material bestehenden Zubehörteilen von Narkose- und Inhalationsgeräten nicht herangezogen werden kann (Adam u. Lawin, 1967; Peter, 1967; Lawin, 1971), wird mittlerweile in der Klinik als praktikable Methode zur Desinfektion derartiger Apparaturen das Formaldehyd-Ammoniak-Verfahren angewandt.

Hierfür steht seit 1964 die von der Firma Dräger, Lübeck, entwickelte Aseptor-Kammer zur Verfügung. Ihr Prinzip besteht darin, daß durch Verdampfung einer 10%igen wässrigen Formaldehydlösung und anschließender Wasserkondensation auf allen Geräteteilen, deren Temperatur gleich der Umgebungstemperatur entspricht, mit Lösung des Formaldehyds im Kondensatfilm eine Oberflächendesinfektion erreicht wird. Zur Neutralisation möglicher Formaldehydreste wird anschließend 20%ige Ammoniaklösung verdampft. Formaldehyd und Ammoniak verbinden sich zu einer wasserlöslichen, weißen, kristallinen, geruchsneutralen Substanz, dem Hexamethylentetramin (Hinrichs, 1967).

Die Anwendung eines solchen Verfahrens setzt unseres Erachtens die enge Zusammenarbeit der Herstellerfirma mit dem Hygieniker, der die Sicherheit des Verfahrens in Bezug auf Keimverminderung austestet, und mit dem Kliniker, der die Sicherheit in Bezug auf Praktikabilität und Ungefährlichkeit prüft, voraus.

Beginnen wir mit der Effektivität des Systems:

Von einer Desinfektion kann gesprochen werden, wenn die in der Praxis vorkommenden Keime nach dem Desinfektionsvorgang abgetötet sind oder bei Anreicherungen die Keimzahl um fünf Zehnerpotenzen vermindert wird.

Bakteriologische Untersuchungen weisen dem Aseptorverfahren überall dort, wo das Formaldehyd direkt einwirken kann, einen sicheren und regelmäßigen Desinfektionseffekt aus (Preuner et al., 1963; Adam u. Lawin, 1967; Kanz, 1967). Neuere Untersuchungen von Steuer et al. (1978) und Schmidt-Lorenz u. Ammann (1978) zeigen jedoch, daß durch physikalische Besonderheiten während des Aseptorprogrammablaufs der Desinfektionserfolg geschmälert werden kann. So bleibt z.B. die Desinfektion unvollständig, wenn die Umgebungstemperatur des Raumes, in dem der Aseptor aufgestellt ist, kleiner als 17°C ist. Kühlt z.B. aufgrund von Aufstellungsgegebenheiten eine Wand des Aseptors stärker ab als die übrigen, so entwickelt sich eine „Saugwirkung", indem sich ein Großteil Kondensat an dieser Wand niederschlägt. Daraus resultiert, daß auf den zu desinfizierenden Geräteoberflächen der Feuchtigkeitsfilm zu schnell abtrocknet und so die keimtötende Wirkung des Formaldehyds vorzeitig beendet sein kann. Somit ist es vorstellbar, daß eine Aseptoranlage im Sommer effizient arbeitet, im Winter jedoch unbemerkt nicht mehr den gewünschten Erfolg bringt.

In diesem Zusammenhang sei auch darauf hingewiesen, daß zu desinfizierende Geräte vor Einbringen in den Septor auf Umgebungstemperatur abgekühlt sein müssen, da sich auf Geräteoberflächen, deren Temperatur größer als die Umgebungstemperatur ist, kein Kondensatfilm bilden kann.

Eine Kontrolleinrichtung für Umgebungstemperatur mit Warnung bei Abfall unter 17°C und eine Kontrolleinrichtung für das Vorhandensein eines Feuchtefilms sollte daher bei der Weiterentwicklung einer Aseptor-Kammer mit berücksichtigt werden.

Die Desinfektion von Hohlräumen wie z.B. in Beatmungsgeräten und Inkubatoren gelingt nur bei Bespülung mit Formaldehyddampf. Bei einigen Apparaturen, wie z.B. Inkubator oder Assistor, setzt dies die Einschaltung des Betriebszustandes voraus, die nur durch die Installation von Strom- und Druckluftanschluß zu erreichen ist.

Bei Suspendierung von Testorganismen in 1%iger Mucinlösung wird die dezimale Reduktionszeit (= Zeit in Minuten, in der eine 90%ige Reduktion der Zahl der vermehrungsfähigen Zellen erfolgt) bei Aseptordesinfektion um fast das Doppelte verlängert (Schmidt-Lorenz u. Ammann, 1978). Eine Vorreinigung der zu desinfizierenden Geräte erscheint damit unumgänglich.

Gehen wir von den bakteriologischen Testen, die im Aufgabenbereich des Hygienikers liegen, auf die Untersuchungen der Kliniker über, so ergibt sich, daß die Aseptordesinfektion eine durchaus praktikable Tätigkeit im Klinikbetrieb darstellt. Je nach Größe der Abteilungen lassen sich mit einem oder mehreren Desinfektionsschränken die üblichen Forderungen nach Gerätedesinfektion realisieren. Leider fehlen bis heute verbindliche Angaben, nach welcher Einsatzzeit der Geräte die Desinfektion zu erfolgen hat. Die Bedienung des Aseptors ist durch die Programmierung des Funktionsablaufs denkbar einfach. Geruchsbelästigungen oder Gefährdungen des Bedienungspersonals durch Formaldehyddämpfe treten bei sachgerechter Bedienung nicht auf.

Ein anderes Problem stellt die Alteration des Patienten durch Restspuren von Formaldehyd in Beatmungsgeräten, Narkosekreisteilen usw. dar.

1972 berichteten Kilian u. Bültmann über eigentümliche, nichteitrige interstitielle Pneumonien unklarer Genese bei Dauerbeatmungspatienten. Auf der Suche nach der Ursache für diese karnifizierenden Lungenveränderungen fiel den Autoren auf, daß zu dieser Zeit die Respiratoren erstmals in einer neu installierten Aseptoranlage desinfiziert worden waren.

Ausgehend von diesen Beobachtungen untersuchten wir, ob Beatmungsgeräte nach Desinfektion im Aseptor noch nennenswerte Mengen an Formaldehyd und Ammoniak in der Beatmungsluft enthalten bzw. inwieweit durch fehlerhafte Bedienung des Desinfektionsschrankes die Konzentrationen dieser Substanzen ansteigen können. Die Versuche wiesen bei vorschriftsmäßiger Bedienung des Aseptors im Beatmungsgas des desinfizierten Respirators Anfangskonzentrationen von etwa 0,2 ppm nach (Abb. 1). Bei unsachgemäßer Bedienung des Desinfektionsschrankes kam es zu ausgeprägten Anstiegen der Formaldehydkonzentration, wobei die Werte zum Teil über 1 ppm liegen (Abb. 2) (Haug et al., 1973).

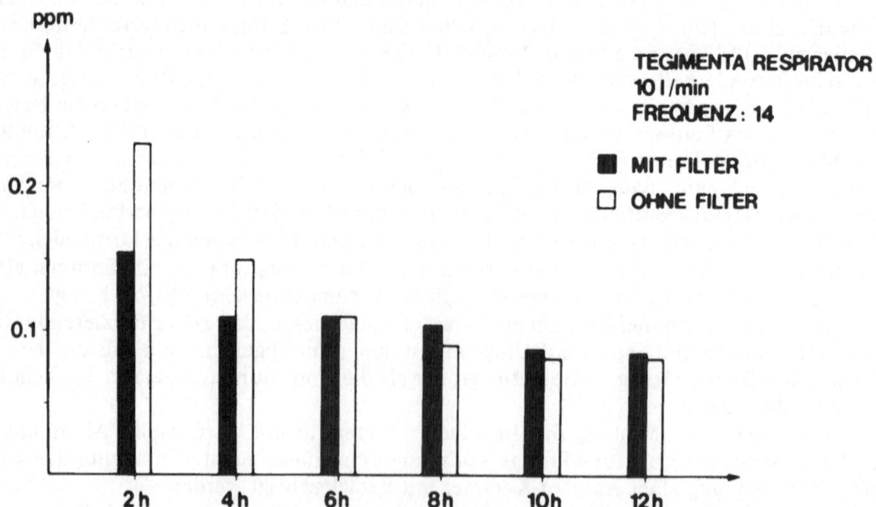

Abb. 1. Formaldehydkonzentrationen, die von einem Tegimenta-Respirator über einen Zeitraum von 12 Std nach einer Desinfektion im Aseptor abgegeben werden (nach Haug et al., 1973)

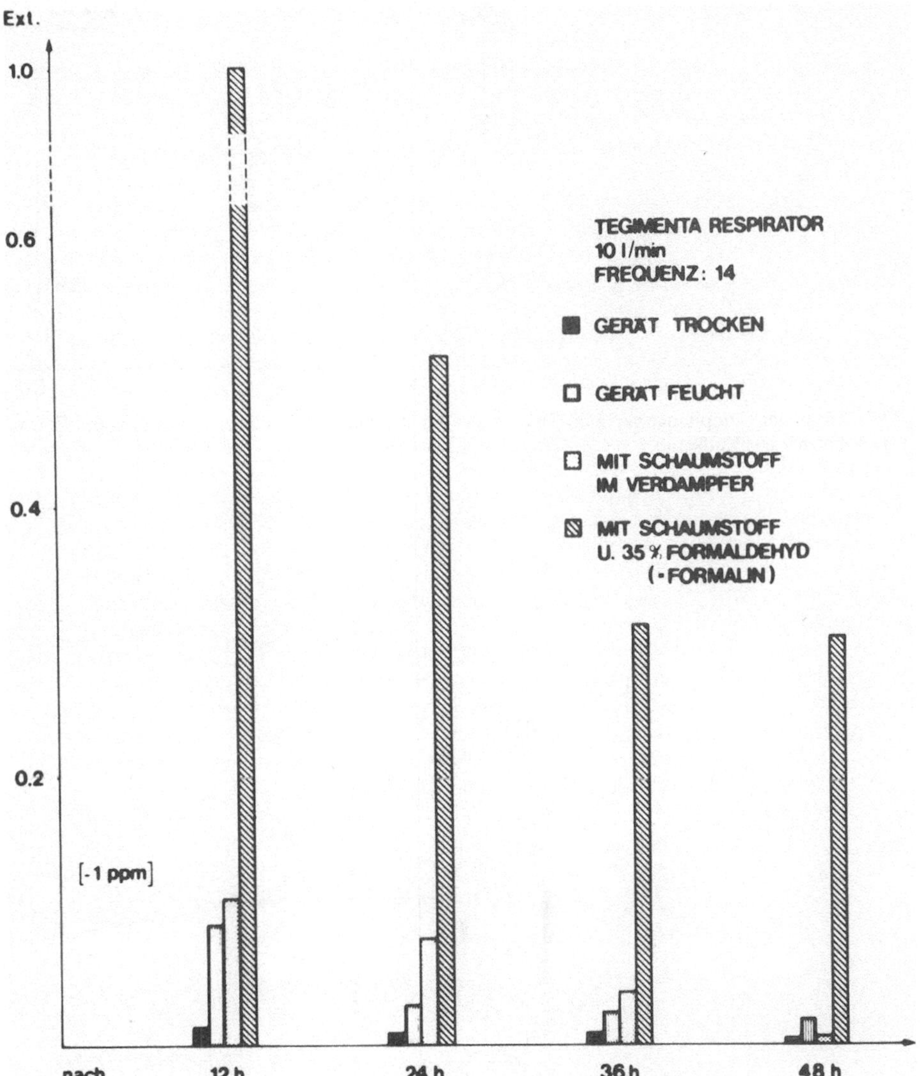

Abb. 2. Bei unsachgemäßer Bedienung der Desinfektionskammer kommt es zu ausgeprägten Anstiegen der Formaldehydkonzentration (nach Haug et al., 1973)

In einer Versuchsreihe an intubierten Hausschweinen haben wir deshalb eine 6-stündige Dauerbeatmung durchgeführt. Eine Serie erhielt die Formaldehydkonzentration von 0,2 ppm im Beatmungsgas, eine zweite Serie die Konzentration von 2,0 ppm. Im Vergleich zu einer dritten Serie ohne Formalin zeigten Lungenfunktionsparameter wie Compliance und Blutgaswerte keine signifikanten Unterschiede (Abb. 3 u. 4).

Nach diesen Ergebnissen läßt sich bei 6-stündiger Beatmung mit Formaldehydkonzentrationen bis 2,0 ppm keine Verschlechterung der Lungenfunktion beweisen; entsprechend sind morphologisch im Lungeninterstitium keine Veränderungen zu erkennen. Hinweise auf eine frühe Schädigung der Lungenstruktur sind nur sehr diskret in Form von Makrophagen- und Granulozytenanhäufungen in den Alveolen vorhanden, allerdings erst bei der verwendeten hohen Konzentration von 2,0 ppm, die selbst bei unsachgemßer Bedienung nie erreicht wurde (Haug et al., 1973).

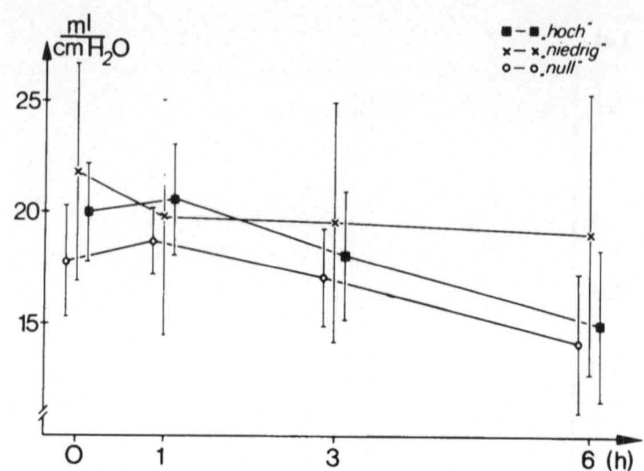

Abb. 3. Verhalten der Compliancewerte im Tierversuch bei Beatmung mit 0,2 ppm bzw. 2,0 ppm Formaldehyd im Vergleich zur Nullserie

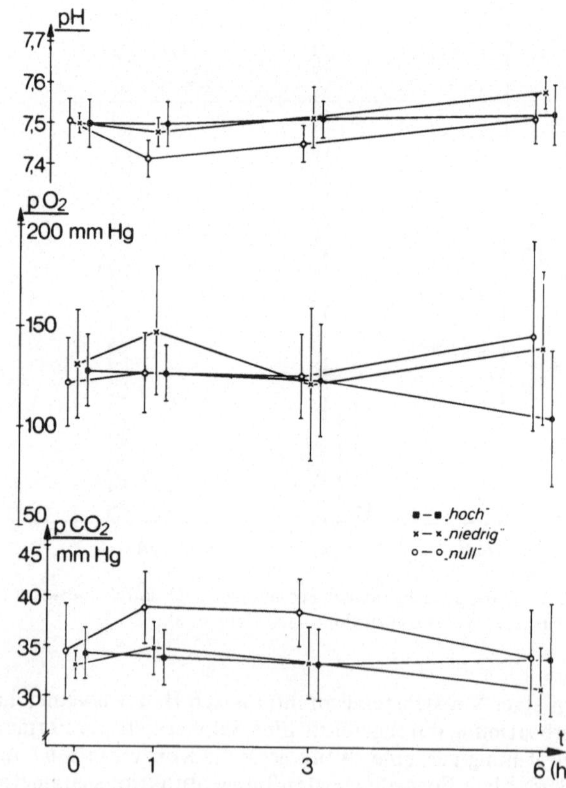

Abb. 4. Verhalten der Blutgaswerte im Tierversuch bei Beatmung mit 0,2 ppm bzw. 2,0 ppm Formaldehyd im Vergleich zur Nullserie

Wenn auch die im Tierversuch erzielten Ergebnisse nur mit Zurückhaltung auf die Verhältnisse beim Menschen übertragen werden dürfen, glauben wir doch, daß unter der Voraussetzung der bereits früher schon von Haug et al. (1973) formulierten Vorsichtsmaßnahmen, wie vorherige Trocknung von Schläuchen und Anfeuchtern, Verwendung der vorgeschriebenen Formaldehydlösung und mindestens 1-stündige Lüftung der Geräte nach dem Desinfektionsvorgang, die Aseptordesinfektion für den Menschen unschädlich ist. Eine Erhöhung der Konzentration der Formaldehydvorlage sollte allerdings unterbleiben.

Aus den hier wegen der Kürze der Zeit nur stichpunktartig vorgetragenen Ergebnissen von Hygienikern und Klinikern fällt dem Hersteller der Desinfektionsgeräte die Aufgabe zu, bei der Einplanung von Aseptoren auf gleichmäßig temperierte Aufstellungsplätze des Aseptors hinzuweisen und Kontroll- und Alarmsysteme zu entwickeln, die die Effektivität der Formaldehydverdampfung garantieren.

Literatur

Adam, W., Lawin, P.: Die Desinfektion von Narkosegeräten. Z. Prakt. Anaesth. Wiederbel. 2, 316-318 (1967)

Haug, H.U., Kilian, J., Reineke, H.: Konzentrationsmengen von Ammoniak und Formaldehyd in einem Beatmungsgerät nach Desinfektion mit dem Formaldehydverfahren.XIII. Gemeinsame Tagung der Deutschen, Schweizerischen und Österreichischen Gesellschaften für Anaesthesiologie und Wiederbelebung, Linz, September 1973

Hinrichs, A.: Wirkungsweise des Dräger-Desinfektionsschrankes Aseptor. Z. Prakt. Anaesth. Wiederbel. 2, 319-320 (1967)

Just, O., Henschel, W.F.: Bakteriologische Probleme bei der Anwendung der modernen Apparaturnarkose. Anaesthesist 9, 134-136 (1960)

Kanz, E.: Hygienisch-bakteriologische Untersuchungen des Dräger-Desinfektionsschrankes „Aseptor". Dräger Sonderdruck MT 6 (1967)

Kilian, J., Bültmann, B.: Pneumonien unklarer Genese bei Dauerbeatmungspatienten – Klinik und Pathologie. In: Deutsche Gesellschaft für Anaesthesiologie und Wiederbelebung Jahrestagung 1972 in Hamburg (Hrsg.) P. Lawin, U. Morr-Strathmann. Springer: Berlin, Heidelberg, New York 1974

Lawin, P.: Desinfektion und Sterilisation von Geräten und Zubehör. In: Praxis der Intensivbehandlung (Hrsg) P. Lawin. 2. Aufl. Thieme: Stuttgart 1971

Lehmann, Ch.: Beitrag zur Sterilisation und Desinfektion von Anästhesiegeräten. Anaesthesist 11, 168-172 (1962)

Lehmann, Ch.: Eine Zentralsterilisationsanlage für Anaesthesiematerial. Z. Prakt. Anaesth. Wiederbel. 2, 305-311 (1967)

Peter, K.-H.: Verträglichkeit verschiedener Sterilisationsverfahren für Kunststoffe und Gummimaterial. Z. Prakt. Anaesth. 2, 312-316 (1967)

Preuner, R., Roester, U., Richter, A.: Über die Desinfektion großer ärztlicher Geräte. Chirurg 34, 49-52 (1963)

Schmidt-Lorenz, W., Ammann, N.: Mikrobizide Wirkung von Formaldehyd. 16. Jahrestagung der Österr. Gesellschaft für Hygiene, Graz 1978 (Kongreßband)

Steuer, W.: Persönliche noch unveröffentliche Mitteilung

Untersuchungen über einen neuen Reinigungsautomaten zur chemo-thermischen Desinfektion von Anästhesiezubehör

U. Hartenauer, J. Spiekermann, H. Bösenberg und P. Lawin

In der Anästhesie und Intensivmedizin kann auf die Benutzung thermolabiler, zur Wiederverwendung bestimmter Materialien nicht verzichtet werden. Die Dekontamination hitzelabilen benutzten Anästhesiezubehörs ist problematisch, da die klassischen und sicheren physikalischen Sterilisationsverfahren aufgrund der Materialschädigung keine Anwendung finden können. Der rein chemischen Kaltdesinfektion ist die thermische bzw. chemo-thermische Desinfektion in automatisierten Großreinigungsgeräten wegen der einfacheren und sicheren Handhabung überlegen.

Ziel unserer Untersuchungen an einem solchen Großreinigungsautomaten (1. Prototyp des „Purfactor" der Drägerwerk-AG, Lübeck) war es, festzustellen, ob die Dekontamination in diesem Gerät ausreichende mikrobizide Wirksamkeit ohne Nebenwirkungen für Patient und Personal gewährleistet sowie materialverträglich ist.

Die Tabelle 1 zeigt die 4 Arbeitsgänge im Reinigungsautomaten anhand eines Blockdiagramms.

Tabelle 1. Die 4 Arbeitsgänge des Purfactor Systems: Anästhesiezubehör (Blockschaltbild)

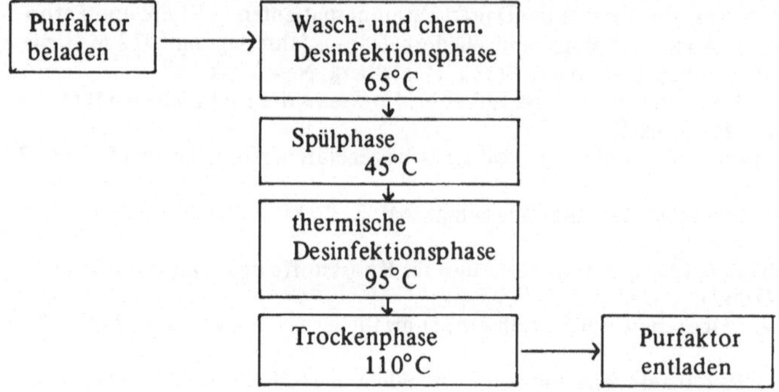

In den durch Schreiber mitregistrierten Temperaturverlaufskurven – zunächst für die Wasch- und chemische Desinfektionsphase von 65°C und die thermische Desinfektionsphase von 85°C (Abb. 1) – dann in der gewählten Einstellung von 85°C für beide Arbeitsphasen (Abb. 2), spiegeln sich die 4 Arbeitstakte der Maschine wider. Die Temperaturen wurden über der Auslaßwanne am Ende der Atemschläuche mit einem Bimetall gemessen. Eine Temperatur von 95°C, wie sie in den jetzt serienmäßig angelieferten Geräten garantiert wird, wurde bei unserem ersten Versuchsgerät noch nicht erreicht.

Die Temperaturhaltezeiten zeigt das folgende Histogramm (Abb. 3). Die max. Temperatur von 84°C in der thermischen Desinfektionsphase wurde für 6 min gehalten.

Die mikrobizide Wirksamkeit wurde an einem repräsentativen Querschnitt häufig benutzter Groß- und Kleinteile von Anästhesiezubehör untersucht, das gemäß den Richtlinien der DGHM mit Keimen künstlich kontaminiert worden war. Positive Wachstumskontrollen wurden bei jedem Versuch angelegt. Sämtliche Testmaterialien wurden in Nährbouillon eingetaucht, anschließend 3 Tage bei 37°C bebrütet und dann ausgewertet. Insgesamt wurden in 30 Versuchen 440 Einzelteile untersucht.

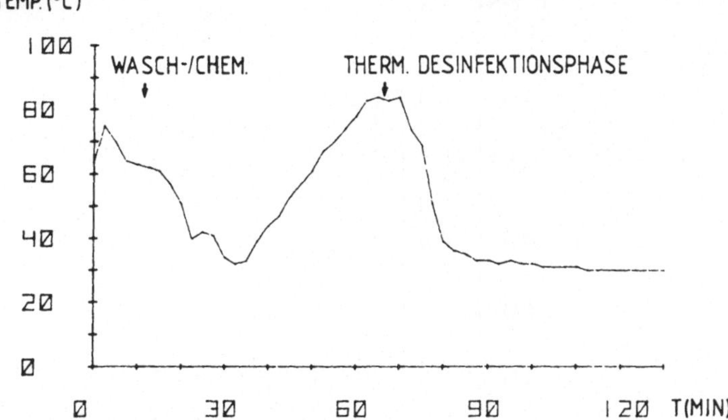

Abb. 1. Gewählte Temperaturverlaufskurve I (Purfactor, Fa. Dräger)

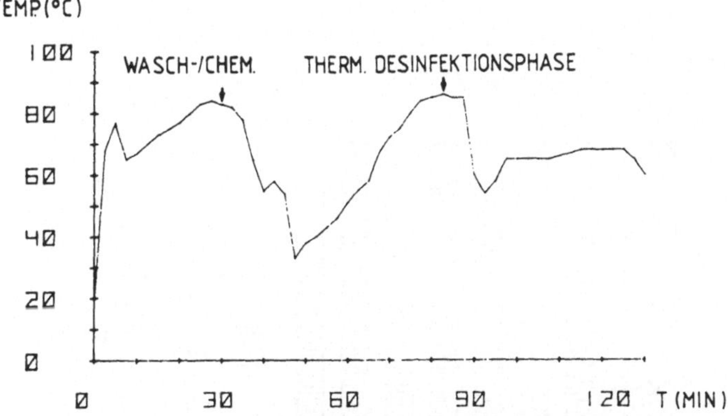

Abb. 2. Gewählte Temperaturverlaufskurve II (Purfactor, Fa. Dräger)

Ergebnisse

Bei der Kontamination (Abb. 4) des Materials mit Staph. aureus (SG 511) überlebten einige Keime den Desinfektionsvorgang. Die Abbildung stellt die relative Häufigkeit der überlebenden Keime bezogen auf die Anzahl der durchgeführten Versuche bei verschiedenen Temperaturkombinationen dar. Auffällig ist die weitgehende Kontamination mit Sporenbildnern. Der Zusatz eines chlorabspaltenden Desinfektionsmittels hatte kaum zusätzlich keimabtötenden, aber deutlich sporenverringernden Effekt. Die Wahl der Temperatur war ebenfalls ohne Belang für die Keimabtötung.

Auffällig ist, daß bei einem hohen Kontaminationsgrad mit aeroben Sporenbildnern Staphylokokken nicht nachweisbar waren. Dies änderte sich, wenn die Verunreinigung mit Sporenbildnern geringer war.

Dieselben Tendenzen zeigten sich bei der Auswertung von Staph. aureus, der als Wildstamm vom Patienten gezüchtet war und anschließend zur Überimpfung benutzt wurde (Abb. 5).

Bei mit Cand. alb., Ps. aerug. und Proteus vulg. beimpften Materialien fanden sich regelmäßig überlebende Testkeime nach der Desinfektion (Abb. 6). Lediglich E. coli konnte nicht nachgewiesen werden, sämtliches Material war aber mit Sporenbildnern kontaminiert. Bei einem Versuch unter geringsten desinfizierenden Voraussetzungen (Temperaturkombination

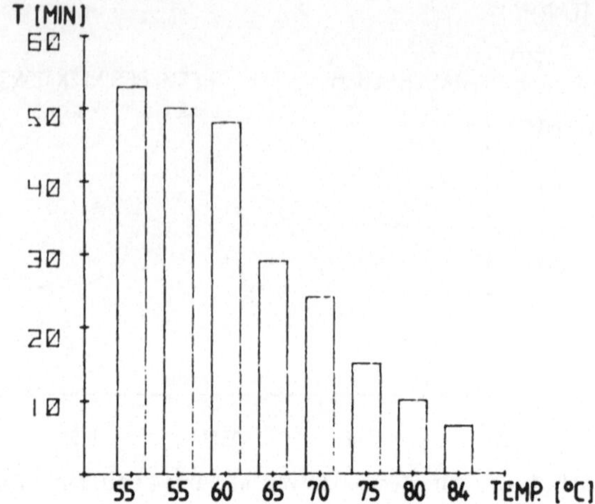

Abb. 3. Verschiedene Temperaturhaltezeiten. Betriebstemperatur 65/85°C

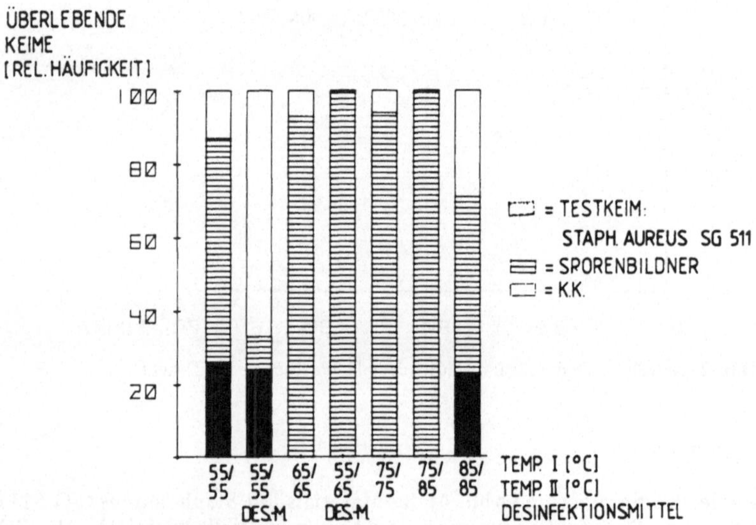

Abb. 4. Bakteriologische Prüfung an kontaminiertem An.-Material nach Desinfektion

15°C/15°C) war der Testkeim an weniger als der Hälfte des beimpften Materials nach dem Maschinendurchlauf nicht mehr nachweisbar.

Die Methodik dieser Versuchsordnung ließ nur einen qualitativen Nachweis überlebender Keime zu, da das Testmaterial vollständig in Bouillon eingetaucht wurde. Ein überlebender Keim genügte, um die Bouillon zu trüben und somit einen negativen Desinfektionserfolg nachzuweisen. Bei weniger sensiblen Untersuchungsmethoden, wie durch Abklatschen der Außenflächen des gewählten Anästhesiematerials mit Rodacplatten, wurden nur selten Sporenbildner, Staph. albus und Staph. aureus, sonst aber keine pathogenen Keime gefunden. Die Zusammenhänge zwischen dem Nachweis von Sporenbildnern und Testkeimen sind ähnlich zu werten wie vorher.

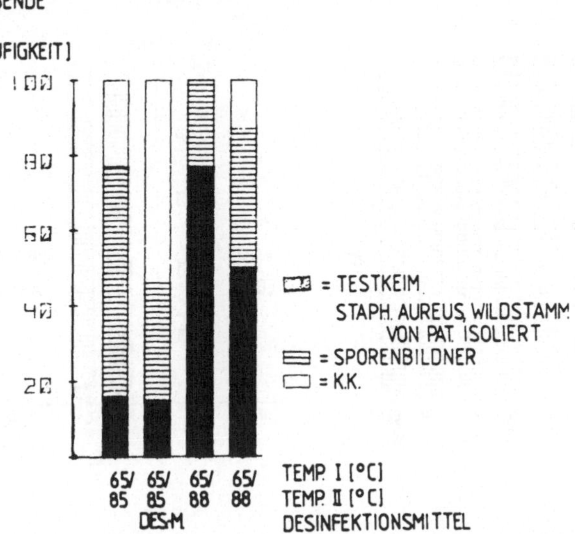

Abb. 5. Bakteriologische Prüfung an kontaminiertem An.-Material nach Desinfektion

Vergleicht man die Aussagekraft von 2 Nachweismethoden miteinander (Abb. 7), so kommt man zu folgendem Ergebnis: Werden die Testmaterialien insgesamt in Nährbouillon eingelegt, ist die Anzahl der als kontaminiert zu wertenden Materialien ungleich höher als wenn selektiv einzelne Teile, z.B. von Atemschläuchen, zerschnitten und in Nährboden gelegt werden. Das obere Säulendiagramm stellt also die erheblich sensiblere Methode des Keimnachweises dar.

Trägt man die relative Häufigkeit nachgewiesener Sporenbildner für jeden der 30 Versuche nebeneinander auf, so fällt der hohe Prozentsatz hundertprozentiger Verunreinigung mit Sporen auf.

Die Gegenüberstellung von Testreihen (Abb. 8) mit starker Verunreinigung durch aeroben Sporenbildner zu solchen mit häufig nachgewiesenen Testkeimen fördert eine interessante Beziehung zutage. Das Maß der Verunreinigung mit aeroben Sporenbildnern beeinflußt das Angehen nach Dekontamination überlebender Testkeime auf den Nährsubstraten.

Es scheint daher gerechtfertigt, für den Wirksamkeitsnachweis eines Desinfektionsverfahrens für Anästhesiematerial folgendes zu fordern:

1. Bakteriologische Prüfverfahren für Desinfektionen sollten so ausgewählt werden, daß möglichst alle übertragbaren Keime erfaßt werden.
2. Von hoher Kontamination mit Sporenbildnern abgesehen, ist ein quantitativ zu vernachlässigendes Haften von Sporenbildnern auf Anästhesiematerial an sich tragbar. Bei der bakteriologischen Untersuchung müssen allerdings die Einflüsse konkurierender Biosysteme mit erfaßt werden, wie dies insbesondere – das zeigen unsere Untersuchungen – für Antagonismen zwischen Sporenbildnern und anderen vegetativen Keimen gilt. Bei stärkerer Kontamination mit Sporenbildnern muß mit dem Vortäuschen klinisch unbedenklicher bakteriologischer Befunde gerechnet werden. Bei der Bewertung von Desinfektionsverfahren muß die gegenseitige Beeinflussung von Sporenbildnern und vegetativen Keimen mehr Berücksichtigung finden, als es in vielen Gutachten erfolgt.

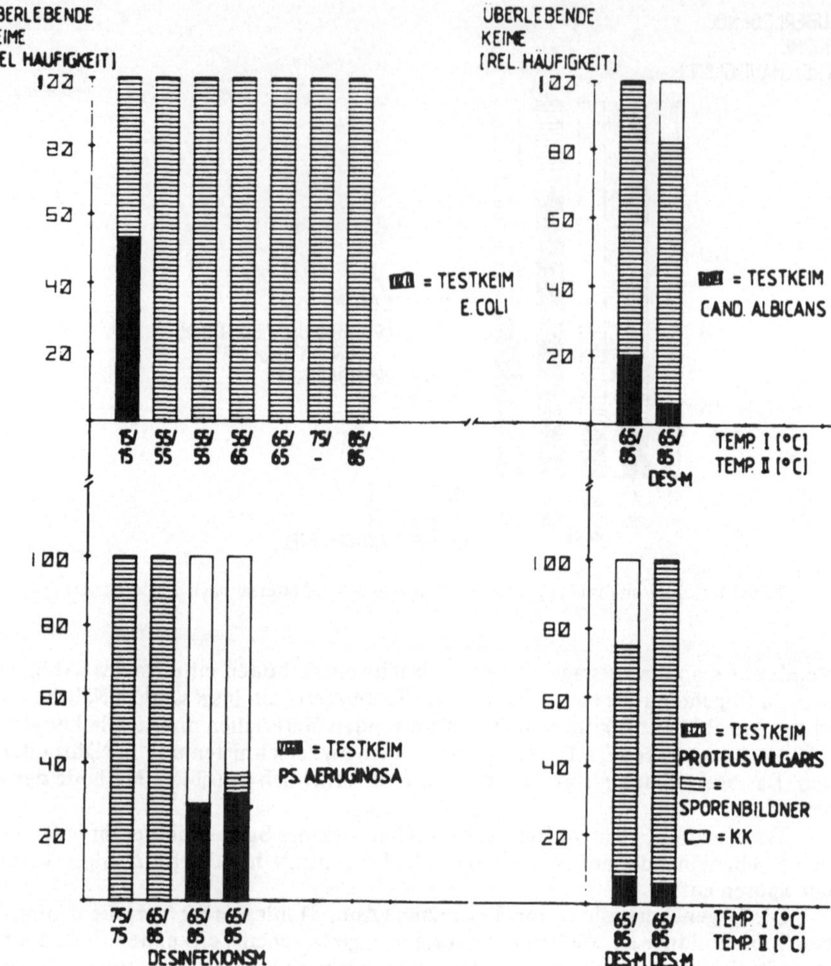

Abb. 6. Bakteriologische Prüfung an kontaminiertem An.-Material nach Desinfektion

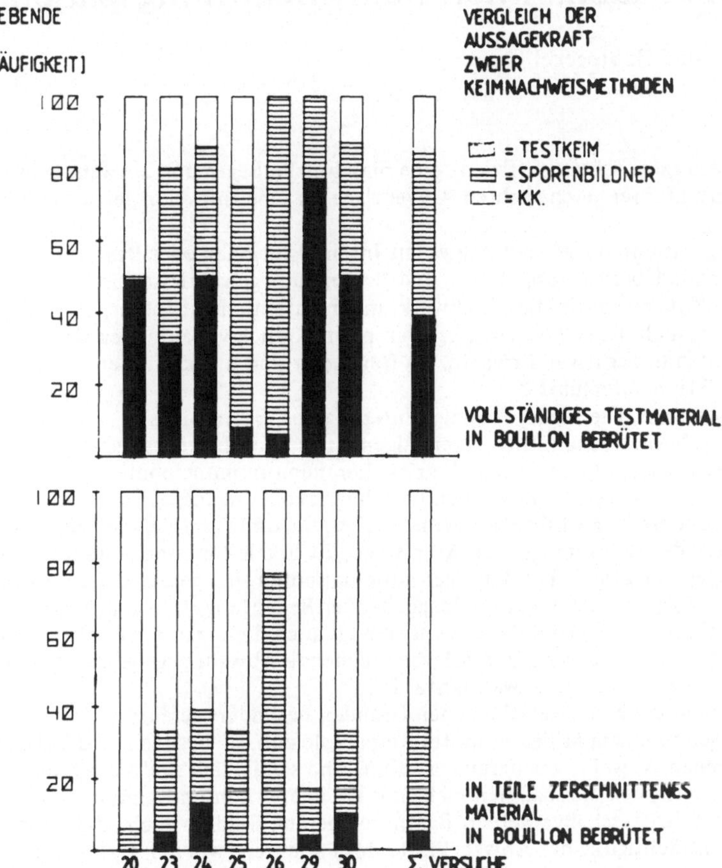

Abb. 7. Bakteriologische Prüfung an kontaminiertem An.-Material nach Desinfektion

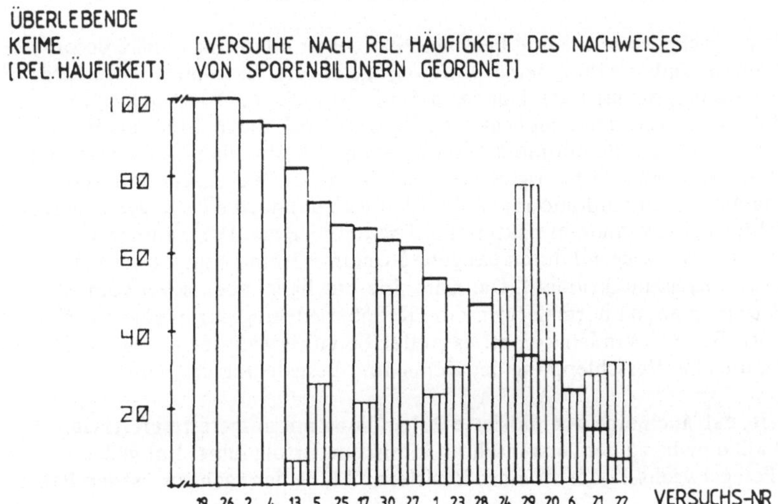

Abb. 8. Wachstum von Sporenbildnern und Testkeimen auf Anästhesiematerial nach Dekontamination

Hygienische Maßnahmen beim Beatmungspatienten

G. Schlag, J. Kilian und H. Stoeckel

Patienten, deren respiratorische Insuffizienz eine maschinelle Beatmung notwendig macht, sind meistens aufgrund ihrer geschwächten Abwehrlage für eine Infektion geradezu prädisponiert.

Den Beatmungspatienten legt man immer auf Intensivstationen oder Beatmungszentren, wo eine entsprechende Überwachung, Pflege und Behandlung gewährleistet ist.

Die räumliche Konzentration dieser schwerkranken Patienten auf Intensivstationen birgt neben den Vorteilen auch die Gefahr einer schweren, oft tödlich verlaufenden Krankenhausinfektion, meist mit gramnegativen Erregern. Im folgenden sind die häufigsten Erreger einer gramnegativen Infektion aufgeführt:

E. coli, Pseudomonas, Klebsiella, Proteus, Enterobacter, Bacteroides

Der Organismus besitzt bekanntlich einen allgemeinen Abwehrmechanismus, der vorwiegend die polymorphkernigen Leukocyten, die zirkulierenden Immunglobuline und den zellulären Immunmechanismus betrifft. Zusätzlich bestehen jedoch organspezifische Abwehreinrichtungen, die besonders in der Lunge ausgebildet sind. Sie umfassen z.B. den Hustenreflex, den Filtrationseffekt der sich verengenden Atemwege, die lokale Immunglobulinproduktion und die Makrophagen der Lunge. Für den Beatmungspatienten sind gerade diese organbeschränkten Abwehrmechanismen von ausschlaggebender Bedeutung. Im katabolen Stadium des Schwersterkrankten sind sowohl die allgemeinen als auch die organspezifischen Abwehrmechanismen geschwächt, so daß keine erfolgversprechende Abwehr gegenüber einer endogenen als auch exogenen Infektion gewährleistet ist.

Die Patienten sind daher aus verschiedenen Gründen besonders gefährdet.

Sie befinden sich in einem Milieu erhöhter Keimexplosion, sie besitzen eine Verminderung der körpereigenen Abwehr, wie bereits erwähnt, und schließlich sind sie gefährdet, weil viele unserer therapeutischen Maßnahmen nicht nur zu einer erhöhten Keimexplosion der Patienten führen (z.B. Ultraschallvernebler, Beatmungsgerät), sondern auch zusätzlich zu einer weiteren Beeinträchtigung der Abwehrkräfte des Patienten (wie z.B. Zytostatika, Bestrahlungen). Als Eintrittspforte gelten hierbei vor allem Harnwege, Atemwege und auch Infektionen, die durch einen intravasalen Katheter hervorgerufen werden. Uns interessiert beim Beatmungspatienten vorwiegend die Atemwegsinfektion. Über die Harnwegsinfektion und die durch intravasale Katheter hervorgerufenen Infektionen wird später in einem Referat berichtet werden.

Der intubierte bzw. tracheotomierte und beatmete Patient ist erfahrungsgemäß besonders im Hinblick auf eine Keimbesiedlung seiner Luftwege gefährdet. Es kommt sehr häufig und frühzeitig zu einer Keimbesiedlung der Trachea und der Bronchien. Der Oropharynx weist oft eine Besiedelung mit aeroben gramnegativen Kolonien auf, die meistens als Vorgänger einer Pneumonie auftreten. Pseudomonas aeruginosa und Klebsiella pneumoniae sind beim schwererkrankten Patienten sehr häufig die Ursache der hohen Morbidität und Letalität. Klick u. Mitarb. fanden z.B. Pseudomonas als das häufigste pulmonale Pathogen (bis zu 50%), wobei die Letalität bei 25% anderer bakterieller Pneumonien lag. Die gramnegative Besiedelung des Pharynx ist vorwiegend durch exogene Kontamination bedingt (wie z.B. Aerosole, Befeuchter und Kreuzinfektionen). Die Kolonisierung hängt aber sicher vom Allgemeinzustand des Patienten ab, da normalerweise die Keimbesiedelung nur in einem geringen Prozentsatz auftritt. Beim Gesunden kommt es zu den bereits erwähnten pulmonalen Abwehrmechanismus, die eine Verschleppung der Keime und Besiedelung der tiefen Atemwege verhindern.

Es hat sich gezeigt, daß auch eine hochdosierte Behandlung mit ausgetesteten Antibiotika in den meisten Fällen nicht zu dem erwünschten klinischen Erfolg führt. Entweder kommt es zu einem Erregerwechsel oder zu einer Resistenzbildung der nachgewiesenen Bakterienstämme.

Infektionsquellen

Bei der Beurteilung der Infektionsquellen muß beachtet werden, daß es sich um primäre, häufig aber auch um sekundäre oder teritäre Quellen handeln kann. Eine Sanierung einer Quelle kann oft die weitere Verbreitung der Keime nicht verhindern. Im Hinblick auf die möglichen hygienischen Maßnahmen müssen 2 Gruppen von Erregern unterschieden werden:

1. Parasitierende Mikroorganismen beim Menschen oder Tier, die außerhalb des Wirtorganismus immer länger oder kürzere Zeit ohne Vermehrung zu überdauern vermögen.
2. Umweltkeime, die außer einer bestimmten Mindestfeuchte nur geringe Milieuansprüche stellen. Dazu gehören vor allem gramnegative Bakterien wie Pseudomonas, Proteus, Klebsiella, Serratia und Flavobakterien.

Dazwischen stehen Bakterien, die unter günstigen Bedingungen und reichlichem Nährstoffangebot auch außerhalb der Makroorganismen eine Vermehrung zeigen können (z.B. Staphylococcus aureus).

Der Ausgangspunkt der Infektion im Krankenhaus liegt bei den obligat parasitischen Erregern, also stets beim Patienten. Über direkten Kontakt, Schmierinfektion oder Autoinfektion kommt es zur Übertragung und möglicherweise zur Erkrankung. Andererseits werden die anspruchslosen Umweltkeime an den Patienten herangetragen. Wie wir noch sehen werden, besteht die Keimbesiedelung der Trachea beim Beatmungspatienten vorwiegend aus Naßkeimen. Es muß daher das Augenmerk vor allem auf die Geräte gerichtet werden, die von der Funktion her ständig feucht sind. Besonders bei Einsatz von Beatmungsapparaten und Inhalationsgeräten ist die Infektionsgefahr groß. Die zur Atemluftbefeuchtung verwendete Lösung ist hier gleichzeitig Keimreservoir und Streuquelle. Es ist damit zu rechnen, daß ohne besondere Vorkehrungen jeder Atemluftbefeuchter innerhalb kurzer Zeit von Bakterien befallen sein wird. Besonders Anfeuchter, welche einen Nebel erzeugen, verschleppen reichlich Bakterien. Ähnliche Probleme ergeben sich bei der Verwendung von Beatmungsgeräten. Auch hier ist eine Anfeuchtung der Einatemluft unumgänglich. Man muß daher mit einer frühzeitigen Verkeimung durch eine gramnegative Flora rechnen. Die Verwendung von Bakterienfiltern verhindert zwar das Ansaugen und Abgeben bakterienhaltiger Luft, nicht jedoch die bakterielle Verunreinigung z.B. der Atemventile im Beatmungsgerät durch den Patienten selbst.

Zusätzlich fungiert auch das Personal als Infektionsquelle. Die Weiterverschleppung der Keime wird vorwiegend durch das Personal verursacht. Die Keime werden bei therapeutischen als auch bei pflegerischen Maßnahmen des Personals vom Patienten als wichtigste Infektionsquelle aufgenommen. Die Hand des Personals stellt den keimreichsten Verschleppungsweg dar. Auch die Bekleidung wird sehr bald zu einem keimhaltigen Gegenstand.

Auf Intensivstationen muß aber auch die aerogene Infektion als besondere Gefahr angesehen werden. Als Infektionsquellen kommen dabei besonders in Frage

1. langzeitbeatmete, tracheotomierte Patienten
2. Patienten mit Harnblasen-Dauerkatheter
3. Patienten mit Wundinfektionen, Dekubitus und Inkontinenz.

Infektionswege beim beatmeten Patienten

Der Keim kann die Lunge in einem zur Verursachung einer Pneumonie ausreichenden Maß auf 3 Wegen erreichen:

1. hämatogen
2. exogen durch Inhalation
3. durch Aspiration und Propagation vom Pharynx.

Für unser Patientenkollektiv erscheint vorerst der dritte Weg von Bedeutung zu sein. Eine Zusammenstellung der Ergebnisse von Trachealabstrichen bei 111 intubierten Patienten der Intensivstation des Departments für Anaesthesiologie in Ulm ergab in 65% ein positives Ergebnis. Insgesamt wurden in dem Zeitraum zwischen 1.1. bis 30.6.1977 266 Trachealabstriche jeweils ein- oder mehrmals bei jedem Patienten untersucht. Die bakteriologische Austestung des Trachealsekrets erfolgte routinemäßig bei allen intubierten Patienten zweimal wöchentlich. Das untersuchte Patientenkollektiv kann klinisch in 5 Gruppen unterteilt werden:

Eine erste Gruppe umfaßt 27 Patienten, die nach einem Polytrauma mit Lungenkontusion auf die Intensivstation eingeliefert wurden. Die zweite Gruppe betrifft Patienten, die ebenfalls polytraumatisiert waren, bei denen sich jedoch primär keine Zeichen einer Lungenschädigung fanden. Die dritte Gruppe betrifft Patienten nach thorokalen Eingriffen mit postoperativer respiratorischer Insuffizienz. Die vierte Gruppe umfaßt 50 Patienten, bei denen respiratorische Insuffizienz in Zusammenhang mit einem abdominalen Eingriff eine Beatmung notwendig machte. Bei der fünften Gruppe handelt es sich um Patienten mit neurologischen Erkrankungen, Tetanus, Karotis interna-Verschluß usw.

Betrachtet man nun die Ergebnisse der Trachealabstriche am 1. bis 3. Tag nach Aufnahme auf der Intensivstation, so fällt auf, daß speziell in den Gruppen Polytrauma mit Lungenkontusion und abdominelle Eingriffe mit postoperativer respiratorischer Insuffizienz die Zahl der positiven Ergebnisse hoch liegt. Da das therapeutische Regime bei allen Beatmungspatienten nahezu identisch ist, muß angenommen werden, daß in der Gruppe der polytraumatisierten Patienten mit einer Lungenkontusion eine verminderte Resistenz gegen die wahrscheinlich in allen Fällen frühzeitig stattgehabte Keimbesiedelung der oberen Luftwege vorliegt.

Eine generelle Antibiotikaprophylaxe wurde nicht durchgeführt, war jedoch in der Gruppe der Patienten mit abdominellen Eingriffen in der überwiegenden Zahl der Fälle bereits präoperativ aufgrund des primären Leidens eingeleitet worden. Ansonsten erfolgte die Antibiotikatherapie nur bei klinischen und röntgenologischen Zeichen einer Pneumonie und bei positivem Keimnachweis. Die Auswahl des Antibiotikums erfolgte nach Antibiogramm. In jedem Fall kann jedoch die Aussage gemacht werden, daß eine Antibiotikagabe die frühzeitige Keimbesiedelung des Tracheobronchialsystems keinesfalls verhindern konnte.

Eine Aufschlüsselung nach den gefundenen Keimen ergab auch hier ein starkes Überwiegen der gramnegativen Keime, wobei wiederum die Besiedelung mit Pseudomonas überwog. In vielen Fällen lag eine Mischflora vor, die eine gezielte Antibiotikatherapie nach Antibiogramm nahezu unmöglich machte.

Wenn wir davon ausgehen, daß der Patient immer noch die wichtigste Infektionsquelle darstellt, sollten wir durch hygienische Maßnahmen die Keimverschleppung zu verhindern suchen. Dies kann man vorwiegend durch ein Drücken des Keimspiegels am Patienten erreichen, welches durch Befolgen verschiedener hygienischer Grundprinzipien zu erzielen ist.

Der Infektionsweg als Ausbreitung der Keimbesiedelung via Tracheotomie oder Intubation wird auch durch lokale Schädigung gefördert. Z.B. beim bewußtlosen Patienten ist der Hustenreflex ineffizient und führt zu Sekretstauungen sowie Verschleppungen. Der mukoziliale Transportweg kann durch unsachgemäßes Absaugen geschädigt werden. Ebenso sind hohe Sauerstoffkonzentrationen ziliotoxisch und können die pulmonale Abwehr auf diesem Wege beeinträchtigen. Die bakterizide Aktivität der Makrophagen kann infolge hoher Sauerstoffgaben beeinträchtigt werden.

Maßnahmen zur Keimreduktion

Zur Prophylaxe septischer Komplikationen empfiehlt Dangel aus unserer Arbeitsgruppe:

1. Die Indikation zur Intubation hat rechtzeitig – vor Auftreten von septischen Komplikationen der Atemorgane – zu erfolgen.
2. Die Indikation zur Tracheotomie zu Gunsten der Intubationsbehandlung hinausschieben.
3. Intubation und Tracheotomie unter aseptischen und atraumatischen Bedingungen durchführen.

Um die lokale Abwehr der Lunge zu fördern, sollen Maßnahmen zur Verbesserung der Atmung durchgeführt werden.

a) spezielle Atemtechniken unter Anwendung von CPAP oder PEEP bei Beatmung
b) intermittierende Seufzeratmung
c) regelmäßiger Lagewechsel des Patienten
d) physiotherapeutische Methoden wie Vibrieren, Abklatschen usw.
e) steriles Absaugen nach Bedarf
f) Förderung der Expektoration durch Anfeuchten der Atemluft, eventuell medikamentöser Sekretolyse

g) großzügige Indikation zur Bronchoskopie mit dem Fiberbronchoskop bei liegendem Tubus, wenn gezielte Absaugmanöver ohne Erfolg bleiben.
h) Verhinderung von Schleimhautschäden der Trachea durch Verwendung von Niederdruckmanschetten oder durch atraumatisches Absaugen.

Hygienische Maßnahmen I

Möglichst sterile Absaugtechnik:
- Tragen von Einmalhandschuhen
- Verwendung von Einmalabsaugkathetern
- Ablegen des Konnektors zwischen Atemschläuche und Tubus auf steriler Unterlage bzw. Absaugen ohne Dekonnektion.
- Abwerfen des Einmalabsaugkatheters und der Handschuhe in großlumige Abfallbehälter.
- Flüssigkeitsbehälter am Absauggerät 8-stündlich wechseln (bei Nichtgebrauch ohne Flüssigkeit).
- Auffangbehälter am Absauggerät mit Kappe 8-stündlich wechseln.
- Vor- und nach dem Absaugen Händedesinfektion.

Hygienische Maßnahmen II

a) Soorprophylaxe im Mund-Rachen-Raum.
b) 8-stündlicher Wechsel aller eventuellen endotracheal zu instillierenden Flüssigkeiten (z.B. Kochsalz, Sekretolytika)
c) regelmäßiger Wechsel der Beatmungsschläuche
d) regelmäßiger Wechsel der Befeuchtungsapparate
e) regelmäßige Oberflächendesinfektion der Beatmungsgeräte
f) Wechsel der Bakterienfilter
g) regelmäßige Trachealabstriche

Die hier angeführten prophylaktischen hygienischen Maßnahmen sind nur eine Empfehlung. Es soll damit die Kontaminationsrate gesenkt und der Zeitpunkt der Kontamination hinausgeschoben werden.

Neben diesen speziellen hygienischen Maßnahmen soll man nicht allgemeine Behandlungsrichtlinien vergessen. Der Beatmungspatient ist zumindest im Beginn einer katabolischen Stoffwechsellage ausgesetzt, die auf die Immunität des Organismus negative Auswirkungen haben kann. Die medikamentöse Ruhigstellung des oft sehr erregten Patienten führt zu einer günstigen Beeinflussung der Katabolie. So auch eine entsprechende Kalorienzufuhr, die in Form einer sorgfältig zusammengestellten parenteralen Ernährung erfolgen soll. Eine möglichst ausgeglichene Stoffwechsellage führt zur Anhebung der allgemeinen und organspezifischen Abwehrmechanismen des Patienten.

Schließlich soll die prophylaktische Anwendung von Antibiotika beim Beatmungspatienten vermieden werden, da sie kaum von Nutzen ist und nicht selten den Wegbereiter für die Ausbreitung von Infektionen durch resistente Bakterien und Pilze darstellt.

Die Erfahrungen mit Silbersulfadiazin in der Vorbeugung und Therapie von Infektionen in der Intensivmedizin

S. Jeretin und L. Toš

Intensivpatienten haben einen geschwächten Abwehrmechanismus gegen Mikroben. Die drei Hauptformen der Infektion bei diesen Patienten sind Sepsis, Pneumonie und Harnwegsinfektion. Dazu kommt bei chirurgischen Fällen noch die Wundinfektion.

Die Eintrittspforte der Infektion ist für das Planen sinnvoller Verhütungsmaßnahmen wichtig.

Die Keimverschleppung kann bei Pneumonien auf drei Wegen erfolgen: haematogen, durch die Atemluft und durch Mikroaspirationen aus dem Pharynx. Dieser letzte Weg ist bei Intensivpatienten der wichtigste, da nachweislich die meisten Pneumonien durch Bakterien verursacht werden, die aus der Pharynxflora stammen. Erschwerend kommt noch hinzu, daß Mundhöhle und Pharynx bei Intensivpatienten sehr schnell von resistenten gramnegativen Stäbchen besiedelt werden [1].

Bei Intensivpatienten werden 30% aller Infektionen durch Harnwegsinfektionen hervorgerufen, und 50% aller Sepsen bei diesen Patienten haben ihren Ursprung in den Harnwegen [1, 2].

Andererseits ist die Harnwegsinfektion durch die Notwendigkeit eines urethralen Dauerkatheters bedingt.

Es ist augenscheinlich, daß die bisher gebrauchten Methoden und Mittel zur Verhütung von Infektionen nicht imstande waren, die Infektionswege zu unterbrechen. Asepsis und Antibiotika reichen nicht aus, um die Besiedlung und das Eindringen von Bakterien entlang Oberflächen, wie der Trachealschleimhaut und dem Urethralepithel, zu unterbrechen. Silbersulfadiazin (SSD) ist eine Substanz, die von Fox in die Therapie von Verbrennungen eingeführt wurde [3]. Es handelt sich um ein lokal wirkendes Mittel mit sehr starker antimikrobieller Wirkung. Die Substanz ist in Wasser sehr schlecht löslich und wird sehr langsam resorbiert. Die antimikrobielle Wirkung beruht auf der Bindung von RNA und DNA und einer direkten Wirkung auf die Zellmembranen von Mikroorganismen [4].

SSD-resistente Bakterien sind bisher nicht bekannt. SSD ist nicht toxisch und führt auch zu keinen allergischen Reaktionen.

Bei Intensivpatienten wurde SSD in Form einer 1%igen Creme auf Oberflächen und als 1%ige Lotion in Körperhöhlen verwendet (Peritoneum, Pleuraabszesse, Harnblase).

Die beiden Formen von SSD wurden aber vor allem angewendet, um das Eindringen von Bakterien entlang liegender Tracheotomietuben und Urethralkatheter zu verhindern bzw. um schon vorhandene Infekte der Harnblase zu sanieren.

Das Verfahren ist einfach. Die 1%ige SSD-Creme wird vor dem Einführen auf der ganzen Länge des Urethralkatheters aufgetragen. Dies wird bei jedem Katheterwechsel wiederholt.

Bei allen Patienten mit Dauerkatheter werden außerdem zweimal am Tage 50 ml einer 1%igen SSD-Lotion in die Harnblase instilliert. Danach wird der Katheter für 30 min abgeklemmt.

Bakteriologische Untersuchungen (nach Sanford), die zum Teil täglich, in der Regel aber jeden dritten Tag gemacht wurden, zeigen, daß in einer Gruppe von 26 Patienten der Urin in allen Fällen bei einer durchschnittlichen Liegedauer des Katheters von 18 Tagen steril wurde (Abb. 1). Davon in 61% der Fälle schon nach der ersten Applikation. In 39% der Fälle war der Urin nach zwei bis drei Applikationen steril. Das Verhältnis von sterilen und unsterilen Urinkulturen bei den 10 Patienten, bei denen es mehr als einer Applikation bedurfte, zeigt, daß auch in diesem Falle nur 16 von 134 Urinkulturen unsteril waren (Abb. 2).

Bei Tracheotomien wird der Trachealtubus vor dem Einführen mit SSD-Creme beschichtet und die Tracheotomiewunde mit SSD-Creme behandelt (Abb. 3). Bei der bakteriologischen Bewertung dieser Maßnahmen muß man berücksichtigen, daß die Tracheotomiewunde immer wieder von einer Schicht von Schleim aus der Trachea bedeckt ist und daß bei Abstrichen Bakterien aus dieser Schicht kultiviert werden.

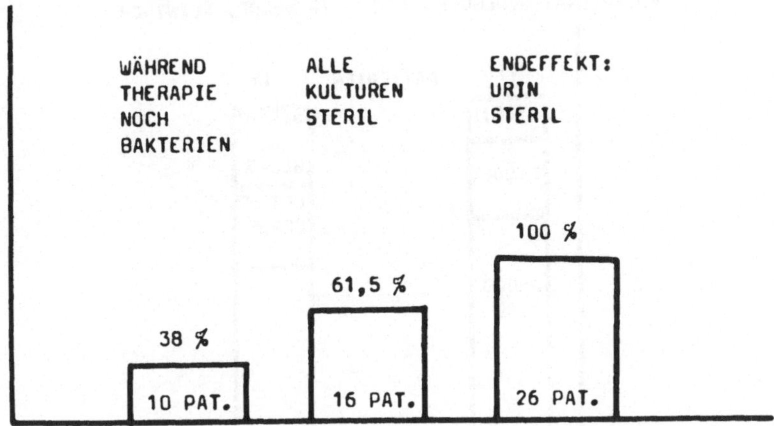

Abb. 1. Blasenspülung mit 1%iger SSD-Lotion. Resultate von 26 Kranken

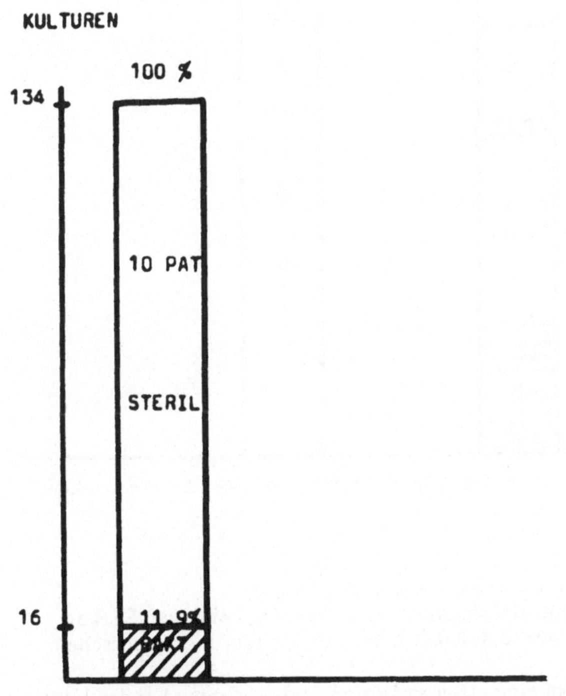

Abb. 2. Urinkulturen von 10 Patienten mit vereinzelten positiven Kulturen während Therapie mit SSD

Zur Bewertung muß daher immer auch eine klinische Beschreibung der Wunde erfolgen: sezernierend, trocken, Beläge, Verfärbung etc.

Wie man sieht, sind zwei von elf Wunden sezernierend und mit Belägen, zwei sind leicht sezernierend, und sieben sind rein und trocken. Diese Bewertung wurde zehn Tage nach Tracheotomie gemacht.

Bakteriologisch sind hingegen nur zwei Wunden steril.

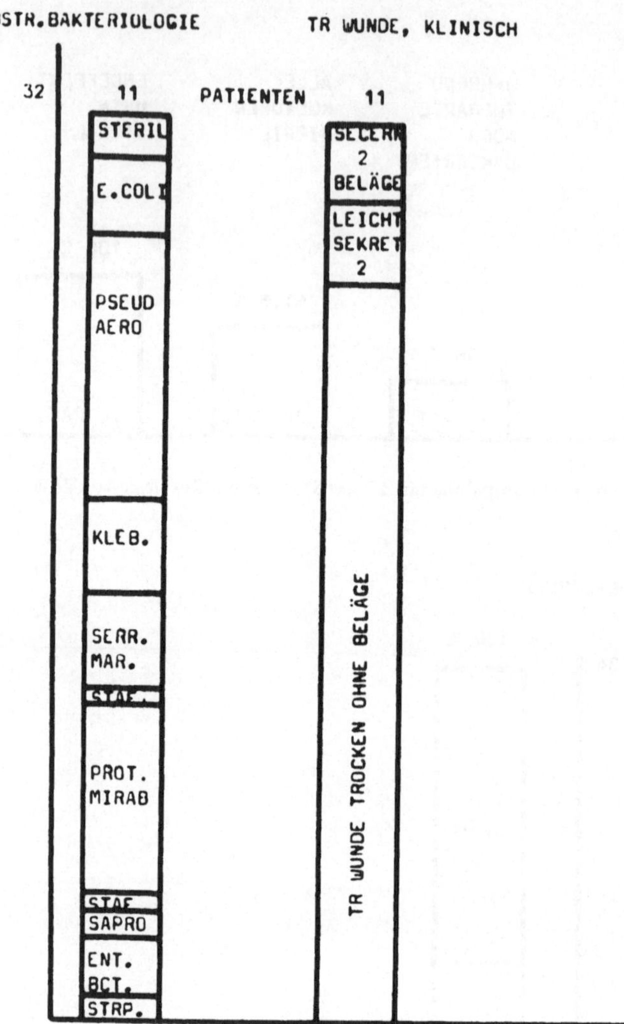

Abb. 3. Tracheotomiewunde, Behandlung mit 1%iger SSD-Creme. Vergleich von Bakteriologie und klinischer Bewertung

Die Serumwerte von SSD liegen zwischen 2-3 Mikrogramm/ml (Abb. 4).

Wie man sieht, sind die Serumkonzentrationen auch bei Patienten, bei denen SSD an mehreren Stellen gleichzeitig verwendet wurde, noch sehr weit unter dem therapeutischen Niveau von Sulfadiazin.

Das Silbersulfadiazin hat sich in Form einer 1%igen Lotion und als Creme bei der Verhütung und Therapie von Infekten, die lokal wirkenden Mitteln zugänglich sind, sehr bewährt und zeigte keinerlei Nebenwirkungen. Besonders die Resultate bei Harnwegsinfektionen bei liegendem Dauerkatheter waren überzeugend.

Bei Tracheotomiewunden ist es dagegen schwieriger, die Wunde steril zu erhalten oder vorhandene Infekte zu eliminieren, da die Wunde immer wieder mit Sekreten aus den Atemwegen und der Lunge oder aus der Mund- und Rachenhöhle benetzt wird.

Bei tracheotomierten Patienten mit eingesetzten Trachealtuben wird nicht nur die Wunde, sondern auch der Trachealtubus mit SSD-Creme behandelt. Die SSD-Creme bildet einen Schutz um den Tubus, wodurch Mikroaspirationen aus dem Pharynx weniger gefährlich werden. Auch wird eine Infektion der durch den Tubusdruck geschädigten Schleimhaut verhin-

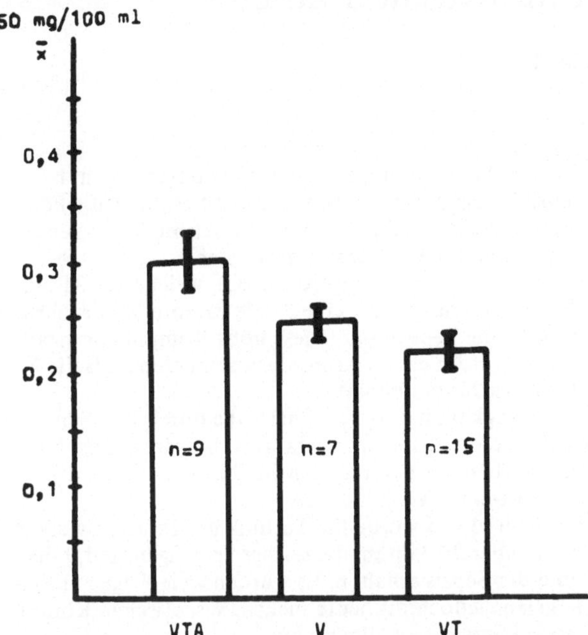

Abb. 4. Serumwerte von SSD bei Applikation in die Harnblase (V), Harnblase + Tracheotomie (VT) und Harnblase + Tracheotomie + Aerosol (VTA). Angezeigt sind Durchschnittswerte

dert. Obwohl die Zahl der behandelten Fälle noch klein ist (50), haben wir doch den Eindruck, daß schwere Trachealschäden seltener sind und daß die Zahl von Bronchopneumonien in diesen Gruppen kleiner ist. Auch bei Mischinfektionen ist nach unseren Erfahrungen die Zahl der beteiligten Bakterienarten geringer [4].

Sehr zufriedenstellend ist jedoch die Heilung der Tracheotomiewunde, die in den meisten Fällen (70%) per primam verläuft.

Durch die Kontrolle der zwei wichtigsten Infektionsquellen – Tracheotomiewunde und Urinkatheter – ist auch die Infektionsgefahr in der Intensivtherapiestation vermindert.

Silbersulfadiazin in Form von Lotion und Creme ergänzt nicht nur die verschiedenen Möglichkeiten zur Vorbeugung von Infekten, sondern bietet auch die Möglichkeit einer einfachen, gefahrlosen und erfolgreichen Therapie.

Literatur

1. Eaforce, F.M., Eickhof, T.: The role of infection in critical care. Anaesthesiology 47 (1977)
2. Jeretin, S.: Preprecitive in zdravljenje infekta pri politravmatiziranih, prve izkusnje s srebrovin sulfadiazinom. Anestezija in Intenzivna terapija, V. podiplomski seminar, Ljubljana Ferbuarja 1978
3. Fox, C.: Silversulfadiazine, a new topical therapy for pseudomonas in burns. Arch. Surg. 96, 184 (1968)
4. Fox, C., Modak, S.: Mechanism of silversulfadiazine action on burn wound infections. Antimicrobial agents and Chemotherapy 5, 6 (1974)

Infektionsrisiko durch intravasale Katheter

G. Schlag, H. Stoeckel und K. Botzenhardt

Die Infusionstherapie, und damit die Verwendung von intravenösen Verweilkathetern, hat besonders in den letzten Jahren an Intensität zugenommen. Umsomehr ist es die Aufgabe, auf die damit verbundenen Gefahren, besonders im Hinblick auf die Infektion, hinzuweisen und deren Verhütung durch Einhaltung bestimmter Kriterien zu versuchen.

In einer großangelegten Studie des Center of Disease Control (CDC), welche aus 31 amerikanischen Spitälern insgesamt 2078 Patienten umfaßt, die eine totale parenterale Ernährung erhielten, wurde in 7% der Fälle eine Septikämie beobachtet. Diese hohe Komplikationsrate der parenteralen Ernährung im Bezug auf Infektion erscheint insofern alamierend, als die Frequenz der parenteralen Ernährung von Jahr zu Jahr zunimmt.

Die intravenöse Verabreichung von Flüssigkeiten oder von Pharmaka durch Kanülen oder Katheter unter 48 Std ist im Hinblick auf eine Infektion eher gefahrlos. Bei länger liegendem Katheter – besonders bei Verwendung desselben zur parenteralen Ernährung – steigt die Komplikationsrate der Infektion mit der Länge der Verweildauer.

Durch die Einführung des Plastikkatheters 1945 wurde die Technik der Infusion wesentlich erleichtert. Trotz eines Zeitraumes von über 30 Jahren, die seither vergangen sind, blieb teilweise das Problem der Thrombose und der Sepsis erhalten. Es wurden viele Wege zur Prophylaxe einer Infektion beschrieben, es gelang jedoch bis heute nicht, die septischen Komplikationen des intravasalen Verweilkatheters komplett zu eliminieren.

Die Infektion beim intravasalen Verweilkatheter umfaßt folgende pathologische Veränderungen des Gefäßes:

Thrombose: Als Folge der Schädigung der Intima, die zu Ablagerungen von Fibrin und schließlich zu einer kompletten Verlegung des Gefäßlumens durch ein Gerinnsel führt.

Phlebitis: Als Folge einer Gefäßwandirritation und Infektion ohne zusätzliche Thrombusbildung. Sie macht sich durch Schmerzen im Bereich der Nadel oder des Katheters bemerkbar, wobei sich entlang des Gefaßverlaufes oberflächlich eine Rötung ausbilden kann.

Thrombophlebitis: Als Folge einer schweren Entzündung aller Gefäßschichten in Verbindung mit einer Thrombose. Klinisch findet man neben den lokalen Symptomen auch Fieber, eine Leukozytose und Beeinträchtigung des Allgemeinbefindens.

Septische Thrombophlebitis: Die schwerste Form und Folge einer Phlebitis, die zu einer allgemeinen Septikämie führen kann. Das klinische Bild einer Sepsis dominiert dabei.

Einfluß des Nadel- bzw. Kathetermaterials und der Infusionslösung

Nach Fonkalsrud sind 6 Faktoren bei der Infusionsphlebitis von Bedeutung: pH, Dauer der Infusion, Größe der Nadel oder des Katheters, Zusammensetzung der Infusionslösung, Vorhandensein von Bakterien und das Material der Nadel oder des Katheters.

Stahlnadeln

Ein eindeutiger Beweis der Überlegenheit der Stahlnadeln gegenüber den Plastikkanülen in der Entstehung von Phlebitiden konnte von Thomas u. Mitarb. erbracht werden, die bei Stahlnadeln eine 2 1/2 x geringere Komplikationsrate als bei Plastikkanülen fanden. Die mittlere Infusionszeit war aber bei den Plastikkanülen doppelt so lang. Daraus kann man schon ersehen, daß die Stahlnadel nur für Kurzzeitinfusionen verwendet wird und die Kanüle aus Plastikmaterial eher für eine längere Verwendungszeit geeignet ist. Die Stahlnadel, welche z.B. als Skalpvenennadel besonders bei Kindern in Verwendung ist, kann auch oft für längere Zeit verwendet werden. Das sogenannte Butterfly-System hat sich dabei bewährt und führt außerdem zu einer besseren Fixierung der Nadel im Gefäß.

Plastikkanülen und -katheter

Thomas u. Mitarb. fanden eine Abhängigkeit der Komplikationsfrequenz vom Kunststoff-Material der Kanülen. Beim PVC-Material werden in 20%, beim Teflon in 16% und bei einer Plastikkanüle, die aus Fluräthylenpropylen hergestellt wurde, in keinem Fall eine Thrombophlebitis festgestellt. Nach 12 Std lagen aber alle Plastikkanülen in derselben Komplikationsfrequenz.

Nach Jones u. Craig scheint Teflon am besten abzuschneiden, da es die geringste Thrombophlebitisrate zeigte. Welch u. Mitarb. fanden bei der Verwendung von Polyäthylenkathetern eine massive Thrombose und periadventielle Veränderungen innerhalb von 10 Tagen, während Katheter aus Silastik zu keinen Reaktionen führten. Silastik besitzt den Nachteil, daß die Katheterbeschaffenheit sehr weich ist und dadurch beim Vorschieben im Gefäß Schwierigkeiten entstehen können. Teflon dagegen ist wesentlich härter und weniger geschmeidig. Es läßt sich wohl gut in das Gefäß einführen, beim Vorwärtsschieben muß aber mit der Gefahr einer Perforation gerechnet werden. Daher sollen Teflonkatheter langsam, ohne daß ein wesentlicher Widerstand spürbar ist, im Gefäß vorgeschoben werden.

Burri und Gasser empfehlen aufgrund einer großangelegten Cavakatheterstudie, nur silikonisiertes Polyäthylen als Kathetermaterial zu verwenden.

Infusionslösungen

Stark hyperosmolare Lösungen führen in peripheren Venen sehr leicht zu einer Phlebitis mit anschließender Thrombose, welche die Grundlage für eine infektiöse Thrombophlebitis und damit den Ausgang einer Septikämie bilden kann. Es sollen daher hochprozentige Nährlösungen nur im Bereich der oberen Hohlvene durch Katheter infundiert werden. Maximale Konzentrationen für periphere Venen sind 10%ige Lösungen. Der pH-Wert der infundierten Lösung im Sinne einer Acidität scheint in direkter Korrelation zur Entstehung einer Phlebitis zu stehen.

Fonkalsrud u. Mitarb. konnten den Nachweis erbringen, daß die Phlebitis auf ein Drittel reduziert werden konnte, wenn eine gepufferte Glukoselösung verwendet wurde. Die Neutralisation der Infusionslösung scheint daher der wichtigste Faktor zu sein, um eine Infusionsthrombophlebitis zu verhindern. Die Neutralisierung der Glukoselösung darf aber nur unmittelbar vor der Infusion erfolgen, da die Lösung sonst instabil und das Bakterienwachstum gefördert werden könnte.

Über die Methodik der Punktion und Kathetereinführung in Relation zur Infektionsrate

Punktionsort

Die Zugänge zum klappenlosen Hohlvenensystem können grundsätzlich sowohl von der oberen als auch von der unteren Extremität erfolgen.

Zugänge von der unteren Extremität sind wegen ihrer Gefährlichkeit insbesondere ihrer hohen infektiösen Komplikationsrate heute nahezu vollständig aufgegeben worden. Nur bei Säuglingen und Kleinkindern kann ein Katheter, der über die V. saphena magna im Bereich des Innenknöchels per Venae sectio eingeführt wurde, vertreten werden. Die Liegedauer sollte dann aber auf kurze Zeit begrenzt werden.

Routinemäßig wird heute der Cavakatheter beim Erwachsenen und auch beim Kind durch perkutane Punktion eingelegt. Die Venae sectio ist nahezu vollständig außer Verwendung, da sie mit einer höheren Infektanfälligkeit verbunden ist.

Als Einlegeort für den oberen Hohlvenenkatheter können verschiedene Zugänge gewählt werden: V. basilica, V. subclavia, V. jugularis externa und V. jugularis interna. Dabei ist bemerkenswert, daß nach Burri u. Krischak die Komplikationsrate im Sinne der Thrombose und Infektion aufgrund einer prospektiven Studie in Abhängigkeit vom Einlegeort unterschiedlich ist. Die Infektionsrate scheint beim Jugularis-Katheter am geringsten zu sein.

Aufgrund der Literaturübersicht und auch eigener Erfahrungen kam daher Burri zu der Ansicht, daß die V. jugularis interna der einfachste, sicherste und risikoärmste Zugang zur

V. cava superior sei und daher zu empfehlen ist. Dem möchten wir uns voll und ganz anschließen.

Die Durchführung der Punktion und Pflege der Punktionsstelle

1. Hautpräparation

Die Hautflora ist eine sehr wichtige Quelle von Mikroorganismen, die sich an der Katheterspitze wiederfinden können. Die Kontamination beim Herausziehen des Katheters kann bei vorhergehender sorgfältiger Desinfektion der Haut ausgeschlossen werden. Die Keime gelangen viel eher bei der Punktion von der Haut entlang des Katheters in die Tiefe. Es ist daher die optimale Hautdesinfektion eine der wichtigsten hygienischen Maßnahmen bei der Anlegung des Cava-Katheters. Behaarung der Haut soll vor der Desinfektion schonend entfernt werden. Anschließend wird die Haut mit einer Jodophorhaltigen alkoholischen Lösung für 5 min gewaschen. Jodhaltige Desinfektionsmittel erscheinen deshalb empfehlenswert, da sie eine bakterizide, fungizide und auch sporozide Aktivität besitzen. Nach der Desinfektion wird die Hautstelle mit einer sterilen Kompresse abgedeckt.

2. Punktion und Kathetereinführung

Beim Einführen eines Hohlvenenkatheters soll der Arzt einen sterilen Kittel, Maske und Handschuhe tragen. Vor der Anlegung der sterilen Kleidung muß eine chirurgische Händedesinfektion erfolgen (2 x 30 s alkoholische Präparate einwirken lassen). Beim Hohlvenenkatheter, gleich von welchem Punktionsort er auch eingeführt wird, muß das Punktionsgebiet noch einmal mit einer jodhaltigen Lösung desinfiziert werden; anschließend erfolgt eine sterile Abdeckung. Das Punktionsmaterial (Nadel, Katheter, Spritze) soll auf einem steril abgedeckten Instrumententisch bereit liegen. Es sollten nur noch industriell hergestellte und gebrauchsfertig verpackte Sets zum Einmalgebrauch verwendet werden.

Der eingeführte Katheter wird mit einer chirurgischen Naht an der Haut fixiert. Bewegungen des Katheters sollen vermieden werden, da diese zu einem zusätzlichen Trauma des Einstichkanals und der Vene führen können.

3. Abdeckung der Kathetereinstichstelle

Die Frage der Anwendung von Antibiotika-haltigen Salben zur Abdeckung der Einstichstelle ist umstritten. In zwei Studien konnte nachgewiesen werden, daß zwei Drittel der von der Katheterspitze gewonnenen Keime gegen jene Antibiotika der Salbe resistent waren.

Es wird empfohlen, nur einen sterilen Verband oder eventuell eine Jodophorhaltige Salbe zu verwenden.

Die Punktionsstelle wird mit einem sterilen, straffen Verband bedeckt. Ein kompletter Heftpflasterverband ist wegen der darunter entstehenden Feuchtigkeit abzulehnen. Der sterile Gazeverband gestattet die Erkennung eventuell auftretender Feuchtigkeit. Die Beobachtung des Verbandes muß regelmäßig, am besten mehrmals täglich durchgeführt werden. Ein täglicher Verbandswechsel ist nach dem Grundsatz „Inspektion ist gleich Infektion" eher abzulehnen. Es sollte aber jeden 2.-3. Tag ein Verbandswechsel vorgenommen werden. Sollte beim Verbandswechsel eine Entzündung der Einstichstelle vorgefunden werden, muß der Cava-Katheter an einer anderen Stelle neu angelegt werden. Neben der Infektion durch das Infusionssystem ist das Eindringen von Erregern von der Haut entlang des Katheters in das Gefäß der wichtigste Infektionsmodus. Von verschiedenen Autoren wird ein Katheterwechsel maximal nach 72 Std und von manchen sogar nach 48 Std gefordert, ein Postulat, das in der klinischen Praxis jedoch nicht praktikabel und auch nicht ausreichend begründet ist. Bei Einhaltung der Empfehlungen zur Beobachtung des Verbandes und der Punktionsstellen kann man diese Begrenzung auf mehrere Wochen ausdehnen, da oft ein erneutes Einlegen eines Katheters mit Schwierigkeiten verbunden ist. Außerdem kann am selben Punktionsort nicht sofort wieder ein neuer Katheter angelegt werden.

Vor der Entfernung eines Katheters soll die Haut mit 2%iger Jodophorhaltiger alkoholischer Lösung exakt gereinigt werden. Der Katheter muß vorsichtig gezogen werden, um eine Berührung desselben mit der Umgebung zu vermeiden. Die Kultur der Katheterspitze soll routinemäßig durchgeführt werden, da man damit einerseits eine Kontrolle des eigenen Krankengutes besitzt und andererseits dadurch ein erzieherischer Effekt auf das Personal im Sinne der Hospitalhygiene ausgeübt wird.

Wird ein Cavakatheter bei einem Tracheostoma oder in der Nähe von Verbrennungen angelegt, die als große Infektionsquellen anzusehen sind, soll der Austritt des Katheters durch Tunnelierung außerhalb des gefährdeten Areals liegen.

4. Pflege des Infusionssets

Das Infusionsbesteck soll 24-stündig gewechselt werden. Infusionssets, die länger als 48 Std in Verwendung sind, zeigen eine höhere Frequenz an Kontamination gegenüber einer Zeitspanne unter 48 Std (3%). Die Kontamination des Infusionsbesteckes kann durch Medikamentenzusätze in die Infusionslösung, in das Infusionssystem und durch Gabe von Blutfraktionen erfolgen. Dreiweghähne und Ypsilonstücke zur zusätzlichen Verabreichung von Medikamenten können weitere Kontaminationsquellen bieten. Der tägliche Wechsel des Infusionsbesteckes muß mit sterilen Handschuhen oder nach Händedesinfektionen durchgeführt werden.

Infektion durch Kontamination der Infusionslösung

1. Ursachen

Eine Kontamination der Infusionslösungen kann innerhalb der Flasche durch zarte, kaum sichtbare Haarrisse im Glasbehälter zustandekommen. Daher sollte eine Flasche immer auf Trübung überprüft werden, da diese suspekt für ein Bakterienwachstum ist. Sobald die Flasche in Verwendung ist, d.h. daß Medikamentenzusätze in die Flasche erfolgten oder das Infusionsbesteck bereits angebracht ist, kann es zu Kontamination kommen.

2. Vermeidung der Kontamination

Die Selbstherstellung von Infusionslösungen ist heute bei dem reichlichen Angebot der Industrie abzulehnen.

Vor dem Einstich in den Gummistoppel der Infusionslösung muß dieser desinfiziert werden. Zur Vermeidung einer Infektion durch die eventuell kontaminierte Flasche wurden Membran-Filter zwischen dem Infusionsbesteck und dem Cava-Katheter angebracht.

Die Filter werden besonders bei Ernährungslösungen empfohlen, da diese Bakterienwachstum fördern können.

Ein eindeutiger Beweis aber, daß durch die Filter eine Septikämie verhindert wird, konnte nicht erbracht werden.

Die Kontamination der Lösung steigt auch mit der Zunahme der Dauer einer Infusionsunterbrechung. Die Lösung soll möglichst vom Anfang bis zum Ende kontinuierlich verabreicht werden. Es soll keine Unterbrechung der Infusion erfolgen. Eine bereits angestochene Flasche ist innerhalb von 6-8 Std aufzubrauchen (!). Es können wohl die vorgesehenen Infusionslösungen für 24 Std bereitgestellt werden, aber ohne Medikamentenzusätze. Diese erhöhen die Kontaminationsgefahr und sollen daher nur unmittelbar vor Beginn der Infusion zugesetzt werden. Sie sollten auch nur aus Ampullen entnommen werden. Von Durchstichflaschen ist abzuraten, besonders dann, wenn diese öfter verwendet werden. Hier besteht eine besonders hohe Gefahr der Kontamination.

Parenterale Ernährung

Die parenterale Ernährung, vor allem mit hochkonzentrierten Nährlösungen, ist im Hinblick auf septische Komplikationen besonders belastet. Hoch konzentrierte Lösungen zur parenteralen Ernährung unterstützen das Wachstum verschiedener Pilze und Bakterien. Die Gefahr der Kontamination liegt bei der Verabreichung am Patienten. Gewöhnlich erhalten jene Patienten eine intravenöse totale parenterale Ernährung, die bereits schwer erkrankt und schlecht ernährt sind; die Antibiotika, Steroide sowie Bestrahlungs- oder immunsuppressive Therapie über länger Zeit bereits verabreicht bekommen und daher prädisponiert gegenüber einer Superinfektion sind.

Die Infektionsrate im Hinblick auf die Sepsis bei zentralvenöser Ernährung liegt zwischen 2 und 27%, wobei die Hälfte davon auf eine Pilzinfektion zurückzuführen ist.

Die Infektion stellt daher bei der parenteralen Ernährung ein ernstes Problem dar, welches heute noch nicht eindeutig beherrscht ist. Umsomehr Sorgfalt ist bei der Durchführung und Pflege des Cava-Katheters zu verlangen.

Um die septischen Komplikationen der totalen parenteralen Ernährung herabzusetzen, wurden in den USA eigene Teams für die Infusion geschaffen. Dadurch konnte die Komplikationsrate weitestgehend gesenkt werden, wie es z.B. Sanders u. Sheldon bewiesen haben. In den Jahren 1970 bis 1972 betrug bei ihnen die Sepsisfrequenz noch 28,6%, zwischen 1973 und 1974 12% und im Zeitraum 1974 bis 1975 nur mehr 4,7%.

Als Résumée unserer Ausführungen möchten wir noch einmal auf die Gefahren der Infektion des intravasalen Katheters, der Infusion und vor allem der parenteralen Ernährung hinweisen. Der Indikation, dem Punktionsort und der Technik sowie der Überwachung des Infusionssystems sollte größere Aufmerksamkeit geschenkt werden. Nur so kann die Infektionsrate der intravasalen Katheter gesenkt und die parenterale Ernährung im Bezug auf die Infektion gefahrloser durchgeführt werden.

Die Katheterdrainage der Harnblase

P. Brühl und R. Dohrmann

Die Katheterdrainage der Harnblase ist indiziert bei Blasenentleerungsstörungen, um den lebensnotwendigen Harntransport zu gewährleisten und eine Überdehnung der Blase zu vermeiden. Weitere Indikationen sind die Ruhigstellung der Blase nach operativen Eingriffen, sowie die Bilanzierung des Wasserhaushaltes während einer Infusionsbehandlung in der Intensivtherapie akuter Vergiftungen oder Schwerverbrannter und bei Patienten im Schock.

Bei der Entwicklung der Urologie zu einem Fach mit vielfältigen technisch-instrumentellen Möglichkeiten spielte die Keimfreiheit bei transurethralen diagnostischen und therapeutischen Eingriffen eine wesentliche Rolle. Im Vordergrund steht hier die Verhinderung einer transurethralen Keiminvasion. 1910 schreibt Grosse, daß durch eine „fehlerhafte unsaubere Sondierung" oft eine vorher „reine" Blase infiziert oder „sogar der lebensbedrohliche Symptomenkomplex des akuten Harnfiebers hervorgerufen werden kann". Er forderte für die transurethrale Sondierung, wie für jede blutige Operation, strengste Asepsis. Als „Stiefkinder der Asepsis" bezeichnete Vogel 1926 den Katheterismus. Die erste größere Zusammenstellung von Bakteriämien nach transurethralen Manipulationen veröffentlichte W. Scott (1928). Wicher (1940) mußte in einem Bericht über zahlreiche Verbesserungen auf dem Gebiet der Entkeimung des Instrumentariums für die transurethrale Sondierung gestehen, daß „wohl jeden Benutzer schon irgendeinmal das Gefühl der Unsicherheit beschlichen hat, ob man nicht Keime in jene Organe eingebracht haben könnte, welche auf jede Infektion auf so verhängnisvolle Weise reagieren" (Bausch, 1973; Schmiedt, 1965).

Katheter und Harninfekt

Auf die Bedeutung des Katheterismus als Infektionsursache der Harnwege haben schon viele Autoren hingewiesen. Dabei ist das Hochschieben von Keimen aus dem Bereich der Urethralmündung möglich. 3-10% der chronischen Harnwegsentzündungen sollen ihre Ursache im Blasenkatheterismus haben. Nach Heusser (1963) bestehen bei den zur Operation kommenden Prostatikern in über 80% Harnwegsinfektionen, deren Ursache in der Sondierung zu suchen sei. Nicht so vorbehandelte Patienten haben in 76% sterile Urinkulturen (Ziesche, 1964). Eine iatrogene Infektion kann zur akuten und chronischen Pyelonenphritis und deren Komplikationen führen, wobei Mikroverletzungen der Schleimhäute sowie sämtliche mit Stauung verbundenen Entleerungsstörungen unterstützend wirken. Die Besiedlung des periurethralen Raums und dann auch des Meatus und der gesunden distalen Urethra mit Darmbakterien ist bekannt und bedarf keiner weiteren Erörterung. Bei normaler Kathetereinschiebung ist die Gefahr der Keimverschleppung auch bei sorgfältigster Handhabung gegeben. Bei der Ätiopathogenese einer solchen Infektion kommt der prämorbiden „Beschaffenheit des Makroorganismus" als „unspezifischer Infektbahnung" eine maßgebliche Bedeutung zu. Vielfach kommt zu Störungen der lokalen Abwehrkraft des Organismus eine allgemeine Abwehrschwäche hinzu, werden doch solche Eingriffe in der Regel nicht beim Gesunden durchgeführt. Das bekannte „Katheterfieber" mit Schüttelfrost und septischen Temperaturen ist die Äußerung einer direkten Keimeinschleusung in die Blutbahn. Seit 1950 zeigt sich in allen klinischen Bereichen eine Zunahme der Bakteriämien durch mehrfach-antibiotisch-resistente, gramnegative, stäbchenförmige Erregerspezies (Abb. 1), die zum gefürchteten Krankheitsbild des Schocks führen können (Abb. 2). Die instrumentell gesetzten urogenitalen Infektionen stehen nach Shubin u. Mitarb. (1963) mit 50-90% ursächlich an der Spitze aller bakteriämischen Schockzustände, die mit 60-82% Letalität belastet sind; diese Rate geht nach McCabe u. Mitarb. (1962) eindeutig auf das Konto der iatrogen aktivierten Bakteriämie. So eindeutig in derartigen Fällen Pathogenese und Klinik sein können, so schwierig ist die Ätiologie des Krankheitsbildes der nicht bakteriämischen „iatrogenen" Infektion bzw. Superinfektion der Harnwege bzw. der Nieren abzuklären.

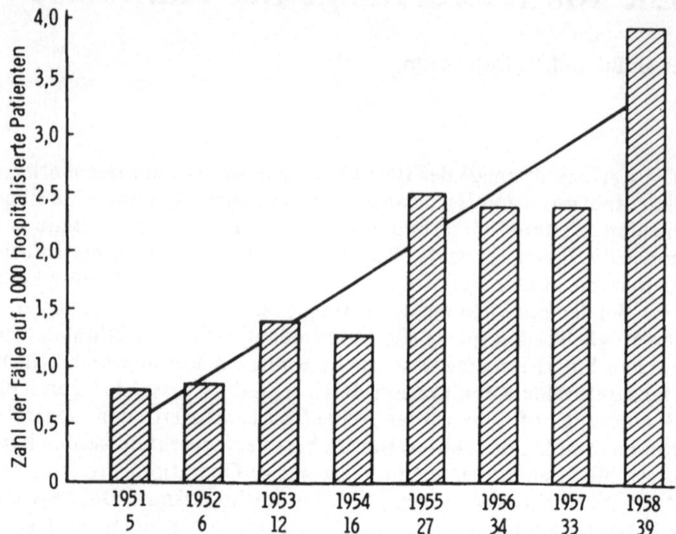

Abb. 1. Bakteriämie durch gramnegative stäbchenförmige Erreger im Krankenhaus (nach McCabe u. Mitarb., 1962)

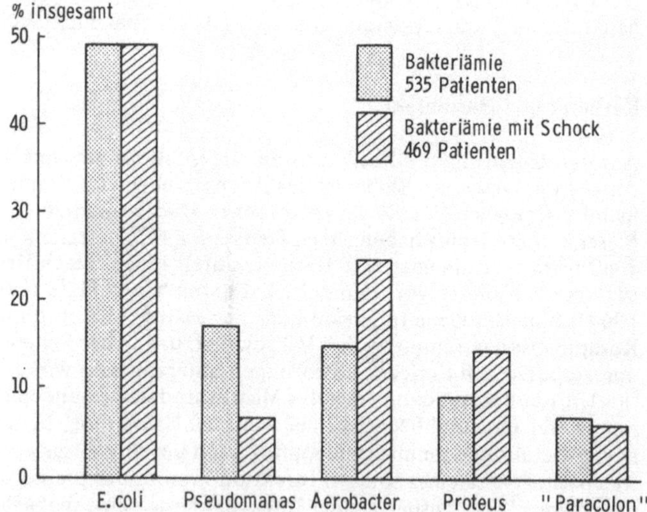

Abb. 2. Gramnegative Bakteriämie und Schock in Verbindung mit urogenitalen Infektionen bzw. instrumentellen transurethralen Eingriffen (nach Shubin u. Mitarb., 1963)

Asepsis beim Katheterismus

Der Katheterismus ist hinsichtlich der Sterilität einem chirurgischen Eingriff gleichzusetzen. Beim Katheterismus ist die Anwendung gebrauchsfertiger Sets (Abb. 3) als Einmalbesteck sinnvoll. Diese enthalten alle notwendigen Materialien für die Katheterisierung der Harnblase. Prinzipiell enthalten solche Sets eine sterile Arbeitsunterlage, Urin-Auffangschale, Plastiktöpfe für Desinfektionslösung, Tupfer zur Reinigung der Glans, Einmal-Pinzetten zur Kathetereinführung, Abdecktuch mit Schlitz. Einmalhandschuhe und Einmalgleitmittel sind im Set nicht unbedingt erforderlich, da sie ohnehin handelsüblich sind (Abb. 4).

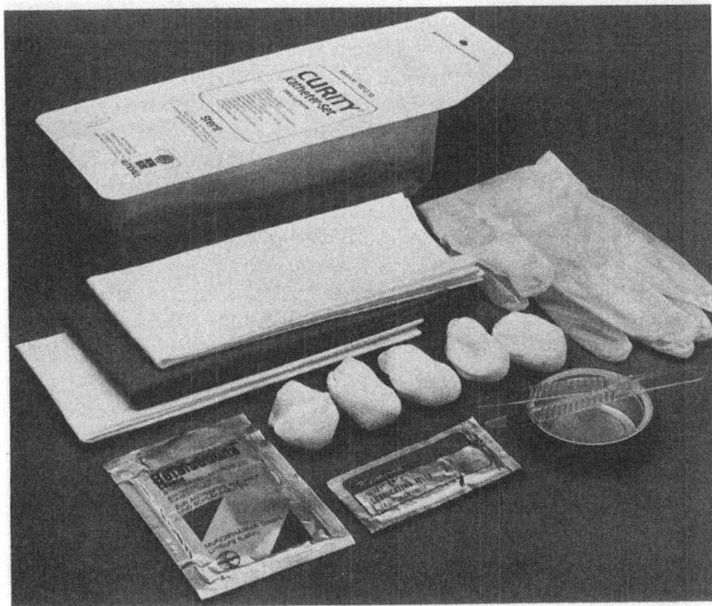

Abb. 3. Katheterismus-Set

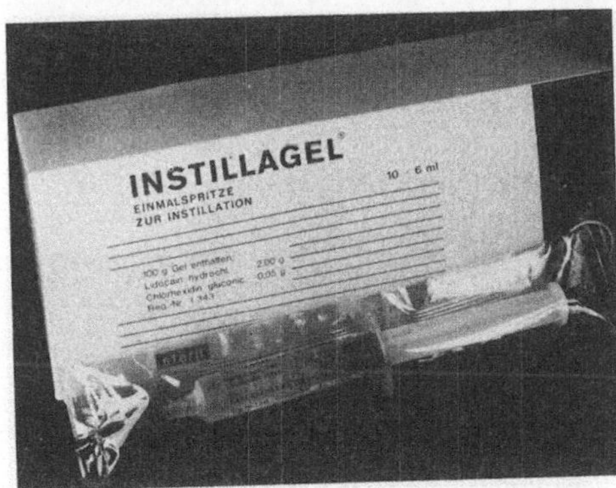

Abb. 4. Steriles Gleitmittel zum Einmalgebrauch

In erster Linie erfolgen solche Harnableitungen über das Lumen von Schlauchsystemen aus Kunststoff. Verwendung finden vor allem selbsthaltende Ballon-Katheter, bei denen die äußere Befestigung entfällt. Der Durchmesser des Katheters muß dem Meatus urethrae und der Harnröhrenweite angepaßt werden und doch ausreichende Durchlaufraten garantieren. Zu dünne Katheter verstopfen leicht, Katheter mit zu großem Durchmesser sind Fremdkörper. Sie liegen der Harnröhre zu eng an und führen zu Sekretstauung und Urethritis mit möglicher kanalikulärer Entzündungsbeteiligung von Nebenhoden, Prostata und Nieren sowie entsprechenden Beschwerden. Ein idealer Dauerkatheter, der nicht vorübergehend, sondern beim echten Dauergebrauch langfristig in der Blase verbleiben soll, muß geschmeidig, formstabil, chemisch inaktiv und korrosionsfrei sein. Er soll nicht inkrustieren und einen idealen Flow gewährleisten. Silikon-beschichtete oder aber reine Silikon-Katheter erfüllen diese Qualitätsforderung am weitesten. Das Materialproblem wird allerdings oft überschätzt, die Bedeutung der Technik des Katheterismus und der hygienischen Katheterpflege ebenso sicher unterschätzt.

Wird keine Dauerspülung durchgeführt, soll der Katheter intermittierend abgestöpselt werden. Bei guter Drainage und gutem Harnfluß sowie klarem Urin ist ein Wechseln des Katheters max. in 4-wöchentlichem Abstand erforderlich. Silikon-Katheter können wegen geringer Inkrustationsgefahr länger belassen bleiben. Während einer Dauerkatheterbehandlung kann eine Infektion auch durch die modernen Maßnahmen der antibakteriellen Chemotherapie therapeutisch nicht entscheidend beeinflußt werden. Die muco-purulente Keimstraße zwischen Harnröhrenschleimhaut und Katheterwand als Folge einer Urethritis propagiert die ascendierende Infektion. Weiterhin können durch das Lumen eines Katheters Bakterien aus einem Urinsammelgefäß passiv durch Luftblasen aufsteigen oder in der Harnsäule aktiv gegen den Strom aufwärts wandern. Anschlußstellen der Enden von Drainagen mit den jeweiligen Verbindungsstücken eines Urinsammelgefäßes sind immer kritische Punkte der Asepsis. Die Verunreinigung dieser Nahtstellen und auch der Hände des Pflegepersonals sind fast als üblich zu bezeichnen. Auch die Umgebung des Patienten kann durch infizierten Urin gefährdet werden (Abb. 5).

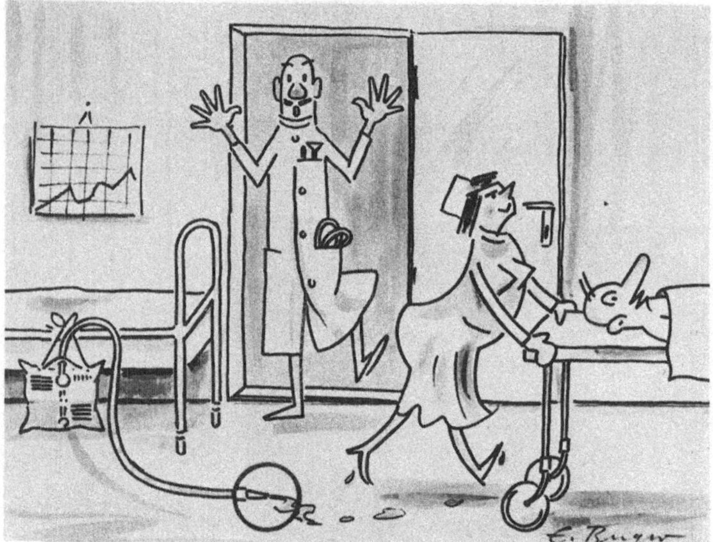

Abb. 5. Krankenhaushygienische Probleme bei der Katheterdrainage

Geschlossene Harnableitung

Der Prophylaxe durch Hygiene fällt eine wichtige Rolle zu; sie hat sich in erster Linie an den Infektionswegen zu orientieren, die für das Vordringen der Keime in die Harnwege via Harndauerableitung bestimmend sind. Die genannten Tatsachen führten zu dem Bemühen, sog. geschlossene Harnableitungssysteme anzuwenden: Katheter oder Drainage haben dabei keine direkte Kommunikation mit der Flüssigkeit des Sammelgefäßes. Zum Auswechseln oder Entleeren des gefüllten Sammelgefäßes braucht das System nicht geöffnet zu werden, weshalb eine Abflußvorrichtung (Abb. 6) am Boden vorgesehen werden muß. Diese ermöglicht, daß der Einsatz der geschlossenen Sterileinheit nicht limitiert ist. Durch die Zwischenschaltung eines Tropfkörpers kann die Harnstraße unterbrochen und damit das aktive oder passive intrakanalikuläre Aufsteigen von Erregern wirksam blockiert und damit eine ascendierende Infektion verhindert werden (Abb. 6).

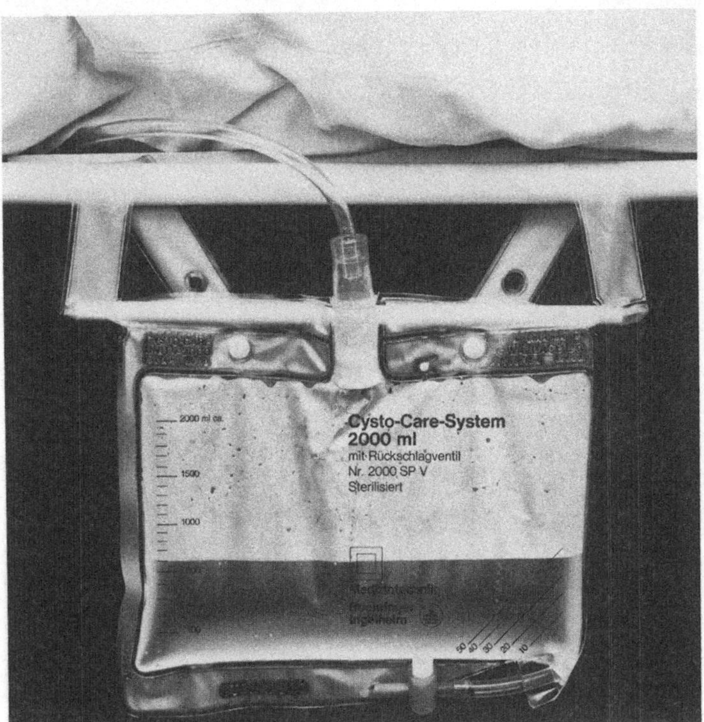

Abb. 6. Geschlossenes Harnableitungssystem mit Abflußvorrichtung, Tropfkörper und Rückflußventil

Eine bakteriendichte Belüftung soll die Bildung eines negativen Drucks verhindern und damit den Harnfluß garantieren. Zur Überwachung der Diurese und der exakten kontinuierlichen Messung auch kleinster Urinmengen in der Intensivmedizin, soll der Urin in einem besonderen abgeschlossenen Urinmeßgerät aufgefangen werden. Dieser Meßbehälter soll mit dem Urinbeutel fest verbunden sein und zur Verhinderung einer retrograden Keimascension ebenfalls eine Tropfkammer zwischen Schlauch und Meßzylinder besitzen. Das in Abb. 7 dargestellte System hat eine Überlaufsicherung, die bei Erreichung der max. Meßkapazität den Urin vom Meßbehälter zum Urinbeutel ohne Unterbrechung des geschlossenen Systems überleitet. Spezialventile (Abb. 7) zur Entnahme von frischem Urin für bakteriologische Untersuchungszwecke sind generell nicht erforderlich; sie sind allenfalls bei Harndauerableitung auf Intensivpflege-Einheiten sinnvoll.

Positionierung des Urinsammelbeutels

Wichtig erscheint, daß der Sammelbeuten immer in senkrechter Position am Bett befestigt ist, damit es nicht zum Reflux von Urin in die Blase und damit zur Keimascension kommt. Die Gefahr des Rückflusses von infiziertem Urin besteht bei unvorsichtigem Umlagern und Mobilisieren des Patienten sowie bei Überfüllung des Urinsammelbeutels (Abb. 8). Ein Rückflußventil am Verbindungsteil von Drainageschlauch und Plastiksack ermöglicht den Urinfluß in den Sammelbeutel, verhindert aber einen Rückfluß in die Tropfkammer und in den Drainageschlauch, wenn der Beutel überfüllt wird oder aus seiner senkrechten Position gerät. Hängt der Urinbeutel oberhalb des Blasenniveaus, ist der Abfluß gestört und es ist mit Reflux, Harnabflußbehinderung und Keimascension zu rechnen (Abb. 8).

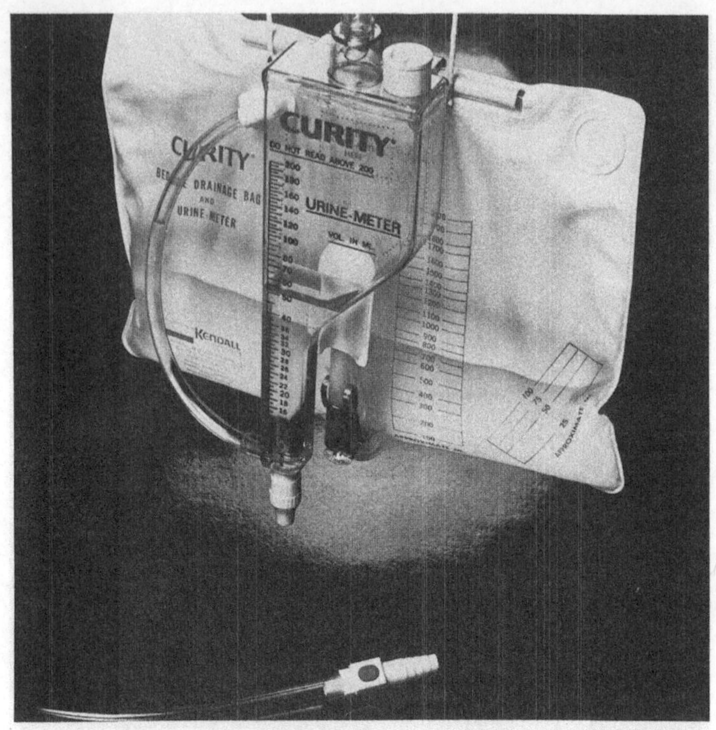

Abb. 7. Geschlossenes Ableitungssystem mit Urimeter zum Messen kleinster, stündlicher Urinmengen und Spezialventil zur Entnahme v. Urin für bakt. Untersuchungszwecke

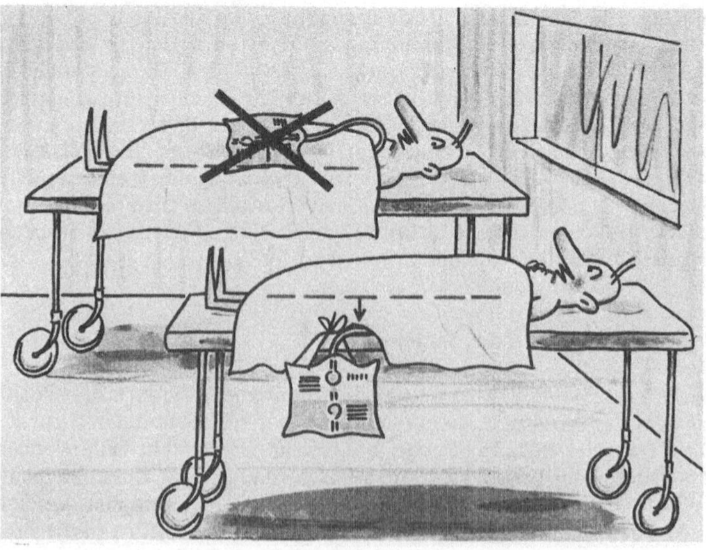

Abb. 8. Harnstauung und Reflux bei falscher Positionierung des Sammelbeutels

Blasenspülung

Wenn die Blase gut drainiert ist und der Harn klar abfließt, ist eine Blasenspülung meist nicht erforderlich. Eine „Diurese-Spülung" durch ausreichende orale oder intravenöse Flüssigkeitszufuhr beim Patienten ist im Bedarfsfall sinnvoller. Kontinuierlicher Harnfluß gewährleistet in aller Regel das Offenhalten des Katheters bei gutem Spül- und Säuberungseffekt. Trüber und übelriechender Urin ist oft Folge mangelnder Diurese! Bei einer durchschnittlichen Flüssigkeitsaufnahme von 2000 ml/die ist eine gewisse Selbstspülung des Katheters garantiert. Eine Spülbehandlung, insbesondere aber auch eine antibiotische oder desinfizierende Lokalbehandlung, wird nur erforderlich bei nekrotisierender bzw. fibrinöser Cytitis (Brühl, 1978). Beim Dauerkatheterträger ist es im übrigen letztlich nicht zu vermeiden, daß als Folge des Fremdkörpers „Blasenkatheter" eine Leukozyturie und auch geringe Bakteriurie nachweisbar werden. Das direkte Einschwemmen exogener Keime in die oberen Harnwege bei der Kontrolle der Durchgängigkeit von Drainagen durch das allzu oft übliche „offene" Anspülen mit Spritzen oder aber bei der „infektprophylaktischen" Blasenspülung, stellt ein besonderes Infektionsproblem dar. Neben der bakteriellen Kontamination des Katheterendes beim Ansetzen der Spülspritze kann es durch die beim Anspülen aufgewendeten Drucke und durch zu große Spülflüssigkeitsvolumina zum direkten Einschwemmen von Bakterien in das Gewebe kommen. Jede offene Spülung erschwert das Infektionsproblem.

Gezielte bakteriologische Untersuchungen konnten die starke Verunreinigung von angebrochenen Spülflüssigkeiten demonstrieren. Bei erforderlich wiederholten Spülungen wird ja eine Sterilisation der angebrochenen Blasenspülflüssigkeit nach den einzelnen Spülungen in der Regel nicht durchgeführt (Abb. 9). Vor allem kann das von einer vorangegangenen Spülung verunreinigte Ansatzstück der Spritze, die in die Flüssigkeit eingetaucht oder aber auf einen Entnahme-Katheter aufgesetzt wird, zur bakteriellen Verunreinigung führen. Zusätzliche „schwache Punkte" in der Asepsis sind der Blasenkatheterkonus, das Plastikverbindungsstück zum ggfs. benutzten Urinsammelgefäß und die Hände des Pflegepersonals, „weil sterile Handschuhe nicht vorrätig" sind.

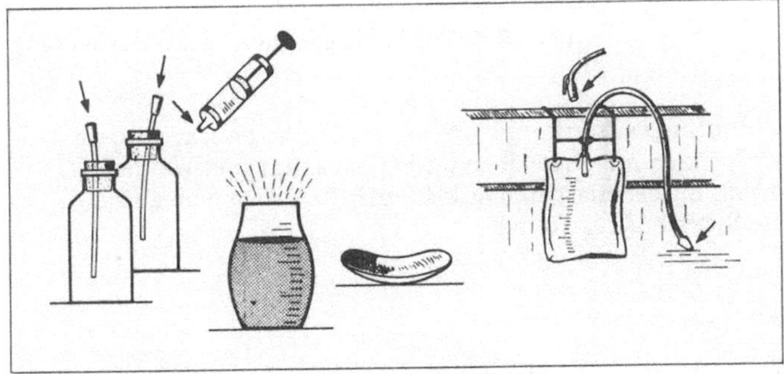

Abb. 9. Schwache Punkte der Asepsis bei der herkömmlichen Art der offenen Blasenspülung

Schwache Punkte in der Asepsis bestehen auch bei Flüssigkeiten aus offenen Irrigatorgefäßen, die an sog. Stations-Bereitschaftswagen oder auf Irrigatorständern montiert sind. Hier ist in der Regel mit einer Verunreinigung der Spüllösung, der Irrigatorgefäße und auch der Schlauchverbindungen zu rechnen, so daß trotz der Bereitstellung entsprechender Bereitschaftswagen die haftpflichtrechtlichen Probleme vergrößert werden können.

Einem Bedürfnis von Klinik und Praxis entsprechend hat die Fa. Maquet (Rastatt) einen leicht fahrbaren, robusten und preiswerten urologischen Spül- und Bereitschaftswagen konzipiert (Abb. 10). Er besitzt Schubkasten mit großer Verwahrkapazität zur Lagerung aller bei der Spülung und Pflege benötigten Utensilien. Eine Arbeitsplatte aus Chromnickelstahl mit eingelassenem flachen Becken dient zum Ablegen gebrauchter Blasenspritzen, Nierenschalen etc. An der linken Hinterwand ist ein höhenverstellbarer Infusionshalter fest montiert. Zwei Haken dienen zum Aufhängen von handelsüblichen Plastikbeuteln mit 1-3 l NaCl-Lösung. Aus einem speziellen Ansatzstutzen am Beutel wird über ein Einweg-Entnahmebesteck die jeweils benötigte Blasenspülflüssigkeit einfach, schnell und zuverlässig in beliebiger Menge direkt zur beabsichtigten Spülung mit der Blasenspritze angesaugt (Abb. 11).

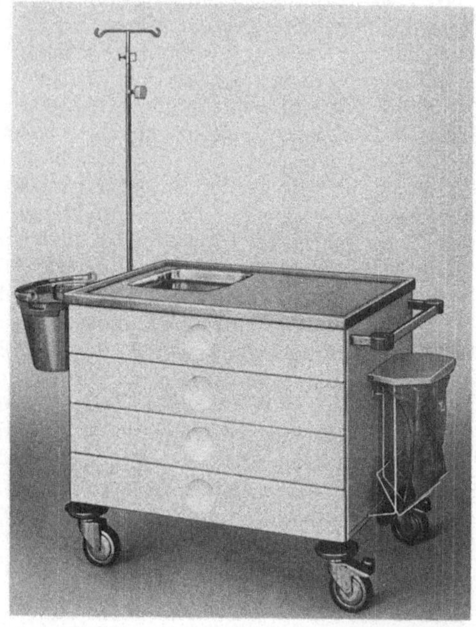

Abb. 10. Spül- und Pflegewagen (Fa. Maquet/Rastatt)

Es ist selbstverständlich, daß bei Blutungen, stark infiziertem, trüben, eingedicktem Urin die Blase nur mit griffigen Blasenspritzen mit ausreichender Füllkapazität und Weithalsspitze sorgfältig gespült werden soll, bis der Blaseninhalt klar abläuft. Zweckmäßig sind dabei kleine, mehrfach wiederholte Spülstöße bis 20 ml.

Spülung im geschlossenen System

Auf diese Weise sind die Unsicherheitsfaktoren in der Asepsis bei einer sog. intermittierenden Spülung im offenen System weitgehend eliminiert. Eine geschlossene Dauerspülung ist bei stark infizierten Blasen und auch zur Blutungsprophylaxe nach transurethralen Operationen indiziert. Durch höhervolumige Spüllösungs-Reservoire läßt sich eine langfristige, kontinuierliche, permanente Blasenspülung im geschlossenen System ermöglichen. Die Intensität der Berieselung läßt sich durch eine Klemme am Entnahme-Set regeln. Damit kann die Spülbehandlung wahlweise je nach Indikation intermittierend oder auch kontinuierlich erfolgen. Durch den mechanischen, kontinuierlichen Spüleffekt wird die Möglichkeit der Blutkoagelbildung in der Blase auf ein Minimum reduziert. Das bisher übliche häufige Anspülen und Ausspülen der Blase entfällt bei der Anwendung eines solchen geschlossenen permanenten Spülsystems.

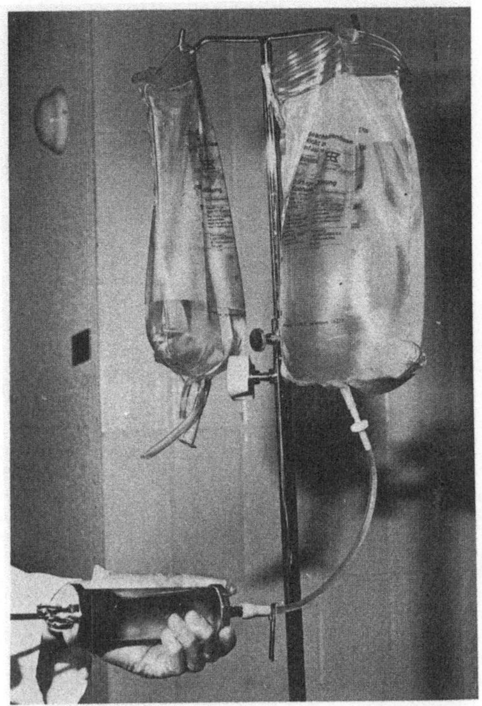

Abb. 11. „Offene" Blasenspülung über Einweg-Entnahmebesteck mit Sterilflüssigkeit

Suprapubische Blasendrainage

Mit einer suprapubischen Blasendrainage und der Ableitung des Urins in ein geschlossenes Einmal-Ableitungssystem können verschiedene Probleme der transurethralen Katheterdrainage der Harnblase umgangen werden. Der Punktionskanal einer suprapubischen Fistel läßt sich zunächst leichter keimfrei halten, als die Urethra. Eine Urethritis infolge Schleimhautirritation wird vermieden. Folgekomplikationen, wie Infektion und narbige Urethra-Einengung, können vermieden werden. Es gibt nur wenige Kontraindikationen (Tabelle 1). So bedeutsam diese Vorteile zu bewerten sind, so wenig begründet ist allerdings der Ehrgeiz, einen Blaseninfekt beim chronischen Dauerkatheterträger verhindern zu wollen. Jeder Katheter ist und bleibt ein Fremdkörper in der Blase mit allen Konsequenzen der Irritation. Die suprapubische Blasendrainage ist also kein Allheilmittel gegen Harnwegsinfektionen schlechthin – auch nicht bei Verwendung von „geschlossenen Ableitungsdrainagen" (Abb. 12). Ärzte und Assistenzpersonal werden also auch bei suprapubischen Blasendrainagen nicht von dem Postulat hygienisch prophylaktischer Maßnahmen entlastet. Das sind zunächst menschliche Sorgfalt und die exakte Festlegung aller Maßnahmen der hygienischen Händedesinfektion mit geeigneten und richtig konzentrierten Mitteln vor Katheter-Manipulationen. Sterile Spüllösung wie physiologische Kochsalzlösung ist oft besser als teure Antiseptika oder aber gar Antibiotika enthaltende Flüssigkeiten.

Dem Patienten kann der Katheterismus und die Katheterdrainage alles bedeuten, was zwischen einer relativ harmlosen diagnostischen oder pflegerischen Routinemaßnahme und einem lebensgefährlichen Abenteuer liegt. Schließlich darf nicht vergessen werden, daß der Katheterismus mit allem Drum und Dran und mit seinen möglichen Komplikationen einen für die Entwicklung der Krankenhauskosten durchaus ins Gewicht fallenden Faktor darstellt. Wir sind gut beraten, prophylaktischen Maßnahmen unsere volle Aufmerksamkeit zu widmen.

Tabelle 1. Kontraindikation zur Blasenpunktion

Unzureichend gefüllte Blase
Schrumpfblase
Prävesikale oder suprasymphysäre Vernarbung oder Verbrennungen
Blasentumor
Stärkere Makrohämaturie
Darmüberblähung

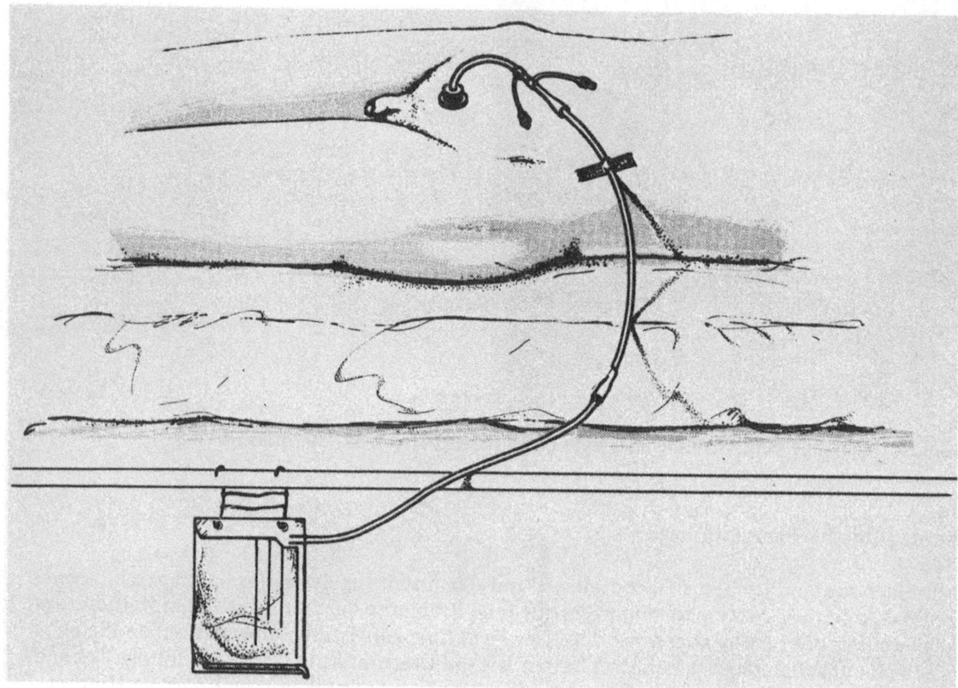

Abb. 12. Geschlossene suprapubische Blasendrainage

Literatur

Brühl, P.: Die Katheterdrainage der Harnblase. In: Praxis der klinischen Hygiene in Anästhesie und Intensivpflege. (Hrsg.) v. O.H. Just. S. 50-72, Thieme: Stuttgart 1978

Brühl, P., Dohrmann, K.: Die suprapubische Katheter-Drainage der Hranblase in der Intensivmedizin. Prakt. Anästh. Wiederbel. (im Druck)

Weissbach, L., Brühl, P.: Die suprapubische Blasendrainage. Urologe B 17, 195 (1977)

Schmiedt, E.: Hospitalismus in der Urologie. Verh. Dtsch. Ges. Urol. 20. Tagg. Wien 1963

Infektions- und Kontaminationsrisiko durch Hefe- und Schimmelpilze

H. Hofmann

Neben den Hospitalinfektionen durch opportunistische Bakterien gewinnen in zunehmendem Maße Infektionen durch opportunistische Hefe- und Schimmelpilze an Bedeutung. Das Krankheitsspektrum reicht von leicht zu therapierenden oralen, intestinalen und genitalen Schleimhautinfektionen, dem sog. Soor, über weitverbreitete intertriginöse Hautmykosen und Wundinfektionen bis hin zu den gefürchteten Organmykosen, wie Pilzpneumonie, Pilzendocarditis, -encephalitis und -nephritis und schließlich bis zur Pilzsepsis, die trotz Einführung neuer systemisch wirkender Antimykotika, wie 5-Fluorocytosin und den Imidazol-Derivaten, noch immer mit einer Mortalität von über 50% belastet ist.

Im Obduktionsgut des Heidelberger Pathologischen Institutes von 1960-1977 wurden bei 20 313 Obduktionen 119 Fälle mit einer Organmykose oder Pilzsepsis registriert[1]. Dabei muß berücksichtigt werden, daß keine Pilzspezialfärbungen oder mykologischen Kulturen angefertigt wurden, sondern nur schwerste, bereits makroskopisch eindeutige Pilzinfektionen in den Diagnoseschlüssel eingingen. Die Zahlen sind mit Vorbehalt zu betrachten, aber man kann doch der Abb. 1 entnehmen, daß bei annähernd gleicher Sektionszahl pro Jahr seit 1968 ein deutliches Ansteigen der Organmykosen verzeichnet wurde. Bei ungefähr 1% der Obduzierten war eine Organmykose eine wesentliche Mitursache des Todes. Das bestätigen auch die Untersuchungen von Bernhardt in Calif. [3] und Brandt in Erlangen [2]; eine Zahl, bei der es sich sicher lohnt, nach den Infektionsquellen zu suchen.

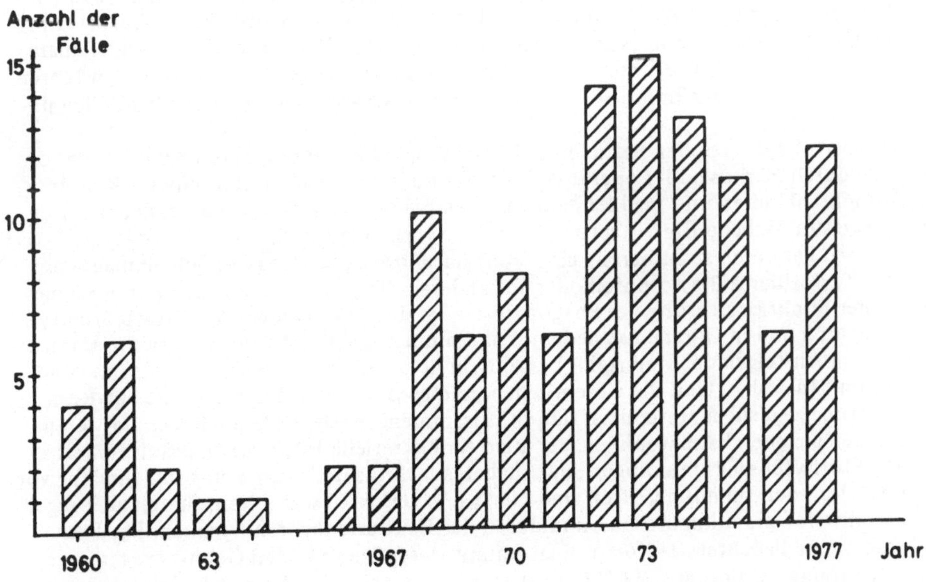

Abb. 1. Organmykosen im Obduktionsgut. (Pathologisches Institut der Universität Heidelberg)

[1] Herrn Dr. Kaiser, Path. Institut Univ.-Heidelberg, danke ich für die Aufschlüsselung des Sektionsmaterials

Die bei den Organmykosen bisher nachgewiesenen Pilze sind an sich saprophytär lebende Hefe- und Schimmelpilze. Sie kommen ubiquitär vor und besiedeln bei ca. 30 bis 50% unserer Bevölkerung meist passager und in niedriger Keimzahl die Schleimhaut der Mundhöhle, des Magen-Darmtraktes und der oberen Luftwege, ohne Krankheitserscheinungen hervorzurufen. Auf der gesunden Haut sind sie nur in ca. 4 bis 10% zu finden [6, 8, 11, 12]. Es handelt sich dabei vorwiegend um Hefen der Gattung Candida, insbesondere Candida albicans, tropicalis- und stellatoidea, die als häufigste Erreger von schweren Pilzinfektionen beschrieben sind. In zunehmendem Maße aber auch Torulopsis-Arten, insbesondere Torulopsis glabrata und famata. Rhodotorula und Trichosporon-Arten sind gelegentlich auch als Erreger von Organmykosen beschrieben worden.

Von den Schimmelpilzen, deren Sporen ubiquitär in Luft und Staub vorkommen, sind vor allem Aspergillus fumigatus und niger als Erreger von Lungenmycetom und Wundinfektionen beschrieben worden, seltener Mucoraceen und Geotrichum.

Nach Untersuchungen von Rodrigues [10], Seeliger et al. [14] gehören ca. 90% der bisher bei Pilzsepsis isolierten Hefen der Gattung Candida an. Es muß aber betont werden, daß – wie es bereits für opportunistische Bakterien gilt – prinzipiell jeder Hefe- oder Schimmelpilz Krankheitserreger werden kann. Die lange vertretene Ansicht, daß nur Chlamydosporen und Pseudomycel-bildende Hefen zu invasivem Wachstum in der Lage sind, ist nicht mehr aufrecht zu halten.

Wesentlich für die Entstehung einer Infektion mit diesen nur fakultativ pathogenen Pilzen ist das Verhältnis von Keimzahl zur Abwehrlage des Wirtes, wobei neben der anatomischen Abwehr durch eine intakte Haut, Schleimhaut und intaktes Flimmerepithel der Luftwege die Immunabwehrlage von entscheidender Bedeutung ist.

Bei niedriger Keimzahl und ungestörter zellulärer und humoraler Immunabwehrlage des Wirtes ist keine Erkrankung zu erwarten. Können sich die Hefepilze vermehren, z.B. durch Störung der bakteriellen Flora oder Einnahme von Ovulationshemmern, dann kann es auch bei guter Abwehrlage zur Erkrankung kommen, jedoch meist nur im Haut-Schleimhautbereich. Bereits in diesem Zustand kann es zur Persorption von Hefezellen aus der Darmschleimhaut in die Blutbahn kommen, wie Untersuchungen von Volkheimer [17] schon vor vielen Jahren bewiesen haben – zur Fungämie also –, jedoch werden sie von phagozytierenden Zellen unschädlich gemacht.

In Intensivpflegebereichen befinden sich überwiegend Patienten, deren Abwehrlage vorübergehend durch Narkose oder operative Eingriffe oder dauerhaft durch schwere konsumierende Grundkrankheiten und medikamentöse Therapie geschwächt ist und bei denen durch Katheter noch zusätzliche Eintrittspforten für Pilze vorhanden sind.

Bei diesen Patienten stellt bereits eine sonst harmlose Besiedlung der Schleimhäute ein Risiko dar. Persorbierte Blastosporen oder auf anderem Wege eingedrungene Sporen können sich bei einer Funktionsstörung der Phagozytose oder des Komplement- und Antikörpersystems vermehren und in Organen absiedeln. Führen noch zusätzliche therapeutische Maßnahmen zu einem Ansteigen der Keimzahl, besteht ein hohes Risiko, daß es zur Fungämie und Sepsis kommt. In Abb. 2 sind die wesentlichen prädisponierenden Faktoren, die zur Resistenzminderung gegenüber Hefepilzen führen, zusammengestellt. Es handelt sich im wesentlichen um den gleichen Patientenkreis, der auch für bakterielle Infektionen prädisponiert ist. Unter den Stoffwechselerkrankungen sind Diabetes mellitus und Adipositas zahlenmäßig vorherrschend. Von den Immundefekten sind die angeb. Defekte zwar selten, führen aber regelmäßig zu schweren granulomatösen Candidosen der Haut und inneren Organen. Für Früh- und Neugeborene bedeutet die Kontamination mit Hefepilzen aus den Geburtswegen, oder – wie von Drouhet u. Borderon [14] gezeigt wurde – genauso häufig erst in den Intensivpflegestationen durch die Hände des Pflegepersonales – ein hohes Risiko, da das Immunsystem noch nicht voll entwickelt ist.

Patienten mit langdauernder Antibiotikatherapie, insbesondere, wenn eine schwere Grundkrankheit vorhanden ist, Patienten mit langdauernder Cortison- und Immunosuppressivatherapie, wie z.B. Transplantationspatienten, Patienten mit langdauernder Cytostatika und Radiotherapie, z.B. wegen Leukämie, M. Hodgkin oder metastasierender Carcinome sind gefährdet.

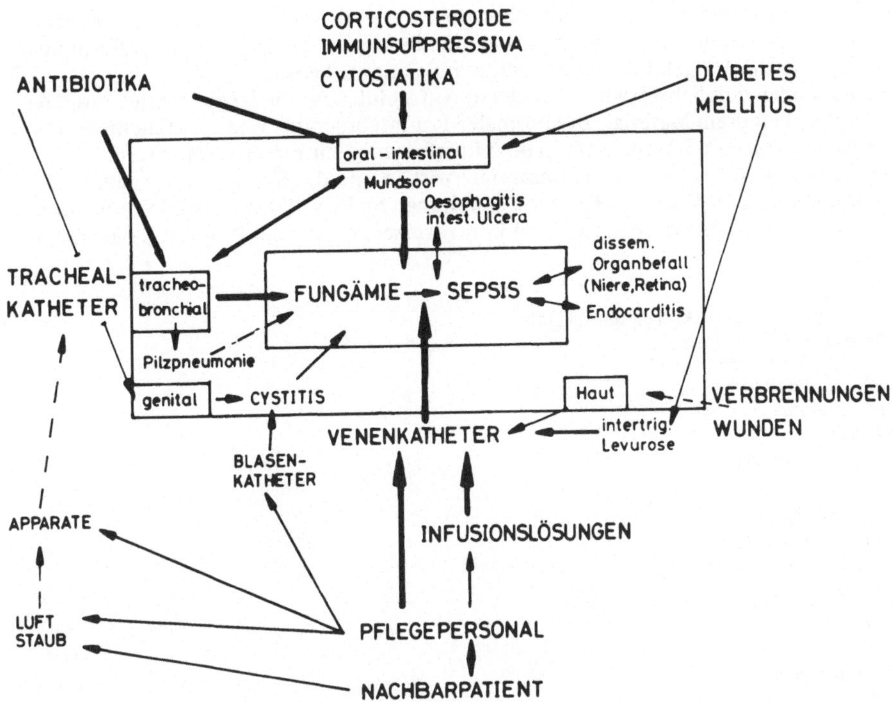

Abb. 2. Endogene + exogene Infektionsquellen und -wege bei Pilz-Sepsis

Aber auch die mechanische Verletzung der Haut- und Schleimhautbarriere disponiert zur Invasion von Pilzen. Patienten mit großflächigen Verbrennungen, Polytrauma und großen operativen Eingriffen, insbesondere Herz- und Gefäßoperationen sind Risikopatienten für Organmykosen. Als zusätzliche Eintrittspforte kommt Tracheal-, Venen- und Blasenkathetern wesentliche Bedeutung zu.

Das wichtigste Pilzreservoir ist der Patient selbst. Besondere Aufmerksamkeit muß bereits bei der Aufnahme der Haut- und Schleimhautbesiedlung mit Hefen zukommen. Bei der genannten weiten Verbreitung von opportunistischen Pilzen muß natürlich das Personal, das mit Risikopatienten umgeht, als Pilzträger und -überträger besonders beachtet werden. Seeliger u. Schröter [15] weisen besonders auf weibliches Personal hin, das durch Einnahme von Ovulationshemmern oder Schwangerschaft bevorzugt mit Hefepilzen besiedelt wird. Ebenso kommt natürlich der Patient im Nachbarbett als Träger und Überträger von Pilzen in Frage.

Ein erst in den letzten Jahren erkanntes Kontaminationsrisiko geht von Apparaten, wie z.B. Luftbefeuchtern, Befeuchtungssystemen in Beatmungsgeräten, Hämodialysegeräten, Infusionsbestecken und Infusionslösungen, die beim Infusionsflaschenwechsel kontaminiert werden können, aus [14]. Alle Katheter können Gleitschiene für exogene Infektionen sein, z.B. Blasenkatheter, die Kontakt mit mykotisch infizierten Inguinal- und Genitalbereichen des Patienten haben oder Trachealkatheter, die das Flimmerepithel zerstören. Neben der exogenen Verunreinigung von Venenkathetern, kann das Katheterende auch zum Nest von zirkulierenden Hefezellen werden und eine Fungämie unterhalten. Die Erfahrung hat gezeigt, daß häufig schon durch Entfernung eines Venenkatheters die Fungämie beseitigt ist, sofern es noch nicht zu Organmanifestationen gekommen ist.

Kontamination von Luft und Staub muß mit in Erwägung gezogen werden, spielt jedoch als Infektionsquelle nur eine geringe Rolle. Nach Untersuchungen von Midgley u. Clayton [6] enthielten 49% der Raumluftproben in der unmittelbaren Umgebung von Patienten mit Candida albicans-Infektionen ebenfalls Candida albicans. Luftproben in der Umgebung von pilzfreien Patienten waren negativ. Da die Blastosporen relativ schwer sind, sedimentieren sie rasch im Staub. Zu ähnlichen Ergebnissen kamen Seeliger u. Schröter [15] bei Raumluftuntersuchungen in der Umgebung von Patienten mit Candida-Sepsis.

Untersuchungen von Schwerwitz [12] geben Aufschluß über die lange Überlebensdauer von Hefen auf unbelebtem Material. Bei normaler Raumtemperatur und Luftfeuchtigkeit überlebten Candidasporen 3 Monate, bei 100% Luftfeuchtigkeit bis zu 12 Monaten.

In der Tabelle 1 soll nochmals das Zusammenwirken und die Wertigkeit der genannten exogenen und endogenen Faktoren bei der Entstehung von Pilzinfektionen gezeigt werden und gleichzeitig einige Bemerkungen zu dem kontroversen Thema der Prophylaxe gemacht werden.

Tabelle 1. Prädisponierende Faktoren für die Entstehung von Hefepilz-Infektionen

1. Stoffwechselerkrankungen
   - *Diabetes Mellitus*
   - Hypothyreose
   - Hypoparathyreoidismus
   - Adipositas
2. Immunabwehrstörungen
   - Angeborene Immundefekte
   - *Früh- und Neugeborene*
3. Medikamentöse Therapie
   - *Antibiotika*
   - *Corticosteroide*
   - *Immunsupressiva*
   - Cytostatica
   - Radiatio
   - Intravenöse Alimentation
   - *Ovulationshemmer*
4. Verletzung der Haut- und Schleimhautbarriere
   - Verbrennungen
   - Polytrauma
   - Operative Eingriffe
   - *Langzeitbeatmung*
   - *Venenkatheter*
   - Dauerblasenkatheter

Der Patient bringt häufig eine klinisch nicht-apparente oder nicht-erkannte Hefemykose mit in den Intensivpflegebereich. Die Keimreservoirs des Orointestinal-Traktes mit seinen natürlichen Verbindungen zum Trachealtrakt habe ich genannt. Genitale und intertriginöse Hautbereiche sind nicht zu vergessen. Hier könnte bereits bei der Aufnahme durch entsprechende Abstriche und nachfolgende Behandlung mit lokal wirkenden Antimykotika das Infektions- und Kontaminationsrisiko vermindert werden. Das Risiko, das von lebensnotwendiger Therapie oder einem Grundmorbus, wie Diabetes mellitus, operativen Eingriffen, Verbrennungen und Wunden ausgeht, läßt sich nicht vermeiden. Es definiert vielmehr den Patienten, bei dem man mit hohen Keimzahlen im Bereich der Schleimhäute rechnen muß, und von dem man zusätzliche exogene Infektionsquellen fernhalten soll. Bei diesen Patienten müssen außer den bakteriologischen Kontrollen auch regelmäßig mykologische Kulturen von Trachealabstrichen, Venenkatheterspitzen und Blasenkathetern gemacht werden. Neben den bereits durchgeführten hygienischen Maßnahmen, wie z.B. regelmäßige Händedesinfektion, sterile Schutzkleidung, Mundschutz und Kopfbedeckung, sollte man sich nicht scheuen, auch mykologische Abstrichkontrollen bei Personal und Geräten durchzuführen, insbesondere wenn gehäuft Pilzinfektionen in der Abteilung aufgetreten sind.

Alle in Abb. 2 gezeigten Faktoren, die mit kräftig gezeichneten Pfeilen hervorgehoben sind, deuten die häufigsten Infektionsquellen und Infektionswege an, die zur Sepsis führen können, jedoch können auch Infektionswege, die hier mit schwachen Pfeilen dargestellt sind, im Einzelfall zur Fungämie und Sepsis führen.

Bei septischen Temperaturen des Patienten sollte nicht nur an die Möglichkeit einer bakteriellen Sepsis, sondern, da diese meist unter den gleichen Symptomen verläuft, auch an eine pilzbedingte Sepsis gedacht werden, insbesondere bei schlechtem Ansprechen auf Antibiotika. Wiederholte Blutkulturen im Fieberanstieg sollen gleichzeitig an ein bakteriologisches und mykologisches Labor gesandt werden. Leider bringen z.Z. nur etwa 50% der Blutkulturen bei Pilzsepsis den Erregernachweis. Wiederholter Nachweis des gleichen Pilzes am zentralen Anteil des Venenkatheters, im Blasenpunktionsurin und im steril abgesaugten Bronchialsekret, sind Hinweise auf systemische Pilzinfektionen [15, 16].

Schließlich ist die Untersuchung des Augenhintergrundes von großer diagnostischer Bedeutung. In einem hohen Prozentsatz findet man typische weißliche Candida-Mikroabszesse auf der Retina, ein einfaches und wichtiges diagnostisches Hilfsmittel, das erst in den letzten Jahren von Pathologen und Klinikern übereinstimmend beschrieben wird [3].

Durch eine rechtzeitig einsetzende Sanierung der Keimreservoirs in der Umgebung des Mykose-Risikopatienten läßt sich die Entstehung und damit der möglicherweise letale Ausgang einer Pilzinfektion sicher verhindern.

Literatur

1. Bauer, U., Staib, F., Haße, W.: Aspergillus-Befall bei Hauttransplantationen und Therapie. Chirurg 46, 279-282 (1975)
2. Brandt, G.: Erkrankungen durch opportunistische Keime als Todesursache im Obduktionsgut. Münch. med. Wschr. 118, 1453-1456 (1976)
3. Bernhardt, H.E.: Disseminated Candidiasis in surgical patients. Surg. Gyn. Obstet. 134, 819-825 (1972)
4. Daschner, F.: Nosokomiale Infektionen – der sogenannte infektiöse Hospitalismus. Med. Klin. 70, 1065-1070 (1975)
5. Friedrich, E., Blaschke-Hellmessen, R.: Sproßpilze in den Räumen einer dermatolog. Klinik. Mykosen 18, 97-105 (1975)
6. Midgley, G., Clayton, Y.: Distribution of Dermatophytes and Candida Spores in the environment. Brit. J. Dermatol. 86, Suppl. 8, 69-77 (1972)
7. Marget, W., Schwab, J.: Candida albicans – ein Beispiel für „opportunistisch-pathogene Krankheitserreger. Münch. med. Wschr. 49, 1637-1644 (1971)
8. Müller, J.: Pilzinfektionen im Gefolge antibiotischer Therapie. Münch. med. Wschr. 118, 669-672 (1976)
9. Neumann, R.R., Rakower, S.R.: The risk of positive culture for candida in the critically ill patient. Grit. Care. Medicine 6, 73076 (1978)
10. Rodrigues, R., Wolff, W.: Fungal Septicemia in Surgical Patients. Ann. Surg. 741-746 (1974)
11. Rose, H.D., Kurup, V.P.: Colonisation of Hospitalized Patients with Yeast – like Organisms. Sabouraudia 15, 251-256 (1977)
12. Scherwitz, Ch.: Zum Vorkommen von Candida albicans in der Umgebung des Menschen. Mykosen 18, 181-189 (1974)
13. Seeliger, H.P.R., Vögtle-Junkert, U.: Prophylaktische Dekontamination der Pilze. Langenbecks Arch. Chir. 345, 545-550 (1977)
14. Seeliger, H.P.R., Dietrich, M., Raff, W.K. (Hrsg.): Bekämpfung des infektiösen Hospitalismus durch antimikrobielle Dekontamination. Symposion. Braun: Karlsruhe 1977
15. Seeliger, H.P.R., Schröter, G.: Epidemiologische Untersuchungen zur Sproßpilz-Sepsis bei Patienten mit Venen-Dauerkatheter. Zbl. Bakt. Hyg. I. Abt. Org. 225, 364-374 (1973)
16. Seeliger, H.P.R., Vögtle-Junkert, U.: Die Blutkultur bei Verdacht auf Fungämie und Pilzsepsis. Dtsch. med. Wschr. 100, 1190-1195 (1975)
17. Volkheimer, G., Schulz, F.H.: The phenomenon of persorption. Digestion 1, 213 (1968)

Anaesthesiologie und Intensivmedizin

Anaesthesiology and Intensive Care Medicine

109. Band: **20 Jahre Fluothane.** Herausgeber: E. Kirchner. 1978. 151 Abbildungen, 56 Tabellen. XVIII, 343 Seiten (18 Seiten in Englisch)
DM 58,–
ISBN 3-540-08602-1

110. Band: **Neue Untersuchungen mit Gamma-Hydroxidbuttersäure.** Herausgeber: R. Frey. 1978. 63 Abbildungen, 34 Tabellen. XIII, 149 Seiten (79 Seiten in Englisch)
DM 38,–
ISBN 3-540-08724-9

111. Band: J. Ring: **Anaphylaktoide Reaktionen** nach Infusion natürlicher und künstlicher Kolloide. Geleitwort: K. Messmer, R. Frey. 1978. 65 Abbildungen, 84 Tabellen. XV, 202 Seiten
DM 54,–
ISBN 3-540-08753-2

112. Band: G. Haldemann: **Kreislaufproblematik und Anaesthesie bei geriatrischen Patienten.** 1978. 24 Abbildungen, 3 Tabellen. VIII, 55 Seiten (2 Seiten in Englisch)
DM 28,–
ISBN 3-540-08785-0

113. Band: **Regionalanaesthesie in der Geburtshilfe.** Unter besonderer Berücksichtigung von Carticain. Herausgeber: L. Beck, K. Strasser, M. Zindler. 1978. 19 Abbildungen, 24 Tabellen. IX, 94 Seiten
DM 32,–
ISBN 3-540-08828-8

114. Band: B. Landauer: **Zur funktionellen Beeinflussung der Lunge durch Anaesthetica.** Geleitwort von E. Kolb. 1979. 53 Abbildungen, 61 Tabellen. XV, 155 Seiten
DM 58,–
ISBN 3-540-09042-8

115. Band: G. Sehhati-Chafai: **Zum Problem der Aspiration bei der Narkose.** Intraluminales Druckverhalten im Oesophagus-Magen-Bereich. 1979. 27 Abbildungen, 55 Tabellen. X, 99 Seiten
DM 34,–
ISBN 3-540-09162-9

116. Band: **Acute Care.** Based on the Proceedings of the Sixth International Symposium on Critical Care Medicine. Editors: B. M. Tavares, R. Frey. 1979. 133 figures, 97 tables. XVI, 345 pages
DM 78,–
ISBN 3-540-09210-2

117. Band: K.-J. Fischer: **Der Einfluss von Anaesthetica auf die Kontraktionsdynamik des Herzens.** Tierexperimentelle Untersuchungen. 1979. 181 Abbildungen, 33 Tabellen. XII, 276 Seiten
DM 79,–
ISBN 3-540-09143-2

118. Band: **Dobutamin.** Eine neue sympathomimetische Substanz. Herausgeber: H. Just. 1978. 56 Abbildungen, 6 Tabellen. XI, 81 Seiten
DM 32,–
ISBN 3-540-09077-0

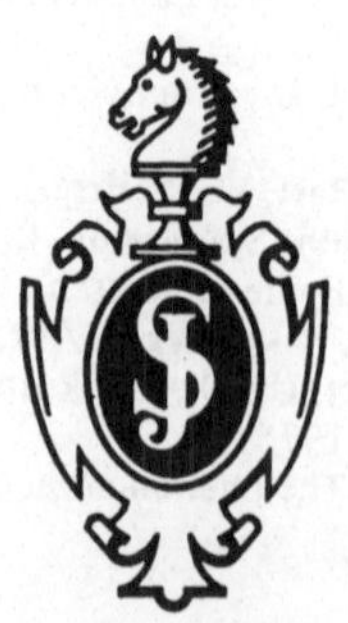

Springer-Verlag
Berlin
Heidelberg
New York

Anaesthesiologie und Intensivmedizin

Anaesthesiology and Intensive Care Medicine

119. Band: G. Metz: **Sympathico-adrenerge Stimulation und Lungenveränderungen.** 1979. 40 Abbildungen, 11 Tabellen. VIII, 90 Seiten
DM 42,–
ISBN 3-540-09168-8

120. Band: E. G. Star: **Äthylenoxid-Sterilisation.** 1979. 2 Abbildungen, 4 Tabellen. VIII, 43 Seiten
DM 26,–
ISBN 3-540-09294-3

121. Band: H. P. Siepmann: **Zur Herzwirkung von Inhalationsanaesthetica.** Der isolierte Katzenpapillarmuskel als Myokard-Modell. 1979. 14 Abbildungen, 5 Tabellen. VIII, 63 Seiten
DM 39,50
ISBN 3-540-09230-7

122. Band: **Coronare Herzkrankheit.** Physiologische, kardiologische und anaesthesiologische Aspekte. Weiterbildungskurs für Anaesthesieärzte am 10. Juni 1978 in Wuppertal. Herausgeber: J. Schara. 1979. 61 Abbildungen, 15 Tabellen. IX, 97 Seiten
DM 45,–
ISBN 3-540-09416-4

123. Band: H. Kämmerer, K. Standfuss, E. Klaschik: **Pathologische pulmonale Kurzschlußperfusion.** Theoretische, klinische und tierexperimentelle Untersuchungen zur Variabilität. 1979. 23 Abbildungen, 8 Tabellen. VIII, 71 Seiten
DM 35,–
ISBN 3-540-09498-9

124. Band: **Neue Aspekte in der Regionalanaesthesie 1.** Wirkung auf Herz, Kreislauf und Endokrinium. Postoperative Periduralanalgesie. Herausgeber: H. J. Wüst, M. Zindler. 1980. 97 Abbildungen, 37 Tabellen. XIV, 196 Seiten
DM 68,–
ISBN 3-540-09500-4

125. Band: **Kreislaufschock.** Herausgeber: J. B. Brückner. 1980. 407 Abbildungen, 96 Tabellen XXIV, 646 Seiten
DM 168,–
ISBN 3-540-09660-4

126. Band: J. Neumark: **Die kontinuierliche lumbale Epiduralanaesthesie.** 1980. 46 Abbildungen, 9 Tabellen. XI, 137 Seiten
DM 62,–
ISBN 3-540-09657-4

127. Band: **Mehrfachverletzungen.** Herausgeber: H.-J. Streicher, J. Rolle. 1980. 97 Abbildungen. 68 Tabellen. Etwa 250 Seiten.
DM 79,–
ISBN 3-540-09658-2

128. Band: P. Lemburg: **Künstliche Beatmung beim Neugeborenen und Kleinkind.** Theorie und Praxis der Anwendung von Respiratoren beim Kind. 1980. 85 Abbildungen, 31 Tabellen. Etwa 150 Seiten
DM 63,–
ISBN 3-540-09659-0

129. Band: **25 Jahre Anaesthesiologie und Intensivtherapie in Österreich.** Herausgeber: K. Steinbereithner, H. Bergmann. 1979. 54 Abbildungen, 40 Tabellen. X, 149 Seiten
DM 69,–
ISBN 3-540-09777-5

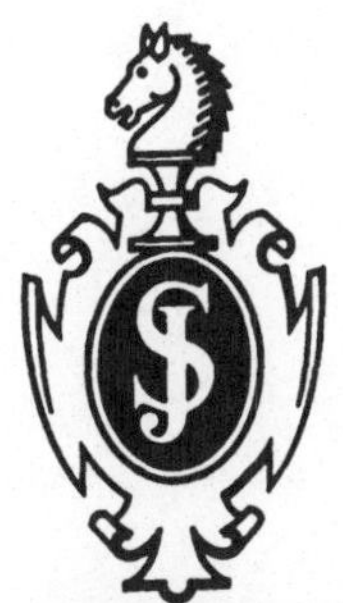

Springer-Verlag
Berlin
Heidelberg
New York